U0235516

现代
职业卫生学

主　编　李智民　李　涛　杨　径

副主编　何丽华　王祖兵　余善法　王焕强　杨新跃　黄先青
　　　　　赵　容　李朝林　缪荣明

编　委（以姓氏笔画为序）

王　致	王祖兵	王焕强	毛　翎	邓立华	刘志东
刘移民	闫永建	苏艺伟	李　涛	李香玲	李朝林
李智民	杨　径	杨新跃	杨德一	肖云龙	吴礼康
何丽华	余善法	谷桂珍	沙　焱	张雪涛	张镏琢
陈志军	陈青松	陈金茹	林　辉	易卫平	罗孝文
周　伟	周华萍	周志俊	周丽屏	郑　光	赵　容
赵凤玲	贺咏平	唐侍豪	黄先青	曹　敏	曹丽华
梁嘉斌	赖　燕	缪荣明			

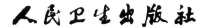
人民卫生出版社

图书在版编目（CIP）数据

现代职业卫生学 / 李智民，李涛，杨径主编. —北京：人民卫生出版社，2018

ISBN 978-7-117-25696-4

Ⅰ. ①现… Ⅱ. ①李…②李…③杨… Ⅲ. ①劳动卫生 Ⅳ. ①R13

中国版本图书馆 CIP 数据核字（2018）第 028806 号

| 人卫智网 | www.ipmph.com | 医学教育、学术、考试、健康，购书智慧智能综合服务平台 |
| 人卫官网 | www.pmph.com | 人卫官方资讯发布平台 |

现代职业卫生学

主　　编：李智民　李　涛　杨　径
出版发行：人民卫生出版社（中继线 010-59780011）
地　　址：北京市朝阳区潘家园南里 19 号
邮　　编：100021
E - mail：pmph @ pmph.com
购书热线：010-59787592　010-59787584　010-65264830
印　　刷：北京铭成印刷有限公司印刷
经　　销：新华书店
开　　本：889×1194　1/16　印张：61　插页：2
字　　数：1890 千字
版　　次：2018 年 4 月第 1 版　2018 年 8 月第 1 版第 2 次印刷
标准书号：ISBN 978-7-117-25696-4/R · 25697
定　　价：218.00 元

打击盗版举报电话：010-59787491　E-mail：WQ @ pmph.com
（凡属印装质量问题请与本社市场营销中心联系退换）

主编简介

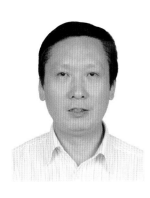

李智民，深圳市职业病防治院主任医师。现任中国人类工效学会职业工效学专业委员会副主任委员，中国职业安全健康协会职业卫生专业委员会常务委员，中国健康促进与教育协会企业分会常务委员，中华劳动卫生与职业病专业委员会物理因素学组委员，深圳市预防医学会常务理事，深圳市职业健康协会常务副会长，《职业卫生与应急救援》杂志副主编。主持或承担多项科研课题，其中国家自然科学基金课题 2 项、国家公益性卫生行业专项课题 1 项、国际合作课题 2 项、深圳市重大技术攻关课题 1 项。参加国家职业病防治法规和职业病诊断标准制定或修订 4 项。出版专著 15 部，其中主编 12 部、副主编 1 部、参编 1 部、编译 1 部。发表论文 60 余篇，其中 SCI 论文 6 篇。获得多项科技成果奖，其中国职业安全健康科技一等奖 1 项、二等奖 1 项，深圳市科技进步二等奖 1 项，华夏医学科技三等奖 1 项。

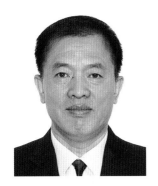

李涛，中国疾病预防控制中心职业卫生与中毒控制所原所长，主任医师，博士生导师。任国家卫生标准委员会职业卫生标准委员会主任委员，国家职业病诊断鉴定技术指导委员会职业病诊断技术指导组组长，中华预防医学会理事、劳动卫生与职业病分会主任委员，中国职业安全健康协会常务理事、职业卫生专业委员会主任委员，中国卫生监督协会常务理事、职业卫生专业委员会主任委员，中国健康教育协会常务理事，《工业卫生与职业病》杂志主编、《中华劳动卫生与职业病杂志》副总编、《环境与职业医学》副主编。主持和参加国家多项科技攻关（科技支撑）、社会公益以及重点基础研究项目。获得中华预防医学二等奖、国家安全生产监督管理总局安全生产科技成果二等奖、中国职业安全健康协会科技进步一、二、三等奖、中华医学科技三等奖、华夏医学科技进步三等奖。

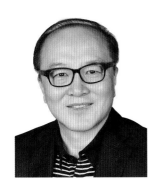

杨径，深圳市职业病防治院院长，主任医师。长期从事急救和职业病防治工作。现为深圳市职业健康协会会长、中国健康促进与教育协会企业分会副主任委员、中华劳动卫生与职业病专业委员会委员；主持和参与多项省市科研课题；主编专著 8 部；发表论文 20 余篇。

前　言

职业卫生是人类享有的基本权利。世界卫生组织（WHO）2006年公布的工人健康宣言提出职业卫生的目标是：促进和保持从事所有职业活动的人在身体上、精神上以及社会活动中最高度的幸福；预防由于不良工作条件而使劳动者失去健康；在工作中保护劳动者免受对健康有害因素的伤害；安排并维护其在生理和精神心理上都能够适应的环境中工作。国际劳工组织（ILO）保护劳动者健康的宗旨是：为劳动者提供"有尊严的工作"。职业卫生是一门应用学科，只有正确地掌握职业病防治知识并科学地应用才能实现职业卫生的目标和宗旨，这也是我们组织编写本书的初衷。

我国对职业卫生工作历来高度重视，尤其是《职业病防治法》颁布实施以来，职业病防治工作不断加强，相关法律、法规和标准体系日趋完善，职业卫生条件有了较大改善，职业病高发势头得到一定遏制。然而，我国处于社会主义初级阶段，工业生产装备水平不高和工艺技术相对落后的状况将长期存在。在煤炭、冶金等职业病危害较严重的行业，改善工作环境需要一个过程。在城镇化和工业化的进程中，大量农民工进城就业，他们流动性大，健康保护意识不强，职业防护技能缺乏，加大了职业病防治的难度。另外，随着经济和科技的发展，新技术、新工艺和新材料的广泛应用，新的职业危害风险和职业病不断出现，防治工作也面临着新的挑战。职业卫生工作任重而道远。

本书是"十三五"规划重点出版物，力求满足社会与经济发展的需要。因此，我们在编写中尽可能保持专业知识的全面和系统性，力图本书涵盖职业卫生全部内容；为适应职业病防治新形势，与时俱进，我们按照现行的《职业病分类和目录》编写各论，以提高该书的实用性。本书系统论述了职业卫生基础理论；深入阐述了职业病危害因素的评价与控制、职业卫生服务、职业健康监护和职业健康促进等职业卫生技术；详细叙述了职业病的毒理、发病机制、临床表现、诊断和治疗等职业医学知识；大量引用了国内外职业卫生研究新概念和新进展；重点突出了目前关注的职业卫生新领域和新问题。本书为读者提供职业卫生专业理论重要参考，并满足读者用于指导实践。本书内容丰富、可读和实用性强，适用于职业卫生和职业安全等专业和管理人员，亦可供高等院校教师和学生参考。由于时间仓促，书中肯定有不少缺点和错误，希望读者赐教指正。

李智民

2017年8月于深圳

目　录

下 篇

上　篇

第一章 概 论

第一节 职业卫生与职业病

一、职业卫生的定义

国际劳工组织(International Labour Organization,ILO)和世界卫生组织(World Health Organization,WHO)提出:职业卫生(occupational health)旨在促进和维持所有职工在身体和精神幸福上的最高质量;防止在工人中发生由其工作环境所引起的各种有害于健康的情况;保护工人在就业期间免遭由不利于健康的因素所产生的各种危险;使工人置身于一个能适应其生理和心理特征的职业环境之中。我国将职业卫生定义为以促进和保障劳动者在职业活动中的身心健康和社会福利,预防和保护劳动者免受职业有害因素所致的健康影响和危险,使劳动者生理和心理与职业环境相适应为宗旨的一门学科。

职业卫生与职业医学(occupational health and occupational medicine)共同形成预防医学的一个重要分支学科,是在控制职业病危害因素,保护和促进职业人群健康,治疗疾病方面一个有机结合的学科。职业卫生主要以从业群体和作业环境为对象,通过改善工作条件,创造安全、健康、满意、高效和舒适的工作环境,提高职业人群的职业生命质量和劳动生产率。主要侧重于关注劳动者在劳动过程和作业环境中与职业病危害因素的接触,及其对健康和职业生命质量的影响,从源头上消除或控制职业病危害因素,构建安全健康的作业场所。职业医学则以个体为主要对象,旨在对受到职业病危害因素损害或潜在威胁的个体,进行早期检测、诊断、治疗和康复等。主要侧重于对职业性病损的受罹者进行早期检测、及时调离,阻止职业病危害因素对劳动者健康损害的继续发展,并给予明确诊断、合理治疗,积极促进康复。为劳动者提供医学保障。

劳动人民在长期的生产实践中,对生产环境中各种有害因素与疾病发生、发展的关系,逐渐有所认识。早在我国最早的医学文献《黄帝内经》中已有关于中暑的原因和症状的描述。隋代巢元方《诸病源候论》、唐代王焘《外台秘要》等书中,对产生有毒气体的地点、浓度的变动规律、测知方法和消除措施等,已开始有较系统的记载。北宋孔平仲《谈苑》中,已有关于汞中毒及矽肺的记载。李时珍《本草纲目》、申斗垣《外科启玄》、宋应星《天工开物》等著作中,不仅对某些职业病、职业中毒有详细的记载,而且还总结了当时群众创造的经验,提出了一系列的防治办法,其中有些措施在今天仍有其一定的价值。

西欧随着近代工业的发展,从16世纪开始出现有关职业病的专门著作。1700年意大利的贝尔纳迪诺·拉马齐尼(Bernardino Ramaz-zini)出版《关于手工业者疾病的探讨》一书,详尽地分析和记载了许多职业病危害与职业病的关系。该书引起了马克思的重视,给予很高的评价。随着大工业和自然科学的发展,医学科学也迅速发展。因而进入20世纪以后,世界上许多国家均已先后形成了专门从事研究劳动卫生与职业病,其中包括基础医学,临床医学、预防医学和一定的工程技术知识在内的综合性医学学科。

作为一门学科,职业卫生概念和内容亦经历了一定的发展过程。20世纪40~50年代,服务目标人群定位为工业企业的体力劳动者,学科名称为工业卫生(industrial hygiene);当服务目标面对全体体力劳动者时,学科名称为劳动卫生学(labour hygiene);当服务目标扩大至全体劳动者时,学科命名扩展为职业卫生与职业医学。其实,国际上工业卫生(industrial hygiene)、职业卫生(occupational hygiene)和职业健康(occupational health)有一定程度的交叉互换或侧重,但基本上视为同义词。除传统的职业病危害因素外,社会心理因素、个人生活方式等,也可影响劳动者的健康及其职业生命质量。因此,广义的职业卫生还应考虑职业性因素与非职业性因素的联合作用。

职业卫生亦是人类健康的重要组成部分,是人类享有的基本权利。当下我国从国家战略出发,明确将职业卫生纳入全面建设健康中国的宏伟规划之中,使职业卫生成为实现"两个一百年"奋斗目标和中华民族伟大复兴的"中国梦"的重要组成部分。

二、职业卫生的任务

国际劳工组织(ILO)和世界卫生组织(WHO)对职业卫生工作的原则、目标和任务分别作了如下阐述。

(一)职业卫生工作的原则

1. 改善环境与疾病预防的原则。即保护职工健康不受作业环境中有害因素的损害。
2. 工作适应的原则。即作业与作业环境适合职工的职业能力。
3. 健康促进的原则。即优化职工心理行为、生活及作业方式与社会适应状况。
4. 治疗与康复的原则。即减轻工伤、职业病与工作有关疾病所导致的不良后果。
5. 初级卫生保健的原则。即就近为职工提供治疗与预防的一般卫生保障服务。

(二)职业卫生工作的目标

创造卫生、安全、满意和高效的作业环境,保护充满活力的人力资源,促进社会经济的可持续发展。

(三)职业卫生工作的任务

识别、评价和控制不良劳动条件中存在的职业病危害因素,保护和促进从业者的身心健康。

由上述可见,职业卫生的具体任务,一是研究生产环境中各种生产性有害因素及其对人体可能产生的不良影响;二是研究生产性有害因素的致病及发病机制,寻求早期诊断指标和有效的急救和治疗方法;三是积极提出预防职业病、改善劳动条件的各项有关措施,其中应包括制订和修订卫生标准及职业病诊断标准的科学依据,以及提出切实可行的科学管理方法。

而职业卫生任务现代内涵是识别、评价和控制工作场所职业病危害因素,为劳动者提供健康、舒适的工作环境,保护和促进劳动者的健康,防止职业病的发生。主要研究劳动条件对从业者健康的影响,目的是创造适合人体生理要求的作业条件,研究如何使工作适合于人,又使每个人适合于自己的工作,使从业者在身体、精神、心理和社会福利诸方面处于最佳状态。

职业卫生学是一门涉及多个学科的综合交叉学科。至此,职业卫生需要综合应用安全与工程学、职业毒理学、基础医学、临床医学、预防医学、统计学和其他各有关学科知识来研究和分析职业活动中各种职业病危害因素对人体的作用和影响,以及职业病的发病机制与规律,探讨和采取与之相应的职业卫生防护措施与临床诊疗措施,从而保护劳动者的职业健康。

1. 职业卫生研究方法

(1)调查研究方法:职业卫生学是预防医学的一个学科,它阐明职业环境因素对人体健康影响的规律,提出改善和利用职业环境因素的理论原则,以达到预防职业病、增进健康、提高劳动者素质的目的。其主要研究方法就是调查研究方法,在现场条件下,研究劳动过程和职业环境中各种物理、化学、生物学因素的性质、数量、分布及其变动规律,判明在这种劳动条件下劳动者的生理、生化、病理和临床表现,进行患病率分析,提出某种职业病的流行条件,从而为减少或消除职业病提供可靠的依据。

(2)实验研究方法:在模拟某种劳动过程和职业环境因素条件下,研究其对机体(常用实验动物)的急性和慢性影响及其作用机制等,阐明发病机制,探索预防措施。因此,需应用病理生理学、毒理学、实验医学的知识和方法。

(3)统计学方法:在设计、整理和分析调查研究和实验研究及其资料时,应用统计学的知识和方法,通过对"样本"的统计学分析,正确地推断出"总体"情况,通过"偶然性"来揭示职业病"必能存在"的客观规律,为开展预防工作制定措施。

(4)卫生工程学方法:职业卫生的重要任务是治理、评价、控制不良的劳动条件,保护劳动者的职业健康。卫生工程技术是防范职业病危害的手段和方法。因此职业卫生需应用建筑工程学、通风和照明工程学等的知识和方法。控制不良的劳动条件最根本的途径是改进工艺,改进或采用一些工程技术措施,使劳动者不接触或少接触职业病危害因素。职业卫生工程主要内容包括:排除车间中含毒、含尘气体和废气的处理技术,防暑降温、建筑物通风、采暖和空气调节工程,生产场所的采光和照明,生产噪声与振动控制,辐射防护,个体防护以及其他与职业卫生有关的内容。

2.职业卫生工作内容　在我国职业卫生工作始终坚持三级预防原则。第一级预防(primary prevention):即从根本上消除或最大可能地减少对职业病危害因素的接触。例如改变工艺;改进生产过程;制订职业接触限值,使作业环境或生产过程达到安全卫生标准要求;为人群中的易感者制订就业禁忌证等。第二级预防(secondary prevention):当第一级预防未能完全达到要求,职业病危害因素开始损及劳动者健康时,应尽早发现,采取补救措施。它的主要任务是早期检查,及时处理,防止病损的进一步发展。第三级预防(tertiary prevention):指对已发展成职业性疾病或工伤的患者,作出正确诊断,及时处理,包括脱离接触,实施治疗,预防并发症,促进康复等。

(1)职业流行病学调查:职业流行病学是以职业人群为研究对象,采用有关流行病学的理论和方法研究职业病危害因素及其对健康影响在人群、时间及空间的分布,分析接触与职业性损害的剂量-反应(效应)关系,评价职业病危害因素的危险度及预防措施的效果,以找出职业性损害发生和发展的规律。职业流行病学是制定和修改卫生标准、改善劳动条件和为预防职业病提供依据的一门科学。其主要任务是研究接触职业性有害因素与健康之间的联系或因果关系。如果掌握了疾病分布的规律,就有可能对职业病的病因进行判别和设定,从而制定出防治职业病对策和措施。此外,还要用职业流行病学方法来验证防治措施的效果。

(2)职业病危害因素识别:识别职业病危害因素是职业卫生的基本工作之一,是进行危害性评价、采取控制策略以及规划优先措施必不可少的前提条件。识别职业病危害因素可以确定何种环境下存在何种有害物质.以及对人体造成有害影响的性质及其伤害的程度。鉴别有害物质和有害因素的来源,需要对工作过程、操作工序、原材料使用或产生的化学物质、最终成品或副产物等进行认真研究,还需要对化学物质形成事故的可能性、物质的分解、燃料的燃烧或杂质的产生的可能性进行研究。此外,还要运用毒理学知识鉴别过度接触时有害物质生物效应的性质与影响程度。

职业病危害因素的识别方法主要采用经验法、工程分析法、类比法、调查检测法等。其中经验法是评价人员依据其掌握的相关专业知识和实际工作经验,借助经验和判断能力直观地对工作场所存在或产生的职业病危害因素进行辨识分析的方法;工程分析法是对识别对象的生产流程、生产设备布局、化学反应原理、原辅材料及其杂质种类含量等进行分析,推测生产过程中固有的、潜在的、可能产生的各种职业病危害因素;类比法是利用相同或类似工程职业卫生调查和监测、统计资料进行类推;调查检测法是在对工作场所进行职业卫生学调查基础上,应用采样分析仪器对可能存在的职业病危害因素进行鉴别分析。

(3)职业病危害因素检测与评价:职业病危害因素检测与评价是依据国家有关法律、法规和职业卫生标准,对生产经营单位生产过程中产生的职业病危害因素进行检测与评价,对生产经营单位采取预防控制措施进行效果评价。根据检测与评价的目的和性质不同,可分为日常职业病危害因素检测与评价和建设项目的职业病危害评价。建设项目职业病危害评价又可分为职业病危害预评价、控制效果评价与建设项目运行期间的现状评价。

职业病危害因素的检测与评价是依据职业卫生有关采样、测定等法规标准的要求,在作业现场采集样品后测定分析或者直接测量,对照国家职业病危害因素接触限值有关的标准要求,评价工作环境中存在的职业病危害因素的严重程度。通过职业病危害因素检测,可以判定职业病危害因素的性质、分布、产生的原因和程度,也可以评价作业场所配备的工程防护设备设施的运行效果。而建设项目职业病危害预评价与控制效果评价则是职业卫生防护设施"三同时"原则的体现,同时可为新建、改建、扩建等建设项目职业病危害分类的管理、项目设计阶段的防护设施设计和审查等提供科学依据。

(4)职业病危害控制:职业病危害的控制主要是指针对作业场所存在的职业病危害因素的类型、分布、浓度、强度等情况,采用卫生工程技术等多种措施加以控制,使之消除或者降到容许接受的范围之内,以保护作业人员的身体健康和生命安全。

职业病危害控制主要包括工程控制技术措施、个体防护措施和组织管理措施三个方面。工程控制技术措施是指应用工程技术的措施和手段,控制生产工艺过程中产生或存在的职业病危害因素的浓度或强度,使作业环境中有害因素的浓度或强度降至国家职业卫生标准容许的范围之内。对于经工程技术治理后仍然不能达到限值要求的职业病危害因素,为避免其对劳动者造成健康损害,则需要为劳动者配备有效的个体防护用品。在生产和劳动过程中,加强组织与管理也是职业病危害控制工作的重要一环,通过建立健全职业病危害预防控制规章制度,确保职业病危害预防控制有关要素的良好与有效运行,是保障劳动者职业健康的重要手段,也是合理组织劳动过程、实现生产工作高效运行的基础。

(5)职业卫生服务:职业卫生服务是以保护和促进职工的职业安全与健康为目的的全部活动。它要求有关部门、雇主、职工及其代表,创造和维持一个职业安全与健康的工作环境,使工作适合于职工的生理特点,从而促进职工的身体与心理健康。

职业卫生服务的主要内容包括工作场所的健康需求评估,职业人群健康监护,健康危险度评估,危害告知、健康教育和健康促进,职业病和工伤的诊断、治疗和康复服务,实施与作业者健康有关的其他初级卫生保健服务,职业场所突发公共卫生事件的应急救援、职业卫生标准的制订和修订等。

三、我国职业卫生现状及发展

我国对职业卫生工作历来高度重视,职业病防治工作不断加强,相关法律、法规及标准体系日趋完善,特别是职业病防治法颁布实施以来,职业病高发势头得到一定遏制,职业卫生条件有了较大改善。然而,我国处于社会主义初级阶段,工业生产装备水平不高和工艺技术相对落后的状况将长期存在。在煤炭、冶金等职业病危害较严重的行业,改善工作环境需要一个过程。在城镇化、工业化的过程中,大量农民工进城就业,他们流动性大,健康保护意识不强,职业防护技能缺乏,加大了职业病危害防治监管的难度。另外,随着经济和科技的发展,新技术、新工艺、新材料的广泛应用,新的职业病危害风险及职业病不断出现,防治工作也面临着新的挑战。

(一)取得的成就

自20世纪80年代,即我国改革开放初期,在国民经济和社会发展"七五"计划开始,职业病就被列为国家级攻关的重大疾病防治研究范围。"七五"、"八五"期间,科技攻关项目重点资助了尘肺、职业性肿瘤和职业中毒的预防治疗研究。"九五"、"十五"期间,除了继续支持尘肺诊断治疗研究外,增加对混配农药中毒的研究。"十一五"期间,主要资助重金属和有机溶剂中毒的预防、急性中毒救治和工效学研究。"十二五"期间,重点研究粉尘、放射性物质、毒物、物理因素等职业病危害因素监控和检测技术。同时,国家出台《"十二五"职业病防治规划》,开展国家职业病临床重点专科建设制度等。此外,"863"项目资助了对尘肺治疗药物研究;"973"项目资助了环境化学污染物对健康影响的基础研究;国家自然科学基金对职业卫生和职业医学研究给予了系列资助。

1. 基础研究已逐步与国际接轨 开展了分子生物学、基因功能、基因多态性与职业病危害易感性、miRNA与职业损伤等方面研究,并有许多新发现、新进展。在有机溶剂领域,正己烷、二甲基甲酰胺、三氯乙烯等中毒的发病机制、毒性作用、诊断治疗等方面研究都有了重大进展。物理因素损伤研究成果显著,电磁场对细胞间核细胞内外信息传导以及作用位点、膜流动性和遗传影响,噪声相关的基因多态性研究都已经取得一定成就。

2. 职业流行病学调查广泛开展 职业流行病学调查不仅真实反映职业病危害形式,还提供了可靠的职业病危害种类、程度和职业病发病情况等基础数据,为职业病学科研究方向提供了信息,也为制定我国职业病防治策略提供了依据。如：1979 年在全国范围开展了"五毒"（铅、苯、汞、三硝基甲苯、有机磷）普查；1987 年全国范围的尘肺流行病学调查；1990 年对 15 个省 30 个县的乡镇企业和 7 个省的"三资"企业的职业病危害现状、职业卫生服务能力的调查；2011 年全国职业健康状况调查等。

3. 职业病诊疗技术研究深入进行　首先解决了铅、汞、苯、刺激性气体、一氧化碳、三硝基甲苯、农药中毒的诊断和治疗问题。将效应生物标志物、细胞及分子生物学指标、神经电生理与行为学方法以及先进影像技术等手段，应用于职业病诊疗，如测定血清前蛋白、转铁蛋白研究筛选中毒性肝病；采用特异性 IgE 研究职业性哮喘等。在治疗上，创造性地使用二巯基丁二酸钠和喹胺酸治疗重金属中毒；引进血液净化救治急性化学物中毒、使用神经生长因子治疗中毒性周围神经病，取得了令人满意的效果。

4. 职业病目录和职业病诊断标准更为完善　1957 年我国职业病名单确定了 14 种法定职业病，1987 年修订为 9 类 99 种，2001 年修订为 10 类 115 种，2013 年增加至 132 种，并开展了我国职业病诊断标准的研制工作，形成了我国特有的职业病诊断标准系列，对全国职业病的诊断、治疗及管理起到了指导作用，制定出台的《职工工伤与职业病致残程度鉴定标准》为劳动能力鉴定提供了全国统一标准。

5. 实验方法研究成果丰硕　对细胞水平、染色体水平、基因水平、分子水平等实验技术应用与研究不断加强。如彗星试验作为快速检测暴露紫外线后淋巴细胞 DNA 修复能力的简便方法；联合检测尿视黄醇结合蛋白、尿 β- 微球蛋白、尿 N- 乙酰 -β-D 氨基葡萄糖苷酶和 γ- 谷氨酰基转移酶作为汞作业工人早期肾损伤的灵敏指标；检测血清白细胞介素 6，对接触煤尘工人早期诊断煤工尘肺以及监测病情与疗效判断有一定参考价值；δ- 氨基乙酰丙酸脱水酶基因多态性对职业铅接触工人血铅和锌卟啉的影响等。另外，还有一些新职业病危害的干预性研究，如人类工效学、职业应激等，其中不乏新的发现和发明。

（二）现状与发展趋势

在全球经济一体化趋势和科学技术不断进步的推动下，我国的经济将更加迅猛发展，必然会出现许多新的职业卫生问题。因此，认真分析我国职业卫生现状，把握发展趋势，作出相应对策，在探索和解决新问题中，促进和推动职业卫生事业健康发展。当前，我国职业卫生的现状和发展趋势如下。

1. 职业病发病居高不下　截至 2014 年底，我国累计报告尘肺病 777 173 例，约占所有职业病总数的 90%，长期位居各类职业病之首，尘肺病仍是我国最严重的职业病。

近年来我国报告职业病新发病例数据出现了逐年大幅度上升的趋势。据国家卫计委发布的 2014 年全国职业病报告情况：根据全国 30 个省、自治区、直辖市（不包括西藏）和新疆生产建设兵团职业病报告，2014 年共报告职业病 29 972 例。其中职业性尘肺病 26 873 例，急性职业中毒 486 例，慢性职业中毒 795 例，其他职业病合计 1818 例。从行业分布看，煤炭开采和洗选业、有色金属矿采选业和开采辅助活动行业的职业病病例数较多，分别为 11 396 例、4408 例和 2935 例，共占全国报告职业病例数的 62.52%。

共报告职业性尘肺病新病例 26 873 例，较 2013 年增加 3721 例。其中，94.21% 的病例为煤工尘肺和矽肺，分别为 13 846 例和 11 471 例。尘肺病报告病例数占 2014 年职业病报告总例数的 89.66%。共报告各类急性职业中毒事故 295 起，中毒 486 例，死亡 2 例。其中重大职业中毒事故 7 起（同时中毒 10 人以上或死亡 5 人以下），中毒 84 例。引起急性职业中毒的化学物质 30 余种，其中一氧化碳中毒的起数和人数最多，共发生 111 起 213 例。共报告各类慢性职业中毒 795 例，死亡 2 例，均为苯中毒。引起慢性职业中毒例数排在前三位的化学物质分别是苯、铅及其化合物（不包含四乙基铅）和砷及其化合物，分别为 282 例、224 例和 120 例。共报告职业性肿瘤 119 例，以各类制造业为主。其中苯所致白血病 53 例，焦炉逸散物所致肺癌 28 例，石棉所致肺癌、间皮瘤 27 例，六价铬化合物所致肺癌 5 例，联苯胺所致膀胱癌 3 例，氯甲醚和双氯甲醚所致肺癌、β- 萘胺所致膀胱癌、砷及其化合物所致肺癌和皮肤癌各 1 例。共报告职业性放射性疾病 25 例。其中放射性肿瘤 14 例，外照射慢性放射病 4 例，放射性皮肤疾病 3 例，辐射性白内障 2 例，放射性甲状腺疾病 2 例。共报告职业性耳鼻喉口腔疾病等职业病 1632 例，其中职业性耳鼻喉口腔疾病 880 例（其中噪声聋 825 例），职业性传染病 427 例（其中布鲁氏菌病 376 例)，物理因素所致职业病 143 例(其中中暑 87 例，手臂振动病 36 例)，职业性皮肤病 109 例(其中接触性皮炎 63 例)，职业性眼病 55 例(其中化学性眼部灼伤 32 例)，其他职业病 18 例(其中金属烟热 13 例，滑囊炎 5 例)。

由于现在发布的职业病病例数是通过职业病网络报告系统正式统计的，有专家估计我国职业病实际发病情况要远远高于报告数据，预计今后职业病发病总数还将呈上升趋势。我国职业病发病居高不下直接造成两种结果：一是造成经济损失巨大，职业病除了损害劳动者健康、使劳动者过早丧失劳动能力外，用于诊断、治疗、康复的费用也相当昂贵，给劳动者、用人单位和国家造成巨大的经济负担。据有关方面粗略估算，我国每年因职业病、工伤事故造成的直接经济损失达千亿元，间接经济损失约达 2000 亿元。二是造成社会影响巨大，由于职业病具有群体性，致伤、致残率高，以及难以治愈等特点，造成社会影响极为恶劣。在我国的某些地方职业病危害已发展到相当严重的程度，出现了尘肺村、癌症村、中毒村。劳动者因职业病返贫、致贫的情况在一些农村地区大量存在，甚至发生因职业病纠纷处理不当而造成影响社会和谐和稳定的事件。职业病已成为影响社会稳定的突出问题，在国际上也造成了不良的影响。

2. 职业病危害因素范围扩大　据相关资料统计，我国职业病危害广泛分布在采矿、煤炭、冶金、建材、机械等 30 多个行业，既包括传统行业，也延伸到了 IT、汽车制造、医药、生物等新兴产业，接触危害因素的职工人数众多，职业病危害接触人数、分布领域都在世界居于首位。据统计，我国涉及有毒有害作业的企业超过 1600 万家，约二亿人接触职业病危害因素，受害人数远高于矿难和工伤事故。

当前我国职业病危害因素种类多，存在范围广，不仅有发展中国家落后生产方式普遍存在的职业病危害因素，还有发达国家存在的高科技、高技术生产带来的新的职业病危害因素；不仅在城镇有，在乡村也有。当前，威胁我国职业人群的主要有害因素仍以粉尘、化学毒物和某些物理因素(如噪声)为主，居前几位的职业病为尘肺、化学中毒、职业性皮肤病和噪声性听力损伤。

21 世纪以微电子工业和生物基因工程技术的发展在高新技术产业中占据显著地位，但是这些领域中新材料、新工艺、辐射和潜在的生物致病原对职业卫生提出了新的挑战。例如，微电子工业曾被认为是"清洁生产"的典范产业，而实际上是接触化学品最多的工业，包括醚、醇、酯、酮及苯系有机溶剂，金属化合物(如锑、锗、砷、硼、磷)，以及氟化物(氟化氢)、硅化物(如三氯氢硅)等；此外，极低频磁场和射频辐射也是不容忽视的问题。迄今为止，虽尚未见到由于生物基因工程的应用导致重大职业病危害事例的报道，但鉴于基因重组或突变而产生新的生物致病原的潜在危害，西方发达国家已制订比控制放射性核素污染更为严格的生物基因工程实验室安全卫生管理条例；基因工程产品对人类的安全性问题，亦将是毒理学评价的一个新课题。为适应人民生活水平提高的需求，一些产业蓬勃发展，如珠宝首饰加工业和衣服干洗业，随之出现了以前非常罕见的珠宝加工工人的速发型矽肺(硅沉着病)，干洗工接触有机溶剂的职业卫生问题等。

此外，纳米材料的应用也成为职业卫生新问题。由于纳米材料具有很多优点，纳米材料技术作为一种新型材料技术得到飞速发展。因为纳米材料甚小，它们有可能能够进入人体中那些大颗粒材料所不能抵达的区域，如健康细胞。纳米颗粒可以钻进人的大脑、血管及各种器官，这正是由于纳米微粒十分微小因而可以无孔不入的特性所决定的。已有研究表明，纳米材料可经呼吸道、皮肤、消化道及注射等多种途径迅速进入人体内部，并易通过血、脑、睾丸、胚胎等生物屏障分布到全身各组织之中，往往比相同剂量、相同组分的微米级颗粒物更易导致肺部炎症和氧化损伤。试验结果已显示，人造纳米材料可以引起氧化应激、炎症反应、DNA 损伤、细胞凋亡、细胞周期改变、基因表达异常，并可引起肺、心血管系统及其他组织器官的损害。纤维状的纳米材料可能存在独特的吸入性危害问题，尽管目前尚不清楚碳和其他纳米纤维会不会像石棉纤维那样导致肺癌和胸膜间皮瘤，但需要关注这方面的问题。

3. 全球经济一体化的影响　经济一体化对推动各国经济发展、缩小包括职业卫生与安全方面的国际差距，起着重要作用，但亦带来某些负面影响。其中，工业生产中的"危害转嫁"就是一个比较突出的问题。据某市的一项调查，在总数为 1407 家的"三资"企业中，62.8% 属有职业病危害企业；有 14.2%

的职工接触不同类型的有害因素，包括物理因素（49.0%）、化学因素（32.0%）、矽尘（18.0%），以及传染性病原体（1.0%）。而某省的"三资"企业，20世纪90年代以来，仍频频发生有机溶剂急性中毒事故，仅因二氯乙烷、三氯乙烯，以及早在发达国家"严格限制使用"的苯和正己烷，中毒的致死人数达28人，并有成批受害者发生与接触苯和正己烷有关的再生障碍性贫血和周围神经病变。

应该说，绝大多数北美和西欧工业化国家投资的企业，都比较重视职工卫生与安全问题，大多在厂房和生产工艺设计的同时，就引进相应职业卫生工程和环境保护设施，为创建"清洁生产"起了示范作用。但是，也有一些外国或境外地区投资方，存在有单纯追求经济利益，忽视职业卫生和环境保护，甚至对有害因素采取"双重标准"，有意无意地向投资国转嫁了危害。这种倾向也发生于某些国内经营的企业，表现为发达地区向欠发达地区，城市向农村转移危害。故应一视同仁地加强立法和执法监督，严加防范。

4. 中小企业职业病危害严重　国内中小企业（尤其是民营企业、中小企业和乡镇企业）对职业卫生和职业病防治法缺乏了解，职业病预防方面的意识不强，职业卫生管理薄弱，作业环境恶劣，职业病危害因素超标严重，缺乏有效的职业病防护设施和个人防护用品，使就业者身体健康得不到有效保护，成了职业病的高发场所。

据相关资料，我国各类企业中，中小型企业占90%以上。中小型企业的从业人员占全部企业从业人员的81.88%，且接触职业病危害因素的劳动者中有65%是中小型企业的务工人员。由于中小型企业法制意识相对较差，重经济效益，轻职业病防治，对职业卫生防护投入较低，加上中小型企业一线工人的文化程度相对较低、法律意识缺乏、自我防护意识差等原因，导致我国职业病危害突出反映在中小型企业。我国职业卫生服务覆盖面只有20%左右，且常常限于少数的大型工业企业，中小型企业很难得到基本的职业卫生服务。

因此，应加强职业卫生的监督执法力度，明确企业领导责任，不断提高职业卫生服务覆盖面，同时加强职业健康促进活动，提高职工的职业健康意识，确保劳动者的职业健康安全，力争早日实现劳动者"人人享有职业卫生服务"的战略目标。

5. 农民工职业卫生问题突出　我国不均衡的经济发展造成大量的农村人员进城务工，且流动性大。他们主要进入中小企业和非正规经济组织，从事有毒有害作业或超时、超体力劳动，成为受到职业病危害最严重的群体。由于劳动关系不固定，流动性大，接触职业病危害因素的情况复杂，一旦发生职业健康损害，往往因其流动性大而无法进行职业病认定，农民工的职业健康问题已经引起了社会各界的广泛关注。

据宋月萍报道，基于第三期中国妇女社会地位调查数据，对变量进行描述分析、卡方检验和回归分析，结果显示43.0%的被访农民工在劳动环境中存在粉尘、噪声、过量负重、长时间立（蹲）位作业、化学毒物等职业安全卫生风险，农民工发生安全事故和患职业病的比例达5.3%，性别和年龄因素对其影响显著。指出农民工社会保障覆盖有限、职业安全卫生培训欠缺、防护措施不足以及流动性较强、工作不稳定等因素对其职业安全卫生的影响最为突出。

此外，还存在农民职业卫生问题。多年来，农民一直未被作为职业人群，因此它们的职业卫生问题也未能得到关注。现在，我们应该明确农民是一种职业，农民的职业卫生问题，除了以前常见的农药中毒、中暑，饲养牲畜所致的"布氏杆菌病"和饲养家禽所致"人患禽流感"外，大棚内种植、农业机械化作业等都应作为职业卫生范畴。

6. 人体工效学越来越得到重视　当前，威胁我国职业人群的主要职业病危害因素仍以矽尘、化学毒物和某些物理因素（如噪声）为主，居前数位的职业病为尘肺、化学中毒、职业性皮肤病和噪声性听力损伤。其次为工效学问题，包括不良体位、局部紧张和不合理劳动组织所致职业性肌肉骨骼损伤（如腰背痛），以及因疏于安全防范所致工伤（亡）事故。在发达国家，尤其在北欧和西欧，人类工效学原理和方法已被广泛用于建立和谐的"人-机-环境"关系，为创造安全、高效和满意的劳动条件发挥了重要作用。我国学者已在某些方面进行了卓有成效的研究，如"职业生物力学的应用"，"工作有关肌肉骨骼疾患的暴露与剂量分析"。但我国的工效学研究起步较晚，研究单位也较少，仍然是个有待加强的薄弱领域。展望 21 世纪，随着信息化、自动化程度的进一步提高，作业者对安全、高效、满意、舒适的工作条件的需求，人类工效学研究必将成为我国职业卫生与职业医学关注的"热点"。

7. 职业紧张日趋引起关注　在我国，作业环境中除存在化学性、物理性和生物性有害因素外，随着生产自动化程度的日益提高，高新技术的广泛应用，生产效率的不断提高，现代工业重复、单调、紧张、快节奏、高脑力低体力，逐渐成为主要生产方式。加之就业的激烈竞争，对就业人员的素质和能力的要求越来越高。由此导致就业状态不稳定、角色更迭和人际冲突，使就业人员产生"职业性紧张"，引起不良的心理行为效应和精神紧张效应，以至于诱发与紧张有关的疾患、职业性紧张综合征，甚至"过劳死"。

我国的职业紧张研究起步较晚，通过对"工作有关疾病"的研究、行为功能测定和症状自评量表分析发现，高度脑力负荷的科研人员、大学教师、医务人员、噪声环境作业人员、商场营业员、"三资"企业员工的心理障碍因子，如强迫症、人际关系紧张、抑郁、焦虑、恐怖、偏执等得分明显增高。我国精神性疾患的总患病率已从 20 世纪 70 年代中后期的 0.32%～0.73% 上升到 21 世纪初的 1.56%。所以，职业紧张已成为我国职业卫生领域不容忽视的问题。

8. 职业卫生与环境卫生融合　工业生产无节制的发展，其所产生的化学和物理性有害因素由作业场所释放到环境中，由"职业病危害因素"变为"环境有害因素"，对环境造成严重的污染和破坏，成为 21 世纪人类主要的致病因子。以往那种以职业人群为对象，以单纯职业病危害防控为主要途径，与环境卫生分离，忽略生产过程对环境污染问题的传统职业卫生工作模式，已经难以满足科学研究和工业生产进入高速发展阶段的现代社会的需要。因此，职业卫生工作应与环境卫生工作紧密结合，将严防生产过程对环境可能造成的危害列为自己的职责范围，提倡清洁生产、改善职业环境质量，落实"以人为本，协调、可持续"的发展观，从而使职业卫生工作真正成为工农业生产可持续发展的有力保障。

9. 职业安全与职业卫生的融合　在许多发达国家，在科学研究和实际管理工作中，都把职业安全和卫生融为一体，统称"职业安全卫生"（occupational safety and health），美国早已组成综合的科学研究机构——国家职业安全卫生研究所（national institute of occupational safety and health，NIOSH）和监督机构——职业安全卫生管理局（occupational safety and health administration，OSHA）。在过去，我国职业卫生与职业安全分别由卫生和安全生产行政部门管辖，在教育、科研和管理方面相互独立，不仅存在诸多不便，而且由于资源不能共享，对两方面的工作都带来负面影响。

我国生产性事故频繁发生，且多数为大规模恶性事故。而这些事故中很大部分是由于严重的职业卫生问题引起的，例如：极高浓度煤尘引起的爆炸、极高浓度毒物导致的急性中毒死亡。因生产性事故死亡和伤残所致经济损失和社会影响，已超过职业卫生问题，因此，搞好职业安全工作是一个非常迫切的任务。自从《职业病防治法》修订以来，职业卫生管理已经理顺关系。卫生和劳动安全部门必须加强协调和合作，充分发挥各自的专长和互补作用，将职业安全与职业卫生融为一体，统一管理，充分发挥保障劳动人群生命安全与健康的作用。

10. 职业伤害与职业卫生突发事件　职业伤害（occupational injuries）又称工作伤害，指在生产劳动过程中，由于外部因素直接作用而引起机体组织的突发性意外损伤。职业伤害轻者引起缺勤，重者可导致残或死亡，且涉及的大多是 18～60 岁的青壮年劳动力。职业伤害是劳动人群中重要的安全和健康问题，也是在发达国家和发展中国家都存在的重要公共卫生问题之一。

职业卫生突发事件是指在特定条件下由于职业病危害因素在短时间内高强度（浓度）地作用于职业人群，而导致的群体性严重健康损害甚至死亡事件。常见的有：设备泄漏和爆炸导致的群体急性化学性中毒、大型生产事故、核电厂泄漏、煤矿瓦斯中毒、瓦斯爆炸、煤尘爆炸等。职业卫生突发事件可在较短时间内造成大量人员职业性损伤、中毒甚至死亡，结果严重，可被认为是最严重的群发性职业损伤，应尽量避免其发生。如果职业卫生突发事件特别严重，或者上述几种同时存在，造成非常大量的人员损伤或死亡，我们也可将其称为"灾害性职业卫生突发事件"。

职业伤害和职业卫生突发事件的原因一般是明确的，职业病危害因素是主因，各种促发因素或触发因素是辅因。虽然职业伤害和职业卫生突发事件的发生有其偶然性和不确定性，但只要将职业病危害因素和动因消除或严格控制在一定范围内,职业卫生突发事件就可以避免。所以说职业卫生突发事件是可预防的。我国近年来职业伤害和职业卫生突发事件呈上升趋势,不但造成严重的人员伤亡和经济损失,而且造成恶劣影响。所以严格预防和控制职业伤害和职业卫生突发事件是职业卫生工作者的重要任务。

11. 职业卫生网络信息化　　目前,我国职业卫生信息化建设尚不适应职业卫生工作需要,主要体现在以下 5 个方面:一是企业职业卫生建档率低,内容不全,导致数据资源残缺,直接影响了职业卫生信息的完整性、系统性、准确性和时效性;二是职业卫生信息系统的应用范围比较狭窄,未充分利用现有的数据指导职业卫生实践;三是现有的职业卫生信息系统彼此相互独立,尚未形成真正连接企业和各级职业卫生监管部门的综合网络化的信息系统;四是各信息系统的基础数据结构缺乏系统性和规范性,不同信息系统之间的数据难以交换、共享,管理部门难以对来自不同领域的信息资源进行整合,形成信息孤岛,导致资源的巨大浪费;五是职业卫生信息系统功能比较简单,主要是用于职业病危害申报、职业病报告或企业的职业卫生档案管理等,而应用先进的现代化监测、地理信息、职业病危害评估、无线传输网络等技术,具有辅助决策支持功能的综合网络化信息系统尚属于空白。

随着计算机网络的迅速发展,建立满足职业卫生与职业病预防所需要的信息管理系统已成为当务之急。通过职业卫生信息管理系统,将职业卫生信息监测纳入国家公共卫生信息监测系统平台,规范职业卫生、职业病危害、职业病和工作相关疾病的预防、控制、统计等工作。使我国职业卫生信息数据与国际接轨,并得到充分有效利用。

(李智民　杨　径)

四、职业病的概念

我国古代即曾见有关于职业病学的论述。早在四千年前即夏末和商初时,我国的青铜冶炼和铸造业已达到较高水平,开始使用了锡、铅、汞的化合物。我国汉代王充(公元 27～100 年)在《论衡》中提到,冶炼时可产生灼伤和火烟侵害眼鼻;公元 4 世纪葛洪著的《抱朴子》开始记载用汞与硫炼丹;11～12世纪北宋孔平仲在《谈苑》中述及,"后苑银作镀金,为水银所熏,头手俱颤",分别反映了冶炼作业中的烧伤、刺激性气体中毒和汞中毒等职业病。《谈苑》并述及"贾谷山采石人,石末伤肺,肺焦多死"等句,反映了当时石工所得的矽肺病。公元 7 世纪,隋代巢元方的《诸病源候论》中记载古井和深坑多有毒气,则是对窒息性气体中毒的描述。此后,明代李时珍在所著的《本草纲目》中,明确提到铅矿工人的铅中毒。虽然认识到职业病危害因素对人体的损害,但受限于当时的社会条件,职业病并无人问津。

清朝晚期和民国时代,中国引进了西方先进的科学技术,使中国出现了第一批近代企业,促进了中国民族资本主义的产生和发展,但新的职业病危害因素、恶劣的生产条件危害着劳动者的生命健康。虽然国际劳工组织(ILO)与当时的民国政府有所接触,其保护劳工的理念也影响了民国时期的劳动和社会保障立法,但是受制于理念与中国实际脱节、民国政府对工会的控制以及战乱不断、财力不足的影响,职业病的预防和控制、赔偿等无法实施。

新中国成立后,1957 年原卫生部制定和颁布了《职业病范围和职业病患者处理办法的规定》,首次在我国将职业病列入工伤保险范围,至此我国才真正出现法定职业病。从职业病学科发展史看,法定职业病是广义职业病的特定概念,被赋予社会管理的功能。

(一)广义职业病

在生产过程、劳动过程和生产环境中存在对人体有害的因素,包括各种有毒有害化学物质、生产性粉尘、物理、生物因素等,统称为职业病危害因素。这些职业病危害因素作用于人体的强度与时间超过一定限度,人体不能代偿其所造成的功能性或器质性病理改变,从而出现相应的临床征象,并影响劳动能力,该类疾病统称职业病。

(二)狭义职业病(法定职业病)

1. ILO 对职业病的定义　　ILO 是一个以国际劳工标准处理有关劳工问题的联合国专门机构。1919年根据《凡尔赛和约》,ILO 作为国际联盟的附属机构成立,总部设在瑞士日内瓦。1946 年国际联盟解体后，ILO成为联合国的第一个专门机构。其宗旨包括促进充分就业和提高生活水平，促进劳资合作，改善劳动条件，扩大社会保障，保护劳动者职业安全与卫生等。主要通过"劳工立法"，即制定国际劳工标准的形式来改善劳动者的生存状况。截至2011年，ILO制定了189个公约和201份建议书。公约和建议书的区别在于对成员国的法律约束力不同。公约一经成员国批准，就有法律约束力。建议书虽不具有法律约束力，但ILO仍将采取相应措施，督促成员国实施建议书所规定的内容。

ILO在两个国际劳工法规对职业病进行了明确的定义，主要用于赔偿目的时，《1964年工伤津贴建议书（第121号）》将职业病定义为："各会员国应在规定的条件下把由在工作过程、从事某行业或职业中接触有害物质或危险条件所致的疾病认定为职业病"；主要用于登记报告目的时，《1981年职业安全与卫生条约（第155号）的2002年议定书》将职业病定义为："任何由接触工作活动中产生的有害因素所致的疾病"。

ILO在确定用于赔偿、登记报告和预防目的的职业病名单方面的工作历史悠久。ILO于1925年以《工人（职业）赔偿公约》确立了第一个职业病名单，也是历史上第一次将职业病名单列入了对缔约国有法律约束力的第一个国际公约。随着科学技术的进步，诊断学和流行病学的发展，不断发现和确定新的致病因素可致职业病。由于被认可的新的职业病逐年增多，要求用于赔偿和预防目的的国家职业病也逐年扩大。最新一版职业病名单由2010年3月召开的ILO理事会第307届会议上得到批准。2010版国际职业病名单把职业病按4类列出：由物质和因素导致的疾病（化学、物理和生物因素所致的疾病）；靶器官系统的疾病（呼吸系统、皮肤、肌肉骨骼系统和精神与行为疾病）；职业癌；其他疾病。

2. 我国对职业病的定义　由于职业病涉及对患病劳动者的赔偿，用人单位须对发生职业病的工作场所采取防控措施，以保护劳动者的健康并预防相同职业病的重复发生，因此对职业病进行定义在多数情况下并不是纯粹意义上的医学概念而是法律概念。在国家层面的职业卫生法律法规通常对职业病有明确的界定，职业性有害因素与疾病之间的因果关系是法定职业病定义首要强调的因素。职业病纳入法定名单与否一般还会考虑两个因素：职业接触有害因素对工人健康损害的严重程度和接触职业病危害因素的工人数。在国家层面对职业病进行定义并制定职业病名单有助于及时发现因工作所致的疾病，使受害者得到相应赔偿，也有助于在工作场所采取预防控制措施，以消除、减少和控制工作活动中所产生的职业病危害因素对其他工人的伤害。

在我国，《中华人民共和国职业病防治法》（以下简称"职业病防治法"）中将职业病定义为：企业、事业单位和个体经济组织等用人单位的劳动者在职业活动中，因接触粉尘、放射性物质和其他有毒、有害因素而引起的疾病，我们习惯上称之为法定职业病。《职业病防治法》规定的职业病，必须具备以下四个条件：①患病主体必须是用人单位的劳动者；②必须是在从事职业活动的过程中产生的；③必须是因接触粉尘、放射性物质和其他有毒、有害因素而引起的；④必须是国家公布的《职业病分类和目录》所列的职业病。在上述四个要件中，缺少任何一个要件，都不属于《职业病防治法》所称的职业病。

根据《职业病防治法》规定，《职业病分类和目录》由国务院卫生行政部门会同国务院安全生产监督管理部门、劳动保障行政部门制定、调整并公布。现行的职业病分类和目录于2013年12月23日，由国家卫生计生委、人力资源社会保障部、安全监管总局、全国总工会4部门联合印发。该分类和目录将职业病分为职业性尘肺病及其他呼吸系统疾病、职业性皮肤病、职业性眼病、职业性耳鼻喉口腔疾病、职业性化学中毒、物理因素所致职业病、职业性放射性疾病、职业性传染病、职业性肿瘤、其他职业病10类132种。

（三）工作相关疾病

工作相关疾病指多因素相关的，与工作有关联，但也见于非职业人群中，并非每一病种和每一病例都具备该项职业史或接触史。但职业接触会使得原有的这类疾病加剧、加速或复发，或者劳动力明显减退。广义地说，职业病也属于工作有关的疾病。但一般所称工作有关疾病，过去曾称为职业性多发病，与有立法意义的职业病有所区别。

1. 工作相关疾病具有如下特点

（1）工作相关疾病的病因呈多样性，职业病危害因素是该病发病的诸多因素之一，但不是唯一因素,或者不是直接致病因素。一般来讲职业因素只影响疾病的显现和严重程度,并不影响发病。而其所致的临床表现也是非特异性的。例如接触噪声能导致消化系统疾病、高血压产生,但除职业性噪声接触外,导致消化系统疾病、高血压还有更多、更重要的非职业性因素。

（2）由于职业病危害因素影响,促使原有的这类疾病加剧、加速或复发,或者劳动力明显减退。例如原有肌肉骨骼疾病的劳动者从事搬运、司机等工作时,因肌肉负荷增加,会使病情加剧。

（3）通过加强职业病防控措施和改善工作环境,可减少工作有关疾病的发生,减轻工作有关疾病的程度。例如对于患有慢性呼吸道疾病的患者调离工作岗位或改善其工作环境后,可以缓解或停止其病情的发展。

（4）工作相关疾病的概念比职业病更为宽泛,但它对工农业生产发展的影响不可忽视,故在基层卫生机构中,应将该类疾病列为控制和防范的重要内容,以保护和促进工人的健康。

2. 常见的工作相关疾病

（1）行为（精神）和身心的疾病:如精神焦虑、忧郁、神经衰弱症候群,常由于工作繁重、夜班工作,饮食失调、过量饮酒、吸烟等因素。有时由于对某一职业病危害因素产生恐惧心理,而致精神紧张,脏器功能失调。

（2）慢性非特异性呼吸道疾患:包括慢性支气管炎、肺气肿和支气管哮喘,是多因素的疾病。吸烟、空气污染、呼吸道反复感染常是主要病因。患病者即使空气中污染物在最高容许浓度以下,仍可发生较重的慢性非特异性呼吸道疾患。

（3）其他如高血压、消化性溃疡、腰背痛、月经不调等疾患,常与某些工作有关,例如二硫化碳接触与动脉硬化的关系。

（四）广义职业病、法定职业病与工作相关疾病的异同

从概念上来讲,工作相关疾病包括广义职业病,广义职业病又包括狭义职业病（法定职业病）。三者都与职业因素有不同程度的因果关联,所不同的是在关联强度、非职业因素的影响等方面有区别。职业病是指某一特异职业病危害因素所致的疾病,而工作相关疾病则指多因素的疾病,与所从事的职业有联系,也见于非职业人群中,因而不是每一病例都必须具备该项职业史或接触病史。当工作相关疾病发生于劳动者时,由于接触职业有害因素,会使原有的疾病加剧、加速或复发,导致劳动者的劳动力明显减退。广义职业病和法定职业病的区别在于,考虑到经济发展水平、社会保险负担、职业病认定操作性等因素,我国并未将部分职业病纳入法定职业病的范围。

另外,只有法定职业病受到法律的保护,并在赔偿、报告的范围内。例如许多站立作业、坐位作业等强迫体位引起的下肢静脉曲张、腹疝、腰腿痛等,计算机视屏作业引起的颈、肩、腕综合征等,尽管与职业十分相关,但目前仍未列入法定职业病范围。而 ILO、部分发达国家将其列入了法定职业病的范畴。广义职业病和工作相关疾病虽然不在法律保护的范围内,用人单位、政府部门、疾病预防控制机构等仍需予以重视,并加强预防工作。

五、职业病的发病条件和特点

（一）职业病发病条件

在从事职业活动中,人们有可能直接或间接接触到有害因素,但不一定都发生职业病。职业病危害因素是否引发职业病,还取决于三个主要条件:

1. 有害因素的性质　有害因素的理化性质和作用部位与其危害程度关系密切。如刺激性气体对人体的危害程度主要取决于其毒性和水溶性,氯气的溶解度相对较低,能渗透较深至肺泡,因此与氨气等高溶解性刺激性气体有不同的病理表现。毒物的理化性质及其对机体组织的亲和性与毒性作用有直接关系。如正己烷具有明显的脂溶性,经人体吸收后主要分布于血液、神经系统、肾脏、脾脏等,其致病的主要靶器官为周围神经系统。一般情况下物理因素在接触时才有作用,脱离接触后不在机体内残留;而化学因素脱离接触后,作用还会持续一段时间或继续存在。

2. 作用于人体的量　除了生物因素进入人体的量还无法估计外,粉尘、物理和化学因素对人的危

害,所致职业病发病率及严重程度大都与量有关,故在确诊大多数职业病时,必须要有量(作用浓度或强度)的估计,即存在"剂量 - 效应关系",一般作用剂量可以用接触浓度 / 强度与接触时间的乘积来评估。所以判断人们是否会因接触职业性有害因素而患职业病,首先要知道某种职业性有害因素对人体的有害量与无害量的分界,然后了解职业接触者的接触浓度、并询问其接触时间。

3．人体的健康状况 健康的人体对有害因素是多方面的。某些物理因素停止接触后,被扰乱的生理功能可以逐步恢复。而一些劳动者抵抗力和身体状况较差,对进入体内毒物的排毒和解毒功能下降,更易受到损害。经常患有某些疾病的工人,接触有毒物质后,可使原有疾病加剧,进而发生职业病。还有一些劳动者具有敏感体质,如广东比较常见的职业性三氯乙烯药疹样皮炎易发于新工人。因此,上岗前和在岗期间职业健康体检可以帮助发现职业禁忌证,从而减少职业病的发生,职业病诊断时也应充分考虑劳动者个体健康状况和特异性。

(二)职业病的特点

从三个主要构成条件来看,职业病具有五个方面的特点:

1．病因明确,控制职业病危害因素后,职业病发病可减少或消除。如矽肺、电焊工尘肺、职业中毒、中暑和森林脑炎等生物因素所致职业病,都具有明确的病因。通过对职业病危害因素采取防控措施,可以有效预防职业病的发生。新中国成立以来我国职业病防治工作者总结了尘肺预防的"八字"经验——"革、水、密、风、护、管、教、查",可以有效降低尘肺病的发病率;通过革新工艺,如不用或少用职业病危害因素,可以有效减少职业病的发生;对于工艺上必须使用的有毒有害物质,可以采用远程控制、隔离措施等减少劳动者的接触;对带有细菌、病毒的传染源进行隔离、治疗,控制源头可以有效减少相应职业病的发生。

2．职业病危害因素大多是可以检测和识别的,且接触有害因素的量与病损程度存在剂量 - 效应关系。我国已制定《工作场所有害因素职业接触限值》(GBZ 2—2007),在有害因素职业接触限值以下水平工作,绝大多数职业接触者都不会发生职业病。有些有害物质可在体内积蓄,故长期少量接触,最终也能引起职业性损害,如工人接触铅烟后,吸收的铅 90%～95% 储存于骨,当缺钙或遇外伤时可导致骨内铅释放入血,从而继续作用于神经等靶器官对其造成损伤。有的物质虽然本身不能在体内积蓄,但在其所引起的功能性改变是可以累积的。大多数物理有害因素就是如此,例如职业性噪声聋就是由于长期遭受生产噪声刺激,使得耳蜗损害,发生的缓慢进行性感音神经性听觉损伤和听觉器官受损。且接触噪声的强度与听力损失的程度呈正相关。

为配合《工作场所有害因素职业接触限值》的实施,我国制定了各种有害因素的测定标准,如《工作场所空气有毒物质测定》(GBZ/T 160—2004—2007)用于监测工作场所空气中的有毒物质;《工作场所物理因素测量》(GBZ/T 189—2007)规定了作业场所中各种物理有害因素的测试方法;《工作场所空气中粉尘测定》(GBZ/T 192—2007)对测定粉尘浓度、粉尘中游离二氧化硅含量和粉尘分散度等都做出了明确测定方法。

除了对工作场所的有害因素进行测定外,各种有害因素或其在人体内代谢产物的浓度都可以用来评估接触水平,例如铅中毒诊断指标中,除列入血铅、锌卟啉、原卟啉等检查项目外,尿铅、尿粪卟啉、δ-ALA 等指标都可以评价患者的接触吸收水平。这些标准的制定,很大程度是加强预防措施的科学管理,保护了接触者的安全和健康,促进了生产发展。通过对现场有害物质的测定,控制接触水平,这与发病或不发病、病情的严重程度都有密切关系。

3．在接触同样的职业病危害因素的人群中,常有一定的发病率,很少只出现个别病例。劳动者在工作中接触到的有害因素超过阈值时,任何一个接触者都可能发生职业病,因此,职业病在职业人群中常具有一定的发病率,呈现一定的流行病学特征。而另外一些情况仅有个别病例发生,如职业性哮喘、职业性三氯乙烯药疹样皮炎等。

4．如能早期发现并及时处理,预后较好。脱离接触对疾病的转归有明显正面影响。例如中暑、急性高原病,尽早对照相关标准及时发现及诊断早期病例,可以预防严重中暑或高原病的发生。对接触者的健康监护和定期的体格检查,其目就在于早发现、早诊断、早治疗。例如肺通气功能的检查或 X 线的肺部摄片,常作为对接触粉尘作业者的功能性和病理性改变的指标,在疾病早期发现病损,及时把作业者调离粉尘工作岗位,这对控制尘肺病的发生、发展及治疗起到很大的帮助。

5. 大多数职业病目前尚无特效治疗办法,发现愈晚,疗效愈差。如矽肺患者的肺组织纤维化是不可逆的,因此只能通过三级预防措施的有效执行,最大限度地减少矽肺病的危害。

六、法定职业病

(一)ILO 职业病

1. ILO 职业病名单发展历程　　国际职业病名单的制定是一项非常复杂的系统工程,是社会经济发展水平、科技发展、工作场所职业性危害因素变化、劳工权益保护法律和意识等因素合力作用下的结果,其修订工作经历了漫长的历史发展过程。

早在 1919 年第一届国际劳工大会上即通过了两份国际劳工法规——第 3 和第 4 号建议书,向全世界宣告炭疽和铅中毒为可由工作活动引起的疾病。1925 年第 7 届国际劳工大会通过了第 18 号公约《工人(职业病)赔偿公约》,该公约确立了第一个国际职业病名单,这是人类历史上首次将职业病名单列入对缔约国有约束力的国际公约。1934 年、1964 年国际劳工大会又先后讨论通过了第 42 号、121 号公约,每一份公约的职业病名单均在前一份名单上进行了扩充。

1964 年以前,ILO 通过修订公约或通过新公约的方式更新职业病名单,程序较繁琐,职业病名单修订速度也较缓慢。由于科学和技术的进步,诊断学和流行病学的发展,不断发现和确定已存在的致病因素可导致职业病,新化学物质的发明和国际贸易的增加又产生了新的职业病危害因素,ILO 原来的更新职业病名单的方式明显滞后于职业病发现的速度,不能适应全球社会经济发展水平和技术。有鉴于此,1964 年国际劳工大会在 121 号公约中专设了一条职业病名单修订程序:国际劳工大会可以在任意一届会议列入修订该公约所附的职业病名单的议程,若名单获得国际劳工大会三分之二多数票支持即获得表决通过。1980 年的国际劳工大会就使用了这项程序更新了职业病名单,该名单含有 29 类职业病。国际劳工大会于 2002 年 6 月的第 90 届会议上进一步简化了职业病名单的更新程序。该会议通过了《2002 年职业病名单建议书(第 194 号)》及其附录职业病名单,并规定 ILO 理事会负责修订建议书所附职业病名单,理事会应定期召集政府、雇主和工人三方专家会议,对职业病名单进行审查和更新,如此产生的职业病名单由理事会通过即可取代前一份职业病名单,而无须通过国际劳工大会表决。国际劳工大会 2002 年还通过了新的职业病名单,并按有害因素(化学、物理、生物)所致职业病、靶器官系统职业病、职业癌和其他进行分类,并在每类职业病中列入开放性条款,规定:对于没有列入名单的疾病,只要能确认是由职业接触有害因素所致,即可认定为职业病。

现行的国际职业病名单是由 ILO 理事会第 307 届会议讨论并通过,新名单沿用 2002 年的职业病分类方法,在 2002 年名单基础上扩充了近年来所确认的一些新的职业病危害因素所致的职业病。这次修订工作堪称是 ILO 国际职业病名单修订史上划时代意义的事件,首次利用 194 号建议书中的简化条款,成功的更新了作为一个国际劳工法规一部分的国际职业病名单。

在 ILO 职业病名单里引入新职业病的标准除了包括接触 - 反应(效应)关系的强度和足够的科学证据外,有害因素对健康影响的严重程度、接触有害因素的人数以及该疾病是否已被列入多个国家的职业病名单等也是纳入 ILO 名单的重要标准。

2. 2010 年版 ILO 职业病名单介绍　　该名单沿用 2002 年名单的分类方法,将职业病分成如下 4 类:

(1)接触职业病危害因素(化学类、物理类、生物类)所致的疾病

1)化学因素所致的职业病:包括重金属、类金属、有机溶剂、刺激性气体、窒息性气体、杀虫剂等所致的疾病共 41 种,第 41 种为开放性条目。

2)物理因素所致的职业病:包括噪声、振动、高气压或低气压、电离辐射等所致的疾病共 7 种,第 7 种为开放性条目。

3)生物因素和传染病或寄生虫病:布鲁氏菌病、肝炎病毒、艾滋病毒、破伤风、结核病、炭疽、钩端螺旋体病等 9 种,第 9 种为开放性条目。

（2）按靶器官系统分类的职业病

1）呼吸系统疾病：包括尘肺病、矽肺结核、铁尘肺、由棉尘等引起的支气管肺病、职业性哮喘等共12种，第12种为开放性条目。

2）皮肤病：包括接触性过敏皮炎和接触性荨麻疹、职业性白斑等共4种，第4种为开放性条目。

3）肌肉-骨骼系统疾病：包括重复性运动、外力作用和腕部极端姿势所致的手腕部慢性腱鞘炎、肘部长时间压力所致鹰嘴滑囊炎等8种，第8种为开放性条目。

4）精神和行为障碍：包括创伤后应激障碍和1个开放性条目。

（3）职业癌：包括石棉、联苯胺及其盐类、二氯甲醚、六价铬化合物、氯乙烯、苯等21种因素所致的恶性肿瘤，第21条为开放性条目。

（4）其他疾病：矿工的眼球震颤和1个开放性条目。

2010版名单每大类均有一个综合性条目，这些综合条目使得该名单成为一个全面开放性名单，允许各大类里没有列举的疾病，只要有科学证据证明或由政府主管当局根据本国情况和实践以适当方法确定工作活动和工人罹患疾病之间存在直接的关系，均可被认定为职业病。2010版名单还首次纳入了肌肉骨骼系统疾病与精神和行为障碍，并均设有开放性条目。

3. ILO 职业病名单的意义　ILO 职业病名单是全球唯一的国际职业病名单，对所有成员国的职业病发现、认定、预防、登记、报告和赔偿政策和实践有重要影响。将疾病列入国际职业病名单，意味着向全球范围内发起防控这些疾病的号召，呼吁政府、企业等相关机构和群体开展职业卫生研究、加强职业性危害因素监测和健康监护工作。2010年职业病名单的发布不但为各国制定、修订职业病名单提供了范例和样板，也对各国的职业病防治工作提出了更高的要求和挑战。

（二）我国法定职业病

新中国成立后百废待兴，国有经济、私营经济非常活跃，广大工人生产积极性高涨，但因缺乏劳动卫生知识，劳动保护措施不力，出现了矽肺、急性及慢性中毒等较多的职业病，引起了政府的重视。随着经济发展和科技进步，特别是改革开放以来，凭借廉价的劳动力资源和巨大的消费市场，中国大陆承接了欧美、亚洲四小龙等发达经济体的低端制造业，也承接了这些经济体的职业性危害，工人在生产活动中接触的化学品、物理因素、生物因素及不良气象条件环境等职业病危害因素种类和机会日益增多，我国职业病损害种类和人数也大幅上升，尤其新型化学品、物理因素（激光、放射性辐射等）、生物因素出现和生产使用，带来了新的职业病损害问题日趋严重。如1998年以来，广东省新发现了正己烷、五氧化二钒、二氯乙烷、氟苯酚、三氯甲烷、醋酸乙烯酯、三氯乙烯、有机锡、磷酸三甲苯酯、二甲基甲酰胺、砷化氢、乙硫醇中毒、溴丙烷等18种职业病，其中10种在国内首次发现。

在我国，1957年由原卫生部制定和颁布了《职业病范围和职业病患者处理办法的规定》，首次在我国将职业病列入工伤保险范围，确定了14种法定职业病，至此才真正确立了法定意义的职业病。1962年增添了"皮毛工人布氏杆菌病"，1964年增添"煤矿井下工人滑囊炎"，1974年补充炭黑尘肺列为尘肺的一种。1987年11月经原卫生部、劳动人事部、财政部、全国总工会修订《职业病范围和职业病患者处理办法的规定》，列入了职业中毒、尘肺、物理因素职业病、职业性传染病、职业性皮肤病、职业性肿瘤和其他职业病等9类共99种。2002年原卫生部、劳动保障部根据《中华人民共和国职业病防治法》第二条的规定发布了《职业病目录》，列入了尘肺、职业性放射性疾病、职业中毒、物理因素所致职业病、生物因素所致职业病、职业性皮肤病、职业性眼病、职业性耳鼻喉口腔疾病、职业性肿瘤、其他职业病共10大类115种，其中5种是有条件开放性条款，如"根据《尘肺病诊断标准》和《尘肺病理诊断标准》可以诊断的其他尘肺"、"根据《职业性急性化学物中毒诊断总则》可以诊断的其他职业性急性中毒"等。

2012年，原卫生部卫生监督局会同人力资源社会保障部工伤保险司、国家安全生产监督总局职业健康司、全国总工会劳动保护部，委托中国疾病预防控制中心对2002年版《职业病目录》进行了修订和调整。主要目的是对受到职业病伤害的劳动者给予补偿，突出职业病防治的重点。疾病是否纳入法定职业病名单，遵循了以下原则：有明确的因果关系或剂量-反应关系；对疾病有可靠的医学认定方法；能够明确（或通过限定条件）界定职业人群或非职业人群；该病患者大多为职业人群，即存在特异性；

有一定数量的接触人群。

2013 年 12 月 23 日，由国家卫生计生委、安全监管总局、人力资源社会保障部和全国总工会联合发布现行《职业病分类和目录》。该目录调整了分类排序和个别分类的名称，仍然将职业病分为 10 大类，第一至第四类为靶器官疾病，第五到八类为因素所致疾病，第九类为职业性肿瘤，第十类为其他职业病。其中，新增职业病 18 种（不包括新增的双氯甲醚和矿工高氡暴露所致肺癌），扩大 8 种职业病的涵盖范围，对 2 项化学中毒开放性条款进行了整合，修订 12 种职业病的名称，调整了 3 种疾病的分类，现行的《职业病分类和目录》调整为 132 种职业病（含 4 项开放性条款），其中新增 18 种，对 2 项开放性条款进行了整合，对 16 种职业病的名称进行了调整。

七、职业病诊断与鉴定

（一）职业病诊断

1. 职业病诊断的定义　职业病诊断是指医疗卫生机构，根据《职业病防治法》《职业病诊断与鉴定管理办法》和相关职业病诊断标准，以诊断对象的职业病危害因素接触史、临床表现和实验室检查资料、工作场所职业病危害因素检测评价资料为主要依据，结合既往病史、职业健康监护资料（上岗前、在岗期间、离岗时、应急体检）、同工种工人职业健康监护等资料，综合分析后确认劳动者的病患是否由职业病危害因素引起，工作场所职业病危害因素与劳动者的健康损害是否存在因果关系，最终裁定劳动者的健康损害应否由用人单位承担责任的一项活动。有学者认为，我国职业病诊断制度是以医学科学为基础，以解决职业健康权益责任纠纷为最终目的的准仲裁制度。

2. 职业病诊断的意义和特点

（1）职业病诊断的意义：职业病诊断是职业病防治工作的重要组成部分，在职业病防治工作中起着承前启后的作用。其主要目的是诊断劳动者所患疾病与职业病危害因素的因果关系，明确是否患有职业病，并以此作为用人单位和工伤保险赔偿以及民政部门救济的主要依据。职业病诊断也属于三级预防的范畴，尽早发现职业病，并及时处理，及时脱离接触进行治疗，防止恶化和并发症，促进康复，有助于将职业病对劳动者的健康损害降至最低。

职业病诊断也是反映职业病防控措施效果的指标，职业病确诊后将推动职业病防治技术和监管部门、用人单位和劳动者加强防控工作，提升职业病预防意识，避免更多劳动者患同样的职业病。

对职业病信息的登记、报告，也有助于各级政策层面收集数据，为宏观职业病防治策略和措施的制定提供科学依据。

（2）职业病诊断的特点：是由职业病诊断医疗卫生机构在法定原则和框架内，依照职业病诊断标准，按法定程序做出诊断的行为，是一项政策性、科学性、技术性、专业性很强的工作。职业病诊断工作特点有：

1）政策性强：我国的职业病诊断是由医疗卫生机构在法律框架下依据诊断标准开展的仲裁活动。一些在国际层面和部分国家认定的职业病，在我国往往难以确诊为职业病。因此，我国的职业病诊断工作具有很强的政策性。

2）专业性强：职业病的归因诊断并不是"精确学科"，而是要综合参考以下 8 个因素：联系强度、一致性、特异性、时序性或时间顺序、生物学梯度、生物学合理性、复合性和干预研究，因此职业病诊断具有较强的专业性。与职业安全事故相比，科学的认定一个疾病是否由职业原因所致常常是一个非常复杂和困难的过程，在某些情况下甚至是不可能的。

3. 职业病诊断的基本原则和基本方法

（1）职业病诊断的基本原则：职业病诊断的核心问题是明确职业病危害因素与所患疾病是否有确切的因果关系，有赖于用人单位、劳动者和有关机构提供以下资料：确切可靠的职业接触史、现场劳动卫生学调查、临床表现及实验室资料，经职业病诊断专家集体诊断，综合分析，并排除其他疾病、做好鉴别诊断，方可作出诊断。在职业病诊断工作中，由于信息的不对称，劳动者处于从属位置，为劳动者权益的保障和维护，职业病诊断制度设计上予以一定的倾斜。职业病诊断具有以下基本原则：

1）归因诊断：归因诊断即为归结病因的疾病诊断。职业病诊断需综合相关资料，判定劳动者所患疾病是否由工作场所职业病危害因素引起，即因果关系的判定。这种思维过程，也就是在劳动者临床疾病诊断明确之后，须进一步对劳动者所患疾病与工作场所职业病危害因素是否存在因果关系进行归因判断，因工作场所职业病危害因素而引起的疾病判定为职业病；反之，排除职业病。这种对劳动者健康损害与工作场所职业病危害因素之间的因果关系进行综合分析的思维和做法就是职业病的归因诊断。

2）集体诊断和专家判定：集体诊断和专家判定是职业病诊断的原则之一。承担职业病诊断的医疗卫生机构在进行职业病诊断时，应当组织具有职业病诊断资格医师诊断。职业病诊断证明书应当由参与诊断的医师共同签署。

（2）职业病诊断的基本方法或思路：做好职业病诊断工作需要收集、整理多个方面的资料，并进行综合分析，主要的诊断方法或思路有：

1）病因诊断：职业病诊断的核心是确定职业病危害因素与疾病之间的因果关系，通常是非常复杂和困难的事情，需要综合分析职业史和职业病危害接触史、职业病危害因素检测和评价资料、职业健康监护资料、职业流行病学调查资料、临床表现、实验室检查等资料，寻找疾病与职业病危害因素关系的线索，做出病因诊断。一些有典型症状和体征的职业病相对容易诊断。如职业性尘肺的胸片有典型的小阴影等特征，而粉尘是导致尘肺的唯一病因，又如职业性三氯乙烯药疹样皮炎有典型的综合征，包括发热、皮炎和肝功能损害等。一些职业病呈急性发展，如急性中毒、化学性皮肤灼伤、电光性眼炎、中暑等，职业病危害因素接触与疾病的发生间隔时间较短，因果关系比较容易确定。而职业性苯所致白血病等慢性职业病没有特别的症状和体征，职业病危害因素又并非其疾病表现的唯一病因，在实际工作中较难确定因果关系，需要通过职业史、流行病学资料、疾病鉴别诊断等综合分析而得到确诊。

2）定位诊断：诊断职业病应根据临床表现作出病变和病变部位的诊断，即定位诊断。重症职业病、急性职业病多有明显的症状，容易诊断。对于症状较轻的职业病，主要依靠实验室检查指标作出诊断，如慢性铅中毒可根据尿铅、血铅、血红细胞游离原卟啉等指标作出诊断。根据临床表现可定出病变所在系统，如神经系统、造血系统、泌尿系统等。

3）职业流行病学调查：职业流行病学是职业卫生的基础学科，在实际工作中可用于职业病诊断的病因线索调查。当某一工作群体有多人发生类同疾病而病因不明时，通过流行病学调查常可找到病因线索。如国内某些地区玩具厂工人发生原因不明的昏迷，经流行病学调查证实患病与接触粘胶剂有关；再通过临床、毒理实验，查出粘胶中含有二氯乙烷，昏迷是由于亚急性二氯乙烷中毒性脑病所致。当职业病危害因素检测资料缺失时，也可通过流行病学调查，分析同工种工人的健康监护资料，进而明确因果关系。

（二）职业病诊断鉴定

1. 职业病诊断鉴定的概念　职业病诊断鉴定是当事人对职业病诊断结论有异议时，向相关行政部门申请，后者组织职业病诊断鉴定委员会进行鉴定，做出相同或不同诊断结论的过程。虽然与职业病诊断组织形式不同，职业病诊断鉴定也是以医学科学为基础，以解决职业健康权益责任纠纷为最终目的的准仲裁制度。

2. 职业病诊断鉴定的意义和特点　与职业病诊断一样，职业病诊断鉴定的最终目的是对当事人职业健康权益责任的裁决，即确认劳动者的病患是否有职业病危害因素引起，明确工作场所职业病危害因素与劳动者的健康损害是否存在因果关系。职业病诊断与鉴定又有不同，除了在组织形式、专家数量和构成、权威性有差异外，职业病诊断鉴定实质上是劳动者不认可职业病诊断结论情况下的救济途径。

职业病鉴定与诊断都是在现有法律法规框架下，根据职业病认定条件、法定职业病范围、诊断原则、诊断标准等要素，以医学科学为基础，裁决劳动者的病患是否与职业病危害因素构成因果关系，用人单位是否应对劳动者病患负责，因此具有相似的特点，如政策性强、专业性强等特点。

3. 职业病诊断鉴定的基本原则　职业病诊断鉴定是以医学为基础的追求法律真实的准仲裁活动。职业病诊断与鉴定有综合分析、归因诊断（责任推定）、集体诊断和专家判定、科学公正、及时、便民等原则，这些原则集中体现了职业病诊断与鉴定工作追求法律真实的仲裁特征。

4．职业病鉴定与职业病诊断的区别　职业病诊断是由诊断医疗机构组织实施，并对诊断结论负责，其性质属技术服务行为。而职业病鉴定是市级以上行政部门组织的职业病诊断鉴定委员对存在异议的职业病诊断所进行的鉴定活动。

（三）职业病的鉴别诊断

1．基本概念　职业病危害因素与非职业性因素能够引起相同或相似的疾病表现，二者也存在联合作用引发职业病的可能，而许多职业病没有特异性的临床表现。因此，职业病诊断与鉴定工作中，需要引入临床鉴别诊断的概念、思路和方法，经过鉴别诊断，排除其他疾病，才能做出正确的职业病诊断。

临床鉴别诊断是根据诊断逻辑学上的不相容性推理，对某一病例想要得到一个正确的诊断结论，前提是先列出与此病例重点临床表现有关联的一切疾病，经过论证，逐一剔除，其实质是一种揭示疾病本质与属性的逻辑辩证思维过程，即依照临床诊断的实际过程，从某种疾病的临床病象出发，提出一组待鉴别的相关联疾病，运用已知疾病的临床知识、诊断标准，用否定与肯定的基本方式来分析要诊断的某个未知疾病的临床病象，从而确立诊断的一种思维方法。在职业病鉴别时，把此原理应用于某一职业病病例的临床诊疗实践活动中，即为职业病鉴别诊断。

2．职业病鉴别诊断的意义　准确的职业病诊断结果对于劳动者、用人单位和职业病防治机构意义重大。劳动者不仅可以得到公平合理的赔偿，也可以依据诊断结果进行有正确的治疗。职业病诊断结论作为职业病预防措施的有效反馈，根据准确的诊断结论，用人单位、职业卫生监管和技术机构可开展进一步的防控措施。

劳动者在工作中接触职业病危害因素期间及其日后所患疾病不一定全都是职业病，职业史和不良的劳动条件只是发生职业病的病因基础，必须要有临床方面的确切病变，经过鉴别诊断，并且逐一排除其他的病变，才能作出正确的职业病诊断。即使一些比较特殊的症状，仍然可能由不同病因所引起，如血白细胞、中性粒细胞、血小板减少症在职业病中见于慢性苯中毒，也见于脾六进、肿瘤、自身免疫系统疾病、一些药物等；职业性肺癌既见于石棉工、焦炉工、镍工、氯甲醚和砷接触者，也见于吸烟者；锰中毒的震颤麻痹综合征也见于肝豆状核变性；铅中毒的腹绞痛与血卟啉病十分相似。故职业病诊断与鉴定时需要进行鉴别诊断，以厘清职业病危害因素与疾病之间的因果关系，获得正确的诊断或鉴定结论。

3．职业病鉴别诊断的方法　归纳、类比和演绎是职业病鉴别诊断经常采用的思维方法，归纳法是指由特殊到一般的思维方法，先累积职业病相关资料，然后得出一般规律或结论，是由事实到一般的综合法。一种职业病的诊断标准，是由无数从事职业病诊疗活动的医务人员在大量的临床实践活动中通过病例各种资料提炼出来的，那么诊断标准的制定即是归纳法的运用；类比法是运用同类或异类事物间的类似性来进行分析比较，利用未知疾病病象和已知疾病诊断标准的类似性来进行分析比较，职业病初步诊断的产生一般是由类比法来推动的；演绎法是指由一般到特殊的思维方法，提出假设后再证明，职业病临床上运用的就是先提出初步诊断，然后在观察、实验室和职业流行病学等资料中获得证实。

总之，职业病诊断中职业史和不良劳动条件只是致病基础，必须查明全面、明确的临床病变才能诊断。由于很多职业病的临床表现没有特异性，因此作好职业病的鉴别诊断是正确诊断的前提。职业病患者常常是在一群劳动者的职业健康检查中发现的，因此，职业病的鉴别诊断，首先要与生理性和正常范围内的变化、正常变异以及老年性退行性变化等相鉴别，有时会相当困难，但必须认真查明，以防误诊。

4．鉴别诊断类型　职业病鉴别诊断的参考依据应考虑如下情况：是否存在发生于过量接触职业病危害因素以后或在接触后加重；不停止接触时，症状或体征是否长期存在或有所发展不断加重；是否同时伴有该种职业病的其他变化，如二硫化碳中毒，除神经衰弱症状外，还有四肢感觉减退和植物神经功能紊乱；是否有明确的职业史、实验室和职业卫生学调查资料。为了防止误诊，必须全面掌握病例的临床资料和职业卫生学资料，从而正确的进行检查、评价和诊断。

（1）病因鉴别

1）病因是否存在：如白铅不是铅，不会引起铅中毒；冷却的氧化锌粉尘不是烟尘，不能引起金属烟热等。

2）工作场所生产环境中导致职业病的病因是否会侵入人体：醋酸铅和金属块不能形成空气中的气溶胶，磷酸三甲苯醋和金属盐类水溶液在室温中不会挥发，都不能吸入而引起中毒，但需注意皮肤吸收。

3）病因的量（浓度和强度）是否产生健康的危害：如噪声、射线强度以及空气中毒物浓度经常低于安全标准；深度浅、时间短的潜水很少引起减压病。

4）病因是否引起所要鉴别的病变：根据临床实践活动，苯、锰、二硫化碳不能导致中毒性肝病；已确定的职业肿瘤的病因也不多，其中铬酸与铬酸盐、水溶性和不溶性的镍盐、有机砷和无机砷的致癌作用也应区别。

疾病的发生有许多病因可究，但作为职业病来说，职业病危害因素必须是其最主要原因之一。例如苯与再生障碍性贫血，锰与震颤麻痹，局部振动与雷诺综合征，噪声与听力障碍等这些对应的职业性危害因素肯定是最主要原因，因而病因的鉴别是做好职业病鉴别诊断的主要手段之一。

（2）与类同疾病相鉴别：职业病的特点是一个人发病时，同在一个工作岗位作业的其他作业人员或多或少的也会有一定变化，因此一方面要与其他有同类临床症状体征的疾病鉴别，如化学物所致急、慢性中毒性肝病应与急、慢性病毒性肝炎相鉴别；急性化学物中毒性脑病应与急性细菌性、病毒性、外伤性脑部病变相鉴别；矽肺应与肺结核相鉴别等；另一方面，为了一个患者的确诊，常常还要对一起工作的其他员工进行检查，以查明有无变化，所得资料虽然对患者的诊断没有决定性意义，但有旁证价值，即其他职工的检查结果要有所符合。因此，与类同疾病相鉴别就应考虑如下情况：

1）接触职业病危害因素前没有这种变化，并与其他原因无关。

2）现在具备了该种职业病的比较特异的一些变化。

3）一起工作的作业人员中有人先后出现相同职业病的临床症状体征。

4）发病与生活条件无关而与生产条件有关，如职业性支气管哮喘。但也有例外，如职业性皮肤病在夏季较多较重。

5）发病与当时当地流行的疾病无关，如地方性氟病。

6）与年龄等不相称，如青年工人发生职业性白内障。

（3）症状鉴别：某些职业病的症状与常见内科疾病相似，但却属两种不同类型的疾病，例如金属烟热发病时先有畏寒、寒战，继以高热，伴有头疼、周身不适等，1～2小时后大汗淋漓而退热，临床颇似疟疾发作；铅绞痛患者有腹部绞痛，伴有胃肠道症状，常易误诊为阑尾炎、胆囊炎、肠梗死等疾病；急性五氯酚钠中毒起病时仅有低热、出汗、乏力等症状，而无明显体征，易误诊为感冒、中暑。因此，从临床症状的变化鉴别职业病与非职业病是非常重要的直接佐证。

1）常见与接触毒物有关的表现，如接触有机溶剂时发生头昏，接触铅时出现的口腔金属味。

2）病变具有该种职业病的特点：

①病变轻重常与接触职业病危害因素的浓度或强度相关。

②职业性病变的分布范围往往对称，如矽肺的纤维化阴影，锰中毒的肌张力和腱反射增高，敌敌畏多发神经病的四肢感觉减退。但也有例外，如减压性骨坏死可限于个别长骨，潜水员的神经性耳聋可限于一侧。

③职业性病变的部位也有特点，牙齿酸蚀症主要见于门齿，职业性皮炎主要发生于接触部位及潮湿处，职业肿瘤常限于毒物或其代谢物经常接触及停留处，如呼吸系统、皮肤、肝脏、膀胱等。

④临床表现有其特征，如矽结节阴影是各个分散，大小、形态、密度相似，分布均匀，顽固存在而难以消失；硬化型氟病的骨骼变化呈向心性、广泛性和均匀性；中毒性多发神经病的神经损害是离心性、广泛性和对称性，铅绞痛则是在顽固便秘几天后主要于脐周出现阵发性痉挛痛，主诉腹痛严重而腹部检查常无异常。对于尚未掌握其特征的职业病，可综合若干非特异性变化构成有相对特异性的综合征作为诊断依据。

3）病因检查符合：如血、尿、毛发或病灶中的毒物或其代谢物的含量多次超过正常生物限值或正常参考值；但是也有一些职业病，患者虽然脱离接触已久，但病变仍然长期存在，如尘肺、慢性锰中毒和职业肿瘤，不能因为病因检查正常而否定诊断。

4）病情经过符合：矽肺和职业性耳聋的病程非常长，慢性苯中毒及放射病的白细胞减少不会在几星期内恢复正常，轻度中毒性肝病患者在脱离接触后，肝功能异常和肝脏肿大大多比一般的传染性肝炎恢复较快等。

5）该种职业病还发生于在类似条件下生产的其他员工，病变的类型也有相似之处。

6）用治疗确定诊断，如再加压治疗急性减压病，驱铅治疗铅中毒等。

此外，还应注意职业病的并发症或后遗症的鉴别。原来诊断的职业病可靠，符合诊断原则，病变有连续性，如急性重度氨中毒后的支气管扩张；氯气中毒后的哮喘；一氧化碳中毒后的震颤麻痹；有机氟中毒后的肺纤维化；铅中毒对肾损害并发顽固性的高血压；二硫化碳中毒后的心血管病变；矽肺并发的肺气肿、肺结核等。原来职业病诊断可靠，但经治疗后已痊愈或病变无连续性相关性。如苯中毒白细胞减少治疗后患病毒性肝炎；刺激性气体中毒治愈后患病毒性心肌炎等。原来并未诊断为职业病，毒物与定位病变无相关性，纯属巧合。如某单位氯气外泄期间，某职工没有中毒征象，因胸膜炎而出现胸腔积液，则不能诊断为并发症。总之，职业病的并发症或后遗症是应在出现职业病之后或同时发生，其病变与原受累脏器密切有关，有因果关系。

八、职业病的劳动能力鉴定

（一）劳动能力鉴定的概念

劳动能力鉴定是指劳动能力鉴定机构对劳动者在职业活动中发生工伤（因工负伤或患职业病）后，根据国家工伤保险法规规定，在评定伤残等级时通过医学检查对劳动者功能障碍程度（伤残程度）和生活自理障碍程度作出的判定结论。这个定义包含了三层含义：劳动能力鉴定是为劳动保障有关政策服务的，受工伤保险相关法规规范；劳动能力鉴定须以医学检查为基础，现代医学是其归依；是对劳动功能障碍程度和生活自理障碍程度的鉴定。劳动能力鉴定作为工伤保险工作的"三个环节"（工伤认定（包括职业病诊断与鉴定）、劳动能力鉴定、待遇给付）之一，具有很强的法律属性。本文主要描述职业病诊断后的劳动能力鉴定。

（二）劳动能力鉴定的原则

1. 工伤范围原则　劳动者被诊断或鉴定为职业病是劳动能力鉴定的前置条件，对于依法取得职业病诊断证明书或者职业病诊断鉴定书的，社会保险行政部门不再进行调查核实，应予以工伤认定并进行劳动能力鉴定。

2. 综合判定原则　是指劳动能力鉴定应在全面评估工伤造成的器官损伤、功能障碍和医疗护理依赖程度的基础上综合判定伤残程度。综合判定原则应全面贯穿于鉴定过程中，鉴定时应严格按照以下三个步骤检查并记录伤残情况：

（1）首先检查器官损伤情况。

（2）其次检查功能障碍情况。

（3）医疗和护理依赖情况。

（4）一些特殊情况，导致社会心理因素影响应适当考虑其后果。

3. 等级划分原则　鉴定标准共分十级530条，对于标准条目中有明确条款的，在鉴定中应严格套用，按照就近就高原则套入相应等级。

4. 等级相应原则　在工伤鉴定中遇到不能完全按照鉴定标准条目套用条款的，可以按其器官损伤程度和功能障碍对劳动者生活的影响程度，对照相应的等级条目列级。

5. 晋级原则　晋级原则多用于多发伤和复合伤的鉴定，对于同一器官或系统多处损伤，或一个以上器官不同部位同时受到损伤者，应先对单项伤残程度进行鉴定。如果几项伤残等级不同，以重者顶级；如果两项及以上等级不同，最多晋升一级。

（林　辉　黄先青）

九、国外职业病诊断制度

职业病诊断是帮助劳动者及时发现职业健康损害，及时预防和治疗，同时按照有关法律规定，对职业病患者进行工伤赔偿。职业病保障是职业病诊断的社会基础。世界上大部分经济发达国家和一些发展中国家都建立了不同的职业病诊断制度和保障体系。但由于各国的社会体制和经济发展程度不一样，职业病诊断制度及具体做法不尽相同。每个国家都会根据本国的实际情况，制定相应的制度，规定具体的做法，包括法定职业病目录、诊断资质、工作程序等。下面就不同国家的职业病诊断基本做法和职业病保障体系作简要介绍。

（一）职业病诊断基本模式

由于世界上大部分经济发达国家和一些发展中国家的职业病保障体系比较完善，特别是有些国家没有设立责任追究制，职业病诊断方法相对简单，劳资之间很少发生冲突，或不容易出现由此产生的社会不稳定现象。有些国家需要专门机构或专业人员诊断，有些只需普通医务人员诊断即可，一般来说诊断鉴定合为一体，职业病患者从诊断到赔偿所需时间不长，但都需要政府管理或指定部门认可方能生效。法定职业病目录也由于各个国家经济发达程度差异有所不同。可谓各国职业病诊断具体做法各有千秋。

在意大利，工伤职业病的诊断是明确法律责任、落实工伤职业病赔偿的关键环节，不但专业技术性强，而且更是一项带有执法性质的工作。意大利实行工伤职业病诊断鉴定统一管理，劳动部职业伤害保险局设立专门职业病诊断机构。国家劳动部所属的职业伤害保险局就设有自己的诊断机构和医务人员，其任务是对职业病和工伤作出法定鉴定。此外该局还聘请有关医院和医学科研教学机构的职业病专家和临床医师建立专家库，根据工伤职业病诊断工作的需要参与工伤鉴定和职业病诊断。按照法律规定，临床医生在诊治患者时，若发现就诊者所患疾病可能与职业病危害有关或疑似职业病，应当作出初步医学诊断，并依法向政府卫生主管部门和劳动部职业伤害保险局报告。职业伤害保险局接到初步诊断报告后，应组织对疑似职业病例进行诊断，若认定为职业病，直接依法按照工伤保险规定支付赔偿。

在美国，没有由政府专门设立的职业病诊断机构，在法律上对职业病的诊断可以由任何普通执业医生、甚至家庭医生进行，如出现异议或需要赔偿，则由法院判定。但由于职业病诊断需要大量专门知识，因此在医疗实践中出现了专门从事职业病诊断及治疗的专业医务人员，许多大学和医学院也有专门的职业病医疗专业培养这方面的专门人才。

在新加坡，人力资源部会指定注册职业医师作为医学评定专家，来确定申请赔偿的疾病是否符合国家规定范围的职业病，同时，医学专业裁判还要对其他一些与赔偿相关的医学事实做出判断。医学评定专家的报告将作为申请赔偿的决定性证据，行政长官将按照医学裁判提供的报告处理赔偿的申请。

巴西职工所患疾病是否被认定为职业病，在 2007 年以前必须由社会保障部门专门指定的鉴定医师出示证明。但 2007 年 4 月开始执行的一项法律简化了认定程序。凡是重复性劳动损伤或由有毒物质造成的呼吸道疾病等，都自动被认定为职业病。对于其他疾病，如果企业有专门医生或者合同医院，则专门医生或合同医院的医生经检查后可以出示证明，如果没有，则由社会保障部门指定医学专家认定。患上职业病的职工有权要求治疗，如果造成的伤害迫使其在一段时间内不能从事类似工作或者必须减少工作时间和强度，甚至永远丧失某种工作能力，他们可以要求得到经济补偿。

（二）职业病保障体系

在发达国家和一些发展中国家基本上实行全民医疗保障。因此减轻了职业病保障的压力。由于职业病就其社会原因与自然疾病有着根本上的不同，大部分国家以立法的形式，不仅为职业病患者提供医疗保障，还为其提供生活保障，在发达国家职业病保障体系更加完善。

意大利有比较完善的国家医疗保障和工伤职业病保险制度。意大利宪法规定："健康是公民的基本权利也是社会的公共利益，应当得到国家保障"。在基本医疗保险的基础上，国家规定劳动者还必须有强制性职业伤害保险。意大利工伤职业病保险制度建立较早，也比较完善。雇主必须根据企业发生工伤职业病危害的不同风险等级，按雇员工资总额缴纳相应比例的工伤职业病保险金。工伤职业病保险对职业病危害受害者的赔偿包括两部分，一是职业病诊断、治疗和康复所需的医疗救治和护理费用；二是对劳动者失去劳动能力的赔偿，使劳动者及其家庭不致因遭受工伤职业病而失去生活保障。

德国法律规定，医生和雇主有义务向行业工伤事故保险联合会或意外事故保险单位通报疑似为职业病的病例。投保人若认为自己罹患职业病，可直接向承保单位申请索赔。德国《社会福利法》规定，意外事故保险承保单位的首要任务是预防，即预防工伤和职业病。因此，德国意外事故保险的承保单位不仅主管工伤和职业病的赔偿事宜，还负责监督工作安全标准的执行情况和企业内相关工作人员的培训。可以说，德国的法定强制保险制度在很大程度上为职业病的预防和患者获得赔偿提供了强有力的保障。

美国通过立法把职业病的诊断和治疗纳入劳动者医疗保险体系，接受政府劳动部门及司法部门的监督和仲裁。另一方面，美国也通过行政手段对职业病进行预防。美国国会在1970年通过了《职业安全与卫生法》，目的是确保雇主为雇员提供对身体无害的劳动环境。根据此法，美国劳工部成立了职业安全与卫生管理局，其宗旨是在联邦层面发布及执行防止工伤和职业病的劳动标准。可以说，健全的医疗保险和行政司法制度是确保劳动者权益的关键。

新加坡在2008年颁布了《工人赔偿法》，该法规定伤、残、死亡以及职业病可以获得赔偿。该法是一项快捷而低成本的，与民事诉讼不同的是，工人赔偿法律不追究责任，工伤赔偿金设有顶限。《工人赔偿法》的一个局限是它的时间限值。当事人必须在意外发生起一年内向人力资源部提出申请。

巴西从2007年起，建立了"保障疾病与技术联系体系"，以更好地保障患上职业病的劳动者的权利。在这一体系建立前，患病的劳动者必须拿出证据证明自己的疾病与工作有关。体系建立后，反倒是劳动者所在企业必须证明他们为职工提供的工作条件不会造成某类疾病。巴西法律规定，在职工刚患上职业病时，企业无权立即废除双方之间签署的劳动合同，职员患病休息的头15天，企业应照发工资，从第16天起，改由社会保障部门发补助金，在接受社会保险金最少6个月后，企业才可以与患病职工解除劳动合同。

智利在1968年颁布法令，对安全生产管理各方面做了详细的规定。其中明确规定了企业对工伤事故和职业病的责任以及劳动者的权益，并强制规定企业必须进行工伤事故和职业病的保险，同时还对保险管理机构的职责做出了具体规定，主要包括安全防范措施，为工伤事故受害者和职业病患者提供医疗服务，经济援助即抚恤赔偿等。

（张镏琢　李智民）

第二节　职业卫生法律体系

一、发展概述

随着现代文明进步，决定了社会和政府对劳工（雇员）及所有职业人群的健康和安全日益重视和关切，保障其不受职业因素影响。因此，世界各国就职业健康和安全先后制定了适用于本国情况的法律法规，形成各自的职业卫生法规体系，要求用人单位（雇主）按法规规范其自身的职业卫生安全管理行为，政府按法规对用人单位进行监管，同时，对遭受职业损伤人员给予相应补偿和待遇。

我国最早的与劳动者健康安全相关的法规可追溯到1922年的《劳动法大纲》，其要求工厂合理规定工时、工资及劳动保护等。新中国成立以后，我国的职业病防治立法工作得到重视，职业卫生立法工作起步很早，《中国人民政治协商会议共同纲领》中规定"实行工矿检查制度，以改进工矿的安全和卫生设备"。1956年5月25日国务院通过并发布了《工厂安全卫生规程》，对工厂的劳动保护及职业卫生设施提出了法律要求。在1949—1966年间政府及相关部门先后颁布《职业病范围和职业病患者处理办法的规定》《工业企业设计暂行卫生标准》《防止矽尘危害工作管理办法》和《职业中毒与职业病报告试行办法》等。在"文革"时期，国家法制化进程受阻，职业病防治法律法规的立法工作几近停滞。20世纪80、90年代，我国职业卫生法规建设进入一个新的发展时期，由传统式行政管理、经验管理转向依法管理。国务院及相关部门制定或修订了一批法规，如《职业病报告办法》《乡镇企业劳动卫生管理办法》《职业病范围和职业病患者处理办法的规定》《尘肺病防治条例》等。同时，多个省市人大颁布职业病防治地方法规以及省政府出台行政规章，如《河北省厂矿企业劳动安全卫生条例》《广东省劳动安全卫生条例》《上海市工业企业有毒有害作业卫生监督办法》《江西省工业企业劳动卫生管理办法》等。

经过十余年的努力，第九届全国人民代表大会常务委员会第二十四次会议于 2001 年 10 月 27 日审议通过了《中华人民共和国职业病防治法》，以第六十号主席令予以公布，自 2002 年 5 月 1 日起实施。首次以国家基本法律形式规范职业病防治工作，标志职业卫生法规体系进入新的立法层次和历史时期。2002 年国务院发布《使用有毒物品作业场所劳动保护条例》，原卫生部发布的与职业病防治法配套系列规章《职业病危害项目申报管理办法》《职业健康监护管理办法》《职业病诊断与鉴定管理办法》《国家职业卫生标准管理办法》等，以及《职业病目录》、职业卫生标准等。至此，形成了由法律、法规、规章、标准等不同层级组成的，具有中国特色职业卫生法律体系。2011 年、2016 年《中华人民共和国职业病防治法》修正及安监部门、卫生部门配套法规制定或修订，职业病防治监管职责调整，职业病防治法制化进程进入职业安全卫生管理一体化的阶段，职业卫生法规体系进一步完善。

二、法律体系

我国法律体系由宪法、法律、行政法规（条例）、地方性法规、行政规章（国务院部门规章和地方政府规章）等构成。职业卫生法律体系是国家法规体系一部分，其主要框架：

（一）宪法

《中华人民共和国宪法》是我国的根本大法，在 2004 年 3 月 14 日修正的最新版第二章第四十二条中明确规定"加强劳动保护，改善劳动条件"，这是宪法对我国职业卫生工作的总体规定。

（二）法律

《中华人民共和国职业病防治法》是职业卫生相关法规的基本法令。主要对职业卫生政策的基本框架及权利义务做了规定。

职业病防治相关的基本法律还包括：社会法、经济法与行政法、民法与商法和刑法等。与职业病防治密切相关的法律较多，如、《劳动法》《劳动合同法》《工会法》《社会保险法》《计量法》《公司法》《合同法》《立法法》《行政处罚法》《行政许可法》《行政复议法》《行政诉讼法》《刑法》等。

（三）行政法规

主要有《尘肺病防治条例》《使用有毒物品作业场所劳动保护条例》和《放射性同位素与射线装置安全和防护条例》《女职工劳动保护特别规定》等。

（四）部门规章

国务院各个部门根据法律以及国务院的行政法规、决定、通知，制定部门规章。主要有：

1. 国家卫生行政部门制定颁布的《职业病诊断与鉴定管理办法》《国家职业卫生标准管理办法》《职业健康检查管理办法》等。

2. 国家安全生监督管理部门制定颁布的《工作场所职业卫生监督管理规定》《职业病危害项目申报办法》《职业卫生技术服务机构工作规范》《职业卫生档案管理规范》《用人单位职业健康监护监督管理办法》《职业卫生技术服务机构监督管理暂行办法》和《建设项目职业卫生"三同时"监督管理暂行办法》等。

3. 其他规范性文件 国家卫生计生委等 4 部门颁发《职业病分类和目录》以及《职业病危害因素分类目录》。

（五）地方性法规、规章

由地方权力机关制定地方法规，如《上海市职业病防治条例》《北京市职业病防治卫生监察条例》和《江苏省职业病防治条例》等。地方政府或部门制定的相关规定，如《江苏省工作场所职业病危害因素检测工作规范》《上海市用人单位职业病危害现状评价导则》《深圳市职业病报告暂行管理办法》等。

有关职业病防治的标准、规范：包括国家标准、部门标准、行业标准以及企业标准等。

（六）国际公约

由全国人大或人民政府批准生效的，跟职业卫生有关的国际公约，也是职业卫生法律体系的组成部分。如国际劳工组织（ILO）颁布的《作业场所安全使用化学品公约》（第 170 号，全国人大于 1994 年批准生效）以及《准予就业最低年龄公约》（第 138 号，我国政府于 1998 年批准生效）。

（罗孝文）

第三节　职业卫生标准体系

一、标准的基本概念分类及作用

（一）标准的基本概念

何谓标准（standards）？《汉语词典》与《词源》分别解释为：榜样、规范，或衡量事物的准则，引申为榜样、规范。标准一词在我国最早出自文选晋袁彦伯（宏）三国名臣序赞："渊哉泰初（夏侯玄字），字量高雅，器范自然，标准无假。"晋书袁宏传作"标准"。唐杜甫杜工部草堂诗笺二三赠部郑十八贲："示我百篇文，诗家一标准。"随着对标准的认识，人们普遍认为标准是标杆、标尺、样板、参照物；衡量大小、高低、轻重、远近的尺度或单位；基准、准则：判断好坏、优劣的基线。

近百年来，各国标准工作者一直力图对标准作出科学、正确的回答，其中有代表性的定义有以下五个：

1. J·盖拉德定义，见《工业标准化——原理与应用》（1934 年）。书中将标准定义为："是对计量单位或基准、物体、动作、程序、方式、常用方法、能力、职能、办法、设置、状态、义务、权限、责任、行为、态度、概念和构思的某些特性给出定义，作出规定和详细说明，它是为了在某一时期内运用，而用语言，文件，图样等方式或模型，样本及其他表现方法所做出的统一规定。"该定义明确概括了三十年代标准化对象与活动领域内产生的标准化成果在标准化历史上起到重要的引导作用。

2. 桑德斯定义，见《标准化的目的与原理》（1972 年），该书对标准的定义为："是经公认的权威机构批准的一个个标准化工作成果，它可以采用以下形式：①文件形式，内容是记述一系列必须达成的要求；②规定基本单位或物理常数，如安培、米、绝对零度等。"定义强调标准是标准化工作的成果，需经权威机构批准。由于该书由 ISO 出版，被广泛流传，具有较大的影响。

3. 国际标准化组织（International Standards Organization，ISO）的标准定义。1991 年 ISO 与国际电工技术委员会（International Electrotechnical Commission，IEC）联合发布第 2 号指南：《标准化与相关活动的基本术语及其定义（1991 年第 6 版）》，指南对"标准"定义如下："标准是由一个公认的机构制定和批准的文件，它对活动或活动的结果规定了规则、导则或特性值，供共同和反复使用，以在预定结果领域内实现最佳秩序的效益"。定义明确阐明制定标准的目的是实现最佳秩序的效益、标准的性质是公认的机构制定和批准的文件、标准的对象是活动或活动的结果、标准的本质是规则、导则或特性值，标准的作用是供共同和反复使用。这一定义具有国际权威性和科学性，为世界各国，尤其是 ISO 和 IEC 成员所遵循。

4. 世界贸易组织（World Trade Organization，WTO）的贸易技术壁垒协议（Agreement on the Technical Barriers to Trade，WTO/TBT）对标准的定义为：①指强制执行的规定产品特性或相应加工和生产方法技术法规，包括可适用的行政管理规定，也可包括或专门规定用于产品、加工或生产方法的术语、符号、包装、标志或标签要求；②经公认机构批准的、非强制性执行的标准文件，包括供通用或反复的产品或相关工艺和生产方法的规则、方针和指南；也可以包括或专门适用于产品、加工或生产方法的术语、符号、包装标志或标签要求。

5. 《标准技术基本术语》（GB 3935.1—1983）规定了我国的标准定义，即标准是对重复性事物或概念所做的统一规定，它以科学，技术和实践经验的综合成果为基础，经有关方面协商一致，由主管部门批准，以特定形式发布，作为共同遵守的准则和依据。定义具体地说明了四个方面含义：①制订标准的对象是重复性事物或概念；②标准产生的客观基础是"科学、技术和实践经验的综合成果"；③标准在产生过程中要"经有关方面协商一致"，及④标准的本质特征是统一。

（二）标准的分类方法及分类

常用的卫生标准分类方法主要有四种：

1. 按照标准的实施范围进行分类。按照标准化适用领域和有效范围，可以将标准划分为不同层次和级别的标准，如国际（区域）标准、国家标准、行业标准、地方标准和企业（公司）标准。

（1）国际标准：由国际标准化组织如 ISO，IEC 制定并发布的标准。

（2）区域标准：由某一区域标准或标准组织制定并发布的标准，如欧洲标准化委员会（CEN）发布的欧洲标准（EN）。

（3）国家标准：对需要在全国范围内统一的技术要求制定的标准。我国国家标准由国家标准化委员会组织、制定、公布，代号为 GB。

（4）行业标准：对没有国家标准而又需要在全国某个行业范围内统一的技术要求制定的标准，是国家标准的补充。由行业归口部门组织制定、编号、发布及实施，如安全标准（AQ）、卫生标准（WS）等。

（5）地方标准：对没有国家标准，又需要在省级辖区范围内统一技术要求制定的标准，由部门统一组织制订、审批、编号和发布。

（6）企业标准（或公司标准）：对在企业范围内需要协调、统一的技术要求，管理要求和工作要求所制定的标准，由企事业单位自行自定，发布，但需政府备案。对已有国家、行业、或地方标准的，鼓励企业制定严于国家、行业、或地方标准要求的企业标准。

2. 按照标准的实施性质进行分类。按照标准实施的性质（效力），标准可以分为强制性标准和推荐性标准。国家强制性标准是指为保障国家安全、保障人民生命和健康、保障动植物的生命和健康、保护环境、防止欺诈行为、满足国家公共管理的需求，而制定的在全国范围内统一的技术要求强制性标准。如药品品质标准、食品添加剂品质及使用限量、有害物质限量标准，农、兽药品质及限量标准，农产品种子标准，饲料添加剂使用标准，职业安全、卫生标准等。其他标准则是推荐性标准。

3. 按标准的固有性质进行分类。可将标准分为技术标准、工作标准和管理标准三大类。通常所说的标准则专指技术标准。

（1）技术标准：是对需要协调统一的技术事项制订的标准。按照标准化对象的特征可以分为：基础技术标准、产品标准、方法标准、安全和卫生与环境保护标准等。

（2）工作标准：是为实现工作（或活动）过程的协调、提高工作质量和工作效率，对每个职能和岗位的工作制定的标准。如岗位目标、工作程序和方法、职责权限、检查考核等。

（3）管理标准：是对需协调统一的管理事项制订的标准。主要是对管理目标、管理项目、管理业务、管理程序、管理方法及管理组织所制订的标准。

4. 一般通用分类方法。按照所属专业（或行业）进行分类，如石油、化工、电子、冶金、安全、环保、卫生标准等。

标准在社会经济发展中发挥重要的作用。标准能够影响产品的制造、使用、维修和最终的处理。一个好的标准还有助于抽样、测试和分析产品的环境行为或状况；先进的技术标准有助于经济和社会发展。可以说，标准是"保障事物正确、互动、负责地运行的静悄悄、看不见的力量"，是传播技术知识的手段！

二、国家职业卫生标准的管理

（一）职业卫生标准的概念

国家职业卫生标准是国家卫生计生委依照《职业病防治法》负责管理的国家标准。2014 年国家卫生计生委颁布《卫生标准管理办法》（国卫法制发〔2014〕43 号），从卫生标准角度进一步明确了职业卫生标准的地位和管理程序。因此，了解卫生标准的概念及其分类方法，对于正确认识国家职业卫生标准具有指导意义。

卫生标准的概念与分类　卫生标准是为实施国家卫生计生法律法规和政策,保护人体健康,在研究与实践的基础上,对职责范围内涉及人体健康和医疗卫生服务等事项制定的各类技术规定。定义明确了卫生标准的目的、依据、对象和本质,即以保障人体健康为目的、以医药卫生科研成果和实践为基础,以人体健康和医疗卫生服务等事项为对象的行业内统一的技术规定和管理要求。

卫生标准的分类可按标准的实施范围、实施性质及标准的性质进行分类。按照标准的实施范围,卫生标准可分为国家标准、行业标准、地方标准。按照标准的实施性质,卫生标准可分为强制性标准和推荐性标准。按照标准的性质,卫生标准可分为技术标准、管理标准和工作标准。按照标准对象的特性,卫生技术标准可分为基础标准、方法标准、专业标准和监测检验方法标准。

1. 基础标准　是在一定范围内作为其它标准的基础并普遍使用,带有共性、规律性的,具有广泛指导意义的标准。各专业领域根据专业特性均有其不同的专业基础标准。如专业用名词术语、常用量和单位、基本标志符号等。

2. 方法标准　包括制定标准的基本方法,如流行病学方法、毒理学方法、临床医学方法及其他方法的标准。

3. 专业标准　按医药卫生领域特点,分为职业卫生、放射卫生、环境卫生、营养、学校卫生、生活饮用水卫生、传染病、慢性非传染性疾病、医疗卫生服务、医疗机构管理及采供血、卫生计生信息技术等标准。

4. 监测检验方法标准　与卫生技术要求相配套的检测检验方法和评价方法标准。

《卫生标准管理办法》规定,对需要在全国范围内统一的卫生技术要求制定国家标准;对需要在全国卫生行业范围内统一的技术要求制定行业标准;对没有国家标准和行业标准而又需要在省、自治区、直辖市范围内统一的卫生技术要求,各地可以制定地方标准。保障公众健康、安全的标准和法律、行政法规规定强制执行的标准为强制性标准,其他标准为推荐性标准。职业卫生标准是由法律授权部门根据职业病防治法的规定,制定的在全国范围内统一实施的技术要求。因此,属于国家标准,且大部分是强制性标准。

(二) 职业卫生标准的概念与分类

国家职业卫生标准是指为实施职业病防治法律法规和有关政策,保护劳动者健康,预防、控制和消除职业病危害,防治职业病,由法律授权部门根据职业病防治法的规定,制定的、在全国范围内统一实施的技术要求。如用人单位工作场所职业病危害的接触限制量值、职业健康监护要求、职业病诊断原则及处理技术要求、以及有关职业病危害因素监测评价方法等。

国家职业卫生标准的固有性质规定了其具有特殊性:一是标准的科学性,职业卫生标准的制定必须建立在健康危险性评价基础上,以科学为依据;二是标准的专业性,职业卫生标准的本质是全国范围内统一实施的技术要求,具有特定的技术属性;三是标准的规范性,在整个职业卫生监督执法、职业卫生技术服务以及职业病医疗服务等各项活动中都离不开职业卫生标准的运用,在全国范围内统一实施,也要求制定的标准必须规范、统一;四是标准的社会性,职业卫生技术标准是涉及国家安全健康的重要法律体系,直接为国民经济建设服务,职业卫生标准的制、修订必须适应神会经济的发展;五是可行性,职业卫生标准是规范用工行为,预防控制职业病危害、评价控制效果、职业病风险交流的工具,是职业卫生监督检查的依据,因此,职业卫生标准应该符合企业的实际情况,切实可行,便于企业及时了解和掌握。

依据《国家职业卫生标准管理办法》,国家职业卫生标准包括:①职业卫生专业基础标准;②工作场所作业条件卫生标准;③工业毒物、生产性粉尘、物理因素职业接触限值;④职业病诊断标准;⑤职业照射放射防护标准;⑥职业防护用品卫生标准;⑦职业病危害防护导则;⑧劳动生理卫生、工效学标准;⑨职业病危害因素检测、检验方法。

按照标准的实施性质,强制性职业卫生标准包括工业企业卫生设计标准、工作场所职业病危害因素接触限值、职业病诊断标准、职业照射放射防护标准、职业防护用品卫生标准。推荐性职业卫生标准包括职业卫生专业基础标准;工作场所职业病危害因素采样规范;职业病危害因素检测、检验方法;生物接触限值；职业病危害防护导则；劳动生理卫生、工效学标准等。

有关职业卫生标准还有卫生行业标准（WS）和安全生产标准（AQ），如 WS/T 267—2006 职业接触酚的生物限值、AQ 4242—2015 纺织业防尘防毒技术规范。

职业卫生标准体系根据内容分为两个层次：①基础标准，作为其他职业卫生标准的基础而使用，具有指导意义的标准。②个性标准根据内容不同分为两类：限制性标准，包括量值标准和必要的说明；行为标准包括方法、评价、防护、控制及其他卫生安全要求方面的标准。

（三）国家职业卫生标准的管理

《职业病防治法》规定，"有关防治职业病的国家职业卫生标准，由国务院卫生行政部门组织制定并公布"。为配合《职业病防治法》的实施，2002 年原卫生部制定颁布了《国家职业卫生标准管理办法》（卫生部令〔2002〕第 20 号），进一步推进了国家职业卫生标准的法制化管理。2011 年修订的《职业病防治法》进一步强调，"国务院卫生行政部门应当组织开展重点职业病监测和专项调查，对职业健康风险进行评估，为制定职业卫生标准和职业病防治政策提供科学依据"，这一规定更加明确了制定国家职业卫生标准的科学基础。2014 年国家卫生计生委制定颁布的《卫生标准管理办法》进一步明确了职业卫生标准在卫生标准中的地位及管理程序。

卫生标准管理工作由国家卫生计生委负责并实行归口管理、分工负责。国家卫生计生委设立国家卫生标准委员会，负责全国卫生标准政策、规划、年度计划的制定管理工作，秘书处设在国家卫生计生委法制司，归口管理卫生标准工作。相关业务司局会同各专业委员会负责相关专业领域卫生标准的制定、修订工作，负责标准报批稿的业务把关。中国疾病预防控制中心承担卫生标准具体的管理工作。

国家卫生标准委员会下设卫生标准专业委员会，各专业委员会依据《国家卫生标准委员会章程》负责标准的技术审查，其中职业卫生和放射卫生标准专业委员会，负责职业卫生、职业病诊断、以及职业照射放射防护和职业性放射性疾病诊断标准的具体制修订工作。经职业卫生和放射卫生标准专业委员会审查通过的国家职业卫生标准，由国家卫生计生委批准并以通告形式公布，国家职业卫生标准以外的其他国家卫生标准报送国家标准化管理委员会。国家职业卫生标准编号由国家职业卫生标准的代号、发布的顺序号、发布的年号构成，强制性标准的代号为"GBZ"，推荐性标准的代号为"GBZ/T"。如 GBZ 1—2010 工业企业设计卫生标准。

根据《关于职业卫生监管职责分工》（中央编办〔2010〕104 号）文件，国家安监总局负责组织拟订国家职业卫生标准中的用人单位职业病危害因素工程控制、职业防护设施、个体职业防护等相关标准。职业病危害因素工程控制标准是指与用人单位职业病危害因素预防控制相关的原料、工艺、工程控制及产品安全性等工程控制技术标准，如防尘、防毒、防噪声、防振动、防暑、防寒、防潮、防电离及非电离辐射、防生物危害等标准。职业病危害因素防护设施标准是包括与用人单位治理职业病危害的设备、工具以及设施等的设计原则、技术条件、生产使用卫生要求以及安全性评价评价等相关的技术标准，如排风罩的技术条件、除尘器的技术要求、高温作业休息室的条件等。职业病危害个体职业防护标准则是指用人单位在劳动过程中为劳动者提供使用的可有效防控职业病危害因素，保护劳动者身体健康的个人用品及其相应的管理要求，如呼吸器官防护用品，眼、面防护用品，听觉器官防护用品，皮肤保护用品以及其他用品的要求。这一分工突出了安全生产在职业病危害工程、个体防护方面的专业优势。此外，国家安监总局负责对用人单位贯彻实施职业病防治法律法规标准情况进行监督检查，督促、指导用人单位落实职业病防治主体责任，为劳动者提供健康、安全、舒适的工作条件。

三、现行的职业卫生标准

职业卫生标准体系由职业卫生标准和放射卫生标准组成。职业卫生标准包括职业卫生标准和职业病诊断标准放射卫生标准包括、职业照射放射防护标准和放射性职业病诊断标准。本节仅讨论职业卫生标准。

（一）职业卫生标准

职业卫生标准体系由基础标准、限值标准、方法标准、职业病危害控制标准及管理标准构成。

1. 基础标准 分为专业基础标准、通用基础标准。

（1）专业基础标准6项：分别是：GBZ/T 224—2010职业卫生名词术语\GBZ/T 210.1—210.15—2008；职业卫生标准制定指南：第1部分：工作场所化学物质职业接触限值，第2部分：工作场所粉尘职业接触限值，第3部分：工作场所物理因素职业接触限值，第4部分：工作场所空气中化学物质测定方法，第5部分：生物材料中化学物质的测定方法。

（2）通用基础标准2项：分别是GBZ 1—2010工业企业设计卫生标准和GBZ 158—2003，工作场所职业病危害警示标识。

2. 限值标准 分别是工作场所有害因素（包括化学因素、粉尘、生物因素、物理因素、劳动生理）职业接触限值、生物接触限值和应急响应限值。

工作场所有害因素职业接触限值分别列在工作场所有害因素职业接触限值：第1部分：化学有害因素（GBZ 2.1—2007）和工作场所有害因素职业接触限值，第2部分：物理因素（GBZ 2.2—2007）。GBZ 2.1—2007包括339种化学因素、47种粉尘、2种生物因素的职业接触限值，共覆盖388种有害因素，417个值。GBZ 2.2—2007包括电磁辐射（工频电场、高频电磁场、超高频辐射、微波、激光、紫外辐射）、高温、噪声、手传振动4类9种物理因素，共13个限值。此外，还规定了体力劳动强度、体力工作时心率能量消耗2个劳动生理因素的4项限值。

职业接触限值（OELs）是职业病危害因素的接触限制量值，指劳动者在职业活动过程中长期反复接触对机体不引起急性或慢性有害健康影响的容许接触水平。我国化学因素OELs的主要构成包括空气中化学因素容许浓度（permissible concentration，PC）、皮肤标识（skin notation）、致敏标识（Sensitization notation）、致癌标识（carcinogen notation）和临界不良健康效应（critical adverse health effects），其中后四者为定性标识。空气中化学因素容许浓度分别以时间加权平均容许浓度（permissible concentration-time weighted average，PC-TWA）、短时间接触容许浓度（permissible concentration-short term exposure limit，PC-STEL）和最高容许浓度（maximum allowable concentration，MAC）表示。

此外，工业企业设计卫生标准（GBZ 1—2010）也列出部分卫生限值，如高温作业设置系统式局部送风时工作地点的温度和平均风速、空气调节厂房内不同湿度下的温度，冬季工作地点采暖温度、采暖地区生产辅助用室冬季温度，非噪声工作地点的噪声声级，全身振动强度、辅助用室垂直或水平振动强度，以及封闭式车间人均新风量、微小气候设计等卫生要求。

迄今为止，我国发布了甲苯、三氯乙烯、铅及其化合物、镉及其化合物、一氧化碳、有机磷酸酯类农药、二硫化碳、氟及其无机化合物、苯乙烯、三硝基甲苯、正己烷、五氯酚、汞、可溶性铬盐以及酚的职业接触生物限值。

3. 方法标准 分为基础方法标准、专业方法标准及评价和分级标准。

（1）基础方法标准：包括工作场所空气中有害物质检测的采样规范（GBZ 159—2004）、职业卫生生物监测质量保证规范（GBZ/T 173—2006）。

（2）专业方法标准：包括工作场所有害化学物质检测方法、空气粉尘测定、物理因素测量、劳动生理测量、直读式气体检测、生物检测方法等标准。其中，工作场所有害化学物质检测方法包括28类64种金属及其化合物、12类38种非金属及其化合物、45类198种有机化合物的监测方法，共覆盖85类300种化学物质，209项方法。工作场所空气粉尘测定标准包括总粉尘浓度、呼吸性粉尘浓度、粉尘分散度、游离二氧化硅含量、石棉纤维浓度5个部分的测定方法标准（GBZ/T 192.1～192.5—2007）。工作场所物理因素测量包括工频电场、高频电磁场、超高频辐射、微波、激光、紫外辐射、高温、噪声、手传振动9个部分的测定方法标准（GBZ/T 189.1～189.9—2007）。劳动生理测量包括体力劳动强度分级和体力劳动时的心率测量（GBZ/T 189.10～189.11—2007）。

为加强密闭空间作业的职业卫生管理，国家制定发布了直读式气体检测标准，即密闭空间空气直读式仪器气体检测规范（GBZ/T 206—2008）。

生物检测方法标准均为推荐性卫生行业标准，共为30种物质制定了64种生物检测方法，其中呼出气样本检测方法3种，分别为苯、丙酮和二硫化碳。尿样本检测方法46种，血液样本14种。

毒理学评价及试验方法,包括急性毒性试验、亚急性毒性试验、亚慢性毒性试验、慢性毒性试验、哺乳动物细胞实验和致癌、致畸、致敏实验,共27个实验方法。

(3)评价方法标准:共3项,分别为职业病危害评价通则(GBZ/T 277—2016)、建设项目职业病危害预评价技术导则(GBZ/T 196—2007)和建设项目职业病危害控制效果评价技术导则(GBZ/T 197—2007)。

(4)职业卫生分级标准:包括职业性接触毒物分级标准(GBZ 230—2010)、体力劳动强度分级(GBZ 2.2—2007)及工作场所职业病危害作业分级标准。后者又包括生产性粉尘、化学、高温(GBZ/T 229.1～229.3—2010)及噪声(GBZ/T 229.4—2012)4个部分的分级标准。

4.危害控制标准 包括行业危害控制标准、危害作业控制标准、特定危害控制标准、以及卫生工程、职业防护设施及个体职业防护等标准。

目前,我国已发布8项行业危害控制标准,分别是:服装干洗业职业卫生管理规范(GBZ/T 199—2007)、建筑行业职业病危害预防控制规范、(GBZ/T 211—2008)、纺织印染业职业病危害预防控制指南(GBZ/T 212—2008)、黑色金属冶炼及压延加工业职业卫生防护技术规范(GBZ/T 231—2010)、造纸业职业病危害预防控制指南(GBZ/T 253—2014)、珠宝玉石加工行业职业病危害预防控制指南(GBZ/T 285—2016)、中小箱包加工企业职业病危害预防控制指南(GBZ/T 252—2014)及中小制鞋企业职业病危害预防控制指南(GBZ/T 272—2016)。

发布5项危害作业控制标准:高毒物品作业岗位职业病危害告知规范(GBZ/T 203—2007)、高毒物品作业岗位职业病危害信息指南(GBZ/T 204—2007)、石棉作业职业卫生管理规范(GBZ/T 193—2007)、使用人造矿物纤维绝热棉职业病危害防护规程(GBZ/T 198—2007)、汽车铸造作业职业病危害预防控制指南(GBZ/T 251—2014)。

发布特定危害控制标准5项:密闭空间作业职业病危害防护指南(GBZ/T 205—2008)、血源性病原体职业接触防护导则(GBZ/T 213—2008)、硫化氢职业病危害防护导则(GBZ/T 259—2014)、氯气职业病危害防护导则(GBZ/T 275—2016)、正己烷职业病危害防护导则(GBZ/T 284—2016)。

发布的职业病危害因素工程控制、职业防护设施标准有:工作场所防止职业中毒卫生工程防护措施规范(GBZ/T 194—2007),以及工作场所有毒气体检测报警装置设置规范(GBZ/T 223—2009)、密闭空间直读式气体检测仪选用规范(GBZ/T 222—2009)。

发布个体职业防护标准2项:有机溶剂作业场所个人职业病防护用品使用规范(GBZ/T 195—2007)、自吸过滤式呼吸防护用品适合性检验颜面分栏标准(GBZ/T 276—2016)。

5.管理标准 用人单位职业病防治指南(GBZ/T 225—2010)。

(二)职业病诊断标准

职业病诊断标准体系由基础标准、职业健康监护标准和职业病诊断标准构成。

1.基础标准 包括职业病诊断标准名词术语(GBZ/T 157—2009)、职业病诊断文书书写规范(GBZ/T 267—2015)、职业病诊断标准编写指南(GBZ 218—2009)及劳动能力鉴定以及职工工伤与职业病致残程度等级(GB/T 16180—2006)。

2.职业健康监护标准 包括职业健康监护技术规范(GBZ 188—2014)、职业禁忌证界定导则(GBZ/T 260—2014)及消防员职业健康标准(GBZ 221—2009)。机动车驾驶员身体条件及其测评要求(GB 18463—2001)。

3.职业病诊断标准 包括职业病诊断通用标准和分类标准,前者包括职业病诊断通则以及靶器官或系统的疾病(通用)诊断标准,后者包括10大类职业病的具体诊断标准。

(1)职业病诊断通用标准:职业病诊断通则(GBZ/T 265—2014)是最具代表性的通用诊断标准,标准规定了职业病诊断的基本原则和通用要求,适用于指导国家公布的《职业病分类和目录》中职业病(包括开放性条款)的诊断。

靶器官或系统的疾病(通用)诊断标准 该类标准包括:慢性和急性化学物中毒的通用诊断标准。慢性化学物中毒的通用诊断标准主要是慢性化学物中毒性周围神经病的诊断(GBZ/T 247—2013)。急性化学物中毒的通用诊断标准包括职业性急性化学物中毒的诊断 总则(GBZ 71—2013)以及中毒性呼吸系统疾病（GBZ 73—2009）、中毒性血液系统疾病（GBZ 75—2010）、中毒性神经系统疾病（GBZ 76—2002）、中毒性心脏病（GBZ 74—2009）、中毒性多器官功能损害综合征（GBZ 77—2002）的诊断标准和急性中毒性肾病（GBZ 79—2013）、急性化学源性猝死（GBZ 78—2010）、急性化学物中毒后遗症（GBZ/T 228—2010）的诊断标准以及急性隐匿式化学物中毒诊断规则（GBZ 72—2002），共 10 项标准。职业性中毒性肝病诊断标准（GBZ 59—2010）既包括急性中毒性肝病，也包括了慢性中毒性肝病的诊断标准。

此外，《职业病分类和目录》所列的三种开放性条款，"根据《尘肺病诊断标准》和《尘肺病理诊断标准》可以诊断的其他尘肺病、根据《职业性皮肤病的诊断总则》可以诊断的其他职业性皮肤以及上述条目未提及的与职业有害因素接触之间存在直接因果联系的其他化学中毒"，也可视为靶器官或因素所致疾病中的通用标准，可分别依据职业性尘肺病的诊断（GBZ 70—2015）、职业性皮肤病诊断标准总则（GBZ 18—2013）及职业病诊断通则 GBZ/T 265—2014）进行诊断。

（2）职业病诊断分类标准：分类诊断标准是与国家《职业病分类和目录》所列职业病相对应的诊断标准。包括：职业性尘肺病及其他呼吸系统疾病诊断标准 8 项，其中职业性呼吸系统疾病诊断标准 6 项；职业性皮肤病诊断标准 10 项（包括职业性三氯乙烯药疹样皮炎诊断标准 GBZ 185—2006）；职业性眼病诊断标准 4 项；职业性耳鼻喉口腔疾病诊断标准 4 项；职业性化学中毒诊断标准 58 项；物理因素所致职业病 7 项；职业性传染病诊断标准 2 项、职业性肿瘤诊断标准 1 项、其他职业病诊断标准 3 项，共计 96 项标准。除《职业性铟及其化合物中毒的诊断》标准处于报批程序外，已经覆盖了 117 种职业病（不含 11 种职业性放射性疾病）。在职业性化学中毒诊断标准中，职业性急性化学中毒诊断标准 38 项，职业性慢性化学中毒诊断标准 9 项、既适用于急性也适用于慢性职业性化学中毒诊断标准 11 项。

四、贯彻实施国家职业卫生标准的重要意义

国家职业卫生标准是国家职业病防治法律法规体系的重要组成部分，是涉及国家安全、职业人群生命和健康的重要法律体系，是为保护劳动者身心健康而制定的特殊技术要求。党的十八届五中全会提出推进建设健康中国的新目标，将健康中国上升为国家战略。"健康中国 2030"规划纲要强调，把健康融入所有政策，全方位、全周期保障人民健康。健康中国的核心是健康的人，职业人群占总人口的 67%。职业人群是社会发展的中坚力量，社会财富、经济文明的创造者，家庭维系的支柱，没有健康的职业人群，不可能有健康的中国。国家职业卫生标准通过制定工作场所职业有害因素接触限制量值以及劳动者健康保护要求，保护劳动者避免过度接触工作场所有害因素，达到最大限度地保护劳动者的健康权益的目的，从而，促进劳动力资源的可持续发展，实现以人为本，促进社会、经济和谐发展的目标。

国家职业卫生标准是用人单位职业卫生活动风险评估和管理以及信息交流的重要工具，是监测工作场所空气污染状况，评价工作场所卫生状况和劳动条件以及劳动者接触化学有害因素的程度，评估生产装置泄漏、评价防护措施效果的重要技术依据。贯彻落实国家职业卫生标准，对于促进劳动生产力、经济社会和谐发展，规范企业与市场的健康发展具有重要意义。国家职业卫生标准通过规范用工行为，营造公平的市场竞争环境，有助于促进企业的规范化发展与技术进步以及产品多样化；通过维护劳动者健康权益，树立企业特别是劳动保护方面的形象，有助于为我国企业参与全球经济竞争创造有利条件，直接为国民经济建设服务。

国家职业卫生标准是职业卫生监督管理部门实施职业卫生监督检查、职业卫生技术服务机构开展职业病危害评价的重要技术法规依据。在整个职业卫生监督执法、职业卫生技术服务以及职业病医疗服务等各项活动中都离不开职业卫生标准的运用。

2002 年以来，共颁布国家职业卫生标准 516 项，其中，职业卫生标准 359 项，放射卫生防护标准 157 项。职业病诊断标准 115 项。考虑到 GBZ 2.1、2.2 为多种因素限值共用一个标准号的实际情况，以单项因素计，实际上已发布近 700 项职业卫生标准。国家职业卫生标准的制定颁布，为我国职业病防治工作发挥了非常重要的作用。随着科学技术进步，对职业病危害认知的提高，职业健康风险评估的发展，必将进一步推进我国的职业卫生标准研制工作。

（李　涛）

第四节 职业病危害因素及职业性病损

一、职业病危害因素

职业病危害因素（occupational hazards，occupational harmful factors），是在生产过程、劳动过程和生产环境中存在的各种可能危害职业人群健康和影响劳动能力的不良因素，又称生产性有害因素、职业病危害因素。生产工艺过程、劳动过程和生产环境构成了劳动条件。不同劳动条件存在各种职业性有害因素，它们对健康会产生不良影响，可导致职业性病损，是职业卫生的主要研究对象。

职业病危害因素按其来源可分为三大类：

（一）生产工艺过程中产生的有害因素

1. 化学因素

（1）生产性毒物：主要来源于原料、辅料、中间产品、成品、副产品、夹杂物或废弃物等，有的还来自热分解产物和反应产物，以固态、液态、气态或气溶胶的形式存在。如铅、汞、锰、铬、镍、锡、硼等金属及类金属；硫酸、盐酸、硝酸等无机酸，二氧化硫、二氧化氮等成酸氧化物，光气、氯化氢等无机氯化物，溴甲烷、碘甲烷等卤烃类，甲醛、乙醛等醛类，一氧化氮、二氧化氮等氮的氧化物，氯及其化合物等，这些也是刺激性气体。一氧化碳、硫化氢、氰化氢和甲烷等窒息性气体；苯及其苯系物、二氯乙烷、正己烷、二硫化碳等有机溶剂；苯胺、三硝基甲苯等苯的氨基硝基化合物；氯乙烯、丙烯腈、含氟塑料、二异氰酸甲苯酯等高分子化合物；杀虫剂、杀菌剂、除草剂、植物生长调节剂和杀鼠剂等各种农药，常用的如有机磷酸酯类农药、拟除虫菊酯类农药、氨基甲酸酯类农药、百草枯等。

（2）生产性粉尘：包括无机粉尘、有机粉尘和混合性粉尘。无机粉尘包括矽尘、煤尘、石棉尘、滑石尘、稀土粉尘等矿物性无机粉尘，铝尘、重晶石粉尘（硫酸钡）、锡及其化合物粉尘、铁及其化合物粉尘、锑及其化合物粉尘等金属及类金属性粉尘，水泥粉尘、铸造粉尘、玻璃钢粉尘、玻璃棉粉尘、砂轮磨尘等人工无机粉尘。有机粉尘包括动物性粉尘如皮毛粉尘、桑蚕丝尘等，植物性粉尘如棉尘、茶尘、谷物粉尘、麻尘、木粉尘、烟草尘等，人工有机粉尘如聚丙烯粉尘、聚丙烯腈纤维粉尘、聚氯乙烯粉尘、聚乙烯粉尘等。混合性粉尘如电焊烟尘、铸造粉尘、硬质合金粉尘、煤矽尘等。

纳米颗粒：纳米材料在生产和使用中，会产生纳米颗粒。纳米颗粒指至少在一个维度上小于100纳米的颗粒。纳米颗粒的金属氧化物主要应用于电子、医药、化妆品等行业，重要的包括 SiO_2、TiO_2、Al_2O_3、Fe_3O_4、Fe_2O_3，以及一些混合氧化物，如 ITO 及 ATO 等。

2. 物理因素 异常气象条件如高温、高湿、低温；异常气压如高气压、低气压；噪声、振动；非电离辐射如可见光、紫外线、红外线、工频电磁场、高频电磁场、超高频电磁场、激光等；电离辐射如 X 射线、α射线、β射线、γ射线或中子等，可产生这些射线的常见装置或物质包括密封放射源、非密封放射性物质、X 射线装置（含 CT 机）、加速器、中子发生器、氡及其短寿命子体、铀及其化合物等。

3. 生物因素 致病微生物包括细菌、病毒、立克次体等，如附着在动物皮毛上或生产环境中的炭疽芽孢杆菌、甘蔗渣上的真菌；在疫区从事林业、捕猎等活动被蜱虫咬伤接触森林脑炎病毒，被蚊虫咬伤接触伯氏疏螺旋体等；屠宰工、肉品加工人员、兽医、饲养员等会接触感染布鲁氏菌的病畜及其排泄物或分泌物；医务工作者、卫生防疫工作者、实验技术人员、卫生工勤人员、应急人员及人民警察等工作中可接触到的艾滋病病毒、肝炎病毒等传染性的生物病原微生物等。

（二）劳动过程中的有害因素

劳动过程是指生产中劳动者为完成某项生产任务的各种操作的总和，主要涉及劳动强度、劳动组织、生产设备布局、作业者作业姿势和劳动方式、脑力劳动与体力劳动比例等。劳动过程中产生健康影响的有害因素包括：劳动组织和制度不合理、劳动作息制度不合理等；精神（心理）性职业紧张；劳动强度过大或生产定额不当；个别器官或系统过度紧张；长时间处于不良体位、姿势或使用不合理的工具等，如井下不良作业条件、刮研作业等；吸烟或过度饮酒、缺乏锻炼等不良的生活方式，违反操作规程等。

目前研究较多的是人体工效学危害因子、职业紧张、工作场所暴力及其他社会心理健康危害因子等。

刮研作业是职业病危害因素分类和目录中新增加的因素之一。刮研是指用刮刀以人工方法修整工件表面形状、粗糙度等，通常机床的导轨、拖板，滑动轴承的轴瓦都是用刮研的方法作精加工而成的。钳工在刮研操作时，将平面刮刀刀柄顶住腹股沟部位，双手握住刀具，使平面刮刀与被刮表面形成一定的切削角度并对刀头施加压力，使平面刮刀刀刃吃紧平面。由于刮研工用自己的髂骨和腰部给刀柄以推力，刮研作业是一个需要耐力的具有较高强度的体力劳动，长期从事刮研工作容易导致腰肌劳损、椎间盘突出，严重者导致股静脉血栓综合征、股动脉闭塞症或淋巴管闭塞症。

人体工效学是一门新兴的综合型边缘学科，主要包括人机工程、工作环境、生理学、认知科学、生物力学、人体测量、工效学标准化以及安全工效学和管理工效学等。最新研究表明，许多工作相关疾病与工具、机器和作业场所的不良设计有关。为了防止不必要的失误和暴露性及累积性损伤，职业工效学通过制造适应于使用者和劳动者能力的工具或机器，在提高工作效率和生产力方面具有关键作用。

职业紧张（occupational stress）又称为工作紧张（job stress），指由于工作或工作有关的因素所引发的紧张，是当工作要求与工人的能力资源或需求不满足时，发生的有害的生理与心理反应。

工作场所暴力（workplace violence）分为心理暴力和身体暴力两种，如美国国家职业安全卫生研究所定义工作场所暴力为针对工作中或值班中的某人发生的暴力行为，包括躯体攻击、威胁或言语骚扰，不局限于躯体攻击、自杀、强奸和心理伤害（威胁、胁迫及跟踪等骚扰行为）。

（三）生产环境中的有害因素

生产环境是指生产作业场地的大自然环境和按生产过程的需要而建立起来的人工环境，包括厂房地理位置，建筑结构，空气流动状况和通风条件，以及采光照明等。常见的生产环境有害因素包括炎热季节的太阳辐射、深井的高温高湿等自然环境因素；通风不良、采光照明不足；厂房建筑或布局不合理、不符合职业卫生标准，如有毒和无毒工段安排在一个车间等；由于不合理生产过程或不当管理所致环境污染等。其他还有社会经济因素和职业卫生服务质量等。在实际生产场所中，往往同时存在多种有害因素对劳动者的健康产生联合作用。

二、职业病危害因素与职业病危害因素分类目录

职业病危害因素这个概念最先出现在 2002 年颁布的《中华人民共和国职业病防治法》中，它是指职业活动中存在的各种有害的化学、物理、生物因素以及在作业过程中产生的其他职业有害因素。2002 年 3 月原卫生部印发了《关于印发职业病危害因素分类目录的通知》（卫法监发〔2002〕63 号），对督促用人单位开展职业病危害因素申报、加强职业病危害评价和定期检测评价、保障劳动者健康权益和预防控制职业病危害起到了积极的作用。

随着工业化、城镇化的快速发展，经济转型及产业结构的调整，新技术、新工艺、新设备和新材料的推广应用，劳动者在职业活动中接触的职业病危害因素更为多样、复杂。根据修订后的职业病防治法第二章第 15 条的规定，国务院卫生行政部门会同国务院安全生产监督管理部门、人力资源与社会保障部，对职业病危害因素分类目录（以下简称《目录》）进行了修订，并于 2015 年 11 月 17 日公布。

本次修订《目录》中因素遴选原则包括：

1. 能够引起《职业病分类和目录》所列职业病。

2. 在已发布的职业病诊断标准中涉及的致病因素，或已制定职业接触限值及相应检测方法。

3. 具有一定数量的接触人群。

4. 优先考虑暴露频率较高或危害较重的因素。

《目录》与以往不同点主要有三个方面：

1. 类别调整。分为粉尘、化学因素、物理因素、放射性因素、生物因素和其他因素等 6 类，而将原《目录》中的"导致职业性皮肤病的危害因素、导致职业性眼病的危害因素、导致职业性耳鼻喉口腔疾病的危害因素、导致职业性肿瘤的职业病危害因素"等 4 类分别归入上述 6 类中。

2. 部分内容细化。如化学因素中除列举与 59 种职业性化学中毒对应的因素外，还细化增加了其

他 316 种化学因素内容。

3. 不包括行业工种举例及可能导致的职业病。行业工种举例与生产工艺有关,种类多、数量大,且在不断变化之中,往往列举不全。因此,本次修订为未提及的职业病危害因素设置开放性条款。

三、职业性病损

职业性病损是指劳动者在职业活动中因职业性有害因素所致的各种健康损害,包括工伤(occupational injuries)、职业性疾患(occupational disorders)和早期健康损害。职业性疾患包括职业病和工作有关疾病两大类。

(一)工伤

传统工伤(occupational injuries)的概念是指在工作时间和工作场所内,由于外部因素直接作用而引起机体组织的突发性意外损伤,如因职业性事故导致的伤亡及其急性化学物中毒等,也称产业伤害、职业伤害、工业伤害、工作伤害等。1921 年国际劳工大会通过的公约中对"工伤"的定义是:由于工作直接或间接引起的事故为工伤。1964 年第 48 届国际劳工大会也规定了工伤补偿应将职业病和上下班交通事故包括在内。因此,当前国际上比较规范的"工伤"定义包括两个方面的内容,即由工作引起并在工作过程中发生的事故伤害和职业病伤害。

我国《工伤保险条例》中的工伤包括因工作遭受事故伤害或者患职业病,第三章第十四条规定,职工有下列情形之一的,应当认定为工伤:

1. 在工作时间和工作场所内,因工作原因受到事故伤害的。
2. 工作时间前后在工作场所内,从事与工作有关的预备性或者收尾性工作受到事故伤害的。
3. 在工作时间和工作场所内,因履行工作职责受到暴力等意外伤害的。
4. 患职业病的。
5. 因工外出期间,由于工作原因受到伤害或者发生事故下落不明的。
6. 在上下班途中,受到非本人主要责任的交通事故或者城市轨道交通、客运轮渡、火车事故伤害的。
7. 法律、行政法规规定应当认定为工伤的其他情形。

我国依据 GB/T 16180—2014《劳动能力鉴定职工工伤与职业病致残等级》对工伤致残者的器官损伤、功能障碍及其对医疗与日常生活护理的依赖程度进行伤残等级评定鉴定,适当考虑由于伤残引起的社会心理因素影响,对伤残程度进行综合判定分级。提出工伤认定申请应当提交医疗诊断证明或者职业病诊断证明书(或者职业病诊断鉴定书)。

(二)职业病

医学上所称的职业病(occupational diseases)是指当职业病危害因素作用于人体的强度与时间超过机体的代偿功能,造成机体功能性或器质性改变,并出现相应的临床征象,影响劳动者作业能力的一类特定疾病。许多国家由政府立法明文规定了职业病的范畴,将列于职业病名单上的疾病称为法定职业病(officially recognized occupational disease, statutory occupational disease)或规定的职业病(prescribed occupational disease)。许多国家还按照法规,对法定职业病患者给予补偿待遇,因而这些疾病又称为需补偿的疾病(compensable disease)。

在我国,法定职业病是指《职业病分类和目录》中规定的职业病。2002 年颁布的职业病防治法规定,职业病是指企业、事业单位和个体经济组织(统称用人单位)的劳动者在职业活动中,因接触粉尘、放射性物质和其他有毒、有害物质等职业病危害因素而引起的疾病。2011 年 12 月 31 日修正法中,职业病指企业、事业单位和个体经济组织等用人单位的劳动者在职业活动中,因接触粉尘、放射性物质和其他有毒、有害因素而引起的疾病。职业病分类和目录由国务院卫生行政部门会同国务院安全生产监督管理部门、劳动保障行政部门制定、调整并公布。

凡属法定职业病的患者,在治疗和休息期间及在确定为伤残或治疗无效而死亡时,均应按劳动保险条例有关规定给予劳保待遇。我国原卫生部于 1957 年首次公布了《职业病范围和职业病患者处理办法的规定》,将危害职工健康比较明显的 14 种职业病列为国家法定职业病。1987 年原卫生部颁布了修改后的职业病名单，共有9类99项。2002年原卫生部、劳动和社会保障部发布职业病目录，共10类110种和5个诊断总则。2013年12月23日，国家卫生计生委、人力资源社会保障部、安全监管总局、全国总工会4部门联合印发《职业病分类和目录》。该分类和目录将职业病分为职业性尘肺病及其他呼吸系统疾病、职业性皮肤病、职业性眼病、职业性耳鼻喉口腔疾病、职业性化学中毒、物理因素所致职业病、职业性放射性疾病、职业性传染病、职业性肿瘤、其他职业病10类132种（含4项开放性条款），其中新增18种，对2项开放性条款进行了整合。另外，对16种职业病的名称进行了调整。

（三）工作相关疾病

相对于职业病是指人们在特殊的工作环境中接触特种的职业因素所得的特殊疾病，属于工作引起的疾病（work induced diseases）范畴，工作有关疾病（work related diseases）是指不同的人在一般工作环境中，由各种一般性工作因素引起的一般性疾病，是一组与职业有关的非特异性疾病，也称职业性多发病。与职业病相比，工作有关疾病具有以下几个特点：

1. 职业因素是该病发生和发展的诸多因素之一，但不是唯一的直接因素，个体特征、环境、社会、文化和不良生活习惯等因素通常对这类疾病起危险因素的作用。

2. 职业因素可以促使潜在的疾病显露或加重已有疾病的病情，或致其恶化。

3. 非职业人群也常发生，但在某些职业人群中发病率较高，所致病休缺勤较多，对生产和经济造成损失较大。

4. 因其不属于法定职业病范畴，患者不享受职业病相关法律规定的工伤待遇。

5. 是可预防的疾病，通过早期发现，及时治疗，并控制和改善劳动条件，开展健康促进，可使所患疾病得到控制或缓解。

常见的工作有关疾病主要包括工作相关肌肉骨骼系统疾病（work-related musculoskeletal disorders，WMSDs）、职业紧张、心血管疾病、消化系统疾病、心理精神障碍性疾病、慢性阻塞性肺部疾病等。WMSDs包括下背痛、颈-肩-腕损伤等骨关节病、个别器官紧张、压迫及摩擦引起的疾患等，由于其发病率高、危害大，几乎可发生于各个行业，已成为国内外重点关注的职业卫生问题。在欧美等国，WMSDs在职业性疾患中占第二位，每年因导致工伤赔偿多达数百亿美元。国际劳工组织（International Labor Organization，ILO）早在1960年就已将工作相关肌肉骨骼损伤列为职业病。目前将该类疾病列入职业病名单的国家和地区主要有美国、英国、德国、荷兰、瑞典、阿根廷、巴西、意大利、葡萄牙、罗马尼亚、中国香港等。

四、职业病危害因素与三级预防原则

不同的职业病危害因素可导致不同的职业病，多种职业病危害因素也可导致某一种职业病，一种职业病危害因素还可导致多种职业病。法定职业病的诊断与鉴定要依据《职业病诊断鉴定管理办法》和相关职业病诊断标准的规定。如尘肺的主要致病因素是矽尘、煤尘、石棉粉尘等各类矿物粉尘，其诊断依据主要依靠《职业性尘肺病诊断标准》（GBZ 70—2015）和《职业性尘肺病理诊断标准》（GBZ 25—2014）；硬金属肺病的致病因素是硬质合金粉尘，其诊断主要依据《职业性硬金属肺病的诊断》（GBZ 290—2017）；金属及其化合物粉尘肺沉着病（锡、铁、锑、钡及其化合物）的致病因素主要是锡及其化合物粉尘、铁及其化合物粉尘、锑及其化合物粉尘、重晶石粉尘（硫酸钡）等，其诊断主要依据《职业性金属及其化合物粉尘（锡、铁、锑、钡及其化合物等）肺沉着病的诊断》（GBZ 292—2016）。虽然多种粉尘和刺激性化学物质均可导致刺激性化学物所致慢性阻塞性肺疾病，但根据目前的诊断标准《职业性刺激性化学物所致慢性阻塞性肺疾病的诊断》（GBZT 237—2011）有关条款的规定，该标准适用于《职业病分类和目录》职业中毒条款中所列具有刺激性化学物，主要包括：氯气、二氧化硫、氮氧化合物、氨、甲醛、光气、一甲胺、五氧化二磷等八类化学物质。

对职业病危害因素的识别、评估和防控是职业病防治最关键的环节，相关的法律制度和标准体系主要是围绕职业病危害因素制定的，见图1-4-1。职业病防治工作坚持预防为主、防治结合的方针，实行分类管理、综合治理，首先要从源头上控制和消除职业病危害，研制、开发、推广、应用有利于职业病

防治和保护劳动者健康的新技术、新工艺、新设备、新材料,加强对职业病的机理和发生规律的基础研究,提高职业病防治科学技术水平;积极采用有效的职业病防治技术、工艺、设备、材料;限制使用或者淘汰职业病危害严重的技术、工艺、设备、材料。

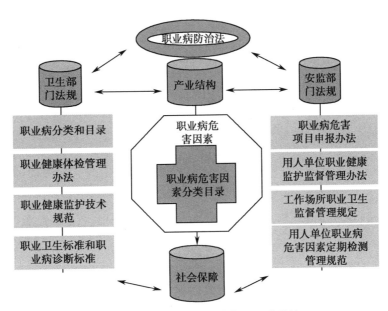

图 1-4-1 职业病危害因素与职业病防治

职业卫生与职业病防治工作应遵循医学的三级预防原则。历史经验表明,搞好三级预防是搞好职业病防治工作的法宝。第一级预防(primary prevention)又称病因预防,是从根本上杜绝或最大可能减少对职业性有害因素的接触,包括通过消除或替代的方式从源头上控制职业病危害、采取工程控制措施对生产过程中存在或产生的职业病危害进行控制、实施建设项目"三同时"审查、作业场所职业病危害监测等管理控制措施以及加强劳动者个体防护等;第二级预防(secondary prevention)又称临床前期预防,包括生物监测、职业健康检查和职业病诊断,主要是早期发现职业病以及与职业相关的健康损害和职业禁忌证,识别新的职业病危害因素和高危人群;第三级预防(tertiary prevention)包括职业病治疗、康复、伤残鉴定管理和职业病赔付等,旨在延缓病程,保存和恢复劳动能力,延长生命,提高生命质量。

如果将职业病危害比喻成侵害劳动者健康生命的猛兽,三级预防则是一个三层交错密织而成的天网,第一级预防、第二级预防和第三级预防之间必须保持紧密合作,这个天网才能将猛兽阻挡住。其中政府产业政策和建设项目职业病危害审查、用人单位前期预防、职业卫生监管和工人遵守操作规程是第一级预防的关键,它不给猛兽孕育成长的机会,猛兽危害不了劳动者;第二级预防通过健康监护及早发现少数漏网的猛兽,并将其消灭在幼年时期;少数漏网长大的,要集中力量歼灭。如果漏网的猛兽太多,而第二级预防灭杀的力量又不足,就会危害更多劳动者的健康,冲击第三级预防,结果大量的职业病诊治、赔偿和康复将给家庭和社会带来严重负担,进而影响社会的和谐稳定。

如果将三级预防的实施过程比喻成推车上山,管理体制和法规标准体系就是上山的路,路修得越宽越平坦,车子越容易推上山。这次职业病防治法的修订,拓宽了职业病诊断的道路。政府监督管理部门、用人单位、劳动者和职业卫生技术服务及医疗卫生机构既是车轮子,也是推车和拉车的力量,只是在不同的环节发挥的作用有所不同,其中用人单位在前两个环节中承担主要责任。但是仅靠用人单位的力量,独轮车难以推上山,还需要政府管理部门的监督、指导和扶持,需要劳动者的积极响应和配合,需要技术服务部门的服务和帮助。第一级预防和第二级预防就是不断减负的过程,前面工作搞得好,后面的负担才会轻,第一级预防做不好,第二级预防和第三级预防将不堪重负,结果损害的是全社会的利益。三级预防体系见图1-4-2。

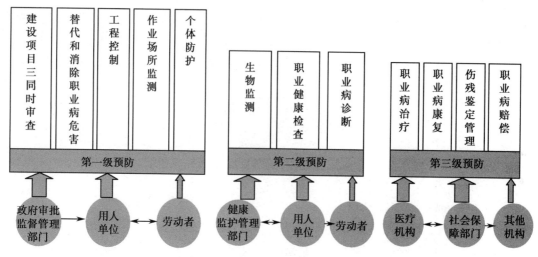

图1-4-2　职业卫生三级预防体系

职业性疾病和其他疾病一样，除与直接病因有关外，还受到相关潜在因素的影响。个体的健康状况、生活和行为方式、遗传特征等，都可作为相关潜在因素而影响职业性疾病的发生。如高血脂增加机体对二硫化碳诱发心血管病损的易感性；吸烟极大地提高石棉接触诱发肺癌的危险性。因此，除三级预防原则外，WHO又提出了旨在控制相关潜在因素的"初始级预防"或称"原生级预防"（primordial prevention），丰富和补充了综合预防措施，如使用立法手段及经济政策，通过改变生活方式，控制已知增加发病危险的社会、经济、文化生活因素，以预防疾病，也属于一级预防范畴。

（王焕强　李智民）

第五节　职业生理学

生产劳动过程中，我们不仅会遇到劳动性质、劳动强度、劳动姿势、工作制度及自身个体差异这样一些条件或因素，而且机体通过神经-体液的调节和适应完成作业，并可以促进健康。但是工作负荷过高、工作时间过长、工作制度或分工不合理及环境条件太差等情况之下，就构成了工作过程中的有害因素并引起生理损伤和心理过度紧张，从而导致工作能力下降，甚至损害健康。

职业生理学（work physiology）是研究一定工作条件下人的器官和系统的功能及变化的一门学科。工作条件包括工作场所、工作任务、工作对象、工作设备及工作环境等。工作条件会对劳动者的器官和系统产生一定的影响，从而影响人的操作，这二者之间的相互关系是职业生理学研究和应用的核心问题。

一般从机体反应的强度和持续时间来测定工作条件对机体的影响，然后归纳和评价，最终用于劳动设计。因此，职业生理学在方法上形成一系列环节：测定-归纳-评价-设计应用。显然，职业生理学与职业医学乃至工程学有密切关系。以"作用-反应"的概念看待职业生理学测定的各种指标，它们表示在工作负荷（强度和持续时间）作用下机体的反应。职业生理测定方法不仅在实验室而且在生产现场都应该能够可靠地使用。归纳时，可将生理反应分级，系统地评价工作负荷，注意联系工作有关的基本概念，例如：练习、适应、热身、疲劳、衰竭及损伤等。归纳后接着是评价，可以将机体的反应分类，按指标的高低、大小与限值或标准进行比较分析。职业生理学不仅考虑限值和标准，也注重生产率。最后，职业生理的研究结果应归纳为准则、公式或图表，以便卫生医师、工程师、安全技术员、人事管理者直接应用。

一、体力劳动过程的生理变化与适应

人类的劳动是脑力劳动（mental work）与体力劳动（physical work）相结合进行的，社会发展到了高级阶段，脑力与体力劳动可能达到理想的分配比例，现阶段仍有所偏重。由于骨骼肌约占人体重的40%，故以骨骼肌活动为主的体力劳动消耗的能量较大。

（一）体力劳动时的能量代谢

机体物质代谢过程中伴随着有关能量的产生与消耗。物质代谢过程的能量释放、转移和利用，称为能量代谢（energy metabolism）。物质代谢包括合成代谢与分解代谢两部分。根据机体的状态可分为基础代谢、安静代谢、睡眠代谢、劳动代谢和食物特殊动力作用等。一般营养条件下，一个人每天摄入约 20 000kJ 的能量，除基础代谢（约 8000kJ）及业余活动等所需能量外，剩余供劳动消耗的能量约为 10 000kJ。

1. 肌肉活动的能量来源　人的活动要靠肌肉收缩提供动力，供给肌肉收缩与松弛活动的能量，首先是由肌细胞中的三磷酸腺苷（ATP）迅速分解成二磷酸腺苷（ADP）过程中释放能量提供的（式 1-5-1），并由磷酸肌酸（CP）及时分解补充（式 1-5-2），称 ATP-CP 系列。

$$ATP + H_2O \longrightarrow ADP + Pi + 29.3kJ/mol \qquad （式 1-5-1）$$
$$CP + ADP \rightleftharpoons Cr + ATP \qquad （式 1-5-2）$$

式中：ADP 为二磷酸腺苷；Pi 磷酸根；Cr 肌酸

肌肉中 CP 的浓度约为 ATP 的 5 倍，但其贮量甚微，只能供肌肉活动几秒至 1 分钟之用所以需要糖类、脂肪和蛋白质分解来提供再合成 ATP 的能量。正常情况，一般不动用蛋白质。

中等强度肌肉活动，ATP 以中速分解，糖和脂肪通过氧化磷酸化过程合成 ATP 来提供能量，使得肌肉活动能经济和持久地进行。在开始阶段利用的糖类较多，但随着活动时间的延长，利用脂肪的比例增大，脂肪即成为主要的能源。由于该过程需要氧的参与才能进行，故叫需氧系列，也称为有氧代谢（aerobic metabolism）。此时，1 分子葡萄糖或脂肪能相应地形成 38 或 130 分子 ATP。1 升氧在呼吸链氧化葡萄糖可产生 6.5mmol ATP，而氧化脂肪则仅产生 5.6mmol ATP，故糖类作为肌肉活动的能源比脂肪更经济。

在大强度活动时，ATP 分解非常迅速，由于机体处于相对缺氧的状态，需氧系列受到供氧能力的限制，形成 ATP 的速度不能满足肌肉活动的需要。此时，则靠无氧糖酵解产生乳酸的方式来提供能量，称乳酸系列，也称无氧代谢（anaerobic metabolism）。在无氧条件下，淀粉或糖分子降解成乳酸和丙酮酸。1mol 葡萄糖经糖酵解途径只能生成 2mol ATP，但其速度较需氧系列快 32 倍，故能迅速地提供肌肉活动所需的能量。其缺点是需动用大量的葡萄糖，产生的乳酸有致疲劳性，故不经济，也不能持久。肌肉活动的能量来源及其特点可概括于表 1-5-1 中。

表 1-5-1　肌肉能量供应系统的一般特性

	ATP-CP 系列	乳酸系列	需氧系列
氧	无氧	无氧	需氧
速度	非常迅速	迅速	较慢
能源	CP，贮量有限	糖原，产生的乳酸有致疲劳性	糖原，脂肪及蛋白质，不产生致疲劳性副产物
产生 ATP	很少	有限	几乎不受限制
劳动类型	任何劳动，包括短暂的极重劳动	短期重及很重的劳动	长期轻及中等劳动

2. 作业时氧消耗的动态　氧需（oxygen demand）：劳动 1 分钟所需要的氧量；氧债（oxygen debt）：氧需和实际供氧不足的量；最大摄氧量（maximum oxygen uptake）：也叫氧上限，血液在 1 分钟内能供应的最大氧量，它是表示体力活动能力大小的传统指标。

工作时，人体所需要的氧量取决于工作强度，强度越大，需氧量也越多。氧需能否得到满足主要取决于循环系统的功能，其次为呼吸器官的功能。成年人的最大摄氧量一般不超过 3L，有锻炼者可达 4L 多。作业开始 2～3 分钟内，呼吸和循环系统的活动尚不能使摄氧量满足氧需，尽管肌肉可动用肌红蛋白结合的少量氧储备并充分地利用血氧，机体所需的能量是在缺氧条件下产生的，因此"借"了氧债。其后，呼吸和循环系统的活动逐渐加强，若在较轻的工作，摄氧量可以满足氧需，即进入稳定状态（steady state），其氧债也是恒定的，这样的作业一般能维持较长的时间。在较重的工作，尤其氧需超过最大摄氧量时，机体摄氧量不可能达到稳定状态，氧债持续增加，肌肉内的贮能物质（主要指糖原）迅速消耗，作业就不能持久。作业停止后的一段时间内，机体需要继续消耗较安静时为多的氧以偿还氧债。非乳酸氧债即恢复 ATP、CP、血红蛋白、肌红蛋白等所需的氧可在 2～3 分钟内得到补偿；而乳酸氧则需较长时间才能得到完全补偿。

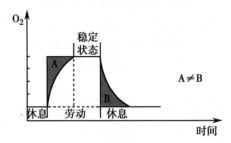

有时，部分氧债也可在作业的稳定状态期间即得到补偿。恢复期一般需数至十余分钟，也可长达 1 小时以上。作业结束之后，摄氧增加，这不仅取决于体内的氧债偿还，还与许多因素有关，例如升高的体温，增强的呼吸活动，肌肉结构的变化及机体氧储备的补足。因此，偿还的氧债一般比所借的氧债要高，见图 1-5-1。

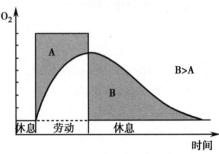

图 1-5-1　氧债及其补偿
A：氧债；B：偿还氧债

3. 作业的能消耗量与劳动强度分级

（1）作业时的能消耗量是全身各器官系统活动能消耗量的总和。由于最紧张的脑力劳动的能消耗量不会超过基础代谢的 10%，而肌肉活动的能消耗量却可达基础代谢的 10～25 倍，故传统上用能消耗量或心率来划分劳动强度（intensity of work）的大小，它只适用于以体力劳动为主的作业，一般分为三级：

1）中等强度作业：作业时氧需不超过氧上限，即在稳定状态下进行的作业。我国现在的工农业劳动多属此类。

2）大强度作业：指氧需超过了氧上限，即在氧债大量蓄积的条件下进行的作业，一般只能持续进行数分钟至十余分钟，如重件手工锻打、爬坡搬运重物等。

3）极大强度作业：完全在无氧条件下进行的作业，此时的氧债几乎等于氧需。如在短跑和游泳比赛时。这种剧烈活动只能持续很短时间，一般不超过 2 分钟。

（2）2007 年我国修订并实施"《工作场所物理因素测量》第 10 部分：体力劳动强度分级"（GBZ/T 189.10—2007）。它是在 GBZ 2—2002《工作场所有害因素职业接触限值》有关体力劳动强度分级的测量方法的基础上修订的。根据对工人的劳动时间、能量代谢、性别和体力劳动方式等指标计算出体力劳动强度指数，按劳动强度指数来划分体力劳动强度，见表 1-5-2。

表 1-5-2　体力劳动强度分级

劳动强度级别	劳动强度指数
Ⅰ（轻级）	≤15
Ⅱ（中级）	～20
Ⅲ（重级）	～25
Ⅳ（很重级）	～30
Ⅴ（极重级）	>30

1）体力劳动强度指数计算公式见式 1-5-3

$$I = Rt \times M \times S \times W \times 10 \tag{式1-5-3}$$

式中：I—体力劳动强度指数；

　　　Rt—劳动时间率，%；

　　　M—8h 工作日平均能量代谢率，$kJ/(min \cdot m^2)$

　　　S—性别系数：男性 =1，女性 =1.3；

　　　W—体力劳动方式系数：搬 =1，扛 =0.40，推/拉 =0.05。

2）平均能量代谢率 M 计算方法：根据工时记录，将各种劳动与休息加以归类（近似的活动归为一类），按式 1-5-4 的内容及计算公式求出各单项劳动与休息时的能量代谢率，分别乘以相应的累计时间，最后得出一个工作日各种劳动休息时的能量消耗值，再把各项能量消耗值总计，除以工作日总时间，即得出工作日平均能量代谢[kJ/(min·m²)]。

$$M[kJ/(min·m^2)] = \frac{\begin{array}{c}单项劳动能量代谢率(kJ/min·m^2) \times 单项劳动占用时间(min) + \cdots \\ + 休息时的能量代谢率(kJ/min·m^2) \times 休息时占用的时间(min)\end{array}}{工作日总时间(min)} \quad （式 1-5-4）$$

单项劳动能量代谢率测定表见表 1-5-3。

表 1-5-3 能量代谢率测定表

工种：_____ 动作项目：_____
姓名：_____ 年龄：_____岁 工龄：_____年
身高：_____cm 体重：_____kg 体表面积：_____
采气时间：_____min _____s
采气量
气量计的初读数_____
气量计的终读数_____
采气量(气量计的终读数减去气量计的初读数)_____L
通气时气温_____℃ 气压_____Pa
标准状态下干燥气体换算系数(查标准状态下干燥气体体积换算表)：_____
标准状态气体体积(采气量乘标准状态下干燥气体换算系数)：_____L
每分钟气体体积标准状态气体体积/采气时间=_____L/min
换算单位体表面积气体体积·每分钟气体体积/体表面积=_____L/(min·m²)
能量代谢率：_____kJ/(min·m²)
调查人签名 年 月 日

每分钟肺通气量 3.0～7.3L 时采用式 1-5-5 计算。

$$lgM = 0.0945x - 0.537\,94 \quad （式 1-5-5）$$

式中：M—能量代谢率，kJ/(min·m²)；

    x—单位体表面积气体体积，L/(min·m²)

每分钟肺通气量 8.0～30.9L 时采用式 1-5-6 计算。

$$lg(13.26 - M) = 1.1648 - 0.0125x \quad （式 1-5-6）$$

式中：M—能量代谢率，kJ/(min·m²)；

    x—单位体表面积气体体积，L/(min·m²)

每分钟肺通气量 7.3～8.0L 时采用式 1-5-5 和式 1-5-6 的平均值。

3）劳动时间率 Rt 计算方法：每天选择接受测定的工人 2～3 名，按表 1-5-4 的格式记录自上工开始至下工为止整个工作日从事各种劳动与休息（包括工作中间暂停）的时间，见式 1-5-7。每个测定对象应连续记录 3 天（如遇生产不正常或发生事故时不作正式记录，应另选正常生产日，重新测定记录），取平均值，求出劳动时间率（T）。

$$Rt = \frac{工作日内净劳动时间(min)}{工作日内总工时} \times 100\% \quad （式 1-5-7）$$

表 1-5-4　工时记录表

动作名称	开始时间 （时、分）	耗费工时 min	主要内容 （如物体重量、动作频率、行走距离、劳动体位）
调查人签名：		年　　月　　日	

4）肺通气量的测量：肺通气量的测量使用肺通气量计测量，按式 1-5-8 换算肺通气量值：

$$Q = (N \times A) + B \qquad\qquad （式1-5-8）$$

式中：Q—肺通气量（L）；

　　　N—仪器显示器显示值；

　　　A—仪器常数；

　　　B—仪器常数。

测定劳动时的能消耗量，一般用来划分和鉴定体力劳动的强度等级，以便制定合理的劳动制度和膳食供给。早期，职业生理学即测定分析不同劳动任务消耗的能量，已制订出相应的活动与能量消耗表。随着工业化，繁重的体力劳动为机械化所取代，过高的能量消耗及其所表示的重体力劳动已显得不那么重要。相反，不良劳动姿势、过快的劳动节奏（time pacing）、倒班劳动制度等成为现代职业生理学探讨的主要问题。

（二）体力劳动时机体的调节与适应

在生产劳动过程中，为保证能量供应和各器官系统的协调，机体通过神经 - 体液调节各器官系统的生理功能，以适应生产劳动的需要。劳动时机体的调节和适应性产生如下的变化：

1. 神经系统　劳动时的每一有目的的动作，既取决于中枢神经系统的调节作用，特别是大脑皮质内形成的意志活动——主观能动性（subjective activity）；又取决于从机体内外感受器所传入的多种神经冲动，在大脑皮质内进行综合分析，形成一时性共济联系（coordination），以调节各器官系统适应作业活动的需要，来维持机体与环境的平衡。当长期在同一劳动环境中从事某一作业活动时，通过复合条件反射逐渐形成该项作业的动力定型（dynamic stereotype），使从事该作业时各器官系统相互配合得更为协调、反应更加迅速、能耗较少，作业更轻松自如，且劳动效率明显提高。建立动力定型应依照循序渐进、注意节律性和反复的生理规律。动力定型虽是可变的，但要破坏已建立起来的定型，特别是要用新的操作活动来代替已建立的动力定型时，对皮质细胞是一种很大的负担，若转变过急，甚至可导致高级神经活动的紊乱。

体力劳动的性质和强度，在一定程度上也能改变大脑皮质的功能。大强度作业能降低皮质的兴奋性并加深抑制过程；长期脱离某项作业，可使该项动力定型消退而致反应迟钝。体力劳动还能影响感觉器官的功能。重作业能引起视觉和皮肤感觉时值的延长，作业后数十分钟才能恢复，而适度的轻作业后时值反而会缩短。

2. 心血管系统　心血管系统在作业开始前后发生的适应性变动，表现在心率、血压和血液再分配。

（1）心率：在作业开始前 1 分钟常稍增加，作业开始 30～40 秒内迅速增加，经 4～5 分钟达到与劳动强度相应的稳定水平。作业时心输出量增加取决于心率与每搏输出量，缺乏锻炼的人主要靠心跳频率的增加；有锻炼的人则主要靠每搏输出量的增加。有的人每搏输出量可达 150～200ml，每分输出量可达 35L。对一般人来说，当心率未超过其安静时的 40 次时，则能胜任该项工作。

作业停止后，心率可在几秒至 15 秒后即迅速减少，然后再缓慢降至原水平。恢复期的长短随劳动强度、工间暂歇、环境条件和健康状况而异，此可作为心血管系统能否适应该作业的标志。

（2）血压：作业时收缩压上升，劳动强度大的作业能使血压上升 8.00～10.67kPa（60～80mmHg）。舒张压不变或稍上升，致使脉压变大。当脉压可以逐渐增大或维持不变时，体力劳动可继续有效地进行；但若持续进行紧张劳动，脉压可因收缩压下降或舒张压上升，或两者的联合而下降；在劳动过程中，劳动强度不变而脉压变小，当小于其最大值的一半时，则表示疲劳和糖原贮备接近耗竭。作业停止后血压迅速下降，一般能在 5 分钟内恢复正常。但大强度作业后，收缩压可降至低于作业前的水平，30~60 分钟才恢复正常。血压的恢复比心率快。

（3）血液再分配：安静时血液流入肾、腹腔脏器的量最多，其次为肌肉、脑，再次为心、皮肤（脂肪）、骨等。体力劳动时，通过神经反射使内脏、皮肤等处的小动脉收缩，而代谢产物乳酸和 CO_2 却使供应肌肉的小动脉扩张，使流入骨骼肌和心肌的血液量大增，脑则维持不变或稍增多，而肾、腹腔脏器、皮肤、骨等都有所减少。

（4）血液成分 正常人在安静状态时血糖含量为 5.6mmol/L，劳动期间血糖浓度一般很少变动。若劳动强度过大或持续时间过长，或肝糖原储备不足，则可出现血糖降低，当降至正常含量一半时，即表示糖原贮备耗竭而不能继续劳动。

血乳酸在安静状态下约为 1mmol/L，极重体力劳动时可达 15mmol/L。中等强度和重度体力劳动时分别为 2.3mmol/L 和 4.0mmol/L。血乳酸含量变动很大，它取决于无氧代谢乳酸的产量及其清除速率。

3．呼吸系统 作业时，呼吸次数随体力劳动强度而增加，重劳动可达 30~40 次 / 分，极大强度劳动时可达 60 次 / 分。肺通气量可由安静时的 6~8L/min 增至 40~120L/min 或更高。有锻炼者主要靠增加肺活量来适应；无锻炼者则靠增加呼吸次数来维持。静力作业时，呼吸浅而少；疲劳时，呼吸变浅且快，但都不能保证氧的供应。停止劳动后，呼吸节奏的恢复较心率、血压快。肺通气量可作为劳动强度的判定和劳动者劳动能力鉴定的指标之一。

一升血液能供给组织 120ml 氧，心脏最高输出量为每分钟 35L 时，则可供给组织 4.2L 氧，这相当于有高度锻炼者的最大摄氧量。因空气能给予血液的氧约为空气的 5%~6%，为摄取 4.2L 氧需有 70~84L 空气通过肺。而有锻炼者的最大通气量为 120L/min 或更高，远超过摄取 4.2L 氧所需的空气量。因此，决定最大摄氧量的主要因素是心血管系统的功能。

4．排泄系统

（1）肾脏：体力劳动时及其后一段时间内尿量均大为减少，达 50%~90%。主要由于腹腔的血管收缩、汗液分泌增加及血浆中水分减少等。尿液成分的变动较大，乳酸含量可从每小时 20mg 增至 100~1300mg，以维持体内酸碱平衡。

（2）汗腺：排汗具有调节体温与排泄的双重功能。体力劳动时，汗中乳酸含量增多。

5．体温 体力劳动时及其后一段时间内体温有所上升，以利于全身各器官系统活动的进行，但不应超过安静时的 1℃，即中心体温 38℃；否则人体不能适应，劳动不能持久进行。

6．眼镜 随着科学与技术的发展，流水线生产及视屏终端作业越来越常见，长期（每天大于 6 小时）注视电脑显示屏后，角膜的屈光功能、调节和聚合功能发生改变。

二、脑力劳动过程的生理变化与适应

随着科学技术的发展和社会的进步，工农业生产大量繁重的体力劳动和职业病危害严重的工种将逐步地被机器和机器人所取代，工业中采用自动、半自动生产线的场所也日益增多和完善，体力劳动的比重和强度都不断减小，而需要脑力和神经系统紧张的作业却愈来愈多。例如，某工业化国家从事办公、贸易、教育、科研和服务等非生产性劳动人员占全体职工的 79%，生产性人员仅占 21%，使用最多的劳动工具是笔。另一方面，由于大脑的结构和功能十分复杂，人脑是怎样工作的至今仍然知之甚少，是人们关注的热点之一，对脑力劳动时机体的调节和适应有待进一步研究。

（一）脑力劳动内容与生理特点

脑力劳动的概念比较模糊，难以下一确切定义。一般认为凡以脑力活动为主的作业即为脑力劳动（mental work），它是与以体力劳动（physical work）为主的作业相对而言的。此外，脑力劳动时，劳动对象变了，主要是信息而非物质和能量，所以脑力劳动也叫信息性劳动。脑力劳动明显的特点在于通过感觉器官感受信息，经大脑皮质加工处理、评价、编码、存贮、检索、复制，然后通过多种形式输出。在这个过程中，人仿佛是一种"信息转换器"。脑力劳动多数是非重复性的，互不相同的，而且几乎没有明显条例可循。其工作是抽象的或以抽象为主的，并具有创造性。例如，科学研究、教学活动、技术革新和文艺创作中产生新思想，找到新答案，发明和发现新事物等。从产生和交付出新的信息这个意义上，它们属于人类最高一级的脑力劳动。航天航空指挥、飞机舰船驾驶、仪器仪表操作控制等需要高度集中注意力，及时分析处理数据和作出反应，也属脑力劳动，只是比创造性脑力劳动在层次上低一些。

智力又称智能或者智慧，是人们进行认知活动所必需的心理条件的总和，也是一种一般的能力。能力是指直接影响效率，使活动顺利完成的个性心理特征。若缺少则会影响脑力活动的效率，使脑力活动不能顺利进行。智力可分为特殊智力和一般智力两大类。特殊智力是指在特殊活动领域内发生作用的能力，比如体操活动中，动作表象能力、发达的平衡觉能力、动作的节奏能力和形式的美感能力等；一般智力是由多种因素构成的，其中最基本的是观察力、注意力、记忆力、思考力和想象力，而思考力是智力的核心，所以智力是这些基本认识能力的总和表现，是保证人们再认识事物和改造事物过程中有效进行活动的那些稳定的心理特征的有机结合。

观察力是有一定目的的、有组织的、主动的知觉。它在人们的一切生活和职业活动领域内都是必需的。科学家、艺术家、技术革新能手都是以高度发达的观察能力著称的。俄国杰出的生理学家、高级生理活动学家创始人巴甫洛夫，就是细微地观察狗的唾液分泌等现象入手，开创了高级神经活动生理领域的研究，获得了辉煌的成就。

记忆力是人们认识过程的基础，也是顺利完成某些活动的必要前提。人们借助记忆把从感知获得的材料储存起来，把思维结果保存下来。通过记忆，人们既可以积累个人的直接经验，又可以利用别人的间接经验。比如在英语学习上，没有单词的记忆，就不可能进行富有成效的阅读。人的记忆能力一般能够保持长达70年以上。人脑的记忆潜力犹如浩瀚的海洋，可谓取之不尽，用之不竭。

注意力是能否加强记忆力和观察力的前提，若注意力不集中则将降低记忆力和观察力的效力。注意力的障碍包括注意不足和注意过度，注意不足是指注意时间过短，不能集中注意，不能排除额外刺激的吸引，易分心；注意过度是指注意力集中，注意时所注意的刺激不当，过分注意不重要的细枝末节而忽视了重要目标。

思考力是人的心理活动的核心，也是人类区别于动物的一个重要特征。人们是通过思维来认识事物的本质和规律性的。人们运用思维来预见和推知事物发展的过程，指导自己的实践活动。人们的思维虽然有一般的规律，但每个人的思维具有各自的特殊性。这表现在思维品质的特性上，如思维的广阔性，即善于抓住问题的广泛的范围，在实践领域中创造性的思考；思维的深刻性，即深入思考问题，预见事物发展进程；思维的独立性，即根据客观事实，冷静地思考问题，发现并解决问题；思维的敏捷性，即迅速而正确地解决问题。

想象力在人们社会实践中起着重要的作用，在艺术创作和科学探讨中占有重要的地位。可以说没有想象力就没有科学。信息论和计算机科学的发展也促进了对脑力劳动的研究和认识。心理学家把人比作一个与计算机类似的信息加工系统。这个系统由感知加工、认知决策加工和运动加工三个子系统构成，见图1-5-2。机体感受器官将输入的信息通过感觉加工器编码后流入工作记忆，运动器官（加工器）则从工作记忆获取指令而做出相应的反应。在脑力劳动，注意（attention）和记忆（memory）起重要的作用。工作记忆（working memory）是以不稳定形式初始和暂时地贮存信息的记忆，它可经某种渠道而进入长期记忆，也称之为第二级或第三级记忆。长期记忆贮存有大量的知识，其内容是抹不掉的，经激活后可再次进入工作记忆。暂时的工作记忆据信是脑电在皮质和皮质与丘脑神经元之间的回路来回震荡，延长了兴奋作用的结果。长期记忆的生化基础则在于合成新的RNA、蛋白质或有关的活性肽。

脑的氧代谢较其他器官高，安静时约为等量肌肉需氧量的15～20倍，占成年人体总耗氧量的10%；睡眠时则减少。由于脑的重量不超过体重的2.5%，醒觉时已处于高度活动状态，故即使是最紧张的脑力劳动，全身能消耗量的增高也不致超过基础代谢的10%。例如，紧张地演算数学题仅增高基础代谢的3%～4%；剧烈的情绪兴奋时可增高5%～10%。葡萄糖是脑细胞活动的最重要能源，平时

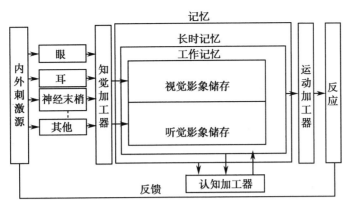

图 1-5-2　信息加工系统模型

90% 的能量都靠分解葡萄糖来提供。但脑细胞中贮存的糖原甚微，只够活动几分钟之用，主要靠血液送来的葡萄糖通过氧化磷酸化过程来提供能量。因此，脑组织对缺氧、缺血非常敏感。但总摄氧量增高并不能使脑力劳动效率提高。

脑力劳动常使心率减慢，但特别紧张时，可使心跳加快，血压上升、呼吸稍加快、脑部充血而四肢和腹腔血液则减少；脑电图、心电图上可有所变动，但并不能用来衡量劳动的性质及其强度。

脑力劳动时，血糖一般变化不大或稍增多；对尿量无何影响，对其成分也影响不大，仅在极度紧张的脑力劳动时，尿中磷酸盐的含量才有所增加；对排汗的量与质以及体温均无明显的影响。

（二）脑力劳动的职业卫生要求

与体力劳动一样，脑力劳动系统包括：劳动者、工具及机器、工作任务、工作环境和工作组织制度等条件和要素，对脑力劳动的职业卫生要求可以从上述几方面来考虑。例如，工作场所应保持安静，噪声不应超过 45dB。室内光线应明亮，但须防止阳光直射，光线应从左边来；人工照明应有足够亮度，一般应为 500lx，制图等精细工作应为 1000lx，老年人工作时对亮度的需求要高得多，60 岁的老人比 40 岁的中年人约高 5 倍，例如：如果中年人书写需 500lx，老年人则需要 1000lx。室内温度以最适温度为宜，我国相应标准规定为夏季 24～28℃，冬季 19～22℃（GB 5701—85）。墙壁颜色应明亮柔和，避免使用黑色、深色或刺眼的颜色。工作空间、桌椅应符合国人身体尺寸和工效学的要求。

脑力劳动因为主要任务是处理加工信息，又有职业卫生的一些特殊要求。例如，荧光屏显示字符信息，对字体大小和符号对比度有专门规定：视距 500mm 时，字体高度最小为 2.6mm；视距超过 500mm 时，字体高度 = 视距 /190；字间距大约是字高度的 70%，至少 50% 以上。符号对比度指的是符号与其背景的光强度比，新式荧光屏采用犹如白纸黑字的"正显示"，即亮背景暗字。符号光强度对比应在 1：3 和 1：5 之间。

提供的信息应该明确，量要适中，信号的区分度要高，否则会加重脑力劳动的负荷。还应注意信息的和谐性和剩余度的问题，信息和谐性是指信息显示、控制性活动或系统的应答要与操作者所预期的保持一致，否则会导致信息冲突。例如，控制钮向右侧旋转应表明使系统发生反应或反应增强，而不应该是降低或关闭系统。此类设计错误往往导致事故发生。信息剩余度（information redundancy）是表示信号所携带的实际信息量低于它可能携带的最大信息量的程度。例如当飞机要着陆时，飞行员与机场调度员的通话有很大的剩余度。飞行员报告"101 请求着陆"，调度员回答："101 可以着陆"。这两句话都有剩余成分，飞行员的话中"请求"两字是多余的，调度员的回答中"着陆"两字也是多余的。多余的信息使操作者能够交叉地检查和确认信息，保证信息交流的可靠性。另一方面，显示的信息过多可使人分心并增加脑力劳动的负荷。所以应根据作业需求，保持适量的剩余信息。

此外，脑力劳动者应该注意改进记忆和思考的方式方法。对于成年人，那些理解了的东西才容易记住，阅读交谈时，在仔细读、听的基础上要注意掌握其基本意思。思考时一方面就某个方向深入地考虑，另一方面也要多向地联想，由于人的经历不一，记忆和思考方法上是多种多样的。还应该注意合理营养，体育锻炼、工间休息以维护脑力，防止过劳。

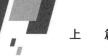

三、作业类型

职业活动中,有不同的工作类型和作业类型,负荷程度各不相同,工作中适当负荷对完成工作和身体健康都是需要的,工作负荷(work load)的评价是值得研究的。过去我们认为劳动(work)即工农业的生产性劳动。随社会发展,职业卫生学研究内容不断深入,服务对象的范围不断扩大,劳动的范围已不适应现代职业卫生的需求。各种职业人群所从事的工作已经成为人类生活不可或缺的一部分。工作时要完成一定的工作任务;工作任务以及环境因素反过来对机体器官或功能会产生一定的作用或影响。工作负荷评价的目的并不是消除负荷,而是把负荷维持在一个适当的水平,也称可接受水平或者负荷的安全限值,以便有效地完成工作任务。工作负荷过高或过低都不好:负荷过高会降低作业的质量和水平、引起机体疲劳甚至损害,过低又会降低作业者的警觉性,感到单调、无兴趣,也影响作业。工作和作业的类型多种多样,选择适当的测定方法和指标来评价工作负荷是职业生理学一个主要的研究领域,尤其信息性劳动的负荷评价仍值得深入探讨。

(一)作业类型的划分

任何劳动都包含体力和脑力劳动两种成分,只能相对地看以那一种成分为主,传统上分为体力劳动和脑力劳动。根据劳动生理研究的结果,可将劳动或作业再分为不同的类型,这样有利于了解劳动条件对人体产生的影响,有助于劳动负荷的评价。

工作类型　各种劳动任务对人的要求是不同的:要求产生力,或者是处理信息。据此,所有要求产生力的活动可归纳为能量性劳动,要求处理信息的劳动则为信息性劳动。值得注意的是这两类工作之间并不存在明确的界限。然后,根据劳动任务要求人做些什么,累及哪些器官或者功能,进一步区分为肌力式、运动式、反应式、综合式及创造式劳动,见表1-5-5。由能量性劳动到信息性劳动,它涉及的主要器官或功能由肌肉骨骼、呼吸和循环系统逐步过渡到注意、思维和决定的能力。劳动类型划分尚有其他的方法和意见,以上分类仅是一个例子。

表1-5-5　劳动分类

劳动种类	能量性劳动 (产生和付出体力)		信息性劳动 (加工和产生信息)		
劳动形式	肌力式	感觉运动式	反应式	综合式	创造式
劳动任务的特点	付出体力,常为机械作功意义上的劳动	手和臂精确地活动,体力此时已不重要	吸收和加工信息,有时做出反应	吸收和加工信息,转换为另种信息并交付出去	产生信息并在一定时候交付出去
劳动任务累及的主要器官	肌肉、肌腱、骨骼、循环、呼吸	肌肉、肌腱、感官	感官(肌肉)	感官、脑力	脑力
举例	搬运、铲砂子	流水线装配、驾驶	警卫、监控	编程序、语言翻译	发明、解决问题

注:摘自 Laurig. 工效学导论,1989.

(二)作业类型

劳动生理研究表明,根据肌肉收缩状况、参与劳动肌肉量的多少以及是否做功等可将作业分为几种类型。

1. **静力作业(static work)**　又叫静态作业,主要依靠肌肉等长性收缩(isometric contraction)来维持体位,使躯体和四肢关节保持不动所进行的作业。

从物理学的观点看,静态作业时人并没有做功。参与作业的肌群可以是大肌群也可以是小肌群,数量也不定。肌肉张力在最大随意收缩的15%～20%以下时,心血管反应能克服肌张力对血管的压力,满足局部能源供应和清除代谢产物的需要,这种静力作业即可维持较长时间。但静力作业时肌张力往往超过该水平,造成局部肌肉缺氧、乳酸堆积易引起疼痛和疲劳,又称为致疲劳性等长收缩。研究还发现,静力作业能够维持的时间取决于当时肌肉收缩力占最大随意收缩力的百分比,见图1-5-3,可见以最大肌张力收缩进行的作业只能维持数秒钟。此时,虽然心血管反应加强,心率、心输出量和舒张压、收缩压均增高,但却不能克服肌张力对局部血管产生的压力,故不能维持收缩肌肉中的稳定血流,甚至使其中断而造成局部肌肉缺氧、乳酸堆积并引起疼痛。静力作业时间与肌肉收缩力的这一关系与参与作业的肌群及作业者的性别无关。

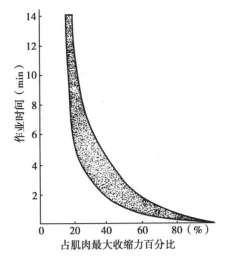

图 1-5-3 静力作业持续时间与肌肉收缩力的关系

在工作过程中,静力成分所占的比重与劳动姿势(支持重物,把持工具,紧压加工物件等)和操作的技巧,熟练程度有关。任何作业都含有静力成分,它可随劳动姿势的改变、操作的熟练和工具的革新而减少。

静力作业的特征是能消耗水平不高,氧需通过常不超过 1L/min,但却很容易疲劳。在作业停止后数分钟内,氧消耗反而先升高后再逐渐下降到原水平。这是由于肌肉在缺氧条件下工作,无氧糖酵解产物乳酸等不能及时清除而积聚起来形成氧债。当作业停止后,血流畅通,立刻开始补偿氧债,故呈现出氧消耗反而升高的现象。此外,静力作业时由于局部肌肉的持续收缩、不断刺激大脑皮质而引起局限强烈兴奋灶,使皮质和皮质下中枢的其他兴奋灶受到抑制,例如能代谢的抑制;当作业停止后,即出现后继性功能的加强,产生氧消耗反而升高的现象。

2. 动力或动态作业(dynamic work) 在保持肌张力不变——等张性收缩(isotonic contraction)的情况下,经肌肉交替收缩和舒张,使关节活动来进行的作业。动力作业的特点是肌肉交替地收缩与舒张(唧筒作用),血液灌流充分也不易疲劳。从物理学意义上,它是做功的工作。

动力作业又可分为重动力作业和反复性作业。参与重动力作业的是那些大肌群,因此能量消耗高是它的特点之一。反复性作业(repetitive work)又称轻动态作业,参与作业的是一组或多组小肌群,其量少于全身肌肉总量的 1/7,肌肉收缩频率高于 15 次/分钟。例如,操作键盘输入汉字,手指击键可高达 100 次/分钟以上,频繁收缩活动的小肌群能耗不高却容易疲劳甚至受损伤。

3. 高抬举作业(overhead work) 例如,工人手部上举、焊接、紧固螺丝和打孔等。该作业含有静力成分,工作肌肉血液灌流不足;由于工作肌与心脏的垂直距离增加,静水压升高,导致心血管高度应激,工作肌乃至全身极易疲劳。

静力、动力等类型的作业普遍存在于工作过程中,只是所占比重有差别,这与作业要求、劳动姿势和操作熟练程度有关。可由工作系统的人类工效学设计(ergonomic design of the work system)来减少甚至避免静力作业等不符合生理要求的活动。

脑力劳动作业状态形式大体与体力劳动类似。有研究表明工作开始有一个警示器。这时心率加快,血压稍上升。接着是抗衡期,即机体与紧张源对抗或适应。如果长时期抗衡则出现衰竭期,机体出现疲劳。工作能力下降,甚至衰竭。

四、工作负荷评价

人工作时要完成一定的工作任务,而工作任务以及环境因素反过来对机体的器官或功能会产生一定的效应或影响。效应或影响的大小除工作任务这一主要因素外,还取决于作业者本人的特性,如体格、性别、能力和技巧等。适度的负荷是完成工作任务甚至是人体健康所必需的,评价的目的并不是消除工作负荷,而是把它维持在一个适宜的水平,有时也称负荷的安全限值或安全范围。工作和作业的类型多种多样,选择适当的测定方法和指标来评价不同类型工作的负荷是职业生理学一个主要的研究领域。

(一)基本概念

1. 工作系统(work system) 系统是相互作用的一些元素构成的整体。工作系统包括人、工作对象

（如物质、能源和信息等）、工具与机器、工作环境以及产品等，这些因素相互作用来完成工作任务。

2．负荷与应激（stress and strain） 负荷与应激在力学称为应力与应变，在劳动心理称作紧张与紧张反应，可见这两个词有多种解释，在此称为负荷和应激比较贴切也符合习惯。负荷是指工作系统对人总的需求和压力，负荷强调外界的因素和情形。应激乃负荷对具体个人的影响，它强调在负荷作用下机体内部的生物过程和反应。图1-5-4形象地表达了负荷和个人特性与应激三者间的关系。应激程度高低除了工作负荷外还取决于作业者个体的特性（表1-5-6），从事相同负荷的工作，作业能力较差的个体其应激水平较高。

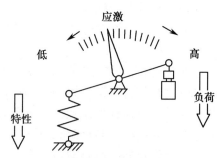

图 1-5-4　负荷与应激的关系

注：摘自 Laurig. 工效学导论，1989．

工作负荷评价可从负荷强度和负荷持续时间两个方面来考虑。此外，从工作生理上对工作负荷进行评价一般包括负荷和应激两个方面的的指标。例如，高温作业的职业生理学调查，既要测定环境的气温、辐射热等负荷性指标又要测定工人的体温、出汗量等应激指标。类似的例子还有不少，例如功率（W）和劳动能量代谢（kJ/min）属负荷性指标，它不涉及个人，谁从事该项劳动都需要同样的做功速率和能量消耗；心率、乳酸含量则属于应激指标，从事同等强度的劳动，每个人的心率、乳酸含量是不一样的。人们在实践中有时并没有严格区分它，而笼统地使用负荷和应激这两类指标。

3．人的特性（human characteristics） 工作负荷与人的特性一起决定应激的高低，工作场所的人类工效学设计目的在于使劳动适合于人的特性，因此人的特性及其差异的研究对于工作负荷评价和工作设计都很重要。年龄和性别是人的两个重要特性而且还对其他特性有影响，例如负重能力、运动速度及感觉敏锐度等。此外，人的特性多存在很大的差异，见表1-5-6。

表 1-5-6　人的某些特性及其差异

| 项目 | 例数 | 测量值 | | 距宽* | 散布率** |
		max	min		（%）
体重	285 000	115kg	42kg	73kg	175
	255 000（男）	115kg	51kg	65kg	125
	30 000（女）	91kg	42kg	55kg	130
持续体力劳动能力	1260	0.77	0.12	0.65	540
	1170（男）	0.77	0.21	0.56	270
	90（女）	0.32	0.12	0.20	165
最大提携力量	35	1100N	220N	880N	400
	19（男）	1100N	350N	750N	220
	16（女）	550N	220N	430N	200
手指技巧性 （某操作所需时间）	1147	16.8min	4.7min	12.1min	260
	546（男）	13.7min	4.7min	9.0min	190
	601（女）	16.8min	5.2min	10.6min	170
智力（IQ）	呈正态分布，±3δ（男女）	IQ＝145	IQ＝55	90	165

注：* 距宽＝最大值－最小值
　　** 散布率＝（距宽／最小值）×100%

4．适宜水平 工作负荷的适宜水平可理解为在该负荷下能够连续劳动8小时，不至于疲劳，长期劳动时也不损害健康的卫生学限值。德国提出所谓持续做功限值，它指一个劳动者在整个工作日连续地（无需额外休息）做出的最大功率，它是上限值。工间休息的研究提出了这个问题，即在某工作期间（至下一次工休前）一个人最大能够做出多少功？这个限值并非将疲劳控制在零的水平，而将疲劳与恢复（疲劳）二者长时间地维持平衡。持续做功限值也没有考虑人的特性。显然，实际应用时，必须明确这类限值的含义。此外，可以不同指标来表示工作负荷适宜水平或限值。一般认为，工作负荷的适宜水平约为最大摄氧量的 1/3。未经专门训炼的男子和妇女其最大摄氧量分别为 3.3L/min 和 2.3L/min，因此适宜负荷水平约为 1.1L/min 和 0.8L/min 耗氧量，以能量代谢计则分别为 17kJ/min 和 12kJ/min。以劳动心率表示适宜负荷水平，应不超过安静时的 40 次/分钟，由于心率属应激指标，此时不再分性别规定限值。

工作负荷过高或过低都不好；负荷过高会降低作业的质量和水平、易引起疲劳甚至损害，过低又降低作业者的警觉性，感到单调、无兴趣，也影响作业能力，体力劳动和脑力劳动均如此，故负荷应保持在一个适宜的水平。显然，适宜负荷规定可作为劳动负荷评价的依据，不过目前这些规定仅适合以动态作业为主的体力工作，且没有考虑工作环境因素，如高温的影响。此外，按能量代谢、工作时间和心率等把劳动划分为几个等级，这与工作负荷适宜水平在概念上是不同的，并非严格意义上的工作负荷评价，但按劳动强度划分的等级标准仍可供劳动负荷评价时参考。

（二）方法与指标

1. 客观方法

（1）体力劳动：劳动能量代谢率（metabolic rate）是职业生理学上传统的劳动负荷测定指标，已有 100 多年的历史。其测定方法有两种，即直接测热法和间接测热法。直接测热法在小室内将人体散发的热收集起来，加以测量，因为设备和手续复杂很少使用。一般采用间接测热法，只需测定作业者在一定时间内的氧耗量，可计算其能量代谢。我国在生产现场系测定工人的肺通气量，再转换为氧耗量。再者，能量代谢除劳动外还受其他许多因素的影响，例如身体大小，因此多用能量代谢率（每小时每 m² 体表面积的产热量，具体见实习有关章节）。能量代谢率适合于评价全身性的动态体力劳动，以静力作业和反复性作业为主的劳动如流水线劳动，由于能耗不高，则不宜采用这一测定指标。

心率也是一项传统的指标，适宜反映动态体力劳动时机体的应激程度，也可用于评价小肌群参与的劳动，甚至脑力劳动。心电的测定和记录技术发展很快，长时程心电记录仪（holter）可以长时间地测定、记录受试者的心电，除心率外，还可以分析心电的多项指标，例如心率变异性。它是将心电直接记录在内置的磁卡上，不易受生产场所电磁场干扰，也不影响工作，且体积小、重量轻，便于现场使用。

肌细胞去极化至临界值会随膜通透性变化而产生动作电位，将电极置于肌肉内（内置电极）或皮肤表面（表面电极）可测得电位，该测定方法称为肌电术（electromyography，EMG）。它的历史可以追溯到 20 世纪初，然而较多地用于实际研究是 20 世纪 70 年代。繁重的体力劳动为机械化取代，而流水线生产、VDT 作业日渐多见，此间主要是小肌群参与的反复性操作和静态作业。由于能耗并不高，能量代谢测定不再适合评价此类劳动的负荷。职业生理学不得不研究新的测定技术和方法，结果发现肌电适合于测定反映静态作业以及动态作业的劳动负荷。近些年来，肌电测量技术本身也发展很快，表面电极、遥测技术，计算机辅助，这使得 EMG 成为无损伤性、即时监测、便于现场使用的一个新方法。它测得的肌电（电压）称为肌电活性（myoelectric activity）。从时域（time domain）和频域（frequency domain）两个方面分析肌电活性，时域分析肌电的幅度（amplitude），常用均方根值（the root mean square，RMS）。肌电幅度在个体间有很大差异，多转换为肌肉最大随意收缩百分比（percentage of the maximal voluntary contraction，MVC%），以抵消个体差异。在频域分析，常用指标为中位功率频率（median power frequency，MPF），也称为中心频率（center frequency），指的是那样一种中位（中心）频率，功率在该频率之上或之下平均地分布。MPF 包括中位频率（median frequency）和平均频率（mean frequency）。肌肉疲劳时，肌电发生明显的变化，时域分析可见肌电幅度增大；频域分析表明低频率的功率密度增加，高频率的功率密度降低，形成所谓的频谱左移。一般认为，只有肌电的上述变化称得上直接测定疲劳的一个指标。

表面肌电可用于职业生理学研究的各个方面：肌肉功能和疲劳、工作负荷及姿势负荷评价、工效学设计等。下面是肌电术测定分析手臂姿势负荷的一个实例。在实验室模拟工人生产劳动中常见的手臂姿势（图 1-5-5），如手臂以不同角度外展。在保持各姿势的同时，测定手臂肱桡肌、肱二头肌、三角肌和斜方肌的肌电。结果表明，随着手臂上抬和外展角度以及前伸距离的增加，肌电活性（MVC%）逐一升高（表 1-5-7），换句话说，姿势负荷升高，且呈现明确的剂量反应关系。显然，肌电术可以确切地评价劳动姿势的负荷,同时也为工效学设计提供了依据,在驾驶、流水线生产乃至搬运等工作任务的设计,应注意保证劳动者手臂在较低的、靠近身体的位置操作。

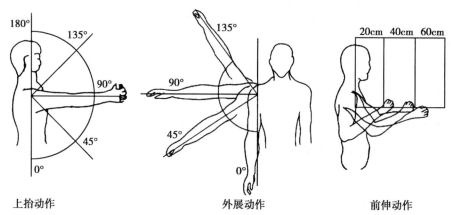

图 1-5-5　实验模拟生产劳动中常见的手臂姿势

表 1-5-7　手臂不同姿势负荷的肌电测定结果

手臂姿势		MVE(%)			
		肱桡肌	肱二头肌	三角肌	斜方肌
上抬	0°	1.8	0.7	6.4	4.6
	45°	2.5	2.6	10.1	5.8
	90°	3.4	3.7	12.6	9.0
	135°	5.7	5.0	16.2	13.2
	180°	8.1	7.4	20.8	16.3
外展	0°	2.3	0.9	6.5	3.9
	45°	5.4	2.1	14.5	7.7
	90°	6.7	3.6	20.3	12.1
	135°	8.5	5.2	25.0	15.9
前伸	0cm	2.0	0.9	8.4	4.7
	20cm	2.2	2.7	9.2	9.8
	40cm	2.5	3.5	9.5	9.3
	60cm	3.8	3.4	11.7	9.0

肌肉活动增加时,其电活性升高,这与肌肉的力量或负荷存在一定的比例关系。时域指标 RMS 或者 MVC% 可用于评价静态和动态作业的劳动负荷;在负荷稳定不变时,RMS 或者 MVC% 升高也反映了肌肉的疲劳。疲劳分析主要采用频域指标 MPF,但多为静态活动,肌肉等长收缩导致的疲劳。频域指标是建立在静态活动研究基础之上的,用该指标测定和分析动态活动肌肉的疲劳仍存在一些问题。目前,研究者已找到了一些解决颁发,例如:在动态活动开始和期间安插静态活动,测定静态活动时的肌电并以此反映动态活动期间的工作负荷和肌肉疲劳。一种同时分析肌电幅度和频率的方法(joint analysis of EMG spectrum and amplitude,JA-SA)。

由此,可以准确地判断肌肉疲劳与否,且肌电的改变可以归纳为疲劳、恢复、肌力增加和肌力减小。肌电幅度升高可由于疲劳或者肌力增加。频率的变化也有两种情况:如果频谱左移,同时肌电幅度升高,说明疲劳;相反,肌电幅度升高而频谱右移,则说明肌力增高。与此相对应,肌电幅度降低且 MF 下降则说明肌力降低;若肌电幅度降低而 MF 增高则说明肌肉处于疲劳后的恢复状态。但是,JASA 只能判断肌电变化的性质,而无法说明肌电在时间和数量上的改变。因此,肌电测定反映肌肉疲劳仍需进一步深入研究。

皮肤温度与人的冷热感关系密切,适合于评价人对气温的感受,例如至适温度的研究。人体核心温度是判断机体热平衡是否受到破坏的最直接指标。中心体温(如直肠温度)则反映机体自环境受热和自身产热的总和,而且它十分稳定,常用做高温作业时机体热应激的指标。虽然直肠温度是最适宜替代核心温度的指标,其次是口腔温度,但是两者都不容易测量,一般测量腋下温度。核心温度与直肠温度、口腔温度和腋下温度有这样的关系:核心温度 = 直肠温度 = 腋下温度 +0.6℃= 口腔温度 +0.4℃。为了方便测量,同时获得准确的核心温度,建议口腔温度作为测量指标。正常范围的口腔温度是36.6～37.7℃,当口腔温度超过 42℃时,会危及生命。

无氧代谢产生乳酸且某些肌细胞在机体尚未达到最大摄氧量时也以无氧代谢合成 ATP,当超过再利用和清除速率时,血液乳酸浓度逐渐升高,因此血乳酸含量是体力劳动负荷评价及运动医学的一项经典指标,其测定方法现已用酶学法。反映体力劳动应激程度的其他指标有肌酸激酶(creatine kinase,CK)、肌红蛋白、激素和白细胞等,例如,CK 是反映静力作业致骨骼肌损伤的一个特异指标。

(2) 脑力劳动:对脑力劳动负荷的评价和认识远不及体力劳动,但也有一些进展。首先,脑力劳动负荷的实验室研究在设计上有所谓主任务和次任务。主任务测定(primary-task measures):由直接测定作业人员操作的状况来评价某项任务的脑力劳动负荷。当任务的难度增加或负荷过高时,操作会受到影响。主任务测定可把过负荷和非过负荷状态区别开;当负荷不高,操作没有受到影响时,主任务测定则不能反映脑力劳动的负荷。可见,主任务测定法在时间中的应用很有限,近些年来发展较为缓慢,绝大部分研究沿袭从前的经典方法,而主任务绩效也往往只是作为脑力负荷其他度量指标的补充。Gawron 等人提出了一套标准化又便于实施的脑力任务及度量方法,可以测试数字计算能力、短时记忆能力、空间认知能力、逻辑推理能力等基本任务。在测试中,被试者只需通过按键操作,对刺激作出"是"或"否"的判断,由系统记录其反应的时间与判断的正确率,避免了很多主观和不可控因素的干扰。常用的主任务及其度量指标见表 1-5-8。

表 1-5-8　常用的主任务及其度量指标

主任务	度量指标	主任务	度量指标
空间追踪	均方根误差	短时记忆	时间,正确率
视觉搜索	时间,正确率	逻辑推理	时间,正确率
数字计算	时间,正确率	空间旋转认知	时间,正确率
拼图	时间,出错次数	(模拟)驾驶	时间,速度,出错次数
走迷宫	时间,出错次数	探寻任务	时间,出错次数

次任务测定(secondary-task measures):除主任务外,要求操作者还执行一项次任务。执行双项任务与执行单项任务比较,由执行双任务时操作变槽的程度来评价劳动的负荷。次任务测定反映脑力劳动负荷较主任务测定更敏感,例如,主任务是持续跟踪一个移动的目标,次任务为按键;结果噪声和高温使次任务操作质量降低,而主任务未受影响。此任务测定与主任务测定的关系是:此任务的绩效可以间接反映主任务所占用的脑力资源。此任务完成水平越好,则主任务的脑力负荷越低,主任务完成水平较好。应选择与主任务占用同一信息处理源(processing resources)的次任务,否则也不能敏感地反映负荷。常用的次任务有记忆、数字计算、反应时间、时间估计、追踪等,其中被认为效果较好的次任务是时间估计。有研究表明,前瞻记忆任务作为研究脑力负荷的次任务手段效果较好。

此外,研制了一些心理生理测定指标(psychophysiological measures),可归纳为三类:心活动相关指标、脑活动相关指标和眼活动相关指标。其他还有肌电活动、皮肤电活动和呼吸指标的报道。

1)心电活动:一项常用的指标是心率,心率升高一般与脑力工作负荷增高有关,然而,决定心率增高与否的主要因素是体力劳动负荷及唤醒程度(arousal level),心率因此并非脑力劳动负荷的稳定指标。Al'Absi 等人研究发现人在执行反应及认知任务时的心率升高,执行其他任务时则不然。

更适宜的一个指标是心率变异性(heart rate variability, HRV),它反映交感神经和迷走神经对心脏活动的调控和平衡。心率在正常情况下存在一定程度的变异,有时可达 10～15 次 / 分钟。若将注意力集中到某项感觉运动式工作上,作业者的心率变异性则下降,且随负荷(所处理的信息)增加,变异性趋于消失。近期实验表明,计算机输入随机数字模拟脑力劳动,输入工作一旦开始,心率变异性 TP、LF 和 HF 指标即陡然下降,随着工作时间延长在低水平上波动,略有增高的趋势,见图 1-5-6。

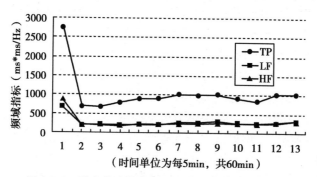

图 1-5-6 脑力劳动期间心率变异性指标的变动趋势

实验还发现,随着工作速度增加,TP 和 LF 增高,呈现一定的剂量 - 反应关系(图 1-5-7)。脑力负荷的增加一般会伴随心率变化率中低频段(0.04～0.15Hz)的削弱。

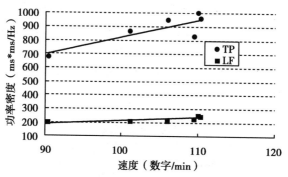

图 1-5-7 心率变异性与脑力劳动负荷的关系

2)脑电活动:脑电活动测量指标有脑诱发电位、脑地形图、磁共振成像技术、正电子发射扫描、脑磁图。脑诱发电位(evoked potentials)与脑的认知活动密切相关。某散在的刺激事件可在脑引起一个短暂的唤起反应,它表现为来自大脑皮质的一系列电压波动。唤起反应的组分要么是正的要么是负的,也可用事件发生后反应的最短潜伏期来识别它。P300ms 为事件刺激之后大约 300 毫秒所发生的正组分,其幅度和潜伏期可用于反映脑力工作负荷:随负荷增加,其幅度降低,潜伏期延长,见图 1-5-8。

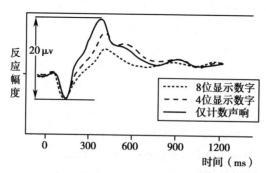

图 1-5-8 声响计数和显示观察工作时的脑诱发电位变化

脑地形图(electrical brain mapping,EBM):脑地形图是利用头皮电极和微机技术研究脑诱发电位的时间和空间变化的一种方法。作业种类和难度不同,头部电活动类型和脑诱发电位成分有明显差异,人们可以运用这种差异研制功能性脑地形图集,并预示可以运用这种地图集确定各种认知作业的种类和强度，根据不同认知作业间的认知功能的相似处和差异，探讨认知作业机制。

磁共振成像技术（magnetic resonance imaging，MRI）：MRI 在认知作业负荷评价方面有广阔的应用前景。各种认知活动在功能性 MRI 上都有高灵敏度的显示，如设计相应的"刺激 - 休息 - 刺激 - 休息……"成像工作方式，可以检测到作业前后 MRI 信号强度变化的大小和速度，通过"差图法"或"信号强度 - 时间"关系曲线，可以直观描述信号强度的变化规律，分析认知作业的种类和负荷。

正电子发射断层扫描（positron emission tomography，PET）：PET 是用放射性核素标记的生物活性的天然化合物或药物进行追踪，用扫描仪记录放射性物质的发射情况，通过计算机重建出脑冠状切片图像，获得生物化学图，从而观察活体脑功能。用以研究认知作业机制和脑力劳动负荷评价。

脑磁图（magnetoencephalography mapping，MEGM）：脑磁图是用多个 SQUID（superconducting quantum interference device）磁强计测量脑神经活动明显差别。最近有人研究了更为先进的测量脑磁图活性的硬件和软件系统，可以更好地测定和分析脑磁图，研究大脑的认知作业机制和脑力劳动。

3）眼电活动：例如瞳孔测量术（pupillometry）或瞳孔直径测量，它是反映注意力高低的一项指标，工作负荷越高，瞳孔的直径也就越大。眨眼率（eye blink rate）可随所执行的任务而发生变化，提高任务要求可使眨眼率降低。一般认为眨眼率与视觉负荷相关，从无视觉负荷到有视觉负荷，从低视觉负荷到高视觉负荷时，眨眼率均减少。

4）呼吸及其变异性：RR 通常随脑力负荷增加而增快，RRV 与脑力负荷的关系还不确定，Sirevaag 等曾发现 RRV 在语言通信负荷增加时减小，但语言通信可影响呼吸类型，所以这种变化的意义很难确定。董明清等发现，RR（由 IRI 反映）随任务难度增加逐渐加快，RRV 在各任务间大多数无显著区别，参考 Srirevaag 等的结果，可以认为 RR、RRV 与脑力负荷也有一定关系。

此外，人们尝试用信息通量（information flow）来表示脑力劳动的负荷，即单位时间大脑处理多少比特（bit）的信息，但目前尚处于研究阶段。

2. 主观方法

（1）体力劳动：将要了解的内容或项目，将其分成几个级别，以调查表或谈话（interview）的形式来询问、评价劳动负荷，例如把劳动负荷分为轻、中、重和很重，某种劳动姿势如弯腰按出现频率分为从不、偶尔和经常，由工人回答填写。显然，这种传统方法是主观的，其可靠性差，如果仅以文字描述，也不便于统计分析；但是它比较简单，无须仪器设备，便于流行病学调查使用。

Borg 量表（Borg scale）是用来评价工作负荷或费力主观感的量表，是来自心理学的一个经典的方法。它是基于实验室研究而制订的，受试者在功率车上完成一定功率的动态活动，要求把他们对劳动负荷或费力的主观感觉从无到极重分级（scaling）并赋予分值，这些分值与心率呈线性比例关系，约为1:10。除了劳动负荷外，Borg 量表还可用于疲劳、疼痛、精神紧张等的实验室评价研究。近期的实验表明，Borg 量表在评价作业者姿势负荷与肌电测定分析结果一致。在生产现场，由于作业者缺乏不同级别负荷的即时感受作为参照来比较评分，Borg 量表用于作业者负荷的现场调查受到限制。

另外，姿势的负荷评价和分级时复杂的，其最终的判定依据应是长期的健康效应。我们只是在实验室模拟条件下，通过表面肌电 MVE% 和 Borg 量表来测定和评价手臂静态姿势的瞬间效应。Borg 量表的研制和使用也提示，制定调查表和谈话提纲应尽可能以实验室或现场调查的结果为依据，以减少主观性；应搞好分级和分值编码，以便于统计分析。

（2）脑力劳动：要求作业人员将脑力上的负荷和应激划分成若干等级，也是靠作业人员的判断来评价工作负荷。目前常用的有 Cooper-Harper 量表、SWAT（the subjective work load assessment technique）和 NASA 任务负荷指数。例如，Cooper-Harper 量表根据任务的难易及作业人员的应激状况以所谓决策树（decision tree）形式将脑力劳动负荷划分为 1（低负荷）到 10（高负荷）个等级，见图 1-5-9。

NASA-TLX 是由美国国家航空航天局开发的，也是一个多维脑力负荷评价量表，见表 1-5-9。该量表由六个条目（或维度）组成，即脑力需求（mental demand，MD）、体力需求（physical demand，PhD）、时间需求（temporal demand，TD）、努力程度（effort，EF）、业绩水平（performance，Per）以及受挫程度（frustration level，FR），每一条目均由一条分为 20 等份的直线表示，直线分别以低、高字样进行标示。

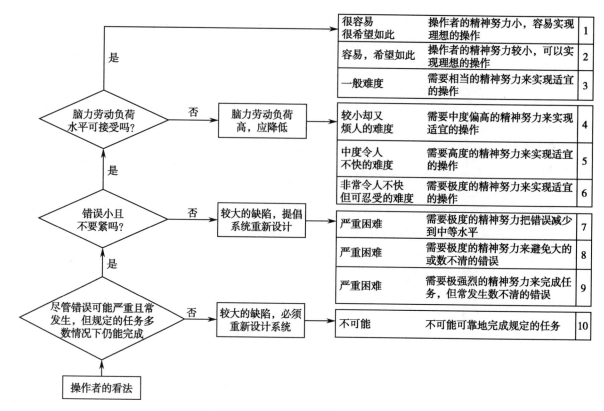

图 1-5-9　脑力劳动负荷测定用的 Cooper-Harper 量表

表 1-5-9　NASA-TLX 评价量表条目说明

条目名称	条目说明
脑力需求	指完成工作过程中需付出多大的脑力活动（如思考,下决定,计算,记忆,观察,搜查等）;该工作从脑力方面对你而言是容易还是困难,是简单还是复杂;要求严格还是不严格
体力需求	指完成工作过程中需付出多大的体力(如推,拉,转身,动作控制,进行活动的程度等);该任务从体力方面对你而言是容易还是困难,是缓慢还是快速;肌肉感到松弛还是紧张;动作轻松还是费力
时间需求	指工作运行速率或节奏,其节奏是缓慢并使人感到从容不迫,还是快速而令人感到慌乱
努力程度	指完成你的工作需付出的努力是小还是大（脑力及体力）
业绩水平	指对完成目标取得的成绩怎么样;对取得的成绩,你的满意程度有多大
受挫程度	指在工作中,你感到沮丧感,烦恼程度是小还是大

　　SWAT:主观性作业负荷评价技术(subjuective work load assessment technique,SWAT),是美国某空军基地航空医学研究所开发的一种主观评价技术。这种方法是多因素评价法,该方法提出了一个包含 3 项因子的作业负荷多维模型,SWAT 包括时间负荷(time load)、脑力负荷(mental effort)和心理应激(psychological stress)3 个因素,分别涵盖了在限定时间内完成任务和同时完成多项任务的程度,对多信息源的内在注意力及计算能力,以及训练的疲劳水平和精神状态。

　　MCH 意思是"库柏 - 哈柏修正法"。主要用于测量认知作业系统的工作负荷,而不用于那些出于本能或精神原动力方面的问题,前者也正是原"库柏 - 哈柏"方法难以做到的。

　　OW:全工作负荷量表(overall workload scale,OW),OW 为单因素评价量表,分值为 0～100 分,0 分代表非常低的工作负荷,100 分代表非常高的工作负荷。

　　Tsang 和 Velasquez 等基于脑力多资源模型,提出了一个新的主观度量量表(workload profile,WP),该量表包含 4 个脑力工作阶段,每个阶段占用两种资源。①(信息)处理阶段,占用概念 / 中枢处理资源和相应资源;②编码处理阶段,占用空间编码资源和语言编码资源;③输入阶段,占用视觉接收资源和听觉接收资源;④输出阶段,占用操作输出资源和语言输出资源。使用该量表时要求受试者在执行脑力任务后根据自己的主观感受对这 8 项脑力资源的使用情况给出一个介于 0~1 之间的数字，"0"代表完全没有占用该资源，"1"代表该资源被全部占用。最后将 8 个数字相加得到整体脑力负荷。研究表明，用 WP 量表度量脑力负荷，在抗干扰性、敏感度、效度和诊断性等指标上表现都不错，接近经典的 SWAT 和 NASA-TLX 等量表，同时 WP 量表的使用较为简单，因此是近些年脑力负荷主观度量方法发展上的一个亮点。

目前，国内外对脑力负荷的研究大部分为实验室或模拟研究，即一般通过控制任务的难度来改变任务负荷水平，分析各种评价指标随任务难度的改变规律，从而判断该指标用于评价负荷的意义。并且主要集中在飞机驾驶、核电站的控制以及飞机场调度等在短时间内需要处理大量信息的工作，应用的领域比较狭窄，而对一般职业人群脑力负荷的现场研究很少。

由于脑力负荷的多维性，而现在对脑力符合评价的方法和指标不够全面，迄今尚未找到一种适用于各种任务的脑力负荷评价指标，没有一种指标能够全面反映不同任务条件下的脑力负荷状况。因此，多变量评定系统是脑力负荷评定的发展方向。Shinji Miyake 将心率变异性、手指体积描记图振幅和呼吸三个生理变量和 NASA-TLX 量表合成一个指数，从生理和主观两个方面对脑力负荷进行多变量分析，取得较好效果，是脑力负荷测量方法的创新和尝试。张智军等对各种脑力负荷测量方法做了实验研究，采用主任务绩效、次任务绩效、主观加权负荷评分和心率变异性变化率做了视觉追踪作业脑力负荷的多变量评估研究，发现四种指标的"综合加权评估指数"评估敏感性高于任何单独指标的评估敏感性，多变量判别分析较单变量分析更能准确判断脑力负荷状态。

3. 观察方法　介于客观和主观方法之间的是所谓观察方法（observation method），它既不像客观方法那样需仪器检测、花费高，也不像主观方法那样带有主观性、效率低，且便于现场调查使用。观察方法很多且应用的范围广，可用于体力劳动或脑力劳动，可用于整个工作系统或个别具体项目的评价。例如：AET 工作分析法（Arbeitswissenschaftliche Erhebungsverfahren zur Tätigkeitsanalyse）有 216 项观察项目，内容涉及整个工作系统的各个方面，例如，体力劳动、脑力劳动、静力作业、动力作业和劳动环境等。OWAS（the Ovako work posture analyzing system）则专门用于观察分析工作姿势负荷。多瞬间点调查法（multimomentaufnahme）在于通过多个瞬间的随机观察来了解某个事件的发生频率和状况，它是德国劳动科学的经典方法。首先确定调查（观察）目的，例如欲评价某汽车制造厂工人的劳动姿势，确定待观察的姿势为弯腰、弯腰＋转体、站立和行走等。确定需要观察的次数，它与事件发生的频率有关，频率高的，需要观察的次数少，否则就多（可由经验公式求得），再计得每天需观察的次数。由随机数字表确定每次观察的具体钟点。观察人员按此钟点时间携带表格去工作场所巡视，即时观察并记录工人的劳动姿势。随观察增多，劳动姿势出现的频率逐渐稳定在一定的可信限范围内。结果表明，见表 1-5-10，极不符合生理状况的劳动姿势弯腰＋转体在冲压出现的频率最高，达 41.3%，其次为发动机和汽车组装，分别为 11.8% 和 3.9%。相比之下，办公作业的姿势较合理，大多采取坐位（40.8%）。这个

表 1-5-10　汽车生产不同工作任务作业姿势出现的频率（%）

劳动姿势	冲压 n=3155	发动机组装 n=3167	汽车组装 n=4887	普通办公 n=10 649
站立	11.1	34.1	43.9	16.1
站立＋弯腰	21.2	12.4	29.0	2.9
站立＋弯腰＋转体	41.3	11.8	3.9	0.5
行走	3.8	8.9	13.2	3.1
坐	4.9	3.3	2.7	40.8
坐＋弯腰	0.6	—	4.3	0.4
蹲	1.1	0.3	1.9	0.1
其它	16.0	29.2	1.1	36.1

注：依据 Multimomentaufnahme 随机观察，n＝观察人次数，其他为人员脱离工作岗位

例子说明,观察法无须昂贵的仪器,一般只需要纸和笔(paper pencil method)也可以获得准确的、量化的结果。现在,观察法在技术上发展也很快,有些如 OWAS 已摆脱纸和笔实现了计算机化。

五、作业能力

劳动者在从事某项劳动的过程中,完成该项工作的能力称作业能力(work capacity),其高低是在不断变动的。如何尽可能地在较长时间内维持较高的作业能力而不致损害劳动者的健康,是本节探讨的主要内容。

(一)工作过程中作业能力的动态变化

1. 体力劳动作业能力的动态变化　体力劳动作业能力的动态变化不仅可通过测定单位作业时间内产品的质和量来直接观察,还可通过测定劳动者的某些生理指标(握力、耐力、视觉运动反应时、心率、血乳酸等)的变动情况来衡量。个体差异、环境条件、心理因素、劳动强度、操作紧张程度等都能影响作业能力的变动,但却有其共性。以白班的轻或中等劳动为例,工作日开始时,工作效率一般较低。其后,劳动者的动作逐渐加快且更为准确,工作效率不断上升,约持续 1～2 小时,称工作入门期(introduction period)。在此期间,产量逐渐增加、操作活动所需时间逐渐缩短和废次品减少。当作业能力达到最高水平时,即进入稳定期(steady period),维持 1 小时左右,此期各项指标变动不大。随后,即转入疲劳期(fatigue period),出现劳累感;操作活动的速度和准确性下降,产量减少和废次品增多。午餐后,又重复午前的三阶段。但一、二阶段较短,第三阶段则出现得较早,见图 1-5-10。有时在工作日快结束时,可见到工作效率一度增高,这与情绪激发有关,称终末激发(terminal motivation),但不能持久。

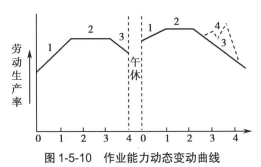

图 1-5-10　作业能力动态变动曲线

1. 入门期; 2. 高效稳定期; 3. 疲劳期; 4. 终末激发期

2. 脑力劳动作业能力的动态问题　脑力劳动的作业能力存在着极大的个体差异,由于各人记忆、思考问题的方法和习惯不同,再加上缺乏直接衡量脑力劳动质量的尺度,故对其作业能力的变动就更难确切地描述。有人试图用测定工作日中不同时间的某些生理指标,如视觉运动反应时,对视觉信号的分辨能力,记忆 6 位数字的能力等的变动来表示脑力劳动作业能力高低的变动。但这些指标仅能反映人体的某些生理性变动,而不能真正代表其脑力劳动作业能力的变动情况。总的来看,目前更多采用脑力劳动负荷来评价脑力劳动作业能力,主要有以下三类:

(1)主观测量:是以操作者对作业或系统功能的成绩判断为基础建立的一些心理学方法,如主观劳动负荷测量技术和作业负荷指数等。

(2)工作成绩测量:通过操作者完成作业或系统功能的成绩评价工作负荷,如完成作业的负荷量,作业速度、时间和成绩,错误率等。

(3)生理学测量:通过作业者对系统或作业需要的生理反应进行评价,如心率及其变异、呼吸、眨眼频率、脑电图、脑时间相关电位、脑地形图、脑磁图、磁共振成像、正电子发射扫描等。但这些指标仅能反映人体的某些生理、心理变动,而不能真正代表其脑力劳动作业能力的实际变动情况。

事实上有的发明创造往往是在长期持续紧张思考之下取得的;而脑力劳动的作业能力却更容易受环境因素的干扰和个人情绪的影响,因此,就更难找出其规律性。

(二)作业能力的主要影响因素及其改善措施

从职业生理、心理和卫生以及人类工效学领域研究探讨作业能力的影响因素以及如何提高作业能力是很重要的,这两个方面的内容联系紧密,故综合叙述如下。

1. 社会因素和心理因素

(1)社会因素:社会因素甚多,其中对作业能力影响最大的是社会制度。在不同的社会制度中,劳动者所处的地位不同,是主人还是雇工,有无医疗、养老等社会保障制度等;其次是劳动贡献大小与个人利益是否真正体现了"各尽所能,按劳分配"的原则;再次是家庭关系、上下级关系,群众关系等都对作业能力有明显影响。所以,建立健全卫生、医疗、失业、养老等立法和保险体系,科学地理顺分配关系以实现"各尽所能,按劳分配"的原则,并处理好上下级关系、群众关系、家庭关系、恋爱婚姻关系,这是提高劳动积极性、提高作业能力的社会性基本措施。

(2)心理因素:主要指作业者对工作的态度(对工作的满意程度)、情绪(对工作的兴趣)和意志(对工作的认识)而言;而这些在很大程度上受社会因素的影响,即劳动者在该工作岗位上是否受到应有的关心、爱护和尊重;是否感到彼此有共同的职责;能否互通情报和互相支持等。此外,还与劳动者的个体因素和所受教育、训练程度能否适应工作要求和环境条件有关。因此,领导者首先应该关心、爱护和尊重下级员工,让他们明确作业内容和个人职责并加强联系沟通,努力吸引他们参与单位的有关决策和提改革建议。有条件的单位还应为职工提供教育和培训。

2．个体因素　体力劳动作业能力与年龄、性别、身材、健康和营养状况等有关。例如,年龄在25～30岁以后,随着心血管功能和肺活量的下降,最大摄氧量逐渐降低,体力劳动能力也相应减弱。男性的体格、心脏的最大输出量、肺的最大通气量等均较女性大,故男性的体力劳动能力也较同龄女性强,一般认为女性从事体力劳动的能力约为男性的1/2或1/3。人的智力发育要到20岁左右才能达到完善的程度,而20～30岁或40岁可能是脑力劳动效率最高的阶段,其后则逐渐减退。脑力劳动能力与性别和身材无关。在工作场所、工具设备的工效学设计,招募人员挑选和工作任务分配等均应该考虑个体因素或者人的特性(参见第三节),这样即为保障和提高作业能力提供了先决条件。

3．环境因素　工作场所的环境因素可直接或间接地影响作业能力。空气污染、强噪声、严寒、高温、不良照明等都对体力和脑力作业能力有较大影响。应针对这些环境有害因素提出相应的标准,以便通过卫生工程为保障作业能力提供良好的工作环境。值得注意的是卫生标准仅保证卫生,若使作业能力不受影响,应采用相应的标准要求,如办公室环境气温应采用至适温度标准,噪声应低于45dB（A）。

4．工作条件和性质

(1)生产设备与工具:作为工作系统重要组成部分的生产设备与工具对作业能力至关重要,应该通过工效学设计使它适合于人,达到所谓匹配或人机界面友好(工效学一章),是否匹配主要看它在提高作业能力的同时,是否能符合人体尺寸和操作习惯,减轻作业强度,减少静态作业成分,减少作业的紧张程度等。

(2)工作强度与劳动时间:工作强度大,作业不能持久进行。体力工作而言,能消耗量的最高水平以不超过工作者最大能耗量的三分之一为宜,在此水平以下即使连结工作8小时也不致引起过度疲劳。尚未能确定脑力工作强度的适宜水平。

(3)工作组织与劳动制度:现代工业多为集体连续生产。因此,工作的分配与协作、轮班工作的安排是否合理等,对作业能力均有影响。例如,轮班工作不仅会对正常生物节律、身体健康、社会和家庭生活产生较大影响,而且对作业能力也有明显影响。与白班工作相比,夜班工人应激反应强烈。调查表明夜班工人白天睡觉的时间明显缩短,可能一是因为白天吵闹,二是因为生物节律受干扰。根据某煤气厂8万例操作错误在三个连续工作班的分布情况,推导出人在昼夜期间的生物节律曲线,见图1-5-11。可见,作业能力以上午9时左右最高,清晨3时左右最低。早在1955年即有人研究轮班工作制度,其原则是上一或两个夜班即轮换其他班次,不应连续上夜班。每次夜班后即休息24小时,让工人有机会在夜间睡一次觉。

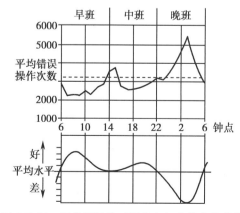

图 1-5-11　操作错误的时间分布与人的生物节律

5．疲劳和休息

(1)疲劳(fatigue):目前认为疲劳是体力和脑力功效(functional efficiency)暂时的减弱,它取决于工作负荷的强度和持续时间,经适当休息又可恢复。疲劳也可理解为一种状态:原来可轻松完成的工作,现在却感到要花费很大精力才能应付,且取得的成果越来越小。

还有一种所谓疲劳样状态(fatigue-like states),它是由工作或环境变动太小所致个体的应激状态,包括单调乏味,警觉性降低和厌烦。工作或环境变化后,疲劳样状态可迅速消失。

疲劳可看作是机体的正常生理反应,起预防机体过劳(overstrain)的警告作用。疲劳出现时,可有从轻微的疲倦感到精疲力竭的感觉,但这种感觉和疲劳并不一定同时发生。有时虽已出现疲倦感,但实际上机体还未进入疲劳状态。这在对工作缺乏认识、动力或兴趣、积极性不高的人中常见。另外,也能见到虽无疲倦感而机体早已疲劳的情况。这在对工作具有高度责任感或有特殊爱好以及遇到紧急情况时常可见到。

根据中心器官还是外周器官的功能发生变化,多数研究将疲劳分为中心性疲劳和外周性疲劳。对疲劳的机制,认识仍不够清楚。

疲劳的发生大致可分为三个阶段:第一阶段:疲倦感轻微,作业能力不受影响或稍下降。此时,浓厚兴趣、特殊刺激、意志等可自我感觉精力充沛,能战胜疲劳,维持劳动效率,但有导致过劳的危险。第二阶段:作业能力下降趋势明显,但仅涉及生产的质量,对产量的影响不大。第三阶段:疲倦感强烈,作业能力急剧下降或有起伏,后者表示劳动者试图努力完成工作要求。最终感到精疲力竭、操作发生紊乱而无法继续工作。

能否从生理上测定疲劳仍然是一个不明确的问题。有人观察到血糖水平下降、肝糖原耗竭,但此时劳动强度之高已令人衰竭;日常劳动 8 小时后也往往感到疲劳,但肝糖原和血糖水平却没有变化。此外,还有心率和体温升高及闪烁融合频率降低,这些指标的变动并不一定是疲劳的缘故,也不一定能反映疲劳。根据疲劳的概念,有关的研究不仅要考虑机体的应激状况也要考虑操作质量的变动。

值得庆幸的是,人的疲劳与金属疲劳不一样,经过适当休息是可以恢复的。

(2)休息:休息一般是指工间休息(break),它涉及人体机能从疲劳状态的恢复。此外,还有操作者自发的或生产过程决定的休息性停顿及社会对劳动和休息的时间规定。如何安排工间休息以便预防疲劳和提高作业能力是职业生理和工效学研究的重要内容之一。实验证明,见图 1-5-12,劳动 5 分钟,休息 7.5 分钟,做功 200 瓦(W),至衰竭做总功 12 万牛顿米(Nm),劳动者心率高达 140 次 / 分和 160 次 /分;同样做功 200W,只是劳动 0.5 分钟,休息 0.75 分钟,这样使心率一直维持在 100 次 / 分之下,且做总功 28 万 Nm 而未出现衰竭。显然,时间短次数多的休息既可降低应激程度,预防疲劳发生,又可提高作业能力,工效学设计体力和脑力劳动的作息制度均应遵循这样一个总的原则。

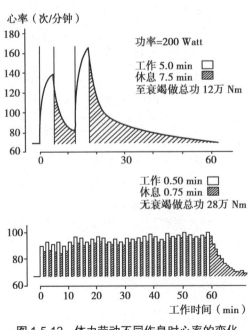

图 1-5-12　体力劳动不同作息时心率的变化

从事不同类型的工作，机体疲劳恢复所需时间长短及其规律性仍有待研究。已证实，静态作业时，恢复时间占作业时间的比例明显高于同等劳动强度的动态作业，说明静态作业疲劳所需恢复时间相对较长。一般说来，重体力工作需要休息的时间较长（一般以 10～15 分钟为宜，有的需 20～30 分钟），休息的次数较多；体力劳动强度不大但精神或运动器官特别紧张的作业，则应给予多次短时间的休息。休息的方式也很重要。对重体力劳动可采取安静休息，即静坐和静躺；对轻、中体力劳动和脑力劳动，最好采取积极休息（active rest），则效果更好。

下班后，周末和节假日休息也要正确利用，才能消除疲劳，补偿生产劳动和日常家务劳动过多的能耗，达到恢复体力和作业能力的目的。在此期间，以适当的文娱、体育活动和安静充足的睡眠最重要。

6. 锻炼和练习 锻炼（training）是通过反复使用而改善作业者先天固有的能力，例如：心血管和呼吸系统的功能或肌肉的力量。练习（exercise）乃通过重复来改善那些后天学得的技能，例如：执行某项操作或复述某条信息。锻炼的结果是肌纤维变粗、糖原含量增多、生化代谢发生有益的适应性改变。此外，可使心脏每搏输出量增加，心率增加不多；呼吸加深、肺活量增大；氧的利用系数显著提高。总之，锻炼使人的固有能力提高、体魄强健。练习使机体形成巩固的连锁条件反射——动力定型，结果可使参加活动的肌肉数量减少，动作更加协调、敏捷和准确，各项操作益臻"自动化"，故不易疲劳，也提高了作业能力，见图 1-5-13。然而，实际应用并没有严格地区分锻炼和练习的不同含义。

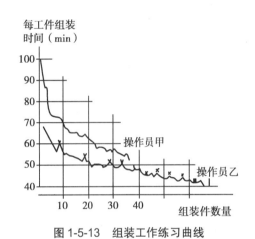

图 1-5-13 组装工作练习曲线

注：× 表示星期一工作的情况，摘自 Laurig 1989 年所著"工效学导论"一书

在工作引导入门期，新工人经过锻炼和练习可以明显提高作业能力；已熟练的工人即使工作上达到了最高效率，也还是要坚持锻炼和练习，稍有中断，劳动能力和效率则明显下降。实验证实，心血管功能经锻炼每周提高 12%，若中止锻炼，则以每周 36% 的速率下降。病愈重返工作岗位者应重新锻炼和练习。另一个值得注意的问题是，练习只能提高抓取和拼接这两个操作动作的熟练程度，对递去和拿来动作则无作用。

锻炼和练习对脑力劳动所起的作用更大、更重要，因为人类的智力不像体力那样要受生理条件的高度限制。人脑约有 120 亿～140 亿个神经元，一般人在一生中经常动用的大脑神经细胞仅占 10%～25%，故人类智能的潜力很大。学习乃有意识或无意识地获得某些知识和技能，而学到的东西要加以巩固则要靠练习和重复。

因此，应鼓励人们坚持用脑，促脑细胞的新陈代谢旺盛。其结果可使注意力集中、记忆力加强、理解力加深和思维动作更敏锐。提高脑力工作能力。

（何丽华　金宪宁）

第六节　职业毒理学

职业毒理学是职业卫生学的重要基础，研究职业环境中化学、物理和有毒生物因素对人体的损害效应和机制，并且提出预防、救治措施的综合性学科。随着生命科学的发展，职业毒理学也获得快速发展，尤其众多高通量分子生物技术在毒理学中的运用，形成了一系列"组学"毒理学分支，包括基因组学，暴露组学、代谢组学、转录组学、蛋白组学和表观遗传组学等组学技术的发展，大大丰富了职业毒理学的研究方法和研究内容。

一、职业环境中毒物的毒性

职业环境中毒物主要是化学毒物，毒性（toxicity）指物质造成机体损伤的能力，在同等剂量下，对机体损害能力越大的化学物质，毒性越大。化学物质的毒性大小是相对的，达到一定的剂量水平，化学物质就具有毒性。我国《职业病危害因素分类目录》将职业病危害因素分为 6 类，即粉尘、化学因素、物理因素、放射性因素、生物因素和其他因素，涵盖 455 种职业病危害因素，其中化学因素有 374 种。根据毒作用的靶器官不同，可将毒物毒性分为：

1. 神经系统毒性　劳动者在工作环境中长期接触以神经系统为主要靶器官的亲神经毒物，可引起神经细胞损害，常常表现为类神经症，精神症状，中毒性脑病和周围神经病。常见毒物有金属，类金属及其化合物，如铅、四乙基铅、铊、镍、砷、锰、汞、有机汞、三氯乙烯、正己烷、四氯化碳、苯、甲苯、二甲苯。

2. 呼吸系统毒性　肺是职业病危害因素重要的靶器官之一，可以导致肺损伤的职业病危害因素超过 70%。其中以肺为靶器官，以不同接触方式直接或间接地导致肺损伤的化学毒物，称为肺损伤剂（或肺损伤性毒剂）。人体呼吸系统是机体对环境污染物的第一道防线，成年人每天约有 10 立方米的空气流经肺部，如果其中的有毒物质吸入过量，就可能造成呼吸系统的损害而影响呼吸功能，进而对全身造成损害。呼吸道损害的职业性有害物质可分为三类，刺激性毒物，粉尘颗粒，致敏物。可造成呼吸道急性，慢性炎症，尘肺，哮喘等。刺激性气体对气道及肺泡上皮细胞具有直接刺激作用。高浓度刺激性气体吸入后，可以对上呼吸道、气管 - 支气管造成直接的刺激腐蚀作用，还可以引起肺实质和肺间质的损伤，造成肺水肿和急性肺损伤。根据不同的化学性质，刺激性气体分为酸性物质（如无机酸和有机酸）、成酸氧化物（酸酐）、成酸氢化物（如氯化氢）、卤族元素（如氯）、卤化物（如光气）、氨和胺类（如氨和甲胺）、酯类（如硫酸二甲酯）、醚类（如氯甲基甲醚）、醛类（如甲醛）、强氧化剂（如臭氧）、金属化合物（如氧化镉）以及失火烟雾（如氮氧化物）等。粉尘颗粒是生产环境空气中常见的污染物，吸入粉尘能够引起尘肺。

3. 消化系统毒性　消化道是毒物吸收、转化、排泄的主要场所，呼吸道吸入的毒物部分也可经咽喉进入消化道。消化系统的毒性主要包括口腔疾病，胃肠道疾病和肝脏疾病。比如口腔炎、牙酸蚀症、慢性胃炎、腹绞痛和中毒性肝病。

4. 泌尿系统毒性　在工作生产过程中，过量的生产性化学物质侵入机体引起肾脏或泌尿系统功能障碍，职业性泌尿系统损坏可分为四个临床类型：急性中毒性肾脏损坏、慢性中毒性肾脏损坏、中毒性泌尿道损坏和中毒性泌尿道肿瘤。

5. 循环系统毒性　在生产过程中，有些毒性物质或有害的物理因素能够引起心血管损害，表现为心律失常、心力衰竭、心脏停搏和猝死。

6. 血液系统毒性　包括对白细胞、红细胞和血小板的损害，可表现为造血功能障碍、凝血功能障碍和免疫功能障碍。比如职业性苯中毒引起的再生障碍性贫血。

7. 生殖系统毒性　包括化学物对父母的生殖及子代的发育过程的损害，即生殖毒性、发育毒性。

二、生产性毒物的毒理学作用机制

毒物的作用机制根据作用于不同的靶器官而各不相同。以下根据不同的作用系统进行概述。

1. 直接损伤　许多职业环境中毒物具有刺激作用，比如酸、碱，能对皮肤、消化道、呼吸道直接产生损害。

2. 氧化损伤　主要由活性氧族（reactive oxygen species，ROS）包括过氧化物和自由基，是细胞生命中持续存在的危害。ROS 主要来源于两个途径，一为细胞自身呼吸作用的氧化磷酸化过程的副产物，二为外界环境的不良因素，比如紫外线辐射，电离辐射，金属离子，化疗药物，吸烟或杀虫剂引起。这些高反应活性的分子会引起 DNA 损伤，包括单链断裂（single strand breaks，SSBs）、双链断裂（double strand breaks，DSBs）、碱基氧化、交联、碱基缺失如嘌呤 / 嘧啶缺失位点（apurinic/apyrimidinic，AP sites）。如果损伤不能及时修复，可能引起癌症，神经退行性改变或衰老。

3. 某些毒物可抑制神经递质的重吸收而延长其作用时间，比如有机磷酸酯，神经毒性气体可以通过抑制乙酰胆碱酯酶活性而使得突触间隙的乙酰胆碱浓度增高，出现乙酰胆碱能神经亢进的症状。

4. 抑制内源性神经递质与受体的结合　某些毒物抑制内源性神经递质与受体的结合或通过破坏递质的储存和释放而发挥抑制神经递质的作用。

5. 中枢神经毒性作用　神经毒物可以促进神经传导，毒物一旦通过血脑屏障进入大脑就可以通过多种途径影响神经的传导速度，比如毒物可以竞争性地与神经递质受体结合，或者直接促进神经递质的释放而引起非生理学的信号传导增强。还有一些化学物质通过抑制神经递质的重吸收而延长其作用时间，比如有机磷酸酯，神经毒性气体可以通过抑制乙酰胆碱酯酶活性而使得突触间隙的乙酰胆碱浓度增高，出现乙酰胆碱能神经亢进的症状。一些化学物质能够竞争性抑制内源性神经递质与受体的结合，或通过破坏递质的储存和释放而发挥抑制神经递质的作用。任何引起中枢神经系统缺氧的物质都可以产生神经毒性，因为大脑组织尤其是海马和大脑皮质的代谢率非常高，对缺血，缺氧非常敏感。神经元缺氧后遗症中的表现与兴奋性毒物的作用相似。多数重金属对细胞膜有直接的毒性，有机铅和无机铅都可以通过破坏神经细胞膜的离子通道，损伤神经纤维，同时干扰线粒体膜的功能，引起能力代谢障碍。多数神经元的轴突都被特定的神经胶质细胞形成的外鞘包围，髓鞘的完整性是神经细胞各种功能保持正常的物质基础，也是众多神经毒物的作用靶点，比如六氯苯，异烟肼以及有机锡。

职业环境中毒物对劳动者的毒性受多重因素影响，主要有以下四个方面：

（1）职业环境中毒物的基本特性：包括物理、化学性质。职业环境中毒物的基本特性决定了劳动者是否会受到健康损害以及损害的程度大小。化学结构是决定化学物理化特征和毒性的重要基础，许多化学物可以根据其化学结构预测毒性和毒理特点。如胺类化合物多具有强碱性，对黏膜和皮肤具有刺激性。有机磷和氨基甲酸酯类化合物具有抑制胆碱酯酶的作用，中毒后会出现乙酰胆碱集聚，产生一系列效应。比如各种化学形式的汞都具有毒性，但存在不同的组织选择性。无机汞以引起肾脏毒性为主，特别是近曲小管上皮，而有机汞（如甲基汞）则出现典型的神经毒性。铬酸盐常用于工业上常用的在自然界存在的三价铬毒性明显低于人工制造的六价铬。化学物的毒性一般取决于它作用在靶部位（机体受损的分子、细胞、器官组织）的浓度。

（2）毒物进入机体的生物转化：毒物的毒理学效应是在一定浓度的暴露条件下才会出现的后果，所以在许多情况下，毒物进入机体的代谢动力学是影响外源性毒物毒理效应的重要因素。绝大多数大部分外源性化学物进入机体会发生生物转化，主要包括氧化、还原、水解和结合四类反应。如果这一转化过程使得许多原来无反应性的外源性物质变为有反应性的物质，即为代谢活化，由于生物转化酶在不同物质的不同组织、器官的特异性定位，使得毒物表现出器官选择性和物种选择性。比如肝脏是外源性化学物发生生物转化的主要部位，其中细胞色素 P450（CYP450）酶超家族对各种不同的外源性化学物的代谢十分重要。

（3）工作环境对毒物毒性的影响：环境对职业性毒物发生中毒也有明显作用。比如高温会加快有机毒物的挥发速度，增加毒物在空气中的浓度，增加中毒的几率。堆放杂乱，通风不良的环境也会增加毒物的浓度，导致劳动者发生中毒。

（4）劳动者自身因素对毒物毒性的影响：虽然职业有害因素导致健康损害具有剂量 - 反应关系，但是劳动者的个体因素却使得相同暴露环境中健康损害结局差异较大。即环境 - 基因的交互作用，目前在职业健康监护中对于职业禁忌证的检出也是考虑劳动者个体因素在毒性过程中的作用。另外劳动者的性别对于职业有害因素的反应也会产生影响。

三、职业毒理学的实际应用

职业环境中的有害物质的入侵途径、毒性、毒物代谢动力学过程和中毒表现都可以通过毒理学实验获得初步信息。通过毒理学研究，可以对职业性毒物的毒性、作用机制、中毒预防和治疗措施进行研究，结合流行病学研究、临床研究，能够为职业中毒的防治提供重要的依据。职业毒物学的研究，对于制定职业性毒物的卫生标准也能提供理论依据。

1. 职业病危害因素的识别　随着人类科学的发展，越来越多新的生产技术被投入实际运用，伴随着这些新的生产活动还有新的职业病危害因素，职业毒理学运用细胞研究、动物研究，结合职业流行病学可以深入了解这些职业病危害的毒性、剂量 - 效应关系、作用机制和预防应对措施,为劳动者提供有效的保护。由于传统的动物毒理实验耗时长,面对不断涌现的新物质,新危害,毒理学学者正在探索利用各种高通量技术,比如基因芯片技术,质谱技术,高通量筛选受试毒物的不同浓度的毒性。毒性测试的策略将由传统的以整体动物为基础的毒性测试体系转向基于人源细胞、细胞系或细胞组分的体外测试体系。以"毒性通路"为基础,通过研究、分析细胞或细胞组分的变化,探究化学物对生物学基本过程的影响。

2.职业病危害因素接触标准的制定　在生产活动中,有的职业病危害因素无法避免,通过职业毒理学的综合研究,制定出有害因素的接触标准,结合有效职业防护工程技术,个人防护技术,让劳动者在职业病危害因素的暴露条件下,能够免于健康损害。

(沙 焱)

第七节　职业病理学

疾病是一个极其复杂的过程。病理学的任务就是运用各种病理学技术研究研究疾病状态下细胞、组织和器官结构和功能的改变以及机体在疾病过程中的功能、代谢和形态结构的改变,为临床诊断,治疗和疾病的预防提供依据。近年来,随着学科的发展,病理学的研究手段已远远超越了传统的经典的形态观察,病理技术从传统的 HE 染色技术、组织化学染色、细胞病理学技术发展到现代病理学技术的超微病理、免疫病理、分子病理、数字化病理,从而促使人类的认识从大体、细胞、超微结构、分子基因水平逐步深入。

20 世纪 50、60 年代,我国只有少数零星的尘肺和中毒尸检病例报告,实验病理在萌芽。20 世纪 70 年代末,我国职业病理研究特别是尘肺病理研究有了很大发展,在研究的质和量方面开始靠近世界水平。如全肺大切片,放射自显影,透射和扫描电镜、能谱、原子吸收、X 射线衍射,酶组织化学、免疫细胞化学、体视学、显微图像分析等相继引进,使形态学与定位、定量分析结合起来。1988 年我国就制定了《尘肺病理诊断标准》(GB 8783—88),提出了尘纤维化程度的四级病理标准。特别是对矽肺发病过程中巨噬细胞、Ⅱ型肺泡上皮、脂类、成纤维细胞、胶原纤维、细胞膜结构等方面开展了深入研究,取得了系列成果,得到国际公认。

职业病理学研究内容覆盖面广,包括研究工作环境中一切有害因素对人体的作用,即由于接触环境中有害因素所致的一切疾病的病因与发病机制;特别着重于生产环境和大气污染、环境化学物质(包括药物)、烟尘、水、土和食品营养因素,以及环境物理因素、生物因素等所致疾病的病理学,力求把预防医学与基础医学衔接起来。

职业病理学是研究工作环境中有害因素所致机体损伤和疾病的病理变化的学科,通过形态学研究方法确定职业病危害因素引起损害的性质,范围,程度,为职业病的发表机制和诊断提供依据。由于病理组织学研究方法能够直接观察职业病危害因素导致的机体器官、组织、细胞结构的变化,直观、可靠,在职业病的诊断中,病理改变一直被作为金标准。

一、职业性病损的病理变化

职业病理学的资料来源有两个方面,一来源于中毒的尸体解剖,其二来源于实验研究。特别在动物实验研究中,由于可以控制毒物的不同作用剂量,便于观察随着不同剂量,作用时间的病理学改变,为职业病理学提供了宝贵的资料。但是由于动物毒理研究,以及随后的病理学观察,外推到人都存在盲区,因此对于职业性病理学研究,人群标本的观察非常珍贵。在不同程度的毒性损害条件下,机体表现为以下不同的病理变化。

1.适应性反应的形态学改变　在低剂量毒物作用或毒性作用的早期,机体表现为适应性改变。在电镜下可以发现早期的适应性反应,表现为相关代谢酶被诱导激活,合成增加,电镜下可以看到相应细胞器的改变,如与蛋白质合成释放有关的粗面内质网和高尔基体增生,与解毒酶有关的滑面内质网,溶酶体,过氧化酶小体发生改变,粗面内质网对损伤性刺激反应最敏感,早期可出现粗面内质网扩张,腔内可见絮状物质,提示合成功能增加。细胞中的线粒体也会有明显变化,表现为体积增大,数目增多,与细胞代谢对能量需求增加相关。在适应性反应期,这些细胞器的改变会导致细胞体积增大,这种体积增大与细胞受损后发生的退行性变化,如浑浊肿胀,水样变性等所致的细胞体积增大有本质不同,虽然两种都属于可逆性改变,但适应性反应还属于生理性,后者为病理学改变。

2. 细胞和组织的退行性　细胞受到损伤后,代谢发生障碍,在形态上出现各种改变,主要是细胞或组织内出现过多或异常的物质,称为变性(degeneration)。不同的细胞受到不同的损害后可发生不同的变性。与变性有关的代谢障碍包括蛋白质代谢障碍,脂肪代谢障碍,糖代谢障碍,在细胞形态上表现为各种特征,常见以下类型:

(1)细胞水肿:细胞内水分和 Na^+ 的增多,使细胞肿胀,也叫水样变性,常见于皮肤、肾上腺、肌肉、肝、心。

(2)脂肪变性:细胞内脂肪含量超过正常范围,胞浆出现脂肪颗粒,常见于肝、心、肾。

(3)玻璃样变:细胞质出现均匀而透明类似毛玻璃样物质,是蛋白质退化或坏死的表现,又称透明变性,常见于肌肉,心、肾、肝、血管壁。

(4)淀粉样变:组织间质中有淀粉样物质(蛋白质 - 粘多糖复合物)沉积,对碘的染色反应与淀粉相同,常见于脾,细胞间隙。

(5)黏液样变性:细胞体积增大,胞浆被黏液充满,细胞核被挤到一侧,细胞呈半月形(印戒细胞),多见于上皮细胞。

(6)纤维素样变性:基质中出现嗜伊红均匀的物质,是血浆蛋白和纤维素原渗出的结果,常见于结缔组织。

(7)病理性色素沉着:指有色物质(色素)在细胞内外的异常蓄积。

(8)病理性钙化:指骨和牙齿以外的组织中有固体钙盐的沉积,包括转移性钙化和营养不良性钙化。

通常变性是一种可逆性的形态变化,一旦病因去除,即可恢复。但各类变性的危害程度不同。如中毒后引起的肾小管上皮细胞广泛浑浊肿胀,这种变性对机体影响不大,而肾小管上皮细胞发生玻璃样变性,即使病变范围不如上述那么广泛,性质却更为严重,恢复也更为缓慢。

职业中毒所致的细胞变性,以蛋白质代谢障碍和脂肪代谢障碍最为多见。许多毒物都能够引起实质细胞脂肪变性,具有鉴别诊断的价值。中毒性脂肪变性形态上表现为细胞质出现空泡,脂肪染色表现为阳性。许多化学物引起的脂肪变性有一定分布规律,比如四氯化碳,硝基苯可以引起肝小叶中心性脂肪变性,而磷、黄曲霉素 B_1 则引起肝小叶周边脂肪变性,可以作为与病毒性肝炎鉴别的重要依据。

3. 实质细胞的坏死　坏死是指组织或器官的局部死亡,坏死(necrosis)是以酶溶性变化为特点的活体内局部组织细胞的死亡。坏死可因致病因素较强而直接导致,但大多数由可逆性损伤发展而来,其基本表现是细胞肿胀、细胞器崩解和蛋白质变性。由于酶的分解作用或蛋白质变性所占地位的不同,坏死组织会出现不同的形态学变化,通常分为凝固性坏死、液化性坏死、纤维素样坏死三个基本类型。坏死是不可逆的细胞损害,病因去除后,需要邻近的正常细胞增生修复。坏死对机体的影响与坏死的范围,损害的部位密切相关。坏死范围不大,完全修复后不会影响功能。坏死范围大,邻近细胞无法完全修复,多出现纤维组织增生,影响器官机构和功能。损害部位对于机体影响十分明显,比如重要脏器心、脑、肾的坏死,即使范围不大,也会对功能产生很大影响。如脑部关键神经中枢的缺血坏死,通常出现不可逆转的功能缺陷,比如肢体运动障碍、言语障碍、吞咽障碍、感觉障碍等。

4. 病理性再生　细胞坏死后,由邻近的正常细胞增生进行修补,称为再生。在生物进化过程中,高度分化的细胞再生功能减弱,比如高度分化的心肌细胞,神经细胞就很难再生,一旦发生坏死,主要由结缔组织增生进行修补,如果坏死范围较大或坏死部位处于重要功能的位置,则会出现明显的功能损害。而分化较低的组织细胞再生能力很强,特别是结缔组织的再生能力最强,一些损伤面积较大或很难再生的组织,主要依靠结缔组织再生修补病灶,比如常见的疤痕组织就是结缔组织再生形成。

再生首先在病变部位的结缔组织中出现新生成纤维细胞,成纤维细胞分化为成熟的纤维细胞,毛细血管也随着伸入坏死部位与纤维组织一起填补。纤维细胞继续发展形成胶原纤维，最终由大量的胶原纤维和结缔组织细胞构成纤维性疤痕组织。

在工作环境中长期吸入有害物质引起肺部慢性炎症持续损害肺组织，可继发肺间质纤维化即为病理学再生的典型实例，比如尘肺、矽肺。

二、职业性病损的病理学诊断

劳动者在工作环境中暴露于职业病危害因素超过一定限度和时限，会造成机体的损害，如果这种损害超出了机体的代偿能力，则会表现出一系列功能性或器质性的改变，出现临床症状，影响劳动能力。目前根据我国《职业病分类和目录》规定，法定职业病为 10 类 132 种，包括职业性尘肺及其他呼吸系统疾病，职业性放射性疾病，职业性化学中毒，物理因素所致职业病，职业性传染病，职业性皮肤病，职业性眼病，职业性耳鼻喉口腔疾病，职业性肿瘤，其他职业病。

病理学诊断是把病理形态改变与疾病的典型病变进行深入比较的过程，为临床确定疾病诊断，制订治疗方案提供重要依据。很多时候病理学诊断具有最终诊断的重要作用。对于肿瘤的诊断更加依赖于特征的组织和细胞形态改变。

三、常见职业性病损的病理诊断

（一）尘肺

尘肺系指在生产活动中吸入粉尘而发生的以肺组织纤维化为主的疾病。根据详细可靠的职业史、影像学检查及病理检查方可做出尘肺的病理诊断。

1. 尘肺的病理诊断标准　参照《职业性尘肺病理诊断标准》（GBZ 25—2014）进行诊断。

（1）尘肺的病理类型：结节型尘肺病变以尘性胶原纤维结节为主，伴其他尘性病变存在；弥漫纤维化型尘肺病变以肺尘性弥漫性胶原纤维增生为主，伴其他尘性病变存在；尘斑型尘肺病变以尘斑伴灶周肺气肿改变为主，并有其他尘性病变存在。

（2）尘肺病变

1）尘肺结节眼观：病灶呈类圆形、境界清楚、色灰黑、触摸有坚实感。镜检：或为矽结节，即具有胶原纤维核心的粉尘性病灶；或为混合尘结节，即胶原纤维与粉尘相间杂，但胶原纤维成分占 50% 以上的病灶；或为矽结核结节，即矽结节或混合尘结节与结核性病变混合形成的结节。

2）尘性弥漫性纤维化呼吸细支气管、肺泡、小叶间隔、小支气管和小血管周围、胸膜下区因粉尘沉积所致的弥漫性胶原纤维增生。

3）尘斑眼观：病灶暗黑色、质软、境界不清、灶周伴有直径 1.5mm 以上扩大的气腔（灶周肺气肿）。镜检：病灶中网织纤维、胶原纤维与粉尘相间杂，胶原纤维成分不足 50%。病灶与纤维化肺间质相连呈星芒状，伴灶周肺气肿。

4）尘性块状纤维化眼观：病变为 2cm × 2cm × 2cm 以上的灰黑色或黑色、质地坚韧的纤维性团块。镜检：或为尘肺结节融合或为大片尘性胶原纤维化或为各种尘肺病变混杂交织所组成。

5）粉尘性反应指肺、胸膜、肺引流区淋巴结粉尘沉积、巨噬细胞反应、轻微纤维组织增生等。

（3）尘肺病变范围及严重程度的判定

1）结节计数

①结节直径小于 2mm，计作 0.5 个（镜下计数为准）。

②结节直径在 2mm 以上，计作 1 个（眼观计数、镜下确定）。

③结节直径在 5mm 以上，计作 2 个（眼观计数、镜下确定）。

④结节直径在 10mm 以上，计作 3 个（眼观计数、镜下确定）。

2）尘性弥漫性纤维化（级/度）确定

①按级确定

a. 1 级病变占全肺面积 25% 以上。

b. 2级病变占全肺面积50%以上。

c. 3级病变占全肺面积75%以上。

②按度确定

a. 1度：纤维化局限于肺小叶内，或肺小叶间隔、小支气管及小血管周围尘性纤维化。

b. 2度：在1度基础上，纤维化互相联结形成网架状或斑片状，可伴局限性蜂房变。

c. 3度：纤维化毁损大部分肺组织或形成纤维团块。

病变严重度的判定以20张切片的平均度为准，如度重于级时，以级为准。诊断石棉肺时，须查见石棉小体。石棉肺并发的胸膜斑总面积超过200cm²时，尘肺病变接近Ⅰ期或Ⅰ与Ⅱ期之间者，可分别诊断为Ⅰ期或Ⅱ期。

3）尘斑计量

①轻度尘斑面积占全肺面积25%以上。

②中度尘斑面积占全肺面积50%以上。

③重度尘斑面积占全肺面积75%以上。

尘肺面积按全肺各切面眼观结果判定，胸膜表面尘斑不计在内。

2. 尘肺并发症　下列疾病列为尘肺病理诊断的并发病。

（1）肺结核：包括活动性肺结核，即干酪坏死灶、干酪性肺炎、空洞型肺结核、粟粒性肺结核、支气管内膜结核、肺门淋巴结结核及渗出性结核性胸膜炎。诊断Ⅲ期矽肺结核，必须具备Ⅰ期以上的尘肺病变基础，同时具备尘肺结核病变构成的纤维性团块。矽肺合并结核病理改变见图1-7-1。

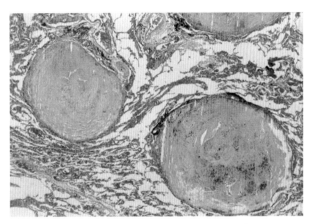

图1-7-1　Ⅲ期矽肺合并结核（结节型）

（2）非特异性肺感染：着重细菌、病毒及霉菌性支气管炎、肺炎及肺脓肿、支气管扩张症等。难于区别炎症引起的纤维化与粉尘引起的纤维化时，可作为尘性弥漫性纤维化诊断并分期。

（3）肺心病、非尘性肺气肿、气胸。

（4）肺癌、恶性胸膜间皮瘤。

（二）矽肺

矽肺是长期吸入含结晶型二氧化硅较高的工业粉尘所引起，以肺内结节性纤维化为特征的慢性进行性疾病。其病理特征是两肺弥漫结节性纤维化，晚期肺体积缩小，呈灰白色或黑色，肺重量增加，虽然大部分粉尘能被机体排出，或被吞噬细胞吞噬后排出。但部分矽肺的基本病理改变是矽结节形成和弥漫性间质纤维化，从病理形态学矽肺可分为结节型，间质性，矽性蛋白沉积和团块型。

1. 结节型　本型矽肺在肉眼和显微镜下均可见两肺有大小不等的灰白色结节，病变的多少和严重程度不一，根据病变的程度可将矽肺分为三期。肺的硬度和厚度增加，表面大都有包裹性胸膜增厚，厚度自0.1mm至2cm不等，多由肺尖至肺底均有增厚。肺野内矽结节分布一般较为弥散，全肺如按水平切面切开，则可在各分层切面可检出小至针头大至绿豆的灰白色类圆形结节，质地硬而高出表面，轻者眼观较少或偶见，重者可全肺遍布1mm至0.5cm的结节，一般在结节较为明显可见的病例可在两肺下部以及边缘出现代偿性肺气肿，较大矽肺结节周围也可见气肿区，有时可在边缘区检见肺大疱，晚期或严重的病例，可出现融合性矽肺团块，团块内可见大量矽结节，团块直径 1～5cm 不等，极其严重病例可达 10cm 左右，融合性病灶多出现在两肺上部。结节性矽肺在镜检观察时主要可见到以下几种改变：淋巴结和肺内支气管和血管周围，以及肺实质内散在的矽结节，结节可大小不等，多数 0.2～3mm，周围有时可见少量细胞成分或纤维结缔组织，结节内可见针状结晶，矽结节多位于肺内淋巴部位，因此在结节内常见到血管或细支气管，肺实质内也可见到不规则的片状或条索样纤维化病灶，以及部分有间质纤维化。典型的结节型病理改变见图 1-7-2。

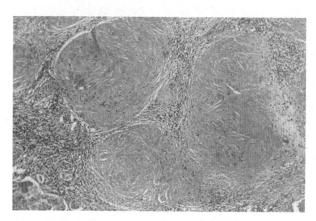

图 1-7-2 典型矽结节，HE 染色

　　胸膜常见大量粉尘和尘细胞堆积，淋巴管系扩张并有纤维性增厚，较严重或晚期病例则为大量矽结节以及大片束状胶原性病变。

　　肺内血管和细支气管改变，小血管主要是累及肺动脉及其分支，后期肺静脉也出现改变，由于两肺弥漫性纤维化并发肺动脉高压，其分支可出现纤维性增厚，继发性不规则硬化，内膜下脂质沉着和宫腔狭窄。由于肺内广泛性纤维化而导致多数血管扭曲变形，加重了血管病变，细支气管可出现部分阻塞性肺炎及相应部分肺泡的萎陷，也可出现个别残余细支气管扩张，腺体增生。在纤维化病变中间可见残余肺泡，肺泡上皮可出现明显立方化（腺样肺泡）。

　　2. 间质型矽肺　在临床和病理上均以肺间质以及肺泡壁的纤维化为特征，部分可见细小的类结节状病变，小片纤维化，由于间质和肺泡壁弥漫性纤维化，导致肺泡腔容积缩小，间质内大量矽尘的检出有助于与其他间质型肺纤维化鉴别。弥漫性肺纤维化病理改变见图 1-7-3。

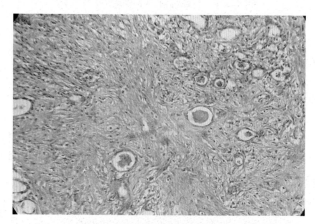

图 1-7-3 弥漫性肺纤维化（Ⅲ期矽肺），HE 染色

　　3. 团块型矽肺　较为少见，一开始就在肺野内某一部位出现 1～2cm 以上的块状病变，可见密集的矽结节以及结节间的继发性纤维化，矽性块状病变的周围，常常可见少量矽性结节病变，多见于高浓度矽尘作业的工人。

（三）煤工尘肺

在煤矿开采过程中，由于工种不同，作业工人可分别接触到煤尘、煤硅混合粉尘或硅尘，引起肺部弥漫性纤维化，统称为煤工尘肺。

病理改变：煤工尘肺的基本病变是以肺间质为主的弥漫性煤尘沉积和煤尘灶的形成，弥漫性肺间质纤维化，伴有弥漫性分布的局灶性肺气肿形成，部分病例有少量矽结节形成。主要病例改变有：

1. 煤斑的形成　煤斑多由煤尘，吞噬细胞，成纤维细胞与少量胶原纤维组成，直径多在 2～5mm，外形不规则。

2. 灶周弥漫性肺气肿　与上述病变相伴而生，由于呼吸性细支气管长期处于煤尘以及纤维包围中，使得管壁平滑肌萎缩，呼吸性细支气管扩张，造成肺气肿。这种煤斑与局部肺气肿构成了煤工尘肺两个特征性病理变化。

3. 煤矽结节形成　肉眼为圆形或不规则形，大小为 2～5mm，黑色、质实。在肺切面表现为向表面凸起。显微镜下可见典型煤矽结节和非典型煤矽结节两种类型，典型煤矽结节中心为旋涡样排列的胶原纤维，可发生透明样变，胶原纤维之间可见明显的煤尘，周围有大量的煤尘细胞，成纤维细胞，网状纤维和少量的胶原纤维，并且沿邻近的肺泡间隔或其他间质，向四周延伸呈放射状；非典型煤矽结节成分与典型的结节类似，无胶原纤维核心，胶原纤维束排列不规则且较为疏松，尘细胞分散于纤维束之间。煤工尘肺病例，可能出现矽结节合并结核，称为煤矽结核结节。

4. 肺间质纤维化　在上述病变基础上，肺间质可出现弥漫性，不等量的煤尘沉着和煤尘灶的形成，逐渐在小血管，细支气管周围和小叶间隔与胸膜下出现程度不等的纤维化。

5. 进行性大块纤维化病灶　属于煤工尘肺的晚期表现，是上述病变进一步发展而形成的一种类似疤痕组织的硬块，由于结缔组织包围着大量煤尘，多位于两肺上部和后部，直径多超过 3cm，不受肺叶界限的限制，呈卵圆形，条索状。与矽肺的融合团块相比，此种病灶玻璃样变较轻，矽尘和胶原纤维含量较低。

大体病理改变见图 1-7-4、图 1-7-5。

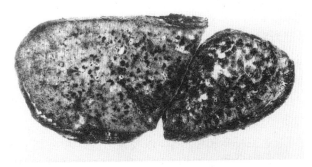

图 1-7-4　Ⅰ期煤矽肺，结节型（上下叶布满煤矽结节）

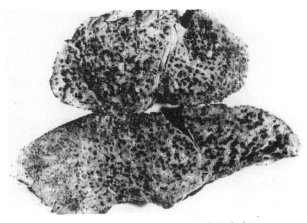

图 1-7-5　Ⅰ期煤肺，尘斑型（煤斑中度）

（四）石棉肺

石棉肺是由于长期吸入石棉粉尘而引起的肺部广泛纤维化,伴有或不伴有壁层胸膜或脏层胸膜的纤维化,具有进行性肺功能损害,严重影响劳动能力。

病理改变:表现为肺间质弥漫性纤维化,可见石棉小体以及脏层胸膜肥厚和胸膜斑。由于石棉纤维容易随气流沿支气管下行进入肺下叶,所以不同于矽肺病变以两肺中部为重,石棉肺病变以两肺下部为重。病变严重时,肉眼可见肺脏变小,苍白,质地坚实。

石棉肺病理改变见图 1-7-6。

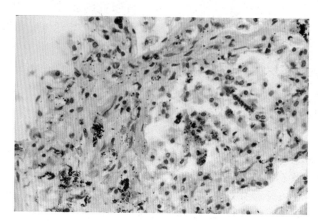

图 1-7-6　肺泡内石棉小体及肺泡壁纤维化(石棉肺),HE 染色

（沙　焱）

第八节　职业健康心理学

一、职业健康心理学概述

（一）职业健康心理学的概念与范畴

职业健康心理学是与工人的健康和安全相关的心理学交叉学科领域。研究的主要内容包括职业紧张因素对躯体和心理健康的影响,非自愿失业对躯体和心理健康的影响,工作 - 家庭平衡,工作场所暴力和其他形式的不公正对待,事故与安全,旨在改善和保护个人健康的干预措施。它产生于应用心理学中的两个不同学科,即健康心理学和工业与组织心理学,以及职业医学。职业健康心理学也与其他学科有关,包括工业社会学,工业工程学和经济学,以及预防医学和公共卫生学。职业健康心理学与工作场所社会心理因素与个人及其家属的健康的发展、维护和促进的关系有关。因此,这个领域的焦点是导致损伤、疾病和紧张的工作相关因素。

美国职业安全与卫生研究所将职业健康心理学定义为,它是应用心理学改善工作生活质量,保护和促进工人的安全、健康和幸福感的学科。在这个定义中,健康保护是指通过工作环境的控制,减少工人工作场所有害因素的暴露;而健康促进是指提高工人的知识和资源水平以改善健康和抵御工作环境危害因素的个体水平的干预措施。这些类型的干预属于一级预防,但这个定义侧重于健康保护。尽管职业健康心理学的研究和实践包括很多的主题,但是这个新的领域尤其应该关注工作中紧张、疾病和损伤的组织危险因素的一级预防。在美国,1980 年以来,职业健康心理学尤其备受关注,包括工业经济领域已经发生的工作和雇佣的急剧变化,以及正在变化的组织机构和过程如何影响工人及其家庭成员的健康和幸福感。

美国职业安全与卫生研究所与美国心理协会联合开展的职业健康心理学课程培训的主要内容包括:职业安全和健康调查,工作紧张理论与机制,职业紧张、损伤和疾病的组织危险因素,紧张性工作健康影响包括躯体和心理健康以及社会和经济拮据,减少职业紧张、疾病和损伤的组织干预措施(如工作再设计)和项目(员工援助计划等),公共/职业健康和流行病学方面的研究方法和实践。由此可见,职业紧张识别、调查评价和干预是职业健康心理学的主要研究和实践领域。

(二)职业健康心理学的起源与发展

工业革命促使马克思(提出异化论)这样的思想家关注工作的本质及其对工人的影响。泰勒(1911年)的科学管理原理和梅奥于19世纪20年代后期和30年代早期在霍桑西部电气工厂工人的研究,帮助将工作对工人的影响注入到主题心理学研究中。1948年在密歇根大学成立的社会研究所是重要事件,因为它开始了有关职业紧张和工人健康的研究。1951年,英国特里斯特和班福思的研究建议英国煤矿运行中组织改变导致的自主性的减少对工人的士气有负面影响。亚瑟·科恩豪泽于19世纪60年代早期在密歇根汽车工人心理健康的研究也为这一领域的发展做出贡献。1971年,加德尔在瑞典制浆造纸厂工人和工程师中进行工作组织对心理健康的影响研究。谢菲尔德大学的工业心理学研究所进行了失业对心理健康的影响的研究。1970年,卡斯尔和科布发表了失业对美国工厂工人血压影响的报告。

职业健康心理学一词于1986年首次出现在印刷品中,在文章中,艾芙莉提出心理学家在工作场所健康促进中的作用。1988年,美国为了应对紧张有关工人赔偿数量的增加,职业安全与卫生研究所将心理因素增加到主要职业健康危险因素名单中。这个改变加上紧张对工作场所很多问题的影响的识别增加,美国职业安全与卫生研究所发现与紧张相关项目在重要性上显著增加。1990年,雷蒙德等提出应对博士学位水平心理学家进行跨学科职业健康心理学培训,整合健康心理学和公共卫生,因为创建健康工作场所应该是这个领域的一个目标。

1987年,《工作与紧张》创立,它是职业健康心理学这门发展最快的学科中创立最早和时间最久的期刊。三年后,美国心理协会(APA)和美国职业安全与卫生研究所在华盛顿特区联合组织了第一次国际工作、紧张与健康学术会议,自此,会议每两年召开一次。1996年,美国心理协会创建了《职业健康心理学杂志》,同年,国际职业卫生协会建立了工作组织与心理因素(ICOH-WOPS)科学委员会,它主要关注职业健康心理学。1999年,欧洲职业健康心理学会(EA-OHP)在瑞典隆德第一次欧洲职业健康心理学研讨会上成立。该次会议被认为是第一次欧洲职业健康心理学会会议,随后,欧洲职业健康心理学会组织和倡导职业健康心理学研究和实践。2000年,成立了非正式国家职业健康心理学协调组,促进职业健康心理学相关研究、教育和实践以及协调国际会议计划。同年,《工作与紧张》与欧洲职业健康心理学会建立联系。2005年,美国成立了职业健康心理学会(SOHP)。2008年,美国职业健康心理学会联合美国心理协会和美国职业安全与卫生研究所共同发起工作、紧张与健康学术会议。2017年,美国职业健康心理学会开始出版一本与职业健康心理学有关的期刊《职业健康科学》。

(三)职业健康心理学研究方法

职业健康心理学研究的主要目的是了解工作条件如何影响工人的健康,利用职业健康心理学知识设计干预措施以保护和改善工人的健康,并评估这些干预措施的有效性。职业健康心理学使用的研究方法与心理学其他分支使用的方法相似。

1. **标准研究方法** 自报式调查方法是职业健康心理学研究最常用的方法。通常使用横断面设计,病例-对照设计很少使用,队列设计包括前瞻性队列设计和经验抽样研究,可以探讨随着时间的推移变量之间的关系。用于评估健康促进工作场所干预措施的职业健康心理学相关研究多使用准实验研究设计,较少使用实验设计。准实验研究是一种用于评估干预措施对目标人群因果性影响的实证研究,没有遵循随机分配原则。准实验研究与传统的实验研究设计或随机对照实验相似,但是它明显地缺乏随机分配处理组和对照组的元素。准实验研究设计典型地允许研究人员控制处理条件的分配,但使用的一些标准不同于随机分配原则。

2. **定量研究方法** 通常用于心理学其他领域的统计学方法也用于职业健康心理学相关研究。常用的统计学方法包括结构方程模型和多层线性回归模型。多层线性回归模型能够更好地调整研究对象的相似性和尤其适合评估工作紧张因素对健康结局的滞后效应;在这种研究背景下,多层线性回归模型可以帮助使删失(终检)最小化,最适用于经验抽样研究。删失是指在随访研究中,由于某种原因未能明确地观察到随访对象发生事先定义的终点事件,无法得知随访对象的确切生存时间,包含删失的数据称为不完全数据。Meta 分析已用于综合数据并通过多项研究得出结论。

3．定性研究方法　定性研究方法包括访谈、小组讨论、工作中紧张性事件的自报式书面描述。也使用工作中工人的第一手观察，如参与式观察。

（四）我国职业健康心理学工作简介

1．我国职业健康心理学研究现状　1990 年，我国开始开展职业紧张研究。迄今，有 80 余个教学、科研等单位开展了这方面的研究。1994 以来，国内发表职业紧张相关内容的论文约 600 余篇。近年来，在国内核心期刊上发表的职业紧张相关学术论文每年均有较大幅度增加；在 SCI 收录期刊上，我国研究者发表的文献也逐年增多。目前我国职业紧张领域的研究已从一般心理学调查逐步向心理学与生理学、分子生物学相结合的模式发展并不断深入。

（1）我国职业紧张研究的主要内容

1）职业紧张问卷的翻译、引进：翻译、引进 10 余种工作场所中社会心理因素问卷，在不同的职业人群中使用。

2）职业紧张与心理健康：这个主题是近年来我国学者研究最为广泛的内容，这方面的文献占发表的有关职业心理与紧张主题文献的 50% 以上。

3）职业紧张与心血管疾病（危险因素）：主要内容包括职业紧张对高血压（以及危险因素）发生率的影响、职业紧张和高血压易感基因多态性对高血压发生率的联合作用等。

4）职业紧张对神经内分泌和免疫功能的影响：有研究者对职业紧张与神经内分泌功能的影响进行了动物实验和人群研究。此外，对职业紧张对事故发生的影响、紧张生理与心理易感性、职业紧张与工作能力关系、职业紧张对月经功能和出生缺陷的影响以及职业紧张与个体因素关系也进行了探讨。

（2）存在的不足

1）目前国内外识别和评价职业紧张的主要方法是使用心理学问卷，对职业紧张的客观评价指标研究较少，已有的一些研究样本量较小、指标较少、介质多为血液和尿液。

2）使用的职业紧张评价问卷均译自国外。由于我国与西方工业化国家存在着文化背景和经济社会发展水平方面的差异，这些问卷不能充分客观地识别和评价我国职业人群职业紧张的现状。

3）目前国内外尚缺乏系统性和普适性的职业紧张干预措施技术规范和管理标准以及干预效果客观评价指标体系。研究职业紧张目的在于干预和控制其危害，我国职业紧张干预和控制的研究和实践尚少。

4）在职业紧张的研究设计方面，横断面调查多，回顾性研究少，队列研究和干预研究更为鲜见，较少使用多危险因素模式。

5）统计学分析方面，研究数据的处理和统计分析方法的应用方面存在较多错误和不足，如不能正确处理问卷条目应答不全资料和依据评分确定组别的界值；常模年代久远，不具有可比性；不对数据的分布特征进行检验；较少使用多因素分析方法；研究忽视混杂因素对结果的影响等。

2．今后的努力方向

（1）编制符合我国社会、文化和经济发展水平的职业紧张评价问卷，对不同地区、不同行业典型职业人群进行职业紧张及其危害现状水平调查。在此基础上，研制我国职业紧张所致精神疾患诊断标准、工作场所职业紧张识别评价标准和干预控制规范。

（2）加强国际的交流与合作，了解国外职业紧张研究的前沿动向，努力攻关，缩小差距。加强职业紧张客观评价指标体系和评价方法研究，开展队列研究以及预防干预研究。开展职业紧张健康促进工作。

（3）处理好应用研究和基础研究的关系，着重于解决实际问题。国外经过四十余年的研究，在基础研究方面，尤其是对职业紧张的健康影响的机制已有了较深入的认识。我国职业紧张领域应以应用研究为主，将多学科的科学原理、方法与知识运用于工作场所社会心理因素的设计和控制，以提高劳动者的工作生活质量，促进劳动者的健康。

3．学术组织与学术活动　2002 年 6 月 17～21 日在河南省郑州市召开第一次全国职业心理与紧张学术会议，会议期间成立了中华预防医学会劳动卫生职业病分会职业心理与紧张学组。职业心理与紧张学组第一届委员会由来自全国各地的从事职业心理与紧张相关研究的 11 名专家组成。2007 年 10 月 16～19 日在山东省泰安市召开了第二次全国职业心理与紧张学术会议，会议期间召开了学组委员会换届会议。职业心理与紧张学组第二届委员会由来自全国各地从事职业心理与紧张相关研究的 14 名专家组成。2013 年 8 月 15～17 日，在天津市召开第三次全国职业心理与职业紧张学术会议，国家卫生计生委疾控局、天津市卫生局、中华预防医学会劳动卫生与职业病分会、天津市医学会等有关领导和来自全国大专院校、研究院所的 80 余名专家、学者参加了会议。会议期间进行了学组换届，职业心理与紧张学组第三届委员会由来自全国各地从事职业心理与紧张相关研究的 30 名专家组成。2016 年 8 月 17～21 日，在黑龙江省哈尔滨市召开第四次全国职业心理与职业紧张学术会议，来自全国 18 个省、市、自治区的 70 余名专家、学者和一线专业人员就职业紧张研究的发展、最新动态等进行探讨和交流。

二、工作中的社会心理因素

职业紧张是当工作需求与个人的能力、资源或需要不匹配时，发生的有害的躯体和情绪反应。职业紧张因素是指能使劳动者产生上述躯体和情绪反应的工作环境事件或条件。职业紧张可导致不良健康结局甚至损伤。职业紧张的概念常与挑战混淆，但它们的概念是不一样的。挑战在心理上和躯体上激发我们，促使我们学习新技术和掌握我们的工作。当挑战被解决时，我们感到放松和满足。因此挑战是健康和富有成效工作的重要因素。我们工作生活中挑战的重要性或许是当人们说"轻微的紧张对你是有利的"时所涉及的含义。但对于某些人来说，情形是不同的，挑战已转变成不能满足的工作需求，放松转为耗竭，满意感转为紧张感。简言之，这种状态关乎疾病、损伤和工作失败。

一般而言，工作中的社会心理因素包括以下几个方面：

1. 工作特征因素

（1）工作环境条件：往往是多种有害因素同时存在，比如工作场所的物理环境像噪声、不良照明、不良气味和其他感官刺激物等都能影响人的情绪和一般精神状态。

（2）轮班作业：国际癌症组织已经将轮班作业定为 2B 类致癌物，同时有研究确定轮班工作会影响工人的血压、代谢率、血糖水平、心理效率和工作动机，也对工人的睡眠、家庭及社会生活造成影响。

（3）工作时间过长：有研究已证实过长的工作时间与因冠心病而死亡之间的关系。

（4）技术更新：一项调查显示，日本的管理人员尤其感受到"赶上新技术步伐"的压力，在发展中国家，由于社会对新技术重视程度的增加和新技术需要管理，同时劳动力培训的时间受到限制，管理人员普遍感到压力的存在。在英国大多数管理人员也认为"赶上新技术步伐"是工作中的一大类紧张因素。

（5）工作负荷：工作超负荷和工作负荷不足都是紧张因素，工作超负荷包括定量性超负荷和定性超负荷，前者是指有太多的工作要做，后者是指工作太难，不易驾驭。

（6）时间压力：是指完成有时间期限工作的时间不充足。

（7）情感需求：包括工作 - 家庭冲突，病人 / 同龄人 / 社区对工作角色缺乏理解，服务对象不真实的期望，创伤性工作经历和来自服务对象的暴力。

（8）技术利用程度低：如简单重复的动作，工作决策参与度低。

（9）付出 - 回报失衡：付出的努力和从工作中获得的回报不平衡。

2. 个体在组织中的角色 包括角色模糊、角色冲突、个人目标与组织目标的冲突和责任。研究发现与角色模糊相关的紧张指标是情绪低落、自尊感下降、生活不满意和工作动机下降。有高度焦虑感的人同没有焦虑感的人相比，角色冲突更多。对人的责任紧张性远远大于对事的责任。

3. 工作中的人际关系 包括与上级的关系、与同事的关系和与下属的关系。当下属与其上级的关系从心理学的角度看不健康时，就会产生情感损害；同事之间的紧张关系可能起因于竞争和通常被描述为"办公室政治"的人格冲突；调查发现对于那些依靠专业技术知识而不是经管理技能培训提升到管理岗位的人来说，处理人际关系时遇到的问题比那些重视人的管理人员更多。

4. 职业生涯发展 研究发现工作缺乏安全性、担心失业、退休、过度的赞誉、过快的提升和达到事业顶峰的挫折都可导致紧张，尤以后两者为甚。

5. 组织的结构和气氛　属于组织中成员的感觉对个体的自由和自主感构成威胁,组织中的工人有时抱怨他们没有归属感、缺乏足够的参与机会、感到他们的行为受到不必要的限制和与同事和领导之间缺乏工作上的交流和协商。

在我国等发展中国家,职业紧张因素具有一些新的特征。随着经济全球化,劳动者面临着工作性质变化的挑战,如劳动力市场分化,用工合同灵活性增加,工作不稳定性增加,工作节奏加快,工作竞争加剧,工作时间超时,且不规则,对工作内容和过程的控制程度低,低工资以及职业病危害的转移等。

三、职业紧张的损失

职业紧张的损失是巨大的,不但对劳动者的身心健康带来损害,对企业和社会造成的经济损失也同样不容忽视。职业紧张与很多不良健康结局有关,是高血压(缺血性心脏病)等心血管系统疾病以及免疫性疾病的直接病因。队列研究和系统综述结果显示职业紧张与心脏病、抑郁症和肌肉骨骼疾患有关,有一致的证据表明高工作需求、低控制和付出 - 回报失衡是心理和躯体健康问题的危险因素。在欧洲,紧张性疾患是位列第二的职业性疾病,仅次于肌肉骨骼疾患。职业紧张是亚健康状态的主要原因,可引起作业者心理功能紊乱(抑虑、焦虑)和精神性疾病,所有因病缺勤的 30%～40% 是由于心理和情绪失调所致。职业紧张造成的经济损失包括事故、缺勤、跳槽、生产率下降、直接医疗、法律和保险费、工人的赔偿等产生的直接和间接经济损失。在英国,1999 年卫生与安全局报告估计工作紧张每年给企业造成 3.53 亿～3.81 亿英镑损失,给社会造成 37 亿～38 亿英镑损失(1995/1996 年价格),每年因工作紧张所导致的冠心病死亡达 180 000 例,所造成的工作日损失为 7 千万天。在美国,职业安全与卫生管理局认为焦虑和紧张是工作场所的危害,每年因工作紧张所导致的事故、缺勤、跳槽、生产率下降、医疗、法律、保险和赔偿而带来的损失达 3000 亿美元。欧洲国家的调查资料显示,1992 年,英国职业紧张造成的经济损失占 GDP 0.7%,瑞典和丹麦占 GDP 0.07%。1999 年,欧盟的平均经济损失占 GDP 0.27%,瑞士的经济损失占 GDP 1%～3.3%。2002 年,近 1/3 的欧洲工人(超过 4000 万人),报告他(她)们遭受工作压力的影响。2005 年第四次欧洲工作条件调查结果显示,20% 原欧盟 15 国的工人和 30% 新加入欧盟的 10 国工人认为他(她)们的健康处于工作有关紧张的危险之中,在原欧盟 15 国中,工作紧张和相关健康问题的损失据估计平均为国民生产总值(GDP)的 3%～4%,每年达 2650 亿欧元。在国家水平上,据估计,英国每年紧张相关疾病导致 650 万工作日的损失,给雇主造成的经济损失达 5.71 亿欧元,给社会造成的经济损失达 57 亿欧元的损失。在瑞典,1999 年 15 000 名长期病假的工人中,14% 的工人报告病假的原因是工作压力和精神紧张,相关损失达 27 亿欧元。欧洲工作安全与健康机构的报告显示法国紧张相关疾病给社会造成的损失达 8.30 亿～16.56 亿欧元。在美国,2002 年工作紧张的经济损失是 420 亿美元,占国内生产总值(GDP)0.3%,2006 年经济损失达 3000 亿美元,占 GDP 2.6%。尽管上述资料来源和年代不一样,但总体看来,职业紧张造成的经济损失从 20 世纪 90 年代到 21 世纪初增长幅度是较大的。我国尚无这方面的调查资料,既便是按照 1992 年欧洲国家中经济损失最低的瑞典和丹麦 GDP 0.07% 的比例计算,我国 2012 年因职业紧张导致的经济损失至少也达到 364 亿人民币,实际上我国劳动者目前的职业紧张程度应远大于 20 世纪 90 年代欧洲的工人。

四、职业紧张的理论模式

目前,在国际上不同国家的研究者提出了几十种职业紧张理论模式,但应用较多的主要有:"工作需求和控制模式"(Karasek 等)、"付出 - 回报失衡模式"(Siegrist 等)、个体 - 环境拟合模式、"OSI 综合模式"(Cooper 等)、NIOSH 职业紧张模式等。

个体 - 环境拟合模式强调个体特点与环境特点之间的匹配,认为环境事件作为紧张因素的程度是由个体的认知所决定的,这种认知不仅包括对环境要求的评价,也包括对个体为达到环境要求所具备的能力、动机的评价。个体 - 环境拟合模式认为社会支持和自我防御机制可避免紧张状态的损伤,如果缺乏社会支持和自我防御失败,个体将会出现工作绩效和工作满意感下降以及心身疾病等个体和组织反应,很多职业紧张均是在这个理论模式的基础上演变而来。

在过去的 30 多年中，工作需求 - 控制模式在紧张研究领域已受到广泛的关注。成为探讨工作环境中社会心理因素与健康关系的主要理论模式。这个理论模式有两个基本的成分：工作需求和工作决定水平（也称作控制）。这两个因素的不同组合，构成 4 种工作类型，即：高紧张工作，以高需求和低决定水平为特征；低紧张工作，以低需求和高决定水平为特征；主动性工作，以高需求和高决定水平为特征；被动性工作，以低需求和低决定水平为特征。根据这个模式，高紧张工作将会导致负性健康结局。模式假定对健康影响的关键因素是高需求和低决定水平的结合，而不是需求本身，近年来，又将社会支持加入到模式中，见图 1-8-1 和图 1-8-2。

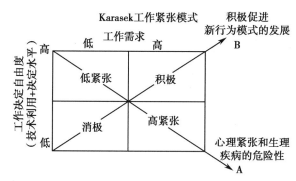

图 1-8-1 工作需求 - 控制模式

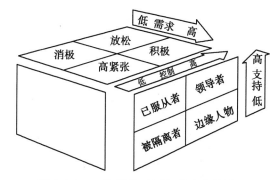

图 1-8-2 工作需求 - 控制 - 社会支持模式

付出 - 回报模式假定当工作中的付出和回报不平衡时，就会出现紧张结局。付出是在社会性互惠标准基础上的合同组成部分，包括体力的和脑力的。回报是指金钱、尊重和职业升职的机会（包括工作稳定性）。而且，模式假定工作合同通常并不完全符合规定，不能提供对称的交换，对称的交换是指合同规定的付出和所给的回报之间的完全相等。但工人几乎没有选择，如低技术水平的工人在劳动力市场缺乏可选择的工作或者流动性受限时，尤其会出现这种不对称交换。而且，工人本身因为一些原因（在更高的平台上获得职业生涯的机会），不得不接受这样的合同。不对称合同在以工作缺乏稳定性、被动的职业流动性、短期合同和工资竞争性增加为特征的全球经济中经常出现。根据这个模式，经历高付出和低回报这种非互惠的交换将会导致负性情感。这种没有以适当方式被评价或受到不公正对待和源自于不适当回报的失望的感觉将会导致自主神经系统持久性的紧张反应。在一个核心社会角色中反复出现这种回报赤字的经历将损害自我调节能力。因此，长远来看，作为持续的紧张反应的结果，工作中的高付出和低回报之间的不平衡将增加疾病的易感性。迄今，工作中"高付出 / 低回报"的情况已被这种模式识别。最终的假设考虑了付出 - 回报不平衡经历中的个体差异。存在过度的工作相关性投入和高的尊重需求的动机方式的个体，经历不对称交换导致紧张的危险更大。例如，他们强迫自己做更高需求的工作，或他们付出正常需求以外的努力。结果，他们更易遭受低回报带来的挫折。这种动机方式在个体具有长时间稳定性。因此，可认为它本身就是一种心理危险因素，即便是不存在工作中的付出 - 回报不平衡时。然而，如果不平衡和这种个性特征同时存在时，不平衡对健康和幸福感的影响最大。因此，在这种理论基础上，认为过度投入修饰（增加）了工作中付出 - 回报不平衡产生的健康效应。

OSI 理论模式认为职业紧张因素可影响个体的精神卫生、躯体健康水平和工作满意感以及个体与组织的绩效和行为，在这一因果链中，个体特征（人口统计学因素、控制力和 A 型行为等）和应付策略具有调节作用，见图 1-8-3。

NIOSH 职业紧张模式认为，与工作条件和环境有关的紧张因素可导致工作个体产生急性反应或紧张反应，这些反应包括程度不同的情感的、生理的和行为的反应，这种短时的急性反应反过来又被假定对工作个体的长期的心理和生理健康产生影响。在这一假设中还包括其他三个因素，即个体因素、非工作因素和缓解因素，这些因素被认为可能是不同个体暴露相同的紧张因素而产生不同程度的紧张反应的差异的原因，见图 1-8-4。

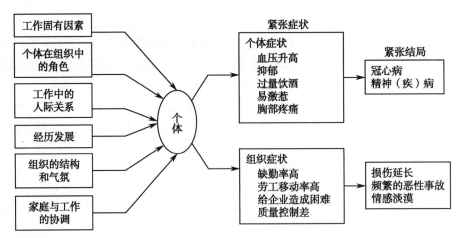

图 1-8-3　OSI 综合模式

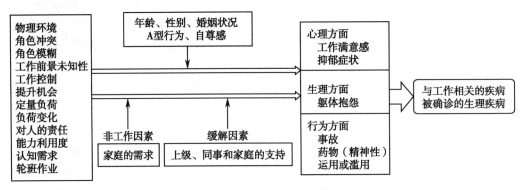

图 1-8-4　NIOSH 职业紧张模式

五、职业紧张的预防控制

（一）职业紧张三级预防控制原则

1. 一级预防　针对工作紧张的来源，防止其今后再出现。目的是减少或消除紧张源（从源头上消除危害）或改善资源（如社会支持）防止工人遭受紧张的不良健康影响。因此，一级预防干预针对的是组织和物理性工作环境水平上的紧张源。措施包括：改善组织文化、改变工人的工作负荷、工作重新工程化、工作再设计、清晰描述工作以避免角色冲突、增加工人在决策中的参与、保护工人免受暴力侵害、政策制定和修订、物理性工作环境再设计。

2. 二级预防　主要是改变工人对工作中紧张源的反应方式，改进其应对短期紧张反应的过程。这些干预措施旨在：

（1）为工人提供应对紧张性工作条件的知识、技术和资源；

（2）目标是那些已经经历负性的短期紧张反应（症状）的工人或其他有紧张的早期体征的工人，防止这些情况进一步发展。干预措施包括：培训（在健康促进或心理学技术领域，如应对策略）、锻炼、放松和冥想等。

3. 三级预防　旨在治疗和帮助那些已经暴露工作紧张并产生持久的紧张相关性健康结局（如心理性伤害、抑郁和冠心病）的工人。这些措施包括：职业康复服务、咨询、员工援助项目和重返工作项目。

职业紧张三级预防控制原则见表 1-8-1。

（二）职业紧张预防控制类型

1. 组织干预　主要集中与工作内容和 / 或工作中关系（如工作再设计、工作重构和沟通）。旨在消除、减少或改变工作紧张源，因此主要是一级预防干预，这些干预措施针对组织的全体员工或某一工种的工人。

表 1-8-1　职业紧张预防控制原则

干预水平			目标		举例	整合系统
定义和描述		效果				
一级预防 ● 预防性 ● 目的 　减少潜在的危险因素或在工人出现紧张相关性症状或疾病前改变紧张因素的性质		+++	紧张因素来源： ● 工作组织 ● 工作条件	环境或组织	● 工作再设计 ● 减少工作负荷 ● 改善沟通	
二级预防 ● 改善 ● 目的 　为工人提供应对紧张性情景的知识、技术和资源		++	对紧张因素出现反应的个体	组织或个体	● 认知行为治疗 ● 应对课程 ● 情绪管理	
三级预防 ● 反应 ● 目的 　对出现紧张相关性症状或疾病的工人进行治疗、赔偿和康复		+	产生不良健康效应的个体	个体	● 返回工作项目 ● 职业治疗 ● 医学治疗	

2. 个体/组织界面干预　集中于改变个体与组织之间的适应性（如清晰描述个体在组织中的角色），构建针对某一特殊紧张源的弹性。目的是改善个体在工作中的机能。这些措施通常针对执行某种任务的员工或仅针对已有紧张症状或执行任务不佳的员工。这些干预主要是二级干预。

3. 个体干预　针对个体的特征，并不针对工作紧张因素。假设是个体紧张反应的改善将在工作中产生积极的作用。包括锻炼、放松和认知行为治疗。这些干预措施主要是二级和三级干预，旨在缓解和治疗紧张相关性健康结局。

一级预防效果好于二级预防，二级预防效果好于三级预防，但是三者互不排斥，应该相互结合使用，最有效的预防应该是针对工作组织的一级预防。

尽管一级预防更有效，但是三级预防（治疗和病例管理，康复和返回工作）对于已经遭受损害的工人是必要的。除了管理个体病例外，病例的发生应该反馈到一级预防。从三级水平上获得的信息可被用于防止将来在同样情况下病例的发生。很多遭受伤害的工人返回毫无改变的工作环境是危险的，因为他们继续报告高水平的紧张（如高水平的工作紧张使得在初次心脏病发作后返回工作的工人患第二次心脏病的危险大两倍）。

（三）职业紧张预防控制模式

管理工作紧张的步骤为：识别紧张因素，评估它们的危险水平，使用分级控制技术对紧张因素进行控制。在一级预防、二级预防和三级预防三个水平上均采取这三个步骤。具体内容见图 1-8-5。

1. 参与性方法　管理工作紧张的第一步是建立鼓励企业工人积极参与、协商和合作的机制。参与性的方法是干预项目成功与否的关键。

2. 识别紧张源　管理工作紧张的第二步是识别工作场所的紧张源。在一级预防的水平上，它涉及在工人中发现他们认为是紧张因素的因素和这些因素是如何影响他们的，发现这些因素的最有效的方法是问卷和重点人群面谈相结合的方法。这是一种强有力的结合，因为这种结合不仅允许工人匿名表达他们对工作环境的看法，而且还有机会对某些问题进行深入探讨。使用这种结合方法所得到的资料可靠性更佳。

重点人群面谈应与问卷同样使用。每个重点人群人数应在 8 人以上，每个重点人群需用约 1.5 小时进行面谈。面谈组织者应是被调查单位以外的人。工作场所的重点人群面谈可提供对工作性质、工人面对的危险和可能的控制措施以外的情况进行了解。这种方法可提供丰富的定性资料，是识别问卷调查中发现问题的严重程度的一种重要方法。这种方法可深入了解问卷中未包括的问题，可以提供更为详细的信息，如谁受到工作紧张的危害，同时如何受到危害的。这种结合的方法通过比较重点人群

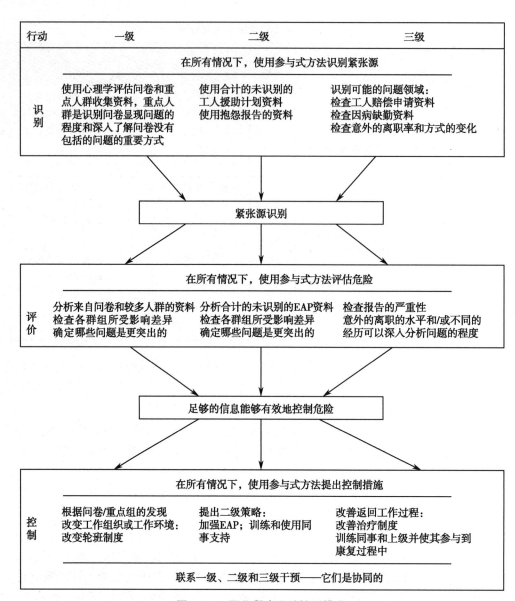

行动	一级	二级	三级

在所有情况下，使用参与式方法识别紧张源

| 识别 | 使用心理学评估问卷和重点人群收集资料，重点人群是识别问卷显现问题的程度和深入了解问卷没有包括的问题的重要方式 | 使用合计的未识别的工人援助计划资料 使用抱怨报告的资料 | 识别可能的问题领域： 检查工人赔偿申请资料 检查因病缺勤资料 检查意外的离职率和方式的变化 |

紧张源识别

在所有情况下，使用参与式方法评估危险

| 评价 | 分析来自问卷和较多人群的资料 检查各群组所受影响差异 确定哪些问题是更突出的 | 分析合计的未识别的EAP资料 检查各群所受影响差异 确定哪些问题是更突出的 | 检查报告的严重性 意外的离职的水平和/或不同的经历可以深入分析问题的程度 |

足够的信息能够有效地控制危险

在所有情况下，使用参与式方法提出控制措施

| 控制 | 根据问卷/重点组的发现 改变工作组织或工作环境： 改变轮班制度 | 提出二级策略： 加强EAP；训练和使用同事支持 | 改善返回工作过程： 改善治疗制度 训练同事和上级并使其参与到康复过程中 |

联系一级、二级和三级干预——它们是协同的

图1-8-5 职业紧张预防控制模式

资料和来自于问卷调查的统计资料，有助于增加调查的信度。重点人群提供的丰富的叙述性的资料可以验证工作紧张问卷的结果。问卷调查可以在重点人群面谈开始时进行，这时重点人群不知道他们被选为重点人群。问卷调查有助于为重点人群建立一个基础数据，而重点人群可以伴随着问卷的分析以帮助厘清讨论的重点。

重点人群资料也可以通过其他的二级水平的资料获得，如EAP报告或工人痛苦报告。使用这些资料时，应注意保护个人的隐私。

三级水平的资料是有关结局的资料，包括工人的赔偿诉求或意外的缺勤资料，例如因病缺勤资料。这些资料增加了分析问题真相的更为具体的信息。他们不可能单独反映问题全貌，但同一级和二级水平获得的资料结合在一起分析，将使问题得到更细致的反映。

3. 评估危险 正如参与性方法是对识别组织中工作紧张因素而言是一样的重要，参与性方法对危险的评估也是至关重要的。在识别阶段收集的资料被分析以确定危险因素是什么，组织内的哪些人群受其影响，这些人受到的影响可能同另一些人不同，并找出那些是增加或减少危险的组织因素。为了评估某一危险因素，要对影响危险的所有因素进行分析。危险评估尤其应注意：

（1）暴露于危险的人数；

（2）暴露人群的类别和他们的特殊要求，如新参加工作者，妇女和年轻的工人；

（3）暴露于危险的方式；

（4）暴露危险的频度；

（5）暴露于危险的时间；

（6）暴露于危险因素的联合作用（如肌肉骨骼紧张和工作需求）；

（7）损害的严重程度；

（8）危险控制的法律依据；

（9）涉及的工作过程；

（10）目前的控制措施作用如何。

广泛收集这些范围资料有助于进行危险评估。它可帮助找出优先采取的行动。

4．控制危险

（1）一级干预：一级干预要求控制措施直接针对危险来源，通过参与式工作以确定一级控制措施，因为组织中的人们可能知道针对某一问题的答案。一级干预中最大的问题是人们想保持现状，而不打算进行改变。然而，使得工作场所健康和安全的唯一可行的方法是做出必要的改变以使得工作场所健康和安全。

（2）二级干预：二级干预是针对个体应对工作场所紧张源的能力。情绪管理或放松技术的培训可以改善个体应对困难工作时间和情景的能力。二级干预可能是暂时的，直到采取更为持久的一级干预方能实施或产生效果。一些措施可以成为工作场所的永久的特征，但是应将它们同一级和三级干预整合。

（3）三级干预：三级干预的措施着重于损害管理，康复和返回工作。如果存在危险，应采取行动来改善这些过程。这个水平的干预包括使诉求处理更加有效，尊重申请赔偿的工人帮助他们康复和返回工作。如果同事和直接上级是有效返回工作的障碍，那么对康复过程中的工人进行培训将是一项重要的控制策略。

（4）综合干预：在危险管理过程的每一步，一级，二级和三级干预都必须整合。孤立地采取一种行动的效果是有限的，如仅关注三级识别资料如工人赔偿资料来识别紧张源，将严重限制工作场所作为一个整体的观点。

5．干预模式应具有的特征：

干预模式可为非专业人员实施，而不依靠组织内部的风险管理人员或其他技术专家。

（1）应提供调查职业紧张不同原因的方法。

（2）应识别所要寻找的症候和提供调查它们的全部策略。

（3）应详述控制危险因素的具体的干预措施。

（4）应提供组织如何识别工作紧张危险的指南。

（四）职业紧张预防控制评价

1．过程评价 过程评价应关注的内容：

（1）干预活动是如何实施的；

（2）利益相关方是否都包括在内；

（3）模式是如何影响目标人群的；

（4）使用的模式产生的干预是否很好地针对识别的危险因素；

（5）出现了什么变化已经对实施产生影响和将继续影响实施；

（6）干预是否导致了意外的结果，好的或是坏的结果；

（7）利益相关方如何有效地处于紧张干预活动之中；

（8）干预是否针对具有最大影响的危险因素，这些危险因素是如何识别的；

（9）哪些组织方面的因素对实施影响最大；

（10）干预的实施在何种程度上随背景的变化而变化。

2．效果评价 干预效果评价应关注的内容：

（1）认识到产生社会心理危害因素的企业主、工人和健康与安全代表的人数有多少？他们如何应用危险管理过程来控制工作紧张？

（2）有多少企业主认识到他们有责任控制社会心理危害？

（3）实施危险管理过程的工作场所的比例多大？

（4）实施适宜的策略的工作场所的比例多大？一级预防策略比例？整合一级、二级和三级干预的策略的比例？

（5）干预的效果在何种程度上随背景的变化而变化？

（6）干预的活动如何影响关键社会心理危险因素的评分（如需求、控制和支持）？

（7）实施过程和内外环境的差异如何影响关键社会心理危险因素的评分（如需求、控制和支持）？

（8）干预活动如何影响工人的满意感？

（9）实施过程的和内外环境的差异如何影响工人的满意感？

（10）干预活动如何影响紧张反应的水平？

（11）实施过程的和内外环境的差异如何影响紧张反应的水平？

（12）有多少伤害和疾病与紧张有关（类型、严重程度和例数）？

（13）紧张反应和报告的不良健康结局之间是否存在时滞？

（14）干预对组织的生产率有何影响？

（15）干预的成本多少？结局是否产生了补偿这些成本的价值？（更高的生产率，更低的缺勤率）

（余善法　谷桂珍）

第九节　职业工效学

一、工效学概述

工效学是一门研究和应用范围都非常广泛的综合性边缘学科，涉及人的工作及生活各个方面。主要根据人的心理、生理和身体结构等因素，研究人、机械、环境相互间的合理关系，以达到保护劳动者健康、提高生产效率的目的。工效学在其发展过程中，融合了各个学科的相关学科理论，不断完善本身的概念、理论体系、研究方法以及技术标准和规范。工效学的应用及范围广泛，它所涉及的各个学科、领域专家学者都从其自身侧重的研究角度来进行学科命名及定义。不同国家和地区的科学工作者给予了不同的名称，例如，在美国称为人因学（human factors）或人机工程学（human engineering），日本叫做人间工学。欧洲国家多称为人类工效学（ergonomics），我国也采用了这一名称，简称工效学。而职业工效学是以作业人员为中心，研究人 - 机器 - 设备环境之间的相互关系，旨在实现人在工作中的健康、安全、舒适，同时保证最佳工作效率。

（一）工效学的起源与发展

1857 年波兰人 Jastrzebowski 最早使用"工效学"这个词，强调劳动应花最小的气力，获取最丰硕的成果。工效学（ergonomics）的形成和发展已有一百多年的历史，英国是世界上开展工效学研究最早的国家，英国学者从希腊词"ergo"（工作，出力）和"nomics"（规律，正常化）组成这一名词，其含义为"工作的正常化"或"工作的自然规律"。工效学作为一门独立学科历史虽然较短，但是其包含的基本原理早在人类创造劳动工具时就已经存在了。关于工效学的发展和形成大致经历了以下的过程。

1. 第一阶段　在石器时代，原始人就学会用石块打制成可供敲、砸、刮、割的各种工具，形成了原始的人机关系，这种工具的形成要满足两个条件即人要拿得动、握得住，而且要和人的手的形态适应。如果不满足上述条件，就会导致低效率，甚至对人体造成伤害。医学之父希波克拉底（Hippocrates）在其外科手术文章中对手术室的合理布局、手术器具设计及最佳操作姿势等进行了详细描述，这个是最早涉及作业空间和工具合理设计的例证。真正采用科学方法，对人的能力与使用工具之间关系的系统研究始于 19 世纪末，在人与工具关系及人与操作方法研究方面最具代表人物的是美国学者泰勒（F.W.Tayler）

及工人操作动作研究专家吉布雷斯夫妇（F.B.Gillbreth），他们都非常关注研究生产作业系统中人的生理和心理特点。如泰勒在 1898 年进入美国伯利恒钢铁公司后，对铲煤和矿石的工具—铁锹进行研究，找到了铁锹的最佳设计以及每次产煤或者矿石的最适合重量。而对操作方法的研究，剔除了多余的不合理动作，制定出省力、高效的操作方法和相应的工时定额，大大提高了工作效率。在泰勒和吉尔布雷思工作的基础上，形成了时间和动作研究这样一门学科。虽然时间和动作研究本身并不是人类工效学，但其思想与人类工效学已非常接近。

2．第二阶段　第二次世界大战期间，由于战争需要，很多国家大力发展军事工业，武器装备发展得非常庞大和复杂，一些新型、复杂、精密的高效能装备都应运而生。在当时的形势下，由于过分强调这些新式武器的功能，忽视了操作系统中"人的因素"造成了许多因操作失误而导致的事故。由于操作复杂、不灵活、不符合人的生理特点及尺寸而导致的事故及失误时有发生，通过分析研究人们认识到，导致这些结果的主要因素不是机器、武器，而是人，恰恰是忽视了"人的因素"这一在设计中最为重要的环节。同时也认识到，设计一套好的，高效能的装备，只有工程技术远远不够，还必须具有生理学、心理学、人体测量学、生物力学等学科的相关知识。在此期间，军事领域中"人的因素"的研究应用，使科学人类工效学应运而生。而随着战争的结束，这一学科开始向非军事领域发展。如飞机、汽车、建筑设施及生活用品等。各种人类工效学会，如国际人类工效学会和美国人类工效学会相继成立。本学科在此阶段的发展特点是：重视工业与工程设计中"人的因素"，力求使机器适应于人。

3．第三阶段　进入 20 世纪 70 年代以后，随着电子技术的进步和计算机的广泛应用，工效学学科进一步发展，操作系统对人的要求越来越高，系统中考虑人的因素也显得越来越重要。特别是美国三里岛核电站事件的发生，对人类工效学的发展起了很大的推动作用。在三里岛事件中，虽然人的错误是事故的直接原因，但操作人员本身并没有什么过错，而是系统的设计者应当受到责备，因为他们给了操作人员无法胜任的工作。科学技术的飞跃发展使人机系统变得越来越复杂，一些复杂系统的控制，如飞机的驾驶，甚至于超过了人的正常工作能力，人成为系统中的主要制约因素。如何降低系统对人的要求，或如何提高人的能力以适应系统的要求，已经如今成为工效学领域面临的一个严峻挑战。

4．工效学在我国的发展　工效学作为一门学科，约在 20 世纪 70 年代才传入我国。由于历史短以及其他原因，工效学在我国的研究和应用不够广泛。我国对工效学深入系统研究是在 20 世纪 80 年代初开始进行。我国工效学学者在人机工程、认知工效学、工作场所照明、人体尺寸与测量、生物力学与职业性肌肉骨骼损伤、工效学标准化等方面做了很多卓有成效的工作。虽然我国工效学起步较晚，但发展非常迅速。1989 年，我国成立了中国人类工效学学会（Chinese Ergonomics Society，CES），目前下设 8 个分支机构，并成为国际工效学学会（International Ergonomics Association，IEA）的会员。职业病防治法中提出了设备、工具、用具等设施应符合劳动者生理、心理健康的要求，腰背痛等肌肉骨骼疾患（musculoskeletal disorders，MSDs）也被定为工作有关疾病。但是总的来看，工效学的研究尤其是应用研究还很不够。虽然有兴趣的人不少，但研究比较零散，在社会上还未引起足够重视。但我国人民的生活水平正在迅速提高，人们将越来越关注自己的工作和生活的质量，这意味着人们将会逐渐认识到人类工效学的必要性。另外，我国正在逐步进入国际市场。为了提高我国产品的竞争力，我们也需要提高劳动效率和降低劳动成本。这些都是在我国发展工效学的有利条件。因此工效学在我国仍然有着广阔的前景。

（二）工效学的地位及应用领域

工效学家和相关研究人员认为，考虑到要满足时代同步的工作环境中职员的需求，工效学的概念应该既宽泛又综合。当前，在科学文献、专业团体、政府机构中均可找到关于工效学的不同定义，它们的含义大体一致，只是根据实际应用对象不同而各有侧重。例如，2009 年，国际工效学会将工效学学科定义为"关于人与系统中其他元素相互作用的科学学科，研究将理论、原则、数据、方法应用到设计中以提升人类福祉和系统的整体性能"。2011 年，美国人因工程和工效学协会（Human Factors and Ergonomics Society，HFES）认为"工效学是将相关理论应用于人与自然、环境、家居、娱乐、休闲、程序等方面产品的接口设计，提出设计要求，以增强人—产品见交互的整体效能和安全性"。而欧洲工效学联合会

（Federation of European Ergonomics Societies，FEES）将"工效学分为人体、认知和组织工效学三个重点领域，人体工效学与人体解剖学、人体测量学、生物力学密切相关；认知工效学与脑部的思维过程相关；组织工效学则与优化社会技术系统相关"。

尽管存在不同的工效学定义，其本质仍然在于研究人在某种工作环境中的解剖学、生理学和心理学等方面的各种因素，研究人、机器设备、环境间的关系，旨在实现人在工作中的健康、安全、舒适，同时提高工作效率。

总的来说，工效学研究涉及4个方面内容：①人类的特性：人体能力和特性，如身体尺寸、力量、劳动姿势及反应、理解、决定和学习等精神方面特性和能力。②人和机器的关系：显示、控制、信息流动和自动化过程中的人机界面。③环境条件：热、照明、噪声、湿度、振动及其他影响舒适的因素。④劳动方面：疲劳、紧张、错误和事故、安全、人和劳动的协调、耐受力、产量和效率。

如上所述，除化学因素外，工效学研究的内容几乎包罗万象。然而，其基本任务可以概括为使机器适合于人，从大的方面来讲，也可以说使环境适合于人。因而进行工效学设计前必须事先了解人体的许多特性。例如，人体尺寸、力量大小决定工作台面的尺寸和位置；人体或肢体移动的速度决定流水线运行的快慢；甚至，人对温度的感觉如至适温度设定车间的温度。例如：身体的尺寸、力量大小、移动范围，以便确定工作台面的尺寸和布置、产品的重量等。

工效学伴随着技术和需求的发展而发展，并促进工业、农业、商业、国防等各行各业的不断进步，同时在学术上也占据越来越重要的地位。当前，工效学的研究和应用领域广泛，以下为主要研究应用领域：

1. 产品设计领域　这是工效学发挥作用的重要舞台，主要研究设计各种产品（包括机器、家具、工具、医疗器械等）时应遵循的工效学标准。工效学所要解决的不是设计中的具体技术问题，而是从产品设计如何适合于人的角度，向设计人员提供人体的参数和要求，使设计更加合理，更适合人的生理心理，最大限度地增加使用者的舒适感、安全感、可靠性，提高休息或工作效率，从而使人与产品使用系统中的重要环节相协调，使使用者与设备、周围环境处于最佳和谐状态。

2. 工作组织及管理领域　怎样组织生产任务，怎样布置作业场所，怎样挑选和培训作业人员，怎样制定岗位工作指南，怎样安排作息时间等等，无一不需要动用工效学的知识。工效学可以研究人在生产过程中的可能性、劳动活动方式、劳动的组织安排，从而提高工作效率，通过对"人—机—环境"系统的分析研究，为该系统合理设计提供科学的解决方案，使人在舒适、安全、可靠的工作环境中有效发挥人的效能，从而提高功效的目的。

3. 职业医学领域　在一些人机系统中，操作者易患职业病。引起职业病的原因有的是由于劳动强度过大，有的是由于机器设计不符合人的身心特点，有的是由于工作环境恶劣，医师有了工效学基础知识，便可更好的判断引起疾病的原因，以便能得到有关单位和人员的配合，对症治疗。

4. 航空航天领域　座舱的工效学综合评价是飞机研制中一个重要问题。以前，在飞机座舱研制过程中往往为其工程质量提出种种衡量标准而忽视了系统的工效学综合评价，更没有建立一套客观标准，有时单凭飞行员的主观叙述来进行评价，往往带来不必要的损失。因此，在飞座舱研制生产阶段，除了建立其工程质量标准外尤应重视建立工效学综合评价的标准。

5. 体育运动领域　体育运动的教练可利用工效学原理，制订最佳的训练计划，确定各类运动的最佳动作和姿势，改进运动器械，较少运动创伤，并可获得较好的竞赛成绩。

6. 其他　事实上，家庭、教育、生活等方方面面都有值得研究的工效学问题，也因此产生了教育工效学、家庭工效学、娱乐工效学等诸多分支。如果能广泛合理的运用工效学知识，就能提高效率、节约能量、避免事故。

（三）工效学分支与交叉学科

工效学是一门交叉学科，其基本原理主要来自于生理学、心理学、生物力学、物理学、人体测量学和普通工程学等学科。工效学学科研究和应用范围广泛，单独某个学科的理论或知识无法对工效学学科的发展提供足够的支持，因而必须使用跨学科的思维和理论来综合分析研究工效学问题，从而让这些交叉学科的理论和知识在工效学应用中大放异彩。

同时，随着工效学的发展，其功能和研究领域也不断细化，衍生出很多分支学科，包括职业工效学、管理工效学、认知工效学、色彩工效学、施工工效学、神经工效学等等。职业工效学侧重于工效学原理在实际工作中的应用。管理工效学旨在从"管理"的角度，对工效学的人机系统模式进行分析，进一步通过管理方式来提升人机系统中"人"的作用，进一步提高工作效率。认知工效学主要研究有关思维、记忆和决策等认知因素与设备和职业之间关系。色彩工效学则从色觉物理功能、生理与心理机制等方面探讨诸如操纵装置面板等人机色彩界面等设计问题。神经工效学是神经科学与工效学交叉而形成的新兴研究领域，主要从生物学的角度来解释大脑功能和人类绩效等工效学问题。这些分支学科从不同角度解释和研究工效学问题，使得工效学原理得以在更大范围内发挥作用，同时也进一步促进工效学理论内容的丰富与发展。

（四）工效学的未来展望

经过近半个世纪发展，工效学的作用逐渐被认可，在电子、能源、交通、电力、煤炭、冶金、体育、康复、管理等领域都发挥了重要作用，在提高经济效益、维护劳动者的健康等方面取得丰硕的成果。同时应当注意到，在世界范围内，工效学的发展极不均衡：一是发达国家处在学科的前沿，而发展中国家较之差一至两个等级。发展中国家急需建立完善的研究机制和普及相关知识、扩展实践领域，以便促进经济增长和制定可持续发展的规划。二是各个国家由于科学、工业的基础不同，在学科研究的主体方向上存在着显著的差异和区域优势。因而需要加强各国间的学术交流、信息传播以及各种形式的合作，促进人类工效学的全球均衡发展。过去10多年工效学研究主要集中在"方法和技术"、"人的特性"、"工作设计和组织"、"健康和安全"和"工作场所和设备设计"等五大领域，未来工效学学科有望在"工业和产品设计"、"建筑"、"健康和安全"和"人机交互"等领域得到发展并发挥更积极的作用。

二、工作过程的生物力学

生物力学（biomechanics）是将力学与生物学的原理和方法有机地结合起来，研究生命过程中不断发生的力学现象及其规律的科学，简单地说就是研究生物与力学的有关问题。生物力学其研究内容十分广泛，其中研究人在生产劳动中肌肉骨骼力学的内容称为职业生物力学（occupational biomechanics），主要研究工作过程中人和机器设备（包括工具）间力学的关系，目的在于提高工作能力并减少肌肉骨骼损伤的发生。

（一）肌肉骨骼的力学特性

人体运动系统主要由肌肉、骨骼和关节组成，其中肌肉是主动部分，骨骼是被动部分，在神经系统支配下，通过肌肉收缩，牵动骨骼以关节为支点产生位置变化，完成运动过程。体力劳动是通过人体或人体某一部分的运动来实现的。

骨骼肌是可以随人的意志进行收缩的肌肉。劳动时肌肉做功的效率与负荷大小有关，负荷过大，肌肉收缩时不能缩短或缩短很少，较多的化学能转变为热能，这种情况不但工作效率低，还容易引起肌肉或骨骼的损伤。负荷太小，肌肉收缩时用来做功的能量也很少，效率同样很低。骨是身体重要组成部分，主要功能是支持、运动和保护。人类的骨骼结构具有非常好的承受力的特性，但不同部位的骨骼对于压缩、拉伸、剪切等力的承受能力不同。青年人的骨骼强度比老年人高，男性比女性高约5%。软骨是一种结缔组织，具有较好的弹性和韧性，长骨的软骨具有吸收冲击能量和承受负荷的作用，关节软骨摩擦系数很低，对运动十分有利。骨间联接称为关节。关节的运动方式是转动，人体各部分的运动实际上是围绕关节的转动，关节面的形状及结构与运动形式密切相关。按照关节运动轴的多少可以分为单轴关节，如肱尺关节；双轴关节，如肱桡关节；三轴关节，如肩关节。理论上三轴关节的活动范围近似于球体。

职业活动的肌肉做功大概可分为动态肌肉做功和静态肌肉做功。动态作业是在保持肌张力不变，即等张性收缩的情况下，经肌肉交替收缩和舒张，使关节活动来进行的作业。动态肌肉做功包括协调组织肌肉组，使它们在任务执行过程中完成同一个运动。这种类型的做功使营养素和氧气流到肌肉中来执行任务，相比于静态肌肉工作会有更长的执行任务的时间。大多数运动会涉及某种形式的动态肌肉做功，即使只是走路或躯干和上肢偶尔的运动。

静力作业主要依靠肌肉等长性收缩来维持体位，使躯体和四肢关节保持不动所进行的作业。肌肉张力在最大随意收缩 15%～20% 以下时，心血管反应能克服肌张力对血管的压力，满足局部能源供应和清楚代谢产物的需要，作业可维持较长时间，而静力作业时肌张力往往超过该水平，造成局部肌肉缺氧、乳酸堆积，易引起疼痛和疲劳。静力作业的任务活动在日常活动中常见，但通常视为游离于身体组件之外的肌肉活动，存在于大多数的材料处理、环境、电子行业以及维修的任务中。虽然动态做功比静态做功好，但长时间的动态肌肉收缩也会导致疲劳和工作效率下降。人维持动态工作的时间取决于工作强度、健康水平和环境因素。因此，如果任务中有高强度的运动，就必须将其控制在一定时间内，并且涉及一段休息时间。国外学者 Asteand 和 Rodhal 发现，为使个体保持 8 小时轮班，任务平均不应超过工人最大能力的 33%。

（二）不同姿势下的力学因素

人在工作时需要保持一定的姿势（posture）。工作时最常见的姿势是站姿和坐姿两种，其他还有跪姿、卧姿等。

站立状态下人体运动比较灵活，便于用力，适合从事体力劳动，特别是较重的体力劳动或活动范围较大的工作。采取坐姿时身体比较稳定，宜于从事精细工作。坐姿时下肢不需要支撑身体，处于比较放松的状态，可以用足或膝进行某些操作，如机动车驾驶。随着科学技术的发展和生产方式的变化，坐姿工作的人员越来越多。无论是站姿还是坐姿，都存在一些不利于健康的因素，如站姿下肢负重大，血液回流差。坐姿状态下腹肌松弛，脊柱"S"型生理弯曲的下部由前凸变为后凸，使身体相应部位受力发生改变，长时间工作可以引起损伤。

不管采取何种姿势，人体都要承受由于保持某种姿势所产生的负荷，称作姿势负荷（posture load）。姿势负荷来自于相应的体段所产生的力矩，大小取决于该体段的质量及质心与相应支点的垂直距离。例如，站姿或坐姿时颈椎需要承受头部产生的负荷，腰椎需要承受腰以上身体各个部分产生的负荷。体力劳动强度越小，即外部负荷越小，为了克服姿势负荷所消耗的能量在总能耗中所占比例越大。长时间保持任何一种姿势，都会使某些特定肌肉处于持续静态收缩状态，容易引起疲劳。在可能的情况下，应该让操作者在劳动过程中适当变换姿势。为了方便操作和减少姿势负荷及外加负荷的影响，在采用工作姿势时需注意：①尽可能使操作者的身体保持自然的状态；②避免头部、躯干、四肢长时间处于倾斜状态或强迫体位；③使操作者不必改变姿势即可清楚地观察到需要观察的区域；④操作者的手和前臂避免长时间位于高出肘部的地方；⑤如果操作者的手和脚需要长时间处于正常高度以上时，应提供合适的支撑物。

（三）工作过程中的合理用力

为了完成生产或其他工作任务，劳动者在劳动过程中常常需要克服外界的重力、阻力等。此外，从事任何工作都需要保持一定的姿势或体位，工作人员还要克服人体各部位所产生的重力。根据生物力学基本原理，合理运用体力，可以减少能量消耗，减轻疲劳程度，降低慢性肌肉骨骼损伤的发病率，提高工作效率。

人的力量是由肌肉骨骼系统（包括骨连接）产生和传递的，其中肌肉是主动部分，骨骼是被动部分，起支撑或杠杆的作用，在神经系统支配下，通过肌肉收缩，牵动骨骼以关节为支点产生位置变化，完成运动过程。包括关节在内的某些解剖结构结合在一起可以完成以关节为轴的运动，称为动力单元（kinetic element）。一个动力单元可以完成简单的动作，两个以上的动力单元组合在一起称为动力链（kinetic chain），可以在较大范围内完成复杂的动作。生产中多数操作是通过动力链来完成的，但是一个动力链包括的动力单元越多，出现障碍的机会也就越多。在组织生产时，尽可能选用较简单的动力链。

搬运重物或手持工具时需要克服物体的重力，这种作用力也称为工作负荷（work load），以一定的力矩作用于人体，其中力臂是物体重心至人体支点（关节）的垂直距离。在物体重量固定的情况下，人体承受的负荷与物体重心到支点的垂直距离成反比。生产工作中尽可能使物体的重心靠近人体，可以使力矩变小，减轻工作负荷，减少用力。除了物体重心以外，人体本身也有重心。当人体向某一方向倾斜时，重心也随之发生偏移，此时需要肌肉收缩来保持某一特定姿势和维持平衡。除了整体重心以外，人体各个部分，又称体段（segment），也有各自的质量和重心，如头、手、前臂、上臂、躯干等，每一部分力矩的大小取决于该体段的空间位置与相应的关节（支点）之间的垂直距离。距离越大，力矩越大，机体的能量消耗也随之增加。

生产或工作中人体同时承受姿势负荷和外加负荷。采取站姿或坐姿工作时，既要注意避免人体整体重心的偏移，又要使人体各部分的重心尽量靠近脊柱及其延长线，以便减少姿势负荷。生产中用力要对称，这样可以保持身体的平衡与稳定，减少肌肉静态收缩，减轻姿势负荷，降低能量消耗。比如，将一定重量的书包由单肩背改为双肩背，氧的消耗减少将近 50%。搬运同样的重量，平均分配在两手携带比用一只手拿着要轻松得多。

从事不同的工作，要根据工作特点和工效学基本原理，采取巧妙的用力方式。有些工作中可以利用人体整体或某一部分的重力，以节省体力。例如，当工人需要向下方用力安装某种零件时，可以将工作台适当降低，利用身体重力向下按压，提高工作效率。使用工具打击物体时，可以运用关节在尽可能大的距离上运动，利用冲击力，提高工作效率。

（四）不合理用力导致的常见疾患

劳动过程中的不合理用力，不仅会影响工作效率，导致事倍功半，长期发展下去，还会给身体造成一定伤害，引起一系列急慢性疾患。

1. 下背痛（low back pain，LBP）　下背痛是最常见的一种肌肉骨骼损伤（musculoskeletal injury），一般呈间歇性，严重发作时可丧失劳动力，间歇期数月至数年不等，不发作时症状消失且能进行正常活动。站姿工作和坐姿工作均可发生下背痛，其中以站立负重工作发病率最高。美国卫生保健政策与研究协会（AHCPR）将 LBP 定义为由于背部（位于 T7—S1 及臀部）症状所致的活动限制和不舒适。背部症状主要包括背部及与背部有关的疼痛（坐骨神经痛），半数以上的劳动者在工作年龄曾患过下背痛。职业性下背痛发病原因主要有：①抬举或用力搬移重物；②弯腰和扭转（姿势不当）；③身体受震动；④气候因素（冷、潮湿、受风）；⑤重体力劳动；⑥还有与工作相关的心理社会因素（如应激、寂寞、缺乏社会支持、工作满意度低）等。

2. 颈、肩、腕损伤　主要见于坐姿工作，表现为疼痛、肌张力减弱、感觉过敏或麻木、活动受限等，严重者只要工作就可立即产生剧烈疼痛，以至于不能坚持工作。腕部损伤可以引起腱鞘炎、腱鞘囊肿或腕小管病（carpal tunnel disease），主要见于工作时腕部反复曲、伸的人员，由于腕小管内渗出增多，压力增高，正中神经受到影响，严重者还可引起手部肌肉的萎缩。

颈、肩腕损伤可以单独发生，也可以两种或三种损伤共同出现。主要原因是长时间保持一种姿势，特别是不自然或不正确的姿势，例如头部过分前倾，头部重心的偏移增加了颈部负荷；工作台高度不合适，前臂和上臂抬高，肩部肌肉过度紧张；手部反复曲、伸、用力等频繁活动或进行重复、快速的操作。常见的职业活动主要包括键盘操作者（如打字员、计算机操作人员）、流水线工人（如电子元件生产、仪表组装、食品包装）、手工工人（如缝纫、制鞋、刺绣）、音乐工作者（如钢琴师、手风琴演奏）等。

3. 下肢静脉曲张　劳动引起的下肢静脉曲张多见于长期站立或行走的工作，例如警察、纺织工等，如果站立的同时还需要负重，则发生这种疾患的机会就更多。这种疾病随工龄延长而增加，女性比男性更容易患病，常见部位在小腿内上部。出现下肢静脉曲张后感到下肢及脚部疲劳、坠胀或疼痛，严重者可出现水肿、溃疡、化脓性血栓静脉炎等。

4. 扁平足　工作过程中足部长期承受较大负荷，如立姿工作、行走、搬运或需要经常用力踩动控制器，可使趾、胫部肌肉过劳，韧带拉长、松弛，导致趾弓变平，成为扁平足。扁平足形成比较缓慢，但青少年从事这类工作发生和发展均较快。扁平足的早期表现为足跟及距骨头疼痛，随着病情继续发展，可有步态改变、下肢肌肉疲劳、坐骨神经痛、腓肠肌痉挛，严重时，站立及步行均出现剧烈疼痛，可伴有胫部水肿。

5. 腹疝　腹疝多见于长期从事重体力劳动者，由于负重或用力，使腹肌紧张，腹内压升高，久之可形成腹疝，青少年从事重体力劳动更容易发生这种疾病。其中脐疝和腹股沟疝比较常见，其次是股疝。一般无疼痛，对身体影响不大。劳动中突然发生的称为创伤性疝，疼痛剧烈，但很快可缓解或转为钝痛。

6. 滑囊炎　滑囊炎是一种常见疾患，很多工种都可以引起滑囊炎，尤其多见于快速、重复性操作。滑囊炎可以发生于各种不同的部位，如包装工的腕部，跪姿工作者的膝部等。滑囊炎发生的原因主要是局部长期受到压迫和摩擦，这种压迫可以是来自外部的力，也可以是机体内部的力，如打字员的腕部受力主要是手腕反复屈伸产生的力。职业性滑囊炎呈慢性或亚急性过程，一般症状较轻，表现为局部疼痛、肿胀，对功能影响不大。

三、人体测量学与应用

随着工业生产的发展，人们注意到机器、工具、仪表等的设计，需要符合人的生理特点，为此，要特别重视人体的尺寸参数，只有这样，才能使设计出的机器适合于人，便于使用，既能充分发挥机器的性能，同时还可以保护工人的身体健康。人体测量定义为"人体整体、部分及其能力的测量和研究"。

人体测量数据可应用于各种行业，例如，家具设计师使用人体测量数据以满足用户需求的变化；生产设备可以使用人体测量学数据为员工设计工作站；军队使用人体测量数据设计装备；飞机制造商使用人体测量学设计乘客座位；人体测量数据用于医疗设备领域研制假肢；人类学家使用人体测量数据比较基于身高和不同文化的差异及营养的影响等。

（一）人体测量的基本原理

人体测量技术是工效学研究的应用的一个非常重要的分支，它主要涉及人体尺寸、重量、形状的测量以及惯性特性。人体测量技术依靠现今的方法来测量物理尺寸，包括特征人群的动态和静态测量数据。这些方法获得的是统计数据，可以应用于产品设计、服装、职业和娱乐环境。同时，人体测量数据对建立生物力学模型来预测人体运动、可达域、力量和空间需求也是至关重要的。

人体测量的内容即人体的各种参数，主要包括人体静态尺寸、动态尺寸、力量、比例、角度、重心、功能范围以及描述人体三维形态的特征点坐标数据等。在多种人体参数中，人体尺寸是人机系统设计的基本资料。在工效学实际应用中，人体测量的类型通常分为静态测量和动态测量两种。

静态测量又叫静态人体尺寸测量（static measurement of dimensions），主要测量身体的特定骨骼尺寸，是被测者在静止状态下进行的测量，站立或取坐姿。静态人体测量需要测定人体各个部分的参数，最基本的尺寸有 119 项。如有特殊需要，则需适当增加测量参数，比如为了设计航空供氧面罩，仅在口鼻周围就设有 20 多个测点。有时根据实际需要还要对某些特定人群进行测量，获得相关人群的人体尺寸资料，如对士兵进行人体测量以确定某些武器设计参数或军服的尺寸等。

而动态或功能人体测量技术主要测量身体运动或进行肢体活动时运动的距离和范围，是被测者在规定的运动状态下进行的测量，又称动态人体尺寸测量（dynamic measurement of dimensions）。这种方法测量的是人体或某一部分空间运动尺寸，即活动范围，又称功能人体尺寸测量（functional measurement of dimensions）。许多生产劳动是在运动过程中完成的，各种操作的准确性、可靠程度、做功效率以及对人体的影响等均与人体或某些体段的动态尺寸有密切关系。动态测量数据在生产场所的设计、布局以及机器设备的制造等方面都有重要应用价值，如机器安放的密度、操作台的高低、机动车或飞机驾驶使用的各种操纵杆和控制键的安放位置，等等，设计尺寸都要符合使用者的动态尺寸。在进行动态测量时，除了活动范围以外，还要测量适宜的范围。在可能的情况下，各种操作均应安排在适宜范围内，这样可以省时、省力，同时还可以减少肌肉紧张和能量消耗。如图 1-9-1 显示尽管脚可以以跟骨为轴在 60° 范围内活动，但图中阴影部分为适宜范围，脚步控制器安放在这一区域比较合适。手动控制器或流水线生产中工件输送的位置均应设计在手部动态测量的适宜范围之内。

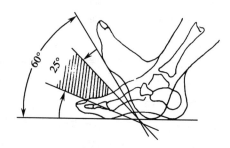

图 1-9-1　脚部活动及适宜范围

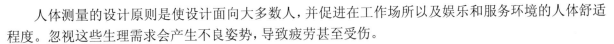

人体测量的设计原则是使设计面向大多数人，并促进在工作场所以及娱乐和服务环境的人体舒适程度。忽视这些生理需求会产生不良姿势，导致疲劳甚至受伤。

（二）人体测量方法

人体形态参数的测量方法主要有两类，即直接测量法和间接测量法，也可按测量工具与受测对象的关系划分为接触测量法和非接触测量法。

直接测量法（接触测量法）按测量结果的形式又可分为两种，一种是采用传统的马丁氏人体测量仪，根据体表标志或骨性标志，直接对人体上选定部位的尺寸和围度等数据进行测量。此法在服装设计（包括职业着装的设计）等方面应用较多。常用的仪器有 20 多种，主要有人体测高仪、卷尺、直角规、弯角规、活动直角规、附着式量角器、三脚平行规、测骨盘、可调式坐高椅、体重计、测齿规、摩立逊定颅器、测腭器、立方定颅器、水平定位针、马丁描骨器、托颅盘、平行定点仪、持骨器、简易描绘器等。进行人体测量时，对于所选用的人体测量仪器必须进行校准。

另一种是对体表特征点的三维坐标数据进行数字化测量，即采用三维坐标测量仪器，对体表的形态特征点或骨性特征点的三维坐标数据进行测量。这种方法可直接为各种计算机辅助设计造型软件所调用，特别适合于应用越来越广泛的人体三维造型及各种人 - 机环境系统的仿真设计与工效学评价等方面研究。但目前对三维坐标数据及其所表征的形态信息，可以借助三维造型软件构造出人体的三维 CAD 模型。

间接测量法（非接触测量法）是采用激光、全息摄影、计算机等现代技术，把受试者全身不同部位从不同角度扫描或摄录下来，然后再用软件进行处理，间接计算出数据。此外还有光栅测量法，其基本原理是根据两个稍有参差的光栅相互重叠时产生的光线几何干涉所形成的一系列含有面外位移信息的云纹来进行测量的方法。人体测量技术如同许多其他技术的发展一样，其内容、方法都在不断发展，随着计算机辅助设计和制造技术的进一步发展和应用，非接触式的三维数字化测量将成为人体测量的主要方法。

除了形态参数，还有人体力学参数的测量。生物力学与人体测量技术密切相关，按照力学系统的方式来研究人体往往简单巧妙。人体力学参数有多种，比如人体重心（包括各个体段重心）的测量使用的主要方法有：尸体解剖法，重心板法，水浸法，数学物理模型法，γ 射线测量法，CT 法和三维立体摄影方法等。每一种种方法各有其长处和不足，需根据具体情况选用。在确定了某体段重心的情况下，其重心位置的定义即为从重心处至体段末端的距离。利用人体形态和力学测量，就可以获得人体尺寸数据，用于各种生产和生活中，显著提高生活质量和生产率。

（三）人体尺寸及其应用

人体尺寸是工效学中一个非常重要的内容。人体尺寸用途非常广泛，如工作场所的设计和机器设备的制造，都是重要参考数据。除了在工业生产中的应用以外，还广泛应用于农业、林业、交通运输、航空航天等各种行业。人体尺寸不仅有国家和地区的差别，由于营养等原因，同一个地区的人在不同时代也不相同。根据人体尺寸这种变化特点，即使在同一国家或地区，人体测量工作也要间隔一定时间重复进行。1986 年，中国开展了第一次中国成年人人体尺寸测量。但这些人体尺寸数据已非常滞后，而其他工效学基础参数数据更是基本空白，已严重影响到中国产品与工业设计和产业创新发展。2013 年 11 月 27 日，新一轮"中国成年人工效学基础参数调查"正式启动，预计不久的将来新标准可以出台。

人性化设计要求考虑人的生理和心理感受，功能上的满足不再是唯一的目标，还应考虑怎样使用起来更方便、更省力、更舒适，因而除了生理尺寸，人的心理空间尺度在设计中也有着举足轻重的作用。

1. 人体的生理尺寸　人体的身高、坐宽、肩宽、手部活动范围、脚部活动范围、人体曲线等数据都是与之相关的产品设计的尺寸基础。人体尺寸数据受到地域、种族、年龄、性别等因素的影响，个体与个体之间存在明显的差异，而商业和生产通常不允许大批量的产品按照每个人的尺寸去设计产品。人体尺寸都是分布在一定范围内，而我们的设计通常只取一个确定的数值，而且并不像我们一般理解的取平均值。人体尺寸数据一般呈正态分布。按照人体尺寸的平均值设计产品和工作空间，往往只能适合 50% 的人群，而对另外 50% 的人群则不适合。在进行人体尺寸测量分析时，我们通常需要计算出不同百分位数的人体尺寸，以满足不同设计需要。一般从小到大计算出 1%、2%、5%、10%……直到 99% 的数值。在实际工作中，使用人体测量数据要根据具体要求加以应用，例如车间入口的高度如果按照身高的第 50 百分位数设计，则有一半的人难以在正常直立状态通过，同样，工作台或办公桌下面的容膝空间（leg room）高度如果使用第 50 百分位数的值，则有一半的人在工作时下肢难以摆放在自然位置。另一方面，由于经济和技术的原因，有些高度设计也不能无限加大，如某些交通工具（如汽车、飞机）的入口高度，常常不能满足特殊高度的人自由通行，不能使用人体测量上限值。满足度为产品尺寸所适合的使用人群占总适用人群的百分比。设计中尽量照顾绝大多数人群是提高满足度的一个举措。在工业生产中，机器、工具、工作场所等都要参照人体尺寸进行设计，人体尺寸通常有以下几种使用方式。

（1）适合于 90% 的人：最常见的设计是使产品适合于 90% 的人。所谓 90% 的人并非是指从低到高或由高到低 90% 的人群，而是要求适合第 5 百分位数至第 95 百分位数的人。比如机器或中央控制室内的控制柜的设计，这种情况通常有若干个需要用手操纵的控制器。按照上述要求进行设计的时候，如果是站姿操作，控制器安放的最低位置应当使第 95 百分位数（较高的人群）的人不需弯腰就可以用手抓握，这样较低的人自然也不用弯腰即可操作；对于较高部位的控制器，安放位置应使第 5 百分位数（较低的人群）的人在正常情况下伸手即可抓握到，对于高于第 5 百分位数的人来说，操作更加容易。

（2）单限值设计：有些设计只需要一个人体尺寸的百分位数值作为上限值或下限值，称单限值设计。单限值设计有时需要取上限值，如门的高度，只要符合高身材的人的需要，低身材的人使用不会发生什么问题。在另外一些情况下，如工作场所为了防止肢体伸入危险区所采用的防护网的网孔直径，只要考虑身材小的人体尺寸即可，所以又称小尺寸设计。

（3）一般设计：有一类设计不是采用上限值或下限值，通常以第 50 百分位数的值作为设计依据，如门的把手高度，墙壁上电灯开关高度，一般是按照这种方式设计，这种情况多见于要求不高且适合于多数人使用的设计。

2. 功能修正量　根据人体数据使用准则，凡涉及人体尺寸的设计，必须考虑人的可能姿势、运动轨迹、着装等需要的设计裕度，所有这些设计裕度合计为功能修正量。

有些工具使用起来感觉不舒服，可能是忽略了人体的功能修正量。人体测量的尺寸是人体裸身测量的结果，不包括人所穿的外衣等辅助尺寸，以及人体运动时的轨迹空间、操作时的手脚活动范围，实际设计时都要考虑这些因素的影响。例如，宾馆的走廊通常一般要求能满足两人正向相遇时正常通过，这个通道不仅是两个人的最大肩宽，还应包括冬天穿着衣服时的最大厚度，人体在走动时手臂的摆动空间，有时还要考虑拿着行李时的空间余量。这些都是设计时必须考虑的尺寸修正量。它们是产品是否能与人体生理相适应的一个重要标准，也是工效学在设计中的重要体现。

3. 心理空间尺度　追求设计人性化，实际上就是要考虑人的心理感受，它包括使用前的心理评价、使用时的心情和使用后的心理感受。忽视人的心理感受，往往会使大众产生使用产品时的抵触情绪。从物质功能到精神功能，对产品的要求越来越高。椅子不仅仅能坐就行，还应该让人坐的安全、舒服；日光灯不仅仅是照明，还应该减少人视觉上的冲击，并且节能环保。设计中的产品如何在大多同类中得到消费者的青睐，关键的一点是否考虑人的心理倾向。心理空间尺寸就是满足的心理需求而增加的一个尺寸修正量。为了克服人心理上产生的"空间压迫感"、"高度恐惧感"等心理感受，或者为了满足人们"求美"、"求奇"等心理需求，在产品最小功能尺寸上附加一项增量，称为心理修正量。在设计中，最佳尺寸 = 人体测量尺寸 + 功能修正量 + 心理修正量。在设计中，应尽可能保留一定空间的心理修正量以保证产品满足人的各方面需求。

四、生理疲劳与心理疲劳

疲劳是机体复杂的生理生化变化过程，是指脑力或体力到达一定阶段时必然出现的一种正常的生理现象。它既标志着机体原有工作能力的暂时下降，又可能是机体发展到疾病状态的先兆。自公元

1880 年开始，人们曾从各种不同角度去探索疲劳的机制，研究消除疲劳的措施。但由于疲劳是个十分复杂的问题，诸如疲劳发生的部位，产生疲劳的机制等问题至今尚未得出一个公认的看法，有待于进一步的研究。

（一）疲劳的定义

目前认为疲劳是体力和脑力功效（functional efficiency）暂时的减弱，它取决于工作负荷的强度和持续时间，经适当休息又可恢复。疲劳也可理解为一种状态：原来可轻松完成的工作，现在却感到要花费很大精力才能应付，且取得的成果越来越小。疲劳是由活动（脑力活动或体力活动）引起的。一般来说，疲劳导致的工作能力或身体功能的下降是暂时的，经过休息就可恢复。

疲劳可大致分为生理疲劳和心理疲劳两种。生理疲劳是由肌肉活动引起的，人们又往往把它分为全身、局部等类型。生理疲劳常因活动类型的不同而产生不同的症状，如局部或全身的疲惫乏力，关节僵硬，手脚肿胀，肌肉酸疼等。心理疲劳意味着由于过度的脑力工作、精神的紧张、或过于兴奋等引起的。生理疲劳的症状有注意力不集中、记忆障碍、理解推理困难、脑力活动迟钝不准确等表现。心理疲劳的一个明显标志是学习与工作效率降低，而长期的心理疲劳影响心理健康，使人心境压抑，百无聊赖，心烦意乱，精疲力竭，甚至出现神经衰弱症状，如头痛头昏、记忆力减退、失眠、怕光等，还可能发生其他心因性疾病。想把两者截然分开是很困难的，因为两者往往同时发生，如运动竞技中过度的身体活动也常产生精神疲劳的症状。此外，还有一种所谓疲劳样状态（fatigue-like states），它是由工作或环境变动太小所致个体的应激状态，包括单调乏味，警觉性降低和厌烦。工作或环境变化后，疲劳样状态可迅速消失。

疲劳可看作是机体的正常生理反应，起预防机体过劳（overstrain）的警告作用。疲劳出现时，可有从轻微的疲倦感到精疲力竭的感觉，但这种感觉和疲劳并不一定同时发生。有时虽已出现疲倦感，但实际上机体还未进入疲劳状态。这在对工作缺乏认识、动力或兴趣、积极性不高的人中常见。另外，也能见到虽无疲倦感而机体早已疲劳的情况。这在对工作具有高度责任感或有特殊爱好以及遇到紧急情况时常可见到。

疲劳的发生大致可分为三个阶段：第一阶段：疲倦感轻微，作业能力不受影响或稍下降。此时，浓厚兴趣、特殊刺激、意志等可自我感觉精力充沛，能战胜疲劳，维持劳动效率，但有导致过劳的危险。第二阶段：作业能力下降趋势明显，但仅涉及生产的质量，对产量的影响不大。第三阶段：疲倦感强烈，作业能力急剧下降或有起伏，后者表示劳动者试图努力完成工作要求。最终感到精疲力竭、操作发生紊乱而无法继续工作。

（二）疲劳的测定

在现代生理学发展过程中，疲劳发生的机制众说纷纭，疲劳的主要测量方法包括主观感觉询问表评价法、生理参数测试法、生物化学测试法、心理学测试方法等。

主观感觉询问表评价法主要是通过调查表或作业疲劳评价量表等方式，一般将疲劳分成几个级别，由调查员调查填写或由受试者亲自填写，凭受试者的主观感受进行作业疲劳直接测定的方法。该方法简单、经济，且能够反映受试者生理疲劳和心理疲劳的主观综合疲劳情况，因此在全身性作业疲劳、心理作业疲劳和综合作业疲劳的测定方面被广泛使用。但该方法主观性较强，受测试者的情绪、性格等因素影响较大，不便于发现导致作业疲劳的根本原因。

生理参数测量法主要是通过仪器设备对人体的能量消耗、心率、心电、脑电、肌肉表面肌电、眨眼率、瞳孔大小等生理参数进行测定，建立某些生理参数与作业疲劳之间的关系，进而通过生理参数的测量结果来反映作业疲劳的方法。生理参数测量法能够比较客观的反映生理疲劳情况，避免了主观因素的干扰，但生理参数测量法使用的仪器设备一般比较昂贵，且特异性不高，在实际劳动过程中往往会受到测量设备的适用限制。

此外，可以用这些生化指标来研究疲劳的发生及其发展变化过程。生化法是通过检查受试者的血液、尿液、汗液及唾液等液体成分的变化来判断疲劳。其中最常用的抗疲劳生化指标是乳酸（lactic acid, LA），乳酸是碳水化合物无氧糖酵解的最终产物。剧烈运动时，肌肉内糖的无氧分解加强，乳酸浓度增高。乳酸的积累是生理性运动产生疲劳的重要原因之一，因此，乳酸被作为判断疲劳程度、有氧代谢能力、控制运动强度等的重要指标之一。此外，常用生化指标还包括尿素氮、糖原、肌酸激酶、丙二醛等。

心理作业疲劳测定一般是通过劳动负荷的强度、持续时间、以及工作负荷强度的分布来进行评价，其测量方法更侧重于心理学实验方法，既可以直接采用主观感觉询问表评价法来评价受试者的主观作业疲劳，也可以通过测量、记录和分析人体皮肤电、呼吸、脉搏、血压等多项生理参数变化评价受试者的心理作业疲劳情况。

（三）降低疲劳的措施

1. 工间休息　人的疲劳与金属疲劳不一样，经过适当休息是可以恢复的。休息涉及人体功能从疲劳状态的恢复。此外，还有操作者自发的或生产过程决定的休息性停顿及社会对劳动和休息的时间规定。如何安排工间休息以便预防疲劳和提高作业能力是劳动生理和工效学研究的重要内容之一。研究表明，时间短次数多的休息既可降低应激程度，预防疲劳发生，又可提高作业能力，工效学设计体力和脑力劳动的作息制度均应遵循这样一个总的原则。静态作业时，恢复时间占作业时间的比例明显高于同等劳动强度的动态作业，说明静态作业疲劳所需恢复时间相对较长。一般说来，重体力劳动需要休息的时间较长（一般以 10～15 分钟为宜，有的需 20～30 分钟），休息的次数较多；体力劳动强度不大但精神或运动器官特别紧张的作业，则应给予多次短时间的休息。休息的方式也很重要。对重体力劳动可采取安静休息，即静坐和静躺；对轻、中体力劳动和脑力劳动，最好采取积极休息（active rest），则效果更好。

2. 锻炼和练习　锻炼（training）是通过反复使用而改善劳动者先天固有的能力，例如：心血管和呼吸系统的功能或肌肉的力量。练习（exercise）乃通过重复来改善那些后天学得的技能，例如：执行某项操作或复述某条信息。锻炼的结果是肌纤维变粗、糖原含量增多、生化代谢发生有益的适应性改变。此外，可使心脏每搏输出量增加，心率增加不多；呼吸加深、肺活量增大；氧的利用系数显著提高。总之，锻炼使人的固有能力提高、体魄强健。练习使机体形成巩固的连锁条件反射——动力定型，结果可使参加活动的肌肉数量减少，动作更加协调、敏捷和准确，各项操作益臻"自动化"，故不易疲劳，也提高了作业能力。

3. 避免用脑过度　一般情况下，人们比较注重减轻体力劳动强度，改善劳动环境，注意劳逸结合和其他心理卫生要求，这对保护健康确有益处。但脑力劳动的疲劳却容易受到忽视。脑力劳动疲劳的信号是心理疲劳感觉，这种疲劳感是人体、器官或主要细胞（离细胞等），对继续工作的抵触，疲劳信号揭示机体已经需要休息，需要调整和恢复，应该停止工作，以睡眠或者娱乐、体育活动（或体力劳动）等积极方式促进大脑功能的调整。此时，若强制大脑继续工作，则会加重心理疲劳，造成脑细胞的损伤，或使脑功能恢复发生障碍。而很多人在现实生活中喜欢采用各种脑兴奋措施来消除心理疲劳感，以继续完成工作，如大量抽烟、以酒助兴。这种用兴奋大脑的方法强迫大脑继续工作的方法会加重心理疲劳，加重细胞损伤，对机体十分有害。因而要消除心理疲劳，避免用脑过度对身体的损伤的关键是强调劳逸结合，体脑结合，科学用脑。科学用脑最重要的措施是顺应大脑活动的生理节律，强调劳逸结合，体脑结合，切忌长时间以各种强制手段增加脑力劳动的负荷。

五、人、机器和工作环境

作为现代化的人机系统，应该具备三大要件：人、机器和环境。系统中的"人"是指参与系统过程的作业者，如操作人员、决策人员和维护人员等；"机"是指与人处于同一系统中与人交换信息、物质和能量，并为人借以实现系统目标的物，如汽车、航空器、火车和生产过程等；"环境"是指人和机器所处的外部条件，如外部的作业空间、物理环境、生化环境和社会环境等。现代生产管理和工程技术设计中，合理地设计人机环系统，使其可靠、高效地发挥作用是一个十分重要的问题。

（一）人的因素分析

人作为人机系统中的主体，应当是其中不可或缺的第一大构成因素，并且应是整个系统的控制者。了解人的特性，可以为系统的合理设计提供重要参考。

1. 视觉功能及其特性

（1）视觉范围：工作环境中，往往需要根据人眼的视觉范围设置任务和各种参数，达到提高工作效率并保护劳动者健康的目的。

人眼可识别的电磁波长大约为 400～800nm。波长由长至短，光色分别为红橙黄绿青蓝紫，同时含有 400～800nm 各色电磁波的光，称为白光。人眼对不同的颜色的可见光灵敏程度不同，对黄绿色最灵敏（在较亮环境中对黄光最灵敏，在较暗环境中对绿光最灵敏），对白光较灵敏。但无论在任何情况下，人眼对红光和蓝紫光都不灵敏。在很暗的环境中（亮度低于 $10～2cd/m^2$ 时），如无灯光照射的夜间，人眼的锥状细胞失去感光作用，视觉功能由杆状细胞取代，人眼失去感觉彩色的能力，仅能辨别白色和灰色。

人眼能感受的亮度范围约为 $10^{-3}～10^6cd/m^2$。当平均亮度适中时（亮度范围约为 $10～10^4cd/m^2$），能分辨的最大和最小亮度比为 1000：1；当平均亮度很低时，能分辨的最大和最小亮度比不到 10：1。

人眼的空间分辨率为 ≤12LP/mm，灰度分辨能力为 64 级。活动图像的帧率至少为 15fps 时，人眼才有图像连续的感觉；活动图像的帧率在 25fps 时，人眼才感受不到闪烁。

（2）视觉的适应性：人由暗处走到亮处时的视觉适应过程，称为明适应。当人由暗处走到亮处时，人眼一时无法辨认清物体，需要大约一分钟的调整适应时间。人由亮处走到暗处时的视觉适应过程，称为暗适应。当人由亮处走到暗处时，人眼一时无法辨认物体，需要大约三十分钟的调整适应时间。由于视觉的明暗适应性，因此要求工作地照度要均匀，避免阴影，否则眼睛需要频繁调节，增加眼睛的疲劳感。

（3）视觉运动规律：人眼的视觉习惯是从左到右、从上到下、顺时针看，水平运动比垂直运动快，眼睛沿上下方向运动比水平方向运动容易疲劳，对水平方向的尺寸和比例估计比对垂直方向的尺寸和比例估计要准确得多，对直线轮廓比对曲线轮廓更易接受。人机系统设计时，要善于运用视觉运动规律，以提高作业效率，减轻劳动者的疲劳，避免误操作。

（4）视觉惰性：当一定强度的光突然作用于人眼的视网膜时，不能在瞬间形成稳定的主观亮度感觉，而存在一个短暂的过渡过程，这种现象称为视觉惰性。例如，指示灯就是利用了视觉惰性的原理，通过低频断续光刺激，光感既不能瞬间形成，也不能瞬间消失，从而达到醒目的作用。

2. 听觉功能及其特性 听觉是仅次于视觉的重要感知途径，听觉有独特的感知方式，可以弥补视觉通道的不足。利用劳动过程中的听觉特性，可以为劳动设计提供重要的参考。

（1）响度感：对微小的声音，只要响度稍有增加人耳即可感觉到，但是当声音响度增大到某一值后，即使再有较大的增加，人耳的感觉却无明显变化。我们把人耳对声音响度的这种听觉特性称为"对数式"特性。另外人耳对不同频率的声音，听觉响度也不相同。人耳对中音频段感受到的声音响度较大，且较平坦。高音频段感受到的声音响度随频率的升高逐渐减弱，为一斜线。低音频段在 80Hz 以下急剧减弱，斜线陡率较大。我们把低音频段的急剧减弱称为低频"迟钝"现象。

（2）辨别阈限：受过良好训练的被试者，在良好的声环境条件下，听觉器官能够察觉到 0.5dB 的强度变化。而在人机系统设计运用强度变化传递信息时，必须考虑没有受过训练的作业者。例如机器异常声音的判断。

（3）距离和方向感知：听觉器官可以接收来自三维空间任何方向的声信号。这一点常被用于倒车蜂鸣器中。在自由声场中，距点声源的距离，每增减一倍，声压级随之增减 6dB，所以听觉器官可以根据声强变化判断声源的距离。例如，我们可以根据火车声音大致判断它离我们的距离。

（4）掩蔽效应：掩蔽效应指由于干扰声的存在，致使声信号清晰度阈限升高的现象。掩蔽效应可以用于环境噪声的控制，如可用风扇之类较为柔和的噪声来掩蔽盘子的碰撞声等刺耳的声音，使人听到时不觉得烦躁。

3. 人对刺激的反应特性 人对刺激的反应过程是经过感受器接受信号、神经元传导信号、神经系统处理信息并发出指令，最后运动器官作出反应的连续过程。

简单反应时间是一种最基本的反应过程，是给被试者一种刺激，要求被测试者以尽快地回答预知的、且突然出现的刺激反应的时间。简单反应时间受不同感觉器官、运动器官及感觉器官部位的影响。

信号刺激强度增加,简单反应时间减少,且呈负指数规律变化。大脑高度兴奋集中时,可明显缩短反应时间。训练可以提高反应速度,稳定反应时间。其他影响反应时间的因素还包括年龄、性别等因素。生产作业过程中,可通过该原理提高人的反应速度,缩短反应时间,如:①合理选择感觉通道,如看听相结合的感觉通道;②确定刺激信号的特点,如光声并用的警车;③合理设计显示装置和控制装置,使人容易辨别信号,方便操作。如机床上的数显装置;④职业选择和适应性训练。

4. 人的心理功能　从事同一项工作的人,由于心理因素不同,工作效率有明显差别。人的心理因素大致可分为5个方面:

(1)性格:性格是人们在对待客观事物的态度和社会行为方式中区别于他人所表现出来的那些比较稳定的心理特征的总和。在安全生产中,有不少人就是由于鲁莽、高傲、懒惰、过分自信等不良性格促成了不安全行为而导致伤亡事故的。因而应深入挖掘和发展劳动者的一丝不苟、踏实细致、认真负责的工作作风,提倡劳动者养成原则性、纪律性、自觉性等良好性格,克服粗枝大叶、得过且过、懈怠、消极、优柔寡断等这些易于肇事的不良性格。

(2)能力:能力是指一个人完成一定任务的本领,标志着人的认识活动在反映外界事物时所达到的水平。影响能力的因素很多,主要有感觉、知觉、观察力、注意力、记忆力、思维想象力和操作能力等。在工业生产和科研等活动中,要求安全监察员具有敏锐的观察力,善于及时发现生产中的不安全因素和潜在的事故隐患,以便采取相应措施减少或避免事故发生。操作能力水平的高低则对安全监察人员及工人搞好本职工作极为重要,它将直接影响人身和设备的安全。

(3)动机:随着社会的发展,人为了个体和社会的生存,对安全、教育、劳动、交往的需要比对衣、食、住、行的需要更为强烈。其中对安全的需要更为突出。安全是每个人的需要,也是家庭、社会、企业和国家的需要,只有将安全意识提高到这个水平,安全管理人员才能各尽其责,操作人员才能自觉地遵守安全操作规程,才能杜绝重复事故的发生,达到满足安全需要的目的。

(4)气质:气质主要是由生物遗传因素决定的、不以人的活动的动机、目的和内容为转移的、相当稳定的心理活动的动力特质。在安全生产工作中合理地选择不同气质的人担任不同的工作,以便充分发挥其所长,以利于完成任务,可减少事故的发生。在进行安全教育时,必须从人的气质出发,使用不同的教育手段;否则,不但达不到教育的目的,而且往往会产生副作用。

(5)情绪和情感:情绪是由肌体生理需要是否得到满足而产生的体验,属于人和动物共有的;而情感则是人的社会性需要是否得到满足而产生的体验,属于人类特有。情绪带有冲动性和明显的外部表现,而情感则很少有冲动性,其外部表现也能加以控制。情绪带有情境性,它由一定的情境引起,并随情境的改变而消失,而情感则既有情境性,又有稳定性和长期性。在生产实践中,应注意避免急躁情绪和烦躁情绪,保证生产安全顺利进行。

(二)机器和工具

在人机系统中,人和机器之间的信息传递是至关重要的,人机之间信息是通过人和机器之间的界面(interface)传递的。人机界面主要包括显示器和操纵装置,机器的信息通过显示器向人传递,人的信息(包括指令)通过控制器向机器传递。按照职业工效学的要求,显示器和控制器的设计和选用应当适合于人的解剖、生理和心理特点。

1. 显示器　人机系统中,用来向人表达机械性能和状态的部分称为显示器(display)。显示器是机器信息的输出装置,包括各种仪表、指示灯、信号发生器等。按照人体接收信息的器官不同,分为视觉显示器、听觉显示器、触觉显示器等,其中使用最为广泛的是视觉显示器和听觉显示器,触觉显示器除特殊环境外较少使用。

(1)视觉显示器(visual display):视觉显示器要求容易判读;在保证精度要求的情况下,尽可能使显示方式简单明了;一个显示器传递的信息不宜过多;对于数字显示器,要符合阅读习惯。此外,还应具有可见度高、阐明能力强等特点并确保使用安全。如数字式仪表的特点是显示简单、准确,可显示各种参数和状态的具体数值,具有认读速度快,精度高,不易产生视觉疲劳等优点。刻度式仪表则形象、直观,对于监控工作效果较好。

（2）听觉显示器（auditory display）：听觉显示器是靠声音传递信息的装置，主要有音响及报警装置和言语传示装置，如铃、哨、汽笛、喇叭等，在生产劳动中常用于指示或报警。采用听觉显示器需选用人耳敏感的频率范围。需要传输很远的信号，使用低频声音。紧急报警采用间断的声音信号或改变频率和强度，信号持续时间应适当。

2．控制器（control）　控制器是操作者用以改变机械运动状态的装置或部件，常见的有开关、按钮、旋钮、驾驶盘、操纵杆和闸把等。操纵装置通常是通过人体四肢的活动来操纵，据此分为手动操纵装置、脚动操纵装置、膝动操纵装置等，其中手动操纵装置应用最为广泛。此外，随着科学技术的发展，声（包括语言）操纵装置等更先进的控制装置也得到了广泛使用。

（1）手控制器：手控制器主要有按压式操纵器、旋转式操纵器、移动式操纵器、轮盘等。

按压式操纵器主要是各种各样的按钮、按键等，有占地小、排列紧凑等特点。装置简单，使用方便、快速，是最常用的手动操纵装置。同一个区域如果有多个功能不同的按钮，需要用颜色、形状或指示灯加以区别。近年来，随着计算机的发展，按键越来越多用于许多电子产品上。

旋转式操纵器主要是各类手轮、旋钮、摇柄、十字把手等。适用于工作状态较多或连续变化的过程控制。其直径、高度和旋转阻力等需根据其功能和手的尺寸特点进行设计。

移动式操纵器主要有操纵杆、手柄和手闸等。是需要一定力量强度的控制装置，通常只具有开和关的功能并设有明显标志。

轮盘用于力度较大或角度较大的旋转，如驾驶盘和气体或液体输送管道的开关轮盘等。边缘宜设计成波纹状，便于抓握和用力。

（2）脚控制器：主要有脚踏板和脚踏钮。外形多为长方形，大小与脚掌相适应，表面有齿纹以便用力和防止滑脱。脚控制器多用于精度要求不高或需要用力较大的场合。在有些情况下，操作人员需要同时操纵多个控制器时（如汽车驾驶员），为了减轻上肢负担和节约时间，也采用脚控制器。对于用力较大、速度快和准确性高的操作，宜用右脚。对于操作频繁、易疲劳，不是非常重要的操作，应考虑两脚交替进行。

3．工具　生产劳动中经常需要使用各种工具，如钳子、锤子、刀、钻、斧等，应该说工具是人类四肢的扩展。但传统的工具有许多已经不能满足现代生产及生活的要求，很难使人有效并安全操作。长期使用设计不良的手握式工具和设备，会给使用者造成各种疾患、损伤，降低工作效率。工具的适当设计和选择及评价是职业工效学的重要内容之一。

从解剖学及生理学角度考虑，手握式工具的设计应该注意外形、尺寸和重量分配，避免增加静态负荷，注意减少臂部上举或抓握时间；保持手腕处于自然状态，避免手掌局部组织受压，例如，工具的把柄应符合手的尺寸并有合适的波纹以增加抓握的牢度。如果使用过程中需要利用工具的重力（如锤子），则工具的重心宜远离手部。使用工具时应使操作者的手和上肢保持自然体位，如果需要变化角度，应从工具设计中加以解决，如传统的电烙铁是直杆式的，在工作台上操作时，如果被焊物体平放于台面，则手臂必须抬起才行，而改良后将其设计成合适角度，操作时手臂可以处于较自然的水平状态，减少由于抬臂产生的静态负荷。此外，工具还需具有外形美观、坚实耐用、使用安全等优点。

（三）工作环境

工作环境中能够对人的身心健康和工作效率产生影响的因素可以概括为社会环境因素和自然环境因素。社会因素，包括社会分工、劳动报酬、职位升迁、人际关系等，这些因素涉及范围广，对劳动者的影响复杂。对于自然环境中的因素，职业工效学主要根据本学科的特点，研究各种物理性和化学性因素对工作中健康、安全、舒适和效率的影响，以及如何创造良好的工作环境。

1．微气候　微气候是指工作环境局部的气温、湿度、气流速度以及作业场所中的设备、原料、半成品或成品的热辐射，又称生产环境的气象条件。微气候直接影响着工人的作业能力和机器的运行状态，不良的微气候条件不仅会增加作业者的劳动强度和疲劳感，还会影响作业者的健康甚至造成不安全，有时还将引起机器运行出错。各国均有专门规定的微气候标准。我国工作场所气候条件的卫生标准是根据作业性质、劳动强度，以气温为主而制定的，特殊情况下对湿度或风速也做了规定。实践证明,在一定的温度范围内,人们不但感到舒适,还能提高工作效率。因此,许多国家通过研究制定了至适温度的标准或相关规定,为改善环境提供了依据。据此,越来越多的生产和工作环境使用了空气调节装置,使工作场所气温常年保持在比较适宜的范围内。

2. 噪声　噪声是一种令人烦恼的、影响工作和情绪、有害于健康的声音,影响谈话、学习和工作,使人的注意力难以集中,严重时可以出现心情烦躁、反应迟钝和精神疲劳等。有调查发现在窗户敞开型办公室工作的人员,有 60% 的人不能集中注意力,30% 以上的人受到噪声严重干扰。对于从事某些特殊工作,如电话接线员,噪声对工作质量和效率的影响更加明显,有人观察到将环境噪声从 40dB(A)提高到 50dB(A),错误率增加将近 50%。此外,噪声还可以掩盖工作场所(如矿井)的危险信号或机器发出的警报,由于工人不能及时察觉,导致严重的工伤事故发生。根据这种情况,科学工作者针对不同的场所提出不同的噪声限值,这类限值通常比职业卫生接触限值低许多。

目前我国已公布了多个职业卫生及工效学关于噪声的标准。当作业环境噪声超过限定水平时,需要对噪声进行控制。声源—传播途径—接受者是构成噪声干扰的三要素。因此,噪声的控制一般从以下方面入手:

(1)控制噪声源:这是最积极、最根本的噪声控制措施。在生产组织措施上,控制噪声源的措施有采用噪声小的机器设备;采用噪声小的材料和结构,通过改变不合理的运动形式、减少运动件的互相撞击、通过阻尼降低振动等来减少机械噪声。

(2)控制噪声的传播途径:使区域布置合理,如将工业区、商业区和住宅区分开;利用天然地形,或设置足够高的围墙、屏障,或种植树木,限制噪声传播;采用吸声材料和吸声结构。

(3)个体人耳防护:当通过控制噪声源和噪声传播途径还无法达到噪声标准时,采用带耳塞、耳罩、头盔等方式进行个人防护是一种经济、有效的方法。另外,让接受噪声者缩短暴露在噪声中的时间、合理安排工作时间、采取适当的轮班制,也是很好的防护方法。

(4)音乐调节:适当的音乐环境除了可以缓解操作者心理疲劳外,还可以掩蔽噪声,避免噪声引起的烦恼。当环境噪声强度较低时,播放音乐声级可比噪声高 3~5dB(A);但当环境噪声强度很高时,播放音乐的音量就不能比环境噪声高,否则会使环境条件更加恶劣。

3. 振动　振动广泛存在于生产和生活中,是影响人的健康和作业效率的环境因素之一。研究振动的根本目的,在于通过一定的措施来减少或消除振动,使振动对人的危害尽可能减小。大量的调查资料表明,长期使用振动着的工具进行操作,会引起振动病。振动病损害最严重的部位是手指的血管和神经,它使末梢循环和运动出现障碍,表现为一指或多指指端麻木、僵硬、疼痛、对寒冷敏感,遇冷时手指因缺血而发白,称白指病;振动病也表现为中枢神经系统功能发生障碍、骨关节变形。全身振动会引起前庭器官、内分泌系统、循环系统、消化系统和自主神经等一系列功能变化,并使人产生疲劳、劳动能力减退等主观感觉。振动导致的不舒适现象是运动症,它也是全身振动引起的生理、心理反应。振动对人作业绩效的影响主要表现为视觉作业效率的下降和操作动作精确度的降低。

消除振动源或减少其数量是降低振动危害的最根本措施,主要从以下几方面入手:

(1)改进生产工艺过程。如在可能条件下以液压、焊接、粘接等替代铆接。

(2)隔离振源,增加设备的阻尼。

(3)降低设备减震系统的共振频率。可通过减小系统刚性系数或增加重量来降低共振频率。

此外,还可通过缩短操作人员暴露于环境振动的时间和个体防护等方式来减轻振动的影响。

4. 照明　任何工作环境和生活环境都离不开照明,照明条件的好坏直接影响着视觉功能的发挥。生产劳动过程中,合适的照明条件可以增加周围物体的识别度,有利于获取信息的准确性和提高速度,有利于提高工作效率,也有利于安全。照度太低,则影响物体的分辨度。但照度过高,一方面容易引起眼睛疲劳,甚至造成视觉损伤;另一方面可以使人的兴奋性异常增高,很快转为抑制,降低劳动效率。对于某些特殊工作场所,如视屏工作,如果照度太高,则使荧光屏所显示的字符与背景的对比度下降,造成识别困难。因此,职业工效学要求根据工作特点,采用适宜的或合理的照明条件。

环境照明的设计主要可从以下几方面考虑:

（1）光源的选择：自然照明是以自然光作为光源，是最理想的光源，因为其柔和明亮，且光谱中的紫外线有消毒杀菌的作用，对人体生理功能有良好的影响。因此，在设计照明时，应始终考虑最大限度的利用自然光。但是，自然照明受不同时间、不同季度和不同条件的影响，因此在作业环境中常常要用人工光源进行补充。选择人工光源时，应尽可能地使其接近自然光。在人工光源中荧光灯优于白炽灯，因为荧光灯的光谱较接近日光，且发光效率较高、光线柔和、亮度分布均匀、热辐射量较小。

（2）照明方式的选择：选择何种照明方式取决于工作的性质、工作地的布置、设计的投资及使用费用的经济性与合理性。一般照明适合于对光线投射方向没有特殊要求、工作地较密集或操作时工作地没有固定的场所。局部照明由于接近工作面，可以少耗电量且能获得较高的照度，但要注意炫光及周围变暗的影响。综合照明是一种最经济的照明方式，常用于要求照度值高、有一定的投光方向或固定工作地分布较稀疏的场所。特殊照明用于某些特殊效果、用途。如方向照明、对微细对象检查照明、色彩检查照明等。

（3）合理布置照明：工作场所的照明要尤其注意眩光的防控，对于直射眩光，可限制光源亮度，提高光的散射性能，使灯光柔和，对反射眩光，可通过改变光源与工作面的相对位置，使反射光不处于视线内。同时，要考虑照度均匀和适当的亮度分布，并按照照明标准作为工程设计的重要依据。

5.颜色 颜色是物体的一种属性，也称色彩。适当的颜色可以帮助工作人员提高人对信号或标志的辨别速度，进行正确的观察和识别，减少操作错误，例如橙色具有高的注目性特征，常作为标志性用色。颜色还可以对人的心理产生一定影响，使人产生某种感情或引起情绪变化，例如，红、橙、黄等颜色给人以温暖的感觉，称为暖色；蓝、绿、紫等颜色给人以寒冷的感觉，称为冷色；其他一些颜色称为中间色。暖色可以使人兴奋，但也容易引起精神紧张和不安，长时间在这种环境工作的效率并不高。冷色使人感到镇静，甚至会产生压抑感。在机器设计和工作环境的颜色处理时，充分利用这些特点，可以创造良好的工作环境，使人感到心情愉快，既有利于工作人员的身心健康，也可以提高工作效率。

（四）人-机-环系统

人机环系统是运用系统科学理论和系统工程方法，正确处理人、机、环境三大要素的关系，深入研究系统最优组合的一门科学。我们对人、机、环境三个要素进行分析，主要是研究如何运用这三个要素来构成我们所需的、具有特性功能的人机环系统。

根据各种系统的性能特点及复杂程度，我们将人机环系统分为三种类型：

1.简单人机环系统 在这种系统中，一名操作人员只使用一台机器在特定环境中工作。

2.复杂人机环系统 一名操作人员可以操作两台以上的机器，或者是一台或多台机器同时可以被几名操作人员使用。

3.广义人机环系统 这类系统广泛存在于各种生产部门。各生产部门的最高决策者通过一套指挥/控制系统，对下属各基层单位的生产状况实施统一的管理和调度。

很显然，无论是哪种系统，都非常复杂。这是因为，人体本身是一个巨系统，机器（或计算机）也是巨系统，再加上各种环境因素的作用和影响，因而形成人机环这个复杂巨系统。实践证明，对任何一个系统来说，系统的总体性能不仅取决于各组成要素的单独性能，更重要的是取决于各要素的关联形式，也即信息的传递、加工和控制方式。因此，要实现人、机、环境的最优组合，其难度是相当大。

人机环系统的最大特点是，它把人、机、环境看作是一个系统的三大要素，在深入研究三者各自性能的基础上，着重强调从全系统的总体性能出发，通过三者之间的信息传递、加工和控制，形成一个相互关联的复杂巨系统，并运用系统工程的方法，使系统具有"安全、高效、经济"等综合效能。所谓"安全"，是指不出现人体的生理危害和伤害，并尽量减少事故的发生；所谓"高效"，是指全系统具有最好的工作性能或最高的工作效率；所谓"经济"，就是在满足系统技术要求的前提下，系统的建立要花钱最少，也即保证系统的经济性。此外，人机环系统还抛弃以往把环境作为干扰因素的消极观点，积极主张把环境作为系统的一个环节，并按系统的总体要求对其进行全面的规划和控制。

好的系统要求开发系统各个要素的功能，使各个部分的组合处于最佳。如人在信号检测、图像识别、灵活性、随机应变、归纳、推理、判断、创造性等方面能力较强；而机器则在反应、操作速度快，精确

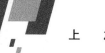

性高，输出功率大，耐久力强，重复性好，短期记忆等方面有较大优势。根据两者特性的比较，人机功能合理分配的原则应该是：笨重的、快速的、持久的、可靠性高的、精度高的、规律性的、单调的、高价运算的、操作复杂的、环境条件差的工作，适合于机器来做；而研究、创造、决策、指令和程序的编排、检查、维修、故障处理及应付不测等工作，适合于人来承担。

总而言之，合理设计人机环系统，使之发挥最大功效，要在充分理解人的特性、人机交互方式以及环境对人的影响规律的基础上，通过整体的配合和规划，来达到人机环的最优组合，从而促进生产力的提高和国民经济的发展。

（五）工作组织设计

合理设计工作组织，安排生产和各项工作，可以减轻作业者的生理及心理负荷，提高工作能力，可从以下几方面考虑：

1. 减少负重及用力　负重是造成肌肉骨骼损伤的重要原因之一，应该在可能的情况下应尽量减少工作过程中负重量，以减轻机体负担。对于需要负重的工作（如搬运），应当制定有关规定，将搬运物体的重量限定在安全范围之内。手持工具如果超过一定重量，使用时应有支撑或采取悬吊的方式。除了搬运重物以外，生产中经常采用推或拉的方式运输物体。对于这种工作方式，除了对重量加以限制外，工作人员需注意工作姿势和用力方式。在有条件的情况下，尽可能采用机械运输。

2. 改善人机界面　除了显示器和控制器以外，工作台的高低、工件的放置位置等，要有利于工作人员的操作和使用，有条件的使用高度可调节的工作座椅或工作台，不同性别或不同高矮的人使用时可以根据自身的情况，将其调节到合适位置。比如汽车装配，使用平面的流水线，不同工序的工人需要采取不同的姿势进行零部件的安装，有的需要将手举得很高甚至爬到高处，有的则需要蹲或跪着操作。改成立体装配线以后，待装配的汽车在传送过程中不断发生高低变化，每个工人可以保持合适的工作姿势，双手可以在舒适、方便的操作位置进行操作。

随着计算机的普及以及生产的机械化，坐姿工作人员逐渐增多，尤其是视屏终端工作人员，需要注意保持合适的人—机界面（图1-9-2）。座椅是坐姿工作的重要部分，为了适合不同的人使用并方便操作，座椅通常需要满足以下要求：①可调座椅背；②良好的背部支持；③座椅高度可调；④大腿、膝盖无额外的压力；⑤脚垫；⑥桌下无障碍，有可以改变姿势的空间；⑦前臂基本保持水平；⑧腕部伸、屈、移位尽可能小；⑨显示器的高度和角度使头部保持舒适的姿势；⑩键盘前有一定空间在打字间歇以支持手/腕。

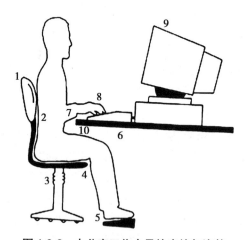

图 1-9-2　办公室工作人员的座椅与姿势

3. 录用标准和培训　为了更好地完成生产任务，工作人员就业时应经过严格挑选，选择的依据不限于是否有就业禁忌证，而是根据所从事工作的特点和要求，确定录用标准，如人体尺寸、体力、动作协调能力、反应速度、文化程度、心理素质等。经过这样选择的工人具有较强的从事该项工作的能力，既可缩短培训时间，又能较好地胜任工作。

现代化生产一般不采用"跟班劳动"的方式培训操作人员，多采用模拟、强化的训练方法，按照标准、经济的操作方式对工作人员进行培训。这种培训方式可以使培训内容密集化，缩短培训时间，如培训化学工业生产控制中心的工作人员，采用模拟方法，能够在较短时间内掌握生产中可能出现的管道破裂、爆炸、火灾等各种意外情况及处理办法。

4．轮班工作　有些现代化的生产过程需要轮班作用，如冶金、化工等。有些特殊职业，如医生、警察等，也需要轮班工作。轮班工作不符合人体的生物节律，不利于健康，夜间工作还容易发生事故。有研究认为，轮班频率越高，人体越不容易适应，对健康的影响越大。合理组织和安排轮班时间和顺序，可以减轻疲劳，提高出勤率，减少工伤事故的发生。

对于轮班方式，已有很多研究，最常见的是"三班三轮转"或"四班三轮转"。有的特殊工作，如计算机控制中心，也有"五班三轮转"的。但至今尚无公认的合理的轮班工作方式。一般认为，应根据工作特点、性质、工作负荷等因素，做出合理安排。

5．工间休息　工作过程中，随着时间延长，人们会逐渐感到疲劳，工作能力下降。适当安排工间休息，可以有效地减轻疲劳程度。工间休息时间长短和次数，视劳动强度、工作性质和工作环境等方面的因素确定。例如，重体力劳动休息次数相对多一些，如果在高温环境从事重体力劳动，更需要多一些工间休息，以免机体蓄热过多。精神紧张的工作，休息次数也要适当多些，如脑力劳动。轻体力劳动一般上下午各安排一次工间休息即可。

工间休息方式应根据工作特点确定，如重体力劳动可以采取安静的休息方式，对于脑力劳动和轻体力劳动，适当安排工间操或娱乐活动，更有利于解除疲劳。能够采用有针对性的工间操则更好，如视觉紧张工作休息时做眼保健操，促进局部血液循环，对眼睛的保护效果更好。

6．其他　组织生产时，工作人员的工作定额要适当。定额太低，影响工作效率，定额太高则容易引起过劳，危害人体健康。工作过程中需要保持一定的节奏，节奏过快会造成紧张，节奏太慢也容易使人感觉疲劳。同时加强个人防护，使用个人防护用品，如使用腰椎保护带或在工作过程中定时活动腰椎，对于腰部职业性骨骼肌肉损伤能起到一定的预防作用。

六、职业性肌肉骨骼疾患

职业性肌肉骨骼疾患（work-related musculoskeletal disorders，WMSDs），也称职业性肌肉骨骼损伤（work-related musculoskeletal injures），是一类与工作相关的慢性积累性疾患，涉及损害神经、肌肉、骨骼等各个系统。近些年来，随着社会经济的日益发展，人们生活水平的提高，职业人群对自身的职业健康更加关注，大量的研究及流行病学调查均表明 WMSDs 正严重威胁着这些人群的健康。

（一）定义及特点

美国 OSHA（the US Occupational Safety and Health Administration）将职业性肌肉骨骼疾患（work-related musculoskeletal disorders，WMSDs）定义为：由于暴露于危险因素而导致的肌肉、神经、肌腱、韧带、关节、软骨疾病，或颈部椎间盘、肩膀、肘、前臂、手腕、手部、腹部（只指疝气）、背部、膝盖、脚踝和足部疾病。美国劳工部（United States Department of Labor）将 WMSDs 定义为：由于暴露于工作场所的相关危险因素所导致的肌肉、神经、肌腱、关节、软骨和椎间盘等的损伤疾病，包括扭伤、撕裂伤、腰背痛、腕管综合征、其他肌肉骨骼系统或结缔组织疾病，多由于重复或过度的身体反应或弯曲、攀爬、抓、扭曲引起。

由此，WMSDs 的主要特征为：暴露于工作场所固有的危险因素或工作过程中产生的危险因素，发生工作相关身体部位的疼痛、不适或活动受限，包括各个组织、器官或系统的肿胀、酸痛、麻木等症状，是一类自身报告工作相关性疾患。

国际劳工组织（International Labour Organization，ILO）于 1960 年就已认识到职业性肌肉骨骼疾患的严重情况，并于 2010 年将桡骨茎突腱鞘炎、手腕部慢性腱鞘炎、鹰嘴滑囊炎、髌前滑囊炎、上髁炎、半月板损伤、腕管综合征以及其他与工作活动相关的肌肉骨骼损伤 8 种肌肉骨骼系统的疾病列入职业病名单当中。目前将其列入职业病名单的国家和地区主要有美国、英国、德国、荷兰、瑞典、阿根廷、巴西、意大利、葡萄牙、罗马尼亚等。在我国该类疾患主要为工作相关疾患。

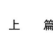

（二）流行现状

职业性肌肉骨骼疾患涉及身体多个系统、器官，覆盖行业众多，涉及职业人群广泛，造成的直接、间接的损失巨大。自从 1989 年起，美国过半的职业伤害报告都与累积性肌肉骨骼损伤有关。美国劳工统计局（The Bureau of Labor Statistics）指出，2006 年，美国关于工作场所的疾病与伤害所报告的约 120 万人中，肌肉骨骼系统损伤占总人数的 30%。2007 年，肌肉骨骼及其相关结缔组织的损伤或疾病在德国导致了一亿三千六百十万天的工作缺席（占总缺席日的 23.7%），这造成了其国内生产总值高达 170 亿欧元的损失。一项在欧洲 15 个国家间进行的 WMSDs 调查显示劳动人群中颈部、肩部或上臂疼痛的患病率为 25%。我国大陆 WMSDs 的患病率为 20%～90%，个别行业高达 90% 以上，几乎涵盖所有行业。

国际劳工组织（ILO）在 2013 年度"世界职业安全卫生日"之"预防职业病"的主题报告中指出：从全球范围来看，众所周知的传统职业病，如尘肺，职业中毒及噪声性耳聋等在一些国家特别是发展中国家仍然发病较高。同时，相对较新的职业病，如工作相关的精神障碍和职业相关的肌肉骨骼疾患（MSDs），患病人数也呈增加趋势。世界卫生组织（WHO）已经连续公布了 2 个骨与关节十年计划（2000—2010 和 2010—2020），其目的是提高各国政府有关机构对肌肉骨骼疾患的重视和认识，鼓励国内和国际间的研究工作，最终改善患者及工作者的生活质量。第二个计划的十年目标是促进肌骨关节健康，让人们可以恒动而不衰。

（三）影响因素

各种流行病学证据均表明，各种各样的风险因素均会影响肌肉骨骼疾患的发生，除了年龄、性别、个人生活习惯等因素外，不良的工效学因素是其重要病因。本节将不良工效学因素主要分为四类：由重体力的手工操作和重复用力的动作造成的力量负荷，由不良姿势引起的姿势负荷，由社会心理因素引起的心理负荷以及由振动等其他因素造成的其他负荷。

1. 力量负荷　在工作场所，作业人员本身除了承受自身以外的重力或力量。当肌肉和韧带承受相当大的拉力的时候，骨与关节表面则可以产生相当高的压力，能够造成椎体、椎间盘、韧带和椎骨后部的机械损伤。例如重体力的手工操作包括搬、举、推、拉、提、握等。现有的流行病学研究已经证实，WMSDs 与高度的力量负荷暴露有关。

2. 姿势负荷　作业人员在工作过程中，保持某种静态姿势或不良体位而对机体造成的负荷。为了保持姿势而克服自身部分的重力和反复或长时间转身、弯腰等躯体的非合适姿势均易造成肌肉骨骼的慢性损伤。例如：长期保持一种坐姿也可能增加 LBP 的发病危险度。颈部长期前屈、后伸、侧弯和扭曲均可引起颈部肌肉的疲劳和损伤。

3. 心理负荷　不良的工作组织和较高的职业紧张均会对作业人员造成较高的社会心理负荷，从而引发职业人群的职业性肌肉骨骼疾患。不良的心理因素包括：心理需求、时间压力、工作控制、社会支持、工作满意度、工作组织等。相关研究表明，轮班工作等工作组织因素可对 WMSDs 造成直接或间接的影响。美国国家职业安全卫生研究所（NIOSH）提出，工作满意感、高工作负荷、工作单调、工作控制和社会支持 5 类社会心理因素均与 LBP 存在相关。

4. 其他负荷　其他不良因素如振动、高温、空间受限、重复性动作等，对作业人员产生的不良影响。振动影响肌肉和血管的营养供应，不利于肌肉疲劳的恢复，在上肢和颈肩部肌肉骨骼疾患中，手持振动工具的患病率较高。

（四）评估方法与技术

目前国际上调查 WMSDs 及危险因素的工效学测量工具已经有一定的发展。根据其评价方式的特点，主要可分为三类：

1. 自评法　自评法是指将相关问题列入调查表或直接与作业人员交谈，作业人员自主完成回答，如问卷调查法、访谈法等。问卷法在流行病学调查中有较大优势，其优点是可以直接使用，而且用途广泛，收集信息的能力强大。很适合用于大样本量人群的信息采集，并且花费较少。但问卷法往往不够精确，可信度较差，主观影响因素较多。目前，国际上应用较为普遍的主要有北欧肌肉骨骼问卷调查表和荷兰肌肉骨骼问卷调查表。此外，杨磊等人结合国外先进量表理论和我国研究实践开发出适合我国职业人群的职业性肌肉骨骼计划调查问卷。

北欧肌肉骨骼问卷调查表（Nordic musculoskeletal questionnaire，NMQ）有标准版和扩展版，标准版NMQ 在简单询问一般情况后，提供一张人体解剖图，将身体分为颈部、肩部、上背、肘部、下背、腕部、臀部、膝盖和足部等九个部位，依次询问调查对象在过去 12 个月各部位有无不适症状，如有，进一步询问是否对工作和生活产生影响以及过去 7 天有无不适发生。扩展版则针对肌肉骨骼疾患的好发部位（下背、颈部、肩部）进行更深入的调查，包括症状持续时间、严重程度及其对工作的影响程度等。病例定义为研究对象在过去一年或过去一周肌肉骨骼系统的任何部位出现不适超过 24 小时，最后可分别统计周患病率和年患病率。问卷采用自填或结构访谈的方式完成，可作为职业场所肌肉骨骼疾患的筛查工具，筛选高危个体进行深入检查；也可根据疾患发生情况评价作业环境和工作负荷，据此提出改进措施。

荷兰肌肉骨骼问卷调查表（Dutch musculoskeletal questionnaire，DMQ）用于测量作业场所肌肉骨骼疾患及相关危险因素的分布情况，操作简单，可以快速提供职业暴露和健康状况的信息，帮助工效学家识别出高危作业和重点人群。调查内容包括一般情况、健康状况和工作情况等三部分内容，在危险因素的选择上，除了参考已有研究文献，还筛选了一些可能和 WMSDs 相关的因素，主要涉及用力情况、动态负荷、静态负荷、重复作业、气候因素、振动和工效学环境等 7 个方面，力求全面探索工作负荷和疾病发生的关系。

2. 观察法　此类方法又可以细分为简单观察法和深入观察技术两类，主要由调查者完成。根据工效学负荷的不同种类可选择有针对性的观察表。如国内外关于力量负荷的评价方法目前主要有美国国立职业安全卫生研究所（NIOSH）的提举公式法；关于姿势负荷的评价方法主要有快速上肢评价法法（rapid upper limb assessment，RULA）、全身快速评价法（rapid entire body assessment，REBA）、劳动姿势与负荷分析法（ovako working posture analysis system，OWAS）等；关于心理负荷的评价方法主要有工作内容量表法（job content questionnaire，JCQ）、工作绩效测量法、次任务测量法、生理应激反应测量法等；而综合评价工效学负荷的方法主要有快速暴露评价法（quick exposure Check，QEC），手工操作评估表法（manual handing assessment chart，MHAC）以及肌肉骨骼紧张因素判定法（musculoskeletal stress factors which may have injurious Effects，PLIBEL）等。

3. 直接测量法　此类方法是所有 3 类中获得研究对象的信息最为精准的方法，包括最常用到的肌电图（electromyographic，EMG），也包括角度计（goniometer）等。EMG 用来记录肌肉的活动情况，角度计用来记录关节 / 肢体的活动情况，其以录像带为基础的分析测量方法是最为常用的技术。此类方法加入了计算机辅助后，应用性渐渐增强。直接测量方法类给研究提供了相当详细的细节信息，但是其需要的仪器配备花费非常高。其对数据存储的容量要求很大、对场地的要求很高并且分析数据非常耗费时间，这都使得它们不适用于大样本测量和长时间的数据采集。因此，此类方法更适合用于实验室研究。

（五）管理现况和经验

为了预防和控制职业性肌肉骨骼疾患的发生，世界各国也陆续颁布了一系列管理规定，其中包括相关的标准、指南和法律。国际劳工组织针对工作场所工效学问题于近年先后出版了《工作场所职业工效学原则》、《工作场所工效学检查要点》等指南性资料。国外相关的技术标准主要包括《工作系统设计的人类工效学原则》《工效学—静力工作姿势评估》《工效学—手工操作》《人体—系统交互作用的工效学》《具有可视显示终端办公室工作的人类工效学要求》《机械安全—人体的物理特性》《热环境的工效学》《NIOSH 重量推荐限值》《NIOSH 搬举公式及指数》等等。

近些年，西方发达国家还发展出一些新的工效学干预理念，如参与式工效学，它是指工效学专家、管理层及基层员工参与在工作场所工效学分析及解决方案的一系列方法和技术。具体流程包括基本信息的收集、抽样和观察计划、录像分析、识别主要危险因素、制定解决方案和执行跟踪。通过参与式工效学干预措施，企业能有效改善作业工效系统、有利于预防人为失误、加强安全管理、增进员工参与意识、提高企业国际合作间谈判和表现空间。

我国从工业设计规范角度建立了许多关于人类工效学设计方面的国家标准，包括工作岗位尺寸设计、与心理负荷相关的工效学设计、工作系统设计、工作座椅和操纵器一般人类工效学、控制中心人机工程设计等标准。但总体来说，该类疾患的流行情况我们应更为关注，需要开展更多研究和干预措施，国家、社会、企业和劳动者共同努力，将该类疾患的影响降到最低。

（何丽华　王菁菁）

第十节　职业流行病学

职业流行病学（occupational epidemiology）是流行病学与职业卫生学科领域相结合而产生的交叉性学科，流行病学中的研究方法与研究理论同样适用于职业流行病学。与流行病学相比，职业流行病学侧重职业人群的研究，主要关注职业因素与职业病危害及职业性疾病的流行病学关联。职业流行病学所研究的人群以职业人群为主，研究的重点主要为职业人群中健康与疾病的分布以及影响其分布的因素，工作条件可能对职业人群的健康安全产生的影响，职业性疾病的防护与治疗，职业病危害因素的危险度评价与预防措施，职业工效学在生产活动中的应用，同时也为相关的职业卫生标准的制定与修订、法律规定的职业病的研究提供依据。

一、职业流行病学特点与应用

职业流行病学作为流行病学的一个分支性学科，与流行病学科的发展密切相关，同时也和职业卫生、职业医学等学科的发展紧密相连。职业流行病学的调查研究多采用流行病学中的研究方法，所收集的信息资料主要包括职业人群的特征，个人生活环境及社会环境等环境因素的测量，接触物的性质、强度、接触时间和防护等工作条件的调查，以及疾病和健康指标等相关健康结局等方面。通过控制职业因素的影响，从而达到客观评价工作环境与健康的关系。

（一）职业流行病学的特点

不同于普通流行病学的调查研究，职业流行病学因其所具有职业性特征，使得职业流行病学的调查研究具有该学科领域的自身特点。

1. 资料记录的完整性　一般情况下，职业人员在从事某项工作时均会有详细的就业记录，从而可以获得职业人员详细的个体接触职业因素的信息资料。研究人员在进行调查研究时，可以利用已有的就业记录等资料数据，对职业人员的个体接触暴露情况进行完整的评估，有利于正确估计研究所设计的职业因素暴露 - 疾病的关联强度。

2. 健康体检的规律性　职业人群因其从事的职业工种可能造成职业病危害，因此按照规定应当有定期的健康体检记录。相较于普通人群，职业人群的健康体检状况可以呈现动态、连贯的信息资料。在研究职业接触暴露与职业病危害之间的关联时，连贯的健康体检数据资料可以提供更多的病因探索依据。

3. 接触暴露的明确性　职业活动中接触有害因素的暴露情况比较明确，并且暴露强度（浓度）较高，容易确定职业病危害因素与疾病的剂量 - 反应关系。职业流行病学对于职业性疾病的病因探索优势十分明显。

（二）职业流行病学的应用

职业流行病学的调查研究用途十分广泛，可以探讨职业性疾病或者职业病危害的病因线索，提示生产条件与职业病危害及疾病之间的关系，了解职业人群的健康状况分布特征，评价职业卫生服务的效果，识别及评价工作过程中的职业有害因素，以及完善职业卫生相关的法律法规和职业卫生标准等。在评价职业病危害因素与职业病危害的过程中，职业流行病学调查研究主要有以下作用：

1. 研究职业病危害因素对健康的影响　职业流行病学调查研究最主要的作用就是探索病因。职业人群中不同于普通人群分布特征的疾病多为职业性疾病，同一疾病在职业人群与普通人群中的分布也往往存在差异。造成这一点不同的多是由于职业人群所接触的职业暴露等职业病危害因素往往是普通人群接触不到或者接触暴露量很少，不足以影响到疾病在普通人群中的分布。因此，职业流行病学研究内容包括研究职业病危害因素对职业接触人群的健康影响及危害程度；识别和发现潜在的职业病危害因素及其职业病危害；评估职业接触暴露人群的健康危险度。例如，氯乙烯在生产应用初期并不被认为与健康有关，但随后出现的与氯乙烯工作有关的病例暴露出其可能存在的健康危害，最终大规模的职业流行病学研究结果证实氯乙烯的致癌作用并被纳入职业有害因素目录。

2. 研究职业病危害在职业人群中的分布规律　职业流行病学同样可以描述疾病的三间分布，与流行病学研究不同的是职业流行病学研究侧重于描述职业性疾病与职业病危害的分布特征，疾病分布的人群特征、地区特征和时间特征等都具有职业性特点。职业流行病学调查研究所描述的疾病包括法定职业病、工作相关疾病和工伤，疾病分布特征主要包括：

（1）人群分布：人群的固有特征或者社会特征可以构成疾病或健康状况在人群中分布的特征性差异。职业人群中疾病的分布特征同样与年龄、性别、职业工作强度、工种、工龄及生活方式等密切相关。其中，职业相关特征可能是研究中需要注意的重点部分，如工种、工作强度、工龄等职业特征性因素。

（2）地区分布：不同地区的经济发展水平以及医疗保健服务发展状况并不均衡，职业性疾病及健康危害在不同地区的分布也会存在差异。职业流行病学研究调查所描述的地区分布特征主要包括职业病危害在不同国家、不同地区、不同企业单位以及不同生产车间的分布状况。描述职业病危害的地区分布特征，可以比较发现不同地区的职业病危害因素的分布差异与职业病危害之间的疾病关联强度，为职业性疾病的描述提供材料，为职业病危害防护提供依据。

（3）时间分布：职业流行病学研究的疾病时间分布特征可以描述职业病危害随时间变化而出现的疾病改变，在时间资料足够的情况下还可以发现疾病的长期变化趋势，以及职业性疾病发病的时间关联因素，如发病周期或者疾病暴发的高峰期等情况，据此可以针对性地采取预防控制措施以减少职业病危害。

对职业性疾病及职业病危害进行的三间分布综合性描述，可以分析职业病危害的发生、发展规律，并提出相应的医疗卫生控制措施，以及指导职业卫生和职业病的防治工作。

3. 为制定、修订职业卫生标准和职业病诊断标准提供依据　职业流行病学调查研究所得的结果可以和动物实验数据以及临床观察资料相结合，进而为研究职业病危害因素与职业病危害的健康效应提供数据资料，并且可以获得所研究的职业因素与职业病危害之间的接触暴露 - 效应关系（exposure-effect relationship）或接触暴露 - 反应关系（exposure-response relationship）。职业卫生标准和职业病诊断标准的制订与修订均需参照职业流行病学调查研究的结果，在健康安全效应和社会经济性之间进行权衡，从而制定出可以保障职业人群利益、符合实际发展状况的标准体系。例如，目前大多数的职业性致癌因子均是通过职业流行病学调查研究进而发现其对健康效应的职业病危害。

4. 评价职业卫生及职业病防治效果　职业流行病学调查研究也可以评价职业卫生防护体系的防治效果。通过比对法定职业病、工作相关疾病和工伤在采取某种预防措施前后的发病情况，评价职业卫生和职业病防治工作是否发挥了作用，以及预防措施的防治效果如何。职业卫生评价还具有监督用人单位做好职业病危害因素防护工作的作用，可以促进用人单位改善劳动条件、保障职工健康安全以及减少职业性疾病对社会造成的经济、医疗负担等。

二、职业流行病学调查设计

职业流行病学调查研究是评估职业因素与职业病危害之间潜在的危险因素 - 疾病关联的可靠依据，也是探索职业因素的健康效应的有效途径。随着现代工业体系的发展以及职业性疾病的主要疾病谱的改变，职业病危害的预防措施及防治手段也逐渐发生了改变。加强职业流行病学调查研究，可以探索发现可能的职业因素危害关系，并进行针对性的防护措施，避免职业病危害因素可能导致的健康影响，进而提高职业人员的从业安全性和健康 - 工业效益，降低社会的疾病负担。

在职业流行病学研究中，调查设计是其中的重要环节之一，也是确保调查研究能够顺利进行的关键。完善的调查设计方案还可以尽可能地减少研究误差，使得研究结果更趋向于真实效应，提供更具有说服力的研究推论。调查设计应当注意以下几部分的设计。

（一）职业流行病学调查研究的选题设计

职业流行病学调查研究的课题选择十分重要，需要兼顾课题研究的必要性以及技术力量方面的可行性等因素。研究定位准确的课题，可以对当前所研究领域的发展提供有效帮助，并且具有良好的社会 - 科学效益。研究课题的选择也需要避免一些误区，避免人力物力等科研资源的浪费，保证调查研究的科学性、可行性以及效益最大化原则。选题也需要遵循以下几方面：

1. 提出研究问题　研究问题的提出是研究调查的首要步骤，研究问题决定了研究的方向和内容，也是研究调查后续步骤开展的基础。在职业流行病学研究中，研究问题一般围绕某种职业因素与职业人群健康效应的关系或其他职业效应展开。职业因素可以是物理性因素、化学性因素或生物性因素，一般多与工作条件及环境状况直接或间接相关；职业效应可以是多方面的，既包括职业病危害、职业性疾病等健康效应，也包括工作状况的安全性、舒适性等潜在效应，同时还可以是人机适配、工效管理等其他职业效应。另外，职业卫生标准的制定、职业工效的提高等也可以作为调查研究所要解决的问题。

2. 掌握研究动态　提出研究问题之后还需要了解、掌握研究问题所涉及领域的研究动态及现状。可以通过大量查阅已有的研究文献资料，了解其他人的研究成果是否与自己提出的研究问题存在重合或者矛盾，是否已有过针对性的研究，在已有的研究报告中该问题的研究深度及广度如何，以及调查研究的必要性和创新性等是否符合社会文明发展的积极效益等。另外，在查阅、筛选文献资料时还应考虑研究所要解决的问题的实际情况，结合我国职业发展的现实状况，同时要前瞻国际职业卫生的发展趋向，进而掌握研究动态，把握调查研究的创新性、先进性和科学性。

了解最前沿的研究动态，还可以对当前研究比较集中的热点领域及研究相对匮乏的领域进行有效管控，避免研究调查偏离最基本的科学原则，同时也可以避免研究内容的宽泛化及狭窄性，确保研究课题能反映出有意义的职业卫生发展状况。

3. 作出研究假设　研究假设是在充分掌握问题的研究动态的基础上，结合专业知识理论和技术条件支撑，科学地提出所研究的问题可能出现的合理化假设结果。研究假设可以提供带有方向性的研究猜想，并且为调查研究提供了有待验证的因果联系或研究结论，从而在科学、合理的范围内缩小了研究的不确定性。

职业流行病学调查中的研究假设，按照逻辑学分析，可以分为以下几类：

（1）区别法：不同情况下的疾病发生频率或分布规律存在差异，其中某因素只存在于某种情况下，那么可能存在该因素的危险因素 - 疾病关联。如职业性疾病中的尘肺即可通过该方法进行假设，粉尘接触职业人员易患尘肺，非粉尘接触人群不易患尘肺。用区别法进行假设是在存在差异因素的条件下进行，但很多情况下疾病影响因素并不唯一，在存在多种可能的影响因素情况下区别法并不能确立危险因素 - 疾病关联。

（2）共同法：多组因素的组合均可能导致疾病，那么某个存在于每组因素中的公因素则可能与疾病有因果关联。共同法推断疾病病因主要就是寻找公因素，即不同研究组的研究因素中共同存在的潜在危险因素。

（3）同异共同法：将差异法和共同法结合起来的推断方法即为同异共同法。该方法即需要发现潜在致病因素中的公因素，同时还要观察不同组中无该公因素的疾病发生情况，据此进行假设推断。同异共同法可以有效避免差异法与共同法的不足，在职业流行病学研究中比较常见。

（4）相随变异法：如果疾病发生频率与某种因素之间存在共同波动或波动相似的情况，即疾病发生频率的高低与该因素的数量关系存在一致倾向性，那么该因素可能为疾病潜在的危险因素。

（5）类推法：如果一种疾病的分布特征与另一种疾病类似，可以推断两种疾病可能存在共同的疾病因素。但是在家族聚集性疾病与遗传性疾病推断中，类推法可能导致推断谬误。

（二）职业流行病学调查设计的类型选择

职业流行病学调查研究主要是在职业人群中进行的有关职业因素与职业病危害之间的健康效应研究，调查研究的类型依据所要完成的研究任务而选择不同的研究设计。职业流行病学研究中常用的调查研究设计主要包括横断面研究、病例 - 对照研究、队列研究、实验性研究以及 Meta 分析、模拟研究等调查设计类型。不同的调查设计具有不同的职业流行病学调查作用。

横断面调查只能获得患病资料不能获得发病资料,常在动态人群中进行随机抽样调查。横断面调查可以描述疾病或健康状况的分布规律,提供病因假说,但不能检验研究因素与疾病的因果关联,且对于罕见病或病程较短的疾病则不适合。

病例-对照研究是由果及因的病因推断研究方法,适用于罕见病的研究,尤其是发病率较低的疾病,但如果研究人群的接触暴露比率较低则不适合,人群低接触暴露比例意味着需要更大的样本量,且疾病与接触暴露的先后关系无法确定。

队列研究是由因到果的病因推断研究方法,在论证接触暴露因素与疾病的关联性方面强于病例-对照研究,但队列研究的样本量一般较大,且队列持续时间较长,且不适合发病率较低的疾病研究。

实验性研究属于前瞻性研究,且需要对研究人群进行干预。实验性研究也可以用于验证病因假说,或者鉴定接触暴露因素的职业病危害作用等。实验性研究还可以用于药物评价等。但是实验性研究的要求较高,操作难度大,容易涉及伦理道德问题。

Meta分析是对已发表的文献资料进行的聚类荟萃研究,它可以综合已有的研究资料,对某一课题进行综合评价并探索发现临床实践中的新思路。Meta分析可以增强统计效果,解决研究分歧,但存在发表偏倚的可能,且受到原始研究报告质量的影响。

模拟研究包括实验室模拟和计算机模拟等,是将真实的职业活动场景及过程虚拟化,提取真实场景的关键数据资料信息或动作特征进行模拟重现。模拟研究可以用于某种职业活动过程的研究或者理论构建研究,如职业生产活动过程中的动作捕捉、动作分析等。

此外,还有巢式病例-对照研究、病例队列研究、病例交叉研究、干预随访研究、家族簇研究、空间/时间簇研究等综合设计的研究类型,研究者可以根据研究设计的特点进行选择,确定社和研究需要的研究方法。

(三)职业流行病学调查设计的步骤安排

职业流行病学调查设计的步骤可视具体的调查研究存在一定的差异,但一般都需要包括以下步骤路线:

1. 确定研究目的　研究目的可以回答研究调查拟解决的问题以及研究结果的推论和应用,根据研究目的也可以对研究方法的选择提供参考,如疾病的分布特征描述或者探索病因关联等。研究目的需要在调查伊始就确定下来。

2. 确定研究因素与事件结局　调查研究需要确定研究因素与结局事件,即研究所关注的职业因素与职业病危害分别是什么。对研究因素的接触暴露以及暴露结局都需要明确的定义,可以通过查阅文献资料或者通用标准等进行定义,也可以结合研究的特点对既往定义进行修订。

3. 制定资料数据收集、记录表格　资料数据的收集记录应设计专门的记录表格,不能随意地进行记录。对于不同时间、不同批次的数据资料可以按照时间、批次、组别等进行分类记录,并进行明确标注。数据标识应按严格规律进行,做到分门别类、清晰易辨。数据收集需要设计必要的调查表,可按照调查需要或行业量表等进行设计,调查表的设计要做到科学、准确、简洁、适用、易懂等原则。

4. 进行预调查　在拟定好调查表和数据收集记录表格后需要通过预调查进行检验,以便于检验调查表的适用性。对于预调查发现的问题应及时进行修订完善。在确定调查表之后还需要建立数据库,做好数据录入管理的准备工作。

5. 确定研究人群　调查所需要的研究人群需要确定,应根据研究目的选择研究对象的来源,并确定纳入、排除标准。确定研究方法之后还需要考虑样本量的问题,可通过查阅文献获得既往发病情况,计算并选择适合的抽样方法。

6. 人员分工安排　研究人员需要有明确的分工协作,即调查人员、监督人员、数据整理人员、仪器准备人员、后勤人员等,各成员应对各自负责的部分确保及时、准确完成。

7. 制定调查手册　现场调查中应制定调查手册供现场调查人员参考,包括调查表的填写注意事项、测量方法及测量步骤、测量点的选择、测量注意事项、监督考核等。

8. 培训调查人员　参与调查的人员需要经过统一培训,培训需要对信息收集的调查方法、敏感资料的获取、信息的标准等进行统一规范,确保不同调查人员的调查标准是一致的。

9. 拟定现场调查物品清单　现场调查过程中可能需要的物品及仪器设备较多,可以列出物品清单,注明需要准备的物资及设备。

10. 实施调查方案　按照既定的研究方案进行现场调查,并做好现场调度工作,处置突发状况,确保调查工作有序进行。

11. 数据资料整理　现场调查测量时要做好数据记录工作,调查人员在获得数据资料后应及时进行复核,对数据资料进行查漏补缺,存在疑问的地方也及时整理补充,一旦错过现场后很难再进行完善。

12. 统计分析　数据整理完成后要进行统计分析得出研究结果,数据分析可选择合适的方法进行并进行必要的统计学检验。分析时要注意区分数值型变量与分类型变量,可以根据统计需要将数值变量转化为分类变量。完成统计分析之后可以得出研究结果并进行合理推论。

13. 形成调查报告　调查研究要形成书面报告,对研究进行总结并报告研究结果,发表研究成果。

(四)职业流行病学调查研究的内容设计

职业流行病学调查研究的内容设计是为研究提供核心资料数据的部分,在设计过程中需要明确研究的具体调查都包括哪些内容,以及调查研究所必需的具体调查内容及方法。内容设计既是对调查步骤的具体补充,也是研究人员在该研究方案中着重关注的部分。一般来说,内容设计部分需要解决的问题主要有:

1. 研究人群选择

(1)调查对象:调查对象可以根据调查目的确定,根据研究目的可以对拟调查人员的人群分布特征进行划分,且调查对象的定义要明确。职业流行病学调查的人群主要为职业人群,人群分布特征多以某地区的特定职业工种、某个厂矿企业或者车间,以及接触某种职业暴露的职业人员等为主。由于职业群体的人群特征不同于一般人群,所以应尽可能设置对照,并调整对照人群的分布特征使之与职业接触暴露人群相接近。

1)接触暴露人群:研究某种可疑职业因素接触暴露的危害或健康效应时可以将相关职业人群作为接触暴露人群。不同研究方法对接触暴露人群的选择也存在差异,如果某种职业接触暴露在接触一定时期后出现相应的健康风险,职业人员可能会针对性地采取相应防护措施以减少职业接触暴露,那么应当选取历史性资料进行回顾性研究,不适合进行前瞻性研究。

某些特殊职业人群也可以作为职业接触暴露人群,因接触暴露的因素特殊,只能存在于特定职业人群中,如放射科医护人员、核物理工程接触人员,以及其他与放射线有关的职业人员等,特殊职业人群成为研究特定接触暴露因素的唯一选择。

2)对照人群:对照人群也是调查研究人群不可或缺的组成部分,对照人群的选择应与接触暴露人群除职业接触因素之外并无其他显著的人群分布特征差异,职业流行病学研究中的对照包括内对照、外对照和多重对照等。内对照即将研究人群中接触职业暴露因素的人员作为接触暴露组,未接触的人员作为非对照组,或者根据接触暴露的剂量水平进行分组,以最低接触暴露水平为对照组。外对照是在接触暴露人群之外选择与之接近的职业人群作为对照组,如研究放射科医护人员接触放射线的职业病危害效应时,可以选择不接触放射线或极少接触的其他科室医护人员作为对照组。多重对照即同时使用内、外对照进行调查研究,多重对照可以减少内对照可能造成的“接触污染”,避免单一对照可能带来的偏倚,但研究的工作量会加大。

职业流行病学调查可以对选定的调查单元进行全部普查,也可以进行抽样调查。普查可以掌握调查单元内所有职业人员的职业流行病学特征,避免抽样误差,大规模的普查资料可以较为完备地反映出普查单元的分布特征,但普查需要的工作量往往较大,一般的职业流行病学研究难以持续进行。

(2)样本量大小:抽样调查中需要评估样本量的大小。样本量的计算需要考虑接触组与对照组的比例关系,以及研究过程中的失访情况等。对照组的样本量不宜少于接触暴露组,为提高检验功效还可以设置1:R的匹配比例。失访情况可能会影响研究分析,应预先估计失访率并进行样本量调整。样本量还会受到以下因素的影响：

1) 对照人群发病率：如果接触组的发病率与对照组发病率的差值是固定的，那么对照组发病率越接近于0.5，研究所需要的样本量就越大。

2) 接触组与对照组发病率的差异：接触组与对照组之间的发病率差值越大，研究所需要的样本量就越少。

3) 显著性水平：显著性水平为假设检验时可能犯的Ⅰ类错误α值，Ⅰ类错误即假阳性错误。如果调查研究要求Ⅰ类错误出现的概率越小，即α值越小，研究所需样本量越大。

4) 检验功效：检验功效又称把握度$(1-\beta)$，β为假设检验时Ⅱ类错误出现的概率。如果研究要求把握度越高，即β值越小，则研究所需样本量越大。

假设研究调查中的接触暴露组与对照组样本量相等，则样本量可通过下式计算：

$$n=\frac{(z_\alpha\sqrt{2p(1-p)}+z_\beta\sqrt{p_0(1-p_0)+p_1(1-p_1)})^2}{(p_1-p_0)^2}$$

式中：p_1、p_0—接触暴露组与对照组的预期发病率；

p—两个发病率的平均值；

z_α、z_β—标准正态分布界值；

n—样本量计算值。

(3) 抽样方法：抽样调查包括非随机抽样和随机抽样，非随机抽样包括偶遇抽样（accidental sampling）、判断抽样（judgement sampling）、配额抽样（quota sampling）和滚雪球抽样（snowball sampling）等，常用的随机抽样方法包括单纯随机抽样（simple random sampling）、系统抽样（systematic sampling）、分层抽样（stratified sampling）、整群抽样（cluster sampling）和多阶段抽样（multi-stage sampling）等。不同抽样方法的使用条件不同。

系统抽样可以在不确定抽样单元总体人数的情况下进行，并且在现场人群中容易进行；分层抽样可以按照某种特征将抽样单元分为若干层，层间变异越大越好，层内个体变异越小越好；整群抽样易于组织，但抽样误差较大，通常需要在单纯随机抽样的样本量基础上增加1/2；多阶段抽样可以克服单一抽样方法的不足，在研究中多采用此抽样方法。

2．定义标准及指标体系

(1) 病例定义：调查研究的病例或职业病危害健康效应等应具有明确的病例判定标准。职业性疾病一般都具有相应的临床病例诊断标准或法定诊断依据等，在调查研究中可以据此进行诊断。某些职业性疾病由于暂未列入《职业病分类和目录》或者包含的系统性疾病较多，难以提供统一的临床病例诊断标准，在职业流行病学研究过程中逐渐形成了阳性病例判别标准，如职业性肌肉骨骼疾患（work-related musculoskeletal disorders，WMSDs），国际劳工组织在2010年发布的职业病名单中列举了包括腕部重复性动作、用力和极端姿势所致的桡骨茎突腱鞘炎等7种肌肉骨骼系统疾病，在职业流行病学研究中也依据肌肉骨骼具体症状、症状回溯调查时限、症状持续发作时间以及医疗行为等诊断原则形成了阳性病例判别标准，在职业调查研究中可以参考。

(2) 接触暴露定义：职业人员接触的职业因素暴露情况应明确，应制定明确的接触暴露判定标准。对接触暴露的职业因素、接触方式以及接触时间等应进行明确区分，避免出现错误分类等偏倚。职业接触暴露因素一般包括重金属及化合物、有毒有害气体、有机溶剂、生产性粉尘和噪声、振动、电离辐射等物理因素；某些生物因素也可能导致职业性疾病，如布鲁氏菌病等。不同职业因素的接触暴露方式也存在差异，在调查研究中应注明接触方式类型。职业接触暴露时间可能与工作时间不完全一致，应调查职业人员的直接接触暴露时间或平均接触暴露时间，如噪声暴露时间一般需要计算8小时等效声级或40小时等效声级。

(3) 测量指标：职业流行病学调查研究的测量指标应具体客观、容易测量，在选择调查测量的指标体系时应尽量选取客观、定量或半定量的指标，尽量避免主观性指标或定性指标。信息资料收集时如果可以通过可靠途径或方式那就不采用主观性回忆问答,如职业人员的体检记录可能包含的疾病信息或健康状况等要比回忆性调查更可靠,对生产性粉尘可以通过工作现场采样测量等方式收集数据资料。

3. 现场调查

(1)调查表设计:调查表的基本结构应包括知情同意等导言、填表指导说明、编码序列、一般调查项目、研究项目、核查项目以及结束感谢语等。调查表的问题设计一般包括封闭选择型、开放填写型和混合型等。封闭选择型易于作答,应答率相对较高,但固定选项不一定能收集到潜在的资料信息;开放填写型对资料填写没有太多限制,但答案标准化程度较低,应答率也低,容易受到受访者的知识水平等限制;混合型可以克服以上类型的缺点,在调查题目设置中多采用此类型。

调查项目的顺序设置要保持一定的原则,一般按照逻辑顺序或心理活动反应等安排,调查内容或者问题性质相近的项目应集中询问,先设置简单项目,再设置敏感题目或不容易作答的题目。题目设计应简单明了,语句通俗易懂、无歧义,同时不能出现诱导性语句或暗示性提问,抽象问题应尽量具体化。

调查表的长度设置应将调查时间控制在 30 分钟内,否则调查的信度难以保证。调查表的完成时间与题目数量和题目难度有关,在设计时应注意在数量和难度之间达到平衡,以控制整体调查时间。

(2)敏感问题调查:调查研究中可能涉及的敏感问题多为社会道德、公众舆论所认同的价值观,以及违背道德法律等的行为方式,调查时调查对象可能会受到同化作用而不愿提供真实想法,因此在对敏感信息进行调查时需要采用特定的调查方法。

1)调查目的不应明确写出,可采取比较笼统的说法以免引起调查对象的抗拒心理。

2)调查人员与调查对象最好能处于单独、安全、不被其他人员打扰的交流空间。

3)匿名调查,如果无法实现则应承诺对调查涉及的隐私保密。

4)调查者应当持中立态度,对调查对象的陈述或调查内容不作过激评论。

5)言语和蔼,态度诚恳,语言通俗易懂。

6)采用假设转移法,假定第三人存在某些敏感行为,以此获得调查对象的态度看法。

7)调查表设计时可采用封闭选择型问题,提高应答率和正答率。

4. 统计分析方法 职业流行病学调查的统计分析应视研究类型设计合理的统计分析思路和方法。不同调查方法的研究深度和广度不同,可进行的统计分析也存在差异,某些特定的统计指标也有相应的统计研究分析类型。常用的统计分析思路主要包括一般描述、统计描述和统计推断等。调查研究应根据研究目的、病因假设关联等选择统计分析方法。

(1)一般描述:一般描述可以是对研究调查的实际样本量、研究对象的人群特征、资料信息的应答情况,以及接触暴露组与对照组的构成差异等。一般描述主要说明研究数据的来源及研究对象的人口学构成特征等情况。

(2)统计描述:统计描述是对资料数据的描述性分析,通过计算统计指标获得对研究资料的客观性表述,如患病率、接触暴露率等指标,统计描述需要对统计资料的平均指标及变异指标进行计算描述,得到资料信息的分布特征及统计图表。

(3)统计推断:统计推断需要对数据进行统计学检验,在符合统计检验的情况下进行统计推断,如两组数据或配对资料的 t 检验,合并数据资料时的同质性检验等。一般的,计量资料的比较多采用 t 检验或方差分析,计数资料的比较则多采用 χ^2 检验或 u 检验。

在职业流行病学研究中,可以采用多重线性回归、Logistic 回归以及 Cox 比例风险模型等进行统计推断,探讨职业因素与职业病危害等健康效应的关联。如果数据资料存在分层情况或潜在混杂因素,还可以使用 Mantel-Haenszel 分层分析方法,并进行趋势性 χ^2 检验。另外,还有相对危险度(RR)、比值比(OR)等评价指标也可以作为效应估计指标。

三、职业流行病学研究方法

职业流行病学中的研究方法与流行病学调查的发展密切相关,职业人群可能接触的职业因素与职业相关健康效应也可以描述分析其效应关联。按照职业流行病学研究方法的分类,调查研究的类型可分为观察性研究、实验性研究和模拟研究等，不同性质的研究类型包含多种具体的研究方法，在疾病病因的因果推断强度上也不同。流行病学研究方法分类如下所示，见图1-10-1。

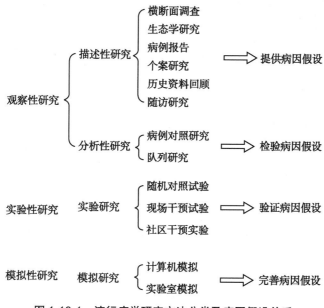

图 1-10-1　流行病学研究方法分类及病因假设关系

职业流行病学研究中常用的研究方法主要是观察性研究，包括横断面调查、病例 - 对照研究和队列研究，有时也会通过实验室模拟来实现某些难以在现场实际进行的工作状况或者是对现场调查研究结果的进一步完善等。

描述性研究中常会涉及对职业人群疾病等健康状况的描述，以及职业性疾病等职业病危害的三间分布等情况。疾病的三间分布描述主要包括疾病的地区分布特征、时间变化趋势以及年龄、性别、职业等人群分布特征，在进行职业性疾病调查研究时应考虑疾病的三间分布可能导致的疾病分布特征差异，避免错误估计职业因素与职业病危害等健康效应之间的关联。

发病率资料是研究职业人群健康效应的直接指标，累积发病率（cumulative incidence，CI）表示一定时期内的新发病例占总观察人数的比例，新发病例数受到观察时期的影响，因此在报告累积发病率时应注明观察时期；人年发病率又称发病密度，表示观察人群在一定时期内的发病强度，人年发病率不受竞争性风险因素的影响，还可以避免存活因素的影响，并且考虑到了可能的失访情况，在职业流行病学研究中应用较多。

$$人年发病率 = \frac{观察期间发病例数}{观察期间总人年数} \times 1000‰$$

患病率（prevalence）表示在一定时期内的现患病例占总观察人数的比例，现患病例包括新发病例和既往病例，排除死亡病例和痊愈病例。如果观察时期不超过 1 个月，可以称为时点患病率，观察时期较长的患病率又称期间患病率，通常观察时期为几个月。为避免职业人员流动等造成的人群结构特征改变，以及健康工人或病例的迁入迁出，患病率研究的观察时期不宜过长。

$$时点患病率 = \frac{某一时点观察人群中的现患病例数}{该时点的总观察人数} \times 1000‰$$

$$期间患病率 = \frac{观察期间观察人群中的现患病例数}{同期的平均观察人数} \times 1000‰$$

（一）横断面调查

横断面调查（cross sectional study）也称现况研究，是对特定时点或某个时期内的特定范围内的职业人群进行职业病危害等健康效应和相关职业因素的分布状况的信息资料收集。研究收集的资料既不是对过去接触暴露或疾病状况的回顾,也不是前瞻性追踪职业人员接触暴露和疾病的发展状况,而是在特定时间范围内的疾病存在情况和分布特征。横断面调查可以获得疾病的观测资料,了解职业人群的人口学特征,在职业流行病学研究中应用比较广泛。如果对同一观察人群的多个横断面调查资料进行动态分析,还可以获得疾病等健康效应的变化规律。

1. 横断面调查的目的

(1)描述疾病的三间分布:横断面调查可以提供疾病或健康状况的发病频率等计数资料指标体系,还可以描述职业性疾病在观测人群当中的人口学特征、时间变化规律及趋势和地区分布差异等特征,从而获得所观测疾病的发病情况及分布特征。在职业流行病学研究中,职业性疾病的发病及分布特征是病因推断、职业防护以及职业卫生评价的基础资料。

(2)提供病因假设:疾病资料的分布特征可以提示病因线索,职业性疾病及职业因素的分布可以提供病因猜想的假设依据。通过对资料信息的描述,研究人员可以分析并提出疾病潜在的致病因素或危险因子,依据病因推断关系模型可以对可能的疾病病因提出疾病病因模型假说,为检验疾病病因的因果推断提供信息依据。

(3)疾病筛检或健康监测:普查或筛检可以在一般人群或健康人群中发现潜在的健康缺陷患者,及时采取预防措施。持续性的健康监测还可以获得疾病发生发展的分布规律及长期变化趋势,获得疾病的动态资料数据库。

(4)评价疾病防治效果:横断面调查还可以用于评价疾病的防治效果、防护措施的健康效益以及健康促进的效果等,在预防接种过程中还可以用于疫苗保护率的研究等。横断面调查的评价作用多是建立在重测调查并进行比较的基础上,针对疾病的不同发病阶段或者疫苗接种前后等进行多次重复调查,分析比较疾病的分布状况是否存在差异,从而对防治措施进行评价。

2. 横断面调查的特点

(1)调查设计阶段一般不设对照组:横断面调查在研究设计阶段一般不设置独立的对照组,而是对选定的研究人群进行调查,获得接触暴露情况以及发病资料等信息,在调查伊始并不根据是否接触暴露或疾病状态对研究对象进行分组,在数据资料统计分析过程中可以进行分组比较。

(2)调查的疾病病程不宜过短:如果调查的疾病病程过短,有可能在调查期间出现原有病例大量痊愈或死亡的情况,获得的数据资料难以反映该疾病在时间横断面上的真实全貌。

(3)以现在的接触暴露特征估计过去的情况:横断面调查所获得的数据资料是现在的某个特定时期内接触暴露情况及疾病患病资料,在对研究结果进行解释时常常会以现在的接触暴露情况来估计研究对象在过去的职业接触暴露情况。如果过去的接触暴露条件比较稳定,与现在相比无太大变化,或者已知接触暴露因素的变化趋势,则可以通过现在的接触暴露情况估计过去的接触暴露水平,如测定头发中的汞含量来估计汞污染接触暴露水平等。如果过去的接触暴露情况难以获得或回忆资料极不可靠,也可以用现在的接触水平代替。

(4)难以确定因果联系:横断面调查仅能提供疾病的患病情况和潜在危险因素的数据资料,可以为疾病的因果联系提供线索,但这种关联是建立在统计学分析的基础之上,难以说明疾病因果关联的时间发生顺序。如果是研究对象的固有因素则可以做出因果推断,如性别、血型、基因型等,这些因素不会受到患病情况的影响,可以确定与疾病的时间发生顺序。

3. 横断面调查的类型　横断面调查研究可以按照研究对象的范围分为普查和抽样调查。

(1)普查(census):普查是对特定时间、特定范围内的符合研究设计的全体人员作为研究对象进行的调查研究,如2013年江苏省各类生产经营单位职业病危害的基本情况和工作场所基本情况等八项内容的普查。职业卫生普查可以掌握普查区域内的职业病分布情况、职业有害因素的防控现状、职业病危害的种类与危害程度,以及工作场所基本职业防护与安全状况等信息资料。

普查可以了解特定人群的全部职业流行病学资料,避免了抽样误差的存在;理论上可以发现调查人群中的全部病例,为疾病的"三级预防"提供基础;可以提供拟调查的职业卫生与职业安全的现阶段的全部信息,为职业卫生标准及法律法规的制定提供参考依据;大规模的定期普查活动也是获得基础数据资料与发展趋势的必要研究准备。

普查也受到某些条件因素的制约，如疾病诊断的灵敏度与特异度等受到技术条件及疾病进程发展的限制并不能达到100%，可能存在误诊或漏诊情况；普查涉及的调查人群较多，工作量较大，调查人员水平参差不齐，对调查项目的理解可能不一致，调查方法和技术手段也存在差异，获得的数据可能存在偏倚；对于患病率较低的疾病或健康效应，普查的可行性比较低，难度系数比较大；普查所需要的人力、物力较多，不易组织进行。

（2）抽样调查（sampling survey）：抽样调查是对特定时间、特定范围内的符合研究设计的全体人员当中的某个样本人群作为研究对象进行的调查研究。在职业流行病学研究中往往通过抽样调查获得人群信息的代表样本，以样本人群的统计量估计总体人群的参数范围。

抽样调查可以节省人力、物力资源，工作量较小，可以提高调查过程的精确度。但是抽样调查仅是对总体人群的样本估计，由于抽样误差等可能导致调查样本并不是无偏样本，降低了总体推论的准确性；如果人群特征变异度过大或者疾病患病率过低，同样不适合采用抽样调查；抽样调查的研究设计、调查实施等工作比较繁琐，可能存在的偏倚较多。

抽样调查的研究结果需要推论到调查研究的总体人群，因此对样本量的大小和抽样方法等要求较高，需要符合抽样调查原则，即抽样过程要确保随机化，保证单一个体被选中的概率均等化，样本量要满足统计学要求，能够代表总体人群的分布特征。

4. 横断面调查的资料分析　横断面调查的资料分析方法主要根据研究目的确定。横断面调查通常需要进行统计描述、相关性分析等。

（1）统计描述：横断面调查的统计描述主要是计算各种率值，如患病率等指标。如果是计量资料还需要计算平均值等统计描述指标，如身高、体重、生化指标等。连续变量如果呈非正态分布还可以考虑将数据变量转化为分类资料进行统计，或者采用非参数检验方法。

统计描述可以定量描述职业性疾病的分布特征或职业病危害因素的特点，提供调查对象的人口学特征和工作场所的职业操作环境条件等资料。

（2）相关性分析：统计描述的资料可以提供职业因素与职业性疾病等健康效应关联的推断依据。在比较不同组之间率的差异或者定量分析指标的差异时，通常可以采用标准化法、χ^2检验或t检验等方法进行分析比较。调查研究可能收集不同类型的资料指标，在统计分析时应首先明确资料类型，选用适当的分析方法。

患病率等计数资料的比较可以选用χ^2检验进行分析，或者通过标准化法进行调整后再进行比较；等级资料如健康效应的不同程度等，可以进行非参数统计秩和检验或有序变量的Logistic回归分析，也可以选用CMH χ^2检验统计分析方法等；计量资料主要分析比较均值等，两组资料比较可以选用t检验方法，多组资料比较可以进行方差分析，也可以进行回归分析等。

5. 横断面调查实例　关于华北某油田石油工人的职业性肌肉骨骼疾患患病情况的调查研究（何丽华等，2011）。

该调查的研究目的主要包括调查石油行业工人的职业性肌肉骨骼疾患患病情况，以及探讨可能的职业病危害因素，并对石油工人的职业健康防护提出指导性建议等。研究人员选择了860名钻井工人作为研究对象，具体工种包括钻工、泥浆工、机工等，调查对象均为男性。采用改良后的北欧肌肉骨骼疾患问卷进行调查。疾病的定义确定为：身体各部位出现不适、麻木、疼痛和活动受限等，而且症状持续时间超过24小时，经下班休息也未能恢复，同时排除其他内科症及身体残疾或疾病后遗症等。拟调查的职业因素包括工龄、搬举、不适工作姿势、躯干重复动作等13项潜在的风险因素。对身体不同部位的患病率比较采用χ^2检验，危险因素分析则采用Logistic回归。

统计分析结果显示：石油工人的肌肉骨骼疾患按照身体部位划分年患病率前三位依次为腰部（50.6%）、颈部（29.8%）、肩部（23.4%）；Logistic回归分析表明，职业因素中的工作时长时间保持弯腰姿势、长时间站立、躯干重复性弯曲、不适搬举姿势、搬举高质量物体等均为腰部疾患的危险因素（$P<0.05$），组织管理因素中的经常加班、休息不足也是腰部疾患的危险因素（$P<0.05$）。

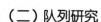

（二）队列研究

队列研究（cohort study）也称随访研究、定群研究，是对研究对象按照是否接触暴露或接触暴露的程度进行分组，观察研究对象在不同接触暴露状态或接触水平的条件下疾病或结局事件的发生发展情况，在获得结局事件的数据资料后对事件的频率差异进行比较，推断接触暴露因素与疾病等结局事件之间的因果关联及关联强度。队列研究是由因到果的病因推断模式，研究时序与疾病的发生发展顺序一致。

队列研究可以检验病因假设，判定疾病与危险因素的因果关联强度。队列研究是由因到果的研究时序，研究伊始即确定了研究对象的接触暴露情况，并且通过随访获得结局事件的资料，在疾病发生发展的时序上按照了时间先后顺序以及危险因素导致健康危害的疾病发生顺序。结局事件发生在特定观察人群中，且观察对象的接触暴露情况是已知的，因此可以通过分析比较不同组的效应估计值来判断结局事件的发生率在不同组中的差异，估计接触暴露的人群是否更易罹患观察的疾病或出现结局事件，从而判断研究因素与结局事件的关联强度以及研究因素的致病作用或保护效应。

队列研究还可以应用于观察研究疾病的发生发展等自然史，评价新药上市后的疗效监测等。当结局事件表现为研究因素的保护效应时，队列研究还可以用于评价某种预防措施的效果，但此类研究多为研究对象的自然行为或自发行为，如戒烟等自发行为。

1. 接触暴露与结局事件　接触暴露是研究对象接触的某种因素或某种行为特征，职业环境中的物理、化学因素，职业活动过程中的工作习惯等，均可以作为接触暴露因素。能够引起某种特定不良结局或者增加不良事件发生概率的因素称为危险因素，职业流行病学研究的接触暴露一般是职业有害因素或对人体健康存在不良影响的职业相关危险因素，如果接触的暴露因素具有保护效应，也可以作为研究探讨的因素。

结局事件可以是某种职业性疾病的发病情况及死亡情况或者研究对象可能出现的健康效应，也可以是研究选定的生理生化指标的变化等。结局事件是队列研究随访观察的终点，也是研究人员对研究观察的预期结果，在数据分析过程中还是比较接触暴露人群和对照人群的重要数据指标，因此研究应明确结局事件的定义，尽可能真实地记录结局事件发生情况。

队列研究耗费的人力、物力资源较多，在确定研究因素及结局事件时应谨慎考虑、客观评价。队列研究可以依据横断面调查或病例 - 对照研究所提出、探讨的病因假设展开更深入层次的研究检验，研究因素可以是基于横断面调查等观察研究提出的病因假设危险因素，也可以是具有保护效应的职业防护措施等。队列研究的研究因素应明确具体，可以定量测定接触暴露水平或有效识别区分，在估计研究人群的接触暴露水平及分组时应具有可操作性和有效区分度。接触暴露因素应考虑接触时间、接触水平、接触方式以及接触暴露的性质等，如连续接触暴露或间歇性接触。值得注意的是队列研究观察的因素还包括其他相关因素，包括可能的混杂及人口学特征等。结局事件应制定统一标准，同时要考虑疾病的分型及健康程度等。队列研究可以同时收集多种结局事件数据资料，用于探讨研究一因多果等病因线索。

2. 队列研究的类型　队列研究可以按照研究对象进入队列的时间和观察终止的时间不同分为多种类型，一般包括前瞻性队列研究、历史性队列研究和双向性队列研究。不同队列研究类型的比较如图 1-10-2 所示：

（1）历史性队列研究：历史性队列研究主要通过回顾性收集研究需要的历史数据资料，研究人员对研究对象的分组是通过过去某一时点的接触暴露状况进行的，并且在研究开始时事件结局已经出现，不存在前瞻性的观察随访过程。历史性队列研究可以在较短的时间内获得研究需要的研究因素接触暴露情况和事件结局资料，避免了长期随访观察的工作过程，极大地减少了工作量。但是数据资料的收集要依托于已有的历史资料信息，研究者无法对过去的接触暴露情况予以控制，信息资料的适用范围可能会受到限制。

值得注意的是历史性队列研究依然是由因到果的研究时序，研究的方向仍然是从接触暴露情况到结局事件的发生发展，这一点区别于病例 - 对照研究。

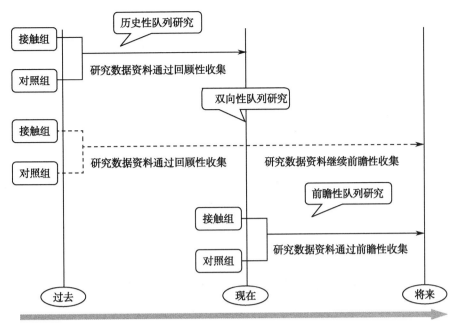

图 1-10-2　三种队列研究类型比较时间轴示意图

（2）前瞻性队列研究：前瞻性队列研究是队列研究的一般形式，即调查研究从按照现在的接触暴露情况对研究对象进行分组开始，经过一定时期的随访观察获得信息资料，直到出现预定的研究结局或经过足够的研究随访时间跨度为止，整个研究过程是通过前瞻性随访观察获得数据资料。研究人员可以在前瞻性观察过程中控制研究条件，直接获得观察资料，因此可以减少偏倚，研究结果也更加真实可靠。但随访过程对人力、物力等资源的消耗较大，组织实施过程难度比较大。

（3）双向性队列研究：双向性队列研究综合了历史性队列研究和前瞻性队列研究的特征，是在历史性队列研究的基础上，继续前瞻性观察研究人群在一定时期内的事件结局。双向性队列研究是将两种研究方式结合起来的设计模式，在一定程度上可以综合两者的优点，弥补不足。

双向性队列研究一般是在研究条件具备历史性队列研究的基础上，但从过去的接触暴露到现在的结局事件发生不足以满足研究目的的要求，或结局事件尚未发生或完全发生，则需继续进行前瞻性观察。

3．资料收集

（1）基线资料收集：研究人员在确定研究对象后，需要收集研究对象在随访观察开始前的个体资料信息和接触暴露情况，这些信息称为基线资料（baseline information）。基线资料既是判定研究对象的接触暴露情况及分组依据，也是与结局事件发生情况进行统计学分析比较的基础资料。研究人员可以通过查询医疗记录、调查询问、调查测量和医学检查等方法获得基线资料。

基线资料一般需包括：研究对象的接触暴露情况，包括拟研究的因素和其他接触暴露因素；人口学特征，包括年龄、性别、职业等信息；个体生活行为方式，如个人习惯等；健康状况，如疾病或身体不适等。

（2）随访观察：随访是队列研究获得数据资料的主要途径，即在基线调查之后针对研究对象进行的定期数据收集过程。随访的主要要素包括随访对象、随访方法、随访内容、观察终点以及随访间隔等。

随访对象即研究选定的观察对象，随访过程中应对接触暴露和对照组进行同等程度地观察随访，收集观察对象的信息资料。不能完成整个随访周期的人员即为失访，对失访者应分析失访原因，评估失访对基线资料的影响。随访方法可以是直接访谈、问卷调查、定期检查、按时检测等，可以根据研究目的及数据指标特点选定随访方法。随访方法一经确定就应当在整个随访期内保持一致。随访内容可以与基线资料一致，还应当注意观察是否出现预期结局事件，随访收集的重点信息包括预期结局等。观察终点是研究对象的随访是否继续进行的分界，如果观察到预期的结局事件或出现死亡等其他无法继续观察的事件则应终止随访，非结局事件所导致的终止观察均应列入失访人群，进行失访处理。两次随访之间需要经过一定的时间间隔,具体间隔时间可根据所研究疾病的病程长短或接触暴露水平进行确定。

4. 统计分析　队列研究数据资料的统计分析需先经过整理,进而描述研究对象的人口学特征及随访情况,并计算发病率、效应估计值等统计指标。队列研究资料的分析还要经过统计学检验,辨别不同组的率差等是否由抽样误差等造成。

（1）数据整理模式:数据资料整理表格有两种模式,一种以累积发病率资料为代表（表 1-10-1）,一种以发病密度为代表（表 1-10-2）。通用数据整理表格模式如下所示:

表 1-10-1　队列研究数据整理（累积发病率）

	病例	非病例	合计	累积发病率
接触组	a	b	$a+b=n_1$	a/n_1
对照组	c	d	$c+d=n_0$	c/n_0
合计	$a+c=m_1$	$b+d=m_0$	$a+b+c+d=n$	

表 1-10-2　队列研究数据整理（发病密度）

	病例数	人年数	发病密度
接触组	A_1	T_1	A_1/T_1
对照组	A_0	T_0	A_0/T_0
合计	A_1+A_0	T_1+T_0	$(A_1+A_0)/(T_1+T_0)$

（2）统计指标检验

1）人时计算:队列研究随访观察的时间较长,一般在计算发病指标时常用到观察人时（person time）数来计算研究对象的接触暴露经历。常用的观察人时单位是人年（person year）,人年的计算一般有三种方法:精确计算法、近似估计法和寿命表法。

精确计算法是通过计算并累加队列当中的每一名成员的随访时间来获得总的随访时间人年数,计算结果比较精确,但过程比较繁琐,数据资料处理量较大。精确计算法只关注研究对象在队列中的随访时间长度,并不关注研究个体进出队列的时间是否一致。

如果研究个体进出队列的具体时间不能确定,或者对随访观察的人年数精确度要求不高时,也可以用近似估计法,即采用平均人口数乘以观察年数得到总观察人年数,平均人口数一般是年中人口数或相邻两年的年初人口数平均值。

简易寿命表法也可以计算观察人年数。规定当年内进入队列的个体均做 1/2 人年计算,失访或观察终点的个体也作为 1/2 人年数计算,以此得到总观察人年数。简易寿命表法计算比较简单,且精确度较好,在计算观察人年数时应用较好。

2）累积发病率:如果队列研究的研究人数较多且队列构成比较稳定,可以不考虑发病强度大小和观察时间长短对队列的影响,直接以观察开始时的人数作为总观察人群基数,以整个观察期间的发病人数为观察发病数,计算累积发病率。

3）发病密度:如果随访观察时间较长,难以保证观察人群的稳定,或者研究对象进出队列的时间不一致,观察时间长度参差不齐,则可以利用观察人时数计算发病密度。

4）标化比:如果队列研究的个体较少,结局事件发生率低,则需要通过全人群发病率进行校准,计算预期发病人数,再以观察得到的实际发病人数与预期发病人数的比值,得到标化比。职业流行病学研究中常用的标化比是标化死亡比（standardized mortality ratio, SMR）。

值得注意的是全死因 SMR 会掩盖队列当中的年龄别、工龄别以及工种别等死亡率的差异,在统计分析应予以分别比较各组差异。

5）统计检验:队列研究中的接触暴露组和对照组之间的率存在差异时,应当考虑抽样误差存在的可能性。常用的统计检验包括 u 检验和 χ^2 检验。

如果研究的样本量较大，P 和 $1-P$ 都不太小，样本率的频数分布接近正态分布时可以选用 u 检验来比较接触暴露组和对照组之间率的差异。

如果样本量较少，或发病率较低时，可以直接利用 χ^2 检验或直接概率法等进行统计检验。

更为详细的检验方法可以参照有关统计书籍。

（3）效应估计指标：队列研究中评价研究因素与结局事件的关联强度指标包括相对危险度和归因危险度等效应估计值。队列研究可以直接结局事件的发生率，从而计算效应估计值，评价接触暴露的健康效应。

1）相对危险度（relative risk，RR）：相对危险度可以反映接触暴露因素与结局事件的关联强度，表示为接触组的发病率除以对照组的发病率，因此也称为率比（rate ratio）。即：

$$RR = \frac{a/n_1}{c/n_0}$$

RR 表示接触暴露因素人群的发病或死亡的风险是对照人群的多少倍，RR 值越大，表示危险效应越高，接触暴露因素与结局事件的关联强度越大。如果 RR 值小于1，表明接触暴露因素属于保护因素。

考虑抽样误差的存在，应计算 RR 的置信区间（confidence interval，CI），通常采用 95% 置信区间。计算 RR 95% 置信区间的方法很多，常用的 Woolf 法计算公式为：

$$\text{Var}(\ln RR) = \frac{1}{a} + \frac{1}{b} + \frac{1}{c} + \frac{1}{d}$$

$$\ln RR \text{ 的 95\% 置信区间} = \ln RR \pm 1.96\sqrt{\text{Var}(\ln RR)}$$

再求其反自然对数即可得 RR 的 95% 置信区间。

2）归因危险度（attributable risk，AR）：归因危险度也称特异危险度或危险度差，是接触暴露组的发病率与对照组发病率差值的绝对值，表示结局事件的发生归因于接触暴露因素的程度，即：

$$AR = \frac{a}{n_1} - \frac{c}{n_0}$$

AR 与 RR 均可表示接触暴露因素与疾病等健康效应的关联强度，不同的是 RR 表示接触暴露因素罹患某种疾病或出现某种健康效应的可能性是非接触人群的多少倍，AR 则表示如果消除接触暴露因素，就可能减少由于接触暴露因素所导致的相对于普通人群所增加的疾病发病数量。RR 在病因推断上更有意义，而 AR 则是疾病预防和公共卫生更为关注的疾病指标。

3）归因危险度百分比（$AR\%$）：也称病因分值（etiologic fraction，EF），表示接触暴露因素人群的发病或死亡数量归因于接触暴露因素的部分占全部发病或死亡的百分比，即：

$$AR\% = \frac{(a/n_1 - c/n_0)}{a/n_1} \times 100\%$$

$$AR\% = \frac{RR - 1}{RR} \times 100\%$$

4）人群归因危险度（population attributable risk，PAR）：人群归因危险度也称人群归因分值，表示总人群中发病或死亡归因于接触暴露因素的部分，即：

$$PAR = I_t - I_0$$

$$PAR\% = \frac{I_t - I_0}{I_t} \times 100\%$$

其中：I_t 表示全人群的率，I_0 表示对照组的率。

5. 队列研究实例　一项关于职业接触粉尘与死亡相关的前瞻性队列研究。

研究人员以 1989—1992 年广州市职工职业健康监护档案为基线资料，选择建档时年龄在 30 岁及以上的 80 987 名粉尘接触职工和无粉尘接触职工为研究对象，研究人群全部来自广州市内的建筑、冶金、橡胶等 25 个行业。研究对象按照是否接触粉尘分为接尘组和对照组，其中接尘组又分为无机粉尘组和有机粉尘组,并且定义粉尘接触为从事生产性粉尘作业 1 年以上。研究的结局事件定义为按照《国际疾病、损伤和死亡原因分类》(ICD-9)归因的死亡事件。随访观察的截止时间为 1998 年 12 月 31 日。

统计分析,计算得到各组的主要死因死亡率,并采用多因素 cox 比例风险模型分析获得接尘组死因死亡率相对于对照组的相对危险度 RR 值,如表 1-10-3 所示:

表 1-10-3　接尘者各主要死因死亡相对危险度多因素 cox 模型回归分析结果

		粉尘	有机尘	无机尘
		RR(95%CI)	RR(95%CI)	RR(95%CI)
男	恶性肿瘤	1.41(1.17~1.70)[c]	1.34(0.89~2.00)	1.43(1.17~1.75)[c]
	肺癌	1.67(1.20~2.32)[b]	1.86(0.97~3.54)	1.63(1.14~2.33)[b]
	鼻咽癌	1.81(1.05~3.13)[a]	1.68(0.52~5.43)	1.84(1.03~3.29)[a]
	胃癌	1.60(0.80~3.20)	1.63(0.39~6.83)	1.50(0.75~3.36)
	呼吸系统疾病	2.39(1.46~3.90)[c]	1.07(0.26~4.41)	2.67(1.61~4.41)[c]
	心脑血管疾病	1.07(0.79~1.44)	1.63(0.97~2.76)	0.94(0.67~1.33)
	其他死因	1.94(0.67~1.31)	0.74(0.33~1.66)	0.98(0.69~1.40)
	全死因	1.28(1.12~1.47)[c]	1.27(0.95~1.70)	1.28(1.11~1.49)[b]
男女合计	恶性肿瘤	1.34(1.12~1.59)[b]	1.32(0.92~1.90)	1.34(1.10~1.62)[b]
	呼吸系统疾病	2.41(1.51~3.84)[c]	0.96(0.23~3.94)	2.73(1.69~4.41)[c]
	心脑血管疾病	1.06(0.80~1.41)	1.34(0.79~2.25)	1.00(0.73~1.37)
	其他死因	0.95(0.70~1.29)	0.77(0.38~1.56)	1.00(0.71~1.39)
	全死因	1.24(1.09~1.41)[b]	1.19(0.91~1.56)	1,25(1.09~1.44)[b]

注:无粉尘接触者为对照组;a: $P<0.05$, b: $P<0.01$, c: $P<0.001$

计算粉尘接触者的死因中恶性肿瘤死因的归因危险度百分比($AR\%$)和人群归因危险度百分比($PAR\%$),得到表 1-10-4 所示:

表 1-10-4　全死因中恶性肿瘤的死亡危险度归因分析

		全死因			恶性肿瘤		
		有机尘	无机尘	总接尘	有机尘	无机尘	总接尘
男	死亡数	48	227	275	25	126	151
	相对危险度	1.27	1.28	1.28	1.34	1.42	1.41
	归因危险度 %	21.3	21.3	21.9	25.4	29.6	29.1
	归因死亡数	10	50	60	6	37	44
	人群归因危险度(%)	0.8	4.0	4.9	1.0	6.0	7.0
女	死亡数	8	23	31	6	8	14
	相对危险度	0.89	1.01	0.98	1.25	0.65	0.83
	归因危险度 %	0.0	1.0	0.0	20.0	0.0	0.0
	归因死亡数	0	0	0	1	0	0
	人群归因危险度(%)	0.0	0.0	0.0	1.0	0.0	0.0

根据统计分析结果不难发现,职业性粉尘接触可导致恶性肿瘤和呼吸系统疾病的死亡危险性增加。

(三)病例 - 对照研究

病例 - 对照研究是一种回顾性的对比研究方法,是在已知研究对象的疾病状态或健康效应等情况下,回顾性调查研究对象既往接触暴露因素的情况,对病例组和对照组人群中接触暴露因素的比例进行比较,获得病因推断的统计检验资料。病例 - 对照研究是由果到因的病因推断研究方式,可以探索疾病的危险因素并初步检验横断面调查等提出的病因假设,但不能确定因果关系,推断的关联强度可靠性也不如队列研究。

病例 - 对照研究在设计时要选定适当的病例和对照,从研究规定的人群中抽取一定数量的病例组和对照组。如果要求对照组个体在除疾病状态之外的某些特征上与病例组个体保持一致,称为匹配(matching)。匹配可以排除匹配因素的干扰,包括频数匹配(frequency matching)和个体匹配(individual matching)。频数匹配要求研究组在按照匹配因素进行分层后得到分层比例,匹配的对照组可以与研究组的实际人数不一致,但分层比例必须保持一致,即按照匹配因素进行的分层在研究组和对照组的比例是等同的。个体匹配则是对研究组中的个体按照匹配因素进行配对或匹配,研究组与对照组的匹配比例可以不固定,如可以按照 1∶1 进行匹配,也可以 1∶n,或者以 m∶n 的比例匹配。

　　1. 研究类型　病例 - 对照研究根据对照组的设置及资料类型的不同可以分为成组设计的病例 - 对照研究和配对设计的病例 - 对照研究。成组比较的研究设计是病例与对照未进行匹配,配对设计则是病例与对照进行匹配之后进行的调查研究。除基本的病例 - 对照设计之外,还衍生出了多种非传统意义上的病例 - 对照研究类型,如巢式病例 - 对照研究、病例队列研究、病例交叉设计、病例时间对照和病例 - 病例研究等。

　　(1)成组比较的病例 - 对照设计:成组比较的研究设计比较简单,研究人员从特定的病例人群和对照人群当中分别抽取一定数量的研究对象作为病例组和对照组,调查各自既往接触暴露的情况并进行统计分析检验。病例人群和对照人群的人口学特征要尽可能保持一致,对照组的数量应等于或多于病例组。

　　成组设计病例 - 对照研究的显著特点是对研究设计的要求比较简单,除病例组与对照组的人数比例限制外无额外要求,病例组和对照组按照抽样调查设计要求的样本量在相应人群中进行抽样即可,不需要关注研究个体的具体人口特征。但可能存在混杂等偏倚,且检验效率可能会比匹配研究设计的检验效率低。

　　(2)配对比较的病例 - 对照设计:如果在选择病例组和对照组时先按照个体匹配或频数匹配的原则进行匹配,则通过回顾性调查获得的病例 - 对照研究资料属于配对资料,研究设计属于配对比较的病例 - 对照研究设计。配对设计研究最大的特点是按照匹配因素对病例的选择和对照的选择提供了条件约束,使得病例组和对照组实现了个体水平上的特征相似。

　　配对设计可以针对匹配因素对病例和对照数量按照 1∶1 设计,也可以 1∶R 设计,或者按照 m∶n 的比例进行设计。一般的,R 值增加可以提高检验效率,但随着 R 值的逐渐增加,检验效率增加的幅度会越来越小,但研究的工作量会显著增加,因此 R 值一般不宜超过 4。

　　匹配设计研究特别适合于小样本研究或人口学特征比较特殊的病例人群,可以在较小的样本量条件下获得较高的检验效率,或者保证病例组和对照组人口学特征的可比性,减少混杂偏倚。

　　2. 样本量计算　病例 - 对照研究的研究对象选择首先应明确病例的定义,严格确定病例的纳入排除标准。一般而言,新发病例更接近于接触暴露因素的时间,回忆资料比较准确,同时可以尽可能避免生存因素的影响;现患病例属于存活病例,可能受到病程及存活因素的干扰,且不易判别接触暴露因素与疾病的时间关系,但现患病例比较容易获得,研究成本较低;死亡病例主要来源于医学记录或他人转述,资料的准确性较差。

　　病例 - 对照研究的样本量可能会受到多种因素影响,如研究因素在对照组中的接触暴露率 P_0,预期的效应估计值,假设检验的显著性水平 α,假设检验的检验功效 $(1-\beta)$ 等。不同设计的样本量计算公式不同:

　　(1)成组设计的样本量:成组设计的样本量计算公式如下(病例组∶对照组 =1∶c):

病例组:$n=\dfrac{(1+1/c)\,\overline{p}\,\overline{q}\,(z_\alpha+z_\beta)^2}{(p_1-p_0)^2}$

对照组:$n_0=c\times n$

　　其中:$p_1=\dfrac{p_0 RR}{1+p_0(RR-1)}$　　$\overline{p}=\dfrac{p_1+cp_0}{1+c}$　　$\overline{q}=1-\overline{p}$

　　p_1、p_0 分别表示病例组和对照组的接触暴露率;

z_α、z_β 分别表示检验水平 α 和 II 类错误概率 β 的标准正态分布 Z 值。

(2) 1:1 配对设计的样本量:病例与对照 1:1 匹配形成的配对资料对子数计算公式如下:

$$m = \frac{\left(z_\alpha/2 + z_\beta\sqrt{p(1-p)}\right)^2}{(p-1/2)^2}$$

其中:$p = \dfrac{OR}{1+OR} \approx \dfrac{RR}{1+RR}$ 　　 $M \approx \dfrac{m}{(p_0 q_1 + p_1 q_0)}$

m 表示接触暴露状况不一致的对子数;

M 表示研究需要的总对子数。

总样本量一定时,病例组与对照组的配对比例为 1:1 时效率最高。

(3) 1:R 配对设计的样本量:病例组与对照组 1:R 匹配时需要的病例数计算公式如下:

$$\text{病例数:} n = \frac{\left[z_\alpha\sqrt{\bar{p}(1-\bar{p})(1+1/r)} + z_\beta\sqrt{\dfrac{p_1(1-p_1)}{r} + p_0(1-p_0)}\right]^2}{(p_1 - p_0)^2}$$

其中:$p_1 = \dfrac{OR \times p_0}{1 - p_0 + OR \times p_0}$ 　　 $\bar{p} = \dfrac{p_1 + r \times p_0}{1+r}$

3. 资料整理和分析　病例 - 对照研究资料的分析包括一般性统计描述和统计推断及检验等。统计描述主要是对研究对象的年龄、性别、职业等人口学特征以及是否匹配、匹配因素条件等进行描述。另外还需要对病例组和对照组的某些特征进行均衡性检验,如年龄、文化程度、经济状况等特征在病例组和对照组中是否具有可比性。均衡性检验可以判断是否存在潜在干扰因素,减少分析误差。

病例 - 对照研究的统计推断需要根据研究病例是否存在匹配设计选择适合的统计推断方法,同时还需要考虑数据资料是否存在分层或分级情况。

病例 - 对照研究常用比值比(odds ratio, OR)来表示疾病和接触暴露之间的关联强度,即病例组中接触暴露人数与非接触暴露人数的比值和对照组中接触暴露人数与非接触暴露人数的比值之比,表示事件发生的可能性与不发生的可能性之比。

病例 - 对照研究基本的数据整理模式如表 1-10-5 所示:

表 1-10-5　病例 - 对照研究数据资料整理模式

接触暴露	疾病		合计
	病例组	对照组	
有	a	b	$a+b=n_1$
无	c	d	$c+d=n_0$
合计	$a+c=m_1$	$b+d=m_0$	$a+b+c+d=n$

根据上述表格,效应估计值 OR 的计算公式为:

$$OR = \frac{\text{病例组的暴露比值(a/c)}}{\text{对照组的暴露比值(b/d)}} = \frac{ad}{bc}$$

利用 Woolf 法计算 OR 值的 95% 置信区间:

$$\text{Var}(\ln OR) = \frac{1}{a} + \frac{1}{b} + \frac{1}{c} + \frac{1}{d}$$

$$\ln OR\ 95\%CI = \ln OR \pm 1.96\sqrt{\text{Var}(\ln OR)}$$

根据计算结果求其反自然对数即可得 OR 值的 95% 置信区间。

不同资料类型的数据整理模式存在一定差别,且统计指标计算也有条件制约。在进行统计分析时首先应明确数据资料的特点,选择合适的资料整理及分析方法。

(1) 成组设计不分层资料统计分析:成组设计不分层资料是病例 - 对照研究统计分析的基本形式,

资料整理形式如表 10-5。统计分析时首先采用 χ^2 检验方法来检验病例组和对照组的接触暴露率有无统计学差异，计算公式如下（n≥40，理论数≥5）：

$$\chi^2 = \frac{(ad-bc)^2 n}{(a+b)(c+d)(a+c)(b+d)}$$

如果 n≥40，但 1≤理论数<5 时，应采用校正公式：

$$\chi^2 = \frac{(|ad-bc|-n/2)^2 n}{(a+b)(c+d)(a+c)(b+d)}$$

分析关联强度可以计算效应估计值 OR 及 95%CI。值得注意的是一般情况下病例 - 对照研究不能计算相对危险度（RR），但当发病率较低（低于 5%）时，OR 值可以近似等于 RR 值。

（2）成组设计分层资料统计分析：分层资料是根据研究对象的某些特征将研究选定的病例组和对照组进一步分为不同层次的组别，如年龄分组等。成组设计分层资料的数据整理模式如表 1-10-6 所示：

表 1-10-6　成组设计分层资料的病例 - 对照研究数据整理模式

接触暴露	第 i 层疾病情况			第 i+1 层疾病情况			…
	病例组	对照组	合计	病例组	对照组	合计	…
有	a_i	b_i	n_{1i}	a_{i+1}	b_{i+1}	$n_{1(i+1)}$	…
无	c_i	d_i	n_{0i}	c_{i+1}	d_{i+1}	$n_{0(i+1)}$	…
合计	m_{1i}	m_{0i}	n_i	$m_{1(i+1)}$	$m_{0(i+1)}$	n_{i+1}	…

进行分层资料分析时首先应判断分层因素是否存在交互效应，如果不存在交互则考虑混杂因素的可能性，分层资料分析可以有效控制混杂因素等。

成组设计分层资料的统计分析可以计算每一层的效应估计值（OR 值），并进行方差齐性检验，以判断两层是否同质。

效应估值 OR 的计算以及 χ^2 值的计算与不分层资料存在差异，具体计算公式如下：

利用 Mantel-Haenszel 法计算 OR 值：

$$OR_{MH} = \frac{\sum (a_i d_i / n_i)}{\sum (b_i c_i / n_i)}$$

利用 Mantel-Haenszel 法计算 χ^2 值：

$$\chi^2_{MH} = \frac{\left[\sum a_i - \sum m_{1i} n_{1i} / n_i\right]^2}{\sum \dfrac{m_{1i} m_{0i} n_{1i} n_{0i}}{n_i^2 (n_i - 1)}}$$

（3）分级接触暴露资料统计分析：分级资料是对接触暴露水平进行分层之后的病例 - 对照研究资料，分级资料可以分析接触暴露因素与疾病的剂量反应关系，为因果推断提供更多依据。

分级资料通常整理成如表 1-10-7 所示：

表 1-10-7　成组设计分级资料的病例对照研究资料整理模式

	接触暴露分级					合计
	0	1	2	3	…	
病例组	$a_0(c)$	a_1	a_2	a_3	…	n_1
对照组	$b_0(d)$	b_1	b_2	b_3	…	n_0
合计	m_0	m_1	m_2	m_3	…	n

分级资料的效应估计值（OR 值）计算是以最低水平组的接触暴露水平为参照，分别计算各级接触暴露水平的 OR 值。

统计检验则要进行趋势性 χ^2 检验，自由度为 1 时，即：

$$\chi^2 = \frac{n^2(n-1)\left[\sum a_i X_i - (n_1 \sum m_i X_i / n)\right]^2}{n_1 n_0 \left[n \sum m_i X_i^2 - (\sum m_i X_i)^2\right]}$$

X_i 的取值可以是每个接触暴露水平的中间值，也可以是第 i 接触暴露水平的 $X_i = i$。

（4）配对资料统计分析：配对资料的数据整理和统计分析与成组设计资料也存在差异，以 1∶1 匹配的配对设计病例 - 对照研究基本数据整理表如表 1-10-8：

表 1-10-8　配对设计病例 - 对照研究资料整理模式

对照	病例		对子数
	接触暴露	非接触暴露	
接触暴露	a	b	$a+b$
非接触暴露	c	d	$c+d$
对子数	$a+c$	$b+d$	$a+b+c+d=n$

配对资料的效应估计值（OR 值）计算：

$$OR = \frac{c}{b}(b \neq 0)$$

McNemar 法计算 χ^2 值：

$$\chi^2 = \frac{(b-c)^2}{(b+c)}$$

如果对子数较少，则需采用校正公式：

$$\chi^2 = \frac{(|b-c|-1)^2}{(b+c)}$$

（5）Logistic 回归模型分析：如果研究的疾病可能受到多种因素的影响，或者出现交互作用等联合效应，此时分层分析法可能会导致层内数量过少，不利于对结果进行解释。此类的病例 - 对照研究资料还可以采用 Logistic 回归模型进行分析，根据研究设计类型，成组设计可以采用非条件 Logistic 回归分析，配对设计可采用条件 Logistic 回归分析模型，且不受匹配比例的限制。

Logistic 回归分析是分析检验病例 - 对照研究的常用方法，回归系数可以直接估计效应估计值（OR 值），在病例 - 对照研究的数据分析中应用比较广泛。

4. 病例 - 对照研究实例　一项关于妇女怀孕前后被动吸烟与神经管畸形关系的病例 - 对照研究。

研究人员选取了 2003 年 1 月至 2007 年 6 月在山西省平定、昔阳、太谷和泽州 4 县收集到的新生儿神经管畸形病例和所有正常对照（包括其他出生缺陷对照）作为研究对象，通过调查孕产妇本人或其一级亲属获取资料信息，在排除妇女怀孕前后主动吸烟和被动吸烟调查项目缺失的对象后，获得病例组 515 例，对照组 682 例。病例组的定义为新生儿神经管畸形病例，包括无脑儿、脊柱裂和脑膨出；对照组定义为包括其他出生缺陷在内的正常对照。暴露水平按照每周接触吸烟者的烟雾 7 次以上、每周接触 1～6 次和每周接触不足一次分为每天接触暴露、偶尔接触暴露和无暴露共 3 个分级暴露水平。研究调查的信息除被动吸烟情况外还包括孕产妇一般情况、遗传因素、孕期生活方式、怀孕前后饮食和疾病情况等信息。

研究调查的分级暴露资料整理如表 1-10-9。

表 1-10-9　山西省 4 县新生儿神经管畸形病例 - 对照数据整理

	暴露分级			合计
	无暴露	偶尔暴露	每天暴露	
病例组	166	173	176	515
对照组	311	252	119	682
合计	477	425	295	1197

统计分析显示，病例组被动吸烟者的比例要显著高于对照组，采用非条件 Logistic 回归模型调整可能的混杂因素后，怀孕前后被动吸烟的妇女新生儿神经管畸形的相对危险度 *OR* 值为 1.84（95%*CI* 为 1.39～2.44）。

计算该分级暴露资料的效应估计值（*OR* 值），以无暴露作为参照，偶尔暴露和每天暴露的 OR 值分别为 1.51（95%*CI* 为 1.10～2.07）和 2.44（95%*CI* 为 1.72～3.45），趋势性 χ^2 检验值为 24.9，*P* < 0.001。

研究结果显示，妇女怀孕前后被动吸烟会增加新生儿神经管畸形的危险性，且妇女怀孕前后被动吸烟程度与新生儿神经管畸形的危险性之间存在着显著的剂量反应关系。

（四）实验性研究

实验性研究是研究人员根据研究目的，将研究对象随机分配到实验组和对照组，并对实验组施加人为的干预措施，随访观察并比较两组人群的发病情况或健康效应等。实验性研究具有前瞻性研究的特点，干预措施与健康效应事件按照时序发展顺序，可以用于评价职业病危害预防措施的效果，验证职业因素与职业病危害之间的因果关系及关联效应等。

实验性研究要求对照组的基本人口学特征、接触暴露因素以及预后因素等要与实验组相似，实验组与对照组的可比性要求较高；研究对象的分组需满足随机分配原则，保持两组人群的基本特征均衡可比；研究人员要对实验组施加干预措施，干预措施是研究人员为了实现研究目的而对实验对象采取的主动干预措施，这也是实验性研究与观察性研究的根本不同之处，研究人员可以据此验证病因假设，但是也容易产生医学伦理问题。

职业流行病学研究中，职业人群的随机分组以及主动干预措施等受到不同程度限制，导致实验性研究在某些职业研究领域的应用受到制约。

1. 实验性研究的类型及特点　实验性研究可以根据研究目的以及研究对象的特征分为临床研究和现场研究。

（1）临床研究及其特点：临床研究是在患者群体中展开的个体干预研究实验，研究对象以患者为主，可以评价药物、治疗方案以及职业预防措施的效果，观察药物的不良反应，还可以检验病因假设，估计职业病危害的远期健康效应等。临床研究还可以为人群干预措施提供探索性实验，评价干预措施的现场可行性及临床安全性等。

临床研究具有实验性研究的基本特性，包括设置对照、随机分组和使用盲法等，同时研究对象的疾病程度、治疗措施、预后效果等均可能存在个体差异，患者的依从性也可能会对研究的随访收集数据产生影响，因此在设计临床研究时应充分考虑研究对象的特殊性，减少偏倚等影响。研究人员在评价临床效果时，还应具备客观、科学的态度，尽量避免诊断怀疑偏倚。

临床研究的研究对象是患者人群，因此还需要考虑伦理学问题，研究设计要遵循安全、可靠、知情同意等原则。

（2）现场研究及其特点：现场研究是针对一般普通人群开展的群体干预实验，干预措施以群体为单位进行，研究设计包括随机对照试验（randomized controlled trial，RCT）、整群随机对照试验和类实验等。现场实验主要用于评价预防措施效果及疫苗防护效果，评价公共卫生服务质量，验证病因假设等，还可以确定人群中的高危个体，为制定职业卫生健康政策提供依据等。

现场研究的结局变量可以是主要结局事件，也可以包含次要结局变量，如麻疹的发病等可以作为主要结局事件，麻疹的抗体阳转率和平均滴度则可以作为次要结局变量。现场研究容易出现沾染，即研究对象可能由于群体聚集性或从众心理等造成行为方式出现个体沾染情况，研究人员在设计时要考虑并采取措施避免此类情况发生。在现场人群中开展的干预研究还应考虑失访率问题，尽量减少失访情况导致的偏倚，并控制可能存在的混杂因素。

2. 实验性研究的设计　实验性研究的调查设计与职业流行病学研究设计类似，一般都需要包括研究设计、数据收集、统计分析与评价等步骤，同时还应考虑对照、随机分组、样本量等问题。

（1）对照：实验性研究可能受到某些因素条件的影响，对研究效应产生影响，如安慰剂效应等。因此实验性研究需要设立严格、合理的对照，并对对照组采取对照措施处理。常用的对照设置包括标准对照、安慰剂对照、交叉对照以及自身对照等。

标准对照是以研究当前最有效、最常用的药物或治疗方法作为评价新药或新治疗方法的标准，因此也称阳性对照。安慰剂对照是针对安慰剂效应采取的对照，研究对象使用的安慰剂不具有药理作用，对人体无害，因此也称阴性对照。交叉对照是对研究的两组人群先分别使用两种药物，经过一定的空白时期后两组人群再分别互换使用对方的药物，以此评价药物使用顺序及配伍用药的效果。自身对照是以研究对象自身作为实验和对照的载体，可以是不同身体部位的对照，也可以是用药前后的对照。

（2）随机分组：随机分组可以使研究可能存在的干扰因素均衡的分布在不同研究组当中，提高实验组与对照组的可比性。随机分组的方法包括简单随机、区组随机和分层随机。在职业流行病学研究中，职业人群的随机化可能会受到条件限制，因此常常根据职业人员的某些职业特征，如工作岗位、工作强度等，将具有共同特征的职业人群作为群组，然后以群组为单位进行随机分组。

（3）样本量估计：实验性研究的样本量影响因素与观察性研究样本量影响因素相似，包括疾病指标或生存指标、实验组和对照组的率差、检验水平 α 和把握度 $1-\beta$。资料类型不同样本量计算公式也不同。

1）计数资料样本量

$$n = \frac{\left[z_\alpha \sqrt{2p(1-p)} + z_\beta \sqrt{p_0(1-p_0) + p_1(1-p_1)} \right]^2}{(p_0 - p_1)^2}$$

其中：p_0、p_1 分别表示对照组、实验组的结局事件发生率；

$\quad\quad p$ 表示对照组、实验组的结局事件发生率的平均值；

$\quad\quad z_\alpha$、z_β 分别表示 α、β 的标准正态分布 Z 值。

2）计量资料样本量

$$n = \frac{2(z_\alpha + z_\beta)^2 \sigma^2}{d^2}$$

其中：σ 表示估计的标准差；

$\quad\quad d$ 表示两个样本的均数差。

实验性研究可能存在失访情况，一般需要在以上样本量计算的基础上再加上 10%～15% 作为实际研究的样本量。

3. 数据资料统计分析　实验性研究的统计分析主要是计算统计指标和效应估计值，并进行统计检验，分析比较实验组和对照组的指标差异。

（1）统计指标：评价治疗效果的指标包括：

$$有效率 = \frac{治疗有效的例数}{治疗的总例数} \times 100\%$$

$$治愈率 = \frac{治愈例数}{治疗总人数} \times 100\%$$

$$N年生存率 = \frac{N年存活的病例数}{随访满N年的病例数} \times 100\%$$

评价预防效果的指标包括：

$$抗体阳转率 = \frac{抗体阳性人数}{接种总人数} \times 100\%$$

$$保护率 = \frac{对照组阳性率或发病率 - 实验组阳性率或发病率}{对照组阳性率或发病率} \times 100\%$$

$$效果指数 = \frac{对照组发病率}{实验组发病率}$$

（2）统计分析：如果是单因素实验性研究，还可以考虑整理成四格表资料，并计算效应估计值（OR 值或 RR 值）。多因素计数资料还可以进行分层分析，并采用 t 检验或 χ^2 检验分析比较两组差异；计量资料可以采用 Logistic 回归模型、Cox 回归模型等分析方法。

（五）职业流行病学研究方法优、缺点比较

职业流行病学研究方法都有其固有的利用价值与研究局限，了解各研究方法的优势与不足有助于在研究设计时选择适当的调查研究方法。针对职业流行病学研究中常见的横断面调查、队列研究、病例-对照研究和实验性研究，总结各自的优势与不足。见表1-10-10。

表1-10-10 职业流行病学研究方法优、缺点比较

研究方法	优点	缺点
横断面调查	a）研究结果可推广到大范围人群； b）对照组与研究组来自同一群体，研究结果的可比性较好； c）问卷调查等资料收集方法有利于大规模开展； d）可同时调查研究多个因素； e）可在较短时间内获得调查资料； f）可以掌握疾病的分布特征，为探索病因线索提供资料。	a）无法确定疾病的因果先后关系； b）不适合病程较短的疾病； c）调查获得的是疾病的现患资料，无法获得发病资料； d）以现在的职业接触暴露情况估计过去的职业接触暴露水平； e）职业人群特有的选择倾向会改变原始人群分布特征； f）抽样调查不适合患病率过低的疾病，且抽样设计要求较高。
队列研究	a）接触暴露与疾病的时间先后顺序明确，前瞻性观察随访资料可靠； b）可以直接获得研究人群的疾病发病率，直接计算 RR 或 AR 等指标； c）因果现象在发生时序上合理，病因推断属于由因到果的研究； d）可观察疾病的自然史和职业因素的变迁，结局资料获取更全面； e）样本量较大，结果更稳定可靠； f）检验病因假设的能力较强。	a）人力、物力资源消耗较大； b）不适合发病率低的疾病研究； c）随访时间长，研究对象的依从性难以保持，可能改变自身行为方式或出现失访； d）职业接触暴露因素可能出现变化，易受外界影响； e）设计、实施及维持队列比较困难，不稳定因素较多。
病例-对照研究	a）可以检验病因假设； b）节省人力、物力资源； c）观察性研究，不损害研究对象； d）可同时研究多个因素与疾病的关系，适合探索病因线索； e）适合罕见病研究，有时候可能成为罕见病研究唯一选择； f）适合潜伏期长的疾病研究。	a）不适合暴露率低的研究因素； b）研究对象存在选择偏倚； c）回忆信息的真实性难以保证； d）无法确定接触暴露因素与疾病的时间先后顺序； e）无法计算暴露人群与非暴露人群的发病率，只能估计相对危险度； f）职业因素危害方面较多，难以全面评价。
实验性研究	a）可以验证病因假设； b）随机化分组及对照设置可以提高研究对象的对比性； c）研究人员可以根据研究目的控制干预措施； d）前瞻性追踪收集资料，获取的数据更可靠。	a）需要考虑医学伦理问题； b）研究设计及实施干预难度较大； c）干预实验的人群依从性较差； d）人力、物力资源消耗较大； e）随机分组在职业人群中受限制； f）样本人群的代表性较差。

四、调查过程的质量控制

质量控制是职业流行病学调查过程中的重要环节，也是确保调查设计正确实施和调查结果准确可靠的有效方法。质量控制存在于职业流行病学研究的整个过程，包括研究设计阶段，调查实施过程，资料信息收集以及统计分析等。完善的质量控制体系可以保证调查结果的准确性和可靠性，能够正确反映出职业因素与职业病危害之间的关联。研究人员还可以通过质量控制系统来监督和控制整个调查过程中各方面的工作。

（一）质量控制的内容

职业流行病学研究中，可能存在误差的环节主要有研究的课题设计过程、调查对象的确定、调查员的培训、样本量的确定、现场实施调查、资料信息收集以及资料的预处理和统计分析等。质量控制的内容主要围绕误差可能产生的环节展开。

1. 课题设计的质量控制　不同的研究设计的复杂性和精细程度并不一致，因此不同研究课题的质量控制体系并不是完全一致的。在研究设计过程就应当建立质量控制体系，以便对研究的方向和可能的结果进行把控。将质量控制体系纳入到研究设计过程中，可以更好地解决研究过程中可能遇到的问题，如研究选择的方法是否与研究目的符合，调查现场的确定是否具有可操作性，以及所研究的职业人群是否具有良好的依从性等。

2. 调查人员的培训　现场调查人员是获得信息资料的重要途径，如果调查人员的调查水平不一，在调查过程中使用的调查方法不统一，或者调查人员本身对所要调查的问题不清楚，都可能造成调查获得的数据资料存在误差、偏倚。在研究调查实施前，必须对全体参与调查的研究人员进行培训。培训的内容要根据调查内容进行，包括该研究调查的目的和方法，规范化的操作程序，以及需要注意的质量控制要点。另外，涉及敏感问题的调查，还需要进行敏感问题调查法的培训。

3. 检测设备的使用　研究中使用的检测设备要满足调查研究所需要的性能要求，并且数量要充足。职业流行病学研究多在职业人群中进行，因此调查研究不可避免地会涉及误工停产等情况，足够数量的检测仪器设备可以在调查允许的情况下尽快完成调查检测，提高企业的依从性和职业人员的应答情况。

检测设备要进行必要的校准，不同环境条件下的检测设备可能存在差异，因此在每次使用前都要确保仪器设备符合研究的精密度要求。

4. 研究对象的确定　研究对象的抽样过程必须遵循随机化原则。抽样方法应根据研究设计确定的研究人群科学选择，样本人群要具有客观性、代表性和可比性。样本量的确定要依据研究因素的多少以及所研究疾病的患病情况进行确定，对照人群的选择要具有可比性。

5. 检测方法的规范　研究调查中的检测、测定方法应选择国家标准、国际标准或者行业标准。我国职业卫生标准标识为"GBZ"、"GBZ/T"，前者表示强制性国家职业卫生标准，后者表示推荐性国家职业卫生标准。如果选用的是非官方标准测定方法则需在使用前进行检验及验证。

6. 研究误差的控制　调查研究中不可避免地会存在各种误差，质量控制工作就是通过优化研究设计、规范研究调查、准确收集数据资料以及采用恰当的统计分析方法以尽量减少研究误差对研究结果的影响。

（二）质量控制的管理

质量控制体系也需要进行管理。质量控制体系的管理工作可以监督研究所设计的质量控制具体内容是否落实到实际调查工作中。质量控制体系的管理方面应包括：

1. 质量控制计划的编制。
2. 质量控制负责人与监督员的设置。
3. 质量控制规范化指导意见的编制。
4. 质量控制记录表的填写。
5. 质量控制不合格项目的反馈及整改。
6. 质量控制体系是否与调查研究配套。

（三）质量控制的评价

质量控制是职业流行病学调查研究质量的可靠保障，完善的质量控制体系不仅是确保职业流行病学研究结果准确真实的质量监控机制，同时也是评价所设计的调查研究优劣的方法。好的质量控制方案如果能够被有效执行，说明该调查研究是真实可信的，所反映的职业因素与职业病危害之间的关联可以作为促进职业人员健康安全的理论依据。因此，质量控制方案设计的是否合理，质量控制措施是否切实可行，执行情况是否按照既定要求达到预期标准，也是研究人员需要关注的问题。

评价调查研究的质量控制体系，可以通过专家论证的方式来评价质量控制方案设计的是否完善，

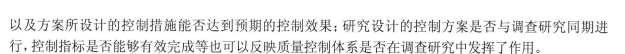

以及方案所设计的控制措施能否达到预期的控制效果；研究设计的控制方案是否与调查研究同期进行，控制指标是否能够有效完成等也可以反映质量控制体系是否在调查研究中发挥了作用。

五、混杂与偏倚因素及其控制

（一）研究结果的真实性

职业流行病学研究由于受到职业因素等多种因素的影响，研究过程会存在各种误差（error），导致研究收集的数据、统计分析结果及结论等与职业人群客观实际情况存在差异。研究报告的可信程度，主要取决于其内部真实性（internal validity）和外部真实性（external validity）。内部真实性即研究结果与客观真实情况的符合程度，表征某一研究结果是否真实有效。内部真实性较高，表明研究结果与所研究的样本人群实际情况符合程度较高，能较好地反应该研究人群的情况。当我们将某一研究结果推及至样本人群以外的人群时，就要考虑外部真实性。外部真实性是将研究结果推及到推论人群时的参考依据。如果研究人群不能很好地代表推论人群，则内部真实性的好坏并不能说明外部真实性的符合程度，即如果研究结果可以推论到其他人群，说明外部真实性较好，内部真实性也较好，但是内部真实性较好并不是研究结果具有推论性的充分必要条件。

研究的真实性通常以效度（validity）来表示，效度是指研究结果与客观真实值的符合程度。在职业流行病学研究中，误差主要由随机误差（random error）和系统误差（systematic error）组成。随机误差是由抽样结果过程中的变异性及测量等过程中的随机性产生的，系统误差则是在研究设计、实施等过程中出现的系统性偏离。偏倚（bias）即存在于职业流行病学研究过程中的系统误差，表征研究结果偏离真实值的情况。在同一调查研究中，不同研究人员的实际调查过程所导致的随机误差是不确定的，但是偏倚的方向与大小是基本一致的。理论上讲，随机误差是将调查研究结果随机均匀地散布在客观实际情况的周围，而偏倚则是将随机误差的散布中心偏离原来的位置。

（二）偏倚的类型

任何科学研究都可能产生偏倚。1946年，Berkson做了最著名的偏倚研究并予以证实，称为Berkson偏倚。1976年Miettinen详细讨论并将偏倚分为三大类：选择偏倚（selection bias），信息偏倚（information bias）和混杂偏倚（confounding bias）。该分类框架是目前流行最为广泛的偏倚分类方式。

1. 选择偏倚　因研究对象的某些特征与一般人群或未被选定的人群特征之间存在差异，导致研究结果偏离真实值，此类偏倚称为选择偏倚。选择偏倚的产生是由于研究对象构成的研究人群相对于总体人群而言并不是无偏人群，人群的某些重要特征在研究人群与一般人群中的分布并不是完全一致，根据样本人群得出的研究结果推论到总体人群时可能与真实结果不一致，从而出现选择偏倚。选择偏倚主要发生在研究设计阶段，资料收集时研究对象的失访及无应答等情况也可导致选择偏倚。职业流行病学研究中常见的选择偏倚主要有以下几种：

（1）入院率偏倚（admission rate bias）：也称伯克森偏倚（Berkson's bias），是指在医院开展的研究，研究对象存在就诊或者住院的情况，但是不同疾病或健康状况的患者入院就诊或住院的概率是不一致的，在进行病例-对照研究时可能会导致某一研究因素与该疾病出现虚假性的危险因素-疾病关联。职业流行病学研究中，病例的收集如果是通过医疗就诊信息，则需要考虑入院率偏倚。例如，对于某一疾病不同严重程度的患者而言，病情严重的相较于病情较轻的患者入院诊治的概率要高；经济状况、医疗保障水平不一致的患者在面对同样的疾病时就诊状况也可能会出现差异。

（2）检出症候偏倚（detection signal bias）：在研究中某因素并不是所要研究的疾病的危险因子，即该因素属于所研究的疾病与暴露因素之外的症候因子，但是该因素会导致与研究的疾病相关的症状，研究人群可能会因为这些症状的出现而存在医疗就诊行为，使其具有高出一般人群的疾病检出率，从而得到该因素与所研究疾病的虚假性的危险因素-疾病关联。检出症候偏倚主要是研究人群的医疗就诊行为相较于一般人群提前，提高了早期病例的检出率，致使暴露程度被夸大，在以医院为基础进行的病例-对照研究中尤为明显。例如，1975年Ziel等所做的关于服用雌激素与子宫内膜癌的病例-对照研究，病例组服用雌激素的比例要显著高于对照组，从而得出服用雌激素与子宫内膜癌的危险因素-疾病关联。但随后的研究发现，绝经期妇女服用雌激素容易导致子宫不规则出血从而增加了就诊行为，致使子宫内膜癌早期病例的发现概率增加，由此造成服用雌激素与子宫内膜癌的虚假性危险因素 - 疾病关联。

（3）现患 - 新发病例偏倚（prevalence-incidence bias）：也称奈曼偏倚（Neyman bias），当疾病的现患病例和新发病例的病例特征存在差异时，如果将现患病例的研究与新发病例的研究进行比较，由于现患病例都是过去新发病例的存活病例，所接触的暴露因素和暴露水平可能发生改变，或者病例人群在了解了暴露危害之后改变了某些行为习惯，使得现患病例的暴露特征不同于新发病例人群，从而造成现患 - 新发病例偏倚。例如，高血压等慢性非传染性疾病患者可能改变膳食模式、运动习惯等，通过病例 - 对照研究探讨危险因素 - 疾病关联时可能会得到虚假性关联。同时，危险因素的暴露强度及危险性大小也可能影响病例的存活情况。Friedman 等对 Framingham 心血管疾病研究资料进行的队列研究和针对现患病例的病例 - 对照研究进行比较，探究男性血清胆固醇水平与冠心病的关系，结果发现，队列研究中高胆固醇水平相较于低胆固醇水平的患者，OR 值为 2.4，而病例 - 对照研究结果显示 OR 值 1.16，暴露因素与疾病的关联被低估了。进一步研究发现，许多现患病例在被诊断冠心病后，生活习惯及饮食方式发生了改变，造成暴露水平降低。

（4）易感性偏倚（susceptibility bias）：主要是不同人群对疾病的易感性不同所造成的偏倚。研究对象可能因各种主客观原因不同，暴露于危险因素的概率不同，使得不同研究人群对所研究疾病的易感性有差异，从而影响到暴露因素与疾病的关联强度，导致研究因素与疾病之间出现虚假性关联。

在职业流行病学研究中，最常见的主要是健康工人效应（healthy worker effect）。职业人群在职业活动中所接触的暴露水平及暴露时间并不一致，某些特定的接触有毒有害物质较多的岗位所招收的职工自身健康水平可能相较于普通岗位职工较高，对疾病的耐受性也比较高，并且在表现出职业病危害时就有可能已经调离该岗位，造成该职业人群的疾病患病率、死亡率反而低于一般人群，从而得到暴露因素与所研究疾病无关的虚假性关联。企业在用工过程中对职工的选择倾向，也可以使健康工人效应放大，在职业流行病学调查中应予以重视。例如，乔蓉等采用队列研究方法对国内煤矿工人死亡率可能受到的健康工人效应影响进行了分析，通过年龄别校正系数、比例死亡比（proportional mortality ratio）、校正标准化死亡比（corrected standardized mortality ratio）和工厂对照组进行对比研究，发现在控制了健康工人效应之后，煤矿工人总死亡率显著高于一般人群。

（5）无应答偏倚（non-response bias）：研究对象由于各种原因并未按照研究设计对研究所调查的问题信息作出应答，研究所包含的应答者和无应答者的流行病学特征可能存在差异，从而造成的系统误差称为无应答偏倚。无应答信息可能是研究对象的患病状况，也可能是研究的危险因素暴露情况；无应答原因则可能是由于研究对象的健康状况、情绪状态、调查信息的敏感性以及研究者的调查方式、调查技巧等。职业流行病学调查研究应注意，如果特定的职业人群应答率偏低，应答率低于 80%，且不同比较组的暴露人群与病例人群的应答率存在明显差别，那么与一般人群进行对比研究时可能会存在无应答偏倚。1966 年 Taylor 曾报告了一个无应答偏倚的研究，研究人员在调查美国西北部铁路职工冠心病疾病分布情况时发现，参与调查的研究对象人群中，普通职工应答率为 73.6%，患病率 43%；而扳道工的应答率仅为 58%，患病率 24%，两者之间的差异具有统计学意义。但随后的研究证实，部分患有冠心病的扳道工因担心被解雇未参加调查，由此造成无应答偏倚。

在随访性研究中，研究对象的失访（lost to follow-up）可能导致失访偏倚（lost to follow-up bias），失访偏倚也是无应答偏倚的一种情况，尤其容易在队列研究中产生。队列研究的失访率应控制在 5% 以内，失访率过高会影响研究结果的解释和推论。

（6）志愿者偏倚（volunteer bias）：在某些通过招募志愿者进行的流行病学研究以及志愿筛检的研究中，研究对象相较于一般人群可能更加关注自身健康问题，文化水平、医疗卫生常识可能整体高于普通人群，生活习惯可能会避免一些不健康的行为，如吸烟、饮酒等。当某项研究纳入了较多的志愿者时，志愿人群可能会表现出更好的医疗依从性，更易于遵守健康生活方式，与一般人群进行比较时，或者将研究结果推论到一般人群时，可能会出现志愿者偏倚。志愿者偏倚多发生在队列研究和临床试验（包括筛检）等研究中。

（7）转组偏倚（migration bias）：在职业流行病学研究中，职业人员可能会随着时间或工作强度的变化，使得自身的危险因素暴露情况或者劳动强度等职业因素发生改变，由此导致的偏倚称为转组偏倚。例如，在一项码头工人中开展的针对劳动强度与冠心病发病率的研究中，研究人员根据劳动强度对研究对象进行分组并连续观察了 22 年冠心病的发病率，结果得出劳动强度与冠心病发病率无关的虚假性关联，进一步分析发现随着年龄等因素的增加，工人的劳动强度分组发生了变化，即职业暴露因素发生了改变，导致出现转组偏倚，得到了虚假性的职业危险因素 - 疾病关联。

（8）非同期对照偏倚（non-contemporary comparing bias）：职业流行病学中的某些研究会涉及医疗设施的使用，且某些危害性的职业操作可能会需要用到防护性用具。疾病的医疗诊治以及职业防护措施等职业因素会随着社会经济的发展而不断进步，如果在进行对比性研究时选取了不同历史时期的数据，或者选取的数据资料来自卫生经济状况发展不均衡的地区，则可能导致偏倚，其中不同历史时期数据造成的偏倚称为非同期对照偏倚，不同地区数据资料进行的异地对照造成的偏倚称为异地对照偏倚。例如，在一项研究监护室的建立和心肌梗死的死亡率的关联研究中，研究组选取了 1999—2000 年的监护室建立后的心肌梗死病例，对照组则是 1997—1998 年监护室建立之前的心肌梗死病例，结果发现监护室建立前后心肌梗死的死亡率差异具有统计学意义，但是该研究并没有考虑心肌梗死的诊断和治疗的改进，该非同期数据资料包含了医疗诊治进步所带来的心肌梗死死亡率的下降。

（9）时间效应偏倚（time effect bias）：慢性疾病都存在一定时期的潜伏期，个体从暴露于危险因素开始到发病也需要一定的时间。从出现病理性改变逐渐发展到病变可检测的过程，再到出现临床症状都需要一定时间。当研究对象处于暴露后即将发生病理性改变或者疾病潜伏期内的时候，由于没有表现出明显症状或者已有的筛查诊断手段并不能及时有效地发现潜隐状态的患者，导致处于疾病潜伏期内的早期病人被纳入对照人群，从而导致偏倚。时间效应偏倚也可能在遗传病研究过程中产生，具有遗传缺陷的个体在尚未达到疾病外显年龄时如果作为研究对象，可能会被纳入健康对照组。在职业流行病学中进行病例 - 对照研究时，应详细了解职业人员所从事过的职业工作，充分考虑研究对象可能已有的暴露情况，进一步采取更为有效的检测方法，避免出现偏倚。

2. 信息偏倚　信息偏倚也称为观察偏倚（observational bias），是指在研究资料的观察、测量及收集过程中出现了系统误差，对研究结果的真实性产生了影响。信息偏倚可以来自于研究人员的观察、测量方法，也可以由研究对象的回忆失真等造成。在流行病学研究中，信息偏倚主要表现为研究对象的某些特征被错误分类（misclassification），从而对研究结果造成影响。

（1）回忆偏倚（recall bias）：研究对象在回忆以往某种状态或者某些资料信息时，如果事件发生的时间过久，发生的频率很低，或者事件本身未能让研究对象留下清晰印象，调查事件不属于研究对象的关注范畴，那么研究对象很可能不能完全、准确地回忆起研究所需的资料信息，信息的准确性无法得到保证，从而出现回忆偏倚。在一项调查流产回忆准确性的研究中，研究者发现，回忆 10 年前与回忆20 年前流产情况相比，回忆资料的完整性分别为 82% 和 73%，在流产者中回忆妊娠前 6 周发生流产的研究对象与回忆妊娠 13 周之后发生流产的研究对象相比，回忆完整率分别为 54% 和 93%。回忆偏倚在病例 - 对照研究中更为明显，且病例组回往往更为完整、准确。

（2）报告偏倚（reporting bias）：研究对象在提供资料信息时，可能会由于自身利益或者隐私问题，故意夸大或者缩小资料信息，使得研究资料出现倾向性偏倚。在职业人群中进行调查时，研究对象可能会提供更倾向于能为自身创造更多福利条件的资料信息，如更多的职业病危害因素暴露，掩盖可能影响工作机会的患病信息等。对于敏感信息的收集，如性行为以及酗酒等不良生活习惯，研究对象可能提供更倾向于符合社会道德规范及公众认同的答案。报告偏倚是研究对象主观性提供研究资料时容易出现的偏倚，为减少报告偏倚应在研究中尽可能采用更为客观的资料收集方法。

（3）暴露怀疑偏倚（exposure suspicion bias）和诊断怀疑偏倚（diagnostic suspicion bias）：研究人员在收集资料信息时，如果对研究对象的健康状况或者暴露情况有所了解，可能会主观性地倾向于应该具备的暴露状况或者可能出现的结局事件，使得研究资料带有自身主观色彩，资料信息更倾向于出现阳性研究结果。暴露怀疑和诊断怀疑均是未能有效发挥"盲法"作用而出现的偏倚，研究人员的主观倾向使得研究过程出现信息偏倚。值得注意的是如果研究对象了解研究目的或者知道事件结局，也可能会将自己的主观倾向加之于资料信息，使得提供的资料信息可靠性受到质疑。

（4）错误分类偏倚（misclassification bias）：信息偏倚的主要表现形式就是对资料信息的错误分类，如果研究所采用的判别诊断不明确，或者暴露区分标准模糊，容易造成疾病诊断的灵敏度和特异度下降，误诊率和漏诊率增加，病例人群被错误分类，职业暴露因素被错误划分，从而造成错分偏倚。错分偏倚可以按照错误分类在暴露组和病例组的分布状况分为无差异错分（non-differential misclassification）和差异错分（differential misclassification）。无差异错分是指错误等同地分布在各个组内，差异错分则是错误非等同地分布在各个组内。衡量错误分类的指标是灵敏度和特异度。

1）无差异错分：当错误分类与暴露或疾病的研究分组无关，并且各个比较组之间不存在差异时，此时的错分偏倚趋向于模糊了研究组别之间的特征差异，效应值会偏低，效应估计值趋向于无效假设（OR趋向1），低估了危险因素与疾病的关联。无差异错分虽然是将研究对象的特征差异同等地分布在各个研究组，但是它会低估危险因素暴露与事件结局之间的关联，效应估计趋向于无效假设，在流行病学研究中同样应予避免。

2）差异性错分：当错误分类与暴露或疾病的研究分组有关，并且各个比较组之间存在差异时，此时的错分偏倚可能夸大也可能缩小了研究组别之间的特征差异，由于特征差异的偏向性不一定，因此效应估计值可能高于也可能低于实际效应值，危险因素与疾病之间的关联可能被高估也可能被低估。差异性错分虽然并不一定趋向于无效假设，但可以通过效应估计值（OR或RR）进行估计，进一步评判差异性错分的大小和方向。评价差异性错分的信息偏倚量，除了常规流行病学调查所获得的资料信息外，还需了解可能存在错分的暴露或结局事件的灵敏度、特异度等信息，或者同一研究资料的更为客观准确的不同收集途径，比如病例人群的自我陈述与病历资料的对比。

在一项研究关于服用他汀类药物与乳腺癌关系的病例-对照研究中，研究人员以研究对象自我陈述所得资料与查阅用药记录所得资料进行对比研究，得到信息资料对比表如表1-10-11。

表 1-10-11　服用他汀类药物与乳腺癌关系不同资料收集途径对比

		用药登记					
		病例组			对照组		
		+	−	合计	+	−	合计
自我陈述	+	18	2	20	12	2	14
	−	6	164	170	2	149	151
	合计	24	166	190	14	151	165

*（Boudreau et al，2004）

错分偏倚的信息偏倚量为

$$偏倚量 = \frac{OR_O - OR_R}{OR_R}$$

其中：OR_O 表示研究对象自我陈述数据所得 OR 值；

$\quad\quad OR_R$ 表示查询用药登记信息所得 OR 值。

即：信息偏倚量 $= \frac{1.27 - 1.56}{1.56} = -0.19$

表示根据自我陈述资料信息所得效应估计值（OR）偏离了他汀类药物与乳腺癌的危险因素-疾病关联，偏离程度为19%，偏离方向为低估了暴露-结局关联。

霍桑效应（Hawthorne effect）也是差异性错分的来源之一，研究对象可能会意识到自己正在受到关注而刻意改变某些行为特征，可能由于受到额外的关注而造成工作绩效增加，导致生产效率提高等。

3. 混杂偏倚

（1）混杂因素及特点：混杂偏倚也称混杂（confounding），流行病学研究中存在着混淆危险因素与疾病的病因关系的因子，一般称为混杂因素（confounder）或混杂因子。混杂因素的基本特点包括：属于所研究疾病的独立影响因子，与所研究的危险因素有关，不能是所研究的危险因素与所研究的疾病的因果链上的中间变量。混杂因素的存在可以掩盖或者夸大危险因素与疾病之间的关联，使得两者之间的危险因素-疾病关联被错误估计，歪曲研究结果。例如，在吸烟与肺癌的关系研究中，年龄既与吸烟有关，不同年龄的吸烟指数存在差异，同时年龄也是肺癌的疾病分布的重要特征之一，年龄也不属于吸烟与肺癌的因果链上的中间变量，因此年龄构成了对该研究的混杂。如果年龄在暴露人群及病例人群中的分布不均衡，则可能会导致混杂偏倚。

（2）混杂因素的识别：混杂偏倚的识别主要有依据专业知识进行判断以及采用统计分析的方法进行定量分析。根据专业知识判断的方法是以混杂因素的特征为依据，即考虑待识别因素是否为所研究疾病的危险因素，是否与所研究的因素有关，以及是否属于疾病因果链上的中间变量。如果该因素均符合以上条件则可以判定为混杂因素。常见的混杂因素主要有：与人口特征相关的因素，如年龄、性别、种族、职业以及文化水平等人口学统计指标；暴露因素以外的危险因素，但应注意是否为疾病因果链上的中间变量，如吸烟与心脏病的关联，高血压则是该病因链上的因子，属于内部介导因子（intermediate factor）。

采用定量分析的方法识别混杂因素常常通过分层分析进行判别。依据待识别的因素对资料信息进行分层，然后比较未分层的效应估计值（OR 或 RR）与分层后的效应估计值，如果存在差异则表明该因素为混杂因素。此法也是计算混杂偏倚大小及方向的分析方法。

（3）混杂因素的测量：混杂因素的测量也是通过比较原始效应估计值（cOR 或 cRR）与调整后效应估计值（aOR 或 aRR）的偏离程度来实现的，调整后效应估计值可以通过 Mantel-Haenszel 分层分析方法计算。以 OR 作为效应估计值为例，混杂偏倚的偏离程度为：

$$偏倚量 = \frac{cOR - aOR}{aOR}$$

如果：所得结果为 0，表明依照该因素调整的混杂偏倚不存在；

所得结果不为 0，表明该因素为研究的混杂因素之一，混杂偏倚量即为所得百分比，混杂方向根据所得结果的正负值即可判定。

例如：研究体力劳动强度与冠心病死亡关系的队列研究，考虑年龄为潜在混杂因素，资料信息如表 1-10-12。

表 1-10-12 男性体力劳动强度与冠心病死亡数据

年龄组（岁）	体力劳动强度	观察人年数	死亡人数	死亡率（1/万人年）
35～44	轻、中度	5900	3	5.1
	重度	8300	4	4.8
45～54	轻、中度	17 600	62	35.2
	重度	11 000	20	18.2
55～64	轻、中度	23 700	183	77.2
	重度	7400	34	45.9
65～74	轻、中度	17 800	284	159.6
	重度	1000	8	80.0
合计	轻、中度	65 000	532	81.8
	重度	27 700	66	23.8

*(Paffenbarger and Hale, 1975)

计算原始效应估计值 cRR，得到：

$$cRR = 3.44$$

采用 M-H 分层分析法计算调整后效应估计值 aRR，得到：

$$aRR = 1.78$$

则

$$混杂偏倚量 = \frac{3.44 - 1.78}{1.78} = 0.933$$

结果表明,存在以年龄为混杂因素的混杂偏倚,且由于年龄这一混杂偏倚的存在,使得研究结果高估了体力劳动强度与冠心病死亡的关联,偏离量为93.3%。

(4)混杂因素与交互作用:在流行病学研究中,混杂偏倚常常会与交互作用混淆。混杂偏倚是由于混杂因素的存在掩盖或夸大了研究因素与疾病(或结局事件)之间的关联,使得两者之间的真正联系被错误估计;流行病学研究中的交互作用,是指当两个或者多个因素共同作用于某一疾病或者结局事件时,所产生的效应并不等同于各个因素单独作用时产生的效应的加和或者乘积,即各因素之间发生了交互作用,表现为多个危险因素存在时某疾病的发病率并不等于这些危险因素独立作用时所期望的发病率。

当暴露因素按照第三变量进行分层分析以估计暴露在每一层中与疾病的关联强度时,暴露因素在各层中与疾病的关联强度(测量的效应)则会因第三变量的特征分布不同而出现差异,一般称该第三变量为效应修正因子(effect modification factor)或交互因子。与混杂因素相比,交互因子并不是需要控制的偏倚,而是需要努力发现、描述与报告的因素。混杂因素可以歪曲研究因素与疾病之间的危险因素 - 疾病关联,而交互因子的存在则使得研究因素与疾病之间的关联效应发生真实的改变。

在识别是否存在交互作用时,首先要明确所研究的因素与事件之间是否存在统计学联系,如果存在,则要看该联系是否由混杂因素或者其他偏倚所导致,如果确实存在混杂,应当采用适当的方法进行调整后再分析交互作用。

（三）偏倚的控制

研究当中的偏倚总是不可避免,研究人员应当在研究的设计阶段、实施阶段以及分析阶段做好必要的准备以控制可能出现的偏倚。不同类型的偏倚因其形成的条件和偏倚性质不同,所采取的控制措施可能不一致。

1. 选择偏倚的控制　　选择偏倚是人群特征在研究人群及普通对照人群中分布不均衡所产生的,并且一旦发生,往往很难再进行校准。因此,应当从研究人群的选择以及与普通人群的流行病学特征比照进行控制,在研究的设计阶段即予以控制消除。

(1)随机性原则:研究对象的抽样、分配以及分组等过程均需按照随机性原则进行。在进行样本抽样时,要严格按照随机原则,选定适当的抽样方法。如果单一的抽样方法不能满足调查研究所需要控制的抽样误差,可以考虑使用多阶段抽样方法。研究对象的分组也需满足随机性原则,尽量保证不同组中的研究对象除了研究因素之外的其他特征尽可能一致。例如,在研究职业因素以及职业病危害的病例 - 对照研究中,对照组应是产生病例的职业人群中全体未患该病的职业人员的一个随机样本,研究人群的选择还应当尽可能避免健康工人效应等偏倚。对于不同工作强度以及职业病危害程度不一致的研究人群,研究人员同样应当遵循随机化原则进行分配、分组。

(2)对照原则:职业流行病学研究应当设置对照组,在条件允许的情况下还应当尽可能多设置几组对照,或者采用多重对照、交叉对照等对照方式。队列研究中可以设置内对照、外对照,或者全人群资料等对照。研究的数据资料要尽可能同期收集,避免出现对照组与研究组存在非同期对照偏倚。如果设置了多组对照,还应当注意不同对照组之间在符合研究设计的情况下应尽可能保持一致,避免出现对照组之间结果不一致等难以解释的情况。研究过程中还应尽可能减少无应答等情况,避免出现设计时各个研究组均符合设计原则但在实施的过程中出现对照与研究组不一致的情况,如无应答偏倚等。

(3)明确纳入、排除标准:研究对象的纳入、排除标准直接影响了研究人群与对照人群的统计学特征是否具有可比性。例如尽量选择新发病例作为研究对象可以有效避免现患 - 新发病例偏倚,选择合适、恰当的筛查、诊断标准还可以避免时间效应偏倚。如果研究对象纳入排除标准不明确,还可能造成过度剔除,出现失访偏倚以及志愿者偏倚等。病例 - 对照研究中,对照组的纳入标准也需要明确,一般需要满足对照组人员不能患有研究的疾病且不能有研究因素的可能暴露,也不能患有与研究疾病相关的其他疾病或者相应症状,且与病例组的人口学特征应具有可比性。

2. 信息偏倚的控制　信息偏倚总是不可避免的,研究人员无法保证研究调查所获得的资料信息百分之百的正确。职业流行病学研究中不仅需要关注研究资料的准确程度,同时还需要关注研究资料的准确度和详细性在不同比较组之间是否保持一致。信息偏倚的控制主要是需要在信息的收集过程以及统计分析阶段进行。

(1) 使用盲法:研究资料的收集应尽可能使用盲法,盲法可以避免暴露怀疑及诊断怀疑等偏倚,对调查人员和研究对象使用的盲法还可以减少报告偏倚的影响。盲法包括有单盲、双盲和三盲等。单盲是指在研究过程中只对研究对象实行盲法,研究对象并不知道自己属于实验组还是对照组;双盲是指研究的调查人员和研究对象均不了解研究的分组情况,研究的设计人员负责控制实验的分组情况;三盲是在双盲的基础上对资料的统计分析人员也实施盲法。盲法可以避免主观倾向性偏倚,但并不能完全避免信息偏倚,研究调查过程中仍然可能出现错分偏倚,但由于盲法的使用,使得组间信息的准确性相似,因此无差异错分的可能性更大。

(2) 统一调查信息:研究中对信息的收集标准要明确,尽可能量化或者等级化。资料收集方法要标准化,符合研究所需的准确程度和研究设计所要求的水平。研究过程中使用的测量仪器、设备等要进行校准,按照相应国家标准、国际标准或者行业标准进行,以便于将研究结果与同类研究进行比较。测量过程中要力求精确,避免使用精确度不高的测量仪器。对调查人员要进行培训,统一调查方法和调查标准。对于敏感问题的调查,可以通过设置无关调查项目来分散研究对象的注意力,应用随机应答技术(randomized response technique)等调查方法。信息收集统计表要统一设计,力求简洁明了、翔实可靠。

(3) 采用客观指标:研究过程中要尽量采用客观指标,避免人们日常生活中不注意或者容易遗忘的指标。一般来说,现场测量指标、实验室分析数据、健康档案或者医疗体检记录等文字性数据资料可信度要高于回忆性信息等,如查询职业人员的健康体检记录要比通过询问职业人员所得到的信更为准确,可以有效避免回忆偏倚、报告偏倚等。

(4) 统计分析:信息偏倚可以通过统计学分析方法进行校正。通过统计学校正,可以对偏倚资料的效应估计值进行校正。

1) 根据信息重测 κ 值进行校正:校正公式(效应估计值以 OR 为例):

$$OR_T = \frac{\kappa + OR_O - 1}{\kappa}$$

其中: OR_O 为 OR 的实测值, OR_T 为 OR_O 的校正值, κ 为重测信息 $Kappa$ 值。

2) 根据信息灵敏度、特异度进行校正:校正公式:

$$研究对象实际暴露例数 = \frac{暴露观测值 - (1 - 特异度) \times 合计数}{灵敏度 + 特异度 - 1}$$

$$研究对象实际非暴露例数 = 合计数 - 实际暴露例数$$

3. 混杂偏倚的控制　混杂偏倚可以发生在研究的各个阶段,研究人员需要通过研究设计、统计分析等手段对混杂偏倚进行控制。

(1) 限制(restriction):针对某些潜在的混杂因素,在研究设计时即通过对研究对象的纳入标准进行限制,比如不同比较组之间人口统计学特征相似,限定研究对象的年龄组别,选定研究疾病的病理分型,拟定职业人员的职业工种等限制措施。例如,在研究职业人群不同工种之间的职业疾病患病情况,工龄可能属于混杂因素,可以对研究纳入的工龄组别进行限定。

在研究中对混杂因素进行限定后,可以得到研究特征同质的研究人群,避免混杂偏倚,准确估计研究因素与疾病之间的关联。但限制条件剔除了部分总体人群所包含的特征,同时也难以研究是否存在交互作用,对研究结果的推论会产生一定影响。

(2) 匹配(matching):匹配是针对混杂因素而进行的对照选择方式,就是在选定研究人群之后,根据研究组的个体特征选择具有相似特征的个体作为对照。研究组可以是病例 - 对照研究中的病例组,也可以是队列研究中的暴露组,对照组的构成由全体匹配研究组中个体的所有对象构成。匹配往往是根据特定因素进行,如根据年龄匹配可以使不同比较组在年龄因素上保持一致或近似,避免年龄因素导致混杂。

匹配可以提高研究的效率,有效控制混杂因素,但是势必无法同时再研究匹配因素与疾病的关联或者可能存在的交互作用。如果匹配了无关的因素或者非必须控制的因素,可能会造成工作量加大,丢失研究的特征信息,造成研究效率下降,称之为过度匹配(over-matching)。因此,匹配因素不宜过多,以达到控制主要混杂因素为宜。

(3)随机化(randomization):随机化可以使研究过程中可能存在的混杂因素均匀地分布在研究组和对照组中,达到控制混杂的作用。随机分配并不能完全消除混杂作用,如果研究人群的规模受到限制,那么随机化之后的混杂作用与样本大小呈反比。随机化方法包括简单随机分配和分层随机分配等,如果对混杂情况有所了解可以按照分层随机分配的原则进行,反之则只能采用简单随机分配方法。随机化方法常用在实验研究中,并不适用于观察性研究。

(4)统计学分析:适当的统计分析方法可以对混杂因素进行识别和控制,常用的分析方法包括标准化法(standardization)、分层分析以及多因素分析等。混杂因素较少时可以使用分层分析等进行控制,但如果混杂较多,则需应用多因素分析方法进行控制,如协方差分析、多因素 Logistic 回归分析等。

(何丽华　秦东亮)

第二章 职业病危害因素的识别、评价与控制

职业病危害因素（occupational hazards）又称职业性有害因素，是指在职业活动中产生和（或）存在的、可能对职业人群健康、安全和作业能力造成不良影响的因素或条件，包括化学、物理、生物等因素。职业性有害因素是否引发职业病危害以及所致职业病危害的性质和强度主要取决于职业病危害因素本身的理化特性以及其作用于机体的机会、方式、部位、时间和剂量等。通过职业环境监测、生物监测以及职业流行病学调查、实验研究等手段，对作业场所中职业病危害因素的存在情况、劳动者的接触情况及其接触后的效应进行详细调查，并进行定性及定量分析后，才能科学合理地识别、评价、预测其实际危害性质、程度及其作用条件，为采取有效控制措施，最大限度地降低职业病危害因素的不良作用提供科学依据。

第一节 职业病危害因素的识别

一、职业病危害因素的分类

职业病危害因素按分类标准不同有不同的分类方法。

（一）按其来源分类

职业病危害因素按其来源，可分为以下三类：

1. 生产工艺过程中的有害因素　生产工艺过程是指用特定的方法将各种原材料制成各种产品的全过程，包括原材料的生产、运输和保管、生产准备工作、毛坯制造、零件加工、产品装配、调试、检验和包装等。

生产工艺过程产生的有害因素包括：

（1）化学因素

1）有毒物质：主要包括以下几类：

①金属与类金属，如铅、汞、砷、锰、镉、铬、镍、磷等。

②刺激性气体，如氯、二氧化硫、氮氧化合物、氨、光气、氟化氢等。

③窒息性气体，如一氧化碳、硫化氢、氰化氢、甲烷等。

④有机溶剂，如苯及其苯系物、二氯乙烷、正己烷、二硫化碳等。

⑤苯的氨基与硝基化合物，如苯胺、硝基苯、三硝基甲苯等。

⑥高分子化合物，如氯乙烯、丙烯腈、含氟塑料、二异氰酸甲苯酯等。

⑦农药，如有机磷酸酯类农药、拟除虫菊酯类农药、氨基甲酸酯类农药、百草枯等。

2）生产性粉尘：可概括为：

①无机粉尘，包括矿物性粉尘、金属性粉尘、人工无机粉尘，如煤尘、石棉粉尘、滑石粉尘、铝尘、水泥粉尘等。

②有机粉尘：包括动物性粉尘、植物性粉尘、人工有机粉尘，如皮毛粉尘、棉尘、谷物粉尘、木粉尘、烟草粉尘、人造有机纤维粉尘等。

③混合性粉尘：在生产环境中，常常为两种以上粉尘混合存在，如采煤工接触的煤矽尘、金属制品加工研磨时的金属和磨料粉尘、皮毛加工的皮毛和土壤粉尘等混合性粉尘。

（2）物理因素

1）噪声、振动。

2）非电离辐射，如紫外线、红外线、射频辐射、激光等。

3）电离辐射，如X射线、γ射线等。

4）异常气象条件，如高温、高湿、低温等。

5）异常气压，如高气压、低气压。

（3）生物因素

1）细菌：如布鲁氏菌、炭疽芽胞杆菌、伯氏疏螺旋体等。

2）病毒：如森林脑炎病毒、艾滋病病毒等。

3）真菌：如甘蔗渣上的真菌等。

2. 劳动过程中的有害因素　劳动过程是指人类通过有目的的活动，借助劳动工具、使用劳动资料改变劳动对象，创造使用价值的过程；主要涉及劳动强度、劳动组织及其方式等。劳动过程产生的有害因素包括：

（1）劳动组织和制度不合理，劳动作息制度不合理等。

（2）职业性精神（心理）紧张。

（3）劳动强度过大或生产定额不当，如安排的作业与劳动者生理状况不相适应等。

（4）个别器官或系统过度紧张，如视力紧张等。

（5）长时间处于不良体位或使用不合理工具等。

（6）不良的生活方式或职业卫生习惯，如吸烟或过量饮酒；缺乏体育锻炼；个人缺乏健康和预防的观念，违反劳动操作规程和忽视自我保健。

3. 生产环境中的有害因素　生产环境是指劳动者操作、观察、管理生产活动所处的外环境，涉及作业场所建筑布局、卫生防护、安全条件和设施有关的因素。生产环境中的有害因素包括：

（1）自然环境中的因素，如炎热季节的太阳辐射、深井的高温高湿等。

（2）厂房建筑或布局不合理，如通风不良、采光照明不足、有毒与无毒工序安排在同一厂房内等。

（3）由不合理生产过程或不当管理所致作业环境空气污染。

（二）按规范性文件分类

《职业病危害因素分类目录》（国卫疾控发〔2015〕92号）将职业病危害因素分为六类：

1. 粉尘　包括矽尘、煤尘、石墨粉尘、炭黑粉尘、石棉粉尘等51种有确定名称的粉尘和开放性条款"以上未提及的可导致职业病的其他粉尘"共52种。

2. 化学因素　包括铅及其化合物（不包括四乙基铅）、汞及其化合物、锰及其化合物、镉及其化合物等374种有确定名称的化学因素和开放性条款"以上未提及的可导致职业病的其他化学因素"共375种。

3. 物理因素　包括噪声、高温、低气压、高气压、高原低氧、振动、激光、低温、微波、紫外线、红外线、工频电磁场、高频电磁场、超高频电磁场和以上未提及的可导致职业病的其他物理因素共15种。

4. 放射性因素　包括密封放射源产生的电离辐射、非密封放射性物质、X射线装置（含CT机）产生的电离辐射、加速器产生的电离辐射、中子发生器产生的电离辐射、氡及其短寿命子体（限于矿工高氡暴露）、铀及其化合物和以上未提及的可导致职业病的其他放射性因素共8种。

5. 生物因素　包括艾滋病病毒（限于医疗卫生人员及人民警察）、布鲁氏菌、伯氏疏螺旋体、森林脑炎病毒、炭疽芽胞杆菌和以上未提及的可导致职业病的其他生物因素共6种。

6. 其他因素　包括金属烟、井下不良作业条件（限于井下工人）、刮研作业（限于手工刮研作业）3种。

在实际工作场所，往往同时存在多种职业病危害因素，对职业人群的健康可能产生联合作用。

全国职业病报告情况显示，传统的职业病危害因素及其对健康的损害依然占职业病的大多数，威胁我国职业人群健康的职业病危害因素仍以生产性粉尘（如矽尘、煤尘等）、化学因素（如一氧化碳、苯、锰及其化合物、铅及其化合物等)和某些物理因素(如噪声等)为主。随着工业化、城镇化的加速,经济转型及产业结构的调整,新技术、新工艺、新设备和新材料的推广应用,新的职业病危害因素不断出现。劳动过程中的不良工效学设计、强迫体位、职业性心理紧张等引发的职业损害问题也日渐凸显。劳动者在职业活动中接触的职业病危害因素更为复杂、多样,对职业病防治工作提出新挑战。

二、职业病危害因素的识别

职业病危害因素识别(identification of occupational hazards)又称职业病危害因素辨识,是指在职业卫生工作中,通过工程分析、职业卫生调查、检测检验、职业流行病学调查以及实验研究等方法把生产工艺过程、劳动过程、生产环境中可能存在的职业病危害因素甄别出来的过程。职业性有害因素的识别包括两方面含义,一方面是对职业活动中是否存在职业病危害因素的识别,辨别、找出已知、确认的职业病危害因素;另一方面是对职业活动中的各种因素是否具有危险性的识别,发现、确定未知、新型的职业病危害因素。

(一)职业病危害因素识别的目的与意义

识别、评价、预测和控制职业性有害因素对职业人群健康的影响是职业卫生与职业医学的主要任务。通过职业病危害因素识别,明确工作场所存在的职业病危害因素的种类、分布、影响人群及其健康危害,采取职业病防护措施,才能有效控制职业性病损的发生。因此,职业病危害因素的识别是实施职业病危害评价与控制的前提,可为职业病危害因素接触评价及危险度评价提供基础依据,为建设项目或用人单位职业病危害评价提供基础依据,为职业病防护设施设置、职业病危害因素监测与检测、职业健康监护、职业病诊断以及职业卫生监督等工作提供基础依据。

(二)职业病危害因素识别的原则

1. 全面识别原则　职业性有害因素来源于生产过程中的各种物料,存在于生产工艺过程、劳动过程及生产环境等各个环节,在职业病危害因素识别时首先要遵循全面识别的原则。只有对建设项目或用人单位工作场所存在或可能存在的职业病危害因素的种类与分布情况,及其对劳动者健康影响的方式、途径、程度等进行全面、准确、客观的识别,才能对职业病危害做出科学的评价与有效的控制。一般而言,建设项目存在《职业病危害因素分类目录》中所列举的职业病危害因素均应予以识别。

2. 主次分明原则　每一种危害因素因其自身的理化特性、毒性、工作场所存在的浓度(强度)及接触机会等的不同,对作业人员的危害程度相差甚远,在职业病危害因素识别时还应遵循主次分明的原则,依据职业性有害因素本身的理化特性及其接触人数、接触方式、接触时间及频度等,结合生产工艺的先进性、生产设备的机械化密闭化程度以及职业病防护设施的运行维护状况等,综合分析筛选出主要职业病危害因素并采取针对性的控制措施。

3. 定性与定量相结合原则　职业病危害因素作用于人体,多数需达到一定的强度(浓度或剂量)才能致病,一般存在接触水平(剂量)-效应(反应)关系。在进行职业病危害因素识别时需采取定性与定量相结合的原则,在对职业性有害因素全面定性识别基础上,对已制定标准检测方法和职业接触限值的主要职业病危害因素进行定量识别。通过检测分析,判断职业病危害因素是否超过国家职业卫生标准要求,并据此评价职业病危害控制效果。

(三)职业病危害因素识别的原理与方法

1. 已知职业病危害因素的识别和筛选原理与方法　识别和筛选某一具体的职业活动中是否存在职业病危害因素并搞清其作用特点,其基本原理是利用事物内部或事物之间的规律性、相似性、相关性及系统性等基本特征,以系统观点为指导,认识事物之间联系的必然性,发现事物性质、运动变化规律之间的相似性,明确事物发展过程中各因素之间存在的依存关系和因果关系,利用事物运动和变化中的惯性,采用系统分析方法进行职业病危害因素的识别。事物的规律性是经验筛选职业病危害因素的前提,事物的相似性是进行类比推理的依据,事物变化的依存关系是工程分析的理论基础。通常以由生产装置、物料、人员等集合组成的系统为识别对象,找出系统中各要素之间的空间结构、排列顺序、数量关系、环境因素、工艺参数、信息传递、操作工艺及组织形式等相关关系,借鉴历史、同类情况的数据、典型案例等,推测评价职业病危害状况,从而科学、准确、全面地将一个具体职业环境的各种职业病危害因素识别和筛选出来。应从了解、掌握职业活动全过程着手,查明各种因素存在的形式和强度,广泛查阅、检索有关资料和信息,综合分析后做出判断。常用的方法有工程分析法、类比法、检测检验法、职业卫生调查法、经验法等。

(1)工程分析法:是对识别对象的生产工艺流程、生产设备布局、化学反应原理、所选原辅材料及其所含有毒物质的名称、含量等进行分析,推测可能存在的职业病危害因素的方法。运用工程分析法识别职业病危害因素时,必须从系统工程分析的角度全面剖析所有可能产生职业病危害因素的工艺环节和接触岗位,以免因疏忽和遗漏影响识别的准确性。在应用新工艺、新技术的建设项目,找不到类比对象与类比资料时,通常利用工程分析法来识别职业病危害因素。

(2)类比法:是利用与识别对象相同或相似的现有项目的职业病危害因素资料进行类推的方法。运用类比法识别职业病危害因素时,应关注类比对象和识别对象之间的相似性,尽量选择可比性强的类比对象。主要考虑生产规模、生产工艺、生产设备、工程技术、职业病危害因素防护设施、环境特征的相似性。

(3)检测检验法:是使用仪器设备对识别对象可能存在的职业病危害因素进行采样检测分析的方法,可对职业病危害因素进行定性或定量识别。

(4)职业卫生调查法:是通过对识别对象生产过程中的各种物料的种类及用量,生产工艺过程、劳动过程及生产环境的调查来识别职业病危害因素的方法。

(5)经验法:是依据识别人员实际工作经验和所掌握的相关专业知识,对照职业卫生有关法律、法规、标准等,借助自身经验和判断能力对工作场所可能存在的职业病危害因素进行识别的方法。该方法主要适用于一些传统行业成熟工艺的工作场所的职业病危害因素的识别。

此外还可采用文献检索、理论推算、专家论证等方法进行识别,在实际工作中,通常要根据实际情况综合运用多种方法来识别职业病危害因素。

2. 未知职业病危害因素的识别和鉴定原理与方法　识别和鉴定某一因素是否是职业病危害因素在于判定该因素是否在职业活动中对职业人群健康、安全和作业能力造成不良影响。职业接触该因素引发、加重、加速了职业病危害的发生发展。职业病危害因素是因,健康损害是果,二者之间存在因果联系,因而识别和鉴定未知职业病危害因素的原理来源于流行病学研究的因果关系判断,其方法和依据有临床病例观察、实验研究和职业流行病学研究三个方面。

(1)临床病例观察:从职业人群的特定病例或一系列发病集丛(cluster)中分析找出职业与疾病的联系,作为职业病危害因素识别和判定的起点和线索。最初接触和发现职业病的是临床医生,对职业相关疾病的细致观察和科学分析,是分析和探索职业病危害因素的传统方法。

(2)实验研究:从动物体内实验和体外测试(器官水平、细胞水平、分子水平)阳性结果中寻找线索,是识别和判定职业病危害因素的有效手段。但实验动物在模拟人接触职业病危害因素时,存在种属差异、样本数量不足、剂量推导差异以及接触方式、环境差别等局限性,在利用其结果外推及人时应持谨慎态度。

(3)职业流行病学研究:以职业人群为研究对象,运用有关流行病学的理论和方法研究职业病危害因素及其对健康影响在人群、时间及空间的分布,分析接触与职业性损害的因果关系,可提供识别和判定职业病危害因素最有利的证据。

(四)职业病危害因素识别的内容与步骤

对职业病危害因素的识别应包括有害因素的种类、来源、分布、可能影响的工作地点及其接触人群、接触方式、接触时间及频度等内容。

为确保全面、准确、无误地识别职业病危害因素,评价人员应遵循识别原则,按步骤实施。

1. 识别正常生产状况下的职业病危害因素　包括生产工艺过程、劳动过程及生产环境中的职业病危害因素的识别。

首先从生产工艺过程中的物料入手,通过工程分析、职业卫生调查等方法,逐项确认生产工艺过程中涉及的各种原辅材料、助剂、产品、中间品、副产品等的名称、理化性质、用（产）量、组成成分及其含量，尽量收集各种物料的化学品安全说明书（material safety data sheet，MSDS）；说明化学物料的运输、装卸、储存方式及过程，确认储存规格、储存总量、储存周期以及作业内容（如拆包、分装、称量等），识别其中的职业病危害因素。

其次是对设备设施进行调查，详细了解生产设备、辅助装置、公用设施等的名称、数量、规格、工作原理及运行情况，识别可能产生的职业病危害因素，这通常是识别物理因素的来源。

最后是调查劳动组织及生产环境，了解劳动强度、劳动组织和劳动方式，以及劳动者进行生产活动所处的内外环境、建筑布局、卫生防护等，识别劳动过程和生产环境中的职业病危害因素。

2．识别特殊工况条件下的职业病危害因素　包括密闭空间、异常运转情况下以及设备检维修时职业性有害因素的识别。

（1）密闭空间职业病危害因素识别：密闭空间是指与外界相对隔离，进出口受限，自然通风不良，足够容纳一人进入并从事非常规、非连续作业的有限空间（如炉、塔、釜、槽车以及管道、烟道、隧道、下水道、沟、坑、井、池、涵洞、船舱、地下仓库、储藏室、地窖、谷仓等）。密闭空间存在的职业病危害主要表现在缺氧窒息和急性职业中毒两方面。

1）缺氧窒息：氧气不足是密闭空间常见职业病危害。密闭空间氧气浓度过低的原因主要有：可能残留的化学物质或容器本身的氧化反应导致空气中氧的消耗；微生物的作用导致空间内氧浓度降低；劳动者自身耗氧导致空间内氧浓度降低；劳动者在密闭空间中从事电焊、动火等耗氧作业，氮气吹扫置换后残留比例过大等。另外，氧气浓度过量也存在职业病危害问题。正常时氧含量为18%～22%，富氧环境可引起燃烧或其他化学反应的加速或提高。

2）急性职业中毒：密闭空间空气中常集聚一些有毒物质，其产生原因主要有：盛装有毒物质的槽、罐等容器内残留的有毒物质；密闭空间内残留物发生化学反应产生的有毒物质；密闭空间内有机质被微生物分解产生的有毒物质；密闭空间内进行电焊、油漆、防腐涂层等作业产生的有毒物质；周围相对密度较大的有毒气体向密闭空间集聚。尤其要关注相关毒物的IDLH（立即威胁生命或健康）浓度。

（2）异常运转情况下职业病危害因素识别：异常运转主要指生产线（装置）试生产或调试、异常开车与停车、设备事故等情况。

1）试生产或调试期间职业病危害因素的识别：应充分考虑生产装置泄漏、控制仪表失灵、连锁装置异常、防护设施运转不正常等情况导致的职业病危害问题。

2）异常开车与停车情况下职业病危害因素的识别：应考虑装置异常引发生产工艺参数的波动导致出现与正常生产状况下不同的职业病危害问题。对此，应充分了解装置在紧急情况下的安全处置能力和防护设施的防护效能。

3）设备事故状况下职业病危害因素的识别：应考虑事故引发有毒物质异常泄漏与扩散导致的急性职业中毒问题。

（3）设备检维修时职业病危害因素识别：随着生产装置机械化、自动化、密闭化程度的提升，很多生产装置在正常生产状况下职业病危害基本得到控制，但在设备检维修时会产生一些难以控制的职业病危害问题，应予以关注。

3．识别项目建设期的职业病危害因素　项目建设期职业病危害因素来源多、种类多，几乎涵盖所有类型的职业病危害因素。既有施工工艺产生的有害因素，也有自然环境、施工环境产生的有害因素，还有施工过程产生的有害因素。既存在粉尘、噪声、放射性物质和其他有毒有害物质等的危害，也存在高处作业、密闭空间作业、高温作业、低温作业、高原（低气压）作业、水下（高压）作业等产生的危害，劳动强度大、劳动时间长的危害也相当突出。一个施工现场往往同时存在多种职业病危害因素，不同施工过程存在不同的职业病危害因素。甚至某些项目职业病危害主要集中在项目建设期，如地铁、道路、水电站、水利工程等。

在实际职业活动中，生产工艺过程复杂，多种化学、物理和生物因素并存且相互作用，劳动过程形式多样，生产环境错综多变，如何将职业活动中可能存在的各种职业病危害因素全面、准确地筛选、识别,需要依据客观确切的证据进行科学的判断,这是一个动态且不断完善的过程,贯穿职业卫生工作的始终。

第二节 职业病危害评价

《中华人民共和国职业病防治法》明确规定:新建、扩建、改建建设项目和技术改造、技术引进项目(以下统称建设项目)可能产生职业病危害的,建设单位在可行性论证阶段应当进行职业病危害预评价。建设项目在竣工验收前,建设单位应当进行职业病危害控制效果评价。《工作场所职业卫生监督管理规定》也对用人单位进行职业病危害现状评价作出了规定。

由此可见,国家从立法层面上确立了职业病危害评价制度。

职业病危害评价(assessment of occupational hazard)是对职业病危害因素及其接触水平、职业病危害因素对劳动者的健康危害及其危害程度、职业病防护措施及其效果等作出综合评价,并提出补充措施与建议,以控制和降低职业病危害的全过程。

根据评价的对象、评价的时机和评价的目的不同,职业病危害评价可分为建设项目职业病危害预评价、建设项目职业病危害控制效果评价以及用人单位职业病危害现状评价。

一、建设项目职业病危害预评价

(一)预评价的概念

建设项目职业病危害预评价[preliminary assessment of occupational hazard(s) in construction project]:是对可能产生职业病危害的建设项目,在可行性论证阶段,对可能产生的职业病危害、危害程度、对劳动者健康影响、防护措施等进行预测性卫生学分析与评价,确定建设项目的职业病危害类别及防治方面的可行性,为职业病防治分类管理提供科学依据。

建设项目职业病危害预评价属于预测性评价,从职业卫生角度预测建设项目是否可行,应在项目可行性论证阶段完成,以便指导建设单位职业病防护设施设计专篇的编制。

(二)预评价的目的

1. 贯彻落实国家有关职业卫生的法律、法规、规章、标准和产业政策,从源头控制和消除职业病危害,防治职业病,保护劳动者健康。

2. 识别分析建设项目可能产生的职业病危害因素,评价危害程度,确定职业病危害类别,为建设项目职业病危害分类管理提供科学依据。

3. 为建设项目职业病防护设施设计提供基础依据。

(三)预评价的依据

1. 法律、法规、规章及规范性文件 我国有关职业病防治的法律、法规、规章及规范性文件。

2. 规范、标准 我国有关职业病防治的规范、标准,以及与建设项目行业、工艺相关的国家或行业标准。

3. 基础依据 建设项目可行性研究的有关资料、文件等。

4. 其他依据 建设项目有关的支持性文件、国内外文献资料及与评价工作有关的其他资料。

(四)预评价的范围

预评价的范围根据建设项目的立项文件以及可行性研究资料确定,包括建设项目可行性研究报告中提出的建设内容和建设项目预期建设施工内容。对于改建、扩建建设项目和技术改造、技术引进项目,评价范围还应包括建设单位的职业卫生管理基本情况以及所有设备设施的利旧内容。

为便于评价工作的开展,可根据建设项目的特点和评价的要求,按生产工艺、设备布置或工作场所的不同,将评价范围划分成不同的评价单元分别进行评价。

(五)预评价的方法

根据建设项目的具体情况,一般采用类比法、工程分析法、风险评估法、检查表法等方法进行综合分析以及定性和定量评价。

1. 类比法　利用与拟评价建设项目相同或相似企业或场所的职业卫生调查、工作场所职业病危害因素浓度（强度）检测以及文献检索等结果，类推拟评价建设项目接触职业病危害因素作业工种（岗位）的职业病危害因素预期接触水平。

类比法属平行式思维的方法，是目前运用最广泛的预评价方法。类比目的既是对评价项目可能产生或存在的职业病危害因素种类及其浓度（强度）的预测，也是对其拟采取的职业病防护措施及其效果的考证。其优点在于以现有建设项目的职业病危害及其防护情况作为对照，去推断拟建项目的职业病危害程度，能够进行相对定量的分析与评价，并且通过对现有建设项目的职业病防护措施及其效果进行分析，可为拟建项目的防护措施分析与评价提供参考与借鉴。其缺点在于选择合适的类比对象较难。类比对象应与拟建项目在自然环境状况、原辅材料、生产工艺、生产设备、生产规模、职业病防护设施、劳动定员、作业方式、职业卫生管理水平等方面具有可比性。

对于改、扩建建设项目，应该优先选择原工程作为类比对象；对于规模较大、工艺复杂的建设项目，可以按评价单元或者工艺，分别选取合适的类比对象。

类比法的准确运用还依赖于类比资料的完整性。探索建立职业病危害预评价信息共享制度，设立类比资料数据库、确定优选类比对象的统计学方法，将有利于类比法的运用。

2. 工程分析法　运用工程分析的思路和方法，在全面、系统分析建设工程概况、建设项目所在地自然环境、总体布局、生产工艺、生产设备及其布局、生产过程中的原辅材料与产品、岗位设置与劳动定员、建筑卫生学、职业病危害防护措施等的基础上，识别和分析建设项目存在或可能存在的职业病危害因素的种类及其存在环节、岗位分布以及潜在接触水平。

工程分析方法，是掌握建设项目基本生产特征，分析、预测建设项目职业病危害程度的基本方法。运用该方法，评价人员可以较为系统地分析建设项目的特点，明确建设项目存在或可能存在的职业病危害因素及其接触情况，并能初步评估其职业病危害接触程度。但评价人员的专业知识水平及其对建设项目生产工艺的了解程度对工程分析的结果有较大影响，在经验缺乏、工艺不熟悉等情况下，运用工程分析法难以准确识别建设项目可能存在的职业病危害因素及其危害程度。

3. 风险评估法　依据工作场所的职业病危害因素的种类、理化性质、浓度（强度）、暴露方式、接触人数、接触时间、接触频率、防护措施、毒理学资料、流行病学等相关资料，按一定准则，对建设项目发生职业病危害的可能性和危害程度进行评估，并按照危害程度考虑有关消除或减轻这些风险所需的防护措施，使其降低到可承受水平。

在对采用新工艺、新技术、新材料的建设项目进行职业病危害预评价时，往往因找不到相同或类似工作场所职业病危害因素的检测数据而遇到困难，采用风险评估法则解决了这一难题。目前建设项目职业病危害风险评估法常用的有单项指数法、作业条件危险评价法、风险矩阵半定量分析法、半球扩散模式、风险指数评估法、集合指数法等，多以定性或半定量评价为主，应加强对风险评估方法的研发及运用推广，尝试将安全、环境、化学品管理、食品安全管理等多领域的评价方法应用于预评价工作中，探索建立科学合理、量化实用、操作性强的职业病危害风险评估方法。比如数据模型模拟分析法，将企业的生产工艺、原辅料及用量、作业方式、拟采取的防护设施和管理等参数输入进行计算机模拟分析，这样得出的预测结果将更接近于真实情况。

4. 检查表法　依据国家有关职业卫生的法律、法规、标准、规范，以及相关操作规程、职业病危害事故案例等，通过对拟评价项目的详细分析和研究，列出检查单元、项目、内容、要求等，编制成表，逐项检查拟评价项目的符合情况及其存在的问题、缺陷等。

检查表法一般用于定性评价，其优点是可使评价工作标准化、规范化，对不同评价目的和对象可设置不同且针对性强的检查表，简明易懂、方便实用，有利于评价人员熟练掌握及理解我国现行的职业卫生法律、法规、规章和标准。其缺点是针对不同的评价内容，需事先编制大量的检查表，工作量大，且检查表的质量受编制人员的知识水平和经验影响。

（六）预评价的程序与内容

建设项目职业病危害评价工作程序，见图2-2-1。

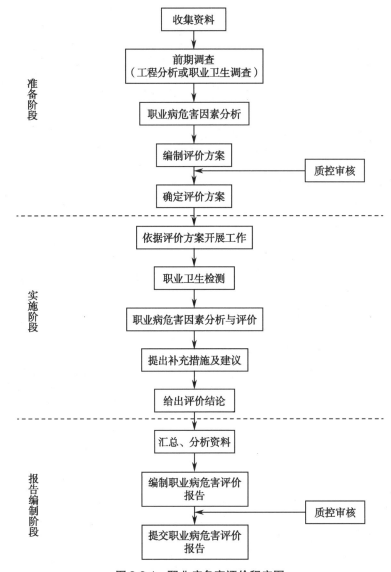

图 2-2-1 职业病危害评价程序图

职业病危害预评价工作程序一般分为准备、实施和报告编制三个阶段。准备阶段的主要工作为收集资料、选择类比企业、编制预评价方案；实施阶段的主要工作为工程分析、类比调查、职业病危害评价、提出控制职业病危害的补充措施及建议、给出评价结论；报告编制阶段的主要工作是汇总实施阶段获取的各种资料、数据，完成建设项目职业病危害预评价报告书与资料性附件的编制。

1. 预评价资料的收集

（1）资料类别

1）国家、地方、行业有关职业卫生方面的法律、法规、标准、规范等。

2）项目批准文件、可行性研究报告，建设项目的技术资料。项目技术资料主要包括：建设项目概况；生产工艺、生产设备；生产过程拟使用的原料、辅料及其用量，中间品、产品及其产量等；劳动组织与工种、岗位设置及其作业内容、作业方法等；各种设备、化学品的有关职业病危害的中文说明书；拟采取的职业病危害防护措施；建设项目区域位置图、总平面布置图等设计图纸；类比工程职业卫生现场检测资料；类比工程劳动者职业健康检查资料等。

（2）资料审核：这些资料是评价机构开展预评价工作的依据。为保证收集资料的准确性和有效性，评价机构应制定资料收集和审核相关的作业指导书和记录表格,建立资料收集与审核管理制度,对收集的资料进行分析和确认,并注意对收集的资料进行保密。此外,评价机构还应建立技术资料承诺制度,要求建设单位承诺所提供技术资料的真实性、完整性和有效性。

2.类比调查

(1)类比企业的选择:依据自然环境状况、生产规模、生产工艺、生产设备、生产过程中的物料与产品、职业病防护措施、管理水平等方面的相似性,选择与拟评价建设项目具有良好可比性的类比企业。对于改、扩建项目,优先选择原工程作为类比对象可获得良好的可比性。

(2)类比调查内容:包括类比企业与拟建项目的可比性;类比企业产生的职业病危害因素及其存在的作业岗位、接触人员、接触方式、接触时间、接触频度等;类比企业职业病防护设施设置及运行维护情况;类比企业个人使用职业病危害防护用品的配备与使用情况;类比企业应急救援设施设置及职业健康监护情况等。未收集到类比企业主要职业病危害因素的最新检测资料时,评价机构应制定检测方案,对类比企业存在的主要职业病危害因素进行现场检测。

3.预评价方案的编制 在研读技术资料和初步调查分析的基础上,编制预评价方案,并对其进行技术审核。

(1)评价方案的主要内容:评价任务由来以及建设项目性质、规模、地点等基本情况的概述;用于评价的法律法规、标准和技术规范等编制依据;评价方法、范围及内容;初步的工程分析、职业病危害因素识别分析,评价单元以及职业病危害防护措施分析的内容与要求等;类比企业调查、检测方案;预评价组织计划等。

(2)评价方案的审核:评价机构应制定评价方案编制和审核的程序、作业指导书和记录表格。评价方案的审核应包括对项目组人员构成、评价范围、评价方法以及职业卫生调查与检测方案等内容的审核,以确保评价方案符合评价工作的实际需求及相关标准的技术要求。

4.工程分析

(1)工程分析的内容:通过工程分析明确拟建项目概况、生产过程中的物料与产品等的名称和用(产)量、岗位设置及人员数量、总平面布置及竖向布置、生产工艺流程和设备布局、建筑卫生学、建设施工工艺和设备安装调试过程等内容。对于改建、扩建建设项目和技术引进、技术改造项目还应明确工程利旧情况。

(2)工程分析的意义:初步识别生产工艺过程、劳动过程、生产环境及建设期可能存在的主要职业病危害因素及其来源、特点与分布。工程分析的目的是为评价服务,不能简单照抄可行性研究报告。

5.职业病危害评价

(1)职业病危害因素识别与评价

1)职业病危害因素识别与分析:根据工程分析、类比调查等方法,识别建设项目正常运行状况下、特殊工作状况条件下以及建设期可能存在的职业病危害因素;对职业病危害因素进行有害性分析及接触分析,并根据职业病危害因素本身特性及其接触情况,结合生产工艺的先进性、生产设备的机械化密闭化程度以及职业病防护设施的运行维护状况等,确定需重点评价的主要职业病危害因素。应关注多种职业病危害因素并存时的联合作用。

职业病危害因素有害性是指职业病危害因素造成从事其职业病危害作业的劳动者导致职业病或其他健康影响的能力。有害性分析就是对职业病危害因素可能产生的健康影响进行定性分析,明确职业病危害因素的理化性质、侵入途径、健康危害及可导致的职业病等;职业病危害因素接触分析则是对接触职业病危害因素的工种(岗位)、工作地点、作业方式、接触时间及接触频度等进行分析。

2)职业病危害因素评价:在对职业病危害因素进行有害性分析及接触分析基础上,根据类比检测检验结果,结合建设项目和类比项目可比性情况,预测主要职业病危害因素接触水平,并对照相应职业接触限值标准,判断其符合性。当类比检测或分析推测的作业岗位职业病危害因素的预期浓度(强度)范围超过职业接触限值时,应分析超标原因。

(2)职业病防护设施分析与评价:根据类比检测结果以及可行性研究报告中提出的职业病防护设

施设置状况，对照国家职业卫生法律法规、标准规范，分析与评价职业病防护设施的符合性与有效性。

1）职业病防护设施符合性分析与评价：根据职业病危害因素理化性质、发生（散）源、发生方式及其产生量、人员接触方式等，来判断拟设置的职业病防护设施的种类、数量、型式以及位置等是否符合相关要求。

2）职业病防护设施有效性分析与评价：通常是根据工作场所职业病危害因素预期浓（强）度范围或预期接触水平是否符合职业接触限值标准来判断职业病防护设施的有效性。通风防护设施还可通过对全面通风量、通风换气次数、气流组织、控制风速、罩口风速、新风量等的类比检测结果来评价。

（3）应急救援设施分析与评价：在识别可能导致急性职业损伤的职业病危害因素、损伤类型及工作场所等的基础上，根据可行性研究报告中提出的应急救援设施设置状况，对照国家职业卫生法律法规、标准规范，分析与评价应急救援设施的符合性与有效性。

1）确定可导致急性职业损伤的职业病危害因素：对建设项目可能存在的导致急性职业损伤的职业病危害因素进行归类，明确这些因素可能导致的急性职业损伤的类型，以及可能发生泄漏（逸出）或聚积的工作场所。

常见的急性职业损伤类型包括：

①窒息性气体在发生逸散、泄漏或有限空间等作业环境，容易造成劳动者的窒息伤害。

②刺激性气体容易造成劳动者皮肤黏膜及呼吸系统的刺激性伤害。

③酸碱易发生烧灼损伤。

④易挥发化学物质浓度过高时易导致劳动者发生急性职业中毒。

⑤物理性危害因素易导致劳动者发生中暑、烧灼伤和急性放射性损伤。

2）应急救援设施符合性分析与评价：根据拟设置应急救援设施的配备是否覆盖所有可能产生急性职业损伤的场所，其种类、数量、型式及位置等是否符合国家相关法律法规、标准规范的要求等评价其符合性。

3）应急救援设施有效性分析与评价：根据应急救援设施的性能参数能否保证应急状态下的有效可用来评价其有效性。

（4）个体防护用品分析与评价：根据类比检测结果以及可行性研究报告中提出的个体防护用品配备情况，对照国家职业卫生法律法规、标准规范，分析与评价个体防护用品的符合性与有效性。

1）个体防护用品符合性分析与评价：依据职业病危害因素理化性质、各工种（岗位）职业病危害因素预期接触水平，确定需配备个体防护用品的工种；并根据拟配备的个体防护用品是否覆盖所有需要的工种，配备的种类、数量是否符合相关要求来评价其符合性。应注意对具有致癌、致敏、致突变性质以及经皮吸收的职业病危害因素的个体防护，尽最大可能降低或消除其危害。

2）个体防护用品有效性分析与评价：根据个体防护用品的性能参数是否能够对作业人员起到有效的防护作用来评价其有效性。

（5）总体布局、生产工艺及设备布局分析与评价：依据工程分析以及职业病危害因素识别与评价的结果，对照国家相关职业卫生法规、标准要求，分析可行性研究报告中提出的总体布局、生产工艺及设备布局情况，评价其符合性。

评价内容包括建设项目的功能分区是否明确，其平面布置、竖向布置是否合理，厂房设计、生产工艺及设备布局是否满足要求。对于改扩建项目还应考虑与既有设备的交互影响。对不符合的，提出相应的建议。

（6）建筑卫生学分析与评价：根据建设项目拟设置的建筑结构、采暖、通风、空调、采光、照明、微小气候等的情况，对照国家相关职业卫生法规标准要求，评价其符合性。

1）建筑结构分析与评价：建筑结构包括车间墙体、墙面、地面以及围护结构等。重点对存在高毒、酸碱腐蚀性物质的工作场所的墙壁、顶棚、地面等内部结构和表面材料、车间地面，高噪声车间隔声室、厂房建筑设计，强振动厂房建筑设计，非电离辐射工作场所及车间围护结构等情况进行分析、评价。洁净厂房等特殊建筑物按照相应设计规范进行分析评价。

2）采暖、通风与空气调节分析与评价：依据相关标准规范要求，列出检查表，对采暖、通风与空气调节进行分析、评价，重点分析以下几个方面内容：①自然通风：涉及建筑物的朝向（长轴与南北轴的夹角）、建筑物高度及其相邻建筑物的间距、通风面积比、屋顶气楼、进、排风口设置位置、建筑物内隔离结构等内容的分析与评价。②机械通风与空气调节：对采用机械通风的建筑物，应调查通风系统的风机类型、数量、功率、风口位置、气流组织、风量、风压、换气次数等情况。③对封闭式建筑物及洁净厂房需计算人均新风量。

3）采光与照明、微小气候分析与评价：依据相关标准规范对工作场所采光、照明、微小气候进行分析、评价，作出符合性评价结论，列出不符合项。

（7）辅助用室分析与评价：根据职业病危害因素识别与评价确定建设项目的车间卫生特征等级，分析可行性研究报告中提出的辅助用室设置状况，并对照相关职业卫生法规标准要求，评价工作场所办公室、卫生用室（浴室、更／存衣室、盥洗室、洗衣房等）、生活用室（休息室、食堂、厕所等）、妇女卫生室和医务室等辅助用室设置的符合性。

（8）职业卫生管理与职业卫生专项投资概算分析与评价：分析建设项目拟设置的职业卫生管理机构与人员、职业卫生管理制度和操作规程、职业卫生培训、职业病危害告知、职业病危害因素检测、职业健康监护等内容，根据相关职业卫生法规标准要求，评价拟采取的职业卫生管理措施的符合性；分析拟建项目可行性研究报告提出的职业卫生专项投资概算，评价其满足职业病防护设施"三同时"与建设等预算需求的符合性。

6. 控制职业病危害的补充措施建议　在对建设项目全面分析、评价的基础上，针对评价发现的可行性研究报告中存在的不足，针对性提出合理、可行、有效的控制职业病危害的具体补充措施。应尽可能明确提出各类职业病防护设施的设置地点、种类、技术要求等具体措施建议，以便供设计单位在编写职业病防护设施设计专篇时使用。

针对拟建项目建设施工和设备安装调试过程的职业卫生管理，从职业病防护设施、应急救援措施、个体防护用品、职业卫生管理措施及职业卫生专项投资等方面提出控制建设期职业病危害的具体补充措施；明确要求建设单位在施工和设备安装调试结束后应收集的各种文件资料（包括施工过程的职业病危害防治总结报告）；明确要求建设单位在拟建项目施工招标、合同管理及具体施工过程中应履行的职业卫生监管职责。

7. 给出评价结论　在全面总结评价内容和结果的基础上，对建设项目作出结论性的判断。结论部分应包括的内容有三方面：

（1）给出主要接触职业病危害作业岗位的职业病危害因素预期浓度（强度）范围和接触水平。

（2）确定建设项目的职业病危害风险类别。

（3）明确建设项目是否能满足国家和地方对职业病防治方面法律、法规、标准的要求。

《建设项目职业病防护设施"三同时"监督管理办法》（国家安全生产监督管理总局令第90号）根据建设项目可能产生职业病危害的风险程度，将建设项目分成职业病危害一般、较重和严重3个类别，并对职业病危害严重建设项目实施重点监督检查。《建设项目职业病危害风险分类管理目录（2012年版）》（安监总安健〔2012〕73号）在综合考虑《职业病危害因素分类目录》（国卫疾控发〔2015〕92号）所列各类职业病危害因素及其可能产生的职业病和建设项目可能产生职业病危害的风险程度的基础上，按照《国民经济行业分类》（GB/T 4754—2011），对可能存在职业病危害的主要行业进行了分类。对建设项目进行职业病危害风险分类时，可参照《建设项目职业病危害风险分类管理目录（2012年版）》执行。在实际运用中，如果建设项目拟采用的原材料、主要生产工艺和产品等可能产生的职业病危害的风险程度，与其在目录中所列行业职业病危害的风险程度有明显区别的，建设单位和评价机构可以通过职业病危害预评价作出综合判断，根据评价结果确定该建设项目职业病危害的风险类别。

8. 预评价报告书的编制

（1）预评价报告书的章节与内容

1）建设项目概况：建设项目名称、性质、规模、建设地点、建设单位、项目组成及主要工程内容等。

对于改建、扩建建设项目和技术引进、技术改造项目,还应阐述建设单位的职业卫生管理基本情况以及工程利旧的情况。

2) 职业病危害因素及其防护措施评价:概括建设项目可能产生的职业病危害因素及其存在的作业岗位、接触人员、接触时间、接触频度,可能对人体健康产生的影响及导致的职业病等。针对可能存在的职业病危害因素,给出拟设置的职业病防护设施及其符合性与有效性结论;针对可能接触职业病危害的作业岗位,给出拟配备的个体防护用品及其符合性与有效性结论;针对可能发生急性职业病危害的工作场所,给出拟设置的应急救援设施及其符合性与有效性结论;按照划分的评价单元,针对可能接触职业病危害的作业岗位,给出在可研条件下各个主要职业病危害因素的预期浓度(强度)范围和接触水平及其评价结论。

3) 综合性评价:给出建设项目拟采取的总体布局、生产工艺及设备布局、建筑卫生学、辅助用室、职业卫生管理、职业卫生专项投资等符合性的结论,列出其中的不符合项。

4) 职业病防护补充措施及建议:提出控制职业病危害的具体补充措施;给出建设项目建设施工和设备安装调试过程的职业卫生管理措施及建议。

5) 评价结论:确定建设项目的职业病危害风险类别;给出建设项目在采取了预评价报告所提防护措施后,各主要接触职业病危害作业岗位的职业病危害因素预期浓度(强度)范围和接触水平,明确其是否符合职业病防治有关法律、法规、规章和标准的要求。

(2) 预评价报告书的编制:评价机构应制定评价报告编制程序、作业指导书和记录表格。按照有关法律、法规和标准及作业指导书的要求编制评价报告,建设项目职业病危害预评价主报告应全面、概括地反映拟建项目预评价工作的结论性内容与结果,用语规范、表述简洁,并单独成册。资料性附件应包括评价依据、评价方法、工程分析、类比调查分析与职业病危害评价的分析、检测、检查、计算等技术性过程内容,以及地理(区域)位置图、总平面布置图、主要职业病危害因素分布图等原始资料和其他应该列入的有关资料。

(3) 预评价报告书的审核:评价机构应制定评价报告审核、签发及归档程序和记录表格,对评价报告实行内部审核、技术负责人审核和质量负责人审核的三级审核制度,审核记录及修改痕迹应予保留。评价工作结束后,应有专人按档案内容形成时间先后顺序排列、编码、装订,建立索引和目录,归档并按要求保存,并对完成的评价工作实行网上信息公开,接受社会监督。

(4) 预评价报告书的评审:职业病危害预评价报告编制完成后,建设单位应当组织职业卫生专业技术人员,对职业病危害预评价报告进行评审,并形成评审意见。

建设项目职业病危害预评价报告通过评审后,建设项目的生产规模、工艺、等发生变更导致职业病危害风险发生重大变化的,建设单位应该对变更内容重新进行职业病危害预评价和评审。

二、建设项目职业病危害控制效果评价

(一)控制效果评价的概念

建设项目职业病危害控制效果评价[effect assessment of occupational hazard(s) control in construction project]:建设项目在竣工验收前,对工作场所职业病危害因素、职业病危害程度、职业病防护措施及效果、健康影响等作出的综合评价。

建设项目职业病危害控制效果评价是合规性评价,考察建设项目职业病防护措施与国家职业卫生法律法规的符合性,并针对评价发现的不符合提出补充措施与建议。控制效果评价应在建设项目竣工验收前或试运行(试运行时间应当不少于30日,最长不得超过180日)期间进行。

(二)控制效果评价的目的

1. 贯彻落实国家有关职业卫生的法律、法规、规章和标准,从源头控制和消除职业病危害,防治职业病,保护劳动者健康。

2. 明确建设项目产生的职业病危害因素,分析其危害程度及对劳动者健康的影响,评价职业病防护措施及其效果,确定建设项目职业病危害关键控制点和防护的特殊要求。

3. 为建设项目职业病防护设施竣工验收提供基础依据。

（三）控制效果评价的依据

1. 法律、法规、规章及规范性文件 我国有关职业病防治的法律、法规、规章及规范性文件。

2. 规范、标准 我国有关职业病防治的规范、标准，以及与建设项目行业、工艺相关的国家或行业标准。

3. 基础依据 建设项目设计及试运行情况的有关资料；建设项目职业病危害预评价报告书和职业病防护设施设计专篇及其评审意见；职业卫生调查、职业卫生检测和健康监护资料等。

4. 其他依据 与评价工作有关的其他资料。

（四）控制效果评价的范围

包括建设项目实际实施的工程内容和建设施工及设备安装调试内容。对于改建、扩建建设项目和技术改造、技术引进项目，评价范围还应包括与实际建设内容相关的设备设施利旧内容。可根据评价需要，将评价范围划分成若干评价单元。

（五）控制效果评价的方法

根据建设项目的具体情况，一般采用职业卫生调查法、职业卫生检测法、职业健康检查法、检查表法、职业病危害作业分级法等方法进行综合分析以及定性和定量评价，必要时可采用其他评价方法。

1. 职业卫生调查法 是指运用现场观察、文件资料收集与分析、人员沟通等方法，了解调查对象相关职业卫生信息的过程。职业卫生调查内容主要包括：工程概况、试运行情况、总体布局、生产工艺、生产设备及布局、生产过程中的物料及产品、建筑卫生学、职业病防护设施、个人职业病防护用品、辅助用室、应急救援、职业卫生管理、职业病危害因素以及时空分布、预评价报告与防护设施设计及评审意见的落实情况等。

2. 职业卫生检测法

（1）职业病危害因素检测：根据检测规范和方法，对化学因素、物理因素、生物因素、不良气象条件等进行检测。

（2）职业病防护设施及建筑卫生学检测：根据检测规范和方法，对职业病防护设施的技术参数以及采暖、通风、空气调节、采光照明、微小气候等建筑卫生学内容进行检测。

3. 职业健康检查法 按照职业健康监护有关规定，对从事职业病危害作业的劳动者进行健康检查，根据健康检查结果评价职业病危害作业的危害程度。

4. 职业病危害作业分级法 根据作业场所职业病危害因素的检测结果，按照国家有关职业病危害作业分级标准对不同职业病危害作业的危害程度进行分级。

（六）控制效果评价的程序与内容

控制评价工作程序分为准备、实施和报告编制三个阶段。准备阶段的主要工作为收集资料与初步现场调查、编制职业病危害控制效果评价方案；实施阶段的主要工作为职业卫生调查、职业卫生检测、职业病危害评价、提出措施及建议、给出评价结论；报告编制阶段的主要工作是汇总实施阶段获取的各种资料、数据，完成建设项目职业病危害控制效果评价报告书与资料性附件的编制。

1. 收集资料 收集以下资料，并进行审核：

（1）国家、地方、行业有关职业卫生方面的法律、法规、标准、规范等。

（2）项目批准文件、初步设计、职业病危害预评价报告书、职业病防护设施设计专篇、建设项目的技术资料、试运行资料、职业卫生管理资料、职业健康监护资料，以及项目建设施工期建设施工单位职业病防治总结报告等。

2. 控制效果评价方案的编制 与预评价方案编制相类似。在研读技术资料和初步调查分析的基础上，编制控制评价方案，并对其进行技术审核。

3. 职业卫生调查

（1）调查内容：主要调查项目概况与试运行情况；总体布局和设备布局情况；职业病危害因素及其来源、工作日写实情况；职业病防护设施与应急救援设施设置运行维护状况；个人职业病防护用品配备以及防护用品使用管理制度的执行情况；建筑卫生学情况；辅助用室情况；职业卫生管理情况；职业健康监护情况；建设项目职业病危害因素在线监测设施、日常监测制度及监测数据等。调查过程中还需对建设项目职业病危害预评价及职业病防护设施设计中提出的措施与建议落实情况进行核查。

（2）质量控制：翔实的职业卫生调查，尤其是工作日写实情况是实施职业卫生检测的基础，所以评价机构应制定职业卫生调查的程序、作业指导书和记录表格，加强对职业卫生调查过程控制。职业卫生调查内容应全面、真实的反映被调查对象的实际情况。评价机构应规范填写，并经被调查单位陪同人员确认。所有调查获取的资料信息、记录表格等均应按要求归档保存，以保证调查过程可溯源，并注意对获取的资料进行保密。

4. 职业卫生检测

（1）检测项目的筛选：在对建设项目可能存在的职业病危害因素全面、准确识别的基础上，确定检测项目。检测项目的筛选主要依据职业病危害因素对人体的危害性、接触人数及接触机会、作业场所职业病危害因素浓（强）度、职业病危害因素已制定职业接触限值及国家已颁布职业卫生检测标准方法等。对于不能检测的项目应说明原因，并注意分析其有害性。

（2）检测内容及要求：在设备满负荷或正常运行情况下开展职业病危害因素检测、职业病防护设施检测以及建筑卫生学检测。对于建设单位已经按措施建议完成的整改，评价机构应进行必要的复核和复测。

（3）质量控制：评价机构应制定职业卫生检测的程序、作业指导书和记录格式。应保证被采集样品具有客观性、代表性和公正性，采样及现场检测记录应当实时填写，并经评价对象陪同人员签字确认，除涉及国家秘密、商业秘密、技术秘密及特殊要求的项目外，评价机构应当对现场采样情况进行拍照（摄影）留证。采样检测记录应具有可溯源性，并按要求归档保存。

5. 职业病危害评价

（1）职业病危害因素评价：按照划分的评价单元，针对其存在的各类职业病危害作业工种（岗位）及其相关工作地点，根据职业病危害因素的监测及检测结果并对照职业接触限值标准等，评价职业病危害因素对劳动者健康危害程度及职业病危害因素接触水平的符合性。作业人员接触职业病危害因素的浓度或强度超过标准限值时，应进行职业病危害作业分级，并分析超标原因，并提出针对性的控制措施建议。

（2）职业病防护设施评价：按照划分的评价单元，针对其设置的各类职业病防护设施，根据职业病危害因素理化性质、发生（散）源及其产生量，并对照国家相关职业卫生法规标准要求，判断设置的职业病防护设施的种类、数量、型式以及位置等是否符合相关要求来评价其符合性；根据作业现场职业病危害因素检测结果是否符合职业接触限值标准、职业病危害防护设施检测（如全面通风量、通风换气次数、气流组织、控制风速、罩口风速、新风量等）结果是否符合相关标准规范要求来评价其有效性。工作场所职业病危害因素的浓度或强度超过职业接触限值标准时，应分析其所设置职业病防护设施存在的问题，并提出针对性的防护设施改进建议。

（3）应急救援设施评价：按照划分的评价单元，根据应急救援设施的配备是否覆盖所有可能产生急性职业损伤的场所，其种类、数量、型式及位置等是否符合国家相关法律法规、标准规范的要求以及对应急救援设施运行、维护管理情况等评价其符合性。根据应急救援设施的性能参数能否保证应急状态下的有效可用来评价其有效性；还可对应急救援设施的有效性进行测试（如通过模拟测试方法对监测装置的灵敏性和特异性进行检测，现场测试冲淋、洗眼设施等，通过测试、计算方法对事故通风设施进行检测等），作出有效性评价结论，并列出不符合项，提出有针对性地改进措施建议。

（4）个体防护用品评价：按照划分的评价单元，针对其存在的各类职业病危害作业工种（岗位），根据其个体防护用品调查结果、职业病危害因素调查与检测结果以及职业健康监护调查结果，并对照国家相关标准要求，依据配备的个体防护用品是否与作业人员实际接触的职业病危害因素相对应来评价所配备个体防护用品的符合性；依据配备的个体防护用品是否能够对作业人员起到有效的防护作用来评价其有效性。对防护用品配备存在问题的，应提出针对性地改善措施建议。

（5）总体布局与设备布局评价：根据总体布局和设备布局的调查结果，对照相关职业卫生法规标准要求,评价总体布局及设备布局的符合性。

（6）建筑卫生学评价：根据建筑卫生学的调查与检测结果并对照相关标准要求,评价建设项目的建筑结构、采暖、通风、空气调节、采光照明、微小气候等建筑卫生学的符合性。

（7）辅助用室评价：根据职业卫生调查确定不同车间的车间卫生特征等级,结合辅助用室调查结果并对照相关职业卫生法规标准要求,评价建设项目的工作场所办公室、生产卫生室(浴室、更/存衣室、盥洗室、洗衣房等)、生活室(休息室、食堂、厕所等)、妇女卫生室、医务室等辅助用室设置的符合性。

（8）职业病防治管理措施评价：根据职业卫生管理情况的调查结果,对照相关职业卫生法规标准要求,评价建设项目及其建设施工阶段各项职业病防治管理措施及执行情况的符合性。

（9）职业健康监护：根据职业健康监护调查结果和职业病危害因素调查结果等,对照相关职业卫生法规标准要求,评价职业健康检查的实施、职业健康监护档案的管理以及检查结果的处置等的符合性。

1）职业健康监护的概念：是指根据劳动者的职业接触史,通过定期或不定期的医学健康检查和健康相关资料的收集,连续性地监测劳动者的健康状况,分析劳动者健康变化与所接触职业病危害因素的关系,并及时将健康检查和资料分析结果报告给用人单位和劳动者本人,以便及时采取预防和干预措施,保护劳动者健康。

2）职业健康监护的内容：主要包括职业健康检查和职业健康监护档案管理。职业健康检查根据其实施检查的时间、对象以及目的等的不同,一般分为上岗前、在岗期间、离岗时、离岗后健康检查和应急健康检查。

3）职业健康监护分析与评价：采用职业卫生调查方法,分析与评价职业健康监护管理情况、职业健康检查实施情况及检查结果后续处置情况是否符合相关要求。

①职业健康监护管理情况：主要调查分析建设单位是否按要求建立职业健康监护制度,其制度是否包括职业健康检查的周期、项目、经费保障、检(复)查及医学观察期间的待遇、检查结果的告知、职业健康监护档案管理、职业禁忌证和职业病(疑似职业病)病人的安置等内容;建设单位是否建立劳动者职业健康监护档案,其档案是否包括劳动者职业史、既往史、职业病危害接触史、职业健康检查结果和职业病诊疗等健康资料;建设单位是否制定年度职业健康检查计划及其落实情况。

②职业健康检查实施情况：是否委托具有职业健康检查资质的机构开展职业健康检查;所实施的职业健康检查是否覆盖了接触职业病危害因素的应检人群;所实施的职业健康检查项目是否符合国家相关标准规范的要求;所实施的职业健康检查是否满足上岗前、在岗期间、离岗时、离岗后和应急职业健康检查等各种职业健康检查类别的要求。

③职业健康检查结果后续处置情况：对有职业禁忌的劳动者是否调离或暂时脱离原工作岗位;对健康损害可能与所从事的职业相关的劳动者是否妥善安置;对需要复查的劳动者是否按要求安排复查和医学观察;对疑似职业病病人是否按要求安排职业病诊断;对存在职业病危害的岗位,是否立即改善劳动条件,完善职业病防护设施,为劳动者配备符合国家标准的个体防护用品。

（10）正常生产后建设项目职业病防治效果预期分析：根据各种工程控制、职业病防护设施及措施、管理制度设置及运行情况,结合职业病危害因素检测和监测结果,对正常生产后建设项目的职业病防治效果进行预期分析与评价。

6.提出措施建议　在对建设项目全面分析、评价的基础上,针对试运行阶段存在的不足,从职业卫生管理、职业病防护设施、个体防护、职业健康监护、应急救援等方面,综合提出控制职业病危害的具体补充措施与建议。

7.给出评价结论　在全面总结评价工作的基础上,明确建设项目的职业病危害风险类别;给出主要职业病危害因素接触水平及其对劳动者健康的危害程度、职业病防护设施、应急救援设施、个体防护用品、建筑卫生学及辅助用室、职业卫生管理等的评价结果和关键控制点,明确建设项目当前是否能够满足国家和地方对职业病防治方面法律、法规、规章和标准的要求;明确建设项目在将来正常生产过程中,采取了控制效果评价报告所提措施与建议的情况下,其职业病防护设施和防护措施能否符合职业病防治有关法律、法规、规章和标准的要求。

根据职业病危害因素危害程度和各岗位职业病危害因素接触水平,选择危害程度(风险)较大的生产环节或单元,确定为建设项目职业病危害重点防控对象,即关键控制点。

8. 控制效果评价报告书的编制　控制效果评价报告书的内容、格式及审核等与预评价基本一致。建设项目职业病危害控制效果评价主报告的章节与内容组成:

(1)建设项目概况:包括建设项目名称、规模、建设地点、建设单位、主要工程内容、试运行情况、职业病防护设施设计执行情况及建设施工和设备安装调试过程等,并划分评价单元。

(2)职业病危害评价:按照划分的评价单元,针对职业病危害因素的来源、特点及分布,给出所设置的职业病防护设施及其合理性与有效性评价结论;针对各接触职业病危害因素的作业岗位,给出所配备的个体防护用品及其符合性与有效性评价结论;针对接触职业病危害因素的作业岗位、接触人员、接触时间与接触频度等,给出各主要职业病危害因素的接触水平及其符合性评价结论;针对可能发生急性职业病危害的工作场所,给出所设置的应急救援设施及其合理性与符合性评价结论。给出建设项目所采取的总体布局、生产工艺及设备布局、建筑卫生学、辅助用室、应急救援措施、职业卫生管理、职业健康监护等符合性评价的结论,并列出其中的不符合项。

(3)职业病防护补充措施及建议:针对建设项目试运行阶段存在的不足,提出控制职业病危害的具体补充对策措施。职业病防护设施方面应尽可能明确其设置地点、设施种类、技术要求等内容,职业卫生管理方面应说明各类制度的具体内容、执行要求等措施,以便建设单位进行整改,并描述建设单位整改情况。

(4)评价结论:明确建设项目的职业病危害风险类别;明确建设项目当前是否满足国家和地方对职业病防治方面法律、法规、标准的要求;正常生产过程中,采取了控制效果评价报告所提对策措施和建议的情况下,能否符合国家和地方对职业病防治方面法律、法规、标准的要求。

在报告评审环节,建设单位应当组织职业卫生专业技术人员对职业病危害控制效果评价报告进行评审以及对职业病防护设施进行验收,并形成是否符合职业病防治有关法律、法规、规章和标准要求的评审意见和验收意见。

三、用人单位职业病危害现状评价

(一)现状评价的概念

用人单位职业病危害现状评价(status quo assessment of occupational hazard of the employing unit):对用人单位工作场所职业病危害因素、职业病危害程度、职业病防护措施及效果、健康影响等作出的综合评价。

用人单位职业病危害现状评价亦是一种合规性评价,依照国家职业卫生方面的法律法规、标准规范的要求,对用人单位采取的职业病防护措施进行综合分析与评价,并针对评价发现的问题提出改进措施与建议。职业病危害严重的用人单位,应当委托具有相应资质的职业卫生技术服务机构,每三年至少进行一次职业病危害现状评价。

(二)现状评价的目的

1. 贯彻落实国家有关职业卫生的法律、法规、规章和标准,控制或消除职业病危害,防治职业病,保护劳动者健康。

2. 明确用人单位在生产经营活动过程中存在的职业病危害因素种类及其危害程度,评价职业病防护设施和职业卫生管理措施的效果,对未达到防护要求的系统或单元提出职业病防护补充措施及建议。

3. 针对用人单位的生产特点,提出职业病危害的关键控制点和防护的具体要求。

4. 为政府监管部门对用人单位职业卫生实施监督管理提供科学依据。

5. 为用人单位进行职业病防治日常管理提供科学依据。

(三)现状评价的依据

1. 法律、法规、规章及其他规范性文件　我国现行有效的有关职业病防治的法律、法规、规章及其他规范性文件。

2．技术规范及标准　我国现行有效的有关职业病防治的技术规范、标准。

3．基础依据　职业卫生技术服务机构对用人单位实施的职业卫生现场调查、职业卫生检测资料；用人单位提供的工程技术资料；用人单位现行的职业卫生管理资料；近3年职业病危害因素检测和职业健康监护资料（可能提供的）；前（历）次职业卫生评价资料（可能提供的）；用人单位从事生产经营活动过程中的其他职业卫生相关资料。

4．其他依据　与现状评价工作有关的其他资料，如安全、环保等相关资料。

（四）现状评价的范围

以用人单位实际生产经营活动所涉及的内容、场所以及过程为准，用人单位外包（委）工程，以及辅助生产岗位等均应纳入评价范围。可将评价范围划分成若干评价单元，各评价单元可下设多级子单元。

（五）现状评价的方法

根据用人单位职业病危害特点，通过现场职业卫生调查、职业卫生检测、职业病危害作业分级、职业健康监护等方法收集数据和资料，并结合职业病危害防护设施、个人防护用品配置情况和作业环境状况，对作业人员的职业病危害因素接触水平及健康影响进行评价，并通过检查表法等评价职业卫生管理制度及其执行情况等。

（六）现状评价的程序与内容

1．准备阶段

（1）收集资料与初步现场调查：职业病危害现状评价应对用人单位生产运行情况进行初步现场调查，并收集以下主要资料：用人单位基本情况；有关设计图纸及文件；生产工艺、总体布局、设备布局；生产过程的原、辅材料、产品及其有关职业病危害的中文说明书与年用量；生产设备及其有关职业病危害的中文说明书；职业病防护设施、应急救援设施；个人防护用品、辅助用室、警示标识；有关职业卫生日常监测和定期检测资料（近3年）；有关劳动者职业健康监护资料（近3年）；用人单位职业病防护设施"三同时"评价资料及专家评审意见、整改资料；职业卫生现状评价资料（最近1次）；职业卫生管理的各类资料（近3年）；国家、地方、行业有关职业卫生方面的法律、法规、标准、规范。

（2）编制职业病危害现状评价方案：在对收集的有关技术资料进行研读与初步现场调查的基础上，编制现状评价方案（含检测方案）并对其进行技术审核。

2．实施阶段

（1）职业卫生调查：在分析用人单位提供的相关设计资料以及此前历次安全、环保和职业卫生评价等资料的基础上，开展职业卫生调查。主要调查内容包括：用人单位概况与历年职业病防治工作情况；总体布局和生产工艺、设备布局；职业病危害因素及其接触情况的调查；职业病防护设施与应急救援设施设置及运行维护状况；个人防护用品配备以及个人防护用品使用管理制度和执行情况；建筑卫生学情况；辅助用室的设置情况；职业卫生管理情况；职业健康监护情况等。

（2）职业卫生检测：依据检测方案实施职业病危害因素现场及实验室检测；职业病防护设施参数检测；采暖通风、空气调节、采光照明、微小气候等建筑卫生学检测；并按照检测内容整理和分析检测结果。

（3）职业病危害评价

1）职业病危害因素评价：针对识别的职业病危害因素，在了解其来源与存在形态、接触机会、影响因素等基础上，查阅资料，对职业病危害因素的理化特性、侵入人体途径、健康危害等有害性进行分析。

对存在职业病危害作业的工种（岗位）及其相关工作地点，根据职业病危害因素检测结果，评价职业病危害因素接触水平的符合性。应考虑多种职业病危害因素的联合作用。作业人员接触职业病危害因素的浓度或强度超过标准限值时，应进行职业病危害作业分级，根据分级管理原则，提出相应措施。

根据职业病危害因素危害程度和各岗位职业病危害因素接触水平，确定用人单位职业病危害关键控制点。

2）职业病防护设施评价：在调查各评价单元及作业岗位防尘、防毒、防噪减振、防暑降温、防潮防寒、防非电离辐射等职业病防护设施类型及数量、设置地点、运行情况等基础上，结合工艺设备运行情况，分析评价职业病防护设施设置的符合性。重点应对局部通风设施的罩口位置、罩口形状、罩口面积等的设置以及全面通风设施的气流组织等情况进行分析,得出职业病防护设施符合性评价结论。综合工作场所职业病危害因素检测结果和防护设施参数检测结果,作出职业病防护设施有效性评价结论。

工作场所职业病危害因素的浓度或强度超过职业接触限值标准时,应分析职业病防护设施存在的问题,并提出针对性的防护设施改善建议。

3)个体防护用品评价:针对各类职业病危害作业工种(岗位),根据其个体防护用品调查结果、职业病危害因素调查与检测结果以及职业健康监护调查结果,并对照国家相关标准要求,依据配备的个体防护用品是否与作业人员实际接触的职业病危害因素相对应来评价所配备个体防护用品的符合性;依据配备的个体防护用品是否能够对作业人员起到有效的防护作用来评价其有效性。对防护用品配备存在问题的,应提出针对性地改善措施建议。

4)应急救援措施评价:对可能导致急性职业性损伤的职业病危害因素的理化性质和危害特点、可能发生泄漏或聚积的工作场所、导致急性损伤类型,并结合设备状况及工艺条件、作业方式、环境条件等情况综合分析,识别用人单位可能存在的急性职业病危害因素,确定危害可能发生的地点及影响人群;根据用人单位采取的应急救援措施,从应急救援组织机构和人员、应急救援设备设施的配置、应急救援预案的针对性和可行性以及应急救援演练等方面对用人单位应急救援措施进行符合性与有效性评价。

5)总体布局评价:根据总体布局的调查结果,评价总体布局的符合性。

6)生产工艺与设备布局评价:根据生产工艺和设备布局的调查结果,评价生产工艺及设备布局的符合性。

7)建筑卫生学评价:根据建筑卫生学的调查与检测结果,评价建设项目的建筑结构、采暖、通风、空气调节、采光照明、微小气候等建筑卫生学的符合性。

8)辅助用室评价:根据职业卫生调查确定各车间的卫生特征等级,结合辅助用室调查结果,评价用人单位的工作场所办公室、生产卫生室(浴室、存衣室、盥洗室、洗衣房)、生活室(休息室、食堂、厕所)、妇女卫生室、医务室等辅助用室的符合性。

9)职业卫生管理评价:根据职业卫生管理情况的调查结果,对照职业卫生法律法规标准要求进行分析,职业卫生档案管理应追溯用人单位三年以上的档案资料,评价用人单位各项职业卫生管理内容的符合性。

10)职业健康监护评价:根据职业健康监护调查结果和职业病危害因素调查结果等,对照相关职业卫生标准要求,评价职业健康检查的实施、检查结果的处置以及职业健康监护档案的管理等内容的符合性。

11)职业病危害发展趋势评价:追溯现状评价周期内的用人单位职业健康监护资料和工作场所职业病危害因素检测资料,应用统计学对体检资料进行趋势分析,分析健康变化与职业病危害因素的关系,分析各岗位体检数据与相应职业病危害因素检测结果的相关情况,了解职业人群的接触途径及接触剂量,估算出总体接触状况,进一步分析用人单位职业病危害程度及其发展趋势,提出防止和减少不良健康影响的建议。

(4)提出措施与建议:在对用人单位全面分析、评价的基础上,针对生产运行阶段存在的职业病防护措施的不足,从职业卫生管理、职业病防护设施、个体防护、职业健康监护、应急救援等方面,综合提出控制职业病危害的具体补充措施与建议,以便用人单位及时整改或持续改进。

(5)给出评价结论:在全面总结评价工作的基础上,归纳用人单位的职业病危害因素及其接触水平、职业病防护设施、个人职业病防护用品、应急救援设施、建筑卫生学及辅助用室、职业卫生管理等的评价结果,对用人单位职业病危害风险做出"一般、较重、严重"的分级结论,指出存在的主要问题,对用人单位职业病危害现状做出总体评价,明确用人单位能否满足国家和地方职业病防治方面法律、法规、标准、规范的要求。

3.报告编制阶段　汇总实施阶段获取的各种资料、数据,完成用人单位职业病危害现状评价报告与资料性附件的编制。

用人单位职业病危害现状评价报告书应全面、概括地反映用人单位职业病危害及防治现状,应包括总论、用人单位基本概况，总体布局、生产工艺及设备布局、职业病危害因素、职业病防护设施、个人防护用品、应急救援设施、建筑卫生学、职业健康监护、职业卫生管理等情况的调查、分析与评价内容，措施与建议，评价结论。重点阐述用人单位近三年来职业病危害及防治工作的变化趋势。评价报告书应用语规范、内容全面、条理清晰、重点突出、针对性强、结论明确、建议可行。资料性附件应包括用人单位地理（区域）位置图、总平面布置图、设备布局图、职业病危害因素分布示意图、职业病危害因素现场检测布点图、职业病危害因素检测报告等。

综上所述，对建设项目实施职业病危害预评价和职业病危害控制效果评价，确保职业病防护设施与主体工程同时设计、同时施工、同时投入生产和使用，将职业病危害因素预防、控制和消除在建设项目正式投入运行或者使用之前，改变了以往"先建设、后治理"的被动局面，是源头控制职业病危害的最佳途径。对用人单位实施职业病危害现状评价，可动态掌握用人单位职业病危害程度，预测其职业病发展趋势，消除或控制职业病危害因素对人体健康的影响，并积累职业流行病学资料，为识别和判定新型职业病危害因素提供最有利的证据。职业病危害评价制度推动了建设单位和用人单位落实职业病防治主体责任，从而实现职业健康。

此外，职业健康是安全生产工作不可或缺的重要组成部分。《中共中央国务院关于推进安全生产领域改革发展的意见》指出"坚持管安全生产必须管职业健康，建立安全生产和职业健康一体化监管执法体制"。探索推进职业病危害评价与安全评价工作的融合，实行职业安全卫生评价，既符合安全监管监察体制改革的要求，又可以提高评价机构的工作效率，有利于减轻企业负担，更好地落实企业主体责任。

（曹丽华）

第三节 工作场所职业病危害因素监测

一、工作场所职业病危害因素监测概述

（一）工作场所职业病危害因素监测基本概念与意义

1. 工作场所职业病危害因素监测的基本概念 职业病危害因素，又称职业性有害因素，是指职业活动中产生和（或）存在的、可能对职业人群健康、安全和作业能力造成不良影响的因素或条件，包括化学、物理和生物因素。根据职业病危害因素的分类，职业病危害因素监测主要分为工作场所物理因素监测、工作场所职业病危害因素空气监测以及工作场所职业病危害因素生物监测。

工作场所职业病危害因素监测，也称职业环境监测，是指对作业环境进行有计划、系统的检测，分析作业环境有毒有害因素的性质、强度及其在时间、空间的分布及消长规律，包含工作场所职业病危害因素空气监测和工作场所物理因素监测。工作场所职业病危害因素空气监测，是指在一段时期内，通过监测空气中有害物质的浓度，主要用于评价工作场所中职业卫生状况和劳动者接触有毒有害物质的程度及可能的健康影响。工作场所物理因素监测，是指利用仪器设备对工作场所中噪声、高温、振动、射频辐射、紫外线、激光等物理因素的强度及其接触时间进行有计划、系统的测量，也用于评价工作场所的职业卫生状况和劳动者物理因素的接触程度及可能的健康影响。

工作场所职业病危害因素监测和生物监测作为评价劳动者接触职业性有害因素程度的两种重要方法，两者相辅相成。工作场所职业病危害因素监测是生物监测的基础；生物监测指标的确定和监测结果的评价，离不开工作场所职业病危害因素监测；生物监测可以弥补工作场所职业病危害因素监测时个体差异以及进入机体途径的不足。全面的职业卫生评价离不开工作场所职业病危害因素监测和生物监测的结合。本节将重点介绍工作场所职业病危害因素监测，生物监测将第五节进行详细介绍。

工作场所职业病危害因素监测按其监测类型和目的又可分为评价监测、日常监测、监督监测和事故性监测四种。评价监测主要适用于建设项目职业病危害因素预评价、建设项目职业病危害因素控制效果评价以及职业病危害因素现状评价；日常监测适用于对工作场所中职业性危害因素浓度或强度进行日常的定期的监测；监督监测则是职业卫生监督部门对用人单位进行监督时，对工作场所职业性危

害因素的浓度或强度进行的监测；事故性监测是指当工作场所发生职业病危害事故时，而进行的紧急采样监测。

2. 工作场所职业病危害因素监测的意义　工作场所职业病危害因素监测是职业病防治中一项重要的工作内容，按照《中华人民共和国职业病防治法》的规定，企业应当建立健全工作场所职业病危害因素监测和评价制度，定时监测作业环境中职业有害因素。通过工作场所职业病危害因素监测，可以评价工作场所中的环境质量，判断是否符合职业卫生的标准要求；也可通过估算在此工作场所下劳动的工人的接触水平，为进一步研究接触 - 反应 / 效应关系提供科学数据。

进行工作场所职业病危害因素监测的意义主要表现在以下几个方面：

(1) 识别工作场所职业性有害因素。

(2) 掌握工作场所中职业病危害因素的性质、浓度或强度及时空分布情况。

(3) 评价工作场所作业环境和劳动条件是否符合职业卫生标准的要求。

(4) 为职业卫生的监督管理提供依据。

(5) 为制定职业卫生防护策略和措施，保障劳动者健康提供基础数据和科学依据。

（二）工作场所职业病危害因素监测基本方法

物理性职业病危害因素的特性与化学性职业病危害因素的特性差异较大，它们两者的监测原理存在差别。化学性有害因素是以固态、液态、气态或气溶胶的形式存在于工作场所中，职业性化学有害因素导致劳动者健康损害除了与个体易感性有关外，主要取决化学有害因素的理化特性和暴露剂量的大小，其监测方法通常采用特定的载体承载、富集后送实验室分析或者利用某些化学反应原理而现场直读。化学性因素的监测主要有现场监测和实验室监测两种方法。而物理性有害因素大都以能量的形式存在于工作场所中，职业性物理有害因素均有特定的参数，其强度大小以发生源为中心向四周呈指数递减，通常采用特殊感应原件感应工作场所中物理性有害因素强度的变化，物理性因素的监测均采用便携式仪器设备现场直读监测。综上所述，工作场所职业病危害因素监测的基本方法主要分为现场监测和实验室监测两种。

1. 现场监测　现场监测，是指利用便携直读式仪器设备在工作场所进行的实时监测、快速显示监测结果，常用方法有检气管法、便携式气体分析仪测定法和物理因素的现场测定等。

现场监测的优点是操作简便、非专业技术人员也能熟练掌握；快速识别待测物；仪器设备给出的结果直观易懂。不足之处在于灵敏度和准确度较低，主要运用于对工作场所职业卫生状况作出迅速的判断，如急性化学中毒事故现场职业病危害因素的快速监测、高浓度有害物质工作场所的日常监测等。

(1) 检气管法：是一种操作简便、快速直读空气中有害物质浓度的监测工具，其原理是根据特征性化学反应进行的现场快速定性或半定量分析，即在一个固定有限长度的玻璃或聚乙烯管内，装填浸渍过化学试剂的固体吸附剂，当空气通过时，有害物质就与吸附在吸附剂上面的化学试剂反应，从而引起固体吸附剂变色，根据颜色深浅或变色柱的长度，与事先装备好的标准色板或浓度标尺比较，即时作出定性或半定量的判定。检气管示意图见图 2-3-1。

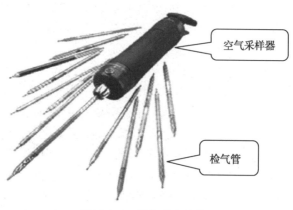

空气采样器

检气管

图 2-3-1　检气管示意图

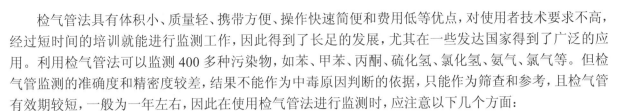

检气管法具有体积小、质量轻、携带方便、操作快速简便和费用低等优点，对使用者技术要求不高，经过短时间的培训就能进行监测工作，因此得到了长足的发展，尤其在一些发达国家得到了广泛的应用。利用检气管法可以监测400多种污染物，如苯、甲苯、丙酮、硫化氢、氯化氢、氨气、氯气等。但检气管监测的准确度和精密度较差，结果不能作为中毒原因判断的依据，只能作为筛查和参考，且检气管有效期较短，一般为一年左右，因此在使用检气管法进行监测时，应注意以下几个方面：

1）每种检气管装有特定的反应试剂，仅对某种毒物起反应，因此使用检气管法监测前应事先对现场毒物性质做初步判断，再选择特定的检气管进行监测。

2）注意检气管的保存期限，不要使用过期的检气管。

3）每种物质的检气管均有不同的量程，使用前应事先判断现场毒物浓度后，再选择合适量程的检气管。

4）使用采样器采样时用力需均匀、抽气体积要准确，最好使用配套的抽气装置。

5）注意采样现场温度对某些检气管显色的影响。

6）在规定时间内完成读数。

7）应注意共存物的干扰。

8）检气管法不能代替标准方法出具的监测结果。

（2）便携式气体分析仪测定法：主要是根据待测物质的电学、光学、热学等特性，利用红外线、半导体、电化学、色谱分析或激光等监测原理制成的便携直读式仪器对工作场所空气中有害物质进行快速监测。该方法能够实现现场采样，实时分析，当场出结果，其特点是体积小、质量较轻、携带方便、反应迅速、灵敏度高、准确性好、操作简便快速。但使用便携气体分析仪测定法时还需注意：使用该方法是否为标准方法；在使用仪器前，应对仪器进行校正；应使用经过检定或校准的仪器。

便携式气体分析法主要包括便携式紫外线 - 可见光技术、便携式傅里叶变换红外光谱分析技术、便携式拉曼光谱技术、便携式气相色谱技术、便携式气相色谱质谱联用技术、便携式离子色谱技术等。

1）便携式气相色谱技术：该设备主要由四部分组成，样品处理及进样系统、分离系统、检测系统以及数据处理系统。便携式气相色谱技术主要性能取决于它的检测器，不同的检测器影响仪器设备的灵敏度、检测限和检测范围等。其自带洗吹和捕集系统、土壤气体采样器以及烟道监测器等附件，能够对水和土壤中挥发性有机物进行快速监测。便携式气相色谱技术具有质量轻、低能耗、采样方便、抗震、抗高温高压、自动分析、获取数据快、灵敏、跟踪监测等特点，广泛应用于航天领域以及工作场所日常监测。

2）便携式气相色谱质谱联用技术：该设备一般由采样系统、色谱系统、色谱 - 质谱联接系统和质谱系统组成，即将实验室的气相色谱质谱联用仪进行小型化，并进行了防震设计，形成便于携带的设备。便携式气相色谱质谱联用技术主要有便携式和车载式两种类型。便携式一般采用直接进样或低热容气相色谱分离技术，其优点在于体积小、监测速度快、识别能力强、灵敏度较高、得到的监测结果准确度也较高。车载式由于其对体积重量没有太高的要求，相当于改装的实验室设备，其监测结果几乎可以达到实验室分析水平，可以进行实时采样分析，实验结果准确，但费用较为昂贵。

（3）物理因素的现场测定：在工作场所中，与劳动者健康密切相关的物理性因素包括气象条件，如气温、气湿、气流、气压，噪声，振动，电磁辐射，如射频辐射、微波、激光、红外线、紫外线、X 射线等。在这些物理因素中除激光是人工产生外，其他因素均在自然界中存在；每一种物理因素都具有特定的物理参数，一般均有明确的发生源，且其强度均以发生装置为中心向四周呈指数递减；物理因素对人体的损害作用与物理参数之间不呈直线相关关系，即物理因素在某一强度范围内对人体是无害；因此在对工作场所进行职业卫生学调查时要对有关参数进行全面的监测。

物理因素的监测均采用便携式仪器设备现场及时直读的方式进行。如采用噪声仪监测工作场所噪声强度、光照度计监测工作环境中光照度、风速仪测量通风系统的风速、振动仪监测砂轮作业工人的手传振动强度。

2. 实验室监测　实验室监测是指在工作场所进行现场采样后，将样品送回实验室，利用实验室的分析仪器进行分析的方法，是目前工作场所空气中化学性有害因素监测最为常用的方法。

　　实验室监测主要由两个步骤组成，即现场采样和实验室分析。现场采样决定实验室分析的结果，规范性的采样是保证实验分析结果准确性的关键因素，因此在介绍实验室监测的仪器分析方法之前简单介绍现场采样。

　　（1）现场采样：现场采样是进行工作场所有害物质监测的关键一步，要保证得到真实可靠、具有代表性、符合职业卫生标准要求的样品，必须选择正确的采样方法。根据工作场所有害物质的浓度、是否需要动力系统以及有害物质的理化性质，将现场采样方法分为直接采样法、有泵型采样法和无泵型采样法三种。

　　1）采样方法：

　　①直接采样法：直接使用采样容器，如采气袋、注射器（100ml）或其他容器，采集工作场所中一定体积的空气样品，送回实验室进行分析。该种方法适用于在空气中浓度较高、挥发性较强、吸附性较小的有害物质，且具有监测该种有害物质灵敏度较高的仪器设备；同时在特殊环境下，如防爆工作场所，不宜使用有泵型设备进行采样时，可采用直接采样法。

　　②有泵型采样法：也称为动力采样法，其采样设备包含空气收集器和空气采样器两个部分，空气采样器即为泵（动力系统），作为抽气动力，将样品空气抽吸进入空气收集器内，空气中的待测物与收集器中的物质反应或被吸附，待测物经过收集器富集后，送至实验室以供分析。该方法适用于工作场所中有害物质浓度较低的情况。有泵型采样法根据空气收集器类型不同，可分为液体吸收法、固体吸附剂管法、浸渍滤料法和冷冻浓缩法等。

　　a．液体吸收法：根据工作场所空气中有害物质与吸收液溶解度不同，将装有吸收液的吸收管作为样品收集器，含有待测物的空气经动力系统抽吸进入收集器中，待测物溶解或化学反应而被吸收液吸收，然后经化学分析吸收液中待测物的浓度，根据采样体积计算工作场所空气中待测物的浓度。

　　常用的吸收管有气泡吸收管、多孔玻板吸收管、冲击式吸收管（见图2-3-2），常用的吸收液有水、有机溶剂和易与待测物溶解、反应的溶剂。

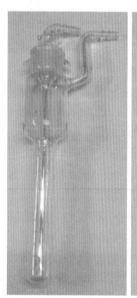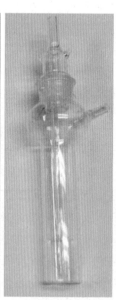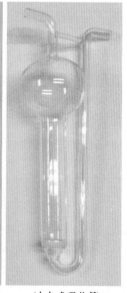

气泡吸收管　　　　　多孔玻板吸收管　　　　　冲击式吸收管

图2-3-2　液体吸收管示意图

　　液体吸收法适用范围广，气泡吸收管适用于采集气态和蒸气态物质，多孔玻板吸收管适用于采集气态、蒸气态和雾态气溶胶，冲击式吸收管适用于采集气态、蒸气态和气溶胶态；液态吸收法还有样品不需要预处理即可直接测定，吸收管可以反复利用等优点。其缺点在于吸收管易损坏，携带不方便，仅适用于定点和短时间采样，且需要空气采样动力。

　　使用液态吸收法还需要注意：使用前校准采样仪器，特别是流量计；使用易挥发的吸收液，在高温下采样时间不宜过长；吸收液若在采样过程中有损失的，采用后需补充到原来的用量；见光易分解的吸收液需做避光处理。

　　b. 固体吸附剂法：将多孔性的固体吸附剂装入一定粗细、长短的玻璃管中，采用采样动力系统进行抽吸，使工作场所含待测物的混合气体通过固体吸附剂管，空气中的气态、蒸气态待测物被吸附剂吸附阻留。常用的吸附剂物质应具有良好的机械强度、稳定的理化性质、足够强的吸附能力以及易解析的特点，如活性炭、硅胶（见图 2-3-3）、高分子多孔微球和浸渍固体吸附剂等。

　　固体吸附剂法适用于有机、无机、极性和非极性化合物的气态和蒸气采样，适用范围广，且固体吸附剂管体积小、质量轻、携带方便，可用于长时间、短时间、定点和个体采样。使用固体吸附剂法时需注意防穿透、防污染，硅胶管容易吸湿，不宜在潮湿的环境中长时间采样，长时间采样时，应每隔 3 小时左右更换一次硅胶管。

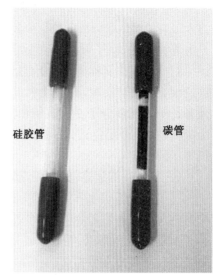

硅胶管　　碳管

图 2-3-3　固体吸附剂管示意图

　　c. 浸渍滤料法：将涂有某种化学试剂的滤料置于含待测物的工作场所空气中，待测物与涂在滤料上的化学试剂迅速反应，生成稳定的化合物而保留在滤料上。由于浸渍滤料的厚度一般不大于 1mm，所涂的化学试剂有限，因此限制了采集待测物的量。该方法适用于工作场所空气中气态和蒸气态物质的采集。

　　d. 冷冻浓缩法：该方法适用于低沸点、易挥发的物质，常用冷冻剂有液氮、干冰和冰水。

　　③无泵型采样法：也称被动采集法，有扩散和渗透两种原理型，是指在采集工作场所空气中化学物质时，无需抽气泵和流量装置，依靠被测气体分子扩散或渗透作用进行采样。

　　无泵型采样器体积小、质量轻、便于携带，适合个体采样和长时间采样，也可用于定点采样和短时间采样。但待测化学物质的扩散系数决定了采样流量，对于扩散系数较小的待测物不宜短时间采样，防止出现"饥饿"现象，同样对于待测物扩散系数大、浓度高的，不宜长时间采样，防止"过饱和"。该方法只能用于采集气态和蒸气态物质，不能用于气溶胶的采样。

　　2）采样方式：

　　①定点采样：是指将采样仪器固定在车间或生产线某个区域进行采样，是该区域职业卫生状况的直接反映。由于未考虑劳动者的流动性以及各个岗位的停留时间，故无法直接反映劳动者的个体接触水平。但可以根据劳动者一个工作日内各个岗位的采样点的职业病危害因素浓度／强度结合在各个岗位的停留时间，可以初步估算出劳动者的个体接触水平。

　　定点采样的地点一般设置在工作场所空气中有害物质浓度最高、劳动者接触时间最长的工作地点，且在不影响劳动者工作的情况下，采样点尽可能的靠近劳动者，收集器设置在最接近劳动者工作时呼吸带水平。同时注意采样点应设置在工作地点的下风向，应远离排风口和可能产生涡流的地点。

　　采样必须在正常工作状态下进行采样，即仪器设备正常运行、生产能力达到 100%。在一个工作班内定点采样的方式可采用全天一个样品测量、全天连续多个样品测量，部分时间连续多个样品测量、瞬时多个样品测量。最好的采样方式是全天一个样品采样，但其对采样动力系统能力要求高。定点采样方式的选择应综合考虑仪器设备动力条件、样品分析方法以及劳动者班次问题。

　　②个体采样：是指将样品采样头置于劳动者呼吸带范围内，采样头随着劳动者的移动而移动，是劳动者个体接触水平的最佳反应。个体采样对采样动力系统要求较高，需要长时间、流量稳定的采样仪。

　　在个体采样对象选择的问题上，必须在充分现场调查的基础上，根据监测目的和要求进行确定；凡接触和可能接触有毒有害物质的劳动者均为采样对象选择范围；选择的采样对象必须包含不同工作岗位、接触有毒有害物质浓度最高、接触时间最长的劳动者。

　　（2）实验室监测方法

　　1）称重法：主要用于粉尘的测定。采样前先对滤膜进行称重，此时滤膜重量记为 m_0，工作场所采样回来后,用同一台分析天平再次对滤膜进行称重,滤膜重为 m_1,粉尘的重量为 $m_1 - m_0$,最后根据采样体积即可计算出工作场所中粉尘浓度。

2)光谱法:是基于物质与辐射能作用时,测量由物质内部发生量子化的能级之间的跃迁而产生的发射、吸收或散射而辐射的波长和强度进行分析的方法,分为原子光谱法和分子光谱法,广泛应用于金属及其化合物、非金属无机化合物以及部分有机物的测定。该方法有紫外及可见分光光谱法、分子荧光分光光谱法、原子吸收光谱法、原子荧光光谱法、原子发射光谱法。

3)色谱法:又称色谱分析法、层析法,利用不同物质在不同相态的选择性分配,以流动相对固定相中的混合物进行洗脱,混合物中不同的物质会以不同的速度沿固定相移动,最终达到分离的效果,其本质是待分离物质分子在固定相和流动相之间分配平衡的过程;根据待测物质的分离机制,色谱法可分为吸附色谱、分配色谱、离子交换色谱、凝胶色谱、亲和色谱等类别,主要用于有机化合物和非金属无机离子的测定。

(三)样品的运输、保存和流转

在工作场所职业病危害因素监测过程中,样品的质量直接影响到最终监测结果的科学性、公正性、准确性和可靠性。因此,样品全过程管理在监测过程中是一项非常重要的工作。样品从采集到分析经历了运输、保存和流转等程序,在这段时间内样品由于物理、化学、生物作用会发生不同程度的变化,这些变化使得进行分析时的样品可能已不再是采样时的样品,为了使这种变化降低到最小的程度,必须对采集的样品进行科学的管理。样品管理工作做好了,就为整个监测工作打下了良好的基础;反之,样品管理工作做得不好,如样品未按相关要求保存、样品标识混乱、样品在贮存期间被污染、未留样等等,都会严重影响监测工作的质量,甚至会给监测工作带来无可挽回的损失。要做好样品管理工作,需要制定适合单位自身特点的样品管理程序和运行程序,职业病危害因素监测人员、分析人员、质量管理人员等多方面的共同努力,以科学的工作态度,严谨的工作作风共同做好这项工作,保证职业病危害因素监测工作高质量的进行。

1. 样品的运输 样品的运输是工作场所职业病危害因素监测中极为重要又往往被忽视的一环,采气袋、吸收液、滤膜和固体吸附剂等运往采样地点或采集后的样品运回实验室分析,都可能出现污染、变质和损失等影响监测结果的因素,应根据采样点的地理位置、样品的性质和待检项目分析前最长可保存时间,选用适当的运输方式,样品运输应当保证样品性质稳定。样品的运输有以下要求,以避免运输过程中污染、变质、混淆、损坏、损失和丢失。

(1)每一份样品运输前都应附一张完整的样品标签:每份样品均需贴上标签,样品标签内容一般包括:样品编号、采样日期和时间、测定项目、样品类型、保存方法、运输注意事项等;标签应用不退色的墨水填写,并牢固地粘贴在盛装样品的容器外壁上。为了便于区分不同运输要求和保存时间的各类样品,可用不同颜色的样品标签来区分。例如:吸收液样品用蓝色标签,滤膜样品用绿色标签,注射器/采气袋样品用红色标签,固体吸附剂样品用黄色标签等。这样区分可避免在同一个大批量、多要素监测任务中采样人员在运输过程中出现错漏。

(2)对于易损坏和不稳定的样品,应采取必要措施妥善保存:吸收液样品包装箱可用多种材料,以防止破碎,保持样品的完整性,使样品损失降低到最低程度。包装箱的盖子一般都应衬有隔离材料,用以对瓶塞轻微压力,增加样品瓶在样品箱内的固定程度。样品装箱时应用泡沫塑料等分隔,以防破损。除了防震、避免日光照射和低温运输外,还要防止新的污染物进入容器使样品变质。

(3)空白对照样品应当独立包装,与采集样品一并放置、运输、储存。

(4)选择合适的运输路线和运输方法:样品都有保存期限,如果超出保存期限,样品已无分析价值。运输路线根据采样点的地理位置和每个项目分析前最长可保存时间,选用适当的运输方式,在现场工作开始之前,就要安排好样品的运输工作,以防延误。

(5)对于不同类型的样品,应注意以下几点:

1)滤膜样品应将滤膜的接尘面朝里对折两次,放入清洁纸袋中,在运输和保存过程中应防止掉出和污染。

2）采气袋在采样、运输和保存过程中，避免接触尖锐物件，造成破损。

3）采样后的注射器和吸收管密封开口后，直立放在采样架/箱里，要用醒目色彩在采样箱顶部和侧面标上"切勿倒置"的标记，防止运输时破损或泄漏。

4）采样后的固体吸附剂管应密封两端，无泵型采样器则应将吸附炭片取出保存在原小塑料袋中，防止运输污染。

5）吸收液采集后必须立即送回实验室，在现场工作开始之前，就要安排好吸收液的运输工作，以防延误。

2. 样品的保存　采集的样品应尽快进行分析，对于不能及时分析的样品，应妥善保存。由于物理、化学和微生物等因素的作用，样品在存放过程中可能会发生不同程度的变化，如何使样品在保存期间不发生变化，是样品保存的关键。因此在样品存放过程中，应力求被测组分不损失和样品不被污染。样品的保存方法较多，要根据样品的性质、分析项目和分析方法进行选择。常用的保存方法有以下三种：

（1）密封保存法：将采集的样品存放在干燥洁净的容器中，密封保存，阻止空气中氧气、二氧化碳和水分等与样品发生化学、稀释作用和避免被测组分挥发损失。

（2）冷藏保存法：对于易变质、含易挥发组分的样品，采样后冷冻或冷藏可延长保存时间。例如使用吸收液采集空气中甲醛后，样品在室温下只能保存5～6小时，而在4℃冰箱内可保存3天。

（3）化学保存法：在采集的样品中加入一定量的酸、碱或其他化学试剂作为调节剂、抑制剂或防腐剂，防止沉淀、水解、吸附、氧化和还原等反应的发生，以及抑制微生物的生长繁殖，保持被测组分的组成、价态和含量等化学、物理性质的稳定。例如：为了防止水样中重金属离子的沉淀，常加入少量硝酸调节酸度。测定氰化物和挥发性酚时，常加入 $NaOH$ 使其生成盐。

此外，样品的保存还应注意选择合适的存放容器。选择存放容器的原则是贮存期内容器不与样品发生物理化学反应，或至少不引起被测组分含量变化。不同监测项目对贮存容器有着不同要求，应根据监测项目选择合适的贮存容器。例如，被测组分为光敏性时，应选择具有遮光作用的容器；为满足某些特殊检验项目的要求，可选择由其他特殊材料制作的容器，如耐腐蚀的硼硅酸盐玻璃容器，以及耐高温和耐压的不锈钢容器。

3. 样品的流转　样品运送至实验室后，存在多个环节的样品流转，包括：运送至实验室、样品重新编码、样品制备、样品前处理、样品测试（含不同监测项目共用一个样品时，不同人员之间的流转）、样品保留、样品贮存和样品处置等。

（1）样品运输后的交接与发放：在职业病危害因素监测过程中，样品的来源分为自己监测采集样品和客户送检两种。样品管理员通过监测任务单和现场采样记录、客户送样信息来检查样品，检查内容包括：

1）样品包装、标签及外观是否完好。

2）样品的名称、采样地点、样品数量、形态等内容是否一致。

3）样品是否有损坏、污染或已过有效期。

4）样品编号是否符合唯一性要求。

若样品有异常，样品管理员应详细记录并及时汇报，必要时样品重新采集。检查完毕后样品管理员作好样品登记，对质控样进行重新编码后，将样品分类、整齐摆放于样品室"待测区"内。

（2）样品的分配和流转：样品管理员接收到一批样品，要尽快将它们分发到测试人员手中。对于一份样品需测试几个项目这样的情况，样品管理员应了解各个项目的保存期限，分缓急将样品移送给各个测试人员。同时要随时了解测试人员的取样情况，使样品及时流转，防止在某一人手上滞留的时间过长，确保样品在规定的保存期内全部取样分析完毕。样品在测试人员之间流转的注意事项包括：

1）在样品被废弃之前，样品在各个环节、经由不同人员和地点之间的流转和保存，均必须保证样品的原有特性，有效控制样品交接手续和样品保存条件。

2）样品流转过程中，样品交接双方应核实样品和相关信息，认真清点样品数量，核实采样记录，查看包装、标签信息和样品性状，确认样品保存措施和条件。只有各项内容全部符合要求时，方可接收。

填写采样、样品交接直至分析测试时各环节时间,时间记录到小时,并填写样品流转记录。

3)样品流转过程中,若发现编号错乱、标签破损、数量不足、贮存容器不符和容器破损等情况以及样品状态明显异常时,必须拍照留证和查明原因,拒收样品。

4)因任何原因造成样品不宜继续使用时,应分析原因,采取必要措施予以解决,执行《不符合工作处理程序》,必要时,安排重新采样,并关注由此已经或可能产生的后果。

4. 工作场所空气中常见职业病危害因素的运输和保存方法　由于不同化学物具有不同的理化特性,可能需要不同的采样方法、采样介质和监测方法,因此可能需要不同的运输和保存方法。表 2-3-1 介绍了工作场所空气中常见职业病危害因素的采集、运输和保存方法。

表2-3-1　工作场所空气中常见职业病危害因素的运输和保存方法一览表

采集方法	职业病危害因素	样品运输和保存方法
直接采样法	一氧化碳、二氧化碳	立即封闭进气口后,垂直放置,置清洁容器内运输和保存,尽快测定
	溶剂汽油、液化石油气、抽余油、氯甲烷、二氯甲烷、溴甲烷、环氧乙烷、环氧丙烷、环氧氯丙烷、甲基丙烯酸甲酯等有机物	立即封闭注射器或采气袋进气口。垂直放置于清洁容器内运输和保存,当天尽快测定完毕
滤料采样法	镉、铬、钴、铜、铅、锰、镍等重金属及其化合物	采样后,将滤膜的接尘面朝里对折 2 次,放入清洁的塑料袋或纸袋内,置清洁的容器内运输和保存。样品在室温下可长期保存
	铊和氧化铊	采样后,将滤膜的接尘面朝里对折 2 次,置于具塞比色管内运输和保存。在室温下,样品至少可保存 15 天
	三氧化二砷、五氧化二砷	采样后,将滤膜的接尘面朝里对折 2 次,放入清洁塑料袋或纸袋内,置于清洁的容器内运输和保存。样品在低温下至少可保存 15 天
	三氧化硫和硫酸、磷酸	采样后,将滤膜的采样面朝里对折 2 次,置于具塞比色管内运输和保存。样品在室温下可保存 3 天
液体吸收法	汞、氯化汞	采样后,采集氯化汞的空气样品,立即向每个吸收管加入 0.5ml 高锰酸钾溶液,摇匀。封闭吸收管进出气口,置清洁容器内运输和保存。样品应尽快测定
	一氧化氮、二氧化氮、氨	采样后,立即封闭吸收管进出气口,置于清洁的容器内运输和保存。样品尽量在当天测定
	砷化氢、臭氧	采样后,立即封闭吸收管进出气口,置清洁的容器中运输和保存。样品应尽快测定
	甲醛	采样后,立即封闭吸收管进出气口,置清洁容器内运输和保存。样品在室温下可保存 5～6 小时,在冰箱内可保存 3 天
	过氧化氢	采样后,封闭吸收管进出气口,立即置清洁的容器内运输和保存。样品应在 12 小时内测定
	氯气	采样后,立即封闭吸收管进出气口,置于清洁的容器内运输和保存。样品在室温下可保存 2 天
	五氧化二磷、三氯化磷	
	硫化氢	采样后,封闭吸收管进出气口,置于清洁的容器内运输和保存。样品至少可保存 5 天
	氟化氢	采样后,立即封闭吸收管进出气口,置清洁容器内运输和保存。在室温下样品可保存 7 天
	甲苯二异氰酸酯(TDI)、二苯基甲烷二异氰酸酯(MDI)	采样后,立即封闭冲击式吸收管的进出气口,直立置于清洁容器内运输和保存。样品在室温下避光可保存 5 天
	二甲基甲酰胺、二甲基乙酰胺	采样后,立即封闭多孔玻板吸收管的进出气口,置清洁容器内运输和保存。样品在室温下可保存 7 天
	丙烯酰胺	采样后,立即封闭冲击式吸收管的进出气口,置清洁容器内运输和保存。样品在室温下可保存 7 天

采集方法	职业病危害因素	样品运输和保存方法
液体吸收法	二氧化硫	①采样后，封闭吸收管进出气口，置清洁的容器内运输和保存。样品在冰箱内可保存 7 天（四氯汞钾 - 盐酸副玫瑰苯胺分光光度法） ②采样后，封闭吸收管进出气口，置清洁的容器内运输和保存。样品在室温下可稳定 15 天（甲醛缓冲液 - 盐酸副玫瑰苯胺分光光度法）
	氯化氢、盐酸	①采样后，立即封闭吸收管进出气口，置清洁容器内运输和保存。在室温下样品可保存 7 天（离子色谱法） ②采样后，立即封闭吸收管进出气口，置清洁容器内运输和保存。样品应在 48 小时内测定（硫氰酸汞分光光度法）
固体吸附剂法	环氧乙烷	采样后，立即封闭活性碳管两端，置清洁容器内在 0～5℃下运输和保存，应当天测定
	苯、甲苯、二甲苯等其余大部分有机化合物	采样后，封闭固体吸附管两端，置清洁容器内运输和保存。在室温下样品至少可保存 5～14 天，低温下可进一步延长保存时间

（苏艺伟　梁嘉斌　刘移民）

二、工作场所粉尘的监测

（一）总尘与呼尘采样与实验室分析方法

1. 总粉尘浓度的测定

（1）总粉尘的定义：总粉尘是指可进入整个呼吸道（鼻、咽和喉、胸腔支气管、细支气管和肺泡）的粉尘，简称总尘。总粉尘浓度的测定可采用滤膜称量法，具体可参考《工作场所空气中粉尘测定　第 1 部分：总粉尘浓度》(GBZ/T 192.1—2007)。

（2）方法原理：空气中粉尘用已知质量的滤膜采集，由滤膜增量和采气量计算空气中粉尘浓度。

（3）主要器材

1）测尘滤膜：过氯乙烯滤膜或其他测尘滤膜：空气中粉尘浓度不大于 $50mg/m^3$ 时，用直径 37mm 或者 40mm 的滤膜；粉尘浓度大于 $50mg/m^3$ 时，用直径 75mm 的滤膜。

2）采样器：采样前应检查采样仪器外观和配件，仪器应完整无缺损；打开电源时，电源容量指示灯和电池电压应正常；操作应严格按照仪器使用说明书的规定；应定期对仪器进行计量检定，采样前做好流量校准；需要防爆时，应使用防爆粉尘采样器。

3）天平：测量用天平应为感量 0.1mg 或 0.01mg，应严格按天平使用说明操作，定期进行计量检定。

4）其他辅助器材：计时器、干燥器、除静电器、手套、镊子等。

（4）样品采集：总粉尘浓度现场采样按照《工作场所空气中有害物质监测的采样规范》(GBZ 159—2004)执行。

1）定点采样：根据监测的目的和要求，可以采用短时间采样或长时间采样。其中短时间和长时间采样流量分为 15～40L/min 和 1～5L/min，采样时间分别 15 分钟和 1～8 小时。

2）个体采样：将粉尘采样夹，佩戴在采样对象的前胸上部，以 1～5L/min 流量采集空气样品 1～8 小时。

（5）测定：分别于采样前和采样后，将滤膜和含尘滤膜置于干燥器内 2 小时以上，待除静电后，在同一台分析天平上准确称量并记录其质量 m_1 和 m_2，按照式 2-3-1 计算总粉尘浓度：

$$C = \frac{m_2 - m_1}{V \times t} \times 1000 \qquad （式 2-3-1）$$

式中：C—空气中总粉尘的浓度，mg/m^3；

　　　m_2—采样后的滤膜质量，mg；

m_1—采样前的滤膜质量，mg；

V—采样流量，L/min；

t—采样时间，分钟。

2. 呼吸性粉尘浓度的测定

（1）呼吸性粉尘的定义：呼吸性粉尘是指按呼吸性粉尘标准测定方法所采集的可进入肺泡的粉尘粒子，其空气动力性直径均在 7.07μm 以下，空气动力学直径 4μm 的粉尘粒子的采集效率为 50%，简称呼尘；呼吸性粉尘浓度的测定一般采用预分离 - 滤膜称量法。具体可参考《工作场所空气中粉尘测定 第 2 部分：呼吸性粉尘浓度》（GBZ/T 192.2—2007）。

（2）方法原理：空气中粉尘通过采样器上的预分离器，分离出的呼吸性粉尘颗粒采集在已知质量的滤膜上，由采样滤膜的增量和采气量，计算出空气中呼吸性粉尘浓度。

（3）所需器材与总粉尘的测定类似，不同的是其采样器包括预分离器和采样器，前者作用主要是对通过采样头的粉尘进行初步分离，使粉尘的空气动力学直径在 7.07μm 以下。

（4）样品采集和测定。

3. 粉尘分散度的测定

（1）粉尘分散度的定义：粉尘分散度是指物质被粉碎的程度，以粉尘粒径大小（μm）的数量或者质量组成百分比表示；粉尘的分散度越高，表明粉尘粒径较小的颗粒越多，在空气中漂浮的时间越长，沉降速度越慢，被机体吸收的机会就越多；粉尘分散度越高，比表面积越大，越容易参与化学反应，对机体的危害就越大。粉尘的分散度测定有滤膜溶解涂片法和自然沉降法两种方法。具体可参考《工作场所空气中粉尘测定 第 3 部分：粉尘分散度》（GBZ/T 192.3—2007）。

（2）样品采集

1）滤膜溶解涂片法：将粉尘采样器架设在选定测尘点上，在呼吸带盖度以 15～40L/min 的流量，将空气中的粉尘采集到直径 40mm 的过氯乙烯滤膜上。

2）自然沉降法：将含尘空气采集在沉降器内，粉尘自然沉降在干净的盖玻片上，在显微镜下测量和计数粉尘的大小及数量，计算不同大小粉尘颗粒的百分比。

（3）测定

1）滤膜溶解涂片法：用乙酸丁酯溶解采集有粉尘的过氯乙烯滤膜，制成均匀的粉尘悬浊液。用滴管吸取悬浊液，滴于载物玻片上制成粉尘（透明）标本。在显微镜下观察粉尘颗粒的大小，遇长径则测长径，遇短径则测短径，至少测量 200 个粉尘粒子。分组记录，并算出百分数。

2）自然沉降法：取出沉降器中盖玻片，采尘面向下贴在有标签的载物玻片上，在显微镜下测量和计算，参照上述滤膜溶解涂片法方法。

（4）注意事项

1）在使用滤膜溶解涂片法进行镜检时，如果发现涂片上粉尘密集而影响测量时，可向粉尘悬液再加乙酸丁酯稀释，重新制备标本。制好的标本应在玻璃培养皿中，避免外来粉尘的污染。本法不能测定可溶于乙酸丁酯的粉尘（可用自然沉降法）和纤维状粉尘。

2）自然沉降法适用于各种颗粒性粉尘，包括能溶于乙酸丁酯的粉尘。适用的盖玻片和载物玻片均应无尘粒。沉降时间不能小于 3 小时。

（二）粉尘游离二氧化硅分析检测法

在自然界中，游离二氧化硅分布很广，在 16km 以内的地壳中约占 5%，在 95% 的矿石中均含有数量不等的游离二氧化硅。游离二氧化硅粉尘，俗称为矽尘，石英中的游离二氧化硅达到 99%，故常以石英尘作为矽尘的代表。

粉尘中游离二氧化硅含量的测定可选择使用焦磷酸法、红外分光光度法或 X 射线衍射法。

1. 焦磷酸法

（1）方法原理：粉尘中硅酸盐及金属氧化物能溶于加热到 245～250℃ 的焦磷酸中，游离二氧化硅几乎不溶，而实现分离，然后称量分离出二氧化硅，计算其在粉尘中百分含量。

（2）材料与仪器

1）采样夹、滤膜和粉尘采样器；具体要求和注意事项详见本节二（一）"总尘与呼尘采样与实验室分析方法"的主要器材部分。

2）分析天平，感量为0.1mg。

3）瓷坩埚或铂坩埚（带盖）、坩埚钳或铂尖坩埚钳、玛瑙研钵、量筒、烧杯、锥形瓶、玻璃漏斗及其架子、慢速定量滤纸、温度计（0～360℃）、恒温干燥箱、干燥器（内盛变色硅胶）、可调电炉、高温电炉。

4）焦磷酸，将85%（W/W）的磷酸加热到沸腾，至250℃不冒泡为止，放冷，贮存于试剂瓶中；氢氟酸，40%；硝酸铵；盐酸溶液，0.1mol/L。

（3）样品的采集：现场采样参照本节二（一）"总尘与呼尘采样与实验室分析方法"的样品采集方法。本方法需要的粉尘样品量一般应大于0.1g，可用直径75mm滤膜大流量采集空气中的粉尘，也可在采样点采集呼吸带高度的新鲜沉降尘，并记录采样方法和样品来源。

（4）测定步骤

1）将采集的粉尘样品放在105℃±3℃的烘箱内干燥2小时备用。

2）准确称取0.1000～0.2000g（G）粉尘样品于25ml锥形瓶中，加入15ml焦磷酸及数毫克硝酸铵，搅拌，使样品全部湿润。将锥形瓶放在可调电炉上，迅速加热到245～250℃，同时用带有温度计的玻璃棒不断搅拌，保持15分钟。

3）若粉尘样品含有煤、其他碳素及有机物，应在800～900℃下灰化30分钟以上，使碳及有机物完全灰化。若含有硫化矿物（如黄铁矿、黄铜矿、辉铜矿等），应加数毫克结晶硝酸铵于锥形瓶中，再按照上步处理。

4）取下锥形瓶，在室温下冷却至40～50℃，加50～80℃的蒸馏水至约40～45ml，一边加蒸馏水一边搅拌均匀。将锥形瓶中内容物小心转移入烧杯，加蒸馏水约至150～200ml，用电炉煮沸烧杯内容物，静置后过滤。

5）将有沉渣的滤纸折叠数次，放入已称至恒量（m_1）的瓷坩埚中，在电炉上干燥、炭化、灰化后取出，放入干燥器中冷却1小时，在分析天平上称至恒量（m_2），并记录。

6）计算按式2-3-2计算粉尘中游离二氧化硅的含量：

$$SiO_2(F) = \frac{m_2 - m_1}{G} \times 100 \qquad\qquad （式2-3-2）$$

式中：$SiO_2(F)$—游离二氧化硅含量，%；

　　　m_1—坩埚质量，g；

　　　m_2—坩埚加沉渣质量，g；

　　　G—粉尘样品质量，g。

7）焦磷酸难溶物质的处理若粉尘中含有焦磷酸难溶的物质时，如碳化硅、绿柱石、电气石、黄玉等，需用氢氟酸在铂坩埚中处理。

方法如下：将带有沉渣的滤纸放入铂坩埚内，如步骤5）灼烧至恒量（m_2），然后加入数滴9mol/L硫酸溶液，使沉渣全部湿润。在通风柜内加入5～10ml 40%氢氟酸，稍加热，使沉渣中游离二氧化硅溶解，继续加热至不冒白烟为止（要防止沸腾）。再于900℃下灼烧，称至恒量（m_3）。氢氟酸处理后游离二氧化硅含量按式2-3-3进行计算：

$$SiO_2(F) = \frac{m_2 - m_3}{G} \times 100 \qquad\qquad （式2-3-3）$$

式中：$SiO_2(F)$—游离二氧化硅含量，%；

　　　m_2—氢氟酸处理前坩埚加沉渣（游离二氧化硅＋焦磷酸难溶的物质）质量，g；

　　　m_3—氢氟酸处理后坩埚加沉渣（焦磷酸难溶的物质）质量，g；

　　　G—粉尘样品质量，g。

（5）注意事项：

1）焦磷酸溶解硅酸盐时温度不得超过250℃，否则容易形成胶状物；

2）酸与水混合时应缓慢并充分搅拌，避免形成胶状物；

3）样品中含有碳酸盐时，遇酸产生气泡，宜缓慢加热，以免样品溅失；

4）用氢氟酸处理时，必须在通风柜内操作，注意防止污染皮肤和吸入氢氟酸蒸气，造成中毒；

5）用铂坩埚处理样品时，过滤沉渣必须洗至无磷酸根反应，否则会损坏铂坩埚。

2．红外分光光度法

（1）原理：α-石英在红外光谱中于12.5μm（800cm⁻¹）、12.8μm（780cm⁻¹）及14.4μm（694cm⁻¹）处出现特异性强的吸收带，在一定范围内，其吸光度值与α-石英质量成线性关系。通过测量吸光度，进行定量测定。

（2）材料与仪器

1）采样器材：粉尘采样器、测尘滤膜、采样夹。

2）瓷坩埚和坩埚钳、箱式电阻炉或低温灰化炉、干燥箱及干燥器、玛瑙乳钵、压片机及锭片模具、200目粉尘筛。

3）分析天平（感量为0.01mg）、红外分光光度计。

4）试剂：溴化钾，优级纯或光谱纯，过200目筛后，用湿式法研磨，于150℃干燥后，贮于干燥器中备用；无水乙醇，分析纯；标准α-石英尘，纯度在99%以上，粒度<5μm。

（3）样品的采集：样品的采集方法与"焦磷酸法"相同。滤膜上采集的粉尘量大于0.1mg时，可直接用于本法测定游离二氧化硅含量。

（4）粉尘中游离二氧化硅的测定：

1）样品处理：准确称量采有粉尘的滤膜上粉尘的质量（G）。然后将受尘面向内对折3次，放在瓷坩埚内，置于低温灰化炉或电阻炉（小于600℃）内灰化，冷却后，放入干燥器内待用。称取250mg溴化钾和灰化后的粉尘样品一起放入玛瑙乳钵中研磨混匀后，连同压片模具一起放入干燥箱（110℃±5℃）中10分钟。将干燥后的混合样品置于压片模具中，制备出的锭片作为测定样品。同时取空白滤膜一张，同样处理，作为空白对照样品。

2）石英标准曲线的绘制：精确称取不同质量的标准α-石英尘，按照上步制备不同质量的标准石英锭片，然后置于样品室光路中进行扫描，以800cm⁻¹、780cm⁻¹及694cm⁻¹三处的吸光度值为纵坐标，以石英质量（mg）为横坐标，绘制三条不同波长的α-石英标准曲线，并求出标准曲线的回归方程式。

3）样品测定：将样品锭片与空白对照样品锭片置于样品室光路中进行扫描，记录800cm⁻¹（或694cm⁻¹）处的吸光度值，重复扫描测定3次，测定样品的吸光度均值减去空白对照样品的吸光度均值后，由α-石英标准曲线得样品中游离二氧化硅的质量（m）。

4）计算按式2-3-4计算粉尘中游离二氧化硅的含量：

$$SiO_2(F) = \frac{m}{G} \times 100$$

（式2-3-4）

式中：$SiO_2(F)$——粉尘中游离二氧化硅（α-石英）的含量，%；

　　　　m——测得的粉尘样品中游离二氧化硅的质量，mg；

　　　　G——粉尘样品质量，mg。

3．X射线衍射法

（1）原理：当X线照射游离二氧化硅结晶时，将产生X线衍射；在一定的条件下，衍射线的强度与被照射的游离二氧化硅的质量成正比。利用测量衍射线强度，对粉尘中游离二氧化硅进行定性和定量测定。

（2）材料与仪器

1）采样器材：粉尘采样器、采样夹、测尘滤膜。

2）滤膜切取器、样品板、镊子、直尺、秒表、圆规、玛瑙乳钵或玛瑙球磨机。

3）分析天平（感量为 0.01mg）、X 线衍射仪。

4）试剂：实验用水为双蒸馏水；盐酸溶液，6mol/L；氢氧化钠溶液，100g/L。

（3）样品的采集：样品的采集方法同"焦磷酸法"。滤膜上采集的粉尘量大于 0.1mg 时，可直接用于本法测定游离二氧化硅含量。

（4）测定步骤

1）样品处理：准确称量采有粉尘的滤膜质量（G），然后使用旋转样台尺寸将滤膜剪成 4～6 个待测样品。

2）标准曲线的绘制：将标准 α- 石英粉尘在发尘室中发尘，用与工作环境采样相同的方法，将标准石英粉尘采集在已知质量的滤膜上，采尘后的滤膜称量后记下增量值，然后从每张滤膜上取 5 个标样，标样大小与旋转样台尺寸一致。在测定 α- 石英粉尘标样前，首先测定标准硅在（111）面网上的衍射强度（CPS）。然后分别测定每个标样的衍射强度（CPS）。计算每个点 5 个 α- 石英粉尘样的算术平均值，以衍射强度（CPS）均值对石英质量（mg）绘制标准曲线。

3）样品测定：在进行物相定量分析之前，首先物相鉴定的方法对采集的样品进行定性分析，以确认样品中是否有 α- 石英存在。然后进行定量分析，X 线衍射仪的测定条件与制作标准曲线的条件完全一致。

首先测定样品（101）面网的衍射强度，再测定标准硅（111）面网的衍射强度；测定结果式 2-3-5 计算：

$$I_B = I_i \times \frac{I_s}{I}$$
（式 2-3-5）

式中：I_B—粉尘中石英的衍射强度，CPS；

I_i—采尘滤膜上石英的衍射强度，CPS；

I_s—在制定石英标准曲线时，标准硅（111）面网的衍射强度，CPS；

I—在测定采尘滤膜上石英的衍射强度时，测得的标准硅（111）面网衍射强度，CPS。

如仪器配件没有配标准硅，可使用标准石英（101）面网的衍射强度（CPS）表示 I 值。

由计算得到的 I_B 值（CPS），从标准曲线查出滤膜上粉尘中石英的质量（m）。

4）计算

粉尘中游离二氧化硅（α- 石英）含量按式 2-3-6 计算：

$$SiO_2 = \frac{m}{G} \times 100$$
（式 2-3-6）

式中：SiO_2（F）—粉尘中游离二氧化硅（α- 石英）含量，%；

m—滤膜上粉尘中游离二氧化硅（α- 石英）的质量，mg；

G—粉尘样品质量，mg。

（5）注意事项

1）本方法测定的粉尘中游离二氧化硅是指 α- 石英，其检出限受仪器性能和被测物的结晶状态影响较大；一般 X 线衍射仪中，当滤膜采尘量在 0.5mg 时，α- 石英含量的检出限可达 1%。

2）粉尘粒径大小影响衍射线的强度，粒径在 10μm 以上时，衍射强度减弱；因此制作标准曲线的粉尘粒径应与被测粉尘的粒径相一致。

3）单位面积上粉尘质量不同，石英的 X 线衍射强度有很大差异。因此滤膜上采尘量一般控制在 2～5mg 范围内为宜。

4）当有与 α- 石英衍射线相干扰的物质或影响 α- 石英衍射强度的物质存在时，应根据实际情况进行校正。

（三）工作场所粉尘日常（在线）监测方法

工作场所粉尘浓度监测方法大体可以分为三类：采样器法、直读法和粉尘在线监测法。其中采样器法是粉尘测量的常规方法，但其测量周期长，工序较为复杂。直读法可以就地测定工作场所空气中粉尘浓度，免去了滤膜烘干、称重等步骤，但其测量数据较为离散，必须时刻进行人为操作。粉尘在线监测可以实时监测工作场所粉尘浓度,观察粉尘浓度的动态变化,与降尘系统联合使用可以起到良好效果。

1.工作场所粉尘在线监测方法 目前国内外粉尘在线监测方法主要有电容法、β射线法、光散射法、光吸收法、摩擦电法、电荷法等。电容法原理简单,但由于电容浓度与其测量值并非一一对应的线性关系,因此电容测量值容易受到流型变化及分布影响,导致较大的测量误差;β射线法虽然测量准确,但需要对粉尘进行采样前后对比测量,且因辐射原因应用较少。目前市场上主要采用光散射法、光吸粉尘浓度在线监测,相应的粉尘监测传感器已成功应用于烟道粉尘浓度测量和煤矿井下粉尘浓度测量上。

(1)光散射法粉尘浓度传感器:含尘气流可以认为是空气中散布着固体颗粒的气溶胶,当光束通过含尘空气时,会发生吸收和散射,光强减弱,光信号转化为电信号,粉尘浓度传感器通过探测电信号的变化,经过换算实现粉尘浓度测量,结构原理见图2-3-4。该方法具有快速、简便、连续测量的优点。其缺点为光学镜头易受污染,因此需要经常清洁维护。测量结果容易受粉尘颜色、温度变化等因素影响,当粉尘浓度含量低测量精准度较差。

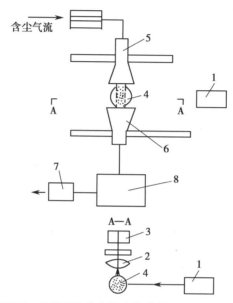

图2-3-4 光散射法粉尘浓度传感器结构原理示意图

1-光源;2-透镜;3-探测器;4-含尘气流;
5-进气口;6-出气口;7-抽气泵;8-过滤器

(2)光吸收法粉尘浓度传感器:当光波通过线性物质时,会与物质发生相互作用,一部分被介质散射,偏离原来传播方向;一部分被吸收,转化为热能,剩下部分扔按照原来方向通过介质。透过部分的光强与入射光强之间符合朗-伯比尔定律。光吸收型粉尘浓度传感器以此为基础,通过测量入射、出射光强,计算得出粉尘浓度,其原理见图2-3-5。

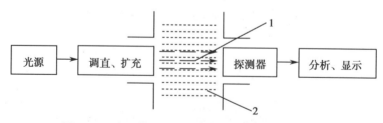

图2-3-5 光吸收法粉尘浓度传感器结构原理示意图

1-光线;2-粉尘监测区域

该方法可以应用于较高粉尘浓度下测量。与光散射法粉尘浓度传感器类似,其测量结果同样易受粉尘颜色、温度变化等因素影响。

(3)摩擦电法粉尘浓度传感器:通过对运动的颗粒与插入气流内金属电极之间由碰撞、摩擦产生的静电荷进行测量，从而计算粉尘浓度，是一种接触式测量方式，其原理见图2-3-6。该方法具有灵敏度高、结构简单、免维护等特点，但其精确度较低，安装调试、标定困难，因此通常只用来进行定性测量或简单监测是否有粉尘出现。

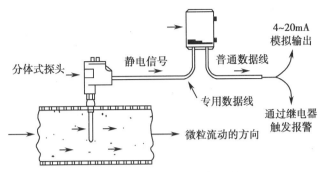

图2-3-6　摩擦电法粉尘浓度传感器原理图

源自：唐娟. 粉尘浓度在线监测技术的现状及发展趋势 [J]. 矿业安全与环保，2009，（05）：69-71.

（4）电荷法粉尘浓度传感器：当粉尘通过插入到管道或烟道的探头附近时，粉尘在线监测仪的电荷感应传感器探头可根据通过其附近的粉尘内部电荷大小和粉尘的分布情况，在传感探头中感应出电信号，该信号和粉尘质量含量存在直接数学关系。通过对此电信号放大、运算处理从而得到粉尘含量，其原理见图2-3-7。

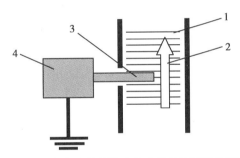

图2-3-7　电荷法粉尘浓度传感器结构原理示意图

1- 粉尘监测区域；2- 气流方向；3- 探头；4- 传感器

2. 粉尘在线监测的应用　粉尘在线监测主要用于动态监测工作场所粉尘浓度，将粉尘浓度信息远程传输到监控室，可在监控室主机上进行现场监测数据的显示、报警、存储、查询、分析等，并能够对现场喷雾设备进行自动或手动启动，实现有效喷雾降尘，因此广泛用于矿井粉尘浓度控制。各中类型传感器大多可根据作业场所粉尘浓度大小进行设限喷雾：当工作场所粉尘浓度高于设定值时开始喷雾，低于设定值时停止喷雾，从而实现高效的喷雾降尘，节约了水、电。图2-3-8为粉尘浓度超限喷雾降尘装置示意图。

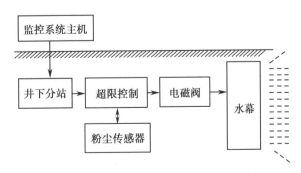

图2-3-8　粉尘浓度超限喷雾降尘装置示意图

（赵　远　冯玉超　杜伟佳　刘移民）

三、工作场所空气中化学因素的监测

（一）常见化学物质现场采样的前期准备

认真、细致、规范的前期准备有利于现场工作的顺利开展，并能提高现场采样监测工作的质量和效率，可见做好现场采样的前期准备工作是保证工作场所空气中化学因素监测质量的重要前提。前期准备主要包括现场调查、监测方案和监测前准备三部分。

1. 现场调查　在采样前须对工作场所进行现场调查，必要时进行预采样，确保采样点、采样对象、采样方法和采样时机等的正确选择。调查内容主要包括：

（1）被调查单位概况，如单位名称、地址、劳动定员、岗位划分、工作班制等。

（2）职业过程中使用的原料、辅助材料、生产产品、副产品和中间产物的种类、数量、纯度、杂质及其理化性质等。

（3）生产工艺流程、原料投入方式、生产工艺、加热温度和时间、生产方式、生产设备类型、数量、布局及设备完好程度等。

（4）劳动者的工作状况，包括劳动者数量、在工作地点停留、工作方式、接触职业病危害化学物质程度、频度及持续时间等。

（5）工作地点空气中职业病危害化学物质产生和扩散规律、存在状态、估计浓度等。

（6）工作地卫生状况和环境条件、卫生防护设施及其使用、个人防护设施及使用状况等。

2. 监测方案　在对工作场所进行现场调查后需制定监测方案，其内容应包括利用便携式仪器设备对物理因素的现场测量和对某些化学因素的现场监测以及对空气中有害物质的样品采集等方面的内容，并应根据现场调查情况、职业卫生标准（如 GBZ 1、GBZ 2.1、GBZ 2.2、GBZ 159 和 GBZ/T 160 等职业接触限值和采样监测方法标准）的要求，制定现场采样和监测实施方案。监测方案的布点计划表应包括监测范围（职业病危害因素的种类）、有害物质样品采样方式（个体或定点采样）、物理因素的测量时间和地点、化学有害因素的采样地点、采样对象、采样时间、采样时机和采样频次等。监测方案的制定的注意事项还包括：

（1）定点采样选择包括危害化学物质浓度最高、劳动者接触时间最长的代表性工作点作为采样点。在不影响劳动者工作的情况下，采样点尽量靠近劳动者，空气收集器尽量接近劳动者工作时的呼吸带。在评价工作场所防护设备或措施的防护效果时，根据设备情况选定采样点，在工作地点劳动者工作时的呼吸带采样。采样点设在工作地点的下风向，远离排气口和可能产生涡流的地点。

（2）个体采样基于现场调查，根据监测日的选择采样对象。生产过程中，凡接触和可能接触危害化学物质的劳工者都列为采样对象范围，必须包括不同工作岗位、接触职业病危害化学物质浓度最高和接触时间最长的劳动者，其余采样对象随机选择。

（3）最高浓度（MAC）采样用定点的、短时间采样方法，选择有代表性的、空气中职业病危害化学物质浓度最高的工作地点作为重点采样点。

（4）短时间接触浓度（STEL）采样用定点的、短时间采样方法，选择有代表性的、空气中职业病危害化学物质浓度最高的工作地点作为重点采样点。

（5）时间加权平均浓度（TWA）采样根据工作场所空气中职业病危害化学物质浓度的存在状况或采样仪器的操作性能，选择个体或定点、长时间或短时间采样，以个体、长时间采样为主。

（6）监测方案的制定应与被监测单位相关负责人员做好沟通。

3. 监测前准备　为确保现场监测工作的效率和安全，实施现场采样、监测前应做好人员、设备、材料、现场采样监测记录以及相关辅助和安全防护设施等方面的准备工作。具体应包括以下几个方面：

（1）下达现场采样、监测执行人员及各自任务分工。

（2）做好采样仪器和监测仪器的准备工作，选择符合采样和监测要求的仪器设备，检查其正常运行操作、电池电量、充电器、计量检定有效期、防爆性能等情况。

（3）做好采样设备的充电工作和流量校准工作。

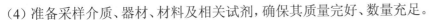

（4）准备采样介质、器材、材料及相关试剂，确保其质量完好、数量充足。

（5）准备足够的现场采样、监测记录单。

（6）做好采样人员必要的个体防护以及仪器设备搬运过程中的安全防护。

（二）工作场所空气中化学因素的采样与实验室分析

1．工作场所空气中常见化学因素采样基本要求

（1）应满足工作场所化学物质职业接触限值对采样的要求。

（2）应满足职业卫生评价对采样的要求。

（3）应满足工作场所环境条件对采样的要求。

（4）在采样的同时应作对照试验，即将空气收集器带至采样点，除不连接空气采样器采集空气样品外，其余操作同样品，作为样品的空白对照。

（5）采样时应避免化学物质直接飞溅入空气收集器内；空气收集器的进气口应避免被衣物等阻隔。用无泵型采样器采样时应避免风扇等直吹。

（6）在易燃、易爆工作场所采样时，应采用防爆型空气采样器。

（7）采样过程中应保持采样流量稳定。长时间采样时应记录采样前后的流量，计算时用流量均值。

（8）工作场所空气样品的采样体积，在采样点温度低于 5℃和高于 35℃、大气压低于 98.8kPa 和高于 103.4kPa 时，应将采样体积按式 2-3-7 换算成标准采样体积。

$$V_0 = V_t \times \frac{293}{273+t} \times \frac{P}{101.3}$$
（式 2-3-7）

式中：V_0—标准采样体积，L；

V_t—在温度为 t℃，大气压为 P 时的采样体积，L；

    t—采样点的气温，℃；

    P—采样点的大气压，kPa。

（9）在样品的采集、运输和保存的过程中，应注意防止样品的污染。

（10）采样时，采样人员应注意个体防护。

（11）采样时，应在专用的采样记录表上，边采样边记录。

2．工作场所空气中化学因素采样监测类型及其采样要求

（1）评价监测：适用于建设项目职业病危害因素预评价、建设项目职业病危害因素控制效果评价和职业病危害因素现状评价等。

1）在评价职业接触限值为时间加权平均容许浓度时，应选定有代表性的采样点，连续采样 3 个工作日，其中应包括空气中化学物质浓度最高的工作日。

2）在评价职业接触限值为短时间接触容许浓度或最高容许浓度时，应选定具有代表性的采样点，在一个工作日内空气中化学物质浓度最高的时段进行采样，连续采样 3 个工作日。

（2）日常监测：适用于对工作场所空气中化学物质浓度进行的日常的定期监测。

1）在评价职业接触限值为时间加权平均容许浓度时，应选定有代表性的采样点，在空气中化学物质浓度最高的工作日采样 1 个工作班。

2）在评价职业接触限值为短时间接触容许浓度或最高容许浓度时，应选定具有代表性的采样点，在一个工作班内空气中化学物质浓度最高的时段进行采样。

（3）监督监测：适用于职业卫生监督部门对用人单位进行监督时，对工作场所空气中化学物质浓度进行的监测。

1）在评价职业接触限值为时间加权平均容许浓度时，应选定具有代表性的工作日和采样点进行采样。

2）在评价职业接触限值为短时间接触容许浓度或最高容许浓度时，应选定具有代表性的采样点，在一个工作班内空气中化学物质浓度最高的时段进行采样。

（4）事故性监测：适用于对工作场所发生职业病危害事故时，进行的紧急采样监测。

根据现场情况确定采样点，监测至空气中化学物质浓度低于短时间接触容许浓度或最高容许浓度为止。

3. 定点采样

（1）采样点的选择原则

1）选择有代表性的工作地点，其中应包括空气中化学物质浓度最高、劳动者接触时间最长的工作地点。

2）在不影响劳动者工作的情况下，采样点尽可能靠近劳动者；空气收集器应尽量接近劳动者工作时的呼吸带。

3）在评价工作场所防护设备或措施的防护效果时，应根据设备的情况选定采样点，在工作地点劳动者工作时的呼吸带进行采样。

4）采样点应设在工作地点的下风向，应远离排气口和可能产生涡流的地点。

（2）确定采样点数目

1）工作场所按产品的生产工艺流程，凡逸散或存在化学物质的工作地点，至少应设置 1 个采样点。

2）一个有代表性的工作场所内有多台同类生产设备时，1～3 台设置 1 个采样点；4～10 台设置 2 个采样点；10 台以上，至少设置 3 个采样点。

3）一个有代表性的工作场所内，有 2 台以上不同类型的生产设备，逸散同一种化学物质时，采样点应设置在逸散化学物质浓度大的设备附近的工作地点；逸散不同种化学物质时，将采样点设置在逸散待测化学物质设备的工作地点，采样点的数目参照"确定采样点数目"的 2）确定。

4）劳动者在多个工作地点工作时，在每个工作地点设置 1 个采样点。

5）劳动者工作是流动的时，在流动的范围内，一般每 10 米设置 1 个采样点。

6）仪表控制室和劳动者休息室，至少设置 1 个采样点。

（3）采样时段的选择

1）采样必须在正常工作状态和环境下进行，避免人为因素的影响。

2）空气中化学物质浓度随季节发生变化的工作场所，应将空气中化学物质浓度最高的季节选择为重点采样季节。

3）在工作周内，应将空气中化学物质浓度最高的工作日选择为重点采样日。

4）在工作日内，应将空气中化学物质浓度最高的时段选择为重点采样时段。

4. 个体采样

（1）选定采样对象

1）要在现场调查的基础上，根据监测的目的和要求，选择采样对象。

2）在工作过程中，凡接触和可能接触化学物质的劳动者都列为采样对象范围。

3）采样对象中必须包括不同工作岗位的、接触化学物质浓度最高和接触时间最长的劳动者，其余的采样对象应随机选择。

（2）确定采样对象数量

1）在采样对象范围内，能够确定接触化学物质浓度最高和接触时间最长的劳动者时，每种工作岗位按选定采样对象的数量，见表 2-3-2，其中应包括接触化学物质浓度最高和接触时间最长的劳动者。每种工作岗位劳动者数不足 3 名时，全部选为采样对象。

表 2-3-2　采样数（1）

劳动者数	采样对象数
3～5	2
6～10	3
10～	4

2）在采样对象范围内，不能确定接触化学物质浓度最高和接触时间最长的劳动者时，每种工作岗位按选定采样对象的数量，见表2-3-3。每种工作岗位劳动者数不足6名时，全部选为采样对象。

表2-3-3　采样数（2）

劳动者数	采样对象数
6	5
7～9	6
10～14	7
15～26	8
27～50	9
50～	11

5. 职业接触限值为最高容许浓度的化学物质的采样

（1）用定点的、短时间采样方法进行采样。

（2）选定有代表性的、空气中化学物质浓度最高的工作地点作为重点采样点。

（3）将空气收集器的进气口尽量安装在劳动者工作时的呼吸带。

（4）在空气中化学物质浓度最高的时段进行采样。

（5）采样时间一般不超过15分钟；当劳动者实际接触时间不足15分钟时，按实际接触时间进行采样。

（6）空气中化学物质浓度按式2-3-8计算。

$$C_{MAC} = \frac{c \cdot v}{F \cdot t}$$ （式2-3-8）

式中：C_{MAC}—空气中化学物质的浓度，mg/m^3；

　　　c—测得样品溶液中化学物质的浓度，$\mu g/ml$；

　　　v—样品溶液体积，ml；

　　　F—采样流量，L/min；

　　　t—采样时间，min。

6. 职业接触限值为短时间接触容许浓度的化学物质的采样

（1）用定点的、短时间采样方法进行采样。

（2）选定有代表性的、空气中化学物质浓度最高的工作地点为重点采样点。

（3）将空气收集器的进气口尽量安装在劳动者工作时的呼吸带。

（4）在空气中化学物质浓度最高的时段进行采样。

（5）采样时间一般为15分钟，如采样时间不足15分钟时，可进行1次以上的采样。

（6）空气中化学物质15分钟，时间加权平均浓度的计算。

1）采样时间为15分钟时，浓度换算按式2-3-9计算。

$$STEL = \frac{c \cdot v}{F \cdot 15}$$ （式2-3-9）

式中：$STEL$—短时间接触浓度，mg/m^3；

　　　c—测得样品溶液中化学物质的浓度，$\mu g/ml$；

　　　v—样品溶液体积，ml；

　　　F—采样流量，L/min；

　　　15—采样时间，min。

2）采样时间不足15分钟，进行1次以上采样时，按15分钟时间加权平均浓度计算，见式2-3-10：

$$STEL = \frac{C_1 T_1 + C_2 T_2 + \cdots + C_n T_n}{15}$$ （式2-3-10）

式中：*STEL*—短时间接触浓度，mg/m³；

　　C_1、C_2、C_n—测得空气中化学物质浓度，mg/m³；

　　T_1、T_2、T_n—劳动者在相应的化学物质浓度下的工作时间，min；

　　　　15—短时间接触容许浓度规定的15min。

3）劳动者接触时间不足15分钟，按15分钟时间加权平均浓度计算，见式2-3-11：

$$STEL = \frac{C \cdot T}{15}$$
（式2-3-11）

式中：*STEL*—短时间接触浓度，mg/m³；

　　　C—测得空气中化学物质浓度，mg/m³；

　　　T—劳动者在相应的化学物质浓度下的工作时间，min；

　　　15—短时间接触容许浓度规定的15min。

7. 职业接触限值为时间加权平均容许浓度的化学物质的采样　根据工作场所空气中化学物质浓度的存在状况，或采样仪器的操作性能，可选择个体采样或定点采样，长时间采样或短时间采样方法。以个体采样和长时间采样为主。

（1）采用个体采样方法的采样

1）一般采用长时间采样方法。

2）选择有代表性的、接触空气中化学物质浓度最高的劳动者作为重点采样对象。

3）按照"个体采样"项确定采样对象的数目。

4）将个体采样仪器的空气收集器佩戴在采样对象的前胸上部，进气口尽量接近呼吸带。

5）采样仪器能够满足全工作日连续一次性采样时，空气中化学物质8小时时间加权平均浓度计算，见式2-3-12。

$$C_{TWA} = \frac{c \cdot v}{F \cdot 480} \times 1000$$
（式2-3-12）

式中：C_{TWA}—空气中化学物质8小时时间加权平均浓度，mg/m³；

　　　c—测得样品溶液中化学物质的浓度，μg/ml；

　　　v—样品溶液体积，ml；

　　　F—采样流量，L/min；

　　　480—时间加权平均容许浓度规定的以8小时计，min。

6）采样仪器不能满足全工作日连续一次性采样时，可根据采样仪器的操作时间，在全工作日内进行2次或2次以上的采样。空气中化学物质8小时时间加权平均浓度计算，见式2-3-13：

$$C_{TWA} = \frac{C_1 T_2 + C_2 T_2 + \cdots + C_n T_n}{8}$$
（式2-3-13）

式中：C_{TWA}—空气中化学物质8小时时间加权平均浓度，mg/m³；

　　C_1、C_2、C_n—测得样品溶液中化学物质的浓度，μg/ml；

　　T_1、T_2、T_n—劳动者在相应的粉尘浓度下工作时间，h；

　　　　8—时间加权平均容许浓度规定的8小时。

（2）采用定点采样方法的采样

1）劳动者在一个工作地点工作时采样；可采用长时间采样方法或短时间采样方法采样。

①用长时间采样方法的采样：选定有代表性的、空气中化学物质浓度最高的工作地点作为重点采样点；将空气收集器的进气口尽量安装在劳动者工作时的呼吸带；采样仪器能够满足全工作日连续一次性采样时，空气中化学物质8小时时间加权平均浓度按上述"式2-3-12的公式"计算；采样仪器不能满足全工作日连续一次性采样时，可根据采样仪器的操作时间，在全工作日内进行2次或2次以上的采样，空气中化学物质8小时时间加权平均浓度按上述"式2-3-13的公式"计算。

②用短时间采样方法的采样：选定有代表性的、空气中化学物质浓度最高的工作地点作为重点采

样点；将空气收集器的进气口尽量安装在劳动者工作时的呼吸带；在空气中化学物质不同浓度的时段分别进行采样；并记录每个时段劳动者的工作时间；每次采样时间一般为15分钟；空气中化学物质8小时时间加权平均浓度按上述"式2-3-13的公式"计算。

2）劳动者在一个以上工作地点工作或移动工作时采样

①在劳动者的每个工作地点或移动范围内设立采样点，分别进行采样；并记录每个采样点劳动者的工作时间。

②在每个采样点，应在劳动者工作时，空气中化学物质浓度最高的时段进行采样。

③将空气收集器的进气口尽量安装在劳动者工作时的呼吸带。

④每次采样时间一般为15分钟。

⑤空气中化学物质8小时时间加权平均浓度按"式2-3-13的公式"计算。

8．工作场所空气中化学因素的实验室分析　实验室分析是指在现场采样后，将样品送回实验室，利用实验室分析仪器进行测定分析的方法，是目前工作场所空气中化学物质监测最常用的分析方法。实验室分析适用范围广，测定灵敏度高、准确度高、精密度好。我国已颁布的职业卫生标准方法以实验室分析方法为主。工作场所空气中化学因素的实验室分析方法主要有以下几种：

（1）紫外可见分光光度法：在职业卫生检验与监测中，主要使用到分子光谱法中的紫外可见分光光度法、红外光谱法和分子荧光光谱法。其中紫外可见分光光度法是职业卫生检验与监测中常用的分析方法，几乎所有的无机离子和许多有机化合物都可以用分光光度法测定，其具有灵敏度高、测量精度好、操作简便等优点，然而如果共存物的显色反应与待测物没有明显差异，则不能使用该方法。

1）方法原理：通过测定被测物质在特定波长处或一定波长范围内光的吸收特性，对该物质进行定性和定量分析的方法称为分光光度法。光是一种电磁波，具有波粒二象性。紫外光的波长范围为200～400nm，可见光的波长范围为400～760nm。

吸收光谱又称吸收光谱曲线，它是在浓度一定的条件下，以波长为横坐标，以吸光度为纵坐标，所绘制的曲线。将不同波长的单色光依次通过一定浓度溶液，便可测出该溶液对各种单色光的吸光度。然后以 λ 波长为横坐标，以吸光度 A 为纵坐标，绘制曲线，曲线上吸光度最大的地方称为最大吸收峰，它所对应的波长称为最大吸收波长，用 λ_{max} 表示。吸收曲线是吸光物质的特征曲线。从吸收曲线可看出物质对光的吸收具有选择性，在 λ_{max} 处有最大吸光度，测定的灵敏度最高，在定量分析中，吸收曲线可提供选择测定的适当波长，一般以灵敏度大的 λ_{max} 作为测定波长。

紫外可见分光光度法的定量依据是 Lambert-Beer（朗伯 - 比尔）定律。当一束平行的单色光通过均匀、无散射现象的溶液时，在单色光强度、溶液的温度等条件不变的情况下，溶液的吸光度 A 与液层厚度 b 和溶液浓度 c 的乘积成正比，其数学表达见式2-3-14：

$$A = kbc \tag{式 2-3-14}$$

式中：A—溶液吸光度；

　　　　k—比例常数；

　　　　b—液层厚度；

　　　　c—溶液浓度。

朗伯 - 比尔定律不仅适用于有色溶液，也适用于无色溶液、气体和固体的非散射均匀体系；不仅适用于可见光区的单色光，也适用于紫外、红外光区的单色光。

k 为比例常数，与入射光波长、溶剂、有色物质本身的性质和温度有关，并随浓度 c 所用单位不同而异。当 c 以 g/L 为单位，b 用 cm 为单位时，则比例常数 k 用 a 表示，a 称为吸光系数，单位为 L/(g•cm)。当 c 以 mol/L 为单位，b 用 cm 为单位时，k 用 ε 表示，称为摩尔吸光系数，单位为 L/(mol•cm)。

ε 是吸光物质在特定波长下的特征常数，数值上等于浓度为 1mol/L，液层厚度为 1cm 的溶液所具有的吸光度。对于微量组分的测定，应选用 ε 较大（$>10^4$）的吸光物质，以提高测定的灵敏度。

2）仪器组成：常见的紫外可见分光光度计的工作波长范围为190～900nm。仪器的主要构成包括：光源、单色器、吸收池、检测器和信号显示系统五部分。其构造框见图2-3-9。

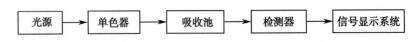

图 2-3-9　紫外可见分光光度计构造

3）分析方法：常见的定量方法有以下几种：

①目视比色法是用眼睛观察、比较溶液颜色深度以确定物质含量的方法。其优点是仪器简单、操作简单、适宜于大批试样的分析。另外，某些显色反应不符合朗伯 - 比尔定律时，仍可用该法进行测定。其主要缺点是准确度不高。

②标准曲线法是先将一系列不同浓度的标准溶液显色、定容、分别测其吸光度，作 $A-c$ 标准曲线。并在相同条件下，测出被测物的吸光度 A_x，由 A_x 在标准曲线上查出未知样品中被测物的浓度 c_x。

③标准比较法是将浓度相近的标准溶液 c_s 和试液 c_x 在相同条件下显色、定容、分别测出其吸光度 A_s 和 A_x，比较 A_s 和 A_x 即可求出 c_x。

④示差法是光度法主要用于微量组分的测定，当被测组分含量较高时，由于吸光度超出适宜读数范围，偏离朗伯 - 比尔定律，而引起较大的测量误差。用示差法则可克服这一缺点。示差法使用的参比溶液是比被测试液浓度稍低的标准溶液，这是示差法与普通光度法的主要区别。

4）方法条件选择：紫外可见分光光度法实验条件的选择有以下几点：

①入射光波长的选择。一般以 λ_{max} 作为入射光波长。如有干扰，则根据干扰最小而吸光度尽可能大的原则选择入射光波长。

②参比溶液的选择。参比溶液主要是用来消除由于吸收池及试剂或溶剂等对入射光的反射和吸收带来的误差。应视具体情况，分别选用纯溶剂空白、试剂空白、试液空白作参比溶液。

③吸光度读数范围的选择。分光光度分析所用的仪器为分光光度计，测量误差不仅与仪器质量有关，还与被测溶液的吸光度大小有关。通常应控制溶液吸光度 A 在 $0.2\sim0.8$ 之间，此范围是最适读数范围。通过调节溶液的浓度或比色皿的厚度可以将吸光度调节到最适范围内。

④在分光光度分析中，将待测组分 M 转化为有色化合物 MR 的反应，称为显色反应，与待测组分形成有色化合物的试剂 R 是显色剂。选择合适的显色反应，是提高分析测定的灵敏度、准确度和重现性的前提。用于光度分析的显色反应必须符合一定的条件：灵敏度高，一般要求摩尔吸光系数较大；显色剂的选择性好；生成的有色化合物组成恒定，性质稳定；MR 与 R 的色差大。影响显色反应的主要因素有显色剂用量、溶液的 pH、显色温度、时间和溶剂效应等。应根据化学平衡原理和有色化合物吸光度与各因素的关系曲线控制显色条件。为使显色反应完全，有色化合物稳定，在测定过程中，要严格控制显色反应的条件。

（2）原子吸收光谱法：原子吸收光谱法主要用于测定金属及其化合物、类金属无机化合物，其灵敏度和精密度都能满足工作场所空气中金属和类金属元素及其化合物分析的要求，且仪器和测定费用较低，是原子光谱法中最常用的方法。

1）方法原理：原子吸收光谱法是基于气态和基态原子核外层电子对其共振发射线的吸收进行元素定量的分析方法。处于基态原子核外层电子，如果外界所提供特定能量的光辐射恰好等于核外层电子基态于某一激发态之间的能量差时，核外层电子将吸收特征能量的光辐射由基态跃迁到相应激发态，从而产生原子吸收光谱。

原子吸收光谱法有以下优点：

①检出限低，灵敏度高。火焰原子吸收法的检出限可达到 ppb 级，石墨炉原子吸收法的绝对灵敏度可达到 $10^{-10}\sim10^{-14}$g。

②分析精度好。火焰原子吸收法测定中等和高含量元素的相对标准偏差小于 1%，准确度接近经典化学方法。石墨炉原子吸收法的分析精度一般为 3%～5%。

③选择性好，在大多数情况下，共存元素对被测元素不产生干扰。

④应用范围广，可测定 70 多种元素。

⑤分析速度快，操作方便。

⑥仪器比较简单，一般实验室可配备。

原子吸收法的缺点：测定一些难熔金属元素，如稀土元素锆、铪、铌等以及非金属元素结果不太理想；通常情况下一种元素对应一个空心阴极灯，很难实现多元素同时分析测定。

2) 仪器组成：原子吸收分光光度计一般由光源，原子化器，单色器，检测器等四部分组成。

光源提供待测元素的特征谱线——共振线。为了获得较高的灵敏度和准确度，光源应满足如下要求：

①发射的共振线半宽度明显小于吸收线的半宽度——锐线光源；

②共振辐射强度足够大，以保证有足够的信噪比；

③稳定性好，背景小。

空心阴极灯是能满足上述各项要求的理想的锐线光源。用不同待测元素作阴极材料，可制成相应空心阴极灯(有单元素空心阴极灯和多元素空心阴极灯)。空心阴极灯的辐射强度与灯的工作电流有关。其主要操作参数灯是灯电流。灯电流过低，发射不稳定，且发射强度降低，信噪比下降；但灯电流过大，溅射增强，灯内原子密度增加，压力增大，谱线变宽，甚至引起自吸收，引起测定的灵敏度下降，且灯的寿命缩短。因此在实际工作要选择合适的灯电流。使用前，一般要预热5～20分钟。此外，还有无极放电灯，但制备困难，价格高。

原子化系统中原子化器的功能是提供能量，使试样中的待测元素转变成气态的基态原子(原子蒸气)。最常用的原子化器有：

①火焰原子化器，包括雾化器和燃烧器两部分。燃烧器有全消耗型(试液直接喷入火焰)和预混合型(在雾化室将试液雾化，然后导入火焰)两类。目前广泛应用的是后者。雾化器的作用是将试样溶液分散为极微细的雾滴，形成直径约 $10\mu m$ 的雾滴的气溶胶，其性能好坏对测定精密度、灵敏度和化学干扰等都有较大影响。因此，雾化器喷是火焰原子化器的关键部件之一。燃烧器的作用是形成火焰，使进入火焰的待测元素化合物经过干燥、熔化、蒸发、解离及原子化过程转变成基态原子蒸气，要求燃烧器的原子化程度高，火焰稳定，吸收光程长及噪声小。原子吸收所使用的火焰，只要其温度能使待测元素离解成自由的基态原子就可以了。如超过所需温度，则激发态原子增加，电离度增大，基态原子减少，这对原子吸收是很不利的。因此，在确保待测元素能充分原子化的前提下，使用较低温度的火焰比使用较高温度火焰具有较高的灵敏度。但对某些元素，温度过低，盐类不能离解，产生分子吸收，干扰测定。

②石墨炉原子化器。无火焰原子化装置是利用电热、阴极溅射、等离子体或激光等方法使试样中待测元素形成基态自由原子。目前广泛使用的是电热高温石墨炉原子化法。石墨炉原子器本质就是一个电加热器，通电加热盛放试样的石墨管，使之升温，以实现试样的蒸发、原子化和激发。石墨炉原子化过程一般需要经干燥、灰化、高温原子化和高温除残四步程序升温完成。

③低温原子化器。低温原子化是利用某些元素本身(如汞)或元素的氢化物在低温下的易挥发性，将其导入气体流动吸收池内进行原子化。低温原子化包括氢化物原子化和冷原子化。氢化物原子化原理是在酸性介质中，与强还原剂硼氢化钠反应生成气态氢化物，将待测试样在专门的氢化物生成器中产生氢化物，然后引入加热的石英吸收管内，使氢化物分解成气态原子，并测定其吸光度。主要应用于：As、Sb、Bi、Sn、Ge、Se、Pb、Ti 等元素。冷原子化法主要应用于各种试样中 Hg 元素的测量。将试样中的汞离子用 $SnCl_2$ 或盐酸羟胺完全还原为金属汞后，用气流将汞蒸气带入具有石英窗的气体测量管中进行吸光度测量。

3) 定量分析方法：原子吸收光谱法定量分析的理论依据是：$A = Kc$。对于大部分元素，$A\text{-}c$ 曲线在一定的浓度范围内呈线性关系，K 为常数。常见的定量方法有：

①标准曲线法。原子吸收法的标准曲线与分光光度法中的标准曲线法一样。即首先配制与试样溶液相同或相近基体的含有不同浓度的待测元素的标准溶液，分别测定 A 值，作 $A\text{-}c$ 曲线，测定试样溶液的 A_x，从标准曲线上查得 c_x。标准曲线法适用于大批量、基体效应影响较小的试样溶液分析。为确保

分析准确，A 值在 0.1～0.8 之间，测量误差最小，绘制标准曲线的点应不少于 4 个。标准试样与样品应采用相同的样品前处理方法，标准试样应尽可能与实际试样接近。

②标准加入曲线法：在原子吸收法中，若被测试样的组成是完全未知的，这就给标准试样的配制带来困难。在这种情况下，使用标准加入法在一定程度上可克服这一困难。实际测定时，通常采用作图外推法，在 4 份或 5 份相同体积试样中，分别按比例加入不同量待测元素的标准溶液，并稀释至相同体积，然后分别测定吸光度。以加入待测元素的标准量为横坐标，相应的吸光度为纵坐标作图可得一直线，此直线的延长线在横坐标轴上交点到原点的距离相应的质量即为原始试样中待测元素的量。

4）方法条件选择：原子吸收光谱法实验条件的选择有以下几点：

①分析线的选择。通常选择元素的共振线作分析线，可使测定具有较高的灵敏度。但并非在任何情况下都是如此。在分析被测元素浓度较高试样时，可选用灵敏度较低的非共振线作为分析线，否则，A 值太大。此外，还要考虑谱线的自吸收和干扰等问题。

②空心阴极灯电流。空心阴极灯的发射特性取决于工作电流。灯电流过小，放电不稳定，光输出的强度小；灯电流过大，发射谱线变宽，导致灵敏度下降，灯寿命缩短。选择灯电流时，应在保持稳定和有合适的光强输出的情况下，尽量选用较低的工作电流。一般商品的空心阴极灯都标有允许使用的最大电流与可使用的电流范围，通常选用最大电流的 1/2～2/3 为工作电流。实际工作中，最合适的电流应通过实验确定。通过测定吸收值随灯电流的变化而选定最适宜的工作电流。空心阴极灯使用前一般须预热 10～30 分钟。

③火焰的选择与调节是影响原子化效率的重要因素。选何种火焰，取决于分析对象。对于低温、中温火焰，适合的元素可使用乙炔 - 空气火焰；在火焰中易生成难离解的化合物及难溶氧化物的元素，宜用乙炔 - 氧化亚氮高温火焰；分析线在 220nm 以下的元素，可选用氢气 - 空气火焰。火焰类型选定以后，须通过试验调节燃气与助燃气比例，以得到所需特点的火焰。易生成难离解氧化物的元素，用富燃火焰；氧化物不稳定的元素，宜用化学计量火焰或贫燃火焰。合适的燃助比应通过实验确定。

④燃烧器高度是控制光源光束通过火焰区域的。由于在火焰区内，自由原子浓度随火焰高度的分布是不同的，随火焰条件而变化。因此必须调节燃烧器的高度，使测量光束从自由原子浓度大的区域内通过，可以得到较高的灵敏度。如对于氧化物稳定性高的 Cr，随火焰氧化特性增大，形成氧化物的趋势增大，A 相应下降；反之，对于氧化物不稳定性高的 Ag，其原子浓度主要由银化合物的离解速度决定，A 随火焰势高度增高而增大。而对氧化物稳定性中等的 Mg，A 随火焰势高度增高而增大，达到最大之后，又随火焰势高度增高而下降。故测定时必须仔细调节燃烧器的高度。

⑤狭缝宽度影响光谱通带与检测器接收辐射的能量。狭缝宽度的选择要能使吸收线与邻近干扰线分开。当有干扰线进入光谱通带内时，吸光度值将立即减小。不引起吸光度减小的最大狭缝宽度为应选择的合适的狭缝宽。原子吸收分析中，谱线重叠的几率较小，因此，可以使用较宽的狭缝，以增加光强与降低检出限。在实验中，也要考虑被测元素谱线复杂程度，碱金属、碱土金属谱线简单，可选较大的狭缝宽度；过度元素与稀土元素等谱线比较复杂，要选择较小的狭缝宽度。合适的狭缝宽度同样应通过实验确定。

（3）原子荧光光谱法：原子荧光光谱法具有原子吸收和原子发射光谱两种分析的特点，也具备足够的灵敏度和精密度，且干扰较少，能同时测定多种元素，仪器和测定费用较低，但测定的元素范围较窄，仅能测定砷、硒、碲、铅、锑、铋、锡、锗、汞、镉、锌等元素。

1）方法原理：气态自由原子吸收光源的特征辐射后，原子的外层电子跃迁到较高能级，约在 10^{-8}s 后，又跃迁返回基态或较低能级，同时发射出与原激发辐射波长相同或不同的辐射即为原子荧光。原子荧光光谱法是以原子在辐射能激发下发射的荧光强度进行定量分析的发射光谱分析法。

原子荧光光谱法具有以下优点：

①检出限低、灵敏度高、干扰较少、谱线比较简单。

②分析校准曲线线性范围宽，可达 3～5 个数量级。

③由于原子荧光是向空间各个方向发射的，较易制作多道仪器而实现多元素同时测定。

原子荧光光谱应用火焰及无火焰原子化时，对于 20 多种元素，主要是吸收线小于 300nm 的元素，如锌、镉等，其检出限优于原子吸收光谱法和原子发射光谱法。

虽然原子荧光法有许多优点，但由于荧光猝灭效应，以致在测定复杂基体的试样及高含量样品时，尚有一定的困难。此外，散射光的干扰也是原子荧光分析中的一个麻烦问题。因此，原子荧光光谱法在应用方面不及原子吸收光谱法和原子发射光谱法广泛，但可作为这两种方法的补充。

2）仪器组成：原子荧光光度计分为非色散型和色散型。这两类仪器的结构基本相似，只是单色器不同。原子荧光光度计与原子吸收光度计在很多组件上是相同的。如原子化器（火焰和石墨炉）；用切光器及交流放大器来消除原子化器中直流发射信号的干扰；检测器为光电倍增管等。

原子荧光光度计与原子吸收光度计的主要区别有：

①光源。在原子荧光光度计中，需要采用高强度空心阴极灯、无极放电灯、激光和等离子体等。目前，仪器中多采用高强度空心阴极灯、无极放电灯两种。

②光路。在原子荧光中，为了检测荧光信号，避免待测元素本身发射的谱线，要求光源、原子化器和检测器三者处于直角状态。而原子吸收光度计中，这三者是处于一条直线上。

③氢化物发生器。原子荧光光谱仪基本都配置了氢化物（冷原子）发生器。主要用于易形成氢化物的金属，如砷、碲、铋、硒、锑、锡、锗和铅及汞（生成汞蒸气）。氢化法是以强还原剂硼氢化钠在酸性介质中与待测元素反应，生成气态的氢化物后，在引入原子化器中进行分析。分析元素在混合反应器中产生氢化物与集体元素分离，消除基体效应所产生的各种干扰，与原子吸收法的雾化器进样相比，氢化物发生法具有预富集和浓缩的效能，进样效率高；不同价态的元素的氢化物发生的条件不同，可以进行该元素的价态分析；由于硼氢化钠在弱碱性溶液中易于保存，使用方便，反应速度快，且很容易地将待测元素转化为气体，所以在原子吸收和原子荧光光度法中得到广泛的应用。

3）分析方法：原子荧光法的标准曲线与原子吸收法中的标准曲线法一样。即首先配制与试样溶液相同或相近基体的含有不同浓度的待测元素的标准溶液，分别测定荧光强度值 I_f，作 $I_f\text{-}c$ 曲线，测定试样溶液的 I_{fx}，从标准曲线上查得 c_x。绘制标准曲线的点应不少于 4 个。标准试样与样品应采用相同的样品前处理方法，标准试样应尽可能与实际试样接近。

4）方法条件选择：原子荧光的主要干扰是猝灭效应。这种干扰可采用减少溶液中其他干扰离子的浓度避免。其他干扰因素如光谱干扰、化学干扰、物理干扰等与原子吸收光谱法相似。在原子荧光法中由于光源的强度比荧光强度高几个数量级，因此散射光可产生较大的正干扰。减少散射干扰，主要是减少散射微粒。采用预混火焰、增高火焰观测高度和火焰温度，或使用高挥发性的溶剂等，均可以减少散射微粒。也可采用扣除散射光背景的方法消除其干扰。

（4）离子选择性电极法：离子选择性电极法的特点有仪器简单、小型、价格便宜，测定快速、简便，灵敏度高，选择性较好，其主要用于 F 离子等非金属无机离子的测定。

1）方法原理：离子选择性电极是一种以电位法测量溶液中某些特定离子活度的指示电极。pH 玻璃电极是世界上使用最早的具有氢离子专属性的典型离子选择性电极，早在 20 世纪初就用于测定溶液的 pH。随后，20 世纪 20 年代，人们又发现不同组成的玻璃膜对其他一些阳离子如 Na^+、K^+、NH_4^+ 等也有能斯特响应，相继研制出了 pNa、pK、pNH₄ 玻璃电极。

离子选择电极电位不能直接测出，通常是以离子选择电极作为指示电极，饱和甘汞电极作为参比电极，插入被测溶液中构成原电池，然后通过测量原电池电动势来求得被测离子的活度（或浓度）。在一定条件下原电池的电动势与被测离子活度的对数呈线性关系，通过测量原电池电动势，便可对被测离子进行定量测定。

2）仪器组成：尽管离子选择性电极种类很多，但其基本构造相同，都有敏感膜（电极膜）、内参比溶液、内参比电极（AgCl/Ag）等组成。以氟离子电极为例，其构造有：①敏感膜—掺少量 EuF_2 或 CaF_2 的 LaF_3 单晶膜；②内参比电极—AgCl/Ag 电极；③内参比溶液，0.0Imol/L NaCl＋0.1mol/L NaF。

3）分析方法：用离子选择性电极测定离子活度时是将它浸入待测溶液而与参比电极组成一电池，并测量其电动势。工作电池的电动势在一定实验条件下与欲测离子的活度的对数值呈直线关系。因此通过测量电动势可测定欲测离子的活度。电位分析方法包括直接比较法、校准曲线法、标准加入法、格氏(Gran)作图法等：

①直接比较法主要用于以活度的负对数 pA 来表示结果的测定，像 pH 的测定。对试液组分稳定，不复杂的试样，使用此法比较合适。如电厂水汽中钠离子浓度的测定。测量仪器通常 pA 作为标度而直接读出。测量时，先用一、两个标准溶液校正仪器，然后测量试液，即可直接读取试液的 pA 值。

②校准曲线法。用测定离子的纯物质配制一系列不同浓度的标准溶液，将离子选择性电极与参比电极插入标准溶液，测出相应的电动势。然后以测得的 E 值对相应的 $\lg a_i$($\lg c_i$)值绘制标准曲线(校正曲线)。在同样条件下测出对应于待测溶液的 E 值，即可从标准曲线上查出待测溶液中的离子活(浓)度。

③标准加入法又称为添加法或增量法，由于加入前后试液的性质(组成、活度系数、pH、干扰离子、温度等)基本不变，所以测量准确度较高。标准加入法比较适用于组分较为复杂以及非成批试样的分析。

④格氏(Gran)作图法。其步骤和标准加入法相似，只是将 Nerst 方程以另外一种形式表示，并以作图的办法求出待测离子的浓度。

4) 方法条件选择：任何一种分析方法，其测量结果的准确度往往受多种因素的影响，ISE 法也不例外，它的测量结果的准确度同样受许多因素的影响，也就是说，它的测量结果的误差来源是多方面的。影响 ISE 分析结果准确度的几个主要因素包括温度、电动势的测量、干扰离子、溶液的 pH、被测离子的浓度、响应时间、迟滞效应等，对于一个分析者而言，只有了解和掌握各种因素对测量结果的影响情况，了解误差的主要来源，才能在分析过程中正确掌握操作条件，获得准确地分析结果。

(5) 气相色谱法：色谱法主要用于有机化合物和非金属无机离子的测定，如气相色谱法、液相色谱法、离子色谱法等，色谱法应用范围广，高分离性能，分析速度快，样品用量少，自动化程度高，且可同时测定多种化合物。其中气相色谱法适用于测定操作温度下能气化而不分解的各种有机化合物。

1) 方法原理：气相色谱法是利用气体作为流动相的一种色谱法。在此法中，载气(注：不与被测物作用，用来载送试样的惰性气体，如氢、氮等)载着待分离的试样通过色谱柱中的固定相，使试样中各组分分离，然后分别检测。气化室与进样口相接，它的作用是把从进样口注入的液体试样瞬间气化为蒸气，以便随载气带入色谱柱中进行分离，分离后的样品随载气依次带入检测器，检测器将组分的浓度(或质量)变化转化为电信号，电信号经放大后，由记录仪记录下来，即得色谱图。

2) 仪器组成：气相色谱仪基本构造通常由气路系统、进样系统、分离／温控系统、检测系统、数据处理系统组成：

①气相色谱仪具有一个让载气连续运行、管路密闭的气路系统，通过该系统，可以获得纯净的、流速稳定的载气。气路系统中主要包括气源、气体净化装置、气流压力和流速的控制装置等。气路系统的气密性、载气流速的稳定性以及测量流量的准确性，对色谱结果均有很大的影响，因此必须注意控制。

②进样系统的作用是将液体或固体试样，在进入色谱柱之前瞬间气化，然后快速定量地转入到色谱柱中。进样的大小，进样时间的长短，试样的气化速度等都会影响色谱的分离效果和分析结果的准确性和重现性。进样系统包括进样器和气化室两部分。

③分离／温控系统，一般由色谱柱和柱箱组成。色谱柱主要有两类：填充柱和毛细管柱。

④检测系统的作用是将经色谱柱分离后，从柱末端流出的各组分的量转化为易于测量的电信号的装置。根据测量原理的不同，可分为浓度型检测器和质量型检测器。浓度型检测器测量的是载气中某组分浓度瞬间的变化，即检测器的响应值和组分的浓度成正比。如热导池检测器和电子捕获检测器等。质量型检测器测量的是载气中某组分进入检测器的速度变化，即检测器的响应值和单位时间内进入检测器某组分的质量成正比。如氢火焰离子化检测器和火焰光度检测器等。

⑤数据处理系统：数据处理系统首先取得检测器输出的信号(此信号的幅值对时间作图得到色谱图)，其次根据色谱图找出色谱峰的起点，最大值点和终点等，求出色谱峰的保留时间、峰面积(或峰高)，从保留时间进行组分的定性推断，从峰面积(或峰高)依定量计算方法算出组分定量的结果。

3) 定性、定量分析方法：色谱定性分析就是确定各色谱峰所代表的化合物。目前有以下几种：

①根据色谱保留值进行定性分析。各种物质在一定的色谱条件下均有确定不变的保留值，因此，保留值可作为一种定性指标。这种方法简单，不需要其他仪器设备，但由于不同物质在相同的条件下，往往具有相近甚至完全相同保留值，因此，有很大的局限性。其应用仅限于当未知物通过其他方法的考虑（如来源等）可能为某几种化合物时，或属于某种类时作最后确证；其可靠性不足以鉴定完全未知的化合物。

②利用纯物质对照定性。在一定的色谱条件下，一种物质只有一个确定的保留时间。因此将已知纯物质在相同的色谱条件下的保留时间与未知物的保留时间进行比较，就可以定性鉴定未知物。若二者相同，则未知物可能是已知的纯物质；不同，则未知物就不是该纯物质。纯物质对照法定性只适用于组分性质已有所了解，组成比较简单，且有纯物质的未知物。

③根据相对保留值 γ_{21}。相对保留值 γ_{21} 仅与柱温和固定液性质有关，与其他操作条件无关。在色谱手册中都列有各种物质在不同固定液上的保留数据，用已求出的相对保留值与文献相应值比较即可定性。

④加入已知物增加峰高法。当未知样品中组分较多，所得色谱峰过密，用上述方法不易辨认时，或仅作未知样品指定项目分析时均可用此法。首先作出未知样品的色谱图，然后在未知样品加入某已知物，又得到一个色谱图。峰高增加的组分即可能为这种已知物。

⑤保留指数 I，又叫 Kovats 指数，是一种重现性较其它保留数据都好的定性参数。它表示物质在固定液上的保留行为，是目前使用最广泛并被国际上公认的定性指标。保留指数 I 也是一种相对保留值，它是把正构烷烃中某两个组分的调整保留值的对数作为相对的尺度，并假定正构烷烃的保留指数为100n。被测物的保留指数值可用内插法计算。保留指数的物理意义在于它是与被测物质具有相同调整保留时间的假想的正构烷烃的碳数乘以 100。保留指数仅与固定相的性质、柱温有关，与其他实验条件无关。其准确度和重现性都很好。只要柱温与固定相相同，就可应用文献值进行鉴定，而不必用纯物质相对照。

色谱定量分析的依据是被测物质的量与它在色谱图上的峰面积（或峰高）成正比。常见的定量分析方法有以下几种：

①归一化法。该方法简单、准确，操作条件，如进样量、流速等变化时对定量结果影响不大。但此法在实际工作中仍有一些限制，比如，样品的所有组分必须全部流出，且出峰。某些不需要定量的组分也必须测出其峰面积及 f_i 值。此外，测量低含量尤其是微量杂质时，误差较大。

②内标法。当只需要测定试样中某几个组分时，而且试样中所要组分不能完全出峰时，可采用此法。内标法是将一定量的纯物质作为内标物，加入到准确称取的试样中，根据被测物和内标物的质量及其在色谱图上相应的峰面积比，求出某组分的含量。内标法是通过测量内标物及欲测组分的峰面积的比值来计算的，故因操作条件变化引起的误差可抵消，可得到较准确的结果。

③内标标准曲线法。若将内标法中的试样取样量和内标物加入量固定，若以 w_i 对 A_i/A_s 作图可得一直线，即为内标法标准曲线。制作标准曲线时，先将欲测组分的纯物质配成不同浓度的标准溶液，取定量的标准溶液和内标物，混合后进样分析，分别测得 A_i 和 A_s，以 w_i 对 A_i/A_s 作图，分析时，取与制作标准曲线时相同量的试样和内标物，测其峰面积比 A_x/A_s。从标准曲线上查得其含量。内标法不必测出校正因子，操作条件变化的影响小，适合液体式样的常规分析。不必称样，无需数据处理，适合工厂控制分析需要。

④外标法就是应用待测组分的纯物质来制作标准曲线。即以待测组分的纯物质（液体用溶剂稀释，气体用载气或空气稀释）配成不同质量分数（wi）的标准溶液，取固定量标准溶液进样分析，从所得色谱图上测得 Ai 或 hi，以 Ai 或 hi 对 wi 作图即得标准曲线。分析试样时，取与制作标准曲线时相同量的试样，测其峰面积 A_x 或 hi。从标准曲线上查得其质量分数。外标法不使用校正因子，准确性较高；操作条件变化对结果准确性影响较大；对进样量的准确性控制要求较高，适用于大批量试样的快速分析。

4）方法条件选择：气相色谱法实验条件的选择有以下几点：

①载气及其流速的选择。当流速较小时,分子扩散成为色谱峰扩张的主要因素,此时应采用相对分子质量较大的载气(N_2、Ar),使组分在载气中有较小的扩散系数。而当流速较大时,传质项为控制因素,宜采用相对分子质量较小的载气(H_2、He),此时组分在载气中有较大的扩散系数,可减小气相传质阻力,提高柱效。当然载气的选择还必须与检测器相适应。

②柱温的选择。柱温直接影响分离效能和分析速度。首先要考虑到每种固定液都有一定的使用温度。柱温不能高于固定液的最高使用温度,否则固定液挥发流失。选择时可参考有关文献。

③固定液的选择。固定液对分离是起决定作用的。一般来说,担体的表面积越大,固定液用量可以越高,允许的进样量也就越多。为了改善液相传质,应使液膜薄一些。固定液液膜薄,柱效能提高,并可缩短分析时间。但不能太低,否则,允许的进样量太少。分离非极性物质,一般选用非极性固定液,这时试样中各组分按沸点次序先后流出色谱柱,沸点低的先出峰,沸点高的后出峰;分离极性物质,选用极性固定液,这时试样中各组分主要按极性顺序分离,极性小的先流出色谱柱,极性大的后流出色谱柱;分离非极性和极性混合物时,一般选用极性固定液,这时非极性组分先出峰,极性组分(或易被极化的组分)后出峰;对于能形成氢键的试样,如醇、酚、胺和水等的分离。一般选择极性的或是氢键型的固定液,这时试样中各组分按与固定液分子形成氢键的能力大小先后流出,不易形成氢键的先流出,最易形成氢键的最后流出。

④担体的性质和粒度。要求担体的表面积大,表面孔径分布均匀。这样,固定液涂在担体表面上成为均匀的薄膜,液相传质就快,柱效就可提高。担体粒度均匀、细小,也有利于柱效提高。但粒度过小,柱压降增大,对操作不利。

⑤进样时间和进样量。进样必须快,一般在一秒钟之内。进样时间过长,会增大峰宽,峰变形。进样量一般液体 $0.1\sim5\mu L$,气体 $0.1\sim10ml$,进样太多,会使几个峰叠加,分离不好。

⑥气化温度。在保证试样不分解的情况下,适当提高气化温度对分离及定量有利。

(6)高效液相色谱法:高效液相色谱法则不受样品挥发度和热稳定性的限制,非常适合分子量较大、难气化、不易挥发或对热敏感的物质、离子型化合物及高聚物的分离分析。离子色谱法适用于多种离子的测定,如 7 种常见阴离子(F^-、Cl^-、Br^-、NO_2^-、NO_3^-、SO_4^{2-}、PO_4^{3-})和 6 种常见阳离子(Li^+、Na^+、NH_4^+、K^+、Mg^{2+}、Ca^{2+})。

1)方法原理:高效液相色谱法是在经典液相色谱基础上,采用了高压泵、高效固定相和高灵敏度检测器,实现了高效分离和自动化操作。高效液相色谱法具有高柱效、高选择性、分析速度快、灵敏度高、重复性好、应用范围广等优点。

根据分离机制的不同,高效液相色谱法可分为下述几种主要类型:

①液液分配色谱法及化学键合相色谱。流动相和固定相都是液体。流动相与固定相之间应互不相溶(极性不同,避免固定液流失),有一个明显的分界面。当试样进入色谱柱,溶质在两相间进行分配。当流动相的极性小于固定液的极性时,称为正相液液分配色谱法;当流动相的极性大于固定液的极性时,称为反相液液分配色谱法。

②液固色谱法。流动相为液体,固定相为吸附剂(如硅胶、氧化铝等)。这是根据试样各组分在吸附剂上吸附性能差异实现分离的。

③离子交换色谱法是以离子交换剂作为固定相,其基于离子交换树脂上可电离的离子与流动相中具有相同电荷的溶质离子进行可逆交换,依据这些离子以交换剂具有不同的亲和力而将它们分离。凡是在溶剂中能够电离的物质通常都可以用离子交换色谱法来进行分离。

④离子对色谱法是将一种(或多种)与溶质分子电荷相反的离子(称为对离子或反离子)加到流动相或固定相中,使其与溶质离子结合形成疏水型离子对化合物,从而控制溶质离子的保留行为。离子对色谱法(特别是反相)解决了以往难以分离的混合物的分离问题,诸如酸、碱和离子、非离子混合物,特别是一些生化试样如核酸、核苷、生物碱以及药物等分离。

⑤离子色谱法用离子交换树脂为固定相,电解质溶液为流动相。以电导检测器为通用检测器,为消除流动相中强电解质背景离子对电导检测器的干扰,设置了抑制柱。试样组分在分离柱和抑制柱上

的反应原理与离子交换色谱法相同。离子色谱法是溶液中阴离子分析的最佳方法。也可用于阳离子分析。

⑥空间排阻色谱法以凝胶为固定相。它类似于分子筛的作用，但凝胶的孔径比分子筛要大得多，一般为数纳米到数百纳米。溶质在两相之间不是靠其相互作用力的不同来进行分离，而是按分子大小进行分离。分离只与凝胶的孔径分布和溶质的流动力学体积或分子大小有关。试样进入色谱柱后，随流动相在凝胶外部间隙以及孔穴旁流过。在试样中一些太大的分子不能进入胶孔而受到排阻，因此就直接通过柱子，首先在色谱图上出现，一些很小的分子可以进入所有胶孔并渗透到颗粒中，这些组分在柱上的保留值最大，在色谱图上最后出现。

2）仪器组成：高效液相色谱仪一般由流动相贮液器和溶剂处理系统、高压泵系统、进样系统、色谱柱、检测器、恒温器、记录仪等主要部件组成。

3）定性、定量分析方法：气相色谱中的定性、定量方法也适用于高效液相色谱。

4）方法条件选择：要正确地选择色谱分离方法，首先必须尽可能多的了解样品的有关性质，其次必须熟悉各种色谱方法的主要特点及其应用范围。选择色谱分离方法的主要根据是样品的相对分子质量的大小，在水中和有机溶剂中的溶解度，极性和稳定程度以及化学结构等物理、化学性质。

对于相对分子质量较低（一般在200以下），挥发性比较好，加热又不易分解的样品，可以选择气相色谱法进行分析。相对分子质量在200～2000的化合物，可用液固吸附、液-液分配和离子交换色谱法。相对分子质量高于2000，则可用空间排阻色谱法。水溶性样品最好用离子交换色谱法和液液分配色谱法；微溶于水，但在酸或碱存在下能很好电离的化合物，也可用离子交换色谱法；油溶性样品或相对非极性的混合物，可用液-固色谱法。若样品中包含离子型或可离子化的化合物，或者能与离子型化合物相互作用的化合物（例如配位体及有机螯合剂），可首先考虑用离子交换色谱，但空间排阻和液液分配色谱也都能顺利地应用于离子化合物；异构体的分离可用液固色谱法；具有不同官能团的化合物、同系物可用液液分配色谱法；对于高分子聚合物，可用空间排阻色谱法。

在气相色谱中，载气是惰性的（与组分分子之间的作用力可忽略不计），常用的只有三四种，它们的性质差异也不大，所以要提高柱子的选择性，只要选择合适的固定相即可。但在液相色谱中，当固定相选定后，流动相的种类、配比能显著的影响分离效果，因此，流动相的选择非常重要。选择流动相时应注意下列几个因素：

①流动相纯度。防止微量杂质长期累积损坏色谱柱和使检测器噪声增加。

②避免流动相与固定相发生作用而使柱效下降或损坏柱子。如在液-液色谱中，流动相应与固定液互不相溶，否则，会使固定液溶解流失；酸性溶剂破坏氧化铝固定相等。

③对试样要有适宜的溶解度。试样在流动相中应有适宜的溶解度，防止产生沉淀并在柱中沉积。

④溶剂的粘度小些为好，否则，会降低试样组分的扩散系数，造成传质速率缓慢，柱效下降。

⑤应与检测器相匹配。

在选择溶剂时，溶剂的极性是选择的重要依据。例如，采用正相液-液分配分离时：首先选择中等极性溶剂，若组分的保留时间太短，降低溶剂极性，反之增加。也可在低极性溶剂中，逐渐增加其中的极性溶剂，使保留时间缩短。

常用溶剂的极性顺序：

水（最大）＞甲酰胺＞乙腈＞甲醇＞乙醇＞丙醇＞丙酮＞二氧六环＞四氢呋喃＞甲乙酮＞正丁醇＞乙酸乙酯＞乙醚＞异丙醚＞二氯甲烷＞氯仿＞溴乙烷＞苯＞四氯化碳＞二硫化碳＞环己烷＞己烷＞煤油（最小）。

除此之外，在选择溶剂时，溶剂的极性是最重要的依据，有时还需要采用二元或多元组合溶剂作为流动相，以灵活调节流动相的极性或增加选择性，以改进分离或调整出峰时间。选择时要参阅有关手册，并通过实验确定。

工作场所空气中常见化学因素采用的实验室分析方法详见表2-3-4。

表 2-3-4　工作场所空气中常见化学因素测定方法一览表

类别	有害物质名称	职业卫生标准	方法名称
镉及其化合物	镉和氧化镉	工作场所空气中镉及其化合物的测定方法（GBZ/T 160.5—2004）	火焰原子吸收光谱法
铬及其化合物	铬、铬酸盐、重铬酸盐和三氧化铬	工作场所空气中铬及其化合物的测定方法（GBZ/T 160.7—2004）	火焰原子吸收光谱法
钴及其化合物	钴和氧化钴	工作场所空气中钴及其化合物的测定方法（GBZ/T 160.8—2004）	火焰原子吸收光谱法
铜及其化合物	铜和氧化铜	工作场所空气中铜及其化合物的测定方法（GBZ/T 160.9—2004）	火焰原子吸收光谱法
铅及其化合物	铅、氧化铅	工作场所空气中铅及其化合物的测定方法（GBZ/T 160.10—2004）	①火焰原子吸收光谱法 ②双硫腙分光光度法 ③氢化物 - 原子吸收光谱法 ④微分电位溶出法
锰及其化合物	锰和二氧化锰	工作场所空气中锰及其化合物的测定方法（GBZ/T 160.13—2004）	①火焰原子吸收光谱法 ②磷酸 - 高锰酸钾分光光度法
汞及其化合物	汞和氯化汞	工作场所空气中汞及其化合物的测定方法（GBZ/T 160.14—2004）	①原子荧光光谱法 ②冷原子吸收光谱法
		工作场所空气中汞及其化合物的测定方法（GBZ/T 160.14—2004）	双硫腙分光光度法
镍及其化合物	镍、氧化镍和硝酸镍	工作场所空气中镍及其化合物的测定方法（GBZ/T 160.16—2004）	火焰原子吸收光谱法
钾及其化合物	钾、氢氧化钾和氯化钾	工作场所空气中钾及其化合物的测定方法（GBZ/T 160.17—2004）	火焰原子吸收光谱法
钠及其化合物	钠、氢氧化钠和碳酸钠	工作场所空气中钠及其化合物的测定方法（GBZ/T 160.18—2004）	火焰原子吸收光谱法
铊及其化合物	铊和氧化铊	工作场所空气中铊及其化合物的测定方法（GBZ/T 160.21—2004）	石墨炉原子吸收光谱法
锡及其化合物	锡、二氧化锡	工作场所空气中锡及其化合物的测定方法（GBZ/T 160.22—2004）	火焰原子吸收光谱法
锌及其化合物	包括锌、氧化锌和氯化锌	工作场所空气中锌及其化合物的测定方法（GBZ/T 160.25—2004）	①火焰原子吸收光谱法 ②双硫腙分光光度法
无机含碳化合物	包括一氧化碳和二氧化碳	工作场所空气中无机含碳化合物的测定方法（GBZ/T 160.28—2004）	一氧化碳和二氧化碳的不分光红外线气体分析仪法
	一氧化碳	工作场所空气中无机含碳化合物的测定方法（GBZ/T 160.28—2004）	一氧化碳的直接进样 - 气相色谱法
无机含氮化合物	一氧化氮和二氧化氮	工作场所空气中无机含氮化合物的测定方法（GBZ/T 160.29—2004）	一氧化氮和二氧化氮的盐酸萘乙二胺分光光度法
	氨	工作场所空气中无机含氮化合物的测定方法（GBZ/T 160.29—2004）	氨的纳氏试剂分光光度法
	氰化氢和氰化物	工作场所空气中无机含氮化合物的测定方法（GBZ/T 160.29—2004）	氰化氢和氰化物的异烟酸钠 - 巴比妥酸钠分光光度法
无机含磷化合物	磷酸	工作场所空气中无机含磷化合物的测定方法（GBZ/T 160.30—2004）	磷酸的钼酸铵分光光度法
	磷化氢	工作场所空气中无机含磷化合物的测定方法（GBZ/T 160.30—2004）	磷化氢的气相色谱法
		工作场所空气中无机含磷化合物的测定方法（GBZ/T 160.30—2004）	磷化氢的钼酸铵分光光度法

类别	有害物质名称	职业卫生标准	方法名称
无机含磷化合物	五氧化二磷和三氯化磷	工作场所空气中无机含磷化合物的测定方法（GBZ/T 160.30—2004）	五氧化二磷和三氯化磷的钼酸铵分光光度法
		工作场所空气中无机含磷化合物的测定方法（GBZ/T 160.30—2004）	五氧化二磷和三氯化磷的对氨基二甲基苯胺分光光度法
砷及其化合物	三氧化二砷、五氧化二砷（除砷化氢外）	工作场所空气中砷及其化合物的测定方法（GBZ/T 160.31—2004）	①氢化物-原子荧光光谱法②氢化物-原子吸收光谱法
	三氧化二砷、五氧化二砷（除硫化砷和砷化氢外）	工作场所空气中砷及其化合物的测定方法（GBZ/T 160.31—2004）	二乙氨基二硫代甲酸银分光光度法
	砷化氢	工作场所空气中砷及其化合物的测定方法（GBZ/T 160.31—2004）	砷化氢的二乙氨基二硫代甲酸银分光光度法
氧化物	臭氧	工作场所空气中氧化物的测定方法（GBZ/T 160.32—2004）	臭氧的丁子香酚分光光度法
	过氧化氢	工作场所空气中氧化物的测定方法（GBZ/T 160.32—2004）	过氧化氢的四氯化钛分光光度法
硫化物	二氧化硫	工作场所空气中硫化物的测定方法（GBZ/T 160.33—2004）	二氧化硫的四氯汞钾-盐酸副玫瑰苯胺分光光度法
		工作场所空气中硫化物的测定方法（GBZ/T 160.33—2004）	二氧化硫的甲醛缓冲液-盐酸副玫瑰苯胺分光光度法
	三氧化硫和硫酸	工作场所空气中硫化物的测定方法（GBZ/T 160.33—2004）	三氧化硫和硫酸的离子色谱法
		工作场所空气中硫化物的测定方法（GBZ/T 160.33—2004）	三氧化硫和硫酸的氯化钡比浊法
	硫化氢	工作场所空气中硫化物的测定方法（GBZ/T 160.33—2004）	硫化氢的硝酸银比色法
氟化物	氟化氢	工作场所空气中氟化物的测定方法（GBZ/T 160.36—2004）	离子选择电极法
		工作场所空气中氟化物的测定方法（GBZ/T 160.36—2004）	氟化氢的离子色谱法
氯化物	氯气	工作场所空气中氯化物的测定方法（GBZ/T 160.37—2004）	氯气的甲基橙分光光度法
	氯化氢和盐酸	工作场所空气中氯化物的测定方法（GBZ/T 160.37—2004）	氯化氢和盐酸的离子色谱法
		工作场所空气中氯化物的测定方法（GBZ/T 160.37—2004）	氯化氢和盐酸的硫氰酸汞分光光度法
烷烃类化合物	正戊烷、正己烷和正庚烷	工作场所空气中烷烃类化合物的测定方法（GBZ/T 160.38—2007）	正戊烷、正己烷和正庚烷的热解吸-气相色谱法
混合烃类化合物	溶剂汽油、液化石油气、抽余油	工作场所空气中混合烃类化合物的测定方法（GBZ/T 160.40—2004）	溶剂汽油、液化石油气和抽余油的直接进样-气相色谱法
	溶剂汽油、非甲烷总烃	工作场所空气中混合烃类化合物的测定方法（GBZ/T 160.40—2004）	溶剂汽油和非甲烷总烃的热解吸-气相色谱法
脂环烃类化合物	环己烷、甲基环己烷和松节油	工作场所空气中脂环烃类化合物的测定方法（GBZ/T 160.41—2004）	环己烷、甲基环己烷和松节油的溶剂解吸-气相色谱法
	环己烷和甲基环己烷	工作场所空气中脂环烃类化合物的测定方法（GBZ/T 160.41—2004）	环己烷和甲基环己烷的热解吸-气相色谱法
芳香烃类化合物	苯、甲苯、二甲苯、乙苯、苯乙烯	工作场所空气中芳香烃化合物的测定方法（GBZ/T 160.42—2007）	苯、甲苯、二甲苯、乙苯和苯乙烯的溶剂解吸-气相色谱法
		工作场所空气中芳香烃化合物的测定方法（GBZ/T 160.42—2007）	苯、甲苯、二甲苯、乙苯和苯乙烯的热解吸-气相色谱法

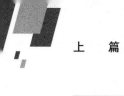

续表

类别	有害物质名称	职业卫生标准	方法名称
卤代烷烃类化合物	三氯甲烷、四氯化碳、二氯乙烷、六氯乙烷和三氯丙烷	工作场所空气中卤代烷烃类化合物的测定方法（GBZ/T 160.45—2007）	三氯甲烷、四氯化碳、二氯乙烷、六氯乙烷和三氯丙烷的溶剂解吸 - 气相色谱法
	氯甲烷、二氯甲烷和溴甲烷	工作场所空气中卤代烷烃类化合物的测定方法（GBZ/T 160.45—2007）	氯甲烷、二氯甲烷和溴甲烷的直接进样 - 气相色谱法
卤代不饱和烃类化合物	二氯乙烯、三氯乙烯和四氯乙烯	工作场所空气中卤代不饱和烃类化合物的测定方法（GBZ/T 160.46—2004）	二氯乙烯、三氯乙烯和四氯乙烯的溶剂解吸 - 气相色谱法
	氯乙烯、二氯乙烯、三氯乙烯和四氯乙烯	工作场所空气中卤代不饱和烃类化合物的测定方法（GBZ/T 160.46—2004）	氯乙烯、二氯乙烯、三氯乙烯和四氯乙烯的热解吸 - 气相色谱法
醇类化合物	甲醇、乙二醇、丁醇、异戊醇、丙烯醇、氯乙醇、异丙醇、异辛醇和二丙酮醇	工作场所空气中醇类化合物的测定方法（GBZ/T 160.48—2007）	甲醇、异丙醇、丁醇、异戊醇、异辛醇、糠醇、二丙酮醇、丙烯醇、乙二醇和氯乙醇的溶剂解吸 - 气相色谱法
酚类化合物	苯酚和甲酚	工作场所空气中酚类化合物的测定方法（GBZ/T 160.51—2007）	苯酚和甲酚的溶剂解吸 - 气相色谱法
脂肪族醛类化合物	甲醛	工作场所空气中脂肪族醛类化合物的测定方法（GBZ/T 160.54—2007）	甲醛的酚试剂分光光度法
脂肪族酮类化合物	丙酮、丁酮和甲基异丁基甲酮	工作场所空气中脂肪族酮类化合物的测定方法（GBZ/T 160.55—2007）	丙酮、丁酮和甲基异丁基甲酮的溶剂解吸 - 气相色谱法
	丙酮、丁酮、甲基异丁基甲酮和双乙烯酮	工作场所空气中脂肪族酮类化合物的测定方法（GBZ/T 160.55—2007）	丙酮、丁酮、甲基异丁基甲酮和双乙烯酮的热解吸 - 气相色谱法
酯环酮和芳香族酮类化合物	环己酮	工作场所空气中酯环酮和芳香族酮类化合物的测定方法（GBZ/T 160.56—2004）	环己酮的溶剂解吸 - 气相色谱法
环氧化合物	环氧乙烷、环氧丙烷和环氧氯丙烷	工作场所空气中环氧化合物的测定方法（GBZ/T 160.58—2004）	环氧乙烷、环氧丙烷和环氧氯丙烷的直接进样 - 气相色谱法
	环氧乙烷	工作场所空气中环氧化合物的测定方法（GBZ/T 160.58—2004）	环氧乙烷的热解吸 - 气相色谱法
羧酸类化合物	甲酸、乙酸、丙酸、丙烯酸或氯乙酸	工作场所空气中羧酸类化合物的测定方法（GBZ/T 160.59—2004）	甲酸、乙酸、丙酸、丙烯酸或氯乙酸的溶剂解吸 - 气相色谱法
酰胺类化合物	二甲基甲酰胺、二甲基乙酰胺、丙烯酰胺	工作场所空气中酰胺类化合物的测定方法（GBZ/T 160.62—2004）	二甲基甲酰胺、二甲基乙酰胺和丙烯酰胺的溶剂采集 - 气相色谱法
饱和脂肪族酯类化合物	甲酸甲酯、甲酸乙酯、乙酸甲酯、乙酸乙酯、乙酸丙酯、乙酸丁酯、乙酸戊酯、1,4-丁内酯	工作场所空气中饱和脂肪族酯类化合物的测定方法（GBZ/T 160.63—2007）	甲酸酯类、乙酸酯类和 1,4- 丁内酯的溶剂解吸 - 气相色谱法
	硫酸二甲酯	工作场所空气中饱和脂肪族酯类化合物的测定方法（GBZ/T 160.63—2007）	硫酸二甲酯的高效液相色谱法
不饱和脂肪族酯类化合物	甲基丙烯酸甲酯	工作场所空气中不饱和脂肪族酯类化合物的测定方法（GBZ/T 160.64—2004）	甲基丙烯酸甲酯的直接进样 - 气相色谱法
异氰酸酯类化合物	甲苯二异氰酸酯（TDI）和二苯基甲烷二异氰酸酯（MDI）	工作场所空气中异氰酸酯类化合物的测定方法（GBZ/T 160.67—2004）	甲苯二异氰酸酯（TDI）和二苯基甲烷二异氰酸酯（MDI）的溶剂采集 - 气相色谱法
	二苯基甲烷二异氰酸酯（MDI）和多次甲基多苯基二异氰酸酯（PMPPI）	工作场所空气中异氰酸酯类化合物的测定方法（GBZ/T 160.67—2004）	二苯基甲烷二异氰酸酯（MDI）和多次甲基多苯基二异氰酸酯（PMPPI）的盐酸萘乙二胺分光光度法

（三）工作场所空气中常见化学因素的日常（在线）监测

空气监测指对存在于空气中的污染物质进行定点、连续或定时的采样和测量。为了对工作场所中空气进行监测，一般可在有代表性的地点设立若干个空气监测点，安装自动监测的仪器作连续自动监测，及时收集、分析相关的数据。工作场所空气中监测的项目主要包括 CO、SO_2、氮氧化物、挥发性有机物等。

1. 工作场所 CO 在线监测　市面上 CO 监测仪种类繁多，但大体均由气体检测模块、数据处理模块以及报警和通信模块组成。其工作原理为：CO 监测仪通过采样泵将工作场所空气中的 CO 气体吸入，经取样探头抽入，样气再经过预处理，CO 分析仪，从而完成对 CO 气体浓度的测定，见图 2-3-10。目前常用的 CO 在线分析方法主要有红外线气体分析法和 CO 氧化还原法。

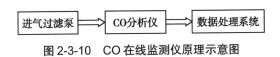

图 2-3-10　CO 在线监测仪原理示意图

（1）红外线气体分析法：当空气中的 CO 进入分析仪内时，选择性吸收红外线，在一定范围内，吸收值与其浓度呈定量关系，根据吸收值测定 CO 浓度。

（2）CO 氧化还原法：其传感器使用 Pt 作为催化接触电极，以全氟磺酸隔膜为固体电解质，当 CO 通过外壳上的气孔经透气膜扩散到工作电极表面时，在催化剂作用下，CO 发生氧化还原反应：$2CO + O_2 \longrightarrow 2CO_2$。两个电极发生上述氧化还原反应，电极间形成电位差，通过测量产生的电流计算 CO 浓度。

2. 工作场所 SO_2 在线监测　目前常用的 SO_2 在线监测传感器利用电化学控制电位电解的基本原理研制而成，其结构图见图 2-3-11。该传感器工作原理为：在电解液中放置 3 个电极，当被测气体进入传感器后，在电极之间进行氧化还原反应。当电极的电势与催化活性足够高时，透过隔膜进入电极的 SO_2 迅速反应。根据菲克斯定律，所产生的极限扩散电流与被测气体浓度呈线性关系，测量工作电极和对应电极间的电流，即可定量测量被测气体浓度。

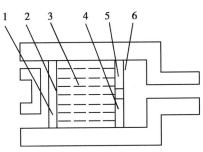

图 2-3-11　SO_2 传感器结构图
1- 工作电极；2、6- 气体通过膜；
3- 电解液；4- 对应电极；5- 参考电极

3. 工作场所氮氧化物在线监测　氮氧化物的监测方法较多，有定电位电解法、红外线吸收法、化学发光法、差分吸收光谱法等。其中红外线吸收法具有测量范围宽、反应快、精度高、灵敏度高、能连续分析等特点，因此应用较广。工作场所中氮氧化物成分为 NO 和 NO_2 的混合物，由于这两种气体的红外线区域特征波长的不同，因此使用两个红外线分析仪分别测量 NO 和 NO_2 的含量，最后再换算出氮氧化物的总含量。

4. 工作场所挥发性有机物在线监测　挥发性有机化合物（volatile organic compounds，VOCs）是工作场所空气中普遍存在且对环境影响最为严重的有机污染物。VOCs 在线监测方法主要有：

（1）质子转移反应质谱技术：该方法主要是将化学电离理念以及流动漂移管模型技术进行结合所形成的一种新技术，具有高灵敏度、快速响应速度、高瞬时清晰度及低裂解度等优点，并且在应用过程中，能够直接进行工作，不需要对样品进行处理，同时不易受到空气中相关物质影响，因此应用较为广泛。

（2）傅里叶变换红外光谱技术：傅里叶变换红外光谱技术具有测量速度快、精度高、分辨率高、测定波段宽、杂散光低和信号多路传输等优点，同时还不需要采样及样品的预处理，可以同时对多种气体污染物进行在线自动测量，因此非常适合对空气污染物进行定性或定量的动态分析，尤其是大气中的挥发性有机物质，如丙烯醛、苯、甲醇和氯仿等。

（3）激光光谱技术：利用激光功率密度高、光子通量大、单色性和指向性好、可快速调谐等特性以及激光与物质相互作用所产生的独特现象，相继建立和发展起了许多激光光谱分析方法，如激光诱导荧光、差分吸收光谱、激光拉曼散射以及激光雷达等，这些方法的出现极大地提高了灵敏度和选择性，使得空气中痕量VOCs的实时、快速和在线监测成为了可能。

（4）飞行时间质谱技术：飞行时间质谱技术主要通过对动能相同但质荷比的离子在条件恒定的电场环境进行运动，在距离确定的状况下对不同物质的结构进行测试的一种方法。采用质子转移反应飞行时间质谱方法对工作场所中VOCs进行在线监测，乙醛、丙酮、苯、甲苯、二甲苯在一分钟左右其检出限值可达到ppb。

（梁嘉斌　陈　纠　冯玉超　周丽屏　刘移民）

四、工作场所物理性因素的监测

（一）气象条件标准方法

温度、湿度、风速和气压等气象条件贯穿于职业卫生评价和监测活动的全过程，是判定监测设备、监测方法能否满足工作场所和检测环境要求的重要依据，是对空气中有害物质监测结果进行标准化的基本条件。

目前，我国各部门制定的标准对温度、湿度、风速和气压的测量有不同的要求，如国家环境保护局制定的《室内空气质量检测技术规范》（HJ/T 167—2004），国家质量监督检验检疫总局制定的《高温作业环境气象条件测定方法》（GB/T 934—2008）、住房和城乡建设部制定的《采暖通风与空气调节工程检测技术规程》（JGJ/T 260—2011）以及住房和城乡建设部与国家质量监督检验检疫总局联合制定的《洁净厂房设计规范》（GB 50073—2013）均在一定程度上对温度、制度、风速和气压的测量做了一定的规定。这里仅介绍工作场所职业病危害因素监测常用的方法。

1. 温度　温度的测量方法有两种。

（1）接触式：如玻璃液体温度计、热电偶或热电阻温度计等，它们是利用空气与测温材料热平衡量实现温度计量。接触式测温仪表比较简单、可靠，测量精度较高；但因测温元件与被测介质需要进行充分的热交换，需要一定的时间才能达到热平衡，所以存在测温的延迟现象，同时受耐高温材料的限制，不能应用于很高的温度测量。

（2）非接触式：基于物体的热辐射原理设计而成的。测量时，感温元件不与被测对象直接接触，通常用来移动旋转或反应迅速的高温物体的温度或表面温度。非接触测温仪多为红外测温仪，可测远距离目标和人无法接近场合温度检测，便于携带测量方便。

温度的测量包括空气温度的测量和生产性环境高温的测量，空气温度的测量方法有以下几种：

（1）玻璃液体温度计法

1）原理：玻璃液体温度计是由容纳温度计液体的薄壁温包和一根与温包密封连接的玻璃细管组成。空气温度的变化会引起温包温度的变化，温包内液体体积则随之变化。当温包温度增加时液体膨胀，细管内液柱上升，反之亦然。玻璃细管上标以刻度，以指示管内液柱的高度，液柱高度读数准确地指示了温包的温度。

2）测量范围：空气温度0～50℃，刻度最小分值不大于0.2℃，测量精度±0.5℃。

3）测点布置：①测点数量：室内面积不足50m²的设置1个测点，50～200m²的设置2个测点，200m²以上的设置3～5个测点。②测点位置：室内1个测点的设置在中央，2个采样点的设置在室内对称点上，3个测点的设置在室内对角线的四等分的3个等分点上，5个测点的按梅花布点，其他按均匀布点原则设置。③测点距离：测点距离地面高度1～1.5m，距墙壁不小于0.5m，室内空气温度测点还应距离热源不小于0.5m。

4）测量步骤：①经5～10min后读数，读数时先读小数后再读整数。读数时视线应与温度计标尺垂直，水银温度计按凸月面的最高点读数，酒精温度计按凹月面的最低点读数。②读数应快速准确，以免人的呼吸气影响读数的准确性。③由于玻璃的热后效应，玻璃液体温度计零点位置应经常用标准温度计校正，如零点有位移时，应把位移值加到读数上。为了防止日光等热辐射的影响，必要时温包需用热遮蔽。

5）结果计算见式 2-3-15（单位均为摄氏度℃）：

$$t_实 = t_测 + d \qquad\qquad （式 2-3-15）$$

式中：$t_实$——实际温度；

$t_测$——测定温度；

d——零点位移值，其中 $d = a - b$（a- 温度计所示零点；b- 标准温度计校准的零点位置）。

一个区域内的测定结果以该区域内各测点的算术平均值给出。

（2）数显式温度计法

1）原理：采用 PN 结热敏电阻、热电偶、铂电阻等作为温度计的温度传感器，通过传感器自身随温度变化产生电信号经放大、A/D 变换后，由显示器直接显示空气温度。

2）测量范围：空气温度 0～60℃，最小分辨率为 0.1℃，测量精度 ±0.5℃。

3）测量布置：同玻璃液体温度计法测量布置。

4）测量步骤：按要求对仪器进行期间核查和使用前校准，根据仪器使用说明书进行操作，待显示器显示的读数稳定后，即可读出温度值。

5）结果表达：一个区域内的测定结果以该区域内各测点的算术平均值给出。

高温的具体测量方法和步骤：

（1）测量仪器

1）WBGT 指数测定仪，WBGT 指数测量范围为 21～49℃，可用于直接测量

2）干球温度计（测量范围为 10～60℃）、自然湿球温度计（测量范围为 5～40℃）、黑球温度计（直径为 150mm 或 50mm 的黑球，测量范围为 20～120℃）。分别测量三种温度，通过公式计算 WBGT 指数：①室外：WBGT = 湿球温度（℃）×0.7 + 黑球温度（℃）×0.2 + 干球温度（℃）×0.1；②室内：WBGT = 湿球温度（℃）×0.7 + 黑球温度（℃）×0.3。

（2）测量时间

1）常年从事高温作业，在夏季最热月测量；不定期接触高温作业，在工期内最热月测量；从事室外作业，在最热月晴天有太阳辐射时测量。

2）作业环境热源稳定时，每天测 3 次，工作开始后及结束前 0.5 小时分别测 1 次，工作中测 1 次，取平均值。如在规定时间内停产，测量时间可提前或推后。

3）作业环境热源不稳定，生产工艺周期变化较大时，分别测量并计算时间加权平均 WBGT 指数。

4）测量持续时间取决于测量仪器的反应时间。

（3）测点位置

1）测点应包括温度最高和通风最差的工作地点。

2）劳动者工作时流动的，在流动范围内，相对固定工作地点分别进行测量，计算时间加权 WBGT 指数。

3）测量高度：立姿作业为 1.5m，坐姿作业为 1.1m。作业人员受热不均时，应分别测量头部、腹部和踝部，立姿作业为 1.7m、1.1m、0.1m，坐姿作业为 1.1m、0.6m 和 0.1m。

（4）测点数量

1）工作场所无生产性热源，选择 3 个测点，取平均值；存在生产性热源的工作场所，选择 3～5 个测点，取平均值。

2）工作场所被隔离为不同热环境或通风环境，每个区域内设置 2 个测点，取平均值。

（5）测量

1）测量前应按照仪器使用说明书进行校正；

2）确定湿球温度计的储水槽注入蒸馏水，确保棉芯干净且充分浸湿；

3）在开机的过程中，如果显示的电池电压低，则应更换电池或给电池充电；

4）测量前或者加水后，需 10 分钟的稳定时间。

2. 湿度　相对湿度测量结果受风速、温度和气压的影响。目前大多数的标准选择使用干湿球法、氯化锂露点法和电阻电容法测量相对湿度。

（1）干湿球法

1）原理：将两支完全相同的水银温度计都装入金属套管中，水银温度计球部有双重辐射防护管。套装顶部装有一个用发条或电驱动的风扇，风扇启动后抽吸空气均匀地通过套管，使球部处于≥2.5m/s的气流中，测定干湿球温度计的温度，然后根据干湿球温度计的温差，计算出空气的相对湿度。

2）测量范围：在 −10～45℃ 的条件下，相对湿度的测量范围为 10%～100%。机械通风干湿表与电动通风干湿表温度刻度最小分值均大不与 0.2℃，测量精度均为 ±3%。

3）测点布置：①测点数量：室内面积不足 50m² 的设置 1 个测点，50～200m² 的设置 2 个测点，200m² 以上的设置 3～5 个测点。②测点位置：室内 1 个测点的设置在中央，2 个采样点的设置在室内对称点上，3 个测点的设置在室内对角线的四等分的 3 个等分点上，5 个测点的按梅花布点，其他均按均匀布点原则设置。③测点距离：测点距离地面高度 1～1.5m，距墙壁不小于 0.5m，室内空气温度测点还应距离热源不小于 0.5m。

4）测量步骤：机械通风干湿表通风器作用时间校正：根据使用说明书操作，其通风器的全部作用时间不得少于 6 分钟；用吸管吸取蒸馏水送入湿球温度计套管内，湿润温度计头部纱条；机械通风干湿表上满发条，电动通风干湿表则应接通电源，使通风器转动；通风 5 分钟后读取干、湿温度所示温度。

5）结果计算：

$$F = (Pe/PE) \times 100\% \tag{式 2-3-16}$$

式中：F—相对湿度 %；

　　Pe—空气中水气压，单位为帕；

　　PE—干球温度条件下的饱和水气压，查表得出，单位为帕。

水汽压 Pe 计算公式：

$$Pe = PBt' - AP(t - t') \tag{式 2-3-17}$$

式中：Pe—测定时空气的水气压；

　　PBt'—湿度温度下的饱和水气压；

　　A—温度计系数，与湿球温度计头部风速有关，通常取 0.000 677℃⁻¹；

　　P—测定时大气压力，单位为帕；

　　t—干球温度，单位为摄氏度；

　　t'—湿球温度，单位为摄氏度。

6）结果表达：一个区域内的测定结果以该区域内各测点的算术平均值给出。

（2）氯化锂露点法

1）原理：通过测量氯化锂饱和溶液的水气压与环境空气水气压平衡时的温度，来确定空气的相对湿度。氯化锂湿度计的侧头在通电前其温度与周围空气的温度相同，侧头上氯化锂的水气压低于空气的水气压，此时氯化锂吸收空气的水分为溶液状态，两电极间的电阻很小，通过电流很大，侧头逐渐加热。随着侧头温度升高，氯化锂溶液中的水气压逐渐升高，水气析出。当测头氯化锂的水气压与空气中水气压相同时，测头不再加热并维持在一定温度上，测头的温度即是空气的露点温度。

2）测量范围：露点温度为 −45～60℃，测定精度为 ±3%。

3）测点布置：同干湿球法。

4）测量步骤：根据使用说明书操作，通电 10 分钟后再读值；氯化锂测头连续工作一定时间后应清洗，湿敏元件不要随意拆动，并不得在腐蚀性气体浓度高的环境中使用；按要求对仪器进行期间核查和使用前校准。

5）结果表达：直接读取显示器上的空气相对湿度值，一个区域内的测定结果以该区域内各测点的算术平均值给出。

（3）电阻电容法：

1）原理：利用湿敏元件的电阻值、电容值随环境湿度的变化而按一定规律变化的特性进行了湿度测量。

2）测量范围：在 0～60℃ 条件下，电阻式湿度计的相对湿度测量范围为 10%～90%，电容式温度计的相对湿度测量范围为 0%～100%。

3）测点布置：同干湿球法。

4）测量步骤：仪器操作按使用说明书进行，待仪器示值稳定后直接读出相对湿度值；仪器湿敏元件的湿感部分不能以手触摸，并避免受灰尘污染、有害气体腐蚀或凝露；按要求对仪器进行期间核查和使用前校准。

5）结果表达：一个区域内的测定结果以该区域内各测点的算术平均值给出。

3．风速　一般风速监测选择热电风速计法。

（1）原理：热电式风速计由侧头和测量仪表组成，侧头的加热圈（丝）暴露在一定大小的风速下，引起侧头加热电流或电压的变化，由于侧头温度升高的程度与风速呈负相关，故可由指针或数字显示风速值。

（2）测量范围和误差：指针式热电风速计或数显式热电风速计，测量范围 0.1～10m/s；在 0.1～2m/s 范围内，其测量误差不大于 ±10m/s。

（3）测点布置：

1）测点数量：室内面积不足 50m² 的设置 1 个测点，50～200m² 的设置 2 个测点，200m² 以上的设置 3～5 个测点。

2）测点位置：室内 1 个测点的设置在中央，2 个采样点的设置在室内对称点上，3 个测点的设置在室内对角线的四等分的 3 个等分点上，5 个测点的按梅花布点，其他按均匀布点原则设置。

3）测点距离：测点距离地面高度 1～1.5m，距墙壁不小于 0.5m，室内空气温度测点还应距离热源不小于 0.5m。

（4）测量步骤：

1）使用指针式热电风速计时按说明书调整仪表的零点和满度，使用数显式热电风速计时需要进行自检或预热。

2）轻轻将测杆测头拉出，测头上的红点对准来风方向，读出风速值。

3）按要求对仪器进行期间核查和使用前校准。

（5）结果计算：一个区域内测定结果以该区域内各测点值的算数平均值给出。

4．气压　测量气压的常用仪器有水银气压计、空盒气压计。我们介绍空盒气压表法的具体监测步骤。

（1）原理：根据金属空盒随气压高低的变化而压缩或膨胀的特性测量大气压。由感应、传递和指示三部分组成。近于真空的弹性金属空盒用弹性片和它平衡。随之压缩或膨胀，通过传递放大，把伸张运动传给指针，就可以直接指示气压值。

（2）测量范围：普通空盒气压表测量范围 800～1064hPa，灵敏度 0.5hPa，精度 ±2hPa；高原空盒气压表测量范围 500～1020hPa，灵敏度 0.5hPa，精度 ±3.3hPa；

（3）测定步骤：

1）按要求对仪器进行期间核查和使用前校准；

2）打开气压表盒盖后，先读附温，准确到 0.1℃，轻敲盒面（克服空盒气压表内机械摩擦），待指针摆动静止后读数。读数时实现需垂直刻度面，读数指针尖端所示的数值应准确到 0.1hPa。

（4）结果计算：大气压力的计算公式（单位均为 Pa）

$$P = P_1 + P_2 + P_3 \qquad\qquad （式 2\text{-}3\text{-}18）$$

式中：P—大气压力；

P_1—刻度订正值，由仪器说明书给出；

P_2—温度修正值；

P_3—补充订正值，由检定证书给出。

（二）噪声

1. 噪声基本知识

（1）声音：物体振动后，振动能在弹性介质中以波的形式向外传播，传到人耳引起的音响感觉称为声音。人耳能够感受到的声音频率在20~20000Hz之间，称为声波。在生产过程中产生的一切声音称为生产性噪声。生产性噪声根据其产生的动力和方式不同可分为：机械性噪声、流体动力性噪声和电磁性噪声。生产性噪声还可分为连续噪声和间断噪声；稳态噪声和脉冲噪声等。

（2）稳态噪声：在观察时间内，采用声级计"慢档"动态特性测量时，声级波动小于3dB（A）的噪声称为稳态噪声。

（3）非稳态噪声：在观察时间内，采用声级计"慢档"动态特性测量时，声级波动大于等于3dB（A）的噪声称为非稳态噪声。

（4）脉冲噪声：噪声突然爆发又很快消失，持续时间小于等于0.5秒，间隔时间大于1秒，声压有效值变化大于等于40dB（A）的噪声称为脉冲噪声。

（5）等效连续A计权声压级（等效声级）：在规定的时间内，某一连续稳态噪声的A计权声压，具有与时变的噪声相同的均方A计权声压，则这一连续稳态噪声的声级就是该时变噪声的等效声级，单位为dB（A）。

2. 工作场所噪声监测的一般要求　当作业现场中，存在有损听力、有害健康或其他有害的声音，且每日8h或每周40小时噪声暴露等效声级大于等于80dB（A）的作业，即为噪声作业。工作场所噪声危害的全面监测应该委托技术服务机构对工作场所所以噪声作业场所（存在≥80dB（A）噪声的作业场所）和噪声作业岗位（存在有损听力、有害健康或有其他危害的声音，且8小时/天或40小时/周噪声暴露等效声级≥80dB（A）的作业为噪声作业）进行监测评估。如是第一次对某个用人单位噪声危害进行全面的识别监测，往往不清楚哪些岗位是噪声作业岗位，这时往往对所有接触≥80dB（A）噪声源或工作场所的作业岗位进行监测和评估。

3. 工作场所噪声监测的步骤

（1）资料收集：完成工作场所噪声的全面监测，首先需要向用人单位收集足够的资料和信息，从而为制定一个完善的监测方案做准备。对用人单位资料的收集往往采用调查表法，通过用人单位填写、个人访谈和现场走访的形式获得需要的信息。调查表内容主要包括：工作场所的面积、空间、工艺区划、噪声设备布局等，绘制略图；工作流程的划分、各生产工序的噪声特征、噪声变化规律等；用人单位的劳动定员，包括工作人员的数量、工作路线、工作方式、停留时间等。

（2）监测方案制定：监测方案制定是为达到监测目的，职业卫生技术服务机构依据用人单位调查资料，按照我国职业卫生标准等相关法律法规要求，参见GBZ/T 189.8—2007，确定监测点、监测时间、监测仪器及方法等。

1）工作场所监测点的布置：对于噪声源密集、噪声分布较均匀的作业场所，如发电厂主厂房、石油化工厂反应区等，如工作场所声场分布均匀（测量范围内A声级差别＜3dB（A）），即为稳态噪声，选择3个测点，每个测点测量3次，取平均值；工作场所声场分布不均匀时，应将其以噪声源为中心划分若干声级区，同一声级区内声级差＜3dB（A），每个区域内，选择2个测点，取平均值。

对于很多工作场所噪声区域往往局限且分布不均匀，很难进行声区划分。这时可对工作场所典型的噪声监测位置进行布点测量，包括：劳动者操作位的听力带；噪声源附近；工作区域的入口；劳动者可能经过或停留的噪声区域。

对于噪声设备、工艺相同或相似的作业点，如各作业点噪声变化小于3dB（A），可对现场噪声作业点进行抽样监测。

2）监测点补充和个体噪声监测对象的确定：工作场所噪声监测点确定后，还需从评估作业岗位噪声暴露的角度出发，进行监测点补充并确定个体噪声监测对象。基于相同作业岗位工作环境和工作内容都基本一致，他们接触的噪声水平也往往基本一致的理论，我们往往按照岗位等进行分类抽样监测。根据《工作场所物理因素测量噪声》（GBZ/T 189.8—2007），在工作过程中，凡接触噪声危害的劳动者都列为抽样对象范围。抽样对象中应包括不同工作岗位的、接触噪声危害最高和接触时间最长的劳动者,其余的抽样对象随机选择。

个体噪声抽样人数满足:每种工作岗位劳动者数不足 3 名时,全部选为抽样对象,劳动者数大于 3 名时,按表 2-3-5 选择,测量结果取最高值。需要注意的是,本文提到的作业岗位不完全是劳动定员中划分的岗位,而是作业内容和接噪水平相近的团体,这往往需要按照劳动定员和作业情况进行确认并适当调整。

表 2-3-5　作业岗位噪声监测抽样数量

劳动者数	采样对象
3～5	2
6～10	3
>10	4

在确定工作场所噪声监测点后,可在工厂平面图上标出每个测点的位置,列出个体采样的岗位名单和数量,完善监测方案后,与委托方或用人单位取得联系,准备实施监测。

(3)监测时间:进行工作场所噪声监测时,被测单元应该处在满负荷运行的状态下进行,如该单元运行一致未达到满负荷,至少需要保证 80% 以上运行负荷或正常最大运行负荷下进行,并在报告中特别注明。

(4)噪声仪的选择:工作场所噪声测量仪器满足《工作场所物理因素测量噪声》(GBZ/T 189.8—2007)的相关规定,即要求声级计:2 级或以上,具有 A 计权,"S(慢)"档;积分声级计或个人噪声剂量计:2 级或以上,具有 A 计权、"S(慢)"档和"Peak(峰值)"档。工作场所需测量的噪声主要包括六种:瞬时噪声、等效 A 声级、全天等效声级、噪声统计分析、噪声频谱和脉冲噪声。这六种噪声当中,稳态噪声时测量瞬时噪声,非稳态噪声时测量等效 A 声级(L_{Aeq}),以及移动岗位测量个人噪声接触计量,这是工作场所噪声监测与评价最基本的测量。工作场所噪声源往往较多,环境往往复杂多变,稳态噪声和非稳态噪声常同时多处存在,满足对工作场所噪声进行监测评价,最起码也需要配备具有积分功能的声级计以及个体噪声计量仪。目前国内外符合工作场所噪声测量的仪器很多,新设计的声级计往往会同时拥有多种功能,能满足职业卫生检查的多种需求。不同噪声测量仪器选用可参照表 2-3-6。

(5)监测前准备:执行现场监测前,监测人员首先需对项目基本情况及监测方案进行全面且深入的了解。监测人员还需与委托单位或用人单位取得联系确保受检日期用人单位生产情况正常并有相关人员配合。出发监测前监测人员需检查声级计工作正常,电量充足,并对声级计进行校准。

(6)监测

1)现场定点监测:稳态噪声[声级波动<3dB(A)],测量慢档瞬时噪声,连续读取 3 个数值进行记录。

非稳态噪声[声级波动≥3dB(A)]声级随时间变化,应根据声级变化情况测量等效连续 A 声级(L_{Aeq})。如该噪声规律重复出现,可测量一段时间的 L_{Aeq} 即可,但测量时间必须满足至少 5 分钟以上,覆盖工人的至少 3 个作业周期。如监测到噪声无规律可循则需测整个工作班的噪声,并记录噪声的情况。

现场监测的声级计传声器位置最好考虑在工作人员不在场且不影响现场噪声水平的情况放置,高度在该工作场所工作人员的头部。当工作人员必须在场时,为能获得较高的声压级,传声器应当尽可能地放在离外耳道入口大约 0.1m 的位置。测量仪器可固定在三角架上,置于测点。若现场不适于放置三角架,可手持声级计,但应保持测试者与传声器的间距>0.5m。传声器放置高度建议:站姿在人站立的地面之上 1.55m±0.075m 处;坐姿在水平和垂直调节器中点或紧靠中点安置的座椅平面中央之上 0.91m±0.05m 处。传声器应指向处在该工作位置的工作人员视线方向。如果工作人员的位置紧靠噪声源,则传声器的位置和方向应在测量报告中详细说明。

2)个体噪声监测:个体噪声监测时,首先要选择好仪器的测量参数,要求计权方式设定为 A 计权,采样速率设定为"S(慢)"档,门槛设定为 80dB(A),限值设定为 85dB(A),交换率设定为 3dB(A)。

表2-3-6　不同噪声测量仪器选用表

需测噪声类别	测量要求	声级计级别要求	频率计权	时间常数	仪器功能要求	仪器	举例
稳态噪声	瞬时噪声	2级或以上	A	S	常规声级计及其他声级计	常规声级计及其他声级计	AWA5636-0、AWA5661型声级计；SVAN971，SVAN977及SVAN997型多功能声级计
非稳态噪声	等效连续A声级	2级或以上	A	S	积分功能	积分平均声级计，具有积分功能的多功能声级计	AWA5636-2、AWA5661-2型声级计；SVAN971，SVAN977及SVAN997型多功能声级计
个人噪声接触剂量	全天等效声级	2级或以上	A	S	长时间积分，方便佩戴	个人噪声剂量计	AWA5910型个人声暴露计；SV104型个人声暴露计
统计分析	噪声统计分析	2级或以上	A	S	长时间积分，具有统计分析功能	噪声统计分析仪，具有统计分析功能的多功能声级计	AWA5680型多功能声级计；SVAN971，SVAN977及SVAN997型多功能声级计
频谱分析	噪声频谱	2级或以上	Z	S	频谱分析功能	噪声频谱分析仪，具有频谱分析功能的多功能声级计	AWA6291型实时信号分析仪、AWA6228型多功能声级计；SVAN971，SVAN977及SVAN997型多功能声级计
脉冲噪声	脉冲噪声	2级或以上	C	I/Peak	相应脉冲噪声	脉冲噪声测量仪，符合前述要求的多功能声级计	AWA5661-2精密脉冲型声级计、AWA6291型实时信号分析仪、AWA6228型多功能声级计；SVAN971，SVAN977及SVAN997型多功能声级计

　　佩戴在被测人员身上的个体噪声剂量仪传声器应该安放在肩部、头盔或领部等听力带范围内，即距离外耳道入口0.3m半径的区域。佩戴个体噪声检测仪时，必须注意不能干扰其正常工作，特别要避免带来安全隐患。受检者应在整个工作日均正确佩戴个体噪声仪，如中午有休息，需扣除中午休息的时间和测量值。影响个体噪声监测结果的因素很多，最常见的是受检者依从性差，所以成功的个体噪声监测必须有很好的质量控制。

　　3）脉冲噪声监测：测量脉冲噪声时，应选择脉冲噪声测量仪，设定为C计权或不计权，"I"挡，在接触脉冲噪声的作业点测量每一次脉冲噪声的峰值并记录工作日内脉冲次数。

　　在实际工作中，冲击式的噪声比较多，如冲压、敲打作业等，但不是所有如冲压的冲击式噪声都是脉冲噪声，在判定是否为脉冲噪声时，还必须严格按照脉冲噪声的鼎益，明确所评价噪声突然爆发又很快消失，持续时间≤0.5秒，间隔时间＞1秒，声压有效值变化≥40dB。如达不到脉冲噪声，应按照非稳态噪声进行监测评价。

　　4）噪声频谱监测：当工作场所噪声强度超过85dB（A）时，宜对噪声源作频谱分析。应测量中心频率为31.5、63、125、250、500、10 000、2000、4000和8000Hz的九个倍频带的声压级。测量时用声级计倍频程滤波器直接测量。先测线性档有效值，然后再一次测量中心频率为31.5～8000Hz的倍频带声压级，将结果记在测量表格上。也可使用录音机录制5分钟以上的噪声，然后接到频谱分析仪上进行倍频程分析，再用电平记录仪进行记录。

　　（7）监测记录：噪声监测常用噪声监测原始记录表对监测结果进行记录，记录内容应包括企业一般情况、采样仪器、仪器监测前后校准情况、监测点位置标识、读取数值、计算公式及结果等。

　　4. 噪声监测结果的评价　工作场所噪声监测结果的评价是指通过把工作场所或/和作业岗位实际监测结果与职业接触限值进行分析比较，定性的判断其是否存在引起职业健康损害风险，以及其风险程度如何，为噪声的管理、工程控制、个体防护及健康监护等预防措施建立提供建议。做好噪声监测结果评价的前提是噪声危害识别到位、监测点布置合理及监测结果真实准确。噪声监测结果评价的内容应该包含工作场所环境噪声的评价以及作业岗位噪声的评价。工作场所噪声的评价是对噪声源、工作场所作业点及区域的噪声水平进行分析，目的主要是了解作业场所噪声危害分布情况、找出关键控制点，为工程控制、现场管理提供依据。作业岗位噪声接触水平的评价，是按照劳动定员，对所有接触噪声的作业人员噪声接触水平进行定性分析，为个体防护、健康监护提供数据。目前，噪声职业接触限值是针对作业岗位噪声接触水平规定的限值。

（1）评价相关物理量

1）交换率：交换率是表示噪声接触水平与容许接触时间关系的物理量，指接触时间减半时噪声接触限值增加的分贝数。目前常用的交换率为3dB（A），而巴西、以色列和美国OSHA等允许接噪时间减半限值增加5dB（A）。如表2-3-7，当交换率为3dB（A），8小时等效声级限值为85dB（A），当接触时间为4小时时，限值增加3dB（A）后为88dB（A），以此类推。当交换率为5dB（A），8小时等效声级限值为90dB（A），当接触时间为4小时时，限值增加5dB（A）后为95dB（A）。见表2-3-7。

表2-3-7　同一噪声接触时间不同交换率的噪声接触限值

每日持续接触时间	噪声接触限值			
	交换率3dB（A）		交换率5dB（A）	
	声级（dB（A））	噪声剂量D（%）	声级（dB（A））	噪声剂量D（%）
24h	82	25	80	25
16h	82	50	85	50
8h	85	100	90	100
4h	88	200	95	200
2h	91	400	100	400
1h	94	800	105	800
30min	97	160	110	1600
15min	100	3200	115	3200
7.50min	103	6400	—	—
3.75min	106	12 800	—	—
1.88min	109	25 600	—	—
0.94min	112	51 200	—	—
28.12s	115	102 400	—	—

注：我国现行交换率为3dB（A）

2）容许接触时间：如上表，相应的限值所对应的接触时间为该噪声水平的容许接触时间。容许接触时间是接触某噪声水平后达到的职业接触限值所需要的时间，容许接触时间可以由实际接触噪声水平、职业接触限值及交换率求得。如按照限值为85dB（A），交换率为3，容许接触时间按式2-3-19计算；如交换率为5，限值为90dB（A），容许接触时间按式2-3-20计算。

$$T_{(min)} = 480/2^{(L-85)/3} \qquad (式 2\text{-}3\text{-}19)$$

$$T_{(min)} = 480/2^{(L-90)/5} \qquad (式 2\text{-}3\text{-}20)$$

3）噪声剂量：噪声剂量（noise dose，D）是工作人员暴露于噪声时间内的接受总A计权能量的一种量度，用允许的每天噪声剂量的百分比来表示。我国8小时噪声接触限值为85dB（A），交换率为3dB（A），则8小时接触85dB（A）噪声的噪声剂量为100%，8小时接触88dB（A）噪声的噪声剂量200%，以此类推。噪声剂量不仅与声压级，也与工作人员暴露于噪声时间的长短有关，以评价工业噪声对暴露于噪声中工作人员听力损伤的危险性程度。噪声剂量计算公式：

$$D = [C_1/T_1 + C_2/T_2 + \cdots\cdots C_n/T_n] \times 100 \qquad (式 2\text{-}3\text{-}21)$$

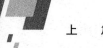

式中：C_n—某噪声水平的接触时间

T_n—某噪声水平的容许接触时间

4）时间加权平均水平：时间加权平均水平（time weighted average，TWA）是考虑时间累计效应的基础上，计算得出的噪声接触平均水平，类似于我国的8小时等效声压级，可根据噪声累计接触剂量和职业接触限值如85dB（A），按式2-3-22进行换算：

$$TWA = 10.0 \times \lg(D/100) + 85 \qquad (式 2\text{-}3\text{-}22)$$

5）全天等效声级

$$L_{Aeq,T} = 10\lg\left(\frac{1}{T}\sum_{i=1}^{n} T_i 10^{0.1L_{Aeq,Ti}}\right) dB(A) \qquad (式 2\text{-}3\text{-}23)$$

式中：$L_{Aeq,T}$—全天的等效声级；

$L_{Aeq,Ti}$—时间段 T_i 内等效声级；

T—这些时间段的总时间；

T_i—i 时间段的时间；

n—总的时间段的个数。

6）8小时等效声级：8小时声级是指按额定8小时工作日规格化的等效连续A计权声压级。

$$L_{EX,8h} = L_{Aeq,Te} + 10\lg T_e/T_0 \quad dB(A) \qquad (式 2\text{-}3\text{-}24)$$

式中：$L_{EX,8h}$—一天实际工作时间内接触噪声强度规格化到工作8小时的等效声级；

T_e—实际工作日的工作时间；

$L_{Aeq,Te}$—实际工作日的等效声级；

T_0—标准工作日时间，8小时。

7）周平均接触值：非每周5天工作制的工作，如五班三运转等，先计算出8小时等效等级，然后计算出"按额定每周工作40小时规格化的等效连续A计权声压级"，与限值进行比较。

$$L_{EX,W} = 10\lg\left(\frac{1}{5}\sum_{i=1}^{n} 10^{0.1(L_{EX,8h})}\right) \qquad (式 2\text{-}3\text{-}25)$$

式中：$L_{EX,W}$—每周平均接触值；

$L_{EX,8h}$—一天实际工作时间内接触噪声强度规格化到工作8h的等效声级；

n—每周实际工作天数。

8）其他：我国工作场所噪声的评价常用到全天等效声级、8小时等效声级和每周40小时等效声级等物理参数，详见"噪声的职业接触限值"。

9）评价相关指标的转换：例：某作业工人接触噪声为每周5天，每天5小时，其中接触91dB（A）噪声2小时，接触80dB（A）噪声2小时，接触85dB（A）噪声1小时。

按（式2-3-19），以交换率为3dB（A）求得各单独接触以上各个接触噪声水平时的容许接触时间见表2-3-8。

表2-3-8　以交换率为3dB（A）求得不同噪声水平容许接触时间

接触噪声水平（dB（A））	实际接触时间（C，min）	容许接触时间（T，min）
91	120	120
80	120	1454.5
85	60	240

噪声剂量按（式2-3-21）：

$$D = [C_1/T_1 + C_2/T_2 + C_3/T_3] \times 100 = [120/120 + 120/1454.5 + 60/240] \times 100 = 133.25\%$$

时间加权平均水平按式（2-3-22）：

$$TWA = 10.0 \times \lg(D/100) + 85 = 10.0 \times \lg(133.25/100) + 85 = 86.25 dB(A)$$

全天等效声级为按式（2-3-23）：

$$L_{Aeq,\,T} = 10\lg\left(\frac{1}{T}\sum_{i=1}^{n}T_i 10^{0.1L_{Aeq,\,Ti}}\right)\mathrm{dB(A)} = 87.3\mathrm{dB(A)}$$

8 小时等效声级按式（2-3-24）：

$$L_{EX,\,8h} = L_{Aeq,\,Te} + 10\lg T_e/T_0\,\mathrm{dB(A)} = 86.05\mathrm{dB(A)}$$

5. 我国工作场所噪声监测结果评价 《工作场所有害因素职业接触限值 第 2 部分：物理因素》（GBZ 2.2—2007）是目前我国正在施行的强制性国家职业卫生标准，其中规定，噪声职业接触限值为每周工作 5 天，每天工作 8 小时，稳态噪声限值为 85dB（A），非稳态噪声等效声级的限值为 85dB（A）；每周工作日不足 5 天，需计算 40 小时等效声级，限值为 85dB（A），见表 2-3-9。

表 2-3-9 工作场所噪声职业接触限值

接触时间	接触限值 dB（A）	备注
5d/w, = 8h/d	85	非稳态噪声计算 8 小时等效声级
5d/w, ≠8h/d	85	计算 8 小时等效声级
≠5d/w	85	计算 40 小时等效声级

（三）振动

1. 基本概念 物体在力的作用下，沿直线或弧线经过某一中心位置来回重复运动叫振动；振动体离开中心位置的最大位移叫振幅（m 或 mm）；振动体单位时间内振动的次数叫频率（即振动频率）；振动体在单位时间内的位移量叫速度（m/s）；振动体在单位时间内的速度变化叫加速度（m/s²）。振动体的加速度与位移正比，而加速度的方向和位移方向相反。

在生产中，由生产或工作设备产生的振动称为生产性振动。按振动作用于人体的部位和传导方式的不同，分为手传振动（或手臂振动，或局部振动）和全身振动。本书主要针对手传振动测量相关内容进行简要介绍。

手传振动（hand-transmitted vibration）：生产中使用手持振动工具或接触受振工件时，直接作用或传递到人的手臂的机械振动或冲击。接触机会常见于使用风动工具（风铲、风镐、风钻、气锤、凿岩机、捣固机、铆钉机等）、电动工具（电钻、电锯、电刨等）、高速旋转工具（砂轮机、抛光机等）的作业。

全身振动（whole body vibration）：全身振动是指工作地点或座椅的振动，人体足部或臀部接触振动，通过下肢躯干传导至全身。接触机会常见于在交通工具（汽车、火车、船舶、飞机、拖拉机、收割机等）上的作业。

日接触时间：工作日使用手持振动工具或接触振动工件的累积接振时间。

2. 手传振动测量仪器 采用设有计权网络的手传振动专用测量仪，直接读取频率计权加速度。测量前应按仪器使用说明书进行检查及校准。

测量仪器应满足以下情况：

（1）测量仪器应具有 X/Y/Z 三轴向探头，可记录手传振动加速度（m/s²）；探头配备相应的夹具，能方便手传振动传感器固定在振动设备或接振工件上。

（2）测量仪器覆盖的频率范围至少为 5～1500Hz，期频率响应特性允许误差在 10～800Hz 范围内 ±1dB；4～10Hz 及 800～2000Hz 范围内 ±2dB。

（3）振动传感器选用压电式或电荷式加速度计，其横向灵敏度应小于 10%。

（4）指示器应能读取振动加速度或加速度级的均方根值。

（5）对振动信号进行 1/1 或 1/3 倍频程频谱分析时，其滤波特性应符合《声和振动分析用的 1/1 和 1/3 倍频程滤波器》（GB/T 7861）的相关规定。

3. 现场调查 在工作场所，作业工人接触的手传振动是非常复杂的。不同的振动工具，不同的转速，不同的功率，不同的接振工件，不同的打磨方式，不同的接触时间，是否佩戴防护手套，均会影响手传振动的暴露水平,因此,为准确测量、评估作业工人的手传振动暴露水平情况,应在测量前对工作场所进行现场调查。调查内容主要包括:

(1) 工作场所的面积、空间、工艺区划、手传振动设备或接振岗位布局等,绘制简略图。

(2) 工作流程的划分、各生产程序的手传振动特征、变化规律等。

(3) 手传振动设备型号、转速、功率,接振工件的材质和数量,接振工人的数量、工作方式、接振时间及防护情况等。

4. 测量布点　由于手传振动是指生产中使用振动工具或接触受振动工件时,直接作用或传递到人手臂的机械振动或冲击。所以手传振动暴露水平均为岗位的手传振动,不同于噪声,分为环境和岗位的,其测量的对象是手传振动作业人员。我们可以参照个体噪声测量方法对其进行抽样监测。将在工作过程中,凡接触手传振动危害的劳动者都列为测量对象范围,抽样对象中应包括不同工作岗位的、接触手传振动危害最高和接触时间最长的劳动者,其余的抽样对象随机选择。每种工作岗位劳动者数不足 3 名时,全部选为抽样对象,劳动者大于 3 名时,具体参照表 2-3-10。

表 2-3-10　抽样对象及数量

劳动者数	采样对象数
3～5	2
6～10	3
>10	4

5. 测量方法　根据拟定的监测方案对工作场所的手传振动岗位进行测量,具体方法是:

(1) 测量前必须对手传振动测量仪进行校准。

(2) 测量时应参照《工作场所物理因素测量手传振动》(GBZ/T 189.9—2007),将传感器置于操作人员手上,XYZ 轴向与标准相符(见图 2-3-12),同时应保证探头与振动设备或工件以及工人的手部紧密连接。手生物力学坐标系图解:以第三掌骨作为坐标原点,Z 轴(Zh)由该骨的纵轴方向确定。当手处于正常解剖位置时(手掌朝前),X 轴垂直于掌面,以离开掌心方向为正向。Y 轴通过原点并垂直于 X 轴,手坐标系中各个方向的振动均应以"h"作下标表示(Z 轴方向的加速度记 aZh,X 轴、Y 轴方向的振动额依次类推)。

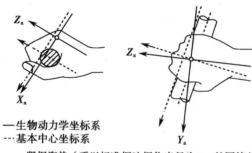

—生物动力学坐标系
···基本中心坐标系

a. 紧握姿势 (手以标准握法握住半径为2cm的圆棒)

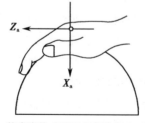

b. 伸掌姿势 (手压在半径为10cm的球面上)

图 2-3-12　手生物力学坐标系的轴向
《工作场所物理因素测量手传振动》(GBZ/T 189.9—2007)

（3）测量应在正常生产情况下进行，测量记录 X，Y，Z 轴向的振动加速度值，测量时间最好能大于半小时，否则测量时间应覆盖工人至少完成 3 个工件或三个周期的接振工作，至少大于 5 分钟，均测量 3 次，分别记录 X，Y，Z 轴向的振动加速度值，同时分别取其平均值，以最大轴向的振动值作为该岗位的加速度值。

（4）当工人两只手都同时接触手传振动时，可根据现场调查和经验对接振较强的手进行测量，假如无法判断时，应对两只手都进行手传振动的测量，并在记录表格中注明左/右手。

（5）当工人作业时同时使用多种的振动工具或打磨不同接振工件时，应分别测量不同情况下加速度，并记录工人的具体工作情况，做好工作写实。

（6）当车间现场的振动设备、工艺流程、工人操作程序发生改变时，应重新对该工人的接振岗位进行测量和评估。

（7）测量后，应绘制现场车间平面图，并用相应的符合将测量点标记在平面图的相应位置上。

6. 测量记录与数据处理

（1）测量记录：测量记录应当包括以下内容：测量日期、测量时间、气象条件（温度、相对湿度）、测量地点（单位、工况名称、车间和具体测量对象）、被测仪器设备型号和参数、工件材质、作业日暴露总时间、测量仪器型号、测量数据、测量人员等。

（2）数据处理：将本次 XYZ 三个轴向的手传振动加速度值的最大手传振动加速度值作为该次的测量数据 a_{hv}，然后根据不同情况对该数据进行处理。

1）计算工作日中接振总能量：

$$(a_{hw})_{eq(T)} = \sqrt{\frac{\sum a_{hw}^2 \times t_i}{\sum t_i}}$$
（式 2-3-26）

式中：$(a_{hw})_{eq(T)}$——工作日接振总能量，m/s²；

T_i——每次接触振动时间；

a_{hw}——w_i 时间段内的频率计权加速度值。

2）计算 4 小时等能量频率计权振动加速度值：在日接振时间不足或超过 4 小时，要将其换算为相当于接振 4 小时的频率计权振动加速度值，可按（式 2-3-27）计算。

$$(a_{hw})_{eq(4)} = \sqrt{\frac{T}{4}} \times (a_{hw})_{eq(T)}$$
（式 2-3-27）

式中：$(a_{hw})_{eq(4)}$——4 小时等能量频率计权振动加速度。

7. 评价标准 根据《工作场所有害因素职业接触限值 第 2 部分：物理因素》（GBZ 2.2—2007），手传振动接触限值为 5m/s²，超过 5m/s² 则判断该岗位超标，否则不超标。

（四）工频电磁场

工频电磁场是电荷量和电流量随时间作频率为 50Hz 或 60Hz 周期变化产生的电场和磁场，其属于极低频电磁场，在 100kHz 以下电磁场中最常见。

1. 工频电场

（1）定义：工频电场 power frequency electric field，是指按 50Hz/60Hz 随时间正弦变化的电荷产生的电场，是一种极低频电场。我国工频是 50 赫（Hz），波长是 6000 千米（km）。

（2）测量仪器：采用高灵敏度球型（球直径为 12cm）偶极子场强仪进行测量，场强仪测量范围为 0.003～100kV/m。

（3）测量方法：电力行业测量方法有《工频电场测量》（GBT 12720-91）。职业卫生监测使用《工作场所物理因素测量 第 3 部分：工频电场》（GBZ/T 189.3—2007），此方法是在《作业场所工频电场卫生标准》（GB 16203—1996）有关测量方法部分的基础上修订的。

1）仪器校准：场强仪在直径 3m，极间距离 1m 的平行平板电极产生的均匀电场中校准定标。

2）环境要求：温度 0～40℃，相对湿度 <60%。

3）测量：应考虑工作场所地面场强的分布、工作方式、工作地点，进行有代表性的选点。地面场强是测定距地面高 1.5m 的电场强度，测量地点应比较平坦，且无多余的物体。对不能移开的物体应记录其尺寸及其与线路的相对位置，并应补充测量离物体不同距离处的场强。

4）注意在变电站内进行测量应遵守高压设备附近工作的安全规程。在进行现场测量时，测量人员应注意个体防护。

（4）测量记录：测量记录应该包括以下内容：测量日期、测量时间、气象条件（温度、相对湿度）、测量地点（单位、厂矿名称、车间和具体测量位置）、设备型号和参数、测量仪器型号、测量数据、测量人员等。

（5）评判标准：根据《工作场所有害因素职业接触限值　第 2 部分：物理因素》（CBZ 2.2—2007）规定，8 小时工作场所工频电场职业接触限值为 5kV/m。

2．工频磁场

（1）定义：工频磁场（power frequency magnetic field），磁场是有规则地运动的电荷（电流）周围存在的一种物质形式，随时间作 50Hz 周期变化的磁场为工频磁场。

（2）测量方法：职业卫生标准中无对应的监测方法，可参考《电力行业劳动环境监测技术规范　第 7 部分：工频电场、磁场监测》（DLT 799.7—2010）中监测部分的方法。监测方法如下：

1）应用三轴测量仪监测磁场，除特殊原因外，一般不使用单轴测量仪。可测频率 0～300Hz 的仪器的测量范围：磁场为 10nT～10mT。

2）应定期对测量仪器进行校准，记录校准误差，同时在校准周期内应进行期间检验。

3）为减少误差，场强仪及其绝缘支撑物应保持干燥、清洁状态，可选用数字式显示设置的测量仪。

4）根据《工作场所物理因素测量　第 3 部分：工频电场》（GBZ/T 189.3）的规定，测量仪表应架设在地面上 1.5m 的位置，也可根据需要在其他高度测量，应在测量报告中清楚标明。

5）监测高压设备附近的工频磁场时，测量探头应距离该设备外壳边界 1m。

6）监测时人员应距离仪器 5m 外，关闭或不使用辐射电磁场的便携式设备（如移动电话等）。

7）在特定的时间、地点和气象条件下，若仪表读数是稳定的，仪表读数即为测量读数；若仪表读数是波动的，应每 1 分钟读数一次，取 5 分钟的平均值为测量读数。

8）为避免通过测量仪表的支架泄漏电流，工频磁场监测时的环境温度应在 80% 以下。

（3）评判标准：根据 ICNRP 导则规定，工频磁场的职业接触限值为 500μT。

（五）微波

1．定义

（1）微波（microwave）：频率为 300MHz～300GHz、波长为 1m～1mm 范围内的电磁波，包括脉冲微波和连续微波。

（2）脉冲微波与连续微波（pulse microwave & continuous microwave）：脉冲微波指以脉冲调制的微波。连续微波指不用脉冲调制的连续振荡的微波。

（3）固定微波辐射与非固定微波辐射（fixed microwave radiation & nonfixed microwave radiation）：固定微波辐射是指固定天线（波束）的辐射；或运转天线的 $t_0/T > 0.1$ 的辐射。非固定微波辐射是指运转天线的 $t_0/T < 0.1$ 的辐射。式中 t_0 指接触者被测位所受辐射大于或等于主波束最大平均功率密度 50% 的强度时的时间，T 指天线运转一周时间。

（4）肢体局部微波辐射与全身微波辐射（partial-body microwave radiation & whole-body microwave radiation）：肢体局部微波辐射指微波设备操作过程中，仅手或脚部受辐射。全身微波辐射指除肢体局部外的其他部位，包括头、胸、腹等一处或几处受辐射。

（5）平均功率密度及日剂量（average power density & daily dose）：平均功率密度表示单位面积上一个工作日内的平均辐射功率。日剂量表示一日接受辐射的总能量，等于平均功率密度与受辐射时间（按照 8 小时计算）的乘积，单位为 μW·h/cm² 或 mW·h/cm²。

2．限值要求　工作场所微波辐射职业接触限值如表 2-3-11。

表 2-3-11　工作场所微波职业接触限值

类型		日剂量 （μW·h/cm²）	8h 平均功率密度 （μW/cm²）	非 8h 平均功率密度 （μW/cm²）	短时间接触功率密度 （mW/cm²）
全身辐射	连续微波	400	50	400/t	5
	脉冲微波	200	25	200/t	5
肢体局部辐射	连续微波或 脉冲微波	4000	500	4000/t	5

注：t 为受辐射时间，单位为小时

3．测量对象

（1）应在各操作位分别予以测量。一般测量头部和胸部位置。

（2）当操作中某些部位可能受更强辐射时，应予以加测。如需眼睛观察波导口或天线向下腹部辐射时，应分别加测眼部或下腹部。

4．测量方法

（1）测量前应按照仪器使用说明书进行校准。

（2）应在微波设备处于正常工作状态时进行测量，测量中仪器探头应避免红外线及阳光的直接照射及其他干扰。

（3）在目前使用非各向同性探头的仪器测量时，将探头对着辐射方向，旋转探头至最大值。

（4）各测量点均需重复测量 3 次，取其平均值。

（5）测量值的取舍：全身辐射取头、胸、腹等处的最高值；肢体局部辐射取肢体某点的最高值；既有全身，又有局部的辐射，则取除肢体外所测的最高值。

5．测量记录　测量记录应该包括以下内容：测量日期、测量时间、气象条件（温度、相对湿度）、测量地点（单位、厂矿名称、车间和具体测量位置）、微波设备型号和参数、测量仪器型号、测量数据、测量人员等。

6．注意事项　在进行现场测量时，测量人员应注意个体防护。

（唐侍豪　范小猛　徐绍雄　刘移民）

五、工作场所监测数据分析与评价

工作场所职业病危害因素监测是职业卫生管理一个重要环节，它能够准确、及时、全面地、间接地反映劳动者工作场所的环境状况以及健康状况。监测质量取决于监测数据，如何准确、有效地提供监测数据，关系着职业卫生管理质量，关乎着劳动者生命健康的关键问题，因此我们必须认真、规范地处理、分析以及评价监测数据。

（一）监测数据的处理

1．监测结果的数值修约

（1）有效数字：是指实际能测量到的有实际意义的数字，也就是说在一个数据中除了最后一位数字是估计的、不确定的除外，其他各位数均是确定，最后一位数称为可疑数字，即有效数字中包含准确数字和可疑数字。在读取测量数据时，应根据测量仪器的准确度确定读取几位有效数字。例如，实验室使用最小分刻度值为 0.1ml 的滴定管进行酸碱滴定时，消耗 NaOH 溶液 28.79ml，前三个数字是准确数字，即 28.7 是准确的，最后一个数字 9 是估算的，为可疑数字，这个数据的误差是 ±0.01。有效数字位数越多，表明测量的准确度越高。

（2）监测结果的数值修约：是指在进行具体的数字运算前，通过取舍原数值最后得若干位数字，调整保留的末位数字，使最后所得到的值最接近原数值的过程。

1）确定修约间隔

①指定修约间隔为 10^{-n}（n 为正整数），或指明将数值修约到 n 位小数。

例如：修约间隔为 0.01，（或 10^{-2}）

　　　158.678——158.68（15868 × 10^{-2}）

②指定修约间隔为 1，或指明将数值修约到个位数。

　　例如：修约间隔为 1

　　　158.678——159

③指定修约间隔为 10^n（n 为正整数），或指明将数值修约到 10^n 数位。

　　例如：修约间隔为 100，（或 10^2）

　　　158.678——100（1 × 10^2）

2）按进舍规则进行进舍：在确定了有效数字应保留的位数后，就要对不必要的数字进行取舍。数字取舍一般遵循"四舍六入五留双"的原则，具体规则如下：

①"四舍"：在拟舍去的数字中，若左边的第一个数字小于等于 4 时，则舍去，所拟保留的末位数字不变。

例如：19.0449 保留两位小数，小数点第三位数字为"4"，小于等于 4，应舍去，故结果为 19.04。

②"六入"：在拟取舍的数字中，若左边的第一个数字大于等于 6 时，则进一，所拟保留的末位数字加一。

例如：19.0469 保留两位小数，小数点第三位数字为"6"，大于等于 6，小数点后第二位数字"4"应加 1，故结果为 19.05。

③在拟取舍的数字中，若左边的第一个数字为 5 时，其右边的数字并非为零时，则进一，拟保留的末位数字加一。

例如：19.1459 保留两位小数，小数点后第三位数字为"5"，且小数点后第二位数字"4"的前面为数字"1"，非零，小数点后第二位数字"4"进一，故结果为 19.15。

④在拟取舍的数字中，若左边第一个数字为 5 且其右边的数字为零时，拟保留的末位数字若为奇数则加一，若为偶数则不进。

例如：19.0459 保留两位小数，小数点后第三位数字为"5"且第一位数字为"0"，拟保留的小数点后第二位数字为"4"，偶数，故结果为 19.04；19.0359 保留两位小数，小数点后第三位数字为"5"且第一位数字为"0"，拟保留的小数点后第二位数字为"3"，奇数，拟保留数字"3"进一，故结果为 19.04。

⑤在拟取舍的数字中，若为两位以上的数字时，不得连续多次进行取舍，应根据所拟取舍得数字中左边第一个数字的大小按照上述规则进行一次取舍。

例如：19.0459 保留两位小数，不能取舍成保留三位小数 19.046，然后得出保留两位小数为 19.05；应一次性对 5 进行取舍，结果为 19.04。

2. 监测结果的数据运算

（1）加减运算：监测结果的数据进行加减运算时，计算结果的小数位数应与小数点后位数最少的数据一致，即计算结果的小数位数取决于绝对误差最大那个数据。

例如：计算 0.39 + 1.036 + 1.281 的结果；计算之前应先对三个数进行修约，三个数中 0.39 小数点后位数最少，绝对误差最大，计算结果只能保留两位小数；计算之前先对其余两个数据进行修约，1.036 先修约成 1.04，1.281 修约成 1.28，最终结果为 0.39 + 1.04 + 1.28 = 2.71。

（2）乘除运算：监测结果的数据进行乘除运算时，计算结果的有效数字的位数应与所有数字中有效数字个数最少的一致，即计算结果取决于相对误差最大的数据。如 24.3 × 0.19 × 18.95，三个数据中 0.19 有效数字个数最少，只有 2 个有效数字，运算结果只能保留 2 个有效数字；计算之前先对其余两个数据进行修约，24.3 修约成 24，18.95 修约成 19，最终结果为 24 × 0.19 × 19 = 87。

（二）监测结果的分析处理

1. 监测结果有效数字的处理　　若职业接触限值为整数的，工作场所危害因素浓度或强度的监测结果原则上应保留到小数点后一位；若职业接触限值为非整数的，工作场所危害因素浓度或强度的监测结果应比职业接触限值小数点位数多保留一位。

例如：苯的 PC-TWA 职业接触限值为 6mg/m³，监测数据应保留到小数点后一位，即监测结果应记录为 0.3mg/m³、0.9mg/m³；工作场所噪声的职业接触限值为 85dB，监测数据记录为 79.5dB；镉及其化合物的 PC-TWA 职业接触限值为 0.01mg/m³，监测数据应记录为保留三个小数位数的数据，如 0.004mg/m³。

2. 监测结果异常数据的分析处理　准确、可靠的监测数据是职业卫生评价与管理的重要科学依据。在工作场所职业病危害因素监测数据中往往会发现某些数据很大或很小，出现了离群数据，即异常数据。面对异常数据，处理方式不同对分析结果产生较大的影响，从而影响最终职业卫生决策。

异常数据，是指书面数据和实际数据不相符，相差比较大，这种数据不能对实际情况进行准确反映。其显著性的特征是不符合逻辑性和真实性。在实际监测过程中，由于工作场所各种因素都存在不确定性，任何因素的改变，均在一定程度上改变监测数据，使得出现异常的监测数据。出现的"异常数据"是否与工作场所职业病危害情况相符，如何处理这些"异常"，必须建立在客观、正确的分析出现"异常"原因的基础上，才能准确取舍异常数据。

（1）出现异常数据的原因分析

1）采样误差：主要是监测人员在采样过程中未严格按照采样规范进行采样，导致采样数据异常。如对工作场所粉尘进行采样，监测人员将采样器置于排风扇口的附近。

2）样品运输和储存不规范：在工作场所职业病危害因素监测过程中，特别是大多数化学性因素的样品在采集后不能直接在现场进行监测，需送往实验室进行分析；要是在样品运输以及储存过程中，未严格按照样品的特性进行运输、储存，将会对监测数据的客观性和真实性产生影响。如用 100ml 的注射器采集工作场所中空气回实验室分析的运输过程中，未塞紧注射器，导致运输过程中其他气体混入采样气体中或采集气体逸散出来而导致测定结果偏低；或利用液体吸收法采集污水处理站氨气，采取好样品的吸收液送回实验室后，未能及时测定分析，实验人员直接将吸收液置于实验台上过夜。

3）分析误差：主要表现为使用非标准方法进行测定、分析、监测或实验人员业务水平的限制，此外样品的失效或分析仪器不能正常工作也可能导致异常数据的产生。

（2）异常数据的处理

1）若监测数据异常是监测原因引起的，可以在监测数据充足的情况下，剔除异常数据，然后对余下的有效数据进行分析评价；如果监测数据较少时，不要盲目对剔除异常数据余下的数据进行简单评价分析，应重新监测，补充监测数据后，再进行分析评价；

2）对异常数据进行严谨的分析后，发现监测数据与被监测环境实际一致时，应主要说明出现异常数据的原因，及时向相关部门进行反应，加强监测，并提出针对性的防护措施；

3）不能确定异常监测数据原因时，应该重新对工作场所职业病危害因素进行监测，对监测计划、监测仪器设备、人员、记录表格、工作场所环境状况、劳动者情况进行严格质量控制，确保监测数据可溯源性。

3. 实验结果为未检出时的分析处理　当样品未检出时，监测结果报告为小于监测仪器的最低检出限；当空白样品未检出时，监测结果应报告为未检出。

（三）监测结果的评价

1. 化学性职业病危害因素监测结果评价

（1）职业接触限值为时间加权平均容许浓度（PC-TWA）

1）必须进行 TWA 采样和监测，浓度出现较大波动的，必须同时进行短时间接触浓度的采样和监测，计算超限倍数；

2）对采样过程和计算过程进行描述，并对其过程是否符合《工作场所空气中有害物质监测的采样规范》（GBZ 159—2004）的相关要求进行评价；

3）监测报告应对不同工作岗位 TWA 监测结果进行汇总和计算，当采用个体采样的方法对同一岗位多个作业工人进行采样、监测或采用定点采样的方法进行多个定点采样时，监测结果应分别对应岗位、采样方式等进行报告和评价；

4）结果评价时，当 $C_{TWA} \leqslant$ PC-TWA 时，为符合职业接触限值的要求；如浓度波动较大的，则要测量

短时间接触浓度,计算超限倍数,超限倍数应符合要求;

5)监测结果出现超过职业接触限值的,应分析原因,并给出针对性的、有实际意义的防护措施。

(2)职业接触限值为 PC-TWA 和短时间接触容许浓度(PC-STEL)

1)必须进行 TWA 采样和监测,浓度出现波动的,必须同时进行 STEL 采样和监测;

2)对采样过程和计算过程进行描述,并对其过程是否符合《工作场所空气中有害物质监测的采样规范》(GBZ 159—2004)的相关要求进行评价;

3)STEL 的评价应对不同工作岗位监测结果汇总后进行,对同一工作岗位进行多次 STEL 监测时,监测结果取最大值;当最大值的 $C_{STEL} \leqslant$ PC-STEL 时,评价为符合职业接触限值的要求;

4)但当最大值的 $C_{STEL} >$ PC-STEL 时,为不符合职业接触限值的要求,应分析具体原因,并提出防护措施;

5)如果对有害物质同时进行 TWA 和 STEL 的采样监测,应结合两者的结果综合评价。两者均不大于相应的职业接触限值时,为符合职业接触限值的要求;若两者其一不符合对应的职业接触限值时,评价为不符合职业接触限值的要求,并针对超标原因进行分析,并提出防护措施;

6)如果对同一工作岗位同时进行 TWA 和 STEL 的采样监测,STEL 的监测结果不应小于 TWA 结果,否则说明 STEL 采样未采集到有害物质最高时段的浓度,不能真实反映工人接触的 STEL,该数据不能使用。

(3)职业接触限值为最高容许浓度(MAC)

1)对采样过程和计算过程进行描述,并对其过程是否符合《工作场所空气中有害物质监测的采样规范》(GBZ 159—2004)的相关要求进行评价;

2)结果评价时应对不同工作岗位监测结果进行汇总,对同一岗位进行多次监测的,监测结果应取最大值,当最大值 $C_{MAC} \leqslant$ MAC 时,为符合职业接触限值;

3)监测结果出现超过职业接触限值的,应分析原因,并给出相应的防护措施。

2.物理性职业病危害因素监测结果评价

(1)对采样过程和计算过程进行描述,并对其过程是否符合《工作场所空气中有害物质监测的采样规范》(GBZ 159—2004)的相关要求进行评价;

(2)应对不同工作岗位的监测结果进行汇总和计算,当采用个体采样的方法对同一工作岗位多名接触人员进行监测时,或采用定点采样的方法对同一工种不同地点进行采样时,监测结果应分别报告和评价。

(3)监测结果小于等于职业接触限值的,为符合职业接触限值的要求;超过时,为不符合,应分析原因,提出有指导性的防护措施。

(苏艺伟 刘移民)

第四节 生 物 监 测

一、生物监测概述

(一)生物监测基本概念与意义

1.生物监测基本概念 生物监测是职业医学中除了环境监测、职业健康监护外监测工作的另一重要组成,它是评估职业病危害因素作用于人体及其动态变化的一种有效的方法与手段。生物监测是指对接触职业病危害的劳动者,开展定期(有计划)的检查,系统监测人体生物材料(血、尿或是呼出气体等)中毒物和(或)毒物代谢产物的含量或由其所致生物效应的水平,并与参考值(标准)进行比较,以评价人体接触毒物的程度及其潜在的健康影响。生物监测首先是定期开展的一项检测项目,且该项检测需要系统而连续地进行。此外,监测的内容不仅是生物材料中毒物和(或)其代谢产物的含量,也包括由其所致的生物效应水平,主要监测内容一般为经过科学验证的生物标志物。

伴随着生物监测技术的不断完善，其在职业病危害因素评价体系中的地位日益加强，正逐步将"环境监测为主，生物监测为辅"的观念向"环境监测与生物监测相辅相成、互为补充"的观念转变，生物监测与生物标志物的研究也越来越受到重视，它不仅有利于有害因素接触水平和危害的监测，而且生物标志物在人群流行病学的研究中提示，其在揭示职业病危害因素致病机制方面，比有害因素的体外实验研究或是动物实验，有更独特的科学价值和实用价值。生物监测是检测人体生物材料中化学物质或其代谢产物含量或是它们所致的生物学效应水平。前者是指摄入体内的化学物质的量，后者是外源性化学物经机体生物转化而产生的效应，两者不同于环境监测仅估测外界存在的有害因素的量，但都是以外界有害因素为基础。

2. 生物监测的意义　生物监测其目的是了解毒物进入机体的相对量及其生物效应剂量，通过评价其结果，了解机体内暴露水平或是受职业病危害因素影响的程度，为控制和降低人体接触水平及预防职业病危害提供依据。根据生物监测取材来源的不同，可反映不同途径（呼吸道、消化道和皮肤）及不同毒物来源（职业和非职业接触）机体总的接触剂量与负荷水平，可以提供内剂量和内负荷以及生物效应剂量。内剂量和生物效应剂量与有害生物效应间多存在剂量效应关系，特别是生物效应剂量，如其超过临界浓度，即有可能达到损害健康的程度。因此，生物监测对保护工人健康的作用较环境监测更为直接。此外，在生物监测中，还可通过对易感性指标检测，尽早地发现易感个体，提前采取相应的防护措施，故生物监测对易感者的筛选来说也具有重要意义。在应用中需注意，我们不能将生物监测单纯地看作生物材料中化学物质及其代谢产物或效应的检测，要正确认识生物监测与检测两者的关系，生物监测是利用生物学信息评价环境及机体健康影响的一项系统性与连续性的综合工作，生物监测应作为职业性有害因素评价的重要组成部分，并已成为职业健康管理的主要内容。而生物检测则是对人体生物材料中化学物质或其代谢产物的含量及其所致的生物学效应指标的测定，是生物监测的基础，需将两者区分清楚，不能混淆。

开展生物监测最为常用，也是最为基础的一项工作是对机体生物标志物进行检测，生物标志物是指反映生物体与职业环境因素（化学性、物理性或生物性）间相互作用引起的可测定的改变，是评价接触因素水平与健康影响、探讨其与健康损害关系的重要技术手段。生物监测的发展促进了生物标志物的研究，而更多有效生物标志物的确立又为生物监测的实施提供了有力的保障。根据生物标志物代表的不同意义，可将生物标志物分为接触性生物标志物、效应性生物标志物和易感性生物标志物，上述三者在特定情况下也可发生变化，界限并不严格。

接触性生物标志物反映机体生物材料中外源性化学物质或其代谢产物，或外源性物质对某些靶细胞、靶分子相互作用的产物的量。与外剂量或是毒作用效应相关的生物性标志物可用于评价接触水平或是建立生物接触限值。根据检测物的性质不同又可分为化学物及其代谢产物（内剂量的生物标志物，如尿汞、血铅等）和与生物大分子形成的加合物（生物效应剂量的生物标志物，如血液中的碳氧血红蛋白等）。

效应性生物标志物是指机体中可测出的生化、生理、行为或其他变化的一类指标，以及早期生物效应、结构和（或）功能改变、疾病等，该指标可应用于判断机体是否受到明确的或潜在的危害。

易感性生物标志物指能反映机体先天遗传性或后天获得性的对外源性化合物接触产生反应能力大小的指标。该类标志物既可与遗传有关，又可与环境诱发有关，可应用在筛检易感人群，保护高危人群中。

（二）生物监测的基本方法

生物监测是利用生物学信息评价环境质量及对人类健康的影响，应作为职业病危害因素评价的重要组成部分，是职业健康管理的主要内容。在开展生物监测过程中，要正确的认识并区分生物检测与生物监测的关系，不能将生物监测单纯地看作生物材料中化学物质及其代谢产物或效应的检测。生物监测是一个系统工程，其一般流程包括了监测项目和指标的选择、半减期、接触人群的选择、样品的采集和储存、检测方法及结果的评价。

1. 监测项目和指标的选择　根据毒物中毒机制和体内代谢动力学以及监测目的确定监测项目和指

标,开展监测的指标与研究的生物学改变之间应具有关联性。理想的生物监测指标应既有特异性,又有很好的剂量-反应(效应)关系,同时应便于取材。如遇特异性差,但剂量-反应好时,可考虑联合使用。在开展生物监测工作的项目选择时,一般应满足下述要求:

(1)对已经制定职业接触生物限值的待测物,应严格依照标准要求选择生物监测指标。

(2)尚未制定职业接触生物限值的有害物质,应根据待测物的理化性质及其在人体的代谢规律,选择能够真实反映接触有害物质程度或健康危害程度的生物监测指标。

(3)所选择指标的地区本底值应明显低于所监测毒物的接触人群。

(4)所选指标应具有一定的特异性及灵敏度,即反映生物接触水平的指标要与接触水平间有良好的剂量-反应或是效应关系,且该项目应能反映早期和低水平接触所引起的轻微改变,及多次重复低水平接触累加引起的远期效应。

(5)所选指标在监测分析时其重复性与个体生物学差异不大,应均在可接受范围内。

(6)所选指标的毒代动力学能满足采样的时间需求,特别是在清除率及生物半减期的特性上。

(7)该项指标需具备良好的稳定性,可满足样品运输、保存及分析之用。

(8)该项指标的检测能为受检者所接受,且有足够的实用性与可操作性,最好对人体无损伤。

2.半减期　生物半减期是环境卫生及职业卫生毒性蓄积评价的重要指标,是指由于生物的代谢作用,毒物在机体或器官内的量减少到原有量的一半所需的时间,也称代谢半减期或生物半衰期。同一毒物在不同组织器官内的消除情况常常也存在差异,因此,又可分为全身生物半减期和某一器官生物半减期。不同半减期的毒物检测,其采样时间会有所不同,详见表2-4-1。在多数生物限值或是检测方法中均对采样时间设置了要求,不同的时间概念包括:班前是指工作班前1小时;班中是指开始正常工作后2小时到下班前1小时;班末是指下班前1小时;班后是下班后1小时;下一班班前是指第二个工作班前1小时;工作周末的班末是指一个工作周(通常为5个工作班)的最后一个工作班下班前1小时。

表2-4-1　不同半减期采样时间的要求

半减期	采样时间
2小时	半减期太短,生物监测不适用
2~10小时	班末或次日班前
10~100小时	班末或周末
>100小时	采样时间不严格

3.接触人群的选择　接触人群的选择往往是根据生物监测的目的,并结合统计学估算,选择相应接触和对照人群以及样本量。对人群选择上需按照"在工作场所,一个工作班内,接触有害物质浓度最高、接触时间最长的劳动者,是优先选择的检测对象"的原则,并在此基础上,选择不同工作点、不同接触浓度的劳动者作为检测对象。

4.样品的采集和储存　对生物样品的采样时间、频率、地点以及储存的时间、冷冻、冷藏、添加剂等见本章下一节相关内容。过程中需做好采集和储存的相关记录。

5.检测方法　当采样收集到生物样品后,可根据前期确定的监测项目开展相应的检测,生物检测方法大多有相应的标准,在进行检测前根据无机成分或是有机成分测定的不同,其预处理的方法也有所区别。无机成分测定的预处理方法常用稀释法、溶剂萃取法、溶解法、干法灰化法、湿法消化法、固相萃取法。而针对有机成分进行测定,其生物样品中微量有机成分的测定是比较困难的,因为有机成分种类多,还包括它的代谢物,而且大多数含量低。因此,要从复杂的样品基体中将微量的有机待测物分离或浓缩出来,需要有效的样品预处理方法,常用的方法包括顶空法、扩散法、水蒸气蒸馏法、溶剂萃取法、固相微萃取法、膜分离技术、柱前衍生化技术、超临界流体萃取法、微波萃取法等。

生物监测样品的检测方法不但需要精准,考虑可操作性还需简单、快速、灵敏并具有良好的选择性。常用的生物样品检测方法有光谱法、原子吸收光谱法、色谱法，光谱法应用范围较广，对无机物或有机物均适用，而原子吸收光谱法常用于无机物的测定，色谱法则用在有机物的测定。

6. 生物材料检验结果评价 职业卫生领域中开展生物监测工作，其主要目的是评价劳动者个体及接触人群的接触水平对潜在健康的影响，该项工作的开展需具备统一的评价准则，即生物监测的卫生标准。限值的建立是生物监测工作者的重要任务之一，是在现有的知识水平基础上建立，即综合了针对毒物的外剂量、内剂量和生物学效应相互作用等方面的研究成果制定而来。世界卫生组织提出了职业接触生物限值（occupational biological exposure limits），美国政府工业卫生者协会（American Conference of Industrial Hygienists，ACGIH）推荐的生物接触指数（biological exposure indices，BEIs），上述标准是对潜在健康损害开展评价的参考，是表示接触化学物质的健康劳动者生物材料中受检物质测定值与吸入接触 TLV（threshold limit value 阈限值）的相当量，并不能表示损害与无损害接触量的显著区别。由联邦德国工作场所化学物引起健康损害检查委员会制定的生物耐受值（biological tolerance value，BAT）则以人体内化学物质或其代谢产物的最高容许量或其所引起的生物学参数偏离正常的程度而设定的标准。我国卫生部门也颁布了职业卫生生物监测行业推荐卫生标准，称为职业接触生物限值，是指接触有害化学物的劳动者，在未产生有害效应时，其生物材料（血、尿、呼出气等）中化学物或其代谢产物或其引起生物反应的限量值，是机体内存在的毒物和（或）毒物代谢物的最高容许含量，或指它们所致的无害性效应指标的最高容许水平。职业接触生物限值与非职业接触化学毒物的健康人群中可检测到一定水平的参考值不同，也与职业病诊断值有所区别，该部分内容将在本书生物监测数据分析与评价章节详细讲述。

生物监测方法能通过检测机体内暴露或是效应的水平来揭示职业病危害的程度，该方法也有其局限性，主要表现在以下几点：

1）有些化学物不能或难于进行生物监测。

2）对于刺激性卤素、无机酸类、二氧化硫等酸酐、肼等化学活性大，刺激性强的化合物，由于在接触呼吸道黏膜或皮肤时就起反应而无法监测；有些吸入体内后不易溶解，如石英、碳黑、氧化铁、石棉、玻璃纤维等，沉积在肺组织中，无法制定生物接触限值；属正常代谢产物的一类物质，一般参比值波动范围大，作为生物监测指标的意义也不大。

3）生物监测方法学有待完善，太复杂的方法不利于开展。

4）对某些职业毒物或其代谢产物目前尚无检测方法。部分虽有可靠方法，但缺乏内剂量与效应间的定量关系。缺少评价标准，也给监测结果的解释造成影响。

5）生物监测不能反映车间空气中化学物的瞬间浓度的变化规律。

6）生物监测对象是人，监测对象依从性的问题需要重视，因此，所用的方法不应会给监测对象带来不便和痛苦，更不能损害健康。

（三）生物样品的运输、保存、流转与处理

1. 样品采集的目的、作用和原则 在开展职业健康检查时，现场生物样品的采集、保存、运输及处理是一项很重要的工作。正确采集、妥善保存、尽快送检样品以及随后及时对样品检测才能对结果进行正确的判读和分析。根据职业健康检查目的、检查对象和样品种类不同，采样具有其特殊性，但应该遵循如下总原则：

（1）注意生物安全：采样中避免造成人员感染、标本和环境的污染。采用防护装备，注意安全操作和安全包装样品。需要采取的具体措施包括如下两方面：

1）个人防护：采样时要戴手套，接触不同患者时不能重复使用一副手套，以免交叉感染，并注意手套是否有小的破损；采样中尽可能穿防护服，根据所估计的疫情级别，选择不同的防护服；采样后消毒要穿戴防护服和厚橡胶手套，对污染区表面和溢出物进行消毒；如怀疑有高度传染力的病原，需使用护目镜、呼吸面罩等；为了防止意外，确保安全，采样应备有急救包，供意外泄漏时应急使用。

2）恰当处理污染废弃物：污染的可废弃设备和材料应先消毒后废弃；用过的针头妥善收集消毒，并按规定销毁或损毁；在暴发疫点使用过的防护服、设备、材料等使用化学消毒剂消毒后再清洗，特殊

情况也可在现场建简易焚烧炉焚烧。

（2）注意采样的代表性或针对性：影响采样代表性的因素包括采样量、采样部位、采样时间、采样的随机性和均匀性，以及按批号抽样。同时还应考虑原料情况（来源、种类、地区、季节等）、加工方法、运输、保藏条件的各个环节（例如有无防蝇、防污染、防蟑螂及防鼠等设备）及销售人员的责任心和卫生认识水平等对样品可能的影响。以查明突发公共卫生事件或疾病暴发流行的原因为目的的样品采集，不要求样品的代表性，强调针对性，尽可能采集病原微生物含量最多的部位和足够检测用的样本；根据疾病表现和流行病学调查资料，指导采集正确的样品。

（3）注意采样时间和种类：一般原则是根据不同疾病的特点和临床表现，确定采样时间和标本种类。以分离培养细菌为目的，则应尽量在急性发病期和使用抗生素之前采集标本，如果已使用抗生素，采样和分离培养最好加入相应的中和剂（中和样品中残存的抑菌物质）或进行其他处理，避免抗菌药物对细菌培养的干扰。作病毒分离和病毒抗原检测的标本，应在发病初期和急性期采样，最好在发病 1～2 天内采取，此时病毒在体内大量繁殖，检出率高。

（4）注意避免采样引入新的污染或者对微生物的杀灭因子：所有采样用具、容器需严格灭菌，并以无菌操作采样。对容器基本要求是选耐用材料制成，容器包装好后可防渗漏，能承受空中或地面运送过程中可能发生的温度和压力变化。对微生物样品，应避免采样时对微生物的杀灭作用和引入新的抑菌物质，如容器是否有消毒剂的残留，或使用刚烧灼未冷却的采样工具。并注意保护目的微生物，注意使用正确的采样液和加入中和剂。

（5）注意对样品的详细标记：采样后应立即填写采样记录。采样记录应该包括样品名称、样品编号、样品种类、样品采样时间、采样量、应检项目；受试者姓名、性别、年龄、工种或者职业以及采样员姓名、采样记录填写者姓名、采样记录校对者姓名等。采集的样品应及时贴上标签，标签应包括与采样记录相同的样品编号、检验项目、采样时间、采样点以及受试者姓名等。

2. 样品采集的方法和注意事项

（1）用于微生物分离培养或抗原检测的生物性样品：主要用于查明突发公共卫生事件原因。

1）咽拭子、洗漱液或痰液标本：

①咽拭子的采集：让患者仰头张口，用压舌板压舌，用无菌棉拭子在咽部涂抹数次后，放入含 2ml Hanks 液的试管中，棉拭子接触手的部分应及时折断或剪断去掉，然后盖紧试管。

②洗漱液的采集：用生理盐水或自配淡盐水约 15ml 作为洗漱液，让患者咳嗽后，倒入灭菌生理盐水或自配淡盐水约 15ml，反复洗漱咽部 1 分钟，直接将洗漱液吐入灭菌容器内。

③痰液标本：肺部感染应采取痰标本，以清晨第一口痰为最佳。采取标本的时间一般在发病的第一日采集，最迟不得超过 3 日，最好选择体温在 38℃以上时采集。

2）粪便标本：对黏液脓血便应挑取黏液或脓血部分，液状粪便采集水样便或含絮状物的液状粪便 2～5ml；成形粪便至少取蚕豆大小粪便 1 块（约 5g）放于灭菌容器内，最好加有保存液或增菌液。若无法获得粪便时，可用保存液或增菌液湿润过的棉拭子插入肛门 4～5cm 深处（小儿 2～3cm）轻轻转动一圈，取直肠表面的黏液后撤出，盛入运送培养基或保存液中送检，为保证多个检验项目的开展，同一患者应至少采集 2 支肛拭。采样时注意勿将尿液或水混入粪便或容器内，采样后尽快塞紧或旋紧容器，所采取的粪便标本应尽快送检，运送时间不得超过 2 小时，否则应保存在 4～8℃条件下送检；集体腹泻或食源性疾病暴发患者粪便采集，应根据患者人数决定采取标本的数量；尽量在急性腹泻期及用药前采集。

3）血液标本：通常采集静脉血和末梢血（如指血或耳血）。常用采样器械为一次性注射器和取血三棱针。如被测物是金属化合物，采血时应用 1% 硝酸和去离子水先后清洗皮肤表面，然后再用酒精消毒。如被测物为有机物，要注意酒精的干扰。取末梢血时不得用力挤压采血部位。采集后的样品如不能及时进行分析，应冷冻保存。

①全血：将注射器或取血管采集的血液注入装有抗凝剂的试管中，上下转动颠覆，使血液与抗凝剂充分混匀。

②血清（或血浆）：用注射器或取血管采集的血液缓慢注入于干燥的试管中（采集血浆应在试管中加抗凝剂）。于室温放置15～30分钟，在3000转/分钟下离心10～15分钟。分离后的血清或血浆必须立即转入另一容器。为防止溶血，必须注意：转移采集在注射器中的血液时要先将针头取下，采集血浆时混合血液与抗凝剂的操作步骤不得用力过猛。

4）尿液标本：主要采用中段尿采集法，先用肥皂水清洗外阴部，再以无菌水洗净，一般取首次晨尿的中段尿10～20ml于无菌容器内。收集职业接触者尿液前，应脱去工作服、洗手和手臂。采集24小时尿液时，不得将尿液溅出或溢出，尿瓶应放在阴凉处。结核分枝杆菌集菌检查时，以一清洁容器留取24小时尿，取沉渣10～15ml送检。如需要测定比重，应于采样后立即测定，比重小于1.010和大于1.030的尿样，应慎重使用，测定比重所用尿液必须弃去。注意无菌操作并在用药前采集，最好在2～3小时内送到实验室检测，否则应在4～8℃条件下保存运送样品。

5）脑脊液：在无菌条件下由腰椎穿刺抽取3～5ml，放于无菌试管或厌氧瓶内（需厌氧培养时）。用于细菌培养时标本采集后应立即送检；用于病毒培养时在4～8℃最多可维持48小时，否则需在−70℃保存；本操作最好在医院内由有经验的医生按腰椎穿刺术进行。

6）皮肤标本：有时需要采集皮疹或皮肤病变标本帮助诊断。如怀疑皮肤炭疽或淋巴腺鼠疫时可从病变皮肤（焦痂和腹股沟淋巴结）取样做细菌学培养。出现囊疱疹或脓疱疹时可直接从囊疱或脓疱采集液体用于镜检或培养。采集疱疹标本时要注意无菌操作，刺破疱囊后用无菌拭子尽量拭抹足够量的疱疹内液体。

7）尸体标本：进行解剖和取样。解剖前观察并记录外观状态，如新鲜程度、皮肤黏膜、淋巴结、尸僵程度和自然孔有无血性渗出物等。剖开后应观察皮下有无出血，胶样水肿，淋巴结、肝、脾是否大和有无其他病变，肺部有无充血、肝样实变、化脓和结节性病灶等。如需要采血则需进行心脏穿刺。采脑组织样本时，如不开颅，可用穿刺长针由鼻孔插入，一直刺到脑干和间脑部位吸出脑组织少许。剖检森林脑炎尸体时，可采取丘脑和小脑部分，其他型别脑炎可采海马回部位的脑组织块。如取脏器组织，先用灼热的金属压舌板接触一下采样部位，瞬时烙焦表面，清除杂菌，用剪刀剪取深部组织块。供分离病毒的组织要在死后5小时内取样。尸体如已腐烂，可锯一段带骨髓的股骨送检。至少取1～2g感染部位标本，放入单独的装有相应液体或培养基的无菌容器中（注意贴牢标签和拧紧螺口），这些液体如：用于组织病理学切片的固定液，用于制备免疫荧光显微技术所需的冷冻切片的无菌盐溶液，用于分离细菌或病毒所需的各种转运培养基。装样本的容器封口后，表面用碘酒涂擦消毒后送检。为了避免尸体和解剖时的污染物成为传染源，解剖后尸体最好火化；不能火化则应离村庄和交通要道1km以外，深挖2m以上土坑，坑内和尸体周围撒生石灰，先填入可能被污染的土，后用净土填平；所用器材和隔离衣，凡耐热者均煮沸消毒40分钟，橡胶和塑料制品用1%～5%含氯消毒剂浸泡6小时以上。

（2）用于病原体抗体检测的标本：通常包括血液和脑脊液。采集血清样本可将10ml静脉血移入无抗凝剂的无菌螺口管，室温静置30分钟使之凝集，然后置4～8℃至少1～2小时（在此温度下可存放48～72小时），离心收集血清。如能立即检测，采集的血液应在室温下尽快分离血清。如用于微量法试验，可用三棱针刺手指或耳垂部，再用毛细管采集，一般不少于0.3ml。用于检测IgM的血清一般采于发病1个月内；用于检测IgG的血液应于发病初期（1～3天）和恢复期（第一次采血后3～4周）各采集1次。脑脊液采集方法同前所述，一般于出现神经症状时采集，查IgM、需采1份脑脊液，而查IgG则需收集2次，采集时间如前所述。

（3）用于调查中毒的样品：中毒的因子可分为化学性、生物性和物理性三类，中毒的途径主要有消化道和呼吸道，而中毒的表现也各种各样，如急性胃肠炎、呼吸道症状、神经系统症状或者全身多器官损坏等，因此调查中毒的样品既包括食品、水、空气和食品接触的相关人员的生物样品，也包括中毒者的呕吐物、排泄物、血液等临床标本，而中毒的原因样品往往只能一次性提供。分述如下：

1）胃内容物：是确定中毒的最好样本之一。可以通过收集患者呕吐物、洗胃液、胃内抽取液和尸体解剖获得。在采集时要注意避免污染，洗胃液最好采集最初抽出的，用高锰酸钾洗胃后的胃液意义要小些。在收集尸检材料中的胃内容物时，要注意胃的底部胃液的收集，因为比重大、溶解度低的物质往往沉淀于底部，如毒鼠强。采集的胃内容物量较大时，可取出后倾倒入一较大的玻璃漏斗内，漏斗的出口先塞住，混杂在胃内容物中的结晶和粉末将沉淀在漏斗底部，然后将上层液体和下层固体分别收集。在尸检中，对中毒迁延一段时间后才死亡的患者或生前已经进行洗胃的患者，要注意收集肠内容物。胃内容物的收集时效性强，错过了时机不能弥补。所采集的样本可用玻璃、聚乙烯或聚四氟乙烯器皿盛装，避免使用金属器皿。采集量最好达到 100g（ml）以上。

2）血液：是确诊中毒最主要的样本，因为某些经常可能服用的药物，如镇静催眠药剂，胃内容物中查到不能确诊，只有从血中检测到超过中毒量及死亡量时才能够确定。血液采集方法同前，应注意：

①根据不同毒物在血液中的半减期决定采样时机。

②选择恰当的盛装血样的容器，如疑为百草枯中毒患者的血液不能用玻璃试管，因为玻璃可以使百草枯钝化，钝化后的百草枯实验室不能检出。

③注意密封，如疑为一氧化碳中毒者应尽早抽血 5~15ml 装满玻璃试管，必须用密封玻璃塞塞紧，避免瓶中残留空气，血液是分析一氧化碳中毒的唯一检材；对于其他易从样本中逸出的毒物也要密封保存，尽快检测，如氰化物。

④尽量不加防腐剂和抗凝剂。

3）尿液：毒物常以原形或其代谢物的形式排泄，因此尿液也是毒物检测的重要样品。尿液可直接收集、导出或注射器抽取，无尿者也可取膀胱冲洗液。尿液一般每次采集 100ml，用玻璃或塑料瓶盛装，不加防腐剂；注意采集时间，一些毒物在中毒初期尿检阴性，如百草枯一般要在口服后 2 小时采集。

3. 样品的保存和运输　保存和运输用于检测病原体的样品与用于检测化学物质（包括化学毒物）的样品各有其特点。

（1）检测病原体样品的保存：原则是尽量保护待检微生物和注意生物安全。保护待检微生物可以从温度、湿度、营养、pH 和抑制杂菌等方面考虑，可通过温度调节、加入保护剂和去除其他不利于待测微生物生存的因素来实现。一般低温可增加微生物的存活和抑制杂菌的过度生长，但某些微生物如淋病奈瑟菌等检验的样品，应放置在适宜的温度条件下运送。有的样品要使用运送培养基。分离病毒的组织块可放于 50% 甘油缓冲液中（pH 8.0），在 5℃ 条件下保存数周，也可用由 0.5% 水解蛋白，2% 小牛血清，青、链霉素各 500U/ml，制霉菌素 50U/ml 组成的溶液保存。分离鼠疫菌等革兰染色阴性菌多用卡-布半固体培养基送，用经 1/15mol/L pH 8.1 磷酸盐缓冲液处理过的棉棒采样后，插入培养基的底部，拧紧管口螺旋盖运送；在此培养基中保存 1 周，不影响细菌的检出。怀疑厌氧菌感染或需要进行厌氧菌检验的检样，必要时应使用运送培养基，保持在厌氧条件下运送。分离培养细菌或病毒的标本，若在 48 小时内检测，保存于 4℃；若 48 小时后检测，保存于 −70℃，但原则是尽快检测，分离病毒的组织块冻存，应该加入防冻剂如甘油。寄生虫样本的保存，每份粪便中加入 10% 福尔马林和 PVA 存于 4℃。

（2）化学因子或毒物样品的保存：各类样本要分别盛装于容器中，包装固定，及时冷藏保存。多数毒物检验样本对保存的条件不是特别严格，需要特殊条件保存的样本要在标签上和清单中标明，同时将保存条件要求告知具体承办人员，并注意防止外泄。样本不要加防腐剂，若为防止腐败必须加用时，可加乙醇（化学纯），并附一瓶所用乙醇样品作对照。福尔马林是用于固定样本以便病理检查，不能用于毒物鉴定分析的样本中。

（3）化学因子或毒物样品的运送：用密封性良好材料进行包装，送检的样本要根据对温度、湿度的要求分类处理。大多数样本都可以常温下运送，对需要特殊条件运送的样本要专门标出，需要冷藏的可以根据冷藏温度和运送所需时间决定用冷藏箱、车载冷柜等方式。在运送过程中，要保证条件能够持续保障。

二、生物监测类别

应根据需要选择生物材料、样品种类及待测物质。选择的主要依据是被测毒物的中毒机制和代谢动力学的研究结果，毒物和（或）代谢产物、结合产物或效应指标，以及易采集和易保存等。

通常用的生物材料是血液和尿液，有时也用毛发、指甲、唾液、乳汁、粪便等生物材料。检测的指标可以是化学物的原型或其代谢产物。代谢指标可以是特异的，与原型一一对应；也可以是非特异性的，即许多化学物经过代谢可以产生这些代谢物，甚至是机体内源性的代谢产物。

（一）血液

血液是机体转运外源性化学物的主要载体。大多数无机化合物或有足够生物半减期的有机化合物都可以通过血样来监测。相对尿液样本，不受肾功能影响。测定血液中的原型化合物比测定其在尿中的代谢物更具有特异性。同时，血中被监测化合物的含量可反映毒物在机体内的近期接触水平，并具有含量稳定。有蓄积性的毒物（如铅及其无机化合物），血中的浓度主要反映机体的负荷。应注意血中浓度与蓄积部位含量的相关关系。

血中挥发性毒物的测定具有十分重要的意义，这也是呼出气体中挥发性毒物测定的基础。血样有取样量少，不易被污染的特点，但采集血样有损伤性，有时不易被受检者所接受。

1. 血样采集　血样分为全血、血清、血浆和血细胞，可采静脉血、指尖血和耳血，应根据监测物质在血液不同组分中的分布规律选择采样方法。采样时，应根据所监测的血样类型，来决定是否应使用抗凝剂，使用何种抗凝剂。同时也要兼顾转运和保存条件，防止溶血，并及时监测，保证结果准确可靠。

2. 检验项目　常见的血液监测化合物有石墨炉原子吸收光谱法检测铅，原子荧光分光光度法检测砷，表面荧光法检测红细胞锌原卟啉（ZPP）、红细胞游离原卟啉（FEP），顶空 - 气相色谱法检测苯、甲苯、二甲苯、甲醇等。

3. 注意事项　化学毒物进入血液后，部分毒物及其代谢产物与血清蛋白结合，部分毒物及其代谢产物呈游离状态。因此，测定血液样本中毒物（如镉及其无机化合物）浓度时，应先消化处理，再测定毒物总量。在测定有机化学毒物时，则应将血样先用酸进行水解处理后再测定。

（二）尿液

尿液采集对受试者无损，采集较为简便，易被接受，是仅次于血液的常用生物监测材料。尿样适合于检测有机化学物的水溶性代谢产物及某些无机化学物。

1. 尿样采集　尿液的采集时间主要依据毒物在体内的半减期而定。半减期短的毒物，接触者尿中毒物的检出，可反映近期接触。半减期长的毒物，接触者尿中毒物的检出，可反映相当长一段时间接触的平均浓度。尿液中的毒物浓度与血浆中的毒物量相关，但在肾脏中蓄积的毒物，会影响尿液中的水平。迅速排出的毒物，如溶剂，以收集班末尿为宜。某些毒物随尿液排出不规律，尿的稀释和浓缩能影响测定结果。因此，在工作中应根据实际情况，选择晨尿、一次随机尿、阶段尿和全日尿等。

2. 检验项目　常见的尿液监测化合物有石墨炉原子吸收光谱法检测铅、锰、镉、铬、铊，原子荧光分光光度法检测汞、砷，离子选择性电极法检测氟，可见分光光度法检测 δ-ALA，顶空 - 气相色谱法检测甲醇、三氯乙烯，溶剂提取 - 气相色谱法检测 2，5- 己二酮，高效液相色谱法检测甲基甲酰胺、五氯酚、尿拟除虫菊酯代谢产物等。

3. 注意事项　采样时，应注意避免污染。特别是测定尿液中的金属时，应当使用合适的材料和特殊处理的容器，采取有效的措施，控制本底值的干扰。采集后的尿液，要妥善保存，送检，并及时检验。尿液中被测毒物的浓度需要用尿比重或尿肌酐来校正。对于尿比重大于 1.030 或小于 1.010 和尿肌酐浓度小于 0.3g/L 或大于 3g/L 的尿样应慎重使用。尿中毒物的浓度可能受肾功能的影响，对于肾病患者，不宜用尿样进行监测。

（三）毛发指甲

毛发作为一种排泄器官，能反映体内的代谢情况，早已应用于无机元素的检测。1954 年，Goldblum 等首次报道了利用紫外分光光度法，检测豚鼠毛发中的苯巴比妥类含量。20 世纪 70 年代，毛发中毒物的分析技术逐渐趋于成熟。近年来，毛发分析技术越来越受到重视。毛发与其他组织相比，化学性质稳定，易于随机采取，获得方便，不易受外界杂质干扰，便于运输、储存等优点，更易获得反映人体负荷与代谢水平的数据。

毒物与毛发的结合受许多因素的影响，如毛发的类型、颜色、化学处理、年龄、性别等。目前，多数学者认为，毒物进入到毛发的过程主要有三种途径：①经汗水进入；②经血液循环进入；③受外部污染造成。血液中的毒物经血液循环进入毛发根部的毛腺体，随着毛发的成长，毒物逐渐进入到毛髓质，并被毛皮质及毛小皮包裹。

1. **样本采集**　毛发的生长缓慢，每月约生长 1.0～1.2cm，短时间内接触毒物，很难被监测到。只有经过一段较长的时间，毒物缓慢进入到毛发中，才能被检测到。因此，毛发的分析，对长期接触毒物的监测具有独特的意义。标记毛发的根部、尾部，剪成一定长度的小段，分别对每段进行分析，检测其中的毒物的含量，结合毛发的生长速度，可以推断毒物的接触情况。有研究表明，毛发中有机氯农药含量能反映有机氯农药接触量和环境中有机氯农药污染水平。同一人的头发各段之间有机氯含量无差别，故采样时可剪取任何一段。

2. **检验项目**　毛发指甲中毒物的检测项目主要有石墨炉原子吸收光谱法检测铅、锰、镉、铬、铊，原子荧光分光光度法检测汞、砷。

3. **注意事项**　毛发的处理包括洗涤、磨粉、消化、提取等步骤。要使用适宜的洗涤剂，不能对毒物造成污染，亦不能造成对所检测毒物的流失。毛发磨粉后，可以增大其表面积，有利于毒物的释放。分析不稳定化合物时，宜选酶消化法。对于稳定化合物，化学法和酶消化法没有明显差异。毛发中毒物的提取方法有液 - 液提取法、固相提取法、溶剂提取法。

研究表明，在血液、乳汁、头发、体脂生物样品中，毛发中有机氯农药含量仅次于体脂，远高于乳汁及血液。若可用头发替代乳汁和体脂进行人群负荷及婴幼儿暴露水平的监测，无疑会给我们的预防工作带来很多方便。

毒物进入指甲的途径与进入毛发的途径大体差不多。必要的时候，亦可监测指甲中的毒物成分，以帮助获得毒物在人体负荷与代谢水平的数据。指甲也存在外污染的可能，需要解决洗涤问题。

（四）唾液与乳汁

唾液的测定不会出现如在尿样测定中，被测化学物质及其代谢产物先期到达膀胱中的尿液稀释干扰，而且对接触非挥发性工业毒物后，准备进行血或尿样的分析时，唾液分析可提供一个可行性的替代选择。

乳汁是水和脂的悬浊液，乳汁与尿液、唾液等不同，含有大量类脂化合物，是最常用于评价人群亲脂毒物（如有机氯农药）负荷水平的生物监测材料。某些金属离子如铅、汞等，也可以进入乳汁。近年来，研究发现，绝大多数毒物及其代谢产物都能在乳汁中被检出。

1. **样本采集**　通常唾液的样本的收集，是在工作日接触后收集在洁净的玻璃容器中。当唾液吐出前几分钟，应先用蒸馏水漱口，以清除口腔中残留的干扰物质。

乳汁的采集，一般应在每日工作结束后进行。采样前，乳头周围宜适当清洗，以消除污染可能。

2. **检验项目**　唾液虽然不是常规的生物监测材料，但化学物质进入到体内之后，也会随着血液输送到唾液中来。唾液中的毒物的水平，能反映血液中未结合的毒物浓度。

乳汁中毒物的水平的监测，其浓度，对母亲来说，不一定达到有效水平，但对婴儿来说，可能是个有效作用水平。有些毒物随母乳进入到婴幼儿体内，虽浓度低，但能不断蓄积，也会导致中毒的发生。

检测项目主要有石墨炉原子吸收光谱法检测铅、锰、镉、铬、铊，原子荧光分光光度法检测汞、砷。

3. **注意事项**　在测定唾液中化学物时，一般测量总量。服用某些药物如阿托品、普鲁苯辛、妥拉苏林时，可能会减少或增加唾液的分泌，影响结果的判定。

在乳汁分析时，应考虑母亲的年龄、体重、作息、健康状况以及气候因素。乳汁分泌是有限的，但在监测某些对婴幼儿健康具有影响的毒物时，具有相当高的实用价值。

（五）粪便

粪便能反映毒物经口摄入的水平。

1. **样本采集**　粪便样本采集时，应严格选用采集容器，毒物在容器的本底值应予以控制。应规范操作，防止取样过程的污染。应尽量在粪便的不同部位取样，样本量不能太少，一般要超过 5g 以上。

2. **检验项目**　由于粪便监测的不确切性，在职业医学中，实际应用较少。

3. 注意事项 粪便的主要成分是食物残渣及少量未被吸收的营养物质。检测前,应根据所监测的化学毒物种类,进行必要的前处理。

三、生物样品常用检验分析方法

(一)生物样品的前处理

样品前处理对样品的分析检测起着至关重要的作用,它决定了分析结果的质量。样本前处理首先可以起到浓缩被测组分的作用,从而提高方法的灵敏度,降低方法检出限。因为样本中待测物质浓度往往很低,难以直接测定,经过前处理富集后,就很容易用于各种仪器分析测定,从而降低了测定方法的检出限。其次可以消除样品基体或共存物的干扰,提高方法的灵敏度,有时通过衍生化及其他反应,使被测物转化成为检测灵敏度更高的物质或转化为与样本中干扰组分能够分离的物质,提高方法的灵敏度和选择性,从而达到改善方法灵敏度与选择性的目的,此外,样本经前处理后容易保存或运输,而且可以使被测组分保持相对的稳定,不容易发生变化。最后,通过样本前处理可以除去对仪器或分析系统的有害物质,如强酸或强碱性物质、生物分子等,从而延长仪器的使用寿命保持仪器的状态稳定。样品前处理应遵循以下原则:①根据样品中待测物的理化性质和所用的测定方法选择合适的前处理方法。②样品前处理过程应尽可能简单易行,所用处理装置应与处理的样品量相适应,操作步骤尽可能少,试剂使用量尽可能少。③在样品前处理过程中,尽量防止和避免待测物的损失,包括挥发、吸附、降解等化学变化。④在样品前处理过程中,尽量防止和避免待测物的污染,尽量减少无关物质的引入。⑤在样品前处理过程中,若要对待测物进行衍生化、显色等化学反应时,则这一反应必须是有已知的反应方程式及反应定量进行。

职业卫生的生物样品检测中,可分为无机成分和有机成分的测定。无机成分多为尿液、血液、头发等生物样品中的铅、镉、锰、镍、汞、砷等金属及准金属有毒有害物质。有机成分多为尿液、血液、呼出气等生物样品中的醇类、烷烃类、酮类、芳香烃类等有机化合物或其代谢产物。常见的样品前处理方法有稀释法、提取法、分解法(干灰化法、湿式消化法、微波消解法)、水解法、固相萃取法、顶空法、固相微萃取法、衍生化法等。

1. 稀释法 样品稀释是指直接将尿液、血液等样品用稀释剂稀释后供测定。稀释的作用一方面可以将待测物的浓度降至测定方法的测定范围内,另一方面可减少样品中的基体浓度,以降低测定的背景信号和背景干扰。如何选用合适的稀释剂及稀释用量,要根据样品的性质和所选用的测定方法而定。一般可用去离子水、稀硝酸或含 Triton 的稀硝酸溶液做稀释剂将血样或尿样进行稀释,含氧酸有助于消除石墨炉原子吸收测定中的基体干扰。用含有基体改进剂的稀释剂稀释样品,对消除基体干扰,比单用去离子水稀释的效果显著。常用的基体改进剂有硝酸铵、硝酸镍、氯化钯、硝酸钯、磷酸氢铵、磷酸二氢铵、EDTA 等。

2. 提取法 同一溶剂中,不同物质具有不同的溶解度,利用混合物中各物质溶解度的不同将混合物组分完全或部分分离的过程称为萃取,也称提取。常用方法有以下几种。

(1)浸提法:浸提法又称浸泡法。用于从固体混合物或有机体中提取某种物质,所采用的提取剂,应既能大量溶解被提取的物质,又要不破坏被提取物质的性质。为了提高物质在溶剂中的溶解度,往往在浸提时加热。如用索氏抽提法提取脂肪。提取剂是此类方法中重要因素,可以用单一溶剂,也可以用混合溶剂。例如,测定血铅时,用 6mol/L 硝酸溶液使蛋白沉淀,离心后取上清液进样测定,所得结果与湿式消化处理一样。用 1mol/L 盐酸或硝酸溶液浸泡组织,可萃取出组织中的镉、铜、锰、锌等金属离子。

(2)溶剂萃取法:溶剂萃取法用于从溶液中提取某一组分,利用该组分在两种互不相溶的试剂中分配系数的不同,使其从一种溶液中转移至另一种溶剂中,从而与其他组分分离,达到分离和富集的目的。通常可用分液漏斗多次提取达到目的。若被转移的成分是有色化合物,可用有机相直接进行比色测定,即萃取比色法。萃取比色法具有较高的灵敏度和选择性。如双硫腙法测定尿中的铅、镉含量。此法设备简单、操作迅速、分离效果好,但成批试样分析时工作量大。同时,萃取溶剂常易挥发、易燃,且有毒性,操作时应加以注意。

3．分解法　分解法是破坏样品中的有机物，使之分解或成气体逸出，将被测物转化为离子状态，又称为无机化处理，适用于测定样品中的无机成分。常用的分解法有高温灰化法、低温灰化法、湿消化法、微波消化法等。

（1）高温灰化法：将粉碎的样品置于坩埚中，先低温干燥碳化，然后放入高温炉（马弗炉）在400～500℃进一步灰化，至样品成白色或灰白色残渣，取出冷却后用水或稀酸溶解。此法的优点是操作简便、空白值低、可同时处理多个样品。但对于易挥发元素如砷、硒、汞、铅等，易造成挥发损失；坩埚材料对待测元素有一定的吸附作用，有时与灰分发生化学反应导致样品污染；灰化时间较长，因此，分解样品时要严格控制温度，坩埚材料需选择合适的，必要时可加入一定量灰化辅助剂，以增强氧化作用、降低灰化温度、缩短灰化时间和疏松样品，防止待测组分挥发损失。常用的灰化辅助剂有 MgO、$Mg(NO_3)_2$、Na_2CO_3、$NaCl$ 等。

（2）低温灰化法：在等离子体低温灰化炉中进行。利用高频等离子体技术，以纯 O_2 为氧化剂，在灰化过程中不断产生氧化性强的氧等离子体（激发态氧分子、氧离子、氧原子、电子等的混合体），使样品在低温下灰化。该方法克服了高温灰化的缺点，但仪器昂贵，灰化时间长。

（3）湿消化法：在加热条件下，利用氧化性的强酸如浓 HNO_3、H_2SO_4、$HClO_4$ 等氧化分解样品中的有机物。由于消化是在液态下进行的，故称为湿式消化。为了加快分解速度，有时需要加入其他氧化剂如 H_2O_2、$KMnO_4$ 等或催化剂如 V_2O_5、SeO_2、$CuSO_4$ 等。为提高消化效率，大多采用混合消化剂。湿式消化的优点是简便快速、分解效果好，待测元素的挥发损失少，便于多元素的同时测定。但在消化过程中产生大量酸雾、氮和硫的氧化物等强腐蚀性有害气体，必须有良好的通风设备，同时要求试剂的纯度较高，尽量降低污染物的引入，降低试剂空白值。

（4）微波消化法：将微波快速加热和密闭罐消化的高温高压相结合的一种新型而有效的分解样品技术。微波消解装置主要由微波炉、密闭聚四氟乙烯罐组成。分解样品时，样品放入密闭罐中，并根据样品的情况加入适量氧化性强酸、H_2O_2 等试剂。当微波穿透密闭罐作用于消化试剂和样品时，一方面使试剂及样品中的极性分子快速转向和定性排列，产生剧烈的振动、摩擦和撞击作用，使样品与试剂的接触界面不断快速更新，加速了样品的分解；另一方面，样品中的各种离子在高频电磁场作用下产生快速变换方向的迁移运动，离子与周围各种分子的碰撞机会增加而使体系升温，这也有利于样品被撕裂、震碎和分解。微波消解法快速高效，一般几分钟可将样品彻底分解，试剂用量少，空白值低，挥发性元素不易损失，可同时进行多个样品的处理，节省能源、易于实现自动化等优点。但设备昂贵，处理样品量较少。

4．水解法　常用酸、碱、酶对样品进行水解，使被测成分释放出来。酶水解特别适用于生物样品，优点是作用条件温和，可有效防止待测物的挥发损失，同时可维持金属离子的原有价态以进行形态分析，因此既可以用于无机成分分析，也可用于有机成分分析。

5．固相萃取法　固相萃取就是利用固体吸附剂对样品中的待测物通过吸附、分配或离子交换等作用，将样品中的目标化合物吸附，与样品的基体和干扰化合物分离，然后再用洗脱液洗脱或加热解吸附，从而达到分离和富集目标化合物的目的。与液－液萃取相比固相萃取有很多优点：固相萃取不需要大量互不相溶的溶剂，处理过程中不会产生乳化现象，它采用高效、高选择性的吸附剂，能显著减少溶剂的用量，简化样品预处理过程，同时所需费用也有所减少。用于金属离子分离浓缩的固相萃取剂通常是离子交换剂或螯合剂。当样品溶液通过离子交换剂或螯合剂柱时，样品中的金属离子被交换或螯合在固相萃取剂上，然后再用适当的酸溶液洗脱下来。例如，将尿样通过巯基棉小柱，尿液中的镉离子富集在巯基棉上，然后用 0.2mol/L 盐酸溶液洗脱下来。

6．固相微萃取法　固相微萃取是在固相萃取基础上发展起来的一种新的萃取分离技术，它集采样、萃取、富集和进样于一体，可以从液体、气体和固体样品中分离和富集待测物，可用于气相色谱法，也可用于液相色谱法，测定灵敏度高，且不用有机溶剂解吸，操作简单、快捷、时间短，样品量小，重现性好，适于分析挥发性与非挥发性物质。固相微萃取装置外形如一只微量进样器，由手柄和萃取头（或纤维头）两部分构成，萃取头是一根 1cm 长，涂有不同吸附剂的熔融纤维，接在不锈钢丝上，外套细不锈钢管

(保护石英纤维不被折断),纤维头在钢管内可伸缩或进出,细不锈钢管可穿透橡胶或塑料垫片进行取样或进样。手柄用于安装或固定萃取头,可永久使用。固相微萃取用于气相色谱时,是将固相微萃取针管(不锈钢套管)插入进样口,推手柄杆,伸出纤维头,使用进样口的高温热解吸目标化合物,解吸后被载气带入色谱柱。用于液相色谱时,是将固相微萃取针管(不锈钢套管)插入高效液相色谱(HPLC)接口解吸池,然后再利用 HPLC 的流动相通过解吸池洗脱目标化合物,并将目标化合物带入色谱柱。固相微萃取关键在于选择石英纤维上的涂层(吸附剂),要使目标化合物能吸附在涂层上,而干扰化合物和溶剂不吸附,一般原则为目标化合物是非极性时选择非极性涂层;目标化合物是极性时选择极性涂层。

7. 顶空法 顶空法又称为气体萃取法,适用于样品中微量的高挥发性待测物的分离测定。顶空法可分为静态顶空法和动态顶空法。

(1)静态顶空法:将液体样品或者固体样品放在一个密闭的玻璃样品瓶中并保持样品瓶中的样品上方留有一半以上的气体空间,密封瓶盖,在一恒定的温度下,样品中的易挥发组分挥发至样品上方的空气中,当两相(样品与样品上方的空间气体)达到平衡之后,使用气密性注射器抽取样品瓶中顶空气体,直接注入到色谱柱入口中,进行色谱分离和测定,此方式为静态顶空。静态顶空作定性分析非常简便,但是进行定量测定比较复杂,一般需要采用标准对照或内标物的方法才能较好定量。静态顶空是一种气体萃取方法,常常被认为是"一步气体萃取",此法仪器简单,操作容易快捷,可以消除基体干扰。但它的富集效果较差,灵敏度较低。此法适用于含有浓度较高的挥发性或半挥发性化合物的液体样品和某些固体样品的预处理。如测定血中或尿中苯、甲苯、二甲苯、甲醇、乙醇等挥发性有机化合物的浓度。

(2)动态顶空法:使用吹扫气体连续地萃取样品,将一些组分吹出,然后通过冷冻浓缩技术或者使用吸附浓缩技术将这些组分浓缩,最后用加热的方法释放出这些组分,进行分析。动态顶空是一种"连续气体萃取"方法,不必等到样品瓶中两相达到平衡和抽取顶空气体进行测定。使用惰性气体连续地吹扫样品并将顶空气体输送出去,由于样品上方的气体不断地被除去,所以样品瓶中的两相不会达到平衡,这样,样品中挥发性物质就会完全地被吹扫出去。连续气体萃取通常与吸附捕集技术联用,组成吹扫 - 捕集系统,常用于液体样品中挥发性物质的分离和浓缩。在吹扫 - 捕集系统中,使用的惰性气体叫"吹扫气体",吹扫气体将样品中挥发性物质带出并输送到吸附捕集阱中,这时的挥发性物质被吸附阱捕集而浓缩,吹扫气体则流过捕集阱。气体萃取完成后,通过加热吸附阱将挥发性物质热解吸出来并反吹到色谱中以进行测定,此方式也叫"动态顶空"或"吹扫 - 捕集"。该方法富集效果好,灵敏度高,容易定量,操作较简单。

8. 衍生化法 衍生化技术就是通过化学反应将样品中难于分析检测的目标化合物定量的转化成另一易于分析检测的化合物,通过后者的分析检测可以对目标化合物进行定性或定量分析。不同模式的色谱柱前衍生化的目的有不同的侧重,气相色谱中柱前衍生化主要是改善目标化合物的挥发性,常用的衍生化有硅烷化、酯化、酰化合卤化。而液相色谱和薄层色谱中柱前衍生化的主要目的是改善检测能力,通过衍生化,生产具有更强紫外、荧光或电化学性能的衍生物。

衍生化反应应满足以下几个条件:

(1)反应能迅速、定量的进行,反应重复性好,反应条件不苛刻,容易操作。

(2)反应的选择性高,最好只与目标化合物反应,即反应要有专一性。

(3)衍生化反应产物只有一种,反应的副产物和过量的衍生化试剂应不干扰目标化合物的分离与检测。

(4)衍生化试剂应方便易得,通用性好。应根据待测物的性质和测定方法,选择合适的衍生化方法对样品进行预处理。

(二)常用检验分析方法

生物样品与空气样品实验检测方法的差异主要在于样品前处理,而生物样品经过前处理后常用的检验分析方法与空气样品的实验室检验分析方法类似,主要为光谱法、色谱法、电化学法分析等,常见职业卫生生物样品的检测方法详见表 2-4-2。生物样品实验室检验方法的详细介绍可参见工作场所空气中化学因素的实验室检验分析方法章节的内容。

表 2-4-2　常见职业卫生生物样品检测方法

职业病危害化学物质	职业接触生物限值标准	生物监测指标	检测方法标准	检测方法
甲苯	WS/T 110—1999	尿马尿酸	WS/T 52—1996	尿中马尿酸的分光光度测定方法
			WS/T 53—1996	尿中马尿酸、甲基马尿酸的高效液相色谱测定方法
		终末呼出气甲苯	WS/T 110—1999 附录 A	呼出气中甲苯的气相色谱法
三氯乙烯	WS/T 111—1999	尿三氯乙烯	WS/T 64—1996	尿中三氯乙酸的分光光度测定方法
			WS/T 96—1996	尿中三氯乙酸顶空气相色谱测定方法
铅及其化合物	WS/T 112—1999	血铅	WS/T 20—1996	血中铅的石墨炉原子吸收光谱测定方法
			WS/T 21—1996	血中铅的微分电位溶出测定方法
	—	尿铅	WS/T 17—1996	尿中铅的双硫腙分光光度测定方法
			WS/T 18—1996	尿中铅的石墨炉原子吸收光谱测定方法
			WS/T 19—1996	尿中铅的微分电位溶出测定方法
			WS/T 91—1996	尿中铅的示波极谱测定方法
	—	血游离原卟啉	WS/T 22—1996	血中游离原卟啉的荧光光度测定方法
	—	血锌原卟啉	WS/T 92—1996	血中锌原卟啉的血液荧光计测定方法
	—	尿中氨基乙酰丙酸	WS/T 23—1996	尿中 δ- 氨基乙酰丙酸的分光光度测定方法
镉及其化合物	WS/T 113—1999	尿镉	WS/T 31—1996	尿中镉的火焰原子吸收光谱法
			WS/T 32—1996	尿中镉的石墨炉原子吸收光谱测定方法
			WS/T 33—1996	尿中镉的微分电位溶出测定方法
		血镉	WS/T 34—1996	血中镉的石墨炉原子吸收光谱测定方法
一氧化碳	WS/T 114—1999	血中碳氧血红蛋白	WS/T 42—1996	血中碳氧血红蛋白的分光光度测定方法
有机磷酸酯类农药	WS/T 115—1999	全血胆碱酯酶活力校正值	WS/T 66—1996	全血胆碱酯酶活性的分光光度测定方法　羟胺三氯化铁法
			WS/T 67—1996	全血胆碱酯酶活性的分光光度测定方法　硫代乙酰胆碱 - 联硫代双硝基苯甲酸法
二硫化碳	WS/T 239—2004	尿 2- 硫代噻唑烷 -4- 羧酸	WS/T 40—1996	尿中 2- 硫代噻唑烷 -4- 羧酸的高效液相色谱测定方法
	—	呼出气中二硫化碳	WS/T 41—1996	呼出气中二硫化碳的气相色谱测定方法
氟及其无机化合物	WS/T 240—2004	尿氟	WS/T 30—1996	尿中氟的离子选择电极测定方法
苯乙烯	WS/T 241—2004	尿苯乙醛酸和苯乙醇酸	WS/T 54—1996	尿中苯乙醛酸和苯乙醇酸的高效液相色谱测定方法
三硝基甲苯	WS/T 242—2004	血中 4- 氨基 -2, 6- 二硝基甲苯 - 血红蛋白加合物	WS/T 242—2004 附录 A	血中 4- 氨基 -2, 6- 二硝基甲苯 - 血红蛋白加合物的竞争抑制性酶联免疫测定法
正己烷	WS/T 243—2004	尿 2, 5- 己二酮	WS/T 243—2004 附录 A	尿 2, 5- 己二酮的测定
五氯酚	WS/T 264—2004	尿总五氯酚	WS/T 61—1996	尿中五氯酚的高效液相色谱测定方法
汞	WS/T 265—2004	尿总汞	WS/T 24—1996	尿中汞的双硫腙萃取分光光度测定方法
			WS/T 25—1996	尿中汞的冷原子吸收光谱测定方法（一）碱性氯化亚锡还原法
			WS/T 26—1996	尿中汞的冷原子吸收光谱测定方法（二）酸性氯化亚锡还原法
			WS/T 27—1996	尿中有机（甲基）汞、无机汞和总汞的分别测定方法　选择性还原 - 冷原子吸收光谱法

续表

职业病危害化学物质	职业接触生物限值标准	生物监测指标	检测方法标准	检测方法
可溶性铬盐	WS/T 266—2004	尿铬	WS/T 37—1996	尿中铬的石墨炉原子吸收光谱测定方法
	—	血铬	WS/T 38—1996	血中铬的石墨炉原子吸收光谱测定方法
酚	WS/T 267—2004	尿总酚	WS/T 48—1996	尿中酚的分光光度测定方法
			WS/T 49—1996	尿中苯酚的气相色谱测定方法(一)液晶柱法
			WS/T 50—1996	尿中苯酚的气相色谱测定方法(二)FFAP 柱法
钒	—	尿钒	WS/T 35—1996	尿中钒的催化极谱测定方法
氰化物	—	尿硫氰酸盐	WS/T 39—1996	尿中硫氰酸盐的吡啶 - 巴比妥酸分光光度测定方法
镍	—	尿镍	WS/T 43—1996	尿中镍的分光光度测定方法
	—	尿镍	WS/T 44—1996	尿中镍的石墨炉原子吸收光谱测定方法
	—	血镍	WS/T 45—1996	血中镍的石墨炉原子吸收光谱测定方法
铍	—	尿铍	WS/T 46—1996	尿中铍的石墨炉原子吸收光谱测定方法
硒	—	尿硒	WS/T 47—1996	尿中硒的氢化物发生 - 原子吸收光谱测定方法
	—	血清硒	WS/T 109—1999	血清中硒的氢化物发生 - 原子吸收光谱测定方法
苯	—	呼出气中苯	WS/T 51—1996	呼出气中苯的气相色谱测定方法
苯胺	—	尿对氨基酚	WS/T 55—1996	尿中对氨基酚的分光光度测定方法
	—	尿对氨基酚	WS/T 56—1996	尿中对氨基酚的高效液相色谱测定方法
硝基苯类化合物	—	尿对硝基酚	WS/T 57—1996	尿中对硝基酚的分光光度测定方法
	—	尿对硝基酚	WS/T 58—1996	尿中对硝基酚的高效液相色谱测定方法
三硝基甲苯	—	尿 4- 氨基 -2,6- 二硝基甲苯	WS/T 59—1996	尿中 4- 氨基 -2,6- 二硝基甲苯的气相色谱测定方法
甲醇	—	尿甲醇	WS/T 62—1996	尿中甲醇的顶空气相色谱测定方法
氯乙烯	—	尿亚硫基二乙酸	WS/T 63—1996	尿中亚硫基二乙酸的气相色谱测定方法
杀虫脒	—	尿杀虫脒及对氯邻甲胺	WS/T 65—1996	尿中杀虫脒及对氯邻甲胺的分光光度测定方法
铜	—	血清铜	WS/T 93—1996	血清中铜的火焰原子吸收光谱测定方法
	—	尿铜	WS/T 94—1996	尿中铜的石墨炉原子吸收光谱测定方法
锌	—	尿锌	WS/T 95—1996	尿中锌的火焰原子吸收光谱测定方法
碘	—	尿碘	WS/T 107—1996	尿中碘的砷铈催化分光光度测定方法

四、生物监测数据分析与评价

(一)数据分析方法

在生物监测中,无害生物学效应水平,是相对的,它与职业健康监护有着密切的联系。某些指标仅是程度的差异,并有一个移行的过程。因此,在概念上要明确对象,以便采取相应的对策,但在实际中是不应截然分割的。在生物监测中参考值的建立是其一项重要的任务与工作开展的基础,是在现有的知识水平,在外剂量、内剂量和生物学效应相互作用研究的基础上,再综合毒物的理化性质、动物实验与人体毒理学资料、现场劳动卫生调查与流行病学调查资料进行科学分析与研究而得出。其制定方法参照制定最高容许浓度(MAC)的原理,规定出生物组织中毒物或其代谢产物的最高耐受界限。在我国根据生物监测标准专题讨论会专家们的建议,生物监测卫生标准统一用"生物接触限值"表示,我国的职业卫生生物监测标准现已陆续颁布了十七项,详见表 2-4-3。

表 2-4-3　我国已颁布的职业医学生物监测采样要求

化学物质	生物监测指标	采样时间
铅及其无机化合物	血铅	接触三周后的任意时间
镉及其无机化合物	尿镉	不作严格规定
	血镉	不作严格规定
氟及其无机化合物	尿氟	工作班后
		工作班前
可溶性铬盐	尿铬	接触 1 个月后工作周末的班末
汞	尿总汞	接触 6 个月后工作班前
甲苯	马尿酸	工作班末
	终末呼出气	工作班前
三氯乙烯	尿中三氯乙酸	工作周末或班末
一氧化碳	碳氧血红蛋白	工作班末
有机磷农药	血液胆碱酯酶	接触起始后三个月内任意时间
	血液胆碱酯酶	持续接触三个月后任意时间
二氧化硫	尿 2- 硫代噻唑烷 -4- 羧酸	工作班末或接触末
三硝基甲苯	血中 4-A- 血红蛋白加合物	持续接触四个月后任意时间
正己烷	尿 2，5- 己二酮	工作班后
苯	尿中反 - 反式粘糠酸	工作班末
苯乙烯	尿中苯乙醇酸加苯乙醛酸	工作班末
		下一个工作班前
酚	尿总酚	工作周末的班末
五氯酚	尿总五氯酚	工作周末的班末
二甲基甲酰胺	尿甲基甲酰胺	工作班末

对接触职业病危害因素的工人进行生物监测，测定其血、尿等生物材料中化学物及其代谢物的量，并将生物监测的测得值与生物接触限值进行比较，以评价人体接触化学物质的程度及其对健康产生的潜在影响。通过检测生物监测指标，尤其是健康效应指标，可较早检出对健康可能的损害，同时有助于发现和确定易感者，为及时采取预防措施提供依据。在对生物检测数据进行分析时，有效数字和可疑值的取舍、"未检出"值的判断与处理等方面均需注意。

（二）数据分析结果的评价

生物监测目的是了解机体内暴露水平或是受职业病危害因素影响的程度，生物监测结果的评价也可分为个体评价与群体评价。

1. 生物监测个体评价　通过对定期检测所得的结果数据与职业接触生物限值或合适的参考值进行比较，来评价个体的暴露水平或是健康影响的程度。因生物监测是综合了个体间接触毒物的差异因素和毒物典型动力学过程的变异性，不同个体生物多样性必然也会影响代谢的各过程。在实际工作中，劳动者往往会接触到不同的职业有害因素，当劳动者同时接触几种毒物时，一种毒物的代谢过程可能会影响另一个毒物的代谢。此外，有些指标的参比值随地区和测定方法而异，取样时间、运输和保存等条件均可影响结果。为保障监测的质量和资料的可比性，我国颁布了"职业卫生生物监测质量保证规范"的国家职业卫生标准，对开展生物监测工作提出相应要求，尽可能减低上述因素对结果分析与评价的影响，但该项工作仍然是职业卫生工作的新领域，其工作的开展仍有待积累经验。

2. 生物监测群体评价　生物监测结果多需在群体基础上进行比较，即通过群组数据的统计分析进行评价，并同时报告能描述该群体特性的统计参数。对属于正态分布的数据，应给出平均值、标准差和范围。如为对数正态分布，可给出几何均值、几何标准差和范围或中位数，75% 和 25% 位数和范围。对不属于正态分布（包括几何正态分布）者，可报出中位数、70% 和 25% 位数和范围。

在进行群体评价时，可参照生物接触限值（生物学的参考值）以及研究结果的分布情况给予相应的评价。如观察值均低于限值，则应视为工作条件是令人满意的；若全部或是大部分高于限值，则工作环境需采取预防措施；当出现第三种情况，其分布呈现二相或多相，也就是大部分是低于限值的，而小部分为异常值，可考虑有两种解释，其一是此异常值是由于高污染，环境需要加以改善。另一种可能是由于来自不良的卫生习惯或非职业接触，该情况则应根据具体原因采取不同的措施。

对生物监测结果进行群体评价，对生物监测工作者统计学应用上有着较高要求，除具备一般的统计学知识外，在整个生物监测的程序中，均需要使用统计学方法。例如在检测指标的选择时，当分析方法被选定，而所分析指标为尚未制定职业接触生物限值的有害因素时，该指标是否可以作为生物监测指标，尚需进行现场调查验证，根据验证结果，提出敏感度、特异度和预测值等，得出假阴性和假阳性后，才能判断该指标是否适用。若单一指标结果不够理想，则需进行多项指标最优组合的选择，此时需用到判别分析，计算贡献率，并将判别结果用四格表法计算出各组指标敏感度和特异度后选出。

3. 常用的职业病危害生物监测指标的评价 当前在我国职业卫生领域中开展生物监测相关工作还不全面，对职业接触生物限值的应用尚处在起步阶段，但在职业病诊断工作中应用生物检测指标进行诊断或是辅助则已较为常用，表 2-4-4 对职业卫生工作中常用的生物检测值用于评价或辅助的运用方式进行了简单归纳。

表 2-4-4 常用生物检测指标的评价与诊断中的应用

危害因素	生物样本	生物检测指标	分析与评价	参考标准
铅及其无机化合物	血液	血铅 $\mu mol/L$（$\mu g/L$）	职业接触生物限值 1.9（400） 诊断值 2.9（600） 应注意血铅在采样及检测过程中的污染问题。	GBZ 37 职业性慢性铅中毒诊断标准
	血液	血红细胞锌原卟啉（ZPP）$\mu mol/L$（$\mu g/gHb$）	诊断值 2.91（13.0）	
	血液	红细胞游离原卟啉（FEP）$\mu mol/L$（$\mu g/L$）	诊断值 3.56（2000）	
	尿液	尿铅 $\mu mol/L$（$\mu g/L$）	职业接触生物限值为 0.34（70） 诊断值为 0.58（120） 查尿铅有化学法、仪器法，但只要严格质控，其测定结果应该是一致的。 为了操作方便，查尿铅建议用广口聚乙烯塑料瓶收集一次晨尿样约 100ml，但特别应注意尿铅在采样及检测过程中的污染问题。 尿铅值还是诊断性驱铅试验的重要指标，建议收集 24 小时尿进行铅测定。	
	尿液	尿 δ- 氨基乙酰丙酸（δ-ALA）$\mu mol/L$（$\mu g/L$）	诊断值 61.0（8000）	
汞及其无机化合物	尿液	尿汞	我国正常人尿汞正常参考值≤2.25$\mu mol/mol$ 肌酐（4$\mu g/g$ 肌酐）。 急性汞中毒时，尿汞往往明显高于正常参考值。长期从事汞作业劳动者尿汞的增高是指尿汞高于其生物接触限值 20$\mu mol/mol$ 肌酐（35$\mu g/g$ 肌酐）尿汞反映近期接触汞水平。	GBZ 89 职业性汞中毒诊断标准
	尿液	尿 β_2- 微球蛋白	慢性汞中毒肾脏损害：轻度肾脏损害表现为尿低分子蛋白如尿 β_2- 微球蛋白、α_1- 微球蛋白、视黄醇结合蛋白含量增高，表明肾脏近端肾小管功能障碍。	
	尿液	尿 α_1- 微球蛋白		
	尿液	尿视黄醇结合蛋白		

危害因素	生物样本	生物检测指标	分析与评价	参考标准
镉及其无机化合物	尿液	尿镉	血镉（见 WS/T 34）主要反映近期接触量。由于尚不能建立镉的近期吸收量与血镉浓度之间的定量关系，血镉与肾功能异常的剂量-反应关系资料远较尿镉少，因此，本标准未将血镉列为慢性镉中毒的诊断指标。但在急性镉中毒时，血镉增高可作为过量接触镉的佐证。 尿镉（见 WS/T 32）、尿 β_2- 微球蛋白和视黄醇结合蛋白测定易受尿液稀释度的影响，故上述尿中被测物的浓度均需要尿肌酐（见 WS/T 97）校正。对肌酐浓度小于 0.3/L 或大于 3.0g/L 的尿样应重新留取尿样检测。 尿镉连续两次测定值高于 5μmol/mol 肌酐（5μg/g 肌酐），为轻度中毒的诊断依据之一。 尿镉主要与体内镉负荷量及肾镉浓度有关，可用作职业性镉接触和镉吸收的生物标志物。	GBZ 17 职业性镉中毒的诊断
	尿液	尿 β_2- 微球蛋白	含量在 9.6μmol/mol 肌酐（1000μg/g 肌酐）以上排出增多是目前诊断的主要依据。	
	尿液	尿视黄醇结合蛋白	含量在 5.1μmol/mol 肌酐（1000μg/g 肌酐）以上排出增多是目前诊断的主要依据。	
铬及其无机化合物	尿液	尿铬	65μmol/mol 肌酐，该指标只能提示受试者的接触程度，不能作为相关职业病的诊断依据。	
砷	尿液	尿砷	尿砷对急性砷中毒的诊断有参考价值。 尿砷、发砷对慢性砷中毒的诊断有参考价值，其超过当地正常参考值视为异常升高。	GBZ 83 职业性砷中毒的诊断
	头发	发砷		
磷及其无机化合物	血液	血磷	急性磷中毒时血磷可升高、血钙可降低，但由于测定结果受其他因素的影响，故不列为分级指标。	GBZ 81 职业性磷中毒诊断标准
三烷基锡	尿液	尿锡	尿锡反映近期接触有机锡水平，可作为接触指标。但由于其与中毒程度无明显相关，故不能用作诊断指标。	GBZ 26 职业性急性三烷基锡中毒诊断标准
铊及其无机化合物	尿液	尿铊	尿铊是重要接触指标，也可作为诊断参考指标。 多数资料提示正常人群的尿铊生物接触限值（正常参考值）为 5μg/L（5μg/gCr）（原子吸收光谱法）。 职业性铊接触者尿铊生物接触限值为 20μg/gCr。 尿铊大于 200μg/L（200μg/gCr）可作为诊断急性铊中毒的可靠参考指标。	GBZ 226 职业性铊中毒诊断标准
羰基镍	血液	血镍	及时测定血镍、尿镍有助于判断接触者有无过量羰基镍接触。 急性羰基镍中毒时其水平高于当地正常参考值。 血镍、尿镍的测定应采用石墨炉原子吸收光谱测定方法按 WS/T 44 和 WS/T 45 执行。	GBZ 28 职业性急性羰基镍中毒诊断标准
	尿液	尿镍		
氟及其无机化合物	尿液	尿氟	急性氟中毒：1. 尿氟增高是反映现职劳动者过量接触氟的重要指标，但尿氟值水平与急性氟中毒的病情严重程度不完全平行，是辅助诊断指标，有助于鉴别诊断（尿中氟的测定方法见 WS/T 30）2. 早期监测血氟对防治氟中毒具有临床价值，若在尚未出现高氟期时进行恰当补钙及创面处理，可避免或减轻氟中毒引起的致命性低钙血症（血清中氟化物的测定方法见 WS/T 212）。 慢性氟中毒：1. 班前尿氟值能反映现职劳动者体内氟负荷量。考虑到尿氟的自然波动，应连续送检 3 次以上，取其平均值作为衡量尿氟高低的依据。2. 血氟值与尿氟值具有正相关，可作为近期氟接触指标。 血氟具有干扰因素少，数据精确等优点，还可避免标本收集污染等不足，故建议有条件者宜同时检测血氟与尿氟。	GBZ 5 职业性氟及其无机化合物中毒的诊断

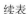

续表

危害因素	生物样本	生物检测指标	分析与评价	参考标准
甲苯	尿液	尿酚	急性甲苯中毒,现场空气、呼出气、血内甲苯、二甲苯及尿马尿酸、甲基马尿酸的测定,能较好反映近期接触甲苯、二甲苯的浓度,可作为诊断与鉴别诊断的参考指标。采样应在中毒早期进行。	GBZ 16 职业性急性甲苯中毒的诊断
甲醇	血液	血液甲醇	血液甲醇、甲酸可作为急性甲醇中毒时的内暴露标志物。当血液甲醇>15.6mmol/L 或甲酸>4.34mmol/L 时需进行血液或腹膜透析清除已吸收的甲醇及其代谢产物。	GBZ 53 职业性急性甲醇中毒诊断标准
	血液	血液甲酸		
溴甲烷	血液	血溴	血溴、尿溴均为接触指标。如接触史不明确,鉴别诊断困难时,测定上述指标有参考价值。正常人血溴在 25μmol/L 以下。血溴>62.5μmol/L(50mg/L)时属危险水平,达到 187.5μmol/L 时出现中毒症状。尿溴正常参考值为 12.5μmol/L(10mg/L)。	GBZ 10 职业性急性溴甲烷中毒诊断标准
	尿液	尿溴		
正己烷	尿液	尿 2,5-己二酮	尿 2,5-己二酮为近期正己烷接触的指标,其不与慢性正己烷中毒的临床表现相关,故不作为诊断指标。	GBZ 84 职业性慢性正己烷中毒诊断标准
三氯乙烯	尿液	尿三氯乙酸	我国以尿三氯乙酸浓度 0.3mmol/L(50mg/L)作为职业接触三氯乙烯劳动者的生物限值(WS/T 111)。急性中毒时,尿三氯乙酸含量增高,为可靠的接触指标,可供诊断或鉴别诊断时参考。测定方法参见 WS/T 96 和 WS/T 64。	GBZ 38 职业性急性三氯乙烯中毒诊断标准
氰及腈类化合物	尿液	尿硫氰酸盐	尿中硫氰酸盐增高可作为过量接触氰化物的依据。可采用吡啶-巴比妥酸分光光度检测(WS/T 39)。正常参考值以各地正常人测定值为准,建议采用尿肌酐校正值。吸烟者的尿中硫氰酸盐水平约为不吸烟者的两倍,宜连续数日测定。	GBZ 209 职业性急性氰化物中毒诊断标准
酚类化合物	尿液	尿酚	急性酚中毒时,尿总酚大多明显超过职业接触生物限值 150mmol/L 肌酐(见 WS/T 267)。尿酚为酚的接触指标。尿酚异常率与酚的灼伤面积有关,但与灼伤深度、部位及病情严重程度无明显相关。尿酚检测有助于鉴别诊断,宜在灼伤早期(3日内)进行。尿酚增高者的尿色未必呈棕褐色,棕褐色尿液含酚量不一定增高,尿液色泽变化应考虑溶血因素。	GBZ 91 职业性急性酚中毒诊断标准
五氯酚	尿液	尿五氯酚	正常人尿中不含五氯酚,尿五氯酚的生物阈限值为 2mg/L。急性五氯酚中毒的分级是根据临床表现的严重程度进行诊断及分级,尿五氯酚虽是反映人体对五氯酚吸收程度的特异指标,但与病情轻重不完全呈平行关系,故不作为诊断及分级的指标,可作为辅助鉴别诊断指标。尿五氯酚低于 2mg/L 作为恢复正常。	GBZ 35 职业性急性五氯酚中毒诊断标准
拟除虫菊酯类		尿拟除虫菊酯代谢产物	拟除虫菊酯在人体内代谢与排泄甚快,尿中原形化合物在接触后 24h 内可检出,部分代谢物在 3~5 日内可测到。用气相色谱法检测戊氰菊酯原形含量或用高压液相色谱法检测尿中氰溴菊酯代谢物(Br2A)、氯氰菊酯代谢物(Cl2A),或用毛细管气相色谱结合质谱法测定氟氯氰菊酯(百树菊酯,cyfluthrin)的代谢物氟苯氧基甲酸(fluorophenoxybenzoic acid)可作为接触指标,检出量与接触者的反应尚未发现有平行关系。	GBZ 43 职业性急性拟除虫菊酯中毒诊断标准

五、生物接触卫生标准

（一）生物接触卫生标准的概念与意义

1. 生物接触卫生标准　又称职业接触生物限值（Occupational biological exposure limits）是接触者机体生物材料（血、尿、发、呼出气等）中化学物及其代谢产物量或其引起生物反应的限量值。职业接触生物限值是按照制定最高容许浓度（MAC, maximum allowable concentration）的原理，规定出生物组织中有毒化学物或其代谢产物的最高耐受界限。世界卫生组织提出了职业接触生物限值（occupational biological exposure limits）的定义，而美国、英国、德国、荷兰、日本等不同发达国家之间对于职业接触生物限值的定义存在差异，如美政府工业卫生者协会（American Conference of Industrial Hygienists, ACGIH）推荐用生物接触指数（biological exposure indices, BEIs）来判定，BEIs 是对潜在健康损害开展评价的参考指标，是表示接触某化学物质的健康劳动者生物材料中受检物质的测定值与吸入接触阈限值（threshold limit value, TLV）的相当量，BEIs 不能表示损害与无损害接触量的显著区别。联邦德国工作场所化学物引起健康损害检查委员会制定生物耐受值（biological tolerance value, BAT）来表示，其主要依据人体内化学物质或其代谢产物的最高容许量或其所引起机体的生物学参数偏离正常的程度而设定的标准。日本产业卫生学会规定生物监测职业接触限值作为防止绝大多数接触化学物质工人不出现有损于健康效应的参比值，即基于生物监测的数据制定职业接触限值（occupational exposure limits-biological, OEL-B）。我国卫生部门颁布的职业卫生生物监测行业推荐卫生标准与 WHO 的保持一致，称为职业接触生物限值。

2. 生物接触卫生限值的意义　生物接触卫生限值为有关危险物质的职业安全和健康活动提供了有价值的信息，主要是用于保护绝大多数劳动者健康而设定，在职业卫生的实际工作中，职业接触生物限值对各项工作的推进具有重要意义。

（1）进行人群接触评价的基础：职业卫生工作中生物监测的目的是评价职业人群和（或）劳动者个体接触有害因素的水平和潜在的健康影响，为了使生物监测结果有评判的准则，必须同工作场所空气中有害物质监测那样，建立生物接触限值，作为生物监测的卫生标准。与环境监测的标准相似，生物监测标准限值的制定是通过更为严格的毒理学、动物实验及流行病学调查等一系列过程来确定，是大部分工人机体耐受的最大值或者是出现异常的最低值。因此，对接触职业病危害因素的工人进行生物监测，测定其血、尿等生物材料中化学物及其代谢物，尤其是健康效应指标，将生物监测的测得值与生物接触限值进行比较，不但有助于发现和确定易感者，还能评价人体接触化学物质的程度及其对健康产生的潜在影响，为评价该化学物提供证据，同时也能为后续采取预防措施提供依据。

（2）评价职业病危害因素控制效果的依据：职业卫生生物监测指通过定期地有计划地检测人体生物材料中毒物和（或）毒物代谢物，或由它们所致的无害性效应水平，以评价劳动者在职业活动中接触毒物的程度及可能的健康影响。职业接触生物限值是评估生物监测结果的指导值，它是指职业接触毒物后，未产生有害效应时，机体内存在的毒物和（或）毒物代谢物的最高容许含量，或由它们所致的无害性效应指标的最高容许水平。在进行职业病危害控制效果评价时，接触工人的生物接触指标的结果较环境中的危害因素监测更为客观。如果接触工人的生物接触指标观测值均低于限值，则应视为工作条件是令人满意的，即职业病危害因素控制效果较好；若接触工人的生物接触指标观测值全部或是大部分高于限值，则工作环境职业病危害因素控制效果不满意，需要进行整改并采取预防措施；当出现接触工人的生物接触观测值的分布呈现二相或多相，也就是出现了大部分是低于限值的，而小部分为异常值，这时可能有两种情况，一种是异常值是由于高污染，职业病危害因素控制效果较差，工人工作时真实的接触了高浓度的有害物质，这种情况下环境需加以改善。另一种情况可能是由于来自不良的卫生习惯或有非职业接触带来的干扰，这时应根据具体情况采取不同的措施，做出正确的判定与评价。因此，了解生物监测结果在职业病危害控制效果评价中的导向作用并针对性的分析，可以发现生物接触限值在评价职业病危害因素控制效果中的应用更有优势。

（3）为相关部门进行监督管理提供依据：生物接触限值作为强制性的标准之一，是基于保护人群健康为目的，是进行监督管理的准则。例如，在诊断职业中毒时，工人生物接触指标浓度超过了限值的浓度是重要的诊断依据，但是也不能仅凭其生物接触指标的浓度超过卫生标准就作为诊断的唯一依据，因为生物接触指标的变化有较多的影响因素，需要将接触的实际工作环境，以及接触者在工作场所的移动、多种吸收途径、职业和非职业因素等综合考虑，与空气监测相比，是一种理想的综合评价化合物暴露情况的方法，为监管部门判断企业的职业卫生管理状况提供了重要依据。

（二）生物接触卫生标准的种类与限值

目前，世界各国在定义生物接触卫生标准的化学物存在差异，其参考的限值也不同，WHO 专题组建议以职业接触生物限值的化学物已包括铅、镉、汞、一氧化碳、三氯乙烯、甲苯、二甲苯、马拉硫磷、甲萘威、林丹和二硝基邻甲酚等，ACGIH 和德国制定的也已超过 40 种（类）。美、英、德等国家的生物接触卫生限值经常进行更新或修正，数量在动态变化。

1. 我国职业接触生物限值种类及限值　我国在职业生物接触限值这一领域的研究进展较慢，直到 1999 年才颁布了职业接触甲苯、三氯乙烯、铅及其化合物、镉及其化合物、一氧化碳、有机磷酸酯类农药 6 个化合物的生物接触限值，2004 年颁布了职业接触二硫化碳、氟及其无机化合物、苯乙烯、三硝基甲苯、正己烷 5 个化合物的生物接触限值，2006 年颁布了职业接触五氯酚、汞、可溶性铬盐、酚、苯和二甲基甲酰胺 6 个化合物的生物接触限值，具体情况见表 2-4-5。我国颁布生物接触限值的种类数量与发达国家相比存在较大差异，完善职业接触生物限值是今后亟须解决的职业卫生领域的重要任务之一。

表 2-4-5　我国已颁布的职业医学生物监测指标与生物接触限值

序号	化学物质	生物监测指标	生物限值
1	铅及其无机化合物	血铅	2.0μmol/L（400μg/L）
2	镉及其无机化合物	尿镉	5μmol/mol 肌酐（5μg/g 肌酐）
		血镉	45nmol/L（5μg/L）
3	氟及其无机化合物	尿氟	42mmol/mol 肌酐（7mg/g 肌酐）
			24mmol/mol 肌酐（4mg/g 肌酐）
4	可溶性铬盐	尿铬	65μmol/mol 肌酐（30μg/g 肌酐）
5	汞	尿总汞	20μmol/mol 肌酐（35μg/g 肌酐）
6	甲苯	马尿酸	1mol/mol 肌酐（1.5g/g 肌酐）或 11mmoL/L（2.0g/L）*尿校正比重 1.020
		终末呼出气	5mg/m³
7	三氯乙烯	尿中三氯乙酸	0.3mmol/L（50mg/L）
8	一氧化碳	碳氧血红蛋白	HbCo＜5% 血红蛋白
9	有机磷农药	血液胆碱酯酶	活性校正值：原基础值或参考值70%
		血液胆碱酯酶	活性校正值：原基础值或参考值50%
10	二氧化硫	尿 2- 硫代噻唑烷 -4- 羧酸	1.5mol/mol 肌酐（2.2mg/g 肌酐）
11	三硝基甲苯	血中 4-A- 血红蛋白加合物	200ng/g Hb
12	正己烷	尿 2,5 己二酮	35.0μmol/L（4.0mg/L）
13	苯	尿中反 - 反式粘糠酸	2.4mmol/mol 肌酐（3.0mg/g 肌酐）
14	苯乙烯	尿中苯乙醇酸加苯乙醛酸	295mmol/ 肌酐（400mg/g 肌酐）
			120mmol/ 肌酐（160mg/g 肌酐）
15	酚	尿总酚	150mmol/mol 肌酐（125mg/g 肌酐）
16	五氯酚	尿总五氯酚	0.64mmol/mol 肌酐（1.5mg/g 肌酐）
17	二甲基甲酰胺	尿甲基甲酰胺	35mmol/mol 肌酐（18mg/g 肌酐）

2. 国际上职业接触生物限值情况　　目前国际上在职业接触生物标准方面研究比较深入的国家主要为美国、德国、日本、英国、荷兰等。通过毒物的研究、动物实验及人群的流行病学调查等综合手段，发达国家每年均有新的毒物的职业接触生物限值制订计划和新的限值公布，也会定期对现有毒物职业接触生物限值数据进行修改变动，职业接触生物限值是一个动态的数据库。如美国国家政府工业卫生者协会 NCGIH（后于 1946 年更名为 ACGIH）、联邦德国研究基金会（DFG）、日本产业卫生学会（JSOH）等均负责定期制定并更新职业生物接触的相关标准，为官方提供重要参考。美国国家政府工业卫生者协会负责制定 BEIs，协会每年均有 BEIs 的研究计划，BEIs 的数量每年也有变化。2012 年出版的《TLVs and BEIs 手册》公布了共 46 种（类）化合物的 BEIs 68 个，到 2017 年公布的种类数已经超过 50 种，覆盖了 80 多个化学物。美国国家政府工业卫生者协会的"TLVs"为美国的工业卫生工作提供了标准和 OELs，TLVs 一直是世界上最有影响的 OELs，多数 BEIs 是根据其与 TLV 的直接相关性制定的（即当空气中化学物质的浓度在 TLV 水平时，可以预期测定物的浓度）；一些 BEIs（如铅）不是依据 TLV 制定的，而是与发生不良健康效应直接有关。

BEIs、BAT、OEL-B 分别是由美国 ACGIH、德国 DFG、日本 JSOH 等非官方组织来制定并发布，是一个参考使用指标，不具有强制性。美国政府工业卫生者协会的 TLVs 和 BEIs 仅仅基于健康因素，而不考虑经济或技术的可行性，但在危险度特征分析过程中提供了有价值的信息，我国的职业接触生物限值目前是由卫生部门组织制定并以标准形式颁布的，具有强制性。不管是否作为强制性标准，这些国家的限值数据均是出于保护广大工人的健康为目的，也为我国制定生物接触限值提供了重要参考。

（周　浩　李艳华　段传伟　林毓嫱　梁嘉斌

陈　纠　周丽屏　周海林　肖吕武　刘移民）

第五节　个人防护

一、概述

（一）个人防护用品的概念

个人防护用品是指为使劳动者在生产过程中免遭或减轻职业病危害事故而提供的个人随身穿（佩）戴的用品。其通过使用一定的屏障体，采用阻隔、封闭、吸收和分散等手段，保护人体的局部或全身免受职业病危害因素的损害。

（二）个人防护用品的作用

劳动者所工作的环境中往往存在各种职业病危害因素，这些危害作用于人体可造成职业病危害事故，严重的甚至危害劳动者的生命。为了保护劳动者的健康，首先要积极改善劳动条件，创造符合职业卫生标准要求的作业环境。但由于经济和技术水平的限制，在不能达到控制职业病危害源头的情况下，使用个人防护用品是保障劳动者健康的有效措施。个人防护用品在预防职业性有害因素的综合措施中，属于第一级防护。即使在生产技术高度发展，机械设备高度完善的条件下，个人防护用品也是预防性的必备物品。

个人防护用品是职业卫生防护的辅助性措施，关键的问题还是要改善劳动条件，采取有效的职业卫生防控技术措施。不能因为使用和配备了有效的个人防护用品就忽视了劳动条件的改善和职业卫生防控技术措施的实施。一般而言，对于大多数作业，大部分对人体的职业病危害可包含在个人防护用品的安全限度以内，个人防护用品具有消除或减轻职业病危害事故的作用。但个人防护用品对人的保护是有限度的，当职业病危害超过允许的防护范围时，个人防护用品就会失去其作用。

二、分类

个人防护用品按照防护部位分为头部防护用品、呼吸器官防护用品、眼面部防护用品、听觉器官防护用品、手部防护用品、足部防护用品、躯干防护用品、护肤用品和防坠落用品等 9 大类。

（一）头部防护用品

头部防护用品是为防御头部不受外来物体打击和其他因素危害而采取的个人防护用品。根据头部防护用品的防护作用可分为安全帽、防护头罩和工作帽三类。

1. 安全帽 又称为安全头盔，是防御冲击、刺穿、挤压等伤害的头部防护用品。

2. 防护头罩 使头部免受火焰、腐蚀性烟雾、粉尘以及恶劣气候条件伤害头部的个体防护用品。

3. 工作帽 避免使头部脏污、擦伤或长发被绞碾等伤害的头部防护用品。

（二）呼吸防护用品

呼吸防护用品是为防止有害气体、蒸气、粉尘、烟和雾经呼吸道吸入或直接向配用者供氧或清洁空气，保证在尘、毒污染或缺氧环境中作业人员正常呼吸的防护用品。呼吸防护用品是保护劳动者健康最为重要的个人防护用品，其按防护方法可分为过滤式和隔绝式两类，见表2-5-1。

表2-5-1 呼吸防护用品的分类

过滤式			隔绝式			
自吸过滤式		送风过滤式	供气式		携气式	
半面罩	全面罩		正压式	负压式	正压式	负压式

1. 过滤式呼吸器 采用净化法原理，通过滤料净化吸入气体中的有毒有害物质，从而使佩戴者获得较清洁的空气。过滤式呼吸器不能用于缺氧环境，也不能对所有的有毒有害物质起防护作用，如有些气体和蒸气目前尚无法被任何现有的滤料清除。

过滤式呼吸器依据动力的来源可分为自吸过滤式和送风过滤式呼吸器。自吸过滤式呼吸器依靠自身的呼吸使作业环境中含有毒有害物质的空气通过过滤器；送风过滤式呼吸器借助电动或手动风机使作业环境中含有毒有害物质的空气通过过滤器。过滤式呼吸器根据过滤物的有毒有害成分和物理状态分为颗粒物（粉尘、烟、雾）过滤器和气体（有害气体、蒸气）过滤器两种。颗粒物过滤器依据其对颗粒物的清除能力划分为低效过滤器和高效过滤器；气体过滤器依据其对有害气体、蒸气的清除容量划分为低容量过滤器、中容量过滤器和高容量过滤器。

2. 隔绝式呼吸器 采用供气法的原理，提供一个独立于作业环境的呼吸气源，并通过空气导管、软管或佩戴者自身携带的供气（空气或氧气）装置向佩戴者输送呼吸气体的呼吸器。

隔绝式呼吸器依据呼吸气源供应方式的不同分为供气式和携气式呼吸器。供气式呼吸器通过空气导管、软管输送清洁空气，使佩戴者的呼吸器官与周围空气隔绝；携气式呼吸器通过佩戴者自身携带供气装置，使佩戴者的呼吸器官与周围空气隔绝，其根据气源性质，又分为空气呼吸器和氧气呼吸器。

（三）眼面部防护用品

眼面部防护用品用于预防烟雾、尘粒、金属火花和飞屑、热、电磁辐射、激光、化学飞溅等伤害眼睛或面部的个人防护用品，其根据防护部位分为防护眼镜和防护面罩。

1. 防护眼镜 根据防护功能分为防异物的安全护目镜和防有害辐射的遮光护目镜。

（1）安全护目镜：防御有害物质伤害眼睛的产品，如防冲击眼护具和防化学药剂眼护具等。

（2）遮光护目镜：防御有害辐射伤害的产品，如焊接护目镜、炉窑护目镜、防激光护目镜和防微波护目镜等。

2. 防护面罩 根据防护功能也分为安全型防护面罩和遮光型防护面罩。

（1）安全型防护面罩：防御有害物体伤害眼面部的产品，如钢化玻璃面罩、有机玻璃面罩和金属丝网面罩等。

（2）遮光型防护面罩：防御有害辐射伤害眼面部的产品，如电焊面罩、炉窑面罩等。

（四）听觉器官防护用品

听觉器官防护用品能够防止过量的声能侵入外耳道，使人耳避免噪声的过度刺激，减少听力损伤，预防噪声对人身引起的不良影响的个体防护用品。听觉器官防护用品主要有耳塞、耳罩和防噪声帽盔三大类。

1. 耳塞 插入外耳道内或置于外耳道口处的护听器,其特点是结构简单,体积小,重量轻,价廉,使用方便,对中、高频噪声有较好的隔声效果。但佩戴时间长或耳塞选用不当,易引起不适或耳道疼痛。常见的有慢回弹耳塞、松树型耳塞、蘑菇形耳塞和硅橡胶耳塞。

(1)慢回弹耳塞:呈圆柱状,用慢回弹塑料制成,通过耳塞回弹膨胀与外耳道壁贴合,达到降低噪声危害的目的。其优点是价格低,阻断噪声的效果好;缺点是使用寿命较短(最长不超过2周),需经过专门训练才能掌握正确的佩戴方法。

(2)松树型耳塞:采用硅橡胶制成,有3层柔软的伞状边缘。其优点是对语言交流的影响较小,使用寿命长,佩戴比较方便;缺点是对低频噪声的阻断效果很差,只适用于高频噪声的个体防护,同时价格较高。

(3)蘑菇形耳塞:前部采用新型慢回弹硅橡胶材料制成,可以适应不同个体外耳道入口的形状,耳塞后部有一个软塑料手柄,便于佩戴。其优点是佩戴方便,对低频噪声有较好的阻断作用,舒适性好,使用寿命较长,价格适中,适用于各种类型的生产性噪声(尤其是工业脉冲噪声)。

(4)硅橡胶耳塞:借用助听器耳模技术,按照个体使用者的外耳道形状定制硅橡胶耳塞。其优点是耳塞与外耳道壁轻柔贴合,隔声性能好,且佩戴容易和不易滑脱。

2. 耳罩 压紧在耳廓或围住耳廓四周而遮住耳道的一种护听器。耳罩由耳罩壳、软垫和腔体吸声材料及弓架三部分所组成。一般来讲耳罩比耳塞的隔声效果好,其缺点是体积和重量较大,对耳廓有压力,长时间使用易感不适,闷热和出汗。

3. 防噪声帽盔 将整个头部罩起来的护听器。帽盔内衬有吸声材料,两侧耳部可装耳罩或镶有软橡皮垫增加声密闭。其优点是在个体护听器中防噪效果居最佳,不但能隔绝气传导的噪声,还能减轻骨传导噪声的影响,对头部有防振的保护作用;缺点是体积大、重、造价高、使用不方便。

(五)手部防护用品

手部防护用品具有保护手和手臂的功能,供劳动者作业时佩戴用的手套称为手部防护用品,其按防护部位可分为防护套袖和防护手套。

1. 防护套袖 以保护前臂或全臂免遭伤害的个人防护用品,如防辐射热套袖、防酸碱套袖。

2. 防护手套 用于保护肘以下(主要是腕部以下)手部免受伤害的个人防护用品,包括耐酸碱手套、焊工手套、防毒手套、防机械伤害手套、防静电手套、防振手套、防寒手套、防辐射热手套、防微波手套、带电作业用绝缘和医用防护手套等。

(六)足部防护用品

足部防护用品是防止生产过程中有害物质或其他有害因素损伤劳动者足部的个人防护用品。

足部防护用品根据防护部位可分为护膝、护腿和护趾等防护用品;根据防护功能可分为安全鞋、防护鞋、职业鞋、电绝缘鞋、防静电鞋、导电鞋、耐化学品工业用橡胶靴、耐化学品工业用模制塑料靴、高温防护鞋、焊接防护鞋、防振鞋和低温环境作业保护靴等。

(七)躯干防护用品

躯干防护用品是替代或穿在个人衣服外,用于防止一种或多种危害因素的防护服。

躯干防护用品根据结构和防护功能及防护部位可分为防护背甲、防护围裙和防护服。其中防护服包括阻燃服、焊接服、微波辐射防护服、酸碱类化学品防护服和防静电服等。

(八)护肤用品

护肤用品用于防止皮肤(主要是面、手等外露部分)免受化学、物理等有害因素危害的个人防护用品,又称劳动护肤剂。

劳动护肤剂可分为防水型护肤剂、防油型护肤剂、遮光型护肤剂、洁肤型护肤剂、趋避型护肤剂和其他用途护肤剂六种类型。

(九)防坠落用品

防坠落用品是防止人体从高处坠落,通过绳带,将高处作业者的身体系接于固定物体、或在作业场所的边沿下方张网,以防不慎坠落,这类用品主要有安全带和安全网两种。

1. 安全带　防止高处作业人员发生坠落或发生坠落后将作业人员安全悬挂的个体防护装备。安全带按作业类别分为围杆作业安全带、区域限制安全带、坠落悬挂安全带。

2. 安全网　用来防止人、物坠落，或用来避免、减轻坠落及物击伤害的网具。安全网一般由网体、边绳、系绳等组成，其按功能分为安全平网、安全立网及密目式安全立网。

三、个人防护用品的选择

正确选择个人防护用品是保证劳动者职业健康的前提。一般来说，个人防护用品的选用，应根据工作环境和作业类别，综合考虑作业人员的特征，选用符合国家规定的个人防护用品。

对于化学有害因素，职业接触的主要途径是经呼吸道和皮肤吸收，本章节重点对呼吸防护用品和化学防护服的选择进行介绍。对于物理因素，鉴于护听器的正确选择对于噪声防控尤为重要，本章节亦围绕护听器的选择进行了重点介绍。

（一）个人防护用品选择通则

个人防护用品选择应根据工作环境、作业类别和国家有关规定进行选用，《个体防护装备选用规范》（GB/T 11651—2008）为选用个人防护用品提供了技术依据。

1. 根据工作环境和作业类别选用　根据不同的使用场所及工作岗位的不同防护要求，正确选择性能符合要求的防护用品，选用程序见图 2-5-1。

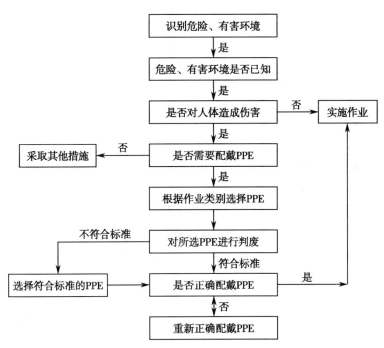

图 2-5-1　个体防护装备选用程序

2. 根据国家有关规定选用　为保证个人防护用品质量，我国特种个人防护用品的生产实行生产许可证、安全鉴定证和产品合格证"三证"制度。生产特种个人防护用品的企业除了应具有生产许可证外，还应按照产品所依据的标准对产品进行自检，并出具产品合格证。特种个人防护用品在出厂前应接受质量监督检验机构的抽检，合格者由检验机构出具安全鉴定证。

目前，我国已对安全帽、防尘口罩、过滤式防毒面具、自给式空气呼吸器、长管面具、焊接眼面防护具、防冲击眼护具、阻燃防护服、防酸工作服、防静电工作服、保护足趾安全鞋、防静电鞋、导电鞋、防刺穿鞋、胶面防砸安全靴、电绝缘鞋、耐酸碱皮鞋、耐酸碱胶靴、耐酸碱塑料模压靴、安全带、安全网和密目式安全立网实施特种劳动防护用品安全标志管理。

（二）呼吸防护用品的选择

呼吸防护用品应根据有害物质的污染情况、作业状况和作业人员特征进行选择，《呼吸防护用品的选择、使用与维护》（GB/T 18664—2002）为选用呼吸防护用品提供了技术依据。

1. 一般原则　呼吸防护用品的选择应遵循以下原则：

（1）在没有防护的情况下，任何人都不应暴露在能够或可能危害健康的空气环境中。

（2）应根据国家有关的职业卫生标准，对作业中的空气污染情况进行评价，识别有害作业环境性质，判定危害程度。评价中需考虑的因素，见图 2-5-2。

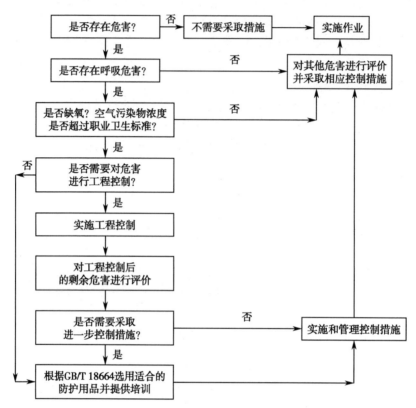

图 2-5-2　有害环境评价需要考虑的因素

（3）首先应考虑采取工程控制措施从源头上控制职业病危害的可能性。若工程控制措施无法完全消除化学毒物的危害，应根据规定选择适合的呼吸防护用品。选择程序见图 2-5-3。

（4）应选择国家认可的、符合标准要求的呼吸防护用品。

（5）选择呼吸防护用品时也应参照使用说明书的技术规定，符合其适用条件。

2. 根据有害物质的污染情况选择　应识别工作场所有害物质和作业环境，根据工作场所空气中存在或产生的有害物质的种类、浓度等情况选择呼吸防护用品。

（1）工作场所有害物质的识别：在选择呼吸防护用品时，首先要识别和判断工作场所空气中存在或产生的有害物质的情况，重点了解以下情况：

1）是否能够识别有害作业环境。

2）作业环境是否缺氧及氧气浓度值。

3）作业环境是否存在有害物质及其浓度。

4）作业环境中有害物质的存在形态：若是颗粒物，应了解其状态（固态或液态）、沸点和蒸气压、作业温度下的挥发性、放射性、分散度、职业卫生标准、立即威胁生命和健康（IDLH）浓度、皮肤吸收情况以及对皮肤致敏、刺激或腐蚀性等。若是气体或蒸气，应了解其嗅阈、职业卫生标准、IDLH 浓度、皮肤吸收情况，以及对皮肤致敏、刺激或腐蚀性等。

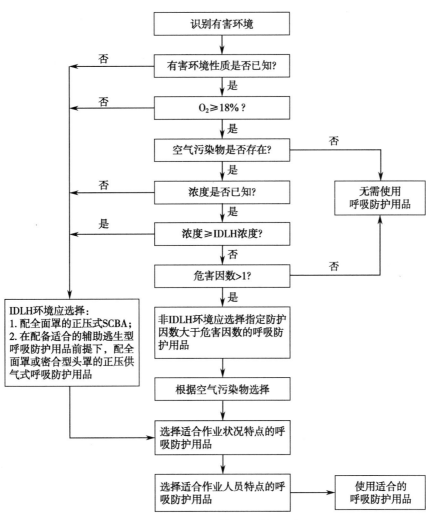

图 2-5-3 呼吸防护用品选择程序

（2）有害作业环境的分类：依据对工作场所空气中存在或产生的有害物质的污染情况的识别和判断，作业环境可分为 IDLH 环境和非 IDLH 环境。

1）IDLH 环境：能够使未得到有效呼吸防护的作业人员立即死亡，或丧失逃生能力，或导致永久健康伤害的环境，其包括 3 种情况：

①空气中有害物质的种类和浓度未知的环境。

②缺氧或存在缺氧危险的环境。

③有害物质浓度达到 IDLH 浓度的环境。

2）非 IDLH 环境：作业环境不缺氧，有害物质的性质已知，且有害物质的浓度未超过 IDLH 浓度。

非 IDLH 环境危害的评价指标为危害因数，该指标为作业环境中有害物质的浓度与《工作场所有害因素职业接触限值 第 1 部分：化学有害因素》（GBZ 2.1）规定的工作场所空气中化学物质容许浓度的比值：

$$危害因数 = \frac{空气中有害物质的浓度}{国家职业卫生标准规定的浓度} \qquad （式 2-5-1）$$

若空气中有害物有时间加权平均容许浓度（PC-TWA）和短时间接触容许浓度（PC-STEL），应分别计算危害因数，取其中最大值；若空气中同时存在一种以上的有害物质，应分别计算每种有害物质的危害因数，取最大值作为该作业环境的危害因数。

（3）不同作业环境下呼吸防护用品的选择：应针对 IDLH 环境和非 IDLH 环境，分类选择相应的呼吸防护用品。

1）IDLH 环境下的呼吸防护用品：应选择

①配全面罩正压式的携气式呼吸器（SCBA）。

②在配备适合的辅助逃生型呼吸器前提下，配全面罩或送气头罩的正压供气式呼吸器。

辅助逃生型呼吸器应适合 IDLH 环境的性质。在有害物性质未知、缺氧或存在缺氧危险的环境下，选择的辅助逃生型呼吸器应为携气式，不允许使用过滤式；在不缺氧，但空气中有害物质的浓度超过 IDLH 浓度的环境下，选择的辅助逃生型呼吸器可以是携气式，也可以是过滤式，但应适合该空气中有害物质的种类及其浓度水平。

2）非 IDLH 环境下的呼吸防护用品：应选择指定防护因数（APF）大于危害因数的呼吸器。各类呼吸防护用品的 APF 见表 2-5-2。

表 2-5-2　各类呼吸防护用品的 APF

呼吸防护用品类型	面罩类型	APF	
		正压式	负压式
自吸过滤式	半面罩	不适用	10
	全面罩		100
送风过滤式	半面罩	50	不适用
	全面罩	>200 且 <1000	
	开放型面罩	25	
	送气头罩	>200 且 <1000	
供气式	半面罩	50	10
	全面罩	1000	100
	开放型面罩	25	不适用
	送气头罩	1000	
携气式	半面罩	>1000	10
	全面罩		100

（4）根据空气中有害物质的种类选择呼吸防护用品：应根据空气中有害物质的存在状态选择相应的呼吸防护用品。

1）颗粒物的防护：可选择隔绝式或过滤式呼吸器。若选择过滤式，应注意如下事项：

①防颗粒物呼吸器不适合挥发性颗粒物的防护，应选择能够同时过滤颗粒物及其挥发气体的过滤式呼吸器；

②应根据颗粒物的分散度选择适合的防颗粒物呼吸器；

③若颗粒物为液态或具有油性，应选择具有适合过滤元件的过滤式呼吸器；

④若颗粒物具有放射性，应选择过滤效率为最高等级的防颗粒物呼吸器。

2）有毒气体和蒸气的防护：有毒气体和蒸气的防护可选择隔绝式或过滤式呼吸器。若选择过滤式，应注意如下事项：

①应根据有毒气体和蒸气种类选择合适的过滤元件，对现行标准体系中未包括的过滤元件种类，应根据呼吸器生产者提供的使用说明进行选择。

②对于没有警示性或警示性很差的有毒气体或蒸气，应优先选择有失效指示器的呼吸器或隔绝式呼吸器。若过滤式呼吸器无失效指示器，应向制造商了解该过滤元件对特定气体或蒸气的适用性以及在特定条件下预测防毒时间的方法。特定条件下过滤元件防毒时间的估算公式为：

$$T = \frac{C_0 \times T_0}{C_{实际浓度}}$$
（式 2-5-2）

式中：T——实际浓度下的防毒时间。

　　　　C_0——《呼吸防护　自吸过滤式防毒面具》（GB 2890）标准检测物质浓度。

　　　　T_0——依据《呼吸防护　自吸过滤式防毒面具》（GB 2890）标准检测条件下检测的防毒时间。

　　　　$C_{实际浓度}$——有机溶剂作业实际浓度。

　　3）颗粒物、有毒气体或蒸气同时防护：对颗粒物、有毒气体或蒸气同时存在的工作场所可选择隔绝式或过滤式呼吸器。若选择过滤式，应选择有效的过滤元件或过滤元件组合。

　　3. 根据作业状况选择　呼吸防护用品的选择还应考虑作业状况的不同特点：

　　（1）若空气中有害物质可刺激眼睛或皮肤，或可经皮肤吸收，或对皮肤有腐蚀性，应选择全面罩呼吸器，并采取防护措施保护其他裸露皮肤。

　　（2）若作业环境中存在可以预见的紧急危险情况，应根据危险的性质选择适用的应急防护用品。

　　（3）若作业环境具有爆炸危险性，使用携气式呼吸器时，应注意只能选择空气呼吸器，而不能选择氧气呼吸器，选择电动送风过滤式呼吸器时，应选择本质安全型电机。

　　（4）若选择供气式呼吸器，应注意作业地点与供气源之间的距离、空气导管对现场其他作业人员的影响、供气管路被损坏或被切断等问题，并采取可能的预防措施。

　　（5）若作业环境存在高温、低温或高湿等不良的气象条件，或存在有机溶剂及其他的腐蚀性物质，应选择耐高温、耐低温或耐腐蚀的呼吸器，或选择能调节温度、湿度的供气式呼吸器。

　　（6）若作业强度较大，或作业时间较长，应选择呼吸负荷较低的呼吸器，如供气式或动力送风过滤式呼吸器。

　　（7）若作业过程中需要清楚视觉，应选择视野较好的呼吸器。

　　（8）若作业人员有语言交流的需求，应选择不妨碍其交流的呼吸器。

　　4. 根据作业人员选择　呼吸防护用品的选择还应考虑作业人员的特征，如作业人员头面部特征、视力矫正、生理或心理性疾患等。

　　（1）头面部特征：在选用半面罩或全面罩时，应注意如下事项：

　　1）若呼吸器生产者或经销者能向使用者提供适合性检验，可帮助使用者选择适合的密合型面罩。

　　2）胡须或过长的头发会影响面罩与面部之间的密合性，使用者应预先刮净胡须，避免将头发夹在面罩与面部皮肤之间。

　　3）应考虑使用者面部特征，若因瘢痕、凹陷的太阳穴、非常突出的颧骨、皮肤褶皱、鼻畸形等影响面部与面罩的密合时，应选择与面部特征无关的面罩。

　　（2）舒适性：应评价作业环境，确定作业人员是否能承受呼吸器额外带来的生理负荷，尽量选择能够减轻作业人员不适感、佩戴舒适的防护用品。

　　（3）视力矫正：视力矫正眼镜不应影响呼吸器与面部的密合性。若呼吸器提供使用矫正镜片的结构部件，应选用适合的视力矫正镜片，并按照使用说明书要求操作使用。

　　（4）不适合使用呼吸防护用品的身体状况：应征求职业卫生专业人员的建议，对有心肺系统病史、对狭小空间和呼吸负荷存在严重心理应激反应的人员，应考虑影响其使用呼吸防护用品的能力因素。

　　鉴于呼吸防护用品种类繁多，作业条件和作业人员的身体状况也各不相同，确定不适合使用呼吸防护用品的禁忌证需结合各方面的实际情况加以判断。一般认为，患有肺部阻塞性疾患、明显的心律不齐或患有器质性心脏疾病、Ⅱ级以上高血压、幽闭恐惧症以及自发性气胸等生理或心理疾患的作业人员不适使用呼吸防护用品。多数情况下，轻度、中度的肺功能损伤只要能够控制作业强度，有足够的休息时间，也能够安全地使用呼吸防护用品。

（三）化学防护服的选择

　　化学防护服应根据化学物质的危害评估、作业环境和作业人员生理需求进行选择，《防护服装　化学防护服的选择、使用和维护》（GB/T 24536）为选用化学防护服提供了技术依据。

　　1. 一般原则　化学防护服的选择应遵循以下原则：

　　（1）暴露在能够或可能危害健康的作业环境中的人员，均应选用适合的个体防护装备。

（2）应首先考虑运用工程控制和管理措施避免有害因素的产生。若工程控制和管理措施无法实施或经危害评估确认不能消除有害因素时，应在充分评估危害和化学防护服防护性能的基础上选择适合的化学防护服。

（3）应选用符合标准要求的化学防护服。

（4）化学防护服的防护性能满足要求时，应选择物理机械性能和舒适性更好的服装。

（5）选择的呼吸防护用品、手套、靴套等配套个体防护装备，应与化学防护服相兼容。

2. 危害评估　危害评估至少包括化学物质特性、作业环境特点和作业人员特性等内容，作为判定是否需要化学防护服以及选择配备化学防护服类别的依据。根据危害评估的结果判断是否需要选择化学防护服：①评估确认作业环境中化学物质无皮肤危害时，不必选择化学防护服；②评估确认作业环境中化学物质有皮肤危害，其浓度虽低于职业接触限值但存在危害性症状或高于职业接触限值时，应根据化学物质状态、作业环境和作业人员生理需求选择化学防护服。化学防护服的选择流程见图2-5-4。

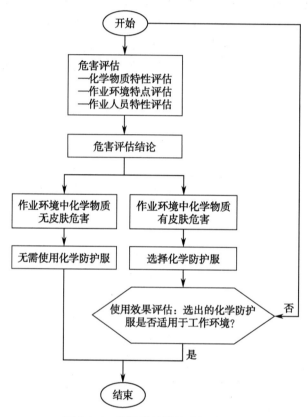

图2-5-4　化学防护服的选择流程图

2. 危害评估　危害评估至少包括以下内容，作为判定是否需要化学防护服以及选择配备化学防护服类别的依据，化学防护服的选择流程见图2-5-4。

（1）化学物质特性：对作业环境中存在的化学物质特性的评估应至少包括：

1）作业环境存在的化学物质种类，尤其应明确识别存在两种或两种以上缺乏联合作用毒理性资料或共同作用于同一器官、系统或具有相似的毒性作用的化学物质。

2）作业环境存在的化学物质状态。

3）作业环境存在的化学物质毒性，尤其应确定存在明显刺激、皮炎和致敏作用；有窒息或中枢神经系统抑制作用；可导致严重急性损害、产生慢性或不可逆性损伤；存在剂量 - 接触次数依赖关系的毒性效应；足以导致事故率升高、影响逃生和降低工作效率等危害。

4）作业环境存在的化学物质对作业人员的危害途径。

5）作业环境存在的化学物质浓度。

（2）作业环境特点：主要包括：

1）作业环境的气候条件，同时存在的物理机械危害。

2）作业人员暴露于化学物质的方式、暴露部位及工作日累计暴露时间。

3）工程控制和管理措施的有效性，是否有剩余风险。

（3）作业人员特性：评估作业人员的生理特征与健康特性、劳动强度、舒适性及其他特性。

3. 根据化学物质状态选择　应根据化学物质的存在状态选择化学防护服。

（1）气体及蒸气防护：对以气体及蒸气状态存在于作业环境空气中的化学物质的防护，可选择气密型和非气密型化学防护服，选择原则如下：

1）对未知气体及蒸气的防护，宜选择气密型防护服-ET。

2）作业环境空气中的化学物质浓度高于 IDLH 浓度时，宜选择气密型化学防护服-ET。

3）作业环境空气中的化学物质浓度低于 IDLH 浓度时，宜选择非气密型化学防护服-ET。

（2）液体防护：对作业环境液体化学物质的防护可选择气密型、非气密型和液密型化学防护服。选择原则如下：

1）对易挥发的液体化学物质，应按照气体及蒸气防护的原则选择化学防护服。

2）对无法判别压力高低的液体化学物质，宜选择喷射液密型化学防护服-ET。

3）对较高压力的液体化学物质，宜选择喷射液密型化学防护服。

4）对无压力或较低压力的液体化学物质，宜选择泼溅液密型化学防护服。

（3）固体防护：对作业环境固体化学物质（不包括漂浮在空气中的固态颗粒物）的防护可选择气密型、非气密型和液密型化学防护服。选择原则如下：

1）对易升华的固体化学物质，应按照气体及蒸气防护的原则选择化学防护服。

2）对其他固体化学物质，宜选择液密型化学防护服。

3）对有摄入性危害的固体化学物质，宜选择颗粒物防护服。

（4）颗粒物防护：对作业场所颗粒物的防护可选择颗粒物防护服，以及气密型、非气密型和液密型化学防护服。选择原则如下：

1）对易挥发和易升华颗粒物，应按照气体及蒸气防护的原则选择化学防护服。

2）对未知的颗粒物的防护，宜选择气密型化学防护服-ET。

3）对不易挥发的高毒性颗粒物，宜选择气密型化学防护服-ET，危害程度较低时也可选择非气密型化学防护服-ET。

4）对不易挥发的雾状液体，宜选择液密型化学防护服。

5）对固体粉尘（包括非毒性漆雾），宜选择颗粒物防护服。

（5）不同状态的有害化学物质的同时防护：若作业环境中同时存在不同状态的有害化学物质，应按照最优防护的原则选择化学防护服，即所选择的化学防护服应尽可能对作业环境中所有有害因素均提供防护。

4. 根据作业环境选择　在根据化学物质状态选择化学防护服的基础上，还应考虑以下情况：

（1）在不允许有静电的作业环境中，所选择的化学防护服应附加有防静电功能。

（2）在可燃、易燃或有火源的作业环境中，所选择的化学防护服应附加有相应的功能。

（3）在高温或低温作业环境中，所选择的化学防护服应具有相应的环境适应性。

（4）在可能存在物理危害（如切割、刺穿、高磨损等）的作业环境中，所选择的化学防护服宜附加有相应的防护功能。

（5）结合作业环境的特点，宜选择具有警示性的化学防护服。

5. 根据作业人员生理需求选择　在根据化学物质状态和作业环境选择化学防护服的基础上，还应考虑作业人员的生理需求。

（1）舒适性：在确定化学防护服的防护性能和物理性能符合预期要求后，还应充分考虑对人员舒适性的影响。

（2）适体性：选择的化学防护服号型应适合使用者的体征，以保证穿着的舒适性和防护的可靠性。

（四）护听器的选择

护听器的选择应根据作业场所的噪声强度和频率、噪声接触人员的特征进行选择，《护听器的选择指南》（GB/T 23466）为选用护听器提供了技术依据。

1. 一般原则　护听器的选择一般应遵循安全与健康、适用和舒适原则。

（1）安全与健康原则：选择护听器要充分考虑使用环境和佩戴个体的条件，保证佩戴护听器过程中的人员安全与健康。

（2）适用原则：护听器应在提供有效听力保护的同时不影响生产作业的进行，避免过度保护。

（3）舒适原则：护听器应具有较好的佩戴舒适性，避免由于佩戴不舒适导致佩戴者不按正确的方式使用护听器，从而降低其听力防护作用。

2. 一般要求　护听器的选择应遵循以下要求：

（1）高温、高湿环境中，耳塞的舒适度优于耳罩。

（2）一般狭窄有限空间里，宜选择体积小，无突出结构的护听器。

（3）短周期重复的噪声暴露环境中，宜选择佩戴摘取方便的耳罩或半插入式耳塞。

（4）工作中需要进行语言交流或接收外界声音信号时，宜选择各频率声衰减性能比较均衡的护听器。

（5）强噪声环境下，当单一护听器不能提供足够的声衰减时，宜同时佩戴耳塞和耳罩，以获得更高的声衰减值。

（6）耳塞和耳罩组合使用时的声衰减值，可按二者中较高的声衰减值增加 5dB 估算。

（7）如果佩戴者留有长发或耳廓特别大，或头部尺寸过大或过小不宜佩戴耳罩时，宜使用耳塞。

（8）佩戴者如需同时使用防护手套、防护眼镜、安全帽等防护装备时，宜选择便于佩戴和摘取，不与其他防护装备相互干扰的护听器。

（9）选择护听器时要注意卫生问题，如无法保证佩戴时手部清洁，应使用耳罩等不易将手部脏物带入耳道的护听器。

（10）耳道疾病患者不宜使用插入或半插入式耳塞类护听器。

皮肤过敏者选择护听器时需谨慎，应做短时佩戴测试。

3. 作业场所调查　在选择护听器前，应开展必要的作业场所和噪声接触人员的调查。

（1）调查作业场所噪声：调查与测量作业人员按额定 8 小时工作日规格化的噪声暴露级 $L_{EX,8h}$，以确定作业人员是否需要使用护听器。同时，为便于选择护听器，还应测量作业环境的 A 计权声压级、C 计权声压级和倍频带声压级。

（2）调查作业人员的健康状况：对于需要佩戴护听器的人员，应调查其是否罹患耳部疾病，如耳痛、耳道感染、耳鸣、听力损失以及皮肤过敏等，是否正在接受此类疾病的治疗。

（3）调查作业场所的其他信息：对需要佩戴护听器的作业场所，应调查作业场所的温度和湿度、作业人员的操作空间大小和活动规律、作业人员手部的卫生状况，作业人员头部特点、其他防护装备的使用情况、声音信号的重要性、噪声的暴露时间等其他信息。

4. 确定是否需要使用护听器　根据作业场所调查和测量结果，当 $L_{EX,8h} \geq 85dB$（A）时，作业人员应佩戴护听器进行听力防护。当 $L_{EX,8h} < 85dB$（A）时，若作业人员有佩戴护所器的要求时，宜为其提供合适的护听器。当护听器佩戴人员的作业环境或健康状况发生改变时，应重新进行评估是否需要使用护所器。

5. 选择护听器　护听器的选择首先应确定有效的 A 计权声压级（L'_{Ax}），然后依据所选的 L'_{Ax} 和测量得到的 L_c 确定 SNR_x 需求值，最后通过初步筛选和计算筛选，筛选出 $70dB$（A）$\leq L'_{Ax} \leq 80dB$（A）的护听器。

（1）确定 L'_{Ax}：L'_{Ax} 和护听器保护水平的对应关系见表 2-5-3，一般选择 $L'_{Ax} = 75dB$（A）。

（2）确定 SNR_x 需求值：依据所选的 L'_{Ax} 和测量得到的 L_c，计算护听器的 SNR_x 需求值（SNR_x 需求值 = $L_c - L'_{Ax}$）。

表 2-5-3　护听器的保护水平

$L'_{Ax}/dB(A)$	保护水平
>85	保护不足
80～85	可接受
75～80	好
70～75	可接受
<70	过度保护

（3）初步筛选：初步筛选出 SNR_x 值符合 SNR_x 需求值 ±5dB 条件的护听器，向护听器生产商或经销商索取相关技术资料。如筛选出的护听器不足 3 种，可将进择范围扩大为 SNR_x 需求值 ±10dB，但应慎重。

（4）计算筛选：根据得到的护听器技术资料和作业场所噪声数据，选定保护率 x 为 84%，用倍频带法或 HML 方法计算 L'_{Ax}，筛选出 70dB（A）≤L'_{Ax}≤80dB（A）的护听器。如筛选出的护听器不足 3 种，可将选择范围扩大为 SNR_x 需求值 ±10dB 后再进行筛选。若当作业环境的 A 计权声压级低于 110dB（A）或耳塞和耳罩组合使用时，可不进行计算筛选。

1）倍频带法计算 L'_{Ax}

如果测量了作业场所的倍频带声压级数据，宜使用倍频带法计算 L'_{Ax}。计算中要用到假设保护值 APV_{fx}，公式如下：

$$APV_{fx} = m_f - \alpha s_f \tag{式 2-5-3}$$

式中：下标 f—倍频带中心频率，单位为赫兹（Hz）。

下标 x—表示选定的保护率，单位为 %。

m_f—根据《声学 护听器 第 1 部分：声衰减测量的主观方法》（GB/T 7584.1）测定的平均声衰减值，单位为分贝（dB）。

s_f—根据《声学 护听器 第 1 部分：声衰减测量的主观方法》（GB/T 7584.1）测定的标准差，单位为分贝（dB）。

α—常数。

根据各倍频带中心频率 A 计权值、测量得到的倍频带声压级数据和计算得到的各频带 APV_{fx} 值，计算出该护听器在该噪声环境和选定保护率 x 下的 L'_{Ax}，公式如下：

$$L'_{Ax} = 10\lg \sum_{k=1}^{8} 10^{0.1(L_{f(k)}+A_{f(k)}-APV_{fx})} \tag{式 2-5-4}$$

式中：下标 $f_{(k)}$—倍频带中心频率。

$L_{f(k)}$—倍频带噪声的声压级。

$A_{f(k)}$—按照《声学 声级计 第 1 部分：规范》（GB/T 3785）确定的倍频带中心频率 A 计权值。

2）HML 方法计算 L'_{Ax}

若测量了作业场所的 A 计权声压级 L_A 和 C 计权声压级 L_C，并且获得了护听器的 H_x 值、M_x 值、L_x 值，宜使用 HML 方法计算 L'_{Ax}。首先计算噪声级的降低量预估值 PNR_x，公式如下：

当 $(L_C - L_A) \leqslant 2dB$ 时，计算见下式：

$$PNR_x = M_x - \frac{H_x - M_x}{4}(L_C - L_A - 2) \tag{式 2-5-5}$$

当 $(L_C - L_A) \geqslant 2dB$ 时，计算见下式

$$PNR_x = M_x - \frac{M_x - L_x}{8}(L_C - L_A - 2) \tag{式 2-5-6}$$

然后用下式计算 L'_{Ax}：

$$L'_{Ax} = L_A - PNR_x \tag{式 2-5-7}$$

（5）佩戴选择：购买一定数量的符合要求的护听器，由使用者佩戴试用并选择。若同一岗位作业人员较少时，由全体使用者进行佩戴选择。若同一岗位作业人员很多，可采取由部分有代表性的人员进行佩戴选择的方式。鉴于佩戴人群的差异性，一般宜提供多种形式和规格的护听器供选择。

四、个人防护用品的使用

本章节重点对个人防护用品的使用通则以及呼吸防护用品、化学防护服和护听器的使用进行介绍。

（一）个人防护用品的使用通则

1. 个人防护用品的使用期限　使用期限与作业场所环境、个人防护用品使用频率与质量等因素有关，个人防护用品的一般要求使用期限可参见表2-5-4。

（1）腐蚀程度：根据不同作业对个人防护用品的磨损可划分为重磨蚀作业、中腐蚀作业和轻腐蚀作业，腐蚀程度与作业环境和工种使用状况相关。

（2）损耗情况：根据防护功能降低的程度可分为易受损耗、中等受损耗和强制性报废。受损耗情况反映防护用品的防护性能情况。

（3）耐用性能：根据使用周期可分为耐用、中等耐用和不耐用。耐用性能反映个人防护用品材质状况，如用耐高温阻燃纤维织物制成的阻燃防护服，要比用阻燃剂处理的阻燃织物制成的阻燃防护服耐用。耐用性能反映防护用品的综合质量。

表 2-5-4　个人防护用品的一般要求使用期限

受损情况	腐蚀作业程度	耐用性能	使用期限／月
易受损耗	重腐蚀	中等耐用	0.5～3
	中腐蚀	耐用	
	轻腐蚀	不耐用	
中等受损耗	重腐蚀	耐用	18～24
	中腐蚀	耐用	24～36
	轻腐蚀	耐用	36～48
	重腐蚀	中等耐用	12～18
	中腐蚀	中等耐用	18～24
	轻腐蚀	中等耐用	24～36
	重腐蚀	不耐用	6～9
	中腐蚀	不耐用	9～12
	轻腐蚀	不耐用	12～24
强制性报废	重腐蚀	耐用	24～36
	中腐蚀	耐用	36～48
	轻腐蚀	耐用	48～60
	重腐蚀	中等耐用	18～20
	中腐蚀	中等耐用	24～36
	轻腐蚀	中等耐用	36～48
	重腐蚀	不耐用	12～18
	中腐蚀	不耐用	18～24
	轻腐蚀	不耐用	24～36

2. 个人防护用品的使用要求　个人防护用品使用者要了解所使用的个人防护用品的性能及正确的使用方法。对结构和使用方法较为复杂的防护用品（如呼吸器）需进行反复训练。使用个人防护用品前，必须严格检查，如发现损坏或磨损严重的应及时更换。尤其对于应急救援使用的呼吸器，更要定期检查，防止应急时无法正常工作。

（二）呼吸防护用品的使用

1. 一般原则　呼吸防护用品的使用应遵循以下原则：

（1）任何呼吸器的防护功能都有其局限性，作业人员应事先了解所配备呼吸器的局限性。

（2）作业人员使用任何一种呼吸器都应仔细阅读产品说明书，并严格按要求使用。

（3）对于比较复杂的呼吸器，作业人员在使用前应接受培训，如使用逃生型呼吸器和携气式呼吸器的作业人员应接受培训，掌握正确的佩戴方法以及注意事项。

（4）作业人员在使用前应检查呼吸防护装备的完整性、过滤元件的适用性、电池电量和气瓶气量等，符合有关规定才允许使用。

（5）进入有害环境前，应先佩戴好呼吸器。对于密合型面罩，作业人员应进行佩戴气密性检查，确认密合后方可进入。

（6）在有害环境作业的人员应始终佩戴呼吸器。

（7）不允许单独使用逃生型呼吸器进入有害环境，只允许从中离开。

（8）当使用中感到异味、咳嗽、刺激、恶心等不适症状时，应立即离开有害环境，并应检查呼吸器。对于隔绝式呼吸器，确定并排除故障后方可重新进入有害环境；对于过滤式呼吸器，应更换失效的过滤元件。若呼吸器同时使用数个过滤元件，如双过滤盒，应同时更换。

（9）若新过滤元件在某种场合迅速失效，应考虑所用的过滤元件是否适用；除通用部件外，在未得到产品制造商认可的前提下，不应将不同品牌的呼吸防护装备的部件拼装或组合使用；呼吸器的使用者应进行定期体检，评价其是否适合使用呼吸器。

（10）若新过滤元件在某种场合迅速失效，应考虑所用的过滤元件是否适用；除通用部件外，在未得到产品制造商认可的前提下，不应将不同品牌的呼吸防护装备的部件拼装或组合使用；呼吸器的使用者应进行定期体检，评价其是否适合使用呼吸器。

2. IDLH 环境下呼吸防护用品的使用　在空间允许的条件下，应尽可能由两人同时进入 IDLH 环境作业，并应配安全带和救生索；在 IDLH 区域外应至少留一人与进入人员保持有效联系，并应配备救生和急救设备。在缺氧危险作业中使用呼吸器应符合《缺氧危险作业安全规程》（GB 8958）的规定。

3. 低温环境下呼吸防护用品的使用　应考虑以下要素：

（1）全面罩镜片应具有防雾或防霜的能力。

（2）隔绝式呼吸器使用的压缩空气或氧气应干燥。

（3）使用携气式呼吸器的人员应了解低温环境下的操作注意事项。

4. 供气式呼吸防护用品的使用　作业人员使用前应检查供气气源质量，气源不应缺氧，气源中有害物质的浓度不应超过国家有关的职业卫生标准或有关的供气空气质量标准。避免供气管与作业现场其他移动物体相互干扰，不允许碾压供气管，且供气管接头不允许与作业场所其他气体导管接头通用。

5. 过滤式呼吸防护用品的使用　应注意过滤元件的定期更换，用人单位应针对过滤式呼吸器建立过滤元件的更换制度。

（1）气体过滤元件的更换：气体过滤元件的使用寿命受空气中有害气体与蒸气的种类及其浓度、使用者呼吸频率、环境温度和湿度条件等因素的影响。一般情况下，气体过滤元件更换时间的确定应遵守以下原则：

1）当使用者感觉空气中有害气体、蒸气的味道或刺激时，应立即更换。值得注意的是，利用空气污染物气味或刺激性判断过滤元件是否失效具有局限性。

2）对于常规作业，可根据经验、实验数据或其他客观方法，确定过滤元件更换时间表，定期更换。

3）每次使用后记录使用时间，帮助确定更换时间。

4）普通有机气体过滤元件对低沸点有机化合物的防护寿命通常会缩短，每次使用后应及时更换；对于其他有机化合物的防护，若两次使用时间相隔数日或数周，重新使用时也应考虑更换。

（2）颗粒物过滤元件的更换：颗粒物过滤元件的使用寿命受颗粒物浓度、使用者呼吸频率、过滤元件规格及环境条件的影响。随着颗粒物在过滤元件上的富集，呼吸阻力将逐渐增加以致不能使用。当

下述情况出现时,应更换过滤元件:

1)使用自吸过滤式呼吸器的人员感觉呼吸阻力明显增加时。

2)使用电动送风过滤式防颗粒物呼吸防护用品人员确认电池电量正常,而送风量低于生产者规定的最低限值时。

3)使用手动送风过滤式防颗粒物呼吸防护用品人员感觉送风阻力明显增加时。

(三)化学防护服的使用

1. 一般原则 化学防护服的使用应遵循以下原则:

(1)任何化学防护服的防护功能都是有限的,使用者应了解化学防护服的局限性。

(2)使用任何一种化学防护服都应仔细阅读产品使用说明,并严格按要求使用。

(3)应向所有使用者提供化学防护服和与之配套的其他个体防护装备使用方法培训。

(4)使用前应检查化学防护服的完整性以及与之配套的其他个体防护装备的匹配性等,在确认化学防护服和与之配套的其他个体防护装备完好后方可使用。

(5)进入化学污染环境前,应先穿好化学防护服及配套个体防护装备。污染环境中作业人员,应始终穿着化学防护服及配套个体防护装备。

(6)化学防护服被化学物质持续污染时,必须在其规定的防护性能(标准透过时间)内更换。

(7)若化学防护服在某种作业环境中迅速失效,如使用人员在使用中出现皮肤瘙痒、刺痛等危害症状时,应停止使用并重新评估所选化学防护服的适用性。

(8)应对所有化学防护服的使用者进行职业健康监护。

(9)在使用化学防护服前,应确保其他必要的辅助系统(如供气设备、洗消设备等)准备就绪。

2. 使用要求 化学防护服的使用前应严格遵循以下要求:

(1)应有完善的化学防护服发放管理制度及使用前培训制度。

(2)应按要求向使用者及辅助人员准确发放化学防护服,并进行培训。

(3)化学防护服应按要求进行穿脱和安全使用。

(4)在使用化学防护服的过程中,使用者不应进入不必防护的区域。

(5)为减少交叉污染,化学防护服应按规定脱除,必要时可有辅助人员帮忙。

(6)受污染的化学防护服脱除后,需洗消的应按要求的方法进行及时洗消,未进行充分洗消的应置于具有警示性的指定区域,宜密闭存放。

(7)有限次使用的化学防护服已被污染时应该被弃用,需废弃的化学防护服的处理应符合相关的安全和环保方面的要求。

(8)污染物会影响多次性使用的化学防护服的防护性能,多次性使用的化学防护服经洗消处理后,需对其进行评估,在确保安全后方可再次使用。

(9)进行高劳动强度、高热负荷工作时,应规定最长的工作时间和安排一定的休息时间,若不能满足这些要求,宜选用长管供气及降温系统,以适当延长作业时间。

3. 培训 化学防护服的功效取决于使用者对产品信息的掌握和正确使用。应结合产品信息和作业环境特点,对化学防护服使用者、管理人员以及其他相关人员(如辅助人员、维护人员)进行培训,培训内容包括使用方法、洗消方法、对化学防护服缺陷及污染情况的识别、维护方法等,应着重强调安全地穿脱以及使用时应避免化学防护服的物理机械损坏等使用方法。培训应制度化并由专业人员进行,所有培训应有书面记录,培训内容应适时更新。

(四)护听器的使用

1. 培训 应用护听器之前,宜对相关人员进行佩戴方法的培训和佩戴必要性的教育,使佩戴者能够达到以下要求:①了解护听器的性能、类型等基本知识;②按照产品使用说明书正确使用护听器,并了解使用和维护常识;③注意佩戴卫生,避免交叉使用护听器;④在噪声环境下全程佩戴护听器,在噪声环境下若未全程佩戴护听器,即使是短时间暴露在噪声环境中,也将明显降低护听器的保护效果。尤其对于高声衰减值的护听器,最终提供的保护效果将远低于噪声级降低量的预估值($PNRx$)。当 $PNRx$

为30dB（A）时，稳态噪声环境下典型的佩戴时间与保护效果的关系见表2-5-5。

表2-5-5 佩戴时间与保护效果

暴露在稳态噪声环境下，佩戴时间所占百分比 /%	PNR$_x$/dB（A）
50	3
60	4
70	5
80	7
90	10
95	13
99	20
99.9	30

2. 使用后跟踪 护听器发放使用后应跟踪佩戴人员的使用情况，收集反馈信息，对反应保护过度、保护不足及产生不适感的个体，宜进行单独佩戴指导并按要求调换护听器。

五、个人防护用品的维护

个人防护用品管理者必须按要求正确维护防护用品，在对个人防护用品进行检查或抽检时，要注意如下问题：①所选用的个人防护用品技术指标是否符合国家相关标准或行业标准；②所选用的个人防护用品是否与所从事的作业类型匹配；③个人防护用品产品标识是否符合产品要求或国家法律法规的要求；④个人防护用品是否遭到破损或超过有效使用期；⑤所选用的个人防护用品的定期检验和抽查是否合格。个人防护用品判废程序见图2-5-5。

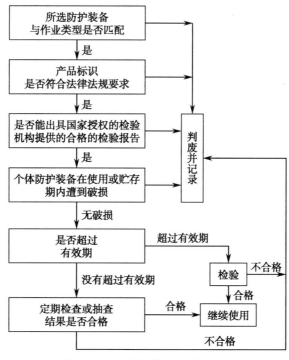

图2-5-5 个体防护装备判废程序

（一）呼吸防护用品的维护

1. 呼吸防护用品的检查 应注意以下事项：

（1）应按照呼吸器使用说明书中有关内容和要求，由受过培训的人员实施检查和维护，对使用说明书未包括的内容，应向生产者或经销者咨询。

（2）应对呼吸器进行定期地检查与维护。

（3）对携气式呼吸器，使用后应立即更换气瓶或呼吸气体发生器，并更换其他过滤部件。更换气瓶时不允许将空气瓶和氧气瓶互换。

（4）应按国家有关规定，在具有压力容器检测资质的机构定期检测空气瓶或氧气瓶。

（5）应使用专用润滑剂润滑高压空气或氧气设备。

（6）不允许使用者自行重新装填过滤式呼吸器滤毒罐或滤毒盒内的吸附过滤材料，也不允许采取任何方法自行延长已经失效的过滤元件的使用寿命。

2. 呼吸防护用品的清洗与消毒　应注意以下事项：

（1）个人专用的呼吸器应定期清洗和消毒，非个人专用的每次使用后都应清洗和消毒。

（2）不允许清洗过滤元件。对可更换过滤元件的呼吸器，清洗前应将过滤元件取下。

（3）清洗面罩时，应按使用说明书要求拆卸有关部件，使用软毛刷在温水中清洗，或在温水中加入适量中性洗涤剂清洗，清水冲洗干净后在清洁场所避日风干。

（4）若需使用广谱消毒剂消毒，在选用消毒剂时，尤其需要预防特殊病菌传播的情况下，应先咨询呼吸防护用品生产者和工业卫生专家。应特别注意消毒剂生产者的使用说明，如稀释比例、温度和消毒时间等。

3. 呼吸防护用品的储存　应注意以下事项：

（1）呼吸器应保存在清洁、干燥、无油污、无阳光直射和无腐蚀性气体的地方。

（2）若呼吸器不经常使用，建议将呼吸器放入密封袋内储存。储存时应避免面罩变形。

（3）气体过滤元件不应敞口储存。

（4）应急救援使用的呼吸防护用品应保持待用状态，并置于适宜储存、便于管理、取用方便的地方，不得随意变更存放地点。

（二）化学防护服的维护

1. 总则　化学防护服的维护是为了保持化学防护服系统处于可靠状态。管理人员应按照产品使用与维护说明书的要求对化学防护服进行维护。

2. 检查　化学防护服应在验收、储存和使用三个环节进行严格检查。

（1）验收检查：化学防护服采购验收时，验收人员应对产品的外观质量和标识性能的适宜性进行严格检查。

（2）储存中检查：对储存中的化学防护服，尤其是气密型化学防护服应按照生产商或供应商提供的信息，在储存过程中定期对化学防护服进行检查。

（3）使用检查：每次使用化学防护服时，使用者应检查它的完好性。检查部位包括面料、视窗、手套、靴套、接缝、闭合处等；检查内容包括裂纹、划痕、破洞、部件故障等，对于全包覆式防护服还应检查它的气密性及液密性。化学防护服穿着完毕后，检查人员或不同穿着人员之间要对化学防护服穿着状态进行检查。

3. 洗消　受污染的化学防护服应及时洗消。化学物质接触化学防护服后，非渗透性的化学物质会附着在化学防护服表面形成表面污染物，影响化学防护服的防护性能；渗透性的化学物质能进入化学防护服内部，降低化学防护服性能并引起皮肤危害。

化学防护服洗消时，洗消人员应确认化学防护服上存在的化学污染物及其相应危害，并依据生产商和供应商提供信息进行洗消、干燥和洗消后检验与测试。

4. 储存　化学防护服的储存应根据生产商或供应商提供的储存方法，并遵循以下规定：

（1）应储存在避光、温度适宜、通风合适的环境中，并与化学物质隔离储存。

（2）已使用过的化学防护服应与未使用的化学防护服分别储存。

（3）气密型化学防护服应在储存过程中定期进行检查。

（周　伟）

第六节 职业卫生工程技术

一、职业病危害工程控制技术概述

（一）职业病危害控制技术概述

职业病危害控制技术是指消除或者降低工作场所的职业病危害因素的浓度或者强度，预防和减少职业病危害因素对劳动者健康的损害或者影响，保护劳动者健康的设备、设施、装置、构（建）筑物等的总称。

职业病危害控制技术包括有毒有害物质（生产性粉尘与化学毒物等）的工程控制技术和有害能量（噪声、振动、高温、非电离辐射及电离辐射等）的工程控制技术，净化器按处理有毒有害物质的种类分为除尘器和毒物净化器，处理生产性粉尘的净化装置称为除尘器，处理化学毒物的净化器称为毒物净化器。本节还阐述了空气调节等相关内容。

（二）职业病危害控制技术应遵循的原则

为预防、控制、消除职业病危害，职业病危害控制技术应遵循以下原则：

1. 应遵循职业病危害控制技术优先顺序 职业病危害控制应遵循的优先顺序为：消除、替代、工程控制、管理控制、个体防护等，排序越靠前的方法优先级越高，见图2-6-1。

（1）消除：即研制、开发、推广、应用有利于职业病防治和保护劳动者健康的新技术、新工艺、新设备、新材料，限制使用或者淘汰职业病危害严重的技术、工艺、设备、材料，从根本上消除职业病危害，是最有效的职业病危害控制技术。

（2）替代：即用无毒或低毒物质代替有毒或高毒物质。

（3）工程控制：即使用密闭化、自动化、机械化生产工艺，采用远距离操作或采用防尘、防毒、防噪、防振、防暑、防寒、防湿、防非电离辐射、防电离辐射、防生物危害等职业卫生工程控制技术控制职业病危害。

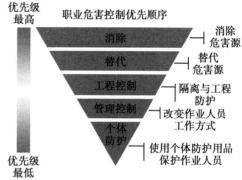

图 2-6-1 职业病危害控制技术优先顺序示意图

（4）管理控制：即改变作业人员的工作方式，为高温作业人员提供含盐清凉饮料等管理控制措施，管理控制并不能消除危险，而只是限制或防止作业人员接触危害。

（5）个体防护：个体防护是保护作业人员健康的最后一道防线，即为作业人员提供有效的个体防护用品，个体防护用品包括呼吸防护用品、耳防护用品、防护帽、防护眼镜、防护面罩、防护服和皮肤防护用品等。

2. 应具有针对性、可行性和经济合理性

（1）针对性：针对不同行业的特点和用人单位涉及的职业病危害因素及其产生职业病危害的条件，提出有针对性的职业病危害控制技术。

（2）可行性：职业病危害控制技术应满足经济、技术上的可行性，便于应用和操作。

（3）经济合理性：职业病危害控制技术应在采用先进技术的基础上，结合用人单位经济、技术情况，做到经济合理。

3. 应符合国家、地方、行业有关法律、法规、标准和技术规范的要求 职业病危害防护技术除满足上述优先顺序及针对性、可行性和经济合理性的要求外，还应符合国家、地方、行业有关法律、法规、标准和技术规范的要求。

（三）职业病危害控制技术相关标准规范

GBZ 1 工业企业设计卫生标准

GB/T 16758 排风罩的分类及技术条件

GB 50019 工业建筑供暖通风与空气调节设计规范

GB 50073 洁净厂房设计规范

GBZ/T 194 工作场所防止职业中毒卫生工程防护措施规范

GBZ/T 205 密闭空间作业职业病危害防护规范

GBZ/T 223 工作场所有毒气体检测报警装置设置规范

GB/T 50087 工业企业噪声控制设计规范等

二、有害物质的工程控制技术

(一)通风防护设施简介

1. 通风防护设施的作用　通风防护设施包括防尘、防毒、防暑降温等设施,其作用为防止生产性粉尘、有毒有害气体对工作场所空气以及对室外大气的污染。

2. 通风防护设施分类及适用范围

(1)通风防护设施分类

1)按照工作动力分类:通风系统可分为自然通风系统及机械通风系统两类。

自然通风系统又分为热压自然通风系统和风压自然通风系统。即利用室外风力形成的风压与室内外空气的温差产生的热压作用使空气流动的自然通风形式。

机械通风是利用通风机产生的压力,使进入车间的新鲜空气和从车间排出的污浊空气沿风道主、支网路流动,沿程的流体阻力由风机克服。机械通风能根据不同要求提供动力,能对空气进行加热、冷却、加湿、净化处理,并将相应设备用风道连接起来,组成一个机械通风系统。

2)按照作用范围分类:通风系统可分为全面机械通风系统和局部机械通风系统。

全面机械通风系统,亦简称为全面通风系统,是对整个厂房进行通风、换气,把清洁的新鲜空气不断地送入车间,将车间空气中有毒有害物质的浓度稀释,并将污染的空气排到室外,使室内空气中有害物质的浓度达到国家职业卫生标准要求的机械通风系统。

局部机械通风系统,亦简称为局部通风系统,是利用局部气流,使局部工作地点不受有毒有害物质的污染或不受不良气象条件等影响,在工作场所某些地区建立良好的空气环境的机械通风系统,局部通风系统又分为局部排风系统和局部送风系统。

局部通风系统是直接排除有毒有害物质源附近的有毒有害物质,或在有毒有害物沿整个车间扩散开以前将其从产生源抽出的通风系统。

局部送风系统系为改善工作地点高温等不良气象条件,将新鲜空气直接送到工作地点的通风系统。

(2)通风防护设施适用范围

1)自然通风与机械通风适用范围:自然通风不需要专门的动力,经济性能好,适用于有害气体、粉尘浓度相对较低或温、湿度较高的生产车间。在冶炼、轧钢、铸造、锻压热处理等高温车间已得到广泛应用。生产性毒物危害较大,浓度较高或工艺要求进风需经过滤或处理时、进风能引起雾或凝结水时,不得采用自然通风。

机械通风性能稳定,适用于大部分作业场所。进入车间的空气可预先进行处理,使进入的空气符合卫生要求;排出车间的空气可进行净化,回收贵重原料,减少污染;可将新鲜空气送到各个特定地点,并按需求分配空气量,还可将废气气体从工作地点直接排出。

2)局部通风系统与全面通风系统适用范围:局部通风排风量小、控制效果好,所需的资金比全面通风小。凡是散发有害物质的作业场所,结合生产工艺,应优先考虑。

全面通风适用于有害物质不能控制在车间内某一定的范围或污染源不固定的场所。即适用于散发湿、热或有害物质的车间,当不能采用局部通风时,或采用局部通风仍不能满足卫生要求时,应采用或辅助全面通风。另外全面通风设计时应尽量采用自然通风,以节约能源和投资。当自然通风达不到卫生要求时,则采用机械通风或自然和机械相结合的联合通风。

3. 通风防护设施的评价　通风防护设施评价主要包括符合性和有效性的评价。

符合性是指针对职业病危害因素发生(散)源、职业病危害因素理化性质、职业病危害因素产生量等确定适宜的职业病防护设施的种类或类型以及位置等。主要对防护设施的种类或类型,设置位置等进行分析和评价。

有效性是指为了有效地预防、控制和消除职业病危害所应满足的基本要求。目前,职业病防护设施有效性评价指标主要是职业接触限值,还应采用全面通风量(通风换气次数)、气流组织、控制风速等评价指标。

(二)热压自然通风

利用室内外空气的温差产生的热压作用使空气流动形成的自然通风为热压自然通风,如图 2-6-2 所示,由于室内空气温度大于室外空气温度,所以室内空气密度小于室外空气密度,热压的计算见式 2-6-1,把 $H(\rho_a - \rho_b)g$ 称为热压,可见,热压自然通风效果与进排风口高度差及室内外温差有关,进排风口高度差越大、室内外温差越大,热压自然通风效果越好。

采用热压自然通风,热源和化学毒物逸散处应尽量布置在天窗的下面。

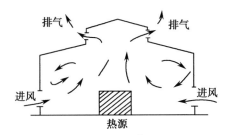

图 2-6-2 热压自然通风示意图

$$\Delta p = H(\rho_a - \rho_b)g \qquad (式 2-6-1)$$

式中:Δp—热压,Pa。

H—进风口与排风口的高度差,m。

ρ_a—室外空气密度,kg/m^3。

ρ_b—室内空气密度,kg/m^3。

g—重力加速度,m/s^2。

(三)风压自然通风

风压自然通风即利用室外风力形成的风压使空气流动的自然通风形式,如图 2-6-3 所示,室外气流吹过建筑物时,气流将发生绕流,迎风面为正压区,顶部及背风面为负压区,和远处未受扰动的气流相比,由于风的作用在建筑物表面所形成的空气静压力变化称为风压,风压的计算见式 2-6-2,可见,风压自然通风与室外空气风速有关,室外空气风速越大,风压自然通风效果越好。

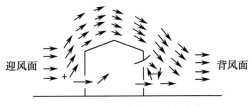

图 2-6-3 风压自然通风示意图

$$H_d = k\frac{\rho v^2}{2} \qquad (式 2-6-2)$$

式中:H_d—风压,Pa。

ρ—室外空气密度,kg/m^3。

v—室外空气风速,m/s。

k—风压系数,1~2。

当采用风压自然通风时应遵循以下原则:

1. 厂房的主要进风面与夏季主导风向的角度一般应为 $60°\sim90°$，不宜小于 $45°$。

2. 当风吹过建筑物时，迎风面的正压区和背风面的负压区均应延伸一定距离，距离的大小与建筑物的形状和高度有关。

3. 为了使工人能直接接受室外新鲜空气，工作地点应尽可能布置在靠外墙一侧。

4. 应将逸散源布置在夏季主导风向的下风侧，以便热空气顺利排至室外。

（四）全面通风

1. 全面通风的设置条件与原则　全面通风的效果取决于通风换气量和车间内的气流组织两个因素。全面通风设置条件与原则如下。

（1）直接发生有害物或散发热、湿蒸气的工作场所，当不可能采用局部通风，或采用局部通风后仍达不到卫生标准要求时，应辅以全面通风。

（2）采用全面通风时，应尽可能采用自然通风以节能和节省投资。若自然通风达不到卫生标准或工艺要求时，应采用机械通风或自然通风与机械通风的联合通风。

（3）机械工厂的公共厕所、浴室等场所，宜采用自然通风或自然通风和机械通风相结合的全面通风。

（4）对设有集中采暖且有排风设施的生产厂房或车间，在设计全面通风进行风量平衡计算时，应考虑自然补风（包括利用相邻房间的清洁空气）的可能性。若自然补风能满足排风及空气卫生标准、生产工艺要求时，可不设机械排风；若自然补风达不到室内卫生标准、生产工艺要求或技术经济不合理时，宜设置机械送风系统。

（5）对于换气次数小于 2 次／小时的全面排风系统或每班运行不足 2 小时的局部排风系统，条件许可时，可不设机械送风系统。

（6）对于采暖车间机械排风系统的补风，当相邻车间有有害物质放散且未设有组织送风系统时，可利用不超过其冷风渗透量 50% 的风量作为自然补风；当相邻车间设有有组织的送风系统时，补风量可不受限制，但所补风量应附加于相邻车间的送风系统中。

机械工厂送风系统补充排风量的比例应根据各车间的实际情况而定，一般宜在 50%～80% 之间选用。

（7）设有机械送风系统的车间，应只补偿经常运行的排风系统的排风量，对直接利用室外空气补偿的排风系统，其排风量可不予补偿。

（8）联合厂房中散发热、有害气体、粉尘的工位，其全面或局部排风量，应通过在联合厂房中较清洁的工位设置送风系统进行补偿。

（9）利用渗透风量作为补偿风量时，在热平衡计算中可不予考虑。因为在采暖负荷计算时已考虑了渗透风量的耗热量。

（10）稀释有害物质的全面通风或局部排风，应采用冬季采暖室外计算温度进行热平衡计算。对于消除余热、余湿和稀释低毒性有害物质的全面通风，采用冬季通风室外计算温度进行热平衡计算。

（11）进行全面通风量计算时，应根据工艺滞留和生产过程的不同，确定工艺设备的散热量。工艺设备稳定散热时，冬季取最小负荷班，夏季取最大负荷班；工艺设备经常但不稳定散热时，冬季取小时平均值，夏季取最大值；工艺设备非经常散发的散热，冬季不计，夏季在日班不经常散热，但散热量大时，应适当考虑。

全面通风适用于有害物质毒性低，污染源多、分布广且不固定，有毒有害物质进入空气速度慢且均匀，同时浓度低的作业场所。

2. 气流组织

（1）气流组织形式：全面通风效果不仅取决于全面通风量，还与气流组织有关。所谓气流组织就是合理地布置送风口位置、排风口位置、分配风量以及选用风口形式，以便用最小的通风量达到最佳的通风效果。设计时应综合考虑有害物质发生源与作业人员的相互关系、有害物质的性质和浓度、建筑物的门窗等诸多因素，选择最佳气流组织形式。一般通风车间的气流组织有多种方式，常见的有上送下排、下送上排、上送侧排、侧送上排、侧送侧排、上送上排等通风方式。

上送下（侧）排，一般适用于无热源、有害物质密度比空气重的有害物质的控制，如车间只产生粉尘，无热源和其他有害物质产生的应采用上送下（侧）排的通风方式，充分利用粉尘重力，且避免二次扬尘。喷漆房多采用上送下（侧）排的通风方式。

下送上排，当车间内同时散发热量和有害气体时，如车间内设有工业炉、加热的工业槽及浇注的铸模等设备，在热设备上方常形成上升气流。在这种情况下，一般采用下送上排的通风方式。清洁空气从车间下部进入，在工作区散开，然后带着有害气体和吸收的余热从上部排风中排出。

（2）气流组织原则：一般通风房间的气流组织有多种方式，设计时要根据污染源位置、工人操作位置、污染物性质及浓度分布等具体情况，应按下列原则进行确定。

1）排风口应尽量靠近有害物质发生源或有害物质浓度高的区域，把污染物迅速从室内排出。

2）进风口应尽量靠近作业地点，送入房间的清洁空气应先经过作业地点，再经污染物排至室外。送风气流尽可能均匀、避免短路、减少涡流，避免有害物质在局部区域积聚。

3）设置有机械全面通风的生产车间或辅助建筑物，若有清洁要求而周围环境较差时，车间应保持正压；若室内散发有害物质，有可能污染相邻房间时，应保持负压。保持正压时排风量是送风量的80%～90%，反之，则送风量是排风量的80%～90%。

4）当车间内既有局部排风系统，又有排出有害气体的全面通风系统时，应充分利用补偿局部排风的室外进风来排除部分有害气体以减少全面通风量。

5）机械送风系统的送风方式应符合下列要求：

①放散热或同时放散湿、热和有害气体的生产厂房或辅助建筑物，应采取上部或上、下部同时全面排风时，宜送至作业区域。

②放散粉尘或密度比空气大的气体或蒸气，而不同时放散热的生产厂房或辅助建筑，应从下部区域排风时，宜送至上部区域。

③当固定工作地点靠近有害放散源，且不可能安装有效的局部排风装置时，应直接向工作地点送风。

6）机械送风系统进风口宜设在室外空气较洁净的地点，生产工艺上有要求时，应设置过滤装置。

7）机械排风系统排出的空气净化处理后，如其中有害物质浓度小于卫生标准允许限值的30%，则可返回车间使用。

8）同时发散热、蒸气和有害气体，或仅散发密度比空气小的有害气体的生产厂房，除设局部排风外，宜在上部区域进行自然和机械的全面排风，其排风量不宜小于1次/小时的换气量。当房屋高度大于6m时，排风量可按$6m^3/(m^2 \cdot h)$计算。

9）当采用全面通风消除余热、余湿或其他有害物质时，应分别从室内温度最高、含湿量或有害物质浓度最大的区域排风，其风量分配应符合下列要求。

①当有害气体或蒸气密度比空气小，或在相反情况下，但车间内有稳定的上升气流时，宜从房间上部排出所需风量的2/3，从下部排出1/3。

②当有害气体和蒸气密度比空气大，车间内不会形成稳定的上升气流时，宜从房间上部排出所需风量的1/3，从下部排出2/3。

注：从房间上部排出的风量，不应小于1次/小时的换气量；当排出爆炸气体和蒸气时，排风口上缘距顶棚的距离不应大于0.4m；从房间下部区域排出的风量，应包括距地面2m以内的局部排风量。

（3）气流组织检测方法：气流组织又称空气分布，可用发烟管或烟雾发生器等发烟装置进行发烟，烟雾随气流流动，通过视觉观察烟雾流动方向和范围（可用视频录制设备进行记录），在图纸上绘出房间内的气流组织。

空气分布除了气体流向以外，还包括气流分布情况、空气龄、换气效率等。气流分布情况可通过实测各点风速来确定。

空气质点的空气龄简称空气龄，是指空气质点自进入房间至到达室内某点所经历的时间。局部平均空气龄是指某一微小区域中各空气质点的空气龄的平均值。空气龄的概念较抽象，实际测量很困难，目前用测量示踪气体浓度变化来确定局部平均空气龄。

换气效率可采用标准《公共场所卫生检验方法 第1部分：物理因素》（GB/T 18204.1—2013）规定的利用示踪气体（SF_6 或 CO_2）方法进行测定。

3. 全面通风量

（1）根据有害物质的散发量确定全面通风量：假设污染物在室内均匀散发（室内空气中污染物浓度分布是均匀的）、送风气流和室内空气的混合在瞬间完成、送排风气流的温差相差不大时，可按式2-6-3进行计算。

$$L = \frac{M}{Y_S - Y_O}$$ （式2-6-3）

式中：L—换气量，m^3/h。

  M—有害物质产生量，mg/h。

  Y_S—作业环境有害物质浓度限定值，mg/m^3。

  Y_O—新鲜空气中该种有害物质的本底浓度，mg/m^3。

如采用外界新鲜空气送入车间，则 $Y_O \approx 0$；当大气中含有害物质时，送入车间空气中有害物质含量不应超过接触限值规定浓度的30%。

利用式2-6-3计算全面通风量时，Y_S 一般取《工作场所有害因素职业接触限值 第1部分：化学有害因素》（GBZ 2.1—2007）中规定的职业接触限值，而职业接触限值包括时间加权平均容许浓度（PC-TWA）、短时间接触容许浓度（PC-STEL）、最高容许浓度（MAC）三种职业接触限值，Y_S 取值方法如下：

1）若有害因素限值为 MAC 时，则应按 Y_S = MAC 用式2-6-3计算全面通风量，因为 MAC 是工作地点、在一个工作日内、任何时间有毒化学物质均不应超过的浓度。

2）若有害因素限值为 PC-TWA 时，则需根据劳动者的实际作业时间进一步进行确定，因为 PC-TWA 是以时间为权数规定的8小时工作日、40小时工作周的平均容许接触浓度，其作业环境浓度与作业时间密切相关，要满足 PC-TWA 限值要求，作业时间不同时劳动者接触的作业环境有害物质浓度允许值也不同。

当劳动者实际作业时间大于8小时，若仍按 Y_S = PC-TWA 进行设计，则作业环境浓度为 PC-TWA，而劳动者实际接触时间大于8小时，其劳动者接触的时间加权平均浓度（C_{TWA}）就会超标，不能满足 PC-TWA 的要求。

当劳动者实际作业时间小于8小时，若仍按 Y_S = PC-TWA 进行设计，则作业环境浓度为 PC-TWA，而劳动者实际接触时间小于8小时，其劳动者接触的时间加权平均浓度肯定符合 PC-TWA 的要求，但其设计风量偏大，会增加能耗。

综上所述，利用式2-6-3计算全面通风量时应按表2-6-1确定 Y_S 值。

表2-6-1　全面通风量计算时 Ys 取值

接触限值类型	每天实际工作时间	Ys 值
MAC	—	Y_S = MAC
PC-TWA	8 小时	Y_S = PC-TWA
	>8 小时	Y_S = PC-TWA×8/每天实际工作时间
	<8 小时	Y_S = PC-TWA×8/每天实际工作时间和 PC-STEL 中较小者

（2）根据通风换气次数确定全面通风量：利用式2-6-3计算全面通风量的前提条件之一是已知有害物质的产生量 M，有害物质的产生量 M 多为理论值，实际工作中很难确定有害物质的产生量 M，导致依据式2-6-3很难确定全面通风量。因此，全面通风量还可按式2-6-4进行计算。

$$L = n \cdot V$$ （式2-6-4）

式中：L—全面通风量，m^3/h。

  V—通风车间有效容积，m^3。

  n—通风换气次数，次/小时。

相关行业标准规定了部分工业建筑的通风换气次数，但一般工业建筑的换气次数不易查到；《工业企业设计卫生标准》（CBZ 1—2010）规定"事故通风的风量宜根据工艺设计要求通过计算确定，但换气次数不宜小于12次／小时"。

通风换气次数只与作业场所有关，对作业场所存在的职业病危害因素种类、数量以及职业病危害因素的浓度等未进行充分考虑，通风换气次数强调的是排除余热（湿）和事故通风。因此，应充分结合设计手册和作业场所职业病危害因素情况设计全面通风量，尤其相关设计手册中未规定通风换气次数时，不能简单地采用12次／小时的通风换气次数计算全面通风量，应充分结合职业病危害因素情况进行分析和论证。

新风量是指在门窗关闭的状态下，单位时间内由通风系统管道、房间缝隙进入室内的空气总量。新风量评价指标设立的目的是满足室内人员呼吸的需要，最小新风量也是以人呼出的二氧化碳（CO_2）进行估算得出的。因此，对于带有集中空调系统的车间或封闭式车间，新风量是个必不可少的评价指标，是全面通风量以及换气次数所不能取代的；即便车间内不产生有害物质也要确保新风量满足要求，而全面通风量和换气次数更强调有害物质、余热（湿）的排除。

4. 事故通风 《工业企业设计卫生标准》（CBZ 1—2010）规定，在生产中可能突然溢出大量有害物质或易造成急性中毒或易燃易爆的化学物质的室内作业场所，应设置事故通风装置及与事故排风系统相连锁的泄漏报警装置。

事故通风宜由经常使用的通风系统和事故通风系统共同保证，但在发生事故时，必须保证能提供足够的通风量。事故通风的风量宜根据工艺设计要求通过计算确定，但换气次数不宜<12次／小时。

事故排风的风机应分别在室内、外便于操作地点设置开关。

事故排风的室内排风口应设在污染气体或爆炸危险物质散发量可能最大的地点。事故排风不设进风系统补偿，而且一般不进行净化处理。事故排风的室外排放口不应布置在人员经常停留或经常通行的地点，而且应高于20m范围内最高建筑物的屋面3.0m以上。当其与机械送风系统进风口的水平距离小于20m时，应高于进风口6.0m以上。

5. 全面通风量测量方法 全面通风量一般可通过下面两种方法进行测量。

（1）直接测量法：通过检测进风口或排风口的平均风速，然后利用式2-6-5计算全面通风量。

$$L = 3600 \cdot \bar{v} \cdot F \qquad \text{（式 2-6-5）}$$

式中：L——全面通风量，m^3/h。

$\bar{v}$——罩口平均风速，m/s。

F——罩口面积，m^2。

罩口平均风速可采用《排风罩的分类及技术条件》（GB/T 16758—2008）规定的检测方法进行检测。

（2）间接测量法：通过检测通风换气次数（换气率），然后利用式2-6-4计算全面通风量。通风换气次数（换气率）可采用《公共场所卫生检验方法 第1部分：物理因素》（GB/T 18204.1—2013）规定的利用示踪气体（SF_6或CO_2）方法进行测定。具体测定方法如下：

1）测定室内空气体积（m^3）

$$\text{室内空气体积} = \text{房间容积} - \text{物品总体积}$$

2）测定换气次数

关闭门窗，在室内释放示踪气体，同时用电风扇扰动空气3～5分钟，使其分布均匀。示踪气体的初始浓度应达到至少经过30分钟，衰减后仍高于仪器最低检出限。

打开仪器，在室内中心点记录示踪气体浓度。

根据示踪气体浓度衰减情况，测量从开始至30～60分钟时间段示踪气体浓度，在此时间段内测量次数不少于5次。

调查检测区设计入流量和实际最大入流量。

换气次数计算式为式2-6-6。

$$A = \frac{\ln(C_1 - C_a) - \ln(C_2 - C_a)}{t}$$

（式 2-6-6）

式中：A—换气次数，单位时间内由室外进入室内的空气总量与该室内空气总量之比；

C_a—示踪气体环境本底浓度，mg/m^3。

C_1—试验开始时示踪气体浓度，mg/m^3。

C_2—时间为 t 时示踪气体浓度，mg/m^3。

t—测定时间，小时。

（五）局部通风

1. 局部通风系统的作用与分类　局部通风是利用局部气流，使局部工作地点不受有害物质的污染，建立良好的空气环境。即通过局部通风系统直接排除有毒有害物质发生源附近的有毒有害物质。其优点是排风量小、控制效果好，所需的资金比全面通风少。凡是散发有害物质的作业场所，结合生产工艺，应优先考虑。局部通风又可分为局部送风和局部排风两大类。局部送风系统和局部排风系统示意图如图 2-6-4 所示。

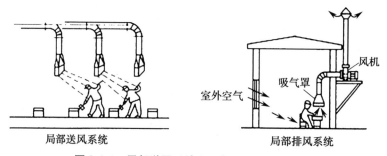

图 2-6-4　局部送风系统和局部排风系统示意图

（1）局部送风：局部送风是把清洁、新鲜空气送至局部工作地点，使局部工作环境质量达到标准规定的要求，主要用于室内有害物质浓度很难达到标准规定的要求、工作地点固定且所占空间很小的工作场所，新鲜空气往往直接送到呼吸带，以防止作业人员中毒、缺氧。此外，局部送风还可用于高温车间的局部降温。

局部送风常适用于高温车间内只有少数局部作业地点需要通风降温的场所，局部送风系统分为系统式和分散式两种。系统式局部通风是将空气集中处理（净化、冷却等）后，通过送风管道和送风口，分别送至局部作业区。分散式局部送风一般使用轴流通风机或喷雾通风机向局部作业区吹风，从而使局部作业场所的热量散发较快。

（2）局部排风：局部排风是在产生有害物质的地点设置局部排风罩，利用局部排风气流捕集有害物质并排至室外，使有害物质不致扩散到作业人员的工作地点，是排除有害物质最有效的方法，也是目前工业生产中控制有害物扩散、消除有害物危害最有效的一种方法。局部通风时一般应使清洁、新鲜空气先经过工作地带，再流向有害物质产生部位，最后通过排风口排出，含有害物质的气流不应通过作业人员的呼吸带。局部排风的作用是在有害物质产生源处将其就地带走或控制在一定范围内，以保证工作地点的卫生条件。局部排风系统广泛应用于车间防尘、防毒、防暑降温等。

2. 局部排风系统

（1）局部排风系统的设计原则

1）凡属于下列情况之一时，局部排风系统可合并为一个系统。

①两个或两个以上的工艺设备散发相同性质的有害物时。

②两个或两个以上的工艺设备散发不同性质的有害物质，但混合后不会产生爆炸或燃烧时。

2）凡属于下列情况之一时，局部排风系统应分别设置排风系统。

①两个或两个以上的工艺设备，当其散发的有害物质混合后能引起燃烧或爆炸时。

②工艺设备散发的有害物质混合后形成毒害大或腐蚀性的混合物或化合物时。

③工艺设备散发的有害物质混合后易使蒸气凝结并积聚粉尘时。

3）散发温度高于80℃的气体、蒸气和相对湿度在85%以上的气体，其工艺设备的排风系统应单独设置。

4）下列工艺设备应设置独立的排风系统，氧化槽、酸洗槽、盐溶炉、油槽、硝石槽、水槽、木工机床、砂轮机、抛光机。

5）实验室每个排风系统的抽风点不宜超过3～4个，不同楼层宜分别设置排风系统。通风机宜集中设置在顶层走廊上部层通风机室内，并应设置电气检修开关。

（2）局部排风系统的构成：局部排风系统一般由排风罩、通风管道、风机和净化设备4部分构成，如图2-6-5所示。

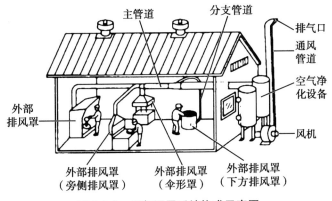

图 2-6-5　局部通风系统构成示意图

1）排风罩是局部通风系统的重要装置，用来捕集粉尘和有害气体等有害物，或将新鲜空气或经净化后符合卫生要求的空气送至局部作业地点。其性能的好坏直接影响到系统的技术经济指标。

2）风道是通风系统中输送气体的管道，它把通风系统中各种设备或部件连成一个整体。为了提高系统的经济性，应合理选定风道中的气流速度，管路应力求短、直。根据粉尘和有害物质特性以及技术经济等因素，对各类风道有不同的要求。

3）净化设备是把粉尘从含尘气流中分离出来并加以收集，把有害物质经吸收、吸附等处理后变为无害或加以综合利用或将要送入空气中的有害物质过滤收集，从而达到空气净化的目的。

4）风机是向局部通风系统提供气流流动的动力装置，使含尘气体、有害气体或新鲜空气经排风罩、风道、净化设备所需要的动力装置。为了防止风机的磨损和腐蚀，通常把风机放在净化设备后面。

（3）局部排风罩的选用原则

局部排风罩的选用原则概括为：形式适宜、位置正确、风量适中、强度足够、检修方便。

具体为：

1）排风罩应尽可能包围或靠近有害物发生源，使有害物质局限于较小的空间，尽可能减小其吸气范围，便于捕集和控制。

2）排风罩的吸气气流方向尽可能与污染气流方向一致。

3）已被污染的吸入气流不允许通过人的呼吸区。设计时要充分考虑操作人员的位置和活动范围。

4）排风罩应尽量结构简单、造价低，便于制作安装和拆卸维修。

5）要与工艺密切配合，使局部排风罩的配置与生产工艺协调一致，力求不影响工艺操作。

6）要尽可能避免或减弱干扰气流（如穿堂风、送风气流对吸气流的影响）。

7）排风罩罩口要有一定的控制风速。

8）对有腐蚀性的酸碱性气体，排风罩应耐腐蚀。

排风罩的结构虽不是十分复杂，但由于各种因素的相互制约，要同时满足上述要求并非容易。设计人员应充分了解生产工艺、操作特点及现场实际。

（4）局部排风罩的分类与设计要求：按照工作原理的不同，排风罩可分为密闭罩、柜式排风罩、外部吸气罩（包括上吸式、侧吸式、下吸式及槽边排风罩等）、接受式排风罩、吹吸罩和大门空气幕等几种基本类型。

1）密闭罩：密闭罩是将粉尘和有害物源全部或大部分围挡起来的排风罩，密闭罩把有害物质发生源全部密闭在罩内，在罩上设有工作孔，从罩外吸入空气，罩内污染空气由上部排风口排出。密闭罩的排风量小，控制有害物质的效果好，不受环境气流影响，但影响操作，主要用于有害物危害较大，控制要求高的场合。在设计局部排风系统时，应首先采用。缺点是影响设备检修，看不到罩内的工作状况。

①密闭罩分类：按照密闭罩和工艺设备的配置关系，密闭罩可分为局部密闭罩、整体密闭罩和大容积密闭罩等。常见密闭罩示意图如图2-6-6所示。

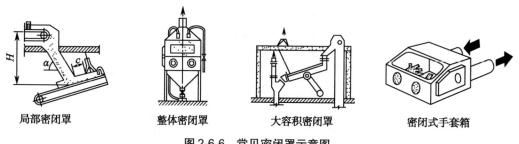

局部密闭罩　　　　　整体密闭罩　　　　　大容积密闭罩　　　　　密闭式手套箱

图2-6-6　常见密闭罩示意图

局部密闭罩，只将工艺设备放散有害物的部分加以密闭的排风罩。它的排风量小，经济性好，适用于含尘（毒）气流速度低、瞬间增压不大的扬尘点。

整体密闭罩，将放散有害物的设备大部分或全部密闭的排风罩。适用于有振动或含尘（毒）气流速度高的设备。

大容积密闭罩（密闭小室），在较大范围内，将放散有害物的设备或有关工艺过程全部密闭起来的排风罩，工人可直接进入室内检修。这种密闭方式适用于尘毒发散源多、阵发性产尘（毒）、含尘（毒）气流速度大的设备或地点。其缺点是占地面积大、材料消耗多。

②排风口（点）设置原则：为了有效控制有毒气体、粉尘的外逸，设备进行密闭后，还必须进行排风，以消除正压，使罩内保持负压。排风口（点）应按以下原则进行设置。

排风口应设在罩内压力较高的部位，有利于消除罩内正压。例如在输送带转运点，当落差大于1m时，排风口应设在下部输送带处，必要时上部输送带处可增设排风口。斗式提升机输送冷料时，应把排风口设在下部受料点；输送物理温度在150℃以上时，因热压作用需在上部排风；物料温度为50～150℃时，需上、下同时排风。

粉状物料下落时产生的飞溅，无法用排风方法去防止。正确的防止方法是避免在飞溅区内有孔口和缝隙，或者设置宽大的密闭罩，使污染物气流到达罩壁上的空口前，速度已大大减弱。因此，在带式输送机上排风口至卸料溜槽的距离至少应保持300～500mm。

为减少把粉状物料吸入排风系统，排风口不应设在气流含尘高的部位或飞溅区内。排风口风速不宜过高，通常采用下列数值。

筛落的极细粉尘：$v=0.4\sim0.6$m/s；粉碎或磨碎的粉尘：$v<2$m/s；粗颗粒物料：$v<3$m/s。

设计排风口时应考虑罩内的压力分布，尽量把排风口设在压力较高的部位。在确定密闭罩的局部排风量时，必须考虑工艺设备运行的特点、罩的结构形式和罩内的气流运动情况。由于设备种类很多，密闭罩的结构各不相同，目前大多按经验数据确定排风量，设计时可参考有关手册。

2）柜式排风罩（通风柜）

①柜式排风罩分类：柜式排风罩的工作原理与密闭罩类似，产生有害物的工艺操作完全在罩内进行。柜式排风罩有一面敞开的工作面，其他面均密闭。柜式排风罩上一般设有可开闭的操作孔和观察孔。敞开面上保持一定的吸风速度（或控制风速），以保证柜内有害物质不逸出。主要用于化学实验室操作台等污染区的通风。常见柜式排风罩如图2-6-7所示。

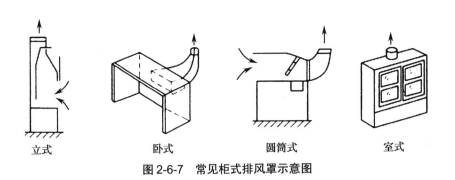

图 2-6-7　常见柜式排风罩示意图

按照排风方式不同,通风柜分为上部排风(图 2-6-8)、下部排风(图 2-6-9)、上下同时排风(图 2-6-10)三种形式。

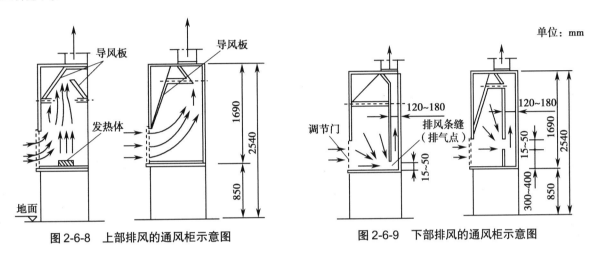

图 2-6-8　上部排风的通风柜示意图　　　　图 2-6-9　下部排风的通风柜示意图

为保证工作孔上速度分布均匀,对冷过程的通风柜应采用下部排风;热过程的通风柜应采用上部排风;对发热量不稳定的过程,可在上、下均设排风口,根据柜内发热量的变化,调节上、下排风量的比例。

当通风柜设置在采暖或对温度、湿度有控制要求的房间时,为节约采暖、空调能耗,可采用如图 2-6-11 所示的送风式通风柜。从工作孔上部送入取自室外(或相邻房间)的空气,送风量约为排风量的 70%～75%。

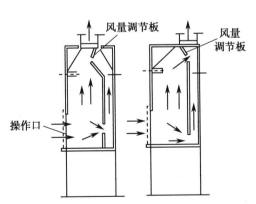

图 2-6-10　上下同时排风的通风柜示意图

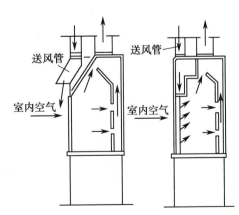

图 2-6-11　送风式通风柜示意图

②设置原则:为了防止由于柜式排风罩内机械设备的扰动、化学反应或热源引起的热压以及室内横向气流的抽吸等原因引起的有害物外逸,必须对柜式排风罩进行抽风,使柜内形成负压。

工作孔的空气吸入速度 v 要根据工艺操作特点和有害物毒性大小确定,对于化学实验室用的通风柜,工作孔上的吸入速度可按表 2-6-2 确定。

表 2-6-2　通风柜的吸入速度

有害物质	吸入速度 v(m/s)
无毒有害物质	0.25～0.375
有毒或有危险性的有害物质	0.4～0.5
剧毒或有少量放射性物质	0.5～0.6

3) 外部吸气罩:有时由于工艺条件的限制,生产设备无法进行密闭,只能把局部排风罩设置在有害物附近,依靠罩口外吸气气流的运动,把有害物全部吸入罩内,这类局部排风罩统称为外部吸气罩。其对生产操作影响小,安装维护方便,但排风量大,控制有害物质效果相对较差。主要用于因工艺或操作条件的限制,不能将污染源密闭的场合。

①外部吸气罩的分类:外部吸气罩可分上吸罩(又称顶吸罩或伞形罩)、侧吸罩、下吸罩和槽边排气罩等。常见外部吸气罩如图 2-6-12 所示。

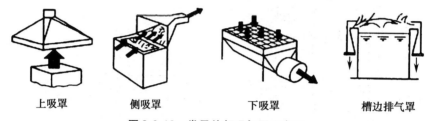

上吸罩　　　　侧吸罩　　　　下吸罩　　　　槽边排气罩

图 2-6-12　常见外部吸气罩示意图

外部吸气罩是目前应用较多的排风罩类型,应根据职业病危害因素发生(散)源、职业病危害因素理化性质、作业位置等确定适宜的外部吸气罩,此外,还应充分考虑是否有法兰和围挡,因为法兰和围挡可以有效提高通风效率。如伞形罩四面敞开式、三面敞开式、二面敞开式、一面敞开式的通风效果依次增强。

伞形罩,伞形罩是较简单但广泛应用的一种吸气罩,一般悬挂于有害物发生源的上方,离发生源有一定的距离,通常用于工艺和设备不允许完全密闭的情况下。伞形罩的作用是在有害物发生源的上方,造成一定的上升风速,将产生的有害物吸进罩内。一般罩口断面风速要求见表 2-6-3。

表 2-6-3　伞形罩罩口断面风速

有害气体	伞形罩型式	罩口断面风速 v_0(m/s)
排除无刺激性的有害气体(热、湿)时	—	0.3～0.5
排除有刺激性的有害气体时	四面敞开	1.05～1.25
	三面敞开	0.9～1.05
	二面敞开	0.75～0.9
	一面敞开	0.5～0.75

侧吸罩,对于工人需经常俯身在台面上工作,或工件经常在工作面上方移动,以致台面上方不可能安装伞形罩的情况下,则需把吸气罩安装在有害物发生源的侧面,称为侧吸罩。

有害物放散直到耗尽最初能量,放散速度降低到环境中无规则气流速度大小时的位置称为控制点,在控制点处的有害物吸入罩内所需的最小风速称为控制风速。控制风速是需要控制的最远点或最不利点的必需风速。也就是说,是能够有效地将控制点(最远点或最不利点)散发的有害物质捕集到吸气罩中的该点风速。控制点和控制风速如图 2-6-13 所示。

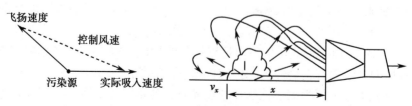

飞扬速度
控制风速
污染源　实际吸入速度
v_x　　x

图 2-6-13　控制点和控制风速示意图

计算外部罩的排风量时，首先需确定控制点的控制风速 v_x，v_x 值与工艺过程和室内气流运动情况有关，一般通过实测求得，如果缺乏现场实测数据，设计时可参考表 2-6-4 确定。

表 2-6-4　控制点的控制风速 v_x

污染物发射情况	最小控制风速 （m/s）	举例
以轻微的速度发散到相对平静的空气中	0.25～0.5	槽内液体的蒸发，气体或烟从敞口容器中外逸
以较低的初速发散到尚属平静的空气中	0.5～1.0	喷漆室内喷漆，断续的倾倒有尘屑的干物料到容器中，焊接
以相对大的速度发散出来，或是发散到空气流动迅速的区域	1～1.25	在小喷漆室内用高压力喷漆，快速装袋或装桶，往运输器上给料
以高速发散出来，或是发散到空气流动很迅速的区域	2.5～10	磨削，重破碎，滚筒清理

槽边排气罩，槽边排气罩专门适用于各种工业槽（如酸洗槽、电镀槽、中和槽、盐浴炉池等）。它的特点是不影响工艺操作，有害气体在进入人的呼吸区之前就被槽边上设置的条缝形吸气口抽走。

根据罩的布置和罩口形式不同，槽边排气罩可划分为不同形式。

按布置方式分，槽边排气罩可分为单侧式、双侧式和周边式（环形）。单侧适用于槽宽 b≤700mm；双侧适用于 b＞700mm；当 b＞1200mm 时，应采取吹吸式排风罩；当槽的直径 d＝500～1000mm 时，宜采用环形排风罩。

按罩口形式分，槽边排气罩可分为平口式和条缝式两种。平口式上不设法兰边，吸气范围大；条缝式吸气罩截面高度 E 较大，E＜250mm 的称为低截面，E≥250mm 的称为高截面。增大截面高度如同在罩口上设置挡板，可减少吸气范围。因此它的吸气量比平口式小。条缝式广泛应用于电镀车间的自动生产线上。

②外部吸气罩的设计原则：外部吸气罩是在有害物质发生地点（控制点）造成一定的气流运动，将有害物质吸入罩内，加以捕集。控制点上必需的气流速度称为控制风速。控制风速的大小与工艺操作、有害物质毒性、周围干扰气流运动状况等多种因素有关，设计时可参照表 2-6-4 和表 2-6-5 确定。

表 2-6-5　v_x 的选用限值

范围下限	范围上限
室内空气流动小或有利于捕集	室内有扰动气流
有害物质毒性低	有害物质毒性高
间歇生产产量低	连续生产产量高
大罩子大风量	小罩子局部控制

在不妨碍工艺操作的前提下，排风罩口应尽可能靠近有害物质发散源。

在排风罩口周围增设法兰边，可使排风量减少 25% 左右。在一般情况下，法兰边宽度为 150～200mm。根据国内外学者研究，法兰边宽度可近似取罩口宽度的一半。

对于上吸式排风罩，工艺条件允许时可在罩口四周设固定式活动挡板。

设计外部吸气罩时，其扩张角 α 应不大于 60°。

当罩口尺寸较大，难以满足上述要求时，可采用图 2-6-14 所示的措施。把一个大排风罩分割成若干个小排风罩，如图 2-6-14（a）所示；在罩内设挡板，如图 2-6-14（b）所示；在罩口上设条缝口，要求条缝口风速在 10m/s 以上，而静压箱内风速不超过条缝口风速的 1/2，如图 2-6-14（c）所示；在罩口设气流分布板，如图 2-6-14（d）所示。

4）接受罩：有些生产过程（或设备）本身会产生或诱导一定的气流，带动有害物一起运动。对于这种情况，通常把局部排风罩设在污染气流的前方或上方，让这股气流直接进入罩内。这种局部排风罩

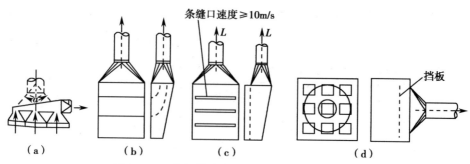

图2-6-14 保证排风罩口气流均匀措施的示意图

称为接受吸气罩（又称接受罩）。接受罩的作用原理和外部吸气罩是不同的，外部吸气罩罩口外气流的运动是罩子的抽吸作用造成的，而接受罩罩口外气流的运动是生产过程本身造成的，与罩子无关。

接受吸气罩的特点是直接接受生产过程本身诱导出来的污染气流，它的排风量取决于它所接受的污染空气量。根据理论分析，只要接受罩的排风量等于罩口断面上热射流的流量，接受罩的断面尺寸等于罩口断面上热射流的尺寸，污染气流就能全部排除。实际上由于横向气流的影响，热射流会发散偏转，可能逸入室内。接受罩的安装高度越大，横向气流的影响越严重。因此，生产上采用的接受罩，罩口尺寸和排风量都必须适当加大。

①接受罩的分类：根据安装高度 H 的不同，热源上部的接受罩可分为两类，$H \leqslant 1.5\sqrt{A_p}$ 的称为低悬罩；$H > 1.5\sqrt{A_p}$ 的称为高悬罩；Ap 为热源的水平投影面积。

②接受罩的设计原则：由于低悬罩位于收缩断面附近，罩口断面上的热射流横断面积一般是不大于热源的平面尺寸。在横向气流影响小的场合，排风罩口尺寸应比热源尺寸大 150～200mm。高悬罩排风量大，易受横向气流影响，工作不稳定，设计时应尽可能降低其安装高度。在工艺条件允许时，可在接受罩上设活动卷帘。

接受罩（接受吸气罩）可将排风罩罩口迎着含尘或有害物气流来流方向，使其直接进入罩内。由于有害物混合气流的定向运动，罩口排风量只要能将有害物排走即可控制有害物的扩散。主要用于热工艺过程、砂轮磨削等有害物具有定向运动的污染源的通风。与外部罩的区别在于接受罩罩口外的气流运动是生产过程引起的，与罩子的排风无关；外部吸气罩罩口外气流的运动是罩子排风时的抽吸作用造成的。

5）吹吸式排风罩：吹吸式排风罩是由吹风和排风两部分组成，在相同条件下，排风量比外部排风罩的少，抗外界干扰气流能力强，控制效果好，不影响工艺操作，但增加了射流系统。主要用于因生产条件限制，外部吸气罩离有害物源较远，仅靠吸风控制有害物质较困难的场合。常见吹吸罩如图 2-6-15 所示。

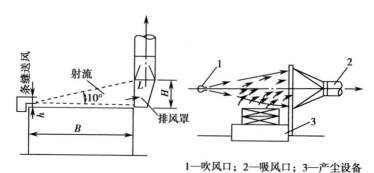

1—吹风口；2—吸风口；3—产尘设备

图2-6-15 吹吸罩示意图

外部吸气罩到有害物源的距离较大时，要在有害物发生地点形成一定的空气运动是比较困难的。此时，可以利用吹气气流将有害物吹向吸气口。由于作用距离较长，可利用吹风口射流的输送能力，推动被污染空气使其朝着吸风口方向流动，在利用吸气口将污染空气有效地收集，同时由于吹吸式通风是由单股吹出气流和单股吸入气流复合而成的通风气流,因此具有较强的控制污染能力。

该通风方式的技术特点之一是充分有效地利用吹、吸气流的各自特点;特点之二是对节能降低设备费用具有很大意义。

由于吹吸气流运动的复杂性,目前缺乏精确的计算方法。

6)大门空气幕:大门空气幕利用高速气流所形成的气幕将污染气流与洁净空气隔离。在运输工具或人员进出频繁的生产车间多利用大门空气幕减少或隔绝外界气流的侵入。其不影响车辆和人的通行,也可用在洁净房间防止尘埃进入,在生产车间利用气幕进行局部隔断,防止有毒有害物质扩散。

①按送风方式的分类及设计原则:大门空气幕按送风方式可分为侧送式空气幕、下送式空气幕和上送式空气幕。

侧送式空气幕,把条缝形吹风口设在大门的侧面,设在一侧的称为单侧,在大门两侧设吹风口的称为双侧。单侧侧送式空气幕适用于门洞不太宽、物体通过时间短的大门。门洞较宽或物体通过的时间较长时(如通过火车)可设双侧空气幕。双侧空气幕的两股气流相遇时,部分气流相互抵消,因此效果不如单侧好。

下送式空气幕,气流由下部地下风道吹出,冬季阻挡室外冷风的效果比侧送式好。由于它采用下部送风,送风射流会受到运输工具的阻挡,而且会把地面的灰尘吹起。因此,下送式空气幕仅适用于运输工具通过时间短、工作场所较为清洁的车间。

上送式空气幕,把条缝形风口设在大门上方,气流由上而下。因民用建筑大门空气幕上所受的风压、热压相对较小,为简化结构,常把贯流式风机直接装在大门上方,用室内再循环空气由上而下吹风。这种空气幕出口风速较低,用一层厚的缓慢流动的气流组成气幕,只要射流出口动量相等,它们抵抗横向气流的能力和高速气幕是相同的。由于它出口流速低,出口动压损失小,气流运动过程中卷入的周围空气少,加热室外冷空气所消耗的热量也少。因此它的投资费用和运行费用都是较低的。尽管上送式空气幕的挡风效率不如下送式空气幕,但是它具有喷出气流卫生条件好、安装简便、占用空间小、不影响建筑美观等优点,是一种有发展前途的空气幕形式。

用于生产车间的大门空气幕,其目的只是阻挡室外冷空气,通常只设吹风口,不设回风口,让射流和地面接触后向室内外扩散,这种大门空气幕称为简易空气幕。

在主要通过人的公共建筑大门上,常设置上送式空气幕。为了较好的组织气流,在大门上方设置吹风口,地面设回风口,空气经过滤、加热等处理后循环使用,为了使人有舒适的吹风感,出口风速不宜超过 6m/s。

②按送出气流温度的分类及设计原则:按送出气流温度的不同,大门空气幕可分为热空气幕、等温空气幕和冷空气幕。

热空气幕,空气幕内设加热器,空气加热后送出,适用于严寒、寒冷地区。

等温空气幕,空气未经处理直接送出,其结构简单、体积小、适用范围广,是非严寒地区应用最广的一种形式。

冷空气幕,冷空气幕内设冷却器,空气冷却处理后送出,主要用于夏热冬冷和夏热冬暖地区。

3.局部排风罩风速、风量测定方法 罩口平均风速测定方法包括匀速移动法和定点测定法。

(1)匀速移动法:测定仪器,叶轮式风速仪,测定范围为 0.3～40m/s。测定方法,对于开口面积小于 0.3m² 的排风罩口可将风速仪沿整个罩口断面按图 2-6-16 所示路线慢慢匀速移动,移动时风速仪不得离开测定平面,此时测得的结果为罩口平均风速。此法最少进行 3 次,取其平均值,每次测定误差应在 ±5% 以内。

(2)定点测定法:测定仪器,热电式风速计。测定方法,对于矩形排风罩,按罩口断面的大小把它分成若干个面积相等的小块,在每个小块的中心处测量其气流速度。最少测定 3 次,至少取 3 组数据。罩口风速为至少 3 组数据分别求得的风速平均值。断面面积大于 0.3m² 的罩口,可分成 9～12 个小块测量,每个小块的面积小于 0.06m²,如图 2-6-17(a)所示;断面面积不大于 0.3m² 的罩口,可取 6 个测点测量,如图 2-6-17(b)所示;对于条缝形排风罩在其高度方向至少应有两个测点,沿条缝长度方向根据其长度可分别取若干个测点，测点间距不大于200mm，如图2-6-17（c）所示；对于圆形排风罩则至少取4个测点，测点间距不大于200mm，如图2-6-17（d）所示。

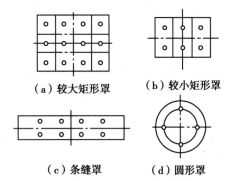

（a）较大矩形罩　（b）较小矩形罩

（c）条缝罩　（d）圆形罩

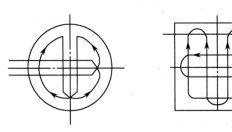

图2-6-16　罩口平均风速测定路线图示意图　　图2-6-17　各种形式罩口测点布置示意图

（3）罩口平均风速和风罩风量计算方法：罩口平均风速可按式2-6-7进行计算。

$$\bar{v} = \frac{v_1 + v_2 + \cdots + v_n}{n}$$ （式2-6-7）

式中：$\bar{v}$—罩口平均风速，m/s。

v_1，v_2，v_n—罩口各测点的风速，m/s。

n—测点总数。

风罩风量可按式2-6-8进行计算。

$$L = 3600F\bar{v}$$ （式2-6-8）

式中：L—排风量，m³/h。

F—罩口面积，m²。

$\bar{v}$—罩口平均风速，m/s。

另外，风罩排风量还可通过测量管道内的平均风速（动压法）和静压（静压法）并通过计算获得。

（六）通风管道设计与阻力计算

1. 通风管道内空气流动的阻力　风道内空气流动的阻力有两种，一种是由于空气本身的黏滞性及其与管壁间的摩擦而产生的沿程能量损失，称为摩擦阻力或沿程阻力；另一种是空气流经风道中的管件及设备时，由于流速的大小和方向的变化以及产生涡流造成比较集中的能量损失，称为局部阻力。

（1）摩擦阻力：根据流体力学原理，空气在管道内流动时，单位长度管道的摩擦阻力按式2-6-9计算。

$$R_m = \frac{\lambda}{4R_s} \times \frac{v^2}{2}\rho$$ （式2-6-9）

式中：R_m—单位长度摩擦阻力，Pa/m。

v—风道内空气的平均流速，m/s。

ρ—空气的密度，kg/m³。

λ—摩擦阻力系数。

R_s—风道的水力半径，m。

对圆形风道R_s的计算式2-6-10：

$$R_s = \frac{D}{4}$$ （式2-6-10）

式中：D—风道直径，m。

对矩形风道R_s的计算式2-6-11：

$$R_s = \frac{ab}{2(a+b)}$$ （式2-6-11）

式中：a、b—矩形风道的边长，m。

因此,圆形风道的单位长度摩擦阻力的计算式 2-6-12:

$$R_m = \frac{\lambda}{D} \times \frac{v^2}{2} \rho \qquad (式2-6-12)$$

摩擦阻力系数 λ 与空气在风道内的流动状态和风道内壁的粗糙度有关。计算摩擦阻力系数的公式很多,在实际应用中,为了避免烦琐的计算,可制成各种形式的计算表或线算图。如图 2-6-18 所示的线算图,可供计算管道阻力时使用。它是在气体压力 B=101.3kPa,温度 t=20℃、管壁粗糙度 K=0.15mm、圆形风道等条件下得出的。经核算,按此图查得的 R_m 值与《全国通用通风管道计算表》查得的 λ/d 值算出的 R_m 值基本一致,其误差已可满足工程设计的需要。只要已知风量、管径、流速、单位摩擦阻力 4 个参数中的任意两个,即可利用该图求得其余两个参数。

无论是按照《全国通用通风管道计算表》,还是按图 2-6-18 计算风道阻力时,如被输送空气的温度不等于20℃,而且相差较大时,则应对 R_m 值进行修正,修正公式见式 2-6-13。

$$R'_m = R_m K_t \qquad (式2-6-13)$$

式中: R'_m——在不同温度下,实际的单位长度摩擦阻力,Pa。

R_m——按20℃的计算表或线解图查得的单位摩擦阻力,Pa。

K_t——摩擦阻力温度修正系数。

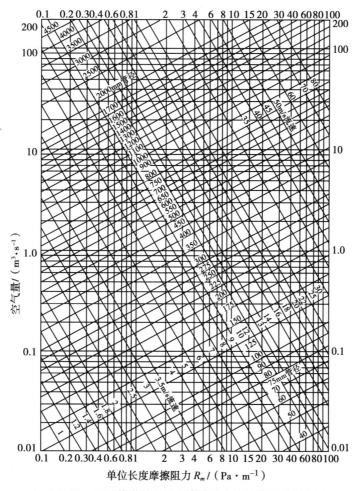

图 2-6-18　通风管道单位长度摩擦阻力线计算图的示意图

在通风除尘系统中,常采用不同材料制作风道,各种材料的粗糙度 K 见表 2-6-6。

钢板制的风道内壁粗糙度 K 值一般为 0.15mm。当实际使用的钢板制风道,其内壁粗糙度 K 值与制图表数值有较大出入时,由计算图表查得的单位摩擦阻力 R_m 值乘以表 2-6-7 中相应的粗糙度修正系数。

表 2-6-6　各种材料的粗糙度 K

风道材料	粗糙度（mm）	风道材料	粗糙度（mm）
薄钢板或镀锌薄钢板	0.15～0.18	胶合板	1.0
塑料板	0.01～0.05	砖砌体	3～6
矿渣石膏板	1.0	混凝土	1～3
矿渣混凝土板	1.5	木板	0.2～1.0

表 2-6-7　管壁粗糙度修正系数

K（mm）	$v(m \cdot s^{-1})$				
	2	4～6	8～12	14～22	24～30
0～0.01	0.95	0.90	0.85	0.80	0.75
0.10	1.00	0.95	0.95	0.95	0.95
0.20	1.00	1.05	1.05	1.05	1.05

注：v 为风道内空气流速

对于一般的通风除尘管道，粉尘对摩擦阻力的影响很小，例如含尘浓度为 $50g/m^3$ 时，所增大的摩擦阻力不超过 2%。因此一般情况下可忽略不计。

（2）局部阻力：各种通风管道要安装一些弯头、三通等配件，流体经过这类配件时，由于边壁或流量的改变，引起了流速的大小、方向或分布的变化，由此产生的能量损失，称为局部损失，也称局部阻力。局部阻力主要可分为两类：①流量不改变时产生的局部阻力，如空气通过弯头、渐扩管、渐缩管等；②流量改变时所产生的局部阻力，如空气通过三通等。

局部阻力可按式 2-6-14 进行计算。

$$Z = \zeta \frac{\rho v^2}{2} \qquad\qquad （式 2-6-14）$$

式中：Z—局部阻力，Pa。

　　　ζ—局部阻力系数。

　　　v—空气流速，m/s。

　　　ρ—空气密度，kg/m^3。

上式表明，局部阻力与其中流速的平方成正比。局部阻力系数通常都是通过试验确定的。可以从有关采暖通风手册中查得。在进行通风管道的设计计算时，局部阻力的计算是非常重要的一部分。因为在大多数情况下，克服局部阻力而损失的能量要比克服摩擦阻力而损失的能量大得多。所以，在制作管件时，如何采取措施减少局部阻力是必须重视的问题。

为了减小局部阻力，对于不同的通风管道，通常采用以下措施。

1）三通：如图 2-6-19 为一合流三通中气流的流动情况。流速不同的 1、2 两股气流在汇合时发生碰撞，以及气流速度改变时形成涡流是产生局部阻力的原因。两股气流在汇合过程中的能量损失一般是不相同的，它们的局部阻力应分别计算。

合流三通内直管的气流速度大于支管的气流速度时，会发生直管气流引射支管气流的作用，即流速大的直管气流失去能量，流速小的支管气流得到能量，因而支管的局部阻力有时出现负值。同理，直管的局部阻力有时也会出现负值。但是，不可能同时出现负值。引射过程会有能量损失，为了减小三通的局部阻力，应避免出现引射现象。

三通局部阻力的大小与分支管中心夹角、三通断面形状、支管与总管的面积比和流量比（即流速比）有关。

为了减少三通局部阻力，分支管中心夹角应该取得小一些，一般不超过 30°。只有在安装条件限制或为了平衡阻力的情况下，才用较大的夹角。为了避免出现引射现象，应尽可能使总管和分支管的气流速度相等，即按 $v_3 = v_1 = v_2$ 来确定总管和分支管的断面积。这样，风道断面积的关系为：$F_3 = F_1 + F_2$。

2）弯头：当气流流过弯头时，如图 2-6-20，由于气流与管壁的冲击，产生了涡流区Ⅰ；又由于气流的惯性，使边界层脱离内壁，产生了涡流区Ⅱ。两个涡流区的存在，使管道中心处的气流速度要比管壁附近大，因而产生了旋转气流。涡流区的产生和气流的旋转都是造成局部阻力的原因。

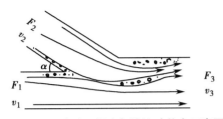

图 2-6-19　合流三通中气流流动状态示意图

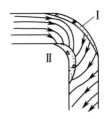

图 2-6-20　弯头中气流流动状况示意图

试验证明，增大曲率半径可以使弯头内的涡流区和旋转运动减弱。但是弯头的曲率半径也不宜太大，以免占用的空间过大，一般取曲率半径 R 等于弯头直径的 1~2 倍。对于矩形弯头，其长宽比越大，阻力越小。

在进行通风除尘系统设计时，应避免采用 90° 的直角弯头。因条件所限采用直角弯头时，应在转弯处设导流叶片，如图 2-6-21 所示。

3）渐缩或渐扩管：渐缩或渐扩管的局部阻力是由于气流流经管件时，断面和流速发生变化，使气流脱离管壁，形成涡流区而造成的。图 2-6-22 是渐扩管中气流的流动状况。

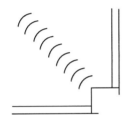

图 2-6-21　矩形直角弯头内的导流叶片示意图

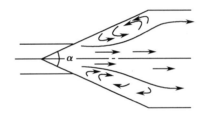

图 2-6-22　渐扩管中气流流动状况示意图

试验证明，渐缩或渐扩管中心角越大，涡流区越大，能量损失也越大。为了减少渐缩、渐扩管的局部阻力，必须减小中心角 α，缓和流速分布的变化，使涡流区范围缩小。通常中心角不宜超过 45°。

2．通风管道内风压分布　空气在风道中流动时，由于风道阻力和流速变化，空气的压力是不断变化的。研究风道内空气压力的分布规律，有助于更好地解决通风除尘系统的设计和运行管理问题。

如图 2-6-23 所示，某通风系统中空气进出口都有局部阻力，分析该系统风道内的压力分布。

算出各点（断面）的全压值、静压值和动压值，把它们标出，再逐点连接，就可求得风道内的压力分布图。

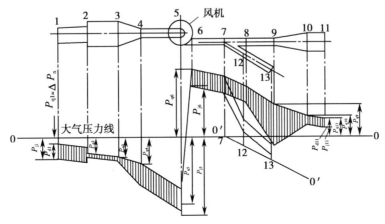

图 2-6-23　有摩擦阻力和局部阻力的风道压力分布示意图

下面确定各点的压力:

点 1:

列出空气入口外和入口(点 1)断面的能量方程式(2-6-15)。

$$P_{q0} = P_{q1} + Z_1$$

因 $P_{q0} =$ 大气压力 $= 0$,故

$$P_{q1} = -Z_1$$

$$P_{d1-2} = \frac{v_1^2 - 2\rho}{2}$$

$$P_{Y1} = P_{q1} - P_{d1-2} = -\left(\frac{v_1^2 - 2\rho}{2} + Z_1 \right) \qquad (式 2-6-15)$$

式中:Z_1—空气入口处的局部阻力。

P_{d1-2}—管段 1-2 的动压。

式 2-6-15 表明,点 1 处的全压和静压均比大气压低。静压 P_{Y1} 的一部分转化为动压 P_{d1-2},另一部分消耗在克服入口的局部阻力 Z_1。

点 2:

$$P_{q2} = P_{q1} = (R_{m1-2}l_{1-2} + Z_2)$$

$$P_{Y2} = P_{q2} - P_{d1-2} = P_{Y1} + P_{d1-2} - (R_{m1-2}l_{1-2} + Z_2) - P_{Y1-2} = P_{Y1} - (R_{m1-2}l_{1-2} + Z_2)$$

则

$$P_{Y1} - P_{Y2} = R_{m1-2}l_{1-2} + Z_2 \qquad (式 2-6-16)$$

式中:R_{m1-2}—管段 1~2 的比摩阻。

Z_2—突然扩大的局部阻力。

由式 2-6-16 看出,当管段 1~2 内空气流速不变时,风道的阻力是由降低空气的静压来克服的。从图 2-6-23 还可以看出,由于管段 2~3 的流速小于管段 1~2 的流速,空气流过点 2 后发生静压复得现象。

点 3:

$$P_{q3} = P_{q2} - R_{m2-3}l_{2-3}$$

点 4:

$$P_{q4} = P_{q3} - Z_{3-4}$$

式中:Z_{3-4}—渐缩管的局部阻力。

点 5(风机进口):

$$P_{q5} = P_{q4} - (R_{m4-5}l_{4-5} + Z_5)$$

式中:Z_5—风机进口处 90° 弯头的阻力。

点 11(风道出口):

$$P_{q11} = \frac{v_{11}^2\rho}{2} + Z'_{11} = \frac{v_{11}^2\rho}{2} + \zeta'_{11}\frac{v_{11}^2\rho}{2} = (1 + \zeta'_{11})\frac{v_{11}^2\rho}{2} = \zeta_{11}\frac{v_{11}^2\rho}{2}$$

式中:v_{11}—风道出口处空气流速。

Z'_{11}—风道出口处局部阻力。

ζ'_{11}—风道出口处局部阻力系数。

ζ_{11}—包括动压损失在内的出口局部阻力系数。

在实际工作中,为便于计算,设计手册中一般直接给出 ζ 值,而不是 ζ' 值。

点 10:

$$P_{q10} = P_{q11} + R_{m10-11}l_{10-11}$$

点 9:

$$P_{q9} = P_{q10} + Z_{9-10}$$

式中:Z_{9-10}—渐扩管的局部阻力。

点 8：

$$P_{q8} = P_{q9} + Z_{8-9}$$

式中：Z_{8-9}——渐缩管的局部阻力。

点 7：

$$P_{q7} = P_{q8} + Z_{7-8}$$

式中：Z_{7-8}——三通直管的阻力。

点 6（风机出口）：

$$P_{q6} = P_{q7} + R_{m6-7}l_{6-7}$$

自点 7 开始，自 7～8 及 7～12 两个支管。为了表示支管 7～12 的压力分布。过 0′ 点引平行于支管 7～12 轴线的 0′-0′ 线作为基准线，用上述同样方法求出此支管的全压值。因为点 7 是两支管的共同点，它们的压力线必定要在此汇合，即压力的大小相等。

把以上各点的全压标在图上，并根据摩擦阻力与风道长度成直线关系，连接各个全压点可得到全压分布曲线。以各点的全压减去该点的动压，即为各点的静压，可绘出静压分布曲线。从图 2-6-23 可看出，空气在管内的流动规律如下。

风机的风压 P_f 等于风机进、出口的全压差，或者说等于风道的阻力及出口动压损失之和，即等于风道总阻力。可用式 2-6-17 表示。

$$P_f = P_{q6} - P_{q5} = \sum_{1}^{10}(R_m l + Z) + R_{m10-11}l_{10-11} + Z'_{11} + \frac{v_{11}^2 \rho}{2} = \sum_{1}^{10}(R_m l + Z) \qquad (式 2-6-17)$$

风机吸入段的全压和静压均为负值，在风机入口处负压最大；风机压出段的全压和静压一般情况下均是正值，在风机出口处正压最大。因此，风道连接处不严密，会有空气漏入或逸出，以致影响风量分配或造成粉尘和有害气体向外泄漏。

各并联支管的阻力总是相等。如果设计时各支管阻力不相等，在实际运行时，各支管会按其阻力特性自动平衡，同时改变预订的风量分配。

压出段上点 9 的静压值出现负值是由于断面 9 收缩的很小，使流速大大增加，当动压大于全压时，该处的静压出现负值。若在断面 9 开孔，将会吸入空气而不是压出空气。有些压送式气力输送系统的受料器进料和诱导式通风就是这一原理的应用。

3. 通风管道的设计计算方法　在进行通风管道系统的设计计算前，必须首先确定各送（排）风点的位置和送（排）风量、管道系统和净化设备的布置、风道材料等。设计计算的目的是，确定各管段的管径（或断面尺寸）和压力损失，保证系统内达到要求的风量分配，并为风机选型和绘制施工图提供依据。

进行通风管道系统设计计算的方法有很多，如等压损法、假定流速法和当量压损法等。在一般的通风系统中用得最普遍的是等压损法和假定流速法。

等压损法是以单位长度风道有相等的压力损失为前提的。在已知总作用压力的情况下，将总压力按风道长度平均分配给风道各部分，再根据各部分的风量和分配到的作用压力确定风道尺寸。对于大的通风系统，可利用等压损法进行支管的压力平衡。

假定流速法是以风道内空气流速作为控制指标，计算出风道的断面尺寸和压力损失，再对各环路的压力损失进行调整，达到平衡。这是目前最常用的计算方法。

假定流速法的计算步骤和方法如下：

（1）绘制通风系统轴侧图，对各管段进行编号，标注各管段的长度和风量。以风量和风速不变的风道为一管段。一般从距风机最远的一段开始。由远而近顺序编号。管段长度按两个管件中心线的长度计算，不扣除管件（如弯头、三通）本身的长度。

（2）选择合理的空气流速。风道内的风速对系统的经济性有较大影响。流速高，风道断面小，材料消耗少，建造费用小；但是，系统压力损失增大，动力消耗增加，有时还可能加速管道的磨损。流速低，压力损失小，动力消耗少；但是风道断面大，材料和建造费用增加。对除尘系统，流速低会造成粉尘沉积，堵塞管道。因此必须进行全面的技术经济比较，确定适当的经济流速。根据经验，对于除尘系统，防止粉尘在管道内的沉积所需的最低风速可按表 2-6-8 确定。对于除尘器后的风道，风速流速一般取 8~12m/s。对袋式除尘器和电除尘器后的排气管内气体流速应低，其他除尘器应高些。

表 2-6-8　通风除尘管道最低空气流速（m/s）

序号	粉尘类别	粉尘名称	垂直风道	水平风道
I	纤维粉尘	干锯末、小刨屑、纺织尘	10	12
		木屑、刨花	12	14
		干燥粗刨花、大块干木屑	14	16
		潮湿粗刨花、大块湿木屑	18	20
		棉絮	8	10
		麻	11	13
		石棉粉尘	12	18
II	矿物粉尘	耐火材料粉尘	14	17
		黏土	13	16
		石灰石	14	16
		水泥	12	18
		湿土（含水 2% 以下）	15	18
		重矿物粉尘	14	16
		轻矿物粉尘	12	14
		灰土、砂尘	16	18
		干细型砂	17	20
		金刚砂、刚玉粉	15	19
III	金属粉尘	钢铁粉尘	13	15
		钢铁屑	19	23
		铅尘	20	25
IV	其他粉尘	轻质干粉尘（木工磨床粉尘、烟草灰）	8	10
		煤尘	11	13
		焦炭粉尘	14	18
		谷物粉尘	10	12

（3）根据各管段的风量和选定的流速确定各段管径（或断面尺寸），计算各管段的摩擦和局部压力损失。对于圆形管道的气体流量计算式为 2-6-18

$$Q = 3600 \frac{\pi}{4} D_n^2 v_g \qquad (式 2-6-18)$$

因此，圆形管道的直径为式 2-6-19

$$D_n = \sqrt{\frac{4Q}{3600\pi v_g}} = \sqrt{\frac{Q}{2820 v_g}} \qquad (式 2-6-19)$$

式中：Q—气体流量，m³/h。

　　　D_n—圆形管道内径，m。

　　　v_g—管道内的气体流速，m/s。

为防止粉尘堵塞管道，除尘系统最小管径见表 2-6-9。但在医药工业、精细化工等领域因粉尘微细，亦有更小直径管道。确定管径时，应尽可能采用通风管道统一规格，以利于工业化加工制作。

表 2-6-9　除尘系统最小管径

粉尘种类	最小直径（mm）	粉尘种类	最小直径（mm）
细粒粉尘（如矿物粉尘）	Φ80	粗粉尘（如刨花）	Φ150
较粗粒粉尘（如木屑）	Φ100	可能含有大块物料的混合物粉尘	Φ200

压力损失计算应从最不利的环路(即距风机最远的排风点)开始。

对于袋式除尘器和电除尘器后的风道,应把除尘器的漏风及反吹风量计入。除尘器的漏风率见有关的产品说明书,袋式除尘器的漏风率一般为 5% 左右。

(4)对并联管路进行压力平衡计算。一般的通风系统要求两支管的压损差不超过 15%,除尘系统要求两支管的压损差不超过 10%,以保证各支管的风量达到设计要求。

当并联支管的压力损失差超过上述规定时,可用下述方法进行压力平衡。

1)调整支管管径:这种方法是通过改变管径,即改变支管的压力损失,达到压力平衡,调整后的管径按式 2-6-20 计算。

$$D' = D(\Delta P/\Delta P')^{0.225} \tag{式 2-6-20}$$

式中:D'——调整后的管径,m。

D——原设计的管径,m。

ΔP——原设计的支管压力损失,Pa。

$\Delta P'$——为了压力平衡,要求达到的支管压力损失,Pa。

应当指出,采用本方法时不宜改变三通支管的管径,可在三通支管上增设一节渐扩(缩)管,以免引起三通支管和直管局部压力损失的变化。

2)增大排风量:当两支管的压力损失相差不大时(例如在 20% 以内),可以不改变管径,将压力损失小的那段支管的流量适当增大,以达到压力平衡,增大的排风量按式 2-6-21 计算。

$$L' = L(\Delta P'/\Delta P)^{0.5} \tag{式 2-6-21}$$

式中:L'——调整后的排风量,m³/h。

L——原设计的排风量,m³/h。

ΔP——原设计的支管压力损失,Pa。

$\Delta P'$——为了压力平衡,要求达到的支管压力损失,Pa。

3)增加支管压力损失:阀门调节是最常用的一种增加局部压力损失的方法,它是通过改变阀门的开度,来调节管道压力损失的。应当指出,这种方法虽然简单易行,不需严格计算,但是改变某一支管上的阀门位置,会影响整个系统的压力分布。要经过反复调节,才能使各支管的风量分配达到设计要求。对于除尘系统还要防止在阀门附近积尘,引起管道堵塞。

(5)计算系统的总压力。

(6)根据系统总压力损失和总风量,选择风机。

4.通风管道设计中的有关问题 在进行通风管道系统的设计计算前,必须首先确定各送、排风点的位置和送、排风量、管道系统和净化设备的布置、风道材料等。设计计算的目的是确定各管段的管径(或断面尺寸)和压力损失,保证系统内达到要求的风量分配,并为风机选型和绘制施工图提供依据。

(1)系统划分:当车间内不同地点有不同的送、排风要求,或车间面积较大,送、排风点较多时,为便于运行管理,常分设多个送、排风系统。除个别情况外,通常是由一台风机与其联系在一起的管道及设备构成一个系统。系统划分的原则是:

1)空气处理要求相同、室内参数要求相同的,可划为一个系统。

2)生产流程、运行班次和运行时间相同的,可划为一个系统。

3)对下列情况应单独设置排风系统:

①两种或两种以上的有害物质混合后能引起燃烧或爆炸。

②两种有害物质混合后能形成毒害更大或腐蚀性的混合物或化合物。

③两种有害物质混合后易使蒸气凝结并积聚粉尘。

④散发剧毒物质的房间或设备。

⑤建筑物内设有存储易燃易爆物质的单独房间或有防火防爆要求的单独房间。

4)除尘系统的划分应符合下列要求:统一生产流程、同时工作的扬尘点相距不远时,宜合设一个系统。

同时工作,但粉尘种类不同的扬尘点,当工艺允许不同粉尘混合回收或粉尘无回收价值时,也可合设一个系统。

温湿度不同的含尘气体,当混合后可能导致风道内结露时,应分设系统。

5) 如排风量大的排风点位于风机附近,不宜和远处排风量小的排风点合为同一系统。增设该排风点后会增大系统总阻力。

(2) 风道布置

1) 除尘系统的排风点不宜过多,以利各支管间阻力平衡。如果排风点多,可用大断面集合管连接各支管。集合管内流速不宜超过 3.0m/s,集合管下部设卸灰装置,如图 2-6-24 所示。

·2) 除尘风道应尽可能垂直或者倾斜敷设,倾斜敷设时与水平面夹角最好大于 45°,如图 2-6-25 所示。如必须水平敷设或倾角小于 30°时,应采取措施,如加大流速、设清扫口等。

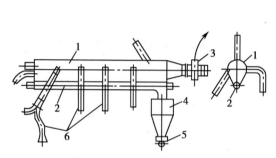

图 2-6-24　水平安装的集合管示意图
1- 集合管;2- 螺旋运输机;3- 风机;
4- 集尘箱;5- 卸尘阀;6- 排风管

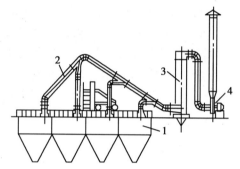

图 2-6-25　通风除尘管道的敷设示意图
1- 料仓;2- 风道;3- 除尘器;4- 风机

3) 输送含有蒸气、雾滴的气体时,如表面处理的排风管道,应有不小于 5‰ 的坡度,以排除积液,并应在风道的最低点和风机底部装设水封泄液管。

4) 排除含有剧毒物质的正压风道,不应穿过其他房间。

5) 风道上应设置必要的调节和测量装置(如阀门、压力表、温度计、风量测定孔和采样孔等)或预留安装测量装置的接口。调节和测量装置应设在便于操作和观察的地点。

6) 风道的布置应力求顺直,避免复杂的局部管件。弯头、三通等管件要安排得当,与风道的连接要合理,以减小阻力和噪声。

(3) 风道断面形状的选择和管道定型化

1) 风道断面形状的选择:风道断面形状有圆形和矩形两种。两者相比,在相同断面积时圆形风道的阻力小、材料省、强度大;圆形风道直径较小时比较容易制造,保温亦方便。但是圆形风道管件的放样、制作较矩形风道困难,布置时不宜与建筑、结构配合,明装时不宜布置得美观。

当风道中流速较高,风道直径较小时,例如除尘系统和高速空调系统都用圆形风道。当风道管断面尺寸大时,为了充分利用建筑空间,通常采用矩形风道。例如民用建筑空调系统都采用矩形风道。

矩形风道的宽高比最高可达 8:1,但自 1:1 至 8:1,表面积要增加 60%。因此设计风道时,除特殊情况外,宽高比越接近于 1 越好,可以节省动力及制造和安装费用。

2) 管道的定型化:随着我国通风、空调工程大量增加,为了最大限度地利用板材,实现风道制作、安装机械化和工厂化,建筑行业制定了《通风管道统一规格》。规格中有圆形和矩形两类。规格中圆管的直径是指外径,矩形断面尺寸是其外边长,即尺寸大小都包括了相应的材料厚度。

(4) 风道材料的选择:用作风道的材料有钢板、硬聚氯乙烯塑料板、胶合板、纤维板、矿渣石膏板等。需要经常移动的风道,则大多采用各种柔性材料制成各种软管,如塑料软管、橡胶管及金属软管等。

通风除尘管道最常用的材料是 Q235 钢板。由钢板制作的管道具有坚固、耐用、造价低、易于制作安装等一系列优点。对于不同的除尘系统，因其输送的气体性质不同，并考虑到使用强度的要求，必须选用不同厚度的钢板制作。

硬聚氯乙烯塑料板适用于有腐蚀作用的通风系统。它表面光滑，制作方便，但是这种材料不耐高温，也不耐寒，只适用于−10～+60℃，在辐射热作用下容易脆裂。

（5）常用通风管道部件设置：通风除尘管道都应设置一些必要的零部件，以满足系统技术性能的检测、相关参数的调整和安全运行的要求。这些部件包括检测孔、检查孔、清扫孔和防爆装置等。

一般通风除尘系统上有温度测孔、湿度测孔、风量风压测孔和粉尘浓度测孔。测孔设置地点一般是：

1）除尘系统管道上，主要测定管道的压力分布和风量大小，以便对系统风量进行调整。

2）风机前后的总管上，主要用于测定风机性能和工作状态，如风量、风压等。

3）除尘器前后，主要用于测定除尘器的技术性能，如设备漏风率、风量分配等。

4）吸尘罩附近，主要是测定吸尘点抽风量、初始含尘浓度和吸尘罩内的负压。

5）排放口，主要用于测定净化后气体的排放浓度。

由于气流经弯头、三通等局部构件时会产生涡流，使气流极不稳定，因此测孔必须远离这些部件而选在气流稳定段，这个位置一般应在这些部件前面4倍管径和部件后2倍管径的位置。当位置有限制时，应在测孔内增加测定点，尽量做到精确测定。

以上几种测孔，最好同时设置，温度测孔、湿度测孔和风量风压测孔的孔径一般为Φ50mm，粉尘浓度测孔一般为Φ75～100mm；当风道直径大于500mm，风量风压测孔应在同一横断面上互相垂直的两个方向上设孔。

虽然在管道设计时选择了防止粉尘沉积的必要流速，但是，由于在弯头、三通等局部构件处，气流形成的涡流是几乎无法消除的，特别是遇到含尘气体温度变化、速度变化以及管壁可能形成的结露等，都会有粉尘在那里沉积。为了保证除尘系统正常运行，需要对除尘管道定期进行清扫。清扫孔的位置应在管道的侧面或上部；对于大型管道、直径大于500mm的管道在弯头、三通、端头处都应设清扫孔。

（七）通风机

通风管道系统中，出口压力不超过15kPa（大气压为0.101MPa，温度为20℃时），起着输送气体作用或吹吸风作用的设备称为通风机。通风机是通风系统中最重要的组成部分之一，为整个通风系统提供动力。

1. 通风机的分类和型号　通风机因作用、原理、压力、制作材料及应用范围不同，有多种分类方法。按其在管网中所起的作用分类，起吸风作用的称为引风机，起吹风作用的称为鼓风机；按其工作原理，分为离心式通风机和轴流式通风机两种；按通风机压力大小，分为低压通风机（$P < 1000Pa$）、中压通风机（1000～3000Pa）和高压通风机（$P > 3000Pa$）3种；按其制作材料，分为钢制通风机、塑料通风机、玻璃钢通风机和不锈钢通风机等；按其应用范围，分为排尘通风机、排毒通风机、锅炉通风机、排气扇及一般通风机等。

离心风机由旋转的叶轮和蜗壳式外壳所组成，叶轮上装有一定数量的叶片。气流由轴向吸入，经90°转弯，由于叶片的作用获得能量，并由蜗壳出口甩出，如图2-6-26、图2-6-27所示。

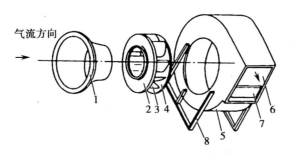

图2-6-26　离心风机结构示意图

1- 吸气口；2- 叶轮前盘；3- 叶片；4- 叶轮后盘；
5- 机壳；6- 排气口；7- 截流板（风舌）；8- 支架

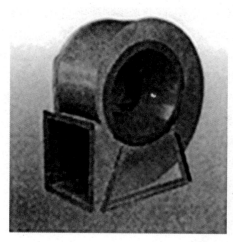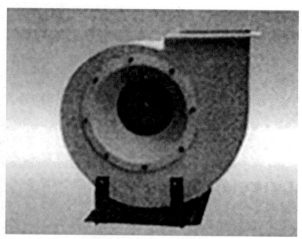

图 2-6-27　离心风机示意图

轴流风机的叶片安装于旋转轴的轮毂上,叶片旋转时,将气流吸入并向前方送出,如图 2-6-28 所示。

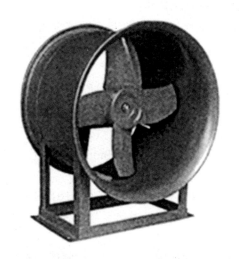

图 2-6-28　轴流风机示意图

通风机的用途,常常以代号的形式标注在风机名称的最前面。常用通风机用途代号见表 2-6-10。

表 2-6-10　常用通风机用途代号

用途	代号			用途	代号		
	汉字	汉语拼音	简写		汉字	汉语拼音	简写
排尘通风	排尘	CHEN	C	矿井通风	矿井	KUANG	K
输送煤粉	煤粉	MEI	M	锅炉引风	引风	YIN	Y
防腐蚀	防腐	FU	F	锅炉通风	锅炉	GUO	G
工业炉吹风	工业炉	LU	L	冷却塔通风	冷却	LENG	L
耐高温	耐温	WEN	W	一般通风换气	通风	TONG	T
防爆炸	防爆	BAO	B	特殊通风	特殊	TE	E

离心式通风机的型号由形式和品种两部分组成,其型号组成顺序见表 2-6-11,型号列举说明见表 2-6-12。

风机产品用途代号按表 2-6-10 规定。

压力系数用一位整数表示。个别前向叶轮压力系数大于 1.0 时也可以用量为整数表示。两叶轮串联时,用 2×压力系数表示。

表2-6-11 离心式通风机型号组成

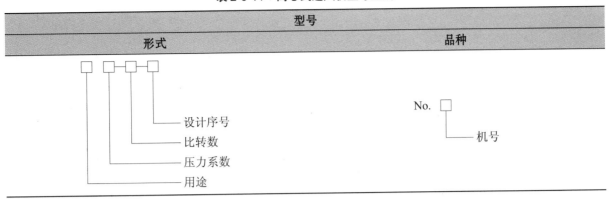

比转速采用两位整数,若用二叶轮并联结构或单叶轮双吸入结构,则用2×比转速表示。

设计序号用阿拉伯数字"1"、"2"等表示,供对该型产品有重大修改时用。

机号表示叶轮直径,单位为分米(dm)。

轴流式通风机型号编制规则:轴流式通风机的型号也是由形式和品种两部分组成。其型号组成顺序见表2-6-13,型号列举说明见表2-6-14。

表2-6-12 离心式通风机型号列举说明

名称	型号		说明
	形式	品种	
1.(通用)离心通风机	4-72	No.20	一般通风机换气用,压力系数为0.4,比转数72,机号20,即叶轮直径2000mm
2.(通用)离心通风机	4-2×72	No.20	叶轮是双吸入形式,比转数为单叶轮的2倍,其他参数同1
3.矿井离心通风机	K4-2×72	No.20	矿井主通风机通风用,其他参数同2
4.防爆离心通风机	B4-72	No.20	防爆通风换气用,其他参数同1
5.(通用)离心通风机	4-72-1	No.20	与4-72型相同的另一型(系列)产品,其他参数同1

表2-6-13 轴流式通风机型号组成

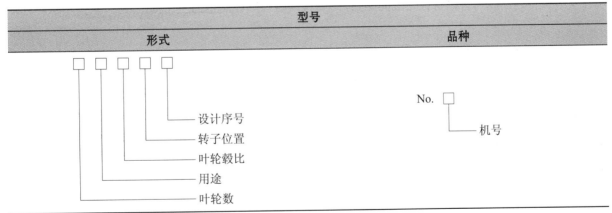

叶轮数代号,单叶轮可以不表示,双叶轮用"2"表示。

用途代号按表2-6-10规定。

轮毂比是指轮毂直径与叶轮直径之比,是小于1的参数。不同机型相同机号的风机,轮毂比大,则轮毂大、叶片短,适用于小风量大风压的管网;轮毂比小,轮毂小、叶片长,适用于大风量小风压管网。

转子位置代号卧式用"A"表示,立式用"B"表示。产品无转子位置变化可以不表示。

设计序号表示方法与离心风机型号编制规则相同。

机号表示叶轮直径,单位为分米(dm)。

表2-6-14　轴流式通风机型号列举说明

名称	型号		说明
	形式	品种	
1. 矿井轴流式引风机	K70	No.18	矿井主扇引风用叶轮毂比为0.7,机号为18,即叶轮直径为1800mm
2. 矿井轴流式引风机	2K70	No.18	两个叶轮结构,其他参数同1
3. 矿井轴流式引风机	2K70 I	No.18	该形式产品的派生型(如有反风装置)用 I 代号区分。其他参数同2
4. 矿井轴流式引风机	2K70-I	No.18	某厂对原2K70行产品有重大修改,为便于区别,用"-I"设计序号表示。其他参数同2
5.(通用)轴流式通风机	T30B	No.8	一般通风换气用,叶轮毂比为0.3,机号为8,即叶轮直径为800mm,转子为立式结构

2.通风机的选型　通风机制造厂家提供的风机性能参数表中,通常主要涉及转速、流量、风压、功率、效率等。在选择风机时,应结合通风管网系统实际情况,确定所需要的风机各项参数取值范围,再从各型号风机中选择参数值能够匹配的风机。

在通风系统中工作的通风机,根据工况的不同,其全压与风量,以及功率、转速、效率与风量的关系也随之变化,能够体现这种变化关系的曲线称为通风机的特性曲线,如图2-6-29所示。

当转速一定时,通风机的特性曲线通常包括:全压随风量($H-L$)的变化;功率随风量($N-L$)的变化;效率随风量($\eta-L$)的变化。一定的风量对应于一定的全压、静压、功率和效率。

根据风机的特性曲线可以看出,风机可以在各种不同的风压下工作,产生不同的风量,即风机根据管网系统要求提供的压力,在特性曲线上的某点达到压力平衡,从而提供相应的风量。如果这一平衡点恰好也在通风系统的管网特性曲线上,则该风机与目标管网系统相匹配。

3.通风系统与风机特性曲线　当管网系统是由大气中吸入气体又压向大气中时,管网特性曲线主要取决于管网的压力损失总和与管网排出气体的动压。二者均与流量的平方成正比,即式2-6-22:

$$p = KL^2$$
（式2-6-22）

式中:K—管网综合阻力系数;

L—风量,m^3/h。

因此,只要给定一个工况点,即(L,p),便可作出整个管网系统曲线(呈抛物线形),如图2-6-30所示。某风机特性曲线与管网特性曲线的交点,即为该风机在该管网中的工作点。

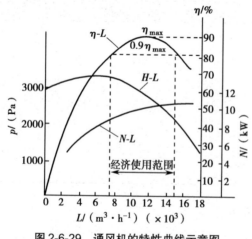

图2-6-29　通风机的特性曲线示意图

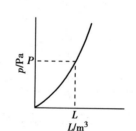

图2-6-30　管网系统特性曲线示意图

4.风机的选择

(1)风机的调节:选择风机前,我们应该已经通过计算明确了管网系统需要的风量和风压,即管网特性曲线上图2-6-31管网系统特性曲线一点$G(L_0, P_0)$。如有风机特性曲线恰好通过 G 点,则该风机为匹配风机;如果没有风机特性曲线恰好通过 G 点,则可以通过如下方法进行调节。

1) 调节管网系统压力损失: 如图 2-6-31 所示, 有 F_1 和 F_2 两台风机, 增加管网阻力使之与 F_1 相交于 G_1 点, 也可减少管网阻力使之与 F_2 相交于 G_2 点, 以保证得到风量 L_0。但通常减少管网阻力相对难以实现, 而增加管网阻力可以通过设置和调节管道阀门来实现。

2) 改变风机转速: 如图 2-6-32 所示, 有 F_1 和 F_2 两台风机。其中 F_1 与管网交于 G 右上方的 G_1 点, 可以降低 F_1 转速使之通过 G 点。F_2 与管网曲线相交于 G 点左下方的 G_2 点, 难以通过提高转速的方式进行调节。

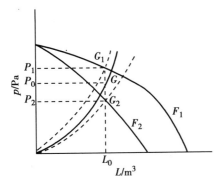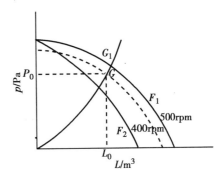

图 2-6-31　调节管网系统压力损失示意图　　　　图 2-6-32　改变风机转速示意图

3) 通风机的联合工作: 风机联合工作主要分为并联和串联两种方式。

当管网系统要求风量很大, 一台风机风量不够时, 采用两台或多台风机并联。当管网系统要求风压很大, 一台风机风压不够时, 采用两台或多台风机串联。并联和串联都应尽量避免, 如确实必要, 应尽量采用同型号风机。

(2) 应注意的事项: 选择风机时, 应注意以管道内输送气体的性质确定风机类型。输送洁净空气可选用一般风机; 输送有爆炸危险的气体或粉尘, 应考虑选用防爆风机; 排烟用风机必须选用不燃材料制作, 应在烟气温度为 280℃时能连续工作 30 分钟。

应考虑到风道、设备的漏风及压力损失计算的不精确性, 选择风机时应考虑附加量。对于一般的送排风系统, 采用定转速通风机时, 风量附加为 5%~10%, 风压附加为 10%~15%, 排烟用风机风量附加为 10%。对于除尘系统风量附加为 10%~15%, 风压附加为 10%。

采用变频通风机时, 应以系统计算的总压力损失作为额定风压, 但风机电动机功率应在计算之上附加 15%~20%。

风机的选用设计工况效率, 不应低于风机最高效率的 90%。

(八) 净化设备

1. 净化设备概述　为保证进入室内或排除室外的空气满足相关标准要求, 局部通风系统需设置净化装置, 按处理有毒有害物质的种类可分为除尘器和毒物净化器。

净化效率: 一般采用净化效率评价净化设备的净化效果。净化效率是指净化设备捕集下来的有毒有害物质的量与进入净化装置的量之比。

为提高净化效率, 常把两个净化设备串联使用, 应当注意, 两个型号相同的净化设备串联运行时, 由于它们处理粉尘的粒径不同或有毒物质的浓度不同, 两个设备的净化效率是不相同的; 当两个不同类型的净化设备串联运行时, 如毒物净化器和除尘器串联式, 因为净化物质种类不同, 应采用单个的净化设备进行计算。

穿透率: 两台净化设备的全效率分别为 99% 和 99.5%, 两个非常接近, 两者的净化效率差别不大。但从排放浓度角度去分析, 两个的排放浓度相差一倍。因此, 净化设备除考虑净化效率外, 还用穿透率 P 表示净化设备的性能。穿透率与净化效率之和为 1。

2. 除尘器

(1) 除尘器分类: 目前常见除尘器的除尘机理主要有采用重力、离心力、惯性碰撞、接触阻留、扩散、静电力、凝聚等进行除尘。根据除尘机理可将常见除尘器分为以下几类。

1) 重力沉降室是通过重力使尘粒从气流中分离。重力沉降室仅适用于粒径 50μm 以上的粉尘。由于它除尘效率低、占地面积大,通风过程中很少使用。重力除尘器示意图见图 2-6-33。

2) 旋风除尘器是利用气流旋转过程中作用在尘粒上的惯性离心力,使尘粒从气流中分离,见图 2-6-34。旋风除尘器结构简单、体积小、维护方便,对于粒径 10～20μm 粉尘,除尘效率为 90% 左右。旋风除尘器在通风工程中得到了广泛应用,它主要用于粒径 10μm 以上的粉尘,也用作多级除尘的第一级除尘器。

3) 湿式除尘器是通过含尘气体与液滴或液膜的接触使尘粒从气流中分离。它的优点是结构简单,投资低,占地面积小,除尘效率高,能同时进行有害气体的净化。适宜处理有爆炸危险或同时含有多种有害物的气体。缺点是有用物料不能干法回收,泥浆处理比较困难;为了避免水系污染,有时要设置专门的废水处理设备;高温烟气洗涤后,温度下降,会影响烟气在大气中的扩散。水浴除尘器、冲击式除尘器、旋风水膜除尘器均属于湿式除尘器,水浴除尘器见图 2-6-35,冲击式除尘器见图 2-6-36,立式旋风水膜除尘器见图 2-6-37,卧式旋风水膜除尘器见图 2-6-38。

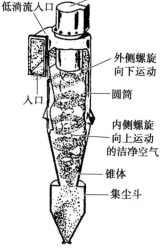

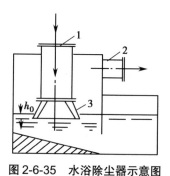

图 2-6-35 水浴除尘器示意图
1- 含尘气体进口, 2- 净化气体出口, 3- 喷头

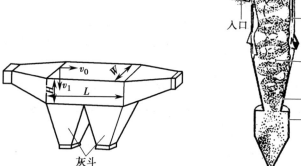

图 2-6-33 重力除尘器示意图　图 2-6-34 旋风除尘器示意图

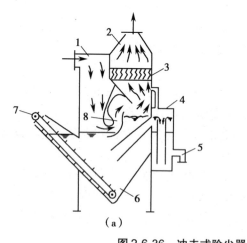

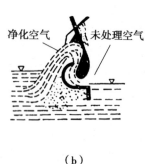

图 2-6-36 冲击式除尘器示意图
1- 含尘气体进口, 2- 净化气体出口, 3- 挡水板, 4- 油滤箱,
5- 溢流口, 6- 泥浆斗, 7- 刮板运输机, 8-S 型通道

4) 过滤式除尘器是使烟尘通过织物的过滤层或通过由填充材料构成的过滤层,当烟气通过过滤层时,由于筛分、静电、黏附等物理作用,将烟气中的尘粒阻留下来,达到净化烟气的作用。织物过滤层通常做成袋形,称为袋式除尘。填充过滤则是在两层丝网中,填充合成纤维、金属丝或丝网等填充材

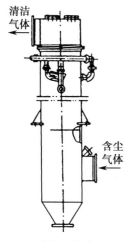

图 2-6-37　立式旋风水膜除尘器示意图

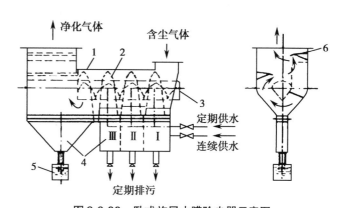

图 2-6-38　卧式旋风水膜除尘器示意图

1- 外筒，2- 螺旋导流片，3- 内筒，4- 灰斗，5- 溢流筒，6- 檐式挡水板

料，并做成 52cm×52cm 单体，称为片式过滤器。袋式除尘器是一种干式的高效除尘器，它利用纤维织物的过滤作用进行除尘。对粒径 0.5μm 的粉尘，效率高达 98%～99%。填料层过滤除尘方式，虽净化效率稍低，但这种方式一次性投资少，系统阻力小，过滤器拆装清洗方便，因而对气候干燥，排气含尘量小的场合，有广泛的使用前景。在袋式除尘器的部件中，除滤袋外，最重要的是清灰机构，它对除尘器的性能有着重要的影响，根据清灰方式的不同，袋式除尘器分为脉冲喷吹袋式除尘器、振动清灰袋式除尘器、回转反吹袋式除尘器等。脉冲喷吹袋式除尘器见图 2-6-39，振动清灰袋式除尘器见图 2-6-40，回转反吹袋式除尘器见图 2-6-41。

　　5）电除尘器又称静电除尘器，它是利用高压电场产生的静电力，使尘粒从气流中分离。按清灰方式可分为干式和湿式电除尘器，按收尘极形式可分为管式和板式电除尘器，按气流流动方式可分为立式和卧式电除尘器。板式电除尘器见图 2-6-42。电除尘器是一种干式的高效除尘器，适用于微粒控制，对于粒径 1～2μm 的粉尘除尘效率可达 98%～99%；阻力比较低，为 100～200Pa；可以处理高温、高湿气体，适用于大型的工程，处理的气体量愈大，它的经济效果愈明显。

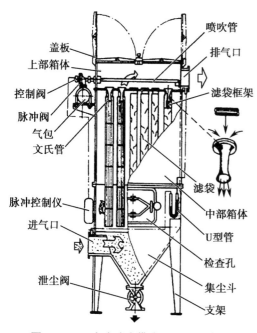

图 2-6-39　脉冲喷吹袋式除尘器示意图

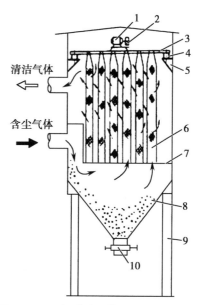

图 2-6-40　振动清灰袋式除尘器示意图

1- 电机，2- 偏心块，3- 振动架，4- 橡胶垫，5- 支座，
6- 滤袋，7- 花板，8- 灰斗，9- 支柱，10- 密封插板

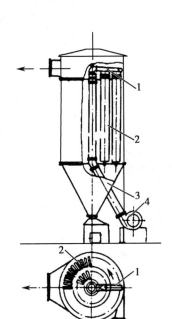

图2-6-41　回转反吹袋式除尘器示意图
1-旋臂，2-滤袋，3-灰斗，4-反吹风机

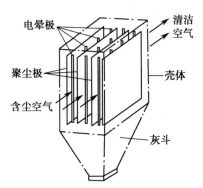

图2-6-42　板式电除尘器示意图

（2）除尘器的选择：选用的除尘器必须满足排放标准规定的排放浓度。粉尘的性质对除尘器的性能具有较大影响，例如黏性大的粉尘容易粘结在除尘器表面，不宜采用干法除尘；比电阻过大或过小的粉尘，不宜采用静电除尘等。

不同的除尘器对不同粒径的粉尘除尘效率是完全不同的。

气体含尘浓度较高时，在电除尘器或袋式除尘器前应设置低阻力的初净化设备，去除粗大尘粒，有利于它们更好地发挥作用。

高温、高湿的气体不宜采用袋式除尘器。

（3）主要除尘装置的性能：常见除尘器性能见表2-6-15。

表2-6-15　常见除尘器的性能

类型	除尘效率（%）	最小捕集粒径（μm）	压力损失（Pa）
重力沉降室	<50	50～10	50～120
通用型旋风除尘器	60～85	20～40	400～800
高效型旋风除尘器	80～90	5～10	1000～1500
喷淋塔	70～85	10	25～250
卧式旋风水膜除尘器	～98	2～5	750～1250
袋式除尘器	95～99	0.5～1	800～1500
电除尘器	90～99	0.5～1	50～200

3. 毒物净化器

（1）毒物净化器的分类：对排出的有毒气体、液体、固体应经过相应的净化装置处理，以达到环境保护排放标准。常用的净化方法主要有4种：燃烧法、冷凝法、吸收法和吸附法。

1）燃烧法：燃烧法是通过燃烧方法将有毒有害气体、蒸气或烟尘变成无毒无害物质的一种毒物净化方法。其特点是仅适用于可燃物质或高温下能分解的物质，其分解的最终产物必须是无毒无害的物质，并且不能回收到原来的物质。其产物多为二氧化碳、水（气态）和其他简单无毒物质，在燃烧净化中可以回收燃烧氧化过程中的热量。燃烧净化可以用于各种有机溶剂蒸气及碳氢化合物的净化处理，也经常用于硝化、除臭方面，但燃烧法不适用于卤化物及可能产生二氧化硫及氮氧化物的场所。燃烧法用于通风排气的有两种：热力燃烧和催化燃烧，前者是在明火下的火焰燃烧；后者是在催化作用下，使碳氢化合物在稍低的温度下氧化分解。热力燃烧和催化燃烧特点见表2-6-16。

表2-6-16　热力燃烧和催化燃烧特点

燃烧种类	热力燃烧	催化燃烧
燃烧原理	预热至600～800℃进行氧化反应	预热至200～400℃进行氧化反应
燃烧状态	在高温下滞留一定时间生成火焰	与催化剂接触无明火
特点	预热能耗较多,燃烧不完全时能产生恶臭,可用于净化各种可燃气体	预热能耗较少,催化剂较贵,不适用于使催化剂中毒的气体

通风排气中的可燃气体浓度一般较低,燃烧氧化后放出的热量不足以维持燃烧,需要依靠辅助燃料。反应温度为600～800℃,滞留时间为0.5秒。目前国内主要利用锅炉燃烧室或生产用的加热炉实现。

利用催化剂加快燃烧速度的燃烧过程称为催化燃烧。为节约催化剂,提高催化剂活性、稳定性和机械强度,常把催化剂附载在有一定比表面积的惰性物质上,这种惰性物质为载体。催化燃烧所用的催化剂可分为以贵金属和过度金属为主要成分两种。贵金属催化剂主要有铂和钯,其载体以氧化铝和陶瓷为多。催化燃烧示意图见图2-6-43。

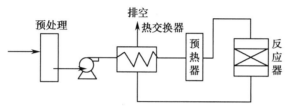

图2-6-43　催化燃烧示意图

2)冷凝法:液体受热蒸发产生的有害蒸气(如电镀车间的铬酸蒸气),可以通过冷凝使其从废气中分离。这种净化方法效率低。冷凝法只适用于蒸气状态的有害物质,多用于从空气中回收有机溶剂蒸气。冷凝法本身可以达到很高的净化程度,但净化要求越高则所需冷却温度越低,冷凝操作的费用也越高。冷凝回收的优点是所需设备和操作条件比较简单,而回收的物质比较纯净,因而冷凝回收往往用于吸附、燃烧等毒物净化的前处理,以减轻这些设备的负荷。

3)吸收法:用液体吸收剂吸收气体的过程称为吸收。有害气体的液体吸收是根据混合气体中各组分在液体中溶解度的不同,有选择地清除某种气体组分的过程。这种净化有毒气体的方法称为吸收法。吸收操作又分为物理吸收和化学吸收。在有毒气体净化方面,通常被吸附组分浓度较低,且吸收剂用量较大,温升并不显著,所以一般可认为是等温吸收。低浓度有毒气体常采用此法。常用的吸收设备有喷淋塔、填料塔、湍球塔、筛板塔、文丘里吸收器。吸收设备的特性比较见表2-6-17。喷淋塔见图2-6-44、填料塔见图2-6-45、湍球塔见图2-6-46、筛板塔见图2-6-47。

表2-6-17　吸收设备的特性比较

吸收设备	特性	优点	缺点
喷淋塔	空塔气速0.6～1.2m/s,液气比0.7～2.7L/m³,阻力小于250Pa	结构简单,造价低,阻力小,适宜于含尘气体的吸收净化,操作稳定方便	喷嘴易堵塞,气流分布不易均匀,设备庞大,效率低,耗水量及占地面积均较大
填料塔	空塔气速0.3～1.5m/s,液气比0.5～2.0L/m³,阻力500Pa/m填料	结构简单,气液接触效果较好,阻力较小,便于用耐腐蚀材料制造	气体流速过大时,呈液泛,不能再运转;当烟气中含有颗粒物和吸收液中有沉淀物时,易堵塞
湍球塔	空塔气速2～6m/s,阻力400～1200Pa/段	风速高、处理能力大、体积小、吸收效率高	随小球的运动,有一定程度的返混,段数多时阻力较高,另外塑料小球不能承受高温,使用寿命短,需经常更换

吸收设备	特性	优点	缺点
筛板塔	空塔气速 1.0～2.5m/s,液气比 0.5～1.2L/m³,阻力 800～2000Pa/板	处理能力大,压降小,板效率高,制作安装简单,金属耗量少,造价低	负荷范围比较窄,必须维持恒定的操作条件,小孔径的筛孔容易堵塞
文丘里吸收器	喉部气速 30～80m/s,液气比 1.5～2L/m³,阻力 2000～9000Pa	设备小,可以处理大体积量气体,吸收效率高	阻力大

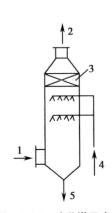

图 2-6-44　喷淋塔示意图

1- 有害气体入口,2- 净化气体出口,3- 液滴分离器,4- 吸收剂入口,5- 吸收剂出口

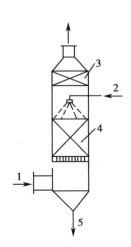

图 2-6-45　填料塔示意图

1- 有害气体入口,2- 吸收剂入口,3- 液滴分离器,4- 填料,5- 吸收剂出口

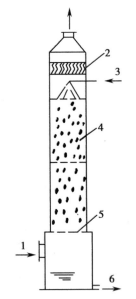

图 2-6-46　湍球塔示意图

1- 有害气体入口,2- 液滴分离器,3- 吸收剂入口,
4- 轻质小球,5- 筛板,6- 吸收剂出口

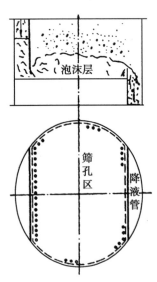

图 2-6-47　筛板塔示意图

　　4）吸附法：当气体与某些固体接触时,在固体表面上气体分子会或多或少地变浓或变稠的现象称为吸附,利用某些固体从流体中有选择性地把某些组分凝聚到其表面上,实现不同组分分离的操作称为吸附操作,而利用这种方法实现毒物净化的方法称为吸附法。根据被吸附的分子与固体表面分子之间作用力性质的不同,吸附可分为物理吸附和化学吸附。物理吸附无选择性,可吸附各种气体,只是针对不同的组分吸附量可能不同,物理吸附作用力弱,解吸容易,过程可逆。化学吸附具有选择性,一

种吸附剂只吸附某些气体，化学吸附过程大多不可逆。工业上常用的几种吸附剂包括活性炭、活性氧化铝、硅胶和分子筛，各种吸附剂的选择见表2-6-18。固定床吸附装置见图2-6-48，蜂轮式吸附装置见图2-6-49。

表2-6-18　吸附剂选择一览表

吸附剂	可去除的有害气体
活性炭	苯、甲苯、二甲苯、丙酮、乙醇、乙醚、甲醛、苯乙烯、氯乙烯、恶臭物质、硫化氢、氯气、硫氧化物、氮氧化物、氯仿、一氧化碳
浸渍活性炭	烯烃、胺、酸雾、硫醇、二氧化硫、氟化氢、氯化氢、氨气、汞、甲醛
活性氧化铝	硫化氢、二氧化硫、氟化氢、烃类
浸渍活性氧化铝	甲醛、氯化氢、酸雾、汞
硅胶	氮氧化物、二氧化硫、乙炔
分子筛	氮氧化物、二氧化硫、硫化氢、氯仿、烃类

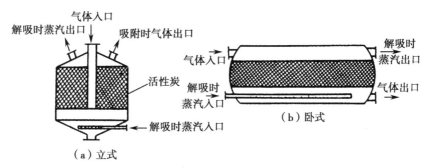

图2-6-48　固定床吸附装置示意图

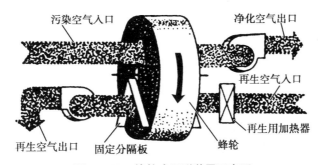

图2-6-49　蜂轮式吸附装置示意图

（2）毒物净化装置的适用范围：常见毒物净化方法的适用范围见表2-6-19。

表2-6-19　几种净化方法的适用范围

净化方法	应用范围		
	适用废气种类	浓度范围	温度范围
燃烧法	有机气体及恶臭等	几百至几千ppm	100℃以上
冷凝法	有机蒸气	1000ppm以上	常温以下
吸收法	无机气体及部分有机气体	几百至几千ppm	常温
吸附法	绝大多数有机气体和多数无机气体	300ppm	38℃以下

（九）局部通风装置的检测、检查与评价

局部通风系统的检测、评估与定期维护，是保持系统性能良好的基本措施。局部通风系统投入运行后，往往需要通过测定气流状态参数来确定系统性能是否达到了设计要求，捕捉风速与实际风量是

否达到了预期目标。同时,这些测定结果可以作为判定系统是否满足法律、法规要求的依据。

1. 气体压力的测定　容器或管道中气体的压力(静压、动压、全压)是通风系统中基本的物理量。根据所测定的全压(或静压)可以计算管道系统中的压力损失、除尘器的阻力等参数,而管道中气体流动的动压是计算气流流速、流量的最常用和最基本的参数。通风系统中压力测定的主要方法是通过插入管道内的取压管将压力信号取出,在压力计上进行读数。

由于在封闭容器中各点的静压均相同,在测静压时可以仅取一个点的压力进行测定,为此可以在容器壁上开孔,在垂直于管壁方向上安设短管,作为测压管,然后与压力计相连,即可测出该容器中的静压 P_j。

对于有气流流动的管道,通常在同一断面上的静压是相同的,因此可在垂直于管壁方向上安设短管,以取出静压信号。但有时在管道中气流扰动很大,单独某一点上的静压不能代表断面上的平均静压,因此静压的测定应选在气流比较平稳的断面上;或者在同一断面上,沿管壁同时设几个取压点,测其平均静压。

将取压管的开口对准气流的来流方向所测得的气体压力即为全压 p_t。动压为全压与静压之差 p_d(图2-6-50)。

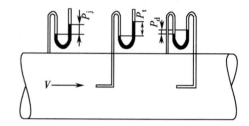

图 2-6-50　管道中压力测定示意图

皮托静压管(以下简称皮托管)是由一个垂直在支杆上的圆筒形流量头组成的管状装置。L形皮托管是其中一种型式。本装置在侧壁周围有一些静压孔,顶端有一个迎流的全压孔。标准皮托管用两根不同内径管子同心套接而成,尾端直连接头连通的内管是全压管,侧接头连通的外管是静压管。指向杆和测杆头部方向一致,使用时可确定方向,使测头对准来流方向。

国际标准推荐的皮托管有 GETIAT 型(锥形头),AMCA 型(球形头)、MPL 型(椭圆形头)三种。

皮托管一般常用的流速为 5～30m/s,不能使用于马赫数约大于 0.8 的流体,而且为了获得最佳的准确度,应在皮托管使用条件下对其进行校准。当马赫数在 0.9～1.0 之间时,大多数皮托管不能用以进行测量。

用皮托管测压力时,要使测压管段与气流保持平行。测压管与气流方向有偏斜时,测得的压力将会产生误差,夹角越大,误差也越大。

L形测压管一般只能用于不含尘的气流中进行测定。气流中含尘浓度高时,孔口易于堵塞。为了能在含尘气流中测定,制造了各种扩大孔口的皮托管,目前应用较普遍的是 S 形皮托管。测定时将一侧的孔口与气流方向垂直,测取全压,而与其相背一侧的孔口测静压。S 形皮托管所测得的压力,并不能代表真正的气流压力,而实际上存在误差,因此必须用标准皮托管在风道中进行校正,求得校正系数 K(式2-6-23)。

$$K=\sqrt{\frac{P_{dn}}{P_d}}$$
（式 2-6-23）

式中:P_{dn}——在风道中标准皮托管测得的动压值。

P_d——在风道中被矫正的 S 形皮托管所测的动压值。

S 形皮托管的矫正系数变化范围很大,取决于制造精度。

实际中使用的压力计有液体式压力计、机械式压力计和传感器式压力计。液体式压力计工作原理基于帕斯卡定律,是一种利用液柱自重产生的压力与被测压力相平衡,根据液柱高度来确定被测压力的仪器。液体式压力计可分为 U 形管式压力计、杯形压力计、倾斜式微压计、补偿式微压计等,工作介质有水、汞、乙醇、红油等。

由于采用液体测压,因此压力的单位常用毫米水柱或毫米汞柱等来表示。

U 形压力计:最简单的液体压力计是 U 形管(图2-6-51),其中装有水、汞、酒精等作为工作液,根据所测的压力范围来选取。当 U 形管中注入水时,由于在两管中作用的压力不同而产生的水位高差 h,就

表示气体的压差 ΔP,其读数为毫米水柱的单位。采用其他液体作为工作液时,测得压力为毫米液柱。

采用 U 形管时,需要在两根管上同时读取两个读数,这种操作比较困难,特别是当气体中压力波动较大时。采用杯形压力计就可以消除上述缺点,可以很快得到读数,减少读数误差。杯形压力计如图 2-6-52 所示。与 U 形管所不同的是取消一根管,代之以断面积比管子大许多倍的水杯。根据连通器的原理,自杯内排出的液体体积应等于进入玻璃管内的液体体积。

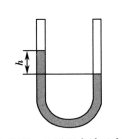
图 2-6-51　U 形压力计示意图

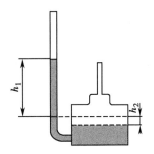
图 2-6-52　杯形压力计示意图

单管倾斜微压计由一个盛有工作液体的容器和一根直径比较小的斜管组成,其工作原理示意图如图 2-6-53 所示。为使斜管液面上升到拟定高度而容器内液面下降得不太多,一般斜管内径是盛液体容器内径的 1/10 或 1/15。当容器断面积为 S_2 时,其液面上受到的压力为 p_1。当斜管断面积为 S_1 时,其液面上受到压力为 p_2。当 $p_1 > p_2$ 时,设容器液面下降高度为 h_2,斜管液面上升高度 $h_1 = l\sin\alpha$,这时容器内液体下降的体积等于斜管内液体上升的体积,即:

$$h_2 = l \cdot \frac{S_1}{S_2}$$

$$h = h_1 + h_2 = l \cdot \left(\sin\alpha + \frac{S_1}{S_2}\right)$$

所以,压差为式 2-6-24

$$\Delta p = p_1 - p_2 = l\rho g \cdot \left(\sin\alpha + \frac{S_1}{S_2}\right) = K_{dw}l \qquad （式 2-6-24）$$

式中:ρ——单管倾斜微压计液体的密度,kg/m^3,一般用工业酒精和蒸馏水配成密度为 $810kg/m^3$ 的工作液。

K_{dw}——校正系数,$K_{dw} = \rho g \cdot \left(\sin\alpha + \frac{S_1}{S_2}\right)$,一般都标在斜管限位标尺上。

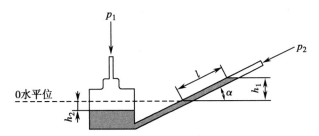
图 2-6-53　单管倾斜微压计的工作原理示意图

数字压力计是采用数字显示被测压力量值的压力计,可用于测量表压、差压和绝压。被测压力经传压介质作用于压力传感器上,压力传感器输出相应的电信号或数字信号,由信号处理单元处理后在显示器上直接显示出被测压力的量值。

2. 风速的测定　目前常用的风速测量仪器、仪表有:叶轮式机械风速仪、叶轮式数字风速仪、热球式风速仪和涡街风速仪等。

叶轮式机械风速仪按测量风速来分,叶轮式机械风速仪可分为高速(1~30m/s)、中速(1~10m/s)、低速(0.1~0.5m/s)三类。按其结构来分,叶轮式机械风速仪可分为叶轮式和杯式两种。

叶轮式数字风速仪感受元件仍是叶轮,不同的是其传动机构为光电,即根据光电、电感等原理,把机械物理量转变为电物理量,利用电子线路实现自动记录和检测数字化。

热球式风速仪是一种能测量低风速的仪器,其测定范围为 0.05~10m/s。它由热球式测杆探头和测量仪表两部分组成,探头有一个玻璃球,球内绕有加热玻璃球的镍铬丝线圈和两个串联的热电偶。热电偶的冷端连接在磷铜质支柱上,直接暴露在气流中,当一定大小的电流通过加热线圈后,玻璃球的温度升高,升高的程度和气流的速度有关,流速小时升高的程度大,反之升高的程度小。升高程度的大小通过热电偶产生热电势在电表上指示出来。测定时,轻轻拉动螺塞,使测杆探头露出,并使探头上的红点面对风向,读出主机显示屏的读数。

涡街风速仪基于卡门涡街理论来实现风速检测。所谓卡门涡街理论,就是在流动的流体(空气流)中放置一根轴线与流向垂直的非流线形阻挡体(旋涡发生体),当流体(空气流)沿涡街发生体扰流时,会在涡街发生体下游产生两列不对称但有规律的交替涡列,这就是卡门涡街。超声波传感器的工作原理:超声波发生器产生连续等幅的振荡信号,经放大后加到发射换能器上,转换成等幅连续的超声波信号并发生到流体中,接收换能器接收到的是经旋涡调制的超声波信号,并转换成电信号,送到选频放大器,选频放大器把经旋涡调制的微弱信号放大送到检波器,检出旋涡信号,再经低频放大、电路整形、脉冲计数信号输出显示风速。

3. 风道风量的测定　大多数通风系统性能测定中,风量的测定常采用速度面积法。速度面积法是利用风流断面上的平均速度与气流横截面积相乘求得风量的方法。测量位置一般是在排气罩的罩口和选择的管道断面上。另一种测量方法是利用诸如孔板流量计、文丘里流量计等进行测定。但是这些设备在工业通风的测量中很少使用。

风道内风速分布是不均匀的,要正确测定风道风量,就应测定其平均风速,风道的风量为风道断面面积与平均风速的乘积。根据测定原理与现场条件,风道风量的测定方法有速度压法、静压差法两种。

速度压法风量测定,该方法是测定管道、软质风筒及烟道风量的一种基本方法。其测定原理是,选择正确的测定断面后,在测定断面上布置若干个测点,并测定各测点的速度压,然后根据速度压和速度的关系计算各测定点的风速,最后计算断面平均风速和风量。

测定断面的选择,风机出口、弯头、三通、渐扩管、渐缩管等异形管件的后部一定距离范围内气流很不稳定,存在着涡流。实际测定中,有时会发现在气流不稳定断面上的动压读数为零,甚至是负值。这样的断面是不宜作为测定断面的。而距离这些部件或设备较远的位置气流相对平稳,测量结果也较为准确。因此,测量断面应选择在气流平稳、扰动较小的直管段内。当测量断面设在弯头、三通、断面突然增大或缩小等局部构件或净化设备前面(按气流运动方向)时,测量断面与它们的距离要大于3倍的风筒直径;而当测量断面设在这些部件或设备的后面时,则应大于6倍的风筒直径。如果现场测定很难满足这样的要求,可选择距局部构件或设备的最小距离至少不小于1.5倍风筒直径处为测定断面。不过,此时应适当增加断面上的测点数。另外,还应从操作方便和安全角度考虑测定断面的选择。

静压差法风量测定,利用静压差法测定风量的原理是,当风道中存在长度较短,可忽略摩擦阻力,且局部阻力系数为已知的局部构件时,如弯道、风道断面增大或缩小、风道增设的孔板等局部构件,可通过测定局部两端的静压差,再利用局部构件两侧的风流能量方程来计算风道风量。

4. 除尘效率的测定　除尘效率与漏风率之和为1。可通过测定漏风率来计算出除尘效率。

漏风是由于除尘器在加工制造、施工安装欠佳或因操作不当、磨损失修等诸多原因所致。漏风率是以除尘器的漏风量占除尘器的气体处理量的百分比来表示,是考察除尘效果的技术指标。

漏风率的测试方法视流经除尘器气体的性质而定,可采用风量平衡法、热平衡法、氧平衡法或碳平衡法。

5. 除尘系统的测试和风量调节　除尘系统风量调整是除尘工程设计、施工和运转的重要环节。如果通风系统科学设计、施工规范，不经过风量调整，也未必能达到除尘系统良好运行效果。除尘系统风量调整宜在除尘系统运行正常1个月后进行。

除尘系统测点选择，根据吸尘点管道走向选择合理的测试点数目，测孔要符合"上四下二"的要求原则，在不具备条件的地方取两弯头中间位置，并在90°位置增加测孔或增加测点数目。

风量调节的应用范围，除尘系统是否进行风量调节视具体情况而定。一般来说，有下述情况时应考虑进行风量调节：除尘系统吸尘点较多，例如除尘系统有5~10个以上的吸尘点；除尘管道较长，例如主管道长20~40m以上，或布置复杂；扬尘点要求严格，不允许有任何粉尘逸出飞扬。

除尘系统的运行工况点沿风机特性曲线漂移幅度较大时，系统就失去了原设计的参数，产生失调现象，甚至完全失效。针对这种情况，必须采取运行调节措施，最大限度地恢复系统的原有特性。

疏通管网，当排风罩对产尘点失去控制作用时，可判断为管网堵塞；如果系统中设有清扫孔或盲板，则开启清扫孔疏通，否则应由法兰盘处拆卸管段清扫，不宜用硬物敲击风道及部件。

检修除尘器，对旋风除尘器和电除尘器，一般检查其含尘气体入口有无堵塞；对袋式除尘器，则检查滤袋表面粉尘层是否过厚。如发现除尘器压力损失剧增，即可判断为设备堵塞，应做及时处理。另外，要检查除尘器锁气装置（卸灰阀）、刮板输送机或螺旋运输机有无严重漏风，发现后应及时采取措施。闲置的吸风口和系统严重漏风处，均能使气流短路，破坏各集气吸尘风罩的流量分配。为此，必须及时检漏堵漏。

调节步骤，根据系统图标出各风口、各管段和设计风量。按一定格式，设计出各相邻管段间的设计流量比值。从最远管道开始，用两套仪器分别测量相邻管段的风量。调节干管或支管上的调节阀的开度，使所有相邻支管段间的实测风量比值与设计风量比值近似相等。最后调节总风道的风量达到的设计风量，根据流量平衡原理，各支管、干管的风量就会按各自的比值进行分配，从而符合设计风量值达到合理的风量要求。

风量调节注意事项，除尘系统风量调节比通风空调系统风盘调节要求更严格，因为任何粉尘的外逸都可能造成直接或间接的粉尘危害。各吸尘点的风量实际值与设计值偏差应在10%以内。如果此时有的吸尘点仍有粉尘外逸时，应继续增加这些吸尘点实际风量。除尘管道不应有漏风存在，如果系统管道漏风，会对除尘效果造成极不利影响。除尘系统风量调节应包括对除尘器和风机性能的测定和调整，因为除尘器和风机性能参数都会直接影响除尘系统的运行效果。特别是除尘器性能参数变化范围较大时，必须调整至设计或选用参数范围之内。

6. 通风除尘设备的检查与评估　通风除尘设备的设置情况、负荷可调性及存在的故障等均会对通风系统整体性能造成一定的影响，为了保证通风系统保持良好运行状态，需要对设备设施进行日常检查，对运行参数进行监测。本节对排风罩、管道、通风机、除尘器的基本检查项目、检查方法和判定规则进行阐述，并提出监测与评估的基本方法。

排风罩的检查项目、检查方法、判定规则见表2-6-20。

管道的检查项目、检查方法、判定规则见表2-6-21。

通风机的检查项目、检查方法、判定规则见表2-6-22。

表2-6-20　排风罩性能检查评估表

检查项目	检查方法	判定规则
（1）排风罩的结构、磨损、腐蚀、凹陷等情况	①检查排风罩的组装状态	①排风罩结构、尺寸及其连接部位仍保持设计状态
	②检查排风罩的表面状态	②没有如下异常 a）可能导致吸气能力下降的磨损、腐蚀、凹陷以及其他损伤 b）可能导致罩体腐蚀加剧的油漆损坏
	③检查排风罩的内部状态	③没有如下异常 a）罩内存在粉尘或烟尘等堆积物 b）罩口被粉尘或烟尘等堵塞

续表

检查项目	检查方法	判定规则
(2)控制气流的流动状态	①检查排风罩罩口周围是否存在妨碍气流流动的柱子、墙壁等构筑物	①柱子、墙壁等构筑物均不妨碍气流流动
	②检查排风罩罩口附近的工器具、加工件、材料等是否妨碍气流流动	②器具、工具、加工件、材料等均不妨碍气流流动
	③启动局部排风装置，用烟雾发生器在排风罩罩口检测烟的流动方向	③烟雾不滞留、全部进入排风罩
	④根据③的检查结果，如果烟全部进入排风罩，则停止局部排风装置，用烟雾发生器检测控制点气流状态	④烟雾不流动而停滞在原处
(3)接受式排风罩的开口面朝向	检查在常规作业时，发生源产生有害物质的飞散状态	无有害物质向排风罩外飞散
(4)密闭罩内部负压保持情况	开启风机，通风量为设计风量时，测定密闭罩孔口或缝隙处的气流速度	在密闭罩不严密处，气流流入罩内，气流速度应不小于0.4m/s

表 2-6-21　管道性能检查评估表

检查项目	检查方法	判定规则
(1)外表面的磨损、腐蚀、凹陷等情况	目视检查管道外表面状态，重点检查管道分支、变径、转弯等气流变化的部位。对排风管道的分支管道，应从排风罩的连接处向汇流部分的方向检查；对主管道，应沿气流流向检查	没有如下异常 ①可能造成空气泄漏的磨损、腐蚀、凹陷以及其他损伤 ②可能导致腐蚀的油漆损伤 ③可能存在增大风阻或者造成粉尘堆积的变形
(2)阀门状态	①检查流量调节阀的张开度和固定状态	①阀门可以按保持装置性能良好的开度固定好
	②对设有切换阀门的管道系统，则分别使排风罩连接管路处于开放或关闭状态，启动局部排风装置，用烟雾发生器检查烟雾是否被吸入排风罩	②管道处于开放状态时，烟雾被吸入排风罩。管道处于关闭状态时，烟雾不被吸入排风罩
(3)连接部位状态	①检查法兰的连接螺栓、螺母及垫圈，是否存在破损、缺失、松紧不均的情况	①用于连接法兰的螺栓、螺母及垫圈，不存在破损、缺失、松紧不均的情况
	②启动局部排风装置，用烟雾发生器检查连接处是否有空气吸入或漏出	②连接处烟雾不被吸入或吹散
	③如果无法进行②的检查，则倾听管道连接处是否有空气吸入或漏出的声音	③没有空气吸入或漏出的声音
	④无法进行②或③的检查时，使用微压计通过管道上设置的测孔来检测管道内的静压	④管道内的静压值与设计值没有显著差异
(4)检查孔状态	①查看检查孔的部件有无破损、锈蚀、脱落等情况	①无破损、锈蚀、脱落等情况
	②查看检查孔的开闭状态	②开关灵活，密闭性能良好
	③用烟雾发生器检查垫圈部位是否有空气吸入或漏出的现象	③没有烟雾被吸入或吹散的现象

表 2-6-22　通风机性能检查评估表

检查项目	检查方法	判定规则
(1)防护罩及其连接部位的状态	检查传动皮带的防护罩及其连接部位的状态	没有磨损、腐蚀、破损及变形，且安装部分无松动
(2)叶轮受腐蚀、磨损的情况	检查叶片表面是否变得粗糙，是否有孔洞	叶片表面光滑、无孔洞

续表

检查项目	检查方法	判定规则
（3）噪声及振动情况	①检查噪声及振动的情况	①没有异常噪声和振动。振动限值见《通风机振动检测及其限值》（JB/T 8689）
	②若通风机振动较大，检查其是否满足静平衡或动平衡要求	②通风机叶轮达到了平衡精度要求
（4）皮带的状态	①检查皮带、皮带轮是否存在损坏、中心偏离、键槽松动等情况	①没有如下异常 a）皮带损伤 b）皮带与轮槽尺寸不匹配 c）张挂的多根皮带型号不同或者张挂方式不统一 d）皮带轮有结构损坏、中心偏离或者安装位置偏离等现象 e）键及键槽松动
	②用张力计压下皮带，检查挠度（x）	②x 应满足 $0.01L < x < 0.02L$。式中 x 和 L 分别代表图所示部分的长度
（5）轴承的状态	①风机启动状态下，选用下述方法之一检查叶轮轴承的状态。 a）将听音器放在轴承上，检查有无异常声音。 b）将轴承检测器的探头放在轴承上，读取检测值	①没有如下异常 a）有异常旋转音 b）读数不在正常范围内
	②风机运转 1 小时以上，停运后，检查叶轮轴承表面温度	②轴承温度应不超过 70℃，且与周围环境温度差宜小于 40℃
	③检查润滑油（脂）的量及状态	③润滑油规格满足使用要求。油量在规定范围内，品质符合相关规定，且没有混入水、粉尘、金属粉末等
	④如有供油装置，试运转 2 小时后，测量油温和油压	④油温、油压值在正常范围内
（6）电动机的状态	①使用兆欧表，检测线圈与外壳之间、线圈与接地端子之间的绝缘电阻值	①绝缘电阻足够大
	②风机运转 1 小时以上，用表面温度计测量电动机表面温度	②电动机表面温度应符合标准 GB/T 11021 的规定
	③用测试仪表检测电压和电流值	③电压和电流值在正常范围内
（7）配电盘的状态	①检查配电盘指示灯、外壳及标牌是否存在破损、缺失	①不存在破损、缺失等情况
	②检查配电盘的仪表是否正常	②无运转不良的情况
	③检查配电盘内是否有堆积的粉尘	③没有粉尘堆积
	④检查配电盘接线柱是否松动、变色	④配电盘接线柱无松动、变色等情况
	⑤接通电源，进行常规操作	⑤机器运转正常
（8）配线的状态	目视检查导线绝缘是否存在过热烧熔、磨损、腐蚀及其他损伤	导线绝缘不存在过热烧熔、磨损、腐蚀及其他损伤
（9）接地线的状态	检查接地端子的接线是否牢固	接地端子的接线无松动、脱落现象

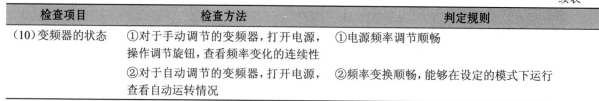

续表

检查项目	检查方法	判定规则
（10）变频器的状态	①对于手动调节的变频器，打开电源，操作调节旋钮，查看频率变化的连续性	①电源频率调节顺畅
	②对于自动调节的变频器，打开电源，查看自动运转情况	②频率变换顺畅，能够在设定的模式下运行

除尘器，由于不同类型的除尘器除尘机制各不相同，日常检查所需关注的内容也有所差别。故将检查项目分成基本检查项目和特殊检查项目两类。基本检查项目包括主体、排放装置、安全装置等。特殊检查项目按旋风除尘、湿式除尘器、袋式除尘器、电除尘器的特性检查。

只有做好通风系统运行状况的日常检测、监测与记录，才能有效地对通风系统进行性能评估。根据设备的运行参数及发展趋势，可以查找、分析存在的问题，并抓住有效时机进行保养与维护，减少系统性能恶化所引发的职业病伤害，提高生产效益。

在整体项目试运行正常后，对通风系统进行带生产负荷的综合效能试验与调整，由建设单位负责，设计、施工单位配合。通风除尘系统综合效能达到预期目标后，企业应对设备状况、规格参数、技术指标、运行参数等内容进行整理，建立通风除尘系统技术档案，并将系统达到设计功能的运行参数（现场检测值）作为通风除尘系统运行监测与评估的基准值。

通风除尘系统技术档案至少应包括以下内容：标有测点位置与节点的通风除尘系统图；排风罩流量和静压记录表；大气环境数据表；各测点静压、流量的设计数据、基准数据表；平衡状态下调节阀门状态数据表；除尘器阻力测定记录表；通风机规格参数相关资料；除尘装置规格参数相关资料。

日常监测指标，通过连续监测静压、风速、风量等运行参数，可以直观地发现系统内部诸如管道堵塞、风量不足等问题。日常监测的指标包括：排风罩的排风量与静压值，排风罩的排风量与相应基准值的允许偏差不应大于10%，或者排风罩静压值与相应基准值的偏差不应大于20%；管道内风速不应低于《工业建筑供暖通风与空气调节设计规范》（GB 50019—2015）规定的最小风速值；定期测定除尘器的过滤风速、除尘效率、阻力、漏风率等参数，确保这些参数在正常运行范围内；测定通风机的风量、全压及转速，对照风机特性曲线，衡量风机的实际工况与设计工况的差距，判断其是否满足系统设计要求；定期检测并记录管道各节点的静压值，在时间跨度上绘制静压值曲线，综合其他数据对系统性能进行分析、研判，查找可能存在的故障。

（十）矿井通风排尘

矿井通风的目的是为井下各工作地点提供足够的新鲜空气，使其中的有害气体、粉尘等不超过规定值，保持良好的工作环境，同时矿井通风是保障矿井安全的最主要技术手段之一，主要通过局部通风、采区通风、矿井通风系统设计及矿井防尘技术等方面进行阐述。

1. 局部通风（又称掘进通风）　无论在新建、扩建还是在生产矿井中，都需开掘大量的井巷工程，以便准备新的采区和采煤工作面。在开掘井巷时，为了稀释和排除自煤（岩）体涌出的有害气体、爆破产生的炮烟和矿尘以及保持良好的气候条件，必须进行不间断的通风。这种只有一个出口的井巷称为独头巷道，它不能形成贯穿风流，必须利用导风设施和通风动力向掘进工作面输送新鲜风流并排出污浊风流。这种针对局部地点的通风方法称之为局部通风（又称掘进通风）。

局部通风方法：向井下局部地点进行通风的方法，按通风动力形式不同，可分为局部通风机通风、全风压通风和引射器通风。其中又以局部通风机通风最为常用。

（1）局部通风机通风：利用局部通风机做动力，通过风筒导风的通风方法称为局部通风机通风，它是目前局部通风最主要的方法。局部通风机的常用通风方式有压入式、抽出式和混合式。

1）压入式通风，是指局部通风机及其附属装置安装在离掘进巷道口10m以外的进风侧，将新鲜空气经风筒输送到掘进工作面，污浊空气沿掘进巷道排出。压入式通风布置如图2-6-54所示。

2）抽出式通风，是指局部通风机安装在离掘进巷道口10m以外的回风侧，将掘进工作面的污浊空气经风筒抽出，新鲜空气沿巷道流入。抽出式通风布置如图2-6-55所示。

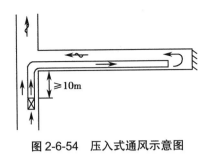
图 2-6-54　压入式通风示意图

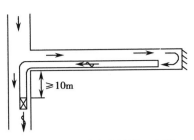
图 2-6-55　抽出式通风示意图

3）压入式通风与抽出式通风的比较。压入式通风时，局部通风机及其附属电气设备均布置在新鲜风流中，污风不通过局部通风机，安全性好；而抽出式通风时，含瓦斯的污风通过局部通风机，若局部通风机不具备防爆性能，则是非常危险的。

压入式通风风筒出口风速和有效射程均较大，可防止瓦斯层状积聚，且因风速较大而提高散热效果。而抽出式通风有效吸程小，掘进施工中难以保证风筒吸入口到工作面的距离在有效吸程之内。与压入式通风相比，抽出式风量小，工作面排污风所需时间长、速度慢。

压入式通风时，掘进巷道涌出的瓦斯向远离工作面方向排走，而用抽出式通风时，巷道壁面涌出的瓦斯随风流流向工作面，安全性较差。

抽出式通风时，新鲜风流沿巷道进入工作面，整个井巷空气清新，劳动环境好；而压入式通风时，污风沿巷道缓慢排出，当掘进巷道越长，排污速度越慢，受污染时间越久。这种情况在大断面长距离巷道掘进中尤为突出。

压入式通风可用柔性风筒，其成本低、质量轻，便于运输，而抽出式通风的风筒承受负压作用，必须使用刚性或带刚性骨架的可伸缩风筒，成本高，重量大，运输不便。

基于上述分析，当以排除瓦斯为主的煤巷、半煤岩巷掘进时应采用压入式通风，而当以排除粉尘为主的井筒掘进时，宜采用抽出式通风。

4）混合式通风：混合式通风是指用两套局部通风设备中的一套作压入式通风、另一套作抽出式通风和除尘的通风方式。即压入与抽出两种通风方式的联合运用，兼有压入式和抽出式两者的优点，其中压入式向工作面供新风，抽出式从工作面排出污风。混合式通风布置如图 2-6-56 所示。长抽短压（前压后抽）方式，主导局部通风机和主导风筒作抽出式通风，位于掘进巷道中的局部通风机和风筒作压入式通风的方式。长压短抽（前抽后压）方式，主导局部通风机和主导风筒作压入式通风，位于掘进巷道中的局部通风机和风筒作抽出式通风的方式。

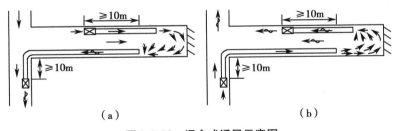
图 2-6-56　混合式通风示意图
（a）长抽短压（前压后抽），（b）长压短抽（前抽后压）

（2）全风压通风：全风压通风是利用矿井主要通风机产生的风压，借助导风设施向掘进工作面供风的通风方法。其通风量取决于可利用的主要通风机风压和风路风阻。按其导风设施不同可分为4种方式。

1）风障导风，如图 2-6-57 所示，在巷道内设置纵向风障，把风障上游一侧的新风引入掘进工作面，清洗后的污风从风障下游一侧排出。在短巷掘进时，可用木板、竹、帆布等制作风障；长距离巷道掘进时，可用砖、石、混凝土等材料构筑风障。这种通风方法，构筑和拆除风障的工程量大，适用于短距离或无其他好方法可用时采用。

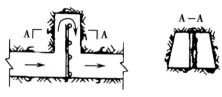

图 2-6-57 风障导风示意图

2）风筒导风，如图 2-6-58 所示，在巷道内设置挡风墙截断主导风流，用风筒把新鲜空气引入掘进工作面，污浊空气从掘进巷道中排出。此种方法辅助工程量小，风筒安装、拆卸比较方便，通常用于需风量不大的短距离巷道掘进通风中。

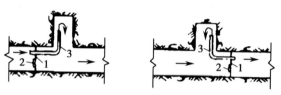

图 2-6-58 风筒导风示意图
1- 密闭墙，2- 风窗，3- 风筒

3）平行巷道导风，如图 2-6-59 所示，在掘进主巷的同时，在附近与其平行掘一条配风巷，每隔一定距离在主、配巷间开掘联络巷，形成贯穿风流，当新的联络巷沟通后，旧联络巷即封闭。两条平行巷道的独头部分可用风障或风筒导风，巷道的其余部分用主巷进风，配巷回风。此方法常用于煤巷掘进，尤其是厚煤层的采区巷道掘进中，当运输、通风等需要开掘双巷时。此法也常用于解决长距离巷道掘进工作面通风的困难。

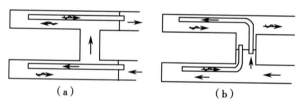

图 2-6-59 平行巷道导风示意图
（a）串联通风，（b）并联通风

4）钻孔导风，如图 2-6-60 所示，离地表或邻近水平较近处掘进长巷反眼或上山时，可用钻孔提前沟通掘进巷道，以便形成贯穿风流。为克服钻孔阻力，增大风量，可用大直径钻孔（300～400mm）或在钻孔安装风机。这种通风方法曾被应用于煤层上山的掘进通风，取得了良好的排瓦斯效果。

在主要通风机正常运转，并有足够的全风压克服导风设施的阻力时，全风压通风能连续供给掘进工作面所需风量，而无需附加通风动力，管理方便。但其工程量大，使用风障有碍运输。因此在瓦斯涌出量大，使用通风设备不安全或技术不可行的局部地点，可以使用全风压通风。但是，如果全风压通风在技术上不可行或经济上不合理，则必须借助专门的通风动力设备，对掘进工作面进行局部通风。

（3）引射器通风：引射器通风是指利用引射器产生的通风负压，通过风筒导风的通风方法。引射器通风一般都采用压入式通风，如图 2-6-61 所示。

引射器按其动力源可分为压气引射器和水力引射器两种。压气引射器体积小、质量轻、噪声小、结构简单、制造方便、无电气设备和运转部件、运转安全可靠，对改善气候条件有一定的效果；但其以压气为动力，费用高，故未获得广泛应用。水力引射器具有压气引射器同样的优点，并兼有消烟、除尘的作用。它是用高压水作为动力，成本较低，在用水砂充填管理顶板的抚顺、鹤岗等高瓦斯矿区获得应用。在煤与瓦斯突出严重的煤层掘进时，用引射器代替局部通风机通风，设备简单，安全性较高；其缺点是风压低、

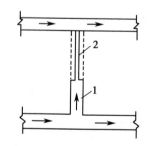

图 2-6-60 钻孔导风示意图
1- 上山，2- 钻孔

风量小、效率低,并存在巷道积水问题。故这种方法适用于断面小、需风量不大的短距离巷道掘进通风;在含尘大、气温高的采掘机械附近,采取水力引射器与其他通风方法(全风压或局部通风机)联合使用形成混合式通风。

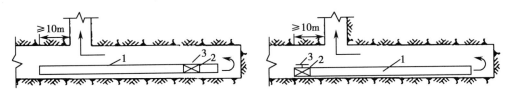

图 2-6-61　引射器通风示意图

1- 风筒,2- 引射器,3- 水管(风道)

2. 采区通风　采区通风系统是指矿井风流经主要进风道进入采区,流经有关巷道、采掘工作面、硐室和其他用风地点后,沿采区回风巷排至矿井主要回风巷的整个网络。

(1)采区通风系统的基本要求:采区通风系统主要取决于采煤系统(采煤方法),但又能在一定程度上影响着采区的巷道布置系统。

完备的采区通风系统应能满足以下要求,有效地控制采区内的风流方向、风量和风质;漏风少;风流的稳定性高,不易遭受破坏;有利于合理排放瓦斯,防止煤炭自燃,形成较好的矿内气候条件;抗灾变能力强,有利于控制、处理事故,并能使通风系统符合安全可靠、经济合理和技术可行的原则。其基本要求如下:

1)每一生产水平、采区和采掘工作面都必须实行分区通风(独立通风),即井下各个水平、采区和采掘工作面以及其他用风地点,都有自己的进、回风巷道,其回风都各自直接排入采区的回风巷或总回风巷而不进入其他用风地点。

2)准备采区,必须在采区内构成通风系统后,方可开掘其他巷道。采煤工作面必须在采区构成完整的通风、排水系统后,方可回采。采区进、回风道必须贯穿整个采区,严禁一段为进风巷,一段为回风巷。

3)高瓦斯矿井、有煤(岩)与瓦斯(二氧化碳)突出危险的矿井的每个采区和开采容易自燃煤层的采区,必须设置至少 1 条专用回风巷;低瓦斯矿井开采煤层群和分层开采采用联合布置的采区,必须设置 1 条专用回风巷。所谓专用回风巷是指在采区巷道中,专门用于回风,不得用于运料、安设电气设备的巷道,在煤(岩)与瓦斯(二氧化碳)突出区,专用回风巷还不得行人。

4)同一采区内,同一煤层上下相连的 2 个同一风路中的采煤工作面、相连的采煤和掘进工作面、相邻的 2 个掘进工作面,布置独立通风有困难时,在制定措施后,可采用串联通风,但不得超过 1 次。采区内为构成新区段通风系统的掘进巷道或采煤工作面遇地质构造而重新掘进的巷道,布置独立通风确有困难时,其回风可以串入采煤工作面,但必须制定安全措施,且串联通风的次数不得超过 1 次;构成完整通风系统后,必须立即改为独立通风。

同时,串联通风必须在进入被串联工作面的风流中装设甲烷断电仪,且瓦斯和二氧化碳浓度都不得超过 0.5%,其他有害气体浓度都应符合规定。

5)采掘工作面的进风和回风,都不得经过采空区或冒顶区。

6)井下机电硐室必须设在进风风流中。如果机电硐室深度不超过 6m,入口宽度不小于 1.5m 时,可以采用扩散通风。个别井下机电硐室,经矿总工程师批准,可设在回风流中,但瓦斯浓度不得超过 0.5%,并应安装瓦斯自动检测报警断电装置。

7)采空区必须及时封闭。从巷道通至采空区的联络巷,必须随着采煤工作面的推进逐个封闭。采区开采结束后 45 天内,必须在所有与已采区相连接的巷道中设置防火墙,全部封闭采区。

(2)采区一进一回的通风方式:通常一个采区布置两条上山,采用一进一回的通风方式。一条是运煤上山,另一条是轨道上山。布置两条上山时,可用运输机上山进风、轨道上山回风,也可用轨道上山进风、输送机上山回风。

采用输送机上山进风、轨道上山回风的通风系统，见图2-6-62，由于风流方向与运煤方向相反，容易引起煤尘飞扬，使进风流的煤尘浓度增大；煤炭在运输过程中所涌出的瓦斯，可使进风流的瓦斯浓度增高；输送机设备所散发的热量，可使进风流温度升高。此外，需在轨道上山的下部车场内安设风门，此处运输矿车来往频繁，需要加强管理，防止风流短路。

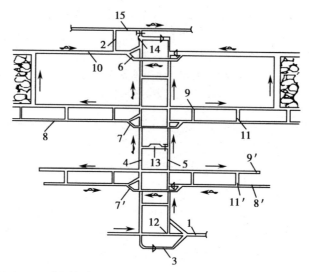

图2-6-62　采用输送机上山进风、轨道上山回风的通风系统示意图
1-阶段运输大巷，2-阶段回风石门，3-采区下部大巷车场，4-采区轨道上山，5-采区运输机上山，6-采区上部车场，7，7'-采区中部车场，8，8'，9，9'-区段运输巷，10-区段回风巷，11，11'-联络眼，12，12'-采区煤仓，13-采区变电所，14-绞车房，15-阶段回风大巷

采用轨道上山进风、输送机上山回风的通风系统，见图2-6-63，虽能避免上述的缺点，但输送机设备处于回风流中，轨道上山的上部和中部甩车场都要安装风门，风门数目较多。

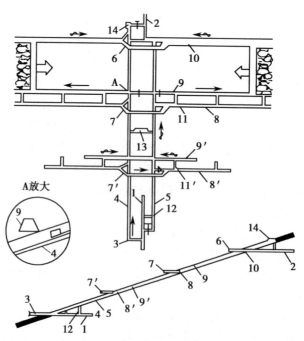

图2-6-63　采用轨道上山进风、输送机上山回风的通风系统示意图
1-采区运输进风石门，2-采区回风石门，3-采区下部石门车场，4-轨道上山，5-运输机上山，6-采区上部车场，7，7'-采区中部车场，8，8'，9，9'-区段运输巷，10-区段回风巷，11，11'-联络巷，12，12'-采区煤仓，13-采区变电所，14-绞车房

以上选择应根据煤层赋存条件、开采方法以及瓦斯、煤尘、温度等具体条件而定。一般认为，在瓦斯、煤尘严重的采区，采用轨道上山进风、运输机上山回风的采区通风系统较为合理。

（3）采区两进一回的通风方式：当采区生产能力大、产量集中、瓦斯涌出量大时，可增设专用的回风巷，采用两进一回的通风方式，见图2-6-64。专用回风巷道的设置减小了上山风速，消除了用输送机上山或轨道上山回风的许多困难，从而简化了通风构筑物的设置，提高了采区通风系统的可靠性。虽然专用回风巷开掘费用高，但在高瓦斯煤层、容易自燃煤层开采时常采用。

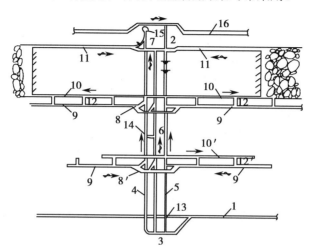

图 2-6-64　两进一回的通风系统示意图

1- 阶段运输大巷，2- 阶段回风石门，3- 采区下部车场，4- 采区轨道上山，5- 采区运输机上山，6- 采区回风上山，7- 采区上部车场，8，8′- 采区中部车场，9，9′- 区段轨道巷，10，10′- 区段运输巷，11- 区段回风巷，12，12′- 联络巷，13- 采区煤仓，14- 采区变电所，15- 绞车房，16- 阶段回风巷

3. 矿井通风系统设计　风流由入风井口进入矿井后，经过井下各用风场所，然后进入回风井，由回风井排出矿井，风流所经过的整个路线称为矿井通风系统，主要由通风机和通风网路两部分组成。矿井通风系统的拟定是矿井通风设计的基础部分，主要是拟定矿井通风系统的类型（矿井进风井与回风井的布置方式）、通风方法（矿井主要通风机的工作方法）和通风网络（矿井风流路线）。

（1）矿井通风系统的类型：按进、回风井（平硐）的相互位置关系将矿井通风系统分为中央式、对角式、区域式和混合式4种类型。

1）中央式通风系统：按井筒沿井田倾斜位置的不同分为中央并列式和中央边界式两种类型。中央并列式通风系统，进风井与回风井沿井田走向及倾斜均大致并列于井田的中央，两井底可以开掘到第一水平，见图2-6-65（a），也可将回风井只掘至回风水平，见图2-6-65（b）。后者一般适用于较小型矿井。这种通风系统建井期限较短，初期投资少，出煤快，护井煤柱较小；但井下风流路线长，阻力大，井底车场附近漏风大。一般适用于煤层瓦斯和自然发火问题都不严重，埋藏深、倾角大，但走向长度不大（一般不大于4km）的矿井。

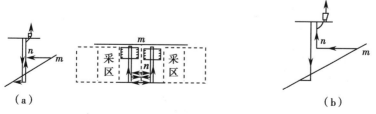

图 2-6-65　中央并列式通风系统示意图

中央边界式通风系统，进风井大致位于井田走向中央，回风井大致位于井田浅部边界沿走向的中央，向上两井相隔一段距离，回风井的井底高于进风井的井底，见图2-6-66所示。这种通风系统内部漏

风较小,工业广场不受主要通风机噪声的影响,但井下风流路线长,阻力大。一般适用于瓦斯和自然发火比较严重,煤层倾角较小,埋藏较浅,走向长度不大(一般不大于4km)的矿井。

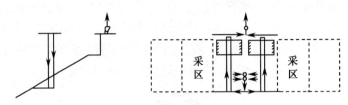

图 2-6-66　中央边界式通风系统示意图

2) 对角式通风系统:按进、回风井走向和位置可将矿井通风系统分为两翼对角式和分区对角式两种类型。两翼对角式通风系统进风井大致位于井田走向的中央,出风井位于沿浅部走向的两翼附近(沿倾斜方向的浅部),如图 2-6-67 所示。这种通风系统井下风流路线短,阻力小,内部漏风少,安全出口多,抗灾能力强,便于风量调节;但井筒安全煤柱较多,初期投资人,投产较晚。一般适用于走向长度较大(一般超过 4km),井型较大,煤层上部距地表较浅,瓦斯和自然发火较严重的矿井。

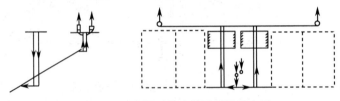

图 2-6-67　两翼对角式通风系统示意图

分区对角式通风系统进风井大致位于井田走向的中央,每个采区各有一个出风井,无总回风巷,如图 2-6-68 所示。这种通风系统每个采区都有独立的通风系统,互不影响,便于风量调节,安全出口多,抗灾能力强,但占用设备较多,管理分散,整个矿井反风困难。一般适用于煤层距地表浅,地表起伏(高低)较大,无法开掘浅部总回风道的矿井。

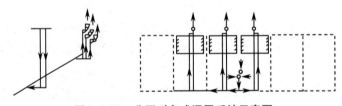

图 2-6-68　分区对角式通风系统示意图

3) 分区式通风系统:在井田的每一个生产区域开凿进、回风井,分别构成独立的通风系统即分区式通风系统,如图 2-6-69 所示。这种通风系统井下风流路线短,阻力小,漏风少,网络简单,风流容易控制;但设备多,管理分散。一般适用于井田面积大、瓦斯含量大的大型矿井。

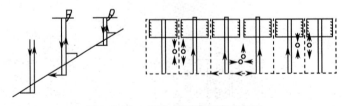

图 2-6-69　分区式通风系统示意图

4) 混合式通风系统:进风井与回风井有 3 个以上,由中央式和对角式混合、中央式和分区式混合等。这种通风系统主要适用于井田范围较大,地质地形复杂,多煤层、多水平开采的矿井。大多用于老矿井的改造和扩建。

一般来说，中央式通风系统具有井巷工程量少投资省的突出优点，在矿井建设初期宜优先采用；有煤与瓦斯突出危险的矿井、高瓦斯矿井、煤层易自燃的矿井及有热害的矿井，宜采用对角或分区式通风；当井田面积较大时，初期可采用中央式通风，逐步过渡为对角式或分区式通风。

（2）矿井通风方法：矿井通风方法是指产生通风动力的方法，有自然通风和机械通风。《煤矿安全规程》规定，矿井必须采用机械通风。因此，矿井通风方法主要是指矿井主要通风机的工作方法，分为抽出式和压入式两种，其中抽出式通风方法最为常用。

1）抽出式：主要通风机安装在回风井口，在抽出式主要通风机的作用下，整个矿井通风系统处在低于当地大气压力的负压状态。

抽出式通风的优点是外部漏风量少，通风管理比较简单；当主要通风机因故停止运转时，会因井下风流的压力提高，使采空区瓦斯涌出量减少，有利于瓦斯管理，比较安全。缺点是当地面存在小窑塌陷区并与开采裂隙沟通时，抽出式通风会把小窑中积存的有害气体抽到井下，并使工作面的有效风量减少。

2）压入式：主要通风机安设在进风井口，作压入式工作，井下风流处于正压状态。

压入式通风的优点是节省风井场地，施工方便，主要通风机台数少，管理方便；开采浅部煤层时采区准备较容易，工程量少，工期短，出煤快；能用一部分回风把小窑塌陷区的有害气体压到地面。缺点是井口房、井底煤仓及装载硐室漏风大，管理困难；风阻大，风量调节困难；由第一水平的压入式过渡到第二水平的抽出式，改造工程量大，过渡期长，通风管理困难；当主要通风机因故停止运转时，井下风流压力降低，可能在短时间内引起采空区或封闭区的瓦斯大量涌出。

一般来说，矿井主要通风机工作方法多采用抽出式。当矿井地面地形复杂、高差起伏，无法在高山上安装主要通风机，或与小窑塌陷区连通较多时，可考虑采用压入式通风。

4. 矿井防尘技术　矿井防尘实践证明，欲将空气中的矿尘浓度降到国家卫生标准以下，必须采取综合防尘措施，即从矿井采、掘、机、运、通五大系统，到各系统的各个生产工序、环节都必须采取综合性防治矿尘的有效措施。

（1）矿井综合防尘措施：大致可归纳为减尘、降尘、排尘、除尘和阻尘（个体防护），也可称之为综合防尘的五大环节。

1）减尘：就是减少和抑制尘源，是防尘工作的治本性措施。它包括两个方面：一是减少各产尘工序的产尘总量和产尘强度，从产尘数量上把关；二是减少对人体危害性最大的呼吸性粉尘所占的比重，在降尘质量上设防。例如，煤层注水或注入化学试剂、上分层采空区灌水注浆、湿式凿岩和水煤电钻打眼、水封爆破和充填水泡泥、改进截齿和钻具、减少炮眼数量、寻求采煤机最佳截割参数等都属于减尘措施。减尘措施是实现矿尘浓度达标的根本途径，在矿井综合防尘实践中应优先考虑采用。

2）降尘：是使浮尘尽早沉降，以降低浮尘浓度的防治性措施。现阶段煤矿主要是利用喷雾洒水、喷洒泡沫和其他方法（如湿润剂降尘）加速矿尘的沉降。

3）除尘：是一项利用除尘设备将空气中的浮尘聚集起来处理的措施，主要是采用吸尘器和捕尘器，利用扩散、碰撞、直接拦截、重力、离心力等原理使粉尘与空气分离，以降低空气中的悬浮粉尘浓度；或者利用湿式除尘器将粉尘捕捉、收集、沉淀排出。

4）排尘：是指以加强通风为手段，利用新鲜风流稀释、排除采用前述粉尘措施未能沉降的那部分浮尘。

5）个体防护措施：是指通过佩戴各种防护工具以减少矿尘吸入量的一项补救性措施，它是防止尘害的最后一道防线。

（2）煤层注水：煤层注水能大幅度减少采煤工作面粉尘产生量，是国内外广泛采用的最积极、最有效的防尘措施。因此，《煤矿安全规程》第一百五十四条规定"采煤工作面应采取煤层注水防尘措施"。

（3）湿式作业：是利用水或其他液体，使之与尘粒相接触而补集粉尘的方法，它是矿井综合防尘的主要技术措施之一，具有所需设备简单、实用方便、费用较低和除尘效果较好等优点。缺点是增加了工作场所的湿度，恶化了工作环境，影响了煤矿产品的质量。

（4）喷雾降尘：是将压力水通过喷雾器（又称喷嘴），在旋转或冲击的作用下，使水流雾化成细微的水滴喷射于空气中,尘粒被湿润,在重力作用下下沉,将已沉落的尘粒湿润粘结,使之不易飞扬。

(5)净化风流:是使井巷中含尘的空气通过一定的设施或设备,将矿尘捕获的技术措施。目前使用较多的是水幕和湿式除尘器。

(6)通风排尘:是指通过风流的流动将井下作业点的悬浮矿尘带出,降低作业场所的矿尘浓度,因此做好矿井通风工作能有效地稀释和及时地排出矿尘。

以风治尘首先要有合理的通风系统,实行分区通风,尽量避免含尘污风窜入井下作业场所;其次是在安全条件允许的情况下,改变通风方式,避免高浓度粉尘长时间污染工作面和巷道;三是调整风速,寻求最佳排尘风速,提高通风排尘能力。

决定通风排尘效果的主要因素是风速及矿尘密度、粒度、形状、湿润程度等。风速过低,粗粒矿尘将与空气分离下沉,不易排出;风速过高,能将落尘扬起,增大矿内空气中的粉尘浓度。因此,通风除尘效果是随风速的增加而逐渐增加的,达到最佳效果后,如果再增大风速,效果又开始下降。排除井巷中的浮尘要有一定的风速。如前所述,我们把能使呼吸性粉尘保持悬浮并随风流运动而排出的最低风速称为最低排尘风速;把能最大限度排出浮尘而又不致使落尘二次飞扬的风速称为最优排尘风速。《煤矿安全规程》规定,掘进中的巷道最低风速不得低于 0.15m/s,掘进中的半煤岩和煤巷最低风速不得低于 0.25m/s;一般来说,掘进工作面的最优风速为 0.4～0.7m/s,机械化采煤工作面为 1.5～2.5m/s;采掘工作面最高容许风速为 4m/s,不仅考虑了工作面供风量的要求,同时也充分考虑到了煤、岩尘的二次飞扬问题。

此外,若将国内外普遍采用的长压短抽(前抽后压)通风方式与除尘设备配合应用于机掘工作面,就可形成混合式通风除尘系统,新鲜风流由压入式风机经风筒进入工作面,清洗工作面后的污风经吸尘口、抽出式伸缩软风筒进入除尘器中处理,净化后的空气排入回风巷。只要掘进机与除尘器搭配合理,它就是一种理想的通风除尘系统,特别适用于大断面巷道的通风除尘。

三、有害能量的工程控制技术

(一)噪声控制技术

1. 声源控制 声源就是振动的物体,从广义说它可能是振动的固体,也可能是振动的流体(喷注、湍流、紊流)。

从声源上降低噪声是控制噪声最有效和最直接的措施。降低声源噪声,就是使发声体变为不发声体或者降低发声体辐射的声功率。通过研制低噪声设备、改进生产工艺、提高设备的加工精度和装配质量等方面来实现。这样可以从根本上解决噪声的污染或大大简化传播途径上的控制措施。

研制低噪声设备,在设计和制造机械设备时,选用内阻较大的材料。一般金属材料如钢、铜、铝等,它们的内阻尼、内摩擦较小,消耗振动能量的性能比较差,而采用材料内耗大的高阻尼合金就不同了,高阻尼合金(如锰 - 铜 - 锌合金)的合金晶体内部存在一定的可动区,当它受到作用力时,合金内摩擦将引起振动滞后损耗效应,使振动能转化为热能散掉。因而在同样作用力的激发下,高阻尼合金要比一般金属辐射的噪声小得多。改进设备结构减小噪声,其潜力是巨大的,如风机叶片的不同形式,其噪声的大小就有很大差别。对旋转的机械设备,采用不同的传动装置,其噪声大小是不一样的。从控制噪声角度考虑,应尽量选用噪声小的传动方式。

改进生产工艺,也是从声源上降低噪声的一种途径。如在工厂里铆接改用焊接,锻打改成摩擦压力或液压加工,均可降低噪声。

提高加工精度和装配质量,机器运行中,由于机件间的撞击、摩擦,或由于动平衡不好,都会导致噪声增大。可采用提高机件加工精度和机器装配质量的方法降低噪声。如提高传动齿轮的加工精度,既可减小齿轮的啮合摩擦,也可减小振动,可以减小噪声。噪声大小常反映着机器的加工质量和装配质量的好坏,目前我国制定了一些设备噪声允许标准,这样有利于降低设备的噪声。

2. 传播途径控制

(1)合理布局:如果由于条件的限制,从声源上降低噪声难以实现时,就需要从传播途径上加以考虑，即在传播途径上阻断声波的传播，或使声波传播的能量随距离衰减。这就要求在总体规划上尽可能做到合理布局。

分区布置，将工业区、商业区和居民区分开布置。在工厂内部，噪声大的设备与噪声小的设备分开布置。

利用自然地形地物降低噪声，在噪声源与需要安静的区域之间，利用山丘、土坡、深堑、建筑物等地形地物，可以起到噪声衰减的作用。

种植一定密度和宽度的树丛和草坪也能产生噪声衰减，即使绿化带不是很宽，减噪效果不明显，但绿色能使人产生心理上的调节作业，给人以安宁的感觉。

（2）噪声工程控制措施：依靠上述办法仍不能有效控制噪声时，就需要在噪声传播途径上采取声学技术措施，如消声、隔声、吸声、阻尼减震等增加噪声在传播途径中的声能量损失。

1）消声：消声器是一种能允许气流通过而同时使噪声减弱的装置。用以装设在空气动力设备的气流通道上控制和降低空气动力性噪声。消声器在通风机，鼓风机，压缩机的进、排气管上，高压锅炉和各种高压容器排放管道上广泛应用。

根据消声原理，消声器主要分为两种基本类型：阻性消声器和抗性消声器。前者主要吸收中高频噪声，后者主要吸收低中频噪声。实际应用中多是两者结合的阻抗复合式消声器。近年又研制出了新型消声器，如微穿孔消声器、多级扩容减压式消声器、小孔喷注消声器、陶瓷消声器等。

阻型消声器利用气流管道内的多孔材料吸收声能来降低噪声，是各类消声器中形式最多、应用最广泛的一种消声器。常见的阻性消声器形式见图2-6-70。

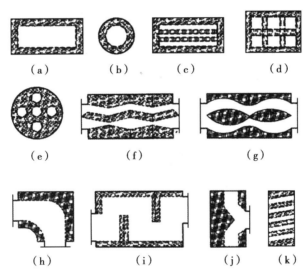

图 2-6-70　常见阻性消声器形式示意图
(a)矩形管式,(b)圆形管式,(c)片式,(d)蜂窝式,(e)列管式,(f)折板式,
(g)声流式,(h)弯头式,(i)多室式,(j)圆盘式,(k)百叶式

管式消声器即在气流管道内壁加衬一定厚度的吸声材料层而构成的阻性消声器，是阻性消声器中最简单的形式，管式消声器制作简单，因此应用也比较广泛，但仅适用于风量很小、风道尺寸较小的系统。对大尺寸管道，其消声性能将显著降低，必须设计采用其他形式的阻性消声器。阻性管式消声器形式见图2-6-71。

管式消声器消声量有限，特别是在大尺寸风道系统中。因此，为增大消声量，在大尺寸风道内设置一定数量的吸声片，构成多个扇形消声通道并联的消声器，即称作片式消声器，通过在通风管道中间插入消声片，把通道分成若干个小通道，每个通道面积减小了，提高了上限失效频率；此外，由于通道周长增加了，提高了周长与截面积之比，消声量也得到增加。阻性片式消声器的消声性能主要取决于消声片的厚度、间距、吸声性能等因素。通过减小片间距，可以增大消声量，但会增大气流阻力和气流再生噪声;通过增大消声片厚度或增大吸声材料容重,可增大低频吸声性能,但增大片厚也会带来阻力及体积增大的问题。因此,设计和选择片式消声器时,根据每个系统各个频率所需要的降噪量、风量、风压、可用空间等具体情况综合考虑,确保能满足各方面的要求,取得最佳的综合效果。

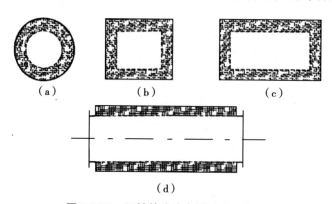

图2-6-71　阻性管式消声器形式示意图
(a)圆管,(b)方管,(c)矩形管,(d)管式消声器的剖面图(长度方向)

折板式消声器,直通的管式消声器和片式消声器都存在高频失效的问题,为了避免高频失效现象,将片式消声器的平直形气流通道改成折板形,即成为折板式消声器(图2-6-72)。由于声波在折板式消声器内多次弯折,加大了声波对吸声材料的入射角,提高了吸声效率,达到了改善高频消声性能的效果。当然,折板式消声器的气流阻力也比片式消声器有明显提高,由于气流阻力和气流噪声较大,因此,选择折板式消声器时,应该特别慎重,在常规的系统中,由于通常都有一定距离的管道和自然衰减,高频消声量比较充足,大多不需要考虑消声器高频失效问题;只有当风道系统特别短时,才应该考虑,如有的机房回风口直接设置于机房墙面上,没有专门的回风管,此时应采用折板式消声器。为减小折板式消声器的阻力,将消声通道设计成正弦波形、弧形或菱形等弯曲吸声通道,即组成声流式消声器,它具有消声量高、气流阻力小的特点,但构造较为复杂,应用受到很大的限制。

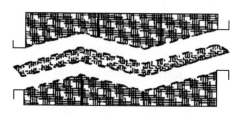

图2-6-72　折板式消声器示意图

弯头式消声器为在管道弯头内壁加设吸声材料层。风道系统中,通常存在诸多弯头,因此,将普通弯头改为消声弯头不需要多占用建筑空间即可有效地提高系统消声量,比较适合于空间位置紧张的系统。

抗性消声器是通过管道内声学性能的突变处将部分声波反射回声源方向,或者通过产生共振来吸收部分声能,以达到消声目的的消声器,主要适用于降低低频及中低频段的噪声,抗性消声器最大的优点是不需要使用多孔吸声材料,因此,在耐高温、抗潮湿、流速较大、洁净程度要求较高的条件下,比阻性消声器具有明显优势,抗性消声器又可分为扩张式(或膨胀式)、共振式、微穿孔板式、干涉式等不同类型,以适用于不同的使用条件。常见的抗性消声器如图2-6-73所示。

复合式消声器是将阻性和抗性消声原理进行组合设计的消声器,阻性消声器虽然只有良好的中高频消声性能,而低频消声性能则较差,且难以提高;而抗性消声器刚正好相反,因此,把阻性和抗性两种消声原理合成到一个消声器。就可以在较宽的名字范围内得到满意的消声效果,复合式消声器的结构也比单独的阻性消声器和抗性消声器复杂、加大了设计和制作的难度,几种常见的复合式消声器如图2-6-74所示。

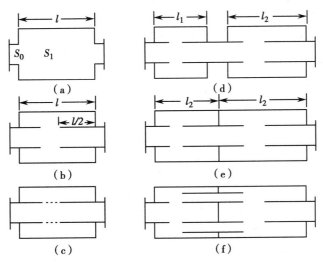

图 2-6-73　常见抗性消声器形式示意图
（a）单节膨胀式，（b）改良型单节膨胀式，（c）单节迷宫式，
（d）多节共振式，（e）双节双层微穿孔式，（f）共振性管式

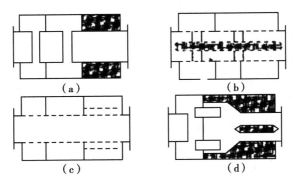

图 2-6-74　常见的复合性消声器形式示意图

　　微穿孔板消声器是由孔径≤1mm 的微穿孔板和孔板背后的空腔所构成、其主要特点是穿孔板的孔径减小到 1mm 以下，利用自身孔板的声阻，取消了阻性消声器穿孔护面板后的多孔吸声材料，使消声器结构简化，因此微穿孔板消声器兼有抗性和阻性的特点。具有消声频带较宽、气流阻力较小、不需用多孔吸声材料，适用风速较高、抗潮湿、耐高温、不起尘等优点，而且可以设计成管式、片式、声流式、小室式等多种不同形式。由于全部采用金属制作，不使用纤维吸声材料，因此无粉屑污染，特别适用于洁净厂房、医院、制药厂等对洁净度要求高的场所。

　　排气放空消声器专门用于降低化工、石油、冶金、电力等工业部门的高压、高温及高速排气放空所产生的高强度噪声，高压气体排气放空具有噪声强度大、频谱宽、污染危害范围大以及高温及高速气流排放等特点。排气放空消声器主要形式有节流减压型排气消声器、小孔喷注型排气消声器、节流减压加小孔喷注复合型消声器及多孔材料耗散型排气消声器等。节流减压型排气消声器是利用多层节流穿孔板或穿孔管，分层扩散减压，即将排出气体的总压通过多层节流孔板逐级减压，而流速也相应逐层降低，使原来的排气口的压力突变为通过排气消声器的渐变排放，从而达到降低排气放空噪声的目的，通常可达到 15～20dB（A）的降噪量。

　　小孔喷注型排气消声器是一种直径同原排气口相等而末端封闭的消声管，其管壁上开有很多的排气小孔，小孔总面积一般应大于排气管口面积，小孔的直径越小，降低排气噪声的效果也越好。小孔喷注消声器降低噪声的原理是通过"移频"来实现的，即采用小孔代替大孔，从而将喷注噪声的频率移到很高的频率，使噪声频谱中的可听声部分降低，从而减少了噪声对环境的干扰。这种消声器主要适用于压力较低而流速很高的排气放空，如压缩机、锅炉等，通常可达到 20dB（A）的降噪量。

有源消声器是有别于利用吸收、隔离、阻尼等被动手段的一种噪声控制器，它基于声波的干涉原理，利用人为附加的声源（次级声源）与噪声源（初级声源）形成相消干涉来达到消声的目的，特别适合于采用无源方法难以控制的低频噪声。

有源噪声控制原理有如下三种：

第一种是抵消。次级噪声源产生与原有噪声反相的噪声将其抵消，通常的有源噪声常以此解释。这一方法在有源降噪耳机和管道噪声控制中可得到较好的效果。

第二种是改变原始噪声的辐射特性。在原始声源旁放一个噪声功率相同的反相次级声源，整个发射噪声功率大为减少。这是因为次级声源与原始声源组成偶级声源，次级声源使原始声源的阻抗变成主要是声抗，而声阻很小。

第三种是吸收，原始噪声驱动次级声源振动，从而把能量消耗掉。实际应用中的系统主要有两种，即前馈式有源控制系统和反馈式有源控制系统。

前馈式有源控制系统在控制点前一定距离用传感器拾取噪声源噪声，经过控制器（常用数字式滤波器）将其调制到噪声传播到控制点时应具有的特征，在该点用控制扬声器发出反相声波，以抵消原有噪声。前馈式有源控制系统比较适合在通风管道中的周期性或无规律噪声的控制。前馈式有源控制系统在工作环境发生变化的时候，容易受到影响，因此，通常要在其控制点后的声场中设置一个拾取误差信号（剩余信号），用以控制对滤波器的微调，形成自适应系统，可使得误差传感器处的声压有效值常处于最低水平，保证控制器抑制噪声的能力。但对于前馈式有源控制，要获得好的降噪效果，参考传感器信号和噪声声源必须紧密相关，这在实际复杂系统中较难以满足。前馈式有源控制一般可以在一个倍频程范围内降低噪声$10 \sim 15dB$。

反馈式有源噪声控制系统则不需要拾取原有噪声，只要在控制点或控制点后一定距离拾取剩余噪声，通过控制器调制到原有噪声到达控制点时应具有的状态，由控制扬声器反相发出即可。在反馈式系统中，拾取噪声信号的传感器本身就是误差传声器，所以系统具有自适应的形式。但控制目标是使误差传声器处噪声达到最低值，所以，误差信号要经过控制器变成控制信号时，信号需要放大的倍数很大，因此系统可能不稳定。反馈式有源控制系统的噪声抑制一般可达到$5 \sim 20dB$。

有源噪声控制系统以其在低频段具有消声量大、体积小、不会造成气流阻力等独特的优点而受到人们的重视。在空调系统中，风机所产生的低频噪声以及由于设备振动而产生的低频噪声，在管道中传播很远的距离，对空调房内声环境影响较大，特别是对于一些特殊用途的空调用房，如录音室、播音室、声学实验室等，在这些场合，接受噪声的对象不再是人耳，而是频率响应范围很宽的传声器，对低频噪声的控制要求尤为突出。因此，对空调通风管道内的有源噪声控制研究，具有重要的意义和工程应用价值。

2）隔声：经空气传播的声音，在穿过门、窗、砖墙、隔声罩、隔声屏等固体物时，一部分声能被反射，另一部分声能透射到固体物的另一侧空间的过程称为"隔声"。

声源在室内发声时，声音的传播途径有两条，一条是通过空气传播，另一条是通过固体传播。对于空气传声，通常采用隔声构件隔离。对空气传播的隔声主要有隔声罩、隔声门窗、隔声屏等。利用一定的材料和装置，将声源或需要安静的场所封闭在一个较小的空间中，使其与周围环境隔绝起来，即隔声室、隔声罩等。对于固体传声，则通常采用隔振措施隔离。

隔声罩是将噪声源封闭在一个小空间内，以减小其对外辐射噪声的维护结构。设计隔声罩时，除可采取质轻，隔声性能良好的复合结构外，还需在罩内附加吸声系数较高的吸声衬贴。有些机器，必须考虑通风散热，罩壳不能全封闭，对于进气和出气应尽可能小，或使气流通过狭长吸声通道，以保证其降噪量不低于密闭罩的插入损失。对于紧靠机器而装设的隔声罩，在某些情况下会出现隔声量是负值的现象，即隔声罩非但不隔声反而会扩大声音，这种现象是由于隔声罩内产生了驻波（空气共振）的缘故，这种振动又恰恰与罩板的共振频率吻合，使隔声罩或其一部分成为宜于辐射噪声的扩声板。尤其当机器设备的一个平面与隔声罩的一个面相互平行时，更容易产生这种现象。为避免出现这种不利现象，设计隔声罩时既要考虑罩子的形状，也要合理贴衬吸声材料，以消除某一频率的驻波。为消除驻波,吸声材料的厚度要控制在不小于相应声波波长的 1/4。

隔声门、窗在维护结构与隔墙上,设有门窗的部位,往往是隔声的薄弱环节。这是由于门窗需要经常开启,门扇与窗扇必须轻便灵活,避免采用重的隔声材料与隔声结构,同时,无论怎样严密处理,也难免留有必要的门缝与窗缝。缝隙对隔声的影响极大,因此,处理好门缝与窗缝更困难。门框、窗框与墙体之间的缝隙也需要处理好,但只要施工注意,是比较容易解决的。一般地说,普通不作隔声处理的可开启的门窗,平均隔声量很难达到 20dB 以上。对于隔声门,如果要求平均隔声量达到 40dB 以上,就需要作专门的设计,平均隔声量在 30~40dB 之间,就是有较好隔声性能的门;如果平均隔声量为 25dB,应算作普通的隔声门。对于固定不开启的隔声窗,要求大致和隔声门相仿。

隔声屏是使声波在传播途径中受到阻挡,从而达到某特定位置上的降噪作用的一种装置。它可用于混响声较低,局部噪声、声源噪声较高的车间内,特别是在繁忙的交通干道两侧。噪声在传播途径中遇到障碍物,若障碍物尺寸远大于声波波长时,大部分声能被反射,一部分衍射,于是在障碍物背后一定距离内形成"声影区",其区域的大小与声音的频率有关,频率越高,声影区范围越大。

3) 吸声:声波通过介质或入射到介质分界面上时声能的减少过程,称为吸声或声吸收。利用吸声材料吸收声能,降低室内噪声,是噪声控制工程中的措施之一。

吸声降噪是对室内顶棚、墙面等部位进行吸声处理,增加室内的吸声量,以降低室内噪声级的方法。在封闭房间内有一噪声源时,在室内任意点处除听到来自声源的直达声外,还有来自各个边界面多次反射形成的混响声,直达声与混响声的叠加,使室内的噪声级比同一声源在露天场所的噪声级要高,混响声强弱与室内的吸收能力有关。在车间里听到的机器噪声,远比安装在室外的机器噪声高,主要是由于车间内存在混响声。许多工程实践证明,一般车间采取吸声降噪措施,可取得 5~8dB 的降噪量,如果车间原来吸声性能很差,吸声材料布置合理,甚至可降低噪声 8~12dB。在室内的边界面上设置吸声材料或吸声结构、悬挂空间吸声体等,增加室内吸声量措施,以减弱混响声,从而降低室内噪声级,是噪声控制技术的一个重要内容。

由于吸声降噪只能降低室内的混响声而不能降低直达声,降噪效果还与室内原有的吸声量、接收者的位置等因素有关。

吸声设计原则:①当房间内平均吸声系数较小时,适合进行吸声降噪处理,这样才能获得较好的效果。房间的吸声量在较高的基础上继续增加时,往往收效甚微。如平均吸声系数由 0.1 提高到 0.2 和由 0.4 提高到 0.8,降噪量都是 3dB。因此,进行吸声降噪处理必须综合考虑经济投入和降噪效果。②通常室内混响声在直达声的基础上会增加 4~12dB,因此,一般室内吸声降噪量也能达到 4~12dB。然而,有时吸声降噪值虽然只有 3~4dB,但由于室内人员感到消除了噪声四面八方袭来的感觉,因此心理效果往往不能用 3~4dB 的数值来衡量,在具备条件的情况下,混响声较大的车间应采取一定的吸声降噪措施。③吸声降噪处理对于远离声源的接收者效果较好,而对声源较近的接收者效果较差。因此,如果在房间内各处分散布置声源较多时,房间内各处直达声都较强,这种情况应慎重考虑是否采取吸声降噪措施。④选择吸声处理方式时,必须兼顾通风、采光、照明、装修,并注意施工、安装的方便及节省工料等。⑤选择吸声材料或结构时,必须考虑防火、防潮、防腐蚀、防尘、防止小孔堵塞等工艺要求。

吸声设计程序,确定待处理房间需满足的噪声级和噪声频谱,可根据有关标准确定,也可由任务委托者提出。确定待处理房间的噪声级和频谱,对现有车间,可进行实测取得。对设计中的车间,可由设备声功率谱及房间壁面情况进行推算。计算各频带噪声所需的降噪量。测量或估算待处理房间内的平均吸声系数,求出吸声处理需增加的吸声量或平均吸声系数。选定吸声材料(或吸声结构)的种类、厚度、容重等,求出吸声材料的吸声系数,确定吸声材料的面积和吸声方式等。设计安装位置时,吸声材料应布置在最容易接触声波和反射次数最多的表面上,如顶棚、顶棚与墙的交接处和墙与墙的交接处 1/4 波长以内的空间等处;两相对墙面的吸声量要尽量接近。

按吸声机理的不同,吸声体可分为多孔性吸声材料和共振吸声结构。其中多孔性材料在工程中应用最为广泛。

多孔材料包括纤维类、泡沫类和颗粒类。纤维类材料最常见的有离心玻璃棉、矿渣棉、化纤棉、木丝板等。泡沫类材料最常见的有泡沫塑料、泡沫橡胶等。颗粒类材料最常见的有膨胀珍珠岩、多孔陶土砖、蛭石混凝土等。

共振吸声结构分为薄板共振吸声结构、薄板穿孔共振吸声结构等。

从材料和共振结构的吸声性能来讲，多孔材料以吸收中高频噪声声能为主，共振吸声结构对低频有吸声峰值。

4）阻尼减震：机械设备的外壳由金属薄板制成，机械运转时产生的振动使得金属薄板发生弯曲振动，辐射出强烈的噪声。这种薄板结构受激励所产生的噪声称为结构噪声。对于这种振动激发的二次噪声，不宜采用隔声罩等措施，因为隔声罩的壁面受激励也会辐射噪声，隔声罩甚至可能起到放大噪声的相反作用。在这种情况下，最有效的控制措施就是采用阻尼减震技术。阻尼减震，是指采用高阻尼材料附着在容易受激发振动的薄板结构表面，用以抑制和消耗薄板的振动，从而达到减震降噪的目的。

一般金属材料如钢、铝、铜等，它们的固有阻尼很小，在激振力的作用下极易产生结构的弯曲振动。在金属薄板或薄管壁上涂贴阻尼材料，通过外加阻尼的方法来加大材料的阻尼以降低噪声，其原理在于阻尼涂层减弱了金属薄板弯曲振动的强度、涂贴阻尼材料缩短了金属薄板振动的时间。

阻尼涂层与金属板面结合通常有两种做法，一种是自由阻尼层，另一种是约束阻尼层。自由阻尼层是将阻尼材料涂在板的一面或两面，如图 2-6-75a 所示。板受到振动而产生弯曲时，板和阻尼层都允许有压缩和延伸变形。

约束阻尼层是在两板之间粘结阻尼材料，如图 2-6-75b 所示。板受到振动而发生弯曲变形时，阻尼层受到上、下两个面板的约束而不能伸缩，各层之间只能依靠剪切作用来消耗振动能量。由于金属板的约束抑制，阻尼材料在两层板之间产生更大的剪切变形，能够起到比自由阻尼更好的减震降噪效果。阻尼层的厚度，阻尼措施的效果除了与涂层的施工方法有关系外，还与阻尼层的厚度有很大关系。在实际应用中，对自由阻尼层来说，通常阻尼层的厚度为金属板厚度的 2～3 倍。厚度太小，起不到应有的阻尼效果；厚度太大，阻尼效果的增加不显著。对约束阻尼层的厚度则与阻尼材料的特性、板的厚度等多种因素有关，情况更复杂。

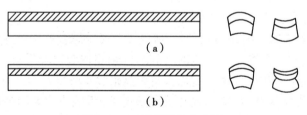

图 2-6-75　阻尼结构示意图

此外，阻尼降噪效果与金属板的振动频率成正比，与板单位面积的质量成反比。也就是说，对高频振动采取阻尼措施的效果比对低频振动要好，在薄金属板上采取阻尼措施比在厚金属板上的效果更好。实践证明，当板厚在 5mm 以上时，采取阻尼措施效果不明显。

采取阻尼措施的注意事项，阻尼材料应要选取损耗因数较高的材料，阻尼材料对金属板要具有良好的粘结性，以保证不因金属板振动而碎裂或与金属板脱离。选取阻尼材料时，还要根据现场的条件，考虑阻燃、防油、防腐蚀、隔热、保温等因素。

根据基底材料的不同，常用阻尼材料分为沥青系、橡胶系、水溶系、环氧树脂系等。

基底材料是阻尼材料的主要成分，其作用是使组成阻尼材料的各种成分进行粘合并粘结到金属板上。基料性能好坏对阻尼效果起到决定性的作用。除基料外，还需添加填料，其作用是增加阻尼材料的内耗损能能力和减少基料用量，最好的填料是比重较大的金属粉末，但其价格相对较贵；常用的填料有碳酸钙、铅粉、黄沙、膨胀珍珠岩粉、石棉等。

沥青阻尼材料取材方便，价格低廉，缺点是容易受温度和强度的限制。为了改善其性能，当环境温度较高时,可在其中掺加石棉绒,以避免沥青软化;当温度较低时,可在其中添加少量机油,以避免低温下沥青干裂。

橡胶阻尼材料,在工程机械领域,橡胶合成阻尼材料应用非常广泛。许多厂家专门研制和生产各式各样的黏弹性阻尼材料,大多以橡胶为基底。

合成橡胶材料的动态特性和使用范围受成分、硬度和填料的影响非常大,它们都广泛应用于各类工程机械。

5)噪声控制工程措施的原理与效果比较:吸声、隔声、消声、隔振及阻尼减震的降低噪声的原理各不相同,各种方法适应的场所不同,降噪效果也不同,具体见表2-6-23。

表2-6-23　噪声控制工程措施的原理与效果比较一览表

控制措施类型	降低噪声原理	适应场合	降噪效果
吸声	利用吸声材料或结构,降低工房内反射声。如吸声墙	车间噪声源多,而且分散	4~10
隔声	利用隔声结构,将噪声源和接受点隔开。常用的有隔声罩,隔声室	车间人多,噪声设备少宜用隔声罩;反之宜用隔声室	10~40
消声	利用阻性、抗性和小孔喷注、多孔扩散等原理,消减气流噪声	气动设备的空气动力性噪声	15~40
隔振	将振动设备与地板的刚性接触改为弹性接触,隔绝固体声传播	机械振动严重	5~25
阻尼(减震)	利用内摩擦损耗大的材料涂贴在振动件表面上,减少金属薄板的弯曲振动	设备金属外壳、管道等振动与噪声强度较大场合	5~15

(二)振动控制技术

振动是自然界中一种普遍的运动形式。振动是指质点或物体在外力作用下,沿直线或弧线围绕平衡位置(或中心位置)作往复运动或旋转运动。例如,气缸活塞的运动。由生产和工作设备产生的振动称为生产性振动。在生产劳动过程中,振动也是常见的职业病危害因素,在一定条件下长期接触生产性振动对机体健康可产生不良影响。

1.振动源控制　常见的振动源有锻造机、冲床、切断机、压缩机、振动铣床、振动筛、送风机、振动传送带、印刷机、织机等产生振动的机械;运输工具如内燃机车、拖拉机、汽车、摩托车、飞机、船舶等;农业机械如收割机、脱粒机、除草机等。

改革工艺过程,采取技术革新,通过减震、隔振等措施,减轻或消除振动源的振动,是预防振动职业病危害的根本措施。例如,采用液压、焊接、粘结等新工艺代替风动工具铆接工艺;采用水力清砂、水爆清砂、化学清砂等工艺代替风铲清砂;设计自动或半自动的操纵装置,减少手部和肢体直接接触振动的机会;工具的金属部件改用塑料或橡胶,减少因撞击而产生的振动;采用减震材料降低交通工具、作业平台等大型设备的振动。

2.基础减震　调整基础重量、刚度、面积,使基础固有频率避开振源频率,错开30%以上,防止发生共振。

基础隔振是将振动设备的基础与基础支撑之间用减震材料、减震器隔振,减少振源的振动输出;在振源设备周围地层中设置隔振沟、板桩墙等隔振层,切断振波向外传播的途径。

减震沟和减震墙,为了防止表面波的传播,在地表层挖沟、筑墙也能取得一定效果,减震沟越深,减震效果则越好。沟的宽度与减震效果无关,而一般减震沟对低频振动的效能不佳。减震墙的材质、厚度、深度对减震效果均有影响,有的实验表明减震墙的效能与减震沟相似。

(三)防暑技术

1.隔热　隔热是防暑降温的一项重要措施。隔热的作用在于隔断热源的辐射热作用,同时还能相应减少对流散热,将热源的热作用限制在某一范围内。

建筑物隔热：炎热地区的工业厂房或辅助建筑可采取建筑物隔热措施，以减少太阳辐射传入车间的热量。一般是从建筑物外围护结构、屋顶淋水，外窗遮阳等方面采取隔热措施。外窗和屋顶接受太阳辐射的时间长、强度大，在围护结构接受的总辐射量中占主要地位。

设备隔热：高温车间对热设备采取隔热措施，可以减少散入车间工作地点的热量，防止热辐射对人体的危害。设备隔热一般可分为热绝缘和热屏蔽两类。

2. 排热　对车间进行全面换气，即设法把车间内被加热的空气排出去，一般有自然通风和机械通风排热两种。自然通风是依靠自然的热压或风压的作用，机械通风则是依靠风机等机械设备的作用。对热车间来说，由于车间内散热量很大，车间余热加热了空气构成自然通风的动力，自然通风就显得特别经济有效。

3. 局部降温冷却　高温车间的自然通风虽然是一种经济有效的全面通风的降温措施，但是它在车间内所造成的风速一般很小，气流方向也较难控制。因此，在热辐射较强和温度较高的工作地点，还必须采用局部机械送风措施，提高局部工作地点的风速或将冷空气直接送到工作地点，改善局部工作地点的气象条件。常用的局部降温冷却设备有送风风扇、喷雾风扇、空气淋浴和冷风机等。

4. 合理设计工艺流程　合理设计工艺流程，改进生产设备和操作方法，如钢水连铸、轧钢、铸造、搪瓷等的生产自动化，可使工人远离热源，同时减轻劳动强度。热源的布置应符合下列要求：尽量布置在车间外面；采用热压为主的自然通风时，尽量布置在天窗下面；采用穿堂风为主的自然通风时，尽量布置在夏季主导风向的下风侧；对热源采取隔热措施；使工作地点易于采用降温措施，热源之间可设置隔墙（板），使热空气沿着墙壁上升，经过天窗排出，以免扩散到整个车间；热成品和半成品应及时运出车间或堆放在下风侧。

（四）防非电离辐射及电离辐射技术

变化的电场与磁场交替地产生，由近及远，互相垂直，并与自己的运动方向垂直的以一定速度在空间里传播的过程，被人们称为电磁辐射，电磁辐射分为电离辐射、非电离辐射。非电离辐射主要包括：超高频辐射、高频电磁场、工频电场、激光、微波、紫外辐射等。电离辐射主要包括：X 射线、α 射线、β 射线、γ 射线、中子等。

1. 非电离辐射防护技术　非电离辐射防护的基本原理是：屏蔽辐射源或辐射单元；屏蔽工作地点；采用吸收材料，减少辐射源的直接辐射；消除工作现场的二次辐射源或减少二次辐射强度；屏蔽措施必须接地良好；个人防护；设计合理的线路与滤波结构。

（1）屏蔽：电磁屏蔽的目的在于防止射频电磁场的影响，使其辐射强度被抑制在允许范围之内。要实现这一目的，就必须采用一切技术手段，将电磁辐射的作用与影响限制在所指定的空间范围之内，包括主动场屏蔽、被动场屏蔽。根据工艺过程和操作情况，采用适宜的屏蔽材料包围发射场源予以屏蔽。常用屏蔽材料包括：铜、铝丝（板），泡沫塑料，橡胶，玻璃钢等。

（2）射频接地：射频接地的原理就是将在屏蔽体内由于感应生成的射频电流迅速导入大地，以使屏蔽体同大地成为等位体，不会形成二次辐射源，从而使屏蔽体获得高效能。射频接地情况的好坏，直接关系到防护效果的好坏。

（3）吸收防护：对于电磁辐射，特别是微波辐射，采用能量吸收材料进行吸收防护，是很有成效的措施。目前，应用在微波防护上吸收材料主要有谐振型吸收材料、匹配型吸收材料两大类。

（4）设备的合理设计：提高槽路的滤波度、元件与布线要合理、屏蔽体的结构设计要合理。

（5）设备的正确使用：当设备投入使用前，必须结合工艺与加工负载，正确调整各项电参数，最大限度保证设备的输出匹配，使设备处于优良的工作条件下。同时，还要加强对设备的维护与保养。

（6）合理布局：应充分考虑场源之间以及场源与操作位置之间的合理布局，应尽可能使场源远离操作地点和休息地点。

加强城市规划与管理、实行区域控制。强调工、科、医设备的布局要合理。凡是射频设备集中使用的单位，应划定一个确定的范围，给出有效的保护半径，其他无关建筑与居民住宅应在此范围之外建造。大功率的发射设备则应当建在非居民区和居民活动场所之外的地点，实行区域控制以及距离防护。

2．电离辐射防护技术

（1）外照射防护

1）时间防护：控制暴露时间。

2）距离防护：加大与辐射源距离，降低放射性剂量。

3）屏蔽防护

①对放射源实施屏蔽，如铅封放射源。

②对暴露人员或处所实施屏蔽。

4）医学监督：个人暴露剂量检测等。

5）室内放射性活度测量。

（2）内照射防护

1）时间防护：通过限制从事放射性工作人员所受照射的时间以减少照射剂量来达到的防护。人体所受外照射的积累剂量与受照射的时间成正比。为此，要求操作人员的操作准确敏捷，根据放射源的放射性强度，适当增配工作人员并轮换操作，以缩短工作时间，非必要时，不要在放射性物质的周围停留。

2）防护作用时间：个人防护用具接触者免受有害环境因素的安全性期限。个人防护用具必须在其有效期内合理、妥善使用。

（3）室内氡放射性防护：从源上把关、治本。在使用前，先进行放射性污染水平监测，即本底测量。

四、空气调节与净化

（一）空调的发展

空气调节是使室内温度、湿度、速度、洁净度等参数达到给定要求的技术，简称空调。空气调节应用于工业及科学实验过程一般称为"工艺性空调"，而应用于以人为主的空气环境调节则称为"舒适性空调"。有些工业生产过程中，为避免元器件由于温度变化产生胀缩及湿度过大引起表面锈蚀，一般严格规定环境的基准温度和湿度，并制定了温度和湿度变化的偏差范围。在电子工业中，还规定空气中的尘粒浓度。药品、食品工业及生物实验室、医院病房、手术室等，不仅规定空气温湿度，而且规定了空气的含尘浓度及细菌数量。

1890 年以后，空调技术获得初步成就，既有了工艺性空调，也有了舒适性空调。属于工艺性空调的有 1891 年在美国罗彻斯特采用贮存照相胶片的 E.Kodak 装置，1900 年纺织厂和卷烟厂的空调，1902 年纽约附近布鲁克林一家印刷厂的空调，1904 年汉堡中心电话交换站的空调等。舒适性空调有 1894 年德国法兰克福一幢房子和 1895 年美国圣路易斯一家私人图书馆的空调，1901 年蒙特卡洛娱乐场的空调，1902 年纽约证券交易所的空调，1904 年西德科隆和巴西里约热内卢剧场的空调等。

在空调系统方面，最早使用的是全空气系统，后来才有了空气 - 水系统。空气 - 水系统用水管代替了大部分大截面风管道，既节约了许多金属材料，又节省了风管道所占建筑物的空间，因此经济效益很高。

在 20 世纪 20 年代末期出现了整体式空调机组。它是将制冷机、风机、空气处理装置等组合在一起的成套空调设备。后来，此类空调设备发展迅速，现在通用的除了整体式的还有分体式的，有小型的以家用为主的空调器，也有用途广泛、形式多样的单元式空调机等多种机型，以及能利用制冷剂正逆向循环、在夏季供冷冬季供暖的热泵型机组。

在我国，空调技术的起步并不太迟，工艺性空调和舒适性空调几乎同时出现。1930 年左右，在上海的纺织厂出现了带喷水室的空调系统，其冷源为深井水。随后，一些电影院和银行也实现了空气调节。几座高层建筑的大旅馆也先后设置了全空气式的空调系统。在当时，高层建筑装有空调，上海是亚洲的首位。但到 1937 年，由于爆发抗日战争，使我国刚起步不久的空调业停滞不前。

新中国成立后，随着国民经济的发展，我国空调事业逐步发展壮大。组合式空调机组在 20 世纪 50 年代已应用于纺织工业。1966 年，我国自行研制成功了第一台风机盘管机组。20 世纪 80～90 年代是我国空调技术发展最快的时期，空调技术的主要服务对象由工业转向民用，首先是在星级酒店、高档写字楼、商场、影剧院、餐厅、室内娱乐场所等公共建筑装设空调系统，随后空调器也大量进入居住建筑。

现在,我国已能独立设计各种空调系统,如大型公共建筑和高层建筑的空调系统、高精度的恒温恒湿洁净室以及人工气候室等。专门生产空调设备的大型企业,已具备了定型化、系列化生产各种空气处理设备和不同规格空调机组的能力。

(二)湿空气的物理性质及其焓湿图

空气是空气调节热湿处理的对象,为研究分析与工程计算方便,通常将空气视为干空气和水蒸气两部分组成,自然界中空气中均含有水蒸气,因此也将空气称为"湿空气",以区别不含水蒸气的干空气。掌握湿空气的物理性质及焓湿图,是掌握空气调节的必要基础。

1. 湿空气的物理性质　大气是由干空气和一定量的水蒸气混合而成,即湿空气。干空气总体上可作为一个稳定的混合物看待。湿空气中水蒸气的含量小,但是其变化却对空气环境的干燥和潮湿程度产生重要影响,且使湿空气的物理性质随之改变,因此湿空气中水蒸气含量的调节在空气调节中具有重要地位。

(1)理想气体的状态方程:在常温常压下干空气可视为理想气体,而湿空气中的水蒸气一般处于过热状态,且含量很少,可近似地视作理想气体。这样,即可利用理想气体的状态方程式来表示干空气和水蒸气的主要状态参数压力、温度、比容等的相互关系,即式2-6-25、式2-6-26。

$$P_g V = m_g R_g T \quad \text{或} \quad P_g v_g = R_g T \qquad \text{(式 2-6-25)}$$
$$P_q V = m_q R_q T \quad \text{或} \quad P_q v_q = R_q T \qquad \text{(式 2-6-26)}$$

式中:P_g,P_q——干空气及水蒸气的压力,Pa。

$\quad V$——湿空气的总容积,m^3。

$\quad m_g$,m_q——干空气及水蒸气的质量,kg。

$\quad R_g$,R_q——干空气及水蒸气的气体常数,$R_g = 287 J/(kg \cdot K)$,$R_q = 461 J/(kg \cdot K)$。

$v_g = \dfrac{V}{m_g}$,$v_q = \dfrac{V}{m_q}$分别为干空气及水蒸气的比容,m^3/kg。

而干空气及水蒸气的密度 ρ_g 和 ρ_q 则等于比容的倒数。

根据道尔顿定律,湿空气的压力应等于干空气的压力与水蒸气的压力之和,即式2-6-27。

$$B = P_g + P_q \qquad \text{(式 2-6-27)}$$

式中,B 一般称为大气压力,以 Pa 或 kPa(千帕)表示。海平面的标准大气压为 101 325Pa 或 101.325kPa。

(2)湿空气的密度 ρ:湿空气的密度等于干空气密度与水蒸气密度之和,即式2-6-28。

$$\rho = \rho_g + \rho_q = \frac{P_g}{R_g T} + \frac{P_q}{R_q T} = 0.003\,484 \frac{B}{T} - 0.001\,34 \frac{P_q}{T} \qquad \text{(式 2-6-28)}$$

在标准条件下(压力为 101 325Pa,温度293K,即20℃)干空气的密度为 $1.205 kg/m^3$,而湿空气的密度取决于湿空气压力的大小。由于湿空气压力相对于干空气压力而言数值较小,因此,湿空气的密度比干空气密度小,在实际计算中可近似取 $1.2 kg/m^3$。

(3)湿空气的含湿量 d:取湿空气中的水蒸气密度与干空气密度之比作为湿空气含有水蒸气量的指标,换言之,即取对应于一公斤干空气的湿空气所含有的水蒸气量,见式2-6-29、式2-6-30。

$$d = \frac{\rho_g}{\rho_q} = \frac{R_g}{R_q} \cdot \frac{P_q}{P_g} = 0.622 \frac{P_q}{P_g} \qquad \text{(式 2-6-29)}$$

或

$$d = 0.622 \frac{P_q}{B - P_q} \quad kg/kg \cdot 干 \qquad \text{(式 2-6-30)}$$

考虑到湿空气中水蒸气含量较少,因此含湿量 d 的单位也可用 g/kg·干表示,这样式2-6-30可写成式2-6-31。

$$d = 622 \frac{P_q}{B - P_q} \quad g/kg \cdot 干 \qquad \text{(式 2-6-31)}$$

(4)相对湿度 φ:另一种度量湿空气水蒸气含量的间接指标是相对湿度,其定义为湿空气的水蒸气压力与同温度下饱和湿空气的水蒸气压力之比,即式2-6-32。

$$\varphi = \frac{P_q}{P_{q \cdot b}} \times 100\% \qquad （式2-6-32）$$

式中：$P_{q \cdot b}$——饱和水蒸气压力，Pa。

由式 2-6-32 可见，相对湿度表征湿空气中水蒸气接近饱和含量的程度。式中 $P_{q \cdot b}$ 是温度的单值函数，可在一些热工手册中查到。

湿空气的相对湿度与含湿量之间的关系可写成式 2-6-33。

$$\varphi = \frac{d}{d_b} \cdot \frac{(B - P_q)}{(B - P_{q \cdot b})} \times 100\% \qquad （式2-6-33）$$

式 2-6-33 中的 B 值远大于 $P_{q \cdot b}$ 和 P_q 值，认为 $B - P_q \approx B - P_{q \cdot b}$ 只会造成 1%～3% 的误差。因此相对湿度可近似表示为式 2-6-34。

$$\varphi = \frac{d}{d_b} \times 100\% \qquad （式2-6-34）$$

式中：d_b——饱和含湿量，kg/kg·干或 g/kg·干。

（5）湿空气的焓 h 或 i：在空气调节中，空气的压力变化一般很小，可近似于定压过程，因此可直接用空气的焓变化来度量空气的热量变化。

已知干空气的定压比热 $c_{pg} = 1.005$kJ/(kg·℃)，近似取 1 或 1.01。水蒸气的定压比热 $c_{pq} = 1.84$kJ/(kg·℃)，则干空气的焓 $h_g = c_{pg} \cdot t$，kJ/kg·干。水蒸气的焓 $h_q = c_{pq} \cdot t + 2500$，kJ/kg·汽，式中 2500 为 t = 0℃ 时水蒸气的汽化潜热(r_0)。

显然湿空气的焓 h 应等于 1 千克干空气的焓加上与其同时存在的 d 千克水蒸气的焓，表示为公式 2-6-35。

$$h = c_{pg} \cdot t + (2500 + c_{pq} \cdot t)d = 1.01t + (2500 + 1.84t)d \qquad （式2-6-35）$$

由此可知，湿空气的焓与温度、含湿量有关，随湿空气的温度和含湿量的变化而变化。

2. 焓湿图及其应用　在空气调节中，经常需要确定湿空气的状态及其变化过程。湿空气的状态参数可以通过上节介绍的公式来计算或查已经计算好的湿空气性质表确定，但在空气调节工程中，为了避免繁琐的公式计算，同时又能直观地描述湿空气状态变化过程，常用线算图来表示湿空气的状态参数之间的关系。

（1）焓湿图：主要介绍我国现在使用的焓湿图，焓湿图是以焓 h 为纵坐标、含湿量 d 为横坐标绘制而成的，也常称 $h-d$ 图，见图 2-6-76。

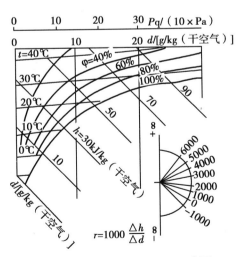

图 2-6-76　湿空气的焓湿图示意图

1）等温线：等温线是根据公式 $h = 1.01t + (2500 + 1.84t)d$ 制作而成的。当温度为常数时，焓与含湿量呈线性关系，只须给定两个值，即可确定一线。温度不同时斜率不同，因此等温线是一组互不平行的直线,但由于1.84t与2500相比对斜率的影响不显著,所以等温线又近似看做是平行的。

2)等相对湿度线:根据公式$d=0.622\dfrac{\varphi P_{q\cdot b}}{B-\varphi P_{q\cdot b}}$可以绘制出等相对湿度线。饱和水蒸气分压力$P_{q\cdot b}$是温度的单值函数,因此在一定的大气压力$B$下,$d=f(\varphi,t)$,这样当$\varphi$取一系列常数时,即可根据$d$与$t$的关系在$h-d$图上绘制出等$\varphi$线。

等φ线是一组发散形曲线。$\varphi=0\%$的等φ线是纵坐标,$\varphi=100\%$等φ线是湿空气的饱和状态线。以$\varphi=100\%$线为界,上方为湿空气区,$\varphi<1$,水蒸气处于过热状态,其状态稳定;下方为湿空气的过饱和区,过饱和状态不稳定,常有凝结现象,又称为"结雾区",在$h-d$图上不表示出来。

3)热湿比线:一般在$h-d$图的周边或右下角给出热湿比(或称角系数)ε,即湿空气的焓变化与含湿量变化之比。

在空气调节中,被处理的空气常常由一个状态A变为另一个状态B,在$h-d$图上连接状态点A和状态点B的直线就代表了湿空气的状态变化过程,如图2-6-77所示。为了说明湿空气状态变化前后的方向和特征,常用湿空气状态变化前后的焓差与含湿量差的比值来表征,称为热湿比ε,表示为公式2-6-36。

$$\varepsilon=\frac{h_B-h_A}{d_B-d_A}=\frac{\Delta h}{\Delta d} \tag{式 2-6-36}$$

如有A状态的湿空气,其热量(Q)变化(可正可负)和湿量(W)变化(可正可负)已知,则其热湿比表示为公式2-6-37。

$$\varepsilon=\frac{Q}{W} \tag{式 2-6-37}$$

式中,Q的单位为kJ/h,W的单位为kg/h。热湿比的正负代表湿空气状态变化的方向。

在$h-d$图的右下方示出不同ε值的等值线。如果A状态湿空气的ε值已知,则可过A作平行于ε等值线的直线,这一直线就代表了A状态湿空气在一定热湿作用下的变化方向。

(2)湿球温度和露点温度:图2-6-78所示是两支测量空气温度的温度计,其中一支温度计的感温包上裹有纱布,纱布的下端浸在盛有水的容器中,在纱布纤维的毛细作用下,纱布处于湿润状态,此温度计称为湿球温度计,所测量的温度称为空气的湿球温度。另一支没有包裹纱布的温度计称为干球温度计,所测量的温度称为空气的干球温度,也就是空气的实际温度。

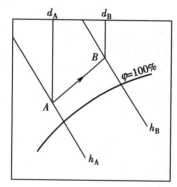

图2-6-77　空气状态变化在焓湿图上的表示示意图

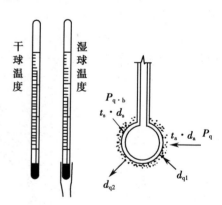

图2-6-78　干、湿球温度计示意图

湿球温度计的读数实际上反映了湿球纱布中水的温度。假如开始时纱布上的水温和空气的温度一样,那么湿球温度计的读数和干球温度计的读数一样,这时空气的相对湿度达到100%。但是,当空气的相对湿度$\varphi<100\%$时,纱布上的水分就会蒸发,吸收汽化热,使纱布上的水温下降。一旦纱布的温度低于空气的温度,热量就会从温度高的空气传给温度低的纱布。当湿球纱布上的水温降低到某一温度时,空气对纱布的传热量正好等于蒸发一定水分所需要的汽化热,这时,纱布上的水温不再继续下降,这一热平衡下的水温就称为该状态空气的湿球温度。

湿球温度在 $h-d$ 图上的表示。当空气流经湿球时，湿球表面的水与空气存在热湿交换。该热湿交换过程中，空气状态发生变化，热湿比表示为公式 2-6-38。

$$\varepsilon = \frac{\Delta h}{\Delta d} = 4.19t_s \qquad\qquad \text{（式 2-6-38）}$$

在 $h-d$ 图上 $\varepsilon = 4.19t_s$ 的过程线即为等湿球温度线。

在空调工程中，$t_s \leqslant 30℃$ 时，热湿比 $\varepsilon = 4.19t_s$ 的过程线与 $\varepsilon = 0$ 的等焓线非常接近，因此，用等焓线代替等湿球温度线所造成的计算误差很小，所以，实际工程中，可以近似认为等焓线即为等湿球温度线，如图 2-6-79 所示。

湿空气的露点温度是指在含湿量不变的条件下，湿空气达到饱和时的温度。将未饱和的空气冷却，并保持其含湿量不变，随着空气温度的降低，所对应的饱和含湿量也降低，因此空气的相对湿度增大，当温度降低至 t_1 时，空气的相对湿度达到 100%，此时，空气的含湿量达到饱和，如果空气的温度继续下降，则会有凝结水出现。我们把 t_1 称为该状态空气的露点温度，即在 $h-d$ 图上由 A 沿等 d 线向下与 $\varphi = 100\%$ 线交点的温度，如图 2-6-80 所示。

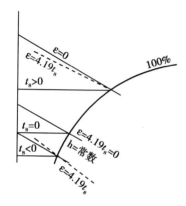

图 2-6-79　等湿球温度线示意图

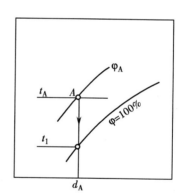

图 2-6-80　露点温度在焓湿图上的表示示意图

（3）焓湿图的应用

1）等湿加热过程：空气调节中常用表面式加热器或电加热器对空气进行加热处理，空气温度升高而含湿量不变。因此，空气状态变化是等湿、增焓、升温的过程。在 $h-d$ 图（如图 2-6-81 所示）上这一过程可表示为 A→B 的过程，其热湿比表示为公式 2-6-39。

$$\varepsilon = \frac{h_B - h_A}{d_B - d_A} = \frac{h_B - h_A}{0} = +\infty \qquad\qquad \text{（式 2-6-39）}$$

2）等湿冷却过程：利用冷冻水或其他冷媒，通过冷表面对湿空气进行冷却处理，当冷表面温度高于或等于湿空气的露点温度时，空气的温度降低，但含湿量不变。空气状态变化是等湿、减焓、降温过程。在 $h-d$ 图（如图 2-6-81 所示）上这一过程可表示为 A→C 的过程，其热湿比表示为式 2-6-40。

$$\varepsilon = \frac{h_C - h_A}{d_C - d_A} = \frac{h_C - h_A}{0} = -\infty \qquad\qquad \text{（式 2-6-40）}$$

3）等焓加湿过程：用喷水室喷循环水处理空气时，水吸收空气的热量蒸发形成水蒸气进入空气，使空气在失去部分显热的同时，增加了潜热量，空气的焓值基本不变，只是略增加了水带入的液体热，近似于等焓过程，因此称为等焓加湿过程。在 $h-d$ 图（如图 2-6-81 所示）上这一过程可表示为 A→D 的过程，其热湿比表示为公式 2-6-41。

$$\varepsilon = \frac{h_D - h_A}{d_D - d_A} = \frac{0}{d_D - d_A} = 0 \qquad\qquad \text{（式 2-6-41）}$$

4）等焓减湿过程：用固体吸湿剂干燥空气时，水蒸气被吸湿剂吸附，空气含湿量降低，而水蒸气凝结时放出的汽化热使空气的温度升高，空气的焓值基本不变，只是略减少了水带走的液体热，其过程近似于等焓减湿过程。在 $h-d$ 图（如图2-6-81所示）上这一过程可表示为 A→E 的过程，其热湿比表示为式2-6-42。

$$\varepsilon = \frac{h_E - h_A}{d_E - d_A} = \frac{0}{d_E - d_A} = 0 \qquad (式2-6-42)$$

5）等温加湿过程：通过向空气中喷入蒸汽而实现。空气中增加水蒸气后，焓值和含湿量都将增加，焓的增加值为加入蒸汽的全热量，表示为式2-6-43。

$$\Delta h = \Delta d \cdot h_q \qquad (式2-6-43)$$

式中：Δd——每千克干空气增加的含湿量，kg/kg（干空气）；

h_q——水蒸气的焓（kJ/kg），$h_q = 2500 + 1.84 t_q$。

此过程的热湿比表示为式2-6-44。

$$\varepsilon = \frac{\Delta h}{\Delta d} = \frac{\Delta d \cdot h_q}{\Delta d} = h_q = 2500 + 1.84 t_q \qquad (式2-6-44)$$

如果喷入蒸汽的温度为100℃左右，则 $\varepsilon \approx 2684$，该过程近似于沿等温线变化，故为等温加湿过程。在 $h-d$ 图（如图2-6-81所示）上这一过程可表示为 A→F 的过程。

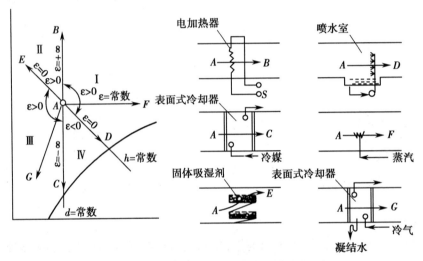

图2-6-81　几种典型的湿空气状态变化过程示意图

6）减湿冷却过程：利用喷水室或表面式冷却器处理空气时，若冷水温度或冷表面温度低于湿空气的露点温度，空气中的水蒸气将凝结为水，使空气的含湿量降低，空气的状态变化过程为减湿冷却过程或冷却干燥过程。在 $h-d$ 图（如图2-6-81所示）上这一过程可表示为 A→G 的过程，其热湿比表示为式2-6-45。

$$\varepsilon = \frac{h_G - h_A}{d_G - d_A} > 0 \qquad (式2-6-45)$$

7）不同状态空气的混合在 $h-d$ 图上的确定：在空气调节中，经常遇到不同状态的空气相互混合的情况，因此，必须研究空气混合的计算规律。

若有两种不同状态的空气 A 与 B，其质量分别为 G_A 与 G_B，混合后的状态为 C，根据质量与能量守恒原理，表示为式2-6-46、式2-6-47。

$$G_A h_A + G_B h_B = G_C h_C = (G_A + G_B) h_C \qquad (式2-6-46)$$

$$G_A d_A + G_B d_B = G_C d_C = (G_A + G_B) d_C \qquad (式2-6-47)$$

由上两式可得公式2-6-48、2-6-49。

$$\frac{G_A}{G_B} = \frac{h_C - h_B}{h_A - h_C} = \frac{d_C - d_B}{d_A - d_C} \qquad (式2-6-48)$$

$$\frac{h_C - h_B}{d_C - d_B} = \frac{h_A - h_C}{d_A - d_C}$$

（式 2-6-49）

在 $h-d$ 图上，直线 $\overline{BC}$ 和 $\overline{CA}$ 具有相同的斜率，两条直线斜率相同且有公共点，所以 A、B、C 三点在同一直线上，且有公式 2-6-50。

$$\frac{\overline{BC}}{\overline{CA}} = \frac{G_A}{G_B} = \frac{h_C - h_B}{h_A - h_C} = \frac{d_C - d_B}{d_A - d_C}$$

（式 2-6-50）

从公式 2-6-50 可得出结论，参与混合的两种空气的质量比与混合点 C 分割两状态连线的线段长度成反比，并且混合点靠近质量大的空气状态一端。

（三）空调负荷及送风量

1. 室内外空气计算参数　空调房间冷、热及湿负荷是确定空调系统送风量的基本依据，房间冷、热及湿负荷量的计算必须以室外气象参数和室内要求维持的气象条件为依据。

（1）室内空气计算参数概念：室内空气计算参数主要是指作为空调工程设计与运行控制标准而采用的空气温度、相对湿度和空气流速等室内空气的控制参数。

温度，人体对于温度较为敏感，而室内温度对人的热舒适性的影响是通过与人体皮肤的对流换热和导热来实现的。

相对湿度，出汗是人体在任何气温下都存在的生理机能，只是在气温较低时出汗量较小，往往感觉不到出汗。而相对湿度主要影响人体表面汗液的蒸发，即影响蒸发散热量多少。相对湿度过高不仅会使人感到气闷，而且汗液不易蒸发；相对湿度过低又会使人感觉干燥，引起皮肤干裂，甚至引发呼吸系统疾病。

气流速度，对人的热舒适性最明显的影响是在夏季送冷风时，如果冷空气的流速过大，造成吹冷风的感觉，会极不舒适，严重时还会导致人生病。

在民用建筑和工业企业中，以保证人体舒适、健康和提高工作效率为目的的"舒适性环境空气参数"，一般不提空调精度要求。在生产厂房以及一些研究、试验环境或设施中，以着重满足生产工艺过程和试验过程的空气环境需求为目的的"工艺性环境空气参数"有空调精度要求。

（2）舒适性空调室内空气计算参数：国家标准《民用建筑供暖通风与空气调节设计规范》（GB 50736—2012）规定，人员长期逗留区域舒适性空调室内空气计算参数应符合表 2-6-24 的规定。

表 2-6-24　民用建筑舒适性空气调节室内空气计算参数

类别	热舒适度等级	温度（℃）	相对湿度（%）	风速（m/s）
供热工况	I	22～24	≥30	≤0.2
	II	18～22	—	≤0.2
供冷工况	I	24～26	40～65	≤0.25
	II	26～28	≤70	≤0.3

注：I 级热舒适度较高，II 级热舒适度一般

供暖与空调的室内热舒适性应按国家标准《中等热环境 PMV 和 PPD 指数的测定及热舒适条件的规定》（GB/T 18049—2000）执行，采用预计平均热感觉指数（PMV）和预计不满意者的百分数（PPD）评价，热舒适度等级划分见表 2-6-25。

表 2-6-25　不同热舒适度等级对应的 PMV、PPD 值

热舒适度等级	PMV	PPD
I	−0.5≤PMV≤0.5	≤10%
II	−1≤PMV<−0.5, 0.5<PMV≤1	≤27%

国家标准《工业建筑供暖通风与空气调节设计规范》（GB 50019—2015）规定，舒适性空调室内空气计算参数应符合表 2-6-26 的规定。

表 2-6-26　工业建筑舒适性空气调节室内空气计算参数

参数	冬季	夏季
温度（℃）	18～24	22～28
风速（m/s）	≤0.2	≤0.3
相对湿度（%）	—	40～70

（3）工艺性空调室内空气计算参数：由于工艺过程的千差万别，工艺性空调可分为一般降温性空调、恒温恒湿空调、净化空调、人工气候等。

降温性空调，对室内空气温、湿度的要求是保证夏季工人操作时手不出汗，因此一般只规定温度或湿度的上限，对空调精度没有要求。如电子工业的某些车间，规定夏季室温不大于28℃，相对湿度不大于60%。

恒温恒湿空调，对室内空气的温、湿度基数和精度都有严格要求。如某些计量室，室温要求全年保持20℃±0.1℃，相对湿度保持50%±0.1%。也有的工艺过程仅对温度或相对湿度一项有严格要求，如纺织工业某些工艺对相对湿度要求严格，而空气温度则以劳动保护为主。

净化空调，不仅对空气温、湿度有一定要求，而且对空气中所含尘粒的大小、数量、甚至微生物种类也有严格要求。如医院的洁净手术室分为四个等级，各种等级对细菌浓度都有明确的指标要求。

人工气候，即要模拟高温高湿或低温低湿，甚至高空气候等环境。

不论何种工艺性空调，由于其服务对象为工业生产或科学实验，因此必须按工艺过程的特殊要求来确定室内空气计算参数（很多设计手册已有相关规定）。当有人操作时，在可能的情况下应尽量兼顾考虑人体热舒适的需要。对于夏季温度和相对湿度低于舒适性空调的场所，应尽量减小室内空气的流速，在工艺条件允许的前提下，应尽量提高空气温度，这样不仅可以节省设备投资和运行费用，而且还有利于操作人员的健康。

工艺性空调的室内空气计算参数除了温湿度基数及其允许波动范围应根据工艺需要并考虑必要的卫生要求确定外，活动区的风速应按《工业建筑供暖通风与空气调节设计规范》（GB 50019—2015）的规定取值，即冬季不宜大于0.3m/s，夏季宜采用0.2～0.5m/s，当室内温度高于30℃，可大于0.5m/s。

（4）室外空气计算参数：室外空气计算参数取什么值，会直接影响室内空气状态的保证程度和设备投资。例如，当夏季取用很多年才出现一次而且持续时间较短（几小时或几昼夜）的当地室外空气最高干湿球温度作为室外空气计算参数时，就会因配置的设备和相关装置容量过大，长期不能全部投入使用而形成投资浪费。

设计规范中规定的室外空气计算参数值，通常不是取最不利条件时的数值，而是根据全年少数时间不保证室内温度、湿度在控制标准范围内的原则确定的数值。

《民用建筑供暖通风与空气调节设计规范》（GB 50736—2012）、《工业建筑供暖通风与空气调节设计规范》（GB 50019—2015）均规定，选择下列统计值作为室外空气计算参数。

采用历年平均不保证1天的日平均温度作为冬季空调室外空气计算温度。

采用累年最冷月平均相对湿度作为冬季空调室外空气计算相对湿度。

采用历年平均不保证50小时的干球温度作为夏季空调室外空气计算干球温度。

采用历年平均不保证50小时的湿球温度作为夏季空调室外空气计算湿球温度。

采用历年平均不保证5天的日平均温度作为夏季空调室外空气计算日平均温度。

由于全国各个地方的纬度和海拔不同，其室外空气计算参数也不尽相同。

2. 太阳辐射对建筑物的热作用　经围护结构传入空调房间的太阳辐射热，在空调冷负荷的构成中占有相当大的比重。因此，了解和掌握太阳辐射的基本性质及对建筑物的热作用，对合理地进行空调房间冷负荷的计算有着重要的意义。

太阳表面的温度高达6000℃，并不断地向外辐射出巨大的能量。当太阳辐射线通过地球表面的大气层时，其中一部分辐射能量被大气层中的臭氧、水蒸气、二氧化碳和尘埃等吸收，另一部分则被云层中的尘埃、冰晶、微小水珠以及各种气体分子等折射或反射,形成没有一定方向的散射辐射。这些散射辐射大部分返回了宇宙空间,小部分到达了地面。剩余那些没有被吸收和散射的辐射能则透过大气层到达地面,这部分辐射能称为直射辐射。因此,地球表面所接受的太阳辐射由直射辐射和散射辐射两部分组成。

太阳直射辐射是指太阳光线直接投射到地球表面的能量,因而是有方向性的。散射辐射可以认为没有方向性,但是它只占总辐射能中的很少部分,所以影响直射辐射的因素即可以认为是影响太阳总辐射的因素。

太阳辐射强度指 $1m^2$ 黑体表面在太阳照射下所获得的热量值,单位为 W/m^2。它可用仪器直接测量。

到达地面的太阳辐射强度的大小主要取决于地球对太阳的相对运动,也就是取决于被照射地点与太阳射线形成的高度角 β(图2-6-82)和太阳光线通过大气层的厚度(图2-6-83)。

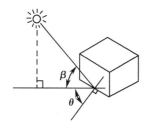

图 2-6-82 太阳高度角示意图

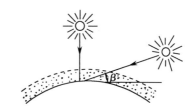

图 2-6-83 太阳光线穿越大气层厚度的示意图

此外,地理纬度不同、季节不同、昼夜不同,太阳辐射强度也都不同。例如纬度高的南极和北极,太阳高度角小,太阳通过大气层的路程长,太阳辐射强度小;而纬度低的赤道太阳辐射强度大,如图2-6-82所示。同一地区由于地球公转,夏季太阳高度角高于冬季,且日照时间比冬季长。

同理,由于地球自转,同一地点的太阳高度角逐时在变化,中午太阳高度角大,太阳辐射强度高于早晨和黄昏。

当太阳射线照射到非透明的围护结构外表面时,一部分会被反射,另一部分会被吸收,反射和吸收的比例取决于围护结构外表面材料的粗糙度和颜色。表面越粗糙、颜色越深的围护结构外表面,吸收的太阳辐射热就越多;反之,就越少。同一种材料对于不同波长辐射的吸收率是不同的,黑色表面对各种波长的辐射几乎全部吸收,而白色表面对不同波长的辐射则吸收率不同,对于可见光几乎90%都反射回去。所以,在外围护结构上刷白或玻璃窗上挂白色窗帘可减少进入室内的太阳辐射热。

3. 空调负荷计算 在明确了空调室内外计算参数后,就可以来计算空调负荷。空调负荷按性质分为冷负荷、热负荷和湿负荷三种,按对象分为房间负荷和系统负荷两类。

(1)得热量和冷负荷:房间得热量是指在某一时刻由室外和室内热源散入房间的热量的总和。根据性质的不同,得热量可分为潜热和显热两类,而显热又包括对流热和辐射热两种成分。

瞬时冷负荷是指为了维持室温恒定,空调设备在单位时间内必须自室内取走的热量,即在单位时间内必须向室内空气供给的冷量。

冷负荷与得热量有时相等,有时则不等。围护结构热工特性及得热量的类型决定了和负荷的关系。瞬时得热中的潜热得热及显热得热中的对流成分是直接放散到房间空气中热量,立即构成瞬时冷负荷;而显热得热中的辐射成分被室内各种物体的表面所吸收和储存,当这些物体的表面温度高于室内空气温度时,它们又以对流方式将储存的热量给空气。

可见,得热量转化为冷负荷的过程中,存在着衰减和延迟现象,这是建筑物的蓄热能力所决定的。蓄热能力越强,则冷负荷衰减越大,延迟时间也越长。

(2)冷负荷系数法计算空调冷负荷:我国在借鉴国外研究成果的基础上,提出了符合我国国情的两种空调设计冷负荷计算法,即谐波反应法和冷负荷系数法。冷负荷系数法是便于工程中进行手算的一种简化方法,主要包括:外墙和屋面传热形成的逐时冷负荷;玻璃窗传热形成的逐时冷负荷;玻璃窗日射得热引起的冷负荷;隔墙、楼板等内围护结构传热形成的冷负荷;室内热源散热引起的冷负荷,室内热源主要指照明散热、人体散热及工艺设备散热三部分。室内热源散热包括显热和潜热两部分。潜热散热作为瞬时冷负荷。显热散热中对流热成为瞬时冷负荷，辐射热部分则先被围护结构等物体表面所吸收，然后再缓慢散出，形成滞后冷负荷。因此，可采用相应的冷负荷系数计算。

在夏季逐项逐时冷负荷计算中，每一项都有各自的公式和要求，相对来说较为繁杂，这是空调设计人员应该掌握的。同时，现在的设计人员都采用冷负荷计算软件对逐项逐时的冷负荷及各种数据进行方便、快捷的计算，这里不再详细说明了。

（3）冷（热）负荷估算指标

1）夏季冷负荷估算：空调房间夏季冷负荷按照冷负荷系数法的方法计算能保证准确性，但民用建筑在方案设计阶段，计算条件不具备时，可根据空调负荷概算指标进行估算。所谓空调负荷概算指标，是指折算到建筑物每一平方米空调面积所需制冷机或空调器提供的冷负荷值。将负荷概算指标乘以建筑物内的空调面积，即得夏季空调制冷系统总负荷的估算值。国内部分建筑空调冷负荷概算指标见表 2-6-27。

表 2-6-27　国内部分民用建筑和房间空调冷负荷概算指标

序号	建筑类型及房间名称	冷负荷指标（W/m^2）
1	旅馆：客房（标准层）	80～110
2	酒吧、咖啡厅	100～180
3	西餐厅	160～200
4	中餐厅、宴会厅	180～350
5	商店、小卖部	100～160
6	中庭、接待室	90～120
7	小会议室（允许少量吸烟）	200～300
8	大会议室（不允许吸烟）	180～280
9	理发、美容	120～180
10	健身房、保龄球	100～200
11	弹子房	90～120
12	室内游泳池	200～350
13	舞厅（交谊舞）	200～250
14	舞厅（迪斯科）	250～350
15	办公	90～120
16	医院：高级病房	80～110
17	医院：一般手术室	100～150
18	洁净手术室	300～500
19	X光、CT、B超诊断	120～150
20	商场、百货大楼营业室	150～250
21	影剧院：观众席	180～350
22	休息厅（允许吸烟）	300～400
23	化妆室	90～120
24	体育馆：比赛馆	120～250
25	观众休息厅（允许吸烟）	300～400
26	贵宾室	100～120
27	展览厅、陈列室	130～200
28	会堂、报告厅	150～200
29	图书阅览	75～100
30	科研、办公	90～140
31	公寓、住宅	80～90
32	餐馆	200～250

2）冬季热负荷估算：民用建筑空气调节系统冬季热负荷，可按冬季采暖热负荷指标估算后，乘以空调系统冬季用室外新风量的加热系数1.3～1.5即可。

当知道总建筑面积时，其采暖热指标可参考表2-6-28。

表2-6-28　国内部分民用建筑及房间采暖热负荷概算指标

序号	建筑类型及房间名称	采暖热指标（W/m²）	序号	建筑类型及房间名称	采暖热指标（W/m²）
1	住宅	47～70	6	商店	64～87
2	办公楼、学校	58～81	7	单层住宅	81～105
3	医院、幼儿园	64～81	8	食堂、餐厅	116～140
4	旅馆	58～70	9	影剧院	93～116
5	图书馆	47～76	10	大礼堂、体育馆	116～163

总建筑面积大，外围护结构热工性能好，窗户面积小，采用较小的指标；反之，采用较大的指标。

（4）湿负荷的计算

1）人体散湿量可见式2-6-51。

$$W = \mu n w \qquad (式 2\text{-}6\text{-}51)$$

式中：W—人体散湿量（g/h）。

　　　w—成年男子的散湿量（g/h），可查相关标准。

　　　n—室内总人数。

　　　μ—群集系数，见表2-6-29。

表2-6-29　群集系数 μ

工作场所	影剧院	百货商店	旅馆	体育馆	图书阅览	银行	工厂轻劳动	工厂重劳动
群集系数	0.89	0.89	0.93	0.92	0.96	1.0	0.90	1.0

2）敞开水槽表面散湿量可见式2-6-52。

$$W = \beta (P_{q \cdot b} - P_q) F \frac{B}{B'} \qquad (式 2\text{-}6\text{-}52)$$

式中：W—敞开水槽表面散湿量（kg/s）。

　　　$P_{q \cdot b}$—相应于水表面温度下的饱和空气的水蒸气分压力（Pa）。

　　　P_q—空气中水蒸气分压力（Pa）。

　　　F—蒸发水槽表面积（m²）。

　　　B—标准大气压力，其值为101325Pa。

　　　B'—当地大气压力（Pa）。

　　　β—蒸发系数[kg/(N·s)]，β 按式2-6-53确定。

$$\beta = (\alpha + 0.003\,63v) \times 10^5 \qquad (式 2\text{-}6\text{-}53)$$

式中：α—不同水温下的扩散系数，kg/(N·s)，见表2-6-30。

　　　v—水面上的空气流速，m/s。

表2-6-30　不同水温下的扩散系数 α

水温（℃）	<30	40	50	60	70	80	90	100
α[kg/(N·s)]	0.0043	0.0058	0.0069	0.0077	0.0088	0.0096	0.0106	0.0125

地面积水蒸发量计算方法与敞开水槽表面散湿量计算方法相同。

4. 送风量的计算　在已知空调热（冷）湿负荷的基础上，利用不同的送风和排风状态来消除室内余热余湿，以维持空调房间所要求的空气参数。

（1）夏季送风状态及送风量的确定：图 2-6-84 所示为一个空调房间的送风示意图。室内余热量（冷负荷）为 Q（W），余湿量（湿负荷）为 W（kg/s）。为了消除余热余湿，保持室内空气状态为 N（h_N, d_N）点，送入 G（kg/s）的空气，其状态为 O（ho, do）。送入的空气吸收室内的余热、余湿后，由状态 O 变为状态 N 而排出，从而保证了室内空气状态为 N。

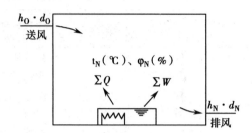

图 2-6-84　空调房间送风示意图

根据热平衡得 $Gh_o + Q = Gh_N$，根据湿平衡得 $Gd_o + W = Gd_N$，整理后得式 2-6-54、式 2-6-55。

$$G = \frac{Q}{h_N - h_o} \qquad \text{（式 2-6-54）}$$

或

$$G = \frac{W}{d_N - d_o} \qquad \text{（式 2-6-55）}$$

即得送入空气由 O 点变为 N 点的状态变化过程的热湿比，见式 2-6-56。

$$\varepsilon = \frac{Q}{W} = \frac{h_N - h_o}{d_N - d_o} \qquad \text{（式 2-6-56）}$$

这样，在 h−d 图上就可利用热湿比 ε 的过程线来表示送入空气状态变化过程的方向。这就是说，只要送风状态点 O 位于通过室内空气状态点 N 的热湿比线上，那么将一定量具有这种状态的空气送入室内，就能同时吸收余热和余湿，从而保证室内要求的状态 N。

由此，在过室内状态点 N 的热湿比线上确定出一个送风状态点 O，即可根据式 $G = \dfrac{W}{d_N - d_o}$ 求出所需要的送风量。

但是，从图 2-6-85 可以看出，凡是位于 N 点以下该过程线上的点均可作为送风状态点，只不过 O 点距 N 点越近，送风量越大，距 N 点越远则风量越小。因此，送风状态点 O 的选择就涉及一个经济技术的比较问题。

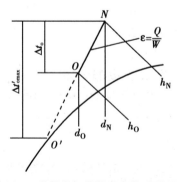

图 2-6-85　送风空气的状态变化过程示意图

从经济上讲，一般总是希望送风温差 Δt_0 尽可能的大，这样，需要的送风量就小，空气处理设备也可以小一些。既可以节约初投资，又可以节省运行能耗。但是从效果上看，送风量太小时，空调房间的温度场和速度场的均匀性和稳定性都会受到影响。同时，由于送风温差大，送风温度较低，冷气流会使人感到不舒适。此外，送风温度太低时，还会使天然冷源的利用受到限制。

暖通空调规范根据空调房间恒温精度的要求给出了夏季送风温差的建议值,还推荐了换气次数,见表 2-6-31。换气次数是空调工程中常用的衡量送风量的指标,它的定义是房间通风量 $L(\text{m}^3/\text{h})$ 和房间体积 $V(\text{m}^3)$ 的比值,即换气次数 $n = \dfrac{L}{V}$(次/h)。如用表中送风温差计算所得的送风量折合的换气次数大于表中推荐的换气次数,则符合要求。

表 2-6-31 送风温差与换气次数

室温允许波动范围	送风温差	换气次数(次/h)
±0.1~0.2℃	2~3℃	15~20
±0.5℃	3~6℃	>8
±1.0℃	6~10℃	≥5
>±1.0℃	人工冷源:≤15℃ 天然冷源:可能的最大值	—

选定送风温差之后,即可按以下步骤确定送风状态和计算送风量:在 h-d 图上确定出室内空气状态点 N;由热湿比 ε,作出过 N 点的热湿比线;根据所选取的送风温差,在热湿比线上定出送风状态点;计算送风量,并校核换气次数。

(2)冬季送风状态和送风量的确定

1)采用与夏季不同的送风量:在冬季,通过围护结构的温差传热往往是由内向外传递,只有室内热源向室外散热,因此,冬季室内余热量往往比夏季少得多,有时甚至为负值,而余湿量则冬夏一般相同。冬季的热湿比值常小于夏季,也可能是负值。所以空调送风温度 t_0' 往往高于室温 t_N。由于送热风时送风温差可比送冷风时的送风温差大,所以冬季送风量可以比夏季小。这样可以节约电能,尤其对较大的空调系统减少风量的经济意义更为突出。当然减少风量也是有所限制的,它必须满足最少换气次数的要求,同时送风温度也不宜过高,一般以不超过 45℃ 为宜。

采用与夏季不同的送风量时,冬季送风量的确定方法和步骤与夏季相同。

2)采用与夏季相同的送风量:在工程上,应用较多的是全年固定送风量,即在先确定了夏季送风量后,冬季采用与夏季相同的送风量,这样,全年运行时只需调节送风参数即可,因而比较方便。这时可根据 $G = \dfrac{W}{d_N - d_o}$ 反求出冬季送风状态 (h_o', d_o'),即式 2-6-57、式 2-6-58。

$$h_o' = h_N - \frac{Q}{G} \qquad\qquad (式 2-6-57)$$

$$d_o' = d_N - \frac{W}{G} \qquad\qquad (式 2-6-58)$$

实际上,由所求出的 (h_o', d_o') 确定的冬季送风状态点 O' 与室内状态点 N 的连线就是冬季工况的热湿比线。

当冬季采用与夏季相同的送风量 G 时,如果全年散湿量 W 不变,则由式 $G = \dfrac{W}{d_N - d_o}$ 可知,Δd 是个常数,则过夏季送风状态点 O 的等含湿量线 d_o 与冬季热湿比线 ε' 的交点就是所求的冬季送风状态点。

(3)新风量的确定和空气平衡:既然在处理空气时,大多数场合要利用相当一部分回风,所以,在夏、冬季节混入的风量愈多,使用的新风量愈少,就愈显得经济。但实际上,不能无限制地减少新风量,一般规定,空调系统中的新风占送风量的百分数不应低于 10%。确定新风量的依据采用下列方法。

1)卫生要求:在人长期停留的空调房间内,新鲜空气的多少对健康有直接影响。人体总要不断地吸入氧气,呼出二氧化碳,如果新风量不足,就不能供给人体足够的氧气,影响人体健康。表 2-6-32 给出了人体在不同状态下的二氧化碳呼出量,而表 2-6-33 则规定了各种场合下室内二氧化碳的允许含量。

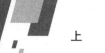
表 2-6-32　人体在不同状态下的二氧化碳呼出量

工作状态	人均 CO_2 呼出量（L/h）	人均 CO_2 呼出量（g/h）
安静时	13	19.5
极轻的工作	22	33
轻劳动	30	45
中等劳动	46	69
重劳动	74	111

表 2-6-33　二氧化碳的允许含量

房间性质	CO_2 允许含量	
	L/m³	g/kg
人长期停留的地方	1.0	1.5
儿童和病人停留的地方	0.7	1.0
人周期性停留的地方（机关）	1.25	1.75
人短期停留的地方	2.0	3.0

根据以上条件，可利用"工业通风"确定全面通风量的基本原理，来计算某一房间消除二氧化碳所需的新鲜空气量。在实际工作中，一般可按规范确定：不论每人占房间体积多少，人均新风量按大于等于 30m³/h 采用；对于人员密集的建筑物，如采用空调的体育馆、会场，每人所占的空间较少（不到 10m³），但停留时间很短，可分别按吸烟或不吸烟的情况，人均新风量以 7～15m³/h 计算。由于这类建筑物按此确定的新风量占总风量的百分比可能达 30%～40%，从而对冷量影响很大，所以在确定新风量时应十分慎重。

《工业企业设计卫生标准》(CBZ 1—2010)规定：工作场所的新风应来自室外，新风口应设置在空气清洁区，新风量应满足下列要求：非空调工作场所人均占用容积小于 20m³ 的车间，应保证人均新风量不小于 30m³/h；如所占容积大于 20m³ 时，应保证人均新风量不小于 20m³/h。采用空气调节的车间，应保证人均新风量不小于 30m³/h。洁净室的人均新风量应不小于 40m³/h。封闭式车间人均新风量宜设计为 30～50m³/h。因此，新风量宜满足"工业建筑应保证每人不小于 30m³/h 的新风量，洁净室的人均新风量应不小于 40m³/h"的要求。

2) 补充局部排风量：当空调房间内有排风柜等局部排风装置时，为了不使车间产生负压，在系统中必须有相应的新风量来补偿排风量。

3) 保持空调房间的"正压"要求：为了防止外界环境空气（室外的或相邻的空调要求较低的房间）渗入空调房间，干扰空调房间内温湿度或破坏室内洁净度，需要在空调系统中用一定量的新风来保持房间的正压（即室内大气压力高于外界环境压力）。一般情况下室内正压在 5～10Pa 即可满足要求，过大的正压不但没有必要，而且还降低了系统运行的经济性。

在实际工程设计中，如前所述，对于绝大多数场合来说，当按上述方法得出的新风量不足总风量的 10% 时，也应按 10% 计算，以确保卫生和安全。

必须指出，在冬夏季室外设计计算参数下规定最小新风百分数，是出于经济方面的考虑。多数情况下，在春、秋过渡季节中，可以提高新风比例，从而利用新风所具有的冷量或热量以节约系统的运行费用。

（四）空气的热湿处理装置

在确定了空调房间的冷热湿负荷、送风量后，就可以选择热湿处理装置把拟送入空调房间的空气处理到送风状态。

对空气进行热湿处理即对空气进行加热、冷却或加湿、除湿。

在空调工程中，主要使用水、水蒸气、制冷剂作为与空气进行热湿交换的介质。由于水最容易获得，而且价格低廉、热容量大、调节方便，既能直接与空气进行热湿交换，又能间接与空气进行热湿交换,因此是使用最多、最广的介质。水蒸气如果直接喷入空气中,能起到加湿作用;如果通过换热器间接与空气接触则只能起加热作用。

制冷剂通常借助换热器与空气进行热湿交换,空气发生何种状态变化与制冷剂的状态变化有关。如果制冷剂由液态变为气态,则空气将发生降温或降温减湿变化;如果制冷剂由气态变为液态,则空气将会被加热。

除此之外,在某些特殊场合,还可以利用某些固体或液体吸湿剂(如硅胶、溴化锂等)与空气进行热湿交换。

空气热湿处理装置按热湿交换介质与空气的接触方式不同,可分为直接接触式和间接接触式两大类。

直接接触式热湿处理装置是把水、水蒸气等介质直接喷入空气中,或让热湿交换介质与空气直接接触,使空气状态发生变化,常用的这类装置有喷水室、各种水加湿器和蒸汽加湿器等。

间接接触式热湿处理装置(又称为表面式或间壁式热湿处理装置)是将水、水蒸气、制冷剂等介质通过金属分隔面与空气进行热湿交换,从而使空气状态发生变化。表冷器、空气加热器、盘管以及蒸发器和冷凝器等都属于此类装置,又统称为表面式换热器。

电加热器利用电热元件来加热空气,其作用原理与上述两类热湿处理装置有所不同,喷水式表冷器则兼有直接接触式和间接接触式两类热湿处理装置的特点。

1．喷水室　喷水室(又称为喷淋室、淋水室、喷雾室、洗涤室等)借助喷水装置喷出的高密度小水滴与空气直接接触进行热湿交换,从而使空气状态发生变化。由于水温可以任意调节,因此喷水室可以对空气实现加热、冷却、加湿、除湿等七种处理,而且具有一定的空气净化能力,夏、冬季可以共用,加工制作容易等优点,曾在空调发展历程中得到广泛使用。其主要缺点是对水质要求高、占地面积大、水系统复杂、需配备专用水泵等。目前喷水室主要在纺织厂、卷烟厂等以空气湿度为主要调控对象的工艺性空调系统中采用。

2．表面式换热器　在空调工程中,另一类广泛使用的热湿交换装置是表面式换热器,又称为空气换热器。与喷水室相比,表面式换热器结构简单、体积小、使用灵活、用途广,还可以使用多种热湿交换介质。表面式换热器的“别名”很多,在组合式空调机组和柜式风机盘管中用于空气冷却除湿处理时称为空气冷却器或表面式冷却器,简称表冷器;用来对空气进行加热处理时,称为空气加热器;作为风机盘管的部件使用时,称为盘管;用做各种空调器或空调机的四大件中的换热器时,分别称为蒸发器(或表面式蒸发器、直接蒸发式表冷器)和冷凝器。

由于表面式换热器是借助换热管内的冷热媒介质(如水、水蒸气、制冷剂)经金属分隔面与空气间接进行热湿交换,而空气侧的对流换热系数一般远小于管内的冷却介质或加热介质的对流换热系数,为了增强表面式换热器的换热效果,降低金属耗量和减小换热器的尺寸,通常采用肋片管来增大空气一侧的传热面积,以达到增强传热的目的。空调工程中使用的表面式换热器主要是各种金属肋片管的组合体。

3．空气的其他热湿处理装置

(1)其他加热装置:空调工程中通常采用的另一类空气加热装置是电加热器。电加热器是利用电流通过电阻丝发热来加热空气的装置。它具有结构紧凑、加热均匀、热量稳定、控制方便等优点。因此在空调设备和小型空调系统中应用较广。在恒温精度控制要求较高的大型全空气空调系统中,也经常在送风支管上设置电加热器来控制局部区域的加热升温。由于电加热器耗电量较大,在电费较贵、加热量较大的场合不宜采用。

(2)其他加湿装置:加湿装置是用来增加空气中水蒸气含量(含湿量)和提高空气相对湿度的装置。对空气的加湿既可以在空调设备或送风管道内对送入空调房间的空气集中实施,也可以在空调房间内直接实施。空气加湿装置的种类繁多,按与空气接触的是水还是水蒸气分为水加湿装置和蒸汽加湿装置两大类,按控制方式可分为普通型和自动控制型。

(3)其他除湿装置:某些生产工艺过程、仪器设备使用过程或产品的储存要求空气环境的含湿量很低,为此要不断地排除空气中多余的水蒸气。此时,空气除湿装置就要承担起降低空气中水蒸气含量(含湿量)的任务。对空气进行除湿处理(或称减湿、去湿、降湿处理)的方式除了喷水室除湿和表面式换热器除湿外,还有冷冻除湿、固体(吸湿剂)除湿和液体(吸湿剂)除湿三种方式,空调工程中常用的相应空气除湿装置主要是冷冻除湿机、转轮除湿机和溶液除湿机。

1) 冷冻除湿机:冷冻除湿机实际上是一个完整的制冷装置,利用其蒸发器将空气温度降低到露点以下,使空气中的水蒸气冷凝而析出来实现对空气的除湿,由于是利用冷冻机作为除湿手段,所以称为冷冻除湿,属于冷凝除湿或冷却除湿范畴。

2) 转轮除湿机:相对于喷水室、表面式换热器和冷冻除湿机的湿式除湿,转轮除湿机采用的是干式除湿方法,即利用固体吸湿剂做成的转轮进行旋转除湿。某些固体材料对水蒸气有很强的吸附或吸收能力。在空调工程中,常用来做固体吸湿剂(又称为干燥剂)的有硅胶、氯化锂和分子筛等。由于用固体吸湿剂除湿时,空气的状态变化过程是一个等焓减湿升温过程,所以最适用于对空气既需要干燥又需要加热的场合。

3) 溶液除湿机:某些液体对空气中的水蒸气有强烈的吸收作用,因此在空调工程中也常利用它们来对空气进行除湿处理,并称它们为液体吸湿剂。常用的液体吸湿剂有溴化锂、氯化锂和氯化钙的溶液。这些溶液表面水分子较少,水蒸气分压力较低,而且在一定温度下,溶液浓度越高,水蒸气分压力越低,吸湿能力越强。空调工程中通常采用溶液除湿机来处理室外新风。

(五)空气调节系统

1. 空气调节系统的分类　空气调节系统一般均由空气处理设备和空气输送管道以及空气分配装置所组成,根据需要,它能组成许多不同形式的系统。在工程上应考虑建筑物的用途和性质、热湿负荷特点、温湿度调节和控制的要求、空调机房的面积和位置、初投资和运行维修费用等许多方面的因素,选定合理的空调系统。

(1) 接空气处理设备的设置情况分类:集中系统、半集中系统、全分散系统。

集中系统,集中系统的所有空气处理设备(包括风机、冷却器、加温器、过滤器等)都设在一个集中的空调机房内。

半集中系统,除了集中空调机房外,半集中系统还设有分散在被调房间内的二次设备(又称末端装置),其中多半设有冷热交换装置(亦称二次盘管),它的功能主要是在空气进入被调房间之前,对来自集中处理设备的空气作进一步补充处理。

全分散系统(局部机组),这种机组把冷、热源和空气处理、输送设备(风机)集中设置在一个箱体内,形成一个紧凑的空调系统。可以按照需要,灵活而分散地设置在空调房间内,因此局部机组不需集中的机房。

(2) 按负担室内负荷所用的介质种类分类:全空气系统、全水系统、空气 - 水系统、冷剂系统。

全空气系统,是指空调房间的室内负荷全部由经过处理的空气来负担的空调系统,如图 2-6-86(a)所示,在室内热湿负荷为正值的场合,用低于室内空气焓值的空气送入房间,吸收余热余湿后排出房间,由于空气的比热较小,需要用较多的空气量才能达到消除余热余湿的目的,因此要求有较大断面的风道或较高的风速。

全水系统,空调房间的热湿负荷全靠水作为冷热介质来负担,见图 2-6-86(b),由于水的比热比空气大得多,所以在相同条件下只需较小的水量,从而使管道所占的空间减小许多,但是,仅靠水来消除余热余湿,并不能解决房间的通风换气问题,因而通常不单独采用这种方法。

空气 - 水系统,随着空调装置的日益广泛使用,大型建筑物设置空调的场合愈来愈多,全靠空气来负担热湿负荷,将占用较多的建筑空间,因此可以同时使用空气和水来负担空调的室内负荷,见图 2-6-86(c),诱导空调系统和带新风的风机盘管系统就属这种型式。

冷剂系统,这种系统是将制冷系统的蒸发器直接放在室内来吸收余热余湿,这种方式通常用于分散安装的局部空调机组,见图 2-6-86(d),但由于冷剂管道不便于长距离输送,因此这种系统不宜作为集中式空调系统来使用。

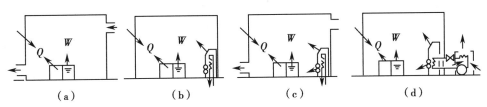

图 2-6-86　按负担室内负荷所用的介质分类的空调系统示意图
(a)全空气系统,(b)全水系统,(c)空气-水系统,(d)冷剂系统

(3) 根据集中式空调系统处理的空气来源分类:封闭式系统、直流式系统、混合式系统。

封闭式系统,它所处理的空气全部来自空调房间本身,没有室外空气补充,全部为再循环空气,因此房间和空气处理设备之间形成了一个封闭环路,见图 2-6-87(a),封闭式系统用于密闭空间且无法(或不需)采用室外空气的场合,这种系统冷、热消耗量最省,但卫生效果差,当室内有人长期停留时,必须考虑空气的再生,这种系统应用于战时的地下庇护所等战备工程以及很少有人进出的仓库。

直流式系统,它所处理的空气全部来自室外,室外空气经处理后送入室内,然后全部排出室外,见图 2-6-87(b),因此与封闭系统相比,具有完全不同的特点,这种系统适用不允许采用回风的场合,如放射性实验室以及散发大量有害物的车间等,为了回收排出空气的热量或冷量用来加热或冷却新风,可以在这种系统中设置热回收设备。

混合式系统,从上述二种系统可见,封闭式系统不能满足卫生要求,直流式系统经济上不合理,所以两者都只在特定情况下使用,对于绝大多数场合,往往需要综合这两者的利弊,采用混合一部分回风的系统,这种系统既能满足卫生要求,又经济合理,故应用最广。图 2-6-87 中(c)就是此种系统图。

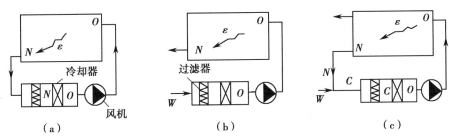

图 2-6-87　按所使用空气的来源分类的空调系统示意图
(a)封闭式系统,(b)直流式系统,(c)混合式系统

2. 集中式空调系统　全空气系统是出现最早,至今仍在广泛使用的集中式空调系统。该系统主要由空调设备、风管道系统和送风口、回风口组成。其主要优点是空调设备集中设置在专门的空调机房内,能满足对空气的各种处理要求,且便于集中调节和维护保养;室内空气质量容易得到保证和控制;消声隔振比较容易,且效果较好;使用寿命长,初投资和运行费用比较小;新风量调节方便,春秋季节可实现全新风送风,节约能源,降低运行费用。

全空气系统的主要缺点是风管道占用建筑空间过大,相应要求建筑层高较高;空调系统(使用一台空调设备)只能处理一种送风状态的空气,不能同时满足有较大温湿度控制差别的房间或区域的需要;系统作用范围内不同房间或区域负荷有变化或不需要空调送风时,不便于自动调节相适应温湿度或不送风,难以满足不同房间或区域的控制要求并造成能量的浪费;各房间之间有风管道连通,不利于防火防烟。

全空气系统适用于面积较大,空间较高,人员较多,室内温度、湿度要求较高、噪声要求较严格的房间,是大空间公共建筑舒适性空调和要求较高的工艺性空调使用最多的空调系统。

按空调设备处理的空气来源不同,常用的全空气系统还可分为直流式系统和混合式系统。

(1) 直流式系统:直流式系统空调设备处理的空气全部为室外空气,是任何时候都百分之百使用新风的系统,因此又称为全新风系统。系统形式简单,送风空气质量好,但能耗大、不经济,主要用于室内散发有毒、有爆炸性危险气体的房间,以及医院的灼伤病房和传染病房、酒店的厨房等。

（2）混合式系统：混合式系统空调设备处理的空气一部分为室外空气（又称为新风），另一部分为空调房间或区域的循环空气（又称为回风）。根据回风在空调设备中的使用次数不同，混合式系统又分为一次回风系统和二次回风系统两种系统形式。一次回风系统是将回风与室外新风在喷水室（或表面式冷却器）前混合，经过处理再送到室内的空调系统，由于这种系统兼顾了卫生和经济两个方面，故应用最广泛。二次回风系统是将回风与室外新风在喷水室（或表面式冷却器）前后两次引入室内回风，经过处理再送到室内的空调系统。与直流式系统相比，一次回风系统的优点是夏冬季可以使用部分回风，春秋（过渡）季节能充分利用室外空气的自然调节能力，甚至全部使用室外新风而不用回风，减少人工冷源或热源的运行时间，有利于节能、降低运行费用。该系统通常用于空调房间面积大，单位面积人员密度大，新风量要求高，室内空气控制参数要求较严格的场所，如商场、影剧院、体育馆、机场候机厅、火车站和长途汽车站候车厅、大型展览馆等。

（3）变风量系统：通常全空气系统的设计送风量是根据室内最大（设计）热湿负荷与送风焓差确定的，在系统实际使用过程中，由于房间热湿负荷在全年的大部分时间里为部分负荷而不是最大值（设计负荷），而且经常变化，为保证室内温湿度在规定范围内，系统必须进行相应的调节，以适应热湿负荷的变化，不致产生过冷或过热现象。

保持全年送风量不变，靠改变送风温度来适应空调负荷变化的全空气系统称为定风量系统，而保持送风温度或参数不变，靠改变送风量来适应空调负荷变化的系统称为变风量系统。变风量系统在部分负荷时，送风量相应减少，不仅可以降低风机能耗，也能降低空气处理的能耗，同时还可以减少空调系统的运行费用。

与定风量系统的再热调节送风温差方式相比，变风量系统对室内相对湿度的控制质量要差一些，但对于一般民用建筑的舒适性标准来说，变风量系统对相对湿度的控制已完全可以满足要求。

根据是否有变风量末端装置，变风量系统可分为两种：一种是只能改变系统总送风量，送风末端为普通送风口的系统；另一种是不仅系统总送风量可以改变，而且各送风末端还加装有变风量末端装置的系统。

改变系统总送风量的变风量系统，主要是用于有同一温、湿度控制要求的大型空调房间，如影剧院、候机（车、船）厅、展览馆、生产车间等。系统总送风量的调节，可采用风机电动机调速、调传动装置（如更换带轮、调液力偶合器）等方法来实现，其中以电动机变频无级调速方法在技术经济方面的综合效能最高，应用也最广泛。

加装有变风量末端装置的变风量系统，对于服务多个空调房间或区域，且有可调节性差异控制要求的全空气系统，通常采用此系统。利用分设在各个空调房间或区域的变风量末端装置，来适应相应房间或区域热湿负荷的变化，保证其温湿度在要求的范围内。

（4）低温送风系统：低温送风系统是送风温度不高于10℃的全空气空调系统，"低温送风"是相对于常规全空气空调系统14～18℃的送风温度而言的，通常其配套的冷源为冰蓄冷系统。由于送风温度降低，与常规全空气系统相比加大了送风温差，此低温送风系统又称为大温差送风系统。

低温送风系统主要由空气处理设备、风管道和送风末端装置构成，与常规全空气空调系统相同，只是因为处理和输送的空气温度较低，有些装置不一样，风管道保冷要求更严格。冷却盘管由于低温送风系统的设计参数与常规空调系统不同，所以空气处理设备的冷却盘管也不同于常规空调送风系统的，这种不同主要体现在盘管数更多及翅片间距更密、铜管更细、迎面风速较低。

送风末端装置，在送风末端加设混合箱或诱导箱、采用低温送风专用风口或扩散性能好的送风口。

采用低温送风系统与采用常规全空气比具有以下优点：减少系统设备投资、节省建筑空间、降低设备能耗和运行费用。提高热舒适性。与冰蓄冷系统配合使用效果更好。低温送风系统是随着蓄冷技术，特别是冰蓄冷技术的发展而兴起的，采用冰蓄冷系统作为空调冷源需要较高的初投资，但与低温送风系统相结合，则可有效地降低整个冰蓄冷空调系统的初投资，且更能够发挥出其运行费用较低的特点。

低温送风系统的运行方式与常规全空气系统的运行方式基本相同，但低温送风系统对运行和控制的要求更高。特别是系统启动时，为避免送风口和送风产生结露现象，必须进行软启动，即在系统刚启动时，由于房间露点温度较高，为避免产生结露现象，应使经空气处理设备处理后的空气温度逐渐降低，可通过逐步降低空气处理设备的供水温度来实现。由此就造成低温送风系统从启动到正常供冷时间过长。

低温送风系统的适用场合：有≤4℃的低温水可供利用；要求显著降低建筑高度，降低投资；要求空调房间内的相对湿度控制在40%左右；冷负荷超过已有空调设备及管网供冷能力的改造工程。

（5）地板送风系统：地板送风系统是指经温、湿度集中处理后的空气通过空调房间结构楼板与架空地板之间形成的空间（送风静压箱）或在此空间布置的送风管道，由地板送风口向上送入室内，在诱导作用下与室内空气混合，进行热湿交换后再从房间上部排出的空调送风系统，属于全空气、下送风空调系统的形式之一。

相对于传统的上送风系统，地板送风系统具有以下优点。

可满足个人的热舒适要求。地板送风系统的送风口可设置在离人的工作位置很近的地板面，可以方便地调节送风量及出风方向，通过控制自己的局部热环境，充分满足个人的热舒适要求。

可提高热舒适水平。由于从下部送风，地板温度可明显受送风温度的影响，使地板表面温度夏季低、冬季高，其冷（热）辐射效果好，可提高人的舒适性。

可改善人员活动区空气品质。下部送风形成的下送上回气流，使新鲜空气首先进入人的呼吸区，可改善人员活动区空气品质。

可减少设备能耗，降低运行费用。从下部送风只需考虑人员活动区（通常又是工作区）的热湿负荷，也只需控制该区域的温、湿度，因此夏季热湿负荷减小，相应送风量减少，可使风机耗电量以及运行费用均降低；由于人可接受的直接吹风温度决定了下部送风温度要提高（一般不低于16～18℃），夏季处理空气所需要的冷水供水温度也可相应提高，可使制冷机能耗减少，运行费用降低，而且过渡季节还可延长使用室外新风的时间，减少制冷机的使用时间，减少运行费用。

当然，地板送风系统也有一些缺点，如由于地板送风口离人体较近，处理不当会有吹风感，夏季送冷风时，直接吹到腿部有可能会造成不良后果；因风从下向上吹，会引起地面扬尘；送风量大时，风口数量多，受地面上放置物品、家具、设备等限制，难以布置或因被覆盖而失去作用等。

地板送风系统比较适合层高较高，主要热源在下部，且与污染物相关的空调房间，如计算机房、电信机房、网络机房、电子设备用房、纺织厂房、敞开式大空间办公室、展览厅、图书馆、博物馆、电梯大厅等。

3. 半集中式空调系统　半集中式空调系统除了有集中的空气处理室外，还在空调房间内设有二次空气处理设备，即对空气的局部处理和集中处理相结合的方式。按照局部处理设备的不同分为风机盘管系统、诱导器系统和辐射板系统。

（1）风机盘管系统：在空调房间内设有风机盘管机组，风机盘管机组既是空气处理输送设备，又是末端装置。风机盘管机组是由冷热盘管和风机组成，与风机盘管相连接的有冷、热水管路和凝结水管路。

风机盘管系统的优点是布置灵活方便，容易与装饰装修工程配合；各房间可以独立调节室温，当房间无人时可方便地关掉机组而不影响其他房间的使用，有利于节省运行费用；各房间之间空气互不串通；系统占用建筑空间少。

风机盘管系统的缺点是布置分散，维护管理不方便；当机组没有新风系统同时工作时，冬季室内相对湿度偏低，故不能用于全年室内湿度有要求的地方；空气的过滤效果差；必须采用高效低噪声风机；水系统复杂，容易漏水；盘管冷热兼用时，容易结垢，不易清洗。

风机盘管机组的新风供给方式主要有三种。靠室内机械排风渗入新风，室内不设新风系统，靠设在卫生间、浴室等处的机械排风在房间内形成负压，促使新风经门窗缝隙渗入室内；该方法的特点是初投资和运行费用低，但室内卫生条件差；受无组织渗风的影响，室内温度场分布不均匀；这种方式仅适用于室内人少的场合，特别适用于旧建筑增设风机盘管机组且布置新风管困难的场合。另一种方法是墙洞引入新风，把风机盘管机组设在外墙窗台下，立式明装，在盘管机组背后的墙上开洞，把室外新风用短管引入机组内；这种方式初投资少且节约建筑空间，但要使风机盘管适应新风负荷的变化比较困难；故这种系统只用于室内参数要求不太严格的场合；另外，新风口还会破坏建筑立面，增加污染和噪声，所以要求高的地方也不宜采用。第三种方法为独立新风系统，室外新风通过新风机组处理到一定状态参数后，由送风风道系统直接送入空调房间，或送入风机盘管空调机组，使其与房间里的风机盘管共同负担空调房间的冷（热）、湿负荷。

当风机盘管机组卧式暗装时，新风直入式是经过集中处理新风不进入风机盘管而直接送入室内，风机盘管只处理室内回风，将新风送风口与风机盘管出风口并列，上罩一个整体格栅。这种形式管路简单，占地少，卫生条件好，和装饰易于结合，故应用较多。也有将新风口设在离风机盘管出风口较远处，新风口为独立的单个喷口的送风方式。

（2）诱导器系统：诱导器系统中有一个关键设备叫诱导器，诱导器也是一个末端装置，它由静压箱、喷嘴和冷热盘管等组成。经过集中处理的一次风首先进入诱导器的静压箱，然后以很高速度自喷嘴喷出。由于喷出气流的引射作用，在诱导器内形成负压，室内回风（称为二次风）就被吸入，然后一次风与二次风混合构成了房间的送风。

按照诱导器内是否设置盘管，诱导器系统可以分为全空气诱导器系统、"空气-水"诱导器系统两类。

全空气诱导器系统室内所需的冷负荷全部由空气负担，所以称为全空气诱导器系统。这种诱导器不带冷却盘管，故又称"简易诱导器"。它实际上是一个特殊的送风装置，它能诱导一定量的室内空气，达到增加送风量和减少送风温差的作用。有时也可在简易诱导器内装置电加热器以适应室内负荷变动的需要。

"空气-水"诱导器系统的一部分夏季室内冷负荷由空气（由集中空气处理箱处理得到的一次风）负担，另一部分由水（通过二次盘管加热或冷却二次风）负担。

诱导器系统的优点，由于集中处理的仅仅是一次风，所以机房面积和风道尺寸都可以缩小，以节省建筑面积和空间；当一次风就是新风时（工程上多采用这种方案），可完全省去回风管道，房间之间也由于有阻力较大的盘管相隔，故交叉污染的可能性小；当冬季不使用一次风时，将盘管通上热水就成了自然对流的散热器，成功地把空调与供暖结合起来；诱导器中没有转动设备，所以用于产生有爆炸危险的气体或粉尘的房间不会有危险。

诱导器系统的缺点，二次风无法过滤，所以对电气净化要求高的地方不宜使用；由于风道里只考虑通过一次风，所以即使季节合适也无法增加新风量，对节能不利；喷嘴处风速高时可能产生噪声；"空气-水"诱导器系统既有一次风管，又有冷、热水管和冷凝水管，所以管路复杂，施工不便。

（3）辐射板系统：辐射板系统主要是在吊顶内敷设辐射板，靠冷辐射面提供冷量，使室温下降，从而除去房间的显热负荷。冷却吊顶的传热中辐射部分所占的比例较高，这样可降低室内垂直温度梯度，提高人体舒适感；但是它无除湿能力，无法解决新风供应问题，因此必须与新风系统结合在一起应用，即辐射板加新风系统。空气-水辐射板系统的室内温度控制是依靠调节辐射板冷量来实现。房间的通风换气和除湿任务由新风系统承担，因此新风处理后的露点必须低于室内空气露点。

为防止吊顶表面结露，冷却吊顶的供水温度较高，一般在16℃左右，这样可以提高制冷机组的蒸发温度，改善冷冻机的性能，进而降低其能耗，另外还有可能直接利用自然冷源，如地下水等。水辐射板系统除湿能力和供冷能力都比较弱，只能用于单位面积冷负荷和湿负荷均比较小的场合。

4. 分散式空调系统　在一些建筑物中，如果只有少数房间有空调要求，这些房间又很分散，或者各房间负荷变化规律有很大不同，显然采用集中式或半集中式空调系统是不适宜的，此时宜采用分散式空调系统。

分散式空调系统是空调房间的负荷由制冷剂直接负担的系统，也称为局部空调机组。分散式空调系统实际上是一个小型空调系统（属制冷剂直接蒸发式空调系统），它将空气处理设备各部件（包括空气冷却器、加热器、加湿器、过滤器）与通风机、制冷机组组合成一个整体，具有结构紧凑、安装方便、使用灵活的特点，所以在空调工程中得以广泛应用。

与集中式空调系统相比，分散式空调系统具有特点：具有结构紧凑、体积小、占地面积小、自动化程度高等优点。由于机组的分散布置，可以使各空调房间根据自己的需要停开各自的空调机组，以满足各种不同的使用要求，所以机组系统的操作简单，使用灵活方便；同时，各空调房间之间也不互相污染、串声，发生火灾时，也不会通过风道蔓延，对建筑防火非常有利。机组系统对建筑外观有一定影响。安装房间空调机组后，经常破坏建筑物原有的建筑立面。另外，噪声、凝结水、冷凝器热风对环境会造成污染。空调机组不能按室外一般气象参数的变化和室内负荷实现全年多工况节能运行调节，过渡季也不能使用全新风。

整体性空调机组，将空气处理部分、制冷部分和电控部分等安装在一个罩壳内形成一个整体。分体式空调机组，将蒸发器和室内风机作为室内机组，把制冷系统蒸发器之外的部分置于室外，称为室外机组，两者用制冷剂管道相连接，这样可使室内的噪声降低。

分散式空调系统一般为窗式空调机、立柜式空调机。窗式空调机容量小，一般安装在窗台上或外墙上，蒸发器朝向室内，冷凝器朝向室外，如图2-6-88所示。

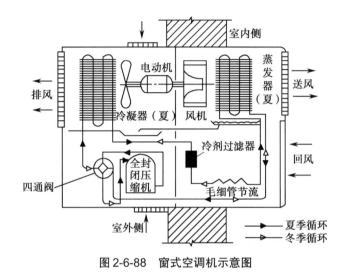

图 2-6-88　窗式空调机示意图

立柜式空调机容量较大，通常落地安装，机组可以放在室外，如图2-6-89所示。

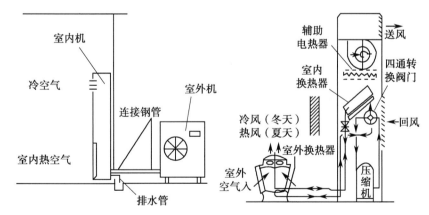

图 2-6-89　立柜式空调机组（冷凝器分开安装，热泵式）示意图

5. 其他空调系统

（1）多联机系统：目前，也有用一台室外机与多台室内机相匹配，即多联机系统，又称为多联式空调（热泵）系统。此类系统是由一台（组）空气（水）源制冷或热泵机组（室外机）配置几十台室内机，通过改变压缩机的制冷剂循环量和进入室内机换热器的制冷剂流量来适应各房间负荷变化的空调系统。

根据与室外机进行热交换的介质不同，分为空气源多联机系统和水源多联机系统。根据多联机系统的功能不同，分为单冷型、热泵型和热回收型（同时供冷供热）三大类，其中，热回收型多联机根据室外机与室内机之间的制冷剂输配管数量，分为三管制和二管制两种形式。根据室外机组的构成方式不同，分为单模块型多联机系统和多模块组合型多联机系统。根据压缩机的变容调节方式不同，分为变速多联机系统和变容多联机系统等。

1) 空气源多联机系统：空气源多联机系统俗称风冷多联机系统，也简称 VRV 系统。如图 2-6-90 所示。该系统的工作原理与常规风冷直接蒸发式空调装置（如房间空调器）类似，主要由室外机、室内机、制冷剂管道系统三部分组成；通过调节室外机中压缩机的制冷剂循环量和进入室内机换热器的制冷剂流量，来满足空调房间的温度控制要求。

空气源多联机系统相对于其他中央空调系统而言，具有以下独特优点：室外机可以分散或集中放置于屋面、阳台、挑台、地面上及设备层内，不需要专用机房，节省机房建筑投资。直接相变传热，减少了传热环节和能量输配系统的能耗，有利于提高系统的整体性能。依靠相变制冷剂携带和输配能量，其传送的热量大致是水的 8 倍、空气的 16 倍，故制冷剂管径小，占用空间小，节约楼层空间高度。系统运行时间不受限制，使用方便。

空气源多联机系统的缺点主要有：多联机系统结构复杂、系统庞大、内部参数耦合、边界条件多样的复杂制冷系统，其安装、调试技术要求很高。多联机系统是直接蒸发制冷系统，一套系统的容量、平面覆盖范围和安装高度受到一定限制，通常室外机与室内机间的连接管路在 100m 左右，室内机和室外机之间的落差在 50m 左右，室内机之间的落差在 15m 左右；系统的制冷剂充注量大，一旦泄漏不仅影响整套系统的运行和性能，而且泄露点难以查找，补充制冷剂的费用较高；当室外机只能放在建筑物外时，室外机的放置与建筑外立面美观的矛盾不易处理好。

空气源多联机系统的适用范围：在地域适用性方面，空气源多联机系统适用于夏热冬冷、夏热冬暖和温和地区；在空调负荷适用性方面，适用于各空调房间负荷变化较为一致、室内机同时开启率高的建筑；在建筑规模适用性方面，适用于中小型建筑，但是只要有合适的分散设置室外机的位置，且满足多联机系统的作用域要求，也可以用于大型建筑和高层建筑。

2) 水源多联机系统：水源多联机系统俗称水冷多联机系统，为多联机系统的另一种形式。该系统不仅继承了空气源多联机系统的所有优点，还能弥补空气源多联机系统的众多缺陷。两种系统的室内机与室外机间的制冷（热）循环原理完全相同，主要区别有：室外机对外的换热介质不同，空气源多联机系统室外机对外的换热介质为空气，而水源多联机系统室外机（一般称为主机）对外换热的介质是水；室外机的换热器结构形式不同，空气源多联机系统室外机采用的是强迫对流风冷换热器，而水源多联机系统室外机采用的是套管式水冷换热器；室外机的体积不同，由于水冷换热器的换热系数远大于风冷换热器，交换相同的热量，水冷换热器换热面积大大减小，因此，水源多联机系统的室外机体积相对较小；室外机的安装位置不同，水冷多联机系统的室外机可方便地安装在建筑物内的任何地方，而空气源多联机系统的室外机必须安装在非常开阔的室外，或与外界通风良好的室内。

最关键的区别是水源多联机系统比空气源多联机系统多了一套"水冷系统"，如图 2-6-91 所示，按照"水冷系统"的构成不同，水源多联机系统可以分为水环式水源多联机系统和地源式水源多联机系统。前者以冷却塔、锅炉组成的水环路与室外机进行换热，后者以地表水或地下水或土壤直接或间接与室外机进行换热。

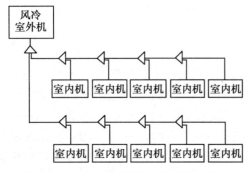

图 2-6-90 空气源多联机系统图的示意图

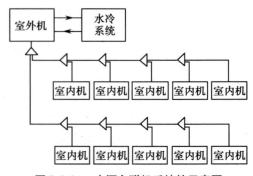

图 2-6-91 水源多联机系统的示意图

由于"水冷系统"的引入,使得水源多联机系统比空气源多联机系统的系统构成相对复杂,但拓宽了多联机系统应用范围,可节省内外机连接铜管,减少制冷剂充注量,更加高效节能,而且还可以减少压缩冷凝单元的占地面积,降低运行噪声,回收建筑物余热。

空气源多联机系统由于受连管长度的限制,无法应用到高落差、大面积的建筑物。而水源多联机系统则可以随意安置主机,通过水冷系统来延伸多联机系统的作用范围。

多联机系统的主机不必集中放置在楼顶,而可以放在每一层楼的小房间里(或吊顶内),这就大大降低了制冷剂环路的长度,节省了昂贵的铜管使用量,对系统能效比影响小,同时减小制冷剂充注量。

水源多联机系统的压缩冷凝单元(主机)体积小、结构紧凑,集中安装比空气源多联机系统的室外机减少约50%占地面积,而且运行噪声低。

对于餐厅、娱乐室、机房等场所,冬季或过渡季,即使室外温度较低,但室内仍然需要供冷,采用水环式水冷系统可以回收建筑物内部的余热,将内部热量转移到需要制热的周边区域,从而降低冬季辅助加热费用。

(2)水环热泵系统:水环热泵系统是水环热泵空调系统的简称。该系统如图2-6-92所示,采用双管闭式水循环管道系统,将分散布置的水源热泵的水侧换热器连接成并联环路,采用辅助加热设备(如锅炉)和排热设备(如冷却塔)分别供给系统运行时不足的热量或排除多余的热量。

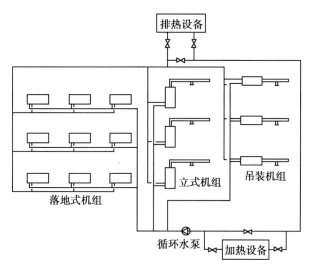

图2-6-92 水环热泵系统示意图

典型的水环热泵系统包括室内水源热泵(水/空气热泵)、水循环管道系统、排热设备(通常采用密闭蒸发式冷却塔)、加热设备(通常采用各种加热器或锅炉)。该系统的优点是不需要设集中冷源,并且可以同时使分散的水源热泵有的供冷运行,有的供暖运行,从而产生节能效果。

水环热泵系统管路中循环流动的水温一般控制在15~35℃,对于每台水源热泵将其连接在一起的水循环管路中的水既是排热源,又是热源。当水源热泵均制冷运行而向循环水中放热,使环路中的循环水温升高超过35℃时,排热设备(如冷却塔)起动,把循环水中的热量放给大气,保证循环水温不超过35℃。反之,当水源热泵均制热运行而从水中吸热,使环路中的循环水温降低至15℃以下时,加热设备(如锅炉)起动,对循环水进行加热,保证循环水温不低于15℃。如果在同一时间内,有的水源热泵制冷,有的水源热泵制热,则管路中的循环水既得热又失热,那么,在15~35℃的范围内系统既可以不启动排热设备,也可以不运行加热设备。

水环热泵系统也可以不单设排热设备和加热设备,采用空气源热泵冷热水机组或地源热泵系统同时承担水环热泵系统排热和加热任务。

水环热泵系统的优点:节能并节省运行费用,当系统中同时有水源热泵制冷和制热运行时,可以实现系统内部的冷热量回收和利用,从而减少冷却塔和加热设备的负荷量或运行时间,既可以节能又可以节约运行费用。可以同时满足供冷和供暖要求,由于该系统使用的末端装置是热泵,因此,用户可以按照自己的需要使水源热泵在制冷或制热状态下运行,不受限制地独立进行调节。管道不需要绝热处理,由于管路中循环水的温度可以通过冷却塔或加热的使用控制在15~35℃的常温范围内,管道热损失不大,一般也不会结露,因此管道不需要采取绝热措施,这样不仅可节约了初投资,减少施工的工作量,还可省去管道所占的空间(如在建筑结构中直埋布管),减少维护保养的工作量及相关费用。机房占用面积小,由于不用冷水机组和冷水泵,仅仅是循环水泵和加热设备所需要的机房面积要小得多,因此可提高建筑物的有效利用率。可以按用户安装的水源热泵用电情况来单独计量收费,其保养费和维修费便于独立核算,循环水泵和冷却塔及加热设备的用电也可以平摊进去,因此有较公平收费的基础。同时,也可以促使用户养成节约用电的习惯,可避免按空调面积收费带来的一系列问题。

水环热泵系统的缺点:制冷效率低,电气安装容量大,由于每一台水源热泵都是一台小型制冷机,与中央空调系统的大型冷水机组相比,其制冷效率较低,因此电气安装容量要增加,可能在电力增容费上要增加一定费用。需要另配新风系统,不论是系统还是水源热泵,都不具备新风供给功能,需要另配新风系统,且在春秋季节不能实现全新风运行模式。维护保养要求高,工作量大,水源热泵构造较复杂,使用数量一般较多,且多为吊顶暗装,因此不仅对维护保养人员的技术水平要求高,而且维护保养工作量大。需采用闭式冷却塔,为保证管路中循环水的水质,且使系统简单,水环热泵系统一般采用闭式冷却塔,此种冷却塔价格较高(是开式冷却塔的2~3倍)、质量较大(是开式冷却塔的4倍左右)。噪声影响较难消除,水源热泵通常就近安装在空调房间或区域内,其运行时的噪声影响较大,而且较难消除。

水环热泵系统的适用范围:公寓,对于一般标准的普通式公寓,由于造价原因,这一系统的应用受到一定的限制,但对于空调要求较高的高级公寓,这一系统是比较适合的,此时它主要可利用的优点是计费方便,以每户独立电表计费,各房间温度均可独立控制,可以在房屋出租(或出售)后再安装机组。旅馆、酒店,该系统用于旅馆、酒店时,可充分发挥其能同时满足各房间有的要供冷、有的要供暖,且能单独控制的优点,以满足不同客人的使用要求,提高旅馆、酒店的档次和标准。用于出租的写字楼或商业建筑,这是该系统最适合的一类建筑,由于这类建筑具有较为稳定的内部热源,因此,其运行的能耗相当节省,系统的投资可分步到位,有利于开发商缩短投资回收年限,各用户可根据需要就地进行独立控制,便于对各租户进行收费。

(3)热泵系统:热泵系统一般指由热泵冷热水机组作为冷热源与风机盘管组成的空调系统。本部分介绍的热泵系统与上述水环热泵系统的主要区别是安装在空调房间内的末端装置不同,前者是各种形式的风机盘管,后者则是小型水源热泵的室内机。

按热泵与外界热交换的介质分,热泵系统分为空气源热泵系统和地源热泵空调系统两大类。

1)空气源热泵系统:空气源热泵系统俗称风冷热泵系统或风冷热泵冷热水系统,该系统主要由空气源(空气/水)热泵冷热水机组、风机盘管、水循环管道系统及水泵组成(图2-6-93),系统构成简单,适用范围与多联机相同,但工程造价比其低,管道系统的施工技术要求也较低。

空气源热泵冷热水机组安装方便,可以不用机房直接安放在室外(如屋面、阳台上),运行管理和维护保养简单。主要缺点是耗电量大,价格较高。冬季运行时要经常除霜,影响正常供暖。随室外气候变化明显,制冷量随室外气温升高而降低,制热量随室外气温降低而减少。机组多数安装在屋面,运行噪声会对周边环境造成影响,尤其是夜间运行时影响更大。

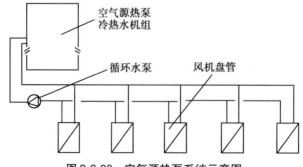

图2-6-93　空气源热泵系统示意图

2）地源热泵空调系统：地源热泵空调系统由地源热泵系统、风机盘管、空调水管系统及水泵组成，根据地源种类的不同，地源热泵空调系统可分为土壤源地源热泵空调系统、地下水地源热泵空调系统和地表水地源热泵空调系统三大类。与空气源热泵系统不同的是，地源热泵空调系统采用的热泵冷热水机组是水/水热泵冷热水机组。图 2-6-94、图 2-6-95、图 2-6-96 分别为土壤源地源热泵空调系统、地下水地源热泵空调系统和地表水地源热泵空调系统示意图。

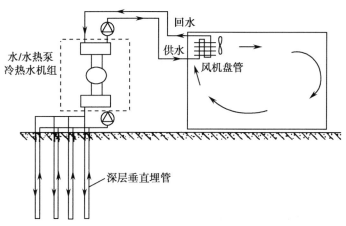

图 2-6-94　垂直埋管土壤源地源热泵空调系统示意图

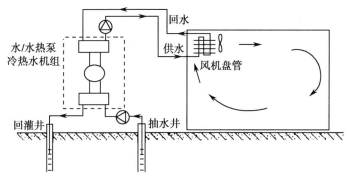

图 2-6-95　地下水地源热泵空调系统示意图

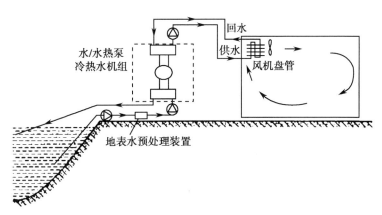

图 2-6-96　地表水地源热泵空调系统示意图

土壤源地源热泵是由传热介质通过竖直或水平土壤换热器与岩土体进行热交换，由于地表以下 20～100 米岩土体的温度比较稳定，而且热容量大，蓄热性能好，所以岩土体是很好的热源。与利用地下水、地表水为热源的水源热泵相比，适用范围较广，且不受地下水、地表水资源的限制，一般来说只要有足够的埋管空间即可。

地下水地源热泵系统是将地下水从地下抽出后直接提供给热泵进行热交换的地源热泵系统。为了使宝贵的地下水资源不浪费，通常将与热泵进行热交换后的地下水回灌到地下继续储存，冬夏轮换使用。由于地下水的温度较恒定，与室外空气相比，在冬季时温度较高，在夏季时则温度较低，而且相对于室外空气来说，水的比热容较大，传热性能好，所以地下水地源热泵系统的效率较高，仅需少量的电量即能获得较多的热量或冷量。地下水地源热泵系统适合于地下水资源丰富，水温、水质合适，并且当地资源管理部门允许开采利用地下水的场合。

地表水地源热泵系统是既可以直接利用地表水与热泵进行热交换，也可以由传热介质通过换热盘管与地表水进行热交换的地源热泵系统。地表水水源包括江河水、湖泊水、水库水、海水等。根据地表水水源的不同，地表水地源热泵系统可分为淡水源热泵系统和海水源热泵系统。相对于空气而言，地表水温度较为稳定，冬季比室外气温高，夏季比室外气温低，虽然也会受到气象条件变化的影响，造成地表水地源热泵的性能系数波动，这一点与空气源热泵类似，只是波动幅度比空气源热泵要小。一定的地表水体能够承担的冷热负荷与其面积、深度和温度特征等多种因素有关，需要根据具体情况进行计算。在我国中部、南部地区，如果建筑物附近有可利用的海、湖、江、河、水库，在考证水源的可靠性并采取适当水处理措施的前提下，地表水是较好的热泵热源和冷源。

（4）蓄冷系统：蓄冷系统主要由制冷机、蓄冷装置、管道系统组成，在空调系统不需要冷量或需冷量很少的时间段（通常是夜间电网低谷时），利用电制冷机将蓄冷介质中的热量移除，进行冷量储存，在空调系统需要的时候再将此冷量用循环水全部或部分调出使用（一般是在白天电网高峰时或在空调负荷高峰时）。常用的蓄冷介质是冰和水，相应的蓄冷系统分别称为冰蓄冷系统和水蓄冷系统。

与中央空调系统采用最多的蒸气压缩式冷水机组冷源相比，蓄冷系统冷源有以下优点：在冷水机组的使用方面，机组可满负荷连续、稳定运行，效率高，而且白天电网高峰期还可以少开机甚至停机不用，减少运行费用开支。在冷水机组的装机容量方面可减少，不仅降低了制冷设备的投资，还可降低变配电设备的投资。在冷却水系统方面可减少冷却塔、冷却水泵装机容量和减小相应管道尺寸，降低相关投资，减少运行费用。在空调系统使用的可靠性方面具有应急冷源功能，利用建筑物自备电源可不间断空调使用，提高供冷系统的安全性。

蓄冷系统冷源的主要缺点有：在硬件方面多了一套蓄冷装置，如果是冰蓄冷系统，还要增设双工况的冷水机组和板式换热器，初投资要增加。在软件方面蓄冷系统冷源的运行模式更复杂，管理要求更高。

蓄冷系统的应用除了拟使用地区具备执行分时电价且峰谷电价差较大，或有其他用电鼓励政策这个基本条件外，还应具备下列条件之一：空调冷负荷峰值的发生时刻与电力峰值的发生时刻接近，且电网低谷时段的空调冷负荷较小或没有。建筑物的冷负荷具有显著的不均衡性，或逐时冷负荷的峰谷差悬殊，使用常规空调系统会导致装机容量过大，且经常处于部分负荷下运行，低谷电价期间有条件利用闲置设备进行制冷。改造工程，即有冷源设备不能满足新的空调冷负荷的峰值需要时。有避峰限电要求或必须设置应急冷源的场所。

由于蓄冷系统既有制冷设备又有蓄冷装置，既要蓄冷又要放冷，使得其运行模式比较多样，主要包括：蓄冷装置为制冷机组提供冷量、蓄冷机组提供冷量、蓄冷机组与制冷机组联合提供冷量、制冷机组同时蓄冷和提供冷量等运行模式。

按照用于蓄冷的介质区分，蓄冷系统主要有水蓄冷系统、冰蓄冷系统和其他相变蓄冷材料系统三大类，常用的是前两类。

冰蓄冷系统是以冰的冻结和融化产生的相变潜热为主蓄存与放出冷量的蓄冷系统。由于向空调系统供应的水温较低（1～4℃），通常与冰蓄冷系统配套的中央空调系统为低温送风系统。

冰蓄冷系统的主要优点是蓄冰装置占用空间小，设置位置灵活；供水温度低，管道尺寸小，水泵电耗低；其主要缺点是需要设置双工况的冷水机组、板式换热器和配备蓄冷装置，初投资较大。

根据蓄存冷量的方式不同，冰蓄冷系统的蓄冰装置分为盘管式蓄冰装置（如蛇形盘管、椭圆形盘管、圆形盘管、U形盘管）、封装式蓄冰装置（如冰球、冰板、芯心冰球）、冰晶式蓄冰装置和冰片滑落式蓄冰装置等；冰蓄冷系统的制冰方式分为静态制冰和动态制冰两种，盘管式蓄冰装置和封装式蓄冰装置用于前者,而冰晶式蓄冰装置和冰片滑落式蓄冰装置则用于后者。

水蓄冷系统是通过水温在4~12℃的变化来蓄存和放出显热。由于向空调系统供应的水温与常规中央空调系统的冷源供水温度可一样,因此水蓄冷系统可与各种常规中央空调系统配套。

水蓄冷系统的主要优点是可使用普通冷水机组,不需要设置双工况的冷水机组,并且能使冷水机组保持较高的运行效率;蓄水装置可以利用消防水池、蓄水设施或建筑物的地下室和地下空间,初投资低,维护保养较简单。其主要缺点是蓄水装置占用空间大、蓄冷效率低,保温处理困难;蓄水装置内不同温度的水容易混合,影响其蓄冷效果。

(5)家用中央空调系统:随着我国每户100m² 建筑面积以上的多居室住宅、复式住宅以及别墅大量兴建,100~500m² 建筑面积营业的小型商业和服务型企业迅速发展,一种与之需求配套的"中央空调系统"和"房间空调器"之间的小型空调系统应运而生。这类空调系统还被称为户用中央空调、户式中央空调、别墅空调等。其基本特征是有一台室外主机,通过管道输送承担室内冷热负荷的介质至室内末端装置。

根据管道输送的介质不同,这类空调系统通常分为风管系统、水管系统和制冷剂系统三种基本形式。

1)风管系统:风管系统(又称为空气式系统)是以空气为输送介质,室外主机实际上是一台单元式空调机,末端装置为各种送风口。主机与送风口之间用风管连接,其工作原理与全空气一次回风系统的工作原理基本相同。该系统利用室外主机集中产生的冷(热)量,将室内回风(或回风和新风的混合风)进行冷却或加热处理后,再通过风管经送风口送入各个房间。

风管系统初投资较小,能方便地引入新风,使室内空气质量能得到充分保证。但风管系统的空气输配管道占用建筑空间较大,一般要求房间有足够的层高才能采用,而且不能有建筑构造梁。由于该系统采用统一送回风的方式,风口的送、回风量不能根据房间的负荷情况自动调节,难以满足不同房间不同空调负荷的要求,以及有些房间不使用而不需要开空调,有些房间在使用又需要开空调的差别要求。若加设变风量末端将会使整个空调系统的初投资大大增加。

2)水管系统:水管系统(又称为冷热水系统)是以水为输送介质,室外主机实际上是一台风冷冷水机组或空气源热泵机组,末端装置则是各种风机盘管。主机与各风机盘管之间用水管相连,其工作原理与风机盘管系统的工作原理基本相同。该系统将经过室外主机降温或加热后的循环冷(热)水,通过水管输送到布置在各个房间里的风机盘管,再利用风机盘管与室内空气进行热湿交换,使房间内的空气参数达到控制要求。

由于可以通过调节风机盘管的风机转速改变送风量,或调节旁通阀改变经过盘管的水量来达到调节室内空气温、湿度的目的,因此该系统可以适应每个空调房间都能单独调节的要求,满足各个房间不同的空调需要,包括根据需要关机不用。因此其使用的灵活性和节能性比较好。此外,由于该系统室外主机与室内各风机盘管相连的输配管道为水管,占用建筑空间很小,又有水泵驱动水循环流动,因此一般不受房间层高的限制,受室内建筑构造梁的影响也不大。这种系统存在的主要缺点:一是不能引进新风,对于通常密闭的空调房间而言,其舒适性较差,因此需另配新风供应系统;二是水管施工安装麻烦,费时费工。

3)制冷剂系统:制冷剂系统,该系统是由一台风冷室外机通过制冷剂管道,连接数台不同或相同形式、容量的直接蒸发式室内机构成的单一制冷循环系统,是一般空调器类型中的一拖多分体空调器的扩展形式。该系统以制冷剂为输送介质,室外主机由换热器、压缩机、散热风扇和其他制冷附件组成,类似分体空调器的室外机;室内机由直接蒸发式换热器和风机组成,与分体空调器的室内机相同。为了满足各个房间不同的温、湿度控制要求,该系统可以采用变频技术和电子膨胀阀控制压缩机的制冷剂循环量及进入各室内机换热器的制冷剂流量。此外,该系统根据使用要求的不同,还可以采用单冷系统或热泵系统。

制冷剂系统具有运转平稳、节能等优点,而且各个房间可以独立调节,能满足不同房间不同空调负荷的需求;一台室外机通过制冷剂管道拖带的室内机可多达几十台;室外机与室内机间的高度差和水平距离可从几十米至上百米;压缩机可变频运行从而适应制冷剂流量的变化。但该系统控制系统复杂,对控制器件、现场焊接安装等方面的要求非常高,且其初投资较高。此外,这种系统也不能直接引进新风,因此对于通常密闭的空调房间而言,其舒适性较差。

家用中央空调系统除了上述三种基本系统形式外,在其基础上还互相交叉、搭配衍生出一些新的系统形式。如将水管系统的风机盘管或制冷剂系统的室内机接上风管,改室内机直接吹风和吸风为利用风管上的风口送回风;将一台风机盘管或直接蒸发式室内机作为新风处理机使用,向室内专供新风等。

6. 净化空调　净化空调是空调工程中的一种,它不仅对室内空气的温度、湿度、风速有一定要求,而且对空气中的含尘粒子、细菌浓度等均有较高的要求,因此它不仅对设计施工有特殊要求,而且对建筑布局、材料选用、施工工序、建筑方法、及工艺本身的设计、施工均有特殊的要求与相应的技术措施。

空气净化一方面是送入洁净空气对室内污染空气进行稀释,另一方面是加速排出室内浓度高的污染空气。技术手段包括:过滤技术(三级过滤)、气流技术(送风量与流型)、压力控制技术(正负压)。过滤技术保证了送入室内的是清洁的空气,气流技术确保尽快稀释或排走室内污染,压力控制技术控制室外污染入侵。

净化空调与普通舒适性空调有很大区别。从温湿度来说,舒适性空调室内温湿度的确定只考虑人员的舒适性要求,而净化空调不仅要考虑舒适性,更重要的是要保证工艺所要求的特殊的温度、湿度环境(包括减少静电荷)。除了温湿度以外,净化空调的设计参数还包括室内外的发尘量和发菌量。

净化空调系统的负荷计算方法与一般的计算方法相同。但是洁净室的空调冷负荷与一般建筑物不同。一般情况下,洁净室处于内室,维护结构的冷负荷可按稳定传热计算。对一些高级别的洁净室,室内工艺设备的散热负荷和设备排风引起的新风负荷占主要部分。其次是空调系统中循环风机的动力负荷,维护结构传热、照明、人体散热等传统空调负荷只占总负荷的10%左右。

《洁净厂房设计规范》(GB 50073—2013)规定洁净室的送风量应取下面三项的最大值:满足空气洁净度等级要求的送风量,根据热湿负荷计算确定的送风量,向洁净室供给的新鲜空气量。一般来讲,第一项总是最大的,这是净化空调的特点,洁净风量对于消除余热余湿是足够的。

空气过滤器是净化空调的关键设备之一,它的性能优劣直接影响到空调净化的效果以及洁净度级别。过滤器按照效率可以分为粗效过滤器、中效过滤器、高效过滤器。对于净化空调而言,过滤器一般是串联使用的。粗效过滤器设置在新风口,用于新风过滤。中效过滤器设置在正压段,用于过滤新风和回风,延长高效过滤器的使用年限。高效过滤器设置在系统末端,作为整个空调系统实现洁净度的保障。

目前,应用于民用建筑的空气净化技术主要有机械过滤、吸附净化、静电除尘、负离子净化、低温等离子净化和光催化等。

机械过滤是让室内空气经过风机加压后通过纤维过滤材料,从而将空气中的颗粒污染物捕集下来的净化方式。机械过滤结构简单,在集中式和半集中式空调系统中应用较广泛。其缺点是阻力大,能耗高,滤料需要定期更换。

吸附净化是利用某些有吸附能力的物质,吸附空气中的有害成分,从而消除有害污染物的净化方式。活性炭由于对室内绝大多数的气态污染物都有显著的吸附性能,在空气净化领域得到了广泛应用。但活性炭吸附层吸附容量有限,更换频繁,更换下来的滤料容易造成二次污染。

静电除尘主要是利用高压电场形成电晕,在电晕区里自由电子和离子碰撞和吸附到尘埃颗粒上,从而使灰尘带上电荷,荷电后的粉尘微粒在电场力的作用下被吸到收集区并沉积滑落,从而除去空气中的颗粒物,达到洁净空气的目的。静电除尘阻力小,效果好,但无法去除空气中的气态污染物。

负离子净化,人造负离子主要是采用高压电场、高频电场、紫外线、放射线和水的撞击等方法使空气电离而产生。负离子在调节空气中正、负离子浓度比的同时还可吸附空气中的尘粒、烟雾、病毒、细菌等生物悬浮污染物,变成重离子而沉降,达到净化的目的。其缺点是容易扬灰,造成二次污染。

低温等离子净化是利用外加电场使介质放电,产生大量携能电子轰击污染物分子,使其电离、离解和激发,然后引发一系列复杂的物理化学反应,使复杂的大分子污染物转变为简单的小分子安全物质,或使有毒有害物质转变成无毒无害或低毒低害的物质。此方法无法去除颗粒物,无法彻底降解污染物。

光催化光触媒在紫外光照射下，产生类似光合作用的光催化反应，生成氧化能力极强的氢氧自由基和活性氧，氧化分解各种有机化合物和部分无机物，杀死细菌，把有机污染物分解成无污染的水和二氧化碳，可以彻底降解有机污染物。其缺点是无法去除颗粒污染物，光催化效率不高。

（六）空调房间的气流组织

1. 气流组织　所谓气流组织，就是在空调房间内合理地布置送风口和回风口，使得经过净化和热湿处理的空气由送风口送入室内后，在扩散与混合的过程中均匀地消除室内余热和余湿，从而使工作区形成比较均匀而稳定的温度、湿度、气流速度和洁净度，以满足生产工艺和人体舒适度要求。

（1）上送下回：由空间上部送入空气由下部排出的"上送下回"送风形式是传统的基本方式。图2-6-97 所示为三种不同的上送下回方式，其中图 2-6-97（a）、（c）所示可根据空间的大小扩大为双侧，图 2-6-97（b）所示可加多散流器的数目。上送下回的气流分布形式的特点是送风气流不直接进入工作区，有较长的与室内空气混掺的距离，能够形成比较均匀的温度场和速度场，图 2-6-97（c）所示尤其适用于温湿度和洁净度要求高的对象。

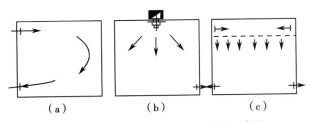

图2-6-97　上送下回气流组织方式示意图
（a）侧送侧回，（b）散流器送风，（c）孔板送风

（2）上送上回：上送上回方式的特点是可将送排（回）风管道集中于空间上部，图 2-6-98 所示尚可设置吊顶使管道成为暗装，施工方便，但影响房间的净空使用，且如果设计计算不准确，会造成气流短路，影响空调质量。在工程中，采用下回风时布置管路有一定的困难，常采用上送上回方式。

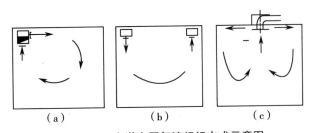

图2-6-98　上送上回气流组织方式示意图
（a）单侧上送上回，（b）异侧上送上回，（c）送吸式散流器上送上回

（3）下送上回：图 2-6-99 所示三种下送上回气流分布方式，其中图 2-6-99（a）所示为地板送风，图 2-6-99（b）所示为末端装置（风机盘管或诱导器等）送风，图 2-6-99（c）所示为下侧送风。下送方式除图 2-6-99（b）所示外，要求降低送风温差，控制工作区内的风速，但其排风温度高于工作区温度，故具有一定的节能效果，同时有利于改善工作区的空气质量。

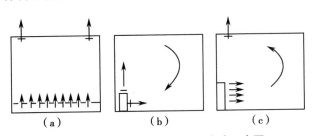

图2-6-99　下送上回气流组织方式示意图
（a）地板均匀下送，（b）末端装置下送，（c）置换式下送

（4）中送风：在某些高大的空调房间内，若实际工作区在下部，则不需将整个空间都作为控制调节的对象，而采用在房间高度的中部位置用侧送风口或喷口的中送风方式，如图 2-6-100 所示，可节省能耗。但这种气流分布会造成空间竖向温度分布不均匀，存在着温度"分层"现象。

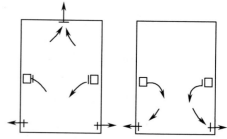

图 2-6-100　中送风气流组织方式示意图

上述各种气流分布形式的具体应用要考虑空间对象的要求和特点，并应考虑实现某种气流分布的现场条件。

2. 送回风口及送风方式　空调系统通过送风口把经过空调设备处理过的冷（热）风送至室内，经过和室内空气的热湿交换后通过回风口返回到空调设备再处理。空调风口的形式对空调房间内气流及温湿度等空气参数的分布情况有很大影响。

对于空调房间的使用者来说，通常空调风口是整个空调系统唯一可看见的装置，因此空调系统所选用的空调风口不但应当很好地实现对其功能的要求，而且外观还要与室内装饰相协调。

（1）送风口：送风口又称为空气分布器。由于送风口的送风气流形成的气流流形、射程对空调房间的气流组织和空气参数控制影响最大，送风口通常设置在顶棚或侧墙等目力所及的显著位置，而且外观还应达到与室内装饰的艺术配合要求，因此使得送风口的形式种类繁多。

根据国家建筑工业行业标准《通风空调风口》（JG/T 14—2010）的规定，风口按形式分类有百叶风口、散流器、喷口、条缝风口、旋流风口、孔板风口、网板风口、格栅风口和专用风口（如座椅风口、灯具风口、地板风口等）。

按送出气流的形式送风口可分为四种类型：一是送出气流形式呈辐射状向四周扩散的扩散型送风口，如散流器，这类送风口具有较大地诱导室内空气的作用，送风温度衰减快，射程短；二是气流沿送风口轴线方向送出的轴向型送风口，如喷口，这类送风口诱导室内空气的作用小，送风速度衰减慢，射程远；三是气流从狭长的线状风口送出的线形送风口，如长宽比很大的条缝型送风口；四是气流从大面积的平面上均匀送出的面形送风口，如孔板送风口，这类送风口的送风速度和温度分布均匀，衰减快。

1）百叶风口：空调工程中使用最多的是百叶风口，其外形主要为方形和矩形。百叶风口作为送风口使用时，其百叶通常为活动可调的，既能调送风方向，又能调送风量大小。此外，百叶风口既可安装于空调房间墙壁或暴露风管侧面作为侧送风口使用，也可以安装在空调房间的顶棚（吊顶）或暴露风管的底部作为下送风口使用。常用的百叶送风口有单层百叶风口和双层百叶风口。单层百叶风口是单层活动百叶风口的简称，有叶片为横向的和竖向的两种形式。双层百叶风口是双层活动百叶风口的简称。

2）散流器：散流器是一种通常装在空调房间的顶棚或暴露风管的底部作为下送风口使用的风口。造型美观，易与房间装饰要求配合，是使用最广泛的送风口之一。散流器按外形分有圆形和矩形；按气流扩散方向分有单向的（一面送风）和多向的（两面、三面和四面送风）；按送风气流流型分有下送型和平送型；按叶片结构可分为流线型、直（斜）片式和圆环式。

3）喷口：喷口是喷射式送风口的简称，用于远距离送风，其主要形式有圆形和球形两种。喷口通常作为侧送风口使用。喷口送风是将空气以较高的速度、较大的风量集中由少数几个风口送出，沿途诱引大量室内空气，可保证大面积工作区中温度场和速度场的均匀性。

4）条缝风口：条缝风口的基本特征是风口平面的长宽比值很大，使出风口形成条缝状，送风气流为扁平气流。按风口的条缝数有单条缝、双条缝和多条缝等形式。

5）旋流风口：旋流风口依靠起旋器或旋流叶片等部件使轴向气流起旋形成旋流射流。由于旋流射流的中心处于负压区，它能诱导周围大量空气与之混合，然后送至工作区。

6）孔板风口：孔板风口实际上是一块开有大量小孔的平板，通常与空调房间的顶棚合为一体，既是送风口，又是顶棚。孔板风口在工艺性空调中应用较多，如恒温室、洁净室及某些实验环境等。此外在某些层高较低或净空较小的公共建筑中也有应用。

7）风亭：在展览馆、航站楼这类高大体型的建筑中，为了保证下部人员活动区域的空调效果，也有在大面积场地中间设置风亭,也称送风塔、送风柱、风柱、空调树等,高数米,上部为送风口。送风口可以是直筒圆口,通过倒锥形的顶来使其向四周送风,也可以是在风亭四面侧装的百叶风口、喷口等。

8）专用风口:专用风口又称为特种风口,通常只能与某些物件配套使用而成为独特的风口,如座椅送风口、台式送风口、灯具送风口等。

（2）回风口:回风口外的气流速度衰减很快,因此回风对室内气流组织影响不大。此外,回风口的安装位置通常比较隐蔽,对回风功能要求很低,外观对室内环境美化作用影响不大的特点决定了其形式很少,构造也简单。常用的回风口有百叶式回风口、活动箅板式回风口和蘑菇形回风口。

1）百叶式回风口:用做回风口的百叶风口,其叶片通常固定为某一角度,这种风口既可在空调房间的侧墙或风管的侧面垂直安装,也可在空调房间的顶棚或风管的底面水平安装。当回风量有调节要求时,也可采用活动叶片的百叶风口。对于直接接风管且需要设过滤器的百叶风口,为了能方便地清洁过滤器,通常采用门铰式百叶风口（又称为可开式百叶风口）。该风口比固定百叶风口多一个边框,使百叶部分成为可脱离边框的"活门",在"活门"后面加装能抽插的过滤器,即实现了过滤器随便取出、清洁或更换的目的。

2）活动箅板式回风口:活动箅板式回风口由两层箅板叠合而成,两块箅板均开有相同的长条形孔洞,移动调节螺栓可使内层箅板左右移动,从而改变开口面积,达到调节回风量的目的。

3）蘑菇形回风口:一种安装在地面上的回风口,主要用于影剧院,通常布置在座椅下,直接插入地面的预留洞与地下回风管相接。蘑菇形的外罩起防止杂物直接进入回风口的作用,其离地面的高度一般可以通过支撑螺杆调节,使回风口的空气吸入面积发生改变,从而达到调节回风量的目的。

（赵　容　李香玲）

第七节　职业健康风险评估

职业卫生（occupational health）是以促进和保障劳动者在职业活动中的身心健康和社会福利,预防和保护劳动者免受职业病危害因素所致的健康影响和危险,使劳动者生理和心理与职业环境相适应为宗旨的一门学科,其宗旨是预测、识别和评估工作场所产生或存在的职业病危害及有害条件对劳动者的健康安全所产生的风险,对职业病危害因素实施风险管理,预防和控制职业病危害,防止职业病的发生,保护劳动者的健康。我国《职业病防治法》第十二条第二款规定,国务院卫生行政部门应当组织开展重点职业病监测和专项调查,对职业健康风险进行评估,为制定职业卫生标准和职业病防治政策提供科学依据。正确理解职业健康风险评估（occupational hazard risk assessment, OHRA）的相关概念、理论基础、评估方法、风险控制等内容,对于指导用人单位加强职业病危害的管理与控制具有非常重要的意义。

一、与职业健康风险评估相关的基本概念

OHRA 是通过对毒理学研究、职业病危害因素监测、个体生物监测、职业健康监护和职业流行病学调查等方法获得的信息进行综合分析,对劳动者接触职业病危害因素产生健康影响的可能性和严重程度进行识别和定性、定量评价,并提出风险控制的对策措施、对其进行风险管理的方法和过程。因此,OHRA 是及早发现工作场所中产生或存在的各种职业病危害,在职业病危害发生之前采取预防对策,通过消除、降低危险等措施,减少职业病危害的手段之一。其理论基础和方法是风险评估（risk assessment）。与 OHRA 相关的基本概念如下:

（一）风险与风险的可接受程度

风险（risk）是指在指定条件下接触某种化学物时,机体、系统或（亚）人群发生健康有害作用及危害的可能性或概率,也称为危险或危险度。风险是危害接触与其危害之间的函数关系,通常用事件后果和事件发生可能性的结合表示,即,风险 = 事件影响后果 × 事件发在可能性,因此,可进行定量和定性评定。根据应用目的的不同,对风险的分类有所不同,一般而言,风险有个人风险（individual risk）和

社会风险（societal risk）、自愿风险（voluntary risk）和非自愿风险（involuntary risk）。

1. 可忽略的风险　在正常情况下通常不需要考虑风险发生可能性的风险。一般认为，当每年发生严重不良后果的风险发生概率在百万分之一以下时，该种风险即可认为是可忽略的风险。

2. 可接受风险　风险水平低于本底且易于被社会接受的风险。一般认为，对于非自愿风险，当化学物终身接触所致的风险在十万分之一（10^{-5}）或百万分之一（10^{-6}）时，为可接受的风险。风险的可接受性取决于科学资料、社会因素、经济因素和政治因素，并取决于对接触某种化学物所引起效益的认知。

3. 广泛性可接受风险　日常生活中可接受的部分本底风险。

可接受风险和广泛性可接受风险，年严重不良后果发生概率都在百万分之一，在此范围提供的合理预防措施不会影响日常生活行为。

4. 可耐受风险　不可忽略且不能忽视，需要评估和进一步降低风险范围的风险。此时，意愿与风险并存，即保证特定的利益，风险又处于适当可控的可信范围。但一般情况下，所承担的风险是以特定利益为基础的，并不意味着风险可以接受。

风险的可耐受性水平依工作人群和一般公众而不同，也因国家、行业和处于风险的人数而变化。有些行业可耐受风险水平较低，然而，每个行业都会持续降低风险，将风险降低到合理可行的程度。

5. 不可接受性的风险　高于可耐受区域的风险。

公众个体成员面临的任何重大危害风险都应至少低于工人风险的 10 倍。许多公众的风险水平相当于机动车事故死亡的风险水平。

（二）健康风险与职业健康风险

健康风险（health risk）是指个体发生某种特定疾病或因为某种特定疾病导致死亡的可能性，是疾病或伤害及其发生可能性的组合。

职业健康风险（occupational health risk，OHR）是指劳动者在职业活动过程中，因接触职业病危害因素发生不良健康影响的可能性及其后果。在职业病防治实际工作中，职业病危害因素造成劳动者健康受到的损害称为职业性病损。根据不同的管理目的，职业健康风险结局包括工伤（injury）、职业病（occupational diseases）和工作有关疾病（work related diseases）。

1. 工伤　即工作中的意外事故，常在急诊范围内，较难预测。其发生常与安全意识、劳动组织、机器构造、防护措施、管理体制、个人心理状态、生活方式等因素有关。

2. 职业病　国家《职业病防治法》对职业病的定义是：指用人单位（企业、事业单位和个体经济组织等）的劳动者在职业活动中，因接触粉尘、放射性物质和其他有毒、有害因素而引起的疾病。《职业病防治法》还规定，职业病的分类和目录由卫生部门会同安全生产部门、劳动保障部门制定、调整并公布。因此，法定职业病的定义包含四个方面的含义：①患病主体为用人单位的劳动者，即存在劳动关系；②疾病的发生与职业接触存在因果关系，即在职业活动中产生；③造成疾病发生的病因明确，即疾病是由于劳动者在职业活动中接触职业病危害因素所导致，危害因素可以是粉尘、放射性物质或其他有毒、有害因素；④所患疾病为《职业病分类和目录》所列职业病，即法律限定的疾病。

我国《职业病分类和目录》（国卫疾控发〔2013〕48 号）共列举 10 类 132 种职业病。包括：①职业性尘肺病及其他呼吸系统疾病 19 种，其中职业性尘肺病 13 种，职业性呼吸系统疾病 6 种；②职业性皮肤病 9 种；③职业性眼病 3 种；④职业性耳鼻喉口腔疾病 4 种；⑤职业性化学中毒 60 种；⑥物理因素职业病 3 种；⑦职业性放射性疾病 11 种；⑧职业性传染病 5 种；⑨职业性肿瘤 11 种；⑩其他职业病 3 种。

3. 工作有关疾病　是与多因素相关的疾病。当这一类疾病发生于劳动者时，由于职业接触，会使原有疾病加剧、加速或复发，或劳动能力明显减退。与职业病的区别是，职业病是某一特定的职业病危害因素所致的疾病，具有法律意义。工作有关疾病的范围比职业病更为广泛，虽与工作有联系，但也见于非职业人群中，因而并不是每一病种和每个病例都必须具备该项职业史或接触史。这类疾病也是保护劳动者健康、防范和控制，即职业健康的重要内容。

现阶段，我国《职业病防治法》调整的职业健康损害主要是指职业病危害因素所导致的法定职业病。因此，OHRA 也主要是针对职业病危害的风险进行的评估。

（三）危害与健康危险因素及职业病危害因素

1. 危害（hazard） 是指物质、因素或物理环境本身所具有的可能导致人体健康损伤或疾病、财产损失、环境损害或上述因素造成组合损害的潜在能力或固有性质。危害因素（hazards）可分为：物理因素、化学因素、生物因素、工效学（包括机械）因素和精神心理因素。接触（exposure）则是指危害因素与人可见外表面（如皮肤、粘膜和身体开口）之间的接触。

2. 健康危险因素（health risk factors） 是指环境中存在的与疾病发生、发展和死亡有关的因素以及导致疾病或死亡发生可能性增加的因素。健康危险因素大体上可分为环境因素、生物遗传因素、行为生活方式因素和卫生服务因素，环境因素还可分为自然环境因素、社会因素和心理因素。根据世界卫生组织（World Health Organization，WHO）1991 年的调查，在全球人类主要死因中，行为生活方式占60%，环境因素占 17%，生物遗传因素占 15%，医疗卫生服务因素占 8%。此外，根据估计，全球疾病负担（健康寿命损失年）的 24% 的和全死亡（早逝）的 23% 可归因于环境因素。

3. 职业病危害因素（occupational hazards） 一般指在职业活动中产生和（或）存在的、可能对职业人群健康、安全和作业能力造成不良影响的一切要素或条件。《职业病防治法》第八十七条规定，职业病危害是指对从事职业活动的劳动者可能导致职业病的各种危害。职业病危害因素包括：职业活动中存在的各种有害的化学、物理、生物因素以及在作业过程中产生的其他职业病危害因素。《职业卫生名词术语》（GBZ/T 224—2010）对职业病危害因素（occupational hazardous factor）的表述为：职业病危害因是指在职业活动中产生和（或）存在的、对职业人群的健康、安全和作业能力可能造成不良影响的要素或条件，包括化学、物理和生物等因素，又称职业病危害因素。职业病危害因素可按其性质、来源和危害特性进行分类，不同的分类方法在实际应用过程中可以进行交叉使用。

（1）按职业病危害因素性质可分类为：化学性危害因素、物理性（包括放射性）、生物性危害因素，以及工效学和社会心理学危害因素。

（2）按职业病危害因素的来源可分类为：生产工艺过程中产生的危害因素、劳动过程中的危害因素及生产环境中的危害因素。

（3）按职业病危害因素的危害特性可分类为：急性、亚急性和慢性三大类或神经毒性、生殖毒性、血液毒性、致癌性等危害因素。还可按照毒物的毒性、损害的靶器官或系统、作用原理等进一步分类，如：

①按毒物的毒性可分为：急性毒性、亚急性毒性和慢性毒性。按其急性毒性又可分为：剧毒、高毒、中等毒、低毒和微毒等。

②按毒物损害的器官或系统可分为：神经毒性毒物、血液毒性毒物、肝脏毒性毒物、肾脏毒性毒物、全身毒性毒物等。

③按毒物的作用原理可分为：刺激性毒物、腐蚀性毒物、窒息性毒物、麻醉性毒物、溶血性毒物、致敏性毒物、致突变性毒物、致癌性毒物和致畸性毒物等。

④按毒物对皮肤和经皮肤危害可分为：皮肤直接损害、经皮肤吸收中毒、皮肤致敏危害、其他特殊健康影响和有害工作条件（潮湿环境）。

我国《职业病危害因素分类目录》（国卫疾控发〔2015〕92 号）将职业性有害因素分为粉尘、化学因素、物理因素、放射性因素、生物因素及其他因素 6 类，共 459 种。其中，粉尘 52 种，化学因素 375 种，物理因素 15 种，放射性因素 8 种，生物因素 6 种，其他因素 3 种。除其他因素外，以上每类因素均设有开放性条款。

（四）风险与健康风险及职业健康风险的评估

风险评估（risk assessment）是针对指定条件下接触的危害因素的固有危害特性或危害的潜在能力估计其风险程度，决定风险是否允许或可接受，并考虑现有措施决策程序的过程。特征是针对接触的危害因素及其可能的危害发生的风险进行的评估，目的是提出风险预防和控制策略或决策，为风险管理提供决策程序。风险评估一般包括四个步骤，即危害识别（hazard identification）、危害特征（hazard characterization）或剂量 - 反应（dose-response assessment）评估、接触评估（exposure assessment）和风险表征（risk characterization）。

健康风险评估（health risk appraisal，HRA）主要用于描述和评估某一个体发生某种特定疾病或因为某种特定疾病导致死亡的可能性，包括健康状态、未来患病/死亡的危险、量化评估。常见的健康风险评估是以死亡为结果或以疾病为基础进行的危险性评估。HRA 主要用于测量或评估个体生理健康、功能健康、心理健康和社会适应状态的各维度的健康问题，目的是帮助个体综合认识健康危险因素，鼓励和帮助人们修正不健康的行为，制定个性化的健康干预措施，评价干预措施的有效性以及健康管理人群分类等。根据其应用，HRA 可以分为：临床评估，如体检、门诊、入院、治疗等；健康过程及结果评估，如健康状况、患病危险性、并发症、预后等的评估；生活方式及健康行为评估及公共卫生监测与人群健康风险评估。在健康管理中，HRA 主要包括一般健康风险评估、疾病风险评估和健康功能评价。HRA 的定量评定可分为相对危险度（relative risk，RR）、绝对（归因）危险度（attributable risk，AR）。

职业健康风险评估（occupational health risk assessment，OHRA）是对工作场所可能存在的风险因素及防护措施进行系统识别和评估评价职业健康风险及水平，从而决定对其进行职业健康风险管理，制订风险控制对策措施的过程，是实施职业健康风险管理的基础。OHRA 的目的是通过 OHRA，明确工作场所存在的职业性有害因素及其可能导致的健康危害，评价劳动者接触职业性有害因素的程度，分析接触职业病危害的劳动者发生职业病及其他健康影响的可能性，确定职业病危害风险等级、类别，使工作场所所有的人都能够认识工作场所存在的职业病危害并通过科学、合理的方法确定职业病防治对策的优先顺序，并通过工作场所全员参与提高职业健康的感受性。

（五）风险管理与风险交流

风险管理（risk management）是基于风险评估的结果，按不同风险水平确定相应控制和管理措施优先顺序，以最小成本将风险降低到可接受水平的过程。

风险交流（risk communication），将风险评估后所得的资料以适当方式向管理对象、管理者公开，正式、正确地进行宣传与说明。

二、职业健康风险评估的发展

OHRA 和分类管理理论始于 1983 年，由美国国家研究委员会（NRC）首先提出。但由于早期毒理学资料不充分，加上工业用化学物质种类多，毒理信息不够完整，难以依赖毒理学资料制定容许接触浓度（permissible exposure levels，PELs），直至 1990 年，风险评估架构并没有在职业卫生与职业医学领域普遍应用。1989 年，美国劳工部职业安全卫生管理局（Occupational Health and Safety Administration，OHSA）以传统方式接受美国政府工业卫生师会议（American Conference of Industrial Hygienists，ACGIH）推荐的 TLV-TWA 建议值，降低了 212 种化学物质的容许接触限值（permissible exposure limits，PELs），并针对过去监管的 164 种物质制订了新的 PELs。结果招来工业界与工会的法律诉讼。1992 年 7 月，美国联邦第十一巡回法庭判决认为，OHSA 在制订化学物质的容许浓度时需要更详尽的分析，应尽可能执行非致癌效应的定量风险分析，需要更详尽的讨论每一种物质健康效应的证据。事件结果最终促使 OHSA 开始以健康风险评估的方式制定 PELs，也建立了标准操作程序以更新旧的 PELs。

1998 年英国安全卫生局（HSE）发布"工作场所风险评估的五个步骤"。1999 年 HSE 在《职业安全健康管理条例》（Management of Health and Safety at Work Regulations 1999）中规定，每个雇主、自雇人士都要进行适当且充分的风险评估。目前，风险评估技术在国际上已得到广泛应用。联合国环境项目、国际劳工组织（International Labour Organization，ILO）和 WHO 联合发布环境健康标准（EHC210、214），规范了环境污染物对人类健康危害的评价技术与方法；美国环保局（EPA）相继建立了致突变、致生殖毒性、致神经毒性和致癌等危险性评价指南、接触评价指南、化学混合物接触评价指南和补充指南；欧洲化学品管理署（ECB）于 2003 年修订了化学物质危险性评价技术指南文件；澳大利亚 1999 年、2004 年建立了危险度管理澳大利亚标准（AS/NZS）；罗马尼亚 1998 年参照欧洲标准（EN 292/1-19，EN1050/96）建立了职业性事故和疾病的危险性评价方法；新加坡针对有害化学物质建立了职业性化学物质接触的危险性评价指南；日本在 2004 年发布《危险或危害调查指南》（2004 年 3 月 10 日第 1 号），制定了可适用于所有行业、所有规模企业的危险度评估基本指南。但这些工作场所危险性评价方法均综合考虑了

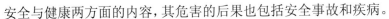

安全与健康两方面的内容，其危害的后果也包括安全事故和疾病。

我国 OHRA 起步较晚，2002 年实施的《职业病防治法》将建设项目职业病危害评价纳入法制管理。2007 年原卫生部颁布 GBZ/T 196—2007《建设项目职业病危害预评价技术导则》、GBZ/T 197—2007《建设项目职业病危害控制效果评价技术导则》，首次明确将风险评估方法列为评价的主要方法之一。2010 年原卫生部颁布的工作场所生产性粉尘、化学物、高温等危害作业分级标准以及 2012 年颁布的工作场所噪声危害作业分级则将 OHRA 的理念引入到工作场所职业病危害作业分级管理。但这些工作多属于"合规性"的评价，并不具真正意义的风险评估。2006 年林嗣豪等学者根据安全风险评估原理，综合考虑职业病危害的可能性（接触时间和接触强度）、危害的严重性（健康效应）以及接触人数和防护措施，参考英国职业健康安全管理体系标准和美国职业接触评估和管理策略，对我国台湾学者工作场所健康安全综合危害风险评估计算公式进行了修订，提出了职业病危害风险指数计算公式，即风险指数 = 2 健康效应等级 × 2 接触比值 × 作业条件等级。目前，国家正在组织制定《化学毒物职业病危害风险评价技术指南》和《职业健康风险评估技术导则》。随着法律法规的完善，相信必将进一步推动我国 OHRA 的发展。

三、开展职业健康风险评估的目的与意义

经典的风险评估是识别、评价发生健康影响的可能性和严重程度，对危害防制措施是否充分、是否需要进一步采取危害防制措施作出判断，并将危险划分出等级，以决定控制和管理的优先顺序。OHRA 可作为 OHS 其他若干行动的组成部分加以执行，如工作环境监测、职业健康监护，也可作为单独行动以获得工作场所可能涉及的所有风险的基本状况。用人单位开展 OHRA，可以达到以下目的：

1. 建立风险意识。

2. 识别工作场所存在的职业病危害因素及其可能导致的健康危害以及处于职业健康风险的劳动者。

3. 评价劳动者接触职业病危害因素的程度，分析接触职业病危害的劳动者发生职业病及其他健康影响的可能性及其波及范围，使包括管理者、工作场所的所有人都能够认识工作场所存在的职业病危害。

4. 指导制定职业卫生服务措施。

5. 以预防、管理和控制措施为目标。

6. 统筹考虑各种职业健康风险并确定职业病危害风险等级、类别，并通过科学、合理的方法确定职业病危害控制和管理的优先顺序，并通过工作场所全员参与提高职业健康的感受性。

7. 工作条件不断改变，如引入新机器、新技术、新材料或工作方法。可见，OHRA 的目的是使工作场所的每一个劳动者参与并知晓工作场所存在的职业病危害及其对策的实际情况，尽可能在事前能够消除导致健康危害的职业病危害因素及其风险，创造安全、健康、舒适的工作场所和工作条件。

我国职业卫生实践中常见的 OHRA 主要应用在以下方面：

1. 研判宏观职业病发病趋势、规律，为制定职业病防治政策提供科学依据，如重点职业病监测与职业健康风险评估、职业病的专项调查等。

2. 为制修订国家职业卫生标准提供依据，如各种职业接触限值的制定。

3. 对新产生的职业病危害进行识别或对认为危害特征可能发生变化的职业病危害因素进行健康影响评估，提出防治对策，如各种职业病危害事件发生后的健康风险评估。

4. 对作业场所工作条件进行评估，为风险管理提供科学依据。

（一）制定职业卫生标准和职业病防治政策的需要

国家职业卫生标准是开展职业病防治工作的重要技术规范，是衡量职业病危害控制效果的技术标准，是职业病防治工作监督管理的法定依据。用人单位开展职业病防治工作，监督管理部门对用人单位职业病防治工作进行监督，医疗卫生机构从事职业健康检查、职业病诊断、鉴定等都需要以职业卫生标准为依据。国家职业卫生标准的核心是职业接触限值（occupational exposure limits，OELs），后者是劳动者日复一日、年复一年，在该浓度下工作终生反复接触而不会受到健康危害的容许浓度值。以保障劳动者健康为目的的容许接触浓度标准的制定，需要以职业病危害因素的毒性基准为架构、依据 OHRA 结果确定。

为了能够科学制定职业卫生标准和职业病防治政策，《职业病防治法》第十二条规定，国务院卫生

行政部门应当组织开展重点职业病监测和专项调查,对职业健康风险进行评估,为制定职业卫生标准和职业病防治政策提供科学依据。所谓的重点职业病监测,现阶段是指对煤工尘肺、矽肺、石棉肺(石棉胸膜间皮瘤及肺癌)、铅中毒、苯中毒(苯所致白血病)、噪声性耳聋、布鲁氏菌病和放射性职业病等重点职业病的监测,目的在于及时掌握职业病在高危人群、高危行业和高危企业的发病特点和发展趋势,研究重大职业病危险源的分布情况,并在OHRA的基础上提出风险管理对策以及职业卫生标准。

(二)职业病危害前期预防的基础和依据

职业病的突出特点是在生产过程中由于过度接触职业病危害因素所致的疾病,病因明确,具有可防可控但多不可逆的特点,造成劳动者丧失或者部分丧失劳动能力,有的甚至被剥夺生命。因此,只有从源头控制职业病,消除职业病危害,才能切实改善职业卫生状况。第一级预防可以说是整个职业病防治体系中最重要的一个环节,只有在预防环节把好关,才会使职业病失去生长的土壤,才能切实保护职工的身心健康。《职业病防治法》对职业病的前期预防作出了具体的规定,要求建设项目可能产生职业病危害的,建设单位在可行性论证阶段应当进行职业病危害预评价,在竣工验收前进行职业病危害控制效果评价。职业病危害预评价和职业病危害控制效果评价是建设项目职业病危害进行前期预防管理的基础和依据,而OHRA基本理论和基本方法是开展职业病危害预评价和职业病危害控制效果评价的基础。

建设项目职业病危害预评价,是在建设项目前期根据建设项目可行性研究或者初步设计阶段,运用科学的评价方法,依据法律、法规及标准,分析、预测该建设项目存在的职业性有害因素和危害程度,并提出科学、合理和可行的职业病防治技术措施和管理对策。预评价报告应当对建设项目可能产生的职业病危害因素及其对工作场所和劳动者健康的影响作出评价,确定危害类别和职业病防护措施。建设项目职业病危害预评价是用人单位对建设项目进行职业病防治管理的主要依据,在建设项目可行性论证方面起着重要作用。

建设项目职业病危害控制效果评价是建设单位在项目竣工前,对建设项目对存在的粉尘、放射性物质和其他有毒或有害物质等因素的浓度、强度,除尘、排毒、通风、照明等各种职业卫生防护设施及辅助设施,应急救援设施和职业卫生管理等职业病危害控制效果进行的评价,包括建设项目及其试运行概况,建设项目生产过程中存在的职业病危害因素及危害程度评价,职业病危害防护措施实施情况及效果评价及建议等。建设项目职业病危害控制效果评价对于确保建设项目投产后职业病防护设施能够有效运行,作业场所职业卫生条件符合有关法律法规标准的要求具有重要的意义。

(三)劳动过程中职业病危害防护与管理的需要

OHRA是针对接触职业病危害因素以及可能发生的危害风险进行的评估,是职业健康管理决策程序的组成部分,成功的决策是提醒危害的存在和最大限度地减少接触。

《职业病防治法》规定,用人单位应当实施由专人负责的职业病危害因素日常监测,并确保监测系统处于正常运行状态;应当按照国务院安全生产监督管理部门的规定,定期对工作场所进行职业病危害因素检测、评价。通过对作业场所职业病危害因素进行经常和定期监测,开展OHRA,可以及时了解工作场所职业病危害因素产生、扩散、变化的规律,以及健康危害程度,鉴定防护设施的效果,并为采取科学合理的防护措施提供依据。

对于新技术、新工艺、新材料的使用,工作场所各种新的作业方法,以及机械化、自动化等,需要制定符合其作业形式或特点的职业卫生对策,并提出新的预防控制措施和建议。当生产工艺、原材料、设备等发生改变时还需要重新进行评估,而OHRA可适应新技术、新工艺、新材料的广泛应用,精准识别与之伴随的对人体的各种健康影响,制定符合其作业形态或特点的职业安全卫生对策,是制定相应对策的基础。

对于用人单位与职业健康管理人员,OHRA结果可作为不同工作形式劳动者健康管理的依据。通过OHRA,可以为预防、控制和管理工作场所产生或存在的职业病危害对劳动者的健康所产生的风险提供科学依据;使工作场所的所有人,包括管理者都能够认识工作场所的危害并知晓防控对策,尽可能在事前消除可导致灾害的危险和危害,创造不发生灾害的舒适的工作场所。

四、职业健康风险评估的基本方法

（一）职业健康风险评估方法的基本类型

OHRA 是对人类接触职业病危害因素的潜在不良健康效应的特性描述，其基本方法以简单的公式描述为：风险＝危害×接触。根据数据源不同与执行方法的不同（如定性或定量、半定量研究方法），健康风险评估大体上可分为定性风险评估（qualitative risk assessment）、半定量风险评估（semi-qualitative risk assessment）与定量风险评估（qualitative risk assessment）。

1. 定性风险评估方法　定性风险评估方法是一种可作为 OELs 评估的筛选和代替方法，尤其在既没有定量接触浓度资料，即无容许接触限值时，可利用化学物质的危害分类及接触状况等信息，规范出不同的接触风险群组（banding），并依不同的接触风险群组提出适当的控制方法。如欧盟化学品风险评估、化学品职业病危害分类控制技术（control banding），主要适用于职业病危害因素单一的中小型企业，可为中小企业制定健康风险控制对策提供依据，也可作为大型企业识别健康风险关键控制点的一种工具。

2. 半定量风险评估方法　半定量风险评估方法主要通过危害结果（如物质毒性的大小）与接触结果（如接触强度、接触几率）以表示接触危害风险的高低，但各国对于危害结果与接触结果的评估方式不尽相同，所推估的风险及建议的风险管理方法也各有特色。如新加坡半定量风险评价指南，综合考虑工作场所化学有害因素危害现状及技术需求，可作为不同类型的企业开展 OHRA 的一种工具，并为选择适宜的优先控制对策提供依据。

3. 定量风险评估方法　定量风险评估方法分为致癌风险评估和非致癌风险评估，如美国 EPA 推荐的人类健康评价手册。

（二）职业健康风险评估的基本步骤

OHRA 的概念包括风险评估和风险管理两个含义。不同国家采用的风险评估步骤有所不同，但 OHRA 的基本步骤均包括了职业性有害因素辨识、职业接触评估、职业病危害特征评估、风险表征四个阶段，如图 2-7-1 所示。其过程大体如下：依据毒理学、职业流行病学、工作场所职业性有害因素监测、劳动者职业健康监护等信息，识别工作场所可能产生或存在的影响劳动者健康的有害因素或条件以及可能接触风险的劳动者，综合分析职业病危害引起劳动者健康损害的严重程度、波及范围和发生危害的可能性，以及所采取的控制措施是否适宜、是否达到保护工人的水平，在对各种风险进行综合评估基础上划分出风险等级，确定职业健康对策的优先顺序，在此基础上研究消除或降低危险的职业卫生服务措施，持续改变不良工作的条件。

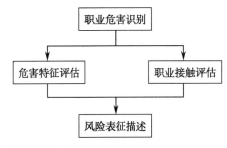

图 2-7-1　职业健康风险评估的基本框架

1. 职业病危害识别　所有的风险评估都是以危害识别为开始。危害识别是指识别危害的存在并定义其特征的过程。危害识别不仅需要做出有无危害以及危害性质如理化性质、存在形态、可能导致的危害等的判断，还要对危害作用进行分级，以便用于风险评估。

职业病危害识别（occupational hazard identification）是对工作场所是否存在职业病危害因素、存在何种危害因素、危害因素可能引起的不良健康效应及其可能性，以及可能处于风险之中的人群和范围进行定性评价的过程，是对职业病危害因素的性质和强度进行的识别与鉴定。职业病危害识别主要有三大任务，一是对工作场所存在的所有职业性有害因素的识别；二是对职业病危害因素可能导致的健康危害进行鉴别；三是对劳动者接触情况的识别。包括对劳动者在职业活动过程中使用的原物料、产品或生产过程中可能逸散并导致劳动者接触的有害物质释放源、释放途径、释放量的识别；有害物质的理化性质、存在形态、危害性的鉴别及化学物质在人体内的转运途径及与器官组织或细胞的交互作用，危害性如危害的种类、作用的靶器官、毒性（致癌、致畸、致突变以及生殖、发育和全身毒性等）伤害；评估劳动者的接触情况以及可能导致的健康损害的种类或疾病。通过对工作场所可能存在的潜在的职业病危害风险进行识别，可以确定在工作场所可能会受到危害的人群及其风险程度。

职业病危害识别应当基于人体和人群流行病学、基于动物的毒理学、体外毒理学研究和结构 - 活性关系研究的结果。经过统计学控制的人的临床研究可提供有害因素（通常为一种）与所致效应相关联的最佳证据。然而，由于存在与人环境危害因素试验相关的重大伦理问题，这类研究通常难以获得。流行病学研究涉及人群的统计学评价可以识别劳动者接触职业病危害因素与危害因素所致不良健康效应之间的相关性，优点是与人有关，但缺点是其结果通常没有精确的信息，而且难以梳理多种有害因素的影响。当没有人的研究数据可以利用时，可依靠动物研究数据（大鼠、小鼠、兔、猴、狗等）以推导出对人的潜在危害。对危害作用进行分级时，应分别评定化学物对人类毒效应资料和对实验动物毒效应资料的证据充分、证据有限、证据不足或缺乏证据，以确定危害的确定性与不确定性。

职业病危害识别的基本方法包括资料收集、职业卫生调查、采样检测以及职业健康监护数据分析等方法，目的是识别出工作场所存在的职业病危害因素。在进行危害识别时，必须对用人单位内所有可能对劳动者造成影响的物质列出清单并汇总，根据清单搜集其物化特性与毒性资料，并进一步探讨其来源与生成机制。

（1）资料收集：主要是识别工作场所可能存在的职业病危害及其他不良工作条件。应尽可能收集工作场所可能存在的所有职业病危害因素的信息，包括：工作场所存在的典型的职业病危害因素；货物清单、化学有害因素安全技术说明书（SDS）和包装标签，如有关危害因素的熔沸点、蒸气压、空气动力学直径、气味、腐蚀性、刺激性、稳定性等理化特性资料；毒性、致敏性、致癌、致突变和致畸等毒理学资料及危害等级资料；工作岗位典型的行为有害因素；既往职业病发病和事故调查与核查资料；与管理者、劳动者、工会和专家的访谈信息；所采取的职业防护措施，以及职业卫生服务等相关信息。

（2）职业卫生学调查：包括生产工艺、工作过程、防护措施及管理措施等的调查，劳动者接触情况的调查及工作场所中存在的职业性有害因素的识别。

一是对整个生产工艺、工作过程、防护措施及管理措施等的调查，包括工艺流程、原辅料的规格及使用量、中间产物、产品和副产品的产量、储运方式、卫生工程技术防护措施、职业卫生管理措施、应急救援措施、职业卫生培训、职业健康监护等情况，以了解关键的生产工艺和生产过程以及附属设施和承包商的工作和活动，识别职业病危害因素产生的过程、作业、事故风险、所使用的化学物质、物理性有害因素、工作环境等。

二是对劳动者接触情况的调查，以识别接触最大风险的劳动者及其易感人群和工作条件。对接触最大风险的劳动者及其易感人群的识别，包括劳动者作业方式、接触途径、接触浓度、接触时间、接触频率、接触量、个体防护等的确认。劳动者应包括接触或可能接触化学有害因素的所有在岗职工及外围人员，包括但不限于生产、维护、维修、研发、化验、清洁等岗位。应与劳动者、相关管理人员、监督人员进行访谈，将工作性质、工作过程、所使用的工具和相关有害因素及其风险等信息形成适当的文件，并充分告知工作场所的管理人员和劳动者。也包括重要的职业病危害事故以及近期所发生未作记录的事件信息。

三是工作场所中存在的职业病危害因素的识别，包括使用的原辅材料、生产过程产生的中间产物、主产品和副产品等。通过检查、分析等方法进行识别并记录，如检查存放或使用化学有害因素的所有地点，分析生产工艺中每一生产环节可能产生的化学有害因素以及副产品、杂质、成品和废弃物（垃圾、残渣和逸散物等）中的有毒有害成分和维修、清洁、污水处理或测试等工作流程中使用或产生的物质。

（3）职业病危害因素检测：即根据 GBZ 159 及 GBZ/T 160 系列国家职业卫生标准对工作场所存在的职业病危害因素进行的检测。依据国家职业卫生标准的规定，工作场所有害因素的检测根据其种类及目的可分为定点采样测定和劳动者个体采样测定，两者可分别用以掌握工作场所环境中有害物质的实际状况和了解劳动者的接触量。对于进入密闭空间作业可用直读式仪器进行气体检测。

（4）职业健康监护数据分析：我国《职业健康监护技术规范》对 58 种有害化学物质作业人员，特种作业人员的职业健康检查的目标疾病、检查内容、检查周期等进行了分类规定，覆盖的作业包括生产性矿物粉尘、石棉（纤维）粉尘、棉尘等有机粉尘作业，噪声、振动、高温、高气压、紫外辐射 / 紫外线、微波等物理因素作业，以及电工作业、高处作业、压力容器作业、结核病防治工作、肝炎病防治工作、职业机动车驾驶作业、视屏作业、高原作业和航空作业等特种作业。应充分利用访谈和职业健康检查信息，充分利用职业健康监护结果，综合分析职业健康检查和工作场所监测资料，以获得风险特征。同时应注意对劳动者职业健康检查资料的保密，关心、爱护劳动者，尊重和保护劳动者的知情权及个人隐私。

2. 职业病危害特征评估　危害特征也称为剂量 - 反应评估。剂量 - 反应关系是以一系列剂量的函数表示的有害健康效应（反应）发生的可能性和严重程度与接触因素的剂量和条件的关系，即接触有害因素的强度、频率或持续时间与生物反应强度、频率或持续时间的关系。通常，随着剂量的增加，所测量的反应也增加。低剂量时可能没有反应，在某一剂量水平时，开始在小部分研究人群出现或以较低概率发生反应。不同有害因素、不同个体、不同接触途径之间，反应开始出现的剂量以及随着剂量增加而增加的速率不同。剂量 - 反应关系模型取决于因素、反应类型（肿瘤、疾病的发病率、死亡等）和所讨论的实验受试对象（人、动物）。一般选择在最低剂量时发生的反应（有害效应）或导致有害效应的反应程度（称为效应的"先兆"）作为风险评估的关键效应（critical effect）。基本假设是，如果能够预防临界效应的发生，就不会发生其他值得关注的效应。

危害特征评估（hazard characterization assessment）是对危害固有性质的定性和尽可能的定量描述，是确定危害因素进入人体的途径、接触条件以及接触水平、确定接触等级的过程。危害特征可以选择临界资料集、毒作用模式 / 机制、毒动学和毒效学变异、临界效应剂量 - 反应，以及起始点（point of departure，POD）确定。

剂量 - 反应评估方法包括剂量 - 反应的外推、阈值法和非阈值法。与危害识别一样，危害特征评估通常缺乏可用于以人为受试对象的剂量 - 反应资料，即使有可以使用的数据，通常可能仅覆盖剂量 - 反应关系范围的一部分。在这种情况下，需要使用一些外推的方法，以便使外推的剂量水平低于从科学研究获得的数据范围的剂量水平。此外，与危害识别一样，经常通过动物研究以增加可利用的数据。然而，从动物研究观察到的剂量 - 反应关系通常是明显高于人类预期剂量的剂量，因此需要外推至更低的剂量，而且为了预测人的相关性，动物研究也必须从该动物物种外推到人。在这些外推方法中引入了不确定性的概念。

剂量 - 反应评估包括非线性剂量 - 反应评估（non-linear dose-response assessment）和线性剂量 - 反应评估（linear dose-response assessment）。后者适用于毒性没有阈值的化学物质，如致癌物质。非线性剂量反应评估通常使用参考剂量（reference dose，RfDs）等概念，并计算不确定性因子（uncertainty factors，UFs）。对于职业人群，因为经呼吸吸入是最主要的接触途径，因此一般使用参考接触浓度（reference exposure concentration，RfCs）进行估算。RfC 源自未观察到有害效应的最低水平（no-observed-adverse-effect level，NOAEL）、可观察到有害效应的最低水平（lowest-observed-adverse-effect level，LOAEL）和基准剂量（benchmark dose，BMD）。同样，也使用不确定性因子以反映所使用的数据的局限性。

职业病危害特征评估的过程是确定职业病危害因素进入人体的途径、接触条件以及接触水平的过程，是对职业接触导致的健康影响的因果关系进行的研究和描述，也称为危害特征评估。目的在于通过工作场所空气中职业病危害因素检测，结合劳动者的接触情况，了解有害因素在工作场所的分布与播散、劳动者的接触水平，建立有害因素浓度与限值标准的相互关系、人体在不同剂量下可能产生的健康效应及容许接触的安全水平，确定危害特征等级。如果某种危害因素已制定有 OELs，则可以利用该限值。

在职业卫生实际应用中，根据使用的风险评估方法，危害特征评估方法也有不同：

（1）定性风险评估时的危害特征评估方法：在进行定性风险评估时，可以根据 OELs 的范围或欧盟危害分类系统的危险度术语（R-phrases）进行分级，按照危害水平由小到大分为 5 级（A-E），另有 S 级以反映皮肤和眼部危害。

（2）半定量风险评估时的危害特征评估方法：化学有害因素的危害大小主要取决于其毒性、接触途径及其他影响因素。对于半定量风险评估时的剂量效应评估，可根据化学有害因素的毒性对其进行危害分级，也可根据化学有害因素急性毒性实验的半数致死剂量（LD_{50}）和半数致死浓度（LC_{50}）进行危害分级（LD_{50} 和 LC_{50} 可通过化学有害因素的 SDS 获得）。化学有害因素危害特征分为 5 级，1 级最低，

5级最高。国外学者推荐一些毒理数据库,可通过数据库搜集并汇总致癌性有害化学物质的致癌斜率因子(slope factor)/(mg/kg-day)、非致癌性有害化学物质的参考剂量 RfD(reference dose)(mg/kg-day)、基准剂量(benchmark dose)或参考浓度 RfC(reference concentration)(mg/m³)。如果检索资料库信息仍达不到要求时,可通过搜集人类流行病学数据或动物实验相关数据,进行基准剂量分析(benchmark dose analysis,BMD analysis),或利用 LD$_{50}$/NOAEL(慢性)推估转换系数,再以不确定因子(uncertainty factor,UF)进行校正,求得 RfD。通过以上仍无法获得剂量效应相关资料时,则应寻找与该物质具有相似结构的物质替代。

3. 职业接触评估 接触(exposure)人可见外表(如皮肤和身体开口)与因素之间的接触;或在规定期限某种因素以特定频率到达机体靶、系统或(亚)人群的浓度或数量。当机体与因素发生连续的接触时,即为接触事件(exposure event)。接触有四个特征,分别是:接触途径(exposure route),因素进入机体的方式,如经口摄入、吸入或经皮吸收;接触期间(exposure duration),机体与因素连续或间断接触的时间长度;接触频率(exposure frequency),在一定接触期间内发生接触事件的频率;接触时间(exposure period),机体连续接触因素的时间。接触路径通常进一步描述为摄入(intake)(通过身体开放部位摄入,如经口或呼吸)或吸收(uptake)(如通过皮肤或眼睛吸收)。只有过量的接触(达到一定水平的接触)才会引起健康损害。其中,接触水平(exposure level)是指在特定时间段接触职业病危害因素的浓度或强度;不良效应(adverse effect),指机体因接触有毒有害物质而产生或出现的不良健康效应或毒作用效应:关键效应(critical effect),在最低接触水平时发生的反应(不良效应)或导致不良效应的反应测定(称为先兆效应)。接触可以直接测量,但通常更多的是进行非直接的估计,通过考虑测量的环境浓度、化学运输的模式以及在环境中的归宿,估计随着时间推移的人的摄入量。接触定量有接触点测量(point of contact measurement)、情景评价(scenario evaluation)和重建(reconstruction)三种基本的方法。每一种方法都是基于不同的数据,并有不同的优点和短处;使用联合的方法可以大大加强接触风险评估的可信度。美国国家职业安全卫生研究所(national institute of occupational safety and health,NIOSH)提出了一个可以适用于更广泛职业接触分类的处理程序,该程序依据可利用的、但往往是有限的毒理学数据,以确定可用作接触控制的措施、降低劳动者风险目标的化学接触水平的可能范围。

接触评估(exposure assessment)是确定某种不良健康效应的发生率在职业病危害因素接触水平与接触人群之间关联程度的过程,或者说是实际接触剂量的评估,主要评价到达靶人群的特定危害因素的浓度(强度)或剂量,包括数量、频率、期限、途径和范围。接触评估通常由 4 个主要步骤组成:定义评价的问题,选择或制定概念模型和数学模型,收集或选择数据和评价可利用的数据,以及接触表征。完整的接触评估需要收集劳动者实际接触某种化学物质的浓度、不同的接触途径等的资料。接触评估时应尽可能全面考虑劳动者所有途径的接触,工作场所的接触途径主要以吸入接触为主要,皮肤吸收为辅,特殊情况也应考虑经口摄入。化学物质的吸收比例以及实际吸收的内剂量受接触人群的大小与特性以及接触时间的影响。接触评估可通过实际测定或通过模式模拟计算人体经由各种途径接触某种化学物质的程度,如接触浓度、接触时间、接触频率,以估算接触剂量。接触评估时须界定相似接触组(similar exposure group,SEG)、急性毒性的接触评估并估算总的接触剂量,确定接触等级。

职业接触(occupational exposure)可以通过吸入、摄入、皮肤接触和全身照射等途径发生。职业接触评估(occupational exposure assessment)是对职业人群实际接触方式、强度、频率和时间进行评估和描述,包括接触人群规模、性质以及类型,确定职业病危害因素接触水平与接触人群某种不良健康效应发生率之间关联的过程。主要任务是测量或估计经不同接触途径接触化学因素一段时间后进入劳动者体内的总剂量,确定接触等级。

(1)定性风险评估时的接触评估方法:在进行定性健康风险评估时,对化学有害因素接触水平进行分级,应综合考虑化学有害因素的物理特性和使用量,分别对固态或液态化学物质的接触水平进行分级。固态或液态化学质的接触水平分级可分别根据化学物质的扬尘性和使用量(固态)、挥发性和使用量(液态)进行,其接触水平分级分别由低到高分为 4 级。

(2)半定量风险评估时的接触评估方法:半定量接触评估是利用工作场所中有关接触危害的信息

（如使用量、接触时间、接触几率等）预测劳动者的接触浓度及接触风险的技术，优点是不像定量风险评估需要耗费大量的人力、物力，也是健康风险评估中应用最多的评估方法。

当可获得工作场所空气中化学有害因素检测结果时，将实际测得的接触浓度（E）与相应的 OELs（包括时间加权平均容许浓度、短时间接触容许浓度、最高容许浓度）进行比较，以 OELs 比值（E/OEL）的最大值为计，确定其接触等级。当接触 2 种或 2 种以上具有相似健康效应的化学有害因素时，应对每一化学有害因素单独进行风险评估，同时还需考虑混合接触剂量并估算其接触浓度。如果每日工作时间超过 8 小时或每周工作时间超过 40 小时，则需计算折减因子（reduction factor，RF），并对实际接触水平进行标化，再将标化后的接触浓度与 OELs 进行比较，确定接触等级。

影响接触的因素包括蒸气压力或空气动力学直径、使用量、接触时间和职业病危害控制措施。当无法获得工作场所空气中化学有害因素检测结果，或某些化学有害因素未制定 OELs 时，可考虑以上影响接触的因素，根据接触指数，依据式 2-7-1 计算接触等级。

$$ER = \left[EI_1 \times EI_2 \cdots \times EI_n \right]^{\frac{1}{n}}$$ （式 2-7-1）

式中：ER—接触等级。

　　　EI—接触指数，根据接触剂量的增加分为 5 级，1 级为极低接触水平，3 级为中等接触水平，5 级为极高接触水平。

　　　n—接触因素的个数，接触因素包括蒸气压力或空气动力学直径、职业病危害控制措施、每周使用量、每周累计接触时间等。

4. 职业健康风险表征　风险表征是对先前进行的危害识别、剂量效应评估、接触评估进行整合，根据各步骤评估结果，通过综合剂量 - 效应评估和接触评估结果，推算不同接触条件下接触人群可能产生健康危害的程度或某种健康效应发生概率，即确定风险的等级的过程。风险表征描述以不同情况下可能导致人体各种健康效应的几率与程度表示，并提出风险度的变异性与不确定性，以供决策参考。此外，也需说明评估过程中所使用的各种假设、所使用的数据资料与数学模式来源。

根据不同的评估方法，其风险特征描述方法也不尽相同。

（1）定性健康风险评估的健康危害分级：根据职业病危害因素的危害特征水平和接触水平的分级水平，形成矩阵，以判定风险水平。风险水平分为四级，1 级最低，4 级最高。并应基于危害特征水平和接触水平分别对固态、液态化学品的风险水平进行分级。

（2）半定量健康风险评估的健康危害分级：可通过式 2-7-2 计算风险指数，再根据半定量健康风险评估的健康危害分级表确定风险等级。风险等级分为可忽略风险、低风险、中等风险、高风险和极高风险五级。

$$Risk = \sqrt{HR \times ER}$$ （式 2-7-2）

式中：$Risk$—风险指数，当计算出的风险指数为非整数时，采取四舍五入。

　　　HR—危害等级。

　　　ER—接触等级。

（3）定量风险评估：定量风险评估的风险特征描述通常需要计算劳动者吸入接触各种有害化学物质的致癌风险和非致癌风险。

1）非致癌风险评估需要计算吸入引起的非致癌风险危害商数（hazard quotient，HQ），即将日时间加权平均接触浓度与化学有害物质的参考剂量（RfC）进行比较，针对特定的接触途径，求得两者的比值，当 HQ 大于 1 时，对人体健康产生危害的风险不可接受，相反，则可接受。计算式 2-7-3 如下：

$$HQ = \frac{EC}{RfC} \times 1000$$ （式 2-7-3）

式中：HQ—危害商数。

　　　EC—接触浓度（$\mu g/m^3$）。

　　　RfC—经空气吸入参考参考浓度（mg/m^3），可在美国 EPA 毒性数据库获得。

在对多种职业性有害因素进行非致癌风险评估时，首先应计算每种化学有害因素的危害商数（HQ），然后再求和，从而得到多职业性有害因素的危害指数（HI）的估算值，见式 2-7-4。当危害指数（HI）大于 1 时，对人体健康产生危害的风险不可接受，相反，则可接受。如果有多个暴露周期，还需分别计算每种暴露期（亚慢性、慢性、急性）各自的危害指数。

$$HI = Y \frac{EC_1}{RfC_1} + \frac{EC_2}{RfC_2} + I \frac{EC_n}{RfC_n} Y \times 1000 \qquad （式 2-7-4）$$

式中：HI——危害指数。

EC——接触浓度（$\mu g/m^3$）。

RfC——参考接触浓度（mg/m^3）。

2）致癌风险评估主要是计算致癌的吸入超额个人风险，见式 2-7-5，并将计算得出的致癌的吸入超额个人风险与 EPA 规定的超额风险可接受水平 10^{-4} 进行比较，当致癌个人风险低于 10^{-4} 时，风险可接受；当风险大于等于 10^{-4} 时，风险不可接受。

计算致癌的吸入超额个人风险公式为：

$$IR = IUR \times d \times \frac{t_E}{t} \qquad （式 2-7-5）$$

式中：IR——致癌的吸入超额个人风险。

IUR——吸入单位风险 /（$\mu g/m^3$），常见的致癌化学有害因素吸入单位风险可见相关参考资料。

d——接触剂量（$\mu g/m^3$）。

t_E——接触工龄（年）。

t——终身期望寿命（年）。

在风险评估实践中，风险评估的每个步骤（如危害评估、剂量反应评估，接触评估）都有一个独特的风险表征描述，用于表达主要的发现、假设、局限性和不确定性。这些独特的风险表征提供信息基础以用来描述综合的风险表征分，总体风险表征就由每个独立的风险表征加上综合分析所构成。总体风险表征应当告诉风险管理人员和其他人员有关风险评估方法的基本原理。如为什么要做评估风险、评估风险需要做什么？

一个好的风险表征将重申评估的范围、清晰地表达评估结果、阐明主要的假设和不确定因素、确定合理的替代性解释，以及根据政策判断做出独立的科学结论。风险表征应遵守透明度（transparency）、清晰度（clarity）、一致性（consistency）及合理性（reasonableness）的原则，这四项原则统称为 TCCR：

（1）透明度：表征应全面且明确地披露风险评估的方法、默认的假设、逻辑、理论基础、推断、不确定性和风险评估时每一步骤的总体优势。

（2）清晰度：风险评估的产出应该使风险评估过程的内、外部读者容易理解。文件应简洁、表述不要太专业化，应使用容易理解的表、图以及所需要的公式。

（3）一致性：风险评估应以符合 EPA 政策的方式进行和呈现，并与其他风险特征一致。

（4）合理性：风险评估应基于合理的判断，使用的方法和假设应与当前科学现状一致，并以完整、均衡和信息丰富的方式传达。

五、风险管理与风险交流

风险管理与风险交流是基于 OHRA 的结果，按不同风险水平确定相应控制和管理措施优先顺序，以最小成本将风险降低到可接受水平的过程，并将 OHRA 后所得到的资料向劳动者、管理者公开，正式、正确地宣传与说明。

风险的大小决定于风险的偶然性、强度和严重程度。优先控制的风险是指那些所有或大多数劳动者能够接触的（分布最广泛）、强度最高、最可能发生、后果最严重的风险。优先级别最低的风险是指那些既不会引起严重后果、分布也不广泛、轻微的、罕见的风险。风险预防和管理应当坚持有效预防的规则，即应最优先解决最为严重的危害，而无论该危害涉及多少劳动者。如果两个风险严重程度一样，其中之一更容易控制,且所涉及的劳动者人数更多,则其优先级别也更高。见表2-7-1。

表2-7-1　职业病危害风险控制对策

风险等级	风险控制对策
可忽略风险	—
低风险	可继续维持现行的措施预防和控制措施,应定期开展职业病危害因素浓度检测,定期进行培训和职业健康检查,每5年进行一次风险评估,以确保风险等级不会发生变化。如职业病危害浓度超标或工艺、材料、设备等发生变化时,应重新进行风险评估。
中等风险	可继续维持现行的措施预防和控制措施,应定期开展职业病危害因素浓度检测,定期进行培训和职业健康检查,每3年进行一次风险评估。如职业病危害浓度超标或工艺、材料、设备等发生变化时,应重新进行风险评估。
高风险	应首先执行有效的职业病防护控制措施,采取严格的职业卫生管理措施,每年至少委托具有资质的机构开展一次职业病危害因素浓度监测与检测,每年至少进行一次培训和职业健康检查,提供个人使用的合格的职业病防护用品,建立职业病危害事故应急救援预案。每年进行一次风险评估,必要时进行定量风险评价。
极高风险	如职业病防护措施不可行,应立即改进或重新设计工艺和设备,重新设计职业病防护措施或使用低毒物质代替高毒物质,必要时采取封闭措施隔离操作或使用机器代替人工操作,改进后需对这类风险重新进行评价,必要时应进行定量风险评价。当极高风险降低一个等级后,方可进行作业。

（李　涛）

第三章　职业卫生服务

本章主要讨论职业卫生服务和基本职业卫生服务的概念、内容、模式及其探索与实践。

第一节　职业卫生服务

职业卫生服务这六个字包含两个方面的内容，即职业卫生、职业卫生服务。它的核心是职业卫生，服务是为达到相应职业卫生的目标而进行的过程和采取的措施。

职业卫生的宗旨是保护劳动者健康，其目标有三个方面：一是促进和保持从事所有职业活动的劳动者在身体上、精神上以及社会活动中享有高度的愉快；二是预防和控制工作条件和有害因素对健康的伤害；三是安排和维护劳动者在其生理和心理上都能够适应的环境中工作。也就是说职业卫生的要求是一个很高的境界，它不仅要保护健康，而且要促进健康；不但要求生理上的健康，更要求心理方面的健康，以达到人格尊严保障和职业健康安全的目标。

职业卫生服务是为达到职业卫生目标而采取的措施和过程，是通过改善工作和工作环境以及提供医学服务，保护劳动者健康。其主要内容是通过各种有效的预防和干预措施，来控制工作场所可能产生对健康和安全造成危害因素的过程，为用人单位提供服务。其对象是要覆盖所有劳动者，不论劳动者在哪一类用人单位工作。

一、职业卫生技术服务内容

职业卫生技术服务的内容主要包括：建设项目职业病危害预评价；建设项目职业病危害控制效果评价；职业病危害现状评价；工作场所职业病危害因素检测和评价；建设项目职业病防护设施设计专篇；职业健康监护；职业病诊断与鉴定等。

这里所说的建设项目是指新建、扩建、改建建设项目和技术改造、技术引进项目。职业病危害评价是对建设项目或用人单位的职业病危害因素及其接触水平、职业病防护设施与效果、相关职业病防护措施与效果以及职业病危害因素对劳动者的健康影响情况等做出的综合评价。根据评价的对象、评价的时机和评价的目的不同，职业病危害评价可分为职业病危害预评价、职业病危害控制效果评价和职业病危害现状评价三类。

（一）职业病危害预评价

1. 定义　可能产生职业病危害的建设项目，在其可行性论证阶段，对建设项目可能产生的职业病危害因素及其有害性与接触水平、职业病防护设施及应急救援设施等进行的预测性卫生学分析与评价。

2. 内容　评价的对象为可能产生职业病危害的建设项目；评价的时机为建设项目的可行性论证阶段；评价的依据是有关职业病防治的法律法规、标准以及建设项目的可行性研究报告等；评价的范围是以拟建项目可行性研究报告中提出的建设内容为准；评价的目的是明确建设项目在职业病防治方面的可行性，并为建设项目的职业病危害分类管理以及职业病防护设施的初步设计提供科学依据。

（二）职业病危害控制效果评价

1. 定义　建设项目完工后、竣工验收前，对工作场所职业病危害因素及其接触水平、职业病防护设施与措施及其效果等做出的综合评价。

2．内容 评价的对象为可能产生职业病危害的建设项目；评价的时机为建设项目完工后、竣工验收前；评价的依据是有关职业病防治的法律法规、标准、职业病防护设施设计以及建设项目试运行阶段的职业卫生实际状况等；评价的范围是以建设项目实施的工程内容为准；评价的目的是明确建设项目的职业病危害程度以及职业病防护设施的效果等，并为政府监管部门对建设项目职业病防护设施竣工验收以及建设单位职业病防治的日常管理提供科学依据。

（三）职业病危害现状评价

1．定义 对用人单位工作场所职业病危害因素及其接触水平、职业病防护设施及其他职业病防护措施与效果、职业病危害因素对劳动者的健康影响情况等进行的综合评价。

2．内容 评价的对象为可能存在职业病危害的用人单位；评价的时机为用人单位正常生产期间；评价的依据是有关职业病防治的法律法规、标准以及用人单位从事生产经营活动过程中的职业卫生实际现状等；评价的范围是以用人单位生产经营活动所涉及的内容、场所以及过程等为准；评价的目的是明确用人单位生产经营活动过程中的职业病危害程度以及职业病防护设施和职业卫生管理措施的效果等，并为政府监管部门职业卫生行政许可以及用人单位职业病防治的日常管理提供科学依据。

（四）职业病危害因素检测和评价

1．定义 对工作场所劳动者接触的职业病危害因素进行采样、测定、测量和分析计算。这里所指的职业病危害因素是指《职业病危害因素分类目录》中所列危害因素以及国家职业卫生标准中有职业接触限值及检测方法的危害因素。

2．内容 职业病危害因素的监测有四种类型，即评价监测、日常监测、监督监测和事故性监测。检测工作程序一要对工作场所职业卫生进行调查，二要对职业病危害因素进行识别，三要制定采样方案，四要对职业病危害因素样品进行采集，五要对这些危害因素进行测定，最后要对各工种接触职业病危害浓（强）度计算。报告书的内容主要有概况、生产情况、职业病危害因素识别、职业病危害因素检测、结论与建议。

（五）建设项目职业病防护设施设计专篇

1．定义 产生或可能产生职业病危害的建设项目，在初步设计（含基础设计）阶段，由建设单位委托具有资质的设计单位对该项目依据国家职业卫生相关法律、法规、规范和标准，针对建设项目施工过程和生产过程中产生或可能产生的职业病危害因素采取的各种防护措施及其预期效果编制的专项报告。

2．内容 依据国家或行业职业卫生法律、法规、标准和技术规范等，针对建设项目施工过程和生产过程中产生或可能产生的职业病危害因素，对应采取的职业病防护设施、措施进行设计并对其预期效果进行分析评价。设计范围应包括建设项目可能产生职业病危害因素的各主要生产设施、公用工程及辅助设施。包括设计范围内产生或者可能产生的职业病危害因素所应采取的防尘、防毒、防暑、防寒、防噪、减振、防非电离辐射与电离辐射等防护设施的类型、设备选型，设置场所和相关技术参数的设计方案，总体布局、厂房及设备布局、建筑卫生学的设计方案，配套的辅助卫生设施、应急救援设施设计方案，以及职业病防护设施投资预算，并对职业病防护设施的预期效果进行评价。

（六）职业健康监护

1．定义 以预防为目的，根据劳动者的职业接触史，通过定期和不定期的医学健康检查和健康相关资料的收集，连续地监测劳动者的健康状况，分析劳动者的健康变化与所接触的职业病危害因素的关系，并及时将健康检查和资料分析结果报告给用人单位和劳动者本人，以便适时采取干预措施，保护劳动者健康。

2．内容 职业健康监护主要包括职业健康检查、离岗后健康检查、应急健康检查和职业健康监护档案管理等内容。职业健康检查是指医疗卫生机构按照国家有关规定，对从事接触职业病危害作业的劳动者进行的上岗前、在岗期间、离岗时的健康检查。上岗前职业健康检查的目的在于掌握劳动者的健康状况，发现职业禁忌；在岗期间的职业健康检查目的在于及时发现劳动者的健康损害；离岗时的职业健康检查是为了解劳动者离开工作岗位时的健康状况,以便分清健康损害的责任。医疗卫生机构开展职业健康检查应当与用人单位签订委托协议书,由用人单位统一组织劳动者进行职业健康检查;也可以由劳动者持单位介绍信进行职业健康检查。职业健康检查按照作业人员接触的职业病危害因素分为接触粉尘类、接触化学因素类、接触物理因素类、接触生物因素类、接触放射因素类及特殊作业等六类。

职业健康检查的项目、周期按照《职业健康监护技术规范》(GBZ 188—2014)执行,职业健康检查机构应当在职业健康检查结束之日起 30 个工作日内将职业健康检查结果,包括劳动者个人职业健康检查报告和用人单位职业健康检查总结报告,书面告知用人单位,由用人单位将劳动者个人职业健康检查结果及职业健康检查机构的建议等书面形式如实告知劳动者。

(七)职业病诊断与鉴定

1. 意义　职业病诊断和鉴定是职业卫生服务中最重要的内容之一,也是社会十分关注的热点。2012年修订的《职业病防治法》对社会高度关注的职业病诊断与鉴定制度作了比较大的调整和完善,明确了相关部门在职业病诊断与鉴定工作中的协调配合职责,解决了因诊断资料不全而无法进行职业病诊断的问题。与之配套的《职业病诊断与鉴定管理办法》进一步规范职业病诊断与鉴定工作,具有方便劳动者、简化程序、制度设置向保护劳动者权益倾斜等特点。

2. 原则　职业病诊断依据劳动者的职业史、职业病危害接触史和工作场所职业病危害因素情况、临床表现以及辅助检查结果等,进行综合分析,由具有职业病诊断资格的医师进行诊断,做出诊断结论。诊断机构独立行使诊断权,并对诊断结论负责。当事人对诊断结论不服,可依法向职业病诊断机构所在地设区的市级卫生行政部门申请鉴定,对设区的市级职业病鉴定结论不服的,可依法向省级卫生行政部门申请再鉴定,省级鉴定结论为最终鉴定,即一次诊断、两级鉴定。

二、职业卫生技术服务模式

(一)职业卫生技术服务机构定义

是指为建设项目提供职业病危害预评价、职业病危害控制效果评价,为用人单位提供职业病危害因素检测、职业病危害现状评价、职业病防护设备设施与防护用品的效果评价等技术服务的机构。

(二)资质认可

国家对职业卫生技术服务机构实行资质认可制度。职业卫生技术服务机构应当依法取得职业卫生技术服务机构资质;未取得职业卫生技术服务机构资质的,不得从事职业卫生检测、评价等技术服务。

(三)资质分类

职业卫生技术服务机构的资质分为甲级、乙级、丙级三个等级。甲级资质由国家安全生产监督管理总局认可及颁发证书。乙级资质由省、自治区、直辖市人民政府安全生产监督管理部门(以下简称省级安全生产监督管理部门)认可及颁发证书,并报国家安全生产监督管理总局备案。丙级资质由设区的市级人民政府安全生产监督管理部门(以下简称市级安全生产监督管理部门)认可及颁发证书,并报省级安全生产监督管理部门备案,由省级安全生产监督管理部门报国家安全生产监督管理总局进行登记。随着国家行政管理工作深入改革,职业卫生技术服务机构资质认定也会作相应调整。

(四)资质服务范围

取得甲级资质的职业卫生技术服务机构,可以根据认可的业务范围在全国从事职业卫生技术服务活动并承担以下的职业卫生技术服务:①国务院及其投资主管部门审批(核准、备案)的建设项目;②核设施、绝密工程等特殊性质的建设项目;③跨省、自治区、直辖市的建设项目;④国家安全生产监督管理总局规定的其他项目。取得乙级资质的职业卫生技术服务机构,可以根据认可的业务范围在其所在的省、自治区、直辖市从事职业卫生技术服务活动并承担以下的职业卫生技术服务:①省级人民政府及其投资主管部门审批(核准、备案)的建设项目;②跨设区的市的建设项目;③省级安全生产监督管理部门规定的其他项目。取得丙级资质的职业卫生技术服务机构,可以根据认可的业务范围在其所在的设区的市或者省级安全生产监督管理部门指定的范围从事职业卫生技术服务活动。

（五）职业病危害评价的程序

职业病危害评价的程序分成三个阶段：

1. 准备阶段包括接受建设单位或用人单位委托、签订评价工作合同；收集职业病危害评价所需的相关资料并查阅相关文献资料；开展初步现场调查；根据需要编制职业病危害评价方案并对方案进行技术审核；确定职业病危害评价的质量控制措施及要点。

2. 实施阶段包括职业卫生调查与分析（或工程分析、辐射源项分析）；现场（或类比现场）职业卫生检测与分析以及辐射防护检测与分析，或收集与分析现场（类比现场）职业卫生检测数据；现场（或类比现场）职业病防护设施、职业健康监护等职业病防护措施调查与分析；对评价内容进行分析、评价并得出结论，提出对策和建议。

3. 报告编制阶段包括汇总实施阶段获取的各种资料、数据；完成职业病危害评价报告书的编制。

三、我国职业卫生服务监管体系

按照《中华人民共和国职业病防治法（2016 年修正）以下简称（职业病防治法）》、国家职业病防治规划（2016—2020 年）和中央编办等政府有关部门的规定，我国职业卫生服务监管主要由以下四个部委负责。

（一）卫生和计划生育委员会

国家卫生计生委负责对职业病报告、职业健康检查、职业病诊断与鉴定、化学品毒性鉴定等工作进行监督管理，组织开展重点职业病监测、职业健康风险评估和专项调查，开展医疗卫生机构放射性职业病危害控制的监督管理。具体实施：

1. 负责会同安全监管总局、人力资源社会保障部等有关部门拟订职业病防治法律法规、职业病防治规划，组织制定发布国家职业卫生标准。

2. 负责监督管理职业病诊断与鉴定工作。

3. 组织开展重点职业病监测和专项调查，开展职业健康风险评估，研究提出职业病防治对策。

4. 负责化学品毒性鉴定、个人剂量监测、放射防护器材和含放射性产品检测等技术服务机构的资质认定和监督管理；审批承担职业健康检查、职业病诊断的医疗卫生机构并进行监督管理，规范职业病的检查和救治；会同相关部门加强职业病防治机构建设。

5. 负责医疗机构放射性危害控制的监督管理。

6. 负责职业病报告的管理和发布，组织开展职业病防治科学研究。

7. 组织开展职业病防治法律法规和防治知识的宣传教育，开展职业人群健康促进工作。

（二）安全监管总局

安全监管总局负责用人单位职业卫生监督检查工作，加强源头治理，负责建设项目职业病危害评价和职业卫生技术服务机构监管，调查处置职业卫生事件和事故，拟订高危粉尘作业、高毒和放射性作业等方面的行政法规，组织指导并监督检查用人单位职业卫生培训工作。具体实施：

1. 起草职业卫生监管有关法规，制定用人单位职业卫生监管相关规章。组织拟订国家职业卫生标准中的用人单位职业病危害因素工程控制、职业防护设施、个体职业防护等相关标准。

2. 负责用人单位职业卫生监督检查工作，依法监督用人单位贯彻执行国家有关职业病防治法律法规和标准情况。组织查处职业病危害事故和违法违规行为。

3. 负责新建、改建、扩建工程项目和技术改造、技术引进项目的职业卫生"三同时"审查及监督检查。负责监督管理用人单位职业病危害项目申报工作。

4. 负责依法管理职业卫生安全许可证的颁发工作。负责职业卫生检测、评价技术服务机构的资质认定和监督管理工作。组织指导并监督检查有关职业卫生培训工作。

5. 负责监督检查和督促用人单位依法建立职业病危害因素检测、评价、劳动者职业健康监护、相关职业卫生检查等管理制度；监督检查和督促用人单位提供劳动者健康损害与职业史、职业病危害接触关系等相关证明材料。

6. 负责汇总、分析职业病危害因素检测、评价、劳动者职业健康监护等信息,向相关部门和机构提供职业卫生监督检查情况。

(三)人力资源社会保障部

人力资源社会保障部负责职业病病人的工伤保险待遇有关工作。具体实施:

1. 负责劳动合同实施情况监管工作,督促用人单位依法签订劳动合同。

2. 依据职业病诊断结果,做好职业病人的社会保障工作。

3. 负责劳动能力鉴定职工工伤与职业病致残等级工作。

(四)全国总工会

全国总工会依法对职业病防治工作进行监督,参与职业病危害事故调查处理,反映劳动者职业健康方面的诉求,提出意见和建议,维护劳动者合法权益。具体实施:

1. 工会组织依法对职业病防治工作进行监督,维护劳动者的合法权益。

2. 工会组织应当参与用人单位制定或者修改有关职业病防治的规章制度,并代表职工提出意见。

3. 依法参与职业病危害事故调查处理,向党组织和政府反映劳动者职业健康方面的诉求,提出意见和建议。

第二节　基本职业卫生服务

基本职业卫生服务(basic occupational health service,BOHS)的概念是 2002 年在法国南锡由世界卫生组织(World Health Organization,WHO)/EURO(欧洲)职业卫生合作中心提出的。这个概念与 WHO初级卫生保健的概念相结合,即尽可能地将卫生保健带到人们生活和工作的每一处,也就是将职业卫生、放射安全作为公共卫生服务平等地提供给所有劳动者。BOHS 的基本含义是基本要求,广泛覆盖,通过改善工作和工作环境以及提供医学服务,达到保护劳动者健康的目的。BOHS 的战略目标是到2015 年达到世界上所有劳动者都享有 BOHS。

中国政府积极响应 WHO 的战略目标,于 2006 年下发专门文件,在全国选择 10 个省内的 19 个县/区先期开展 BOHS 试点工作,用 3 年的时间作试点工作,用 5 年时间总结推广试点经验,2010 年在 3 年试点工作的基础上,又选择 19 个省 46 个县区作为 BOHS 扩大试点地区。

一、基本职业卫生服务的特点及内容

1. 特点　基本职业卫生服务这八个字包含三个方面的内容,即职业卫生、职业卫生服务和基本职业卫生服务。它的核心是职业卫生,服务是要达到职业卫生的目标而进行的过程和采取的措施,这些措施与过程要分阶段进行,这就提出基本服务的概念。

BOHS 的含义是职业卫生服务的基本要求,广泛覆盖。所谓基本要求就是服务成本是低廉的、企业能承担得起的、职工能方便获得的职业卫生服务,即可及性;广泛覆盖就是为所有工作场所和劳动者提供有效的服务,使最需要职业卫生服务的劳动者群体(如中小型企业、民营企业、家庭式生产以及众多流动摊贩等)得到社会认可的、可持续发展的职业卫生服务,即公平性。其重点是针对流动工人、建筑工人、农业工人等劳动者,其策略在城市与社区医疗卫生服务相结合、在农村与初期卫生保健相结合,从而达到方便、低廉、面广的职业卫生服务。

2. 内容　职业卫生服务核心包含三个要素:保护、预防和促进。BOHS 具体来说主要有 7 项内容:企业职业卫生基本情况摸底调查、工作场所空气监测、劳动者职业健康监护、职业安全健康风险评估、职业病危害预防措施、职业病危害告知与教育、职业安全健康持续改进等。

(1)企业职业卫生基本情况摸底调查:信息资料的收集主要包括收集工作场所中典型职业病危害信息资料、工作场所中职业卫生监测数据、所采取的防护措施及个人防护用品、接触职业病危害劳动者体检情况和该工作场所中的发生的伤害和疾病记录。

(2)工作场所空气监测:根据以上资料的收集,初步识别工作场所中可能存在的职业病危害因素,

用检测来确定危害因素(如空气中挥发的有机溶剂、粉尘、重金属以及其他的物理因素噪声、高温、振动等)的性质和浓度,为制定相应预防控制措施提供依据。

(3)劳动者职业健康监护:尽管监测到工作场所空气中存在有害因素,但由于技术和经济的限制,工作场所的有害因素不可能完全被消除,从而引发职业病和职业相关疾病。对劳动者实行健康监护是BOHS的重要任务之一,健康监护要选择重点,职业健康检查包括上岗前、在岗期间和离岗时的体检。

(4)职业安全健康风险评估:根据工作环境监测结果和卫生标准、健康监护的体检情况及流行病学特征,把上述定性和定量资料结合起来评价暴露的风险程度,得出评估结果来提出相应的改进措施和建议。按照《职业病防治法》规定,如建设项目职业卫生"三同时"开展的"建设项目职业病危害评价"就是职业安全健康风险评估的代表。

(5)职业病危害预防措施:BOHS最应优先考虑的是防止暴露和改善可能引起健康损害的作业环境,这是职业卫生服务的基本任务。在进行了一系列职业卫生服务活动(如开展工作环境监测、劳动者健康监护、风险评估等)后,应提出适宜、有效的预防控制措施的建议,并和用人单位共同探讨这些建议的可行性。

(6)职业病危害告知和培训教育:告知和培训教育是BOHS的首要任务。告知的前提是用人单位应执行职业病危害申报制度,只有申报后,才能进行监测和健康检查并提出预防措施,把这些信息告知用人单位,再培训和教育广大劳动者,最终转化成企业和工人的自觉行动。培训和告知是开展BOHS最价廉物美的也是事半功倍的工作。

(7)职业安全健康持续改进:在BOHS实施过程中,获得的一切数据和资料都应该进行分类存档,妥善保存。根据保存的BOHS资料,对BOHS进行绩效评估,持续改进,以进一步提高职业卫生服务水平。

BOHS还包括开展职业病危害事故的急救和应急处置、职业病的诊断与处理、全科医学服务、治疗和康复性服务等内容。

二、基本职业卫生服务的目标、实施及评价

1. 目标 世界卫生组织(WHO)提出到2015年要达到"人人享有职业卫生服务"的战略目标。中国政府计划用3年的时间作试点工作,用5年时间总结推广试点经验,以便通过这些试点工作,探索提出适合我国不同经济发展区域开展职业卫生服务的模式、职业卫生监督管理措施和经费等保障机制,以此建立我国BOHS体系。通过试点工作提出适合我国不同经济发展区域开展BOHS的模式、监督管理模式和保障机制,建立我国BOHS体系和监督管理体系,到2014年使我国职业卫生服务水平能够基本达到WHO的目标——人人享有职业卫生服务。

2. 实施 选择确定试点单位:为进一步贯彻落实《职业病防治法》,中国政府积极响应WHO的战略目标,原卫生部于2006年7月14日下发了《关于开展BOHS试点工作的通知〔2006〕272号》文件,决定在全国10个省、自治区、直辖市的19个县/区首先开展BOHS试点工作。即北京市海淀区、大兴区,河北高碑店市,上海普陀区、青浦区,安徽广德县、当涂县,福建惠安县、马尾区,湖南浏阳市、石门县,广东宝安区、新会区,广西壮族自治区马山县、容县,重庆南岸区、璧山县,贵州桐梓县、松桃县。2010年在完成3年试点工作基础上,又下发了《关于扩大BOHS试点试点工作的通知〔2010〕16号》文件,选择天津等19个省46个县为BOHS扩大试点地区,进一步探索将BOHS与深化医药卫生体制改革中基本公共卫生服务均等化相结合的经验和做法,提高BOHS覆盖率和职业病防治水平,使广大劳动者特别是农民工群体享受到BOHS。

县区选择的基本原则:根据不同经济发展水平及流动劳动力人群输出和吸纳的特点,分别选择以劳务输出为主和以劳务吸纳为主的省(自治区、直辖市),每个省(自治区、直辖市)选两个有代表性的县或区。

县/区应该满足下列基本条件:①本县有较发达的工业生产企业,或本县有大量的流动劳动力外出务工,职业卫生和职业病问题受到社会关注;②政府重视职业卫生工作,自愿作为国家BOHS试点地

区，并依据《职业病防治法》承担相应政府职能；③辖区内已建立了比较健全的乡镇卫生院或社区卫生服务中心；④在工业较为发达和以劳务吸纳为主的试点县，乡镇卫生院或社区卫生服务中心有开展职业卫生服务的基础。

具体步骤：

（1）试点县职业卫生服务基本情况调查。确定试点后，为了有针对性地指导开展试点工作，首先对基层职业卫生服务体系的基本状况进行全面摸底调查，内容包括：试点县所辖乡镇数；试点县级疾病预防控制机构和卫生监督机构中职业卫生机构的设置、人员数及人员构成，已开展的职业卫生服务项目和可能提供的职业卫生服务能力；乡镇卫生院/社区卫生服务中心建立情况和相应职能、人员基本情况。

（2）县级疾病预防控制中心职业卫生科（组）的建设。目前我国县级均没有独立的职业卫生服务与职业病预防控制机构，多数是在县级疾病预防控制中心内有职业卫生/劳动卫生科（组），但西部地区和边远地区县级疾病预防控制中心大多没有职业卫生/劳动卫生科（组）。而随着我国经济建设的发展，县及县级以下工业企业已经成为重要的经济成分和劳动力市场。因此，县级疾病预防控制机构职业卫生科（组）建设是试点的重要内容，也是试点的先决条件。

1）职业卫生科（组）建设规模：县级疾病预防控制中心一般应有5名专业人员从事职业卫生工作；应具有开展相应职业卫生服务工作的条件；应具有开展相应职业卫生服务工作的仪器设备；经济较发达和以劳务吸纳为主的县级职业卫生科（组）根据需要在规模上应当扩大，以满足工作需要为标准。

2）职能建设：县级疾病预防控制中心职业卫生科（组）和职业卫生监督机构应具有开展下列职业卫生工作的职能和能力：开展职业健康监护；开展常见职业病危害因素的作业场所检测；开展常见职业病的诊断（职业健康监护结果筛检）；职业卫生资料的收集和档案管理；对劳动者和用人单位管理人员开展职业卫生知识教育和宣传；指导并监督用人单位执行职业病防治法律法规；指导乡镇卫生院开展职业卫生服务。依据有关法规规定，职业健康体检和工作场所有害因素检测需要资质认定。

（3）乡镇卫生院/社区卫生服务中心职业卫生服务建设。乡镇卫生院和城市社区卫生服务中心是我国初级卫生保健的基层单位，正在制定的我国初级卫生保健法草稿已将职业病防治作为初级卫生保健的重要内容之一，但这些机构过去一直没有法定设置的职业卫生服务和职业病预防控制的职能，也没有这方面的技术人员。因此，这些机构成为BOHS体系建设的重点。

1）建设规模：在劳务输出地的乡镇卫生院应设置1～2名专业卫生人员负责管理职业卫生工作，可以是专职，一般为兼职，可设置在防保科；在工业较为发达和劳务吸纳地的乡镇卫生院/社区卫生服务中心至少要设置2名专职卫生人员负责管理职业卫生工作，工业企业工人（包括本地和外来流动务工的农民工）在2万人以上的乡镇卫生院要设置职业卫生组，至少要有3名以上专职职业卫生人员，配备相应的办公条件。

2）职能建设：乡镇卫生院/社区卫生服务中心应具有开展下列职业卫生工作的能力和职能：对本乡镇职业卫生工作实施管理；对工人和用人单位管理人员开展职业卫生法律知识宣传教育；指导用人单位执行职业病防治法律法规；为企业和劳动者提供职业病危害和防护知识咨询、教育、培训。

（4）能力建设和人员培训：能力建设是试点的重要内容，其主要任务是人员专业能力的培训，这是职能到位的重要保障。鉴于目前基层没有专职的职业卫生专业人员或有人员但没有经过职业卫生专业的教育培训，项目将对试点的基层职业卫生人员进行系统的培训。

1）培训教材：项目将编写专门适用于县、乡镇职业卫生专业人员的培训教材。教材编写由项目执行组负责，出版费用由项目费用支付，免费发放给试点县的每个职业卫生专业人员。

2）培训内容：国家有关职业病防治的法律法规知识；职业卫生管理工作（职业病报告、职业卫生档案管理、职业卫生监督检查等）；劳动卫生和流行病学调查基本理论和实践；常见职业病的临床知识、诊断标准和处理；职业健康监护基本理论和技术规范；常见职业病危害因素的监测；常用工程防护设施基本原理和应用；劳动保护和个体防护用品的选择和实用。

3．评价　初期评估→人员培训、试点职业卫生基本情况调查；中期评估→制定试点职业卫生工作计划、开展职业卫生服务；后期评估→试点工作评价。

根据试点工作的任务和目的，对试点工作进行全面评价。评价内容主要包括：

（1）BOHS 网络体系建设指南，包括不同经济发展水平和地区县级疾病预防控制中心职业卫生科（组）和乡镇卫生院/社区卫生服务中心职业卫生服务机构、人员设置和仪器设备配置标准。

（2）不同经济发展水平和地区县级卫生监督机构和乡镇卫生院/社区卫生服务中心职业卫生服务监督职能设置。

（3）BOHS 体系运行保障机制模式。

（4）政府主办医疗卫生机构以外其他提供 BOHS 的模式。

（5）试点职业病危害基本现状分析。

第三节 基本职业卫生服务探索与实践

作为全国首批 19 个试点地区之一的广东省深圳市宝安区，是开展 BOHS 劳务吸纳型试点成功的地区，先后接待 WHO 和国际劳工组织（ILO）专员的考察和指导，以及泰国、越南等国职业卫生官员和专家的参观和学习，多次受到卫生行政部门的肯定和赞赏，2008 年全国 BOHS 的现场会议在宝安召开，宝安开展 BOHS 的经验和做法得到全国同行的赞赏和推广。本节重点介绍宝安在开展 BOHS 方面的探索与实践：三个阶段，即初始阶段（1993—2006 年）、BOHS 试点工作阶段（2007—2009 年）、持续推进阶段（2010 年至今），以及主要做法和成就。

一、初始阶段（1993—2006 年）

深圳市宝安区曾经是全国闻名的职业病危害重灾区。据统计 1993—2006 年全区发生职业病事故 169 宗，其中一般事故 149 宗，重大事故 20 宗，确诊职业病 327 例，死亡 19 例。群体性的、社会影响很大的当属正己烷职业中毒，而死亡的大多数则是职业性三氯乙烯药疹样皮炎，两者分别占职业病总发病数的 51.7% 和 30.6%。针对以上职业卫生状况，宝安区委区政府十分重视，始终将职业病防治工作放在全区社会经济发展的大局中去谋划，区卫生部门适时提交了《宝安区职业病危害现状报告》，论述本区职业病危害现状及原因并提出了应对策略。

二、试点工作阶段（2007—2009 年）

宝安区职业卫生工作紧紧抓住了 BOHS 试点工作难得的机遇，在 2007—2009 年这三年时间内，在区政府和上级卫生行政部门的大力支持和指导下，坚持科学发展，不断探索，全区逐步建立起政府统一领导、部门协调配合、用人单位负责、社会共同参与的职业病防治工作体制。

具体体现在四个方面：一是政府主导，建立和谐劳动关系网；二是确立民心工程，推进职业卫生工作；三是完善三级职业病防治网络和两级监督体系；四是一年一主题，三年见成效。

三、持续推进阶段（2010 年至今）

（一）不断加大投入和持续推广

2009 年圆满完成 BOHS 试点工作后，宝安区委、区政府始终将职业卫生列为每年的重点工作之一，并将职业病防治工作纳入"十二五"发展规划，2010—2012 年 3 年共下拨职业病防治专项经费 2100 万元，确保全区职业病防治工作持续推进。从 2009 年开始，连续六年举办全国性培训班，推广 BOHS 工作。在宝安成功开展 BOHS 的基础上，深圳市卫计委专门发文，要求在深圳市各区开展并推广宝安 BOHS 经验，否则在年终工作检查中一票否决。

（二）职业病防治工作联席会议

在原 BOHS 试点工作领导小组的基础上，建立了常态化职业病防治工作联席会议制度，由常务副区长为召集人，定期召开包括卫生、安监、人力资源、社保、总工会等部门及各街道在内相关人员会议，进一步明确了各部门、各单位职责，强化协作配合，加大职业病防治力度。

（三）参加全国多项职业卫生服务工作

通过持续不断地参加全国各种职业病防治专项工作和职业卫生标准的制订，从而深入持久地推动了 BOHS 向前发展，如参加全国职业健康状况调查工作（2011 年）；全国重点职业病监测工作（2010 年、2011 年、2012 年、2014 年）等专项任务；主持制订三氯乙烯（项目编号：20100318）与正己烷（项目编号：20110219）职业病危害防护导则等卫生标准课题；中德灾害风险管理合作项目 - 地方政府自然灾害应急预案的编制工作；卫生部应急示范区创建工作（2012 年）；工作场所正己烷职业安全卫生防护手册（2013 年，中国工人出版社），全国公开发行。主持《正己烷职业病危害防护导则 GBZ/T 284—2016》和参与《珠宝玉石加工行业职业病危害预防控制指南 GBZ/T 285—2016》均在 2017 年 5 月 1 日颁布实施。

四、主要做法和成就

（一）争建民心工程　推进 BOHS 工作

基本职业卫生服务试点在宝安区开展后，首先是如何引起政府重视，动员各级各部门参与推动 BOHS 工作的顺利进行是我们首先要解决的问题和导向。我们在全国 19 个试点地区唯一的创举就是将 BOHS 纳入政府的"民心工程"，在各方积极努力下，宝安区政府把"扩大劳务工职业卫生保健"作为当年的"十项民心工程"之一，主要内容首先是投入 500 万元，开展职业卫生知识健康宣传教育和职业病防治工作，扩大劳务工职业卫生保健。年底前有毒有害工作场所监督率达到 80% 以上，劳务工职业健康体检率达到 80% 以上，劳务工职业病防治知识普及率达到 90% 以上。随后两年，区财政局相继投入 1600 万元，累计投入 2100 万，相当于每个劳务工 3 元，确保了基本职业卫生服务工作的顺利开展。其次是区编办批准在区疾控中心增设职业卫生科，增编 6 人，总编制达 14 人，恢复区"职业病防治所"，形成两块牌子一套人马。区卫生监督所和各街道预防保健所（卫生监督所）设立职业监督（卫生）科，增加职业卫生科人员编制。最后各级专业服务机构利用专项经费购置了能满足辖区主要职业病危害因素监测与职业健康检查所需要的仪器设备，添置了职业病防治知识宣传器材如影像播放机，电影放映机等。

在区委区政府的大力支持下，宝安区的基本职业卫生服务稳步推进，"民心工程"当年所要求的各项指标均按时达到或超额完成。

（二）构建横向到边、纵向到底的三级服务网络和二级监督体系

区卫生局是区委区政府推行基本职业卫生服务试点工作的主管部门，全区卫生系统积极探索，针对宝安区职业卫生现状，首先对疾病控制与卫生监督的职能进行具体划分，然后在疾病控制系统建立职业卫生三级技术服务、在卫生监督建立二级监督的网络体系，做到横向到边、纵向到底的广覆盖格局。

1. 职业卫生三级技术服务网络　职业卫生三级技术服务网络是以区疾控中心为龙头、街道级防保所为骨干、社康中心为前哨的网络架构，分工明确，具体职能如下：

（1）区疾控中心：负责全区职业病防治计划的制订、技术指导、业务培训与工作督导，负责重大职业病事故的调查处理，负责全区职业病危害严重企业的有害因素检测，每年选择数家街道企业与街道预防保健所一起进行巡回有害因素检测，负责全区建设项目职业病危害的评价，负责所在新安街道企业的职业卫生技术服务工作。

（2）街道预防保健所：负责企业职业病危害的日常性卫生监测及评价、职业健康检查，建立企业职业病危害档案，并对社康中心进行业务指导。

（3）社康中心：负责职业病危害的健康教育和健康促进；建立所在社区劳动者健康档案；进行职业病防治知识宣传，发放宣传资料；举办用人单位和劳动者的培训班等。

三级职业卫生技术服务网络，见图 3-3-1。

2. 二级职业卫生监督体系　二级职业卫生监督是指区卫生监督所监督与各街道卫生监督所监督，区卫生局分级管理文件规定了两级监督的具体职能。

（1）区卫生监督所：对直接管辖单位职业健康监护情况、作业场所职业卫生进行监督检查，负责职业病危害申报，依法监督生产经营单位贯彻执行国家有关职业卫生法律、法规、规章和标准情况；负责

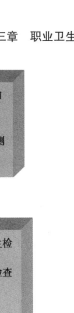

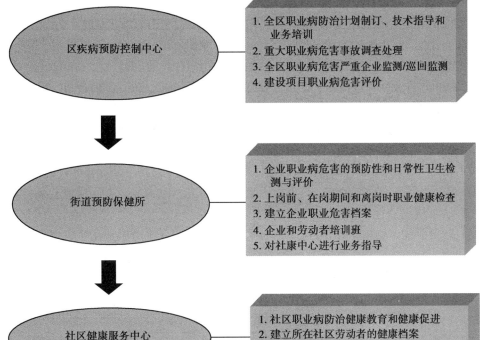

图 3-3-1　深圳市宝安区职业卫生三级服务示意图

对直接管辖单位建设项目进行职业病危害备案、预评价审核、职业防护设施设计卫生审查和竣工验收；负责查处直接管辖单位职业病危害事故和有关违法、违规行为，并进行行政处罚；组织各街道卫生监督所对全区可能产生职业病危害的企业实行分类管理；组织指导、监督直接管辖单位职业卫生培训工作；指导和监督各街道开展职业卫生监督管理工作。

（2）街道卫生监督所：监督检查辖区生产经营单位职业卫生培训工作；对辖区管辖单位职业健康监护情况、作业场所职业卫生进行监督检查，负责职业病危害申报，依法监督生产经营单位贯彻执行国家有关职业卫生法律、法规、规定和标准情况；负责对所在街道的建设项目进行职业病危害备案、预评价审核、职业病防护设施设计卫生审查和竣工验收。

（三）职业病危害分类管理——动态化 120 模式

1. 背景　当前我国职业病防治还面临着诸多问题和挑战。一是职业病危害依然严重。全国每年新报告职业病病例近 3 万例，分布在煤炭、化工、有色金属、轻工等不同行业，涉及企业数量多。二是用人单位主体责任落实不到位。部分用人单位主要负责人法治意识不强，对改善作业环境、提供防护用品、组织职业健康检查投入不足，农民工、劳务派遣人员等的职业病防护得不到有效保障。三是职业卫生监管和职业病防治服务能力不足。部分地区基层监管力量和防治工作基础薄弱，对危害信息掌握不全，对重点职业病及职业相关危害因素监测能力不足。

与严峻形势形成鲜明对比的是，我国的职业卫生服务覆盖面非常低下，估计在 20% 左右，在最需要得到职业卫生服务的中小企业、民营企业、作坊式和家庭式生产以及大量流动劳动力人群，仍得不到基本的职业卫生服务。职业卫生服务体系不健全，职业卫生专业技术人员基本分布在大城市和大企业。目前我国大多数县级疾病预防控制中心基本没有独立的职业卫生科，乡镇卫生院有结核病、艾滋病、慢病、传染病、学校卫生、爱国卫生运动等各项职能，而职业病防治职能尚未得到完全落实，可能导致广大分布于县、乡镇及农村的中小企业和流动劳动力职业卫生服务的覆盖水平严重不足。

深圳某街道统计表明该辖区有工矿企业 1600 多家，工人总数约 45 万，其中存在明显职业病危害因素的用人单位有 860 家，主要的职业病危害因素为苯、甲苯、二甲苯、三氯乙烯、正己烷、噪声和粉尘等，接触人数约 2.7 万人；而从事职业卫生监督的工作人员为 5 人，从事技术服务的工作人员有 18 人，平均每个职业卫生专业人员要承担 320 家用人单位的监督和 90 家用人单位的职业卫生技术服务。现有职业卫生专业人员明显不足，无法满足现有基本职业卫生服务需求，尚无法提供有针对性的职业卫生服务，职业中毒突发事件时有发生，职业病防治工作压力大、任务重。

为了使职业卫生工作人员能清楚掌握用人单位的本底和管理的重点，达到基本职业卫生服务的广覆盖，在监督和职业卫生专业技术服务过程中做到职责分明、有的放矢、重点覆盖、提高效率，达到用有限管理力量使管理效能最大化，控制职业中毒和职业病的发生的目的，经过 3 年的分析、探讨、实施，逐步建立了职业病危害分类管理新模式——动态化"1-2-0"管理模式。

2. 做法

（1）定义：职业卫生 1-2-0 分类管理模式是根据用人单位存在的固有风险因素与风险抵消因素（即管理绩效）进行综合评分，然后结合综合评价指数计算风险指数，再按不同的分类进行管理的一种模式。1 代表职业病危害严重的企业；2 代表职业病危害较重的企业；0 代表职业病危害一般或无毒害的企业。

（2）实施：采用前述方法根据评价的结果对用人单位进行 1-2-0 分类，判断出 1 类、2 类、0 类用人单位各多少，并建立档案。同时对用人单位提出整改意见，然后根据分级确定的管理模式进行管理，对 1 类企业实行重点管理，跟踪整改，原则上 2 次 / 年；对 2 类企业实行常规管理，原则上 1 次 / 年；对 0 类企业实行简化管理，原则上 1 次 /2 年。

1）加强对 1 类企业的管理：1 类企业的控制的关键就在于追踪。在目前人力有限，企业众多的情况下，如何在保证日常监督的前提下，完成对 1 类企业的追踪和监控是摆在大家面前的一个难题。针对这一问题，我们做了以下一些探索。对被纳入 1 类管理的用人单位，制定整治管理方案，建立监控管理信息卡，实行专人负责、一追到底。针对 1 类企业当中的超标危害企业、职业禁忌、疑似职业病、职业病等情况，制定了《超标危害企业追踪管理规范》《职业健康损失管理规范》，落实职责，完善质量管理体系，保证了工作管理质量。整改结束后再次评价，评定综合风险指数和确定新的监管类别。根据每个监督周期用人单位实际情况的评分变化，实施升降处理。

2）对 2 类企业实施常规管理：2 类企业为职业病危害较重企业，每年对该类企业进行一次监督和监测，并对该类企业的管理者进行职业病防治知识培训，防止该类企业上升为 1 类企业，尽可能督促 2 类企业将存在职业病危害因素的作业岗位进行整改，将其下降为 0 类企业。

3）对 0 类企业实施简化管理：对该类企业实施 2 年一次的监督，检查该企业的生产工艺是否发生变化，生产作业岗位是否开始存在职业病危害因素等。

3. 成效　2007 年初深圳某辖区共有 1682 家企业（见表 3-3-1）。通过对监管的企业进行"1-2-0"分类管理，确定 318 家为 1 类企业，613 家为 2 类企业，751 家为 0 类企业。经过整改后到 2007 年底，该辖区有 1662 家企业。1 类企业有 256 家，2 类企业有 631 家，0 类企业有 775 家，有 20 家企业搬迁或关闭。经整改后由 1 类降为 2 类的企业有 32 家，占 10.1%；由 1 类降为 0 类的有 30 家，占 9.4%；2 类企业当中有 21 家因停止使用有毒有害的物质而降为 0 类企业，占 3.42%。辖区内使用三氯乙烯的企业有 100 多家，占宝安区的 1/3，通过 1-2-0 分类管理没有让一家三氯乙烯企业发生职业病。2007 年共监督工厂数 1140 间，其中有毒有害用人单位 813 间次，其中作业场所监测 765 间，监测率为 89.0%（765/860），职检率为 95.0%（25 838/27 200），培训率为 90.8%（24 690/27 200）。确诊职业病 2 例（慢性正己烷中毒），受理投诉咨询等信访案件 5 宗，每宗案件都得到及时处理，处理率合格率达 100%。

表 3-3-1　2007 年该辖区危害企业整改前后统计数

街道	2007 年整改前各类危害企业数				2007 年整改后各类危害企业数			
	1 类	2 类	0 类	小计	1 类	2 类	0 类	小计
A 街道	184	326	335	845	150	321	359	830
B 街道	100	218	252	570	89	212	267	568
C 街道	34	69	164	267	17	71	176	264
合计	318	613	751	1682	256	604	802	1662

由此可见,实施 1-2-0 分类管理模式效果非常显著,尤其是对工业发达的沿海地区,在卫生专业人员有限,企业接触人数众多的情况下,能有效的控制职业病的发生,具有一定的推广价值。

(四)与"义工联"合作职业病防治宣传进厂区

为进一步加强宝安区基本职业卫生服务工作,区疾控中心联手宝安区义工联策划了以社区为单位的职业卫生系列宣传活动,在该区各大型工厂聚集社区逐步推进以宣传资料发放、专家咨询义诊等为主要内容的"职业卫生宣传进社区"活动,将职业病防治知识送到劳务工身边,从而改善宝安区劳务工的职业健康状况。

自 2008 年 10 月双方建立职业卫生宣传合作关系以来,共发动疾控中心工作人员及义工近千人次,以园区、工厂、大型企业等人群密集地区和公共场合为宣传阵地,服务社区和工业区共 29 个,服务市民近 50 000 人次,产生了较大的社会影响力。

1. 背景

(1)队伍介绍:宝安区是全国 19 个基本职业卫生服务试点地区之一,自 2006 年启动后,首先对全区职业卫生现状完成了摸底调查,将 BOHS 纳入宝安区的 2007 年"十大民心工程(职业卫生服务广覆盖)"。借基本职业卫生服务试点工作的契机,在各级领导的重视和大力支持下,在中国疾控中心等专业机构资深专家的指导下,宝安区疾控中心积极组织各街道预防保健所为提升辖区内基本职业卫生服务覆盖率进行了许多有益的尝试,职业卫生宣传活动也借此契机得以大力开展。

宝安区义工联是 1995 年由共青团宝安区委发起,18 名志愿为社会义务服务的社会各界人士(主要是青少年)组成了宝安第一支义工队伍。14 年来,宝安义工联从最初的 18 人发展到注册义工 39 866 人,义工服务中心 13 个,团体会员 150 个,累计服务达 150 万人次,服务领域涉及社区发展、社会公益、社会治安、弱势群体、务工青年、医疗保健、"红丝带"防艾宣传、心理健康、法律宣传、扶贫开发和环境保护等社会各个层面。宝安区义工联医疗服务组是宝安义工联的其中一个分支,于 1995 年正式成立,以医疗知识为服务基础,以义务服务时间为服务度量,以服务对象的所获为服务标准;目标明确,管理完善,是服务专业的非营利公益性组织。曾荣获"关爱劳务工"最佳创意奖。其主要职能包括在社区里进行各种医疗宣传咨询活动。

(2)发挥优势:合作方之一的宝安区义工联医疗服务组拥有义工数百人,他们秉持"服务社会,传播文明"的宗旨,倡导"参与、互助、奉献、进步"的精神,牺牲自己的休息时间投身公益事业。这个义工团队数量众多,分布在各行各业,一方面,他们中的许多人也正是普通的劳务工,这种具有代表性的工作经历使他们能够更加理解劳务工的需求,具有更大的亲和力,能够用劳务工更加能够接受的方式将职业卫生知识传播到更多的劳务工身边;另一方面,就团队而言,他们拥有清晰的组织架构和明确的责任分工,就个人而言,他们拥有无私奉献的极大热情,学习专业知识的认真态度以及对分派到的事务的高度责任心,这些优势都决定了他们可以成为职业卫生宣传强大的生力军。宝安区疾控中心作为职业卫生宣传的专业机构,一方面拥有一大批经验丰富的职业卫生专家和健康教育专家,为职业卫生宣传提供科学、系统的活动方案。另一方面,在各级领导高度重视和大力支持下,能够一定程度的保证职业卫生宣传活动所必需的经费支持。如此技术资源和人力资源良好结合所形成的优势互补为职业卫生宣传活动的顺利开展提供强大的支持和保证。

2. 做法 "职业卫生宣传进社区活动"以工厂聚集社区为宣传阵地,分多阶段进行,由宝安区疾控中心提供技术支持和质量控制,宝安区义工联提供调查的人力资源,将问卷调查、开展系列宣传活动以及阶段性的效果评价较好结合,力求做到科学性、计划性和可持续性,实现本地职业卫生事业的良性发展。

(1)基线调查:

1)认真选择宣传社区。选择拥有相当规模,具有代表性的工厂聚集社区,确定好恰当的时间及时间间隔,分阶段在这些选定社区开展宣传。

2)宝安区疾控中心设计出《宝安区劳动者职业卫生认知及行为状况调查问卷》,由宝安区义工联义工担任调查员,进行问卷调查,宝安区疾控中心负责提供调查问卷和质量控制。

（2）全面推进职业卫生宣传

1）现场宣传活动内容。分发宣传资料：现场分发职业病防护知识宣传卡片、折页及实物宣传品；专家咨询：职业卫生专家提供专业咨询；有奖问答：对劳务工设置职业卫生相关的有奖问答；现场免费服务：开展血压测量等免费服务内容；职业卫生宣传海报、展板展示；循环播放本中心制作的"职业卫生宣传片"。

2）阶段性的其他活动内容。每月开办一次"劳务工职业卫生知识大讲堂"；中心网站设置职业病防护知识宣传专栏。

3. 成效

（1）"职业卫生宣传进社区"现场宣传活动：该系列宣传活动自 2008 年 7 月份启动以来，已先后在新安、西乡及福永等街道开展宣传活动 10 场次，活动内容包括分发宣传资料、宣传品，现场专家咨询，有奖知识问答，播放职业卫生宣传视频，并提供血压测量等免费服务。为了保证该系列活动的顺利开展，宝安区疾控中心划拨专项经费，制作了 7 种职业卫生宣传资料，共计 70 000 份，各类宣传品 45 000 份，出动本中心人员 100 余人次，义工 200 余人次，共发放各类宣传资料 10 000 余份、宣传品 8000 余份。宝安区疾控中心的工作人员还为到场劳务工免费提供测量血压等医疗服务，职业卫生专家对工人们的咨询作了详细解答。该活动受到了工厂员工的热烈欢迎，通过丰富的宣传材料，他们知道了原来在日常工作中可能还存在这么多的有害因素，并期待后续的宣传活动来教会他们加强自我保护，这样的活动取得了较好的宣传效果。

（2）职业卫生劳务工大讲堂活动：为配合"职业病防治知识进社区"活动的开展，宝安区疾控中心联手区义工联特针对劳务工开办"宝安区职业卫生劳务工大讲堂"，通过大讲堂的平台采用现场讲授的形式向劳务工传播职业病防护知识，让更多劳务工了解职业病，提高他们的自我防护能力。首届职业卫生劳务工大讲堂活动于 2009 年 12 月在宝安区疾控中心五楼会议室隆重举行。本次大讲堂活动特别聘请区疾控中心职业卫生专家作了题为"职业病防治你我他"的知识讲座，现场劳务工在认真听课后，纷纷表示受益匪浅。活动中，劳务工代表、义工代表表演了丰富多彩的文艺节目，中间穿插职业病知识有奖问答，得到了现场劳务工的广泛参与和热情互动，掀起活动的高潮。在此次活动中，为了进一步肯定区义工联医疗组义工配合区疾控中心在职业卫生宣传工作中的不懈努力，宝安区疾控中心为 15 名突出表现的义工颁发了"宝安区职业卫生宣传健康大使"聘书，宝安区义工联向医疗组义工代表授予了"宝安区职业卫生宣传义工服务队"旗帜，鼓励他们推动我区职业卫生防治事业取得更大的进步。

（五）职业卫生管理信息公示

1. 背景　《职业病防治法》明确规定企业有义务向劳动者告知在劳动过程中可能接触的职业病危害。告知的形式包括：合同告知、培训告知、警示告知、宣传公示栏告知和物料安全说明书（safety data sheet，SDS）安全性告知。但是，许多企业的告知义务没有得到有效的执行，诸多原因导致了企业、劳动者和政府监管部门之间在职业卫生管理方面的信息严重脱节和不对称，主要有以下几个方面：①许多企业尤其是中小微型企业由于法律意识不强，有意无意不履行法律所规定的义务。②劳动者素质不高，获得职业卫生知识的途径有限，职业病防治知识匮乏。③企业职业卫生管理制度缺失或不健全。

为了提高企业、劳动者和政府监管部门之间职业卫生管理方面信息的交流互通，深入贯彻落实《职业病防治法》，BOHS 试点项目旨在建立一种有效而且系统的职业卫生信息管理公示制度。职业卫生管理信息的内容包括多个方面，如企业基本信息、职业病危害因素存在情况、SDS 安全性告知、职业病防护措施落实情况、向劳动者告知职业病危害及防护情况和卫生监督监测情况等。《职业病防治法》虽然多处明确企业有告知和公示信息的义务，但真正能系统全面落实公示和告知义务的企业非常少。目前真正能落实告知的大多仅局限于职业病危害单个方面，如通过制作职业病危害告知卡、职业病危害警示牌，或建立职业病危害告知制度等。而对于如何系统的建立和实行职业卫生管理信息公示制度国内尚未见报道。

2. 做法　为探索有效的职业卫生监管新模式，根据《职业病防治法》及相关法律法规的内容，结合辖区实际情况，对辖区的企业统一推行职业卫生管理信息公示制度，通过试点运作，效果明显。

（1）公示的形式：职业卫生管理信息公示的一个主要目的是要让劳动者随时了解自己工作的岗位是否存在职业病危害、存在哪些职业病危害、企业是否采取了相应的防护措施、是否为劳动者履行了应尽的法定义务等，因而公开的信息必须简单明了、容易接受。为此，我们将这些信息以"职业卫生管理信息公示栏"的形式公示在企业作业场所的醒目位置。"公示栏"以PVC板为材料，将外观样式设计成120cm×90cm（长×高）比例的彩色喷绘宣传画，可以连续使用多年，动态部分预留空格，随时可以用不干胶制作的文字粘贴或张贴相关信息内容；为不增加企业经济负担，《公示栏》由卫生监管部门统一制作，直接上门免费为企业张贴。同时制作一份内容相同、规格为A4彩色打印的《职业卫生管理信息公示栏》备份件，放入卫生监督机构该企业职业卫生档案中供卫生监督员查阅，此做法有利于职业卫生监管人员及时全面地掌握企业职业卫生管理的基本情况，做到监督管理信息简单明了，提高工作效率。

（2）公示具体内容：职业卫生管理信息的公示分两大部分：第一部分为企业公示的信息。内容包括企业职业卫生管理组织和负责人信息，主要的职业病危害岗位和危害因素，最新的职业健康检查和有害因素监测报告，SDS成分说明书，以及企业内部职业卫生管理部门和联系方式等五个方面内容。第二部分为卫生监督部门公示的信息。内容包括四个方面：一是《职业病防治法》规定企业在职业卫生管理工作中应当履行的主要法定义务，如必须依法参加工伤社会保险、及时如实向职业卫生行政部门申报职业病的危害项目，配备专职或者兼职的职业卫生专业人员负责本单位的职业病防治工作、采用有效的职业病防护设施、为劳动者提供个人使用的职业病防护用品、定期对工作场所进行职业病危害因素检测评价、对劳动者进行上岗前的职业卫生培训和在岗期间的定期职业卫生培训、组织劳动者上岗前与在岗期间和离岗位时的职业健康检查等；二是企业的职业卫生管理措施的落实情况，如企业职业病危害项目申报情况、与劳动者签订劳动合同时告知职业病危害情况、开展职业卫生知识培训情况、为劳动者提供个人防护用品情况、职业病危害防护设施配备情况以及有无定期开展职业病危害因素监督和职业健康检查情况等；三是温馨提醒，告知劳动者在不采取有效防护的情况下长期过量接触职业病危害因素可能导致职业病，必须养成良好的自我保护习惯；四是卫生监督部门的举报咨询电话和其他联系方式。公示模板见图3-3-2。

（3）公示的实施对象和范围：因企业较多，由职业卫生监督部门负责对众多企业公开职业卫生管理信息并不是一件轻而易举的工作，而是要有一个较长的过程。为了有序推进，达到边推行、边总结、边完善的目的，可以将这项工作与职业卫生1-2-0分类管理相结合。按照先重点、后一般的原则，首先对存在职业病危害较严重的企业进行职业卫生管理信息公示，即先针对1类（重点危害监督企业）和2类（较重危害监督企业）企业，然后再视情况逐步向0类（一般毒害和无毒害）企业推进。

3. 成效　随着社会的进步和广大劳动者自我维权意识的增强，劳动者对获取职业卫生信息的需求亦不断提高，建立和完善职业卫生管理信息公示制度显得愈来愈重要。通过一段时间的实践，建立和推行职业卫生管理信息公示制度主要可取得四方面的效果：

（1）营造企业和劳动者共同关注职业卫生安全的良好氛围：实施职业卫生管理信息公示制度，每次职业卫生监督管理的信息都通过"公示栏"进行公示，而且公示的内容和形式非常直观、形象，这样一来，一方面有利于劳动者及时准确地了解和掌握信息，发现问题既可以直接向企业反映，也可以直接向职业卫生监督执法部门举报；另一方面，也有利于企业直观全面地了解单位自身在职业卫生方面所做的工作和存在的问题；同时还方便卫生执法人员在下一次进行卫生监督时能够很快地找到该企业的问题所在。这种直观明了的公示方式，有利于形成企业和劳动者共同关注职业卫生的良好氛围。

（2）调动企业加强职业卫生管理的积极性和主动性：职业卫生管理信息公示制度的实施，改变了传统的卫生监督管理模式，使得卫生监督管理工作由传统的企业被动接受监督，转变为企业主动接受监督、主动进行整改的良性工作模式。在传统的职业卫生监督管理工作中，监督管理人员在对企业进行监督检查后，出具整改意见书，意见书由企业签字后留下一份存档，监督的信息不公开，所以企业一般都是当面认真接受，但是当执法管理人员留下意见书后，却往往把意见书置于一边而不顾，导致执法管理人员提出的整改意见得不到及时有效地落实。而职业卫生管理信息公示制度的实施，让企业在劳动卫生保护上所做的所有工作和效果都公开在广大劳动者和客户面前，可起到随时被监督的作用。在公

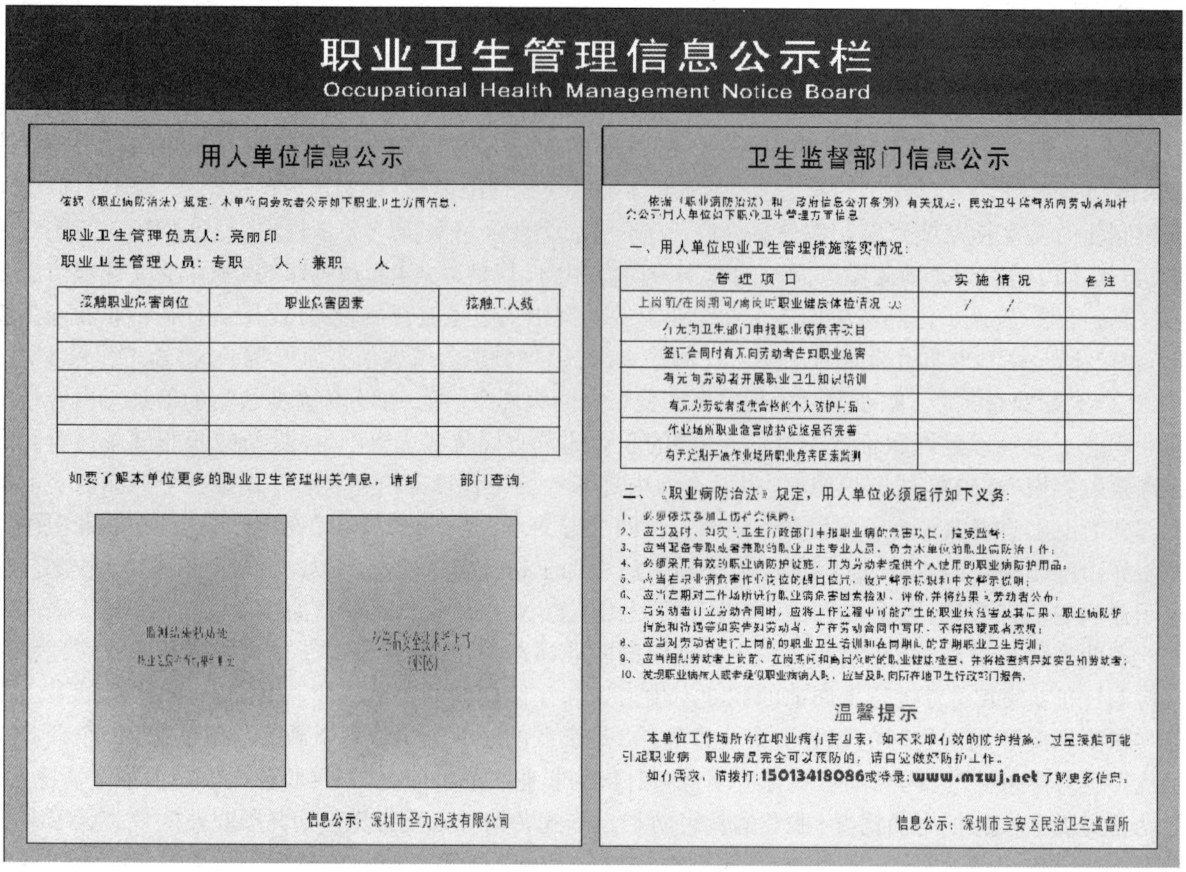

图 3-3-2　职业卫生管理信息公示模板

示制度实施过程中，我们同时与企业签订《职业卫生管理责任书》，要求各企业加强行业自律、依法落实各项职业病防范措施，因而可有效调动企业加强职业卫生管理的积极性和主动性。

（3）建立起职业卫生监督执法部门与企业之间一种和谐互动的工作机制：传统的职业卫生监督执法检查，在一次执法后，职业卫生监督执法人员留下的意见书往往得不到企业的重视，而被遗忘或丢弃。职业卫生监督执法人员在二次监督执法时对企业先前职业卫生执法的情况不了解，或者需花许多时间去了解之前的信息，导致执法信息前后不畅通，企业有什么问题、是否整改不清楚，造成了执法资源的变相浪费。实施公示制度之后，每次对企业职业卫生监督执法的情况都醒目地公示在"公示栏"上，执法人员再次监督执法时就能非常便捷地掌握企业近期的职业卫生管理状况，从而采取不同的对策。与此同时，由于企业为了在"面子上"过得去，也要对存在的问题积极整改，就使得执法人员与企业之间产生了一种良性的互动机制，这种互动机制的建立，可有效提高职业卫生监督执法效率，和谐了职业卫生监督执法与企业的关系。

（4）形成劳动者和社保、安监、劳动等社会管理部门参与职业卫生安全监督的良好局面：因职业卫生知识往往比较专业，许多职业病危害项目无法用肉眼或感官予以识别，加上许多劳动者文化素质不高，对职业病危害的认识也相当肤浅，导致其对自身岗位和企业的职业卫生信息知之甚少，自我保护和法律维权意识淡薄。职业卫生管理信息公示制度的实施，公示的内容、形式非常直观、易懂，便于劳动者理解和认识；而且公示栏均在企业工作场所明显的位置进行公示，使劳动者能够非常方便地看到并且直观地了解职业卫生状况，提高其参与职业卫生安全监督的意识和能力。同时方便劳动、社保、安监等管理部门掌握企业的职业卫生状况，形成齐抓共管的局面。

企业劳动者是职业病危害的主要人群，要解决日益突出的职业病危害问题，除了要政府重视、监督监测到位、企业守法外，更重要的是要提高劳动者对职业病危害的认知程度和很好地利用现有的职业病相关法律法规进行自我维权意识。尤其在职业病危害防护与监管尚不到位的情况下，建立完善的职业卫生管理信息公示制度，让劳动者和社会监管部门了解尽可能多的企业职业卫生管理信息，促使企业进一步做好职业病防范工作显得极为重要。在今后较长一段时期内，通过这一形式做好职业卫生管理信息的公示，对逐步引导企业自发地制定和实施信息公示工作也有积极作用。

总之，宝安区作为试点地区之后，政府十分重视，专门成立机构指导这项工作并拨出专款认真落实BOHS工作。根据区内外来农民工多、文化层次低、全区工厂企业密集且大部分为中小企业、职业病危害因素复杂而严重的实际情况，按照BOHS的要求，因地制宜，有针对性开展职业卫生服务工作，不断探索与实践BOHS。首先强化职业卫生服务能力，全区10个街道预防保健所全部获得职业卫生技术服务和体检两个资质，为全面开展BOHS打下良好的基础。其次，通过把BOHS纳入政府十项民心工程，即以"有毒有害工作场所监测率、劳务工职业卫生健康体检率达到80%以上和劳务工职业病防治知识普及率达到90%以上"这三个硬性指标必须完成的方式，强力推动BOHS试点顺利展开；第三，不断完善区—街道—社区三级职业卫生服务体系和区—街道两级卫生监督体系，使职业卫生服务和监督管理形成横向到边、纵向到底的广覆盖网络。最后，根据不同的职业病危害和本身的服务能力，采取不同的方式进行预防和控制职业病危害：如"120分类分级管理模式"，即将存在职业病危害的企业分成1-2-0三类，1代表严重职业病危害企业；2代表较重危害企业；0代表一般或无危害企业，根据不同的情况采取不同的监督监测管理方式。再如："义工联合作"和"职业病危害公告栏"等模式对企业进行服务，以不同的方式和角度让企业和广大劳务工在日常生活和工作中得到职业卫生服务，使中小企业变被动为主动预防控制职业病危害。在试点工作成功的基础上，持续不断地推进BOHS工作，丰富了BOHS的内涵和活力，形成了宝安特色的BOHS，在全国有了一定的影响力，这项工作最终既保护了劳动者身体健康，也受到企业的欢迎和肯定，更让政府放心和满意。

深圳市宝安区成为首批这19个试点地区之一，经过3年试点和持续不断地开展基本职业卫生服务的工作，使宝安的职业卫生工作焕然一新，BOHS在宝安深得企业、员工和政府的欢迎和肯定。对宝安这个劳务吸纳型、经济较发达的沿海地区的试点工作，能够在试点期间采取一切可能的方式进行职业卫生服务探索与实践并取得成效，达到了BOHS低成本、广覆盖、可持续的指标，实现了企业和劳动者能接受、政府满意、社会认可的职业卫生服务目标。

（吴礼康）

第四章　职业健康监护

第一节　健 康 监 护

健康监护（health surveillance）是通过各种检查和分析，掌握监护对象和人群的健康状况，早期发现健康损害征象的重要手段。其目的是通过系统检测和评估可能发生疾病的危险因素，帮助人们在疾病形成之前进行有针对性的预防性干预，预防和控制疾病发生与发展，使监护对象从社会、心理、环境、营养、运动等多个角度得到全面的健康维护和保障服务，实现维护健康的目的。

健康监护的主要内容包括健康信息采集、建立健康监护档案、评估健康状况以及制定健康管理方案等。

1. 健康信息采集（包括生物信息采集与生活信息采集）　通过定期健康检查，筛查客观存在的疾病早期信号与致病危险因子，这是生物信息采集。生活信息采集指个人史信息包括生活习惯（饮食、运动、兴趣爱好、工作性质等）、家族疾病史、既往患病史、婚育史等的采集。采集生物信息与生活信息（即通过健康体检）的目的是发现早期的健康损害和致病危险因子，并建立监护对象或人群的健康档案，为健康评价和干预管理提供基础资料。

2. 健康评估　根据采集的生物信息与生活信息，由医生对监护对象或监护人群目前的健康现状做出评估，对将来的疾病隐患做出预测。为健康干预管理和干预效果的评价提供基础资料。

3. 健康促进、干预管理　根据健康检查发现的致病危险因子分布，有针对性地选择宣教题目，督导不良生活方式的改善、督导服药治疗、定期复查、预防疾病发生。

一、常规医学检查的内容

（一）监护对象个人基本生活信息

1. 个人基本信息资料　内容包括姓名、性别、出生年月、国籍、民族、身份证号码、现家庭住址、出生地、教育程度、职业、现工作单位、联系电话等信息。

2. 个人生活史　包括烟酒嗜好、是否到过有地方病或传染病流行的地区、女性还包括月经与生育史。

3. 既往史　包括既往预防接种及传染病史、药物及其他过敏史、过去的健康状况及患病史、是否做过手术及输血史、患职业病及工伤史等。

4. 家族史　主要包括父母、兄弟、姐妹及子女的健康状况，是否患结核、肝炎等传染病史、患遗传性疾病史，如糖尿病、血友病等。如有死亡者，应询问死亡原因。

5. 婚育史　包括婚姻状况、生育状况等。

（二）监护对象常规医学检查内容

1. 症状询问　在询问自觉症状时，重点应包括以下几个方面：

（1）精神神经系统症状：如头晕、头痛、眩晕、失眠、嗜睡、多梦、记忆力减退、易激动、疲乏无力、肌肉抽搐、四肢麻木、活动时动作不灵活等；

（2）心血管系统症状：包括心悸、心前区不适、心前区疼痛等；

（3）呼吸系统症状：如气短、胸闷、胸痛、咳嗽、咳痰、咯血、哮喘等；

（4）消化系统症状：包括食欲不振、恶心、呕吐、腹痛、腹胀、腹泻、便秘、肝区疼痛等；

（5）泌尿生殖系统症状：包括尿频、尿急、血尿、浮肿、性欲减退等；

（6）造血系统与内分泌系统症状：包括皮下出血、月经异常、低热、盗汗、多汗、口渴、消瘦、脱发等；

（7）眼、耳、鼻、咽喉及口腔症状：包括视物模糊、视力下降、眼痛、羞明、流泪、耳鸣、耳聋、嗅觉减退、鼻干燥、鼻塞、流鼻血、流涕、咽部疼痛、声嘶、流涎、牙痛、牙齿松动、刷牙出血、口腔异味、口腔溃疡等；

（8）皮肤、肌肉及四肢关节症状：包括皮疹、全身酸痛、肌肉疼痛及关节疼痛等。

2．一般医学生理指标的检测　主要包括：

（1）血压测量。

（2）心率测量。

（3）呼吸频率测量。

（4）身高测量。

（5）体重测量。

（6）营养状况观察。

3．内科常规检查

（1）皮肤黏膜、浅表淋巴结、甲状腺等常规检查：包括皮肤、眼结膜和口腔黏膜的颜色、有无金属沉着线、糜烂等；头颈部和腋窝淋巴结是否有肿大、压痛及其活动程度；甲状腺是否肿大，有无结节和包块，如有肿大还必须听诊检查有无血管杂音；

（2）心血管系统检查：心脏的大小、心尖冲动、心率、心律、各瓣膜区心音状况及是否有杂音、心包摩擦音；

（3）呼吸系统检查：胸廓外形、胸廓叩诊和听诊、记录异常呼吸音的性质和部位；

（4）消化系统检查：腹部形状、肠蠕动、肝脾大小和硬度、是否有压痛、腹部有无包块等。

4．神经系统常规检查　神经系统的检查内容较广泛，但在对多数靶器官不是神经系统的职业病危害因素开展健康监护时，神经系统常规检查包括神志意识、精神状况，神经生理反射、浅感觉、深感觉和病理反射等。如该职业病危害因素对健康损害的靶器官是神经系统，可能需要更多的检查，如神经反射、肌力、肌张力等检查。

5．其他专科的常规检查

（1）眼科常规检查：在职业健康监护中，眼科常规检查包括远视力检查和外眼检查。对靶器官为眼部疾病的职业病危害因素，需要时可能要进行晶体和眼底检查。

（2）口腔科常规检查：口腔气味、黏膜、牙龈及牙齿状况。

（3）耳科常规检查：包括外耳、鼓膜及一般听力检查。

（4）鼻及咽部常规检查：包括鼻的外形、鼻黏膜、鼻中隔及鼻窦部，咽部及扁桃腺等。

（5）皮肤科常规检查：有无色素脱失或沉着，有无增厚、脱屑或皲裂，有无皮疹及其部位、形态、分布，有无出血点（斑），有无赘生物，有无水疱或大疱等。

（6）妇科常规检查：包括外阴、阴道、宫颈细胞学检查、子宫、双附件触诊等。

6．实验室常规检查

（1）血常规检查：白细胞计数和分类、血小板计数、红细胞计数、血红蛋白等。

（2）尿常规检查：颜色、酸碱度、比重、尿蛋白、尿糖、尿酮体、尿胆原、尿胆红素和常规镜检的管型、结晶体、细胞数及种类等。

（3）肝功能检查：常规检测项目包括血清丙氨酸氨基转移酶（ALT）、天门冬氨酸氨基转移酶（AST）、γ-谷氨酰转肽酶（γ-GT）、碱性磷酸酶（ALP）、总胆红素（Tb）、总蛋白（TP）和白蛋白/球蛋白（A/G）等。

（4）肾功能检查：常规检查测定血清尿素氮（BUN）、肌酐（Cr）、β_2-微球蛋白（β_2-MG）等。

（5）代谢指标：血糖、总胆固醇（TC）、甘油三酯（TG）、高密度脂蛋白胆固醇（HDL-C）、低密度脂蛋白胆固醇（LDL-C）和尿酸等。

（6）肿瘤标志物：血清癌胚抗原（CEA）、甲胎蛋白（AFP）、前列腺特异抗原（PSA）等。

7. 相关的常规医疗技术与特殊检查

（1）胸部 X 射线常规检查：包括胸部 X 射线摄片。在常规检查异常或需做进一步鉴别诊断时，可考虑做 CT、MRI 等检查。

（2）心电图：作为健康监护一般常规心电图检查用普通心电图仪进行肢体导联和胸前导联的心电图描记。在常规心电图检查异常的情况时，可进一步做其他相关检查。

（3）肺功能：肺功能检查的指标很多，包括通气功能和气体弥散功能检出，有的认为还应该包括血气分析。但作为职业健康监护常规的肺功能筛查只检查肺通气功能，测定指标包括：用力肺活量（FVC）、第一秒用力肺活量（FEV_1）和用力肺活量一秒率（$FEV_1/FVC\%$）。在常规检查指标异常的情况下，可进一步检查其他指标，如气体弥散功能等。

（4）超声检查：主要是腹部肝脏、胆囊、胰脏、脾脏和肾脏的 B 超检查，甲状腺、前列腺等检查。

二、监护对象常规医学检查的方法

（一）监护对象基本信息采集的方法

个人基本生活信息资料采集的渠道主要是通过直接的询问受检者个人而获得。医务人员在向受检者采集信息时，应该注意以下几点：

1. 收集个人生活信息资料时必须注意受检者的文化程度和理解能力，必须用受检者能够理解的语言提出问题。

2. 要接受专门的培训，询问时是要礼貌待人，要首先通过语言接触取得受检者的信任，才能采集到真实可靠的资料。

3. 负责询问的医护人员必须熟悉询问和收集的资料内容，避免询问无关的问题和错误的问题，要根据受检者的回答做出正确的判断，并根据记录标准和要求做出正确的记录。

4. 询问到一些关于受检者隐私的问题时，如身份证号码、家庭住址及联系电话、家族史及既往史、月经与生育史时，要循循善诱，必要时使用一些过渡语言，取得受检者的合作。

（二）常规医学检查方法

1. 症状询问

（1）询问时最好不要有陌生人在场，使用恰当的语言进行询问，礼貌待人，获得受检者的信任。

（2）症状询问时采取循循善诱的方法，应用一些过渡性语言，例如："你近来有感到哪里不舒服吗？"待获得一些信息后，再着重问一些重点的相关症状问题。

（3）询问时要注意系统性和目的性，要条理清晰，语言通俗易懂，避免使用医学术语。当受检者使用医学名词时，要问清具体含义，判断其使用是否恰当。

2. 一般医学生理指标检测方法

（1）血压的测量（袖带加压间接测量法）

1）测量前应让受检者休息 5 分钟，提供的检查环境不要有过多噪声。

2）取坐位或仰卧位，上肢裸露伸直并轻度外展，肘部置于心脏同一水平。

3）将气袖紧贴上臂，使其下缘在肘窝以上约 2～3cm 处，气袖中央位于肱动脉表面。

4）检查者触及肱动脉搏动后，将听诊器头置于搏动上准备听诊。

5）向袖带内充气至肱动脉搏动音消失，再升高 20～30mmHg 后，缓慢放气听诊，首先听到的响音拍击声为收缩压，声音消失为舒张压。

6）要求测量 3 次，每次隔 30 秒，以第二和第三次读数的平均值为受检者的血压。

（2）身高的测量

1）应用测距仪测量身高，用 cm 作单位，也可预先在垂直板准确设定测量数距。

2）受检者应脱掉鞋子，身体重心放在两足上，直立于平坦的地面上，头后枕部靠在测量杆或测量板，眼平视。

3）双臂自然垂放，掌心朝内对着大腿，脚后跟、臀部、肩部和背部靠着垂直的身高测量板，脚后跟和膝部并拢而且尽量使背部紧靠测量板。

4）要求受检者尽可能站直，以便量得尽可能准确的身高。

5）测量尺应压紧头发，不要只压到头部的最高点，记录身高应准确到0.1cm。

6）如果身高测量受到姿态的影响（如驼背），请在身高记录后注上符号：U—上身，姿势受影响；L—下身，姿势受影响（如弓形腿或关节炎）；F—面部向前倾；W—受检者只能坐椅，不能站立。

（3）体重的测量

1）最好用磅秤测量体重，尽量避免使用弹簧秤。

2）受检者应脱掉上衣、鞋子，只穿衬衣或裤子，裤袋里的东西如钱包、锁匙、手机等物品应取出来。

3）测量前应尽可能解完大小便。

4）测量时站在磅秤中央，使身体重点均匀的分配于两脚。

5）用kg为单位记录下来，精确至0.1kg。

（4）营养状况：营养状态与食物的摄入、消化、吸收和代谢等因素密切相关，其好坏可作为衡量健康和疾病程度的标准之一。营养状态的简便评价的方法是观察皮下脂肪充实的程度，主要观察前臂曲侧或上臂背侧下1/3处脂肪的分布，作为判断脂肪充实程度最方便适宜的部位，因为这些部位个体差异最小。营养状态被分为良好、中等和不良三个等级描述。

1）良好：黏膜红润、皮肤光泽、弹性良好，皮下脂肪丰满而有弹性，肌肉结实，指甲、毛发润泽，肋间隙及锁骨上窝深浅适中，肩胛部与股部肌肉丰满。

2）不良：皮肤黏膜干燥、弹性降低、皮下脂肪菲薄，肌肉无力，指甲粗糙并且没有光泽，毛发稀疏，肋间隙、锁骨上窝凹陷，肩胛骨或锁骨突出。

3）中等：介乎于良好与不良之间为中等。

3. 内科常规检查方法

（1）皮肤检查

1）观察皮肤黏膜颜色，是否苍白、发绀、黄染、色素沉着、色素脱失等。

2）观察皮肤是否有皮疹，尤其接触某些职业病危害因素所致的过敏反应。

3）皮下出血：可按直径大小及伴随情况分为下列几种：瘀点：指直径小于2mm；紫癜：指直径为3～5mm；瘀斑：指直径大于5mm；血肿：指片状出血并伴有皮肤显著隆起者。

4）观察皮肤黏膜的湿度、弹性，是否有脱屑、水肿等。

（2）浅表淋巴结的检查：浅表淋巴结的检查包括视诊和触诊，正常情况下，浅表淋巴结较小，直径为0.2～0.5cm之间，质地柔软，表面光滑，与毗邻组织无粘连，不易触及，也无压痛。其检查顺序和检查方法如下：

1）检查顺序：检查时应按照一定的顺序，以免遗漏，常规顺序是耳前、耳后、枕部、颌下、颏下、颈前、颈后、锁骨上淋巴结。腋窝淋巴应按尖群、中央群、胸肌群、肩胛下群和外侧群的顺序进行；

2）检查方法：检查颈部淋巴结时可站在被检查者背后，手指紧贴检查部位，由浅及深进行滑动触诊。检查锁骨上淋巴结时，让被检查者取坐位或卧位，头部稍向前屈，用双手进行触诊，左手触诊右侧，右手触诊左侧，由浅部逐渐触摸至锁骨后深部。检查腋窝时应以手扶被检查者前臂稍外展，检查者以右手检查左侧，以左手检查右侧，触诊时由浅及深至腋窝顶部。

（3）甲状腺的检查：甲状腺位于甲状软骨下方和两侧，正常约15～25g，表面光滑，柔软不易触及。检查时可通过视、触、听诊。

1）视诊：观察甲状腺大小和对称性。

2）触诊：站在受检查前面用拇指或站于受检者后面用食指从胸骨上切边向上触摸，可感到气管前软组织，判断有无增厚，请受检者吞咽，可感到此软组织在手指下滑动，判断有无弥漫性增大或肿块，这是检查甲状腺峡部时的检查方法。检查甲状腺侧叶时，一般用前面触诊的方法，用一手的拇指施压于一侧甲状软骨，将气管推向对侧，另一手食、中指在对侧胸锁乳突肌后缘向前推挤甲状腺侧叶，拇指在胸锁乳突肌前缘触诊,配合吞咽动作,重复检查,可触及被推挤的甲状腺。

甲状腺肿大可分三度:

Ⅰ度:不能看出肿大,但能触及者。

Ⅱ度:看到肿大又能触及,但在胸锁乳突肌以内者。

Ⅲ度:超过胸锁乳突肌外缘者。

3)听诊:当触及甲状腺肿大时,用钟形听诊器头直接放在肿大的甲状腺上,判断是否可听到血管杂音。

(4)心血管系统检查:心脏视、触、叩、听检查是内科最常见的检查,视诊要特别注意到心尖冲动的位置及范围,触诊不仅要注意到心尖冲动及心前区搏动,还要注意有无震颤及心包摩擦感;叩诊主要是决定心界大小;听诊是心脏检查的重要而且较难掌握的方法,在健康检查中必须注意到心率、心律、心音、额外心音、杂音和心包摩擦音。

(5)呼吸系统的检查:呼吸系统的视诊首先要观察胸廓的外形,有无畸形,有无肺气肿的体征,如桶状胸、肋间隙增宽等,观察呼吸运动的深度和呼吸频率;触诊主要是检查有无语音震颤,肺组织有实变可能导致语颤增强,而肺气肿可能导致语颤减弱;叩诊是为了辨别胸部组织病变所引起的各种异常叩诊音,正常肺组织叩诊呈清音,肺气肿则可能呈鼓音,肺组织有急性局部炎症性渗出或实变则可能叩诊呈浊音或实音,同时还可以检查在受检者深吸气和呼气的状态下检查肺底界及肺的互相活动度;听诊是主要是辨别受检者呼吸音是否正常,正常呼吸音呈均匀柔和的吹风样,吸气音较短,呼气音较长,异常呼吸音包括呼吸音减弱或增强,干、湿性啰音及哮鸣音等。

(6)消化系统的检查:重点是腹部的检查。腹部视诊要注意腹部有无膨隆、凹陷、腹部呼吸运动及腹壁有无静脉显露及其显露程度;腹部的触诊必须注意腹部的紧张度;压痛及反跳痛,有无包块。此外必须着重于肝、脾、肾等主要的腹部脏器的触诊。

1)肝脏触诊:较常见的方法是单手触诊法,检查者将右手四指并拢,掌指关节伸直,与肋缘大致平行地放在右上腹部(或脐右侧)进行触诊,估计肝下缘的下方,随受检者呼气时手指压向腹深部,吸气时手指向上返触下移的肝缘,如此反复进行,手指逐渐向肋缘移动,直至触到肝缘或肋缘为止。肝脏触诊的检查目的在于了解肝脏下缘的位置及其质地、表面、边缘和搏动,还要注意有无肝脏压痛。

2)脾脏触诊:检查脾脏时可用右手单手触诊或双手触诊法进行,受检者一般仰卧,而腿稍屈曲,检查者右手绕过患者腹前方,后掌置于其左胸下部第9~11肋处,试将其脾脏从后向前托起,并限制胸廓运动,右手掌平放于脐部,与左肋大致成垂直方向,配合呼吸,如同触诊肝脏一样,直至触到脾缘或左肋缘为止。在脾脏轻度肿大而仰卧位不易触到时,也可取右侧卧位,右下肢伸直,左下肢屈曲,此时用双手触诊则较易触到脾脏。脾肿大分为轻、中、高三度,轻度肿大为脾缘不超过肋下2cm;中度肿大为脾缘在脐水平线以上;高度肿大指脾缘超过脐水平线或前正中线,高度肿大也称巨脾。

3)肾脏触诊:一般取平卧位或站立位。平卧位触诊右侧肾脏时,嘱受检者双腿屈曲并做较深呼吸。检查者站立于受检者右侧,用左手掌托住受检者腰部向上推起,左手掌平放于右上腹部,手指方向大致平行于右侧肋缘而稍横向。当受检者吸气时双手夹触肾脏。同样,当触诊左肾时,左手可越过受检者前方而托住左腰部,右手掌横置于受检者左上腹部,按触诊右肾的方法双手触诊左肾。如触到光滑钝圆的脏器,可能就是肾脏的下极。正常人肾脏不易触及,有时或许可触及右肾下极。肾下垂、游走肾、肾脏代偿性增大者或身材瘦长者,肾脏较易触及。如患肾肿瘤,触及时表面不平,质地坚硬。检查肋脊点和肋腰点有压痛者则必须考虑肾脏的炎症性病变。

4. 神经系统检查方法

(1)神志意识检查:人对周围环境及身体状态的识别和觉察能力出现障碍称为意识障碍。凡能影响大脑活动的疾病均可引起程度不同的意识障碍。检查意识状态的方法可通过问诊、交谈了解受检者的思维、反应、情感、计算及定向力方面的情况。对较严重的意识障碍者,可通过痛觉试验、瞳孔反射等检查,以确定其意识障碍的程度。意识障碍的程度一般可分为以下5个等级:

1)嗜睡:表现为病理性嗜睡,处于较浅的睡眠状态,可被唤醒,且能正确回答和反应;当刺激去除后又很快进入睡眠状态。

2）意识模糊：意识水平轻度下降，较嗜睡为深的一种意识障碍。受检者能保持简单的意识精神活动，但对时间、地点、人物的定向能力发生障碍。

3）谵妄：意识模糊，定向力丧失，感觉错乱如幻觉及错觉，躁动不安，语言杂乱。

4）昏睡：接近人事不省的意识，处于深度睡眠状态，不易唤醒，即使在强烈刺激下可被唤醒，但很快又再入睡，对答含糊或答非所问。

5）昏迷：是严重的意识障碍，表现为意识持续中断或完全丧失。可分为轻度昏迷，即对声、光反射无反应，但角膜反射、瞳孔对光反射、眼球运动及吞咽反射尚存在；中度昏迷，即对周围事物及各种刺激均无反应，对强烈刺激可有防御反射，角膜反射减弱，瞳孔对光反射迟钝，眼球不会转动；深度昏迷，即全身肌肉松弛，对各种刺激均无反应，深、浅反射全部消失。

（2）浅感觉检查：包括检查痛觉和触觉。

1）痛觉：用大头针尖均匀轻刺受检者皮肤，记录感觉是否正常、对称或过敏、减退或消失及其范围。

2）触觉：用棉签轻触受检者皮肤或黏膜，观察是否有感觉。

（3）深感觉检查：检查位置觉和振动觉。

1）位置觉：令受检者闭目，用手轻轻将受检者手指或足趾向上或向下位移，令受检者说出"向上"或"向下"的方向，将受检者的肢体摆成某一姿势，要求其描述该姿势或用对侧肢体模仿检查其位置觉。

2）振动觉：用振动着的音叉（一般为128Hz）柄置于骨突起处（如桡尺骨茎段、膝盖等）询问受检者有无震动感觉；用手指或棉签轻触受检者皮肤某处让其指出被触部位可检查皮肤定位觉。

（4）神经反射检查：常规检查包括浅反射、深反射和某些病理反射。

1）浅反射检查：可检查腹壁反射。检查方法是嘱受检查仰卧，下肢稍屈曲，让腹壁松弛，用棉签钝头分别沿肋缘下、脐平及腹股沟上的方向由外向内轻划腹壁皮肤，正常者是局部腹肌收缩。

2）深反射检查：包括检查肱二头肌反射、膝反射和跟腱反射。

①跟腱反射：取仰卧，髋及膝关节稍屈曲，下肢取外旋外展位。检查者左手将受检者足部背屈成直角，以叩诊锤叩击跟腱，反应为腓肠肌收缩，足向跖面屈曲。

②肱二头肌反射：令受检者前臂屈曲，检查者以左拇指置于患者肘部肱二头肌腱上，然后右手持叩诊锤叩击左拇指可使肱二头肌收缩，前臂快速屈曲。

③膝反射：坐位检查时，受检者小腿完全松弛下垂，仰卧时检查者以左手扶起其膝关节使之屈曲约120°，用叩诊锤叩击膝盖髌骨下方股四头肌腱，可引起小腿伸展。

深反射通常分为下列几级，应准确记录检查结果：

（−）反射消失；

（+）反射存在，但无相应关节活动，为反射减弱，可为正常或病理状况；

（++）肌肉收缩并导致关节活动，为正常反射；

（+++）反射增强，可为正常或病理状态；

（++++）反射亢进并伴有非持续性的阵挛；

（+++++）反射明显亢进并伴有持续性的阵挛。

④病理反射：主要包括Babinski征、Oppenheim征和Gordon征的检查。

a. Babinski征：用竹签沿受检者足底外侧缘由后向前至小趾跟部并转向内侧，阳性反应为蹬趾背伸、余趾呈扇形展开。

b. Oppenheim征：检查者用拇指及示指沿受检者胫骨前缘方向由上向下滑压，阳性表现同Babinski征。

c. Gordon征：检者用手以一定力量捏压腓肠肌，阳性表现同Babinski征。

（5）肌力、肌张力检查：除上述常规检查之外，有时需要进行肌力、肌张力和运动功能检查。检查时根据触摸肌肉的硬度及伸屈其肢体时感知肌肉对被动伸屈的阻力判断肌张力。肌张力增高时表现为肌肉坚实感，屈或伸肢体时阻力增加，可呈痉挛状态或铅管样强直；肌张力降低时，肌肉松软，伸屈肢体时阻力低，关节运动范围扩大。

5. 眼科检查　眼科常规检查包括远视力检查和外眼检查,辨色力、晶体和眼底检查。

(1)远距离视力检查方法:可选用对数视力表、国际标准视力表。

1)受检者距视力表 5m 远,视力表的照明应均匀,无眩光,表上照明度为 400～1000Lux。

2)检查时两眼分别检查,先右眼后左眼,检查时用挡眼板遮盖一眼。如受检者戴镜,应先查裸眼视力,再查戴镜视力。

3)检查时可从上而下令受检者辨识字形视标开口的方向(如"E"、"M"字开口的方向),看清最小一行的全部字形开口的方向时,记录该读数为该眼的远视力。若该行只能部分看清,例如远视力"0.8"行只能认出三个标记,则记录视力时为"0.7+3",如仅有二个标记认不清,则记录为"0.8-2",余类推。

4)能看清"1.0"行视标者为正常视力。

5)如在 5m 处不能辨认表上最大行视标者,受检者可走近视力表,直至认出第 1 行视标为止,此时记录的视力为:0.1×被检者与视力表的距离(m)/5,例如在 2m 处能看清 0.1,视力为 0.1×2/5＝0.04。

6)如在 1m 处不能辨认最大视标,则检查数指(counting finger,CF)。嘱受检者背光而坐,检查者伸手指让被检者辨认手指数目,记录其能辨认指数的最远距离,如数指/30cm 或 CF/30cm。如果在眼前 5cm 处仍不能辨认指数,则检查者在受试前摆手,记录能辨认手动(hand motions,HM)的最远距离,如手动/30cm 或 HM/30cm。

(2)辨色力的检查方法

1)检查时环境的光线要适宜,如能用自然光或日光灯的光线进行辨色力的检查更好。

2)常用石原忍氏、司狄林(Stilling)氏、拉布金(PaoKNH)或俞自萍色盲表(本)检查,如有疑问时,可互相对照。

3)让受检者在距离色盲表 50～70cm 处读数字或图像,要求 5～10 秒读出,如超过 10 秒读不出数字或图象,则按色盲表的说明判断为色盲或色弱。

(3)外眼、晶体的检查方法

1)眼睑:观察双眼裂大小;是否对称;有无睑裂缺损、内眦赘皮、眼睑内翻、外翻以及闭合不全。观察睑缘表面是否光滑、是否充血、是否附着鳞屑;睫毛是否缺损、其位置与排列方向是否正常、有无睫毛乱生或倒睫、抑或有双行睫毛等先天异常。

2)结膜:按顺序依次为上睑结膜→上穹隆部结膜→下睑结膜→下穹隆部结膜→球结膜→半月皱襞。检查时注意结膜组织结构是否清楚、颜色、透明度,有无干燥、充血、出血、结节、滤泡、乳头、色素沉着、肿块、瘢痕以及肉芽组织增生,结膜囊的深浅,有无睑球粘连、异物等。

①睑结膜检查方法:检查上睑结膜嘱被检者放松眼睑,向下方注视,将食指放在眉下上半部睑板皮肤处,拇指放在睑缘上方,轻轻捏住眼睑皮肤,拇指向上,食指向下将睑板上缘向下压即可翻转,使上睑结膜暴露。检查下睑结膜时,只需将下睑向下方牵拉嘱被检者向上注视即可充分暴露(如有角膜溃疡或角膜软化症及疑有眼外伤者勿强行翻转眼睑做检查,以免发生角膜穿孔)。

②球结膜检查方法:球结膜暴露较容易,以拇指和食指将上下睑分开,嘱患者向各方向注视转动眼球即可充分暴露整个眼球,检查时切忌压迫眼球。

③泪器:观察泪腺、泪道部位有无异常变化。如泪腺有无肿胀、泪点是否正位和是否开放、泪囊区皮肤有无红肿、有无溢泪。检查泪囊时用食指挤压泪前嵴观察有无触痛及波动感,有无脓液自泪点逆流出来或进入鼻腔。

④眼眶:检查眼球突出度、触诊眶内压、观察眼球运动、观察有无眼眶肿瘤、炎症(炎性假瘤、眶蜂窝织炎、眶脓肿)、血管畸形、甲状腺相关眼病、眼眶外伤。

⑤晶体:有条件时可利用暗室在裂隙灯下观察,若无暗室条件检查,则在普通条件下,用射灯或手电筒照射检查。

a. 受检者下颌搁在托架上,前额与托架上横档贴紧;

b. 调节托架使眼裂和显微镜相一致;

c. 双眼要自然睁开平视,光源投射与观察方向呈 30°～50°角。

（4）眼底检查

1）一般应在暗室内用检眼镜进行检查，常规情况下不扩瞳。

2）受检者取坐或卧位，双眼前视。

3）如检查右眼时，检查者右手拿镜，站在被检者右侧，以右眼观察。

4）通过观察孔，旋转正、负球面透镜转盘直到能看清眼底。

5）眼底检查主要观察神经乳头、视网膜血管、黄斑区、视网膜各象限。注意观察颜色、边缘、大小、形状、视网膜有无出血和渗出物、动脉有无硬化等。

6．口腔常规检查　　如不是在口腔科专科处有牙椅设备检查时，受检者可取坐位。

（1）在自然光线下或用电筒照明进行检查。

（2）检查牙齿时，应按下列格式标明异常牙齿部分：

$$上$$
$$右 \quad 87654321 \qquad 12345678 \qquad 左$$
$$87654321 \qquad 12345678$$
$$下$$

（3）检查时要包括口腔气味、口唇和口腔内器官。口腔有金属味或牙龈的游离缘出现蓝灰色点线可能为铅线，此时应考虑是否与铅接触有关，口腔黏膜经常溃疡者应考虑可能与汞的接触有关。

7．耳科检查

（1）应在静室内进行。

（2）受检者取坐位，配合医师的检查进行头部的转动。

（3）检查者使用耳镜或电筒照射，检查时，必须注意外耳（含耳廓、外耳道）、中耳乳突的状况，尤其是检查中耳观察鼓膜状态。

（4）在进行听力粗略检查时，嘱患者闭目，并用手指堵塞一侧耳道，检查者用手表或以拇指与食指互相摩擦，自1m以外逐渐移近受检者耳部，直到受检者听到声音为止，测量其距离，同样方法检查另一耳。

（5）对特殊人群必须采用精确的听力测试仪器进行专科检查，如常规的听力粗略检查往往不能满足噪声接触者职业健康监护的需要。

8．鼻科及咽部检查

（1）受检者取坐位，配合医师检查时进行头部的转动。

（2）检查者应使用特殊的照明装置和检查器械进行检查，常用的有100W附聚光透镜的检查灯、额镜、耳镜、鼓气耳镜、枪状镊、压舌板、前鼻镜、后鼻镜等。

（3）鼻部的检查注意鼻的外形、鼻中隔、鼻甲、鼻腔黏膜。

（4）鼻窦区压痛检查时，观察面颊部，触诊面颊、眼眶内上角等处，了解有无压痛、隆起等，检查者双手固定于病人两侧耳后，将拇指分别置于左右颧部压按检查上颌窦压痛，置于鼻根部与眼内侧之间向后按压为检查筛窦压痛，检查额窦时则一手扶持病人枕部，用另一拇指或食指置于眼眶上缘内则适当用力向后向上按压。

（5）咽部检查包括咽部、扁桃体、口咽部；受检者取坐位，头略后仰，口张大并发"啊"音；检查黏膜有无急性或慢性炎症，有无溃疡及新生物。

（三）实验室常规检查及相关功能检查

1．血常规检测方法　　目前常用的是静脉采血法。通常采用肘部静脉，根据采血量可选用2ml、5ml或10ml一次性注射器，也可选用真空定量采血装置。其采血步骤如下：

（1）受检者取卧位或坐位，手臂伸直平放在床边或台面垫枕上，暴露穿刺部位。

（2）找好采血静脉后，先后用碘酊、乙醇棉签从内向外侧顺时针方向消毒穿刺处皮肤。

（3）在采血部位的上方扎上压脉带嘱受检者紧握拳头，操作者以左手拇指固定静脉穿刺部位的下端，右手持注射器，使针尖斜面和针筒刻度向上，与皮肤成30°角的位置迅速刺破皮肤，再适当降低角度穿破静脉进入静脉腔中。

（4）见血回针后，将针头顺势深入少许。

（5）用右手指将针头固定，左手缓缓抽动注射器内芯，至所需血量后，解开压脉带，嘱受检者松拳，用无菌干棉球（签）压住伤口，拔出针头。

（6）取下针头，将血液沿管壁缓缓注入专用贮血容器中，防止泡沫产生。

（7）采血完毕，应再次核对受检者姓名和号码，并清理台面。

（8）仪器检测：将采集好的血标本在细胞分析仪上检测，得出检测报告。

2. 尿液常规检测方法 常规尿液检查包括尿比重、酸碱度、尿蛋白和显微镜细胞学检查。尿液分析仪则可同时测定其他项目。

（1）尿液标本的收集

1）应留取新鲜尿，以清晨第一次尿为宜，较浓缩，条件恒定，便于对比。

2）使用清洁有盖容器（一次性容器为好），容器上应贴上检验联号。

3）尿标本应避免经血、白带、精液、粪便等混入，此外还应避免烟灰等其他异物混入。

4）尿液标本收集后应立即送检，夏季 1 小时内、冬季 2 小时内完成检验，以免细菌污染，细胞溶解，尿内化学物质发生改变。如不能及时检验，要置于 4℃冰箱或加防腐剂如甲醛、甲苯、麝香草酚或浓盐酸保存。

（2）尿液理化指标检测

1）尿比重（SG）：是指在 4℃时尿液与同体积纯水重量之比。尿比重测定可粗略反映肾小管的浓缩稀释功能。测定方法有称量法、浮标法、液滴落下法、超声波法、折射仪法和试带法。成人参考值在 1.015～1.025 之间。

2）尿酸碱度（pH）：可反映肾脏调节体液酸碱平衡的能力。测定方法有滴定酸度和真正酸度法。参考值为 4.5～8.0 之间，一般约 6.5。

3）尿液蛋白质（PRO）：正常人随机一次尿中蛋白质定性试验呈阴性反应，当尿中蛋白质含量大于 0.1g/L 时定性试验可呈阳性反应。常用方法有加热乙酸法、磺基水杨酸法、干化学试带法、比色法、比浊法等。

4）尿糖（GLU）：正常人尿液中可有微量葡萄糖，用普通定性方法检查为阴性。尿糖定性试验呈阳性的尿液称为糖尿。常用方法有葡萄糖氧化酶试带法。

5）尿酮体（KET）：正常人尿液中酮体含量极微，定性测试为阴性。在饥饿、各种原因引起糖代谢发生障碍脂肪分解增加及糖尿病酸中毒时，可产生酮尿。常用的方法为干化学试带法。

6）尿胆红素（BIL）：正常人尿液中胆红素含量很低，定性检测为阴性。当血中结合胆红素增加时可通过肾小球滤膜使尿中结合胆红素量增加，尿胆红素试验呈阳性反应。常用的检测方法有重氮法与氧化法。

7）尿胆原（UBG）：正常人尿液中尿胆原定性检测为阴性。可与尿胆红素、血胆红素等检查协助鉴别黄疸病因。常用的检测方法为尿干化学试带法。

8）尿亚硝酸盐（POS）：正常人尿液中亚硝酸盐定性检测为阴性。本试验阴性并不能排除菌尿的可能，但阳性也不能完全肯定泌尿系统感染，应结合其他尿液分析结果，综合分析得出正确的判断。

9）尿白细胞（LEU）：中性粒细胞胞质内含有特异性酯酶，可与试带膜块中的吲哚酚酯与重氮盐反应产生颜色，其颜色的深浅与中性粒细胞的多少呈正比例关系。

10）尿血红蛋白、尿红细胞（ERY）：尿液中红细胞或其破坏释放出的血红蛋白可使试带上的过氧氢茴香素或过氧化氢烯钴分解出新生态氧，后者可氧化色原使之呈色。

（3）显微镜检查：在干化学试带质量合格、尿液分析仪运转正常情况下，试验结果中白细胞、红细胞、蛋白质及亚硝酸盐全部为阴性，可以免去对红细胞和白细胞的显微镜检查，如果其中有一项阳性结果，必须同时进行显微镜检查。

1）标本处理：10ml 尿标本加入带刻度的离心管（最好用尖底管），离心 5 分钟，留取尿沉渣 0.2ml。

2）样品制作：0.2ml 尿沉渣滴在干燥清洁的玻片上，加盖 18mm×18mm 的盖玻片。

3）检查方法：湿片法，不染色，普通光镜，计数细胞要观察 10 个高倍视野，计数管型要观察 20 个低倍视野。

4）结果报告：细胞以每高倍视野最低 - 最高数，管型以每低倍视野平均数。

3. 肝功能检测　肝功能常规检测项目包括丙氨酸氨基转移酶（ALT）、γ- 谷氨酰转肽酶（γ-GTP）、总胆红素（TBIL 或 STB）、总蛋白（TP）。

（1）血液标本采集　常规要求空腹采血，采血前按试验项目要求，抽取肘部静脉血分离出淡黄色的血清进行检测。

（2）标本检测：将处理好的标本在生化分析仪上检测，并填写检测报告。

1）丙氨酸氨基转移酶（ALT）：主要分布于肝，用于肝损害的诊断。测定方法有酶联 - 紫外连续监测法和比色法。

2）γ- 谷氨酰转移酶（γ-GTP）：主要分布于肝、胆、胰、小肠等组织的细胞膜上。该酶参与氨基酸向细胞内的转运，参与谷胱甘肽的代谢，当肝内合成亢进或胆汁排出受阻时血清中的 γ-GTP 增高。测定方法有 α- 萘胺比色法和对 - 硝基苯胺连续监测法。

3）总胆红素（TBIL 或 STB）：肝在胆红素代谢中具有摄取、结合和排泄功能，如其中一种或几种功能障碍，均可引起黄疸。常用的测定方法有重氮法和酶法。

4）总蛋白（TP）：主要用于检测慢性肝损害，并反映肝实质细胞储备功能。测定方法主要有：凯氏定氮法、双缩脲法、酚试剂法、紫外分光光度法、染料结合法、比浊法和折光测定法等。

4. 肾功能检测方法　肾功能常规检测项目包括血清尿素氮（BUN）、肌酐（Cr），及蛋白如血 β_2- 微球蛋白（β_2-MG）等。

（1）血液标本采集：按试验项目要求，准备好相应的贮血容器，方法与肝功能检测时的采集血液方法相同。

（2）标本检测：将处理好的标本在生化分析仪上检测，并填写检测报告。

1）尿素氮（BUN）：尿素是人体蛋白质的代谢终产物，其 90% 经肾以尿的形式排出，剩余由胃肠道及皮肤排出。尿素测定可用于评价肾小球、肾小管、间质及血管损伤性肾疾病。测定方法有间接测定法（波氏法、分光光度法、电量法和电极法）和直接测定法。

2）肌酐（Cr）：肌酐是肌酸的脱水缩合物。肌酐的测定方法有 Jaffe 法、酶法和高效液相色谱法等。

3）β_2- 微球蛋白（β_2-MG）：β_2-MG 在正常人血中浓度很低，可自由通过肾小球，当肾小球滤过功能下降时，血中 β_2-MG 水平上升。β_2-MG 必须用仪器进行测定。

5. 常规心电图检查　一般采用单导或多导心电图仪进行检查。检查方法如下：

（1）检查前准备：检查前请稍静坐片刻，以保证心率不会因活动而过速。

（2）取平卧体位，四肢稍分开。

（3）在四肢或胸导联位置涂上少量电极糊或盐水，把肢体导联线 RA（或红色）接到右手上，肢体导联线 LA（或黄色）接到左手上，肢体导联线 LL（或绿色）接到左下肢上，肢体导联线 RL（或黑色）接到右下肢上。把胸导联电极 V1 放在胸骨右缘第四肋间，V2 放在胸骨左缘第四肋间，V3 放在 V2 和 V4 连线的中点，V4 放在左锁骨中线第五肋间，V5 放在左腋前线与 V4 同一水平，V6 放在左腋中线与 V4、V5 同一水平。常规描记 12 个导联，包括标准导联 I、II、III，加压肢导联 aVR、aVL、aVF 以及胸导联 V1、V2、V3、V4、V5、V6。

6. 腹部 B 超检查方法　目前多采用彩色多普勒超声成像仪，探测前一般不需作特殊准备，如需检查胆囊者宜空腹。受检者平卧，两手上举置于头侧枕上，以使肋间距离加宽。具体检查操作方法如下：

（1）肝脏 B 超的检查方法

1）先从右锁骨中线 4、5、6 肋间探测确定肝上界的位置，然后逐肋间进行肝脏探测。

2）右肋缘下纵切观察肝脏在右腋前线及锁骨中线肋缘下的厚度和长度。

3）剑突下观察肝左叶各个纵切面的图像，应尽可能显示左叶肝的上缘及下缘，并测量其厚径及长径。

4）当发现肝内有病灶时，从纵、横、斜各个切面声像图进行观察，并测量其大小。

5）如发现异常情况可加用彩色多普勒观察肝脏主要血管血流的分布、流向、色彩变化以及病变区的血流情况、测定流速，阻力指数（RI）、和脉动指数（PI）。

（2）脾脏 B 超的检查方法

1）取右侧卧位，患者向右侧卧，左手举起放于头部，使肋间距离增宽，便于从左侧腋前线至腋后线间的相应肋间逐一进行探测。

2）探测途径与步骤：常规采用直接探测法，患者右侧卧位，探头置于腋前线至腋后线间的第 7～11 肋间逐一进行斜切观察，通过脾门显示脾静脉时取得肋间斜切面图，观察脾脏是否肿大，若肿大时可测量其在肋缘下的厚度和长度。

7. 肺功能检查方法

（1）准备工作

1）检查前必须做好仪器的准备，对已经清洁好的肺活量计进行安装和校正，检查各种物品（如吹筒）是否已经准备妥当，记录室内温度。

2）核对受检者，并在肺功能检查表格上登记个人相关信息。

3）询问受检者在过去三个月是否有大的腹部和胸部手术或者心脏疾病，如果有，不应做肺功能检查。

4）询问受检者在过去一小时是否曾吸烟或吸入支气管扩张剂，如果有，应推后最少一小时检查。

5）提醒受检者该项检查的目的是检查他们的肺通气功能，嘱受检者应根据测试人员的口令，尽最大努力，尽可能配合。

6）开始测试前，要说明测试过程，认真地做测试动作示范，务使受检者完全理解并掌握全部测试过程中应该如何和测试人员配合（测试人员必须亲自示范，尤其强调须用最大力和最快速度吹）。

（2）测试

1）令受检者解开紧身衣服，若不能确保假牙安全可靠，要求取出。

2）把吹筒放在口腔内，其前口应含到牙齿内，并保证在吹气时不漏气。

3）要求受检者站立做肺通气功能检测，如果不能站立，在表格上填上说明受检者是坐着检测的编号。

4）要求受检者下巴微抬和脖子微伸，夹住鼻子（测试与测试之间鼻夹可以移开）。

5）准备好后令受检者平静呼吸 3～5 次后，尽最大努力深吸气到最饱满状态（不能再吸气为止），要求受检者以最快速度、最大力的把气吹进吹筒（呼气时应该用嘴唇含紧吹筒用最大力和最快速度吹）。

6）鼓励受检者持续用力，直至呼气完全为止。呼气完全的定义是 6 秒或以上，或时间容积曲线显示呼气容积出现平台，并持续达 1 秒。

（3）测试结果和记录

1）检查每次测试记录图形的可接受性，判定是否最大用力，有无停顿、换气、漏气或其他影响测试结果的异常，并应记录下来。对测试结果应给予评价，如满意、不满意、不能合作或拒绝合作等。可接受的测试是指测试过程没有以下的 6 种错误：犹豫：指受检者没有在一开始时以最大力吹气。体积外推值（Vext）超过 FVC 的 5% 或 150ml（取二者中的较大值）。咳嗽：吹气首秒或较早时间不能咳嗽，但在接近结束时的咳嗽不在此限。用力异常：受检者可能换气，或未能全程用力吹气。声门关闭：受检者的声门不自主的关闭，使吹气中断。提早结束：受检者在时间容积曲线显示呼气容积出现平台前停止吹气。漏气：受检者未含紧吹筒，或肺活量计接驳不良。

2）每位受检者的检查结果至少有三次可接受的测试，以测定值最大的两次评估可重复性。最大和第二最大的 FVC 和 FEV_1 值的相差不能超过 200ml。若未能达到标准，应重复测试。测试人员必须留意有通气功能障碍的受检者可能会有较大的误差，故可稍微放松可重复性的标准，但不能忽视可接受性的标准。

3）以测定的最大值为结果。

第二节　职业健康监护

一、职业健康监护概述

（一）职业健康监护目的

职业健康监护的主要目的在于评价职业病危害因素对接触者的健康的影响及其程度，以便采用预防措施，防止有害因素所致疾患的发生和发展。它是以预防为目的，根据劳动者的职业接触史，通过定期或不定期的医学健康检查和健康相关资料的收集，连续性地监测劳动者的健康状况，分析劳动者健康变化与所接触的职业病危害因素的关系，并及时地将健康检查和资料分析结果报告给用人单位和劳动者本人，以便及时采取干预措施，保护劳动者健康。结合生产环境监测和职业流行病学分析，可以评估职业病危害因素接触反应关系，检验原有的防治措施效果，为制订、修订卫生标准及进一步采取控制有害因素的根本措施提供依据。职业病危害因素是指在职业活动中产生和（或）存在的、可能对职业人群健康、安全和作业能力造成不良影响的因素，包括化学、物理、生物、放射性等因素。《中华人民共和国职业病防治法》规定，对从事接触职业病危害的作业的劳动者，用人单位应当按照国务院安全生产监督管理部门、卫生行政部门的规定组织上岗前、在岗期间和离岗时的职业健康检查。国家安全生产监督管理部门颁布的《用人单位职业健康监护监督管理办法》，国家卫生和计划生育委员会颁布的《职业健康检查管理办法》《职业健康监护技术规范》等，是开展职业健康监护的法律和技术依据。因此，开展职业健康监护是我国法律规定的保护劳动者健康的要求，是用人单位的义务和责任。对直接接触或虽非从事直接接触但在工作环境中存在与直接接触人员同样的或几乎同等的接触职业病危害因素的人群，均应进行职业健康监护。

（二）职业健康监护与一般意义健康监护的区别

职业健康监护不同于一般意义上的健康监护，一般健康监护是指通过医学手段和方法对受检者进行身体检查，了解受检者健康状况，早期发现疾病线索和健康隐患；而职业健康监护是由企业、事业单位、个体经济组织等用人单位，组织从事接触职业病危害因素作业的劳动者进行的健康检查，目的在于筛查职业病、疑似职业病及职业禁忌证。职业病是指企业、事业单位和个体经济组织的劳动者在职业活动中，因接触粉尘、放射性物质和其他有毒、有害物质等因素而引起的疾病。职业禁忌证是指劳动者从事特定职业或者接触特定职业病危害因素时，比一般职业人群更易于遭受职业病危害和罹患职业病或者可能导致原有自身疾病病情加重，或者在作业过程中诱发可能导致对他人生命健康构成危险的疾病的个人特殊生理或病理状态。

（三）职业健康监护的主要内容及特点

职业健康监护主要包括职业健康检查和职业健康监护信息管理等内容。职业健康检查是通过医学手段和方法，针对劳动者所接触的职业病危害因素可能产生的健康影响和健康损害进行临床医学检查，了解受检者健康状况，早期发现职业病、职业禁忌证和可能的其他疾病和健康损害的医疗行为。职业健康检查特点是针对性强，比如就业前的健康检查就是针对劳动者即将从事的有害工种的职业禁忌进行的；职业健康检查特殊性强，不同的职业病危害因素造成的健康损害也不同，各有其特点，比如粉尘作业，主要是呼吸系统的损伤，所以除了常规体检项目，还必须要做 X 线胸片和肺功能检查等；职业健康检查政策性强，《中华人民共和国职业病防治法》规定，用人单位必须为劳动者做上岗前、在岗期间和离岗时的职业健康检查，并将体检结果如实告知劳动者，同时还要承担体检费用。

由于职业健康监护工作的特点，在实际工作中尤其应注意以下一些方面。一是职业健康监护中劳动者个人基本信息资料的采集渠道主要是通过直接的询问受检者个人而获得，同时应根据国家有关法规的规定，要求用人单位提供法律规定的必须提供的资料，主要包括受检者的职业接触史、作业场所检测情况等。其中职业史内容包括起止时间、工作单位、车间（部门）、班组、工种、接触职业病危害因素的名称（接触 2 种以上也必须具体逐一填写）、作业场所检测结果、防护措施等，应能反映劳动者单位、工种的时间变化及相应的其他内容的变化。在职业史的询问中应突出其工种以及本人知道的接触职业病危害因素的名称、接触的时间。有关作业环境职业病危害因素的监测情况可由用人单位提供的资料中获得，并详细地记录在受检者的体检表中。二是在职业健康检查症状询问时要注意系统性和目的性，同时要结合受检者接触的职业病危害因素对健康损害可能产生的症状，突出重点。如果是从事粉尘作业者必须着重询问呼吸系统的自觉症状，如有无咳嗽、咳痰、胸痛、气急等，再兼顾其他系统的症状。铅作业者必须注意询问有无神经系统症状，如头晕、失眠、多梦、记忆力减退等，还要问消化系统症状，如腹痛、腹泻、便秘等。苯作业者除询问神经系统症状外，还必须注意问有无造血系统的一些自我感觉症状，如皮下出血点、刷牙易出血、女工的月经有无异常等；三是在职业健康检查中检查者应理解某些受检者的期望，了解其确切目的和要求。例如有的受检者接触某种职业病危害因素，总认为自己患了职业病，希望通过健康检查可给予职业病的诊断；有的受检者则希望能够调到没有职业病危害因素接触的岗位上，故在回答时可能会扩大症状的存在，甚至会过分表达症状的严重性。检查者应尽可能给予理解，但要通过仔细地询问和分析，利用自己的专业知识做出正确的判断和记录，并要告诉受检者关于职业病诊断的法律程序，尽可能让其理解。

职业健康检查结果不仅具有法律效力，而且有时会作为法律证据，因此要求各项检查结果必须正确、可靠，并具有可重复性，其保障措施首先是必须规范各项常规医学检查的方法，尽量做到检查仪器和检查方法统一。根据职业健康监护选择检查方法的原则，检查方法应该是成熟的，可靠的，有明确意义的，也是受检者可以接受的。虽然常规医学检查方法在诊断学、内科学、外科学等医学教科书中都有阐述，但作为职业健康监护中的医学检查要有更严格的规定，这是因为职业健康监护与临床医学检查是有所不同的。职业健康监护是以群体为对象，以预防为目的，每一次检查结果只是连续性收集资料的一部分，在分析这些结果和资料时必须前后对照，互相联系，这些结果不仅要反映个体的健康状况，还要利用这些资料分析群体健康状况及其和职业病危害因素暴露的关系，为职业病危害因素的危害程度、控制效果、改进防控措施等提供依据。用于职业人群健康监护的生物标志物分为生物接触标志物和生物效应标志物。生物接触标志物以生物材料中所接触的有害物质或其与某些靶细胞或靶分子相互作用的产物、或其代谢产物的含量为指标反映机体的接触水平。生物效应标志物是指暴露职业病危害因素所引起的机体中可检测的生化、生理等指标的异常。作为筛检职业人群健康监护目标疾病的生物标志物必须同时满足以下条件：①存在真实可靠的生物监测方法，易于被劳动者接受；②生物接触标志物能够反映工人的暴露水平；③生物效应标志物能反映所暴露职业病危害因素的健康效应。我国制定的《职业健康监护技术规范》(GBZ 188)针对不同的职业病危害因素提出了具体的医学检查方法、检查指标及检查周期等，是目前职业健康监护工作的技术依据，应参照执行。

二、职业健康检查

职业健康检查包括上岗前职业健康检查、在岗期间职业健康检查、离岗时职业健康检查和应急健康检查四类。

（一）上岗前职业健康检查

1.检查目的　主要目的是发现有无职业禁忌证，建立接触职业病危害因素人员的基础健康档案。上岗前职业健康检查为强制性健康检查，用人单位不得安排没有做上岗前健康检查的劳动者从事接触职业病危害因素的作业，不得安排有职业禁忌证的劳动者从事其所禁忌的作业。同时，开展上岗前的健康检查必须注意，用人单位不得随意提高就业的健康标准而导致就业机会的不公平，原则上应该在基本确定录用后对劳动者进行健康检查，不应该把健康检查作为录用劳动者的先决条件。

2.检查对象　包括拟从事接触职业病危害因素作业的新录用人员、变更工作岗位或工作内容的人员；因各种原因较长时期脱离工作又重新返回工作岗位的人员；拟从事有特殊健康要求作业如高处作业、电工作业、职业机动车驾驶作业等的人员。

3.检查时间　上岗前的健康检查一般应在开始从事接触职业病危害因素作业前或工作后的不长时间内完成。主要需考虑疾病的潜伏期，而对某些危害因素来说，还可能需要考虑个体的敏感性。

4.检查项目　职业健康检查方法和检查指标的确定应根据接触职业病危害因素的性质和健康检查的目标疾病确定。一般来说,职业健康检查的方法和检查指标应该是常规的医学检查方法和指标,应主要考虑检查方法的可靠性和劳动者的可接受程度以及伦理道德,检查指标的敏感性、特异性和可重复性,也必须考虑医学经济学的可行性。

（二）在岗期间职业健康检查

1.检查目的　主要目的是早期发现、早期诊断、早期治疗职业病;早期发现劳动者的其他健康异常改变,及时处理;及时发现有职业禁忌的劳动者;通过动态观察劳动者群体健康变化,评价工作场所职业病危害因素的控制效果,为目标干预提供直接依据。

2.检查对象　长期从事规定的需要开展健康监护的职业病危害因素作业的劳动者,均应进行在岗期间的定期健康检查。

3.检查时间　在岗期间的定期职业健康检查,其检查周期应根据不同职业病危害因素的性质、工作场所有害因素的浓度或强度、目标疾病的潜伏期等确定,并根据作业场所危害因素的防护和治理情况,随时进行必要的调整。

影响职业健康检查的周期的因素很多,主要的决定因素是职业病危害因素的种类、性质以及其毒理学特征,作业场所有害因素的浓度或强度,以及其所致职业病的特点如疾病的潜伏期、病程的自然发展规律、疾病转归等,当然还有个体健康因素甚至遗传因素的影响。因此,在决定开展定期健康检查的周期时,可能需要更多地考虑该有害因素所致职业病的临床特点以及作业场所有害因素的浓度或强度,不应该是简单地只考虑某一个因素,更不应该是完全采用一个标准,必须综合考虑各方面的因素,就某种具体职业病危害因素做出具体的符合实际情况的决定。应强调的是,在规定在岗期间定期健康检查周期时,要结合作业场所的有害因素监测情况,因为作业场所有害因素的浓度或强度决定其累积暴露量,和疾病的发生有密切的关系,特别是对剂量-效应关系非常肯定的职业病;同时,健康监护是二级预防,任何健康监护都不能代替工程设计的防护设施作为一级预防的重要性,因此,应该鼓励用人单位在作业场所防护设施和管理上做出更多的努力,以使其达到国家规定的职业卫生标准限值。

4.检查项目　在岗期间的定期健康检查在国家规定的技术规范中分为强制性和推荐性两种。强制性的定期健康检查是法律规定的用人单位必须履行的法律义务和责任。对在岗期间推荐性的定期健康检查项目,用人单位应该认真听取职业健康检查机构和职业卫生专业人员的意见,结合本单位作业场所的实际情况,决定是否开展。本着以人为本和保护劳动力资源持续健康发展的理念,应该鼓励用人单位积极开展在岗期间推荐性定期健康检查项目。在实际操作中可按照我国制定的《职业健康监护技术规范》(GBZ 188)执行。

（三）离岗时职业健康检查

1.检查目的　主要目的是确定劳动者在停止接触职业病危害因素时的健康状况;结合既往定期健康检查的资料,评价其从事的工作可能对其健康的影响;落实劳动者健康权益,国家规定用人单位对未进行离岗时职业健康检查的劳动者,不得解除或终止与其订立的劳动合同。

2.检查对象　开展离岗时的健康检查是我国法律法规的要求,因此,对在岗期间进行定期健康检查的劳动者,在准备调离或脱离所从事的接触职业病危害因素的作业或岗位前,应进行离岗时健康检查,对象包括离岗或调岗的人员;解除或终止劳动合同的人员;退休人员;用人单位发生分立、合并、解散、破产等情形时,接触职业病危害因素的全体人员等。

3.检查时间　离岗时健康检查是劳动者在准备调离或脱离所从事的职业病危害因素作业或岗位前进行的健康检查,一般应在离岗前的3个月内完成,如在离岗前3个月内曾参加了定期健康检查,可视为离岗健康检查,一般情况下可不再进行离岗健康检查。在考虑需要进行离岗后的医学随访检查的时间和周期时,需要根据流行病学的特点该有害因素致病的可能的最长潜伏期以及已患职业病的临床特点。

4.检查项目　在实际操作中检查项目的确定可按照我国制定的《职业健康监护技术规范》(GBZ 188)执行。

三、职业健康监护信息管理

职业健康监护信息是用人单位职业卫生档案的核心内容之一,建立健全职业健康监护信息及档案是用人单位的法定义务,是用人单位职业病防治工作的重要基础,也是评价用人单位职业病危害状况及控制效果的重要依据之一。职业健康监护信息能反映劳动者的健康变化,是职业病诊断鉴定的重要依据之一,是法院审查健康权益案件的证物,也是区分健康损害责任的重要证据。健全的职业健康监护信息管理,有利于早期发现职业禁忌证、疑似职业病病人,对保护从业人员的健康有重要意义。历年职业健康检查的报告包括职业健康检查后的个体结论报告、总结报告以及和职业健康监护评价报告;工作场所职业病危害因素种类;环境监测的浓度或强度资料;产生职业病危害因素的生产技术、工艺和材料;职业病危害防护设施;对职业病患者、职业禁忌证者和已出现职业相关健康损害劳动者的处理和安置记录等均是重要的职业健康监护信息。

(一)职业健康检查报告

在完成职业健康检查后体检机构应提供个体结论报告、总结报告以及职业健康监护评价报告:

1. 职业健康检查个体结论报告　是针对每个受检对象的体检表,由主检医师审阅后填写体检结论并签名。内容包括受检者姓名、性别、接触有害因素名称、检查的结果、本次体检结论和建议等。根据职业健康检查结果,劳动者个体的体检结论分为以下 5 种:

(1)目前未见异常:本次职业健康检查各项检查指标均在正常范围内。

(2)复查:检查时发现与目标疾病相关的单项或多项异常,需要复查确定者,应明确复查的内容和时间。

(3)疑似职业病:检查发现疑似职业病或可能患有职业病,需要提交职业病诊断机构进一步明确诊断者。

(4)职业禁忌证:检查发现有职业禁忌的患者,需写明具体疾病名称。

(5)其他疾病或异常:除目标疾病之外的其他疾病或某些检查指标的异常。

用人单位在收到检查结果后应将检查结果通知劳动者本人;对职业病患者,应根据医疗卫生机构建议予以相应的安排;对有职业禁忌的劳动者,应及时将其调离原工作岗位,并妥善安置;对需要复查和医学观察的劳动者,应当按照职业健康检查机构要求的时间安排其复查和医学观察。

2. 职业健康检查总结报告　是职业健康体检机构对本次体检的全面总结和一般分析,内容包括:受检单位、职业健康检查种类、应检人数、受检人数、检查时间和地点、体检工作的实施情况,发现的疑似职业病、职业禁忌证和其他疾病的人数和汇总名单、处理建议等。

3. 职业健康监护评价报告　是根据职业健康检查结果和工作场所监测资料及职业健康监护过程中收集到的相关资料,对用人单位劳动者的职业健康状况做出整体评价,分析劳动者健康损害和职业病危害因素的关系和导致发生职业病危害的原因,预测健康损害的发展趋势,提出综合改进建议。职业健康检查机构可根据受检单位职业健康监护资料的实际情况及用人单位的委托要求,共同协商决定是否出具职业健康监护评价报告。

(二)职业健康监护信息档案

职业健康监护资料的来源是多渠道的,一切能够反映职业人群健康和工作相关的资料都应该包括在健康监护项目之中。健康监护项目是系统的、定期的、连续的健康资料的收集、整理、分析和反馈的全过程,因此在组织实施健康监护项目之前必须制订项目计划,包括该健康监护项目的、目标疾病、各种指标的定义和标准,资料的来源、收集方法等。卫生部门的疾病统计资料、死亡率和死因统计分析,职业病报告统计分析,用人单位劳动部门提供的工人病休和缺勤以及职业病劳保待遇资料,科学研究机构相关的科研报告等都可能是重要的健康监护资料,当然最主要的还是定期的健康检查资料。完整的、连续的定期健康检查资料不仅可以提供健康检查当时的健康状况,系统的资料分析还可以提供随时间推移个体和群体的健康变化情况,结合作业场所职业病危害因素的监测情况和职业病防护情况,可以进一步分析群体健康和作业环境的关系以及个体健康状况和职业病危害因素接触的关系。因此要特别注意资料收集的连续性和统一性,一个健康监护项目进行过程中不应该随意改变资料收集的定义、标准和方法。所有的健康监护资料都要建立规范的档案和档案管理制度,包括原始资料和出具的报告、评价等,也包括各种电子档案资料。

1. 劳动者职业健康监护信息的内容 包括劳动者个人基本信息资料,以及历次健康检查资料等。

(1)劳动者职业史、既往史和职业病危害因素接触史;职业接触史必须有详细的记录,能够区分劳动者的单位、岗位、工种的时间变化情况,能够确认在不同岗位的不同时间段作业场所职业病危害因素的检测结果和变化。

(2)历次职业健康检查结果及处理情况,包括历次健康检查的体检表、实验室检查和特殊检查报告以及个人体检报告。

(3)职业病诊疗等健康资料。

(4)其他职业健康监护资料。

2. 用人单位职业健康监护信息的内容 包括用人单位基本信息、职业健康检查报告书等。应实现动态更新,可根据用人单位、劳动者个人的要求,及时进行查询统计、汇总报告等。

(1)用人单位职业卫生管理组织组成、职责。

(2)职业健康监护制度和年度职业健康监护计划。

(3)历次职业健康检查的文书,包括委托协议书、职业健康检查机构资质证书、职业健康检查总结报告、职业健康检查异常结果登记表、职业病患者和疑似职业病患者一览表、评价报告。

(4)工作场所职业病危害因素监测结果。

(5)职业病诊断证明书、职业病和疑似职业病人报告卡。

(6)用人单位对职业病患者、职业禁忌证者和已出现职业相关健康损害劳动者的处理和安置记录。

(7)职业病危害事故报告和处理记录。

(8)安全生产监督管理部门和卫生行政部门要求的其他资料。

(三)职业健康监护信息的管理和使用

职业健康监护档案是职业健康监护全过程的客观记录资料,是系统地观察劳动者健康状况的变化,评价个体和群体健康损害的依据,其特征是资料的完整性、连续性,是具有重要法律意义的资料,不仅要保证档案资料的完整性、连续性和科学性,还必须建立科学的管理制度。

用人单位应依法建立职业健康监护档案,设立档案室或指定专门的区域存放职业健康监护档案,做好归档工作,按年度或建设项目进行案卷归档,及时编号登记,入库保管,并按规定妥善保存,防止出现遗失。应有专职或兼职的档案管理人员,应确保劳动者医学资料的机密和尊重个人健康资料的隐私权。安全生产行政执法人员、劳动者或者其近亲属、劳动者委托的代理人有权查阅、复印劳动者的职业健康监护档案。劳动者离开用人单位时,有权索取本人职业健康监护档案复印件,用人单位应当如实、无偿提供,并在所提供的复印件上签章。

(王祖兵 张雪涛)

第五章　职业健康促进与教育

第一节　概　　述

一、健康促进与教育的概念

世界卫生组织（WHO）将"健康"定义为"健康不仅仅指没有疾病和虚弱，健康是人的生理、心理和社会适应的整体良好状态"，"健康是一种基本人权，达到尽可能高的健康水平，是全球范围的一项重要的社会发展目标"。要达到"尽可能高的健康水平"，就必须通过健康促进（health promotion）来实现。

近一个世纪以来，人们的行为随着生物医学模式的转变，发生了巨大的改变。人们行为的改变是多因性和复杂性的，许多不利于健康的行为并非个人的责任，也不完全是凭个人主观愿望就能实现行为的改变，这有赖于有益于健康的政策、环境和卫生服务等多种相关因素，进而提出了健康促进的概念。健康促进源于健康教育，它涵盖了健康教育和卫生宣传，又大大超出了健康教育的范围，它是构建在行为学、教育学、传播学、预防医学、社会科学和政治学等多学科基础上的一门跨学科的综合性学科。

健康教育（health education）是通过有计划、有组织、有系统的社会和教育活动，促使人们自愿地改变不良的健康行为和影响健康行为的相关因素，消除或减轻影响健康的危险因素，预防疾病，促进健康和提高生活质量。健康教育的核心是促使个体或群体改变不健康的行为和生活方式，尤其是组织行为改变。所以健康教育必须是有计划、有组织、有系统的教育过程，才能达到预期的目的。健康教育学是研究健康促进与健康教育的理论、方法和实践的科学。

卫生宣传不能等同与健康教育，两者既有区别又紧密联系。卫生宣传侧重于改变人们的知识结构和态度，不着重信息的反馈和效果。健康教育是卫生宣传在功能上的拓展、内容上的深化，它的教育对象明确、针对性强、注重反馈信息，着眼于教育对象行为改变。所以，健康教育离不开卫生宣传，健康教育要实现特定健康行为目标，必须以卫生宣传作为重要手段。

健康促进的概念比健康教育更为广义。1986年在加拿大渥太华召开的第一届国际健康促进大会发表的《渥太华宪章》中指出："健康促进是促使人们提高、维护和改善他们自身健康的过程。"这一定义表达了健康促进的目的和哲理，也强调了范围和方法。

三者之间是递进包容的联系，见图5-1-1。

有关健康促进的涵义，随着健康促进的迅速发展而不断完善。WHO给出的定义："健康促进是促进人们维护和提高他们自身健康的过程，是协调人类与他们环境之间的战略，规定个人与社会对健康各自所负的责任"。美国健康教育学家劳伦斯·格林（Lawrence W. Green）指出：健康促进是指一切能促使行为和生活条件向有益于健康改变的教育与环境支持的综合体。其中环境包括

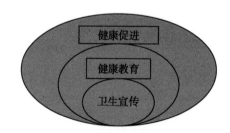

图 5-1-1　健康促进、健康教育、卫生宣传之间关系

社会的、政治的、经济的和自然环境，而支持指政策、立法、财政、组织、社会开发等各个系统。可见健康促进的基本内涵包含了个人和群体行为改变，以及政府行为（社会环境）改变两个方面，并重视发挥

个人、家庭、社会的健康潜能。它不仅仅是加强个人的技能和能力，还包括改变社会、环境和经济的条件来减少它们对大众和个人健康的影响。所以，健康促进是增强人们对健康决定因素的控制能力，从而改善其健康的过程。2000 年 6 月，世界卫生组织前总干事布伦特兰在第五届全球健康促进大会上对健康促进做了更为清晰的诠释。她指出："健康促进就是要使人们尽一切可能让他们的精神和身体保持在最优状态，宗旨是使人们知道如何保持健康，在健康的生活方式下生活，并有能力做出健康的选择。"

综上所述，健康促进的概念要比健康教育更为完整，它涵盖了健康教育和生态学因素（环境因素和行政手段），是健康教育发展的结果、新的公共卫生方法的精髓，也是"人人享有职业卫生保健"全球战略的关键要素。

二、健康促进的发展

（一）国际上健康促进的发展

医学史家亨利·西格斯（Henry E. Sigerist）于 1945 年把医学定义为 4 个方面的功能：健康促进，疾病预防，疾病治疗和康复。他指出，应该通过提供适宜的生活标准、良好的劳动条件、教育、物质文化以及休闲方式来促进健康；并倡议政治家、劳工、企业、教育家和卫生人员一起共同协作来达到这一目的。

20 世纪 70 年代前仍是以疾病为中心的医疗卫生时期，强调治疗与预防疾病，以机体的功能机制为出发点，强调以疾病为中心的生物医学模式，忽视社会的公正与平等；忽视非卫生部门的干预作用；忽视群众对自己生活和健康的作用；局限了社区开发的作用。随着生活水平的提高，生物学的手段在预防疾病、提高生活质量方面已显得苍白无力。1974 年，马克·拉伦德（Marc La Londe）在《加拿大人民健康的新前景》中提出"健康领域概念（health field concept）"，把死亡和疾病归因于行为生活方式、环境、生物学和卫生服务四大因素，阐明环境与生活方式是降低疾病患病率和死亡率、改善健康状况的有效途径，并制定了提倡健康生活方式的行动计划。1979 年，美国卫生署发表了《健康人民》的文件，指出美国人民健康的进一步改善不只是增加医疗照顾和经费，而是国家要重新对疾病预防和健康促进做出努力，并宣告发动"美国历史上的第二次公共卫生革命"。

进入 20 世纪 80 年代，人们注意到行为与生活方式的改善很大程度上取决于社会与自然环境因素的制约，因而健康促进的概念得到长足的发展。健康促进特别强调以健康为中心、以人类发展为中心。

1986 年，在加拿大渥太华召开的第一届国际健康促进大会，会议发表了《渥太华宪章》，奠定了健康促进的理论基础，成为健康促进发展史上的一个里程碑。宣言指出："健康是日常生活的资源而不是生活的目标"，"健康促进是指促进人们提高（控制）和改善他们自身健康的过程"，表明健康促进行动的范围更为广泛，涉及整个人群的健康，包括人们日常生活的各个方面，并非仅限于造成疾病的某些特定危险因素。

1990 年，WHO 发表《行动起来》（A Call for Action）文件，对发展中国家开展健康促进活动提出 3 个主要战略，即政策倡导、发展强大的联盟和社会支持系统以及提高与改善群众卫生知识、态度和技能。

1991 年在瑞典的松兹瓦尔召开第三次健康促进国际会议，主题是建立有利于健康的支持性环境，把健康与环境两大主题紧密地连接起来。

1997 年在印尼首都雅加达召开第四次健康促进大会，主题是新世纪新角色，健康促进迈进 21 世纪。会议指出 21 世纪的健康促进的重点是：提高社会对健康的责任感；增加健康发展的投资；巩固和扩大有利于健康的伙伴关系；增加社区能力和个人增权；保证健康促进的基础设施；开拓最大资源去解决 21 世纪中健康的决定因素，提出健康促进是一项有价值的投资，同时倡导健康工作场所。

2005 年 8 月在泰国曼谷举行了第六届世界健康促进大会，通过《曼谷宣言》。它对 21 世纪全球化形势下的健康促进观念、原则和行动战略作了明确的阐述和分析，为健康促进的发展指出了方向。对 21 世纪全球健康目标《人人享有基本保健》，提出了四项承诺：健康促进作为全球健康发展议程的中心、健康促进作为各级政府的一项核心责任、健康促进作为社区和民间组织的重点、健康促进作为公司（企业）规范的一项基本要求。

正如美国格林（Green）教授指出的：无论从历史的角度还是从流行病学的角度都说明健康促进的产

生是历史的必然。健康促进作为一种先进的公共卫生观念，是综合性和应用性的科学理论，是目前高效率的卫生干预措施和策略。而对整个社会来说，健康的人民是发展经济的基本保证。因此，加强和发展健康促进是医学模式改变后的重要措施，也是"人人参与、共创健康世界"主旋律下的最有效的途径。

（二）我国健康教育与促进的发展

1. 我国健康教育和职业健康促进的回顾　20世纪20年代初健康教育开始引入我国。1951年中华医学会成立，学会宗旨中提出："中国医生们从此登上了卫生教育的舞台"。1935年胡定安等人发起成立了"中华健康教育研究会"。20世纪30~40年代，几乎是停止工作。我国健康教育和职业健康促进工作的发展，主要是在新中国成立以后，可以分为以下三个阶段：

（1）以开展爱国卫生运动和宣传教育为一阶段。主要是指1954年政务院召开的"第一届全国工业卫生会议"到20世纪70年代末。建国初期，原卫生部结合当时国内经济发展和技术改造的实际，通过多年的经验，在防尘、防毒工作中逐步总结出了"革、水、密、风、护、管、教、查"的八字方针，"宣教"是其中主要内容。此时期许多省级卫生防疫机构和大中型厂矿企业成立了卫生宣传科或卫生宣传教育所。工作内容和模式主要是卫生知识的单向传播。这一阶段可称作卫生宣传型。

（2）健康教育时期，主要是指20世纪80年代。进入20世纪80年代以后，我国城市和企业的疾病谱和死亡谱发生了极大的改变，与发达国家基本相似，慢性疾病已经取代了传染性疾病，随着改革开放的不断深入与发展，企业在经济改革时期，职工除受到传统的、老的职业病危害因素的影响以外，又面临就业和个人行为（吸烟、饮食结构、酗酒等）以及精神因素的影响，职业人群的身体健康面临着多重因素的影响。这一时期，原卫生部提出了在工矿企业开展健康教育，虽然没有"健康促进"这个词，但是通过用健康教育的手段，倡导个人行为的改变，为开展"健康促进"工作打下了坚实的基础。

（3）职业健康促进的发展。1993年原卫生部在浙江省杭州市组织召开了由国务院多部门参加的"第一次全国工矿企业健康促进研讨会"。会上首次发起成立"工矿企业健康促进教育委员会"的倡议。并提出随着公共卫生服务模式的转变，在工矿企业中应尽早开展健康促进工作的建议。当时的倡议和建议得到与会代表和国务院有关部委的大力支持和响应，尤其是一些大中型企业的代表。

1996年8月在四川省都江堰召开了"中国健康教育协会工矿企业健康教育委员会暨第二次全国工矿企业健康促进研讨会"。

在这个时期，我国许多大中型企业结合各自的特点与优势，开展了多种形式的职业健康促进工作。许多企业取得了十分可喜的成就和成功的经验。

原卫生部1998年向全国下发了《工矿企业健康促进工程》。在试点单位自愿参加的基础上，原卫生部于1999年在北京召开了《工矿企业健康促进工程》试点启动工作会议。会上确定了12个大中型企业和3个地级市作为首批试点单位。根据一年的工作实践，2000年8月原卫生部和中华全国总工会联合下发"关于开展工矿企业健康促进工作的通知"，要求各级卫生厅（局）、工会和企业，结合各地实际、开展工矿企业健康促进工作。以总结和探索出职业健康促进和企业发展的新模式。2001年原卫生部印发《工矿企业健康促进工作试点实施方案》的通知，要求各地结合本地实际情况，深入开展工矿企业健康促进工作。原卫生部《全国健康教育与健康促进工作规划纲要（2005—2010年）》，要求用人单位要积极贯彻落实《中华人民共和国职业病防治法》等法律法规的规定，积极推进以"安全-健康-环境"为中心的"工矿企业健康促进工程"，倡导有益健康的生产、生活方式，控制职业病危害、减少职业病及职业相关性疾病的发生。

《国民经济和社会发展第十二个五年规划纲要和十三五规划纲要》中指出：……综合防治心脑血管疾病、恶性肿瘤等慢性病和职业病。加强心理健康教育和保健，重视精神卫生及疾病防治。

《国家职业病防治规划（2009—2015）》中的主要任务之一：……积极推进作业场所健康促进。把职业病防治相关法律法规纳入全民普法教育范围，列为健康教育和健康促进的重要内容。

这一时期，职业健康促进工作得到较大发展。一是工作模式发生了深刻变化，由过去单纯由原卫生部门负责逐步转变为政府支持、多部门协作、企业实施、职工参与的整合模式；二是由过去以疾病为中心目标的卫生知识传播（卫生宣传型）、倡导个人行为改变逐步转向控制职业病危害因素的指导、干预和效果评估（价）；三是把过去易感人群的范围扩大为企业和社区，面向全社会人群。

2. 职业健康促进的现状

（1）建立了组织网络和机构，重视了人才的培养：全国成立了由各级疾病预防控制中心、医学院校、不同类型企业参加的"中国健康促进与教育协会企业分会"，设立了专门的办事机构，主要承担信息交流，刊物的出版发行，技术指导等。

中国疾病预防控制中心职业卫生与中毒控制所（以下简称中国 CDC 职业卫生所）受原卫生部、WHO 支持或委托举办了多起职业健康促进的学习班、研讨会，培训了近千人来自疾病预防控制、大专院校和企业以及政府的专业和管理人员。

编译了庆祝 WHO 成立 50 周年《健康教育、健康促进重要文献汇编》、《WHO 健康工作场所框架和模式》、出版发行了多部职业健康促进的专业书籍及科普书、出版发行了多期《中国工矿企业健康促进工程通讯》。这些书刊对指导开展职业健康促进工作起了重要作用，受到科研人员，基层工作人员、政府和企业管理人员的欢迎。

（2）在不同行业和不同类型的企业开展职业健康促进试点工作：1993 年由 WHO 支持，原卫生部在上海四大企业中开展了"工厂健康促进示范项目"，经过几年的探索，取得了成功的经验。WHO 西太区的专家认为：上海示范项目很有成效，部分试点内容已处于国际最新水平。

原卫生部自 1993—1997 年在五省（市）7 个县（区）乡镇工业企业中开展了职业卫生服务的试点工作，职业健康促进是六大试点内容之一。试点过程中，试点地区借鉴了国际上先进的健康促进理论、成功的经验和方法，结合各自特点，开展了多种形式的健康促进工作，并取得了显著的成效。

中国预防医学科学院劳动卫生与职业病研究所，从 1997 至 1999 年，在 5 个地区，35 个中、小型企业中开展了健康促进示范工程的试点工作。通过试点总结出了在中、小型企业中开展健康促进工作的经验和模式。

中国 CDC 职业卫生所于 2007—2015 年在北京等 9 个省（市）的 25 家企业中开展了"健康促进企业"试点工作。截止到 2015 年，共完成了对 8 个行业、23 家企业的基线调查、对每家企业进行了优先计划的识别、制定了年度计划和中长期规划、按照每个企业的优先计划进行干预、对 14 家企业进行了阶段评估。

中国 CDC 职业卫生所承担的 WHO 2012—2013 年度项目"中国西部地区职业卫生服务公平性及健康促进模式推广"。

2010 年 WHO 发布的职业健康促进框架和模式，与我国开展的职业健康促进试点工作模式与从内容、工作程序和方法上基本上是一致的。WHO 职业健康促进框架和模式对指导我国开展此项工作具有指导意义，我国职业健康促进试点取得的实践更有可推广的现实性。

通过在我国开展的职业健康促进试点工作，在试点企业中建立了现代企业职业卫生的管理体系、形成了较完善的支持性环境、控制职业病及职业相关性疾病和非职业性疾病、改善了危害健康的行为方式、实现了健康自我管理、提升了企业形象、丰富了企业文化、提高了劳动生产率和经济效益、形成了健康、清洁、安全的工作场所。

第二节　职业健康促进

一、职业健康促进的性质与特点

职业人群的年龄一般是指 18～60 岁，这一年龄是在人的一生中从事职业活动和其他社会活动最为活跃、时间最长、范围最广、其精力也最为旺盛的生命阶段。职业人群是人类社会最富有生命力、创造力和生产力的宝贵社会资源，是为人类创造财富和价值的群体。在这个阶段，他们除承担着生产劳动、家庭生活、社会活动等多方面的压力和负担，面临着与一般人群相同的公共卫生问题外，还面临着特殊的职业卫生问题，如化学性、物理性、生物性职业病危害因素，以及职业性心理紧张等因素的威胁，故职业人群面临多重的健康问题，尤其那些从事有毒有害职业的员工，更面临因接触职业病危害因素而丧失正常的劳动和生活能力。因此,在职业人群中开展健康促进活动,企业要承担主体责任、确保每个员工的健康和安全,提高企业生产效率、维护企业的生存与发展,促进整体国民健康水平的提高,实现"人人享有职业卫生保健"的战略目标等都具有重要的现实意义和深远的历史意义。

(一)定义

职业健康促进(occupational health promotion,OHP)或称职业健康促进(workplace health promotion,WHP),是指以促进员工健康、提高职业生命质量、推动社会和经济持续发展为目的,从企业管理政策、支持性环境、员工参与、健康教育与健康促进、卫生服务等方面,采取整合性干预措施,以期改善作业条件、改变不健康生活方式、控制职业病危害因素、降低病伤及缺勤率。

(二)职业健康促进的意义

在企业中开展职业健康促进是指导用人单位以创建健康、安全和清洁的工作环境,将健康促进工作融入到企业管理体系和组织文化中,促进劳动者养成健康的工作和生活习惯,并使职业健康促进的积极影响延伸到社区。

1. 企业中开展健康促进工作,促使管理者在提升员工健康、作业环境改善、提高工作满意度、增强工作效率、节约资金支出和提高产品质量等方面发生巨大变化,这些变化将会不断被传播,被社会所接受,从而提高企业形象,增强员工对企业的亲和力,激发员工的主人翁态度,增强企业在市场竞争中良好的形象,从而增强市场竞争。

2. 促进企业建立一个健康、安全、和谐的工作环境。据近年来的职业卫生数据显示:在我国每年报告大约有三万例的职业病患者,全球有40%～50%的处于危险的工作环境中,每年大约有2.5亿起职业意外事件发生,约有1.6亿例职业病患者,造成1100万人死亡和巨大的经济损失,给员工、家庭、单位和社会带来严重的后果。因此,在企业中开展健康促进,为员工建立良好的健康、安全和舒适的工作环境,会对企业的生存和发展起到重要的作用。

3. 在企业中开展职业健康促进应坚持管理者支持、员工参与、多部门合作、社会公平、可持续发展的原则。为员工提供一个重视、保持和促进健康的支持环境,使员工变得更积极、更有活力。形成一个合作与关心的气氛和令人喜爱工作的环境、温暖的大家庭,在这里健康的信息可被有效地利用和交流,员工的缺勤率和流动会大为降低。

4. 工作场所对员工的心理、精神和身体健康影响重大,一个健康安全和舒适的工作环境可以对员工产生积极的改变,如:心情舒畅、精神饱满、精力充沛投入工作,员工间关系融洽、相互关心、有利于沟通和理解、改善员工的精神面貌,建立良好的社会道德行为等。由此可以带来更高的劳动生产率。

5. 通过开展职业健康促进,提高企业领导对工作场所、健康和发展三者之间的关系的意识,为员工提供生理、心理、社会和组织环境方面的服务,增长自我保健的技能,使管理者和员工能调节和改善自身的健康,从而,减少医疗卫生服务费用的支出。

6. 提高员工的健康促进技能,增加员工的满意度。职业健康促进是以人为本的一项利国利民的积德过程。通过向员工提供信息、传授健康的工作及生活技能和方式,使员工了解人生各个阶段的健康保护、处理疾病和伤害的技巧和能力,有效地维护自身的健康和生存的环境。

7. 有利于促进健康的家庭和社区。企业开展健康促进工作的一些好的做法和效果,将会通过员工带入家庭,从而扩大健康促进的领域,也有利于家庭参与社区的各项健康促进活动,不断营造健康家庭和社区的良好氛围。

(三)开展职业健康促进的五大领域

1986年在加拿大渥太华第一届国际健康促进大会上发表的《渥太华宪章》中提出了职业健康促进的五大领域:

1. 制定健康的公共政策　健康促进超越了保健范畴,它把健康问题提到了各个部门、各级领导的议事日程上,使他们了解他们的决策对健康后果的影响并承担健康的责任。健康促进的政策由多样而互补的各方面综合而组成,它包括政策、法规、财政、税收和组织改变等。

2. 创造支持性环境　人类与其生存的环境是密不可分的,这是对健康采取社会 - 生态学方法的基础。健康促进在于创造一种安全、舒适、满意、愉悦的生活和工作条件。任何健康促进策略必须提出：保护自然，创造良好的环境以及保护自然资源。

3．强化社区性行动　健康促进工作是通过具体和有效的社区行动，包括确定需优先解决的健康问题，做出决策，设计策略及其执行，以达到促进健康的目标。在这一过程中核心问题是赋予社区以当家做主、积极参与和主宰自己命运的权利。

4．发展个人技能　健康促进通过提供信息、健康教育和提高生活技能以支持个人和社会的发展，这样做的目的是使群众能更有效地维护自身的健康和他们的生存环境，并做出有利于健康的选择。

5．调整卫生服务方向　卫生部门的作用不仅仅是提供临床与治疗服务而必须坚持健康促进的方向。调整卫生服务方向也要求更重视卫生研究及专业教育与培训的转变，并立足于把一个完整的人的总需求作为服务对象。

（四）职业健康促进策略

职业健康促进策略指的是为达到计划目标所采取的战略措施。策略不是固定不变的，不同的计划目标有不同的策略，它既有原则性又有灵活性。《渥太华宪章》中确定的三大策略。

1．倡导（advocacy）　健康是社会经济和个人发展的主要资源，也是生活质量的重要部分。政治、经济、社会、文化、环境、行为和生物学因素均可促进健康或损害健康。健康促进行动的目的是通过对健康的支持，使上述因素有利于健康。倡导政策支持，卫生部门和非卫生部门对群众的健康需求和有利于健康的积极行动负有责任；激发群众对健康的关注，促进卫生资源的合理分配并保证健康作为政治和经济的一部分；卫生及相关部门应努力满足群众的需求和愿望；积极提供支持环境和方便，使群众更容易做出健康选择。

2．促成（facilitate）　健康促进的重点在于实现健康方面的平等。健康促进的行动目标在于缩小目前健康状况的差别，并保障大家有同等机会和资源，以促使所有人能充分发挥健康潜能。这些包括给群众以正确的观念、知识和技能，促使他们能够明智地、有效地预防疾患和解决个人和集体的健康问题。在选择健康措施时能获得稳固的支持环境，包括知识、生活技能以及机会。

3．协调（mediation）　健康的必要条件和前景是需要协调所有相关部门的行动，包括政府和其他社会经济部门、非政府与志愿者组织、地区行政机构、工矿企业和新闻媒介部门。各专业与社会团体以及卫生人员的主要责任在于协调社会不同部门共同参与卫生工作，发展强大的联盟（alliance）和社会支持体系，以保证更广泛、更平等地实现健康目标。

健康促进是通过倡导、促成、协调和多部门的行动促进人民提高（控制）和改善自身健康的过程。它包括员工通过他们每天的生产生活以促进所有人达到最高限度的身体、精神健康和社会的良好适应。

（五）职业健康促进的基本特征

1．职业健康促进对行为的改变作用比较持久，有时带有一定的约束性。它不仅仅强调通过教育来增加个人技能，改变不利于健康的行为生活方式，而且特别强调政策、立法对于创造支持性环境和规范、约束人们行为的作用，在兼顾改变内、外因素的情况导致的行为改变，更具有可持续性。

2．疾病的三级预防中，职业健康促进强调一级预防甚至更早阶段：不仅要改变员工不利于健康行为的生产生活方式，减少和消除疾病的危险因素，实现三级预防，而且要从开始起，建立有益于健康的行为生活方式，全面增进健康素质，促进健康。

3．通过信息传播和行为干预的手段，帮助员工了解政策、环境的改变，积极参与制定职业健康促进的公共政策和环境保护与改善，并在此基础上主动改变自身行为。

二、职业健康促进的任务与内容

（一）职业健康促进的任务

由于我国经济水平和科学技术水平的限制，不同规模、不同类型企业的复杂性，那种理想和完美的作业环境还十分少见，多数企业，尤其是中小型企业还广泛存在着各种有毒有害的职业病危害因素。根据国家卫生计生委的资料显示，我国每年报告约 3 万例职业病患者，涉及三十多个行业、几千万个企业的两亿多劳动者。为了应对日益严重的职业卫生问题，国家出台了一系列的政策、法律法规和部门规章，主要从作业环境的改善、职业病危害因素的治理、健康促进和健康保护等方面。世界卫生组织（WHO）和国际劳工组织（ILO）对职业卫生与安全工作提出了5项原则：

1．健康促进与预防原则，即保护职工健康不受作业环境中有毒有害因素的损害。

2．工作适应原则，即作业本身与作业环境应适合职工的职业能力。

3．健康促进原则，即优化职工的心理、行为、生活及作业方式与社会适应状况。

4．治疗与康复原则，即减轻工伤、职业病与工作有关疾病所致不良后果。

5．初级卫生保健原则，即就近为职工提供治疗与预防的一般卫生保障服务。上述原则体现对职业人群健康保护和健康促进的全面职业健康服务。

企业根据上述原则，应承担起应尽的社会责任、制定长期的保护劳动者健康的发展规划。

1．主动争取和有效促进领导和决策层转变观念，对健康需求和有利于健康的活动给予支持，并制定各项促进健康的政策。

2．促进个人、家庭和社区对预防疾病、促进健康、提高生活质量的责任感。

3．创造有益于健康的外部环境。必须以广泛的联盟和支持系统为基础，为员工创造良好的生活和工作环境。

4．在职业人群中，尤其是广大流动工人中深入开展健康促进。

教育和鼓励每一个职业人群进行明智的健康实践，尤其要把广大流动工人的健康促进作为实践的重点。教育和引导职业人群破除迷信，摒弃陋习，养成良好的卫生习惯，提倡文明、健康、科学的工作生活方式，培养健康的心理素质，提高职业人群的健康素质。

（二）职业健康促进的主要内容与工作模式

1．健康促进的研究领域有不同的划分方法，从不同角度体现了健康促进的内容。

（1）按目标人群或场所划分：社区健康促进、学校健康促进、职业健康促进、医院健康促进、公共场所健康促进等。

（2）按目的或内容划分：疾病防治的健康促进、人生三阶段健康促进、心理卫生健康促进、生殖健康促进等。

（3）按业务技术或责任划分：健康促进的计划设计、健康促进的组织实施、健康促进材料制作、健康促进评价、社区组织与开发等。

2004年WHO提出的"人人享有职业卫生保健"的全球战略。2007年5月第六十届世界卫生大会上，通过的"2008—2017年工人健康全球行动计划"中强调：工人健康是生产力和经济发展的基本前提，各成员国和地区在制定关于工人健康的政策文件目标2中，要保护和促进工作场所健康的内容，该行动计划为全球未来十年开展职业健康促进工作提出了要求和指导原则。

《中华人民共和国职业病防治法》、《国家职业病防治规划（2016—2020年）》、原卫生部、中华全国总工会"关于开展工矿企业健康促进工作"中，对积极推进以"安全 - 健康 - 环境"为中心的"工矿企业健康促进工程"，倡导有益健康的生产、生活方式，减少和控制职业病伤害、职业病及职业相关疾病的发生提出了要求。

2．职业健康促进的工作模式，2010年WHO提出的健康工作场所工作模式包括4个方面：

（1）物理工作环境：它是工作场所设施的一部分，包括存在或发生于工作场所的建筑结构、车间空气、机器、各种设施、产品、半成品、原辅材料、废弃物和生产过程，它可以影响工人身体或心理健康、安全和福利。例如化学性的（如各种溶剂、化学品、杀虫剂、粉尘、石棉、一氧化碳等）；物理性的（噪声、辐射、振动、纳米粒子）；生物性的（艾滋病病毒、炭疽杆菌、布氏杆菌、莱姆病、森林脑炎病毒等传染性病原体）以及工效学的等。通过职业病危害因素的识别、职业病危害因素控制（包括消除或替代、工程控制、行政管理控制和个人防护用品），来建立一个安全、健康、舒适的工作环境。

（2）建立和谐的社会心理工作环境：工作场所存在的社会心理因素包括：工作安排不当、组织文化不良、管理方式不佳、基本权利得不到落实、轮班工作、超负荷工作、缺乏对工作 - 生活平衡的支持、缺

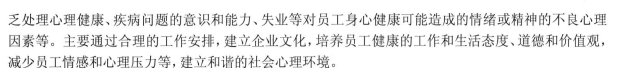

乏处理心理健康、疾病问题的意识和能力、失业等对员工身心健康可能造成的情绪或精神的不良心理因素等。主要通过合理的工作安排,建立企业文化,培养员工健康的工作和生活态度、道德和价值观,减少员工情感和心理压力等,建立和谐的社会心理环境。

(3)健康资源:企业为员工创造支持性环境(卫生服务、信息、资源、就业机会及灵活性),来支持或鼓励他们提高或保持健康的个人生活方式,也包括对他们的生理和心理健康的检测和监护。近10多年来,在我国的不少行业和企业,开展了员工援助计划。

(4)企业参与社区服务:企业存在于社区,他们的健康会受到社区自然环境和社会环境的影响。企业积极参与社区活动,包括企业将自身所从事的活动、专业知识和其他资源提供给所在地的社区,通过参与社区活动,影响员工及其家庭成员的生理和心理健康、安全和福祉,提高企业为社区承担的社会责任和企业形象的社会影响力。

三、职业健康促进方法

健康促进是一门交叉学科,其方法学的基础是卫生统计学、流行病学、社会科学和人文科学,具有综合性和多元性的特点。健康促进的研究方法主要是定量调查和定性调查,健康促进方法都可以适用于职业健康促进。

(一)定量调查(quantitative survey)法

包括普查和抽样调查。定量调查方法是健康相关研究和社会学研究最常用的一类方法。通过定量调查,可以对研究对象的健康相关问题,如生活质量、患病情况、死亡情况、健康相关行为变化、社会决定因素等进行量化测量,评估健康相关行为在人群中的分布和健康问题,为制定健康促进策略以及干预行为目标提供科学依据。

1. 抽样方法

(1)单纯随机抽样:是最基本的抽样方法,也是其他抽样方法的基础,其实质是每一个调查对象有一个编号,然后通过抽签(或随机数字)抽取调查对象的过程。在单纯随机抽样中,每个调查对象有相等机会被抽中进入样本,并被随机地归入干预组或对照组。

(2)系统抽样:系统抽样又称为机械抽样或等距抽样。先将调查对象按一定顺序分成若干部分,再从每一部分随机抽取一个调查单位,并依次用相等间隔。

(3)整群抽样:进行整群抽样时,先将调查对象划分为若干"群",再随机抽取其中的一部分"群",抽中的群体中的全部个体组成样本。

(4)分层抽样:分层抽样方法是先按某一特征将调查对象划分为若干类型,即分层,再从每一层内随机抽取一定数量的个体共同组成样本。

2. 健康促进问卷 问卷是指为了调查和统计而使用的一种表格,是研究人员常用的一种收集资料的工具。用来对人群的卫生保健知识、行为、卫生服务需求与利用,进行测量和研究。

问卷分类:问卷一般用于了解目标人群的健康知识,态度与信念及行为现状;他们对健康促进的主观要求,对健康促进方法的接受程度;同时问卷还用于评价目标人群知识、态度和行为的变化。

问卷可分为结构问卷和非结构问卷两类,非结构问卷只列出问题的内容和提问的方向,不将具体问句写在问卷上,这种问卷多用于试测或深入访谈。结构问卷将全部题目的问句及备选答案都列在问卷上,并且有结构上的严密安排,结构问卷的优点是:

(1)答案标准化,便于资料的统计学分析。

(2)容易填答,提高工作效率。

(3)备选答案可帮助被调查者正确理解问题含义。在实践中,健康促进问卷多被编制为结构问卷的形式。

3. 问卷的一般格式

(1)说明部分和指导语。

(2)资料登记表。

（3）问卷主体：即研究中所需测量的变量和问题，是问卷中的主体部分。健康促进问卷的调查项目，一般包括个人基本情况、职业卫生知识、信念与态度、行为等。

4.问卷编写的原则

（1）尽量不使用专业术语、缩略语等。

（2）问题指向明确，避免过于笼统。

（3）避免在一个问题中混杂着两个甚至更多个变量。

（4）避免心理诱导倾向。

（5）对于敏感问题要慎重。

5.问卷的评价　问卷的质量主要反映在它的效度和信度上。效度是指测量结果与试图要达到的目标之间的接近程度，即问卷的有效性。适用于健康促进领域的效度研究方法主要是内容效度和结构效度。信度是指对同一事物进行重复测量时，所得结果一致性的程度，即测量工具的稳定性或可靠性。

6.定量资料分析与表达

（1）资料整理：指数据资料编码、录入、逻辑检查、归类、重新赋值、派生新变量等分析前的数据归纳整理过程。

（2）资料分析：指利用统计分析技术对经过整理的资料进行分析的过程。常用的分析方法包括描述性分析、单因素分析和多因素分析。

1）描述性分析：主要用于揭示各研究变量的分布，如目标人群职业卫生知识知晓率、某行为持有率、职业病检出率、吸烟率、某疾病患病率等。

2）单因素分析：用来揭示某一变量与另一变量间关系，如文化程度与健康知识水平间关系、不同性别吸烟率的差异等。

3）多因素分析：由于影响某研究变量（如职业接触、吸烟、发病等）的因素众多，而各因素之间有时也互相影响，单因素分析无法控制影响因素之间的关系，为此，可以采用多因素线性回归、Logistic 回归等方法，在控制影响因素间相互影响的情况下，分析影响研究变量的因素有哪些。

资料表达：经过统计分析的资料通常按照一定的逻辑关系用语言描述、统计表、统计图等形式表达出来。

（二）定性调查（qualitative survey）法

包括专题小组讨论、案例调查和观察法。

定性调查方法侧重于探究运用定量调查研究不容易了解的问题，或不需要获得确切数据的问题。该方法比较灵活、无须特定设备，节省时间，一般情况下费用也比较低。

1.应用范围

（1）了解职业人群健康相关问题的现状。

（2）了解及其背景和职业人群对职业卫生服务的主观愿望，对已有项目的意见与建议，帮助确定优先项目领域及改善现有项目。

（3）作为一种基本技术用于传播材料预试验、问卷预调查、与定量研究相结合。

（4）以定性研究结果作为补充，加深对定量研究结果的理解。

2.基本步骤

（1）确定调研目的和内容。

（2）确定调研对象。

（3）选择具体的资料收集方法。

（4）编制资料收集工具（讨论提纲、访谈提纲、观察记录表等）。

（5）组织实施调研。

3.资料表达

（1）按车间、岗位进行工作写实，详细的描述生产工艺、设备布局及辅助设施的地理位置和分布、产品、半成品、原辅材料、废弃物和生产过程等。

（2）日常活动及时间：以时间表的形式描述劳动者的接触时间、接触浓度、接触方式及个体防护的情况。

（3）大事记：与参与者共同回顾一定时期以来企业发生的重大事件，特别是与健康相关的重大事件以及这些事件对劳动者的影响，帮助理解劳动者健康状况、健康相关行为形成、发展、变化的历史背景。

（4）问题排序：组织参与者讨论和与之进行单独交谈，从而确定项目的优先领域。

4．专题小组讨论　指从某一特定的职业人群中选择 6～12 名具有类似背景和经验的人组成一组，在主持人的引导下，就与研究目的有关的话题进行深入、自由、自愿讨论的一种定性的研究方法。专题小组讨论的用途：

（1）对目前了解不多或很少有书面记载的问题进行探索性研究或进行需求评估。

（2）对某些不易通过定量方法进行研究的课题，进行目标人群资料搜集。

（3）补充定量研究的不足，对定量资料进行解释、扩充和阐明，以更好地理解某些结果发生的原因。

5．专题小组讨论的有关技术问题

（1）访谈提纲的制定。

（2）小组成员的选择。

（3）主持人的要求。

（4）小组访谈的实施。

1）选择和培训工作人员。

2）选择小组成员。

3）选择安静、方便、舒适，同时让小组成员感觉可以自由发表看法的场所。

4）开始介绍小组讨论目的、过程、规则和保密原则。

5）结束时，主持人对小组成员的观点做一个基本的总结但不要带有判决性，并对发现的问题综合整理。

（5）资料整理与分析。

（6）评价干预项目的过程与效果。

6．专题小组讨论的优点和局限性

（1）优点

1）样本量小，花费较少，但可获得丰富且深入的资料。

2）信息来源于多人，可以在相对比较短的时间内获得大量的信息。

3）讨论还可以激发出参与者思维，暴露事先无法预知的线索，从而获得更多有价值的信息。

4）主持人有机会澄清一些容易被参与者误解的问题并在一定程度上抑制误报和隐瞒信息。

5）原始资料可以生动地表达调查对象的观点态度。

（2）局限性：由于小组成员不是由概率抽样得到的，结果不具备统计学意义上的代表性、不能外推；调查质量甚至调查结果能否成立，在很大程度上取决于主持人的水平和技巧；小组的环境有时可能抑制讨论，比如被少数人垄断，其他调查对象可能附和他人而不能表达自己的真实想法。

7．选题小组工作法　选题小组工作法是一种确定优先项目，或选择优先干预活动的方法。其工作程序包括：

（1）确定调研目的：由一人担任小组主持人。

（2）选择小组成员：通常选择对所在企业职业卫生及其相关问题较为了解的 8～10 人参与小组工作。

（3）列出与职业健康相关问题：小组主持人要求每一位成员根据自己的判断罗列出 7 个（可以自行确定）。

（4）循环报告：按小组成员每人一次报告一个问题的原则进行问题的循环报告。

（5）澄清问题：使每一位小组成员都准确理解所提出的每一个问题的含义。

（6）问题排序、赋分：从所提出的问题中选择出自己认为应该优先解决的 7 问题，并按优先顺序从 7 到 1 赋分。

（7）综合统计。

8.深度访谈 一般以一对一、面对面的方式进行，由调查员和调查对象进行直接对话，收集符合调研目的的资料。

9.观察 观察指的是研究者深入劳动者生活的环境，观察其工作环境、生活环境、日常活动、健康相关行为等，进而了解职业人群健康状况、健康问题的工作场所、社会环境、行为因素等。

10.健康促进干预方法 比较常用的有自我导向学习法和同伴教育法两种，重点介绍自我导向学习法。

（1）自我导向学习法：自我导向学习法是指个体无论在有没有他人协助下，以个人责任为出发点，主动诊断自己的健康需求，形成学习目标，应用人、物等资源，选择、安排、实施适合自己的学习计划，评估自己的学习成果，以达到自我实现健康目标的学习方式。适用于在企业开展职业病、常见病、多发病等健康促进活动。

1）自我导向学习法类型：

①独立式学习。

②个人式学习。

③集体式学习。

④小团体式学习。

2）自我导向学习法的优势：自我导向学习非常符合成人终身学习的特性。成人生活经验非常丰富，而且由于警觉到衰老而日益重视健康。

（2）同伴教育：同伴指的是年龄相近、性别相同，或具有相同背景、共同经验、相似生活状况，或由于某种原因使其有共同语言的人，也可以是具有同样生理、行为特征的人。同伴教育就是以同伴关系为基础开展的信息交流和分享。

第三节　职业健康促进设计与评价

一、职业健康促进设计意义与目的

计划设计（planning）是企业根据自身的实际情况，通过科学的预测和决策，提出在未来一定时期内所要达到的目标及实现这一目标的方法、途径等所有活动的过程。

一个完整的职业健康促进项目，包括组织动员、资源整合、需求评估、优先排序、制订计划、干预实施、整合评价及持续改进8个阶段。

二、职业健康促进设计原则

职业健康促进计划应有明确的总体目标（或称远期目标）和切实可行的具体目标（或称近期和中期目标）。

总体目标是宏观的、长远的发展方向，如职业病及职业性相关疾病的发病率下降、生产工艺（技术）的改造、员工健康状况的改善等。

具体目标是为实现总体目标设计的、具体的和量化的指标。可归纳为 SMART 5 个英文字母。（S-special 具体的、M-measurable 可测量的、A-achievable 可完成的、R-reliable 可信的和 T-time bound 有时间性的）项目在一定时期内必须要解决的问题，要明确回答4个"W"和2个"H"。

Who—对谁？

What—实现什么变化（知识、信念、行为、发病率等）？

When—多长时间内实现这种变化？

Where—在什么范围内实现这种变化？

How much—变化的程度？

How to measure——如何来测量该变化？

计划设计必须自始至终坚持以上述的目标为指向，使计划活动紧紧围绕目标开展，保证以最小的投入取得最大的成功，以保证计划目标的实现。

三、计划设计的基本程序

在实践中常用的计划设计大致为4个阶段。

1. 调查研究阶段　包括基线调查、确定目标人群、干预内容、制定项目计划、项目预算、项目日程、制定项目监测和评估计划。

2. 准备阶段　包括成立项目领导小组、项目执行小组和专家小组、制作健康促进材料和预调查、人员培训、资源准备等。

3. 干预（执行）阶段　包括干预活动、各种媒介渠道的应用、监测与评估计划的执行。

4. 总结阶段　包括整理、分析所收集的材料和数据，撰写总结报告，提出工作建议和新的规划等。

四、实施与评价

（一）实施

职业健康促进项目的实施是整个项目计划的重要组成部分，它的实施，实际上是对已制订的计划转变为具体行动，是实现计划目标和获取实际效果的过程。实施就是实践，按照项目计划落实各项工作，根据项目实施中发生的实际情况，进一步明确项目计划所规定的任务和范围，采取各种质量保证措施，确保项目能够符合预定的质量标准，以提高项目执行和管理效率的综合能力。

（二）评价

评价就是比较，把客观实际情况与原定计划进行比较，把实际结果与预期目标进行比较。评价是对项目计划先进性、可行性和合理性，计划的执行情况，项目的产出及经验教训通过比较找出差异，分析原因，解决问题，改善项目的计划与实施。评价是贯穿项目活动的全过程。

1. 评价类型　评价分过程评价、效果评价（含效应评价和结局评价）以及总结性评价。

（1）过程评价起始于项目开始，它贯穿于项目的全过程。可采用包括查阅档案资料、基线调查和现场观察。如项目进度、员工参与情况、参与者满意度情况、项目执行率、项目执行质量、覆盖率、有效指数、需要改善的问题，以及谁是项目的受益者等。

过程评价应解决以下问题：计划执行情况；干预措施是否覆盖拟定的员工；实际接受干预措施的员工所占的比例；员工接受干预措施的情况；员工的满意程度等。

（2）效果评价：根据预先制定的目标，确立每一项目活动的指标，从而对项目活动的短期或长期效果和预期的目标进行评价。

1）效应评价是评价项目引起的员工健康相关行为及其因素的变化。故也称为中期效果评价。常用指标可包含员工的意识、知识、信仰、技能和参与行为、意外损伤比例、吸烟率和企业的环境及政策改变等信息。如健康知识知晓率，健康素养水平，信念持有率、行为形成率、行为改变率以及是否有支持性指标的改变等。

2）结局评价是通过项目的执行，评价员工的健康水平、生活质量的提高和健康促进工作最终目标的效果。员工从行为的改变到出现健康状况改善存在时间差，评价是在行为改变之后，故也称远期效果评价。评价指标包括改善员工在生理、心理和社会方面的健康状况，对职业病危害因素、职业病发病率、死亡率、职业性相关疾病、公平程度和生活质量是否在干预措施推行后有所改变加以评价。长期效果评价可以包括员工健康状况和工作场所环境的改善以及生活质量和满意度指标等。

（3）总结性评价是对过程评价和效果评价的综合评价，应考虑所有参与者在项目干预行动中的全部因素，全面总结项目的成功和不足并适时地进行反馈，为今后的计划和项目提供依据。一般综合评价每两年一次。

2. 评价指标体系　职业健康促进评价指标根据职业病防治的特点分为以下五个方面：职业健康促

进与教育效果指标、作业环境质量变化指标、职业卫生服务指标、健康水平变化指标、劳动生产率与经济效益提高指标。每个指标又可以被分解。

（1）职业健康促进与教育效果指标

1）企业管理者和员工对职业卫生知识、职业病危害因素的认知程度和防护知识等的了解。

2）企业管理者和员工行为的改变，工作环境改善的经费投入，防护用品的配备率及正确使用率。

（2）作业环境质量变化指标

1）工作场所环境的改善。

2）工作场所职业病危害因素浓（强）度符合国家职业卫生标准的比例。

（3）职业卫生服务指标

1）工作场所职业病危害因素检测点检测覆盖率。

2）接触职业病危害因素的员工职业健康体检率和一般健康检查率。

3）员工职业健康伤害的情况。

4）健康水平变化指标。

（4）员工一般性疾病发病情况

1）职业病及职业相关性疾病发病率。

2）员工因职业病或职业相关性疾病造成的缺勤率。

3）员工因职业病或职业相关性疾病造成的医药费的变化情况。

（5）劳动生产率与经济效益的变化指标

1）企业领导对企业文化理念及员工满意度的变化。

2）企业文体活动氛围的改变。

3）出勤率的变化。

4）产品质量的变化。

5）投入产出比的变化。

6）环境支持指标的变化，出台新的政策、技术措施等。

评价指标确定以后，必须选择和确定具有测量特点的变量工具。在选择测量工具时应注意其可靠度和准确度。

可靠度是重复测定相对稳定的对象时多次测量结果彼此接近的程度；准确度是一种测量工具能达到的精度，或测量数值与被测事物实际数值的符合程度。

总之，一个完整的职业健康促进项目评价应遵循设计评价方案，全面收集项目信息，分析项目的资料，产出的经济和社会效益及其推广的可能性，使评价具有系统、逻辑和全面性。

（李朝林　赵　容）

第六章 特殊人群的职业卫生

第一节 女工职业卫生

女工（female workers）是指从事工业化社会劳动的女性。随着社会的进步和经济的发展，越来越多的女性参与职业活动，在各行各业中扮演重要角色。据中华全国总工会统计，截至 2014 年我国女职工总数达 1.37 亿人，占职工队伍总数的四成，其中 77.2% 的女职工分布在中小型企业。在制衣、制鞋、电子和制药等行业女工所占比例甚至高达 75%。

女工在从事职业活动的同时，还肩负着照顾家庭、生育子代的任务，因此相对于男工，女工面临更多的工作和社会压力。研究显示女性全年工作时间明显高于男性。作业环境中的职业病危害因素、高强度作业、职业应激、工作过程中的意外伤害造成女工健康状况普遍低下。女工罹患职业病或发生意外伤害的情况时有发生。然而，女工职业健康问题不仅关系到妇女的社会参与能力和身心健康，还关系到未来我国人口素质及劳动力资源的可持续发展，因此，女工职业卫生问题一直备受关注。

一、女工职业健康的特点

女工的职业活动过程中可接触多种职业病危害因素，主要包括化学性、物理性和生物性有害因素三大类，这些有害因素可对女工中枢神经、呼吸、心血管、造血、肝、肾等多个器官和系统功能产生影响，导致各种职业病和工作有关疾病。由于女工特殊的生理特点，在职业活动中，其生殖器官、生殖功能易受到特殊影响，并通过妊娠、哺乳而影响胎儿或婴儿的生长发育，这里主要讨论职业病危害因素对女工生殖健康、子代健康和心理健康的影响。

（一）生殖健康

1. 对月经的影响　研究显示，有近 90 种职业病危害因素可引起月经异常，包括强噪声、振动、重体力劳动，以及多种化学物质如铅、汞、二硫化碳、苯系物、汽油、三硝基甲苯、氯乙烯等。如铅、汞、锰、苯、氯乙烯、苯乙烯等化学毒物可导致月经不调、经量过多、痛经等；小剂量放射线照射性腺时，可出现月经功能障碍、月经周期延长；工作中强烈的全身振动，可引起女性月经不调。

2. 对生殖器官的影响　女工由于长期暴露于有害环境，导致机体免疫功能下降，更容易罹患阴道炎、子宫附件炎、盆腔炎、子宫肌瘤等妇科疾病。许多对女工生殖健康状况的调查也证实，接触职业病危害因素女工的妇科检查异常率高于无接触职业病危害因素的女工。

3. 对受孕能力的影响　由于职业病危害因素可引起月经异常、卵巢功能紊乱和妇科疾病发生，进而影响女性的受孕能力，导致受孕时间延长或不育不孕。

4. 对妊娠过程的影响　女工孕期接触铅、苯系物、二硫化碳、氯丁二烯等，可使妊娠高血压综合征的发病率和自然流产率明显增高。

5. 对妊娠结局的影响　铜、镉、砷、二硫化碳、三氯乙烯、氯乙烯等化学毒物以及高频、微波、射线等物理危害因素均可对胎儿产生不良影响而导致女工流产、早产、死胎或先天性畸形。

（二）子代健康

女工在孕期及哺乳期从事接触铅、有机氯农药、电离辐射和噪声等有毒有害作业，可对子代健康产生影响,这类不利影响可分为以下四类。

1. 引起先天缺陷　女工孕期接触苯、甲苯、二甲苯、甲醇等有机溶剂,可导致子代先天缺陷的发生。高温作业与婴幼儿神经管缺陷的发生有关,可导致子代先天缺陷或发育异常。

2. 多系统功能的影响　母亲孕期或哺乳期接触有机氯农药、汞、铅等有害因素,可以通过胎盘、乳汁对子代健康产生影响,使子代的生殖系统、神经系统、免疫系统和内分泌系统等受到损害。

3. 对子代智商的影响　从事高噪声作业女工的子女智商水平明显低于对照组。赵立军等人研究发现,在妊娠及哺乳期低剂量接铅女工子女智商明显低于对照组,表明低剂量接铅作业可对子代神经、心理及智力产生损害。

4. 引起子代恶性肿瘤　母亲的职业与子代恶性肿瘤及多种疾病的发病率有关,如孕期接触苯、汽油和农药等,其子代急性淋巴细胞及非淋巴细胞白血病的发病率均有增高。

(三) 心理健康

在职业过程中,工作环境、工作模式、生活角色、性别特征均对女工心理健康有一定的影响。

1. 工作环境　由于工作量大、人员比较密集、与外界的交往少等原因,女工在人际交往中表现出的问题较多,自卑心理较为严重,常常采取消极的态度对待生活,难以控制不良情绪。

2. 工作模式　单调紧张的流水线生产作业、不合理的轮班制作业,对心理健康的影响很大,而体力劳动相对于脑力劳动,更容易导致心理健康问题,长期、持续或反复的职业紧张可引发精神疾患、胃肠道功能紊乱、心血管系统等疾病,让女工产生焦虑、抑郁、冷淡或易激惹、恐惧等负面情绪。

3. 生活角色　随着社会竞争不断激烈、生活节奏不断加快,而中国社会的传统观念又需要女性在家庭生活中扮演贤妻良母的角色,工作和生活的压力均会影响女工的心理健康水平。

4. 性别因素　由于女性的生物学特点和依赖性心理,职业紧张对女性的影响大于男性。调查显示,女性发生职业应激水平有关的疾病近乎男性的 2 倍。

二、预防措施

(一) 完善女工劳动保护法律法规

在妇女劳动保护方面,我国先后制定了《女职工劳动保护规定》《女职工禁忌劳动保护规定》《中华人民共和国劳动法》《中华人民共和国妇女权益保障法》《中华人民共和国职业病防治法》《工业企业设计卫生标准》等法律法规,为做好妇女劳动保护工作提供了重要保证。但是,随着经济社会发展及用工模式的转变,我国女工保护的法律法规会出现不适用之处,需要不断完善相关法律法规。

(二) 开展健康教育和健康促进工作

政府和企业向女工开展广泛宣传教育,提高女工的职业卫生知识水平和防护能力,增强法律意识和自我防护意识,减少职业性病损。

新闻媒体发挥舆论监督和宣传的作用,营造全社会关心和重视女职工权益维护的舆论氛围;另外,开辟针对流动女工的职业卫生、健康保健、相关法律知识专栏,提高她们的法律意识,掌握相关职业卫生预防保健常识。

(三) 加强职业健康监护工作

许多调查显示,女工接触职业病危害因素的比例较高,部分女工同时接触两种以上的职业病危害因素,而职业健康检查的总体受检率偏低,且低于男性。要加强职业健康监护工作,一是要提高女工自我保护意识和依法维权意识,主动要求企业安排职业健康体检,二是加强流动女工的职业健康管理的监督,三是强化用人单位法律意识,依法开展职业健康监护工作。

(四) 落实劳动保护措施

根据《女职工禁忌从事的劳动范围》的要求,用人单位要合理安排女工劳动,不得安排女职工禁忌劳动范围的作业。已婚待孕女职工禁忌从事铅、汞、苯、镉等作业场所以及属于《有毒作业分级》标准中第Ⅲ、Ⅳ级的作业。患有子宫位置不正、慢性附属器官炎症者不宜从事负重作业;有月经障碍者不宜从事接触铅、苯系化合物、二硫化碳等化学物质的工作;重视女工特殊生理周期的劳动保护。

（五）加强对用人单位监督管理

职能部门应加强对用人单位的监管力度，对违反相关规定的企业给予严厉惩处，切实保护女工职业健康权益。用人单位应落实女工保护的相关规定，加强职业性有害因素的源头控制，严格执行职业病危害申报和建设项目"三同时"，落实"四期"（经期、孕期、产期、哺乳期）保护工作。

第二节　农民工职业卫生

目前，我国对农民工没有一个统一的定义。国家统计局定义的农民工是指户籍仍在农村，进城务工和在当地或异地从事非农产业劳动6个月及以上的劳动者。本地农民工是指在户籍所在乡镇地域内从业的农民工。外出农民工是指在户籍所在乡镇地域外从业的农民工。在一些文献和新闻报道中，常将"农民工"翻译为"migrant worker"。农民工行业分布很广，包括制造业、建筑业、批发和零售业、交通运输仓储和邮政业、住宿和餐饮业、居民服务维修及其他服务业等。其中制造业和建筑业农民工从业人员较多，占总数的一半以上，是接触职业病危害因素的主要行业，而其他行业的农民工接触职业病危害因素较少甚至不接触。全国农民工监测调查报告显示，农民工的文化程度以初中及以下为主，受过高等教育的较少（不足10%），接受过技能培训的也仅有三分之一左右。因此，农民工中普遍存在个人职业卫生知识欠缺、防护意识和能力不足等问题。我国的工伤和职业病主要集中在矿山开采、建筑施工、危险化学品三个行业，农民工是主要的受害群体。

一、农民工职业健康的特点

（一）生物性有害因素

生物性有害因素主要指病原微生物和致病寄生虫，如布氏杆菌、炭疽杆菌、森林脑炎病毒等，从事动物相关行业的作业人员以及农业、林业生产人员接触机会较多，农民工一般较少接触。但在农民工中，从事与病原微生物有关的研究、教学、检测、诊断等活动的工作人员可能因接触致病性病原微生物而引起相应的健康损害。

（二）化学性有害因素

化学性有害因素主要分为有毒物质和粉尘两大类。我国各地的产业结构不同，农民工从事的行业与当地的产业结构分布相关。在纺织、电子、化工、印刷、五金、电镀、造纸、家具制造等行业的生产过程中，可存在或产生多种有毒化学物质，以各种有机溶剂中的有毒成分为常见，引起职业性中毒的主要有害因素为苯、铅、正己烷。在建筑行业以及采矿业、非金属矿物制品业等行业则主要以粉尘危害为主，其中矽尘、煤尘和水泥尘接触人数较多，可引起矽肺、煤工尘肺、水泥尘肺等职业性尘肺病。从地域来看，我国农民工化学性有害因素接触具有明显的地区特征。在广东、福建、浙江等东部沿海省份从业的农民工，以有机溶剂中等有毒成分接触为主；辽宁、河北、河南、陕西等地就业的农民工，粉尘为主要接触因素。

近年来，氯气、氨气、氮氧化物等刺激性气体和硫化氢、一氧化碳、氰化氢等窒息性气体引起的农民工急性中毒事件时有发生，在救援不当或不及时的情况下造成了多起人员伤亡事故。

（三）物理性有害因素

农民工接触的物理性有害因素主要有噪声、振动、高温等。

1. 噪声　按噪声源的物理特性分类有气体动力噪声、机械噪声和电磁性噪声，农民工接触噪声主要以机械噪声为主。噪声对人体的危害是全身性的，既可以引起听觉系统的变化，也可以对非听觉系统产生影响。职业暴露于噪声作业引起听力损失的临床特点为早期以高频听力下降为主，可逐渐累及语频，导致感音神经性耳聋。

2. 振动　振动按照对人体作用的方式，可分为全身振动和局部振动。手传振动属于局部振动的一种。手传振动病是长期从事手传振动作业而引起的以手部末梢循环障碍、手臂神经功能障碍为主的疾病，可引起手臂骨关节 - 肌肉的损伤，其典型表现为振动性白指。手传振动病，主要是由使用振动性工具引起。从事手传振动的作业,主要有凿岩工、固定砂轮和手持砂轮磨工、铆钉工、风铲工、捣固工、油锯工、电锯工、锻工、铣工、押拔工等。

3. 高温　包括生产工艺产生的高温和环境高温。农民工在从事生产活动中,某些生产设备或设施可产生高温;高温季节时,在室外工作时也可存在高温危害因素。高温作业时,人体体温调节、水盐代谢、循环系统、消化系统、神经内分泌系统、泌尿系统等可出现一系列生理功能改变。在接触从事高温作业时由于热平衡和水盐代谢紊乱,可能中暑。职业性中暑分为轻症中暑和重症中暑,重症中暑可分为热射病、热痉挛和热衰竭三型,也可出现混合型。

(四)其他有害因素

1. 职业伤害　建筑业是一个高风险的行业,具有现场作业环境复杂,条件变动大,临时性强、危险性高的特点。建筑行业农民工伤亡主要发生于高处坠落、坍塌、物体打击、机械伤害、触电等事故之中。

2. 长期加班　农民工在劳动关系中,往往处于弱势地位,经常面临加班的压力。长期加班和熬夜过多,容易体力透支,会造成生物钟紊乱、消化系统和心血管系统受损、内分泌失调、抵抗力下降等健康影响,工作中动作机械,头脑麻木,思维简单易走极端。

3. 与人体工效学有关的因素　劳动过程中可能存在的职业病危害因素主要有可能存在某些与人体工效学有关的影响作业人员健康的有害因素。长时间不良体位、劳动时身体个别部位的过度紧张等可引起局部疲劳;长时间面对荧光屏可引起视觉疲劳,甚至头晕、头痛、睡眠不好;长时间坐姿和操作控制设备的电脑键盘,可引起颈、肩、手肌腱疲劳等。

二、预防措施

(一)职业卫生教育和培训

面对新形势下我国农民工队伍现状,要采取有力措施,大力加强职业教育和培训,努力使我国农民工队伍的整体素质有明显的提高。职业卫生教育和培训可采取专题培训和定期培训相结合的方式,结合安全教育一起进行。培训内容包括各种国家职业卫生、安全劳动保护方面的法律、文件、标准,以及用人单位的各项安全规章制度、操作规程、事故预防对策、岗位职业病危害因素及防护知识等。

(二)职业性有害因素的控制

职业病防治工作应坚持预防为主、防治结合的方针。用人单位应当为包括农民工在内的所有劳动者创造符合国家职业卫生标准和卫生要求的工作环境和条件,并采取措施保障劳动者获得职业卫生保护。各级各部门及用人单位重视农民工职业卫生问题,从职业病危害产生的源头抓起,做好职业病危害因素控制,方能确保农民工的职业健康。

(三)个体防护

用人单位应当根据农民工工作场所中存在的危险、有害因素种类及危害程度、劳动环境条件、劳动防护用品有效使用时间制定适合本单位的劳动防护用品配备标准,为农民工配备合理、有效的个人防护用品。在可能发生急性职业损伤的有毒、有害工作场所,还应配备应急劳动防护用品,放置于现场临近位置并有醒目标识。用人单位应当建立健全管理制度,加强劳动防护用品配备、发放、使用等管理工作。劳动防护用品经费由用人单位专项安排,不得以货币或者其他物品替代。

农民工要增强自身防护意识,遵守用人单位建立的劳动防护用品管理制度,在劳动过程中自觉佩戴和使用防护用品,减少或避免职业病危害因素对健康及生命的损害。

(四)职业卫生行为干预

通过开展现场培训、发放宣传资料、观看职业病防治影像资料、张贴职业病防治海报、同伴教育等活动,对农民工进行职业卫生行为干预,可使农民工对职业病防治知识的认知程度和个人防护用品使用率有较大提高。实施职业卫生行为干预,对于提高农民工职业卫生知识水平,改变其职业病防治态度和职业行为习惯有重要作用,是一种适宜在农民工中推广应用的职业病危害预防措施。

第三节　驾驶员职业卫生

随着现代公共交通工具的发展,其种类逐渐呈现多样化,包括公共汽车、公交车、出租车、普通列车、高速列车、城市轨道列车、地铁、航空飞机、轮船等。公共交通工具在促进经济发展,服务于公众的同时,其驾驶员由于在长期驾驶过程中,受到振动、噪声、高温以及不良体位等有害因素的影响,可发生多种职业病或工作有关疾病。

一、驾驶员职业健康的特点

(一)物理性有害因素
驾驶员接触的主要物理性有害因素主要包括振动、噪声、高温。

1. 振动　公共交通工具在发动、行驶时都在不停地振动,如机车途经轨道接口、飞机起降过程或遇气流时颠簸、机动车行驶在凹凸不平的路面等均能产生振动。低频率大幅度的振动一般可引起晕动症。驾驶员手臂长时间把持操作把手,手掌把持过紧,使局部血管受压,血液循环不畅,则可导致手传振动病,且振动的加速度越大,发病率越高。

2. 噪声　驾驶员接触的噪声主要来自交通工具发动机运转、轮轨噪声、列车与轨道间摩擦碰撞和机器间相互摩擦碰撞产生的机械噪声、飞机起降过程或遇气流时的颠簸产生的气体动力噪声。长时间接触噪声,如果缺少必要的防护,则可导致噪声聋。

3. 高温　现代大部分公共交通工具的驾驶舱有空气调节设备,但内燃型机车由于燃料燃烧产生动能的环境因素,可导致驾驶舱内温度较高,甚至达到39℃,易引发机车驾驶员中暑。

4. 工频电磁场　地铁、动车和高铁驾驶员可能接触电力设备产生的工频电场和工频磁场,研究资料显示驾驶室内工频电场和工频磁场强度均低于我国的职业卫生标准,说明驾驶员在此射频电磁场暴露环境中是安全的,但长期接触工频电场和工频磁场可能引起失眠、健忘、焦虑、紧张等。

5. 异常气压　大型飞机有密封舱,正常运行时舱内保持常压环境,当压力系统或密封系统出故障时乘员会遭遇低气压缺氧环境,引起气压损伤性航空病。在飞机起降过程中由于气压变化可能造成高空缺氧、高空减压病、肺气压伤、航空性中耳炎、航空性鼻窦炎、变压性眩晕等疾病。飞机在起飞过程中咽鼓管内外气压差导致耳痛等症状引发咽鼓管破裂即为航空性中耳炎。如果鼻窦腔内赘生物存在或因感冒等疾病出现鼻腔黏膜肿胀时,在飞机起降过程中鼻窦口会发生阻塞,引起窦腔黏膜充血、水肿、液体渗出甚至出血,产生疼痛,此即航空性鼻窦炎。在飞机上升到一定高度或故障引起舱内压力降低时,人体体液、组织中的氮气离析出来形成气泡,压迫局部组织和栓塞血管等,出现关节肌肉痛、咳嗽、胸闷等一系列临床症状即为高空减压病;胃肠道内原有气体膨胀,刺激胃肠道引起腹胀、腹痛(即高空胃肠胀气),还可使膈肌升高,呼吸运动受限,严重时可引发呼吸困难、下腔静脉回流受阻、心脏转位以及面色苍白、血压下降等一系列自主神经功能障碍;甚至因为混有气泡的唾液进入龋齿患者的龋齿或小空腔内可能引起航空性牙痛。

(二)化学性有害因素
驾驶员所接触的化学性有害因素主要来源于污染环境的空气中所含的粉尘和有毒物质两大类。驾驶舱尤其是地下轨道交通存在微小气候差,有害物质扩散不佳等情况,主要污染物有交通工具材料的污染如甲醛,以及使用过程中产生的二氧化碳、一氧化碳、二氧化硫、发动机尾气中的其他有毒物质以及空调使用造成的潜在威胁。汽车尾气污染物主要包括一氧化碳、碳氢化合物、烟尘微粒等,对健康的影响主要表现为刺激眼睛,引起红眼病;刺激鼻、咽喉、气管和肺部,引起慢性呼吸系统疾病或发生慢性中毒。驾驶室若长时间使用空调而不通风换气,可发生二氧化碳浓度增加导致窒息。

(三)其他有害因素
1. 职业伤害　驾驶行业是一个高风险的行业,具有突发情况多、随机性强、事故多发、危害性高、损害后果严重等特点。驾驶员伤亡主要发生于路面交通事故,偶见列车脱轨、航空事故、海难等事故。

2. 视力疲劳　驾驶员在驾驶行进过程中需要长时间注视路面、轨道、水面或前方及行人的情况，电力机车行进速度进一步提升，极易导致视力疲劳综合征，即在开车过程中出现头晕、视物模糊、两眼胀痛等症状。尤其光照强烈的白昼，视力疲劳综合征更易发生。夜间驾驶时，驾驶员的感光性降低、暗适应能力及色觉敏感性下降、老视率较高，甚至引起急性结膜炎，病毒性角膜炎等眼部疾病。

3. 不良工效学　长时间保持站姿/坐姿、甚至是强制性体位，四肢连续强迫作业加重肌肉紧张，使血液循环受阻，容易导致肌肉骨骼疾病，包括表现为颈、肩、背部肌肉痉挛疼痛，发生颈椎微错位、腰椎间盘突出，压迫、刺激神经，导致颈椎病、肩周炎、腰椎间盘突出症等疾病，甚至导致静脉血栓的形成，继而引发肺栓塞，导致猝死。

长时间保持坐姿工作对驾驶员可产生多方面的影响。

（1）泌尿生殖系统：男性可导致会阴部、阴囊受到挤压，引起男性精子活力、动力学参数异常；女性可出现子宫肌瘤、宫颈病变、生殖泌尿系统感染等妇科疾病。

（2）消化系统：活动减少导致胃排空慢，同时伴有精神高度紧张，如果这种紧张状态长期得不到缓解，极易造成神经系统和内分泌系统功能紊乱，出现胃酸分泌增加、十二指肠液反流减少等现象，削弱了对胃酸的中和及胃黏膜的保护，从而促成胃病的发生。

（3）循环系统：可表现为血压升高和心电图异常，以及血液循环减慢，静脉回流受阻致使直肠肛管静脉曲张形成痔疮，肛门周围血液循环受阻导致痔疮反复发作；

（4）神经系统：精神紧张、注意力高度集中，易产生焦虑、烦躁以及家庭或社会关系紧张。

4. 不良生活方式和不良行为　长途驾驶、饮食不规律、偏油饮食、睡眠无规律，长期吸烟、很少参加体育锻炼等不良生活习惯，长期得不到缓解，极易造成神经系统和内分泌系统功能紊乱，使大脑皮质兴奋过度和抑制功能紊乱而致神经衰弱。长途驾驶的高度紧张状态可兴奋垂体-肾上腺轴，致多巴胺、肾上腺素与去甲肾上腺素增加，使心率加快、血管收缩，长期可导致血压升高和心电图异常。另外，长途驾驶员饮食没有规律、精神紧张可导致消化不良、食欲不振、胃部胀痛不适等消化系统的症状，逐渐发展成慢性胃炎、消化性溃疡等。临床观察发现司机长期精神处于高度紧张状态，心理负担过重，使迷走神经兴奋性增强，导致胃酸分泌增加，胃十二指肠平滑肌痉挛，导致局部组织易于缺血坏死、溃疡形成。

二、预防措施

（一）振动控制措施

1. 驾驶员座位应该多使用弹簧、海绵座垫等制成。
2. 驾驶员应戴松软手套，减少手与机器手柄和方向盘的直接接触。
3. 当道路凹凸不平、逆风遇较大海浪或空中遭遇气流时，应减速行驶，以减少全身振动。

（二）噪声控制措施

1. 机动车应尽量使用低音喇叭，避免高音喇叭的噪声对人的听力造成损害。
2. 路凹凸不平、飞机降落时，应尽量减速行驶，以减少摩擦振动产生噪声。
3. 在不影响驾驶的前提下，佩戴防噪声耳塞。

（三）高温控制措施

1. 采用电风扇、空调等防暑降温措施。
2. 饮用清凉饮料等。

（四）工频电磁场控制措施

1. 经常性检查电磁设备的屏蔽效果。
2. 尽量减少驾驶员接触工频电场和工频磁场的机会。

（五）气压综合征的预防

1. 飞机起飞前后检查飞机压力系统、密闭系统，避免飞行途中出现故障。
2. 起飞和降落过程中可通过咀嚼无糖口香糖或含食薄荷糖等保持咽鼓管内外压力平衡。

3．经常性检查耳鼻喉、口腔疾病,及时进行诊治;避免感冒等疾病状态执飞。

(六)化学性有害因素的控制措施

1．避免购买散发有毒物质的交通工具。

2．新购置的交通工具要加强通风换气。

3．使用环保燃料或电力动力机车,减少污染物的排放。

4．使用空调时及时通风换气或使用空气调节系统及时补充新风。

(七)视力疲劳综合征的预防

1．选用质量上乘、减少或避免光畸变、透光率高的挡风玻璃。

2．驾驶员佩戴墨镜或防眩光眼镜,减轻眼疲劳。

3．长途行车时要适当休息,防止视力过度疲劳。

(八)不良工效学的预防措施

1．出发前注意调整座椅位置、高度、角度等最适姿势。

2．使用透气座垫。

3．在行驶空隙经常活动四肢、颈、肩、腰等部位。

4．长途行车时要适当休息,防止疲劳驾驶。

(九)减少不良生活习惯的影响

1．长途驾驶时准备足够的饮水、食物,不空腹驾驶,规律饮食、科学饮食。

2．驾驶员施行轮备班制,不疲劳驾驶,保证驾驶员充足的睡眠、休息时间。

3．不憋尿,必要时可使用成人纸尿裤。

4．戒烟,多参加体育锻炼等。

(十)定期进行职业健康检查

驾驶员每年应至少进行一次职业性体检,以便早期发现与工作有关的疾病,及时治疗处理。倘若发现禁忌开车的情况,如明显的听觉器官、心血管、神经系统器质性疾患和色盲等疾病患者,均不宜从事机动车驾驶工作。

第四节　交通警察职业卫生

交通警察是公安战线的一个重要组成部分,外勤交警作为一种特殊的职业人群,长期暴露在高温、高寒、汽车尾气、噪声等污染环境中,身心健康受到影响。

一、交通警察职业健康的特点

(一)化学性有害因素

1．有毒物质　交通警察接触到的有毒物质主要来源于汽车尾气,其成分极其复杂,含有上千种化学物质,包括一氧化碳、挥发性碳氢化合物、氮氧化物、苯并芘等气体组分和粉尘、铅等固体组分。研究表明汽车尾气中的有害物质浓度在车辆减速和空挡时较高,此种状态多出现在大量机动车阻滞在交通路口或交通指挥灯前以及交警的工作地。汽车尾气中的氮氧化物、一氧化碳、苯并芘等进入人体后,可作用于人体呼吸系统、心血管系统和神经系统等,损伤机体脏器功能,引发咽炎、过敏性鼻炎、高血压、高尿酸血症等疾病。铅可通过呼吸系统、消化系统和皮肤接触等途径进入人体积蓄起来。主要使神经系统、血液血管发生变化,对蛋白代谢、细胞能量平衡及细胞的遗传系统有较大的影响。随着无铅汽油的使用,铅的污染正在逐渐降低,但尾气中的苯系物的量有所升高。

2．粉尘　交通警察可能接触的粉尘,主要来源于环境污染和交通污染,多以颗粒物的形式存在。颗粒物是一种复杂的污染体系,本身含有多种有毒有害物质,又是其他污染物的载体,颗粒物的粒径越小,其吸附的有毒有害成分越多,尤其以 $PM_{2.5}$ 的危害最大,而且它能直接沉积在呼吸道深部的肺泡内,引起肺组织功能性病变和炎症反应,刺激鼻、咽部和眼部,罹患慢性咽炎、鼻炎、结膜炎,诱发呼吸系疾病,有致癌和促癌效应。不同程度大气污染对交通警察肺功能和呼吸系统健康状况影响程度不同,空气污染越严重的城市其交通警察肺功能和呼吸系统疾病发病率越高。

(二)物理性有害因素

1. 噪声　交通警察所接触的噪声大部分来自交通车辆的喇叭声、发动机声、轮胎与地面的摩擦声、制动以及城市生活噪声等。长期接触噪声可以引起听力损失,还会引起心绪不宁、心跳加快和血压增高等,还会使人的唾液、胃液分泌减少,胃酸降低,从而易患胃溃疡和十二指肠溃疡。

2. 不良气象条件(高温／低温)　长时间在露天工作,高、低温和异常气象条件等,我国多个城市高温季节室外温度高于 30℃,交通警察在工作中不仅暴露于太阳辐射下,也受到地面和周围物体放出的辐射热的作用,导致中暑。冬日北方城市气温低,交通警察户外工作,如保暖不当可引起冻伤,可诱发静脉炎、风湿、关节炎等疾病。

3. 紫外线　户外阳光中的紫外线可影响人体健康,如防护不当,可引起光照性皮炎、眼炎,尤其是光照性皮炎发病率较高,主要表现为暴露皮肤日晒后出现红斑、瘙痒、水泡等。

(三)其他有害因素

1. 不良体位　交通警察超时执勤、长时间强迫体位／站立、注意力高度集中,由此极易引起下肢静脉曲张、关节炎、结石病、高血压等疾病。交通警察由于其工作特点的原因,执勤时穿着长筒皮靴或军用靴,其密闭性强,使足部皮肤、趾甲长时间处于高温、高湿环境中,超负荷工作、高强度训练,可诱发足部甲真菌病。

2. 职业紧张　交通警察在执行任务时,自身安全常常受到威胁。人们对交警工作的偏见,使他们在婚恋家庭方面面临较大的心理压力。交警的精神及神经行为功能状况可能也受到一定的影响,其神经行为标准得分有降低的趋势,紧张感、抑郁感和疲劳感明显增加,而有力 - 好动感、记忆能力、手工操作敏捷反应、感知 - 运动速度和心理运动稳定明显降低。职业紧张已成为影响交通警察健康的危险因素之一。交通警察长期处于工作负荷过大、工作回报和社会支持度过低带来的职业紧张环境中,可以产生急性紧张反应,包括心理的、生理的和行为改变,如果反应长期存在,则可导致明显的慢性效应。

二、预防措施

(一)加强职业健康教育,改善职业环境

1. 加强交通环境的综合治理,降低交通污染。

2. 加强对交通警察的健康教育和健康促进。

3. 将交通警察常见病、多发病纳入慢性非传染病的社区综合防治规划。

(二)落实个人防护措施,加强劳动保护

1. 落实交通警察劳动保护措施,执勤时应佩戴耳塞、防尘口罩、防护眼镜、配备遮阳伞等个人防护用品。

2. 交警执勤时应穿长套弹力袜或绑腿、缠绷带,多做下肢活动以减少或减轻下肢静脉曲张的发生和发展。

3. 合理增加交通警察的数量,缩减劳动时间,减轻交通警察的工作压力,必要时应进行心理咨询及心理减压。

(三)落实职业健康监护,合理安排作业时间

1. 合理安排站岗时间,讲究饮食平衡,科学锻炼身体,劳逸结合,以提高身体素质。

2. 应定期调换交警工作岗位,避免长期高温、高湿工作。

3. 落实职业安全卫生防护措施,加强对交警的职业健康监护,定期组织体检,建立完善的职业健康监护档案。

第五节　视屏操作人员职业卫生

视屏显示终端（visual display terminal，VDT）作业是利用个人电脑（PC）、计算机系统的视屏显示终端进行数据、文字、图像等信息处理工作的总称，简称为 VDT 作业。随着现代科学技术的飞速发展，VDT 在生产和生活中被广泛应用，VDT 作业人员与日俱增，它对作业人员的健康影响也越来越受到人们的重视和医学界的关注。虽然我国 VDT 作业已列入职业健康监护范围。但肌肉骨骼疾病目前尚未列为法定职业病，用人单位及劳动者对这类疾病依然不够重视。近二十年来，国内外对 VDT 健康影响进行了大量研究，特别是 VDT 作业对视觉系统影响的研究已经非常深入，但在 VDT 作业的心理健康、生殖健康影响方面的研究仍较少。

一、视屏作业人员职业健康的特点

VDT 对操作人员的健康影响已被证实，操作人员由于长时间从事 VDT 作业，可出现眼及全身不适等一系列症候群，称之为"VDT 综合征"。其主要表现为视力减退、视物模糊、眼痛、发红、畏光、流泪、频繁眨眼、眼干涩、头痛、恶心等，同时伴有肩背酸痛、四肢和手关节麻木、精力不集中、疲倦等症状。

（一）视觉系统

VDT 作业是典型的视觉作业，作业过程中眼睛需要在屏幕、文稿、键盘间频繁移动，比普通文案工作均需要更多复杂的眼球运动。长时间从事 VDT 作业，睫状肌持续收缩，其负荷增加，如不及时休息放松，引起调节功能减退，就会导致眼肌（尤其睫状肌）疲劳的发生。

1. 临床表现　VDT 作业者的眼部症状主要有眼干、眼痒、视物模糊、异物感、眼部胀痛、眼疲劳及视力减退等症状，以眼干和疲劳感为最多见，另有研究报道，VDT 作业可能引起晶状体浑浊、色觉异常等。

2. 发病机制　VDT 作业人员由于长时间、近距离或高强度用眼，容易造成眼部肌肉损伤，影响眼部肌肉运动能力和恢复，导致视疲劳。此外，由于交感神经兴奋和自主神经功能失调造成眼部血管痉挛，导致眼部缺血缺氧也易造成视觉疲劳。因眼部肌肉的代谢和缺氧增加，容易使氧自由基和代谢废物积累，加剧视觉疲劳。

3. 重点防护人群　近视、干眼和屈光不正患者更容易产生视觉疲劳，是防护的重点人群。

（二）肌肉骨骼系统

VDT 作业对肌肉骨骼系统影响的主要部位为颈、肩、上肢、手部和背部等，可引起"颈肩腕综合征"、"腕管综合征"和颈椎异常等疾患。连续长时间作业、作业量大、工作台和桌椅设计不合理、不良作业姿势是导致肌肉骨骼疲劳或损伤的主要原因。

1. 作业负荷　长时间的连续作业、超负荷工作量，使骨骼肌长时间处于紧张状态，消耗的能量不能及时得到补充，产生的代谢物未能及时排除，容易引起骨骼肌疲劳。

2. 不良工效学　工作台和桌椅的设计，以及显示器、键盘、鼠标、文件架、座椅之间相对空间布置，决定了作业者身体各部位的作业姿势，而作业姿势将进一步影响相关部位骨骼肌所承受的负荷与疲劳程度。如显示器高度过高或过低，都会使作业者处于一种长时间抬头或低头的强迫体位作业姿势，可使颈、肩，背部的肌肉负荷明显增加，从而会导致骨骼肌疲劳或损伤；若键盘或鼠标的高度偏高，则作业者在敲键或操作鼠标时手臂就会靠置过高，形成上肢往上撑起的强迫体位，肩膀微耸，容易导致颈肩腕综合征。

（三）神经系统

VDT 作业可引起神经衰弱综合征，表现为记忆力减退、失眠、头晕、乏力等。由于 VDT 作业需要操作者脑、眼、手密切配合，精神处于高度紧张状态，而 VDT 作业环境多为空调开放的局限空间，空气中二氧化碳浓度相对偏高、供氧不足，可造成头晕头痛、易疲乏、失眠多梦等神经系统症状。

（四）心理健康

从事计算机制图、文案作业等类型的 VDT 作业者每天的工作量较大，且注意力需要高度集中，加上工作节奏、速率过快及脑力负荷大极易导致精神紧张;从事生产监视类型的 VDT 作业环境相对封闭,作业者与周围环境交流机会少,容易感到抑郁和沮丧;从事 AOI 检测等类型的 VDT 作业内容单一,重复性高,作业者很容易产生厌烦和单调感,从而导致心理疲劳。

有研究通过问卷调查了解 VDT 作业人员的职业心理健康状况,发现 VDT 作业人员的职业心理健康状况不容乐观,出现职业倦怠、紧张反应、焦虑和抑郁症状的比例较高。VDT 作业人员总体心理健康水平低,主要表现在强迫和抑郁两个方面,心身疾患的患病率高。

(五)生殖健康

VDT 作业对女性月经和妇科健康存在一定影响。月经异常主要表现为经前紧张综合征、周期缩短、经期延长和痛经。妇科健康影响主要表现为可诱发或加重妇科炎症。其影响因素一是 VDT 作业长时间坐位会导致骨盆骨骼肌过度紧张,盆腔血液回流不畅,可导致月经异常和妇科炎症疾病发生;二是 VDT 作业注意力需要高度集中,长期精神高度紧张,导致身体过度疲劳,可引起自主神经功能紊乱、女性内分泌系统失调而导致月经异常、诱发妇科炎症和子宫肌瘤。

另有报道 VDT 作业可能使女性妊娠剧吐、妊娠高血压综合征、妊娠合并贫血、先兆流产、自然流产的发生率提高,但 VDT 作业对妊娠结局及子代健康影响的研究结论不一,其作用尚不确切。

二、预防措施

VDT 作业对人体的危害是一个持续、缓进、累积的过程,而且该类健康影响多为功能性改变,具有可逆性,因此可通过采取以下措施预防和改善 VDT 作业对人体的危害。

(一)加强职业健康管理

1. 合理安排工作和休息时间 一个工作日内 VDT 作业时间不应超过 4 小时,一周内工作时间不要超过 20 小时,连续工作 1 小时后应休息至少 10 分钟,以利于视觉疲劳、局部肌肉疲劳及精神疲劳的恢复。

2. 健康教育 加强职业卫生知识培训,让劳动者了解 VDT 作业的职业病危害,养成良好的用眼卫生习惯,掌握正确的作业方法和作业姿势,主动休息、佩戴合格的矫正眼镜、注意与 VDT 的视距离等。

3. 健康检查 重视上岗前检查,VDT 作业职业禁忌证者避免上岗,上岗后还应定期进行职业健康检查,检查内容包括内科检查、外科检查(Tinel 试验、Phalen 试验)、眼科检查、颈椎正侧位 X 线摄片等,以便早期发现、早治疗。

4. 个人防护措施 适当选用人工泪液并口服补充各种维生素以缓解不适症状;进行适当的视觉功能训练,以缓解睫状肌的紧张状态;合理饮食,多食用富含蛋白质、维生素 A 和维生素 E 的食品。

(二)改善作业环境

通过设置适宜的视屏面照度和室内照度,选择适宜的照明光源色温和室内色彩、控制和消除眩光、改善作业环境的微小气候,营造舒适作业环境。

(三)改进显示界面

在作业过程中,作业者应根据自己的视力、视距离、照明条件等来设置视屏显示字符的大小、间距和行距,字符与背景的亮度、颜色等,使之符合视觉生理和视觉心理的要求。

(四)合理布局作业空间

VDT 作业空间布置必须根据作业者的人体尺寸数据,合理设计工作台、座椅的尺寸和高度,以及作业者与显示器、键盘、鼠标之间的相互位置关系,使作业人员在工作中具有自然舒适的作业姿势及合理的视距。如显示器上缘应略低于眼睛高度,使显示屏注视角处于水平视线下 8°~16° 较为适宜;眼睛与显示屏的距离在 50~70cm 为适宜等。

第六节 农业人群职业卫生

农业(agriculture)是利用动植物的生长发育规律,通过人工培育来获得产品的产业。包括种植业、林业、畜牧业、渔业、副业五种产业形式,从事该产业的人群统称为农业人群。

农业曾经被认为是一种"健康的职业"，远离职业病危害，事实上农业生产与各种健康损害密切相关，常见的疾病包括慢性支气管炎、过敏性哮喘、过敏性肺炎、农药中毒、接触性皮炎等。暴露于各种病原微生物、有害节肢动物，可导致丹毒、钩虫病、真菌病、农民肺、螨虫类病、血吸虫病等疾病。长期室外露天作业的农业人群受到紫外线、不良气象条件的影响，容易发生皮肤病、皮肤癌、黑色素瘤、中暑、冻伤等。在谷仓、地窖等许多场所劳动还存在密闭空间作业的风险，可导致窒息和急性中毒。现代农业生产过程中，由于新技术的运用，促进了农业生产力的大幅度提高，但也给农业人群带来了新的职业病危害。如农药的广泛使用，除导致急慢性中毒外，还使白血病的发病概率上升；现代农业机械的使用可导致噪声聋、手传振动病；塑料大棚小气候影响菜农的健康。由于农业生产的作业场所不固定，生产环境、劳动条件不像工矿企业那样比较稳定，劳动者劳动环境、劳动条件、劳动强度、作业方式、健康教育水平等都有很大的差别，农业人群的健康损害与农业生产之间因果关系不易认定，农业人群的职业卫生问题变得相对复杂。

一、农业人群职业健康的特点

（一）生物性有害因素

寄生虫、真菌、细菌、螺旋体、支原体、立克次体、衣原体、病毒等病原微生物、动植物及昆虫产生的生物活性物质均可影响劳动者健康。

1. 寄生虫

（1）螨虫类病：螨是一种节肢动物，寄生或叮咬人体可造成皮肤损害，称螨皮炎。蒲螨多栖居于谷类、稻草、棉花及蒲草的叶面，作业人员收割这些作物时可被蒲螨叮咬患病。某些革螨可寄生于鸟类及啮齿类动物身上，称禽螨，从事家禽养殖工可感染。

（2）钩虫病：钩虫病是钩虫引起的以贫血为主要症状的一种寄生虫病，菜农多见。

（3）血吸虫病：血吸虫病是由血吸虫成虫寄生人体引起的疾病，我国流行的主要为日本血吸虫，分布于长江以南各省及长江流域，可导致急性或慢性肠炎、肝硬化，并导致腹泻、消瘦、贫血及营养障碍等疾患。

2. 真菌

（1）家禽或家畜皮肤癣病：主要经作业人员皮肤感染真菌所致，可致家禽或家畜皮肤癣病。

（2）农民肺（farmer's lung）：吸入霉变枯草或其他霉变植物粉尘而引起的一种外源性变态反应性肺泡炎，一般在霉变严重的植物粉碎后出料时容易发病，故称之为"出料病"，从事饲料粉碎加工的青壮年农民秋冬季节高发。

3. 细菌

（1）土拉菌病（tularemia）：土拉弗杆菌所致人兽共患传染病。我国黑龙江、吉林、西藏、青海、新疆等省、区均有分布。畜牧工多是通过接触病畜或节肢动物为媒介而被感染，表现为发热、淋巴结肿、皮肤溃疡、眼结合膜充血和溃疡、呼吸道和消化道的炎症以及毒血症等。

（2）炭疽（anthrax）：炭疽杆菌引起的人畜共患急性传染病。畜牧工接触患炭疽的动物后，可以受染而患病，主要表现为皮肤炭疽、肺炭疽和肠炭疽，可以继发炭疽杆菌菌血症及炭疽杆菌脑膜炎。

（3）布氏杆菌病（brucellosis）：布氏杆菌是一类革兰氏阴性的短小杆菌，我国流行的主要是羊、牛、猪三种布氏杆菌，其中以羊布氏杆菌病最为多见，畜牧工可因接触带菌动物被感染。

（4）鼠疫病（plague）：由鼠疫杆菌引起的烈性传染病，临床表现主要为发热、严重毒血症症状、出血倾向、淋巴结肿痛或肺炎等。

（5）丹毒（erysipelas）：溶血性链球菌侵入皮肤或黏膜内的网状淋巴管所引起的急性感染性疾病，常表现为境界清楚的局限性红肿热痛，好发于颜面及下肢，可有头痛、发热等全身症状。

4. 螺旋体

（1）钩端螺旋体病（leptospirosis）：由各种不同型别的致病性钩端螺旋体所引起的一种急性全身性感染性疾病，属自然疫源性疾病，鼠类和猪是两大主要传染源。

（2）钩蚴皮炎：又称粪触块、粪毒、地痒疹，为十二指肠钩虫或美洲钩虫钻进皮肤时所引起的局部炎症。

5. 衣原体　鹦鹉热（psittacosis），又名鸟疫、衣原体病，由鹦鹉衣原体引起禽类的一种接触性传染病。在自然情况下各种禽类如火鸡、鸡、鸽、鸭、鹅和野禽等都能感染该病和互相传染。一般在鹦鹉科鸟类感染和人接触鸟类而发生感染时称鹦鹉热，而发生在各种非鹦鹉科鸟类时称鸟疫，或称之为衣原体病。该病通常呈隐性感染，也可出现症状，主要特征为眼结膜炎、鼻炎和腹泻。

6. 病毒

（1）森林脑炎（forest encephalitis）：是由黄病毒属中蜱传脑炎病毒所致的中枢神经系统急性传染病，蜱为其传播媒介。临床上以突起高热、头痛，意识障碍、脑膜刺激征，瘫痪为主要特征，常有后遗症，病死率较高。本病是森林地区自然疫源性疾病，流行于我国东北，俄罗斯的远东地区及朝鲜北部林区，多发生于春夏季，又称蜱传脑炎，俄国春夏季脑炎，东方蜱传脑炎等。

（2）挤奶工结节：又称副牛痘，是挤奶工挤奶时受到牛的乳房或奶头处低牛痘病毒感染而发生的皮肤病。低牛痘病毒可使牛的乳房乳头发生水疱性损害。挤奶工如果和这类患病的母牛乳房接触，经过几天后，接触部位就可以发生一个略痒的尖性小丘疹。

（3）口蹄疫（aftosa）：俗名"口疮"，是由口蹄疫病毒所引起的偶蹄动物的一种急性、热性、高度接触性传染病。主要侵害偶蹄兽，偶见于人和其他动物。其临诊特征为口腔黏膜、蹄部和乳房皮肤发生水疱。

（二）化学性有害因素

1. 农药　农田、果园、林场使用的农药种类多且数量大，如果使用者缺乏安全知识，违章施药，个人防护不当或卫生习惯差等，造成衣物、皮肤及呼吸道的污染就可能发生中毒事故，农药中毒参考本书第九章第八节。

2. 化肥　化肥的损害随其品种不同而异，夏季使用一般容易引起皮炎或湿疹作皮炎，冬季可使皮肤角化、皲裂。

3. 有害气体　拖拉机等农机产生的一氧化碳、薯窖、菜窖放出的二氧化碳、硫化氢和一氧化碳，沼气池、粪池、污水井等放出的甲烷、硫化氢等窒息性气体，可引起窒息或急性中毒，硫化氢可导致"电击样死亡"。

（三）物理性有害因素

1. 严寒酷暑　夏季田间劳动常受高温和太阳辐射的影响，可导致中暑。冬季如果长期在零下5℃以下环境劳动，则会影响机体的免疫能力，易患感冒、肺炎等疾病，引起神经炎、腰腿痛和风湿性疾病等。暴露的手、足、面、耳易患冻疮及冻伤，严重时发生肢体坏疽。

2. 噪声和振动　农业生产中使用的拖拉机、水泵、脱粒机、电磨、汽车等，都产生噪声和振动，除导致噪声聋和手传振动病外，还会引起其他生理和心理上的损害，如神经衰弱、血压高等，振动、噪声还可以产生联合作用，加重听力损害的程度。

3. 粉尘　农业生产接触的粉尘主要为混合尘，以谷物、面粉、棉尘、木尘、蓖麻子和霉变物等有机粉尘为主，可引发职业性哮喘、发热、慢性阻塞性肺病等疾病。麦芒可引起接触部位红肿刺痒及痛感。

（四）其他有害因素

1. 不良工效学　农业劳动中常有抬举重物及不良体位劳动，易发生腱周围组织急性劳损，慢性腰肌劳损等多种肌肉、骨骼疾病。长期站立可致下脚肢静脉曲张，严重时形成化脓性血栓静脉炎。重体力劳动的女性常有月经异常和子宫下垂，严重者可造成子宫脱垂及阴道壁脱出。

2. 渔工关节炎　内河捕鱼的壮年渔工可以出现手指关节僵硬、变形、纤维化等多种功能障碍。根据文献报告，渔工关节炎的发病率高达90%以上，主要累及肩关节和膝关节。

3. 塑料大棚病　塑料大棚微小气候对菜农健康的影响较大，大棚内高温、高湿环境易导致体内热蓄积或水、电解质平衡失调，从而发生中暑。由于蔬菜大棚内空气中悬浮有大量植物代谢产生的二氧化碳和水蒸气、喷洒农药挥发形成的液滴、植物的花粉和霉菌孢子等微生物，并且这些物质不容易排出到大棚外，长期以较低的浓度共存，不易被察觉，对菜农的健康可造成非常大的影响。

二、预防措施

（一）农药化肥危害的防护

1. 改进作业工艺　优先选用生物防治和物理防治手段，不可盲目使用农药、化肥和提高浓度，尽量使用低毒高效、残存期短的农药，在未弄清农药特性时，千万不要随便使用。

2. 加强个人防护　操作时应戴好风镜、口罩或面具、穿好工作长衣、扣好扣子、戴好手套，严防皮肤接触到农药、化肥；分袋和运输时，不能用手直接接触化肥和农药。

3. 规范作业流程　施用农药应避开大风、高温天气，施用时应采用顺风向，操作后，及时彻底清洗双手、面部及全身，防护衣物使用后及时净化。不能把农药储存在居室内，农药用完后，包装袋或瓶子要做深埋等妥善处理，切忌随便乱扔乱放，避免误食误用。

4. 定期体检　经常施用农药化肥者，应定期去医院进行体检，以及时发现病变、适时治愈。

（二）农田作业的防护

1. 加强健康教育　积极宣传农民职业病防治知识，提高自我保护意识。

2. 做好个人防护　暴露处皮肤涂抹硫黄软膏防虫，耕作时提倡穿鞋下地，手、足皮肤涂沫 1.5% 左旋咪唑硼酸酒精液或 15% 噻苯咪唑软膏，对预防钩虫感染有一定作用。

3. 提高作业的机械化程度　用机械劳动代替手工操作，减少感染机会。

4. 加强农村卫生　加强粪便管理及无害化处理，控制传染源和切断其传播途径。

（三）大棚作业的防护

1. 改善微小气候

（1）温度调控：增设活动式对称边膜通气带，掀开对称膜可形成两条对称的长通气带，以利散热降温。大棚内地温可以加以利用控制，在大棚内加盖地膜育苗或套小拱棚生产绿叶菜，这样既可以提高土温，促进蔬菜生产，又可以减少较高的土温对人健康的影响。

（2）通风降湿：为了达到既降湿又保温的目的，一般通风时先开大棚门，通风由小到大，风口开在背风处，气温达 25℃ 以上时揭对称膜。除开门揭膜降湿外，还要经常疏通大棚四周的环状沟，及时排除棚内棚顶积水，降低湿度。

（3）光照改善：棚内照度下降的主要原因是塑料受尘土粘结污染和棚膜内侧附有水滴，因而选用无滴膜和清洁棚膜，可在一定程度上改善棚内光照条件。在晴天气温允许下，增加揭膜透光次数和时间，同时合理密植与品种布局，进行套种和作物高矮搭配，既可以改善个体的光合作用，又有利于群体的综合高产。

2. 加强健康教育，提高个人防护水平。应不断加强健康教育，提高菜农的防护知识，加强个人防护意识。

第七节　白领人群职业卫生

白领（white-collar worker），是指具有较高的教育背景，从事脑力劳动为主的劳动者。目前我国尚未将白领工作有关疾病列入职业病目录，国外对工作时间过长造成的"过劳死"和久坐引起腰背痛等工作有关疾病有较深入的研究。

一、白领职业健康的特点

白领人群所受的健康损害主要与其工作条件相关，如工作时间过长、工作压力过大、长期保持固定工作姿势以及工作环境卫生条件差等。

（一）过劳死

白领人群主要从事脑力工作，经常由于工作无法量化而导致脑力劳动负荷过重，进而需要加班才能完成。由于长期工作时间过长导致疲劳蓄积使身体进入过度疲劳状态，进而引发心脑血管疾病等造成"过劳死"，过劳死并不是临床医学病名，而是属于社会医学范畴。人体就像一个弹簧，劳累就是外力。当劳累超过极限或持续时间过长时，身体这个弹簧就会发生永久变形，免疫力大大下降，导致老化、衰竭甚至死亡。此外，经常加班导致白领人群进食不规律，极易引发胃肠道疾病。

（二）职业紧张

白领人群在工作中由于上下级以及同事关系、工作节奏快、工作任务重、社会竞争激烈等导致工作压力过大，极易导致心理疾病如抑郁症、焦虑症、恐惧症、神经衰弱症等。

（三）不良工效学

1. 久坐及不良体位　大多数白领人群长期坐着工作，久坐容易引起血液循环减缓、呼吸浅慢、肌肉松弛，引发心脑血管疾病、肺功能下降、肌肉萎缩；久坐还能引发痔疮、下肢静脉曲张，长期的坐姿不正确还易引发脊椎变形、增生等疾病。

2. 视屏作业　电脑、手机、平板电脑等电子设备是白领人群工作最重要的设备，长期使用电子设备，易引发肩颈肌肉紧张导致肩周炎、颈椎病，还会造成腕关节、肘关节炎症以及视力受损。

（四）不良工作环境

1. 物理因素　是白领人群工作环境中最主要的危害因素。由于长期面对电子设备或办公室布局规划不合理，光照条件往往不能达到舒适程度，对人眼造成刺激；复印机、电子设备等白领人群常用设备，易产生静电对人体造成损害；白领人群的办公场所相对封闭，而且往往多人聚集，由于个体差异，形成的办公场所微小气候会对一部分人造成健康损害；部分白领人群还会遭受噪声损害。

2. 生物因素　因白领人群缺乏锻炼、饮食不规律、长期疲劳导致抵抗力下降，加上工作环境相对封闭且人群集中，易引发呼吸道传染病交叉传染；中央空调的使用可能增加白领人群军团菌肺炎发病风险。

二、预防措施

引起白领人群职业性健康损害的危害因素都相对较易消除，应主要通过消除危害因素从而达到预防的目的。

1. 合理分配任务　给每项工作任务合理量化完成时间，以此衡量工作任务是否适量，避免因工作任务太繁重而工作超时。

2. 积极调整心态　通过积极调整心态，改善工作方法，适应工作压力，消除工作压力带来的负面影响。

3. 改变不良工作习惯　工作期间有意识地定期改变工作姿势，如长期坐姿工作者定期站起来走动，长期使用电子设备者定期活动腕关节、肘关节，减少电子设备的使用频率，养成良好的健康的工作习惯。

4. 改善工作环境　经常开窗通风，营造舒适的办公室微小气候；对办公室和中央空调定期消毒，控制传染病传染。

5. 养成良好生活习惯　养成良好的作息习惯，饮食规律、避免熬夜、加强锻炼，不良的生活习惯会严重加剧工作负担。

（刘志东）

第八节　医务人员职业卫生

医疗卫生机构是个特殊的职业场所，它不但是疾病防治的工作场所，同时也是容易发生职业病危害的地方。医务人员从事的医疗卫生行业是一个高技术要求、高责任压力、高工作强度的职业，其面对的对象不仅是病人，还有其家属，甚至是整个社会。他们在工作过程中不但需要面对大量千变万化罹患各种不同疾病的患者，身体上经常承担超负荷的工作强度，思想和心理上还需要时刻处于高度专注和紧张的状态，同时有可能接触各种有毒、有害的物理性、化学性、生物性物质。另外还有可能由于沟通不当或理解缺失而遭受来自病人、家属、社会的心理甚至身体上的伤害。现行的《职业病分类和目录》已将艾滋病（限于医疗卫生人员及人民警察）列入法定职业病。

一、职业病危害因素

广义上的职业病危害因素是指工作场所中存在的各种有害的化学、物理、生物等环境因素及在作业过程中产生的其他职业病危害因素。医院作为特殊的工作环境，同样存在化学、物理和生物等有害因素，以及其他职业性外伤。

（一）生物性因素

生物因素不仅是引起医院感染的主要原因，也是影响医务人员身心健康的主要危害之一。医务人员在繁重的医疗活动过程中，每天都要接触各种各样的急性或慢性病患者，患者携带的细菌、病毒等病原微生物通过飞沫、血液、排泄物及其污染物等传播给医务人员，这些病原微生物不易识别且难以防范，使医务人员时刻面临着病原体职业暴露与院内感染的风险。

1. 生物性因素的种类　生物性因素包括细菌、病毒、真菌和寄生虫等多种病原微生物，其中以细菌和病毒为主。常见的细菌有葡萄球菌、链球菌、肺炎链球菌、结核杆菌、大肠杆菌等。细菌可广泛存在于患者的痰液、血液、尿液、粪便等分泌物和排泄物中，也可以存在于患者所使用的各种器具及衣物中，可以通过呼吸道、血液、体液及各种直接和间接接触等途径感染医务人员。常见的病毒有肝炎病毒、流感病毒、艾滋病毒、冠状（SARS）病毒等，这些病毒常存在于患者的呼吸道和血液中，通过呼吸道和血液对医务人员的健康造成不同程度的损害。众多生物性因素中主要以肝炎病毒（HBV、HCV）、流感病毒、艾滋病毒、梅毒螺旋体和结核杆菌为最常见的危害因素。

2. 职业暴露途径

（1）皮肤、黏膜暴露：手是医务人员劳动工具，也最容易成为感染的传播途径。每年医务人员在操作中被针刺伤或经手、皮肤受伤害的有数万人。包括静脉抽血、肌注、加药、静脉穿刺、缝合、动脉抽血、手术操作、手术器械的传递、不明原因和其他原因造成皮肤损伤等。医务人员的皮肤或黏膜与患者的血液、体液、分泌物、排泄物接触，或者含病原体的液体溢出或溅洒在皮肤或黏膜上，有可能造成肝炎病毒、流感病毒、艾滋病毒、结核杆菌、梅毒螺旋体等病原体感染。

（2）血液、体液暴露：医务人员在工作中由于种种原因接触了血源性传播疾病患者或感染者的血液、体液、分泌物、排泄物等，造成医务人员发生感染，导致血源性感染疾病的发生。我国人群中血源性感染疾病感染率高，肝炎、艾滋病、性病患者数也处于上升期。随着感染量不断增加，临床患者日益增多，医务工作者面临的血源性病原体职业暴露风险日益增加。

（3）空气暴露

1）患者呼吸道分泌物、伤口脓液和排泄物、皮肤脱屑等干燥后形成的菌尘，通过咳嗽、讲话、喷嚏、飞沫、人员走动、物品传递和空气流动等污染空气，医务人员可因吸入而致感染。

2）一些医疗设备仪器，如麻醉机、呼吸机、吸引器等，操作过程将病原体播散到空气中，医务人员防护措施不当易致污染。

3）环境相对封闭，空气流通性差，病原菌分布密度高，使得重症监护室医护人员的呼吸道感染成为最主要的医院获得性感染。

4）气溶胶暴露。在医院检验科及中心实验室的各种操作如标本离心、震荡、研磨、拔开试管盖、溅洒等均可产生气溶胶，而生物气溶胶中可能有存活的细菌、病毒、真菌或其他有机病原体，其扩散的速度及范围对实验室工作人员的危害极大。

3. 职业暴露主要危害　医务人员在救治患者的过程中，职业暴露危害严重。由于一些潜在的传染病存在不确定性，因此既可能出现急性突发性的危害，也可能存在慢性长期的影响。不同种类的生物性因素导致的危害也不尽相同，其危害程度还与生物因素进入医务人员体内的含量、接触途径等相关。以下是常见生物性因素的主要危害。

（1）肝炎病毒：由于我国肝炎的发病率非常高，因此肝炎病毒（HBV、HCV）是医务人员职业暴露的主要因素之一，它具有很强的传染性。其传播途径主要为皮肤、黏膜损伤及血液、体液感染暴露（如手术、针刺等）。医务人员因一次暴露血液，可能感染 HBV 的危险概率为 6%～30%；感染 HCV 的危险概率为 0.4%～1.8%，感染 HBV 的危险性明显高于 HCV。

1）肝脏本身损害：除病毒性肝炎外，肝炎病毒持续感染且病情严重者，可进展成肝硬化、肝性脑病、肝衰竭和原发性肝细胞癌。

2）其他脏器损害：既往认为 HBV 为专一的嗜肝病毒，近年来由于核酸分子杂交技术的发展，在肝外器官细胞内不断检出 HBV DNA。如在肾、脾、胰，骨髓、脑、淋巴结、肾上腺、睾丸、卵巢及皮肤等器官中可检测到。可表现为肝外组织并发症如关节炎、肾小球炎、结节性多动脉炎等，少数报道还与糖尿病、脂肪肝、再生障碍性贫血、多发性神经炎、胸膜炎、心肌炎和心包炎等亦有关。HCV 感染常见的肝外病变为冷球蛋白血症及卟啉性皮肤结节，也可致免疫功能紊乱，包括类风湿关节炎、角结膜干燥症、扁平苔藓等。此外还可致非霍奇金淋巴瘤和心律失常。

3）精神损害：医务人员感染肝炎后不仅对其身体甚至生命造成危害，而且心理上的打击也是十分沉重的。无论是肝炎患者还是肝炎病毒携带者，在生活、社交等方面都会受到严重影响，因此常常会出现紧张、焦虑、烦躁、失眠、忧郁等。

（2）艾滋病毒：目前，中国的艾滋病感染率明显上升，医务人员接诊艾滋病病毒（HIV）感染者和艾滋病患者逐渐增多，被感染的风险加大。尤其对于接诊潜在未知的 HIV 感染和艾滋病患者的医务人员来说，由于防护不到位，存在更大的职业暴露危险。其传播途径主要为皮肤、黏膜损伤及血液、体液感染暴露（如手术、针刺等）。医务人员因一次暴露血液，可能感染 HIV 的危险概率为 0.3%。

1）免疫缺陷：HIV 病毒侵入人体后，机体的免疫系统遭到严重破坏，各种病原体可趁机通过血液、破损伤口长驱直入，造成一系列机会性感染，如病毒、细菌、真菌和原虫等。严重者可导致死亡。

2）肿瘤：HIV 病毒可使人体内如癌细胞之类的不正常细胞迅速生长、繁殖、发展成各类癌瘤，常见有卡波氏肉瘤、恶性淋巴瘤、子宫颈癌。对此，至今尚无有效防治手段。

3）全身多系统损害：皮肤黏膜、淋巴结、口腔、呼吸系统、中枢神经系统、消化系统及眼部等均可累及。

4）对个人和社会的影响：由于艾滋病病情险恶，死亡率高，4 年存活率仅为 1.4%，因此 HIV 病毒感染者和艾滋病患者心理压力都非常大，常常出现精神紧张、情绪激动、恐慌等，对个人生活和家庭的影响极大。

（3）流感病毒：流感病毒所致的急性呼吸道疾病传染性强、发病率高，可突然发病，迅速蔓延。主要通过含有病毒的飞沫进行传播，接触病人呼吸道分泌物、体液及被污染物品也可传播。在流感流行季节，医务人员短时间内须接诊大量的流感患者，因此被感染的概率很高。

1）呼吸系统损害：有心肺基础疾病者可并发重症肺炎等严重并发症导致死亡。

2）心、脑细胞损伤：流感重症病例可伴有心、脑细胞损伤。

（4）SARS 病毒：SARS 病毒传染性强，主要通过短距离飞沫、接触病人呼吸道分泌物、消化道排泄物或其他体液以及密切接触病人污染物品传播。非典流行期间，全国感染病例中有 1/5 为医务工作者，其中 20 名死亡。因此，SARS 病毒对医务人员健康威胁极大。

1）呼吸系统损害：主要表现为肺炎，严重病例发展为呼吸窘迫综合征。

2）其他器官损害：脾脏和淋巴结也是 SARS 的重要侵犯器官之一，其他器官如心、肝、肾、肾上腺、脑、骨髓、胰腺及生殖器官均有不同程度的病变。

（5）梅毒螺旋体：梅毒螺旋体大量存在于患者皮肤黏膜损害表面，也见于唾液、乳汁、精液、尿液中。医护人员在为患者检查、换药、穿刺、翻身、处理污染物品及标本或手术时皮肤若不慎损伤，螺旋体即可乘虚进入体内，造成感染，从而给医务人员带来极大的危害。

1）皮肤及黏膜损害。

2）其他系统器官损害：梅毒螺旋体可致骨关节、淋巴结、眼、肾、肝损害等，后期还可出现神经系统、心血管等重要器官损害。

（6）结核杆菌：结核病是由结核分枝杆菌侵入人体后引起的一种慢性传染性疾病。在医疗工作中，

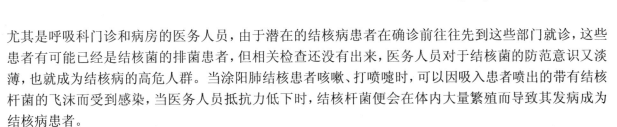

尤其是呼吸科门诊和病房的医务人员，由于潜在的结核病患者在确诊前往往先到这些部门就诊，这些患者有可能已经是结核菌的排菌患者，但相关检查还没有出来，医务人员对于结核菌的防范意识又淡薄，也就成为结核病的高危人群。当涂阳肺结核患者咳嗽、打喷嚏时，可以因吸入患者喷出的带有结核杆菌的飞沫而受到感染，当医务人员抵抗力低下时，结核杆菌便会在体内大量繁殖而导致其发病成为结核病患者。

1）肺部损害：结核分枝杆菌最常侵犯的部位是肺脏，引起肺结核。

2）其他器官损害：结核分枝杆菌可累及全身多器官、系统。如肝、肾、脑、淋巴结、骨关节、盆腔、肠道等。累及其他部位者，统称为肺外结核。

（二）放射性因素

放射性暴露常见于放射科、核医学科及需在 X 射线下定位或诊治的医务人员。1895 年德国的物理学家伦琴发现了 X 射线，由此形成了放射诊断学，其在医学的广泛应用给人类对疾病的诊治带来很大的方便。放射诊断医学常用 X 射线检查技术有 X 射线摄片、透视、X 射线计算机断层扫描（computer tomography，CT）、数字减影血管造影（digital subtraction angiography，DSA）等。核医学科常用放射性同位素。放射性同位素产生的核辐射及加速器产生的射线束来用于诊断、治疗和医学科学研究。

1．职业暴露途径 在放射医学检查中，医务人员会受到 X 线的照射，其主要途径有：介入治疗时近台操作 X 线机曝光；X 线机机房墙体和观察窗防护厚度不够、防护门不严密导致 X 线机曝光时有 X 线泄漏等造成医务人员的照射。另外，核医学科多采用非密封放射性物质，使用过程会产生气态、液态或和固态含放射性废物，处理不当极易扩散，使医务人员发生放射性核素的照射风险。

2．职业暴露主要危害 电离辐射的损伤按照剂量和效应的关系分为随机效应和非随机效应。

（1）随机效应：线性无阈值，发生的概率随剂量增大而增大。如致癌效应、遗传效应等，它可能诱发白血病、甲状腺癌、骨肿瘤等恶性肿瘤；也可能引起人体遗传物质发生基因突变和染色体畸变，造成先天性畸形、流产、死胎、不育等病症。

（2）非随机效应：有阈值，达到后肯定会发生效应。如放射病、放射性皮肤损伤、辐射性白内障、放射性肿瘤等，如果人体所受射线的剂量达到一定程度，就可能出现一些明确的预期的有害效应。如甲状腺短期内受到 200Gy 以上射线的照射，在照后 2 周内可出现急性甲状腺炎症状。当人体一次或短时间内受到或分次受到大剂量的 X 线、γ 线和中子流的照射，受照剂量在 1Gy 以上即可引起急性放射病。

3．与放射有关的职业病

（1）急性放射病：根据所受剂量大小、临床表现、病理特点和严重程度可分为脑型、肠型、骨髓型三类放射病。

（2）慢性放射病：机体在较长时间内连续或间断受到超剂量当量限值的射线作用，达到一定累积剂量后引起的造血组织损伤为主并伴有其他系统改变的慢性放射病，根据病情轻重分为 I 度和 II 度。从事 X 射线诊断或物理分析、放射治疗、放射性核素应用、中子源等的人员，在一定致病条件下可能发生慢性放射病，其中，以放射科医生和技术员最多。大量放射性核素进入并沉积于机体某些器官或系统中，作为内照射源对机体照射引起的全身性疾病称为内照射放射病，如蓄积于骨骼的核素 ^{90}Sr、^{226}Ra 主要对骨髓造血功能和骨骼损害，晚期可诱发骨肿瘤；蓄积于网状内皮系统的核素 ^{232}Th、^{210}Po 对肝、脾、淋巴结损伤严重，可引起肝硬化和肝癌等。

（3）放射性皮肤病：电离辐射对皮肤直接作用引起的损伤称为放射性皮肤损伤，按临床经过可分为：急性放射性皮肤损伤、慢性放射性皮肤损伤和放射性皮肤癌。

（4）辐射性白内障：由放射线引发的可识别的眼晶状体浑浊性改变叫辐射性白内障，眼晶状体可从小的浑浊点到全部浑浊，逐渐影响到视力，甚至发展成视力完全丧失。

（5）放射性肿瘤：电离辐射致癌已被实验和临床观察证实，放射性肿瘤是接受电离辐射照射后发生的与所受该照射具有一定病因学联系的恶性肿瘤，是电离辐射主要的远期效应，如接受氡可发生肺癌，接受 ^{226}Ra α 射线照射后可发生骨恶性肿瘤。

（6）其他：人体全身或局部受到超剂量当量限值的外照射所致骨组织的一系列代谢和临床病理变

化,称为外照射性骨损伤,按其病理改变,分为骨质疏松、骨髓炎、病理骨折、骨坏死和骨发育障碍。放射性甲状腺疾病是指电离辐射以内和(或)外照射方式作用于甲状腺或(和)机体其他组织所引起的原发或继发性甲状腺功能或(和)器质性改变,可分为急性放射性甲状腺炎、慢性放射性甲状腺炎、放射性甲状腺功能减退症、放射性甲状腺良性结节。

(三)物理性因素

医务人员物理因素职业暴露主要包括电离辐射(放射线、放射性核素)、非电离辐射(紫外线、微波、激光、核磁等)、噪声、锐器伤、特殊强制体位及运动功能性损伤。下面阐述的主要是非电离辐射和噪声。

1. 非电离辐射职业暴露

(1)非电离辐射种类:包括射频辐射(微波、高频辐射)、红外辐射(红外线)、紫外辐射(紫外线)、超声波和激光等,多见于理疗科、介入科、康复科和外科等。对医院微波和高频辐射的调查表明,理疗室工作人员在开、关治疗机的瞬间机体可受到少量微波和高频波的辐射。泌尿外科、神经外科、整形外科采用激光手术时,若防护不当,对皮肤、眼睛有光化效应损害。

(2)非电离辐射职业病危害:高频电磁场、微波均可引起接触者类神经症等功能性变化;微波辐射可引起眼晶状体混浊、白内障,还可影响心血管系统,出现心悸、胸闷及心前区隐痛,心电图检查常可发现 T 波平坦或倒置、ST 段压低等改变,造成造血系统白细胞和血小板减少,影响生殖内分泌系统,女性出现月经紊乱,男性可有性功能减退、暂时性不育,一般在脱离照射三个月后,内分泌紊乱多可恢复正常。激光主要造成眼角膜损伤、晶体浑浊、巩膜损伤和视网膜裂孔等损伤,还可造成皮肤损伤,轻者出现红斑和色素沉着,重者出现水疱、皮肤褪色、溃疡形成等。医院紫外线消毒时可引起皮肤红斑、眼角膜炎,长期接触可致皮肤癌。

2. 噪声职业暴露

(1)噪声种类:主要噪声来源包括医院的空调、空气净化器、各种医疗设备的运行及报警声、病房呼叫铃声、病人的呻吟、孩童哭闹、电话铃声、物品及仪器的搬动声、推动平车及各种操作车车轮与地面的摩擦声、人们的谈话声等。长期接触噪声可对医护人员造成机体损害。其中能产生较大噪声的科室是洗衣房、锅炉房、消毒供应室、空调室、急诊科及 ICU 等。急诊工作环境复杂,人员流动频繁。急诊科的噪声来源有电话声、各种仪器报警声、病人的呻吟以及家属的讨论声、哭声及叫嚷声,特别是120 急救车运送病人时发出的警示声。长期处于此嘈杂的工作环境中,会引起一系列神经衰弱症状。国外从 20 世纪 80 年代起对医院中的噪声开始进行调查,发现医院洗衣房噪声超过 80dB;西班牙医院洗衣房噪声为 85～97dB,法国医院洗衣房噪声为 85～94dB,加拿大医院洗衣房工作人员中有 48% 出现了听力损伤。我国对医院噪声的调查表明,消毒供应室在抽真空排气时,其噪声有时高达 86.1dB,洗衣房的噪声高达 90.9dB。医院其他环境产生的噪声,国内外尚缺乏流行病学调查资料。

(2)噪声职业病危害:能引起机体的应激反应,包括生理反应和心理反应。噪声对人体的听觉系统有明显损害可导致听力下降;使血管平滑肌对缩血管物质的敏感性增加,血管收缩导致血压升高;影响内分泌系统,出现烦躁、判断力和持续记忆力减退、灵活性降低、注意力分散、工作中容易出错等现象;出现头痛、头晕、耳鸣、心悸与睡眠障碍等神经衰弱综合征;还可影响消化系统功能,表现为胃肠功能紊乱,食欲减退。女性出现月经紊乱,流产率增高等。

(四)化学性因素

医务人员化学性因素职业暴露主要是指医务人员在为服务对象患者诊疗活动中,暴露在化学性物质环境中,有损伤人体健康的危险,即为医务人员化学因素职业暴露。

1. 化学性因素种类　医务人员职业暴露的主要化学因素有消毒剂、麻醉剂、化疗药品、化学试剂等。

(1)化学消毒剂:有接触性和挥发性。接触性消毒剂如戊二醛、过氯乙酸等。挥发性消毒剂有醛类(甲醛、戊二醛)、环氧乙烷、含氯制剂(84 消毒液、氯己定)、过氧乙酸、甲苯等。

(2)麻醉剂:有乙醚、笑气(NO)、氟烷、安氟醚、异氟醚等。

(3)化疗药品:肿瘤治疗药物如环磷酰胺、甲氨蝶呤、5 氟尿嘧啶,阿霉素、丝裂霉素、长春新碱、喜树碱、顺铂等。

2. 职业暴露途径

（1）职业暴露途径：空气、物品、地面的消毒；物品浸泡消毒；含氟消毒柜及一次性物品、换药用具的消毒。

（2）职业暴露危害程度：危害程度与暴露时间长短、种类和剂量密切相关。短时间、少量接触，轻症者表现为皮肤黏膜刺激症状，引起接触性皮炎、鼻炎、哮喘。长期、大量暴露，可产生慢性远期效应，重者发生慢性中毒或致癌。

3. 职业暴露主要危害

（1）挥发性化学消毒剂职业病危害：挥发性化学消毒剂对人体的皮肤、黏膜、呼吸道、神经系统均有一定程度的影响。调查证明：1.0ppm浓度的甲醛对皮肤、眼、鼻、咽喉及肺有刺激反应，可直接损害呼吸道黏膜引起支气管炎、哮喘病、皮炎等。高浓度的甲醛可刺激黏膜，引起职业性哮喘。短时间大量接触更可致肺水肿。长期接触还可能使细胞突变、致癌、致畸，早孕期接触危险性更大。环氧乙烷及酸类消毒剂侵入人体后可损害肝、肾及造血系统，导致机体免疫力下降。

（2）接触性化学消毒剂职业病危害：接触性化学消毒剂戊二醛可引起皮炎、过敏、结膜炎及鼻窦炎。长期吸入混有较高浓度戊二醛的空气或直接接触戊二醛容易引起眼灼伤、头痛、皮肤过敏、胸闷气喘、咽喉炎及肺炎、流感样症状、荨麻疹和手部棕褐色色素沉着等症状。

（3）麻醉剂职业病危害：手术室环境中常常存在残余的可吸入性麻醉剂，主要通过呼吸道吸入。麻醉剂危害程度与暴露浓度、时间呈正相关。长期暴露于微量麻醉废气的污染环境，可引起流产、胎儿畸变和生育力降低，同时对手术室工作人员的听力、记忆力、理解力、阅读能力以及操作能力等也产生影响，如吸入较高浓度的麻醉气体会使人肝脏损害，免疫力降低。一氧化氮、安氟醚等常用麻醉药物在相对密封的环境中弥散接触，可对中枢神经系统带来伤害。

（4）化疗药物职业病危害：化疗药物配制、化疗药物使用、化疗药物溢出、化疗药污染物处理和患者排泄物处理等都可导致医务人员的暴露。化疗药物危害程度与暴露时间长短、频率和量成正比。化疗药物接触时间长、频率高、量多则造成的危害重。研究结果显示：长期大量接触化疗药物者产生的毒性反应比例较高。从事肿瘤专科护理15年以上的护理人员临床症状相对较多，危害性也较大。接触化疗药物时间＞6个月的护理人员毒性反应明显高于＜6个月者。护士职业接触抗癌药可导致妊娠并发症（妊娠剧吐、妊娠贫血）及不良妊娠结局（自然流产、先天畸形）的危险增加，其不良妊娠结局随抗癌药接触水平的增高而增加。

（五）职业性外伤

职业性外伤，是指劳动者在劳动过程中，由于外部因素直接作用，而引起机体组织突发性意外损伤。由于医院工作环境和服务对象的特殊性，医务人员直接或间接与病人接触，在临床工作中经常会使用各种锐器或电器等，从而造成各种不同程度的机体损伤。

1. 职业性外伤种类　在医疗活动过程中，医护人员常常被针头、刀片、缝合针等医疗锐器伤害。几乎所有从事采血、注射工作的护理人员都有可能发生锐器伤，职业暴露发生率较高的是外科系统，其次是内科、门（急）诊、手术室，妇科、检验医技、口腔科也有一定的发生频度，护士为高暴露群体。针刺伤是护理人员最常见的职业事故，不仅引起皮肤黏膜损伤，更危险的是引起血源性疾病的传播。美国有报道护理针刺伤占职业事故的2/3。护士在职业生涯的全过程中每人平均会发生针刺伤4.3次。台湾学者曾对台湾8645名医务人员（包括医生、护士、实验室工作人员、护工等）进行医疗损伤的调查，结果显示针头损伤和其他尖锐医疗器械损伤皮肤的年发生率分别为1.3次/人和1.21次/人。在所有注射针头刺伤事故中，54.8%的针头已被患者的血液污染。有国内报道对1075名临床护士发生针刺伤的情况进行回顾性问卷调查，被调查的护士中有80.6%发生过针刺伤，年人均为3.5次．其中74.5%是被污染针头所刺伤。有学者对某省66所医院医护人员职业损伤状况进行调查的结果显示，2373名护士有88.62%被针刺伤，占损伤首位，人均刺伤4.81次，1746名医生有56.93%被刀割伤。与护士医疗锐器伤前三位相关的操作分别为开安瓿、丢弃处理针头、抽血；与医生医疗锐器伤前三位相关的操作分别为手术、开安瓿、清洗器械。

2. 职业暴露主要危害　锐器伤不仅引起皮肤黏膜损伤,更危险的是引起血源性疾病的传播。美国疾病预防控制中心监测报道全世界每年至少有100万次针头损伤或者其他污染的尖锐物损伤发生在医疗保健部门,并引起20余种血源性疾病的传播,每年因血源性传播疾病造成医护人员死亡人数超过几百人。医务人员通过被污染的HIV(+)针头刺破或污染伤口,传染的可能性为0.3%;特别是HBV,其传染性很强,若被乙肝病毒污染的利器刺伤,感染的机会为6%～30%。只要0.004ml的含有HBV(+)血进入体内,就可感染HBV;世界卫生组织报告,医院工作人员中HBV的感染率比一般居民高3～6倍。德国汉诺威医学院对3370名医务人员做血清免疫学检查,发现20.1%护士有HBV病毒感染史,而内科医生为18.2%,清洁工为26.3%,与对照组比较,其HBV感染率升高,差异有显著性。结果表明,不论是HBV高发区还是在低发区,医务人员HBV感染率和携带率均显著高于当地居民中的供血者,尤其以外科、麻醉科和妇产科的医务人员更为突出,并且HBV感染率随着从医时间延长而有升高趋势。如被带丙肝病毒感染的利器刺伤,受者有3%～10%的机会感染HCV,虽然国内外对医务人员HCV职业感染率的统计数字各不相同,但其研究结果表明医务人员中最容易被HCV感染的人群是外科医生和护士。另外针刺伤还可以传播一些其他疾病,如:疟疾、败血症、梅毒、埃博拉出血热、伤口感染等。

(六)职业性肌肉骨骼疾患

医务人员多数长期处于静态工作模式,不恰当的工作方式容易产生职业性肌肉骨骼疾患。例如医院管理部门、临床检验等部门人员以坐位姿态为主,使用的工具设备以计算机、显微镜为主,出现颈肩痛、鼠标手的机会较多。外科手术医师多以站立体位为主,易患下肢静脉曲张。甚至有些工作需要医生采用特殊体态,如妇产科、普外科的腔镜手术需要长时间保持腰部侧屈侧斜位站立,肩部外展,腕部屈曲姿态,同时腕部频繁转动;口腔科医师长期斜坐位、颈部侧屈旋转体位。护理人员承担打针、换药、测量血压,经常采用俯身弯腰体位。长期这些不良的非正常体位容易产生相关的慢性腰痛、颈痛、腕痛等职业性肌肉骨骼疾患,临床非常常见。

此外,护士在抢救、护送、搬运工作中往往为了病人而忽视自身安全,发生扭伤、拉伤,尤其是胸外按压、定时给病人翻身、长期输液时的下蹲姿势及常年站立等可导致运动性损伤。另外,医疗设备运作不灵敏及搬运工具的老化也会加重护士的体力支出。医务人员因移动病人、搬运重物或其他负荷过重的医疗用品时常造成脊柱、肌肉损伤。护理危重病人、手术时间长,导致站立过久而引起腰背酸痛、下肢酸软等。

有调查表明,医护人员由于负重引起脊柱损伤、腰骶部疼痛的发生率为8.4%。国外有报道约12%的护士因下背部损伤而过早离开工作岗位。英国健康部门报道,医护人员70%的工伤是由搬运病人引起,1992年有研究报道约有1/4的护士因脊柱受伤而不得不离职。芬兰报道,护士下背部痛的占79%,助产士占85%。我国有学者报道,护理人员腰背痛的发生率为61.31%,明显高于工业行业职工(11.53%)。美国一项调查证明,护士站立时间过长,下肢静脉曲张的发病率高于其他人群。

(七)职业紧张

职业紧张是个体所在工作岗位的要求与个人所拥有的能力和资源不平衡,且呈现持续状态时出现的心理与生理反应。职业紧张作为影响职业人群最主要的社会心理因素,已成为重要的职业卫生问题之一。

1. 职业紧张的产生的原因　医疗工作是一项相对特殊的职业,因为直接面对的是生命,人们对生命重视关注程度之高决定了人们对医务人员工作的高要求,希望其工作尽善尽美。医务人员承担的治病救人职责,就注定了医疗工作的高风险性、高责任性和不确定性。作为一个特殊的职业群体,其职业活动不可避免地受到职业紧张因素的影响,沉重的工作负担,超重的工作压力,广泛的社会关注,严峻的医患关系,对医护人员造成极大的心理压力,这种压力长期存在可能导致情感障碍和身心疾病。

(1)我国目前医疗资源总体不足,城乡医疗资源分配不均,医护人员工作任务繁重,导致医务人员的职业紧张。据统计数据显示,我国每千人口医疗机构床位数、卫生技术人员数分别为2.70张和3.58人。其中,东部省份平均为3.76张和5.14人,中部省份为2.61张和3.51人,西部省份为2.67张和3.36人。每千人口医疗机构床位数最高的省份在东部的上海,为6.81张,最低的省份在西部的贵州,为1.69

张,两者相差 4.03 倍。每千人口卫生技术人员数最高的省份在东部的北京,为 10.58 人,最低的省份在西部的贵州,为 2.10 人,两者相差 5.04 倍。大量的优质医疗资源集中在城市的大医院,这样导致了人们看病也大多选择城市中的大医疗中心,大医院人满为患,医护人员工作量急增,这在客观上导致了患者就医难,医务人员必须超负荷工作。

(2)医患矛盾突出,医疗行业风险高,医务人员心理压力大,导致医务人员的职业紧张。近年来全国医闹事件频频发生,医疗行业已经成为我国高危行业。保障医疗环境的安定,维护医务人员的人身安全,迫切需要我们探索引起医患矛盾的根源,寻找构建和谐医患关系的新途径。

2. 职业紧张对医务人员的影响 某部门针对 12 个区 84 家医院 1182 名医护人员的心理健康调查报告显示:17.4% 的医生护士曾有过自杀念头。医生护士中 37.02% 有挫败感,33.19% 对将来觉得气馁,39.83% 很多时候感到忧伤,89.91% 认为在工作中需要跟难相处的患者打交道,44.28% 感觉在工作中绝对需要防范病人对医疗行为提出质疑或追究,若有机会重新择业,近半不愿再选现职。调查还显示,63.03% 的医护人员感觉自己比以往更容易累,50.38% 认为对其他人或事物的兴趣少了,而有 13.2% 的人则经常或较多时候感觉心情抑郁、不快乐。这些数字表明,医护人员工作负荷重、压力大、强度高、自评社会地位低,职业压力较大,对当前执业环境、收入现状不满意,希望有所改善,对选择医护职业信心不足。从调查结果看,医护人员心理健康问题较严重,总体抑郁程度高于一般人群,随着医患矛盾增多,对患者的防范心理较重。北京大学人民医院心内科教授披露中国内地医生群体健康状况不佳,超过 1/4 存在心血管疾病风险,35 岁以上男性医生高血压患病率已是健康人群的 2 倍。40 岁以上无论男女,相对发病风险都远高于同龄普通人群。这种状况与医务工作者常年处于超负荷工作状态,精神高度紧张,生活作息规律性差有密切关系。

二、医务人员职业健康的特点

(一)感染

医务人员职业感染多为传染性疾病,其中最常见的是经血液传播的疾病。医务人员在工作过程中因锐器伤、黏膜或破损的皮肤接触患者具有传染性的血液、分泌物、排泄物等易发生职业暴露。医学文献证实至少有 50 种不同的病原体或疾病可经皮肤刺伤传播,包括细菌、病毒和寄生虫等,其中对医务人员危害最大的是乙型肝炎(HBV)、丙型肝炎(HCV)、艾滋病(HIV)。研究表明,1 次针刺或其他经皮肤方式暴露 HBV、HCV、HIV 的平均感染率分别是 6%～30%、3%～10%、0.2%～0.5%。经血源传播疾病的职业感染高危人群主要为牙科医师、外科医师、手术室人员、内镜操作人员、实验室人员及门急诊人员。此外,医务人员还容易遭受肺结核(TB)、严重急性呼吸系统综合征(SARS)、流感、风疹等呼吸系统疾病,以及幽门螺杆菌感染(HP)、伤寒、霍乱、甲型肝炎等消化系统疾病侵袭,也有疥疮医院感染暴发的报道。流行病学调查显示,医务人员 TB 感染率和患病率远远高于一般人群,患病率最高的为呼吸内科、感染科医务人员。2003 年初在我国发生的 SARS 疫情中,医务人员感染占报告总病例数的 18%,是 SARS 的第一大高发人群。从事消化道内镜检查工作的医务人员感染 HP 的危险性明显高于非医务人员,且感染的细菌毒力较强。

(二)皮肤黏膜损伤

皮肤是人体最大的器官,容易遭受到不同程度职业病危害。锐器伤是医务人员最常见的职业病危险因素,护士锐器伤发生率显著高于其他医务人员。锐器伤是医护人员感染血源性病原体的重要途径。据美国国家职业安全与卫生研究所(NIOSH)资料显示,医院至少使用 159 种对皮肤或眼有刺激性的物品。此外,直接接触化疗药物可刺激皮肤出现局部红肿热痛,甚至皮肤黏膜坏死。腐蚀性化学危险品(如强酸、强碱等)喷溅到人体皮肤上,会引起皮肤的腐蚀性灼伤。有些化学品(如液氮等)虽然不具有腐蚀性,但若接触人体会迅速汽化而急剧吸热,使人体皮肤产生冻伤,即冷灼伤。某些化学物品(如戊二醛、甲醛等)可引起局部皮肤黏膜刺激,并有报道引起过敏性接触性皮炎。激光的热效应可导致玻璃体浑浊、皮肤红斑、脓包等。紫外线还可引起电光性皮炎、眼炎,皮肤癌。电离辐射引起的急、慢性皮炎和皮肤黏膜溃疡,接触某些细菌、病毒等微生物可引起皮肤损害。当皮肤有破损或患有皮肤病时,因屏障的完整性被破坏,有利于病原微生物、化学毒物等危害因素通过皮肤,造成更广泛的伤害。

(三) 呼吸系统损伤

呼吸道吸入是化学危害因素以及生物危害因素入侵人体最常见、最主要的途径。某些化学制剂以气体蒸气雾、烟尘等不同形态存在于职业环境中的毒物随时可被吸入呼吸道。医院内常用消毒剂中的过氧乙酸、甲醛、戊二醛、含氯消毒剂等吸入后可能造成呼吸道损伤,造成鼻炎、咽炎、喉炎、气管 - 支气管炎、哮喘等;短时间大量吸入某些化学物,可造成急性支气管肺炎、吸入性肺炎、急性间质性肺水肿,甚至肺泡性肺水肿、急性呼吸窘迫综合征等;长期接触则可引起慢性呼吸道损害。紫外线产生的臭氧在杀死细菌的同时,可造成喉鼻黏膜的刺激,并能破坏肺表面的活性物质,引起肺水肿和哮喘发作。也有牙科技师在制作义齿(假牙)中接触粉尘,引起尘肺的报道。人的呼吸系统从鼻到肺泡都具有相当大的吸收能力,尤其肺泡的吸收能力最强,毒物一旦进入肺脏,很快就通过肺泡壁进入血液循环而被送至全身,进而引起其他器官系统的损害。

(四) 消化系统损伤

消化系统是毒物吸收、生物转化、排出和经肠肝循环再吸收的场所。医务人员中毒物单纯经肠胃道吸收的情况比较少见,多是不良卫生习惯造成的,如被毒物污染的手直接拿食物或饮水而导致中毒等。但经皮肤接触或经呼吸道吸入等途径吸收的有毒物质对消化系统造成损害仍不少。目前我国口腔科处理过去用银汞合金填充龋齿时,医务人员可接触金属汞而导致汞中毒,出现口腔黏膜溃疡、牙龈炎,食欲减退,恶心、呕吐、腹痛腹泻。放射科、介入治疗常用铅屏蔽,慢性铅中毒可引起腹绞痛。接触化疗药物可出现口腔炎、恶心、呕吐、腹泻、食管炎等。肝脏是体内重要的代谢、分泌和解毒器官之一,受到毒物侵害时,可引起中毒性肝病。抗肿瘤药物甲氨蝶呤、苯丁酸氮芥、6- 巯基嘌呤可引起中毒性肝炎或胆汁淤积。医务人员工作压力大,作息不规律,不能按时就餐,容易出现慢性胃炎、消化性溃疡等疾病。

(五) 血液系统损伤

化疗药物对人体最严重的毒性反应是骨髓抑制。特别是氮芥、丝裂霉素、阿霉素、环磷酰胺及铂类等均有中、重度抑制骨髓的副作用,主要表现为白细胞下降、机体免疫力降低,随着剂量的增加,血小板和红细胞也受到不同程度的影响。经常接触抗癌药若干年后还可能产生白血病、恶性淋巴瘤等恶性肿瘤。某些抗生素也会抑制骨髓。在配制化疗药物过程中药液的溢出、散发,化疗患者的排泄物或呕吐物等处理不当,药物经过皮肤黏膜、呼吸道吸入或消化道摄入而导致医护人员职业暴露损伤。

电离辐射可引起急性或慢性放射病,影响到血液系统,引起造血障碍、出血综合征等。电离辐射包括 X 线、α 线、γ 线等,多见于放射科、核医学诊疗室、手术室等科室。陪护危重病人做各种辅助检查是临床经常遇到的一项工作,所以也会因多次少量接触各种放射线而受到电离辐射的危害。部分微波接触者也可出现白细胞、血小板减少,可能与常和微波同时存在的低能量 X 线有关。

(六) 运动系统损伤

医务人员因工作中的强制体位和常年超时间、超负荷工作,移动病人、搬运重物等,腰背酸疼、颈椎和腰椎劳损现象比较普遍。有调查显示,医务人员颈椎病和腰肌劳损,分别占全身肌肉骨骼疾患第一位和第五位,患病率为 25.93% 和 11.91%,颈椎病患病率明显高于对照人群。B 超医生长时间悬臂工作,容易出现肩周肌肉酸痛,肩关节疼痛,抬手受限,甚至引起肩周炎。经常受到骨骼肌肉损害的人群主要为护士、外科医师、手术室人员等。我国医务人员遭受暴力的事件时有发生,暴力可造成不同程度的身体伤害,可致残甚至死亡。

(七) 心理损伤

医务人员的职业压力是非常大的,作息没有规律,精神高度紧张,工作强度大,容易产生职业紧张。职业紧张对医务人员的生理健康、生命质量均有显著的影响,而对医务人员的心理健康影响更大。国内外研究显示,医师与白领和工厂的技术工人相比,有显著的工作压力、较高的躯体和心理疾病的发生率及较低的工作满意感,身心疾患发病率高于一般人群,出现强迫症状、忧虑、抑郁症状。医院暴力除了导致身体伤害,还可导致严重的心理损害。

（八）其他损伤

医务人员遭受的职业病危害还可导致其他器官系统的伤害，如噪声可造成听力损伤，还容易导致失眠、便秘、血压升高等；铅、汞等中毒可引起中毒性周围神经病及中毒性脑病，汞中毒还可引起肾脏损害；紫外线灯及电子灭菌灯的空气消毒过程中可产生大量的氮氧化物，对中枢系统、心血管系统产生危害作用；抗肿瘤药物顺铂、甲氨蝶呤、链脲霉素等具有很强的肾毒性，顺铂具有耳毒性；长期的职业紧张也可导致神经衰弱症状。

此外，尚有很多化学物质会致畸性、致突变性和致癌性和生殖损伤。美国国家职业安全与卫生研究院（National Institute for Occupational Safety and Health，NIOSH）资料显示，医院至少使用 135 种具有潜在"三致"危害的化学物。大多数抗肿瘤药物及某些抗微生物药物被证明可诱导机体突变，致癌，致畸，女性月经不调，男性生殖功能下降。接触抗癌药物的护士中，月经周期和经期异常者达 80%。流行病学资料表明孕期接触抗癌药物对胚胎和胎儿生长发育发生影响，自然流产率明显升高。此外，吸入麻醉剂如安氟醚和异氟醚是一种潜在的致突变、致癌物质，可致胚胎毒性，有报道女麻醉师中自然流产率达 38%，较对照组明显升高。长期接触消毒剂甲醛，即使低浓度也可使细胞生长受到抑制，甚至可以致癌。孕妇接触环氧乙烷流产率高达 16.7%，在早孕期接触危险性更大。接触电离辐射也使人的生育能力受损，染色体发生畸变，可使空气中气体激发电离，产生氮氧化物、臭氧、自由基等有害物质，少量多次接触放射线可因蓄积作用致癌或致畸。长期接触紫外线可诱发皮肤癌。

综上所述，医务人员各个器官系统均可能遭受职业病危害因素的影响，我们要提高职业防护意识，采取结合实际情况适当防护措施，减少或降低职业暴露的发生，保障医务人员的身体健康。

三、预防措施

（一）生物性危害的防护

生物性损害是医院最常见的职业病危害因素之一，而主要的生物因素包括细菌、病毒、寄生虫、真菌、支原体、衣原体等，所以在有可能接触到以上生物因素的医疗活动中需要使用以下防护设施：

1. 使用乳胶手套　医疗活动中医务人员的皮肤黏膜容易被血液、体液飞溅或被污染锐器所伤，因此，在处理被患者体液、血液污染的物品时一定要戴手套操作。

2. 使用呼吸防护器　科学地选择并正确使用呼吸防护器能有效预防经呼吸道感染。根据不同传染病的情况，依据不同场合佩戴不同类型的呼吸防护器，才能起到呼吸防护的基本作用，应提倡佩戴 N95 口罩。

3. 使用隔离衣、帽子、防护眼罩　在接触患有传染性较强疾病的患者时除了佩戴口罩、手套外，还需要穿隔离衣、帽子，必要时戴防护眼罩，阻挡传染源的入侵。

4. 使用锐器收集箱　严格的医疗垃圾分类能有效减少医务人员发生锐器伤的概率，按照相关管理规定，严格使用锐器收集箱盛装已使用过的一次性器械。

（二）物理性危害的防护

物理性损害因素主要分为电离辐射（包括各种放射线）及非电离辐射（包括微波、高频辐射、紫外线、激光等）两大类。

1. 穿铅衣　在某些医疗活动中难免接触到电离辐射时，为了避免或减少辐射，在接触辐射作业时可穿戴各种铅衣，如长袖射线防护服、射线防护手套、射线防护眼镜、铅帽、铅围脖等。

2. 戴防护面罩　在接触紫外线作业时，要佩戴防护面罩可有效阻挡紫外线对面部皮肤和黏膜的损害。

（三）化学性危害的防护

由于医院常见的化学性损害因素主要包括化学药物（如抗肿瘤药、麻醉药）、化学消毒剂及重金属（如汞），所以在接触以上危害因素的时候，除了戴手套、帽子、口罩外，还需要特定的防护设施。

1. 穿防护衣裤　抗肿瘤药物对正常人组织细胞有较前的损害作用，故医务人员在配药时需要穿防护衣裤，避免长期接触药物导致自身组织细胞的损伤，并做到勤洗勤换。

2．使用空气净化装置　通过对空气净化并定期监测空气中化学药物浓度，严禁超标，减少医务人员呼吸道及皮肤对化学药物的吸收。

（四）健康教育与干预

在具备较完善的防护设施前提下，提高医务人员的个人防护意识和技能是减少或避免医务人员职业病危害因素损伤的关键。

1．加强职业安全教育　将职业安全防护知识纳入培训计划、岗前培训和专业考核内容，加强防护知识的宣传，杜绝医务人员因不良习惯、不当操作造成的职业伤害。增强自我防护意识，严格遵守各种操作规程，正确使用各种防护设施。开展必要的心理咨询，使医务人员能及时缓解心理压力，保持健康的工作心态。

2．提高操作技能　医务人员自身应熟悉掌握技术操作及规程，规范操作，安全注射，避免不必要的损伤，最大限度减少危害。

3．损伤后干预措施　如血液或体液溅入眼内，应用大量生理盐水或清水冲洗，如发生锐器伤要迅速脱去手套，立即从近心端向远心端挤压伤口，然后用流动水彻底冲洗，并用碘伏、酒精消毒，并对锐器伤危险度进行评估及处理。

4．重视预防接种　对一线的医务人员应定期监测乙肝两对半，对于表面抗体阴性的医务人员及时给予注射乙肝疫苗。

5．提高心理素质　除具备一般的职业道德和专业修养外，还应注意评判性思维的培养和心理调控能力的锻炼。在紧张的抢救过程中，使用恰当言语向家属进行解释，及时安抚患者和家属的不良情绪，避免使用刺激性或冲突性语言，不使用肯定或绝对性语言，尽可能取得家属的理解。

6．合理安排工作　合理安排日常的工作和生活，注意加强营养，主动参与一些体育健身活动，提高自身的免疫力。

四、医疗卫生行业职业病危害的相关事件

1．医务人员的生物性职业病危害事件　曾经在全球发生的非典型肺炎（SARS）的流行严重地威胁着人类健康，同时也危及医务人员的生命。据暴发流行时期统计，当时我国累计报告"非典"病例5329例，医务人员占969例，比例高达18.18%。广东累计报告非典病例1359例，其中医务人员341例，3人殉职，分别为中山二院一位司机、广东省中医院一位护士长和中山三院一位主任医师。刘泽军等报道北京的医务人员SARS的发病率为282.80/10万，死亡率为6.94/10万，分别是全市的15.2倍和4.9倍。在SARS发病高峰期，医务人员单日最高发病率8.85%，是非医务人员单日最高发病率的2.06倍。医务人员中，护士发病率最高，为51.88%，医生次之，为37.81%，护工为6.25%。

2．医务人员的放射性职业病危害事件　著名老中医郭春园是我国传统正骨四大流派之一"平乐郭氏正骨"的第五代传人。从20世纪50年代起，为了救治病人和临床教学，郭春园在X光下整整工作了25年。1982年，59岁的郭春园左手食指因长期遭受X线照射出现溃烂，2001年，78岁的郭春园受伤的手指查出了鳞状上皮癌并发生全身转移去世。

3．医务人员职业伤害事件　近年来，针对医务人员的故意伤害事件屡有发生。2012年3月23日16点30分左右，来自内蒙古呼伦贝尔市的17岁患者李某闯入哈尔滨医科大学附属第一医院的风湿免疫科医生办公室，抢起手中的水果刀砍向医务人员和实习医生，造成28岁的实习医生王浩伤势严重，不幸死亡，另三名医务人员重伤。

（李智民　缪荣明）

下　篇

第七章 职业性尘肺病及其他呼吸系统疾病

第一节 概 述

一、职业性呼吸系统疾病

呼吸系统由呼吸道与肺以及辅助呼吸的附属肌肉等附属器官组成,是一个与大气相通的开放系统,是职业性有害物质进入机体的最主要通路,与其他系统相比受外界环境和内部因素的影响更为明显。在呼吸过程中,外界环境中的有机或无机粉尘、各种微生物、异性蛋白过敏原、有害气体、致癌因子等,皆可吸入呼吸道和肺部,引起各种病害。呼吸系统疾病种类繁多,是造成我国人口死亡的主要疾病之一,一般分为呼吸道感染性疾病、结核、慢性阻塞性肺疾病、哮喘、肿瘤、间质性肺疾病和职业性肺病等几大疾病谱。

职业性呼吸系统疾病则是在职业生产活动中因吸入生产性粉尘、刺激性化学物质、过敏原等职业有害因素所致的呼吸系统疾病,一般包括以尘肺、铍病为代表的纤维化疾病,以哮喘、过敏性肺炎为代表的过敏性疾病,急性呼吸道炎症或慢性呼吸道阻塞性疾病,铁、钡、锡、锑等金属及其化合物所致粉尘沉着病,呼吸系统肿瘤以及急性刺激性化学物中毒等。国际劳工组织职业病目录2010年修订版中将呼吸系统疾病归类在按靶器官系统分类的职业病,共12类:致纤维化矿物粉尘所致的尘肺病(矽肺、煤矽肺、石棉肺)、矽肺结核、非致纤维化矿物粉尘所致的尘肺病、铁尘肺、硬金属粉尘所致支气管肺病、棉尘(棉尘病)、亚麻尘、大麻尘、剑麻尘或甘蔗尘(蔗渣肺)所致的支气管肺病、由工作过程中产生的已被认可的刺激物或致敏物所致的哮喘、吸入工作活动中产生的有机粉尘或微生物污染的气溶胶所致的外源性过敏性肺泡炎、吸入工作活动中产生的煤尘、采石场(矿)产生的粉尘、木尘、来自谷物和农业工作产生的粉尘、动物厩(棚)产生的粉尘、纺织品产生的粉尘和纸粉尘所致的慢性阻塞性肺病、铝所致的肺病、工作过程中产生的已被认可的致敏物或刺激物所致的上呼吸道疾病、以上条目未列出的其他呼吸系统疾病,条件是经科学认定或者以适合于国情与国家惯例的方式确定工作活动接触有害因素与工人所罹患的疾病之间存在着直接的关联。

我国2013年新修订颁布的《职业病分类和目录》规定的职业性尘肺病及其他呼吸系统疾病包括尘肺病和其他呼吸系统疾病,前者包括矽肺、煤工尘肺、石墨尘肺、碳黑尘肺、石棉肺、滑石尘肺、水泥尘肺、云母尘肺、陶工尘肺、铝尘肺、电焊工尘肺、铸工尘肺、根据《尘肺病诊断标准》和《尘肺病理诊断标准》可以诊断的其他尘肺病,后者包括过敏性肺炎、棉尘病、哮喘、金属及其化合物粉尘肺沉着病(锡、铁、锑、钡及其化合物等)、刺激性化学物所致慢性阻塞性肺疾病、硬金属肺病。

二、职业性尘肺病

尘肺(pneumoconiosis)是不少国家目前最重要的一种职业病,特别在发展中国家更是如此。截至2014年底,我国累计报告尘肺病777 173例,约占所有职业病总数的90%。可能发生尘肺的主要行业有矿山开采:各种金属矿山的开采、煤矿的掘进和采煤以及其他非金属矿山的开采,是产生尘肺的主要作业环境,主要作业工种是凿岩、爆破、支柱、运输;金属冶炼加工中矿石的粉碎、筛分和运输;机械制造业中铸造的配砂、造型，铸件的清砂、喷砂以及电焊作业；建筑材料行业，如耐火材料、玻璃、水泥、石料生产中的开采、破碎、研磨、筛选、拌料等，石棉的开采、运输和纺织等；公路、铁路、水利、水电建设中的开凿隧道、爆破等。

（一）尘肺病的历史

1. **矽肺病的历史** 尘肺是一种古老的疾病，它的发生可追溯到古代的采矿、金属加工和石材建筑。公元前400年古希腊希波克拉底（Hippocrates）发现采矿、粉尘与疾病的关系，描述了接尘的矿工呼吸困难。公元前131年盖伦（Galen）首先报告石膏矿矿工的呼吸系统异常表现。北宋（公元11~12世纪）孔平仲在其《谈苑》中记载："贾谷山，采石人，石末伤肺，肺焦多死"，初步指出了尘肺的病因及其对机体的危害。这些与粉尘有关的肺病有多个病名，除了矿工痨病（miners' phthisis），还有泥瓦匠病（mason's disease）、粉尘肺痨（dust consumption）、磨工哮喘（grinders' asthma）、陶工病（potters' rot）、石匠病（stone-cutters' disease）等。其他一些早期对矽肺的论述见表7-1-1。

表 7-1-1 有关矽肺论述的早期文献记载

年代	作者	书名或文献题目	对矽肺及相关内容的主要阐述
1556年	Agricola	矿物学（De Re Metallica）	首次对吸入粉尘不良影响的认识
1567年	Paracelsus	斯尼伯格矿山病及其他矿工疾病（Von der Bergsucht und anderen Bergkrankheiten）	第一部关于矿工疾病的专著，有"矿工肺结核"的经典描述
1672年	Van Diemerbroeck	人体解剖学（Anatomi Corporis Humani）	在解剖死于"哮喘"的石匠的肺时，肺切割起来就像切沙块一样
1722年	Bernardino Ramazzini	论手工业者疾病（De Morbis Artificum Diatriba）	矿工痨病和肺损伤是吸入粉尘的结果
1763年	俄罗斯研究者	冶金学或矿山事业基础	序言中记载了矿工吸入粉尘罹患肺病
1847年	—	工人疾病及其预防方法	建议工人降入矿井时用布掩盖口鼻以防御有害气体和粉尘
1860年	Peacock 和 Greenhow	—	报告在矿工肺中发现二氧化硅粉尘
1870年	Visconte 医师	—	正式提出将吸入采矿粉尘（silex）引起的肺病命名为矽肺（silicosis）

2. **煤工尘肺的历史** 在大约五千年前中国青铜器时代，人类已经开始采煤；煤矿工人呼吸着黑色的灰尘，一段时间后肺就毁了。1833年，马歇尔（Marshall）注意到3名长期在拉纳克（Lanarkshire）煤矿井下工作的矿工肺中的"黑痰"（Black Spit/Melanoptysis），矿工尸检可见肺内充斥着黑色结节和空洞，作者认为这主要是因吸入细颗粒碳尘所致；1837年，汤姆森（Thomson）医生发现很多来自苏格兰的（Scottish）矿井的煤矿工患严重肺病，主要症状是呼吸困难和咳嗽，痰液黑色，9名死亡病例尸检结果发现肺中充满黑色物质；同年英国东北部的斯特拉顿（Stratton）首先使用了"anthracocis"一词（以 anthracite 煤命名）描述矿工的特殊肺病；大约同时期爱丁堡（Edinburgh）医生父子团队明确区分出石工矽肺和煤矿工黑肺的差别。1846年，苏格兰医生阿奇博尔德（Archibald）详细记录了接触极高水平度粉尘煤矿工人的发病过程：健壮的年轻人从事采矿后，短期内出现咳嗽、吐墨汁样黑痰，心率迅速下降，乏力，短期内病死，尸检的肺部可见条状空洞，充填有固体或液体碳化物；称之为"黑肺病"（Black phthisis/Black lung）。20世纪80年代起，煤肺、煤矽肺或矿工哮喘报告病例数下降，导致业界误认为因吸入煤矿所致的严重肺损伤已经属于历史。直到20世纪30年代，英国工业肺病委员会对南威尔士煤矿工人的病例开展了病理和组织学研究，发现掘进工罹患矽肺，而采煤工从其所接触的粉尘种类、放射影像和病理情况分析，认为所患疾病不是矽肺，委员会建议用煤工尘肺（pneumoconiosis of coal workers / coal workers' pneumoconiosis，CWP）一词来表示煤矿掘进工和采煤工所患尘肺病，并规定尘肺诊断的X射线影像学标准应包括网状影（reticulation）以及结节影（nodular shadows）和团块（consolidation）。

3. **石棉肺的历史** 石棉的使用至少可以追溯到五千年前。最早记录石棉健康危害的可能是希腊地理学家斯特拉波（Strabo），他记载了纺织石棉衣的奴隶变得身体虚弱，日常活动时出现呼吸困难。1878年后，石棉因其隔热、防酸等性能被大量开采和广泛使用，其所致健康危害逐渐引起关注。1887年，维也纳一名医生记录了"石棉纺织工及其家属的消瘦和呼吸问题无疑是吸入石棉粉尘所致"。1898年英国工厂检察官迪恩路易斯（Deane lucy）报告了石棉工人支气管和肺部疾病，呼吁对石棉工开展健康调查，当时主流观点认为石棉对人组织是无害的。其后的一系列报告描述石棉工人的慢性肺病时，认为其既不是结核病也不是矽肺。1906年，蒙塔古（Montague）在英国报告了首例与石棉有关的死亡案例，开始引起国际社会的关注。1924年英国维冈（Wigan）医院病理科的医师库克威廉姆斯（Cooke williams）在英国医学杂志上首次完整地描述了1例病死于纤维化和肺结核的石棉纺纱工病例，其肺组织中可见"针样小体"（curious bodies）。接着其他作者也发表了石棉病例的文献，其中奥利弗（Oliver）创造了"asbestosis"（石棉肺）一词。1927年，Cooke williams使用"pulmonary asbestosis"一词描述观察到的石棉工人尘肺表现。

（二）尘肺病的定义

1. 尘肺病术语的出现和主要演变　　1866年，德国学者森克尔（Zenker）用希腊语中表示"肺"（pneumon）和"尘"（conis）的2个词组合成"pneumonokoniosis"（尘肺）一词，表示粉尘在肺部的潴留，使尘肺病作为独立的疾病列入肺疾病的分类中；其后在1930年的国际矽肺会议上修改成"pneumoconiosis"；1933年牛津英语词典定义"pneumoconiosis"为因吸入粉尘所致肺病，为当时工业卫生界最认可的定义。日本于1960年制定《尘肺病法》，是世界上最早的承认全矿尘（本质上是全部无机粉尘）是有害的法律文件；1978年修改后，定义尘肺病是由于吸入粉尘而引起的以肺纤维增生性变化为主的疾病。英国1975年社会安全法案定义尘肺病为由于吸入矽尘、石棉或其他粉尘而致的肺部纤维化。目前英国对尘肺病的定义为：尘肺病是因吸入粉尘并在肺内潴留所致的肺病；各类尘肺病按致病的粉尘或职业种类进行定义，其中煤工尘肺、矽肺和石棉肺是主要尘肺病病种，分别由煤尘、游离二氧化硅和石棉致病。

2. 国际劳工组织（International Labour Organization，ILO）对尘肺病的定义和发展　　1930年ILO在南非约翰内斯堡召开第一次国际矽肺会议，认为"尘肺病是吸入二氧化硅粉尘所致的肺病疾病状态；在发病中的二氧化硅必须是化学的游离状态并达到肺部"。1938年第二届国际矽肺会议在日内瓦举行，多数学者认为只有游离二氧化硅粉尘才可导致尘肺病，尘肺病即矽肺，矽肺是尘肺病的唯一形式。但是随后越来越多实验研究和临床资料证明，游离二氧化硅不是尘肺病的唯一病因。1950年ILO在澳大利亚悉尼召开第三届国际尘肺病会议提出，除矽尘外，其他粉尘如铍、滑石、石墨等亦能引起尘肺病；因此将尘肺病的定义修改为"尘肺病是指由吸入粉尘而引起的并能诊断的肺病；粉尘是排除细菌生物体的固体粉末物质"。1971年ILO在罗马尼亚布加勒斯特召开的第四届国际尘肺病会议上，各国学者从病理学观点将尘肺病定义为"尘肺是由于粉尘在肺内的蓄积和组织对粉尘存在的反应。其中粉尘是指由非生物固体微粒所组成的气溶胶"。从ILO职业病名单中尘肺病及其种类和其他肺部疾病的变化，可见到尘肺病定义的变化，见表7-1-2。

3. 中国尘肺病定义和种类变化　　按尘肺发病时间可分为快型、慢型、晚发型；按病理改变分为胶原纤维化型、间质纤维化型，结节型，不规则型，弥散型，团块型；按粉尘来源分为矿物性与非矿物性等。在中国按病因将尘肺分为五类，见表7-1-3。

1957年我国主要参考其他国家的职业病名单制定了我国职业病名单《(57)卫防齐字第145号文》，共14种职业病，包括尘肺，但没有规定尘肺的种类。1959年我国第一届全国劳动卫生与职业病学术会议上，有关尘肺病的致病因素，重点涉及石英、石棉、煤、滑石、水泥等无机粉尘；1979年第二届全国劳动卫生与职业病会议上，尘肺病病因研究已增加到26种无机粉尘，以及茶、木、谷物、面粉、烟草、皮毛、甘蔗、棉、麻、干草等十数种有机粉尘。1987年卫生部、劳动人事部、财政部、全国总工会联合公布关于修订颁发《职业病范围和职业病患者处理办法的规定》，将矽肺、煤工尘肺、石墨尘肺、炭黑尘肺、石棉肺、滑石尘肺、水泥尘肺、云母尘肺、陶工尘肺、铝尘肺、电焊工尘肺、铸工尘肺等12种尘肺列为法定职业病。同年颁布的《中华人民共和国尘肺病防治条例》第一章第三条规定，尘肺病系指在生产活动中吸入粉尘而发生的肺组织纤维化为主的疾病。同年中华人民共和国原卫生部、中华人民共和国原劳

表 7-1-2　ILO 职业病名单中尘肺病描述及种类的变化

时间	ILO职业病名单	尘肺病及其种类	其他肺部疾病
1919 年	ILO 建议 No.3 和 No.4	无	—
1925 年	ILO 会议 No.18	无	—
1934 年	ILO 会议 No.42	矽肺（合并或不合并肺结核）；矽肺是导致劳动能力丧失或死亡的要素	—
1964 年	ILO 会议 No.121（1980 年修订）	致硬化（sclerogenic）的矿物尘导致的尘肺病[矽肺、煤矽肺（anthracosilicosis）、石棉肺]以及矽肺结核（silicotuberculosis）；矽肺是导致劳动能力丧失或死亡的要素	1980 年修订后肺部疾病增加了硬金属所致支气管肺部疾病、棉尘、亚麻、大麻或波罗麻尘所致支气管肺部疾病（byssinosis,棉尘肺），有机粉尘导致的外源性变应性肺炎等
2002 年	ILO 建议 No.194（2010 年修订）	致纤维化（fibrogenic）矿物粉尘导致的尘肺病（矽肺、煤矽肺、石棉肺）；矽肺结核；非致纤维化（non-fibrogenic）矿物粉尘导致的尘肺病	其他肺部疾病：铁尘肺（siderosis）、硬金属粉尘所致支气管疾病；由棉尘（棉尘病）、亚麻尘、大麻尘或剑麻、甘蔗（甘蔗渣肺）粉尘导致的支气管肺病；职业活动产生的有机粉尘或微生物污染的气溶胶导致的外源性过敏性肺泡炎；铝所致肺病等

注:"—"为无该项内容

表 7-1-3　尘肺分类

分类	引起尘肺的粉尘	主要病理改变	严重性	尘肺举例
矽肺	含游离二氧化硅较高的粉尘	肺组织胶原纤维为主	严重	矽肺
硅酸盐肺	含硅酸盐粉尘	肺组织间质纤维为主	严重或较严重	石棉肺、滑石尘肺、云母尘肺、水泥尘肺
碳尘肺	煤、石墨、碳黑、活性炭	尘及尘细胞灶和肺间质纤维化	一般	煤肺、石墨尘肺、炭黑尘肺
金属尘肺	某些金属及其氧化物粉尘	不定	不定	铝尘肺
混合性尘肺	含游离二氧化硅和其他物质的混合性粉尘	一般因粉尘中所含游离二氧化硅多少而有不同程度的肺组织胶原纤维化及间质纤维化	严重或较严重	电焊工尘肺、铸工尘肺

动人事部、中华人民共和国财政部、全国总工会联合公布关于修订颁发《职业病范围和职业病患者处理办法的规定》，将矽肺、煤工尘肺、石墨尘肺、炭黑尘肺、石棉肺、滑石尘肺、水泥尘肺、云母尘肺、陶工尘肺、铝尘肺、电焊工尘肺、铸工尘肺等 12 种尘肺病列为法定职业病。

2002 年颁布的《职业病名单》中增加根据《尘肺病诊断标准》和《尘肺病理诊断标准》可以诊断的其他尘肺病，一直沿用至今，在 2013 年修订施行的《职业病分类和目录》中没有种类和数量变化。《尘肺病诊断标准》（GBZ 70—2002）中定义尘肺病是由于在职业活动中长期吸入生产性粉尘并在肺内潴留而引起的以肺组织弥漫性纤维化为主的全身性疾病。2015 年该定义在《职业性尘肺病的诊断》（GBZ 70—2015）中修改为：尘肺病是由于在职业活动中长期吸入生产性矿物粉尘并在肺内潴留而引起的以肺组织弥漫性纤维化为主的疾病。薛汉麟曾对 1987 年的尘肺病定义提出异议，一是认为将粉尘潴留在肺内尚不引起纤维化的锡尘肺、钡尘肺、铁尘肺等排除在外，不利于病人调离工作岗位；二是不参加生产活动但生活在生产环境中的人，如居住在厂内宿舍的家属患矽肺，石棉厂周围居民患石棉肺，得不到保护和赔偿。2013 年，锡尘肺、钡尘肺、铁尘肺以及锑尘肺作为金属及其化合物粉尘沉着病纳入我国《职业病分类和目录》，与尘肺病同属职业性肺部疾病。

（三）尘肺病发病机制和病理

尘肺病的病因是吸入致尘肺的粉尘，但吸入这类粉尘并不一定会导致尘肺的发生。正常人的呼吸道具有清除粉尘的黏液纤毛流和肺泡以及间质的清除机制。这种不同层次的清除粉尘机制是一个连续的时相过程,快相约占吸入总量的 70%～95%,在数天内完成;慢相约占总尘量的 10%,一般要 100 天以上,甚至多年才能排出。能进入肺泡的尘粒,多数小于 2μm,大部分被肺内吞噬细胞吞噬,通过覆盖在肺泡表面的一层表面活性物质和肺泡的张弛活动,移送到具有纤毛细胞的支气管黏膜表面再被移送出去。进入肺泡的尘粒只有很小的一部分被尘细胞(吞噬有粉尘的吞噬细胞)带入肺泡间隔,经淋巴或血液循环而达到肺及人体的其他组织,引起生理病理作用。故吸入的粉尘在肺内沉积,只发生于吸入粉尘量过大,人体呼吸器官的防御功能不能将其过滤、附着、阻留,或粉尘沉积于肺泡又不能完全清除时。因此,保持呼吸器官的良好自御功能有重要的意义。

进入肺泡不能被清除的粉尘,因其本身的理化性质和生物学作用的不同,引起不同的组织反应。一般认为,尘肺是因吸入粉尘所致的肺泡功能结构单位的损伤,其早期表现为巨噬细胞肺泡炎,晚期导致不同程度的肺纤维化。根据我国尘肺病理诊断标准,尘肺病理分三型:结节型尘肺、弥漫纤维化型尘肺和尘斑型尘肺。

(四)尘肺病临床表现和诊治方法

1. 尘肺病临床　通常尘肺病变的发生和发展是一个渐进过程,只有当病变发展到一定程度时,才会被人们发现。因粉尘的致病性及其浓度不同,从开始接尘到发现临床尘肺,一般要十数年或更长时间,取决于生产环境粉尘的浓度、暴露时间及累计暴露剂量,以及有无合并症和个体特征等。初期尘肺常在进行 X 线胸片检查时才被发现,此时患者可无明显临床症状。病程进展或有合并症时,可出现气短、胸闷、胸痛、呼吸困难、咳嗽及咳痰等症状以及心肺功能、化验指标等的改变。在临床监护好的情况下,许多尘肺病人的寿命可达到社会人群的平均水平。但短期大量暴露于高浓度粉尘和(或)游离二氧化硅含量很高的粉尘,肺组织纤维化进程很快,易发生并发症,病人可在较短时间内出现病情恶化。

2. 尘肺病的诊断方法　2015 年我国《职业性尘肺病的诊断》(GBZ 70—2015)颁布,增加数字 X 线胸片摄影(digital radiography,DR)作为尘肺诊断的方法之一。尘肺病的诊断主要根据可靠的生产性粉尘接触史,以技术质量合格的 X 射线高千伏或数字化摄影(DR)后前位胸片表现为主要依据,结合工作场所职业卫生学、尘肺流行病学调查资料和职业健康监护资料,参考临床表现和实验室检查,排除其他类似肺部疾病后,对照尘肺病诊断标准片,方可诊断。尘肺病诊断分期如下:

(1)尘肺一期:有下列表现之一者:

1)有总体密集度 1 级的小阴影,分布范围至少达到 2 个肺区。

2)接触石棉粉尘,有总体密集度 1 级的小阴影,分布范围只有 1 个肺区,同时出现胸膜斑。

3)接触石棉粉尘,小阴影总体密集度为 0,但至少有两个肺区小阴影密集度为 0/1,同时出现胸膜斑。

(2)尘肺二期:有下列表现之一者:

1)有总体密集度 2 级的小阴影,分布范围超过 4 个肺区。

2)有总体密集度 3 级的小阴影,分布范围达到 4 个肺区。

3)接触石棉粉尘,有总体密集度 1 级的小阴影,分布范围超过 4 个肺区,同时出现胸膜斑并已累及部分心缘或膈面。

4)接触石棉粉尘,有总体密集度 2 级的小阴影,分布范围达到 4 个肺区,同时出现胸膜斑并已累及部分心缘或膈面。

(3)尘肺三期:有下列表现之一者:

1)有大阴影出现,其长径不小于 20mm,短径大于 10mm。

2)有总体密集度 3 级的小阴影,分布范围超过 4 个肺区并有小阴影聚集。

3)有总体密集度 3 级的小阴影,分布范围超过 4 个肺区并有大阴影。

4)接触石棉粉尘,有总体密集度 3 级的小阴影,分布范围超过 4 个肺区,同时单个或两侧多个胸膜斑长度之和超过单侧胸壁长度的二分之一或累及心缘使其部分显示蓬乱。

3. 尘肺病的治疗　国外最早使用金属铝粉及铝制剂,如氧化铝、氢氧化铝、氯化铝,葡聚糖铝、氯羟基尿囊酸铝等吸入法预防工人发生矽肺,此后有报道使用免疫抑制剂皮质类固醇、去氢氢化可的松等。1960年西德学者报告PVNO(P204,我国称克矽平)对石英粉尘致吞噬细胞毒性有阻滞作用。但这些研究在临床研究未得到肯定结论,后不再使用。几十年来,发达国家也没有治疗尘肺病的特效药,随着防尘法规和标准的完善与严格执行,以及煤矿、金属矿山等粉尘危害行业的关闭和转型,发达国家尘肺病发病率得到较好的控制,对存活的和少量新发的尘肺病患者的治疗,首先是劝导戒烟,对运动性呼吸困难者推荐肺康复,$PaO_2 \leqslant 55mmHg$ 或氧饱和度≤89%时给予氧疗,对慢阻肺(COPD)、肺结核、感染等并发症进行针对性治疗,如有通气阻塞时用支气管扩张剂治疗,急性肺泡蛋白沉积症时用肺灌洗,晚期呼吸衰竭患者肺移植有明确的适应证和禁忌证要求。目前未见抗尘肺病纤维化的新药报道。

我国尘肺病药物研究始于20世纪50年代末,1964年国内合成了克矽平,该药曾被中国药典(1977年版)收载。此后二十多年我国又相继研制出磷酸哌喹、羟哌、汉甲、柠铝、矽宁等药物,以及以矽肺宁为代表的中药配方,我国在矽肺药物的研究水平上一直居于世界领先地位。这些药对改善矽肺患者的临床症状,延缓矽肺病变进展有一定疗效,但多存在明显不良反应,如肝功能下降、皮肤变黑、停药后出现反跳现象等。因此后来的尘肺病治疗和研究主要选择疗效相对肯定的药物,根据其不同的作用机制,采用合理配伍,降低单药剂量,研制联合用药方案,以达到提高疗效、减轻毒副作用的目的,如我国"八五"、"九五"尘肺治疗科技攻关项目。

王焕强等人对我国用克矽平、汉防己甲素、磷酸哌喹、磷酸羟基哌喹、柠檬酸铝、矽宁、矽肺宁和N-乙酰半胱氨酸(NAC)等八种主要药物治疗尘肺的RCT研究进行了文献系统分析,结果表明,克矽平、羟哌、矽肺宁和矽宁四种药物单用,汉甲、羟哌、克矽平、柠铝、NAC等多种药物配伍使用,均具有一定的尘肺病治疗效果,主要表现在对实验组患者的呼吸系统症状缓解、肺功能改善、X线胸片阴影稳定率或改善率、晋期年限缩短等方面均明显优于对照组,特别是呼吸系统症状的改善可明显提高患者的生活质量。其中单一用药(矽肺宁、矽宁)治疗的患者呼吸系统症状改善率较好,联合用药治疗的患者X线胸片好转率较高,肺灌洗加药物治疗的患者肺功能FEV_1指标改善较好。

表7-1-4简要概括了上述八种尘肺病治疗药物的主要作用机制和毒物毒性试验情况。不同药物治疗尘肺病的作用机制各有其异同点,目前的研究主要依据尘肺病发病机制,从抗炎、抗氧化、抗纤维化、促进矽尘排出等几个方面寻找治疗靶点。

表7-1-4 八种尘肺病治疗药物的作用机制和动物毒性试验

药物	开始临床治疗尘肺病年代和获奖情况	作用机制	动物毒性试验
克矽平(PVNO)	20世纪60年代	在SiO_2表面形成一层聚合物膜,阻止硅烷醇基于细胞膜作用,保持生物膜的通透性,减少溶酶体释放,保护巨噬细胞,降低矽尘对巨噬细胞的毒性作用;促使矽尘从支气管排出体外,增强肺的廓清能力	无致癌性,弱致突变性,不易排出体外,主要沉积于肝肾脾,肝细胞呈弥漫性空泡性变及灶性坏死
磷酸哌喹(抗矽-14)	20世纪70年代,1983年获国家发明三等奖	抗炎;控制巨噬细胞产生及由幼稚巨噬细胞分化为成熟巨噬细胞,降低巨噬细胞吞噬矽尘能力;保护肺泡巨噬细胞,防止生物膜破坏;抑制胶原合成和胶原聚合成纤维;抑制巨噬细胞膜脂类过氧化反应	狗的肝细胞有明显空泡性及少量白细胞浸润;消化吸收快,主要从粪便排出
汉甲	20世纪70年代,1987年获国家科技发明三等奖	通过抑制胶原、粘多糖及脂类的合成,阻止细胞的前胶原及粘多糖向细胞外分泌,以及导致胶原蛋白降解	无致畸和致突变性,肝细胞和肾曲小管受损,血沉加快;排出较慢,主要分布在肝肾脾和肺
羟基哌喹(抗矽1号)	20世纪80年代,1985年获国家发明二等奖	稳定和保护巨噬细胞溶酶体膜、阻止胶原的交联反应,抑制胶原纤维形成	无致畸性,大剂量致肝和眼球受损
柠檬酸铝	20世纪80年代	与矽尘表面有较强的亲和力,维持巨噬细胞膜的稳定性,降低矽尘对细胞的毒性反应;抑制巨噬细胞膜脂类过氧化反应	低毒性,有蓄积作用,慢性毒作用靶器官为肝肾;无致畸致突变性

续表

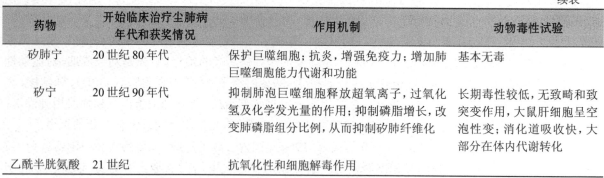

药物	开始临床治疗尘肺病年代和获奖情况	作用机制	动物毒性试验
矽肺宁	20世纪80年代	保护巨噬细胞；抗炎，增强免疫力；增加肺巨噬细胞能力代谢和功能	基本无毒
矽宁	20世纪90年代	抑制肺泡巨噬细胞释放超氧离子、过氧化氢及化学发光量的作用；抑制磷脂增长，改变肺磷脂组分比例，从而抑制矽肺纤维化	长期毒性较低，无致畸和致突变作用，大鼠肝细胞呈空泡性变；消化道吸收快，大部分在体内代谢转化
乙酰半胱氨酸	21世纪	抗氧化性和细胞解毒作用	

　　从矽肺发病机制和上述9种药物的作用机制分析，大部分药物主要作用于致病因子结晶型游离二氧化硅和启动因子肺巨噬细胞，以及肺间质炎性损伤和胶原增生及纤维蛋白的合成。但是，尘肺病的发生过程是一个系统、持续、慢性、多因子交互作用、新旧病损并存的过程，有炎性反应、氧化反应、免疫调节和纤维化等多种机制，单一抗炎、抗氧化、抗纤维化或调节免疫可能难以达到持续满意的疗效，需要综合治疗，进行尘肺病健康全程管理。既要设计多重联合阻扰机制，又要重点突破，标本兼治，如重点改善肺间质功能，治标（改善症状和减少并发症）与治本（阻扰和消除肺纤维化）兼顾。我国几代职业病防治工作者接力棒式的实践经验表明，"尘肺可防难以治愈"不是不可治，尘肺病是可以治疗的，尘肺病人需要康复治疗。

　　尘肺病诊断后应及时将患者调离粉尘作业，劝导戒烟，以综合治疗为主，预防并积极治疗并发症，延缓病情进展，适当体育活动，加强营养，进行呼吸肌功能康复训练，家庭氧疗等，提高身体抵抗力，减轻病人痛苦，延长病人寿命，提高生活质量。在对症治疗方面，主要是止咳消除痰。

　　4. 尘肺病的预防　尘肺是完全可预防的疾病，1995年ILO和WHO联合提出"全球消除矽肺规划"（ILO/WHO International programme on global elimination of silicosis）。几十年来，我国各级厂矿企业、科研和职业病防治机构，在防尘工作中结合国情，总结了非常实用的"革、水、密、风、护、管、教、查"防尘八字经验，取得了巨大的成就，是我们一直需要坚持的防尘工作的指导方针。其中最根本的办法是做好防尘和降尘工作，使作业环境空气中粉尘浓度符合生产环境空气粉尘卫生标准的要求，同时开展健康监护和医学筛查，做好三级预防，延长患者寿命，提高生活质量。

三、其他职业性呼吸系统疾病

　　除职业性尘肺外，我国职业病目录中其他呼吸系统疾病包括过敏性肺炎、棉尘病、哮喘、金属及其化合物粉尘肺沉着病（锡、铁、锑、钡及其化合物等）、刺激性化学物所致慢性阻塞性肺疾病、硬金属肺病等，虽然在我国职业病报告病例数中所占的比例不高，但也是严重影响患者生命健康和生活质量的病种。根据广泛的流行病学调查，17%的成人哮喘与职业因素有关，15%～20%的慢阻肺与职业因素有关，而间质性肺病中职业因素占10%。美国统计工作相关呼吸系统疾病占所有职业病死亡病例的70%。

　　（一）金属及其化合物粉尘肺沉着病（occupational pulmonary thesaurismosis induced by dust of metal and its compounds）

　　是指在职业活动中长期吸入锡、铁、锑、钡及其化合物粉尘，引起吞噬金属及其化合物粉尘的肺巨噬细胞在终末细支气管及其周围肺泡腔内聚集的肺部疾病，可伴有肺纤维组织轻度增生。本病与尘肺的定义有很强的关联性，一些国家和国际组织基于社会经济原因曾将其归类为尘肺。如1971年ILO在罗马尼亚布加勒斯特召开的第四届国际尘肺会议上，各国学者从病理学观点将尘肺定义为"尘肺是由于粉尘在肺内的蓄积和组织对粉尘存在的反应。其中粉尘是指由非生物固体微粒所组成的气溶胶"。肺组织反应包括胶原纤维增生和非胶原纤维增生，因此尘肺又分为胶原纤维为主的尘肺（吸入石英、石棉所致）和非胶原纤维化为主的尘肺（吸入锡、锑、铁、钡等粉尘所致）。2013年我国新修订《职业病分类和目录》中将金属及其化合物粉尘肺沉着病单列为法定职业病之一。接触锡、铁、锑、钡及其化合物粉尘是其主要致病因素，产生这类粉尘的主要行业有金属冶炼、电镀、催化剂的生产和使用，钢结构制造、颜料制造、磁材制造等。胸片可表现为弥漫性的小结节影，两肺广泛分布，其直径通常小于5mm，可伴有不规则影，无融合团块影改变。患者脱离接触后病变多无进展，部分患者数年后肺内结节阴影可逐渐变淡、减少，甚至消失。锡所致肺沉着病的"铸型征"较为突出，即肺野内可见指向肺门的条索状阴影；铁所致肺沉着病为密度均匀、分布均匀的小点状影，密度不高，有时可出现磨玻璃影；锑所致肺沉着病常见边缘清楚的小结节阴影、网状纹理和磨玻璃影的改变；钡所致肺沉着病表现为致密小结节影，部分肺门阴影明显致密而呈块状阴影。胸部CT表现为双肺弥漫分布小结节，可呈磨玻璃样结节、高密度结节，部分可表现为树芽征；小结节主要呈小叶中心性分布，也可沿淋巴管分布，可伴有支气管血管束增粗紊乱，以及小叶间隔增厚。患者虽可有不同程度咳嗽、胸闷等呼吸系统临床表现，但不具有特异性。

（二）慢性阻塞性肺疾病（简称慢阻肺，chronic obstructive pulmonary diseases，COPD）

是一种常见的慢性呼吸系统疾病。与人们熟知的尘肺病不同，慢阻肺与有害气体及有害颗粒物的异常炎症反应有关。它是由职业粉尘烟雾暴露、吸烟等原因引起气道狭窄或肺气肿等结构改变，导致呼吸气流受阻。患者常感到呼吸费力或透不上气，并伴有咳嗽、咳痰和呼吸短促等症状。慢性咳嗽通常为慢阻肺的首发症状，咳嗽初起时呈间歇性，早晨较重，其后早晚或整日均有咳嗽，但夜间咳嗽并不显著，不同患者症状各异。出现咳痰症状者，通常咳少量黏液性痰或泡沫样痰，如果合并感染则痰量增加，常伴有黄色脓痰。调查显示，在真正患有慢阻肺的患者中，只有64.5%的人出现咳嗽、咳痰等呼吸道症状，其他患者虽然没有症状，但体内已经出现了慢阻肺的改变。在慢阻肺早期，患者一般仅在劳动时感到气短，随着肺功能受损逐渐加重，气短情况在日常生活中也会出现。流行病学调查显示，我国有20.5%的人会在工作中接触粉尘烟雾，23.6%的慢阻肺患者有职业粉尘烟雾暴露。据美国的一项研究显示，50%的慢阻肺患者有职业粉尘和烟雾暴露史。有些工种接触粉尘和化学烟雾的机会较多，如采石工人常接触大量可吸入的二氧化硅粉尘；电焊工大量接触电焊烟尘；铸造车间有二氧化硅尘、煤尘等多种粉尘，还有多种有害气体烟雾；谷仓含有大量的无机粉尘、有机粉尘及霉菌孢子等微生物及过敏性物质。当这些物质浓度过高或工人接触时间过长时，均有可能导致慢阻肺的发生。如果职业接触这些有害物质的人还吸烟，患慢阻肺的风险将成倍增加。正因为职业和慢阻肺有这样的"亲密关系"，2005年，国际劳工组织将职业性慢阻肺列入推荐的职业病目录。2011年4月13日，我国发布了国家职业卫生标准《职业性刺激性化学物致慢性阻塞性肺疾病的诊断》（GBZ/T 237—2011）；职业性刺激性化学物所致慢阻肺是指：在职业活动中，长期从事刺激性化学物高风险作业引起的以肺部化学性慢性炎性反应、继发不可逆的阻塞性通气功能障碍为特征的呼吸系统疾病。这些刺激性化学物质主要包括：氯气、二氧化硫、氮氧化合物、氨、甲醛、光气、一甲胺、五氧化二磷等。在临床表现方面，职业性慢阻肺无任何特异性，也没有特殊的鉴别诊断指标，需要通过分析病人的职业史来加以判断，且必须符合：上岗前的职业健康检查中没有慢性呼吸系统健康损害的临床表现；在工作中长期接触刺激性化学物；发病早期症状的发生、消长与工作中接触刺激性化学物密切相关等诊断标准。可见，职业性慢阻肺的诊断是一个严密而复杂的过程，常常难以区分职业致病因素与生活致病因素。

（三）硬金属肺病（hard metal lung disease）

硬质合金是以碳化钨为主要成分，金属钴作为粘结剂，并加入其他少量金属元素，经粉末冶金工艺制成的一类超硬特殊钢，在欧洲通常被称为硬金属（hard metal）。硬金属广泛用作刀具材料，如车刀、铣刀、刨刀、钻头、镗刀等，用于切削铸铁、有色金属、塑料、化纤、石墨、玻璃、石材和普通钢材，也可以用来切削耐热钢、不锈钢、高锰钢、工具钢等难加工的材料。1940年德国首先观察到硬金属粉尘导致工人弥漫性进行性肺纤维化，称为hartmellungen fibrose（硬质合金肺纤维化）。之后同样的病例在所有工业化国家都曾观察并报告。1980年，国际劳工组织在第121号公约中将硬金属尘致支气管肺病纳入国际职业病名单。2013年我国《职业病分类和目录》将硬金属肺病列为我国法定职业病之一。硬金属肺病是指硬金属粉尘暴露所致的以呼吸系统症状、肺功能损害，以及影像学和组织学弥漫性肺部间质改变为特征的一种职业性肺病。硬金属肺病的临床表现，依据现代病理学知识，应该更确切地称为"钴病"，分为急性、亚急性和慢性三种。急性症状包括特殊的呼吸性刺激反应（鼻炎、咽喉-气管炎、肺水肿），是由于高浓度钴粉或钴烟所致，只在特殊情况下可见到。亚急性和慢性症状包括纤维化肺泡炎和慢性弥散性及进行性间质纤维化（DIPF）。临床病例观察发现从肺泡炎到间质纤维化是一个逐渐发展、缓慢的过程。患者初期表现为单纯的肺泡炎，呼吸困难、疲劳、体重减轻和干咳，肺下部发出捻杂音，可有限制性肺功能障碍，病例如果能脱离接触现场，用皮质激素治疗后还可以逆转；当病例进展到肺纤维化，脱离接触后予以辅助治疗，能改善症状但不能完全恢复；随着病情的发展，患者将逐渐变成不可逆的 DIPF 为主的病例。早年高田（Takada）和森山（Moriyama）等提出硬金属肺病的临床诊断标准包括：①详尽完整地采集硬金属粉尘接触者的职业史是诊断的前提；②胸部 HRCT 征象，特别是小叶中央性结节影，符合硬金属肺病；③ BALF 中可见多核巨细胞，和（或）肺组织病理为 GIP；④肺组织标本或多核巨细胞中经元素分析检出钨和（或）钴元素。

（王焕强　李　涛　贺咏平）

第二节　尘　肺　病

一、矽肺

矽肺（silicosis）是指生产过程中长期吸入游离二氧化硅（SiO_2）粉尘所引起的以肺部弥漫性纤维化为主的全身性疾病。我国矽肺病占尘肺病例总数的 50% 左右，位居第一，是尘肺中危害最严重的一种。

由于接触粉尘中游离 SiO_2 含量不同，作业场所粉尘浓度不同，其所致矽肺的临床表现、疾病的发展和转归，甚至病理改变也不同，一般来说，粉尘中游离 SiO_2 含量越高，发病时间越短，病变也越严重。一般将矽肺分为慢性矽肺（chronic silicosis）或典型矽肺、快进型矽肺（accelerated silicosis）和急性矽肺（acute silicosis）三种。发达国家也有分简单矽肺、复杂矽肺和混合性矽肺的。

慢性矽肺又分为两个亚型：普通型矽肺、晚发型矽肺。普通型是指接尘 15 年以上后逐步发病，病理和影像学都有改变；晚发型是指接尘 15 年以上，脱尘后若干年才发病。多见于接触游离 SiO_2 含量低于 30%。该类患者接尘工龄较长，各年龄段均有。发病后相当一段时间内患者一般情况良好，临床症状不明显，肺功能损害不明显，但 X 线胸片显示典型的、较多的、直径 1～5mm 的小圆形阴影。病变以胶原矽结节为主，常先发生在肺上叶。随着病情进展，呼吸系统症状和体征逐渐加重，可形成进行性大块纤维化（progressive massive fibrosis，PMF），常常发生在两肺上部。

快进型矽肺多见于接触游离 SiO_2 含量在 40%～80% 之间，接触工龄 5～15 年者，以石英磨粉工人和石英喷砂工人患病较多。患者 X 线胸片上纤维化结节较大，可形成"暴风雪"样改变，进行性大块纤维化可发生在两肺中野，病变发展较快，且肺功能损害较严重。

急性矽肺又称矽性蛋白沉着症（silico-proteinosis），主要发生在接触游离 SiO_2 含量很高且浓度也很高的粉尘作业工人中，于数月或 1～4 年内发病，病情进展迅速，死亡率高。

混合性矽肺多见于吸入游离 SiO_2 和其他矿物成分相混合的粉尘，如铁矿、钨矿、氟石矿、铝矿、铸造、锅炉除垢等作业，粉尘中游离 SiO_2 含量不高。病理所见与纯石英所致矽肺不同，不能形成典型矽结节。肺切面可见不规则星状纤维性病灶，直径约 3～4mm 不等。融合团块可占据肺叶大部，外形十分不规则，一般不受肺叶或肺段解剖位置的限制。

（一）职业接触

接触游离 SiO_2 的作业非常广泛，几乎遍及国民经济的各个领域，主要有：

1. 采矿业　几乎所有的矿产开采行业都有矽尘的产生，如钨矿、铜矿、金矿、铅锌矿等是我国发生矽肺较多的矿山。其他如煤矿、铁矿、镍矿、铀矿和非金属矿的岩石中均含有石英，也可导致矽肺。由于机械化程度较高，发尘量增加，人员接触量增加，近年来一些金矿开采行业的矽肺呈爆发式增长，主要与企业防尘意识较差、通风除尘设施缺乏，工人没有佩戴个体防护用品有关。凿岩工特别是干式作业及放炮工，接触的矽尘浓度最大，矽肺发病率很高，病情往往也很严重。

2．建筑和装修业　建筑材料行业中的采石、轧石、石料切割、石料粉碎加工等各工种均可引起矽肺。近十几年来我国房地产业的迅猛发展，带动了装修产业的长足发展，许多作业工人也患上矽肺病。像打眼工，几乎都是干式作业，据报道，有时一个工人最多一天打眼 300 多个，最后喘不上气了，才知道自己已经患上了严重的矽肺病。

3．道路桥梁　开山凿路、隧道和涵洞挖掘中的风钻工、爆破工、运输工常常接触大量矽尘，矽肺发病高，发病工龄短，病情严重。特别是近十几年道路桥梁建设突飞猛进，建成了世界最大的公路、铁路网络，一些单位将粉尘危害严重的工段转包，粉尘源头控制不严，因矽尘产生的矽肺数量不在少数。

4．耐火材料行业　耐火材料生产过程中，从原料准备、制造、焙烧等各工种均接触石英粉尘，曾经是矽肺发生的主要行业之一，矽肺的病情也较严重。

5．石英加工行业　石英的粉碎、研磨、运输过程中均会接触矽尘，在一些乡镇企业曾多次发生群体性矽肺病。

6．机械制造行业　矽肺患者主要集中在铸钢车间，由于铸钢件的型砂含石英量大，在型砂造型、浇铸、开箱、清砂、喷砂等直接接触大量的石英砂，所患矽肺程度较重。其他像玻璃、陶瓷、造船等行业由于工艺发生了革命性的变化，矽肺发病率明显降低。

7．石材加工行业　各类石材加工，如加工各种石料物件、工艺品、雕刻等，无论手工加工或机械加工，大多是露天作业，但在作业时粉尘飞扬接近呼吸带，粉尘石英含量很高，工人长时间工作，所患矽肺往往较急、较重，常发生急性矽肺。

其他如宝石加工行业、水利建设、地质勘探时开凿岩石洞、玻璃和搪瓷制造，以及造船行业中的喷砂和除锈等，均可导致矽肺。

矽肺的主要致病因素是游离 SiO_2。游离 SiO_2 广泛分布在自然界中，95% 的矿石中含有数量不等的游离 SiO_2，石英中可达 99%。游离 SiO_2 粉尘俗称矽尘，常以石英作代表。按晶体结构分为结晶型、隐晶型和无定型三种。结晶型游离 SiO_2 的硅氧四面体排列规则，如石英、鳞石英，存在于石英石、花岗岩或夹杂于其他矿物内的硅石。

矽肺发病的影响因素包括：粉尘中游离 SiO_2 含量、二氧化硅类型、粉尘浓度、分散度、接尘工龄、防护措施、接触者个体因素等。粉尘中游离 SiO_2 含量越高，发病时间越短，病情越严重。二氧化硅的类型不同，致病力不同，致纤维化能力依次为鳞石英 > 方石英 > 石英 > 柯石英 > 超石英，结晶型 > 隐晶型 > 无定型。矽肺的发生发展和病变严重程度与肺内粉尘蓄积量有关。肺内粉尘蓄积量主要决定于粉尘浓度、分散度、接尘时间、通风除尘和个体防护有关。粉尘的分散度越高，其在空气中漂浮的时间越长，被吸入人体的机会就越大；同时，分散度越高，比表面积越大，越易参与理化反应，对人体危害越大；其中 5 微米以下的粉尘可达到呼吸道深部和肺泡区，是危害最严重的粉尘粒子。因此，空气中粉尘浓度越高，分散度越大，接尘时间越长，如果防护措施又差，肺内蓄积的粉尘量就大，易发生矽肺，且病情严重。

研究发现新鲜的粉尘致纤维化能力较强，可能与粉尘的荷电性有关。另外，工人的个体因素如年龄、营养、遗传、个体易感性、个人卫生习惯，以及患有其他呼吸系统疾病对矽肺的发生也有一定的作用。大量病例表明，在相同粉尘浓度的条件下，免疫力正常者较免疫力低下者更易形成肉芽肿，年轻者较年长者对粉尘反应更敏感，更易得急性矽肺或快进型尘肺病，免疫力低下者更早形成纤维化，进展也快。既往患有肺结核，尤其是接尘期间患有活动性肺结核和其他慢性呼吸系统疾病者易罹患矽肺。

（二）病理及发病机制

矽肺的基本病变主要有 3 种：矽结节（silicosis nodules）、弥漫性肺间质纤维化和矽肺团块的形成，矽结节是诊断矽肺的病理形态学依据。

矽结节是矽肺特有的病变。肉眼观察矽结节呈灰黑色圆形或椭圆形，质地致密，稍隆起于肺表面，直径 2～3mm，也可能小于 1mm 和大于 5mm。矽结节早期多分布在胸膜下、肺内淋巴组织和支气管肺淋巴结中，重症患者矽结节可出现在全肺各叶，矽结节周围的肺组织呈代偿性肺气肿。镜下观，可见不同发育阶段和类型的矽结节。

早期矽结节的中央是一被压迫的小血管，周围是层层紧密排列的胶原纤维，胶原纤维细，排列松，间有大量尘细胞和成纤维细胞。随着矽结节的成熟，胶原纤维粗大密集，细胞变少，最后胶原纤维发生透明性变，中心管腔受压，称为典型矽结节。典型矽结节横断面似葱头状，外周是多层紧密排列呈同心圆状的胶原纤维，中心或偏侧为一闭塞的小血管或小支气管。有的矽结节以缠绕成团的胶原纤维为核心，周围是呈旋涡状排列的尘细胞、尘粒及纤维性结缔组织。矽结节增大的过程中，相邻的矽结节可以融合，中央小血管受压变窄甚至闭塞，导致供血不足出现中心坏死和钙化。

弥漫性间质纤维化见于长期吸入的粉尘中游离 SiO_2 含量较低，或虽含量较高，但吸入量较少的病例。病变进程缓慢，出现在胸膜下、肺小叶间隔、小血管、呼吸性细气管周围和肺泡间隔。纤维组织呈弥漫性增生，相互连接呈放射状、星芒状，肺泡容积缩小。严重者肺组织破坏，可见成片粗大的胶原纤维，其间仅残存少数腺样肺泡及小血管。镜下胶原纤维呈片状、网状分布，可包绕在小血管、小支气管周围。

矽肺团块出现在重症矽肺或晚期矽肺患者，由上述类型的矽肺进一步发展，病灶融合而成。矽结节增多、增大，融合，其间继发纤维化病变，融合扩展而形成团块状、条索状、圆锥、梭状、球形或不规则形，黑色或灰黑色，界限清晰，质坚硬，切面呈灰白色，可见原结节轮廓、索条状纤维束、薄壁空洞等病变，还可见被压迫神经、血管及所致营养不良性坏死，薄壁空洞及钙化病灶，若并发结核可形成矽肺结核空洞；多发生在两肺上叶或中叶丙段及下叶背段，矽结节出现较多的地方。萎缩的肺泡组织泡腔内充满尘细胞和粉尘，周围肺泡壁破裂呈代偿性肺气肿，贴近胸壁形成肺大泡；胸膜增厚，广泛粘连。

矽结节的形成过程大致分为三个阶段：

1. 巨噬细胞性肺泡炎　矽尘进入肺泡内，刺激巨噬细胞大量分泌，并吞噬微小矽尘颗粒，这样的过程反复发生，引起炎性特征的改变。巨噬细胞性肺泡炎是矽肺或其他尘肺病共同的、最早、最基础的病理改变；巨噬细胞性肺泡炎在影像学一般难以显示，除非条件合适扫描层非常薄的高分辨率 CT（HRCT）仅在胸膜下表现为肺小叶中央密度较淡膜玻璃影。

2. 尘细胞性肉芽肿　尘细胞性肉芽肿是由吞噬矽尘的巨噬细胞局灶性聚集而形成的境界清楚的结节样病灶，其中巨噬细胞间有网状纤维链接，这就是早期的矽结节；在早期矽结节的基础上，由纤维母细胞、纤维细胞和胶原纤维构成纤维性结节；纤维性结节进一步发展，即在纤维性结节的中央开始发生玻璃样变，逐渐向周围扩展，形成了所谓的玻璃样变结节。发生玻璃样变的结节往往在其周围又有新的纤维组织包绕，镜下观察到的典型矽结节是由呈同心圆状或旋涡状排列的已经发生玻璃样变的胶原结节构成。尘细胞性肉芽肿在影像学方面有确定表现，主要是双肺弥漫分布圆形小阴影，而且就是上述发生玻璃样变甚至钙化的矽结节，需要注意的是，影像上所谓的圆形小阴影是由镜下无数个肉芽肿性矽结节构成，切不可理解为单个矽性肉芽肿。

3. 矽性纤维化　很多损伤性疾病大都有一个相对固定的模式：炎症 - 损伤 - 修复。矽肺病也同样遵循这个模式，随着矽肺病理的继续发展，机体代偿机能平衡被打破，肺泡结构会受到严重破坏且不能完全修复时，则启动了纤维化进程，受损伤的肺泡结构被胶原纤维所取代而形成以结节为主结节性纤维化、弥漫性肺纤维化或二者兼有。当结节与弥漫纤维化同时存在时，大的团块状的纤维化病灶就产生了。此期的影像学表现较早出现，因为病理组织明显较前两种为"硬"，所以在 X 线下容易显示。这时小阴影的形态往往是圆形与不规则形同时存在。

矽肺病的病理类型以结节型占优势。同其他尘肺病病理发展过程一样，由最初的巨噬细胞、尘细胞性肉芽肿、粉尘所致肺纤维化这三个基本的病理改变，在复杂的肺脏代谢中这三个病理改变并没有严格的先后顺序，往往同时存在，最终形成肺纤维化。在典型的矽肺标本切面，肉眼观察矽肺呈灰黑色，触摸非常有硬度，大团块状病灶触之有石头感。

对于矽肺发病机制的研究人类一直没有停下探索的脚步，但大都停留在相关的学术上。如早前所述一些学说和后期的细胞毒 H 因子、氧自由基学说，都为阐述肺纤维化的不可逆启动而服务，但给人类直观印象是：无毒的二氧化硅为什么会对我们的肺脏产生可怕的不可逆反应即纤维化呢，这个真相随着科技的进展肯定会有结果。一般认为矽尘粒径越小生物活性就越大、在潮湿的肺脏内环境中粘性也就越大，在这种条件下突破一定阈值，矽肺病才会启动。当然发生肺纤维化的原因不止矽肺病，至少在 200 种以上，人类的研究如果对肺纤维化逆转产生积极作用的话，那么矽肺病的问题也迎刃而解了，正如冬天的枯枝如何才能变为春天的嫩条，这才是今后研究的方向。

（三）临床表现

1. 症状　因肺有很强的代偿功能，矽肺患者可在相当长的时间内无明显自觉症状，但 X 线胸片上已呈现显著的矽肺影像改变。因此，矽肺症状的有无或轻重与矽肺期别不一定呈正相关。不同程度的"易疲劳感"几乎是所有尘肺病的共同而且早期特征。随着病情的进展，或有合并症时，可出现胸闷、气短、胸痛、咳嗽、咳痰等症状。

咳嗽与胸闷症状的出现或轻重主要看肺内病变是否侵犯到气道或血管床。如果气道受到影响，咳嗽症状或咳痰症状就会出现，甚至产生慢阻肺或支气管扩张等并发症；如果纤维化改变影响到血管床时，会对肺血造成不同程度的影响，肺血流灌注情况改变，势必会影响到心功能，造成机体抵抗力进一步下降，胸闷、气短等症状就会随之出现。这种情况下，很多病变会并发或合并出现，原发病变与继发病相互影响，加重病情。造成了临床诊断与治疗的难度。

另外，有无肺气肿是矽肺甚至所有尘肺病患者症状轻重程度的一个重要因素。肺气肿的严重程度与矽肺患者症状、体征呈正相关，同时也是影响寿命的重要因素之一。肺气肿本来就是尘肺病的一大特征，再加上吸烟以及 α- 抗胰蛋白酶缺乏，更易形成肺气肿或肺间质纤维化。咳痰者往往代表近期有感染或合并支气管扩张或慢性支气管炎，还有部分患者合并肺结核或其他肺部炎症；胸痛一般代表侵犯胸膜或肺纤维化较重而产生。咳血者一般都是合并肺癌或肺结核或大阴影内坏死部分与支气管相通出现，除了上述症状之外，相当数量的矽肺患者还有嘴干、眼干的症状。

2. 体征　单纯矽肺病患者早期肺部听诊无明显异常，进展期可有营养状况欠佳，出现发绀等体征，纤维化较严重者还可出现 Velcro 啰音，晚期矽肺病患者由于肺纤维化严重血管床受到破坏，从而引起肺动脉高压导致右心功能不全，体循环瘀血，并产生相应的症状体征；还有一种情况是当矽肺患者肺大泡破裂时，引起严重的呼吸困难及胸痛，病情较急。

3. 肺功能测定　肺功能损害与肺部病理改变，尤其是纤维组织增生和肺气肿的范围和程度有密切关系。矽肺早期即有肺功能损害，因为肺有很强的代偿性，早期肺功能变化小，临床肺功能检查多属正常。随着矽肺期别的增加，肺功能变化逐渐明显，主要是肺纤维化程度加重，肺的顺应性会逐步减低，从而产生程度不同的限制性通气功能障碍，肺活量、肺总量、残气量和最大通气量均降低。同时有弥散功能障碍，严重时可有低氧血症。若患者合并慢支、肺气肿时，可伴阻塞性通气功能障碍，表现为混合性通气功能障碍。矽肺患者肺功能测定是非常重要的检查，不仅关系到临床诊断与治疗，而且是劳动能力鉴定级别的依据。

4. 影像学表现

（1）尘肺的小阴影和大阴影

1）尘肺病小阴影：按照国际劳工组织（ILO）的惯例，将尘肺病小阴影分为两大类共六种形态，分别是圆形小阴影 p、q、r 和不规则形小阴影 s、t、u，并对各种小阴影大小也设了规定，其中圆形小阴影 p、q、r 的直径分别为 <1.5mm、1.5～3mm、3～10mm；不规则形小阴影 s、t、u 的宽度分别是 <1.5mm、1.5～3mm、3～10mm。对小阴影所在的肺区也有规定，双肺共分为六个肺区，具体划法是由两条水平线三等分"起点在右肺尖终点在右膈的垂线"，划分出左右肺各三个肺区，分别是，右（左）上肺区、右（左）中肺区、右（左）下肺区。除此之外，还根据小阴影在某一肺区分布多少的情况，依据标准片，将小阴影密集度分为 0/-、0/0、0/1、1/0、1/1、1/2、2/1、2/2、2/3、3/2、3/3、3/+ 等 12 小节。

正确理解小阴影形态对诊断尘肺病来说至关重要。不规则影的实质就是由于肺纤维化而在影像学上形成粗细不等的线状影，当然，这条所谓的"线"，可以是直的，也可以是弯的，扭曲的，还可以是环形甚至交织成网状、蜂窝状等等,在胸片上判断小阴影分布范围或数量时,不必刻意去区分肺纹理的断面是否为圆形小阴影,或扭曲硬化的肺血管等是否为不规则形小阴影。

不规则影其实包括走行僵硬的肺血管,因为这是肺间质纤维化、肺实质纤维化、肺血管壁纤维化、胸膜纤维化、细支气管壁或淋巴管壁纤维化五种肺纤维化中的一种,部分 s 或 t 影是由硬化的血管壁构成,将走行明显僵直硬化的肺血管纹理计入不规则影的范围内是必要的,这点在 t、u 小阴影最能说明问题。从广义的角度讲,尘肺病不论大阴影还是小阴影,在左右肺分布总体呈现对称性,这是尘肺病在影像学表现方面最突出的一个特点。

2)尘肺病大阴影:其特征性的征象并不少见,其中对诊断最有帮助的征象有:半环形气肿带、背侧胸膜平行征、大阴影伴影、大阴影毛刺样改变、轮辐征、指压征、双锤征、多样征(支气管充气征、散在点状钙化、空洞、分叶征、刀切征、纵隔头侧靠拢征)淋巴结特异性改变等等征象。

"半环形气肿带"是指在尘肺病大阴影周围(一般在胸膜侧明显),可见环绕大阴影部分或整体的瘢痕性肺气肿,因为大阴影有逐渐向纵隔头侧靠拢的趋势,所以气肿带在大阴影纵隔侧往往不显示,进而形成半环状,所以叫"大阴影半环形气肿带",此征象以尘肺大阴影最多见,有一定特异性。

"背侧胸膜平行征"是指尘肺病大阴影在 CT 上显示大阴影背侧较光整,与背侧邻近胸膜呈平行状态,这是尘肺大阴影具特征性的征象,在鉴别诊断中应用较广。

"大阴影伴影"是指位于双上肺尘肺大阴影足侧靠下呈大小不等斑点、斑片、或团块状阴影,该阴影一般位于肺门附近,有时可与位于上部的大阴影或(和)肺门相联系,该阴影右侧较左侧更常见。该阴影的形成机制可能是小阴影聚集而成。该伴影大小在 0.5cm 至巨大阴影都可能。

尘肺病"大阴影毛刺样改变"是指在大阴影周围主要是大阴影外侧缘,可见近似平行的细线条状影,该线条状影不平行分布时可以呈扭曲状。形成机制与大阴影不断收缩有关,在大阴影收缩过程中,牵拉周围肺组织(可能包括淋巴管、闭塞并纤维化的肺小血管,小叶间隔等),该征象需要和肺癌"毛刺"进行鉴别。

尘肺大阴影"轮辐征"是指在尘肺大阴影周围(主要在背侧)伸出粗大索条状影与相邻胸膜相连,各索条状影之间往往伴有瘢痕性气肿。按部位特征推断,其形成机制可能与反复发生水肿或炎症的肺小叶间隔增厚有关。

尘肺"大阴影指压征"是借取胃肠造影中胃良性溃疡"指压征"而来,二者表现相似,形成机制可能与大阴影特别是两个肺叶的大阴影连接部受肺门牵拉形成,其不同于肺癌的"分叶征",前者无"弦长"与"弦距",而后者有"弦长"与"弦距"。

尘肺大阴影"双锤征"是指部分双侧大阴影在 CT 上表现为与肺门结构相连而形成的类似古代兵器"双锤"而得名。其中"锤头"是大阴影本身或"大阴影伴影","锤柄"则是肺门结构(一般指较大肺血管或支气管等)。

尘肺大阴影"多样征"是指尘肺大阴影具有"支气管充气征、散在点状钙化、空洞、分叶征、刀切征、纵隔头侧靠拢征"等非特异的征象,这正是尘肺大阴影诊断的难点,因为"多样征"的内容里既有炎症的征象:"支气管充气征"、"刀切征";又有肿瘤的征象:"分叶征"、"空洞";还有结核的征象:"散在点状钙化"、"空洞"等。所以,当大阴影具有特异性征象时相对好诊断,但是具有非特异征象时鉴别诊断就增加了难度。

"淋巴结特异性改变"主要是指尘肺病 CT 片上肺门及纵隔内淋巴结明显增多,但可不增大且往往伴有圆点状(或蛋壳样)钙化,这点有别于其他疾病,具有相对特异性。

(2)矽肺的影像表现:矽肺 X 线表现主要有类圆形小阴影、不规则小阴影、大阴影、肺纹理改变、胸膜改变和肺气肿等。

1)类圆形小阴影:是矽肺最重要和最常见的一种 X 线表现形态,即 p、q、r 三种圆形小阴影。p 影一般认为是尘肺早期的一种改变,典型的 p 影并不少见,密集度 3 级以上的 p 影相对少见,一般平片所见可能是 s 影的轴位相。p 影有逐渐长大的趋势,最后发展成 q 影者不少见,双肺弥漫分布 p 影应该与血型播散型肺结核、肺泡微石征、细支气管炎等鉴别。急性粟粒性结核临床表现很典型,同时结合 PPD

以及 PCR 等实验室检查亦可诊断。影像上结核病灶边界略模糊，肺门影境界不清晰，肺尖部以及双侧肋膈角区可见病灶分布，尘肺上述部位小阴影分布较少；肺泡微石征一般都有家族史，属钙质代谢障碍性疾病，影像学病灶主要表现双中下肺野分布，双肺门以及心缘边界模糊不清是其特征性表现；细支气管炎性病变种类很多，大部分有血象的改变，临床表现各异，但总体来说病变变化较快。该类病变属小气道病变，影像表现上分布以小气道分布特点为主，平片上小病灶边界模糊，伴肺门以及肺内血管纹理境界不清晰，典型表现是 HRCT 为"树芽征"。典型 p 影密度较相邻血管纹理高，边界清楚；早期平片以双中下肺区分布为主，有逐步向双中上肺区发展的趋势。q 影的发展一般是由双上肺逐渐向双下肺发展，小阴影聚集右肺往往早于左肺。

一般情况下，小阴影双中上肺区的中外带分布较其他部位多（与 CT 表现不一致），密集度较高时亦可见双中下肺分布多，这是视觉上的误差，因为当小阴影密集度很高时，往往双上肺出现明显的肺气肿，可使一部分小阴影"遮盖"的缘故。总体来说，圆形小阴影（q、r 影）分布以双上肺的足侧与下肺的头侧为主；

小阴影相互之间相对独立，边界清楚，周围有小圆形透亮区。有人认为该圆形透亮区是小叶性肺气肿，也有认为是视觉假象造成的误判，因为观察小叶性肺气肿的最佳手段是 HRCT，平片观察局限性或整体肺气肿尚可，但对小叶性肺气肿来说很不可靠；另外，圆形小阴影发生小叶性气肿的几率明显低于不规则影，平片上造成圆形小阴影（主要是 q、r 影）周围的局部小透亮区实质上大部分是小阴影周围未被破坏的正常肺组织，不过由于 q、r 密度高于周围组织，在人肉眼形成错觉。

以 r/r 影为主的尘肺病，一般诊断不难。只要职业史明确，此类尘肺表现都很典型，现场环境往往非常恶劣。很多属于快进型矽肺。以密集度较高而典型的 r 影为主的尘肺，最常见于接触高浓度二氧化硅粉尘的患者，工龄一年至十几年不等，尤其金矿作业工人罹患较多，煤工作业环境中除非单纯从事掘进的工人可有此类表现。典型 r 影需要与之鉴别的疾病较多，由于 r 影较大，且密集分布，所以需和肺转移瘤、弥漫性肺泡癌以及三型肺结节病鉴别，鉴别的主要依据除了接尘史还需结合相关临床表现及实验室检查。

2）大阴影：有关大阴影形成的学术很多，最有代表性的观点是大阴影是在小阴影聚集基础上形成的。这种观点有待商榷。很多以不规则为主小阴影基础上的大阴影，其形成是由纤维条索逐步收缩而成的。有时由于监护时相的原因，感觉部分以不规则影为基础的大阴影是"突然"出现的。另外，有很多病例小阴影聚集很多年并不发生任何变化，不好解释大阴影有逐步向头侧纵隔靠拢趋势的现象。所以，一些学者认为小阴影聚集以及大阴影的形成，可能是已纤维化的肺间质进一步发生向心性收缩的结果。

大阴影是指肺野内直径或宽度（最小径）大于（或不小于）1cm 的阴影。在实际工作中遇到的大阴影都比较大，形态各异。为了诊断与描述方便，根据肺内大阴影的数量，可将大阴影分为简单大阴影（双肺大阴影数在两个以下，包括两个）以及复杂大阴影（双肺大阴影数目在三个以上）。

有的大阴影比较大，几乎贯穿全肺，该类大阴影一般是若干大阴影上下连接或融合而成，平片表现不受叶间裂的限制（病理情况不清楚），因为各大阴影是在肺间质纤维化基础上逐步进展的过程中发生间质纤维向心性收缩形成的，所以最终上下大阴影会连成一片，平片上像一个大阴影。部分大阴影外侧缘有"指压征"，特别类似"分叶征"（肺癌多见），是由上下大阴影在收缩过程中发展速度或收缩的阻力不平衡的结果，与肺门大的血管和支气管有直接关系。大阴影的形成过程：无或有小阴影→纤维收缩→初期大阴影（不太致密，外缘不齐，此时往往最大，表现类似肺实变）→稳定大阴影（致密，可有"指压征"）→收缩大阴影（大阴影进一步收缩，大部分向纵隔头侧靠拢；少部分定格于单侧肺中间；极少部分偏向于胸外侧壁）。

大阴影的形成与发展是很复杂的过程，可受到各种阻力与牵拉作用。起初肺纤维化进展中的组织，发生中心性（亦可叫向心性）收缩，一方面致使各类小阴影（q、r 多见）发生聚集，进一步发展可成为大阴影，但也有长期以小阴影聚集方式存在的现象；另一方面形成纤维性聚拢，一般此种情况发生于双上肺野外带（右侧明显），开始表现为相互平行的纤维条带状影，逐步发展成为真正意义的大阴影。大阴影最终定格于什么位置,要取决于左右各方牵拉力量的大小,一般情况下肺门侧有粗大的组织所以力量要强一些,大部分向肺门侧靠拢。另外,很多情况下,右侧大阴影下方(右肺门旁)经常伴行斑片状阴影即"大阴影伴影",此类阴影也属尘肺改变,有时也会发展为大阴影,应引起注意。

部分大阴影较为致密呈团块状,且周围有明显的气肿带及"指压征"时一般为稳定期大阴影,此类大阴影一般靠近纵隔,有时经连续观察很长时间,发现其形状与位置几乎不发生大的变化,只是"指压征"逐步明显。有的"指压征"两侧都不典型右侧小而浅;左侧浅而大,可归类为广义上的"指压征"。另外,以下详细描述有关"大阴影伴影"及其在尘肺大阴影诊断与鉴别诊断中的意义。尘肺大阴影伴影形成的解剖病理基础:相关研究表明,尘肺大阴影是在尘肺小阴影聚集的基础上逐渐形成的,类似水泥与沙子的关系,也有一些观点认为大阴影是在尘肺不断发生纤维化的基础上向心性收缩的结果,笔者认为后者说法更准确一些。无论哪一种均认为大阴影是尘肺晚期的表现。而且大阴影在形成的过程中由于受到肺内组织的影响,会在某一时相出现某种特异或非特异的一些征象,其中大阴影伴影便是其中最重要的征象之一。大阴影伴影不论是在胸片还是 CT 上大都表现为纤维斑片状阴影或者结节影,说明大阴影伴影形成的病理基础就是尘肺改变,至于大阴影伴影为什么出现在同侧大阴影的下部且右肺者占绝对优势的原因还不清楚,可能与尘肺大阴影在形成过程中于同一肺部发生两个部位的向心性收缩,收缩速度快或者说力量强大者先行成大阴影,后者形成小的阴影即大阴影伴影;大阴影伴影右侧多见的原因可能与右侧肺解剖生理有关,因为根据经验发生在右肺的大阴影本身就比对侧多且大。有关这方面的确切机制尚需进一步研究。

尘肺大阴影伴影的胸片表现:在胸片上尘肺大阴影伴影的部位均位于同侧大阴影的足侧、中上肺野居多;大阴影伴影的大小均小于同侧大阴影。一般均呈现为纤维斑片状阴影或小结节影,偶可形成大阴影而与同侧大阴影形成复合大阴影即复杂大阴影;很重要的一点是大阴影伴影发生在右肺者占有绝对优势(有时可称之为右大阴影伴影)。大阴影伴影与同侧肺门的关系明显,与同侧大阴影足侧可发生牵拉。

尘肺大阴影伴影的 CT 表现:经研究发现,利用 CT 检查技术观察大阴影的情况是普通平片无法比拟的,对大阴影伴影来说亦如此,尽管对于大阴影伴影大体部位 CT 与胸片无明显差异,但针对大阴影伴影本身的形态特征、内部情况(比如 CT 值及钙化情况)等的显示,CT 的优势很大。大阴影伴影的形态在 CT 上以纤维斑片及结节影为主;大阴影伴影周围小阴影较其他部位密集。大阴影伴影的平均 CT 值为 65HU。CT 可直观了解大阴影本身及肺内其他情况。

5. **实验室检查**　矽肺病相关实验室检查包括血、尿常规、肝功、血气分析等,这些检查都是非特异的常规检查,如果考虑有合并症的,根据需进行其他检查。目前为止,没有针对矽肺的特异性检查,很多文献报道早期矽肺患者支气管肺灌洗液及蛋白质芯片等技术寻找生物标志物,但这些技术还处在实验研究阶段尚未正式应用于临床。

(四) 矽肺合并症

1. **矽肺病合并间质性肺炎**　肺部普通间质性肺炎(诸如社区获得性肺炎等)种类亦较多,可与矽肺合并存在,亦可单独发病,影像表现复杂。

由于矽肺病是一种以肺间质纤维化为主的疾病,肺组织不同程度受损,导致肺通气、换气功能下降。所以更容易合并炎性病变。矽肺病合并间质性肺炎应该引起从事尘肺病诊断与治疗医生的足够重视,一方面如果矽肺病合并间质性肺炎时,会给诊断带来一定影响,很可能导致诊断结果失实,因为炎症的存在会掩盖小阴影的正常显示。

通常有两种结果:一种是炎症表现不致密的情况下会增加小阴影的密集度;另一种则是炎症表现致密时掩盖原有的小阴影,导致小阴影少判的结果。以上两种结果都会给诊断期别带来较大影响。

所以笔者认为,当矽肺合并炎症时,应先进行治疗再诊断(即姑息诊断)。另外,一旦发现尘肺合并肺炎,应建议病人积极治疗,以免造成严重后果。对于矽肺病患者讲,积极治疗与预防并发症以及合并症是治疗的关键。

另外,矽肺病也可合并特发性间质性肺炎,最常见的特发性间质性肺炎有以下几种:寻常型间质性肺炎（UIP），也指通常意义的特发性间质纤维化，脱屑型间质性肺炎（DIP）、闭塞性细支气管炎并机化性肺炎（BOOP）、非特异性间质性肺炎（NSIP）、急性间质性肺炎（AIP）等，实际工作中，除了要有确切的职业史、以及相关实验室检查，尚需密切结合临床、各类影像学检查、病理检查。

2. 矽肺病合并肺结核 矽肺合并结核较为常见，一方面，矽肺患者抵抗力下降，容易感染结核菌。另一方面，肺结核患者更容易罹患矽肺病，而且二者相互促进。造成诊断及治疗方面困难。

诊断结核的主要方法及依据，除了相关的临床症状外，各类实验室检查很重要，如结核菌素试验（PPD）、生物学聚合酶链反应（PCR）、斑贴实验（MorO）、血液 γ 干扰素测定、痰结核菌培养及抗酸杆菌陪养等。有些矽肺合并结核病例，尽管做了大量的相关检查仍高度怀疑时可进行试验性治疗。矽肺合并结核者，影像学检查是基础，对观察病变转归与发展有很大帮助，细菌学检查是确诊的依据。

影像学常将尘肺合并结核分为结合型和分离型两类，前者是结核灶与矽肺结节或大阴影融合，后者是结核灶与矽肺结节相互分离。

当矽肺小阴影 r、q 与结核增殖性结节或组织胞浆菌病等遗留下的纤维硬结灶共存时，会给尘肺诊断带来很大的干扰与困惑。一方面要密切结合临床及相关实验室检查，进一步明确职业史；另一方面通过仔细阅读胸片或其他相关影像学资料，分析病变特征是以哪一方面为主，以主要表现的一方作为诊断的主要结论。当尘肺小阴影 r 或 q 影与结核纤维结节影共存时，需仔细鉴别：尘肺小阴影在肺区的分布符合自身特点，即一般分布于双上肺野中外带，密度一般与相邻肺血管密度相同；结核纤维结节密度较相邻血管密度高，且一般呈现散在、稀疏分布，双肺门周围也常见。甚至可出现在任何肺区，如下肺野外带或肺尖及肋膈角区等（尘肺 q、r 影很少出现在这些肺区）。组织胞浆菌病也可有上述表现，在影像上主要表现双肺较对称，圆形散发的微结节，早期双下肺即可见，但纤维索条影少见，结合临床与尘肺鉴别。

矽肺病合并肺结核属于分离型时，肺结核的"三多"中的"多病灶、多部位""三少"即"少增强、少肿块、少聚集"等特点对诊断依然有效。

矽肺合并肺结核一般有如下特点，临床表现方面以结核症状为主，尘肺症状无特异性；实验室检查方面与常规结核的实验室检查基本一致；影像学表现可分为以弥漫性小阴影为主尘肺合并结核及大阴影为主尘肺合并结核两种情况。以小阴影为主尘肺病，在肺弥漫性小阴影背景基础上可见多发斑片状阴影，周围可有明显纤维索条及钙化灶，而且结核病灶往往伴有较为具体的空洞性病变，周围如有播散灶有时不好与尘肺小阴影进行鉴别，需扫描质量良好的 HRCT 方能鉴别，在 HRCT 上，结核播散灶一般在肺小叶中央有"树芽征"，而尘肺小阴影则无此表现；以大阴影为主尘肺合并结核，肺内斑片状阴影较多见的同时，大阴影的大小往往左右失衡，此时的"大阴影"有可能是大阴影与结核灶的复合体、即"结合型"，诊断会有困难，只能随访观察，不论是以上哪一种情况，病变对于胸廓的改变往往都有，结核优势的一侧胸廓会变小，影响到肺的结构与功能。

在尘肺病的诊断中，除了典型的不规则小阴影一般不需要与肺结核病灶进行深入鉴别之外，其余尘肺阴影不论是大阴影还是各种圆形小阴影，均需与肺结核病灶进行鉴别。在影像学方面，对于部位及形态典型的病例，不论是尘肺病还是肺结核二者鉴别诊断一般不难。但是对于临床、相关实验室以及影像学不典型且又具有确切粉尘接触史的病例来说，二者的鉴别诊断有相当难度。

尘肺小阴影与结核病灶的鉴别：密集度 1 级尘肺圆形小阴影除了 p 影之外，一般分布以双上肺背部为主（这点平片与 CT 一致）。与形态及大小相近的结核病灶（主要是支气管播散型）分布基本一致，机制可能与肺解剖结构有关。当临床等症状不典型时，二者容易相互混淆。鉴别的要点是，肺结核主要靠实验室检查，比如 PCR 以及 PPD 等。PPD 敏感性较 PCR 差。痰涂片阳性是诊断结核最确切依据，但尘肺结核阳性率较低；影像学的鉴别主要靠 CT—高分辨率 CT（HRCT）最好。HRCT 不仅可较准确显示小阴影或结核结节的部位、形态，还可显示微小病灶的具体分布方式以及与肺小叶或小气道之间的关系。密集度不高的尘肺小阴影 q 或 r 影分布一般以淋巴分布为主，小阴影边界一般较清楚。而支气管播散型结核一般以小气道分布为主，并且呈典型的"树芽征"改变。一般情况下，尘肺小阴影 q、r 密度不低于同层面的血管密度影，而支气管播散型肺结核病灶密度与相邻血管密度相近或较其为低。

有时千伏值很高的胸片，由于相对淡化肋骨、血管等高密度的缘故，视觉上小阴影密度与相邻血管密度相近或低，再加上临床症状不典型，很容易误诊。对于密集度较高且肺区分布很广的尘肺小阴影 q、r 影，需要和血行播散型肺结核相鉴别。鉴别点除了依靠临床以及实验室检查之外，在影像方面二者也不大相同。急性血行播散型肺结核的病灶一般为大小 2mm 左右微结节，HRCT 以随机分布为主，微小结节呈现"三均匀"（大小、密度、分布），边界一般比较模糊。亚急性血行播散型肺结核呈现"三不均匀"。而尘肺小阴影 q、r 影在 1.5～10mm 之间，大小一般不很均匀，边界清楚，HRCT 以淋巴分布或随机分布为主，且尘肺小阴影可伴有程度不同的间质纤维化和肺气肿，所以呈网织结节影，这是血行播散型肺结核所没有的特点可资鉴别。

尘肺合并肺结核者当临床症状和实验室检查不典型时，单纯依靠胸片很难诊断是尘肺还是肺结核，需要结合 CT 或 HRCT 来帮助诊断，鉴别要点同上所述。当然，尘肺与肺结核的鉴别基础还是临床，有时结合相关治疗并进行影像学的前后对照也很关键。

尘肺大阴影与肺结核的鉴别：尘肺大阴影与肺结核相互误诊的主要类型有三种：第一种是胸片表现为单侧大阴影者；第二种是既有大阴影又有结核病灶者；第三种是特殊部位大阴影或特殊类型大阴影，或特殊部位的结核融合灶（像病例中靠近双侧纵隔较大结核融合灶）。对于第一种来说鉴别诊断相对简单，除了结合临床和相关实验室检查之外，关键是胸部 CT 扫描。单侧尘肺大阴影 CT 一般表现为双侧，因为 CT 对于大阴影的检出明显高于胸片。至于双侧大阴影与双肺结核的鉴别相关文献研究较多，不再赘述。对于第二种情况既有大阴影又有结核病灶者，鉴别的要点除了结合相关的临床以及实验室等资料之外，观察系列的影像学资料并对照肺内各阴影（病灶）前后变化和形成基础是关键。尘肺合并肺结核时，二者病情可互相促进，尘肺大阴影可在很小的结核病灶（可以是陈旧性结核灶）基础上很快形成。在结核病灶基础上形成的大阴影影像学特点与一般大阴影基本相似。对于特殊部位或特殊形态的大阴影，比如调查发现有在双下肺的尘肺大阴影和贯穿全肺的大阴影，是尘肺大阴影中少见的类型。在临床表现方面不能提供鉴别的情况下，合理利用影像学检查可提供一些关键的帮助。一般情况下，发生在双下肺的尘肺大阴影在形态和大小方面与一般类型大阴影类似，即双侧较对称，以团块状多见，较大大阴影背缘与后胸壁相平行，这点是结核病灶所没有的；双侧巨大、上下贯穿全肺的大阴影属于尘肺大阴影少见但具相对特异性的类型，其他疾病一般无此征象，所以好鉴别。位于双侧纵隔旁较大结核融合灶，属于结核病的一种转归，有时在临床或相关实验室检查不典型时，不易与尘肺大阴影鉴别。通过追问病史以及系列影像学资料可鉴别。此种情况该病人的结核可反复发作，肺内有较广泛的纤维条索影或钙化灶，尘肺一般无此征象。

总之，不论是典型还是不典型的尘肺病或肺结核病例，二者的鉴别不能过分依靠某一种或几种简单的检查程序就盲目下结论，而要进行综合考虑，尽可能多搜集相关的诊断证据，才不致误诊。

3. 矽肺合并肺癌　肺癌病灶一般在原有尘肺病的基础上出现，根据系列影像学资料诊断不难。不规则阴影为主的尘肺病合并肺癌不少见，但一般以周围型肺癌为多。矽肺合并肺癌时，往往肺间质纤维化程度较重，肺功能损害比较严重，诊断时需常规结合临床及相关实验室检查排除其他疾病。尘肺大阴影与肺癌肿块之间的鉴别诊断：

（1）尘肺大阴影一般双侧多见，有时表现为典型的"八字征"，而肺癌肿块一般单侧发生较多，无"八字征"；当尘肺大阴影出现在单侧时，也符合一般大阴影的特点：周围有半环形的气肿带，而肺癌无此征象，肺癌肿块影响到附近支气管时可出现远端阻塞性肺气肿或阻塞性肺炎；一般情况下，大阴影至少有一侧缘是清楚、整齐的，部分肿块型肺癌由于伴有阻塞性肺炎而导致边缘模糊；大阴影在形成过程中周围可有"指压征"而无"分叶征"，肺癌无"指压征"而有"分叶征"；单侧大阴影一般类似三角形状，而肺癌多为不规则形状或类圆形（有人形容为土豆或鲜姜状）。

（2）尘肺大阴影在形成过程中周围可有相互平行走行的细长"毛刺样"改变，而肺癌周围可有细短毛刺（典型者呈棘状）征象。

（3）尘肺病大阴影一般变化很慢，在发展中往往向纵隔和肺的头侧靠拢，而肺癌可短期内增大（平均倍增时间四个月），位置一般不变。

（4）大阴影可有环形增强，幅度一般小于20HU，而肺癌可明显增强，幅度大于20HU。

（5）在MRI上，尘肺大阴影T1加权、T2加权像可均为低信号；肺癌T1加权像一般为低信号、T2加权像呈高信号。

临床上尘肺病合并肺癌者并不少见，尘肺合并周围型肺癌较其他类型多见。其机制可能与肝硬化基础上易发生原发性肝癌机制类似。肺间质纤维化（即肺硬变）基础上容易发生原发性肺癌。尘肺病就是典型的肺硬变性疾病，所以可能更容易合并癌肿的可能。但有肺纤维化即肺硬变的肺脏是否也和肝硬化一样易发生原发性肿瘤而不易发生转移瘤尚未有明确观点，就临床经验来看，在肺间质纤维化基础上发生转移瘤的病例确实少见。

4. 矽肺合并空洞及曲霉菌　矽肺病患者抵抗力相对较低，再加上患者合并其他如糖尿病或结核等病变时，免疫力会进一步下降，所以容易在此基础上罹患霉菌感染；再者，矽肺病患者合并霉菌感染与常年住院治疗期间大剂量抗生素的应用也有很大关系。临床诊断时需引起足够重视，以免误诊造成不可挽回的损失。

在影像学方面，单纯尘肺大阴影不论大小，一般不会导致胸廓的对称性发生较明显的变化，纵隔不会发生偏移，这是尘肺大阴影特点。但是当矽肺大阴影合并肺结核特别是大块状霉菌病灶时，骨性胸廓及纵隔等结构短期内会发生明显改变，气管会明显偏向结核侧。另外，病人的临床症状及体征较为明显，抵抗力呈现明显下降的情况，与恶性病变晚期的情形差不多，由于肺气肿是尘肺本具有的特点，肺部通气换气功能严重障碍，这样无疑更会加重病人的痛苦。有一点值得诊断医生注意，尽管二种疾病共存，但只要早期得到准确的诊断与治疗，霉菌也并不可怕，经过及时治疗病情会发生根本性的逆转。所以，作为尘肺病诊断医生，平时要特别重视加强相关知识的学习，确保在遇到任何疑难病例时都不会束手无策，只要经过认真分析，就会做出正确诊断。

5. 矽肺病合并慢性阻塞性肺病（COPD）　几乎所有矽肺患者均有不同程度慢阻肺表现，二者是否共存除了相关临床表现之外，诊断的标准依然是靠肺功能检查，肺功能检查如果是混合性通气功能障碍，则二者合并可能性就很大。详细情况请参照鉴别诊断部分。

（五）诊断及鉴别诊断

1. 诊断　尘肺病的诊断包括病因学、临床表现、X线诊断、病理诊断、鉴别诊断、有无并发症等综合评定。职业性尘肺病诊断依据《职业性尘肺病的诊断》（GBZ 70—2015）进行。

（1）诊断原则：根据可靠的生产性矿物性粉尘接触史，以技术质量合格的X射线高千伏或数字化摄影（DR）后前位胸片表现为主要依据，结合工作场所职业卫生学、尘肺流行病学调查资料和职业健康监护资料，参考临床表现和实验室检查，排除其他类似肺部疾病后，对照尘肺病诊断标准片，方可诊断。

劳动者临床表现和实验室检查符合尘肺病的特征，没有证据否定其与接触粉尘之间必然联系的，应当诊断为尘肺病。

（2）诊断标准

1）尘肺壹期：有下列表现之一者：

①有总体密集度1级的小阴影，分布范围至少达到2个肺区。

②接触石棉粉尘，有总体密集度1级的小阴影，分布范围只有1个肺区，同时出现胸膜斑。

③接触石棉粉尘，小阴影总体密集度为0，但至少有两个肺区小阴影密集度为0/1，同时出现胸膜斑。

2）尘肺贰期：有下列表现之一者：

①有总体密集度2级的小阴影，分布范围超过4个肺区。

②有总体密集度3级的小阴影，分布范围达到4个肺区。

③接触石棉粉尘，有总体密集度1级的小阴影，分布范围超过4个肺区，同时出现胸膜斑并已累及部分心缘或膈面。

④接触石棉粉尘，有总体密集度2级的小阴影，分布范围达到4个肺区，同时出现胸膜斑并已累及部分心缘或膈面。

3）尘肺叁期：有下列表现之一者：

①有大阴影出现，其长径不小于 20mm，短径大于 10mm。

②有总体密集度 3 级的小阴影，分布范围超过 4 个肺区并有小阴影聚集。

③有总体密集度 3 级的小阴影，分布范围超过 4 个肺区并有大阴影聚焦。

④接触石棉粉尘，有总体密集度 3 级的小阴影，分布范围超过 4 个肺区，同时单个或两侧多个胸膜斑长度之和超过单侧胸壁长度的二分之一或累及心缘使其部分显示蓬乱。

2. 鉴别诊断　与矽肺病鉴别诊断的类似疾病非常多，下列简单介绍部分常见的鉴别诊断疾病情况。

（1）慢性阻塞性肺病（COPD）：慢性阻塞性肺疾病（COPD）简称慢阻肺，是一种破坏性的肺部疾病，是以持续气流受限为特征的可以预防和治疗的疾病，气流受限通常呈进行性发展并与肺对烟草烟雾等有害颗粒或气体的异常炎症反应有关。COPD 与慢性支气管炎和肺气肿密切相关，慢支指除外慢性咳嗽的其他已知原因后，慢性咳嗽、咳痰、伴或不伴喘息，连续两年以上、每年发病至少三个月者，患者多数在冬春季节发病并且病情比较重。慢支的发病原因较多，其中长期咳嗽、咳痰，以及吸入有毒有害物质（包括吸烟）等是目前公认的原因。长期反复慢性炎症刺激导致黏液腺分泌黏液增多，纤毛负荷加重，久而久之，可导致黏液腺肥大；细支气管壁纤毛断裂以及内膜破坏，最终可导致肺清除能力下降。细支气管壁不可恢复性的破坏可以导致气道狭窄，通气功能下降，最终导致肺气肿（小叶中心型）、肺心病的发生。仅有慢性支气管炎及肺气肿而无肺功能的持续气流受限，则不能诊断慢阻肺。在与尘肺病的鉴别诊断中，主要注意以下几点即可：

1）尘肺职业史必须明确，而慢支炎可有或可无确定的粉尘接触史。

2）慢支炎影像一般没有典型小阴影的征象，只是表现气管性纹理增强且无明显的肺纤维化（这点很重要），由于小气道壁增厚典型可呈"轨道征"，如果气道里有痰液不能咳出时，可有典型的"杵状纹理"或像本病例的"指套征"；慢支炎一般没有网状阴影，而尘肺不规则小阴影的密集度在 2 级以上时可表现为典型的网状影。

3）慢支炎并发的肺气肿比尘肺更严重，属于弥漫性小叶中央性气肿多见，而尘肺肺气肿虽然也是弥漫性，但有时可呈局限性肺气肿、或全小叶性气肿。

4）慢支炎所致肺部阴影边界模糊，而尘肺小阴影境界一般清楚（除二者并存时也可模糊）。

5）一般慢支炎所致肺心病病程比尘肺导致的肺心病进展快。

6）在肺功能方面，尘肺病肺功能一般以限制性通气功能障碍为主，而慢阻肺肺功能以阻塞性通气功能为主，当二者并存时以混合型为主。

当然，粉尘的吸入也是导致慢支炎的病因之一，如果二者并存时，诊断有一定难度，需要密切结合临床与影像资料，才能做出正确诊断。

（2）肺淤血：有时，一些心血管疾病的胸片表现与尘肺或其他间质性肺病（ILD）极其相似。比如长期反复心衰、瓣膜病变等可引起的肺间质改变（纤维化等）。尘肺病与该类疾病的鉴别除了需相应的职业史之外，临床资料亦是关键所在。如果是典型的高心病，接尘史较简单，且工龄较短。但高血压病史长且程度很重，在影像学上已经有心影的改变（增大）。高心病起初以左室增大为主，进一步可引起左房增大，晚期可累及全心，所以，肺部的影像改变随着病情的变化而变化，最初，可有肺血管的扩张，血管纹理增多紊乱。当心衰时肺部淤血即可出现，肺部血液重新分布：上肺静脉扩张而下肺静脉收缩，且血管纹理在明显增多的基础上边界模糊，反复的淤血可导致肺小叶间隔增厚甚至肺间质纤维化，与尘肺不好鉴别。如果无明显肺淤血改变，只是肺血管纹理的增多，则鉴别不难。

（3）韦格纳肉芽肿（Wegener's granulomatosis, WG）：是一种原因不明的坏死性肉芽肿性血管炎，病变累及小的动、静脉及毛细血管，是多系统受侵犯的病变。是一种较少见的疾病，国外统计 100 000 中大约有 0.4 人，平均发病年龄为 40 岁，男性较多。国内权威机构统计平均发病年龄为 32 岁，以呼吸道及肾脏受侵为主。同时可有骨关节、鼻等累及。其中有 75%～95% 可侵犯肺部，临床上可有咳嗽、咯血、胸痛和呼吸困难。而且咳嗽多为干咳，除上述症状外患者可有严重的贫血，侵犯下呼吸道时可累及支气管与肺，主要病理改变为坏死性肉芽肿与多发性血管炎等多系统受累。影像学方面，胸片较典型表现主要为多发结节状阴影，其他还可表现为团块样阴影。在 CT 上结节影更确切，团块样影内可见支气管像（本次病例未见团块影）或空洞。小结节一般双肺弥漫分布，大小在 5~10mm 之间居多。小结节内的空洞有人认为未经治疗或结节较大时较易出现，部分结节可自行消退，但有的在某处消失可出现在另一部位，有游走的特点，结节一般与近端血管相连。实验室检查，现已证明胞浆型抗中性粒细胞胞浆抗体（c-ANCA）对 WG 有高度特异性（97%~100%），敏感性也很高在 84%~96%，病变是否活动决定其滴度的高低。活检：有类上皮细胞肉芽肿改变及坏死性血管炎及管壁的破坏。但尚需除外分枝杆菌及真菌等疾病，了解了 WG 的一系列特点，尤其是影像学特点很重要，典型影像学表现为双肺分布的多发结节及斑片状渗出影。若病例有确切的接尘史时，易与尘肺病相混淆。但尘肺有较确切的粉尘接触史，而韦格纳肉芽肿（WG）可有或可无粉尘接触史，在影像上 WG 虽然也表现为结节，与尘肺病圆形小阴影类似，但 WG 的结节较大在 5~10mm 或更大，边界一般光滑清楚，而且走行与近端血管相连，一般结节较稀疏易数出数量多少。WG 的结节内常有空洞形成，肺内很少有纤维化表现，而尘肺小阴影无空洞且伴明显肺纤维化表现。

（4）转移瘤：肺转移瘤一般是肺外肿瘤转移至肺内所致，转移的途径有多种，淋巴转移、血行转移、种植转移、直接侵犯。其中肺部转移大都是血行转移。转移灶有多种形态，大团块状（少见）、弥漫型、结节型、球型。与尘肺鉴别以弥漫型为主。转移瘤的影像学特点大致如下：

1）弥漫性肺泡癌病灶常在 3~7mm 之间，密度较高，病灶之间界限不很清楚，常呈现"暴雪样"改变。病灶在纵隔及心影后分布较其他病变密集，一般无钙化。肺门一般较大、结构不清。肺转移性病变病程短且临床表现有恶性病变特征，易在其他脏器出现转移灶。

2）肺转移癌常先有原发肿瘤史，胸片表现以大小不等圆形结节为主，边界光滑分布不均，除腺体类癌转移灶密度较高甚至钙化外，大部分转移癌灶密度中等；转移结节大小一般在 0.3cm 以上甚至表现为多个团块影，数量从一个到多个不等；病程相对较短，死亡率 100%。肺门阴影一般较大，结构可不清楚。肺转移瘤有时需与尘肺病特别是以圆形小阴影为主的尘肺病鉴别。

鉴别要点除了结合相关职业史之外，临床方面转移瘤一般都有明确的原发肿瘤史，影像学常见的转移瘤结节一般较尘肺小阴影大且不均匀，尘肺小阴影一般较均匀。病灶分布方面，结节样转移瘤一般以血管分布为主，而尘肺病小阴影分布以淋巴分布为主。另外，肺转移瘤各小结节之间可模糊，而尘肺病小阴影之间境界较清楚；肺转移瘤双肺门可模糊不清，尘肺病双肺门影除了合并间质炎症之外，一般情况下结构是清楚的。总之，不论是肺泡癌还是肺转移瘤（单个转移灶或球形转移灶除外），结节之间境界一般不清楚、有模糊感。肺门以及残存的肺血管一般结构模糊不可辨认。且病灶越靠下越大；而尘肺病圆形小阴影境界一般清楚好辨认，阴影之间相对独立。肺门以及残存肺纹理边界清楚，不模糊；小阴影直径越靠上越大。

（5）肺癌：矽肺大阴影需要和肺癌肿块相鉴别，具体鉴别点简述如下：

1）肺间质改变不明显。

2）有明显的左肺不张，尘肺一般无肺不张。

3）尘肺大阴影变化较慢，临床一般无咯血，而肺癌进展较快，可有咯血。

4）尘肺大阴影双侧者多，单侧者少，而肺癌正好相反。

（6）肺泡癌：肺泡癌源于呼吸性细支气管的 klara 细胞或肺泡 II 型上皮细胞，根据大体病理改变可分为三型：

1）孤立结节型。

2）弥漫结节型。

3）大叶型。

肺泡癌与矽肺鉴别的主要以弥漫型为主，其中矽肺大阴影毛刺样改变与肺癌毛刺的鉴别很重要。

尘肺大阴影边缘毛刺样改变形成的解剖基础：大阴影在形成的过程中由于受到肺内组织的影响，会在某一时相出现某种特异或非特异的一些征象，其中大阴影边缘毛刺样改变便是其中最重要的征象之一。经过研究发现，尘肺的这种毛刺样改变一般多发生在大阴影收缩力量较弱的一侧，一般情况下，尘肺大阴影有逐渐向纵隔与头侧移动的趋势,所以,大阴影毛刺样改变多发生在大阴影侧胸壁侧,别的依次为胸骨侧、纵隔侧、足侧、头侧、背侧。

尘肺大阴影边缘毛刺样改变的胸片表现:结合胸片正侧位观察发现,大阴影毛刺样改变在胸片上表现为大阴影某一侧细长、须状阴影;毛刺样改变走行僵直,方向近似平行;部位一般在大阴影侧胸壁侧以及胸骨侧较多,头侧及纵隔侧较少,足侧次之,背侧最少。从动态观察的角度看,以上结果可能与大阴影逐渐向纵隔侧及头侧发展有关。其实,不论是大阴影毛刺样征象部位还是大阴影本身在肺内的位置,是由左右两侧组织牵拉作用的大小来决定的。一般来说,由于解剖结构的关系,纵隔侧的气管血管等组织较其他粗大,所以当发生大阴影牵拉作用时,纵隔侧的力量较其他侧强,大阴影在向纵隔侧移动的过程中毛刺样改变自然就会出现在相反的一侧,即侧胸壁侧。但有时当侧胸壁一侧发生胸膜粘连等情况时,大阴影会向侧胸壁侧移动或当牵拉力量平衡时,大阴影会定格在肺中央,这样毛刺样改变征象部位也会发生相应的改变。

尘肺大阴影毛刺样改变CT表现:经研究发现,用CT检查技术观察大阴影的情况是普通平片无法比拟的,对毛刺样改变亦如此。大阴影毛刺样改变利用CT检查检出率比胸片高,表现亦较胸片多样化。但从整体直观来说,CT不如胸片,但对于病灶某一层面来说,CT显示病灶更翔实,除可显示大阴影边缘毛刺样改变之外,还可显示其他有用的征象。毛刺样改变分布大体与胸片一致,所不同的是,显示纵隔侧及背侧较胸片确切;当大阴影较小时,四周及足、背侧亦有毛刺样改变;但当大阴影较大时,由于大阴影向背侧发展及坠积效应等原因,大阴影背侧往往较光滑且与相邻胸壁呈平行状态即所谓的"背侧胸膜平行征"。

尘肺大阴影毛刺样改变主要的鉴别对象就是肺癌,其次为球型肺炎及其他肉芽肿类疾病。与普通尘肺鉴别诊断一样,确切的职业史及相关临床资料是关键的一步。大阴影边缘毛刺样改变与肺癌边缘毛刺征象在影像表现上不同,前者毛刺样改变较细长,很少几乎没发现有三角型或棘状改变,而后者毛刺一般较短多呈棘状改变;大阴影一般均为双侧肺多见,而肺癌一般原发者单侧者多;肺癌周围可有分叶、血管集束等征象,而大阴影没有;较大大阴影背部与同侧胸壁相平行,而肺癌无此特点;另外,二者发生的机制不同(如前所述)。有时球型肺炎周围可有细长毛刺影,但从临床及实验室角度鉴别不难。

尘肺大阴影毛刺样改变是大阴影重要的影像学表现之一,掌握其详细的特征对诊断与鉴别诊断意义重大。

(7)支气管扩张:支气管扩张是指局部支气管树不可恢复性的扩张,往往伴有支气管管壁的增厚。过去多认为由百日咳、流感以及肺结核等疾病后所致,随着医学进一步研究证明,支气管扩张还与不动纤毛综合征、囊性纤维化以及低丙种球蛋白血症等有关。近年来发现在一些免疫力低下,如获得性免疫综合征(艾滋病)病人、心肺移植和骨髓移植术后的病人都可发生支气管扩张。临床上常有咳嗽、咯血、咳大量脓痰,可伴有发热以及杵状指。结合病理以及影像改变将支气管扩张分为以下3型:

1)囊状支气管扩张。

2)柱状支气管扩张。

3)静脉扩张状支气管扩张。

同一病人可以以一种形式存在,而大部分三种形式共存。支扩与尘肺病的鉴别需密切结合病史以及相应的职业史,CT可明确诊断。

(8)特发性间质纤维化:矽肺病并发特发性间质性肺炎(idiopathic interstitial pneumonia,IIPs)的报道较少,可能缘于过去各种检查手段所限之故。近年来,随着先进影像学检查设备或技术手段在尘肺病诊断方面的不断应用,发现尘肺病一些不为人们所熟知的影像学特征,尘肺病并发IIPs便是其中之一。虽然部分矽肺以不规则阴影为主(即肺内改变以纤维化为主),但程度较特发性间质纤维化轻,只有在终末期才会发生蜂窝肺,这是鉴别点。特发性间质性肺炎(idiopathic interstitial pneumonia,IIPs)是一组原因不明的肺部弥漫性病变,病变最终导致肺间质纤维化。2002年欧美联合分类形成的共识,将IIPs分为IPF、NSIP、COP、AIP、DIP、RB-ILD、LIP等七个亚型。目前在诊断方面形成的模式是,强调对于IIPs的临床诊断要由临床、放射和病理三方面做出,从而降低了病理在该类疾病诊断中的绝对价值。尘肺病属肺弥漫性病变的一种，其病变机制与 IIPs 不同，影像学表现与 IIPs 既有相同点，又有很大差异。病变均可导致肺间质纤维化是二者相同点，但因为不同粉尘所致尘肺病的病理类型不同，所以导致相应的影像学形态也不同。矽肺病影像表现可有单纯微结节（即圆形小阴影），这点与 IIPs 不同；相当数量尘肺病可有微结节与间质纤维化共存的网织结节影（在胸片主要指 p/s、q/t 或 s/p、t/q 影），还有单纯间质纤维化合并肺气肿表现（在胸片表现以不规则小阴影为主的尘肺）；网织结节影与单纯肺间质纤维化表现与 IIPs 在影像学不好鉴别，只能靠相应的临床资料甚至病理才可鉴别；尘肺病与其他原因导致的肺间质纤维化最大的不同点是，尘肺病可形成进行性大块纤维化（PMF），仅有部分肺结节病和特发性间质纤维化（IPF）偶可形成大块纤维化。经笔者研究发现，矽肺合并寻常型间质性肺炎（UIP）最多见，达 88.6%，所以掌握其影像学表现特征至关重要。凡合并 IIPs 的尘肺病小阴影主要以不规则影 s 为主，圆形影很少；尘肺合并 UIP 影像表现以磨玻璃影、网织结节以及蜂窝影为主，伴随一定的支气管牵引性扩张改变。UIP 胸片与 HRCT 表现不尽相同，胸片显示网织阴影以及蜂窝影为主；由于高分辨率 CT（HRCT）明显提高了空间分辨率，能在肺小叶水平上显示肺部的微细结构，提高了尘肺微细病变的显示率，是活体肺部无创伤成像技术中最灵敏的工具。

HRCT 除了清楚显示上述两种表现之外，对于磨玻璃影以及牵引性支气管扩张、小叶间隔的情况也能较好地显示，特别是对于磨玻璃影的显示意义最大。

尘肺病合并 IIPs 增加了诊断的难度，往往提高了尘肺诊断期别，病变相互影响加重了病情。利用先进的影像技术进行准确诊断的最大意义在于早期发现可逆性病灶，像早期磨玻璃等可逆性的改变等，从而为临床及时提供治疗的最佳时机。总之，特发性肺间质纤维化病因不明，可能与病人免疫力低下有关。任何年龄均可发病，但据统计以 40～60 岁最常见。症状与其他原因所致肺间质改变无特异性。本病有急慢性之分。急性者有明显呼吸道症状，慢性者大多起病隐匿，多在正常体检时发现，但中晚期时病人症状逐步加重，预后较差，平均存活率短于五年。影像学表现以弥漫性肺间质纤维化改变为主，但较早期即出现双肺上部的纤维化改变，此点应该与尘肺有所鉴别；伴有感染时可有磨玻璃影表现。晚期双肺底表现明显蜂窝肺改变。与尘肺密集度 3 级的 s、t 影鉴别困难，主要结合职业史以及相关临床表现鉴别。特发性肺间质纤维化病变进展明显快于尘肺，肺部有 Velco 啰音；另外，血细胞抗核抗体阳性、支气管肺泡灌洗液中中性粒细胞较多。

（9）结节病：结节病为全身性多器官的非干酪性肉芽肿性疾病，胸部淋巴系统最常受累。早期临床表现主要为低热、乏力；晚期主要为胸闷、憋气、呼吸困难，甚至呼吸衰竭。影像表现主要为肺门以及纵隔淋巴结肿大，以肺门淋巴结肿大为主，伴或不伴有肺内病变。典型结节病肺部影像学根据胸部淋巴结以及肺内病变可分为以下五期，0 期：无异常 X 线所见；Ⅰ 期：肺门淋巴结肿大，而肺部无异常；Ⅱ 期：肺部弥漫性病变，同时有肺门淋巴结肿大；Ⅲ 期：肺部弥漫性病变，不伴有肺门淋巴结肿大；Ⅳ 期：肺纤维化。确诊需病理。激素治疗有效，实验室检查：Kveim 试验阳性。与尘肺鉴别困难的是 Ⅲ、Ⅳ 期。需要密切结合临床表现、实验室检查以及职业史。

尘肺大阴影是在小阴影聚集的基础上发展而来，病程较长，而 Ⅱ 期结节病一般在出现肺门以及纵隔淋巴结增大后才出现肺内病变，病程较短；其次，尘肺病伴有明显的肺气肿征象，而结节病则少有此征象；第三，尘肺大阴影一般情况下增强并不明显，而结节病肺门区肿大的淋巴结可呈现中高度的强化。另外，尘肺大阴影周围可有类似"轮辐状"的索条影与周围胸膜相连，且较大大阴影背侧光滑与同侧胸膜平行，而结节病则无此征象。

Ⅲ 期结节病易误诊为以圆形小阴影为主的壹、贰期尘肺。二者鉴别主要靠 HRCT。前者一般呈典型淋巴分布，后者以淋巴分布或小叶中央分布为主。

以不规则影为主的尘肺病需与 Ⅳ 期结节病相鉴别。二者鉴别的要点是有无明显肿大的纵隔及肺门淋巴结。结节病常伴有肺门及纵隔淋巴结肿大，而尘肺病除了免疫力低下或合并结核等病变时才可有淋巴结增大。除此之外，由于二者都可形成蜂窝肺、牵引性支扩等不可逆的情况，在影像学没有特异性，所以鉴别较难，需其他检查甚至病理方能确诊。

尘肺病合并其他间质性肺炎需与不典型结节病鉴别。当尘肺病合并间质性肺炎时，可表现为尘肺小阴影基础上伴随实变阴影或者气腔性实变灶，很难与同样表现的不典型类结节病相鉴别，只能靠相关职业史以及临床资料进行鉴别诊断。在病理及实验室检查方面，尘肺病经过病理检查的几率少，实验室检查的特异性也较差。而结节病可行纤维支气管内膜活检（FOB）或纤维支气管镜活检（TBLB），据统计后者阳性率稍高。另外，结节病还可行肺外活检，如浅表淋巴结或前斜角肌脂肪垫活检；据相关研究表明，抗原实验即 Kveim 试验虽然有一定特异性，但因为观察时间较长且难度大已很少使用。结节病有时可有高钙血症或外周淋巴细胞减少等情况。

从治疗角度将结节病可分为可复性和不可复性两种，但对于尘肺病来讲，一般都属于不可恢复性（极少部分急性矽肺有自愈的可能），治疗的效果也不佳。利用这点也可以对二者进行鉴别诊断，尘肺病与肺部结节病可进行包括 18FDG-PET（PET/CT）及肺功能等的检查，但特异性较差尚处于研究阶段；血清血管紧张素转化酶（SACE）活性测定对结节病活动性和预后有一定意义，但 ACE 可发生在其他种类肉芽肿性疾病，矽肺亦可升高，所以在诊断方面敏感性及特异性差，对鉴别诊断意义不大。

总之，尘肺病与肺部结节病在诊断方面易相互误诊，但只要了解各自的影像学特点并结合相关职业史及临床资料（包括相关检查）诊断不难。

（10）矽肺与干燥综合征肺纤维化鉴别：本病结合相关临床与实验室检查以及较具特征性的影像学表现，与矽肺病鉴别不是很难。干燥综合征肺纤维化影像学以双肺弥漫性间质纤维化改变为主，而且合并特发性间质性肺炎－淋巴管性间质性肺炎（LIP）。LIP 近些年研究主要与免疫力低下像干燥综合征等患者易得，同时有患肿瘤的风险，像淋巴瘤等。LIP 较具特征性的表现是除了广泛间质纤维化之外，肺内有牵引性支气管扩张和肺囊性变。近些年，干燥综合征患者有增多趋势，原因不明。患者以中老年女性多见，平均年龄在 55 岁左右，如果合并有肺的特发性纤维化，预后较差，死亡率较高。所以早期诊断很关键。有接尘史的患者不容易与尘肺病相鉴别，容易耽误治疗。尘肺病发生广泛的肺间质纤维化时，其作业环境中粉尘以非矽类尘为主这点需注意，另外尘肺病肺纤维化容易合并闭塞性细支气管炎并机化性肺炎（BOOP）、脱屑性间质性肺炎（DIP）、寻常型间质性肺炎（UIP），极少合并 LIP，LIP 肺内有单发或多发的肺囊性变，而尘肺无此征象。

（六）治疗

1. 药物治疗

（1）矽肺药物治疗的基本情况：矽肺目前还没有根治办法，诊断后应及时调离粉尘作业。矽肺主要以综合治疗、对症治疗为主，进行呼吸肌功能康复训练等，积极预防并治疗并发症，减轻病人痛苦，劝导戒烟，适当体育活动，加强营养，提高身体抵抗力，预感冒和呼吸系统感染，提高生活质量延长病人寿命。

国外最早使用金属铝粉及铝制剂，如氧化铝、氢氧化铝、氯化铝，葡聚糖铝、氯羟基尿囊酸铝等吸入法预防工人发生矽肺，此后有报道使用免疫抑制剂皮质类固醇、去氢氢化可的松等。1960 年西德学者报告 PVNO（P204，我国称克矽平）对对石英粉尘致吞噬细胞毒性有阻滞作用。但这些研究在临床研究未得到肯定结论，后不再使用。几十年来，发达国家一直认为尘肺没有治疗的特效药，随着防尘法规和标准的完善与严格执行，以及煤矿、金属矿山等粉尘危害行业的关闭和转型，发达国家尘肺病发病率得到较好的控制，对存活的和少量新发的尘肺病患者治疗，首先劝导戒烟，对运动性呼吸困难者推荐肺康复，$PaO_2 \leq 55mmHg$ 或氧饱和度≤89% 时给予氧疗，对慢阻肺（COPD）、肺结核、感染等并发症进行针对性治疗，如有通气阻塞时用支气管扩张剂治疗，急性肺泡蛋白沉积症时用肺灌洗，晚期呼吸衰竭患者肺移植有明确的适应证和禁忌证要求。尘肺抗纤维化的新药研究未见报道。

我国尘肺病药物研究始于 20 世纪 50 年代末，1964 年国内合成了克矽平，该药曾被中国药典（1977年版）收载，为后来的新药研制提供了经验。此后二十多年我国又相继研制出磷酸哌喹、羟哌、汉甲、柠铝、矽宁等药物，以及以矽肺宁为代表的中药配方，我国在矽肺药物的研究水平上一直居于世界领先地位。这些药对改善矽肺患者的临床症状，延缓矽肺病变进展有一定疗效，但多存在明显不良反应，如肝功能下降、皮肤变黑、停药后出现反跳现象等。因此后来的尘肺治疗和研究主要选择疗效相对肯定的药物，根据其不同的作用机制，采用合理配伍，降低单药剂量，研制联合用药方案，以达到提高疗效、减轻毒副作用的目的。

由于早期的研究多为临床病例观察,一般只设患者治疗前后的自身对照,无同期非治疗对照组,不是按对照、随机、均衡和双盲的原则开展的流行病试验,疗效结果得不到国际同行的认可,因为矽肺患者脱离接尘就医,经休息及一般对症处理后,病情可有所缓解,或因改善残余肺组织的代偿功能而使症状有所减轻,这是慢性心肺疾患的共同规律,未必能归因于药物的特殊疗效。有国际专家认为中国开发的矽肺治疗药物,只能影响或抑制粉尘引起的初期炎症反应,对受严重损害而纤维化的肺并无作用;生物碱类药物可能是使矽肺病变中的非特异性炎症受到抑制,随体液免疫抑制因素的解除,可出现反跳现象。

对 9 个公开发表的尘肺治疗项目进行系统分析,包括克矽平、汉防己甲素、磷酸哌喹、羟哌、柠铝、矽宁、矽肺宁等九种尘肺治疗主要药物,既有单一药物治疗,也有配伍治疗,还有肺灌洗药物联合治疗。研究共纳入尘肺病患者 2096 名(治疗组 1214 例,对照组 882 例),观察期限平均 3.7 年,除一个最新研究为 0.5 年,多为 2 年和 5 年,最长的达 23 年;疗效评价指标包括咳嗽、咳痰、胸痛和呼吸困难等呼吸系统症状的改善率、呼吸系统感染率下降、肺功能指标中 FEV_1 改变量、X 线胸片稳定率和好转率以及不良反应等五类指标等,可以较为客观反映疗效。结果表明,克矽平、羟哌、矽肺宁和矽宁四种药物单用,汉甲、羟哌、克矽平、柠铝等多种药物配伍使用,均具有一定的尘肺治疗效果,主要表现在对实验组患者的呼吸系统症状缓解、肺功能改善、X 线胸片阴影稳定率或改善率、晋期年限缩短等方面均明显优于对照组,特别是呼吸系统症状的改善可明显提高患者的生活质量。其中单一用药(矽肺宁、矽宁)治疗的患者呼吸系统症状改善率较好,联合用药治疗的患者 X 线胸片好转率较高,肺灌洗加药物治疗的患者肺功能 FEV_1 指标改善较好,但 X 线胸片没有发现好转者,可能与观察时间太短有关。我国几代职业病防治工作者接力棒式的实践经验表明,"尘肺可防难以治愈"不是不可治,尘肺是可以治疗的。

分析还发现各治疗方案间,患者疗效指标差别较大,除呼吸道感染率下降指标外,单一用药、联合用药和肺灌洗加药物三种用药方式各实验组患者用药后的呼吸系统症状改善、肺功能 FEV_1 改变量和 X 线胸片稳定率和好转率均有统计学差异($P<0.01$)。这一方面与各研究所选尘肺病患者的期别、进展、尘肺病因等的差异有关以外,还与单一用药和联合用药不是同种药物有关。

尘肺的发生过程是一个系统、持续、慢性、多因子交互作用、新旧病损并存的过程,有炎性反应、氧化反应、免疫调节和纤维化等多种机制,单一抗炎、抗氧化、抗纤维化或调节免疫可能难以达到持续满意的疗效,需要综合治疗,进行尘肺病健康全程管理。既要设计多重联合阻扰机制,又要重点突破,标本兼治,如重点改善肺间质功能,治标(改善症状和减少并发症)与治本(阻扰和消除肺纤维化)兼顾。

虽然近 15 年来尘肺病的治疗研究几近停滞,但同期国内外以特发性肺间质纤维化(idiopathic pulmonary fibrosis,IPF)为主的肺纤维化治疗研究方兴未艾,即为尘肺纤维化的治疗与管理提供新的思路,又可提供临床试用的药物。IPF 是一种特殊类型原因不明的、发生于成人的、慢性、进行性、纤维化性间质性肺炎,患者存活期只有 3~5 年,至今也没有治愈的特效药,但业内一直在寻求治疗的药物。自 2000 年颁布第一个 IPF 治疗专家共识,2011 年美国胸科学会(American Thoracic Society,ATS)/ 欧洲呼吸学会(European Respiratory Society,ERS)/ 日本呼吸学会(Japanese Respiratory Society,JRS)/ 拉丁美洲胸科协会(Latin American Thoracic Association,ALAT)联合颁布了 IPF 治疗指南,期间仍不断收集和系统评估 IPF 治疗研究的新证据,2015 年又更新了指南,增加了新的治疗方法推荐意见,其中将具有抗氧化、抗炎症和抗纤维化作用的吡非尼酮(pirfenidone,PFD)从条件性反对使用修订为条件性推荐使用,将多靶点酪氨酸激酶抑制剂尼达尼布增加为条件推荐性使用,NAC 仍为条件反对使用。受 IPF 治疗的启发,2010 年我国学者已经开展了 NAC 对实验性大鼠矽肺的治疗研究,接着开展了 NAC 用于尘肺治疗的临床研究;同期我国学者也开展了 PFD 治疗大鼠矽肺模型的研究,发现 PFD 能降低大鼠矽肺纤维化程度并减少肺组织中羟脯氨酸(HYP)的含量,对实验性大鼠矽肺纤维化具有抑制作用。尘肺纤维化和 IPF 纤维化虽然致病因素不同,在某些炎症因子、细胞生长因子、纤维化相关蛋白及细胞外基质的合成和积聚等方面却有相似之处,尘肺治疗研究和实践既要遵循伦理学、国家药品法规的要求,又要大胆假设,小心求证,在立足传统治疗药物研究的基础上,不断跟踪和借鉴肺纤维化和其他脏器纤维化的最新临床研究成果,才能取得新的进步,而不被时代淘汰。

（2）主要治疗尘肺的药物介绍

1）克矽平：克矽平别名防矽一号、P-204，英文名称 polyvinylpyridini oxidum（PVNO），聚 2- 乙烯吡啶氮氧化物，为高分子化合物，分子量 2000～200 000，类白色或微黄色粉末，无味，易溶于水、乙醇和氯仿，不溶于丙酮。可明显地促进吸入肺内的石英尘从支气管排出体外，阻止粉尘侵入肺间质，阻滞粉尘在淋巴结的运行，可先与矽酸结合，形成氢键络合物，从而保护巨噬细胞免受石英尘的毒害，阻止矽肺纤维化的形成；稳定溶酶体膜。最早是 1961 年 SChlpkoeter 氏报告 P204 对实验性矽肺具有完全性地抑制纤维化作用，1970 年起在西德治疗几例矽肺患者，后在西德和奥地利约 6 所医院使用，但临床疗效观察比较困难，因为一般 1～3 年内 X 线检查反映不出明显变化，其他生化指标缺乏。只能对相对发展迅速的矽肺病人有一些治疗作用，由于缺乏对照，结果难以证实。我国医药卫生工作者较深入的进行了药理实验研究，于 1967 年首先过渡到临床试用，至 1970 年召开了鉴定会议，证明是对实验性矽肺兼具予防和治疗作用，可延缓矽肺病进展，毒性不大的一种药物。但排除非常缓慢，致长期蓄积毒性。

2）柠檬酸铝：$C_6H_8O_7 \cdot xAl$，英文名称 aluminum citrate。

1970 年发现姜半夏（有效成分为硫酸钾铝即明矾）有防止实验性矽肺的效果后，相继有北京医学院等单位合成了多种有机铝化合物。从 1973 年开始对柠檬酸铝（简称柠铝）进行实验研究得到疗效基本肯定后试用于临床。1978 年在成都召开全国柠铝治疗矽肺科研协作会，总结了治疗半年以上 600 例矽肺观察结果，自觉症状有不同程度改善，尤以感冒减少为显著，X 线胸片有 95.8% 趋于稳定，少数病例明显好转。1972 年北京医科大学对柠檬酸铝方式实验性矽肺疗效及药物的制备进行了研究，1985 年 5 月在广州对其药物化学、矽肺实验治疗、药物代谢、药物毒作用等内容通过专家鉴定。在原煤炭工业部的支持下，列为 1993～1985 年国家科技攻关重点合同项目，柠铝联合用药实验研究、柠铝预防矽肺实验研究及组织培养技术、柠铝防治矽肺的作用机制等，实验研究有明显预防矽性病变的作用，联合用药可以减少药物用量保持较高的疗效。柠铝主要是通过与 SiO_2 表面结合，改变尘粒表面结构形成一层难溶涂层，降低其毒性，间接保护肺内巨噬细胞。后因铝能导致铝尘肺和老年痴呆，没有大规模用于临床研究。澳大利亚一项自 1961～2009 年的长期队列观察研究显示铝尘吸入对矽肺无保护作用，反而增加心血管疾病和阿尔茨海默病（alzheimer's disease）的患病风险。

3）汉防己甲素：汉防己甲素（tetrandrine，简称汉甲素）是从中药汉防己的块根中提取的一种双苄基异喹啉类生物碱，又称粉防己碱，分子式：$C_{38}H_{47}N_2O_6$；分子量：622.72。具有消炎、镇痛、降压、抗矽肺、降低血糖和抗自由基损伤等多种药理作用，很早用于临床，治疗矽肺属于老药新用。1975 年，中国医学科学院卫生研究所、天津市医药工业研究所和天津市劳动卫生研究所的科技人员，在我国广筛 1千多种中西药物基础上，从药物的结构和受到"本草纲目"所记载的海防己粉末煎浆水（米醋）可治疗肺痨咳嗽"的启发，通过反复实验，发现汉防己甲素对预防和治疗矽肺均有良好的效果，这是从祖国医学研究中首次发现的治疗矽肺药物。1977 年起先后经上海市劳动卫生职业病研究所、核工业华北七所、沈阳市职业病防治院、福建省职防院等单位继续研究证明该药的实验疗效显著。同时在全国范围内组织了协作，从药理、代谢及临床试验治疗等方面进行了深入的研究。1979 年 6 月，该课题列入全国医药卫生重点科研合同项目，至 1986 年在全国 12 个省市 33 个单位开展了汉防己甲素的实验疗效，药物毒性和作用机制的实验研究，同时对 240 例各期单纯矽肺病人进行了临床疗效和毒性观察，结果表明 X 线胸片的吸收好转率在每人每日给药量 200mg 组和 300mg 组分别为 24.8% 和 32.3%，合计 27.7%，但主要为自身对照研究。1986 年汉防己治疗尘肺获国家发明奖三等奖。1991 年至 2000 年先后在国家八五和九五科技攻关课题中作为尘肺联合治疗药物之一纳入研究。汉甲素主要是通过抑制胶原、粘多糖及脂类的合成，阻止细胞的前胶原及粘多糖向细胞外分泌，以及导致胶原蛋白的降解等途径，达到治疗矽肺的作用。

4）磷酸喹哌：分子式 $C_{29}H_{32}N_6Cl_2 \cdot 4H_3PO_4$，黄色结晶粉末，无臭味苦，微溶于水，盐酸中极易溶解，几乎不溶于氯仿和无水乙醇等有机溶剂，为抗疟药物。1973 年初，上海医药工业研究院在矽肺药物筛选中发现磷酸喹哌对实验性矽肺具有治疗效果。嗣后有关单位进行了重复实验，1974 年 3 月上海市劳动卫生职业病研究所率进行了治疗矽肺临床试用。在石化、煤炭部门的支持下,6 月正式成立全国"抗矽 -14"协助组,组织了全国 23 个省、市、自治区共 70 余个单位开展大协作,至 1978 年底共开展了 1254 例临床试用,发现磷酸哌喹治疗后起效时间较短,最快者 3 个月起效,42.9% 的病例半年内即可从 X 线胸片上见到好转趋势。好转比例以Ⅲ期居多,Ⅱ期次之,Ⅰ期较少,矽肺结核亦见到少数病例好转。好转比例中,接触粉尘含矽量较高的工种,如坑道、碎石、掘进工等具有较好的疗效,对进展型矽肺的疗效较缓进型明显。1978 年 7 月化工部组织有关单位在上海对该药进行了鉴定,大部分病人无不良反应,少数病例有口干、面唇麻木、头昏嗜睡等不适感及心、肝、肾指标的轻度异常改变。作用机制:稳定溶酶体膜,减少矽尘对巨噬细胞的破坏崩解,从而减少致纤维化因子的释放,减轻炎症反应;对胶原蛋白合成和胶原纤维合成有一定的抑制作用;抑制体液免疫的过度升高抑制矽肺病的发展。1984 年又进行了一次评审,受治病例增加到 2000 例,其中 3 年以上和 6~9 年的好转率分别为 21.8% 和 16.9%。根据煤炭系统 16 个单位 409 例煤矽肺患者的试用,1~3.5 年的 X 线胸片好转率 7.1%,疗效较矽肺为差。

5)磷酸羟基哌喹:为了提高哌喹的生物活性并降低毒性,1972 年上海第二军医大学合成了磷酸羟基哌喹(hydroxypiperaquine phosphate),与上海市劳动卫生研究所等单位协作,在全国 15 个省市对 438 例矽肺进行了临床试用,其中治疗 3~5 月者 221 例(50.5%)、6~12 月者 191 例(43.6%)、13~15 月者 26 例(5.9%);其中Ⅰ期 13 例(3.0%)、Ⅱ期 234 例(53.4%)、Ⅲ期 184 例(42.0%),矽肺结核 7 例(1.6%),咳嗽、咳痰、气促、胸痛等呼吸道症状消失或好转者分别为 193 例(63.1%)、134 例(60.1%)、166 例(55.7%)和 153 例(59.5%)。三个月有见疗效病例,但停药后好转病例可出现病变恶化,即"反跳"现象;矽肺结核患者可见恶化,空洞形成而临床症状不明显,认为可能是该药具有免疫抑制作用,促进结核恶化。大部分研究为自身对照。

6)矽肺宁:受原国家医药总局委托,杭州胡庆堂制药厂、浙江医学科学院、浙江医科大学联合研制了复方中药剂矽肺宁,1981 年开始临床试用,对改善患者临床症状、稳定病情有一定疗效。1985 年 1 月按统一协助方案扩大到煤炭、冶金、铁路、水电、建材、化工等行业,涉及 13 个省的十余个单位共 404 例矽肺、煤工尘肺和石棉肺患者的临床应用。1987 年通过国家医药总局与煤炭部联合组织的技术鉴定,1989 年 11 月又通过卫生部药品评审委员会的技术鉴定,1992 年卫生部正式批准为治疗矽肺新药。其组分 A 含有抗炎、弱保护细胞膜作用,组分 B 有显著的膜保护效应。

矽肺宁片成分主要为连钱草、虎杖、岩白菜素。连钱草利湿通淋,清热解毒,散瘀消肿。虎杖清热解毒,利胆退黄,祛风利湿,散瘀定痛,止咳化痰。岩白菜素镇咳祛痰,用于慢性支气管炎。

7)矽宁:1982 年原中国预防医学科学院劳卫所在合成一系列梯络龙衍生物(小分子干扰素诱导剂)中,经药筛结果发现矽宁(盐酸梯络欧,拉丁名 Teluom Hydrochloridun,化学名 2,7-Bis[(2-diethylamino)ethoxy]-fluorenon-oxime-9dihydrochloride,分子式 $C_{25}H_{35}N_3O_3 \cdot 2HCL$)具有明显抑制实验性矽肺病变进展的作用,经过七五和八五国家科技攻关项目研究结果表明,该药具有明显疗效,长期毒性较低,无致畸和致突变作用,并可诱生 α 型干扰素;临床试用表明该药具有改善矽肺患者临床症状、提高机体免疫力,增强肺通气功能,具有阻止延缓矽肺病变的疗效作用。1995 年 11 月 17 日通过原卫生部科技成果鉴定。具有保护肺泡巨噬细胞,抑制其分泌超氧离子、过氧化氢、白细胞介素 -1,从而抑制纤维化作用;抑制矽肺磷脂合成,改变肺磷脂组成比例,抑制矽肺胶原纤维增生。矽宁对实验性矽肺具有明显抑制磷脂增长,改变肺磷脂组分比例,从而抑制矽肺纤维化作用。矽宁与汉甲、磷酸羟基喹哌对实验性矽肺疗效的比较结果表明,矽宁对实验性矽肺全肺湿重及胶原蛋白含量明显低于矽肺对照组,而这三种药物间未见明显差异,矽宁治疗组的血清铜蓝蛋白活性剂 SOD 值均低于汉甲组及羟基喹哌组。

8)N- 乙酰半胱氨酸:N- 乙酰半胱氨酸(N-acetyl-cysteine,NAC)分子式 $C_5H_9NO_3S$,分子量 163.19,最早用于 20 世纪 60 年代,是一种经典的化痰药物,适用于大量黏痰阻塞所引起的呼吸阻塞。近年随着研究的深入和临床的广泛应用,发现 NAC 还有较强的抗氧化性、抗炎、扩血管等多种生物活性,能够明显减轻博来霉素所致的肺损伤。2011 年 IPF 指南建议最好从弱不推荐药物中治疗 IPF 的药物,其中包括 NAC。有 META 分析纳入 13 个 RCT 共 713 例患者,分析表明长期使用 NAC 可能改善 IPF 患者的临床情况及肺功能,且不良反应小,安全性高;但国际多中心研究发现 NAC 与安慰剂组比较,对 FVC

的变化率没有显著性差异。2011年，有学者研究发现，早期应用大剂量NAC可增强肺组织的抗氧化作用，减轻二氧化硅对大鼠肺组织的损伤，部分抑制肺间质纤维化。

（3）"七五"至"九五"有关尘肺治疗的科技攻关研究

1）"七五"国家重点科研项目专题之一：矽肺发病机制研究。由中国预防医学科学院劳动卫生与职业病研究所负责，山东省劳动卫生职业病研究所、黑龙江省劳动卫生职业病研究所、暨南大学医学院病理系、清华大学生物科学与技术系等单位参加。主要研究：

①石英对巨噬细胞（AM）的影响（溶菌酶、总蛋白、铜蓝蛋白（Cp）、白细胞介素-1（IL-1）、纤维粘连蛋白（Fn）、脂类、细胞代谢活性）。

②石英对矽肺中组织成分的影响：胶原、蛋白多糖、脂类及粘连蛋白等。

③致纤维化因子的研究。

④正常与矽肺1型胶原的性质与结构差别。

⑤病理形态研究结果。

⑥免疫与矽肺发病的关系。

研究发现支气管肺泡灌洗液中一些成分发生变化，与肺纤维化程度有关；矽肺组织中胶原蛋白多糖及脂类不但在含量上明显增加，其组成成分也明显改变；用偏光显微镜及特异的染料，可分辨1和3型胶原；肺泡巨噬细胞培养液中分离纯化一种蛋白质（67kd），有较强的促进纤维细胞合成胶原的能力；试验表明矽肺的发生与细胞免疫与体液免疫有关系。

1982年中国预防医学科学院劳卫所在合成一系列梯络龙衍生物中，经药筛结果发现矽宁（盐酸梯络欧）具有明显抑制实验性矽肺病变进展的作用，且毒性相对较低，无致畸致突变作用。期间进行了矽宁药物化学合成，临床前药理实验，选择20例矽肺患者治疗（1986—1990年）。通过七五国家攻关任务，已对该药的化学结构、制备工艺、理化常数、药物的稳定性试验、疗效试验，急慢性试验，药代动力学试验等开展了临床前药理试验，属于西药一类新药。

2）"七五"国家重点科研项目专题之二：矽肺综合诊断指标的研究。主要总结高电压胸片经验，制定规范，研制成套标准片，分析缺陷方法和推广应用。探讨比较灵敏特异的矽肺诊断生化指标。

3）"八五"科技攻关研究专题之一：矽肺治疗措施及效果评价研究。编号名称85-917-03，为克山病、大骨节病的病因学、血吸虫病防治和矽肺治疗的研究项目课题之一，负责单位原中国预防医学科学院劳动卫生与职业病研究所，参加单位：北京医科大学公共卫生学院、上海市劳动卫生职业病防治研究所、沈阳市劳动卫生职业病防治研究所。研究采用统一的病例选择标准和制定了明确的疗效判断标准，以及疗效评定采用2∶1的病例-对照方法，选用我国自行研究生产的有效的抗矽肺药物，并根据其不同药物的作用机制，采取合理的相互配伍，组成不同的联合用药方案，经动物实验和临床试用，肯定其疗效，同时，对国内目前已开展的双肺大容量灌洗治疗矽肺的效果作出评价。三组联合用药包括汉防己甲素和羟基磷酸哌喹，克矽平和汉甲；羟哌和柠檬酸铝。采用联合用药治疗矽肺对改善病人呼吸系统症状，减少呼吸道感染频率，具有明显的疗效，显著优于既往的单一用药。联合用药对抑制肺纤维化继续进展亦有明显疗效，在高水平暴露组，其X线胸片的好转率高于既往的单一用药的疗效。同时，联合用药明显降低药物的毒副反应。比较三种联合用药组中以汉甲＋羟哌联合用药组的疗效较为明显。

课题难点是如何克服抗矽肺药物的毒副作用并提高其疗效。课题组首先抓质量控制，制定了统一的尘肺病例选择标准和疗效判断指标和标准，编写了《8.5矽肺治疗研究攻关课题检测方法手册》和《肺功能测定指标质量控制及胸部X线拍照条件》学习班。严格按统一标准选择病例，从我国尘肺发病比较集中的基层厂矿，选择了2～3年内X线胸片矽肺病变有进展的病人571例，作为临床研究对象，按2∶1分为治疗组和对照组，治疗组采用不同的联合用药方案和肺灌洗治疗，同时在三个主要科研单位复制大鼠实验性矽肺模型，按临床用药方案，采用药物有效剂量的1/2或1/4进行30天和90天预防性治疗，90天病后治疗以及停药后的复治，为临床治疗提供进一步的科学验证依据。

为了达到科学客观评价临床或动物矽肺疗效的目的，通过治疗前后的临床症状、X线胸片、肺功能、生化指标变化等四项矽肺临床疗效指标的的全面分析研究,提出了"尘肺治疗效果综合评价方法"。

课题结题时提出建议:为进一步观察二级预防的早诊断、早治疗方针,今后应着重对 I 期矽(尘)的治疗做进一步的深入研究,但是,对 I 期矽肺尘肺疗效的准确判断和评价,较之本次 2 期和 3 期为重点的难度要大的多;而解决好占尘肺总数 70% 的 1 期尘肺的治疗,对于缓解矽肺病人的病痛和延长寿命,推迟其死亡方面,均具有更重要的意义。此外,对八五期间已治疗的部分病例进行追踪观察其远期疗效,是进一步反映矽肺是可治之症的有力证明。如缺少这两项工作,矽肺药物治疗的疗效仍难以确立,为此,建议能将此两项研究作为"九五"期间本专题的具体攻关项目。

4)"八五"科技攻关研究专题之二:新药矽宁治疗矽肺临床试用研究。负责单位:中国预防医学科学院劳动卫生与职业病研究所,参加单位包括上海市劳动卫生职业病研究所、浙江医科大学公共卫生学院、大连市劳动卫生研究所、北京市劳动卫生职业病研究所。该项目获得 40 万元资助,开展临床试验治疗研究。分 I 期和 II 期临床试验,I 期临床试验结果确定该药对人体的最大耐受剂量为 100mg,II 期临床试验选择无合并症的各期矽肺病例 245 例,其中治疗组 157 例,口服矽宁片剂,对照组 88 例,服用安慰剂,共进行 4 个疗程治疗。矽宁片剂每次剂量 50mg,每日 3 次,每周给药 6 天,3 个月为一个疗程。临床疗效观察结果表明,治疗组患者的咳嗽咳痰胸痛及呼吸困难等症状有明显好转,与对照组相比有显著差异。治疗组患者的感冒及支气管肺部感染频度明显减少,与对照组相比有明显差异,X 线胸片分析结果表明,治疗组患者胸片明显好转 2 例,好转 1 例(好转率 2%),病变稳定者 137 例(87.3%)进展者 17 例(10.8%);对照组患者稳定者 67 例(76.1%),进展者 21 例(23.9%),两者相比有显著差异。治疗组患者肺通气功能(FVC 及 FEV_1)比对照组有明显增加,有显著差异。治疗组患者各疗程后的血清铜蓝蛋白活性均比疗前又明显降低。因此,新药矽宁具有改善矽肺患者的临床症状,提高机体免疫力,增强肺通气功能,并阻止延缓矽肺病变进展的疗效作用。该药最大优点在于临床不良反应很低(主要不良反应为食欲不振、恶心、呕吐及腹泻等消化道症状),临床应用安全。合成工艺简便,价格较其他药物低廉。1995 年 11 月 17 日通过原卫生部科技成果鉴定,鉴定委员会建议补充进行大鼠及纯种狗的长期毒性试验,临床试验病例累计到 300 例,可申请新药证书,认为作为一种慢性病的新药疗效观察期尚嫌不足。

1996 年 12 月,何其能申请《新药矽宁治疗矽肺的研究》补充和完善大鼠及 Beagle 狗的产期毒性试验及部分药学试验,使各项试验的质控标准符合一类新(西)药规范化要求,以便申请新药审批。该项目获得国家重点科技项目攻关计划中新药研究与产业开发资助,项目名称为新药矽宁治疗矽肺的研究(何其能,程玉海),60 万元,后滚动 99 年拨款 40 万元。

5)"九五"国家重点科技攻关项目:课题名称为联合用药治疗矽肺效果及综合评价方法研究。在"八五"期间同类研究的基础上,经对联合用药治疗矽肺远期效果的观察,进一步证实联合用药是当前矽(尘)肺治疗中比较合理和理想的综合措施,可使矽肺病人的病变延缓,减少病痛,提高生活质量,具有较大的经济及社会效益。"九五"期间,该专题组继续在上述停药病例中以 150 名矽肺病例为对象,进行联合用药远期疗效观察。6 个疗程后,治疗组的呼吸系统症状好转率明显高于对照组。原停药后病情有进展的病例经复治,好转率回升。统计资料显示汉防己甲素 + 磷酸羟基喹哌组的平均有效率为 73.8%,汉防己甲素 + 克矽平组有效率为 58.3%,柠铝 + 磷酸羟基喹哌组全部病例为稳定。对早期矽肺病例研究证明,经 6 个疗程联合用药治疗后,其临床症状、感冒和呼吸道感染都有明显改善,虽 X 线胸片改变不明显,但生化指标治疗组比对照组有明显降低,反映联合用药对抑制矽肺早期纤维化有一定作用。

该项研究成果进一步证明了前期研究的结论,三种不同的联合用药方案均显示对矽肺有治疗效果,以汉防己甲素和磷酸羟基喹哌合用为优。经过联合用药治疗的矽肺病例继续采用低维持量联合用药治疗是临床治疗矽肺的可行办法。采用汉防己甲素和磷酸羟基喹哌联合用药,对早期矽肺的病变过程有一定的抑制作用。

2. 肺灌洗治疗 尘肺病尚缺乏非常有效、根治的方法。肺灌洗能够有效清除残留在肺泡及肺间质内的粉尘、肺泡巨噬细胞以及相关的致纤维化因子和炎症介质,从病因治疗上是一个有效的补充。肺灌洗还能清除气症细胞及分泌物,改善咳嗽、咳痰、胸闷、胸痛等症状,降低肺部炎症发生率,改善小气道的通畅程度,降低气道阻力,增加肺脏的有效气体交换面积,改善通气血流比值,最终改善肺功能。早期灌洗不仅临床显效且有利于遏制病变的进展,有延缓尘肺病升级的作用,甚至对胸片尚未出现病变的接尘工人及可疑尘肺的人进行肺灌洗,也可能防止其发病,起到了二级预防作用。

肺灌洗主要有经支气管镜的支气管肺泡灌洗(BAL)和全麻下经 Carlens 双腔气管内导管行全肺灌洗术(WLL)两种。目前大多采用全肺灌洗术,病情较轻或不能耐受全肺灌洗者,可采用经支气管镜肺段灌洗治疗。

肺灌洗最早始于 1960 年,当时美国的拉米雷斯(Ramirez)等对患者进行肺段灌洗来清除肺泡内沉积的物质。1967 年 Ramirez 成功应用 WLL 治疗肺泡蛋白沉积症。1986 年国内学者将此技术引进中国。1990 年前,国内外全肺灌洗术只能在一次全身麻醉后灌洗一侧肺脏,数天以后再全身麻醉灌洗另一侧肺脏称之为"单肺分期全肺灌洗术"。1991 年 4 月中国实施了世界上第 1 例双侧同期序贯全肺灌洗,即一次麻醉下"双肺同期灌洗",通过纯氧正压通气与负压吸引,使刚刚"进水"的肺脏迅速恢复肺功能后,再行另一侧肺灌洗。

(1)支气管肺泡灌洗:支气管肺泡灌洗是通过可弯曲支气管镜对病变的肺段或亚段逐个进行灌洗的技术。相对为留取支气管肺泡灌洗液(BALF)进行检查的支气管肺泡灌洗而言,支气管肺泡灌洗治疗的灌洗液量更大,灌洗肺段更多,耗时更长,操作也更复杂。

(2)单侧分期全肺灌洗术:全肺灌洗术是指在全麻下行双腔气管插管,一侧肺纯氧机械通气,另一侧肺用灌洗液反复灌洗,通过清除沉积于肺内的蛋白质、吸入的粉尘,以及炎症细胞、细胞因子、免疫反应产物、异物等,达到治疗肺部疾病目的的治疗方法。主要用于治疗各期尘肺病、肺泡蛋白沉积症、黏液黏稠症等疾病。

(3)双侧同期序贯全肺灌洗:Beccaria 等于 2004 年报道了 PAP 患者行同期双侧序贯全肺灌洗的远期疗效及并发症情况。Mason RJ 等主编的呼吸内科教科书 2005 年第四版有关 PAP 一章,在治疗性全肺灌洗方面提出了同期双侧序贯全肺灌洗,即在同一次麻醉过程先灌洗一侧肺,灌洗完一侧肺后如果患者的血氧血压、心率、心律均较稳定 10 分钟以上后,可以接着再灌洗另侧肺。

(七)预防

1. 除尘降尘总要求　我国在煤矿除尘降尘措施方面主要采取以通风除尘、湿式作业为主,结合"密、护、革、管、教、查"等综合防尘措施,把生产场所的粉尘浓度控制在国家法律法规规定的标准范围内。

我国《煤矿安全规程》规定,煤矿采煤工作面应当采取煤层注水防尘措施,煤矿炮采工作面应当采用湿式钻眼、冲洗煤壁、水炮泥、出煤洒水等综合防尘措施。采煤机必须安装内、外喷雾装置。煤矿采煤工作面回风巷应当安设风流净化水幕。煤矿掘进井巷和硐室时,必须采取湿式钻眼、冲洗井壁巷帮、水炮泥、爆破喷雾、装岩(煤)洒水和净化风流等综合防尘措施。煤矿掘进机作业时,应当采用内、外喷雾及通风除尘等综合措施。煤矿在煤、岩层中钻孔作业时,应当采取湿式降尘等措施。井下煤仓(溜煤眼)放煤口、输送机转载点和卸载点,以及地面筛分厂、破碎车间、带式输送机走廊、转载点等地点,必须安设喷雾装置或者除尘器,作业时进行喷雾降尘或者用除尘器除尘。喷射混凝土时,应当采用潮喷或者湿喷工艺,并配备除尘装置对上料口、余气口除尘。

2. 除尘降尘八字方针　我国针对防尘降尘制定了八字方针,即"革、水、密、风、护、管、教、查"。主要指:

(1)革,即技术革新。改革工艺过程,革新生产设备,使生产过程中不产生或少产生粉尘,以低毒粉尘代替高毒粉尘,是防止粉尘危害的根本措施。具体的措施主要体现在各行业粉尘工作场所实行生产过程的机械化、管道化、密闭化、自动化及远距离操作等。

(2)水,即湿式作业。采用湿式作业来降低作业场所粉尘的产生和扩散,是一种经济有效的防尘措施。在矿山企业推广的凿岩,水式电煤钻,煤层注水,放炮喷雾,扒装岩渣洒水,冲洗岩帮等措施。

(3)密,即密闭尘源。对不能采取湿式作业的场所,应采取密闭抽风除尘的办法。如采用密闭尘源与局部抽风机结合,使密闭系统内保持一定负压,可有效防止粉尘逸出。

（4）风，即通风除尘。通风除尘是通过合理通风来稀释和排出作业场所空气中粉尘的一种除尘方法。在矿山系统，虽然各主要产尘工序都采用了相应的防、降尘措施，但仍有一部分粉尘，尤其是呼吸性粉尘悬浮在空气中难以沉降下来。针对这种情况，通风排尘是非常有效的除尘方法。

（5）护，即个体防护。对于采取一定措施仍不能将工作场所粉尘浓度降至国家卫生标准以下，或防尘设施出现故障等情况，为接尘工人佩戴防尘口罩仍不失为一个较好的解决办法。

（6）管，即加强管理。要认真贯彻实施《职业病防治》《安全生产法》等法律法规，建立健全防尘的规章制度，定期监测工作场所空气中粉尘浓度。用人单位负责人，应对本单位尘肺病防治工作负有直接的责任。应采取措施，不仅要使本单位工作场所粉尘浓度达到国家卫生标准，而且要建立健全粉尘监测、安全检查、定期健康监护制度；加强尘肺病患者的治疗、疗养和职业卫生宣传教育等管理工作。

（7）查，即加强对接尘工人的健康检查、对工作场所粉尘浓度进行监测和各级监管部门、安全监察机构对尘肺病防治工作进行监督检查。

（8）教，即宣传教育。对企业的安全生产管理人员、接尘工人应进行职业病防治法律法规的培训和宣传教育，了解生产性粉尘及尘肺病防治的基本知识，使工人认识到尘肺病是百分之百可防的，只要做好防尘、降尘工作，尘肺病是可以消除的。

二、煤工尘肺

煤工尘肺（coal workers'pneumoconiosis，CWP）系指煤矿作业工人长期吸入生产性粉尘所引起的尘肺的总称。由于煤矿工人所接触粉尘的性质不同，其所患尘肺的类型、临床表现、病理改变和转归也有所不同。煤矿工人作业时除了接触煤尘外，有的还接触矽尘或煤、矽混合粉尘，如从事岩石巷道掘进的煤矿工人，主要接触含游离二氧化硅较多的岩石粉尘，所患尘肺为矽肺；单纯从事采煤的工人，一般主要接触含游离二氧化硅较少的煤尘，所患尘肺为煤肺；既从事过岩石巷道掘进的工人，又从事过采煤的混合工种的工人，实际接触煤尘和矽尘两种粉尘，所引起的是一种混合性尘肺，一般称为煤矽肺。一般认为，如粉尘中游离二氧化硅含量大于18%时将发生矽肺，小于18%时则为煤矽肺或煤肺。我国煤矿工人在工作中常常先后从事多个工种，而且生产环境中煤的品味各不相同，品味低的煤层含有大量岩石和其他矿石，含矽量就高，反之含矽量就低，因此很难确定工人吸入粉尘的性质。因此，除非有明确的证据表明煤矿工人吸入的是以游离二氧化硅为主的粉尘，一般将煤矿工人吸入上述各种粉尘而引起的肺部弥漫性纤维化统称为煤工尘肺。

（一）职业接触

煤炭在人类发展历史上的地位非常重要，是世界主要能源之一，目前约占世界一次性能源消耗比重的29%。我国是世界上最大的煤炭生产国，煤炭产量约占世界总产量的50%，煤炭是我国的主体能源，占我国能源消耗的70%左右。国家煤监局行管司和国家安监总局研究中心曾对26个产煤省（自治区、直辖市）的煤矿企业、司法部直属煤矿以及中央企业所属煤矿从事煤炭生产的人员进行了调研。截至2012年12月31日，全国煤炭工业从业人员共有525万人，26个产煤省（自治区、直辖市）煤矿从业人员约425.98万人（不含煤炭洗选业），其中井下人员约304万人（包括采掘一线人员约170.71万人）。我国现有的1.3158万处煤矿中，中央企业所属煤矿309处，年产量9.04亿吨；国有重点煤矿1666处，年产量10.36亿吨；地方国有煤矿1493处，年产量6.53亿吨；乡镇煤矿9690处，年产量10.6亿吨。中央企业所属煤矿、国有重点煤矿、地方国有煤矿、乡镇煤矿从业人员数量分别为27.83万人、194.69万人、68.91万人、134.55万人。其中，国有重点煤矿的从业人员最多，约占煤矿从业人员总数的45.7%。煤矿从业人员较多的3个省分别是山西、河南和山东。全国煤矿从业人员中，40岁以上的占52.9%，小煤矿集中的地区是煤矿40岁以上从业人员所占比率较高的地区。在525万人中，煤矿农民工有163.47万人。乡镇煤矿从业人员中，农民工占72.2%。部分小煤矿集中的地区，农民工所占比率较高，湖北省的煤矿农民工数量占当地煤矿从业人员总数的88.9%。可见乡镇煤矿分散，是煤矿农民工的主要聚集地。煤矿农民工农闲时到煤矿打工，农忙时回家务农，流动性很大。

另据国家统计局公布的第三次全国经济普查数据显示，截至2013年末，全国煤炭开采和洗选业共有企业法人单位 1.9 万个,行业从业人员 611.3 万人。

煤层是夹在岩石中间的,各层煤的上下均有沉积的矿物质。煤的开采过程中不可避免地要开凿这些岩石。煤炭生产性粉尘的产生情况主要有地下和露天两种,我国绝大多数为地下开采,主要工序包括:①岩石巷道掘进生产过程:凿岩→爆破→装渣→运输等;②采煤的生产过程:采煤机采煤或电钻打眼→爆破→支柱→运输等;③运输到地面后:选煤→洗煤→装库→外运等。上述生产过程均会产生大量粉尘,其中以井下凿岩和采煤工序产生的粉尘量最多,见表 7-2-1。随着采煤机械化程度提高,粉尘的产生量大幅提高。

表 7-2-1　煤矿生产性粉尘的种类、性质和来源

项目	岩石粉尘	煤尘及以煤尘为主的混合性粉尘
粉尘产生场所	岩石掘进工作面	采煤工作面、煤仓、洗煤厂
接触粉尘的工种	凿岩工、运渣工、放炮工、通风工等	采煤工、看溜工、支护工、装卸工、选煤工等
粉尘中游离二氧化硅含量(%)	20~80	1~20
致纤维化能力	强	较弱

用干式凿岩机凿岩时,工作面粉尘浓度可达 800~1400mg/m³;爆破后在爆破中心区及其附近的粉尘浓度可达 1000mg/m³ 左右;但如果采取湿式作业,工作面的粉尘浓度可显著下降。井下工作面和非工作面的粉尘浓度差别非常大,采掘的各个工序粉尘浓度也各不相同,因此不同工序工种的煤矿工人职业接触粉尘的累计剂量差别较大。《工作场所有害因素职业接触限值第 1 部分:化学有害因素》(GBZ 2.1—2007)中规定了工作场所空气中煤尘(游离 SiO_2 含量<10%)时间加权平均容许浓度为总粉尘 4mg/m³,呼吸性粉尘 2.5mg/m³。

美国 1969 年规定了国家统一的呼吸性煤尘标准为 3.0mg/m³,1972 年修改为 2.0mg/m³,并且在健康教育福利部长的要求下,设计 $10/(\% SiO_2+2)$ 公式用于煤尘 SiO_2 含量大于 5% 时对呼吸性煤尘标准进行修订。1995 年 NIOSH 建议将煤尘限值降低至 1.0mg/m³。据统计,美国地下矿井所采集的粉尘浓度数据中,约有 10% 是超过 1.0mg/m³,19% 超过 0.5,而露天矿井 90% 在 0.5mg/m³ 以下,表明美国大部分煤矿对于粉尘浓度的控制较为严格。

2009 年 12 月,美国矿业安全和健康管理局发起了"终结黑肺病"运动,并举行听证会、收集公众意见。2013 年 8 月,该管理局将提案交至美国联邦政府。改革后的法案意义重大,美国劳工部部长托马斯·佩雷斯(Thomas Perez)介绍称,未来新措施将包括运用新技术检测矿井内尘埃密度水平、关闭大量对工人有害的作业点、扩大政府提供的免费胸部射线检查范围等,这些措施将产生突破性效果。到 2016 年 2 月,美国所有煤矿公司必须强制使用可持续性的个人粉尘检测器。

接触煤炭粉尘及矽尘是人类在发展自身、改造自然环境过程中很长的一个历史阶段的必然选择。我国煤系品种较多,生产环境及工艺多样,煤炭生产性粉尘职业接触也比较复杂。煤炭生产行业是职业病高危行业,井下作业环境依然恶劣,所以职业性煤工尘肺发病率及发病人数高居不下,特别是近十多年来,煤炭产能的扩张,产品的延伸,再加上医学技术特别是影像技术的提高,煤工尘肺检出率明显增加。总之,煤炭行业依然是我国职业病高发区域,依然是职业卫生工作的重点行业之一。

煤工尘肺的主要致病因素是煤尘和矽尘。煤是古代植物遗体在底壳表面、湖泊或海湾环境,经过长期复杂的地质年代,在高温、高压下碳化,随地质运动沉陷,在适当的自然条件下形成的,其有机物质主要有碳、氢、氧、氮四种元素,以及少量的硫、磷及其他稀有元素等。按其形成过程,从低级到高级先后为泥炭、褐煤、烟煤和无烟煤,其中碳的含量不断增加,其他元素不断减少。

煤的主要成分是固定碳、水分、挥发分和灰分四种,在各种煤中所占比例不同。灰分主要是粘土矿物、黄铁矿物、二氧化硅和方解石等煤的化学分析物,其种类和含量的不同对煤工尘肺的发病和病变性质有明显影响。根据我国几个省的煤矿煤样分析,煤的灰分中有石英、粘土矿物、氧化物、硫化物和碳酸盐类等几种,其中粘土和二氧化硅占灰分的 50%~80%。

相同粒径的煤尘要比矽尘轻,进入呼吸系统后被呼吸气流排出的机会要多,另外煤尘在呼吸系统内的粘度低,容易被呼吸系统的咳嗽等保护性的动作所清除。煤尘对富碳(C)的人体来说,物理及化学特性毒理作用相对弱。具体理化性状依然不太清楚。

(二)病理及发病机制

煤工尘肺病的病理改变与吸入的煤尘和矽尘的比例有关,除了凿岩工所患矽肺外,一般属混合型,多兼有间质性弥漫性纤维化和结节型两种特征,主要病理改变包括煤斑、灶周肺气肿、煤矽结节、弥漫性纤维化、大块纤维化和含铁小体。

煤斑也称煤尘斑,是煤工尘肺最常见的原发性特征性病变,是病理诊断的基础指标。煤斑肉眼观察呈灶状,色黑,质软,直径在2~5mm,圆形或不规则形,边界不清,多在肺小叶间隔和胸膜交接处,呈网状或条索状分布。煤斑在显微镜下是由很多的煤尘细胞灶和煤尘纤维灶组成。煤尘细胞灶和煤尘纤维灶是依据细胞和纤维成分的比例划分的,后者是由前者发展而来。煤尘细胞灶是由数量不等的煤尘以及吞噬了煤尘的巨噬细胞,聚集于肺泡、肺泡壁、细小支气管和血管周围形成的,常见于呼吸性细支气管的管壁及其周围肺泡。

灶周肺气肿是煤工尘肺的另一个病例特征。灶周肺气肿多见于煤尘纤维灶的周围,其中局限性肺气肿散在分布于煤斑旁的扩大气腔,与煤炭斑共存;如果煤尘纤维灶所在的呼吸性细支气管膨大,就形成膨胀性小叶中心性肺气肿,这是因为游离煤尘和煤尘细胞在Ⅱ级呼吸性细支气管周围堆积,使管壁平滑肌等结构受损,形成灶周肺气肿。如果病变进一步发展,膨胀性气肿囊腔会进一步破裂,波及全小叶形成全小叶肺气肿。

煤矽结节肉眼观察呈圆形或不规则形,分支状,与周围肺组织相移行,大小约2~5mm或稍大,呈黑色点状,中心呈灰色,周边色黑,质地坚实。镜下观察可见两种类型,典型煤矽结节其中心部由旋涡样排列的胶原纤维构成,可发生透明样变,胶原纤维间有明显煤尘沉着,周边大量煤尘细胞、成纤维细胞、网状纤维和少量胶原纤维,向四周延伸呈放射状。非典型煤矽结节无胶原纤维核心,胶原纤维束排列不规则较为松散。

大块纤维化又称为进行性块状纤维化(progressive massive fibrosis,PMF),是煤工尘肺晚期的一种表现,但不是其必然结果。肺组织中出现2cm×2cm×1cm的一致性致密的黑色块状病变,多分布在两肺上部和后部,右肺多于左肺。病灶呈长梭形、不规则形、少数似圆形,边界清楚,通常在X线胸片上可见融合块状阴影。镜下其组织结构多样,一种为弥漫性纤维化,在大块纤维化组织中即其周围有很多煤尘,未见结节改变;另一种为大块纤维化病灶中可见煤矽结节改变,但间质纤维化和煤尘仍为主要病变。

光镜下含铁小体中学具有一条黑色或透明遮光性强的纤维状轴心,周边由金黄色的铁蛋白完全或部分包裹,普鲁士蓝铁染色呈阳性,着蓝色。含铁小体的形成与巨噬细胞及多形核巨细胞有关,是其吞噬纤维性尘粒后在细胞内形成的。

煤尘的致病性曾经很有争议。20世纪初,医疗、煤矿行业和保险业不承认煤工尘肺,认为煤尘是无害的,煤工尘肺的病因是煤尘中含有游离二氧化硅。1930年ILO在南非召开国际第一次矽肺会议时,指出只有二氧化硅才可引起肺纤维化。1940年,高夫(Gough)发现从事卸煤的码头工人也患有类似煤矿所见的单纯煤肺和进行性大块纤维化,主张煤尘可致尘肺。但是直到20世纪60年代后期,美国还未认可煤矿工人的黑肺病即煤工尘肺是尘肺病。直到1968年西弗吉尼亚州发生法明顿矿难后,在工业卫生医生、社会运动者和工人黑肺病协会组织的推动下,煤工尘肺病患者和家属为争取赔偿发起"黑肺病运动",推动1969年由尼克松总统签署《煤工尘肺补助法》(Black Lung Benefits Act)。该法将黑肺病定义为由于在地下煤矿矿井中雇佣劳动而导致的一种慢性的肺部粉尘疾病。

动物实验表明,纯煤尘或纯石墨尘致纤维化能力较弱,但同时混有微量二氧化矽时,致纤维化能力增强。一般认为如2mg石英加上多量的煤尘时,由于煤尘将淋巴管引流堵塞,使少量的石英粉尘潴留在肺部发挥毒性作用。煤尘在肺内的聚集速度10倍于矽尘,当煤尘的吸入量超过肺的自净能力,导致煤尘滞留聚集在肺内第二级呼吸性细支气管周围,形成煤尘灶。随着时间进展,网状纤维增生,并可能有胶原纤维增生，最终形成煤尘纤维性。煤尘周肺气肿的形成机制和矽肺病变由于矽结节压迫小气道形成肺气肿的机制不同。在煤尘灶形成中，呼吸性细支气管邻近的肺泡，由于煤尘与煤尘细胞持续过量堆积使管壁受压，煤尘和煤尘细胞侵入局部肺泡间隔与呼吸性细支气管管壁间质内，使管壁固有的平滑肌和弹力纤维受损，结果呼吸性细支气管呼气时，气体不易呼出，吸气时被动扩张，气体入多出少，形成小叶中心性的灶性肺气肿。进行大块纤维化是煤肺和煤矽肺的晚期病变，与矽肺晚期的结节融合灶有所不同。其病变特征是大量粉尘沉积在结缔组织中，形成广泛的团块，玻璃样变较轻，矽尘含量低，其形成机制包括感染学说、矽尘的作用和免疫学说、血液循环障碍和肺不张等。

（三）临床表现

1. 症状及体征

（1）症状：煤工尘肺发病缓慢，可长期无任何症状，常在接尘后10～12年才发展成壹期尘肺。此时可有咳嗽、咳痰等一般慢性支气管炎症状，多数在定期职业健康体检胸片筛查时才发现。同一期别的煤工尘肺临床症状较矽肺出现更晚，且相对较轻，早期自觉症状轻微，一般仅在体力劳动后或阴雨天低气压情况下才有感觉。

咳嗽、咳痰、胸痛、气短是煤矿尘肺患者的四个主要症状，这些症状往往与气候改变有关。气候恶劣时，患者自觉症状加重。晚期出现病灶融合大量肺气肿出现之后症状会明显。若患者长期吸烟，有慢性支气管炎、肺气肿或肺结核等疾病的，其临床症状会明显加重。合并结核或单纯空洞时，会有咯血或咯黑色墨汁样痰。

（2）体征：早期没有明显体征，病变进展至明显肺气肿、慢阻肺甚至肺心病时可有桶状胸、浮肿等体征。

2. 肺功能测定　单纯煤工尘肺患者，采用常规肺功能测定可没有或仅有轻度肺功能异常。合并肺气肿的患者中，可出现以阻塞性为主的通气功能障碍和弥散功能损害，并随着病期的进展而呈进行性下降。中晚期会有中重度限制性通气功能障碍，合并慢阻肺或导致气道损伤的疾病会有阻塞性通气功能障碍即表现为混合性通气功能障碍。有些煤工尘肺一开始即出现阻塞性通气性功能障碍，可能与大量煤尘阻塞气道有关。进行性大块纤维化患者有较显著的肺功能异常，且出现静息时低氧血症，活动时加剧。

3. 影像学表现

（1）单纯煤工尘肺：主要表现为0.5～10mm的圆形小阴影和不规则小阴影，其中圆形小阴影较多见，多为p影和q影。其形态、数量和大小往往与患者长期从事的工种有关，即与接触粉尘的性质和浓度有关。由于矿工在煤工作业场所中，既有以掘进为主的矽尘，也有采煤为主的煤尘，还有二者兼有的混合性粉尘，煤工尘肺影像表现较为复杂。纯掘进工患者表现为典型的矽肺；以掘进作业为主，接触含游离二氧化硅较多的混合性粉尘患者，以典型的小阴影居多；以采煤作业为主的工人主要接触煤尘并混有少量岩尘，胸片上圆形小阴影多不太典型，边缘不整齐，呈星芒状，密集度低。圆形小阴影开始多出现在右中肺区，其次为左中、右下肺区，左下及两上肺区出现较晚。但也有一部分病例可自上肺区先出现。随着病情进展，圆形小阴影分布越来越广泛，可逐渐弥漫分布到全肺区。以后结节融合，肺气肿加重，两肺区尤其下肺区结节反而显得稀少。合并结核后圆形小阴影可较快增大，边缘更模糊。

（2）复杂煤工尘肺：从单纯煤工尘肺到复杂煤工尘肺一般需要5年以上。胸片上可见大阴影，多位于上肺区，外缘较光滑，与胸壁相距几厘米不等，若发生纤维收缩后可发送上叶瘢痕性萎陷，肺门向头移位，导致大阴影向肺门方向移位。动态观察胸片可发现大阴影多由小阴影增大、聚集、融合形成；也可由少量斑片、条索状阴影逐渐相连并融合呈条带状。周边肺气肿比较明显，大阴影边缘清晰、密度较高、比较均匀，多在两肺上、中区出现，左右对称。煤工尘肺胸片上的大阴影和病理上的PMF有关，但约1/3胸片上的大阴影未能被病理证实为PMF。

（四）合并症

1. 煤工尘肺合并慢性阻塞性肺疾病（COPD）　COPD是所有尘肺病最多的合并症，更多见于煤工尘肺，特别是吸烟的患者病情尤为突出，临床症状及体征明显加重，而且影像学特征更显著，小气道明显增厚,肺小支气管管壁增厚,走行僵直;肺功能方面多以混合性肺通气功能障碍为主。

2. 煤工尘肺合并肺结核　煤工尘肺合并肺结核明显较过去少,但在仍然是煤工尘肺最重要的合并症,二者合并会加重相互的病情,加快病变发展,加速叁期尘肺的形成。往往给诊断特别是鉴别诊断带来困难。在影像学方面,目前将煤工尘肺病合并肺结核分为以下二型:结合型、分离型。前者是指尘肺小阴影特别是大阴影与结核灶关系密切,结核灶或大阴影是在对方基础上发展而来,表现为较大病灶,该病灶同时具备二者的特点,诊断有一定难度;后者是指结核灶在肺内单独或散发存在,结核灶与尘肺阴影相互独立可以辨认。

3. 煤工尘肺合并社区获得性肺炎　尘肺合并症比较多,其中合并间质性肺炎很常见。主要原因是随着肺间质(其实也包括肺泡等肺实质)纤维化,从而导致肺组织硬变、肺泡萎谢、肺血管床减少,这样势必会造成肺的通气换气功能减低,肺的廓清能力严重削弱,最终使肺抵抗能力下降容易合并炎性等病变。社区获得性肺炎是指除外特异性传染病像结核、免疫系统等非医源性间质性肺炎,其病变基础大都建立在肺间质改变的基础上,成人多见。治疗主要是抗感染等对症疗法。尘肺合并社区获得性肺炎可加快尘肺病的发展,诊断期别短期内可提高。小阴影可由 s 影变为 t 影。反复发生的炎症可导致蜂窝肺的形成,使肺纤维化进入终末期。特发性间质纤维化(IFP)是一组原因未明的慢性进行性肺纤维化性疾病,按病理可分为以下几类:普通型间质性肺炎(UIP);剥脱性间质性肺炎(DIP);呼吸性细支气管炎间质性肺病(RBILD);急性间质性肺炎(AIP, Hamman-Rich 综合征);非特异性间质性肺炎(NSIP)。一般情况下所说的特发性间质纤维化主要指普通型间质性肺炎(UIP),其病变特征为时相不均一性纤维化性肺病,新旧病灶并存,终末以蜂窝肺为主要表现,本病例如果没有确切的职业史不易与其鉴别。

4. 煤工尘肺合并间质性肺炎　采煤作业导致的尘肺病小阴影较为复杂,一般均以不规则形小阴影为主的混合阴影存在,所以造成的肺部改变仍以较为严重的肺间质纤维化为主。在年龄较大的患者,特别是进入冬、春季节,许多尘肺病患者容易并发间质性肺炎(或者说社区获得性肺炎),而且往往治疗效果不很理想,大量病例显示,尘肺病患者每合并一次肺炎,其尘肺病变程度可能会增加,亦即间质纤维化又进一步,往往会促使诊断机构对其期别进行提高。

5. 煤工尘肺合并转移瘤　尘肺合并肺转移癌并不多见。但诊断一般不难,因为肺转移一般都有原发肿瘤史。而且肺转移瘤一般呈较大的圆形病灶,呈散在分布于双中下肺野,是尘肺基础上突然出现,与尘肺小阴影的发展变化规律不符。

6. 煤工尘肺合并肺癌　相当数量的肺癌肿块与单侧尘肺大阴影相似。在影像学鉴别有以下几点供参考:

(1)尘肺大阴影在原有尘肺病基础上出现,是在尘肺病基础上发生的向心性间质纤维收缩的结果,一般有两种形式:一种是在小阴影聚集基础上形成大阴影;另一种是发生在肺外围纤维条索影收缩形成;以上两种情况的过程比较缓慢。以几年来计算;而肺癌的发展很快,或者有时也较慢,平均倍增时间 4 个月左右,但有时可突然增大。

(2)尘肺大阴影发生于单侧者少,肺癌发生于双侧者少;大阴影即使发生在单侧,其特点也符合大阴影一般应有的特点,比如呈纺锤形(或类三角形)、边界有"指压征"(一侧缘平直可认为是广义指压征)的团块状影、腊肠状(也称香蕉状)、长轴与肺长轴一致的大团块影,可贯穿肺大部甚至全肺,等等。以上形状是肺癌所不具有的。肺癌一般呈现为土豆状或鲜姜状。

(3)肺癌可有毛刺或分叶征而尘肺没有分叶征,可有相互平行、粗细均匀的细长毛刺样阴影(二者鉴别如前所述)。

(4)尘肺大阴影一般位于锁骨之下,而肺癌可位于肺任何部位。

(5)靠近纵隔的大阴影是由大阴影逐渐发生纤维性收缩的最终结果,有变小的趋势。而且可使肺门上提;而肺癌病灶一般可在原来位置长大但并不会移位,更不会缩小。

(6)大阴影一般少有增强(可环形增强),幅度小于 30HU,而肺癌明显增强。

(7)大阴影在 CT 上有轮辐状影,而肺癌没有此征象。

（8）MRI 大阴影 T1 加权、T2 加权像均为低信号；而肺癌 T1 为低信号，T2 为高信号。最终得经病理证实。

7. 类风湿尘肺（caplan）也称为 caplan 综合征　类风湿尘肺（caplan）多见于长期井下作业的煤工尘肺在类风湿性关节炎基础上合并尘肺病的一类综合征，该病最初由 Caplan 报道，长期井下作业的工人容易发生，临床及实验室有一定提示，但大部分靠主要典型影像特征来发现，小阴影以圆形较多较大，最典型的类风湿型尘肺影像学特征是小阴影较大，以典型的 r 影为主，但在肺内特别是肺外周散发或弥漫更大类圆形阴影，边界清楚可伴钙化或空洞，原有尘肺小阴影进展较慢，符合一遍尘肺阴影发展的特点，但肺内较大散发或多发较大阴影变化不一，可短期内增减或大小发生改变，甚至有消失的情况。短期内变化的病灶，往往代表类风湿活动期。诊断较为复杂。

8. 煤工尘肺合并特发性间质性肺炎　尘肺病合并特发性间质性肺炎的情况并不少见，在特发性间质纤维化家族中，与尘肺合并的多数以寻常型间质性肺炎（UIP）、脱屑型间质型肺炎及少数非特异性间质性肺炎（NSIP），合并其他特发性间质性肺炎少见。尘肺病合并特发性间质性肺炎时，尘肺病进展异常迅速，往往 5 年内病情会恶化，呼吸衰竭出现较早。容易误诊。另外，当尘肺合并特发性间质性肺炎时再并发原发性肺癌并不少见。

（五）诊断及鉴别诊断

1. 诊断　根据作业人员的煤矿工作职业史，严格按《职业性尘肺病诊断》（GBZ 70—2015）进行诊断和分期。

2. 鉴别诊断　一般情况下，煤工尘肺的鉴别诊断病谱与矽肺一致，但当小阴影呈现为弥漫性小叶中央膜玻璃样微结节或小叶中央分支状影时鉴别诊断有相当难度，主要是与小气道病变鉴别，有观点认为职业接触史是尘肺与其他弥漫性间质性肺病鉴别的关键，其实在某种意义来讲，有职业史恰恰增加了鉴别的难度，因为没有职业史能完全推翻尘肺病的诊断，而有职业史时，二者都不能排除。

（六）治疗

煤工尘肺病人应根据病情需要进行综合治疗，积极预防和治疗肺结核及其他并发症，以期减轻症状、延缓病情进展、提高病人寿命、提高病人生活质量。综合治疗主要包括药物治疗、中医治疗、肺泡灌洗治疗、机械性通气治疗、对症治疗及康复治疗。

1. 药物治疗　1964 年我国研制合成了克矽平，20 世纪 70 年代我国又先后研制成功了磷酸喹哌、磷酸羟基喹哌、柠檬酸铝、矽宁和汉防己甲素等，这些药物可以减轻症状，延缓病情进展。

2. 肺灌洗治疗　煤工尘肺与其他尘肺病一样，尚缺乏非常有效、根治的方法。肺灌洗能够有效清除残留在肺泡及肺间质内的粉尘、肺泡巨噬细胞以及相关的致纤维化因子和炎症介质，从病因治疗上是一个有效的补充。肺灌洗还能清除气症细胞及分泌物，改善咳嗽、咳痰、胸闷、胸痛等症状，降低肺部炎症发生率，改善小气道的通畅程度，降低气道阻力，增加肺脏的有效气体交换面积，改善通气血流比值，最终改善肺功能。早期灌洗不仅临床显效且有利于遏制病变的进展，有延缓煤工尘肺病升级的作用，甚至对胸片尚未出现病变的接触煤尘工人及可疑煤工尘肺的人进行肺灌洗，也可能防止其发病，起到了二级预防作用。

肺灌洗主要有经支气管镜的支气管肺泡灌洗（BAL）和全麻下经 Carlens 双腔气管内导管行全肺灌洗术（WLL）两种。目前大多采用全肺灌洗术，病情较轻或不能耐受全肺灌洗者，可采用经支气管镜肺段灌洗治疗。

3. 对症治疗

（1）止咳化痰：对咳嗽痰多患者应予对症药物治疗，如氨溴索注射液、溴己新注射液、桉柠蒎肠溶软胶囊、枸橼酸喷托维林片、复方甲氧那明胶囊、可待因、橘红痰咳液、复方甘草口服液、急支糖浆、痰热清注射液、喜炎平注射液、强力枇杷露、利肺胶囊、盐酸西替利嗪片、福多司坦胶囊等。

（2）解痉平喘：对气短、气喘患者应予对症药物治疗，如茶碱缓释片、氨茶碱注射液、硫酸沙丁胺醇吸入气雾剂、吸入用硫酸沙丁胺醇溶液，吸入用异丙托溴铵溶液、沙美特罗替卡松粉吸入剂、布地奈德悬液、布地奈德福莫特罗粉吸入剂、噻托溴铵粉雾剂、孟鲁司特钠片、富马酸酮替芬片、硫酸特布他林片等。

（七）预防

近几年来，我国有效控制煤尘的技术措施包括：

1. 煤层注水防尘　煤层注水防尘是我国当前的煤矿开采中普遍使用的防尘手段。在进行煤矿的开采时，通过对开采煤层之间进行注水处理可以使得煤层湿润性增加，降低煤层开采过程中粉尘产生的概率。要借助于煤矿开采设备的钻头对煤层先进行钻孔处理，然后通过钻孔向煤层内部进行注水，借助煤层本身的缝隙向煤层内部渗透，增加煤层含水量，机器开采时可以减少粉尘的产生和飞扬。

2. 喷雾降尘　喷雾降尘是向浮游于空气中的粉尘喷射水雾，增加尘粒重量，达到降尘的目的。喷雾除尘时喷嘴喷出的液压雾粒与固态尘粒的惯性凝结，当风流携带尘粒向水雾粒运动，并离雾粒不远时就要开始绕流水雾运动，风流质量较大，颗粒较大的尘粒因惯性作用会脱离流线而保持向雾粒方向运行。

3. 化学抑尘　化学抑尘是一种十分有效的粉尘防治方法。按照抑尘机制分为湿润剂、粘性抑尘剂、吸湿剂、以及复合抑尘剂抑尘等。润湿型化学抑尘是在水中加入湿润剂（有的再加入添加剂）后，水的表面张力大大减小，从而提高了抑尘效率。粘结型化学抑尘是利用覆盖、粘结、硅化和聚合等原理防止泥土和粉尘飞扬，常应用于土质路面扬尘控制、物料搬运过程产尘控制等。凝聚型化学抑尘是由能吸收大量水分的吸水剂组成，它们能使泥土或粉尘保持较高的含湿量从而防止扬尘。

4. 除尘器除尘　利用除尘器将空气中的粉尘分离出来，从而达到净化空气含尘量的目的。包括机械式除尘器、电除尘器、过滤式除尘器和湿式除尘器四类。

5. 通风除尘　通风除尘技术利用风流控制粉尘扩散，是目前应用较广、效果较好的一项防尘技术措施。通风除尘通常是在尘源处或其近旁设置吸尘罩，利用风机作动力，将生产过程中产生的粉尘连同运载粉尘的气体吸入罩内，经风管送至除尘器进行净化，达到排放标准后再经风管排入大气。

6. 泡沫除尘　泡沫除尘过程是由碰撞、湿润等多种机制作用。泡沫遇到粉尘时，利用湿润性好、粘性大等优点，能捕集几乎所有的粉尘并使之沉降。泡沫除尘同喷雾洒水降尘相比，其耗水量减少一半以上。其优点是对尘源的包围程度大，同时因泡沫中含有表面活性物质，降尘效果也较好。采煤机、掘进机滚筒附近等。泡沫由泡沫发生器产生。

7. 隔尘措施　隔尘措施主要有：空气幕、挡风隔尘装置、湿式振弦栅等。空气幕是使空气以一定的风速从条缝风口吹出而形成的隔断气帘，当出风窄缝长边与短边比超过10∶1时，称为条缝射流。空气幕是利用喷射气流的射流原理使污染源散发出来的污染物与周围空气隔离，并利用除尘设备使控制在一定范围内的粉尘得到净化处理。挡风墙也被称为挡风抑尘墙、挡风抑尘网、防风抑尘网，防风机制一方面是由于其对来流风的阻碍，以及网状结构本身的摩擦作用，造成来流风能量损失，在自然条件下使用时，将造成网后的平均风速降低；另一方面防风网的多孔结构，对来流风中的大尺度涡旋有过滤作用，可以降低网后的紊流度，从而降低脉动风速，有助于抑制扬尘。格栅通常指振弦栅，用细丝绕制成较密的几排而形成，当含尘风流通过振弦栅时，风带动栅丝振动，利用振动产生的声凝聚效应，增强粉尘与粉尘、粉尘与雾粒间的碰撞凝聚作用，从而阻止风流中的粉尘通过。

（贺咏平　王焕强　李智民）

三、石墨尘肺

石墨尘肺（graphite pneumoconiosis）是长期吸入较高浓度石墨粉尘导致的肺部弥漫性纤维化和肺气肿改变的尘肺。

（一）理化性质

石墨是一种银灰色有金属光泽的结晶型碳，排列为四层六角形的层状晶体结构，还可含有少量结合的或游离的二氧化硅，以及铅、钙、镁、铁等元素。石墨分为天然石墨和人工合成石墨两种。天然石墨又称为炭精，主要存在于天然石墨矿石中。天然石墨矿石中含有一定比例的游离二氧化硅，广泛分布在火成岩、沉积岩及变质岩，如片麻岩、石英岩及大理岩中。石墨矿石中石墨含量有很大差异，一般为4%～20%，经过加工后成为商品石墨的固定碳含量一般达90%左右；矿石中游离型二氧化硅的含量有很大差异：石墨矿含 13.5%～25.9%，中碳石墨含 0.5%～5.0%，经粉碎、筛选为商品石墨后含游离二氧化硅一般在 0.5%～5% 之间。人工合成石墨是用无烟煤、焦炭、沥青等经 3000℃ 高温处理制成，几乎为纯净的结晶碳，与天然石墨相比游离二氧化硅含量极低，多在 0.1% 以下。

石墨的化学性质比较稳定，在常温下不受强酸、强碱及其他有机溶剂的侵蚀；另具耐高温、导电、导热、润滑、可塑、粘着力强等优良特性，在工业上用途很广，主要用制造电极、石墨炉、石墨坩埚、原子反应堆的中子减速器、铅笔芯等，它还用于钢铁浇铸、机械滑润、铸造的涂面等。

（二）职业接触

在石墨的生产和使用的过程中，工人均可接触到石墨粉尘。天然石墨的生产包括采矿（露天或井下）和石墨矿石加工。采矿工人接触的是围岩和石墨矿石的混合粉尘，对健康危害性较大，所发生的尘肺为混合性尘肺。石墨矿石的加工程序为矿石粉碎、选矿、脱水、烘干、过筛、包装等，其中粉碎、选矿工序工人接触岩石和石墨的混合粉尘，选矿以后的各工序工人则是接触单纯石墨粉尘。合成石墨制品工业，如石墨电极、石墨坩埚及高炉炉膛耐火砖等生产过程中也都能产生石墨粉尘，其中以配料工接触粉尘的浓度较高，所发生的尘肺为石墨尘肺。

（三）病理改变

石墨粉尘吸入肺内可引起细支气管、肺泡、肺小血管周围大量吞噬细胞反应，形成石墨粉尘细胞灶和石墨粉尘纤维灶以及灶周肺气肿，病理改变酷似煤工尘肺。

肉眼可看到胸膜表面有密集的、大小不等的灰黑色乃至黑色的斑点，有时可看到胸膜轻度增厚及粘连。肺切面可见肺组织几乎都被染成黑色，触摸时有颗粒感，但不像矽肺结节那样坚很硬；肺门及纵隔淋巴结亦被粉尘染为黑色，轻度增大和变硬。镜下可见细支气管、肺泡、肺小血管周围有大量石墨粉尘及尘细胞形成的粉尘细胞灶，并能看到灶周肺气肿。有时还可看到粉尘细胞灶的软化和破溃，形成小的空洞，这种坏死性改变在煤工尘肺则较少看到，因此有人认为石墨尘肺属于单纯肺泡轻度坏死型尘肺。在石墨粉尘灶中，胶原纤维的成分很少。有人发现在石墨尘肺的肺标本中有星状的类似石棉小体样的石墨小体，也称之为假石棉小体，周围包绕一层金黄色的膜状物，由含铁的蛋白质组成。在中小支气管有时可看到慢性支气管炎的表现。单纯石墨尘肺发生大块纤维化病变者较少。

（四）临床表现

1. 症状及体征　石墨尘肺发病工龄一般在 15～20 年，临床表现具有症状较轻微、阳性体征较少、病情进展较缓慢的特点。部分患者以口腔、鼻咽部干燥为主，多有咳嗽、咳黑色痰，但痰量不多。当阴雨天时可出现胸闷、胸痛等症状。晚期特别是有肺气肿等合并症时，则症状与阳性体征比较明显。偶见杵状指。患者在调离原粉尘作业之后，痰逐渐由黑色转为白色泡沫痰，但并不能停止肺部病变的发展。

2. 并发症　石墨尘肺常见并发症或继发症有慢性支气管炎、肺结核、支气管扩张、肺气肿等。石墨尘肺的预后一般较好。

3. 肺功能测定　少数患者肺功能可有轻度损害，表现为最大通气量和时间肺活量下降。严重者可出现心肺功能不全。

4. 影像学表现　石墨尘肺胸部 X 线表现与煤工尘肺相似。主要表现为"s"型不规则小阴影和"p"型圆形小阴影。"s"型小阴影早期多见于两中肺区的中外带，继而逐渐增多，扩展到两下肺区，也可扩至上肺区。此时，肺野可呈磨砂样改变。"p"型小阴影密度稍低，但其边缘尚可辨认，多先见于两肺中下肺区。少数患者胸片上还可见到"t"型或"q"型小阴影。可发生大块融合灶，但少见。部分病例可出现肺气肿征，表现为肺底或叶间的透明度增加。半数以上患者肺门阴影密度增高或结构紊乱，少数患者肺门阴影可明显增大。胸膜改变以两侧肋膈角变钝或胸膜粘连较为常见。个别病例可出现一侧钙化的胸膜斑。

（五）诊断及鉴别诊断

1. 诊断原则　根据可靠的石墨粉尘接触史、以技术质量合格的高千伏 X 线胸片或数字化摄影（DR）后前位胸片表现为主要依据，结合工作场所职业卫生学、尘肺流行病学调查资料和职业健康监护资料，参考临床表现和实验室检查，排除其他肺部疾病后，对照尘肺病标准片，可作出诊断。

2.诊断及分期　参照我国《职业性尘肺病诊断标准》(GBZ 70—2015)。

3.鉴别诊断　石墨尘肺应与以下疾病相鉴别：肺含铁血黄素沉着症、特发性弥漫性肺间质纤维化、肺结核(急性粟粒型肺结核、亚急性或慢性血行播散型肺结核)、肺泡微石症、肺癌(肺泡癌)和外源性过敏性肺泡炎。

(六)治疗

同其他尘肺病。尘肺患者应及时脱离粉尘作业，并根据病情需要进行综合治疗，包括肺灌洗、抗肺纤维化治疗等，积极预防和治疗肺结核及其他并发症，根据病情进行肺康复治疗，减轻临床症状、延缓病情进展、延长患者寿命、提高生活质量。定期进行随访和检查。

(七)预防

预防的关键是做好通风防尘工作。井下采用"风"、"水"为主的综合防尘措施，湿式凿岩等，选矿采用"水、密、风"为主的综合防尘，达到国家规定的粉尘浓度标准。工作场所空气中石墨总粉尘时间加权平均容许浓度为 $4mg/m^3$，短时间接触容许浓度为 $6mg/m^3$，呼吸性粉尘浓度时间加权平均容许浓度为 $2mg/m^3$，短时间接触容许浓度为 $6mg/m^3$。

工人佩戴自吸过滤式防尘口罩，定期健康监护，早期发现患者及时处理。

四、炭黑尘肺

炭黑尘肺(carbon black pncumoconiosis)是生产和使用炭黑的工人长期吸入较高浓度炭黑粉尘所引起的尘肺。

(一)理化性质

炭黑是气态或液态碳氢化合物如石油、焦炭、天然气、松脂等为原料，在氧气不足条件下，经不完全燃烧或热裂解而得的无定型结晶体。碳成分占 90%～99%，含游离二氧化硅 0.5%～1.5%，还含有少量氢、氧、氮、硫和钙、钠、镁等元素。此外，炭黑表面能吸附一些碳氢化合物受热分解产生的复杂有机化合物，如羟基、羰基、羧基、醌基化合物及微量有致癌作用的苯并芘。炭黑粉尘质量轻，颗粒细小，直径一般在 0.1～1.0μm 之间，极易飞扬且长时间悬浮于空气中。

(二)职业接触

炭黑作为填充剂、着色剂广泛用于橡胶、塑料、电极制造、唱片、颜料、油漆、油墨、墨汁、造纸、冶金等工业中，还用于脱色剂、净化剂、助滤器、炭黑纸的制造。由于炭黑能增强橡胶的强度和耐磨性，在轮胎制造工业已成为不可缺少的原料。发生炭黑尘肺的主要工种是炭黑厂的筛粉、包装工，其次是使用炭黑制品工人，如电极厂配料、成型工，橡胶轮胎厂投料工等。

(三)病理改变

炭黑粉尘进入肺内，在肺间质的细支气管、小血管周围(在肺泡、细支气管及肺间质内)形成伴有少量胶原纤维的炭黑粉尘灶及灶周肺气肿。

炭黑尘肺的病理改变与石墨尘肺、煤工尘肺极为相似，病理类型为尘斑型尘肺。尸检可见肺胸膜稍增厚，两肺显著变黑，肺表面及肺切面可见 0.5～3mm 的黑色尘斑，斑点呈多角形、质软且境界不清；有直径 2～5mm 的小叶中心性肺气肿，肺门淋巴结亦有粉尘沉着。镜下见粉尘病变多在呼吸性细支气管和小血管周围，聚集成直径 0.5～1.5mm 的粉尘细胞灶，粉尘灶内有很多聚集成堆的吞噬了大量炭黑粉尘的巨噬细胞，几乎看不清巨噬细胞的胞体及胞膜。在尘细胞间能看到极少量的网状和胶原纤维。肺泡腔内滞留的尘细胞及游离粉尘亦较多。肺门及气管旁淋巴结亦能看到大量的炭黑粉尘，但未形成明显纤维化。肺间质粉尘灶内的血管有轻度内膜增厚，未看到血管闭塞改变。粉尘灶周围有时可看到肺气肿。尘肺肺内沉积的炭黑粉尘颗粒直径约 0.1～0.5μm，与患者生前工作环境悬浮粉尘的分散度一致。

(四)临床表现

1.症状与体征　炭黑尘肺的发病工龄在 6～20 年之间，平均在 15 年左右。患者症状多不严重，仅有部分患者有胸闷、气短、咽干、咳嗽、咳痰等症状，在气候变化或劳累后加剧。多数患者能参加正常的生产劳动。很少有阳性体征。

2. 肺功能测定　少数患者肺功能测定有不同程度减退，主要是阻塞性通气功能障碍或混合通气功能障碍。

3. 影像学表现　炭黑尘肺胸部 X 线改变与石墨尘肺、煤工尘肺相似。早期可见肺纹理明显增多，以中、下肺野较为明显，随病情进展可见到结节阴影分布在各肺野，密度较低，主要为"p"型小阴影，有时亦能看到少许"s"型小阴影，整个肺区呈毛玻璃感，很少有大阴影。肺门阴影密度多增高，但增大者较少。偶尔能看到肺气肿及轻度胸膜增厚、粘连改变。采用高分辨 CT 摄影可显示局灶性肺气肿病变。

（五）诊断

1. 诊断原则　根据可靠的炭黑粉尘接触史、以技术质量合格的高千伏 X 线胸片或数字化摄影（DR）后前位胸片表现为主要依据，结合工作场所职业卫生学、尘肺流行病学调查资料和职业健康监护资料，参考临床表现和实验室检查，排除其他肺部疾病后，对照尘肺病标准片，可作出诊断。

2. 诊断及分期　参照我国《职业性尘肺病诊断标准》（GBZ 70—2015）。

（六）治疗

同其他尘肺病。尘肺患者应及时脱离炭黑粉尘作业，可参加非粉尘作业的生产劳动，并根据病情需要进行对症治疗，以控制症状、改善通气功能，条件许可可进行肺灌洗、抗肺纤维化治疗等，积极预防和治疗肺结核及其他并发症，根据病情进行肺康复治疗，减轻临床症状、延缓病情进展、延长患者寿命、提高生活质量。定期进行随访、复查。

（七）预防

作业车间采用防尘的密闭化，自动化生产，使炭黑粉尘浓度达到卫生标准，工作场所空气中炭黑粉尘（含游离二氧化硅 <10%）总粉尘时间加权平均容许浓度为 $4mg/m^3$，短时间接触容许浓度为 $8mg/m^3$，呼吸性粉尘浓度时间加权平均容许浓度为 $2mg/m^3$，短时间接触容许浓度为 $4mg/m^3$。

使用时要轻运、轻放、轻倒和轻扫，工人应佩戴自吸过滤式防尘口罩。定期健康检查，早发现，早治疗。

（陈志军）

五、石棉肺

石棉肺（asbestosis）是指在生产过程中长期吸入石棉粉尘而引起的以肺部弥漫性纤维化改变为主的全身性疾病。石棉肺是硅酸盐尘肺中最常见且危害最严重的一种，其特点是全肺弥漫性纤维化，是弥漫性纤维化型尘肺的典型代表，不出现或极少出现结节性损害。

1917 年宾夕法尼亚大学医学院的亨利·潘科斯特（Henry Pancoast）发现 15 名石棉工人存在肺部瘢痕，10 年后第 1 例石棉相关残疾诉讼工伤赔偿得到支持，证据之一是保诚人寿保险公司员工授权的一份表明石棉工人的早死率明显高于其他工人的早期综合报告，由美国劳动和统计局于 1918 年发布。1930 年美国的医学杂志报告了第 1 例石棉肺。

1931 年一项关于石棉纺织工人的里程碑式的流行病学研究结果显示，肺纤维化高发病率与石棉接触的时间和强度有关，直接促使英国政府当年发布了《石棉行业管理法规》（Asbestos Industry Regulations），通过特别法律授权国务大臣将石棉肺纳入各类工业矽肺赔偿计划。

1967 年，美国连续出现 2 起成功获赔的石棉受害者赔偿诉讼案，成为石棉战争的转折性标志事件。在美国律师的引导下，石棉诉讼逐渐发展成为集体诉讼。大规模的侵权诉讼导致美国环保局于 1989 年 7 月和 1990 年分 2 次颁布了禁止生产绝大部分石棉制品的法规。

1938 年 Dreessen 等对石棉纺织工人发病情况和粉尘的关系进行了研究，认为在 15～30 根 / 毫升的浓度下，不会发生石棉肺。随着对温石棉致病能力的逐步认识，20 世纪 70 年代将卫生标准定为 2 根 / 毫升。我国 20 世纪 80 年代调查石棉肺发病工龄平均为 22.07 年（7.52～34.87 年）。

采取科学防护措施能消除和减少石棉的职业病危害。玄春山等人对某温石棉厂共 1473 名工人 1963 至 1995 年间 25 次体检结果的流行病学调查表明，不同年代开始接尘作业工人石棉肺发病率随粉尘浓度下降而下降,在 20 世纪 70 年代工艺改革后开始接尘作业工人至调查截至时间还未发现病人,说明石棉肺发病与粉尘浓度有明显的剂量反应关系,采取防尘措施后,能有效防止石棉肺的发生。

世界上共有 20 多个国家生产石棉,主要生产国家有俄罗斯、加拿大、巴西、津巴布韦和中国等。我国石棉资源绝大部分为温石棉,其储量占全国石棉总量的 96.5%。1900 年前后,全世界开采的石棉数量大约是每年 30 万吨。石棉采矿自工业时代开始一直不断发展,1975 年约开采 500 万吨的石棉,此后,吸入石棉粉尘带来的健康风险被逐步证实,人们尽可能减少石棉的使用,到 1998 年降至 300 万吨上下。目前世界上已有 55 个国家或地区禁止生产和使用石棉,但对于温石棉是否具有危害性,一些国家仍存在争议。

新中国成立以来,中国石棉肺报告累计 8000 多例。近年我国石棉肺报告发病情况分析表明,我国石棉肺主要集中在天津、新疆、山东和甘肃等省市,合计占全国报告数的 82%,其次是北京、辽宁、四川、江苏和浙江,合计占全国报告数的 9%。石棉肺发病主要集中在石棉矿采选企业和石棉制品加工企业集中的省份,在某些省石棉肺是主要发生的尘肺病。从行业分布看,72.2% 的石棉肺来自建筑业,其次是农业和轻工业,分别占 9.7% 和 3.7%。石棉肺有 10~20 年的发病期,近年石棉肺患者的接尘工龄有缩短趋势,提示石棉作业场所的防护工作可能在滑坡,石棉作业工人接尘量增大。

(一)理化性质

不同种类的石棉,物理机械性质和化学性质也都不同。石棉纤维长度一般为 3~50mm,也有较长的。石棉纤维的轴向拉伸强度较高,但不耐折皱,经数次折皱后拉伸强度显著下降。石棉纤维的结构水含量为 10%~15%,以含 14% 的较多。加热至 600~700℃(温升 10℃/ 分)时,石棉纤维的结构水析出,纤维结构破坏、变脆,揉搓后易变为粉末,颜色改变。石棉纤维的导热系数为 0.104~0.260 千卡 /(米·度·时),导电性能也很低,是热和电的良好绝缘材料。石棉纤维具有良好的耐热性能,一般在 300℃以下加热 2 小时重量损失较少,若在 1700℃以上的温度下加热 2 小时,温石棉纤维的重量损失较多。蛇纹石石棉的耐碱性能较好,几乎不受碱类的腐蚀,但耐酸性较差,很弱的有机酸就能将石棉中的氧化镁析出,使石棉纤维的强度下降。石棉属于单斜晶系构造。颜色一般较深,比重较大,具有较高的耐酸性、耐碱性和化学稳定性,耐腐性也较好。

(二)职业接触

人类对石棉的使用有证据可上溯到古埃及,当时石棉被用来制作法老们的裹尸布。中国周代已能用石棉纤维制作织物,因沾污后经火烧即洁白如新,故有火浣布或火烷布之称。自 100 多年以来,石棉就成为在不同工业行业,如建筑业、道路建设、机械工业及造船业中最常用的材料之一,尤其是在二十世纪七十年代。

石棉特殊的理化性质,决定其在工业生产和民用业中有非常广泛的用途,因此石棉对环境和作业场所的污染及对人群的健康危害也非常广泛,主要包括石棉开采、石棉加工、石棉制品生产、使用及维护等。初步统计石棉制品或含有石棉的制品有近 3200 种,为 20 多个工业部门所应用,见表 7-2-2。

表 7-2-2 主要石棉制品及用途

石棉制品	主要用途
石棉水泥制品	石棉水泥管:煤气管、下水管、烟道、油管、通风管、井管及地下电缆保护管等;石棉水泥瓦:防火条件要求较高的厂房、仓库等建筑物;石棉板:建筑物的隔热、隔音墙板、外墙立面的护墙板等;石棉砖:石棉水泥路面、屋面、飞机场跑道等;石棉水泥:作为防火材料的喷射用
石棉纺织制品	各种耐热、防腐、耐酸、碱等材料;化工过滤材料及电解工业电解槽上的隔膜材料;锅炉、气包、机件的保温隔热材料,防火帐幕;冶金厂、玻璃厂、渗炭厂、化工厂等所需的防火安全衣、手套、靴等用品
石棉制动(传动)制品	各种传动机械和现代交通工具的传动和制动
石棉像胶制品	(油浸石棉盘根、油浸石棉石墨盘根、其他石棉盘根、石棉像胶板,耐油板等)各种设备的密封、衬垫

石棉制品	主要用途
石棉保温隔热制品（泡沫石棉毡、石棉海绵毡等）	锅炉外壁和导管的保温层；冷藏设备的隔热；车、船等交通工具的锅炉室隔热；烘烤炉、加热炉和干燥炉、厨房炉灶、加热锅炉、电熨斗和熨衣板、工作面、卫生洁具、冰箱、蒸汽热水器、发动机和交流发电机、汽车（制动器、离合器、密封件）、铁路装备、船只、飞机、电动器具、废水及洁净水管道、屋顶板、电梯门
石棉电工材料	（由石棉纤维与酚醛树脂塑合而制成）高压器材的底板，高压开关把手，电话耳机柄及其军用器材以及配电盘、配电板、仪表板等
石棉沥青制品	（石棉沥青板、石棉沥青布/石棉油毡、石棉沥青纸、石棉沥青砖、液态石棉漆和软性嵌填水泥路面及膨胀用的油灰等）高级建筑物及路面的防水、保温、防潮、嵌填、绝缘、耐碱等材料

1. 石棉矿开采　石棉矿主要是露天作业，接触岗位主要包括石棉矿开采、选矿、运输、装卸等生产过程。由于开采的石棉多成束状，分散度低，其危害相对较小。

2. 石棉加工及石棉制品生产　对石棉粉碎、切割、磨光、剥离、钻孔、运输等作业；石棉纺织业中轧棉、梳棉及纺织；石棉布、石棉瓦、石棉板、石棉绳、刹车片、绝缘电器材料等石棉防火、隔热材料的生产；石棉水泥制造等，均会产生大量的石棉粉尘，是职业接触石棉的主要工种。

3. 石棉使用　石棉作为防火、隔热、制动、密封材料，在建筑、造船、航空、交通业中应用非常广泛，使用过程中对石棉制品进行再加工，在建筑物表面用石棉浆喷涂等均会产生大量石棉粉尘。含石棉建筑、锅炉和船舶等的破拆、废石棉的再生产、铸造业使用石棉填压铸模缝隙后的打箱、清砂等均会接触石棉。

石棉肺的致病因素是石棉（asbestos）纤维。石棉是硅酸盐类矿物，化学成分为羟基硅酸镁（$Mg_6[Si_4O_{10}][OH]_8$），含有氧化镁、铝、钾、铁、硅等成分。石棉具有抗拉性强，不易断裂，耐火，隔热，耐酸碱和隔热性能好等特点。矿石纤维长度一般 $2\sim3cm$，也有长达 $100\sim220cm$ 的。按晶体结构和化学成分不同，石棉可分为蛇纹石棉和闪石棉两类，前者主要是温石棉，后者为硅酸盐的链状结构，包括青石棉、铁石棉、直闪石、透闪石和阳起石五种。温石棉为银白色片状结构，是中空的管状纤维丝，柔然，可弯曲，有弹性，能纺织，主要产于加拿大、俄罗斯和中国，是全世界产量和用量最高的石棉，占93%；闪石棉类纤维粗糙，质脆而硬，以青石棉和铁石棉的开采量和使用量最大，主要产于南非、澳大利亚和芬兰等地。

石棉的种类、纤维长度、纤维浓度、接触时间和接触者的个体差异等，均可影响石棉的致病性。石棉纤维粉尘主要经呼吸道吸入，较柔软而易弯曲的较长的温石棉纤维易被阻留于细支气管上部气道并被清除，直径小于 $3\mu m$ 的纤维易进入肺泡；直而硬的闪石类纤维可穿透肺组织达到胸膜，导致胸膜疾患。进入肺泡的纤维大多被吞噬细胞吞噬，小于 $5\mu m$ 的可以完全被吞噬。吞噬后大部分由黏液纤毛系统排出，部分经由淋巴系统廓清，部分滞留在肺内。动物实验发现，青石棉粉尘的细胞毒性大于温石棉，但都小于石英粉尘。吸烟会增加石棉肺和胸膜间皮瘤的发病风险。

（三）病理及发病机制

石棉肺的病理改变主要表现在肺和胸膜，淋巴结损害较轻，其特点是肺间质弥漫性纤维化，可见石棉小体及脏层胸膜增厚和在壁层胸膜形成胸膜斑。大体标本所见主要是脏层胸膜纤维性增厚和肺组织变硬。肉眼观察，肺体积增大，质地变硬，早期仅两肺胸膜轻度增厚，并丧失光泽。随着病变进展，两肺切面出现石棉肺的典型特征：粗细不等的灰黑色弥漫性纤维化索条和网架；晚期两肺明显肺缩小，硬度增加，呈无气状，切面为典型的弥漫性纤维化伴蜂房样变。病变以肺下叶为重，不规则的纤维灶和灰白色的纤维网、纤维索条分布全肺。

镜下，石棉纤维主要沉积在呼吸性细支气管及其相邻的肺泡，巨噬细胞大量增生，包裹和吞噬石棉纤维，细支气管和肺泡上皮增生、脱落形成细支气管肺泡炎，表现为大量中性粒细胞渗出，伴有浆液纤维素进入肺泡腔内，基底膜肿胀或裸露，上皮细胞坏死脱落。病变过渡到修复和纤维化阶段后，肺泡腔内巨噬细胞大量集结与成纤维细胞共同形成肉芽肿，逐渐产生网状纤维和胶原纤维，导致呼吸性细支气管肺泡结构破坏。病变进展至中期时，纤维化纵深扩延超出小叶范围，导致小叶间隔和胸膜以及血管支气管周围形成纤维肥厚或索条，相邻病灶融合连接成网，以两肺下叶为主。疾病晚期，胸膜下区大块纤维化广泛严重伴蜂房状改变。

石棉小体（asbestos bodies）系石棉纤维被巨噬细胞吞噬后，由一层含铁蛋白颗粒和酸性粘多糖包裹沉积于石棉纤维之上所形成。因铁反应阳性，又称含铁小体。石棉小体长 10~300μm，粗 1~5μm，金黄色，典型者呈哑铃状、鼓槌状、分节或念珠样结构。

胸膜对石棉的反应包括胸膜斑（pleural plaque）、胸膜渗出和弥漫性胸膜增厚。胸膜斑是石棉接触者的特征性病变，是厚度 >5mm 的局限性胸膜增厚，典型胸膜斑主要在壁层形成，常位于两侧中、下胸壁，高出表面，乳白色或象牙色，表面光滑与周围胸膜分界清楚。有报告石棉工人胸膜斑的发生率为 40%，有尸检报告其检出率达 60%。镜下可见斑块由玻璃样变的粗大胶原纤维束平行排列，也可呈轮状排列，表面被覆间皮细胞，相对无血管、无细胞，有时可见钙盐沉着。

石棉肺纤维化的发病机制尚不清楚。20 世纪 40 年代提出了石棉纤维长度在石棉肺发病机制中有重要作用。几十年来，实验研究证实，相同重量下，长纤维致纤维化的作用大于短纤维，大于 5μm 的纤维能引起纤维化。石棉纤维和石英粉尘分别导致石棉肺和矽肺的发病过程中，肺泡巨噬细胞的作用不同。由于长的石棉纤维被肺泡巨噬细胞吞噬不完全，肺部的长纤维石棉粉尘难以排出，因其难溶性，可长期滞留于肺内导致慢性刺激；同时，分泌物如蛋白酶、损伤肺组织的过氧化物和活性氧也不完全进入细胞内而渗入邻近组织造成损害。成纤维细胞增生的同时，肺泡细胞也增生，随着石棉肺的进展，从肺泡巨噬细胞来的增生因子均对肺泡结构造成全面破坏，导致肺纤维化。

（四）临床表现

石棉肺发病的快慢和严重程度与石棉纤维的种类、粉尘浓度及接触石棉时间有关。石棉肺病人可在早期出现不同程度的临床症状，但纤维化进展较慢，所以石棉肺病人就诊时间较早，但诊断时间相对滞后。

1．症状及体征　石棉肺主要症状是呼吸困难及咳嗽、咳痰，后期有阵发性胸痛，若持续胸痛往往要考虑胸膜受侵或肺癌。早期可无阳性体征，当合并支气管炎、肺气肿或支气管扩张时可出现湿性或干性啰音，双肺底可听到捻发音尤其在后胸下部明显。病情严重者产期缺氧，呼吸困难明显，口唇和指甲会出现发绀。随着肺纤维化的加重，长期发绀缺氧可出现杵状指。随病程延长，病情加重，可出现肺心病、心力衰竭、呼吸衰竭。患者手臂处可出现石棉疣，有轻度压痛，经久不愈。

2．肺功能测定　石棉肺患者由于肺间质弥漫性纤维化，严重损害肺功能，早期损害主要是弥漫性纤维化后肺脏硬化，导致肺顺应性降低，表现为肺活量渐进性下降。弥散量改变是发现早期石棉肺的最敏感指标之一。

3．影像学表现　石棉肺主要表现为不规则小阴影、胸膜和心包膜改变。早期多在一侧或两肺下区出现密集度较低、稀而细的不规则形阴影，随病变进展增粗增多，在两下肺近肋膈角处由小到大，由稀疏到密集逐渐增多，呈网状并逐渐扩展到两肺中、上区，使肺野透明度降低，形成"毛玻璃样改变"，严重者两肺可出现蜂窝状阴影。由于纤维化的牵拉使之出现肺气肿。有的因中下部肺广泛肺纤维化引起双上肺代偿性肺气肿，致使双上肺透明度相对增强。

胸膜改变常常早于肺实质改变。胸片可表现为局限性胸膜增厚（胸膜斑）、弥漫性胸膜增厚、胸膜渗出（胸腔积液），其中胸膜斑具有特征性。这三种影像改变可以单独存在，也可合并出现。

胸膜斑最常发生在下叶侧胸壁、膈中央部分和侧后壁，一般接尘 10~15 年后出现，短的 3 年即可出现。胸膜斑多分布在双下肺侧胸壁 6~10 肋间，不累及肺尖和肋膈角，不发生粘连。

弥漫性胸膜改变呈不规则阴影，中、下肺区明显，有时可见条、片或点状密度增高的胸膜钙化影。

纵隔心包膜增厚是指纵隔胸膜增厚与心包膜粘连，形成双侧心缘模糊，呈锯齿状改变，严重粘连者与肺门影或肺内大块纤维化重叠形成"蓬发状心影"（shaggy heart），为诊断叁期石棉肺的重要依据之一。由于心包纤维化与肺纤维化阴影重叠使左右心缘失去正常光滑性。

（五）诊断及鉴别诊断

1. 诊断原则　根据可靠的石棉粉尘接触史、以技术质量合格的高千伏 X 线胸片或数字化摄影（DR）后前位胸片表现为主要依据，结合工作场所职业卫生学、尘肺流行病学调查资料和职业健康监护资料，参考临床表现和实验室检查，排除其他肺部疾病后，对照尘肺病标准片作出诊断。

2. 诊断及分期　参照《职业性尘肺病诊断标准》（GBZ 70—2015）。

3. 石棉肺合并肺癌和恶性胸膜间皮瘤的按照《职业性肿瘤的诊断》（GBZ 94—2014）。

4. 鉴别诊断　石棉肺应注意与肺结核、矽肺及其他肺弥漫性纤维化疾病相鉴别。

（六）治疗

根据病情需要进行综合治疗，合并肺癌和恶性胸膜间皮瘤的按照职业性肿瘤进行手术或化疗。积极预防和治疗肺结核及其他并发症，根据病情进行肺康复治疗，减轻临床症状、延缓病情进展、延长患者寿命、提高生活质量。

（七）预防

石棉制品生产过程中会产生大量石棉粉尘，若无适当除尘措施，将污染石棉制品生产车间及周围环境空气，危害人体健康，因此，除尘工作是石棉制品生产的一个特别重要的环节。常用的石棉粉尘治理方法有密闭法和局部排气罩法。目前我国大中型矿山选矿厂各扬尘点，采用密闭吸尘、防止粉尘扩散，精选车间一般设置有大型布袋收尘室，破碎车间采用单体布袋除尘器、干燥车间一般使用降棉筒或旋风除尘器和冲击式除尘器串联两级除尘。小型矿山防尘，仍以职工自身防护为主。

1. 加强石棉安全管理

（1）国际劳工组织和世界卫生组织的号召：

1986 年 ILO 通过《石棉公约（ILO 第 162 号）》。2003 年 ILO/WHO 职业卫生联合委员会提出"付出专门努力在全球范围内消除石棉有关疾病"。

2005 年 WHO 第 58 次世界卫生大会通过第 22 号《肿瘤预防控制决议》，认为 54% 的职业肿瘤是由于接触石棉作业导致的，成员国应当特别重视那些可以避免的导致肿瘤的危害暴露，其中石棉暴露首当其冲。

2006 年世界劳工大会通过了《关于石棉问题的决议》，认为"消除石棉及其制品的继续使用并对现有已经使用的石棉及其制品进行有效的管理是预防和消除石棉对劳动者和公众健康危害的最有效措施"。WHO 特别强调，所有种类的石棉都具有同样的严重危害，而不仅仅是青石棉。因此，消除石棉危害必须消除所有种类的石棉及其制品的生产与使用。ILO/WHO 又联合推出了《制定国家消除石棉有关疾病计划框架》，指导成员国制订和实施国家消除石棉计划。

（2）亚洲国家的行动和国际阵营

1）在日本，1975 年禁止含石棉材料（5% 以上）的喷涂作业；1995 年禁用青石棉（兰石棉）和褐石棉（铁石棉），并严格规定其含量为 1% 以上；2004 年用于建筑和摩擦材料含石棉制品被禁用；2005 年日本颁布"石棉危害预防法令"，并将其含量规定设定为更为严格的 0.1%，同年批准第 162 号国际劳工公约（安全使用石棉公约）；2006 年除个别材料外，日本全面禁用含石棉材料，并确立"石棉导致的健康危害的援助法令"，为曾遭受石棉危害的市民提供援助。制定破拆、解体等行业石棉危害预防控制的技术规范。

2）在韩国，1990 年，规定温石棉的生产和使用必须经政府许可；2000 年禁止青石棉和褐石棉的进口和使用；2003 年，除温石棉外，所有种类石棉的生产和进口被禁止；要求破拆、移动含石棉的设施或者建筑物必须经政府许可；2009 年全面禁止各类石棉的生产、进口和使用。如果破拆或者移动的设施、建筑的石棉含量超过一定范围，必须由在韩国劳动部注册的有资质的人员实施作业。

3）在新加坡，1988 年禁止建筑物应用含石棉的材料；1989 年禁止石棉原料的进口，禁止除含温石棉外的石棉制品的进口和使用；1996 年，禁止进口和使用采用含石棉材料刹车片、离合器的交通工具；2008 年起，除建筑材料外，政府对含温石棉的石棉制品实施严格的许可管理。

4）在泰国，1995 年起禁用青石棉，2001 年起禁用褐石棉，2009 年起禁用了其他闪石类石棉，规定温石棉的生产、使用或者进出口必须经政府许可。

5）在菲律宾，根据2000年颁布的"化学物质控制法令"，菲律宾政府严格禁止进口和使用青石棉、褐石棉，仅允许进口和使用温石棉，并禁止对建筑物喷涂各类石棉。计划2018年起禁止使用温石棉。

6）印尼人力资源部关于石棉安全使用的部门规章规定，禁止使用青石棉，仅允许使用温石棉。对于安全使用温石棉，提出了通风工程及其维护、个体防护、作业环境定期检测（至少每3个月检测1次）、配备指导手册等具体要求。

7）马来西亚政府目前允许使用除青石棉外的其他石棉，但要求必须采取包括工程技术、个体防护等在内的有效控制措施。2009年10月，经政府与企业部门讨论协商，马来西亚政府对本国石棉使用提出如下要求：①屋顶顶板（棚顶）制造业2015年起禁用石棉；②刹车片、离合器立即停止使用石棉；③2015年起全面禁用石棉。

8）1998年起，越南禁止青石棉和褐石棉的进口和使用，目前越南仅允许使用含温石棉的材料，计划2020年起禁止使用任何形式的石棉。

9）日本产业医科大学Ken Takahashi教授根据各国石棉禁用政策和石棉相关疾病的发病和报告情况，将亚洲各国分成三个阵营：

一是日本、韩国和新加坡，已经禁止石棉使用，石棉相关疾病报告一直在增长或接近发病高峰，与大部分西方发达国家，如美国、西欧、澳大利亚、新西兰、南非的情况类似；

二是中国、印度、泰国、越南、印度尼西亚和马来西亚，仍大规模使用石棉，除中国每年有石棉肺病例报告外，其他国家石棉相关疾病报告较少，有的几乎没有或刚开始出现，与俄罗斯、哈萨克斯坦、东欧的情况类似；

三是太平洋岛国，缺乏石棉使用的信息，石棉原料使用有限，但有废物污染问题，缺乏石棉相关疾病的意识，没有石棉相关疾病信息，与很多非洲国家类似。

（3）中国的情况：我国20世纪80年代即关闭了蓝石棉矿，目前生产和使用的全部为温石棉。2002年原国家经济贸易委员会发布《淘汰落后生产能力、工艺和产品的目录》（第三批，2002年第32号令），将角闪石石棉作为淘汰产品，国家宣布禁止生产、进口和使用蓝石棉。《国家产业技术政策》和《国务院关于环境保护若干问题的决定》取缔土法生产石棉及制品和手工生产。《汽车制动系统结构、性能和试验方法》（GB 12876—1999）规定自2003年10月起，汽车用摩擦材料将全面禁止使用石棉。我国自20世纪80年代开始研究石棉替代产品，如玻璃纤维，金属纤维和云母片等。

我国先后制定了《车间空气中石棉纤维卫生标准》（GB 16241—1996）、《石棉制品厂卫生防护距离标准》（GB 18077—2000）和《温石棉》（GB/T 8071—2001），前两个标准规定了石棉的生产条件，后者规定了温石棉产品质量和规格。我国曾经规定石棉矿山和石棉制品生产企业其生产工作环境内石棉粉尘含量不得超过2mg/m³（加拿大等国家规定每立方厘米内不超过2根石棉纤维）。但是，根据有关调查，目前国内石棉矿山除茫崖石棉矿3万吨选矿厂以及祁连矿1万吨石棉矿粉尘浓度为2.5～3mg/m³，在标准限值附近外，其他矿山粉尘浓度一般在10～15mg/m³，基本无达标车间。而国内石棉制品企业中除部分个体和作坊或不规范生产车间不能达标外，大部分基本能达到要求。修订后的国家职业卫生标准《工作场所有害因素职业接触限值》（GBZ 2—2002）规定，工作场所空气中石棉纤维短时接触容许浓度不得超过1.5f/ml，时间加权平均容许浓度低于0.8f/ml；工作场所空气中含10%以上石棉的粉尘的短时间接触容许浓度不得超过1.5mg/m³，时间加权平均容许浓度低于0.8mg/m³。

2. 预防措施　虽然从粉尘污染程度看，石棉矿山比制品厂严重，但从工人健康体检统计资料看，石棉制品企业矽肺病发病率比石棉水泥制品企业高，比石棉矿山更高。

我国卫生行政部门组织制订了《石棉作业职业卫生管理规范》，适用于中华人民共和国领域内所有使用、贮存、加工石棉场所职业病防治活动，涉及的工作场所包括石棉矿采掘或石棉原料、石棉制品或含石棉材料的加工、使用、修理、拆除、运输和贮存。该规范详细规定了建筑、拆除和更换中对石棉的防护措施：

（1）应禁止建筑安装作业中直接使用纤维状石棉材料。

（2）建筑物中使用石棉产品的位置应记录在案。

（3）使用石棉和含石棉材料作业的工作地点必须设置醒目的中文警示说明或标志,未经许可的无关人员不得入内。

（4）建筑施工使用石棉制品或材料时,必须采取通风防尘、个人防护等职业病防护技术措施;若防漏层等粘接形式的作业使用石棉材料时,也必须采取职业病防护措施。

（5）拆除含石棉纤维的设施或装置,应交由有相应资质的单位进行。在拆除前,应由专人负责鉴定结构中是否含石棉材料,以保证含石棉作业按本规范规定执行。所有含石棉纤维的隔热保温层、隔声层、绝缘层等结构的拆除、更换都必须采取防尘措施。

（6）应由专业技术人员划定拆除工作区域的边界。通常,周围边界距离拆毁石棉工作面不得少于10m,但也可以根据情况适当的增加和减少。拆除区域边界应使用绳子、栏杆围挡并设置明显中文警示说明或标志,未经许可无关人员不得入内。

（7）承担单位在开始拆除工作前,必须制定包括职业病防护措施在内的工作计划。内容包括劳动者的个人防护、作业中石棉尘的控制措施、废物清理等。

（8）在多层建筑中进行石棉拆除作业时,应禁止载人电梯在进行拆除石棉作业的楼层停靠。劳动者应通过防火通道或专用电梯接近作业区。

（9）拆除作业期间,必须关闭作业区域内的通风空调系统并对所有通风口进行遮蔽;应尽可能把家具、设备等物品从拆除现场移开。

（10）拆除作业时要尽可能根据拆除对象的大小、形式和位置选择相应的拆除方法,使石棉尘产生的最少。为防止拆除作业时,石棉尘从作业区向周围飘散,在适当位置安装通风机,使拆除工作地点产生12Pa的负压,抽出气体使用净化效率99.97%以上的高效空气过滤器净化。

规范规定用人单位必须保证工作场所具有良好的通风条件,保证工作场所空气中石棉纤维浓度符合国家职业卫生标准GBZ 2—2002"工作场所有害因素职业接触限值"的规定。

（王焕强　李智民）

六、滑石尘肺

滑石尘肺(talc pneumoconiosis; talcosis)是由长期吸入滑石粉尘所引起的以肺组织纤维化为主的疾病,属于硅酸盐类尘肺。

（一）理化性质

滑石是一种次生矿,化学成分是含水硅酸镁,是由含镁的硅酸盐或碳酸盐蚀变而成,其中往往含有一定量的闪石类石棉和游离二氧化硅等杂质。由于蚀变程度的不同,不同的矿床其滑石的组成差异极大。较纯净的滑石,呈叶片状或颗粒状;也有含不等量的石棉、直闪石、透闪石的滑石,其呈纤维状、针状的矿物存在,并具有石棉样生物作用。两者可引起不同的病理、临床和胸部X线改变。纯滑石为白色,不溶于水,化学性质稳定,具有润滑性,质软,耐酸碱,耐腐蚀,耐高温,导电及导热性能差,吸附性强等性能。滑石的工业应用极为广泛,主要应用于橡胶、造纸、纺织、陶瓷、电工、建筑、机器制造、医药、化妆品、农药等部门。

（二）职业接触

滑石的开采、选矿、粉碎和加工、贮存、运输和使用的工人可能接触滑石粉尘。除了工业生产中接触外,生活接触的机会也很多,如各种香粉、爽身粉的使用、某些食品的保存等,均有机会接触。医疗目的使用滑石粉,如喷入胸腔以促进胸膜粘连;外科手术中,胶手套上的滑石粉也可对创口产生污染。国外报道有人滥用含有滑石粉的片剂做静脉注射而发生肺部疾患和视网膜病变。动物实验及流行病学调查目前还不能证明纯净滑石与肿瘤有关,近年来关于滑石尘引起肿瘤的报道多系滑石尘中混有石棉尘或闪石类纤维矿尘所致。

（三）病理改变

滑石尘肺的病理改变包括三种:即结节型病变、弥漫性间质纤维化和异物性肉芽肿。滑石尘肺的结节不像矽肺结节那样典型。在肺内可以找到"石棉小体"，胸膜有局限性增生，即胸膜斑（亦称"滑石斑"）。部分病人有肺气肿和肺不张。

1. 结节型病变　肺切面可见灰白色结节遍及全肺，以肺中野为重，偶尔可见大块纤维化。右显微镜下所见：主要在呼吸性细支气管及血管周围有巨噬细胞集聚，并形成小的星芒状病变，呈放射状的纤维组织，破坏的肺泡间隔及弹力纤维等组成。

2. 弥漫性间质纤维化　含有透闪石的纤维状滑石其生物学作用和石棉相似，病理学改变以弥漫性间质纤维化为主。显微镜下病变主要发生在呼吸性细支气管周围，肺泡壁增厚，有巨噬细胞浸润，小动脉内膜炎等改变。长期吸入高浓度叶片状或颗粒状滑石粉尘也会引起缓慢进展的肺间质纤维化。

3. 异物性肉芽肿　由上皮样细胞、组织细胞和异物巨细胞组成的肺肉芽肿，这是一种早期的可逆改变。异物巨细胞内有双折射性滑石颗粒和（或）星状包涵体，包涵体中有小的颗粒。活检的肺组织用电镜观察、能谱分析、X线衍射等方法研究，可见病变处多为 0.2μm 以下的滑石颗粒。较小的滑石颗粒被巨噬细胞吞噬成为异物巨细胞。较大的滑石颗粒常被异物巨噬细胞所包绕。滑石颗粒在偏光下呈双折射性，并被铁所包裹，在许多巨噬细胞中也能发现这种铁，即含铁小体。

以上三种病变可单独发生或各种病变同时发生，这决定于所接触粉尘的组成。结节型病变可因滑石为石英污染或在生产中同时使用石英，或在煅烧的滑石中的石英所致。弥漫性肺间质纤维化可由滑石中所含透闪石、直闪石引起，或在同一生产过程中，既使用滑石，也使用石棉等物质。异物肉芽肿可能为较为纯净的叶片状滑石粉所致。滑石尘肺病变中所含有不同种类的粉尘，依靠金属分析法可以鉴别。

石棉样小体可见于呼吸性细支气管内和大块纤维组织内，末端呈杵状、分节或不分节，敷有含铁血黄素颗粒，不能与石棉肺时的石棉小体区别。有人认为这种石棉样小体可能由透闪石组成。在灰化的肺内，透闪石的含量低时，石棉样小体也少。

在接触含有透闪石和直闪石的滑石粉尘工人中，可以有局限性胸膜肥厚，多发生在侧胸壁的壁层胸膜、膈肌腱部、纵隔和心包等的壁层胸膜，增厚的胸膜可以发生透明性变、钙化，称为滑石斑，这与石棉工人所见的胸膜斑极为相似。

一次大量吸入滑石粉者可引起支气管炎、细支气管炎、气道阻塞、肺不张等。也有报道静脉注射滑石颗粒的片剂而引起肺内发生广泛的肉芽肿，其病理特点是粉尘颗粒及病变遍及全肺而不同于吸入引起的病变是以中下肺野受累为主，滑石粒子较大，平均为 50μm，而吸入的粒子均在 10μm 以下。

滑石粉尘引起的肺部疾病与滑石成分、粉尘浓度和分散度以及暴露时间有密切关系，特别是低品级滑石中常混有石棉、二氧化硅及闪石类矿物成分，对滑石尘肺的病变性质和患病率均有一定的影响。含有透闪石雕纤维状滑石对人健康危害更大，它比长的纤维致纤维化作用更强，含透闪石的滑石是和石棉理化性质极相似的硅酸盐，有些滑石又含一定量的石棉，故认为这类滑石尘肺发病机制和石棉肺发病机制相似。

（四）临床表现

滑石尘肺发病工龄一般在 10 年以上，有的报告在 20～33 年，也有报道接触纤维状滑石粉尘发病工龄可在 13～26 年，而在某些粉尘浓度高，或滑石粉尘中游离二氧化硅含量高的接尘者中，发病工龄短于 5 年。若吸入含有石棉纤维或石英较多的滑石粉尘时，发生的尘肺就不是单纯的滑石尘肺，而是混合性尘肺。

1. 症状与体征　滑石尘肺的临床表现也与石棉肺相似。早期无任何临床症状，随病情进展出现劳动及活动后气短，伴胸痛、咳嗽、咳痰等症状，接触高浓度滑石粉尘的工人可在 2 年内发生明显的呼吸困难、咳嗽及体重下降。异常体征早期不明显，根据病变特征及进展可出现相应的体征，如结节型病例结节融合时，胸腔扩张度减弱，局部呼吸音减弱；弥漫纤维化型病例早期可在双肺基底部及腋下出现捻发音；当合并支气管炎，肺气肿或支气管扩张时，可出现呼吸音减弱或粗糙，呼气时间延长，散在性干、湿啰音；晚期病人有杵状指、发绀等表现。含有透闪石等的纤维状滑石粉尘对肺功能危害更大。

2. 肺功能测定　肺功能以弥散功能障碍为主。

3. 影像学表现　滑石尘肺的 X 线胸片表现与滑石的组成有密切关系。暴露较纯净的滑石粉尘，

X射线表现多以混合型小阴影为主,即在不规则小阴影的基础上有散在的圆形小阴影。不规则小阴影以"s"型、"t"型多见,圆形小阴影以"p"型、"q"型多见,少数病例可出现"r"型小阴影,阴影密度较淡,轮廓清楚,以中下肺野较多,上肺野较少。部分病例X线表现以不规则小阴影为主,类似石棉肺。晚期病变可蔓延到两肺上区,小阴影密度增多,并可出现大阴影。滑石尘肺的大阴影可为典型"八"字形出现于两肺上区,亦有个别病例,大阴影呈单个并出现在肺下区。肺门稍有增大,结构紊乱。胸膜可有局限性增生肥厚(滑石斑),有时可见到钙化,钙化的胸膜斑呈现条状或层块状金属样致密阴影,长1~3cm,多发生在侧胸壁、膈肌或心包等部位。滑石斑的发生可能与接触石棉者的胸膜斑的发生机制相似,有学者认为胸膜斑仅见于滑石中混有透闪石者,纯滑石粉尘不引起胸膜斑。

4．预后及并发症　滑石尘肺一般预后较好,病变进展慢,接触的滑石中含有石棉的滑石尘肺病变进展较快。晚期病例可并发呼吸道感染、肺心病,还可并发肺结核,有严重并发症者则加剧病变的进展。

（五）诊断及鉴别诊断

1．诊断原则　根据可靠的滑石粉尘接触史、以技术质量合格的高千伏X线胸片或数字化摄影(DR)后前位胸片表现为主要依据,结合工作场所职业卫生学、尘肺流行病学调查资料和职业健康监护资料,参考临床表现和实验室检查,排除其他肺部疾病后,对照尘肺病标准片,可作出诊断。

2．诊断及分期　参照《职业性尘肺病诊断标准》(GBZ 70—2015)。

3．鉴别诊断　滑石尘肺应注意与肺结核、矽肺、石棉肺、胸膜间皮瘤及其他肺弥漫性纤维化疾病相鉴别。

（六）治疗

滑石尘肺尚无有效的治疗方法。尘肺患者应及时脱离粉尘作业,并根据病情需要进行综合治疗,包括肺灌洗、抗肺纤维化治疗等。当滑石尘肺表现为异物肉芽肿时,使用皮质激素可以改善病情,文献报道用药方案为泼尼松40mg,1周;每日30mg,1周;每日20mg,1周;每日15mg,3周;然后是每日10mg,11个月。积极预防和治疗肺结核及其他并发症,根据病情进行肺康复治疗,减轻临床症状、延缓病情进展、延长患者寿命、提高生活质量。定期进行随访、复查。

（七）预防

滑石粉尘危害的预防与其他尘肺预防相同。生产现场采用降尘、密闭、通风及加强管理等办法控制滑石尘的污染,经常监测粉尘浓度,使其控制在国家规定的最高允许浓度之下。工作场所空气中滑石粉尘(游离二氧化硅含量<10%)总粉尘容许浓度为3mg/m³,短时间接触容许浓度为4mg/m³,呼吸性粉尘浓度时间加权平均容许浓度为1mg/m³。

加强个体防护,作业时佩戴自吸过滤式防尘口罩,漱口与冲洗。定期健康检查,发现活动性肺结核、慢性肺及支气管疾病,严重心血管系统疾病,以及显著影响肺功能的胸膜、胸廓疾病的患者禁止从事滑石粉尘作业;发现X线胸片有不能确定的肺尘埃沉着病样影像学改变的,应调离工作岗位,脱离接触。

采用毒性较低的物质,如油酸钠、碳酸钙等代替滑石粉来防止橡胶商品及半成品的粘连。

对商品性滑石应控制其质量,对于属透闪石或直闪石纤维状类滑石应按石棉粉尘的卫生要求加以控制;生活用的滑石制品,如制药、化妆品、食品所用滑石,应控制游离二氧化硅的含量。

七、水泥尘肺

水泥尘肺(cement pneumoconiosis)是长期吸入水泥粉尘(包括生料、熟料及成品水泥)而引起肺部弥漫性纤维化的一种疾病,属于硅酸盐类尘肺。水泥尘肺的患病率各方报道不一,0.65%~14.31%,国内有些地区水泥尘肺的新发病例数已经位居尘肺病的前三位。我国水泥产量居世界第一位,水泥生产已经成为国民经济的重要产业之一,水泥企业多有中小民营企业为主,存在生产工艺及管理措施落后,极少进行工作环境的粉尘浓度检测,工人个体防护差,预计水泥尘肺患者可能会明显增加。

（一）理化性质

水泥是一种细磨的粉状水硬性胶凝材料。向其中加入适量水后,成为塑性浆体,既能在空气中硬化、又能在水中硬化,并能把砂、石等材料牢固地胶结在一起。水泥分为天然水泥和人工水泥。天然水泥是将有水泥结构的自然矿物质经过煅烧、粉碎而成。人工水泥也称为硅酸盐水泥，为人工合成无定型硅酸盐，原料主要为石灰石、硅酸盐以及黏土、铁粉、矿渣、石膏、荧石等各种矿物。有的还含游离SiO_2较高的砂子和藻石等。原料经破碎、磨细、混匀成为生料，生料煅烧为熟料，再加适量石膏或外加剂磨细制成成品水泥。无论是水泥原料或水泥成品均含有一定量的SiO_2，含量的多少取决于水泥的原料和品种。水泥熟料所含硅量为 20%～24%，大部分是硅酸盐，成品水泥含游离SiO_2一般多在 10% 以下，一般仅为 1%～2%。水泥粉尘尚含有钙、铝、铁、镁等氧化物以及铬、钴、镍等少量化学元素，尤其铬、钴、镍等元素对人体有危害作用。

（二）职业接触

水泥生产和使用人员（如原料破碎工、配料工、混合工、研磨工、成品包装工、运输搬运工、维修工和拌料工等）均可因接触水泥粉尘而罹患尘肺。水泥尘肺的发病与接尘时间，粉尘浓度和分散度，游离SiO_2的含量，以及个人体质有关。由于水泥产品的本身特点，生产时不能进行湿式作业，而使用时则完全是湿式作业，因此水泥生产者容易罹患水泥尘肺，而使用者则较少患水泥尘肺。

（三）病理改变

病变以细支气管以下部分最为显著，正常结构几乎完全消失，而被结缔组织所代替，常见粉尘纤维灶，呈星芒状，多位于呼吸性支气管和小血管周围。粉尘纤维灶主要由游离尘粒、尘细胞、成纤维细胞、淋巴细胞、"水泥小体"以及不等量交错走行的胶原纤维组成。"水泥小体"核心的元素成分与生料、熟料、成品粉尘的元素成分一致，外壳为含铁蛋白质。粉尘纤维灶与肺气肿相互伴随形成灶周肺气肿，这种气肿主要表现为破坏性小叶中心性肺气肿。偶见大块纤维化形成，多发生在肺上叶，靠近胸膜，呈不规则形，黑灰色，发亮、质硬。镜检，由粗大密集多向走行的胶原纤维和大量粉尘构成。大块纤维化中含有与水泥尘相同的元素成分。其中硅的重量百分比明显低于矽肺大块纤维化中硅的重量百分比。大块纤维化分离出的粉尘颗粒大部分为硅酸盐结晶，石英极少。因此，水泥尘肺大块纤维化的形成不单纯由于游离SiO_2的作用，可能为水泥尘中各种成分共同作用的结果。

（四）临床表现

水泥尘肺的发病工龄较长，一般发病工龄在 10～20 年，平均在 15 年以上，病情进展缓慢，临床症状相对较轻。

1．症状及体征　主要是以气短为主的呼吸系统症状，早期出现轻微气短，平路急走、爬坡、上楼时加重；其次咳嗽，多为间断性干咳，与季节无关。体征多不明显，很少出现啰音。如并发呼吸道感染时可出现咳嗽、咳痰加重，胸部可听到呼吸音粗糙、干湿性啰音。

水泥粉尘具有刺激作用，还可引起尘性慢性支气管炎、支气管扩张、支气管哮喘以及其他器官系统的改变，如慢性鼻炎、鼻窦炎，慢性咽喉炎，眼结合膜炎和角膜混浊，皮肤溃疡和湿疹等。水泥中铬、钴、镍含量与水泥性皮炎有关。

2．肺功能测定　长期吸入水泥粉尘，能引起阻塞性通气功能障碍或混合性通气功能障碍。这种改变往往先于自觉症状和胸部 X 线表现，故对接触水泥粉尘的劳动者发现肺功能损伤而 X 线胸片未出现小阴影时，应加强职业健康监护。

3．影像学表现　胸部 X 线表现除肺部纹理增多、伸长、扭曲、中断等改变外，最主要的有粗细、长短和形态不一的致密交叉而形成的较小的不规则小阴影（"s"影）为主的改变，在不规则小阴影背景下亦可见到密度较淡、形态不整、轮廓不清、分布稀疏的圆形小阴影（"p"影）。病变早期主要分布在中下肺野，随着尘肺病变的进展，小阴影数量逐渐增多、增大，可出现"t"和"q"的小阴影，可发展到上肺区。少数病例在两肺上区可出现典型的大阴影：圆形或长条形，与肋骨走行相垂直的"八"字型的融合病灶，周边有气肿带，与其他尘肺大阴影在形态、部位、分布等特征相似。

（五）诊断及鉴别诊断

1．诊断原则　根据可靠的水泥粉尘接触史、以技术质量合格的高千伏 X 线胸片或数字化摄影（DR）后前位胸片表现为主要依据，结合工作场所职业卫生学、尘肺流行病学调查资料和职业健康监护资料，参考临床表现和实验室检查，排除其他肺部疾病后，对照尘肺病标准片，可作出诊断。

2. 诊断及分级　详细参考《职业性尘肺病诊断标准》(GBZ 70—2015)。

3. 鉴别诊断　水泥尘肺应注意与肺结核、慢性支气管炎、慢性阻塞性肺疾病，以及其他肺部弥漫性疾病相鉴别。

（六）治疗

同其他尘肺病。尘肺患者应及时脱离粉尘作业，并根据病情需要进行综合治疗，包括肺灌洗、抗肺纤维化治疗等，积极预防和治疗肺结核及其他并发症，根据病情进行肺康复治疗，减轻临床症状、延缓病情进展、延长患者寿命、提高生活质量。定期进行随访和检查。

（七）预防

工作场所采取通风除尘工程措施，粉尘浓度不超过国家规定的工作场所有害因素职业接触限值。水泥粉尘（游离二氧化硅含量 <10%）总粉尘时间加权平均容许浓度不超过 4mg/m³，呼吸性粉尘浓度时间加权平均容许浓度为 1.5mg/m³。

工作时加强个体防护，作业时佩戴自吸过滤式防尘口罩。定期健康检查，早发现、早治疗。发现 X 线胸片有不能确定的尘肺样影像学改变的，应调离工作岗位，脱离粉尘接触。

八、云母尘肺

云母尘肺（mica pneumoconiosis）是在云母开采或加工过程中长期吸入云母粉尘所引起的肺部弥漫性纤维化的一种疾病，属于硅酸盐类尘肺。国内报道井下开采工人发病率为 5%～15%，云母加工工人发病率为 1%～2%。

（一）理化性质

云母为天然含铝硅酸盐，与钾、镁或铁相结合的复合体，呈层状晶体结构的矿物。自然界分布广、种类繁多、成分复杂。根据云母中含有的成分不同，将其分为白云母、黑云母和金云母等，应用最多的为白云母，其次为金云母。白云母也称钾云母，含结合 SiO_2 39%～53%，为无色透明薄片，具有高度完整的片裂性，隔热、绝缘和耐酸碱，硫酸不能使其分解；金云母可被硫酸分解，其他特性与白云母类同；黑云母也称铁镁云母，含结合 SiO_2 39%～40%，色泽呈棕、黑或深绿色，且有杂质和斑点。

国内云母产地主要在四川和内蒙古。由于云母矿地质构造特性，其伴生花岗岩、花岗伟晶岩游离 SiO_2 含量高。开采云母时主要接触的粉尘，其中游离型 SiO_2 含量可高达 36%～55%；加工云母时主要接触的是纯云母粉尘，纯云母主要含的硅为结合型 SiO_2，游离型 SiO_2 含量一般在 10% 以下。云母粉尘所含的游离型 SiO_2 含量不同，其致肺纤维化的程度不同，如接触单纯的云母粉尘所引起的尘肺可以认为是云母尘肺，而云母粉尘中游离 SiO_2 含量较高时产生的病变可能是云母 - 矽肺。

（二）职业接触

云母广泛用于电器材料和国防工业。接触云母的职业主要为采矿和加工，接触云母尘的行业有建筑材料及其他非金属云母矿采选业、云母制品业、电子及通讯设备制造业的云母电容制取等。影响云母粉尘致病的因素与云母粉尘的纯度和浓度、游离 SiO_2 含量、分散度、接触时间、防护措施及个体条件等有关。

（三）病理改变

云母尘肺的病理改变主要是肺间质纤维化和不同程度的结节肉芽肿，肺泡间隔、血管及支气管周围组织增生和卡他性脱屑性支气管炎，伴明显的支气管扩张和限局性肺气肿。在血管、支气管周围云母尘成堆积聚的部位，可见轮廓不清的粉尘灶，并可见到呈片状、棒状或丝状的"云母小体"。在气管分叉和支气管淋巴结内，可见大量云母粉尘灶，并有明显的纤维灶和透明性变。云母 - 矽肺的病理改变与矽肺相似。

（四）临床表现

云母尘肺可分为云母采矿工尘肺和云母加工工尘肺。云母采矿工尘肺，由于接触的粉尘中游离 SiO_2 含量较高，其发病工龄短，国内报道为 7～25 年（平均 17.9 年），国外报道为 13～17 年。

1. 症状及体征　病变进展较快，患者自觉症状较多，主要有胸闷、气短、咳嗽症状，随期别增加而加重。少数患有鼻炎。肺部体征不明显。合并肺结核较多，可表现有结核的症状。云母加工工尘肺，由于接触的粉尘中游离 SiO_2 含量较低，其发病工龄较长，通常在 15～20 年或以上。病情进展缓慢，症状亦较少。云母粉尘对上呼吸道也有刺激作用，工人有鼻腔干燥、鼻塞等症状，多数工人患有慢性鼻炎、慢性支气管炎。

2. 肺功能测定　肺功能有不同程度的通气功能损害。

3. 影像学表现　云母尘肺胸部 X 线表现是以网织阴影为主的不规则形小阴影（"s"影为主），肺野呈磨玻璃样。在此基础上可见到细小、密度较淡、不规整形、边缘模糊的圆形小阴影（主要为"p"影）。随病情进展，小阴影由少到多，越来越明显。一般分布两肺中下肺区。肺门不大，但密度高。胸膜改变一般不明显，少数见胸膜钙化。采用高分辨 CT 扫描可显示弥漫性纤维化和局灶性蜂窝样改变。

（五）诊断及鉴别诊断

1. 诊断　参照我国《职业性尘肺病诊断标准》（GBZ 70—2015）进行诊断和分期。

2. 鉴别诊断　云母尘肺需与肺结核、特发性肺纤维化、肺癌、肺含铁血黄素沉着症、肺泡微石症、外源性变应性肺泡炎等疾病相鉴别。

（六）治疗

同其他尘肺病。尘肺患者应及时脱离粉尘作业，并根据病情需要进行综合治疗，积极预防和治疗肺结核及其他并发症，减轻临床症状、延缓病情进展、延长患者寿命、提高生活质量。定期随访和检查。

（七）预防

作业车间采用防尘的密闭化，自动化生产，使云母粉尘浓度达到卫生标准，工作场所空气中云母粉尘总粉尘时间加权平均容许浓度为 $2mg/m^3$，短时间接触容许浓度为 $4mg/m^3$。呼吸性粉尘浓度时间加权平均容许浓度为 $1.5mg/m^3$，短时间接触容许浓度为 $3mg/m^3$。

工作时加强个体防护，作业时佩戴自吸过滤式防尘口罩。定期健康检查，早发现、早治疗。发现 X 线胸片有不能确定的尘肺样影像学改变的，应调离工作岗位，脱离粉尘接触。

九、陶工尘肺

陶工尘肺（kaolin pneumoconiosis；potter's pneumoconiosis）是陶瓷制造工和瓷土采矿工长期吸入大量陶土粉尘而引起的以肺组织纤维化为主的疾病。陶工尘肺严重威胁陶瓷工人健康、造成劳动能力的丧失。

按照制陶接触原料的不同，尘肺病者可分为硅酸盐尘肺、陶工尘肺、矽肺、以及混合尘肺等，上述这些统称为陶工尘肺。我国陶瓷工业发展迅速，目前陶瓷种类主要包括日用陶瓷、美术陶瓷、工业陶瓷和建筑陶瓷。陶瓷的原料主要有黏土、长石、石英、石膏等。黏土是含水的硅酸盐，长石是钾、钠、钙及钡的铝硅酸盐，石英的主要成分为 SiO_2。

（一）职业接触

陶瓷工业的基本生产工序为瓷土开采、原料粉碎、配料、制坯、成型、干燥（烘干）、修坯、施釉、熔烧，作业场所存在石英和硅酸盐混合粉尘。由于陶瓷制品工艺流程比较复杂，且各地制坯的原料不一致，配方也不同，因此，不同工种和不同区域的工人接触粉尘的性质和所含的游离 SiO_2 的量也不一致。游离 SiO_2 含量通常在 8.7%～65% 之间，分散度小于 $5\mu m$ 的约占 70%～90%。陶工在生产过程中可接触到这种混合粉尘，可导致陶工尘肺的发生。

影响陶工尘致病的因素有瓷土开采及陶瓷制造的操作方式、工作场所粉尘的浓度、分散度以及接触时间、防护措施及个体条件等。

陶工尘肺与煤工尘肺、矽肺比较，具有平均接尘工龄长，平均发病年龄偏大的特点。因为陶瓷工人接触的是混合性粉尘，其中的硅酸盐降低了游离 SiO_2 的表面活性，使其致病能力受到影响，而使陶工尘肺潜伏期长于其他几种尘肺。

（二）病理改变

陶工尘肺尸检肉眼观肺脏体积无明显变化，质地软，表面及切面散在灰褐色直径 1～4mm 的尘斑，大块纤维化病变不少见,多呈灰褐色,质硬,但远不如矽肺大块病变严重,块内组织可因缺血坏死、液化、坏死物流出形成空腔。镜检病灶多为尘斑及混合尘结节,位于呼吸性细支气管周围,呈星芒状或不整形,由疏松的网状纤维和多少不等的胶原纤维组成,肺泡及腺泡间隔,支气管、小血管周围尘性纤维化也比较突出,肺血管常常扭曲变形,走行紊乱,支气管常见增生、肥厚,管腔呈不同程度狭窄、变形,重症病例可继发支气管扩张。大块纤维化病变可由走行不定的胶原纤维束及埋藏其中的粉尘构成,也可由混合尘结节构成,组织学改变很像煤工尘肺的 PMF。肺引流淋巴结内常能见到细小的粟粒样矽结节,偶有融合结节形成。

陶工尘肺一般均伴有灶周肺气肿、小叶中心性肺气肿。胸膜肥厚常以两肺上部尤其肺尖处明显,与煤矽肺、矽肺的表现显然不同。

(三)临床表现

陶工尘肺和典型矽肺相比,其具有发病率低、平均发病工龄长、轻型尘肺多、进展缓慢、合并肺结核多的特点。据国内资料发病工龄最短为 7 年,最长为 58 年,确诊病例中接尘史低于 20 年的仅占少数,大部分病例的接尘史大于 30 年。

1. 症状及体征　临床症状较轻,早期有轻度咳嗽,少量咯痰,多无呼吸困难,当体力劳动或爬坡时才感到胸闷、气短。如果患者合并阻塞性肺气肿时,可出现明显呼吸困难。晚期由于肺组织广泛纤维化,肺循环阻力增加,患者不能平卧,呼吸困难明显,出现发绀,心慌等症状。多数陶工尘肺临床无阳性体征,但如合并急性、慢性支气管炎、肺炎、支气管扩张等,肺部可出现干、湿啰音或管状呼吸音,杵状指等,肺气肿严重患者,可有桶状胸,肺底下界活动范围减少等。

2. 肺功能测定　有轻度损害,以阻塞性通气障碍为主。

3. 影像学表现　X 线胸片上表现以不规则小阴影为主,最早出现部位是两肺中下区,早期小阴影细而稀疏,表现为"s"影;随着病变进展,不规则小阴影渐渐增粗、致密,互相交织呈网状、蜂窝状,表现为"s"影、"t"影。两肺中下区常能见到圆形小阴影"p"影,多数"p"影密度不高,边缘不够清晰,呈簇状分布或散在于不规则小阴影中间,和煤工尘肺表现有些相似。随着尘肺病变的进展,圆形小阴影的数量日益增多、直径增大、密度增高,表现为"q"影,小阴影分布范围渐扩大,向两上肺区中外带发展,或显示"发白区"、斑片条,或有小阴影局部聚集形成融合灶、团块大阴影。典型大阴影,呈圆形、椭圆形或长条形,周边常有肺气肿。大阴影以两上中肺区较多见,一般对称;可由小阴影聚集融合形成,也可由斑点、条索状阴影融合而成。矽结节、淋巴结、胸膜均可见钙化。易见结核病灶。体层摄影、CT 检查有助于尘肺病变的鉴别诊断。

(四)诊断及鉴别诊断

1. 诊断原则　根据可靠的陶土粉尘接触史、以技术质量合格的高千伏 X 线胸片或数字化摄影(DR)后前位胸片表现为主要依据,结合工作场所职业卫生学、尘肺流行病学调查资料和职业健康监护资料,参考临床表现和实验室检查,排除其他肺部疾病后,对照尘肺病标准片,可作出诊断。

2. 诊断及分期　详细参考我国《职业性尘肺病诊断标准》(GBZ 70—2015)。

3. 鉴别诊断　陶工尘肺应注意与肺结核、慢性支气管炎、慢性阻塞性肺疾病,以及其他肺部弥漫性疾病相鉴别。

(五)治疗

同其他尘肺病。尘肺患者应及时脱离粉尘作业,并根据病情需要进行综合治疗,包括肺灌洗、抗肺纤维化治疗等,积极预防和治疗肺结核及其他并发症,根据病情进行肺康复治疗,减轻临床症状、延缓病情进展、延长患者寿命、提高生活质量。定期进行随访和检查。

(六)预防

工作场所采取通风、湿化、除尘措施,控制粉尘浓度。工作时加强个体防护,佩戴自吸过滤式防尘口罩。定期健康检查,早发现、早治疗。发现 X 线胸片有肺尘埃沉着病样影像学改变的,应调离工作岗位,脱离粉尘接触。

十、铝尘肺

铝尘肺（aluminosis；aluminum pneumoconiosis）是长期吸入金属铝尘或氧化铝粉尘所致的肺部弥漫性纤维化。铝是应用广泛的轻金属，在冶炼铝、生产铝粉、铝制品等过程中，可产生金属铝粉或氧化铝粉尘，长期吸入这种粉尘可在工人中发现铝尘肺。

（一）理化性质

铝是一种银白色轻金属，分布广泛，占地壳重量的 7.45%，仅次于氧和硅，在金属元素中居第一位。由于铝的还原性强，自然界中无单质的铝存在，铝矾土是铝在自然界存在的主要矿石。从铝矾土中首先提取较纯的三氧化二铝，再通过电解制取金属铝。

（二）职业接触

金属铝及其合金的密度小，强度大，作为轻质结构材料广泛应用于航空、船舶、建筑材料及电器工业等。金属铝粉用于制造炸药、导火剂等。氧化铝可制成磨料粉和磨具，还用于制造冰晶石和氟化铝，并可用于生产电器绝缘制品。铝尘一般是指金属铝、铝合金及氧化铝粉尘。在冶炼铝和生产铝粉等过程中产生金属铝粉和氧化铝粉尘。铝尘除动力作用外，由于带电性相同，粉尘之间相互排斥，能长时间悬浮于空气中。以上生产和应用行业均有可能接触铝尘。

（三）病理改变

尸检肉眼观察两肺大小正常或略缩小，有时明显皱缩。表面灰黑色，质硬。胸膜可广泛增厚，常伴有气肿泡和肺大泡。切面可见散在分布全肺的灰黑色纤维块和纤维条索，纤维延伸穿过小叶间隔到达胸膜，沿支气管和血管到达肺门。支气管正常或扩张，可含有渗出物凝块。血管中等度增厚，淋巴结色素沉着，变硬，轻度增大。镜下可见弥漫性肺间质纤维化。肺泡壁增厚，其间有细胞浸润，纤维组织增生。纤维条带之间的肺泡腔可部分闭锁和受压，一些肺泡腔内含有大量游离的含尘或不含尘巨噬细胞。有时可见尘灶或尘性纤维灶，圆形、椭圆性或星芒状，多位于小支气管、血管及呼吸性细支气管周围的肺泡腔内，由大量黑色粉尘和不等量网状纤维构成，也可见少量胶原纤维。呼吸性细支气管可因粉尘沉着而增厚，管腔和所属肺泡腔扩张，形成小叶中心性肺气肿。小血管周围可见纤维组织增生。肺门淋巴结可见大量黑色粉尘沉着和疏松网状纤维和胶原纤维增生。

（四）临床表现

据现有资料分析，金属铝尘肺发病工龄为 6.8～20 年，平均为 13.3 年；氧化铝尘肺为 6～28 年，平均为 21.7 年。

1. 症状及体征　患者早期症状较轻，主要表现为咳嗽、气短、胸痛、胸闷，也可有心悸、倦怠、乏力、食欲不振、失眠等。肺部早期多无阳性体征，少数患者可有呼吸音减弱，在合并支气管和肺部感染时，可闻及干、湿性啰音。晚期病例可并发自发性气胸、呼吸衰竭。

因铝粉尘具有很强的氧化性、吸附性和吸水性，对鼻腔损害是明显的，主要表现鼻黏膜和鼻甲充血、鼻塞和鼻腔干燥等改变。

常见的合并症有支气管炎、肺结核、自发性气胸、伴发脑病和氟骨症（电解铝工人）等。

2. 肺功能测定　早期可见小气道功能减弱，严重病例可见明显肺通气功能障碍，以限制性通气功能障碍为主。

3. 影像学表现　X 线胸片表现主要为两肺中下肺区的中外带可见细小而广泛的不规则"s"影，部分呈网织状。有的病例由于不规则小阴影增多，使整个肺野的透明度降低，形成所谓磨玻璃影。随着病情进展，在中下肺区，特别是中肺区的中外带出现相当于"p"的小圆形阴影，密度较低，境界不十分清晰，散在、稀疏地出现在两侧网织影的背景上。少有融合影出现，往往不发展到叁期。患者脱离粉尘作业后，结节状阴影可有消退现象。肺门可有增大，密度增高，结构紊乱，淋巴结可发生钙化。因肺部纤维化显著，肺门可出现移位等现象。胸膜轻度肥厚粘连。常见肺气肿改变，呈泡性和 / 或弥漫性肺气肿，可发生自发性气胸。

（五）诊断及鉴别诊断

1. 诊断原则 根据可靠的金属铝尘或氧化铝粉尘接触史、以技术质量合格的高千伏X线胸片或数字化摄影（DR）后前位胸片表现为主要依据，结合工作场所职业卫生学、尘肺流行病学调查资料和职业健康监护资料，参考临床表现和实验室检查，排除其他肺部疾病后，对照尘肺病标准片，可作出诊断和分期。

2. 诊断和分期 详细参考我国《职业性尘肺病诊断标准》（GBZ 70—2015）。

3. 鉴别诊断 铝尘肺应注意与肺结核、慢性支气管炎、慢性阻塞性肺疾病，以及其他肺部弥漫性疾病相鉴别。

（六）治疗

同其他尘肺病。尘肺患者应及时脱离粉尘作业，并根据病情需要进行综合治疗，包括肺灌洗、抗肺纤维化治疗等，积极预防和治疗肺结核及其他并发症，根据病情进行肺康复治疗，减轻临床症状、延缓病情进展、延长患者寿命、提高生活质量。定期进行随访和检查。

（七）预防

工作场所采取通风除尘措施，使工作场所粉尘浓度不超过国家规定的工作场所有害因素职业接触限值。工作场所空气中铝、铝合金粉尘总粉尘时间加权平均容许浓度为3mg/m³，短时间接触容许浓度为4mg/m³。氧化铝粉尘总粉尘时间加权平均容许浓度为4mg/m³，短时间接触容许浓度为6mg/m³。

工作时加强个体防护，佩戴自吸过滤式防尘口罩。定期健康检查，早发现早治疗。发现X线胸片有不能确定的肺尘埃沉着病样影像学改变的，应调离工作岗位，脱离粉尘接触。

十一、电焊工尘肺

电焊工尘肺（weldr's pneumoconiosis）是长期吸入高浓度的电焊烟尘而引起的以慢性肺组织纤维增生损害为主的一种尘肺。

（一）职业接触

焊接技术是现代工业不可缺少的一种工艺，焊接工艺种类很多，主要有手工电弧焊、自动保护焊、二氧化碳保护焊、氩弧焊、埋弧焊、气焊和碳弧气刨等。在各种电弧焊接方法中，仍以药皮焊条手工电弧焊应用最为广泛。电焊条的种类很多，制造焊条药皮的主要原料为大理石、荧石、石英、长石、锰铁、硅铁、钛铁、云母、白云石和纯碱等。当焊药、焊芯和焊接材料在电弧高温（3000～6000℃）作用下，熔化蒸发逸散至空气中经氧化、凝聚而形成焊接气溶胶。

电焊烟尘的化学成分随着焊条种类和被焊金属的不同而不同，其中大部分为氧化铁，其次可有氧化锰、氟化物、无定形SiO_2和镁、铜、锌、铬、镍等其他微量金属以及氮氧化物、臭氧、一氧化碳等有毒气体。

焊接工艺不同，烟尘中的化学成分也相应改变。例如二氧化碳保护焊采用实芯焊丝时，由于在液态金属表面不断形成氧化硅和随即气化，导致烟尘中含硅量相应增加；碳弧气刨作业主要用于金属材料焊接前的刨槽及各种铸件冒口、缺陷的修整，碳弧气刨阳极棒成分为石墨，电极温度可达3000℃以上，当用压缩空气吹除槽内已被熔化的金属熔渣时，可产生大量烟尘，其烟尘成分与手工电焊时相似。

电焊烟尘粒径很小，多在0.1～0.5μm，可直接吸入达肺深部。长期接触高浓度的电焊烟尘，特别是在密闭容器内或通风不良的环境中进行电焊作业时，可引起电焊工尘肺。发病的快慢及频率，与焊接环境、粉尘浓度、气象条件、通气状况、焊接种类、焊接方法、操作时间、电流强度，以及防护措施、个体条件等因素有密切关系。此外，还有电焊过程中产生的紫外线、红外线、高频电磁波、热辐射、噪声等也可对身体产生危害。

（二）病理改变

肉眼观察两肺呈灰黑色，体积增大，重量增加，弹性减低；肺内可见散在大小不等、多呈不规则形或星芒状的尘灶，直径多在1mm以下，少数直径在1～2mm，直径达3mm者很少；常有局限性胸膜增厚及气肿。镜下见两肺散在1～3mm黑色尘斑或结节，常伴有灶周肺气肿。尘灶由大量含尘巨噬细胞及少数单核细胞构成，胶原纤维含量均在50%以下，部分尘灶为单纯粉尘沉着，不含或含少量胶原纤维，以尘斑形式存在。尘斑分布在肺泡腔、肺泡间隔、呼吸性细支气管和血管周围。肺内可见散在的 2mm 左右的结节，其中粉尘较少，胶原纤维成分较多。部分结节可密集成堆，质韧，结节内可见多量的较粗大的胶原纤维，也可发生玻璃样变。在尘斑和结节周围可见到程度不同的灶周气肿。尘粒呈棕褐色，铁染色呈深蓝色强阳性反应，证明主要是氧化铁粉尘。少数人肺内可见由多量密集的粉尘纤维灶及广泛的间质纤维化构成的大块肺纤维化。由于焊接烟尘及氮氧化物等有害气体的作用，肺内大小支气管可发生扩张和炎症。

（三）临床表现

电焊工尘肺发病较为缓慢，发病工龄一般在 10 年以上，范围在 15～20 年，最短发病工龄为 4 年左右。

1. 症状及体征　临床症状主要有胸闷、胸痛、咳嗽、咳痰和气短等，但很轻微。在 X 线胸片已有改变时仍可无明显自觉症状和体征。若无症状进行性加重，一般不影响工作。随病程发展，尤其是出现肺部感染或并发肺气肿后，可出现相应的临床表现。可合并有锰中毒、氟中毒和金属烟雾热等其他职业病。

2. 肺功能测定　早期基本在正常范围，并发肺气肿等病变后肺功能才相应地降低。

3. 影像学表现　X 线胸片上首先在两肺中下肺区出现一些 S 类不规则形小阴影，交织成细网状，有时也可出现少量"t"型不规则小阴影。随着病情的进展，在两肺中下肺区开始出现密度较淡的"p"型圆形小阴影，分布较疏散。圆形小阴影逐渐增多，当两肺中下肺区密集度达到 1 级尚未达到 2 级时，两上肺区即开始出现小阴影（"p"影），甚至在肺尖部也出现。个别晚期病例出现大阴影。肺门一般不增大，少数病例可见肺门密度增高、阴影增大、结构紊乱等征象。少数病例可见到肺门淋巴结蛋壳样钙化。并发肺气肿较多见，很少有胸膜粘连。并发肺结核少见。

（四）诊断及鉴别诊断

1. 诊断原则　根据可靠的电焊烟尘接触史、以技术质量合格的高千伏 X 线胸片或数字化摄影（DR）后前位胸片表现为主要依据，结合工作场所职业卫生学、尘肺流行病学调查资料和职业健康监护资料，参考临床表现和实验室检查，排除其他肺部疾病后，对照尘肺病标准片，可作出诊断。

2. 诊断和分期　详细参考我国《职业性尘肺病诊断标准》（GBZ 70—2015）。

3. 鉴别诊断　电焊工尘肺应注意与肺结核、慢性支气管炎、慢性阻塞性肺疾病，以及其他肺部弥漫性疾病相鉴别。

（五）治疗

同其他尘肺病。尘肺患者应及时脱离粉尘作业，并根据病情需要进行综合治疗，包括肺灌洗、抗肺纤维化治疗等，积极预防和治疗肺结核及其他并发症，根据病情进行肺康复治疗，减轻临床症状、延缓病情进展、延长患者寿命、提高生活质量。定期进行随访和检查。

（六）预防

工作场所采取通风除尘措施，使工作场所粉尘浓度不超过国家规定的工作场所有害因素职业接触限值。工作场所空气中电焊烟尘总粉尘时间加权平均容许浓度为 4mg/m³。

工作时加强个体防护，增强自我保护意识。大力提倡采用自动焊接代替手工电弧焊，以低锰焊条替代高锰焊条。定期健康检查，早发现早治疗。发现 X 线胸片有不能确定的肺尘埃沉着病样影像学改变的，应调离工作岗位，脱离粉尘接触。

十二、铸工尘肺

铸工尘肺（founder pneumoeoniosis）是指在铸造作业中长期吸入含游离 SiO₂ 量很低的黏土、石墨、煤粉、石灰石和滑石粉等混合性粉尘，所引起的以结节型或尘斑型并伴有肺间质纤维化损害为主的尘肺。

（一）职业接触

铸造生产是机械制造工业的重要部分。铸造生产的铸件常分为铸钢、铸铁和铸有色合金件。铸钢的浇铸温度为 1500℃ 左右，配料用耐火性强的石英砂（游离 SiO₂ 含量 77%～98%）；铸铁温度为 1300℃，可用耐火性稍差的天然砂（游离 SiO₂ 含量 70%～85%）；铸有色金属合金温度为 1100℃ 以下，也多用天然砂并混有耐火黏土、石墨粉、焦炭粉等混合性材料。其生产过程包括型砂配制、砂型制造、浇铸、开箱、打箱清砂,在整个生产过程中都会有烟尘产生,以配砂、开箱、打箱及清砂几个环节产生粉尘最大。型砂原料主要是天然砂,SiO_2 含量一般为 70% 以上;其次是黏土,主要成分是硅酸铝。型砂虽 SiO_2 含量很高,但因使用型砂时要搅拌配成湿料,且颗粒较大,故不易患矽肺,仅致铸工尘肺。

在铸造过程中,因型砂的粉碎、搅拌、运输和使用以及在砂箱拆开、清砂和清理铸件时,都可产生大量的粉尘,所引起的尘肺,过去统称为铸工尘肺。但实际上,无论是铸钢还是铸铁,在其配砂、打箱和清砂作业中产生的粉尘,其主要成分是含游离 SiO_2 量在 70% 以上的砂。罹患的尘肺,其发病工龄短,病情进展快,是一种典型的矽肺。铸工尘肺应当是指吸入含游离 SiO_2 量较低的黏土(高岭土和黏土)、石墨、煤粉、石灰石和滑石粉等混合性粉尘而引起的尘肺。发病工种主要是砂型制造工,特别是铸铁的砂型制造工。

影响铸造粉尘致病的因素与铸工尘的成分构成、工作场所粉尘的浓度、游离 SiO_2 含量、分散度、接触时间、防护措施及个体条件等有关。

(二)病理改变

病理改变多见两种类型:结节型和尘斑型,均伴间质纤维化。结节型病人多见铸钢工人,病变与煤矽肺相似,肺内结节以混合结节多而矽结节少。淋巴结多见典型矽结节及大量粉尘沉积。尘斑型则主要见于铸铁工人。尘斑呈黑色星芒状,多不融合,间质纤维化较结节型明显。

铸工接触的粉尘含游离 SiO_2 量低,以炭素类和硅酸盐类粉尘为主,这类粉尘引起的病变与炭素类尘肺和部分硅酸盐尘肺相似。病理检查可见肺表面和肺切面上有大小不等的灰黑色或黑色斑点。镜下可看到在肺泡、小叶间隔、细支气管和血管周围有大量的尘细胞灶及由尘细胞、粉尘和胶原纤维形成的粉尘纤维灶。肺泡腔内有大量粉尘和尘细泡充塞,在粉尘灶周围常伴有小叶中心性肺气肿,有时可看到肺泡呈轻度坏死性改变。有部分病例除粉尘纤维灶外,尚可见少量典型或不典型矽结节。

(三)临床表现

发病缓慢,发病工龄较长,一般都在 25 年以上,高者可达 40 年左右。

1. 症状及体征　初期多无自觉症状,随着病变的进展,出现的胸闷、轻度胸痛、咳嗽、咳痰、气短等症状,多不严重。由于作业的空气中烟尘较大,且存在劳动姿势不良等原因,常可并发慢性支气管炎和肺气肿。

2. 肺功能测定　病变初期肺功能多属正常,以后可逐渐出现阻塞性或以阻塞为主的通气功能障碍。

3. 影像学表现　X 线表现为两肺出现不规则形小阴影,以中下肺区较明显,密集度较低,多为"s"、"t"小阴影,随病情进展,小阴影向两上肺区发展,呈网状或蜂窝状,密度增高。常伴有明显肺气肿。部分病例在不规则小阴影的基础上,还可看到散在的、细小的圆形小阴影,以"p"阴影为主,密度较低,数量不多。有时与不规则小阴影交混在一起,不易辨认。大阴影极为少见。另一种表现是典型矽肺的表现,主要为圆形小阴影,可有融合大阴影。在铸造工艺中有时应用石棉,因此在生产过程中如长期接触石棉尘还可在侧胸壁上看到胸膜斑,双侧多于单侧,有时在膈肌上也能看到。

(四)诊断及鉴别诊断

1. 诊断原则　根据可靠的电焊烟尘接触史、以技术质量合格的高千伏 X 线胸片或数字化摄影(DR)后前位胸片表现为主要依据,结合工作场所职业卫生学、尘肺流行病学调查资料和职业健康监护资料,参考临床表现和实验室检查,排除其他肺部疾病后,对照尘肺病标准片,可作出诊断。

2. 诊断和分期　详细参考我国《职业性尘肺病诊断标准》(GBZ 70—2015)。

3. 鉴别诊断　电焊工尘肺应注意与肺结核、慢性支气管炎、慢性阻塞性肺疾病,以及其他肺部弥漫性疾病相鉴别。

(五)治疗

参考矽肺病的治疗。尘肺患者应及时脱离粉尘作业,并根据病情需要进行综合治疗,包括肺灌洗、抗肺纤维化治疗等,积极预防和治疗肺结核及其他并发症,根据病情进行肺康复治疗,减轻临床症状、延缓病情进展、延长患者寿命、提高生活质量。定期进行随访和检查。

（六）预防

工作场所采取通风除尘措施。工作时加强个体防护，增强自我保护意识。定期健康检查，早发现早治疗。发现 X 线胸片有不能确定的肺尘埃沉着病样影像学改变的，应调离工作岗位，脱离粉尘接触。

（陈志军）

十三、其他尘肺病

《职业病分类和目录》将尘肺分成 13 类，除了前 12 种有特定名字外，日常尘肺病诊断工作中无法明确归类的，应根据《尘肺病诊断标准》和《尘肺病理诊断标准》诊断为其他尘肺病。文献研究和报道较多的包括蔺草染土尘肺、稀土尘肺、萤石矿工尘肺、活性炭尘肺等。在金属及其化合物粉尘肺沉着病（锡、铁、锑、钡及其化合物等）纳入《职业病分类和目录》前，广西、江西和湖南等地曾将锑末沉着症、锡末沉着症等诊断为其他尘肺。

（一）蔺草染土尘肺

蔺草染土尘肺（rush mat dust pneumoconiosis）是指工人在加工蔺草的过程中长期接触蔺草染土粉尘所致的尘肺，目前还没有统一的名称，也有称为染土尘肺、蔺草尘肺、草席工染土尘肺（rush mat workers sendo dust pneumoconiosis）和蔺草工尘肺（rush workers'pneumoconiosis）。

蔺草，俗称石草、席草，灯心草，软硬适度，纤维长，富有弹性，抗拉性好，是极佳的天然绿色植物纤维之一。蔺草是生产日式草席"榻榻米"的主要原料。我国 1978 年引进日本蔺草，集中种植在浙江宁波、江苏苏州、四川等省市，种植规模保持在约每年 15 万亩。

蔺草收割后，为增加强度、色调和光泽，在编制前先染土（浸入称为"染土"的矿物混悬液中），取出烘干，再经过拔草（从草捆中按长短抽出分类捆放）、拣草（除去草花、坏草）、整理及切根尖等工艺，编织制成色泽鲜艳的"榻榻米"。蔺草加工过程中，除编织为机械作业外，其余均为手工操作，其间黏附在蔺草上的染土粉尘被持续抖落而污染后续作业环境，特别是拔草和整理中粉尘浓度较高。

蔺草染土是以石英、高岭土、叶腊石、明矾石等多种矿物为原料，经破碎、研磨、筛分加工而成的混合性矿物粉，商品名为"特种染土"或"蔺草染土"，化学组成以 SiO_2 和 Al_2O_3 为主。染土粉尘中空气动力学直径 <7Lm 的粒子为 17%～51%，游离 SiO_2 含量在 25%～30% 之间。调查发现进口染土游离 SiO_2 含量明显高于国产染土。在扫描电子显微镜下染土中大部分晶形呈不规则片状结构。不同产地的染土，不仅外观颜色不同，内在的矿物学构成、化学成分和粒径分布也有较大差别。见表 7-2-3 和表 7-2-4。

表 7-2-3　X 线衍射法染土（积尘）矿物学成分测定分析

样品名称	石英	高岭土	明矾石	绢云母	叶腊石	金红石	长石	绿泥石	角闪石	方解石	伊利石
苏州原料染土	+	+	+	+							+
中蔺选草积尘	+	+	+	+		+					+
中蔺拔草积尘	+	+	+	+							+
芦港拔草积尘	+	+	+	+	+	+					+
兴明编织积尘	+	+	+	+	+	+		+	+		+
日本备后染土	+	+		+		+	+			+	
日本组合染土	+			+		+	+	+			
日本强力染土	+	+		+							
日本仓敷积尘	+			+		+	+	+	+		

注：+表示被检出

蔺草尘肺最早在日本出现。20 世纪 80 年代日本学者 Ueda A 等人研究发现长期接触相当数量的蔺草染土粉尘后可引起肺部功能紊乱；1991 年 Yoshimoto S 等人提出长期接触相当数量的蔺草染土粉尘后，X 线胸片可出现了尘肺大阴影。日本报道接触蔺草染土粉尘的男工尘肺罹患率为 19.6%、女工为 34.6%。

表 7-2-4　X 线衍射法测定染土粉尘粒径和游离二氧化硅含量

样品名称	<7μm 含量（%）	游离 SiO₂ 含量（%）	
		总粉尘	呼吸性粉尘
中蔺染土	37	42	12
中蔺选草	33	46	11
中国农场	23	53	16
中国东州	17	47	16
日本备后	34	68	33
日本组合	51	25	15
日本强力	50	56	44
日本仓敷	32	30	24
平均	34.6±4.2	45.9±4.9	21.4±4.1

资料来源：宁波市科研攻关项目鉴定报告（No.97-007-08）

首先引进生产日本蔺草生产加工的宁波在国内首先发现了蔺草染土尘肺。有调查宁波 661 例蔺草染土粉尘作业者 X 线胸片中，Ⅰ 期及以上蔺草染土尘肺 9 例（1.36%），O⁺ 8 例，其中 1 例诊断为Ⅱ期（小阴影聚集）。1/0 以上检出率为 2.57%，9 例患者检出时平均年龄 35 岁，均为拔草岗位工人，占拔草工的 4.74%（9/190），平均工龄仅 6.11 年。尘肺 X 线阳性检出率与粉尘接触存在一定的剂量 - 反应关系。

临床表现上，蔺草染土尘肺可有胸闷、咳嗽、胸痛、气喘及劳力性呼吸困难。

蔺草尘肺 X 线高千伏胸片上表现为弥漫性分布的圆形小阴影，直径不超过 3.0mm，部分病例伴有不规则小阴影。圆形小阴影多呈中心密度较高、周围较低的圆形，少数呈密度较浅淡的圆形或不规则形。病灶起始主要分布于中、下肺野，而后扩散至全肺野。进展快者能较快地融合形成大阴影，其病理学基础是含有大量尘细胞的结节性纤维化。

高分辨率 CT 上，圆形小阴影在双上肺较多，以右上肺较明显，呈小叶中心分布。日本学者 Fujimoto 等报道 7 例蔺草工尘肺圆形小阴影均呈小叶中心分布，其中 6 例伴有树芽征。随着病变的进展，粉尘进入淋巴管，沿着支气管血管束、小叶间隔、小叶中心和胸膜下形成纤维化结节，圆形小阴影在高分辨率 CT 上呈淋巴管周围分布。大阴影的边缘多清楚，外缘常与侧胸膜平行，其内可见空气支气管征、斑点状钙化、疤痕旁肺气肿及胸膜增厚粘连。这与其他尘肺的影像学表现相似。肺门、纵隔淋巴结肿大及钙化少见，无淋巴结蛋壳样钙化是其影像学特点，常可与矽肺鉴别。

蔺草染土尘肺易合并肺结核，有报道高达 26.7%。病例多系渗出、增殖性病变交织在一起，其病变密度不均匀，边界不清楚。结核病灶往往向肺野边缘收缩，附近胸膜增厚。

（二）稀土尘肺

稀土尘肺（rare-earth pneumoconiosis）是长期吸入稀土及其化合物粉尘引起的以弥漫性肺部肉芽肿及轻度纤维化改变为主的慢性肺部疾病。

稀土元素氧化物是指元素周期表中原子序数为 57 到 71 的 15 种镧系元素氧化物，以及与镧系元素化学性质相似的钪（Sc）和钇（Y）共 17 种元素的氧化物，以镧和铈为代表的又称为轻稀土，以钇、镥为代表的称为重稀土。

稀土元素广泛用于石油、化工、冶金、纺织、陶瓷、玻璃、永磁材料等领域。我国作为稀土资源大国，几十年来稀土矿的开采及冶炼规模不断扩大，进行稀土粉尘作业的职业人群也不断增加。稀土的主要职业接触机会包括：

（1）矿石开采及选矿破碎过程，多接触混合性粉尘，除稀土外，还有其他金属、硅和天然放射性元素等。

（2）稀土氧化物及稀土合金生产时，粉料的加工和装运过程可接触高纯稀土氧化物及金属粉尘。

（3）抛光粉的生产和使用。抛光粉含氧化铈80%以上，用于金属及玻璃表面抛光，作业工人可接触高浓度氧化铈粉尘。

（4）照相制版，碳弧灯操作，打火石生产等均可产生高浓度稀土金属烟尘。

稀土元素及其化合物虽属低毒物质，但吸入可致尘肺。轻者一般无症状。重者可有胸部不适、咳嗽、咳痰；活动时气急或呼吸困难，因缺氧导致肢端发绀。听诊两下肺可闻及干性或湿性啰音。

稀土尘肺的主要病理改变是弥漫性间质肉芽肿、轻度结缔组织增生和纤维化。X线胸片表现主要为圆形小"p"影，且主要分布在双中、下肺区，尤以下肺为甚，随着密集度的增高，分布有自下而上逐步增多的趋势。在高分辨率CT上尘肺小阴影形态有两种：一是境界清楚的微结节；二是边界模糊的磨玻璃样微结节。与高千伏胸片不同，高分辨率CT上两种微结节分布以双中上肺野为主，尤以气管分叉处较多，而下肺野至肺底部小结节逐渐减少。

早期可见小气道阻塞性障碍，最大呼气中期流速减低。病情加重后，可有阻塞性和（或）限制性同气功能障碍，用力肺活量及FEV 1.0%降低，残气增加。

无症状或症状不明显者，无需特殊治疗；症状较明显者可进行对症治疗。

（三）萤石矿工尘肺

萤石矿工尘肺（fluorite miners' pneumoconiosis）是在生产过程中长期吸入萤石混合性粉尘引起的尘肺。

萤石又名氟石，是一种晶体矿，常呈立方体、八面体，化学成分是氟化钙（CaF_2），难溶于水。萤石常与石英共生，CaF_2和SiO_2含量之和常超过90%，两者含量在不同品位萤石中差别较大，如在CaF_2含量分别为95%、80%、75%和40%的不同品位萤石中，SiO_2各占0.13%、18.10%、22.10%和34.30%。

萤石是冶金、玻璃、建材工业的重要原料，主要用于钢铁冶炼的助熔剂。职业接触主要包括萤石矿开采中的打眼、爆破、装运和萤石矿处理中的破碎、筛分、配料等工种，以及井上选矿和萤石矿粉提取纯萤石、干燥、包装等工序。

流行病学调查表明，萤石矿工尘肺发病早、进展快、病程短、死亡高，与石英矿山的矽肺发病情况相似，属重型尘肺。研究认为萤石矿的强致病性可能与下列因素有关：CaF_2加速石英溶解；CaF_2本身的毒性；萤石与石英共生，氟离子加速硅酸聚合，增强了石英的致病性。

在临床表现上，萤石矿工尘肺多有胸痛、气短、咳嗽、呼吸困难等自觉症状，其中胸痛和气急症状的出现与其病情严重程度有关，病变严重者出现频率高。在X线胸片表现上，接触混合性萤石粉尘的萤石矿工尘肺以结节病变为主要特征，小圆形阴影界限模糊，边缘不整齐，直径多在1~3mm，随着病情进展，阴影扩大，直径增至3~4mm，甚至融合成团块阴影，肺纹理减少或消失。肺门增大，尤以右肺为重，肺纹理增多、增粗，走向弯曲，向外延伸。接触纯萤石粉尘者，仅少数X线胸片有轻度纹理增强、网织影和小圆形阴影。

（四）活性炭尘肺

活性炭尘肺（active carbon pneumoconiosis）是长期吸入高浓度活性炭粉尘引起的尘肺。

活性炭是一种黑色多孔的固体炭质，是用木炭、木屑、果壳等为原料，经高温活化加工精制而成，主要成分是碳，并含少量氧、氢、硫、氮、氯等元素。活性炭具有丰富的空隙结构，比表面积大，吸附能力强，化学稳定性好，主要用作工业制品、医药品及食品脱色剂、吸附剂等。

活性炭粉尘含微量游离（0.12%），其致纤维化能力较弱。活性炭尘肺主要发生于生产和使用活性炭的工人，尤其是包装岗位的作业工人。国内报道其患病率2.3%~17.39%，发病工龄平均为15年（4~30年）；国外报道其患病率8.56%~30.56%，发病工龄平均为7.7年（4~11年）。王鑫君等人对53名生产活性炭工人拍摄胸片观察25年，确诊12例，其中包装工8例，粉碎工4例，均有不同程度胸闷、咳嗽、咳痰和胸痛，4例肺功能明显减退，2例轻度减退，2例正常。

活性炭尘肺胸部X线影像上可见肺门影稍增大，密度稍增高，两肺出现不规则小"s"影和类圆形小"p"影，多先见于两肺中、下肺区，一般不融合。常见并发症为慢性支气管炎。

（王焕强）

第三节　其他呼吸系统疾病

一、过敏性肺炎

过敏性肺炎（hypersensitivity pneumonitis，HP），曾被称为外源性过敏性肺泡炎（extrinsic allergic alveolitis，EAA），是易感个体由于反复吸入致敏抗原导致的复杂综合征。各种病因所致的过敏性肺炎临床症状及病程变化很大，主要依赖于暴露抗原的强度和时长、抗原的特性，以及宿主免疫因素等。虽然 T 细胞的超敏性和免疫复合物形成及沉淀都提示免疫反应起着重要的作用，但是过敏性肺炎的免疫病理并不完全清楚。缺乏过敏性肺炎发病率和患病率的精确数据，主要原因是大量病例误诊或难以确诊，而且缺乏过敏性肺炎统一的诊断标准。根据欧洲三国的资料，过敏性肺炎大约占间质性肺病（interstitial lung diseases，ILDs）的 4%～15%。

（一）职业接触

许多职业或环境暴露可以引起过敏性肺炎，引起过敏性肺炎的抗原物质非常广泛而且越来越多，包括微生物，动物蛋白和低分子量化合物。过去主要以农业劳动人群为多，随着加工业发展，工业接触人群也在不断增加。这些工业大多以植物纤维、动物及其皮毛为原料，常见如纺织加工、木材加工、纸浆和造纸业、面粉加工、制糖、屠宰及肉类加工、生物制药、实验动物及饲养、食品发酵、城市垃圾污物处理加工、农业原材料储运等。虽然 HP 是特异性抗原所致，还是需要遗传性或环境因素来诱发疾病，这也是为什么致病抗原普遍存在，只有少数人患过敏性肺炎。HP 的诱导抗原按引起的疾病类型分为 5 大类（见表 7-3-1）。最常见的 HP 致病因素是鸟类抗原和微生物抗原。但是近几年，许多暴露物质也被认定为 HP 的致病物质，如分枝杆菌抗原，主要在热水浴缸、游泳池，或金属加工液中发现。暴露和发病之间的潜伏期变化很大，从数月到数十年，有时候医生很难发现抗原类型和来源，特别是在隐匿性和低水平暴露的情况下。

表 7-3-1　根据抗原主要分类划分的疾病类型

抗原分类	特异性抗原	来源	疾病类型
细菌	嗜热多孢菌 普通高温放线菌	霉草，谷物	农民肺
真菌，酵母	曲霉种	霉草，谷物	农民肺
	曲霉种	霉堆肥和蘑菇	蘑菇工人肺
	皮状丝孢酵母	被污染的房子	日本夏季 HP
	青霉菌	发霉的软木	软木尘肺
	乳酪青霉	霉乳酪或奶酪外壳	奶酪清洗工肺
	链格孢属种	污染的木浆或粉尘	伐木工人肺
分枝杆菌	鸟形胞内分枝杆菌	霉屋顶，浴缸水	热浴缸肺
	鸟形胞内分枝杆菌	游泳池水，喷雾器和喷泉	游泳池肺
动物蛋白	鸟类的粪便、血清、羽毛中的蛋白	长尾鹦鹉，虎皮鹦鹉，鸽子，鹦鹉，澳洲鹦鹉，鸭子	饲鸽者肺，鸟类爱好者肺
	鸟类蛋白	羽毛垫褥，枕头，被子	羽绒被肺
	丝蛋白	蚕幼虫和蚕茧粉尘	丝绸制品或慢性肺炎
化学物质	二异氰酸盐，偏苯三酸酐	聚氨酯泡沫，喷漆，燃料，胶水	化学工人肺

（二）病理改变

过敏性肺炎的病理改变主要是细胞浸润和成形不好的小肉芽肿。不同的发病形式和所处的疾病阶段不同，组织病理学改变也各有特点。

急性过敏性肺炎的病理组织学特点,主要是在细支气管周围和肺泡间隔有中性粒细胞、淋巴细胞、肥大细胞、单核-巨噬细胞浸润,常见中央无坏死的肉芽肿和多核巨细胞。浸润的淋巴细胞大多数是CD8＋的T淋巴细胞。早期可见中性粒细胞和嗜酸细胞浸润。

典型的亚急性过敏性肺炎病理改变为"三元组",包括肺泡间质细胞浸润,细支气管炎,以及不太成形的肉芽肿。这个三合会存在于高达75%的病例中,其中某一项为主要表现。间质浸润细胞主要由淋巴细胞和浆细胞组成,表现为细胞性非特异性间质性肺炎(NSIP)改变。细胞浸润倾向于小叶中央区域,伴有细胞性细支气管炎。慢性细支气管炎特征表现为,细支气管周围化生,细支气管扩张,细支气管壁纤维化。因而亚急性和慢性过敏性肺炎之间的病理学分界可能比较模糊。细支气管炎的间接特征,在某些过敏性肺炎病例中颇具特征性的,是一种显微镜下的阻塞性肺炎在细支气管周围气腔中充满了泡沫巨噬细胞。典型的过敏性肺炎肉芽肿由松散的组织细胞或散在的巨细胞组成,经常看到胆固醇结晶或其他细胞浆内容物,比如肖曼小体和草酸盐结晶。肉芽肿存在肺泡间质中,也可以在肺泡内。有时可以看到形成很好的肉芽肿,但是大量的密集的肉芽肿并不是过敏性肺炎的特征,而且大量肉芽肿提示其他疾病。过敏性肺炎其他常见的病理改变是局部的机化性肺炎和淋巴滤泡,有时有生发中心。嗜酸细胞可看到,但不是主要细胞。如果看到组织学三合组表现,强烈支持过敏性肺炎的诊断。但是,由于药物反应和自身免疫性疾病偶尔会有相似的组织学表现,诊断需要相应的临床表现。如果组织学发现不那么明显,如仅表现为细胞性NSIP,那么过敏性肺炎的诊断就需要来自临床资料的支持。

慢性过敏性肺炎与其他ILD病理表现有重叠,包括纤维化NSIP,气道中心性间质纤维化,以及普通型间质性肺炎(UIP)。因此慢性过敏性肺炎可能代表一部分病理证实的NSIP、BOOP、UIP。慢性过敏性肺炎具有UIP的特征,包括分布于胸膜下或间隔旁的斑片状纤维化,成纤维细胞灶,以及蜂窝改变,区别于IPF的主要特征是小叶中央性纤维化,有时呈桥接状纤维化,连接细支气管之间、胸膜或小叶间隔区域的纤维化网,显著的淋巴/浆细胞浸润(特别是纤维化区域外),以及小肉芽肿和多核巨细胞。这些发现可以作为诊断的依据,在绝大多数慢性HP中都可以找到,特别是从2个不同肺叶中得到的肺组织。只有非常少的病例无法与IPF区分。慢性HP也会出现急性加重,组织学上表现为急性肺损伤(弥漫性肺泡损伤DAD或机化性肺炎)与慢性改变并存。UIP的组织学改变增加了急性加重的风险。

(三)临床表现

1. 症状及体征　急性过敏性肺炎是最常见和最具有特征性的表现。一般在明确的抗原接触后出现"流感"样症状,如寒战、发热、出汗、肌痛等,暴露后数小时开始,6～24小时达到高峰症状最典型,持续数小时或数天后恢复,但经常再次暴露后复发。咳嗽、胸部紧缩感和呼吸困难等呼吸系统症状常见,但并不是普遍的。体检两肺可闻及弥漫细小爆裂音。急性过敏性肺炎最具特征性的临床表现是孤立的、短促的、吸气末高调音。这个声音可能由于吸气相后期小气道打开发生快速震动导致。急性型过敏性肺炎一般是间歇性的,避免接触抗原后得到改善。

持续暴露于较低水平抗原,接触和症状发作关系不明显,表现为隐匿性咳嗽、呼吸困难、疲劳和体重降低,在数周或数月暴露后出现。急性过敏性肺炎反复发作导致几周或几个月内持续进行性发展的呼吸困难,伴咳嗽,也属于亚急性型。亚急性HP是一种进展性持续性疾病,伴有咳嗽和呼吸困难,避免抗原接触的同时经常需要皮质类固醇治疗。不经过治疗的亚急性过敏性肺炎可以进展到慢性型,不过进展到慢性型的比例并不清楚。

慢性过敏性肺炎是长期暴露于低水平抗原所致,或是经过数月到数年的潜伏发作,慢性进展性咳嗽,劳力性呼吸困难,疲劳,和体重减轻。病人可能缺乏急性发作的病史。此时脱离致病抗原接触只能部分改善症状,类固醇治疗仍需要进行。晚期病例出现杵状指,可能是临床恶化的前兆。慢性过敏性肺炎晚期肺纤维化严重,伴有肺动脉高压、发绀及右心功能不全,死亡率较高。由于潜伏性表现和缺乏可识别的急性发作,进展到不可逆转的纤维化的慢性型过敏性肺炎可能被误诊为其他ILD,特别是IPF。部分慢性过敏性肺炎表现为慢性支气管炎的症状,病理学证实农民肺存在支气管炎症,这与慢性过敏性肺炎气道高反应有关。

2. 肺功能测定　急性过敏性肺炎发作期间,肺功能检查通常提示限制性通气障碍,但是有些病理提示阻塞性表现。数周后，肺功能通常显示限制性或混合性（阻塞性和限制性）通气功能障碍，伴有一氧化碳弥散功能减退（DLCO）。

3. 影像学表现　胸片是过敏性肺炎可疑患者的第一步检查。急性过敏性肺炎主要表现为两中下肺野分布为主的弥漫性边界不清的小结节影，斑片磨玻璃影或伴实变影。停止抗原暴露4~6周，胸片异常结节或磨玻璃影可消失。慢性过敏性肺炎胸片可见上叶为主的网状阴影和蜂窝样改变。

HRCT是过敏性肺炎重要的检查手段，能够为正确诊断提供重要线索。疾病的不同阶段HRCT表现有非常大的变化。急性过敏性肺炎表现为大片或斑片状磨玻璃影（GGO），伴弥漫性分布的边界难以区分的小结节影。磨玻璃影主要反映弥漫性淋巴细胞间质浸润。慢性过敏性肺炎急性加重时，GGO也可以叠加在慢性改变之上。在亚急性过敏性肺炎HRCT改变可能更加有特异性，包括边界不清的结节影、GGO和过度充气区。边界不清的结节影可能是亚急性过敏性肺炎患者主要或唯一改变，代表细支气管腔内肉芽组织或细胞性细支气管周围炎，细支气管炎引起支气管阻塞引起气体陷闭，形成小叶分布的斑片样过度充气区。结节影通常直径小于5mm，数量很多，并有典型的小叶中央性分布的特点，几乎很少看到不典型分布的结节影。结节影全肺分布，以中上肺区为主。过度充气区呼气相CT显示明显的空气陷闭征。大约13%亚急性过敏性肺炎报道过共存的薄壁肺囊肿，而且被认为部分是由于外周细支气管淋巴细胞浸润导致细支气管阻塞引起。这些囊肿数量不多，大小在3mm到25mm之间，与淋巴细胞间质性肺炎（LIP）中的囊肿很相似。病灶融合可能代表机化性肺炎或合并肺部感染。直径大于10mm不规则结节也可能代表局部的机化性肺炎。过敏性肺炎常发生在不吸烟者，然而肺气肿曾被报道是农民肺患者的一种经常的（大约1/3病例）和主要的发现。肺气肿与慢性气流阻塞有关，可能与大量间歇暴露有关。

慢性过敏性肺炎特征是纤维化改变，HRCT发现包括小叶内间质和小叶间隔增厚，牵拉性支气管扩张，以及蜂窝样改变。纤维化改变以中上肺为主。过敏性肺炎患者的病理学和影像学有NSIP或UIP的特征，因此影像改变与IPF和特发性NSIP重叠也是完全可能的。HP不同于IPF和特发性NSIP的影像学特征包括中上肺为主的广泛的GGO，小叶中央性结节，以及显著的气体陷闭。马赛克气体陷闭区域在慢性过敏性肺炎（80%病例）患者比IPF（43%）和NSIP（34%）患者更显著多见。小叶中央性结节在慢性过敏性肺炎患者占比为56%，而IPF和NSIP分别只有15%和12%。薄壁囊肿也是在HP患者中更常见，达39%，而在IPF和NSIP分别只有0%和12%。而蜂窝肺的比例在慢性HP（64%）和IPF（67%）是相差不大的。

4. 支气管肺泡灌洗（BAL）　BAL是疑似过敏性肺炎患者检测最敏感的工具。BALF中T淋巴细胞呈2~4倍增加，尤其CD8＋细胞增加明显。这可能与暴露因素、疾病的形式（急性或慢性）、BAL距离最后一次暴露时间有关。BAL中肥大细胞，浆细胞，和泡沫巨噬细胞的检出是过敏性肺炎诊断的支持。慢性HP患者采用皮质类固醇治疗，BAL淋巴细胞增长没有那么多，但中性粒细胞计数倾向于增加（特别是UIP类型的肺纤维化患者）。

5. 经支气管肺活检（TBLB）　TBLB病理可能提供过敏性肺炎的全部组织病理学特征，在合适的临床情况下，就足以下诊断了。经支气管冷冻活检提供更大的肺实质标本，提高了TBLB诊断慢性过敏性肺炎的敏感性。

（四）诊断及鉴别诊断

依据《职业性过敏性肺炎的诊断》（GBZ 60—2014）进行诊断。

1. 诊断原则　根据短时间或反复多次吸入生物性有机粉尘或特定的化学物质的职业史，出现以呼吸系统损害为主的临床症状、体征和胸部影像学表现，结合实验室辅助检查结果，参考现场职业卫生学调查，综合分析，排除其他原因所致的类似疾病后，方可诊断。

2. 诊断分级

（1）急性过敏性肺炎：常在短时间吸入生物性有机粉尘或特定的化学物质数小时后，出现下列表现者：

1）干咳、胸闷、呼吸困难，并可有高热、畏寒、寒战、出汗、周身不适、食欲不振、头痛、肌痛等，肺部可闻及吸气性爆裂音；

2）胸部影像学检查显示双肺间质浸润性炎症改变。

（2）慢性过敏性肺炎：常有急性过敏性肺炎发作的病史，亦可由反复吸入生物性有机粉尘或特定的化学物质后隐匿发生，出现下列表现者：

1）渐进性呼吸困难及咳嗽、咳痰，体重明显下降，双肺可闻及固定性吸气性爆裂音；

2）胸部影像学检查显示肺间质纤维化改变。

3. 接触反应 吸入生物性有机粉尘或特定的化学物质数小时后出现呼吸困难、干咳、胸闷，胸部影像学检查未见肺实质和间质改变。上述症状多于脱离接触致病物质后1～3天内自然消失。

4. 鉴别诊断 主要是与支气管哮喘和有机粉尘毒性综合征相鉴别。

（五）治疗

避免暴露于可疑的或确定的抗原接触，是过敏性肺炎治疗的基石和预后的决定性因素。然而，研究显示许多过敏性肺炎患者不脱离原工作，疾病也没有明显进展，提示疾病是依赖环境和宿主（基因）相互作用的。有些患者避免抗原接触也没有完全康复，应予以使用系统皮质类固醇。急性、亚急性和慢性HP患者都可以使用皮质类固醇来改善症状、控制进展和提高预后。

一个较合理的经验性治疗方案是急性过敏性肺炎患者泼尼松0.5～1mg/kg/d（最大剂量60mg/d），连用1～2周；亚急性/慢性HP用4～8周，然后逐渐减量或者适当的维持量10mg/d。长期治疗应注意观察临床反应、肺功能和影像改善情况。慢性晚期HP以进展性肺纤维化为特征对治疗没有反应，这种病例应考虑肺移植。

慢性HP患者刺激性抗原的认定也是非常重要的。然而，识别致病抗原颇具挑战性，特别是慢性HP。无法确诊HP的主要原因是缺少抗原暴露和症状发作之间清晰的相互关系，以及对患者持续低水平暴露情况并没有充分询问。

（六）预防

1. 减少接触有机粉尘的机会、时间和作业场所粉尘浓度程度，主要采取密闭、通风，或湿式作业等；

2. 定期检测工作环境中有机粉尘浓度，如超过职业卫生标准，必须改进生产工艺或采取有效的防护设施；

3. 加强个体防护，佩戴防尘口罩，采用间断作业，定时轮班作业；

4. 作业人员要进行上岗前和在岗时职业健康检查，有过敏史或禁忌证人员，不宜从事该类工作或调离岗位。

（毛 翎 李智民）

二、棉尘病

棉尘病（也称棉尘肺或棉尘症，byssinosis）是由于吸入棉、麻等植物性粉尘引起的，以支气管痉挛、气道阻塞为主要临床特性的疾病，多在周末或放假休息后再工作时发生，故又称"星期一症状"。临床上具有特征性的胸部紧束感和/或胸闷、咳嗽等症状，伴有急、慢性肺通气功能损害。长期接触后在其他工作日也可发生。棉尘病患者随工龄延长，发病逐渐频繁，持续时间延长，症状逐渐加重，以接触有机粉尘10～20年后更为明显。

棉尘是棉纤维尘和土杂尘的总称，它存在于棉纺厂各工序。棉尘主要是由有机物质和无机物质组成，通常又分为纤维性物质和非纤维性物质两类。

棉尘病发病率和空气含尘浓度有关。含尘（15μm以下）浓度<1.0mg/m³时发病率不高，含尘浓度超过3.0mg/m³发病率激增。另外，棉尘中存在游离二氧化硅，含量低于10%可导致一定程度的肺间质纤维化改变；含量超过10%（如开清棉车间），棉尘浓度超过2.0mg/m³，发生尘肺的可能性大。另外，亚麻粉尘可以燃烧而且具有爆炸性。

（一）职业接触

棉尘主要存在于纺织、弹棉、制毡、制绒等作业，如棉纺厂的前纺车间包括开棉、清棉、并条、粗纱工序,后纺(细纱工序等)和织布车间。各棉纺厂的车间辅助工,清扫地道废花的清洁工也可接触到高浓度的棉尘。

(二)发病机制

棉尘病的病因尚不完全清楚,可能是多种原因的联合作用。棉尘粒径小于 $15\mu m$ 的粉尘称之微尘,是可吸入性粉尘,这部分对人体健康危害最大。它沉积于肺泡中,使肺的通气功能受阻,引发支气管痉挛、通气功能下降,直至发展成棉尘病。研究资料表明棉尘累积接触剂量与棉尘病患病率之间存在明显相关。

到目前为止,棉尘病的发病机制尚未完全研究清楚。现存的主要学说有以下三种。

1. 组织胺释放学说　支气管痉挛为棉尘病的表现之一。调查发现,棉尘的水溶性提取物可使组织胺释放增加,导致支气管平滑肌痉挛。棉尘病的急性期症状可用该学说进行解释。

2. 内毒素学说　吸入纯品内毒素后诱发的呼吸系统急性症状与棉尘暴露后观察到的症状非常相似。实验室研究及流行病学调查表明,棉尘病急性症状的发生率与内毒素含量及革兰阴性杆菌活菌数呈剂量 - 反应关系。内毒素量的升高可引起急性肺功能下降的比例升高,尤以 FEV_1 下降的最显著。而停止内毒素暴露有助于降低工人的慢性肺功能损失。

3. 细胞免疫反应学说　肺泡巨噬细胞被棉尘浸出液激活,其分泌多种递质导致气道平滑肌痉挛、炎症反应与发热反应。

(三)临床表现

1. 症状和体征　早期特征性呼吸系统症状表现为于工休后第一个工作日数小时之后出现的胸部紧缩感和 / 或胸闷、气短、咳嗽等,由急性支气管痉挛所致,可伴有恶心、疲乏无力等症状。以上症状可于第二日恢复,但重者可持续数天。随工龄延长,如工作 5～10 年后,甚至每天工作后均出现上述症,并逐渐加重恶化。晚期可出现慢性气道阻塞症状,支气管炎、支气管扩张及肺气肿,甚至导致右心衰竭。

2. 肺功能　棉尘引起的肺功能损伤以急性改变较为明显,主要表现为第一秒用力呼气容积(FEV_1)降低,上班后与上班前比较下降 15% 以上,经休息后可恢复,属于可逆性改变。除大气道通气功能改变外,小气道功能改变也明显,FEV_1、FVC、FEV_1/FVC%、MMF、PEFR、$FEF_{25\sim75}$、FEF_{75} 降低。慢性肺功能改变以持久性气道阻塞表现为主,FEV_1、FEV_1/FVC%、FVC、TCL 均呈持久性降低,小于预计值的80%。残气(RV)增加。棉尘浓度愈高,急性肺通气功能改变检出率愈大;接尘工龄愈长,慢性肺功能改变检出率也越高。

3. 影像学表现　急性时 X 线胸片上无特异性改变。慢性时可出现肺门增大,肺纹理结构紊乱,形成索条和网状影,出现程度不同的间质纤维化。除此尚有轻度胸膜肥厚及基底部气肿。与慢性支气管炎的影像不易鉴别。

4. 实验室检查　支气管舒张试验(BDT):用于测定气道气流的可逆性,吸入支气管扩张剂后,用药后 FEV_1 较用药前增加 >12%,且 FEV_1 绝对值增加 >200ml,判断 BDT 阳性,提示存在可逆性的气道阻塞。

5. 并发症　长期反复发作可致慢性阻塞性肺疾病、支气管扩张和肺源性心脏病。

(四)诊断及鉴别诊断

1. 诊断

(1)长期接触棉、麻等植物性粉尘的职业史。

(2)具有胸部紧缩和(或)胸闷气短、咳嗽等特征性呼吸系统症状为主的临床表现。

(3)急性或慢性肺通气功能损害:FEV_1 上班后与上班前比较下降 15% 以上或支气管舒张试验阳性,FEV_1、FVC 小于预计值的 80%。

(4)工作场所职业卫生学调查结果及健康监护资料。

(5)排除其他原因所致类似疾病。

2. 鉴别诊断

(1)非职业性的慢性阻塞性肺疾病:多为中年发病,症状缓慢进展,多有长期吸烟史,晚期的棉尘病可出现慢性阻塞性症状而不易鉴别,但有棉尘暴露的职业史。

（2）支气管哮喘：多为早年发病，夜间和清晨症状明显，可有过敏史、家族史、鼻炎和／或湿疹，无典型的"星期一症状"。

（3）左心衰竭引起的呼吸困难：患者多有高血压、冠状动粥样硬化性心脏病、风湿性心脏病等病史和临床表现，突发严重呼吸困难，咳粉红色泡沫痰，双肺大量湿啰音和哮鸣音，心率快，第一心音减弱，第三心音奔马律，胸部影像学可见心脏增大、肺淤血征。

（4）间质性肺病：如特发性肺间质纤维化，临床经过缓慢，仅有咳嗽咳痰，偶有气短，胸部下后侧可闻爆裂音（Velcro 啰音），血气分析动脉血氧分压降低，而二氧化碳分压可不升高。高分辨螺旋 CT 检查可确定诊断。

（五）治疗

1. 棉尘病一经确诊，应立即调离棉尘作业。

2. 棉尘病一级应积极抗非特异性炎症、降低气道反应性等治疗，可吸入糖皮质激素及对症治疗。

3. 棉尘病二级按阻塞性呼吸系统疾病治疗原则，给予吸氧、支气管舒张治疗及对症治疗。

4. 预后　早期发现，早期诊断，尽早调离棉尘作业及抗非特异性炎症治疗，多数可恢复。长期接触、反复发作，逐渐加重恶化，则可并发支气管炎、慢性阻塞性肺疾病、肺源性心脏病等。

（六）预防

防止棉尘病的关键是控制生产场所棉尘浓度，加强通风与除尘，加强个人劳动防护，并做好二级预防的健康监护。即对新工人进行上岗前职业健康检查，有慢性呼吸系统疾病者不宜从事此类工作，对接触棉尘的职业人群定期职业健康检查，接尘工龄 10～20 年者为健康监护的重点对象。

三、哮喘

哮喘（即支气管哮喘，asthma）是由多种细胞（如嗜酸性粒细胞、肥大细胞、T 淋巴细胞、中性粒细胞、平滑肌细胞、气导上皮细胞等）和细胞组分参与的气道慢性炎症性疾患。是一种异质性疾病，具有不同的临床病程和治疗反应。发病因素包括宿主因素（遗传因素）和环境因素两方面，多与接触变应原、冷空气、物理、化学性刺激、病毒性上呼吸道感染、运动等有关。研究显示，至少约 15% 的成人哮喘与工作接触有关，即职业性哮喘（occupational asthma，OA）。

OA 属哮喘的一种，是由于职业暴露导致哮喘或引起哮喘症状加重，即在职业环境中因暴露于某些化学物质导致以气道高反应性，可逆性气流受限为主要特征，引起间歇发作性喘息、气急、胸闷或咳嗽等为特点的气道慢性炎症性疾患。及时脱离所暴露的化学物质后多数可自行缓解或经治疗缓解。根据 OA 的发病机制，大致可分为变应性哮喘（变应原引起）和刺激性哮喘（气道刺激物引起）两类。本节所述哮喘即为职业性哮喘。

引起哮喘的化学物质：

1. 常见变应原有异氰酸酯类、酸酐类、多胺类、金属（铂复合盐、钴盐）、剑麻、药物（含 β- 内酰胺类抗生素中的含 6- 氨基青霉烷酸（6-APA）结构的青霉素类和含 7- 氨基头孢霉烷酸（7-ACA）的头孢菌素类、铂类抗肿瘤药物）、甲醛、过硫酸盐、生物蛋白（菠萝蛋白酶、枯草杆菌蛋白酶、实验动物等）、木尘（西部红刺柏、加州红木、黄檀木、枫木等）、菌菇、天然乳胶。

2. 常见刺激物有刺激性气体（酸类、氮氧化物、氯及其他化合物、硫化物、氨、臭氧、酯类、金属化合物、醛类、氟代烃类、军用毒气、二硼氢、氯甲甲醚、四氯化碳、一甲胺、二甲胺、环氧氯丙烷等其他类）、刺激性金属、有机溶剂、有机农药、某些物质燃烧烟雾等。

（一）职业接触

所涉及的行业分布于化工、合成纤维、橡胶、塑料、黏合剂、电子、制药、印刷、纺织、皮革、油漆、印染、颜料、染料、照相、冶炼、农药、家禽饲养、粮食及食品、饮料、木材加工、作物种植、美发、实验研究等。呼吸道吸入是职业性哮喘的主要暴露途径，其他如皮肤接触乳胶也是暴露途径之一。

（二）发病机制

1. 变应性哮喘　也称过敏性哮喘，是指在职业活动中吸入变应原后引起的以间歇发作性喘息、气急、胸闷或咳嗽等为特点的气道慢性炎症性疾患，潜伏期可数月至数年。大多数变应原为高分子物质，如动植物及微生物蛋白、多糖、糖蛋白、多肽等，以Ⅰ型变态反应为主导，诱导机体产生特异性 IgE 抗体，为 IgE 依赖 T 细胞调控，表现典型过敏症状。当人体一旦呈致敏状态，非常低剂量的暴露也可诱发哮喘。部分低分子化学物包括有机或无机化学物以及药物，通过 IgE 依赖 T 细胞调控及非 IgE 依赖 T 细胞调控（T 细胞分化）免疫机制诱发哮喘。

2. 刺激性哮喘（IIA）　是由于吸入一种或多种对呼吸道有刺激性的物质所引发的哮喘，非抗原抗体免疫反应所致，潜伏期一般在 24 小时内。如反应性气道功能不全综合征（RADS）就是在短时间内吸入高浓度气体、烟雾或蒸气等呼吸道刺激物后 24 小时内出现哮喘，表现为气道神经源性炎症，反复发作持续较长时间。目前对 IIA 的发病机制了解甚少，推测的可能机制有气道上皮损伤修复机制、气道壁重塑（表现为玻璃样变、上皮细胞脱落、成纤维细胞增加、平滑肌细胞和黏液细胞增生及化生）、氧化应激反应、巯基氧化还原失衡、神经源性炎症反应。反应性气道功能不全综合征（RADS）是 IIA 的主要类型。

（三）临床表现

1. 症状及体征　发病早中期，症状均在工作现场接触致喘物质后出现，表现为工作期间或工作后数小时发生喘息、气促、胸闷、咳嗽，常伴有过敏性鼻炎或结膜炎症状。周末放假或离开工作环境，上述症状可自行缓解或消失，再次接触可再复发。部分劳动者仅表现为咳嗽，多为刺激性咳嗽，无明显喘息症状（咳嗽变异性哮喘）。持续接触变应原可导致症状与工作的关系模糊，且病情多有进展，症状持续存在。哮喘发作时双肺可闻及散在或弥漫性哮鸣音，呼气相延长，呼吸加快，端坐呼吸，严重者可出现口唇和指（趾）发绀。重症哮喘时哮鸣音可能消失、脉率变慢或不规则、嗜睡或意识模糊、胸腹矛盾呼吸等。

2. 肺功能测定　常用的肺功能指标主要为第一秒用力呼气容积（FEV_1）和最大呼气流量（PEF）以及 $FEF_{25\sim75\%}$、用力肺活量（FVC）、1 秒率（$FEV_1/FVC\%$）等。GINA 2017 指南明确肺功能评估应在诊断和治疗时进行，控制及治疗 3～6 个月后评估最佳，并且每 1～2 年检测一次肺功能。

（1）通气功能检测：哮喘发作时呈阻塞性通气功能障碍表现，FVC 正常或下降，$FEV_1/FVC\%$ 及 PEF 均下降。以 $FEV_1/FVC\% < 70\%$ 或 FEV_1 低于正常预计值的 80% 为判断气流受限的最重要指标。缓解期上述通气功能指标可逐渐恢复。病变迁延、反复发作者，其通气功能可逐渐下降。

（2）连续肺功能测试：在工作期间至工后的连续 PEF 和 FEV_1 有助于判断职业暴露与气道反应之间的关系。经过质量控制后取得的数据，哮喘的特异性可达到 82%、敏感性达到 88%。

（3）支气管舒张试验（BDT）：用于测定气道的可逆性改变。吸入支气管扩张剂后 FEV_1 增加 > 12%，且 FEV_1 绝对值增加 > 200ml，判断为阳性，提示存在可逆性的气道阻塞。

（4）非特异性支气管激发试验（NS-BPT）：用于测定气道反应性。吸入组胺或乙酰胆碱，以激发浓度（PC_{20}）即 FEV_1 下降 20% 时所需最低组胺或乙酰胆碱的浓度作为指标，阳性表明有气道高反应性。

（5）特异性支气管激发试验：包括实验室内变应原支气管激发试验和工作场所支气管激发试验，一直被认为是用于诊断变应性哮喘的"金标准"。然而在实际工作中，国际上并无统一的测试方法，可行性较差。结果判断以引起 FEV_1 下降 15% 的变应原浸液的浓度来表示气道反应性的高低。

（6）呼气流量峰值即 PEF：平均每日昼夜变异率（连续 7 天，每日 PEF 昼夜变异率之和 /7）> 10%，或周变异率{（2 周内最高 PEF 值 − 最低 PEF 值）/[（2 周内最高 PEF 值 + 最低 PEF 值）× 1/2]× 100%} > 20%，提示存在可逆性的气道改变。

3. 影像学表现

（1）X 线表现：哮喘发作时胸部 X 线可见两肺透亮度增加，呈过度通气状态，缓解期多无明显异常。

（2）胸部 CT 在部分患者可见气管壁增厚黏液阻塞。

4. 实验室检查

（1）特异性变应原检查：变应原特异性 IgE 抗体检测、特异性变应原皮肤实验。标准化抗体检测试剂及标准液的缺乏限制了临床开展。

（2）诱导痰检测：诱导痰嗜酸性粒细胞计数可作为评价哮喘气道炎性指标之一，也是评估糖皮质激素治疗反应性的敏感指标。

（3）呼出气一氧化氮测定检测（FeNO）：是用于评估气道炎症和哮喘控制水平的一种非侵袭性的方法，也可以用于判断吸入激素治疗的反应。

（4）呼出气冷凝液（EBC）检测：检测 pH 有助于检测一些挥发性和非挥发性物质。

（5）外周血嗜酸性粒细胞计数：可作为判断抗炎治疗是否有效的哮喘炎性指标之一。

（6）动脉血气分析：严重哮喘时发作时可出现缺氧。过度通气可使 $PaCO_2$ 下降，pH 上升，表现为呼吸性碱中毒。

5．并发症　严重发作时可并发气胸、纵隔气肿、肺不张，长期反复发作或感染可致慢性阻塞性肺疾病、支气管扩张和肺源性心脏病。

（四）诊断及鉴别诊断

1．诊断

（1）有确切的致喘物接触史。

（2）反复发作喘息、气急、胸闷或咳嗽等症状，发作时双肺可闻及散在或弥漫性哮鸣音，呼气相延长，可变气流受限的客观检查之一阳性（支气管舒张试验、非特异性支气管激发试验、呼气流量峰值），符合支气管哮喘的临床诊断。

（3）哮喘症状的发生、发作与致喘物暴露存在因果关系。

（4）特异性变应原试验（实验室内变应原支气管激发试验、工作场所支气管激发试验、变应原特异性 IgE 抗体检测及特异性变应原皮肤实验中至少一项）阳性。

（5）排除其他病因所致的哮喘或呼吸系统疾患。

2．鉴别诊断

（1）左心衰竭引起的呼吸困难：患者多有高血压、冠状动粥样硬化性心脏病、风湿性心脏病等病史和临床表现，胸部影像学可见心脏增大、肺淤血征。

（2）慢性阻塞性肺疾病（COPD）：多有长期吸烟或接触有害气体的病史和慢性咳嗽史，肺气肿征。可用支气管舒张剂或激素试验性治疗帮助鉴别。如同时有哮喘和慢阻肺特征，可诊断哮喘 - 慢性阻塞性肺疾病重叠（ACO），推荐以治疗哮喘的方案作为起始治疗。

（3）上气道阻塞：可出现喘鸣或类似哮喘样呼吸困难，但根据病史、吸气性呼吸困难，不难鉴别，进一步胸部影像学、痰检、支气管镜等检查可明确。

（4）弥漫性泛细支气管炎：多有鼻窦炎病史，有咳嗽、咳痰，活动时呼吸困难及发绀、杵状指、捻发音，胸部影像学表现弥漫性小结节，FEV_1/FVC 低于 70% 及 $PaO_2 < 80mmHg$，血清冷凝集实验效价 ≥ 1 ∶ 64。

（五）治疗

1．治疗原则　哮喘诊断确立后应尽速调离原职业活动环境，避免和防止哮喘再次发作。正确评估哮喘患者的病情和控制水平，对其防治具有重要临床意义。

2．治疗药物分为控制药物和缓解药物，ICS 是哮喘治疗的基石。控制药物有吸入性糖皮质激素（ICS）、全身性激素、白三烯调节剂、长效 β_2- 受体激动剂（LABA）、缓释茶碱、色甘酸钠、抗 IgE 单克隆抗体及其他有助于减少全身激素剂量的药物等，缓解药物又称急救药物，包括速效吸入和短效口服 β_2- 受体激动剂（SABA）、全身性激素、吸入性抗胆碱能药物（SAMA）、短效茶碱等。

3．急性哮喘治疗的目的在于尽快缓解症状，解除气流受限和低氧血症。药物和用法主要是重复吸入速效 β_2- 受体激动剂、低剂量 ICS/LABA（布地奈德 / 福莫特罗）、口服或静脉使用糖皮质激素、吸入抗胆碱药物和静脉使用茶碱等。严重哮喘发作合并急性呼吸衰竭者，必要时予以机械通气治疗。

4．哮喘慢性持续期的治疗以患者病情严重程度和控制水平为基础，选择相应的治疗方案，尽可能维持肺功能接近正常。强调控制性药物的长期使用，其升降级按照阶梯式方案选择。如 ICS、ICS/LABA、白三烯调节剂、茶碱、LABA、抗 IgE 治疗、变应原特异性免疫疗法等。

哮喘诊断确立后尽速调离原职业活动环境，并规范化治疗，大部分可以控制。有气道重构或伴其他过敏性疾病则不易控制。致敏原残留在体内如松香可存在肺内数年之久,哮喘则可持续多年。长期反复发作可并发肺源性心脏病。

（六）预防

避免过敏源暴露是哮喘治疗的关键。镇痛剂中对乙酰氨基酚可能与哮喘有关,而且孕妇口服后导致后代哮喘增加。避免环境中的烟草污染、微生物接触。

（易卫平）

四、金属及其化合物粉尘肺沉着病(锡、铁、锑、钡及其化合物等）

（一）概述

1. 金属粉尘及职业病危害　在金属冶炼、研磨、加工、制造和使用过程中,以及一些特殊金属矿产的开采、粉碎加工过程中,常常会有大量金属及其化合物颗粒产生。其中能较长时间悬浮在空气中的金属及其化合物细小颗粒物称为金属及其化合物粉尘,简称金属粉尘。

我国矿藏资源丰富,从事各种金属及其化合化物开采、生产及使用的工人众多。职业接触常见的金属粉尘有铅、锰、铝、铍、锡、铁、锑、钡、钴、钛、钼等30多种,其中20多种经研究证实长期吸入后能致职业病危害,如中毒、支气管哮喘、气管和支气管炎、急慢性肺炎、肺水肿、肺气肿、肺肉芽肿病变、慢性非特异性肺病、肺纤维化和肺癌等,其中被列入法定职业病目录的有铅、锰粉尘致铅中毒、锰中毒,铝及其化合物粉尘致铝尘肺,铍及其化合物致铍病,钴及其化合物致钴中毒,钴与碳化钨的硬金属粉尘致硬金属肺病,含多种金属粉尘烟雾的电焊烟尘致电焊工尘肺,以及锡、铁、锑、钡等金属及其化合物粉尘所致肺沉着病。

2. 金属及其化合物粉尘肺沉着病的定义和特点　金属及其化合物粉尘肺沉着病(pulmonary thesaurosis induced by dust of metal and its compounds),简称金属粉尘沉着病(thesaurosis of metal dust),是因为长期吸入锡、铁、锑、钡等金属及其化合物粉尘所引起的吞噬粉尘的肺巨噬细胞在终末细支气管及周围肺泡腔内聚集并沉积的肺部疾病,可伴有轻度肺组织纤维增生。停止接触后一定时间,胸部X线阴影可自行消退(自净),病人症状不明显,肺组织亦无明显的纤维化。产生这类粉尘的主要行业有金属冶炼、电镀、催化剂的生产和使用,钢结构制造、颜料制造、磁材制造等。2013年新修订的《职业病分类和目录》将其纳入国家法定职业病,2017年发布诊断标准《职业性金属及其化合物粉尘(锡、铁、锑、钡及其化合物等)肺沉着病的诊断》(GBZ 292—2016)。

一般认为,锡、铁、锑、钡等金属及其化合物粉尘的致纤维化能力较弱,属惰性粉尘(inert dust)或厌恶性粉尘(nauseous dust),其所致肺部病理和影像改变以往曾称为锡末沉着症(stannosis)、铁末沉着症(siderosis)、锑末沉着症(antimonosis)和钡末沉着症(baritosis)等。患者停止接触粉尘一段时间后,肺部X线影像上的特征阴影可自行消退或减弱,称为"自净现象",患者症状不明显。金属粉尘沉着病在一些国家和地区被归类为非胶原性尘肺,即由非致纤维化粉尘引起,肺泡结构仍完整;间质反应很少,以网织纤维为主,粉尘反应有回复的可能性。

史志澄教授曾经归纳了这种肺部疾患的共同特点:

(1) 有长期的金属粉尘接触史。多数接触者无明显呼吸系统症状,少部分可伴有慢性呼吸道炎症。

(2) 肺通气功能正常或稍减退,多无严重的呼吸系统并发症,特别是结核并发率低。

(3) X线胸片上可见到散在的密度较高,边缘锐利的小圆形阴影及不规则阴影,无融合块状影,这些改变多见于接触后10年以上的工人,当停止接触该种金属粉尘后,经过一段时间(3～5年),部分可见到上述X线征象有不同程度的消退或好转,肺门阴影的表现尤为明显(自净)。

(4) 动物实验给大鼠分别吸入或气管内注入一定量的粉尘后,在肺泡及肺间质有大量金属粉尘沉着和产生多量金属尘细胞灶,其周围可产生少量网织纤维,但基本无胶原纤维,更无广泛的肺间质纤维化,沉积在肺内的金属可随时间的延长逐渐由肺内清除。

3. 金属及其化合物粉尘肺沉着病的诊断和治疗　金属及其化合物粉尘肺沉着病的诊断和处理主要按照诊断标准《职业性金属及其化合物粉尘(锡、铁、锑、钡及其化合物等)肺沉着病的诊断》(GBZ 292—

2016)，根据可靠的锡、铁、锑、钡及其化合物粉尘职业接触史，以胸部 X 线影像学表现为主要依据，结合工作场所职业卫生学、流行病学调查资料及职业健康监护资料，参考临床表现和实验室检查结果，综合分析，排除其他类似肺部疾病，方可诊断。

诊断要求患者职业接触锡、铁、锑、钡及其化合物粉尘五年以上，X 线高千伏或数字摄影（DR）后前位胸片表现为双肺弥漫性的小结节影。本病患者多无明显的临床症状，偶可伴有不同程度咳嗽、胸闷等呼吸系统损害临床表现，但不具有特异性。

本病胸片表现的"弥漫性的小结节影"是指双肺广泛分布的小结节阴影，多呈点状、圆形或类圆形，其直径通常小于 5mm，可伴有不规则阴影，无融合团块影改变。患者脱离接触后病变多无进展，部分患者数年后肺内结节阴影可逐渐变淡、减少，甚至消失。必要时可进行胸部 CT 检查，有助于本病的诊断与鉴别诊断。本病的胸部 CT 表现为双肺弥漫分布小结节，可呈磨玻璃样或高密度结节，部分可表现为树芽征；小结节主要呈小叶中心性分布，也可沿淋巴管分布，可伴有支气管血管束增粗紊乱，以及小叶间隔增厚。

临床和实验室检查的重点是鉴别诊断，以排除其他 X 射线影像学表现与本病相类似的疾病。本病主要与其他原因引起的细支气管炎、过敏性肺炎、尘肺病、结节病、肺泡微石症、肺癌或肺转移瘤及血行播散型肺结核等疾病相鉴别。

本病诊断结论的表述为"职业性金属（注明金属类别）及其化合物粉尘肺沉着病"，如职业性锑及其化合物粉尘肺沉着病。未能诊断为职业性金属及其化合物粉尘肺沉着病者，应表述为"无职业性金属及其化合物粉尘肺沉着病"。

治疗原则是及时脱离职业性锡、铁、锑、钡及其化合物粉尘作业，必要时给予对症支持治疗。

（二）锡及其化合物粉尘肺沉着病

1. 理化性质　锡是一种柔软、易弯曲、毒性较低、略带蓝色的白色光泽的低熔点重金属元素，原子量为 118.7，在化合物内是二价或四价，不会被空气氧化，溶于矿物酸中。锡在地壳中含量为 0.004%，几乎都以二氧化物（锡石）的形式存在，还有极少量锡的硫化物矿（如硫锡石）。金属锡熔点 231.89℃，沸点 2260℃，有三种同素异形体。金属锡和无机锡化合物目前被发现至少有 214 种。

2. 职业接触　我国有丰富的锡矿，特别是云南个旧市，是世界闻名的"锡都"。此外，广西、广东、江西等省也都产锡。锡主要用于制造黄铜、青铜及巴必脱合金等，用作金属的保护涂面和金属焊接，锡及其制品在研磨、焙烧、筛粉、包装的过程中也可能产生细小的锡及其氧化物的微粒子；锡的无机化合物常用于纺织工业、玻璃、搪瓷等工业。锡矿开采、冶炼的过程中会产生二氧化锡粉尘和锡矿尘。

锡及其化合物主要通过消化道和呼吸道进入人体，消化道进入主要是进食含锡的易拉罐包装的饮料和食品；呼吸道进入是在含有锡的工作场所或危险废物场地吸入锡粉尘。

各生产过程劳动者接触锡及其化合物粉尘的特点：

（1）锡矿的开采：锡矿开采作业的主要职业病危害因素是含有游离二氧化硅和多种金属及其化合物的混合性粉尘，陈卫红等对广西 4 个锡矿生产环境空气监测资料显示粉尘中游离 SiO_2 含量为 10%～40%。

（2）金属锡的冶炼过程：金属锡冶炼过程主要产生的是以锡等金属成分为主，含有低硅或一定量游离 SiO_2 的混合性粉尘。云南王锐报道粉尘游离 SiO_2 含量 2.89～6.53%，罗学昌报道粉尘中游离 SiO_2 平均含量达 21.37%。广西采用 X 射线衍射里特沃尔德全谱图拟合法对锡冶炼生产性粉尘的理化性质、成分及构成特点进行分析，结果：锡粗炼车间粉尘主要以锡化合物成分为主（占 43.21%～62.83%），铁化合物占 14.12%～35.26%，游离 SiO_2 占 15.61～39.94%；精炼车间投料和出料处采集的沉积尘中主要尘粉为锡及其化合物占 89.95%～100%，未检出有 SiO_2 成分。

（3）锡产品的加工及使用：从生产工艺分析，在锡粉、锡及其化合物产品的生产加工及使用过程，劳动者有可能会接触到锡金属粉尘或锡烟尘。

3. 流行病学　1944 年德国学者拜特克（Beinker）首次报道了锡冶炼工的一种新尘肺的 X 线表现，称其为锡末沉着症（stannosis），之后捷克、美国陆续有病例报道。1952 年英国一位炼锡工人因肩外伤进行 X 线检查发现肺部有多数密集的斑点，诊断为"金属锡尘肺"，同厂查出其他工人 121 例病例。

1955 年 Robertson 等人于英国对该病进行了详细描述,称为锡尘肺。后有人依据动物试验、X 线胸片等资料认为锡冶炼工职业性肺损害的性质是锡末沉着症。

1960 年,刘敏谷对广西平桂矿务局 561 名炼锡工人体检,发现 81 例。之后,云南、江西、广东、山东等地陆续有病例报道。2006 年,广西葛宪民等对锡冶炼工职业肺损伤进行过专题调查研究,对 7 例 20 世纪 50 年代被诊断的"锡末沉着症"的存活病例进行系列 X 线胸片回顾性分析,发现患者的 X 线表现和 40 多年前相比,均有"自净"现象,但两肺仍有大量不规则影和一些圆形小阴影,未发现小阴影完全消失的病例。2015 年跟踪调查其中 2 名患者,其高千伏胸片与 2005 年胸片比较无明显改变。

王锐通过对某锡冶炼厂调查发现该厂空气中含大量的二氧化锡烟尘,有时瞬间浓度高达 1000mg/m³ 以上,沉降尘中游离二氧化硅含量为 2.89%～6.53%,属低硅粉尘,发现锡及其化合物粉尘肺沉着病 117 例,检出率高达 23%。广西来宾锡冶炼厂在 2006—2010 年间发现了 10 名接触锡粉尘的患者,平均年龄 39.0 岁 ±5.1 岁,最大 51 岁,最小 33 岁;平均发病工龄 15.7 年 ±3.0 年,最长 18 年,最短 9 年。

4．病理及发病机制　肺切面可见 1～3mm 大小的灰黑色圆形病灶,分散于全肺,不突出于切面。肺门淋巴结色黑不硬。镜下可见大量含尘巨噬细胞聚集于肺泡壁、血管和支气管周围及胸膜下。大量粉尘颗粒沉积于肺门淋巴结。可见少量网积纤维和胶原纤维,无明显肺气肿和纤维化改变。X 线衍射分析锡尘具有较强的双折射性。在 Dundon 和休斯的研究报告锡沉着症病人肺部粉尘中二氧化锡的百分比为 13.4～20.4%,且可以长期存在而不影响肺功能。

总体看,接触纯二氧化锡,病理变化主要表现为高原子量锡尘沉积,或有轻微的细胞反应,但不致纤维性变;若同时混合暴露游离 SiO_2,可致肺纤维性变及胶原化,应为锡尘肺。

谢汝能等给大鼠气管内注入分析纯二氧化锡试剂进行染尘动物试验,染尘量 50mg,观察 9 个月,结果氧化锡在实验动物肺脏中只产生一种沉着作用,或有极轻微细胞反应,但不导致纤维性变;当二氧化锡粉尘中掺入 10% 的石英尘时,则有增强石英的致纤维化作用,形成与纯石英所致病变几乎完全相同的纤维化病变。

陈卫红等进行体外细胞实验评价了锡矿含石英粉尘的生物特性和毒性,锡矿粉尘的细胞毒性低于纯石英标准颗粒而高于氧化铝粉尘。但诱导巨噬细胞分泌肿瘤坏死因子 -α(TNF-α)的能力接近或超过纯石英,高于氧化铝;而锡矿粉尘诱导 PAM(肺泡巨噬细胞)产生活性氧的能力远高于纯石英和氧化铝。锡矿粉尘可以归为氧化活性高的粉尘,属致纤维化能力较强的粉尘。

锡是人体的必需微量元素之一,主要分布在肝、肺、肾等器官。

5．临床表现

(1)症状及体征:早期无特异症状和体征,进展缓慢,后可有咳嗽、咳痰、疲倦和胸痛等,部分可出现轻度肺气肿。总体临床症状不及尘肺明显。但合并肺部感染时症状和体征增多。

(2)肺功能测定:肺功能无明显改变。

(3)影像学表现:患者胸部 X 线最显著的改变是早期肺门影密度增高,有圆点状、蝶状、枯树枝状等。肺野内见广泛分布密度很高、边缘清楚锐利的圆形小阴影,早期薄雾或面纱感,肺纹理增厚、扭曲,或可见网影。随小阴影增多,肺纹理掩盖至消失。长期接触者两肺可见大量针尖样浓密结节影,p 影为主,有小结节可成簇,但不融合,无大片状影。可见指向肺门的条索状阴影,铸型征、凝霜征。这些小阴影可因生产环境改善、脱离接触等原因,随时间推移直径变小、密度变低、数量变少,甚至消失,肺纹理又逐渐显现。

(4)实验室检查:检测血液、尿液、大便及身体组织的总锡及有机锡的含量,可提示近期是否有接触过量的锡,但不能提示接触时间。支气管肺灌洗液测量有助于明确锡尘着病的诊断。

(三)铁及其化合物粉尘肺沉着病

1．理化性质　铁是人体必须的微量元素之一。在自然界中,铁常以无机氧化铁的形式存在于各类矿石中,如赤铁矿,呈砖红色,以 Fe_2O_3 形式存在,含铁量约 70%;褐铁矿,棕色,以 $[FeO(OH)]nH_2O$ 形式存在,含量铁量约 63%;磁铁矿,以 Fe_3O_4 形式存在,含铁量约 25%。

电焊烟尘(welding fume)中存在大量铁的化合物。电焊烟尘是焊接材料(焊条和焊丝)及母材在焊接产生的高温作用下,熔融蒸发和氧化所生成高温金属蒸汽,在空气中迅速蒸发 - 氧化 - 冷凝,并漂浮于空气中的各种氧化物和氟化物烟雾状固体微粒。多在 0.01~0.4μm,分散度高,粒径小于 5μm 者占 94.2%。随着焊条药皮成分的改变,电焊烟尘中除含有大量氧化铁外,还含有锰、铬、硅、镍、氟等其他十多种金属元素。

2. 职业接触

(1)铁矿开采业:接触工种主要为凿岩、装运和破碎工。铁矿开采业是铁及其化合物的生产和处理最常见的行业,铁矿石主要为三氧化二铁(赤铁)和四氧化三铁(磁铁),二氧化硅含量一般在 5%~50% 之间,工人职业接触粉尘多为游离二氧化硅含量较高的混合性粉尘。

(2)机械铸造业:机械铸造作业过程中,熔化、浇注、焊接、金属切割和磨光作业的工人可接触金属烟雾和金属粉尘。不同金属种类、碎片质量和熔化过程其烟雾成分存在差异,主要为氧化铁、氧化锰和氧化锌。银和钢抛光时经常需要高分散度的氧化铁,氧化铁还用于抛光玻璃板、石器等;机械制造中金属部件的加工、抛光时产生的粉尘含 80%~90% 的铁。

(3)钢铁冶炼行业:接触者主要为冶炼工,其他有废钢铁汽割工和配料工。接触粉尘为混合尘,以氧化铁尘、焦粉、萤石混合性粉尘、煤尘、矽尘和石灰石粉尘为主,其游离 SiO_2 含量低于 10%。

(4)其他行业:包括焊接、建筑涂料生产、氧化铁生产、除锈等。焊接时工人吸入的烟尘中四氧化三铁可占 34.8~81.3%。广泛用于汽车、建筑、机械制造工业的工业漆料氧化铁红(Fe_2O_3)的生产、加工,其主要原材料为铁皮、稀硝酸、硫酸亚铁和硝酸亚铁等。工人在氧化铁生产的下料、烘干、破碎和包装等过程中可能接触氧化铁粉尘。磁性材料生产、铁合金生产和耐火材料生产等行业的原料运输、粉碎工、制粉工、包装工等工种,造船及维修行业,除锈工均是接触含铁粉尘的重要工种。

3. 流行病学 作业接触含铁粉尘的工人常出现咳嗽、气喘等症状,并伴有 X 线胸片异常。Sessa 调查某钢厂 141 名收集和处理铁尘样品的工人,发现 31% 的工人自述肺部不适感,21% 有呼吸道症状,15.6% 有支气管阻塞症状。Jones 调查 14 名钢厂金属打磨工,工龄最长 16 年,车间粉尘浓度 1.3~294.1mg/m³,粉尘主要成分为 Fe_2O_3,并含有一定量的铬、镍氧化物;结果发现 4 名工龄 14~16 年的工人肺部影像异常,按 ILO 分类可诊断为尘肺。

1936 年英国学者 Doig 和 Mclanghlim 首次报告电焊作业工人 X 线胸片有弥漫分布的细小斑点状阴影,由于没有二氧化硅或煤尘接触史,单独列为一种新的尘肺病类型。随访观察 9 年,一名离岗焊工胸部影像完全恢复正常,另一名电焊烟尘接触显著减少的工人,其胸部阴影也部分减少。也有报道电焊工人呼吸困难、呼吸系统症状、肺功能障碍、X 线胸片异常和弥漫性肺纤维化等表现。认为是由于在焊工作业区域吸入了铁氧化物以外的其他物质引起的混合性尘肺病。患者发病工龄 10~20 年或更长。

施瑾、毛翎等对上海市 39 例电焊工尘肺随访 4~6 年,10 例期别下降,29 例期别保持不变,达不到原诊断期别,认为电焊烟尘导致的肺部改变,表现为氧化铁金属肺沉着病和肺间质纤维化的共同表现特征,其中部分病例可能是金属肺沉着病。

4. 病理及发病机制 吸入铁化合物会导致单纯肺铁末沉着病,典型的病理改变为肺实质铁锈色变,肺切面见灰色或铁锈褐色尘斑,1~4mm,质软,分布均匀,但很难区分单个病变。沿支气管可见轮廓不清的细小粉尘沉积斑纹,粉尘沉积灶伴有周围组织轻度纤维化。赤铁矿工肺颜色可能是深砖红色,为氧化铁沉积灶胸膜淋巴管所致。镜下可见大量铁尘颗粒和含尘巨噬细胞沉积在血管和支气管周围及其肺泡腔、肺泡壁内,轻度网状纤维增生,无胶原纤维化。开采铁矿石的工人所患的尘肺主要是铁矽肺,铁矽肺的病理及 X 线表现近似矽肺。

邹昌淇等人 1985—1987 年通过现场调查、动物实验、临床及病理等系列研究,认为电焊工尘肺并非单纯铁末沉着症,而是以氧化铁尘为主,包括锰、硅、硅酸盐及氮氧化物等多种物质长期共同作用的结果。其与二氧化硅比较,电焊烟尘有较弱的致纤维化作用。通过铁尘(试剂 Fe_2O_3)对红细胞和肺泡巨噬细胞的毒性研究、三例船厂除锈工"铁尘肺"病理尸检分析和铁尘致大鼠肺纤维化病理研究,发现 Fe_2O_3 粉尘与电焊烟尘的作用类似,表现为尘斑和尘性结节,时有融合,但致病性要比焊尘低。铁尘主要沉着在呼吸性细支气管,与煤尘的病理表现相似。

Funahashi 等报道 10 例有明显临床症状的电焊工人肺病理学改变，发现这些病例有不同程度的肺间质纤维化。用 EDXA 能谱分析肺组织元素含量，发现在电焊工肺内有大量的铁沉着，但硅的含量与对照组无差别，患者肺间质纤维化与硅无关。佐野辰雄和海老原等亦从电焊工尘肺尸解材料证明了肺间质纤维化的出现与吸入焊尘中含有大量的氧化铁在肺内滞留有着密切关系。1975 年有学者根据国内外动物实验和临床病理材料倾向于混合性尘肺的主张。

5. 临床表现

（1）症状及体征：肺铁末沉着病临床症状较轻，病情发展缓慢，病程较长，发病早期，症状少而轻微，随病程的进展可出现咳嗽、咳痰、胸痛、胸闷和气短，当并发肺部感染时症状和体征增多。患者预后较好，脱离铁尘接触后肺部病变可停止进展。

（2）肺功能测定：可见通气功能损害，主要表现为肺活量减低。

（3）影像学表现：早期肺野内可见弥散的细小结节，以不规则小阴影为主。两肺中、下肺野为类圆形小阴影少且出现很晚，很少出现块状大阴影；肺纹理增多，有网织阴影。肺门可增大；胸膜改变一般不显著，并发结核少见。CT 的表现是小叶中心性结节或磨玻璃状混浊影改变。动态观察显示，患者脱离粉尘后，肺纹理较前清楚，结节阴影逐渐变淡、变小，数量减少。

（四）锑及其化合物粉尘肺沉着病

1. 理化性质　锑是银白色、比铜硬、性脆、具有金属光泽的金属，有鳞片状晶体结构，常制成棒、块、粉等多种形状。锑易溶于王水，溶于浓硫酸，相对密度 6.68g/cm³，熔点 630℃。有毒，最小致死量（大鼠，腹腔）100mg/kg。锑的氧化态为 −3、+3、+5，室温下金属锑不被空气氧化。在自然界中主要以硫化物矿存在，常与砷、钦、铅、硒共生，辉锑矿在空气中焙烧，可以得到白色的氧化锑，用碳还原氧化锑得到单质锑。三氧化二锑为白色结晶粉末，受热颜色变黄，冷却后恢复原色，570℃以下为立方晶体，570℃以上则为斜方晶体，为两性氧化物，难溶于水，但溶于酸和碱。最常见的锑矿石有：自然锑（Sb）、辉锑矿（SbS_3）、硫氧锑（$2Sb_2S_3O_2$）、方锑矿（Sb_2O_3）、锑赭石（Sb_2O_4）。其中辉锑矿含锑 71%～75%，是锑矿石的主要原料。

2. 职业接触　我国的锑矿主要分布在广西、湖南、云南、贵州、甘肃等省，共占全国锑矿总储量的86.1%。此外，广东、陕西、河南、西藏 4 省区占储量的 10.7%。自 20 世纪末以来，中国已成为世界上最大的锑及其化合物生产国，其中大部分产自湖南省冷水江市的锡矿山。职业接触机会主要包括：

（1）锑矿开采：锑矿开采作业工人主要接触的是矽粉尘，如贵州某锑矿山为花岗岩层，粉尘中游离 SiO_2 含量为 60～70%。

（2）金属锑冶炼：采用直井炉挥发焙烧式鼓风炉挥发熔炼，再在反射炉中还原熔炼成粗锑，通过精炼脱除粗锑中的有害杂质最终产出精锑。在锑冶炼工艺过程中，采矿、井下运输、粉碎、装炉等工序产生的矿石粉尘中同时含有一定的游离 SiO_2，工人吸入含 SiO_2 及锑的粉尘。由于锑冶炼的中间产品是 Sb_2O_3，在精炼出炉铸锭时，锑溶液一经接触空气，外表部分立即被氧化为 Sb_2O_3 粉末弥漫在空气中，其分散度 <5μm 的占 50%～62%，精炼和收尘室的作业工人接触的主要是 Sb_2O_3 金属粉尘。有报道炼锑厂破碎机前粉尘游离 SiO_2 含量平均为 39.41%，精炼炉前和布袋室三氧化二锑粉尘含量占 99.5%。

（3）金属氧化物的使用：锑金属的使用量很少，但锑三氧化二锑用途十分广泛，主要用于生产各种阻燃剂、搪瓷、玻璃、橡胶、涂料、颜料、陶瓷、塑料、半导体元件、烟花、医药及化工等行业。

3. 流行病学　1713 年 Ramazzini 提出了锑的职业病危害；1933 年 Oliver 首先研究了英国某锑生产厂接触锑工人的健康状况和工作条件，认为锑不是有毒物质；1953 年 Renes 报道了对硫化锑采矿及熔炼作业工人的调查结果：6 名重度接触熔炼烟气的急性中毒者胸部 X 线显示两侧肺门向外扇形扩展的肺炎所见，但未见周围实质性肺损害。

1957 年，Karajovic 首次报道了南斯拉夫塞尔维亚 62 名炼锑工人中，胸片检查发现 31 例尘肺患者，其粉尘中锑含量约为 36%～90%，锑尘粒径大都小于 0.5μm，游离 SiO_2 含量为 1%～7%。Mc Callum 1963—1967 年对英国某炼锑厂进行调查，在 262 名工中发现尘肺病例 44 名，其肺部 X 线特征与单纯煤矿工人尘肺相似。

Potkonjak 等对锑冶炼厂的 51 名男性接尘（粉尘中含游离 SiO_2 0.82%～4.72%、三氧化二锑 38.73%～88.6%、五氧化二锑 2.11～7.82%）工人进行 25 年的动态观察，并与接触含 25.2%～76.2% 游离 SiO_2 粉尘的锑矿工比较发现：炼锑工在接触氧化锑粉尘至少 9 年后才能见到 p 型和 q 型 1 级病变，且在 X 线上未见团块型大片尘肺（肺纤维化），停止接触后未见继续进展，而锑矿工在接触 2.5 年后就可发生典型的矽肺。Cooper 报告美国 28 名锑作业工人中有 3 例尘肺，5 例可凝尘肺，而其肺功能未见明显改变。

国内有关锑尘肺和沉着症的报道不多，刘敏谷在广西曾检出锑尘肺 10 例；叶伟对贵州两个锑冶炼厂工人进行动态观察，确诊了 51 名硅 - 锑尘肺患者；谢馨悦 1976 年对湖南 901 名锑冶炼工人进行体格及拍胸片，共检出Ⅰ～Ⅱ期锑尘肺患者 182 例。董矛等对贵州 28 名工种单一，仅接触过三氧化二锑的冶炼工进行高千伏胸片拍片，确定锑末沉着症患者 6 例，年龄在 25～48 岁、锑作业工龄 5～30 年，且大多数患者有不同程度的胸闷、胸痛、咳痰、气急、乏力、食欲减退、锑性皮炎史，尿锑浓度高于正常人上限值的 2.7～9.44 倍。

4．病理及发病机制　患者支气管肺活检（TBLB）组织病理检查，光镜下肺泡壁和肺间质可见成纤维细胞和纤维细胞弥漫增生为主的慢性增生性炎性改变，在活检组织块中可见折光性较强的金属粉尘样颗粒沉着，周围伴有不等纤维化组织增生和炎细胞浸润，并可见纤维细胞性结节形成，结节主要由大量的成纤维细胞和少量的纤维组织组成，肺泡间质有轻度纤维化改变，肺泡内可见少许尘细胞。

死亡患者的肺部病理检查可以发现血管的周围组织以及肺泡的间隔中存在较多的吞噬细胞和锑尘颗粒，肺泡腔、肺泡间隔及血管周围有尘细胞浸润，未见炎症反应和纤维性变。10 年以上炼锑工人可出现慢性支气管炎、轻度支气管扩张、大泡性肺气肿、小支气管周围及肺泡间隔纤维增生，肺组织及肺门淋巴结内有锑尘沉积等。

1968 年 Cooper 用大白鼠进行 Sb_2O_3 吸入试验，发现早期肺脏反应为急性局灶性肺炎，2 个月后肺内主要病变为吞噬细胞反应，尘细胞聚集形成细胞性结节，一年后肺内粉尘基本自净，未见网状纤维及胶原纤维形成。辛业志等人用家兔进行 Sb_2O_3 吸入试验，发现肺部的病理学改变主要为锑尘 - 细胞灶性反应，光镜下可见细胞性结节及部分肺泡间隔内有网状纤维轻度增生，未见胶原形成，动物停止染尘后，病变有逐渐恢复的趋势，与 Cooper 报道基本一致。

5．流行病学　锑末沉着症研究开始于对锑尘的毒性研究。1960 年南斯拉夫首先报道接触氧化锑粉尘所致 17 例。1967 年麦卡勒姆报道炼锑工人病例肺泡间隔和血管周围有大量粉尘堆积和尘细胞浸润，未见纤维化和炎症反应；对离尘 4 年的工人调查，尿中检出锑，证实锑可缓慢吸收进入血液排出体外。

2004—2007 年广西发现了 10 名三氧化二锑冶炼工 X 线胸片异常，诊断 3 例并治疗。3 名尘肺病人肺泡灌洗液含量在锑含量 6.8～190ng/ml；血锑浓度为 2.0～11.0ng/ml；尿锑浓度为 132.4～147.1ng/ml；肺泡灌洗液锑含量 6.8～190ng/ml。2004 年和 2005 年胸片两肺可见弥漫性分布的 p 形或 s 形小阴影，下中肺野密度较高，无明显聚合趋势；两肺门阴影增宽增浓，同时伴有肺泡性肺气肿。2006 年患者胸片两肺弥漫性分布的 p 形或 s 形小阴影有所吸收。2015 年小阴影明显吸收。

锑末沉着病患者病工龄最短者 1 年，最长者 41 年，平均 15 年左右。

6．临床表现

（1）症状及体征：患者症状一般较轻，主要为咳嗽、咳痰、胸痛、胸闷、气短等，其轻重程度与 X 线表现不完全一致，通常无明显体征。重症患者多并发轻重不等的支气管炎症和肺气肿，此时可产生相应的症状和体征。

（2）肺功能测定：肺通气功能可正常，或略有所下降，无弥散功能损害。有人对炼锑工人进行调查发现肺功能改变以 VC、FVC、FEV_1 及 $FEV_{25～75}$ 指标为主，主要表现为气道阻塞尤其小气道功能损害。

（3）影像学表现

1）肺纹理：肺网纹增多、透明度下降，呈毛玻璃状改变，并呈放射状向外带移行；

2）结节阴影：肺野中弥漫性密集分布 1～3mm 之间似针尖样的细小结节阴影，先见于中下肺野，随病变发展可波及全肺，未发现有融合现象，很少合并肺结核，进展缓慢；

3）肺门改变：早期出现双侧肺门阴影增大，少数病例肺门出现密度很高的金属斑块影，也有少数形成钙化样小块状阴影；工龄长者肺门可出现密度极高、形态不规则、边缘锐利、大小不等的块状影。

肺锑末沉着病的小阴影可逐渐被吸收，但却不能完全被吸收和自净消失，可能与锑冶炼过程中的粉尘并不是单纯的金属粉尘有关。

（4）实验室检查：有报道约 5% 的炼锑工人轻度贫血，多形核白细胞及嗜伊红细胞减少，淋巴细胞相对增加，有的出现单核细胞增多症。

有人对炼锑工人血、尿、毛发中含锑量进行调查，提出了尿锑 1mg/L、血锑 2mg/100ml 的安全值，但其临床意义需要继续研究。排锑量的多少与锑尘接触浓度有关，与工龄长短、临床表现及锑尘肺的严重程度之间无明显相关。

（五）钡及其化合物粉尘肺沉着病

1. 理化性质　钡是是一种柔软、有银白色光泽、化学性质十分活跃的碱土金属，熔点 725℃，沸点 1600℃，密度 3.51g/cm³，有延展性。自然界中未发现单质钡。在自然界中最常见的矿物是重晶石（硫酸钡）和毒重石（碳酸钡），二者皆不溶于水。钡在空气中缓慢氧化，生成氧化钡，燃烧时则发出绿色火焰，生成过氧化钡。氧化钡是无色立方晶体，溶于酸，不溶于丙酮和氨水，与水作用成氢氧化钡，有毒。电解熔融的氯化钡或用铝还原氯化钡，可制得金属钡。

2. 职业接触　重晶石矿床分布很广，中国的湖南、广西、山东等地都有较大的矿床。工业上，硫酸钡的用途非常广泛，主要作为扩充剂和充填剂，应用在造纸业、纺织业、染料业、油印业、玻璃陶瓷制造、电子工业等行业中，另外，在医学上还用于作为胃肠道 X 线造影的不透光介质等。在钡矿的开采、硫酸钡的化学合成、加工及应用过程中，工人均有长期吸入钡及其化合物粉尘的职业接触机会。

3. 病理及发病机制　由于硫酸钡化学性质稳定，不易被体液所分解，吸入肺内的钡尘大多沉积于肺泡和肺间质，一般不引起肺纤维化或仅引起轻微的纤维增生。病理检查肺表面可见多数孤立灰色斑点，切面可见大量孤立细小结节，无融合或纤维化，肺门淋巴结不大，镜下可见活跃的含钡尘巨噬细胞反应，在肺间质及小支气管、血管周围有大量钡尘沉着。

主要病理改变为肉芽肿形成，这是由于钡尘作为异物的机械性刺激而引起的。肉芽肿由上皮样细胞、异物巨细胞及单核细胞构成，周围有轻度的成纤维细胞增生；在异物巨细胞及单核细胞胞质内可见到钡的结晶。病理检查不能发现肺组织纤维化的证据，也没有肺门淋巴结肿大的表现。

动物实验提示硫酸钡仅能引起轻度组织反应而无明显肺纤维化。

4. 流行病学　意大利学者菲奥力（Fiori，1926）报道首例钡末沉着症后，阿尼高尼（Arnigoni，1933）又报道了钡尘肺病例。Doig 调查 1 家氧化钡矿石加工厂，14 名工人中有 9 名钡尘肺，1965 年对 5 例离岗患者检查，胸片恢复正常。瓦伦斯（Lev-Vallensi，1966）报道 118 名接触钡的工人中有 48 例被诊断为钡尘肺。我国青岛、湖南、广东等地有少量病例报道，因接触钡及其化合物粉尘的工人数较少，目前还缺少相关的流行病学研究资料。

5. 临床表现

（1）症状及体征：肺钡末沉着病一般无自觉症状，可有轻微咳嗽、咳痰、消化不良，个别患者有胸痛、气促等症状。由于肺损害表现有渐进性特点，后期常并发慢性肺部感染和支气管炎。

（2）肺功能测定：多无明显异常。

（3）影像学表现：由于钡盐是一种 X 线不透的光体，患者胸部阴影密度较高，胸片可见大量散在类圆形阴影，边缘清晰，直径在 1～4mm 左右，分布于整个肺野，无融合团块阴影，接尘数月即可出现。肺门淋巴结增密但不增大。肺纹理和胸膜无异常改变，无肺气肿征象等肺部纤维化。脱离粉尘接触后，呈现"自净作用"，肺内结节阴影可对称性消退，逐年减少，甚至消失，肺纹理相对清晰，肺野渐趋正常口。

有学者通过 12 年的动态观察，发现患者的 X 线胸片点状影的减少或消退有以下几个特点：

1）双肺野点状影匀称地逐年减少与缩小，形态始终不规则，甚至消失；

2）致密度逐年降低，边缘始终清晰；

3）晚期患者随点状影的逐年减少，肺纹理影象相对明显，最后全部显现清楚，恢复正常。

（王焕强）

五、刺激性化学物所致慢性阻塞性肺疾病

慢性阻塞性肺疾病（chronic obstructive lung disease，COPD）是全球关注的慢性呼吸性疾病，也是我国最常见的多发病、慢性病之一。2000 年 WHO 估计全球有约 2.74 亿人死于 COPD；世界银行估计到 2020 年，COPD 将分别成为人类死亡和致残的第三个和第五个主要原因。据调查，我国北部及中部地区 15 岁以上人口中 COPD 患病率为 3%，估计全国有 2500 万人罹患此病。每年因 COPD 死亡的人数达 100 万，致残人数达 500 万～1000 万；在我国城市人口十大死因中呼吸疾病（主要是 COPD）占 13.89%，居第四位，在农村占 22.04%，居第一位。

职业接触刺激性烟、雾、尘、气体是 COPD 不可忽视的重要病因。1966 年，William Briscoe 在美国科罗拉多州的肺气肿大会上最早提出 COPD 的概念，2001 年 WHO 多国专家，发布了第一版《慢性阻塞性肺疾病全球倡议》（Global Initiative for Chronic Obstructive Lung Disease，GOLD），对 COPD 的诊断、处理和预防起到了技术引领作用。2002 年中华医学会参考 GOLD 提出了我国《慢性阻塞性肺疾病诊治指南》（简称《指南》），并于 2007 年、2013 年进行了两次修订。近十余年 GOLD 进行了持续改进，每年进行更新，平均每 5 年进行一次较大修订。2011 年修订版"Global Strategy for the Diagnosis, Management and Prevention of Chronic Obstructive Pulmonary Disease（Revised，2011），根据 COPD 临床研究的最新进展进行了重大修改，将定义修改为"COPD 是一种可以预防和治疗的常见疾病，其特征是持续存在的气流受限。气流受限呈进行性发展，伴有气道和肺脏对有毒颗粒或气体所致慢性炎性反应的增强。"新定义以"持续存在的气流受限"取代了旧定义中的"不完全可逆性气流受限"，并将"急性加重和并发症"写入定义，急性加重和并发症影响疾病的严重程度和对个体的预后。明确指出"有毒颗粒或气体可致慢性炎性反应的增强"是 COPD 的主要病因和导致病情加重的主要因素。强调任何有呼吸困难、慢性咳嗽或多痰的患者，并且有暴露于危险因素的病史，在临床上需要考虑 COPD 的诊断，职业性粉尘和化学因素被列为三大最主要的危险因素之一。可见职业暴露在 COPD 的发生、发展中占有不可被忽视的重要地位。2011 版还修改了 COPD 治疗目标，并引入 COPD 评估的全新概念，从症状、肺功能、急性加重风险、合并症的单项评估到综合评估，对 COPD 的整体诊断以及疾病的综合控制管理起到了积极的作用。2014 版 GOLD 和全球哮喘防治倡议（GINA）联合提出哮喘 - 慢阻肺重叠综合征（ACOS）的概念，GOLD 2015 版专门设附录介绍了 ACOS，提出了 COPD 综合保健计划（Integrate Care Program），在 COPD 急性加重（AECOPD）评估及药物治疗方面提出了新的建议和循证医学的依据。GOLD 2016 版在 COPD 死亡危险因素识别、系统性糖皮质激素应用评估、药物选用等问题上提出新的推荐意见。GOLD 2017 版在 COPD 定义中强调了以持续的呼吸道症状和气流受限为特征及超常有毒颗粒物或气体暴露的致病作用。

（一）职业接触

职业接触与吸烟一样，对 COPD 的发生关系密切。职业性接触化学性烟雾或有害气体可导致慢性气流阻塞。COPD 和慢性支气管炎患者中 15% 与工作因素相关，国际上将这些因素归结为"蒸气、气体、粉尘、烟雾（VGDF）或他们的复合物"。酸洗工可接触大量酸雾，化学性支气管炎的发生率明显增高，长期反复接触可发生 COPD。纸浆作业工接触氯气、H_2S 和 SO_2 等有害气体，根据岗位不同上述有害气体对呼吸性疾患的影响有差异，如在漂白岗位工作的工人肺功能明显降低，异常呼吸症状患病率明显升高。铸造车间含有多种粉尘和气体烟雾，如矿尘、二氧化硅尘、煤尘、熔炉挥发的刺激性气体和烟雾如金属气体、金属氧化物、碳化物、硫化物和氮化物等；焦炉工人暴露于多环芳香烃、石棉、铁末粉尘等，焦炉工慢性支气管炎患病率有增高趋势。近年我国调研也观察到，职业性接触焦炉逸散物对肺功能有影响。在控制与 COPD 有关的危险因素如吸烟和年龄等因素后，发现职业性焦炉逸散物接触为 COPD 主要危险因素。有研究报道，职业性接触苯乙烯、聚氯乙烯和甲基丙烯酸甲酯对 COPD 的影响可能比吸烟更危险。电池处理作业工人镉烟尘暴露与 COPD 风险具有剂量反应关系。20 世纪英国的

一项针对煤矿工人的研究，在排除工人年龄、吸烟的干扰后，发现每年由于职业粉尘暴露可以导致 1 秒钟用力呼气量（FEV₁）下降 8ml；一项来自美国的研究报告指出职业性粉尘暴露和刺激性气体在导致 FEV₁ 下降的同时可增加慢性气道阻塞和呼吸道症状的发生概率。目前证实接触生物性粉尘也被认为是 COPD 的危险因素。接触谷物尘可导致慢性气流阻塞，谷尘中含有大量的无机粉尘、有机粉尘及霉菌孢子等微生物及过敏物质，这些都可能导致出现呼吸道症状、肺功能下降和 COPD 发生。在控制吸烟、年龄和内毒素等因素后发现，职业环境中棉尘的累积暴露剂量与一秒钟用力呼气容积（FEV₁）有明显的负相关，棉尘是公认的可引起气流受限的物质。另外，软木尘、木尘和纸尘也可诱发作业工人慢性气流阻塞。

（二）病理及发病机制

1. 病理改变　在刺激性化学物等外来因素作用下，中性粒细胞、巨噬细胞、淋巴细胞局部浸润，引起 TNF-α、IL-6、IL-8、IL-1 等多种炎症介质的释放，长期的慢性炎症或不良刺激引起气道壁结构重塑、胶原含量增加及瘢痕形成，可引起 COPD 外周气道黏膜上皮杯状细胞增殖，发生鳞状上皮化生，小气道表现出包括细支气管狭窄和闭塞，细支气管扭曲及肺泡附着处的消失，杯状上皮化生，鳞状上皮化生、单核细胞、巨噬细胞和淋巴细胞等细胞浸润，平滑肌增殖，色素沉着，气道微血管的再生等病理改变，即气道重塑。气道重塑是 COPD 的关键性病理变化，因此抑制气道重塑成为 COPD 治疗的关键靶点。COPD 后期，气道管壁增厚，成纤维细胞数量增加，并有 I 型胶原沉积以及平滑肌细胞增厚，这些病理改变引起气道壁厚度的增加，管腔狭窄。COPD 患者肺小气道由于缺乏支气管腺体结构，增生的杯状细胞过度分泌黏液潴留在气道内，加重了已狭窄气道的阻塞，表现为不可逆的气流受限。

2. 发病机制　国内外对 COPD 的影响因素研究较多，但迄今为止，其发病机制仍不完全清楚。研究报道涉及分子遗传学机制、蛋白酶 / 抗蛋白酶失衡学说、炎症反应、氧化 / 抗氧化机制等。

（1）分子遗传学机制：COPD 是一种具有多基因遗传倾向的复杂疾病，其发病的确切分子遗传机制亟待阐明。对易感基因的筛查有助于确定易感人群，对疾病的早期预防具有重要价值。

1）α₁ 抗胰蛋白酶（α₁-AT）：是研究较为清楚的 COPD 遗传易感因子。编码 α₁-AT 的基因位于染色体 14q32.1，到目前已识别了 75 个显性等位基因，其中 α₁-AT*M 等位基因及其亚型最常见，该基因频率约为 900/1000；MM 基因型的个体血清 α₁-AT 水平正常，而分别带来 α₁-AT 基因外显子 V 和 III 区域点突变的 α₁-AT*Z 和 α₁-AT*S 等位基因的个体血清 α₁-AT 水平明显降低。在缺乏或 α₁-AT 水平降低时蛋白酶可引起肺组织蛋白降解。另一个抗蛋白酶基因即 α₁- 抗胰凝乳蛋白酶（ACT）基因也怀疑与 COPD 的遗传易感性有关。该基因位于 14 号染色体，与 α₁-AT 临近。

2）肿瘤坏死因子 -α（TNF-α）：其诱导炎症反应、促进中性粒细胞黏附、增强对细胞外弹性蛋白的溶解活性，在 COPD 气道慢性炎症的发生、发展中起重要作用。肿瘤坏死因子 -α（TNF-α）基因位于染色体 6 上的主要组织相容性复合物区域，TNF-α 异常与 COPD 密切相关，但有显著的种族差异，多态性分析多集中于启动子 308 位（TNF-α-308），TNF-α-308*2 可能与亚裔 COPD 患者有关，而与白种人 COPD 患者无关。TNF-α 可以区分吸烟与非吸烟者 COPD 患者的炎症过程。

3）维生素 D 结合蛋白（VDBP）：可直接与中性粒细胞相互作用，增加中性粒细胞对活化的补体成分 C5a 的趋化作用，且还能转化为潜在巨噬细胞活化因子（MAF）进一步破坏肺实质。

4）其他：细胞色素 P450（CYP450）、微粒体环氧化物水解酶（mEPHX）和谷胱甘肽 -S- 转移酶（GST）为支气管上皮细胞重要的代谢酶，其基因多态性也可能与 COPD 遗传易感性有关。

（2）蛋白酶 / 抗蛋白酶失衡的分子机制：蛋白酶 / 抗蛋白酶失衡是 COPD 发病机制的经典学说，在此过程中，引起肺部破坏的酶主要有中性粒细胞弹性蛋白酶（NE），组织蛋白酶 G（CatG）及蛋白酶 3（Pr₃），巨噬细胞组织蛋白酶 B、L 和 S，基质金属蛋白酶（MMP）等；抗蛋白酶主要有 α₁-AT、α₁ 抗糜蛋白酶（α₁-ACT）、分泌型白细胞酶特异性抑制剂（SLPL）、弹性蛋白酶特异性抑制剂（ESI/elafin）、组织金属蛋白酶抑制剂（TIMPS）。

（3）炎症反应的分子机制

1）炎症细胞：COPD 是以气道中炎症细胞数量增多为特征的慢性气道炎症。这些炎症细胞包括细胞毒性 T 淋巴细胞（CD8[+] 细胞）、中性粒细胞和肺泡巨噬细胞。

2）炎性介质：COPD 病理生理过程中有多种炎症细胞浸润和炎性介质释放，同时产生多种细胞因子，它们能与相应的细胞表面受体结合，在局部产生生物效应。气道炎症可能部分起因于气道细胞活化后所释放的细胞因子的作用。

（4）氧化 / 抗氧化的细胞分子机制：过氧化对肺部可造成损伤：

1）直接损伤：烟雾中氧化剂和其他毒性物质可穿过防护层，对气道上皮细胞直接损伤。

2）氧化应激加剧了肺部的炎症反应：

①氧化剂可减弱中性粒细胞的变形能力，致中性粒细胞在肺微循环的滞留、募集和活化；肺部炎症的发生，引起趋化因子、细胞因子等炎症介质进一步促进中性粒细胞的聚集。

②氧化应激可激活 NF-κB 和激活蛋白 1（AP-1），从而调节炎症介质释放，促进中性粒细胞在肺内的滞留、活化。

③氧化剂可调节促进炎症因子的释放。

（三）临床表现

1. 症状　特征性症状是慢性和进行性加重的呼吸困难，咳嗽和咳痰。慢性咳嗽和咳痰常先于气流受限多年而存在，然而有些患者也可以无慢性咳嗽和咳痰的症状。常见症状：

（1）慢性咳嗽：通常为首发症状。初期咳嗽呈间歇性，清晨较重，以后早晚或整日均有咳嗽，但夜间咳嗽并不显著，少数病例虽有明显气流受限但无咳嗽症状。

（2）气短或呼吸困难：患者常描述为气短、气喘和呼吸费力等，早期仅在劳力时出现，之后逐渐加重，以致日常活动甚至休息时也感到气短。

（3）咳痰：一般咳少量黏液样痰，清晨较多，少数病例咳嗽无痰；合并感染时痰量增多，常有脓性痰。

（4）喘息：这不是 COPD 的特异性症状，部分患者特别是重症患者有明显的喘息，胸部紧闷感通常于劳力后发生，与呼吸费力和肋间肌收缩有关。

（5）其他症状：病情较重者可能会出现全身一般症状，如食欲减退、外周肌肉萎缩和功能障碍、精神抑郁和（或）焦虑等，长时间剧烈咳嗽可导致咳嗽性晕厥，合并感染时可咳血或咯血等。

GOLD 推荐采用 COPD 评估测试（CAT）或临床 COPD 问卷（CCQ）、改良的英国医学委员会呼吸困难量表（mMRC），对症状进行综合评估。

2. 体征　COPD 患者早期体征可不明显，随疾病进展，可出现呼吸急促、不同程度缺氧表现，体重下降，慢性病容，肺气肿和肺心病的体征等。

（1）视诊和触诊：可见胸廓形态异常，典型者呈桶状胸，呼吸变浅、频率增快、辅助呼吸肌参与呼吸运动，重症可见呼吸急促及胸腹矛盾运动，缩唇呼吸，呼吸困难加重时常采取前倾坐位；低氧血症患者可见皮肤、黏膜发绀，伴右心衰者可见下肢水肿、肝脏增大。

（2）叩诊：肺过度充气可使心浊音界缩小，肺肝界降低，肺叩诊可呈过清音。

（3）听诊：两肺呼吸音可减低，呼气延长，可闻及广泛的吸气相或呼气相哮鸣音，但临床上如果听诊未闻及哮鸣音，并不能排除 COPD 的诊断，合并感染、心功能不全等双肺底可闻及湿啰音；心音遥远，剑突部心音较清晰响亮。

3. 肺功能测定　肺功能检查是判断气流受限的客观指标，对 COPD 的临床诊断、严重程度评价、疾病进展、预后及治疗反应等均有重要意义。气流受限以 FEV_1/FVC 降低来确定，可敏感检出轻度气流受限；FEV_1 占预计值的 % 是评价中、重度气流受限的良好指标；应用支气管扩张剂后 $FEV_1/FVC < 70\%$，表明存在持续性气流受限，即可诊断 COPD，再按照 FEV_1 占预计值下降的比值 80%、50%、30%，把气流受限的程度分为四级。肺功能测定应注意年龄矫正，随着年龄增长，肺容积和气流可能受到影响，$FEV_1/FVC < 70\%$ 这个固定比值可能导致某些健康老年人被冒诊为轻度 COPD。气流受限可导致肺过度充气，使肺总量、功能残气量和残气容积增高，肺活量减低，残气 / 肺总量比值增高。肺泡间隔破坏及肺毛细血管床丧失可使弥散功能受损，DLCO 降低，DLCO/ 肺泡通气量指标更敏感。深吸气量与肺总量之比是反映肺过度膨胀的指标，在反映 COPD 呼吸困难程度甚至预测 COPD 生存率方面具有意义。

4. 支气管舒张试验 作为辅助检查,但不能可靠预测疾病的进展和患者对治疗的反应。目前气流受限的可逆程度没有作为 COPD 的诊断条件,也未用于和哮喘的鉴别诊断。

5. 影像学表现 对确定 COPD 并发症及鉴别诊断具有重要意义。

(1)胸部 X 线平片:早期可无明显变化,后出现肺纹理增多、紊乱等非特征性改变;主要征象为肺过度充气征:肺容积增大,胸腔前后径增长,肋骨走向变平,肺野透亮度增强,横膈位置低平,心脏悬垂狭长,肺门血管纹理呈残根状,肺野外周血管纹理纤细稀少等,可见肺大疱形成。并发肺动脉高压和肺源性心脏病时,除右心增大外,还可有肺动脉圆锥膨隆,肺门血管影扩大及右下肺动脉增宽等。

(2)胸部 CT:对 COPD 一般不作为常规检查,但对相关疾病的鉴别有很好的辅助诊断价值。高分辨率 CT(HRCT)可辨别小叶中央型或全小叶型肺气肿及确定肺大疱的大小和数量,对预计肺大疱切除或外科减容手术等效果有一定价值。

6. 氧饱和度(SpO$_2$)监测和血气分析 COPD 稳定期患者如果 FEV$_1$%<40%,或临床症状提示有呼吸衰竭或右心衰竭时应监测 SpO$_2$,如果 SpO$_2$<92%,应进行血气分析检查。血气可表现为不同程度低氧血症,重者合并高碳酸血症。呼吸衰竭的血气分析诊断标准为 PaO$_2$<60mmHg,PaCO$_2$>50mmHg。

7. 其他相关指标

(1)血液:低氧血症 PaO$_2$<55mmHg 时,血红蛋白和红细胞可以增高,血细胞比容>0.55 可诊断为红细胞增多症。肺表面活性蛋白 -D(SP-D):与 COPD 严重程度及治疗反应相关;C- 反应蛋白(CRP)、白细胞介素 -6、肺趋化因子和纤溶酶原激活物等指标,对判定 COPD 急性加重及预后有参考价值。

(2)痰液:痰液中性粒细胞和嗜酸性粒细胞:提示稳定期 COPD 病理生理过程。痰培养:可检出各种病原菌,对合并感染抗菌药物筛选有指导意义。

(3)支气管肺泡灌洗液(BALF):稳定期 COPD 肺组织中存在巨噬细胞及 CD8$^+$T 淋巴细胞浸润。与健康非吸烟者相比,COPD 患者 BALF 中 CD8$^+$ 的百分比显著升高,而 CD4$^+$ 百分比明显减低。随着病情加重,嗜酸性粒细胞及嗜酸性细胞活化趋化因子及其受体的表达均增加。

(4)呼出气(EBC):COPD 患者 EBC 中亚硝酸盐及亚硝酸基脲水平显著增高,呼出气一氧化氮(FeNO)可作为 COPD 患者是否适用于类固醇治疗的参考指标。

(四)诊断及鉴别诊断

1. 诊断原则 根据长期高风险的职业性刺激行气体密切接触史、相应的呼吸系统损害临床表现和实验室检查结果,以及发病、病程与职业暴露的关系,结合工作场所动态职业卫生学调查和检测/监测资料、职业健康监护资料,综合分析职业病因权重,排除其他非职业病危害因素的影响,方可做出诊断。

首先应全面采集职业接触史,有长期致 COPD 高风险化学性刺激物职业接触史是诊断职业性 COPD 的前提条件。病史调查包括症状发生、症状消长与职业接触危险因素接触的关系、既往史和系统回顾等,还要注意吸烟史及其他危险因素接触史如环境中有毒刺激物等。职业性与非职业性 COPD 相比,在临床表现上没有特异性,但发病早期,能够动态观察到其症状的发生、消长与接触高风险职业因素的关系。如果职业病危险因素和其他危险因素同时存在,也不能贸然否定职业性 COPD,应综合分析各种危险因素的病因权重,同时做好鉴别诊断。如果职业接触情况不清楚,最好进行现场调查。

2. 诊断 根据《职业性刺激性气体致慢性阻塞性肺病的诊断》(GBZ/T 237—2011),确定诊断一般应具备下列条件:

(1)有长期高风险职业性粉尘或刺激性化学物接触史。

(2)上岗前无慢性呼吸系统疾病史。

(3)发病早期症状的发生、消长与工作中接触粉尘或刺激性化学物密切相关。

(4)慢性咳嗽、咳痰,伴进行性劳力性气短或呼吸困难。肺部听诊:双肺呼吸音明显增粗,肺气肿时呼吸音减低,可闻及干湿性啰音。

(5)X 线胸片可显示双肺纹理明显增多、增粗、紊乱,延伸外带。可见肺过度充气征。

(6)除外已知原因的慢性咳嗽及心肺疾患。

(7)无明确长期吸烟或其他非职业性致病因素暴露史。

（8）肺功能存在持续性气流受限，应用支气管扩张剂后 $FEV_1/FVC < 70\%$。

3. **诊断分级** 在满足上述基本条件的基础上，根据 FEV_1 占预计值的 % 将职业性 COPD 分为四级：

（1）轻度：$FEV_1 \geqslant 80\%$ 预计值。

（2）中度：$50\% \leqslant FEV_1 < 80\%$ 预计值。

（3）重度：$30\% \leqslant FEV_1 < 50\%$ 预计值。

（4）极重度：$FEV_1 < 30\%$ 预计值。

4. **鉴别诊断** 应注意鉴别与职业性 COPD 临床表现相似的疾病，如支气管哮喘、支气管扩张症、充血性心力衰竭、肺结核和弥漫性泛细支气管炎等。对一些慢性哮喘患者，不易与 COPD 进行清晰鉴别。2014 版 GOLD 和 GINA 联合提出哮喘 - 慢阻肺重叠综合征（ACOS）的概念，并在 2015 版中对 ACOS 的五步确定法进行了介绍。ACOS 病情一般较重，肺功能下降快，急性加重反复发生，预后差。

（五）治疗

职业性 COPD 一经确诊，应立即调离刺激性气体、粉尘、烟雾等可致病情加重的作业岗位，并尽量避免接触其他非职业性风险因素。

职业性 COPD 的治疗原则依病程而定，病情稳定期主要是减轻症状，减少急性发作的频率和严重程度，改善患者的健康状态和运动耐量。改善活动能力，提高生活质量，降低病死率。急性加重期主要是积极抗炎、处置并发症。每一个患者的治疗方案都应个体化。

1. **COPD 的综合评估** 根据患者的临床症状、急性加重的风险、肺功能异常程度以及合并症情况进行综合评估，目的是确定疾病的严重程度，指导疾病管理和治疗。目前临床上采用 CAT 评分或 mMRC 分级作为症状评估方法，CAT 评分 ≥10 分或 mMRC 分级 ≥2 级表示症状较重。急性加重风险评估：

（1）肺功能评估法，气流受限分级 Ⅲ 或 Ⅳ 级表明具有高风险；

（2）根据急性加重病史判断，在过去 1 年中急性加重次数 ≥2 次或因急性加重住院 ≥1 次表明具有高风险。

2. **稳定期的管理**

（1）管理目标

1）减轻当前症状包括缓解症状、改善运动耐量和改善健康状况。

2）降低未来风险：包括防止疾病进展、防止和治疗急性加重及减少病死率。

（2）管理内容

1）教育和管理：包括了解疾病知识、避免危险因素、腹式呼吸及缩唇呼吸锻炼、社区定期随访管理等。通过教育和管理提高患者自身处置疾病的能力，减少反复加重，维持病情稳定，提高生命质量。

2）药物治疗：减轻或控制症状，减少急性加重的频率和严重程度，改善患者的健康状况和运动耐量。根据病情确定个性化治疗方案。

①支气管舒张剂：是控制 COPD 症状的主要措施。主要有 β_2 受体激动剂、抗胆碱药、甲基黄嘌呤类药物。首选吸入治疗，长效制剂方便、药效稳定，联合用药或复方制剂，可以增强疗效，减少不良反应。β_2 受体激动剂：主要有沙丁胺醇和特布他林等，为短效定量雾化吸入剂；福莫特罗为长效定量吸入剂，疗效持续 12 小时以上，茚达特罗是新型长效 β_2 受体激动剂。抗胆碱药：主要有异丙托溴铵和噻托溴铵，前者可阻断 M 胆碱症状，起效较短效 β_2 受体激动剂慢，但持续时间长，30～90 分钟达高峰，疗效持续 6～8 小时，不良反应小；后者为长效抗胆碱药，可选择性作用于 M_3 和 M_1 受体，作用长达 24 小时以上。茶碱类药物：主要解除气道平滑肌痉挛。缓释或控释型茶碱每日口服 1～2 次可以达到稳定血浆浓度。监测茶碱的血浓度对估计疗效和不良反应有一定意义，血液中茶碱浓度 >5mg/L 即有治疗作用；>15mg/L 时不良反应明显增加。老年人、持续发热、心力衰竭和肝功能损害较重者，以及同时应用西咪替丁、大环内酯类药物、氟喹诺酮类药物和口服避孕药等均可增加茶碱的血浓度。

②糖皮质激素（下简称激素）：不推荐对慢阻肺患者采用长期口服激素及单一吸入激素治疗。长期规律吸入激素治疗适用于 FEV_1 占预计值 %< 50%（Ⅲ级和Ⅳ级）且有临床症状及反复加重的 COPD 患者。COPD 稳定期长期吸入治疗并不能阻止其 FEV_1 的降低趋势。吸入激素和 β_2- 受体激动剂联合应用

较分别单用的效果好，目前已有氟地卡松/沙美特罗、布地奈德/福莫特罗两种联合制剂。

③磷酸二酯酶4（PDE-4）抑制剂：主要作用是通过抑制细胞内环腺苷酸降解来减轻炎症。罗氟司特（roflumilast），每日1次口服。对于存在慢性支气管炎、重度至极重度慢阻肺、既往有急性加重病史的患者，罗氟司特可使需用激素治疗的中重度急性加重发生率下降15%～20%。罗氟司特联合长效支气管舒张剂可改善肺功能，罗氟司特与茶碱不应同时应用。

④其他药物：祛痰药：常用药物有盐酸氨溴索（ambroxol）、乙酰半胱氨酸等；抗氧化剂：N-乙酰半胱氨酸、羧甲司坦等，可降低疾病反复加重的频率；免疫调节剂；疫苗：可降低COPD患者的严重程度和病死率，流感疫苗分灭活疫苗和减毒活疫苗，应根据每年预测的流感病毒种类制备，可每年接种1次（秋季）或2次（秋、冬季）。中医中药治疗：某些中药具有抗炎、祛痰、支气管舒张和免疫调节等作用。

（3）氧疗：COPD稳定期患者长期家庭氧疗，可以提高慢性呼吸衰竭患者的生存率，对血流动力学、血液学特征、运动能力、肺生理和精神状态都会产生有益的影响。长期家庭氧疗一般是经鼻导管吸入氧气，流量1.0～2.0L/min，每天吸氧持续时间>15小时。应用指征：

①PaO_2≤55mmHg或SaO_2≤88%，有或无高碳酸血症。

②PaO_2为55～60mmHg或SaO_2<89%，并有肺动脉高压、心力衰竭水肿或红细胞增多症（血细胞比容>0.55）。

（4）康复治疗：对进行性气流受限、严重呼吸困难而很少活动的COPD患者，可以改善其活动能力，提高生命质量。康复治疗包括呼吸生理治疗、肌肉训练、营养支持、精神治疗和教育等多方面措施。

（5）外科治疗：包括肺大疱切除术、肺减容术、支气管镜肺减容术以及肺移植术等。

3. COPD急性加重的管理　COPD急性加重是指患者以呼吸道症状加重为特征的临床事件，其症状变化程度超过日常变异范围并导致药物治疗方案改变。急性加重与病死率增加相关。COPD急性加重常见原因有：气管、支气管感染；环境、理化因素改变；稳定期治疗不规范等。每年急性加重>2次，为频繁急性加重。

（1）COPD急性加重诊断：主要依靠临床过程，特征是呼吸系统症状恶化超出日间的变异。表现气促加重，常伴有喘息、胸闷、咳嗽加剧、痰量增加、痰液颜色改变及发热等，可出现嗜睡、意识不清等全身表现。患者运动耐力下降、胸部影像学异常，也可能为慢阻肺急性加重的征兆。

（2）COPD急性加重严重程度评价：基于患者病史、反映严重程度的体征及实验室检查。病史包括慢阻肺气流受限的严重程度、症状加重或出现新症状的时间、既往急性加重次数（总数/住院次数）、合并症、目前治疗方法和既往机械通气使用情况等。与急性加重前的病史、症状、体征、肺功能测定、动脉血气检测结果和其他实验室检查指标进行对比，对判断COPD急性加重及其严重程度评估甚为重要。对于严重COPD患者，意识变化是病情恶化和危重的指标，一旦出现需及时送医院救治。动脉血气分析：静息状态下在海平面呼吸空气条件下，PaO_2<60mmHg和（或）$PaCO_2$>50mmHg，提示有呼吸衰竭；如PaO_2<50mmHg，$PaCO_2$>70mmHg，pH<7.30提示病情严重。

（3）COPD急性加重的治疗：根据COPD急性加重和（或）伴随疾病的严重程度，选择院外或住院治疗。多数患者可以使用支气管舒张剂、激素和抗生素在院外治疗。

1）院外治疗：包括增加支气管舒张剂的剂量及频度，单一吸入短效β_2-受体激动剂或联合应用短效抗胆碱药物。对较严重的病例可给予较大剂量雾化治疗数日。急性加重患者全身使用激素和抗生素对治疗有益，症状较重及有频繁急性加重史的患者除使用支气管舒张剂外，可考虑口服激素，泼尼松龙每日30～40mg，连用10～14天，也可用激素联合SABA雾化吸入治疗。COPD有脓痰时应积极给予抗生素治疗，疗程一般5～10天。

2）院内治疗：病情严重的COPD急性加重患者需要住院治疗，根据病情评估严重程度，采取相应的治疗措施。

①氧疗：采用面罩吸氧，调节氧流量以改善患者的低氧血症、保证88%～92%氧饱和度为目标，氧疗30～60分钟后应测定动脉血气分析，以确定氧合满意而无二氧化碳潴留或酸中毒。

②药物治疗

a．抗菌药物：指征：呼吸困难加重、痰量增加和脓性痰是 3 个必要症状；需要有创或无创机械通气治疗时。抗生素选择要考虑有无铜绿假单胞菌感染的危险：对无铜绿假单胞菌危险因素的病情较轻者，推荐使用青霉素、阿莫西林加或不加用克拉维酸、大环内酯类、氟喹诺酮类、第 1 代或第 2 代头孢菌素类抗生素；病情较重者可用 β- 内酰胺类 / 酶抑制剂、第 2、第 3 代头孢菌素类、氟喹诺酮类。有铜绿假单胞菌危险因素者，则可选用环丙沙星、抗铜绿假单胞菌的 β- 内酰胺类，可加用氨基糖苷类药物。

b．支气管舒张剂：短效雾化吸入较适用，对于病情较严重者可考虑静脉滴注茶碱类药物，联合应用 β₂-受体激动剂、抗胆碱能药物作用更强。

c．激素：宜在应用支气管舒张剂的基础上，口服或静脉滴注激素，剂量要权衡疗效及安全性。

d．辅助治疗药物：维持液体和电解质平衡；胃肠或静脉营养；肝素或低分子肝素抗凝治疗，排痰治疗，合并症及并发症治疗等。

③机械通气：可通过无创或有创方式实施机械通气。

（六）预防

首先在存在刺激性烟雾尘气体的生产环境，应督促企业积极改进生产工艺，提高机械化、自动化、密闭化作业程度，减少刺激性化合物的跑冒滴漏。其次加强生产环境的通风排毒，包括全面通风、局部通风等通风排毒设施，尽可能降低生产环境刺激性化合物暴露的浓度。第三，从事刺激性气体作业的职工应加强个人防护，特别是在加料、人工混料、采样、检维修等存在高浓度暴露风险的作业时，合理选择、正确佩戴防毒口罩等个人防护用品，及时更换过滤元件。第四，加强对高风险刺激性气体作业的应急管理，积极防治刺激性气体中毒，避免反复高浓度暴露导致的气道损伤。第五，依法开展刺激性气体作业上岗前、在岗期间职业健康监护，对个体敏感者、有呼吸系统基础疾病伴肺功能异常等职业禁忌者，宜尽早脱离刺激性气体接触。

六、硬金属肺病

硬金属肺病（HMLD）：是由于反复或长期吸入硬金属粉尘引起的以肺间质或肺泡炎症病变为主的呼吸系统疾病。

硬金属是以碳化钨（≥80%）为主要成分，金属钴（5%～20%）作为粘结剂，并加入少量镍、钛等金属，经粉末冶金工艺制成的一类超硬合金。它生产和使用始于 1920 年的德国，我国是硬金属生产大国，产量约占世界硬金属生产总量的 40%。因具有极高的物理硬度、耐磨、耐热、抗腐蚀，应用较为广泛。硬金属生产的主要工序有：①钨、钴等金属的冶炼、制粉；②钨粉等的碳化生成碳化钨（WC）；③碳化钨、钴粉、其他辅料的配制混合；④压制成型；⑤烧结；⑥成品检验。生产硬金属的球磨、混合、压制和成型过程以及加工使用中的研磨、切削过程，均可产生硬金属粉尘，其中以混合和研磨工艺最高。工人接触硬金属粉尘可致皮肤过敏、职业性哮喘以及硬金属肺病。

1940 年 Jobs 和 Ballhausen 报告一种以弥散性进行性纤维化为主的病，称为"Hartmellungen fibrose"，首先提出硬金属肺病。通过对德国一家硬质合金厂的 27 名工人进行检查，发现其中 8 例 X 线胸片有异常。1955 年 Bech 等调查英国 255 名硬金属作业工人，6 例为硬金属肺病，患病率为 2.3%，发病工龄平均为 16.3 年，其中一人肺组织病理学检查示弥漫性肺间质纤维化伴有支气管纤维组织及上皮细胞增生。1984 年 Demedts 等报道了 5 例硬金属肺病患者 BALF 中存在大量的多核巨细胞，当停止暴露后，使用糖皮质激素与否症状都会有所减轻，且肺功能有所改善。1995 年法国回顾性调查 1956～1989 年 709 例硬金属作业工人，肺癌死亡率增高，（10 例 SMR 2.13，95%CI 1.02～3.93）；1968～1991 年调查 7459 例硬金属工人，肺癌死亡 63 例，（SMR 1.30，95%CI 1.00～1.66）。1996 年 Kusaka 等对 319 名硬金属作业工人进行了相关检查，通过测定车间空气钴浓度，发现不同生产岗位钴的浓度波动范围较大，其中研磨（1292μg/m³）、制粉（688μg/m³）、压制成型（473μg/m³）工种浓度较高，18 例（5.6%）工人患有职业性哮喘，其中 9 例哮喘患者氯化钴支气管激发试验呈阳性，但没有检测到肺间质性疾病，由此认为：环境因素和个人敏感性是硬金属哮喘需要考虑的因素。2003 年美国 CDC 对 171 名硬金属作业工人进行肺功能检测,结果显示5例(2.9%)出现限制性通气功能障碍,12例(7.0%)有气道阻塞,11例(6.4%)在雇佣后出现哮喘。在140名测定IgE的工人中,32例(22.9%)IgE水平在100kU/L,硬金属作业工人患哮喘的概率是非暴露者的2.6倍,但没有胸片显示典型的硬金属肺病改变。一项对硬金属粉尘致皮肤相关疾病的研究发现,调查的853名硬金属作业工人,手部湿疹和刺激反应的发病人数达到39例,占4.57%。1967年Bruckner首次报道了硬金属粉尘可能导致哮喘的发生。硬金属粉尘所致哮喘主要发生在工作期间,可出现于暴露后48小时,症状表现为喘息、咳嗽、胸部紧束感及气短等,听诊可闻及哮鸣音。硬金属所致的肺间质疾病可以在暴露后的2年发病,但通常在暴露后10~20年发病,在硬金属作业工人中HMLD患病率大约为0.13%~3.8%,Asghar等统计的100例GIP患者中,死亡率约为24%。

(一)职业接触

硬金属生产、加工及应用企业均可接触到硬金属粉尘:

1. 硬金属生产:如混料、压制、烧结等工序。

2. 硬金属工具生产:如钨钢球、钨钢铣刀、齿轮刀具、螺纹刀、拉刀、铣刀、铰刀、钻头、车刀、牙具、喷丝板及镍氢电池(储氢合金粉)等生产过程。

3. 使用含硬金属成分的刀具、磨具:如切削、研磨、磨削、钻探、凿岩等。

(二)病理及发病机制

巨细胞间质性肺炎(GIP)样改变是硬金属肺病的特征性病理改变,肺泡腔内可见巨噬细胞和大量的多核巨细胞聚集,多核巨细胞胞质不均匀,其内可见被吞噬的炎症细胞和较小的多核巨细胞,病变多位于围绕细支气管周围的间质。此外,可见肺泡间隔纤维组织增生,慢性炎症细胞浸润。GIP样改变不是硬金属肺病的唯一病理改变,肺组织病理学检查未查见多核巨细胞不能排除硬金属肺病的诊断,其他组织病理学改变包括:过敏性肺炎样改变、结节病样肉芽肿改变、肺间质纤维化及蜂窝肺等多种组织学改变。肺组织病理学检查是诊断硬金属肺病的金标准。可采用支气管镜、胸腔镜、CT引导下肺穿刺取材活检,支气管镜简单易行但取材少,胸腔镜取肺活检效果好,目前应用较多。硬金属肺病典型的病理学特征为GIP,但后者并非硬金属肺病所特有,查不到多核巨细胞也不能排除硬金属肺病的诊断。为提高肺组织病理检查阳性率,应注意挑选病变密集部位,尽量避开纤维化严重的区域。肺组织病理学检查同时测定钴、钨成分,可作为诊断的重要依据。

硬金属粉尘致病的机制尚未明确。Harding首次报道了通过单独气管内滴入钴尘,会引起大鼠肺组织的出血和水肿,单独滴入碳化钨则不会造成伤害,故认为硬金属作业工人的肺损害主要原因是钴。现对硬金属粉尘致病的主要因素为钴争议不大,认为碳化钨对其致病有协同作用。主要观点:

1. 超敏反应机制 Nemery等指出HMLD涉及超敏反应机制,不像传统的尘肺,粉尘浓度不是决定疾病严重程度的主要因素。硬金属疾病的发生有遗传易感性(HLA-DBβ链残基Glu-69)。钴的离子型可能起半抗原作用,在体内能迅速与蛋白发生反应,从而可以解释为何低浓度钴可以引起硬金属病。

2. 氧化应激机制 Zanetti等认为钴和碳化钨与氧相互作用产生了有毒性作用的活性氧,钴本身难于被氧化,在单独存在的条件下,较难于氧发生反应。碳化钨是惰性物质,但可作为电子传递体,当钴和碳化钨同时存在时,钴的电子传递到碳化钨颗粒的表面,氧得电子形成氧自由基,钴被氧化生成钴离子,进而增强了钴的溶解度及生物利用度。钴引起肺纤维化的机制,认为系由吸入的硬金属微粒中的钴溶于肺泡细胞外富于蛋白的液体,这种含钴液体的吸收可能通过抑制酮酸氧化作用诱致细胞缺氧而导致细胞死亡,最后由纤维化所代替。

3. 巨噬细胞吞噬机制 巨噬细胞通过CD163吞噬碳化钨颗粒,细胞毒性T细胞在HMLD的纤维化过程中发挥重要作用。

4. 抑制细胞呼吸机制 硬金属中的钴可作用于线粒体脱氢酶,抑制细胞呼吸等。

(三)临床表现

肺间质性疾病一般潜伏期较长,根据国内外资料,硬金属肺病通常在暴露后10~20年发病,平均为12.6年。国内报道病例发病时间为3~9年。

1. 症状及体征 最早硬金属肺病可以在暴露后的1年左右发病,首发症状及体征包括咳嗽、咳痰、进行性呼吸困难、胸闷、憋喘、体重减轻等临床表现。硬金属肺病典型症状包括：咳嗽、咳痰、胸闷或胸部紧束感、进行性呼吸困难等。肺部可闻及爆裂音、捻发音或哮鸣音。部分患者早期表现类似哮喘发作或过敏性肺炎，脱离接触后症状、体征可减轻或消失，再接触时症状、体征又复出现，并逐渐加重。个别患者临床表现不明显，肺部影像检查发现异常。

2. 影像学表现　X线胸片早期表现为磨玻璃影、实变影和弥漫性小结节影；晚期不规则小阴影增粗、增密，形成网状，双肺肺门阴影增大、密度增高，出现牵拉性支气管扩张、囊状阴影及蜂窝状肺。

3. 肺部 HRCT 表现　急性期可表现为肺野薄雾状透光减低或磨玻璃影、斑片状影、弥漫模糊小结节影及实变影。慢性期可见线条影、网格影、小结节影及实变影，晚期可见囊状影和 / 或蜂窝样改变。

4. 实验室检查　关于硬金属暴露的生物标志物，国外报道可以检测尿钴、肺组织中硬金属的成分等。钴为硬金属肺病主要致病因素，主要经尿液排泄，尿钴不仅体现机体内暴露剂量，而且与作业场所钴尘暴露浓度平行，所以尿钴可作为硬金属肺病的生物标志物。可采用石墨炉原子吸收光谱法或电感耦合等离子体质谱法（ICP-MS）测定。目前我国尚未制订尿钴生物接触限值。日本 JSOH 尿钴生物接触限值（BEIs）为：工作周末班末尿钴 35μg/L；美国 ACGIH 尿钴生物接触限值为：工作周末班末尿钴 15μg/L。

非职业性接触钴的个体尿钴含量一般很少超过 1μg/L。血钴含量一般低于 2μg/L。

接触粉尘成分分析、支气管肺泡灌洗液及肺组织标本中检测到硬金属成分，可为疾病诊断提供佐证。可采用 ICP-MS 或电子探针显微分析或 X 线衍射能谱分析（energy dispersion X-ray microanalysis）测定，通常只有 10% 左右的硬金属肺病患者可在肺组织中检测到钴。

（四）诊断

硬金属肺病的诊断可从以下几点考虑：

1. 有明确的反复或长期吸入硬金属粉尘的职业接触史。如果硬金属粉尘接触史不明确，可行下列实验室检测，满足情况之一，可证明有硬金属粉尘接触史：

（1）测定所接触粉尘中含钨、钴成分。

（2）肺组织或肺泡灌洗液中检测出钨、钴成分。

（3）尿钴增高。

2. 具有相应的呼吸系统临床表现：咳嗽、咳痰、胸闷或胸部紧束感、进行性呼吸困难等症状。肺部可闻及爆裂音、捻发音或哮鸣音。部分患者早期表现类似哮喘发作或过敏性肺炎，脱离接触后症状、体征可减轻或消失，再接触时症状、体征又复出现，并逐渐加重。个别患者临床表现不明显。

3. 肺部 HRCT 表现　急性期可表现为肺野薄雾状透光减低或磨玻璃影、斑片状影、弥漫模糊小结节影及实变影。慢性期可见线条影、网格影、小结节影及实变影，晚期可见囊状影和 / 或蜂窝样改变。

4. 肺组织病理　特征性病理改变为巨细胞间质性肺炎（GIP）样改变。其他病理改变可见过敏性肺炎样改变、结节病样肉芽肿改变、脱屑性间质性肺炎、机化性肺炎、弥漫性肺泡损伤、非特异性间质性炎症、弥漫性间质纤维化等。

（五）治疗

无特殊治疗药物。一经确诊，宜尽早脱离硬金属作业环境。与过敏有关的患者，根据病情早期可适量使用糖皮质激素治疗，并给予吸氧、抗过敏、抗感染、止咳、平喘、抗纤维化等对症处理。

硬金属肺病早发现、早脱离、早治疗，多可治愈。重症患者或反复发作、迁延不愈的患者多有肺功能损伤，需进行劳动能力鉴定，按《劳动能力鉴定　职工工伤与职业病致残等级》（GB/T 16180—2014）处理。

（六）预防

改进硬金属生产工艺，提高机械化、自动化、密闭化程度，减少人工操作，避免扬尘，特别是配料、研磨等岗位。加强生产环境通风除尘，配料、混料、打磨等岗位，如需人工作业，需增加局部密封罩和局部通风装置。尽可能地降低职工暴露水平。加强职工职业健康监护，由于硬金属致病与个体敏感性关系密切，建议在上岗职业健康检查中，严格筛查有过敏病史者，上岗后半年内，注意筛查易感者。在岗期间职业健康检查，对有呼吸系统症状或 X 光胸片发现异常者，应注意动态观察，及时调离。

（闫永建）

第八章 职业性皮肤病、眼病及耳鼻喉口腔疾病

第一节 概 述

皮肤是人体最外层的组织,由表皮、真皮、皮下组织三层组成。其总重量约占人体重量的5%～15%,总面积为1.5～2平方米。皮肤既是神经系统的感觉器、机体反应效应器,也是生产性有害因素首先接触的器官。冷、热、疼、触等机械和化学性物质刺激都能反射性地引起皮肤血管收缩舒张和毛细血管通透性的改变。多数化学物可通过皮肤吸收进入体内,导致皮肤局部损害和全身反应。根据《职业性皮肤病的诊断总则》(GBZ 18—2013),职业性皮肤病临床类型分为:职业性皮炎(含接触性皮炎、光接触性皮炎、电光性皮炎、药疹样皮炎)、职业性皮肤色素变化(含职业性黑变病、职业性白斑)、职业性痤疮、职业性皮肤溃疡、职业性接触性荨麻疹、职业性皮肤癌、职业性感染性皮肤病、职业性疣赘、职业性角化过度与皲裂、职业性痒疹、职业性浸渍与糜烂、职业性指甲改变及其他。

眼睛是人体最敏感、最重要的感觉器官。眼睛结构极为复杂、精细,由约40个单独的子系统组成,包括视网膜、瞳孔、虹膜、角膜、晶状体和视觉神经。眼睛是人体最容易受到伤害的器官,而职业性眼外伤及眼病最为常见,有可能导致严重后果。如化学性眼灼伤、电光性眼炎、职业性白内障、眼外伤等。法定的职业性眼病包括化学性眼灼伤、电光性眼炎和职业性白内障(含放射性白内障、三硝基甲苯白内障)。

职业性耳鼻喉口腔疾病包括噪声聋、爆震聋、铬鼻病及牙酸蚀病。铬鼻病是接触铬及其化合物、铬酸盐后导致以鼻中隔黏膜糜烂、溃疡,鼻中隔软骨部穿孔的主要临床表现的鼻部损伤;噪声聋是长期噪声环境下作业引起的听力损伤;暴露于瞬间而强烈的冲击波或强脉冲噪声下造成听力损伤或损失;牙酸蚀病是由于长时间接触各种酸雾或酸酐所引起的牙体硬组织脱钙缺损。

第二节 职业性皮肤病

职业性皮肤病的致病因素众多,临床类型各异。同一致病因素可引起不同临床表现,同一临床表现又可由多种因素引起,因此,职业接触史对诊断具有决定性意义。

一、接触性皮炎

(一)职业接触

职业性接触性皮炎是在劳动或生产环境中直接或间接接触具有刺激和(或)致敏作用的化学物引起的急、慢性皮肤炎症性改变。这一类型皮肤病发病率高,致病物种类多,涉及行业广,据国外统计接触性皮炎占职业性皮肤病的90%～95%。李林峰等对我国近20年职业性接触性皮炎研究报告分析得出,发生该病的主要接触行业有:化学工业、食品加工业、机械加工业、染料加工业、制药业、木材加工业、电子工业、纺织业等。

(二)病理及发病机制

角质层是皮肤最外层组织,是一层无生命结构,但对外来化学物有着重要的屏障功能。埃利亚斯(Elias)提出角质层的"砖墙"理论认为,含有丰富蛋白质的细胞群和含有大量中性脂肪的细胞间质组成

了角质层,形成了水溶性化学物经皮渗透的主要屏障,也是脂溶性化学物经皮渗透的主要途径。当皮肤接触刺激性化学物后可以表皮双脂质结构破坏,产生大量促炎性细胞因子,引起血管扩张,引发刺激性接触性皮炎(ICD)。而变态性接触性皮炎(ACD)是一种细胞介导的超敏反应,接触的化学物作为抗原在皮肤接触部位起动免疫反应,表皮朗格汉斯细胞在其发病中起着关键作用。研究证明,作为主要效应细胞,表皮角质形成细胞在启动和传递接触刺激反应中起着关键作用。Buters J 等研究表明,各种半抗原触发先天免疫途径和 / 或诱导细胞毒性是引起皮肤刺激性反应原因之一。六价铬可诱导线粒体活性氧积累,活性氧依次激活 NLRP3 炎性体,IL-1β 分泌增加,导致的过敏性皮炎,这可能是铬(Ⅵ)诱导的皮肤毒性和致敏的基础。

(三)临床表现

职业性接触性皮炎可发生于手背、前臂、面颈部等直接接触化学物的部位。

1.刺激性接触性皮炎

(1)急性皮炎呈红斑、水肿、丘疹,或在水肿性红斑基础上密布丘疹、水疱或大疱,疱破后呈现糜烂、渗液、结痂。自觉灼痛或瘙痒。慢性改变者,呈现不同程度浸润、增厚、脱屑或皲裂。

(2)皮损局限于接触部位,界限清楚。

(3)病程具自限性,去除病因后易治愈,再接触可再发。

(4)在同样条件下,大多数接触者发病。

2.变态性接触性皮炎

(1)皮损表现与刺激性接触性皮炎相似,但大疱少见,常呈湿疹样表现。自觉瘙痒。

(2)初次接触不发病,致敏后再接触常在 24 小时内发病。

(3)皮损初发于接触部位,界限清楚或不清楚,可向周围及远隔部位扩散,严重时泛发全身。

(4)病程可能迁延,再接触少量即能引起复发。

(5)以致敏物做皮肤斑贴试验常获阳性结果。

(6)在同样条件下,接触者仅少数人发病。

(四)诊断

1.有明确的职业接触史。

2.有典型的临床表现。

3.斑贴试验阳性结果。

(五)治疗

1.脱离工作环境,清洗皮肤,去除化合物。

2.对症治疗 病情较轻者可服用抗组胺类药物,控制和缓解症状;病情严重者可使用糖皮质激素类药物,根据病情决定激素的用量和疗程,进行激素个体化治疗。

3.局部治疗 根据皮损的不同表现和程度进行局部治疗。皮肤局部可涂硼酸、炉甘石洗剂、软膏等。

4.变态性接触性皮炎患者调离有致敏物的环境。

(六)预防

1.避免和减少化学物的直接接触,是预防职业性皮肤病的最有效方法。

2.加强个人防护,工作时穿戴工作服、口罩和手套,并常清洗,保持清洁。

3.定期体检,对职业性皮肤病做到早发现、早治疗、早处理。

二、光接触性皮炎

(一)职业接触

光接触性皮炎,原称职业性光敏性皮炎。主要是在工作过程中接触焦油、沥青及所含的醌、蒽、菲和吖啶,药品生产的氯丙嗪、噻嗪及中间体等化学物质后,在日光照射下引起皮肤炎症反应。由于此类化学物质已广泛应用,因而涉及的行业较多。如:石油加工、橡胶制造、有机化工合成、涂料及颜料生产、钢铁冶炼、医药制造等行业都是光接触性皮炎发生的高危行业。

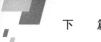
（二）病理及发病机制

皮炎是由复杂的内外激发因子引起的变态反应性皮肤病。职业性光接触皮炎根据其发病机制不同，可分为职业性光毒性接触性皮炎和职业性光变应性接触性皮炎。

光毒性皮炎是接触或吸收某种化合物后，经日光照射直接引起的皮肤损伤。此过程没有发生免疫反应，首次接触光敏物质并经光照即可发病。醌、蒽、酚、荧光增白剂、噻嗪等化学物等光敏物质在受到强光照射，紫外线被光敏物质吸收，使其电子激活而活化，激活后的光敏物质对皮肤发生毒理作用而导致皮损，称为光毒性皮炎。

职业性光变应性接触性皮炎与变应性接触性皮炎发病机制类似，是一种抗原 - 抗体反应，所不同的是在其发病过程中必须有光能参与才能致病。被光激活的光敏物成为半抗原与组织中蛋白质结合形成全抗原引起 IV 型变态反应。

（三）临床表现

光毒性皮炎引起的皮损主要分布在与光敏物接触的暴露部位，有明显的光照界线，呈局限性片状红斑、瘙痒，重者表现为烧灼感和疼痛，甚至出现大小不等的水疱，从而继发感染。可伴有头痛、头晕、乏力、口渴、恶心等全身症状。皮炎消失后留有色素沉着，并可逐渐加深。

光变应性皮炎引起的皮损主要表现为水肿性红斑，边缘不清，有小丘疹或水疱，有不同程度的瘙痒。初次接触可不发病，致敏后再接触常在 24 小时内发病，且病程迁延，有时持续数月。一般不伴有全身症状，愈后也无明显色素沉着。

（四）诊断

1. 发病前有明确的光敏物质接触史，并受到日光照射。

2. 有典型的皮损症状。

3. 同工种仅少数人发病。

4. 光斑贴试验呈湿疹性反应。

（五）治疗

1. 脱离工作接触，及时清洗皮肤，去除光敏物质，避免日光照射。

2. 对症治疗。急性期以收敛、消炎、散热为主。可服用抗组胺类药物，控制和缓解瘙痒等症状。病情严重者可使用糖皮质激素类药物。

3. 局部治疗。根据皮损的不同表现和程度进行局部治疗。用药以粉剂，洗剂为宜，可局部涂敷润肤露或凡士林。

4. 变态性接触性皮炎患者调离有致敏物的环境。

（六）预防

1. 改善劳动条件，生产过程尽可能做到自动化、密闭化、自动化，减少光敏性物质的接触。

2. 加强通风排毒，降低工作环境中光敏物质浓度。

3. 加强个人防护，工作时穿防护工作衣，戴工作帽和口罩，对污染的服装及时更换及清洗。

4. 有接触性皮炎病史的人员不得从事接触光敏性物质的工作，应调换工种，避免接触。

三、电光性皮炎

（一）职业接触

职业性电光性皮炎多在接触人工紫外线光源，如电焊器、碳精灯、水银石英灯等劳动者中引起。

（二）病理及发病机制

电光性皮炎的皮损表现为急性皮炎，其反应程度，视光线强弱、照射时间长短而定，轻者表现为界限清楚的水肿性红斑，重者可发生水疱或大疱，甚至表皮坏死。电光性皮炎的发病机制还不完全清楚，一般认为与遗传、环境、机体免疫因素有关。皮肤接触外源性光敏物质或吸收后，在紫外线照射下，皮肤中某些物质作为半抗原和机体载体蛋白共价结合成为全抗原，引起皮肤局部过敏反应，同时通过持续刺激作用引起迟发性超敏反应。免疫组化研究显示，光敏性皮炎患者的表皮和真皮内浸润的单个核细胞主要为 T 细胞，而且主要为 Tc 细胞。正常体内 Th/Tc 细胞维持动态平衡，其细胞亚群 Th_1/Th_2 和 Tc_1/Tc_2 也维持动态平衡，Th_1/Th_2 失衡与类风湿性关节炎、接触性皮炎、系统性红斑狼疮、硬皮病等有关，Tc_1/Tc_2 失衡主要表现为所分泌的细胞因子各类及数量失衡。但紫外线照射对人体的作用机制极为复杂，有的研究结果相互矛盾，紫外线既可致皮肤病，也可治皮肤病，对电光性皮炎机制仍需进一步研究。

（三）临床表现

1. 皮损处剧痒、烧灼感、针刺样疼痛感。

2. 常伴眼痛、畏光、流泪。

3. 严重者可发生水疱或大疱，甚至表皮坏死，疼痛剧烈。

（四）诊断

1. 有明确的职业接触史，于照射后数小时内发病。

2. 皮损发生在面、手背和前臂等暴露部位。

3. 有上述临床表现。

（五）治疗

1. 对症治疗。可口服烟酸和维生素 C，肌注维生素 B_{12}。

2. 皮肤局部可涂硼酸、炉甘石洗剂等。

3. 轻者暂时避免接触数天，适当安排其他工作；重者酌情给予适当休息。

（六）预防

1. 严格执行操作规程，作业时必须穿防护服，戴防护眼镜和手套。

2. 加强健康监护，对日光过敏者不宜安排此类工作。

四、黑变病

（一）职业接触

在生产劳动过程或作业环境中长期接触煤焦油、沥青、蒽油、汽油、润滑油、染料、油彩等多环芳烃、芳香族碳氢化学物以及杂环化学物，均可能引起接触者慢性皮肤色素沉着性改变，导致职业性黑变病的发生。

（二）病理及发病机制

黑变病的发病机制目前尚不清楚，致病因素复杂。主要有以下观点：一是炎症引起。大多数黑变病患者在发病初期有皮炎、瘙痒等皮炎症状。炎症可促进巯基氧化，增加酪氨酸酶活性，在黑变病发展过程中起促进作用。但许多反复反作的皮炎病例并不发生黑变病。二是血铜改变。酪氨酸酶是一种含铜酶，来源于胚胎神经嵴细胞，是黑素代谢和儿茶酚胺的关键酶，也是目前惟一已明确的黑色素代谢酶，是结构复杂的多亚基的含铜氧化还原酶。夏宝凤等对 158 例职业性黑变病临床研究发现，黑变病组铜蓝蛋白与正常对照组在统计学上有显著性意义。三是内分秘因素。夏宝凤等观察发现黑变病组部分病例尿 -17 羟内固醇低于正常值，但与正常组无统计学意义，不能判断黑变病与肾上腺皮质功能相关。王文岭等对 28 例黑变病病例中的 8 例进行了病理学观察，发现其主要病理改变为：表皮轻度萎缩，基底细胞灶性液化变性，真皮浅层色素失禁，噬色素细胞增多，伴淋巴细胞浸润。

（三）临床表现

1. 职业性黑变病是个渐进性慢性过程，呈现以暴露部位为主的皮肤色素沉着，严重时泛发全身。部分黑变病患者早期在暴露部位出现接触性皮炎反复发作，常有不同程度的红斑和瘙痒，待色素沉着较明显时，这些症状即减轻或消失。

2. 皮损形态多可分为网状和斑（点）状。斑（点）状色素沉着呈散在小片或融合成弥漫性斑片，界限不清楚；网状色素沉着常表现为青褐色至紫褐色网状沉着，有的呈现以毛孔为中心的小片状色素沉着斑。少数可见毛细血管扩张和表皮轻度萎缩。

3. 患者一般无明显全身症状，少数有轻度乏力、头晕等症状。

4. 脱离接触化学物后，色素沉着可有不同程度的减轻。

（四）诊断

1. 明确的职业接触史。

2. 典型的临床表现、病程经过及动态观察。

3. 现场调查和相关实验室检查，排除其他色素沉着性皮肤病和继发性色素沉着症。

（五）治疗

1. 脱离工作环境。

2. 对症治疗。维生素 C 能阻止黑色素代谢中的氧化过程，抑制黑色素的形成；β- 巯乙胺可增加组织中巯乙基含量，络合铜离子，抑制酪氨酸酶活性，阻止黑色素形成；中药六味地黄丸、刺五加也具有一定疗效。

3. 局部治疗。外涂水扬酸钠软膏等。

（六）预防

1. 尽量避免和减少相关化学物的直接接触。

2. 加强个人防护，工作时穿戴工作服、口罩和手套。

3. 定期体检，对黑变病做到早发现、早治疗、早处理。

五、痤疮

（一）职业接触

痤疮多由在生产劳动过程中接触矿物油类或某些卤代烃类引起，其特点以皮肤毛囊、皮脂腺系统慢性炎症为主。职业性痤疮是多因素的疾病，各种致病物引起的痤疮，其临床表现不尽相同。为便于掌握，根据主要致病物和临床表现相近者，归纳为油痤疮和氯痤疮两大类。两者只是分类，而不是固定的疹型。油痤疮多因接触天然石油及其高沸点分馏产品，如机油、润滑油、凡士林、植物油、沥青、杂酚油等引起；氯痤疮多因接触卤素化合物，如多氯萘、多溴萘、多氯二苯、多溴二苯、多氯二苯呋喃、多溴二苯呋喃等引起。

（二）病理及发病机制

近来研究表明，氯痤疮致病原主要为氯化烃类化合物，如：二噁英、多氯二苯呋喃、氧化偶氮苯和氯酚等。氯痤疮的发生主要由人体吸收氯痤疮致病原引起，而不仅仅是局部皮肤直接接触，其病情严重程度与氯痤疮致病原的暴露强度有关。氯痤疮致病原可使毛囊、皮脂腺和汗腺丧失其特征，出现表皮样分化，被角化的角质形成细胞取代。对二噁英致氯痤疮研究显示，在二噁英作用下毛囊皮腺单位的干细胞募集进入循环周期，活化短暂增殖细胞进而向表皮细胞途径优先分化，这种分化使毛囊和皮脂腺分化减少，导致毛囊出现表皮增生和角化过度。其病理改变表现为毛囊壶腹部出现增生，逐渐毛囊漏斗部外毛根鞘和皮脂腺导管部位细胞开始增殖、变厚，皮脂腺小叶萎缩，皮肤腺细胞减少并被角质形成细胞取代，毛囊漏斗部持续扩张增厚，形成粉刺。但其诱导氯痤疮的分子机制仍未阐明。氯痤疮致病原还可引起非皮肤器官的损害，如：肝损害、支气管炎和周围神经病变等。

油痤疮主要是矿物油本身刺激表皮或矿物油机械阻塞，使毛囊口上皮细胞增生角化过度。

（三）临床表现

1. 油痤疮主要表现　接触部位发生多数毛囊性损害，表现为毛孔扩张、毛囊口角化、毳毛折断及黑头粉刺，毛囊口角化、扩张，常有炎性丘疹、毛囊炎、结节及囊肿。较大的黑头粉刺挤出黑头脂质栓塞物后，常留有凹陷性瘢痕。皮损一般无自觉症状或有轻度痒感或刺痛。多发生于眼睑、耳廓、四肢伸侧，特别是与油类浸渍的衣服摩擦的部位，而不限于面颈、胸、背、肩等寻常痤疮的好发部位。

2. 氯痤疮主要表现　其典型皮损是非炎症性粉刺及稻草颜色囊肿，偶见脓疱、脓肿及瘢痕形成。暴露致氯痤疮原后，接触部位出现红斑、水肿，随即可发生成片的毛囊性皮损，表现以黑头粉刺为主。初发时常在眼外下方及颧部出现密集的针尖大的小黑点，日久则于耳廓周围、腹部、臀部及阴囊等处出现较大的黑头粉刺，伴有毛囊口角化，间为粟丘疹样皮损，炎性丘疹较少见。耳廓周围及阴囊等处常有草黄色囊肿。

（四）诊断

1．明确的职业接触史。

2．典型的临床表现、发病部位及病情动态观察。

3．参考工龄、发病年龄、作业环境调查及流行病学调查资料，排除寻常痤疮及非职业性外源性痤疮。

（五）治疗

1．脱离痤疮致病原的接触，及时清除皮肤上存留的致病物。

2．对症治疗。正确使用维A酸类药物、过氧化苯甲酰、水杨酸等药物。

（六）预防

1．加强上岗前体检，有明显皮脂溢出及严重寻常痤疮者不得从事直接致痤疮原的工作。

2．工作中尽量避免和减少相关化学物的直接接触。

3．加强个人防护，工作时穿戴工作服、口罩和手套。

4．定期体检，对痤疮做到早发现、早治疗、早处理。

六、溃疡

（一）职业接触

职业性皮肤溃疡多见于生产及使用铬、铍、砷等化合物的电镀、鞣革、胶版印刷、铬矿冶炼、颜料、印刷、照相制版、合金钢、火柴、电池等行业。以电镀铬多见，可导致皮肤出现形态较特异、典型的呈鸟眼状、病程较慢性的溃疡，如铬溃疡（铬疮）、铍溃疡等。

（二）病理及发病机制

职业性皮肤溃疡的致病物主要为六价铬化合物和铍化合物，此外尚有砷等化合物。常见的六价铬化合物有铬酐（三氧化铬）、铬酸、铬酸钠、铬酸钾、重铬酸钠、重铬酸钾、重铬酸铵等。这些化合物在高浓度时是剧烈的氧化剂，具有明显的刺激性和腐蚀性。现认为铬溃疡（铬疮）是因为六价铬经伤口或摩擦穿透皮肤引起腐蚀所致。其病理表现为溃疡多呈圆形，直径约2～5mm，溃疡四周逐渐高出皮面。表面常有少量分泌物，或覆以灰黑色痂，周边为宽2～4mm的质地坚实的暗红色堤岸状隆起，使整个皮损状似鸟眼。

（三）临床表现

1．皮损初起多为局限性水肿性红斑或丘疹，继之中心演变成淡灰色或灰褐色坏死，并于数天内破溃，绕以红晕。

2．典型"似鸟眼状"皮损，溃疡前多有皮炎、抓破等皮外伤。

3．恢复过程中溃疡变浅、缩小、愈合，炎症逐渐消退，最后堤岸状隆起逐渐变平，遗留轻度萎缩性瘢痕。

4．溃疡可有轻度压痛，一般不明显，但可于接触强刺激物后加重。

（四）诊断

1．有铬、铍、砷等化合物的职业接触史。

2．有典型溃疡特征和皮损部位。

（五）治疗

1．脱离致病原的接触，及时清除皮肤上存留的致病物。

2．对症治疗。可采用10%依地酸二钠钙、庆大霉素交替湿敷；使用维生素E软膏、醋酸可的松尿素软膏涂抹；结合抗感染、促进肌肤生长等对症疗法。

（六）预防

1．加强上岗前体检，有皮肤疾患者不得从事接触上述致病原的工作。

2．工作中尽量避免和减少相关化学物的直接接触。

3．加强个人防护，工作时穿戴工作服、口罩和手套。

4．定期体检，及时发现，尽早处理。

七、化学性皮肤灼伤

(一)职业接触

化学性皮肤灼伤常见于皮革加工、酸碱制造、化学农药制造、染料制造等生产和使用酸、碱及酚类等其他化学品的企业。引起化学性皮肤灼伤化学物有硫酸、硝酸、盐酸、石炭酸、氢氧化钠、甲醛、酚、磷等。调查表明,有 133 种化学物可引起化学性皮肤灼伤,其中酸类和无机化合物占了 66.2%。酚类及其他有机化学物占 17.6%。

(二)病理及发病机制

化学性皮肤灼伤的致伤机制根据化学物类别不同,特性不一。其造成的局部损害有氧化作用、还原作用、腐蚀作用、原生质毒、脱水作用及起疱作用等。

强酸可使皮肤角质层蛋白质凝固坏死,呈界限明显的皮肤烧伤,并可引起局部疼痛性凝固性坏死。不同酸烧伤,其皮肤产生的颜色变化也不同。硫酸创面呈青黑色或棕黑色;硝酸烧伤先呈黄色,以后转为黄褐色;盐酸烧伤则呈黄蓝色;三氯醋酸的创面先为白色,以后变为青铜色等。此外,颜色的改变还与酸烧伤的深浅有关,潮红色最浅,灰色、棕黄色或黑色则较深。

氢氟酸对皮肤表层有脱水作用,当氟化物穿透皮肤及皮下组织时,可以引起组织液化坏死以及伤部骨组织的脱钙作用,引起深组织剧烈疼痛。氢氟酸生物学作用包括两个阶段,一是作为腐蚀剂作用于表面组织;其次,氟离子具有强大的渗液力,它可引起组织骨化坏死,骨质脱钙和深部组织迟发性剧痛。

石炭酸烧伤时可使皮肤产生较厚的凝固坏死层,形成无血管屏障,这可以阻止石炭酸的进一步吸收。

碱烧伤的致伤机制是碱有吸水作用,使局部细胞脱水,强碱烧伤后创面呈黏滑或肥皂样变化。

酚类对皮肤黏膜有强烈的腐蚀作用,能经无损害的皮肤吸收,局部创面为干性或湿性,呈黄褐色至棕褐色,局部有酚类物质特有气味故。严重酚烧伤可伴有不同程度的全身中毒。酚属剧毒类物质,为细胞原浆毒物,低浓度时能使蛋白质变性,高浓度时能使蛋白蛋沉淀,故对各种细胞有直接损害。

(三)临床表现

化学性灼伤多为急性皮肤损害,局部症状主要有:红斑、水泡、焦痂等。有的因本身燃烧而致烧伤,如磷烧伤。有的本身对健康皮肤并无损害,一旦着火燃烧,造成皮肤烧伤,药物即可通过创面吸收入体内,引起中毒反应。一般酸烧伤,由于组织蛋白凝固,形成一层痂壳,可预防进一步损害。

氢氟酸属于弱酸,但具有很强的渗透性和腐蚀性,产生无法忍受的迟发性、顽固性、剧烈性疼痛。局部表现为手指红、肿、热、痛,渐发展成白色质稍硬的水疱,其中充满脓性或干酪样物质,或皮肤凝固、变性,创面发青、肿胀。氢氟酸酸雾还可引起皮肤瘙痒及皮炎。

碱烧伤后形成脂肪皂化,并可产生可溶性碱性蛋白,故对局部创面有继续损害的过程。磷烧伤后形成磷酸,可继续使组织损害。

化学性皮肤灼伤除对引起皮肤损害外,化学物可通过皮肤吸收,产生全身反应。

(四)诊断

1. 有明确接触某种化学物职业史。

2. 有与所接触化学物所致皮肤灼伤的临床表现。

3. 伴有与所接触化学物所致的全身症状。

4. 根据灼伤程度不同,分为:

(1)轻度灼伤:1% 以上的Ⅰ度灼伤或 10% 以下的Ⅱ度灼伤。

(2)中度灼伤:10%～30% 的Ⅱ度灼伤或Ⅲ度及以上灼伤 10% 以下。

(3)重度灼伤:Ⅱ度及Ⅱ度以上灼伤 >30% 且≤50% 或Ⅲ度及Ⅲ度以上灼伤总面积≥10% 且≤20%。

(4)特重度灼伤:Ⅱ度及Ⅱ度以上灼伤总面积≥50% 或Ⅲ度及Ⅲ度以上灼伤总面积≥20%。

(五)治疗

1. 迅速脱离接触,脱去衣服,大量清水冲洗。

2. 局部中和剂应用。强酸灼伤用弱碱溶液(5% $NaHCO_3$)中和,强碱灼伤用弱酸溶液(3% H_3BO_3)

中和；氢氟酸灼伤可配制氢氟酸浸泡液（5% 氯化碳 20ml、2% 利多卡因 20ml、地塞米松 5mg、二甲基亚砜 20ml）湿敷和浸泡，另可用 10% 葡萄糖酸钙局部注射。

3. 彻底清创，去除坏死组织。

4. 有些化学物质通过破损皮肤更易吸收，因而在处理局部皮损时要充分考虑其他靶器官的损害。

5. 伴有眼、呼吸道损伤和全身症状，应及时请专科处理。

（六）预防

1. 严格按规程操作，不违规作业。

2. 加强个人防护，工作时穿戴具防酸、碱功能的工作服、手套和眼镜。

3. 一旦身上沾有可致灼伤化学物，应迅速脱去被化学物污染的衣服、手套、鞋袜等，并立即用大量流动清水彻底冲洗身体接触部位，防止皮肤灼伤。

八、白斑

（一）职业接触

职业性白斑可因长期接触苯基酚、烷基酚类等化学物质而引起，常见于石油化工、合成树脂、橡胶、木材加工、油漆制造、胶粘剂生产和印刷等行业。可致职业性白斑的化学物众多，按化学结构可主要分为两类：一类为苯酚和邻苯二酚及其衍生物；另一类是疏基胺类化学物。宁晓洪等对包头钢铁公司接触酚类化合物作业工人进行的调查发现，接触含酚化合物工人引起职业性白斑的发病率可达 24.4%。马希叔等调查胶粘剂生产企业 184 人中，发现职业性白斑 6 人，淡色白斑 5 人，特发性色素脱失症 9 人，且均有接触对叔丁酚职业史。

（二）病理及发病机制

职业性白斑病因复杂，发病机制不甚明确。学术上主要有 4 种学说，即化学结构竞争性抑制学说、氧化应激学说、细胞凋亡学说和接触性皮炎学说。

化学结构竞争性抑制学说认为，酚和邻苯二酚及其衍生物在结构上与酪氨酸相似，通过选择性破坏黑色素细胞和阻滞黑色素传输引起碎纸样白斑，在白斑发病过程中起到了细胞毒性作用；氧化应激学说认为，酚和邻苯二酚及其衍生物对酪氨酸相关蛋白 -1 具有催化转换作用，产生氧分子，提高了毒性作用；细胞凋亡学说认为，酚和邻苯二酚及其衍生物的毒性作用不是通过酪氨酸酶的作用途径，而是通过细胞凋亡来实现；接触性皮炎学说认为，报道显示 75% 的人对斑贴试验产生阳性反应，部分患者在斑贴处逐渐出现白斑，提示接触性致敏可能导致接触性白斑。

白斑患者皮肤病理显示，表皮缺少黑色素细胞和黑色素颗粒，基底层完全缺少多巴染色的黑色素细胞。动物实验表明，豚鼠表皮涂摸 1% 对叔丁基酚，30 天后实验组豚鼠均出现皮肤变白，有的出现白斑。病理显示实验组豚鼠表皮基底层、棘层可见黑染的黑色素细胞，但与正常对照组相比数量明显减少，毛囊内黑色素表达下降，部分毛囊无着色。

（三）临床表现

1. 多数患者无自觉症状，在不知不觉中出现白斑或在皮炎愈后数周出现白斑。

2. 皮损好发于手、腕及前臂等直接接触部位，也可发生在胸、颈、背、腹等非暴露部位。

3. 皮损呈大小不一、不规则点或片状色素脱失斑，境界较清楚，部分白斑中央可见岛屿状色素沉着，少数皮损边缘色素略为增深。

（四）诊断

1. 有明确的接触苯基酚类或烷基酚类等化合物的职业史。

2. 接触致病物 1 年或更长时间后发病。

3. 典型的临床症状和发病部位。

（五）治疗

1. 脱离致病原的接触，及时清除皮肤上存留的致病物。

2. 对症治疗。一般以局部治疗为主，常用药物有补骨脂类、氮芥和皮质激素类。

（六）预防

1．加强上岗前体检，有皮肤疾患者不得从事接触上述致病原的工作。

2．工作中尽量避免和减少相关化学物的直接接触。

3．加强个人防护，工作时穿戴工作服、口罩和手套。

4．定期体检，及时发现，尽早处理。

（杨新跃）

第三节 职业性眼病

职业性眼病指在职业活动过程中因接触有害因素所导致的眼部损害，包括眼外伤、化学灼伤、辐射损伤等，而法定的职业性眼病只包括化学性眼部灼伤、电光性眼炎和职业性白内障三类。

一、化学性眼部灼伤

（一）职业接触

化学性眼灼伤是最为常见的眼外伤，约占眼外伤的 10%。在职业活动中接触酸碱性化合物、刺激性气体、腐蚀剂、氧化剂等均可导致眼组织的腐蚀破坏性损害，造成化学性眼灼伤。轻者引起结膜充血、眼部烧灼感，重者可致角膜穿孔、视网膜水肿、眼球萎缩等。

（二）病理及发病机制

化学物穿透眼球的作用与眼球表层组织结构和生理特性相关。角膜上皮和内皮具有嗜脂性，角膜基层和巩膜具有嗜水性，各种化学致伤物对眼组织的损伤其病理变化表现为初期血管充血，毛细血管渗透性增加，继之组织水肿，组织细胞发生蛋白变性凝固坏死。碱性比酸性对眼部破坏力大，因为碱与细胞膜的脂类结合后能迅速穿透角膜和前房，碱的致伤作用主要是 pH 的改变而不是碱的金属离子。酸的致伤作用仅限于酸与眼部组织接触后的数分钟至数小时，由于酸沉淀了组织中的蛋白质，迅速形成了"屏障"而使酸不易穿入眼内组织。但氢氟酸（HF）和含重金属离子的酸有穿透角膜与前房的能力。

（三）临床表现

化学性眼部灼伤是以酸、碱为主的化学物质所致的腐蚀性眼损伤。按化学物质性质、浓度及接触时间的长短，可引起眼组织不同程度的损害和不同的临床表现。

1．化学性结膜角膜炎 表现有明显眼部刺激症状如眼痛、灼热感或异物感、流泪、眼睑痉挛等。眼部检查表现为：结膜充血，角膜上皮损伤，但无角膜实质层的损害，视力一般不受影响，预后良好。

2．眼睑灼伤 轻度灼伤表现为眼睑皮肤充血、肿胀，重者起水泡，肌肉，睑板等均受到破坏。灼伤如在内眦附近，则伤后瘢痕变化常造成泪点或泪小点的阻塞，引起溢泪。面积广泛的灼伤，则可形成睑外翻、睑裂闭合不全、睑内翻、睑球粘连等。

3．眼球灼伤 主要表现为结膜、角膜和巩膜的灼伤。临床上常以组织学的急性破坏、修复及其结局为依据，将其灼伤后的临床演变过程分为急性期、修复期和并发症期。

（1）急性期：一般认为从灼伤后数秒至 24 小时。主要表现为结膜的缺血性坏死，角膜上皮脱落，结膜下组织和角膜实质层水肿、混浊，角膜缘及其附近血管广泛血栓形成，急性虹膜睫状体炎，前方积脓，晶状体、玻璃体混浊及全眼球炎等。

（2）修复期：伤后 10 天至 2 周。组织上皮开始再生，巩膜内血管逐渐再通，新生血管开始侵入角膜，虹膜睫状体炎趋于稳定状态。

（3）并发症期：灼伤 2～3 周后。反复出现角膜溃疡、睑球粘连、角膜新生血管膜，继发性内眼改变如葡萄膜炎、白内障和青光眼等。

（四）诊断

根据明确的眼部接触化学物或在短时间内受到高浓度化学物刺激的职业史，结合以眼睑、结膜、角膜和巩膜等眼组织腐蚀性损害的临床表现,参考作业环境调查,综合分析,在排除其他有类似表现的疾病,方可诊断。

诊断及分级标准如下:

1.化学性结膜角膜炎 有明显的眼部刺激症状:眼痛、灼热感或异物感、流泪、眼睑痉挛、结膜充血、角膜上皮脱落等。荧光素染色有散在的点状着色。裂隙灯下观察以睑裂部位最为明显。

2.轻度化学性眼灼伤 具备以下任何一项者,可诊断为轻度化学性眼灼伤:

(1)眼睑皮肤或睑缘充血、水肿和水疱,无后遗症;

(2)结膜充血、出血、水肿;

(3)荧光素染色裂隙灯下观察可见角膜上皮有弥漫性点状或片状脱落,角膜实质浅层水肿混浊,角膜缘无缺血或缺血<1/4。

治愈后无明显并发症,视力多不受影响。

3.中度化学性眼灼伤 除有上述(2)、(3)两项外,具备以下任何一项者,可诊断为中度化学性眼灼伤:

(1)出现结膜坏死,修复期出现睑球粘连;

(2)角膜实质深层水肿混浊,角膜缘缺血1/4~1/2。

治愈后可影响视力。

4.重度化学性眼灼伤 在中度化学性眼灼伤基础上,具备以下任何一项者,可诊断为重度化学性眼灼伤:

(1)眼睑皮肤、肌肉和/或睑板溃疡,修复期出现瘢痕性睑外翻、睑裂闭合不全;

(2)巩膜坏死,角膜全层混浊呈瓷白色,甚至穿孔,角膜缘缺血>1/2。

预后不良,可引起视功能或眼球的丧失。

(五)治疗

伤后必须脱离接触,紧急处理,争分夺秒进行眼部冲洗。化学性结膜角膜炎和眼睑灼伤应积极对症处理。

1.急救 眼球灼伤者应立即就近冲洗;冲洗至少30分钟以上。冲洗液可用生理盐水、中和液、自来水或其他净水。仔细检查结膜穹隆部,去除残留化学物。

2.中和治疗 中和组织内的酸性与碱性物质。酸灼伤用弱碱性溶液,如2%碳酸氢钠、磺胺嘧啶钠结膜下注射。碱灼伤选择维生素C注射液作结膜下注射。

3.预防感染 局部或全身应用抗生素控制感染,加速创面愈合。可使用糖皮质激素,以抑制炎症反应和新生血管的形成。但在伤后2~3周,角膜有溶解倾向,应停用激素。可滴用自家血清和含细胞生长因子的药物,以促进愈合。

4.石灰烧伤眼部,可用0.5% EDTA(依地酸钠),在2周内应滴用降眼压药。为防止虹膜后粘连,可用1%阿托品散瞳。

5.切除坏死组织 如果球结膜有广泛坏死,或角膜上皮坏死,可做早期切除,防止睑球粘连。一些患者在2周内出现角膜溶解变薄,需行全角膜板层移植术,并保留植片的角膜缘上皮,以挽救眼球。也可作羊膜移植、角膜缘干细胞移植,或自体口腔黏膜和对侧球结膜移植。每次换药时用玻璃棒分离睑球粘连,或安放隔膜。

6.应用胶原酶抑制剂 持续的胶原酶活性升高,是角膜溶解的原因之一。为防止角膜穿孔,可应用胶原酶抑制剂。局部滴用2.5%~5%半胱氨酸眼液;全身应用四环素类药物,每次0.25g,每日四次。维生素C对轻中度碱烧伤有益,但对严重碱烧伤的角膜溶解作用有限。

7.晚期治疗 主要针对并发症进行。如烧伤后矫正睑外翻、睑球粘连,进行角膜移植术等。严重眼睑畸形者可施行成型术。出现继发性青光眼时应用药物降低眼压,或行睫状体冷凝术或810激光光凝术。

8．其他处理

（1）化学性结膜角膜炎、轻度化学性眼灼伤多在数天内完全恢复,视力一般不受影响,痊愈后可以恢复原工作。

（2）中度、重度化学性眼灼伤常产生严重并发症或后遗症,视功能可不同程度受损。单眼灼伤者应脱离接触化学物,适当休息后,根据恢复情况安排适当工作;双眼灼伤者,应根据医疗终结时的残留视力,决定其工作与否。

（六）预防

1．改善工作环境,增加防护罩;

2．加强安全教育,严格执行操作规程;

3．加强个人防护,必要时佩戴防护眼镜。

二、电光性眼炎

（一）职业接触

电光性眼炎是电焊作业人员中发病率较高的法定职业病。在室外从事接触紫外辐射的冰川、雪地、海上、沙漠等作业人员,如防护不当,也可导致电光性眼炎。

（二）病理及发病机制

电光性眼炎多为急性发作,是强烈紫外线刺激角膜、结膜后,反射性引起眼肌持续痛性痉挛,结膜血管反应性扩张、充血所致。眼组织的损伤取决于吸收的总能量而不是吸收率,因此与辐射程度和持续时间密切相关。皮茨（Pitts）（1977）实验表明兔发生电光性眼炎的最小阈限值是波长 270nm 的紫外线为 $50J/m^2$,310nm 为 $550J/m^2$。220～250nm 的紫外线被角膜上皮吸收后立即发病,但消失亦快。250～310nm 的紫外线被角膜间质亦吸收,发病较迟,消退亦慢。胡椿枝等研究发现,电光性眼炎的发病机制与自由基的脂质过氧化反应和炎症介质前列腺素的增加有密切关系。实验表明,地塞米松可减轻自由基的损伤,其作用在于改变细胞膜脂质对自由基攻击的敏感性。紫外线对眼组织有光化学作用,使蛋白质凝固变性,角膜上皮点状脱落。

（三）临床表现

1．症状及体征　电光性眼炎的潜伏期长短取决于吸收紫外线的总能量,以 3～8 小时多见。本病特征是起病急,多双眼同时发病,常在晚上或夜间发作。有强烈的异物感,眼剧痛,畏光流泪,眼睑痉挛,皮肤潮红,结膜混合性充血或伴有球结膜水肿。角膜上皮点状脱落,荧光素染色（+）,瞳孔缩小,严重者角膜上皮大片剥脱,感觉减退。如无感染,一般经 6～8 小时自行缓解,24～48 小时痊愈。

2．实验室检查/特殊检查　角膜荧光素染色（+）:裂隙灯显微镜下观察呈细点状染色或有相互融合的片状染色。

（四）诊断及鉴别诊断

1．诊断　有紫外线接触史,并具有下列表现者即可诊断。眼部异物感、灼热感加重,并出现剧痛,畏光,流泪,眼睑痉挛;角膜上皮脱落,荧光素染色阳性;并可见到上下眼睑及相邻的颜面部皮肤潮红。结膜充血或伴有球结膜水肿。

2．鉴别诊断　应与化学物质引起的浅层点状角膜炎进行鉴别。

（五）治疗

1．脱离接触紫外线作业或休息 1～2 天,重者可适当延长（不超过一星期）。

2．急性发作期,早期应采用局部止痛,如局部冷敷或针刺合谷穴,滴丁卡因眼水 1 次可立即消除剧痛;同时防止感染的治疗,如氧氟沙星滴眼液、妥布霉素滴眼液等,辅以促进角膜上皮修复之治疗,如玻璃酸钠滴眼液、重组牛碱性成纤维细胞生长因子滴眼液等。

（六）预防

1．改善电焊工作业环境,增加防护屏,尤其针对多机联合作业时,电焊工、电焊辅助工,以及同车间其他人员的眼部可能受到大量直接或间接反射的紫外线照射情况,加以重点防护。

2．增加安全宣传教育，使相关人员了解紫外线危害，熟练掌握防护用品的使用，工作时正确佩戴防护面罩和防护眼镜。

三、白内障（含放射性白内障、三硝基甲苯白内障）

职业性白内障主要是指劳动者在生产劳动过程及其他职业活动中，接触化学毒物、辐射线以及其他有害的物理因素所引起的以双眼晶状体混浊为主的疾病。常见的职业性白内障包括电离性、非电离辐射性、电击性、中毒性白内障等。非电离辐射性白内障不具有特征性，有待研究。

（一）放射性白内障

放射性白内障是指由 X 射线、γ 射线、中子及高能 β 射线等电离辐射所致的晶状体混浊。

1．职业接触　放射性白内障多见于接触电离辐射的放射诊疗工作人员。非放射人员的接触也可致放射性白内障。

2．病理及发病机制　晶状体是人体对电离辐射最敏感的器官之一，由透明纤维蛋白构成，无血管分布，含水量高，是电离辐射敏感的靶器官。电离辐射引起的晶状体混浊始于晶状体后极部后囊下皮质，常伴有空泡，是区别老年性白内障的主要特征。正常情况下，晶状体上皮细胞不断地进行有丝分裂，当放射性粒子引起晶状体上皮细胞内 DNA 损伤，则有丝分裂受抑制和细胞异常生长。间接作用为射线粒子引起细胞内的水分子发生电离，产生大量 H_2O^+、H_2O^- 和 H、OH 等自由基，自由基与细胞内的有机化合物相互作用，形成氧化物而破坏细胞内的代谢过程，引起晶状体细胞染色体畸形、核碎裂及变性等。这些受损伤而发生变性的上皮细胞移行和堆积在晶状体的后极部，借助裂隙灯检查，可见其为点状及颗粒状混浊。日本学者研究发现，放射性白内障发生和发展有两个方面的因素，一是放射线照射对晶体的直接作用，二是放射线对虹膜睫状体血管系统影响，引起房水循环动态的变化，降低晶体在房水中的液体交换。

3．临床表现　电离辐射所引起的晶状体混浊的潜伏期长短相差很大，最短 9 个月，最长 12 年，平均为 2～4 年。年龄愈小，潜伏期愈短；剂量愈大，潜伏期愈短。

放射性白内障早期临床形态特征，只能用裂隙灯检查才能发现。

初期：在晶状体的后极部后囊下皮质出现数个粉末状混浊小点，呈白色、灰色或金色、彩虹色，且伴有小空泡，这个阶段不引起视力损害。

第二期：经过一段时间发展，后囊下皮质内的细点状混浊逐渐增多，排列呈环形，并有小空泡及细微丝混浊散在其间。新形成的空泡向深部皮质内扩散，同时前囊下可出现点状及线状混浊，但比后极部变化轻微。

第三期：病程时间更长，后囊下的混浊更多，渐形成盘状，外形不规则，混浊的外层密度加大。裂隙灯下见混浊的后层沿晶状体的弯曲度向后凸起，混浊的前层则大致为平面状。也有数层混浊呈重叠状。盘状混浊的外周有散在的小点状混浊，混浊区渐向赤道方向及前面扩大，同时晶状体赤道部发生楔形混浊。

第四期：晶状体全部混浊，看不出前三个阶段的晶状体改变，也不能和老年性白内障等鉴别。

4．诊断及鉴别诊断

（1）诊断及其分期标准

1）一期：晶状体后级部后囊下皮质内有细点状混浊，可排列成较稀疏、较薄的近似环形，并伴有空泡。见图 8-3-1。

2）二期：晶状体后极部后囊下皮质内呈现盘状混浊且伴有空泡。严重者，在盘状混浊的周围出现不规则的条纹状混浊向赤道部延伸。盘状混浊也可向皮质深层扩展，可呈宝塔状外观。与此同时，前极部前囊下皮质内也可出现细点状混浊及空泡，视力可能减退。见图 8-3-2。

3）三期：晶状体后极部后囊下皮质内呈现蜂窝状混浊，后极部较致密，向赤道部逐渐稀薄，伴有空泡，也可有彩虹点，前囊下皮质内混浊加重，有不同程度的视力障碍。见图 8-3-3。

4）四期：晶状体全部混浊，严重视力障碍。

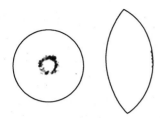

图 8-3-1　Ⅰ期放射性白内障图示

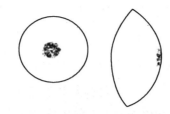

图 8-3-2　Ⅱ期放射性白内障图示

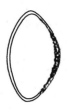

图 8-3-3　Ⅲ期放射性白内障图示

（2）鉴别诊断

1）其他物理因素化学中毒所致的白内障：如微波白内障、红外线白内障、电击白内障、药物（肾上腺皮质激素）或毒性物质（二硝基酚、萘和甾体类化合物）引起的白内障。

2）并发性白内障：由视网膜色素变性及高度近视和糖尿病引起的白内障。

3）老年性白内障：起始于后囊下皮质的白内障。

以上鉴别的关键是结合病史及职业史，在确诊放射性白内障时，必须有放射剂量材料作为根据。

5. 治疗

（1）对明确诊断为放射性白内障的病例，应及时脱离放射工作岗位，接受治疗、康复和定期检查，一般每半年至一年复查一次晶状体。

（2）对晶状体混浊所致视功能障碍影响生活和工作的病例，可以施行白内障摘除术和人工晶体植入术。

6. 预防　医务人员在进行放射诊疗过程中必须采取预防措施，穿防护服和戴铅防护眼镜，防止射线的直接照射。同时，对放射诊疗工作人员定期进行晶状体检查，做好健康监护。

（二）三硝基甲苯白内障

职业性慢性三硝基甲苯白内障是由于长期接触三硝基甲苯所引起的以眼晶体混浊改变为主要表现的中毒性眼部疾病。

1. 职业接触　三硝基甲苯（TNT）为国防工业和矿山建设中常用的炸药。在生产和使用过程中，主要通过呼吸道和污染皮肤吸收，也可通过消化道吸收。常见于装药、铸药、粉碎、包装、搬运等 TNT 作业工种。工龄愈长发病率愈高。

2. 病理及发病机制　TNT 为脂溶性物质，可通过皮肤、呼吸道、消化道进入体内。导致三硝基甲苯白内障的机制还不清楚，但近年来的实验研究取得了一些进展。一种观点认为 TNT 白内障的发生关键在于 TNT 在晶状体的蓄积，也有观点认为是 TNT 的代谢产物，或由变性血红蛋白沉积于晶状体 TNT 导致。^{3}H-α-TNT 实验结果显示，眼球组织中 96 小时标记物含量最高，说明眼球组织有 TNT 的缓慢蓄积。王敏等研究认为，TNT 引发白内障的机制可能是 TNT 进入晶状体后，在晶状体上皮细胞微粒体中硝基还原酶催化下，经单电子还原形成 TNT 硝基阴离子自由基中间产物，在氧分子存在下将电子转给 O_2，启动晶状体氧化损伤，这种损伤在晶状体内不断累积，导致晶状体混浊，形成 TNT 白内障。TNT 白内障发病率与作业工种和工龄密切相关。同时还与工作条件、个人防护、个人卫生习惯和卫生条件有关系。

3. 临床表现　TNT 所致晶状体混浊形态、分布都具有特异性，已得到公认。TNT 晶状体混浊始于晶状体的周边部，病变过程缓慢，检查时应散大瞳孔才能发现。

（1）后映照法检查：晶状体周边部呈环形混浊，环为多数尖向内、底向外的楔形混浊连接而成，环与晶状体赤道部间有一窄的透明区。少数工龄较长的患者，晶状体中央部也出现一环形混浊，位于晶状体瞳孔区，环的大小等于瞳孔直径，初起可为不完全的环，逐渐加重，混浊致密，呈花瓣状或盘状。

（2）裂隙灯显微镜检查：晶状体混浊是由多数大小不等的灰黄色小点聚集而成，周边部混浊位于前后成人核和前后皮质内，整个周边部皮质透明度降低；中央部混浊位于前成人核和前皮质内。

随着工龄的增加，晶状体混浊加重，楔形混浊向中央部延伸，甚至与中央部盘形混浊融合。

4.诊断及鉴别诊断

（1）诊断及分级标准

1）一期白内障：裂隙灯显微镜检查和（或）晶状体摄影照相可见晶状体周边部皮质内灰黄色细点状混浊，组合成完整的环形暗影，其环形混浊最大环宽不超过晶状体半径的三分之一。视功能不受影响或正常。

2）二期白内障：晶状体周边部灰黄色细点状混浊向前后皮质及成人核延伸，形成楔状，楔底向周边，尖端指向中心。周边部环状混浊的范围等于或大于晶状体半径的三分之一。或在晶状体周边部混浊基础上，瞳孔区晶状体前皮质内或前成人核出现相等于瞳孔直径大小的完全或不完全的环状混浊，视功能可不受影响或正常或轻度障碍。

3）三期白内障：晶状体周边部环形混浊的范围等于或大于晶状体半径三分之二，或瞳孔区晶状体前皮质内或前成人核有致密点状构成花瓣状或盘状晶状体完全混浊。视功能（视力和视野）受到明显影响。

（2）鉴别诊断

1）点状白内障：为先天性，非进行性的。混浊点较小，数量较少，晶状体皮质明。

2）早期老年性白内障：见于老年人，一般晶状体混浊开始于鼻下方，多呈片状致密的灰白色混浊或大小不一的楔形，两眼的混浊程度、部位、形状不一定对称。

3）其他中毒性白内障：二硝基酚和萘均可致白内障，开始于晶状体囊下，迅速累及皮质，短期内晶状体完全混浊。

5.治疗

（1）脱离三硝基甲苯作业；

（2）对症治疗；

（3）对晶状体混浊所致视功能障碍影响生活和工作的病例，可以施行白内障摘除术和人工晶体植入术。

6.预防

（1）上岗前必须进行眼科检查，特别是晶状体的检查，上岗后定期进行眼科检查，及时防治。

（2）工人下班后应睁眼淋浴，冲出眼球表面的粉尘。

（3）用人单位应设轮换制作业，间断脱离接触TNT，使眼部发病率不致因工龄增长而上升。

（4）降低生产环境粉尘浓度，采取措施防止眼睛和皮肤的污染，定期对作业人员晶状体定期检查，早发生、早调离。

（曹　敏　杨新跃）

第四节　职业性耳鼻喉口腔疾病

一、噪声聋

职业性噪声聋是由于劳动者于工作场所中长期接触噪声而发生的一种以耳蜗病变为主的渐进的感音性听觉损害，主要症状为进行性听力减退、耳鸣及头晕头痛等症状。其特点表现为初期高频段听力下降，耳蜗基底部组织细胞受损变性、坏死，随着接触噪声时间延长，病情加重，向语言频段发展，最终导致耳蜗大部或全部受损，尤其是当顶部受损时就会出现明显语言听力障碍。

（一）职业接触

在生产过程中，机械的转动、撞击、摩擦及气流的排放、气笛的鸣放均可产生工业噪声。

1.按所接触工业噪声的物理特性可分为：

（1）机械性噪声：物体间的撞击、摩擦以及运转的机械零件轴承、齿轮等产生噪声。

（2）空气动力性噪声：通风机、鼓风机、压缩机、发动机等叶片高速旋转，使叶片两侧的空气发生压力突变，激发声波发出的声音。

（3）电磁性噪声：电机的电流和磁场的相互作用产生的噪声。

2．按所接触工业噪源的时间特性可分为：

（1）稳态噪声：指噪声声压级的变化较小（一般不大于 3dB），且不随时间有大幅度的变化的噪声。

（2）非稳态噪声：指噪声强度随时间而有起伏波动（声压变化大于 3dB），呈周期性变化的噪声。

（3）脉冲噪声：指持续时间小于 1 秒的单个或多个突发声组成，声压级原始水平升至峰值又回至原始水平所需的持续时间短于 500 毫秒，其峰值声压级大于 40dB 的噪声。

噪声作业是指工作场所噪声强度超过"工作场所有害因素职业接触限值"的作业，即 8 小时等效声级（A 计权）≥85dB。每周工作 5 天，每天工作 8 小时；每周工作日不是 5 天，需计算 40 小时等效声级。

（二）病理及发病机制

1．机械损伤学说　认为是声波机械冲击引起的听觉器官损伤，主要包括以下几个观点：

（1）高强度的噪声经听骨链或蜗窗传导后，可引起强烈的内、外淋巴液流动，形成涡流，强大的液体涡流冲击蜗管，可使前庭膜破裂，导致内外淋巴液混合和离子成分的改变及螺旋器细胞的损伤，继发血管纹萎缩和神经纤维变性。

（2）强烈的基底膜震动可使前庭膜破裂，导致内外淋巴液混合和离子成分的改变及螺旋器细胞的损伤，继发血管纹萎缩和神经纤维变性。

（3）强烈的基底膜震动使网状层产生微孔致使内淋巴渗入到毛细胞周围，引起内环境中钾离子过高，毛细胞的细胞膜暴露于异常的高钾环境中，从而受损。

（4）螺旋器与基底膜分离。

（5）盖膜与毛细胞分离。

这些机械性的损伤又可加重或继发引起血管性和代谢性的病变。

2．血管学说　噪声暴露后可损害耳蜗内的微循环，导致耳蜗缺血、缺氧，造成毛细胞和螺旋器的退行性变。大量动物实验表明，强噪声刺激作用下耳蜗血管可发生一系列改变，引起血管痉挛收缩或扩张，血流速度变慢，局部血液灌注量减少；血管内皮肿胀、通透性增加，血液浓缩导致黏滞度显著增高；血小板和红细胞聚集、血栓形成；从而导致微循环障碍，蜗血流下，内耳供血不足，内外淋巴液氧张力下降。上述血管改变引起局部缺血缺氧，使得耳蜗内环境的代谢紊乱，毛细胞代谢降低、能量储备与供应障碍，酶系统的功能障碍，从而导致毛细胞包括螺旋器形态结构的损伤和声—电转换的功能障碍等一系列病理生理改变。用氢清除法或激光多普勒血流测量法发现高、中频纯音或噪声都可引起耳蜗血流量降低，而光镜观察结果提示微血管变化程度与毛细胞损伤有关。

3．代谢学说　噪声可引起毛细胞、支持细胞酶系统严重紊乱，导致氧和能量代谢障碍，细胞变性、死亡。持续的噪声刺激影响耳蜗毛细胞使其三磷酸腺苷需要量增加，毛细胞和支持细胞的耗氧量、耗葡萄糖量增加，出现局部相对缺血，自由基含量增加及细胞内钙的超载引起细胞结构、静纤毛、DNA 及蛋白质的异常，最终导致细胞的坏死和凋亡。此外，由于噪声引起的耳蜗淋巴液氧分压降低，供氧减少，又加剧影响了三磷酸腺苷酶的活性。噪声还可以通过直接损伤血管致局部微循环障碍，组织水肿，血氧降低，血管纹 K^+-Na^+-ATPase 活性降低，使得内淋巴中的阳离子浓度梯度及蜗内电位不能维持，从而导致螺旋器和毛细胞的功能障碍。

4．耳蜗自由基变化　对高频噪声听力损伤患者进行氮自由基检测发现，患者耳蜗毛细胞、血管纹处及螺旋神经节处的氮自由基明显升高，提示氮自由基变化是造成听力损伤的机制之一。

5．耳蜗内金属蛋白酶含量变化　有研究报告发现耳蜗受到高频噪声刺激或受伤后可对基质金属蛋白酶进行激活，导致耳蜗内金属蛋白酶含量升高，从而影响血管内部的紧密连接蛋白，对患者血—迷路屏障造成破坏。

6．其他　最近有研究发现一氧化氮合成酶Ⅱ（NOSⅡ）在噪声损伤的耳蜗中表达呈阳性，尤以血管纹和螺旋神经节细胞为甚。周彬等人通过动物实验证明在噪声暴露耳蜗中存在着细胞凋亡，并且得出在声损伤的早期细胞凋亡是听力下降的主要原因。现在噪声性聋易感基因已成为学术界的研究热点，相关易感基因家族包括氧应激基因、钾离子循环途径基因、热应激蛋白基因、单基因遗传性耳聋基因等。

噪声聋的基本病理变化是首先出现耳蜗螺旋器机械性损伤改变，再出现局部代谢性改变。耳蜗外毛细胞中内质网空泡形成，线粒体肿胀变性等为主。

（三）临床表现

噪声对人体多个系统，如神经、心血管、内分泌、消化等系统都可造成危害，但主要的和特异性损伤在听觉器官。主要症状为进行性听力减退、耳鸣及头晕头痛等症状。耳鸣常出现于噪声损害耳聋之前，因其听力损失以高频为主，耳鸣多呈双耳持续性高调声。噪声聋是指长期接触噪声引起缓慢进行性感音神经性聋，早期典型听力曲线为 4000Hz 呈 V 型下降；以后邻近的 3000～6000Hz 或 2000～8000Hz 之间的听力亦下降，曲线呈 U 型；晚期则所有频率均下降，但高频区仍甚于低频区，曲线呈下降型，发展为全聋者罕见。噪声聋多为双侧对称性。

（四）诊断

1. 诊断原则：

（1）连续 3 年以上职业噪声接触史。

（2）出现渐近性听力下降损失或耳鸣的症状，纯音测听为感音性聋。

（3）结合历年职业健康检查资料和现场卫生学调查。

（4）排除其他原因所致听觉损害。

2. 诊断分级　符合双耳高频（3000Hz、4000Hz、6000Hz）平均听阈≥40dB 者，根据较好耳语频（500Hz、1000Hz、2000Hz）和高频 4000Hz 听阈加权值进行诊断和诊断分级。

$$单耳平均听阈加权值（MTWVdBHL）=\frac{HL_{500Hz}+HL_{1000Hz}+HL_{2000Hz}}{3}\times 0.9+HL_{4000Hz}\times 0.1$$

（1）轻度噪声聋：26～40dB（HL）；

（2）中度噪声聋：41～55dB（HL）；

（3）重度噪声聋：≥56dB（HL）。

（五）治疗

1. 噪声聋患者均应调离噪声工作场所。

2. 对噪声敏感者（上岗前职业健康体检纯音听力检查各频率听力损失均≤25dB，但噪声作业 1 年之内，高频段 3000Hz、4000Hz、6000Hz 中任一耳，任一频率听阈≥65dB）应调离噪声作业场所。

3. 药物治疗

（1）调节神经营养的药物，如维生素 B 类药物。

（2）血管扩张剂，如 654-2 注射液等药物。

（3）促进代谢的生物制品，如：辅酶 A 等。

（4）耳鸣、眩晕者可对症治疗。

4. 对听力损失达重度以上者可佩戴助听器。

（六）预防

1. 控制噪声源　预防职业性噪声聋的根本途径就是消除噪声或减小噪声，这就要求生产企业一定要积极使用噪声较小的生产机械设备，同时使用一些减震、消声、吸声、阻尼等技术方法，尽量将机械设备产生的声音降到最低（80dB 以下）。

2. 加强个人防护　生产企业一定要提高对职工进行防护的意识，保证防护资金，购买符合防护要求的耳塞、耳罩等用具，指导职工在工作中正确佩戴。如果工作环境的噪声达到 80dB，必须佩戴耳塞。同时，按照工作环境噪声每增加 3 分贝，工作时间减半的原则，合理安排工作时间。

3. 合理安排休息时间　让职工的听觉系统得到有效的休息。

4. 定期进行上岗前、在岗期间、离岗时职业健康体检。

二、铬鼻病

（一）职业接触

在工业生产中，接触铬及其化合物的机会很多。凡从事开采、冶炼、镀铬、颜料、染料、油漆、鞣皮、橡胶、陶瓷、照相和印刷业的劳动者，都有机会接触到铬化合物。职业性铬鼻病发病需较长时间接触铬酐、铬酸、铬酸盐及重铬酸盐等六价铬化合物，原则上职业接触时间不低于 3 个月。

（二）病理及发病机制

职业性铬鼻病是由于长期接触铬所引起的一种慢性鼻部损害。三价铬不易通过细胞膜，六价铬则可通过皮肤、呼吸道和消化道进入人体，而呼吸道是六价铬进入人体的主要方式。六价铬进入人体后可迅速进入红细胞，与氧结合成氧化铬，并经谷胱甘肽、维生素 C 等还原成三价铬，再与血清转铁蛋白结合，使血红蛋白变成高铁血红蛋白，破坏细胞氧结合能力，导致细胞内窒息。六价铬还原成三价过程中的反应性中间产物如四价铬、五价铬以及环氧化物等可与 DNA 反应，并使 DNA 产生断链、去碱基以及产生 Gr-DNA 加合物、DNA-DNA 交联、DNA- 蛋白质交联、去碱基化及氧化反应等。当长期吸入浓度 $>0.1mg/m^3$ 铬酸雾或铬酸盐尘时可发生职业性铬鼻病。职业性铬鼻病发病的部位主要在鼻部血管较少的鼻中隔前部，少数情况发生于鼻甲黏膜。这可能是由于鼻中隔前下方黏膜较薄，血管较少，黏膜常发生上皮化生，呈现小血管扩张和表皮脱落，气流常在此发生流向改变，故铬尘易在此沉积。不良习惯，比如当鼻受刺激不适应时污染的手指挖鼻亦可使此处黏膜接触大量的铬而更易受刺激和损伤。

（三）临床表现

职业性铬鼻病早期症状有流涕、鼻塞、鼻出血、鼻干燥、鼻灼痛、嗅觉减退等，其临床体征主要是鼻黏膜糜烂、溃疡形成以及鼻中隔穿孔，发生率依次为 28.4%、5.35% 和 3.4%。并可伴有不同程度鼻黏膜充血、肿胀、干燥或萎缩等其他非特异性体征，其发生率依次为 24.4%、16.7%、16.8% 以及 6.7%。鼻中隔穿孔由米粒大小到直径 1～2cm。由于鼻穿孔部位多在距离鼻中隔软骨前下端 1.5cm 处，该部位神经分布稀少，不会产生疼痛感，患者可不易发觉。

（四）诊断

1. 诊断原则　根据较长时间的六价铬化合物职业接触史和鼻中隔或鼻甲损害的相关临床表现，结合现场职业卫生学调查，排除其他原因所致鼻部病变，方可诊断。

2. 诊断分级

（1）轻度铬鼻病：具有下列临床表现之一者。

1）鼻中隔、鼻甲黏膜糜烂面积 $\geqslant 4mm^2$。

2）鼻中隔或鼻甲黏膜溃疡。

（2）重度铬鼻病：鼻中隔软骨部穿孔。

（五）治疗

1. 脱离铬作业环境。

2. 病因治疗　以局部治疗为主，可应用促进黏膜修复的制剂；如局部使用维生素 C 溶液擦洗，5% 硫代硫酸钠软膏涂敷。鼻黏膜糜烂及溃疡可使用重组人表皮生长因子或碱性成纤维细胞生长因子治疗。已形成的鼻中隔穿孔可行鼻中隔修补术，常用移位缝合法、减张缝合植皮法、下鼻甲黏膜瓣修补法、游离中鼻甲黏骨膜瓣修补法等。

（六）预防

1. 镀铬作业是接触铬酸雾所引起的铬鼻病主要原因。因此，应尽可能使用密闭设备和机械化上料流水线，镀铬槽上加盖密闭以防止酸雾逸出。

2. 无法密闭设备时，应加强整体通风和机械排风，减少酸雾的逸散。同时应加强各项机械排风装置的日常维护和检修，保证通风排酸雾的效果。

3. 车间内应装设喷淋和洗眼装置，供清洗皮肤和眼睛之用。

4. 工作时应佩戴橡皮或塑胶手套、穿工作服加防酸围裙和胶靴、佩戴防酸口罩和防护眼镜。工作服应勤更换清洗、工作后宜沐浴清洁全身皮肤。

5.应加强宣传教育,定期开展有关职业病防治的讲座,增强铬作业人员的自我防护意识,养成良好的个人卫生习惯,正确佩戴相关防护用品。

6.按规定进行上岗前、在岗期间、离岗时职业健康体检。

三、牙酸蚀病

牙酸蚀病是较长时间接触各种酸雾或酸酐所引起的牙体硬组织脱钙缺损所导致的疾病。其临床表现除前牙牙冠有不同程度缺损外,还有牙齿对冷、热、酸、甜等刺激敏感,严重者牙冠大部分缺损或仅留下残根,是生产和使用酸的工人的一种较常见口腔职业病。

(一)职业接触

盐酸、硫酸、硝酸是工业上接触机会较多,而且腐蚀性较强的化学物质。常见职业接触为盐酸制造(接触氯化氢和盐酸雾)、硫酸制造(接触 SO_2、SO_3 和硫酸雾)、硝酸制造(接触 NO_2 和硝酸雾)等。

(二)病理及发病机制

职业性牙酸蚀病的主要病理过程是酸雾或酸酐所引起的牙体硬组织脱钙缺损。酸酐进入口腔后,遇水即形成酸而腐蚀牙面,长期暴露在酸雾或酸酐环境中工作的人群较易患牙酸蚀病。体外试验表明,当 pH 低于3.7时,牙齿即可产生明显的酸蚀,而在活体口腔内盐酸达 pH 6.2、硫酸和硝酸达 pH 5.8时,牙釉质即可发生酸蚀。还有研究表明,有机羧酸比无机酸对牙齿的酸蚀作用更大。因为无机酸引起的牙釉质酸蚀是自限性的,它可形成一种不溶性的终末产物,而釉质与枸橼酸形成一种可溶性枸橼酸钙络合物。职业性牙酸蚀病主要损害直接接触含酸空气的牙齿,即中切牙、侧切牙的唇面,后牙基本没有牙酸蚀病。发病早期仅有牙冠切端釉质外观改变,牙釉质混浊,呈毛玻璃样,无牙实质缺损。随着牙酸蚀发展,牙本质暴露,牙冠缩短,出现开骀,当牙酸蚀达第三度时,牙冠几乎全部缺损,切面平坦、光滑,成45°角倾斜,并可看到牙体横断面结构,牙本质常呈黑色或红棕色。

(三)临床表现

长期接触低浓度的酸雾或酸酐及其他酸性物质,其主要的慢性危害是对牙齿的损伤,临床表现除前牙牙冠有不同程度缺损外,还有牙齿对冷、热、酸、甜等刺激敏感。严重者牙冠大部分缺损或仅留下残根,可有髓腔暴露和牙髓病变,不但影响患者的体貌外观,而且妨碍人体正常的咀嚼和对食物的消化。

(四)诊断

1.诊断原则 根据较长时间接触酸雾、酸酐或其他酸性物质的职业史,以前牙硬组织损害为主的临床表现,结合现场职业卫生学调查结果,进行综合分析,排除其他牙齿硬组织疾病后,方可诊断。

2.牙酸蚀的诊断分级:

(1)一级牙酸蚀(Ⅰ):仅有唇面牙釉质缺损,多见于侧唇切端1/3,切缘变薄、透亮;或唇面中部牙釉质呈弧形凹陷性缺损。缺损面表面光滑,与周围牙釉质无明显分界线。

(2)二级牙酸蚀(Ⅱ):缺损达牙本质浅层,多呈斜坡状,从切缘起,削向牙冠唇面。暴露的牙本质呈黄色,周围可见较透明的牙釉质层。

(3)三级牙酸蚀(Ⅲ):缺损达牙本质深层,在缺损面暴露牙本质的中央,即相当于原髓腔部位,可见一网形或椭圆形的棕黄色牙本质区。但无髓腔暴露,也无牙髓病变。

(4)四级牙酸蚀(Ⅳ):缺损达牙本质深层,虽无髓腔暴露,但有牙髓病变;或缺损已达髓腔;或牙冠大部分缺损,仅留下残根。

3.诊断分度:

(1)壹度牙酸蚀病:前牙区有两个或两个以上牙齿为一级牙酸蚀。

(2)贰度牙酸蚀病:前牙区有两个或两个以上牙齿为二级或三级牙酸蚀。

(3)叁度牙酸蚀病:前牙区有两个或两个以上牙齿为四级牙酸蚀。

(五)治疗

牙酸蚀病是一个慢性而连续的过程,早发现、早诊断、早治疗是关键。

1. 在牙齿对冷、热、酸、甜等刺激敏感时，使用中性溶或苏打水，也可用含氟或防酸脱敏牙膏刷牙或含氟水漱口，以增强釉质抗酸蚀能力，并促进软化牙釉质再矿化。如症状不缓解，可用 75% 氟化钠甘油糊剂药物做脱敏治疗。

2. 壹度牙酸蚀病是否要作牙体修复，可视具体情况决定。贰度牙酸蚀病应尽早作牙体修复。叁度牙酸蚀病可在牙髓病及其并发症治疗后再进行牙体修复。

3. 注意饮食习惯、口腔卫生习惯。控制酸性食物摄入量，特别在晚上应避免进食酸性食物和饮料。

（六）预防

1. 密闭酸源，定期监测，合理布局，加强通风。

2. 加强职业卫生培训，佩戴使用个人防护用品。

3. 建立职业健康监护档案，定期轮岗。

4. 定期进行上岗前、在岗期、离岗时职业健康体检。

四、爆震聋

爆震聋，即暴露于瞬间发生的短暂而强烈的冲击波或强脉冲噪声所造成的中耳、内耳或中耳及内耳混合性急性损伤所导致的听力损伤或丧失。多由于爆破、枪炮射击、炸弹及其爆炸物爆炸时发生。

（一）职业接触

职业性爆震聋多见于矿业开采和化工行业。军人及公安等公务人员在执行任务时受到枪炮、炸弹等压力波影响时也属职业接触。

职业性爆震接触史是指爆破作业近距离暴露；或在工作场所中受到易燃易爆化学品、压力容器等发生爆炸瞬时产生的冲击波及强脉冲噪声的累及。我国《常规兵器发射和爆炸时噪声和冲击波对人员听觉器官损伤的安全限值》（GJB 2A-1996）中明确规定，最大峰值低于 6.9kPa（170.7dB）者称为噪声，而最大超压峰不小于此值者称为冲击波。由于在很多情况下二者难以区分，按国际通常叫法，冲击波和强脉冲噪声我们统称为压力波。

（二）病理及发病机制

由于爆炸发生时爆破物体由固态或液态瞬间转变为气态，体积急剧增大产生强大的冲击波和强脉冲噪声可对听觉器官造成急性外伤，发生鼓膜破裂、听小骨脱位、骨折和鼓室出血、内耳组织损害出血。另外，冲击波（压力波）由正压相和负压相组成。两者所释放的能量大致相等，而且爆炸形成高压的速度愈快，短时间形成的压差愈大，其爆破性也愈大。冲击波（压力波）的峰值强度愈大，单位面积作用于听觉器官的损伤愈大。近来研究发现，冲击波负压对豚鼠听器有明确的致伤效应，包括对鼓膜结构和鼓室结构的形态学改变和听功能损伤。内耳耳蜗外毛细胞静纤毛消失或散乱，个别内毛细胞纤毛部分消失。

（三）临床表现

爆震对听觉系统的损害及影响属急性声损伤，瞬间强大的冲击波和噪声对听觉系统的损伤可因暴露距离、爆炸物体的量能大小发生鼓膜穿孔、听骨损伤及内耳损伤，形成传导性耳聋、感音神经性耳聋或混合性耳聋。受震者往往可当即发生单（双）耳失听、耳鸣、耳痛等症状，有时伴有眩晕、恶心、呕吐，重者可产生一时性昏迷。轻者一般 2 周内可以自行恢复，重者可致永久性听力损失。中耳损伤是指鼓膜破裂，中耳黏膜出血，听骨脱位，听骨链断裂。中耳并发症是指因爆震性中耳损伤所致急慢性中耳炎，以及继发性中耳胆脂瘤。

（四）诊断

1. 诊断原则　根据确切的职业性爆震接触史，有自觉的听力障碍及耳鸣、耳痛等症状，耳科检查可见鼓膜充血、出血或穿孔，有时可见听小骨脱位等，纯音测听为传导性聋、感音神经性聋或混合性聋，结合客观测听资料，现场职业卫生学调查，并排除其他原因所致听觉损害，方可诊断。

2. 诊断步骤

（1）确定职业性爆震接触史。

（2）耳科常规检查，怀疑听骨链断裂时可进行 CT 检查。

（3）在作出诊断分级前，至少应进行 3 次以上的纯音听力检查，每次检查间隔时间至少 3 天，而且各频率听阈偏差≤10dB；诊断评定分级时应以气导听阈最小值进行计算。

（4）诊断时应排除的其他致聋原因，主要包括：药物（链霉素、庆大霉素、卡那霉素等）中毒性聋、外伤性聋，传染病（流脑、腮腺炎、麻疹等）性聋，家族性聋，梅尼埃病，突发性聋，中枢性聋，听神经病以及各种中耳疾患等。

（5）对纯音听力测试难以配合的患者，或对纯音听力检查结果的真实性有怀疑时，应进行客观听力检查，如听性脑干反应测试、40Hz 听觉相关电位测试、声导抗、镫骨肌声反射阈测试、耳声发射测试、多频稳态听觉诱发电位等检查，以排除伪聋和夸大性听力损失的可能。

3．诊断分级

分别计算左右耳 500Hz、1000Hz、2000Hz、3000Hz 平均听阈值，并分别进行职业性爆震聋诊断分级。单耳平均听阈按公式计算：

$$单耳平均听阈（dBHL）=\frac{HL_{500Hz}+HL_{1000Hz}+HL_{2000Hz}+HL_{3000Hz}}{4}$$

（1）轻度爆震聋：26～40dB（HL）；

（2）中度爆震聋：41～55dB（HL）；

（3）重度爆震聋：56～70dB（HL）；

（4）极重度爆震聋：71～90dB（HL）；

（5）全聋：≥91dB（HL）。

（五）治疗

1．中耳损伤的处理

（1）鼓膜穿孔：根据穿孔大小及部位行保守治疗或烧灼法促进愈合。经保守治疗 3 个月未愈者可行鼓膜修补或鼓室成形术。

（2）听骨脱位、听骨链断裂者应行听骨链重建术。

2．中耳并发症的处理

（1）并发中耳炎的患者按急、慢性中耳炎的治疗方案进行治疗。

（2）合并继发性中耳胆脂瘤的患者应行手术治疗。

3．内耳损伤　可采用药物和高压氧舱综合治疗方法。治疗所有药物主要为扩张内耳血管、促进内耳血液循环、维生素 B 族和营养神经药物，以促进听毛细胞修复。

4．双耳 500Hz、1000Hz、2000Hz、3000Hz 平均听力损失≥56dB（HL）者应佩戴助听器。

（六）预防

1．从事爆破作业人员工作时应正确佩戴耳塞、耳罩，加强听力防护，不可在没有任何防护的条件下作业。

2．对从事爆破作业人员进行上岗前体检，发现职业禁忌证时不得从事爆破及噪声相关作业。

3．定期进行职业健康检查，疑似有听力损伤者应脱离噪声作业。

4．进行健康宣教，加强劳动防护及安全监督。

（周华萍　杨新跃）

第九章　职业性化学中毒

第一节　概　　述

一、职业中毒的基本概念与临床类型

（一）职业中毒的基本概念

毒物是指在一定条件下，摄入较小剂量时可引起生物体功能性或器质性损害的化学物质。该损害可以是暂时性的，也可能是永久性的，甚至是危及生命的。机体受毒物作用后引起一定程度损害而出现的疾病状态称为中毒。

生产性毒物是指在生产劳动过程中产生和使用的各种化学毒物，也指存在于工作环境空气中的化学毒物。劳动者在生产劳动过程中过量接触生产性化学毒物而引起的中毒称为职业中毒。我国于2015年颁布了"职业病危害因素分类目录"列举了375种化学因素存在职业性毒物的行业和岗位。在我国法定的10大类132种职业病中，职业性中毒占68种。

对"职业中毒"而言，需要认真与其他毒物引起的中毒，如药物、环境性毒物（有毒动植物、汽车尾气、地域性毒物等）、生活性化学品、嗜好品等中毒做认真鉴别，方能达到正确诊断的目的。

（二）职业中毒的临床类型

由于生产性毒物的毒性、接触浓度和时间、个体差异等因素的影响，职业中毒可表现为三种临床类型。

1. 职业性急性中毒　指毒物一次或短时间（几分钟至数小时）大量进入人体而引起的中毒。如职业性急性汞中毒、职业性急性氨气中毒等。

2. 职业性慢性中毒　指毒物少量长期进入人体而引起的中毒。如职业性慢性汞中毒、职业性慢性苯中毒等。

3. 职业性亚急性中毒　发病情况介于急性和慢性之间，称职业性亚急性中毒。但无截然分明的发病时间界限，且在实际的诊疗工作中均不运用。

此外，脱离接触毒物一定时间后才呈现中毒临床病变，称迟发性职业中毒，如职业性锰中毒。毒物或其代谢产物在体内超过正常范围，但尚未出现该毒物所致的临床表现，处于亚临床状态，称中毒的观察对象，如铅吸收。但现在的职业中毒诊断工作均已不应用此概念。

二、毒物存在的状态与接触机会

（一）毒物在生产过程中的存在形式

主要有原料、中间产品（中间体）、辅助材料、成品、副产品或废弃物以及夹杂物。此外，生产过程中的毒物尚可以分解产物或"反应产物"的形式出现，如磷化铝遇湿自然分解产生磷化氢等。

（二）毒物在生产环境存在的形态

生产性毒物可以固体、液体、气体或气溶胶的形态存在。气体是指常温、常压下呈气态的物质。例如二氧化硫、氯气等。固体升华、液体蒸发或挥发时均可形成蒸气。凡沸点低、蒸气压大的物质均易形

成蒸气。粉尘是指能较长时间悬浮在空气中的固体微粒。其粒子大小多在 0.1~10μm。烟（尘）是指悬浮在空气中直径小于 0.1μm 的固体微粒。雾为悬浮于空气中的液体微滴。粉尘、烟及雾统称为气溶胶。值得注意的是同种生产性毒物存在的形态常不是单个的、固定不变的。搞清生产性毒物存在的形态，可了解毒物进入机体的途径、为环境监测和生物监测提供依据，制定相应的防护措施。

三、生产性毒物进入人体的途径

在生产劳动过程中毒物主要经呼吸道进入人体，亦可经消化道、皮肤进入，但经消化道进入人体的实际意义较小。毒物对机体产生毒性作用的快慢、强度和表现与毒物侵入途径和吸收速度有关。

（一）呼吸道

是生产性毒物进入人体的主要途径。因肺泡表面积较大和肺毛细血管丰富，经呼吸道吸入的毒物能迅速进入血液循环发生中毒，比经消化道吸收入血的速度快 20 倍。大部分呈气体、蒸汽和气溶胶状态的毒物经此途径进入人体而导致中毒发生。毒作用发生较快。影响毒物经呼吸道吸收的因素有：接触毒物的水平；血/气分配系数；水溶性的大小。还有劳动强度、肺通气量、肺血流量及劳动环境的气象条件等因素。气溶胶状态的毒物在呼吸道的吸收情况颇为复杂，其影响因素包括气道的结构特点、粒子的形状、分散度、溶解度以及呼吸系统的清除功能等。

（二）皮肤

尽管皮肤对一些外来化合物具有屏障作用，但有些化合物如芳香族氨基和硝基化合物、金属有机化合物（如四乙基铅）等可经过完整皮肤吸收而引起中毒。在生产劳动过程中毒物经皮肤吸收中毒者也较常见。经皮肤吸收途径有两种，一是经表皮屏障到达真皮，进入血循环；经该途径吸收的毒物需穿透皮肤角质层，其与毒物的分子量大小、脂溶性有关，分子量大于 300 的物质一般不易透过此层。另一种是通过汗腺，或通过毛囊与皮脂腺，绕过表皮屏障到达真皮。有些毒物能损伤皮肤（如砷化物、芥子气等）。还有些毒物可经眼球结膜吸收引起中毒。在皮肤多汗或有损伤时，都可加速毒物吸收。

影响毒物经皮吸收的因素有：毒物本身的化学特性，如脂溶性等；毒物的浓度和黏稠度；接触的皮肤部位、面积；以及溶剂种类，环境气温、气湿等。

（三）消化道

生产性毒物经消化道进人体内导致职业中毒的事例甚少。不可忽略的是进入呼吸道的难溶性气溶胶被清除后，可经咽部进入消化道，通过小肠吸收进入血液循环。手被毒物污染后与食物接触，随食物进入消化道可能被口腔黏膜、消化道、肠道吸收引起中毒。

四、毒物在体内的过程

（一）吸收、分布、蓄积与转化

以活性形式到达作用部位的速率及浓度是毒物得以充分发挥毒性作用的基本条件，毒物吸收入血后，与红细胞或血浆中某些成分相结合，分布于全身的组织和细胞。如 AsH_3、CO 等主要与血红蛋白结合，重金属类除与血浆蛋白结合外，尚与肽、有机酸、氨基酸等小分子物质结合等。脂溶性较大的非电解质毒物在脂肪和部分神经组织中分布量大；不溶于脂类的非电解质毒物，穿透细胞膜的能力差。大多数毒物在体内相对集中于某些特定的组织器官，如铅、氟集中于骨骼；一氧化碳集中于红细胞；此外在组织器官集中分布的毒物会随时间推移及生理状态的变化而呈动态分布，其取决于毒物进入细胞的能力及与组织的亲和力。

进入体内的毒物，有的直接作用于靶部位产生毒效应，并可以原形排出体外。有的毒物吸收后受到体内生化过程的作用，其化学结构发生一定改变，称为毒物的生物转化。主要包括氧化、还原、水解和结合四类反应。大多数毒物经过生物转化可使其毒性降低，使亲脂性的物质转变为更具极性和水溶性的物质，便于更快地随尿或胆汁排出体外。有些毒物经过生物转化毒性反而增强（如四乙基铅可在肝内转化为毒性强的三乙基铅等）。许多致癌物（如芳香胺）经过体内生物转化而被激活。

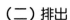

（二）排出

进入体内的毒物可经转化后或不经转化而排出。排出的途径有：

1. 肾脏　是从体内排出毒物极有效的器官，水溶性毒物经肾脏排泄较快，使用利尿药可加速肾脏毒物排泄。

2. 呼吸道　气体及挥发性毒物可经肺呼出，潮气量越大，排泄毒物作用越强。

3. 消化道　许多金属毒物（如铅、锰、镉等）及生物碱随胆汁由肠道排出。但粪便中的金属包括了经口摄入而未被吸收的部分；肝胆系统亦是外源性化合物的重要排泄途径，需要注意的是不少化合物排入肠道后又可被重吸收，形成所谓"肠肝循环"。

4. 其他途径　有些毒物可经乳汁、唾液及汗液排出，但其量甚微。头发和指甲虽不是排泄器官，但有些毒物（如砷、汞、铅、锰等）可积聚于此。毒物排泄速度与其在组织中溶解度、挥发度、排泄和循环器官功能状态有关。

（三）蓄积

毒物进入体内后，如解毒和排出的速度低于吸收的速度，毒物在体内逐渐增加，称为蓄积。蓄积作用是引起慢性中毒的物质基础。当毒物蓄积于靶器官则容易发生慢性中毒。若毒物蓄积于非靶器官则可以在一定程度上起到保护作用，使毒物处于相对无活性状态，但体内平衡状态被打破时，可能导致毒物释放入血液，诱发或加重毒性反应。

毒物进入体内后主要集中在靶部位、代谢转化部位、排泄部位及储存部位，而使这些部位成为最可能的损伤点。其速率则取决于器官组织对毒物的亲合力及毒物本身的脂溶性、与血浆蛋白的结合力等因素。

五、中毒的机制及影响毒物对机体作用的因素

（一）中毒的主要机制

毒物进入人体后产生毒性作用，导致机体功能障碍或（和）器质性损害，引起疾病甚至死亡。中毒的严重程度与毒物剂量或浓度有关，多呈剂量 - 效应关系。不同毒物的中毒机制不同，常见有直接损伤作用、破坏细胞膜的功能，影响细胞的正常代谢功能，干扰体内活性物质（神经介质、激素、信使及活性物质等）功能，导致机体生理生化过程紊乱，如砷化氢可大量消耗红细胞的还原型谷胱甘肽。干扰酶的活性而干扰人体的新陈代谢，生物氧化作用不能正常进行；阻碍氧的交换、输送和利用，人体细胞不能利用氧，造成中毒。还有损害机体免疫功能及通过多种机制产生毒性作用。如长期接触镉可影响红细胞超氧化物歧化酶活力，引起贫血和血红蛋白的减少；此外，镉亦可对白细胞产生毒性还可以损害机体的免疫功能，造成淋巴细胞的 DNA 损伤。

中毒的机制尚未完全搞清，但随着基因组学、蛋白质组学等新技术和新方法的研究应用，从而帮助了解毒物毒性的分子机制，为中毒的防治工作提供坚实的理论依据。

（二）生产性毒物对机体损害的程度和特点

取决于下列因素和条件。

1. 毒物化学结构　物质的理化性质和化学活性在某种程度上决定了其毒性。目前已掌握了一些物质化学结构变化与其相应的生物学作用变化之间的规律，毒物的理化特性对其进入人体的机会及体内过程有重要影响，如分散度高的毒物，其化学活性大。挥发性大的毒物吸入中毒的危险性大。毒物的溶解性也影响其毒作用的特点，如刺激性气体因其水溶性差异，对呼吸道作用部位和速度也不相同。

2. 剂量、浓度、接触时间　在接触毒物的作业中，中毒的概率、损害的程度与进入机体的量或空气中毒物浓度及作用时间有直接联系。即剂量、浓度及接触时间必须达到一定程度才可致机体损害。

3. 毒物的联合作用　生产环境中常常数种毒物同时存在联合作用于人体。这种联合作用表现为独立作用、相加作用、相乘作用或拮抗作用。应注意生产性毒物与生活性毒物的联合作用，例如，酒精可增强苯胺、硝基苯的毒作用。环境条件的变化如气温、气湿等也可影响毒物毒作用。在高温环境下，毒物对机体的作用比常温条件下大，如高温条件下接触对硫磷可增加皮肤吸收。劳动强度大时，毒物

吸收多,耗氧量大,导致机体对缺氧的毒物更加敏感。

4. 个体易感性 不同个体接触相同剂量的毒物,出现的反应可有差异。引起这种差异的因素很多,如性别、年龄、健康状况、生理变动期(孕期、月经期、哺乳期)、内分泌功能、营养状况等。有时与某种遗传性缺陷有关,如α-抗胰蛋白酶缺陷者,对刺激性气体的作用特别敏感。

六、职业中毒的诊断

职业中毒诊断要综合分析职业接触史、劳动卫生条件调查资料、临床表现及实验室检查资料,并排除非职业性疾病的可能性。

(一)职业接触史

了解患者接触毒物有关的情况,从而判断其在生产劳动中是否接触毒物,程度如何,这是诊断职业中毒的前提条件。

(二)劳动卫生条件调查

深入生产现场弄清患者所在岗位的生产工艺过程、可能接触的职业病危害因素、空气中毒物浓度、个体防护与个人卫生情况等,从而判断患者在该环境中工作是否有中毒的可能性,这是诊断职业中毒的基本依据。

(三)症状与体征

根据临床表现来判断符合哪类毒物中毒,出现的症状与所接触毒物的毒作用是否相符。特别要了解临床症状的出现在时间上是否与接触毒物有密切关系。在诊断中尤其要注意与相类似的非职业性疾病相鉴别。

(四)实验室检查

实验室检查对职业中毒的诊断具有十分重要的意义。应围绕以下三方面进行实验室检查:一是反映毒物吸收的指标,如血铅、尿酚等;二是反映毒作用的指标,如铅对卟啉代谢的影响导致δ-氨基-γ-酮戊酸等指标的改变;应注意选择"窗口"的时间性。如中毒早期,血液检测乃最佳侦检窗口,数日后尿液则为毒物侦检的重要途径,血中常难再检出毒物。三是反映毒物所致病损的指标。毒物进入体内的量大、时间长可产生组织脏器的损害,如血、尿常规,肝、肾功能及某些酶活力的改变,可以反映毒物对人体组织器官是否产生了损害及判断损害的程度。作为诊断与鉴别诊断的参考指标,要排除正常膳食成分等在体内消化、代谢后产生的影响,使得所选生物监测指标缺乏特异性,故应进行综合分析判断。

上述职业中毒的临床类型分职业性急性中毒、职业性慢性中毒、职业性亚急性中毒及职业性迟发性中毒与中毒观察对象,但根据我国现行的职业中毒诊断标准,只有职业性急性与慢性中毒,无职业性亚急性中毒、职业性迟发性中毒及中毒观察对象的诊断。

七、职业中毒的急救与治疗原则

(一)急性中毒救治原则

迅速脱离中毒环境并清除未被吸收的毒物;促进毒物清除;解毒药物应用;对症治疗与并发症处理。

1. 现场急救 立即脱离现场停止接触毒物,尽快将患者移至上风向或空气流通处,保持呼吸道畅通。污染的衣服须更换,污染的皮肤须用温水或肥皂水洗净。如出现休克、呼吸障碍、心搏停止等,应按内科急救原则,立即进行紧急抢救,注意对心、肺、脑等重要器官的保护。

2. 防止毒物继续吸收 促进毒物排泄的主要方法:

(1)清洗;

(2)氧疗:气体或蒸气吸入中毒时,可给予吸氧,加速毒物经呼吸道排出。

(3)催吐、洗胃、肠道净化:经口中毒,须尽早催吐、洗胃及肠道净化,肠道净化包括导泻和肠道灌洗(美国临床中毒学会和欧洲中毒中心与临床中毒学家协会对于急性中毒的救治指南,不提倡洗胃、催吐,强调导泻、利尿、全肠灌洗)。

(4)强化利尿:碱化尿液,尿液 pH 保持在 7.5～8.5 之间加速毒物排出的功效最大。

（5）血液净化：常用方法有血液透析、血液滤过、血液灌流、血浆置换等。以血液灌流最常用，有条件、有适应证时应尽早进行。

3．解毒和排毒

（1）特殊解毒药物：按照 2008 年原卫生部办公厅发布的《卫生应急队伍装备参考目录（试行）》[63]文件等以及相关解毒药储备指南要求使用和储备特效解毒剂。金属中毒时尽快使用络合剂，如依地酸二钠钙、二巯丙磺钠、二巯基丁二酸钠等。急性有机磷农药中毒使用阿托品或氯磷啶等，盐酸戊己奎醚（长托宁）对胆碱能受体亚型具有高度选择性，抗胆碱作用强而全面，持续作用时间长，是近年用于治疗有机磷农药中毒解毒药之一。亚硝酸异戊酯和亚硝酸钠（亚硝酸盐—硫代硫酸钠法）为氧化剂，可将血红蛋白中的二价铁氧化成三价铁，形成高铁血红蛋白而解救氰化物中毒，羟钴胺素（维生素 B_{12}）可用于氰化物中毒。亚甲蓝（美兰）氧化还原剂，用于亚硝酸盐、苯胺、硝基苯等中毒引起的高铁血红蛋白血症。甲吡唑是乙醇脱氢酶的强效抑制剂，是甲醇中毒的首选解毒剂。也可用于乙二醇、乙醇中毒。

（2）一般解毒药物：能保护黏膜、通过形成毒性小的化合物吸收，降低生物转化、阻止吸收、减轻毒性、拮抗毒作用。

（3）氧疗：不仅是一种对症处理方法，还是一种治疗手段。高压氧疗法是一氧化碳、硫化氢等中毒的特殊疗法，要及时给予吸氧及高压氧治疗。

4．对症支持治疗　由于多数职业性中毒并无特殊解毒药物，故对症支持治疗实际上是主要治疗措施，是维持生命、争取抢救时间的重要保障，更是修复机体功能、促进机体康复的必要基础。目的是保护重要器官，使其恢复功能，维护机体内环境稳定。在抢救治疗重症中毒合并循环与呼吸功能障碍，包括呼吸、心跳骤停复苏后的患者，体外膜肺氧合（ECMO）可提高存活出院率。

5．其他　血液净化在中毒患者中得到应用并获得较好的临床疗效，但因缺乏大规模、前瞻性的临床实验，特别是缺乏毒物动力学资料，其疗效尚缺乏确切的循证医学证据。

开发新型有效救治各类中毒的新药，成为今后该领域的研究热点。如：络合剂排铅的同时也有毒副作用，包括对机体脏器损伤，也可能排出钙、锌等多种人体所必需的元素。国内外研究越来越多聚焦于抗氧化剂的螯合与修复作用，既具有抗氧化性质，修复损伤，还能加速排铅，疗效比螯合剂好。二硫代氨基甲酸盐类可驱排肾镉，不导致镉通过血 - 脑屏障，毒性也较小，但尚处于动物或临床试验阶段。治疗急性百草枯中毒所致急性肺损伤，靶向补体抑制剂已经在体内体外获得了成功；免疫、基因及细胞治疗如干细胞技术修复化学中毒患者的脏器损伤的研究值得期待。

（二）慢性职业中毒

1．早期常为轻度可逆的功能变化，长期接触则可能演变为严重损害，要立足于早期发现、早期诊断、早期治疗。

2．特效解毒剂　有特效解毒剂的要尽早按要求使用，常用有金属络合剂如 NaDMS、CaNa$_2$EDTA 等。

3．对症治疗　针对慢性中毒的常见症状及靶器官的损害进行治疗。

4．适当的营养和休息也有助于患者的康复。治疗后应进行劳动能力鉴定，并作合理的工作安排。

职业性亚急性中毒、职业性迟发性中毒及中毒观察对象只是临床类型、在治疗上与其急、慢性职业中毒并无区别。

八、职业中毒的预防

预防职业中毒必须采取综合措施，防毒措施的具体办法有根除毒物、降低毒物浓度、加强个体防护、安全卫生管理及环境监测与健康监护。

（一）根除毒物

从生产工艺流程中消除有毒物质，在保障不影响产品质量的前提下，用无毒或低毒物质代替有毒物质。

（二）降低毒物浓度

为降低空气中毒物浓度使之达到或低于最高容许浓度，具体办法有：

1．技术革新，要控制毒物的逸散或消除工人接触毒物的机会。

2．要加强通风排毒。

3．缩小毒物波及的范围，以便减少受毒物危害的人数。

4．通过改变工艺建筑布局，减少人员毒物暴露机会。

（三）安全卫生管理

生产设备的维修和管理，特别是化工生产中防止跑、冒、滴、漏，以及建立健全安全生产的各项规章制度。

（四）个人防护

个人防护与个人卫生虽不是根本措施，但在许多情况下起着重要作用。常用的个人防护用品有防护服装、防护面具（包括防毒口罩与防毒面具）。个人卫生设施中应设置盥洗设备、淋浴室及更衣室、配备个人专用更衣箱。

（五）职业卫生技术服务

健全的职业卫生服务在预防职业中毒中极为重要，要定期监测作业场所空气中毒物的浓度。做好就业前健康检查和定期健康检查工作，以便早期发现工人健康受损害情况并及时处理。

（赖　燕　肖云龙）

第二节　金属与类金属中毒

一、铅及其化合物（不包括四乙基铅）

（一）理化性质

铅（Pb）为灰白色质软的重金属，原子量207.19，比重11.34，熔点327.5℃，沸点1740℃，不溶于水，可溶于热浓硝酸、硫酸、盐酸等，加热至400℃以上时即有大量铅蒸气逸出，并在空气中迅速氧化为各种铅氧化物。

铅的无机化合物很多，常见的有：一氧化铅（PbO），分黄色粉末（黄丹）和橘黄色结晶（密陀僧）两种，可溶于水和酸、碱中；二氧化铅（PbO$_2$），为棕褐色结晶，不溶于水，但溶于酸、碱；四氧化三铅（Pb$_3$O$_4$），为鲜红色粉末，称为红丹、红铅或铅丹，不溶于水，可溶于冰醋酸、盐酸；碱式碳酸铅[PbCO$_3$·2Pb（OH）$_2$]，为白色粉末，又称铅白、铅粉、铅锡、胡粉、宫粉等，不溶于水，溶于醋酸、碳酸；碱式硫酸铅[PbSO$_4$·3PbO·H$_2$O]，为白色粉末，不溶于水和酸；硫化铅（PbS），为黑褐色结晶，溶于稀盐酸；硫酸铅（PbSO$_4$），为白色结晶；铬酸铅（PbCrO$_4$），为黄色粉末，又称铅铬黄，不溶于水，可在强酸、强碱中分解，对弱酸无反应；醋酸铅[Pb（CH$_3$COO）$_2$·3H$_2$O]，称"铅糖"，极易溶于水及稀盐酸；砷酸铅[Pb$_3$（AsO$_4$）$_2$]不溶于水，可溶硝酸及碱等。

（二）职业接触

1．铅矿的开采及冶炼。

2．蓄电池行业。

3．制造含铅化工设备、管道、构件、放射线防护材料，金属铸造业的铅预热处理，罐头生产中的锡焊作业，化工生产制造各种含铅化合物等。

4．交通运输行业，如火车轴承挂瓦、桥梁工程、拆修或制造船舶。

5．电力电子行业，如制造保险丝、电缆、电子显像管、压电陶瓷等。

6．军火工业的子弹制造，射击试验等。

7．铅的化合物的接触机会更多，如颜料行业（铅白、铅丹、铅铬黄、密陀僧等）；塑料工业（碱式硫酸铅、碱式亚磷酸铅、硬脂酸铅等）；橡胶工业（氧化铅、硫化铅等）；军火工业[叠氮化铅（PbN$_6$）]；汽油防爆剂（四乙基铅）；自来水与暖气管道的连接（铅白）等。

509

（三）毒理及发病机制

铅毒性的强弱与铅化合物的溶解度、铅烟尘颗粒的大小、侵入途径及形态等有密切关系。同时还受机体因素（如年龄、生理、营养状况）及遗传因素的影响。

1. 吸收　主要通过呼吸道与消化道吸收，一般不能透过完整皮肤。职业性铅中毒多由呼吸道吸收所致，铅烟和细小铅尘在肺内吸收率可达 30% 以上。铅由胃肠道的吸收率约为 7%～10%。空腹时可达 45%；食物中缺钙、铁、锌及维生素 C 等均可增加铅的吸收。胃肠道对不同铅盐的吸收率主要取决于它的溶解度，如溶解性较大的醋酸铅、氧化铅、氯化铅可迅速吸收，不易溶的硫酸铅、铬酸铅、碳酸铅等吸收率则稍低。在职业活动中，铅可以通过污染的手指（如在车间内吸烟、进食等）进入消化道。

2. 分布　进入血液的铅 90% 以上与红细胞结合，仅 6% 左右与血浆内转铁蛋白或白蛋白结合。红细胞内的铅约有 50% 左右与 Hb 结合，另外的部分因和低分子蛋白或红细胞膜结合，故易扩散，而和血浆内铅保持动态平衡，并通过血浆进入其他组织，其中以肝、肌肉、皮肤、结缔组织含量较高，其次为肺、肾、脑。体内铅数周后约 90% 转移到骨内，其中 70% 以正磷酸铅形式十分稳定地储存于骨皮质内；其余部分仍可转移至其他组织。

3. 代谢　铅在体内代谢与钙相似，能促进钙沉积的因素也有助于铅的沉积。缺钙、内环境紊乱（酸中毒）、感染、酗酒、饥饿、发热等可使骨内磷酸铅转化为磷酸氢铅而进入血液，如高钙饮食可使铅储存于骨内。

4. 排泄　吸收进入体内的铅主要经肾由尿液排出（75% 以上）。经消化道进入的铅大部分由粪便排出，少量经肠道吸收后，多通过肝脏排出，其中一部分仍可为肠道再吸收，进入"肠肝循环"。经呼吸道吸入的铅，部分可经呼吸道纤毛作用排出，其余部分则被吞入消化道，随粪便排出。体内的铅亦可经汗腺、乳汁、唾液和月经等排泄，但量较少。血铅的生物半衰期约为 19 天，软组织铅约为 21 天，骨铅为 20 年。

5. 中毒机制　目前尚未完全阐明，氧化应激被认为是铅毒性的主要机制，影响一氧化氮的代谢调节，细胞正常功能受损；铅能与体内生物活性物质结合，使其结构和功能改变，如与还原型谷胱甘肽分子中的巯基结合改变其结构，使之失去抗氧化活性，导致氧化应激形成。如在血红素生成途径中，它能与 δ- 氨基 -γ- 酮戊酸脱氢酶结合，使之不能进行下一步合成反应，血红素合成受阻，δ- 氨基 -γ- 酮戊酸不断蓄积，此物质会诱导氧化应激形成，对铅毒性的形成有协同作用。除上述可能的机制外，铅的毒性还可能表现在影响神经递质的合成与释放、干扰细胞信号转导通路和影响学习记忆形成等。主要累及神经、造血、消化、肾脏、肝脏及心血管系统，有以下几点：

（1）对造血系统的影响：

1）影响血红蛋白的合成：在铅中毒机制研究中，卟啉代谢障碍是其重要和较早的变化之一，临床常选用尿中 ALA、粪卟啉及血液中 FEP 或 ZPP 作为铅中毒重要的辅助诊断指标。

2）溶血多见于急性铅中毒，因铅可抑制红细胞膜 Na^+-K^+ATP 酶活性，使红细胞内 K^+ 逸出，导致细胞膜崩溃而发生溶血；另外铅还可与红细胞膜表面的磷酸盐结合，使红细胞机械脆性增加，亦为引起溶血的原因。

（2）对神经系统的影响：铅引起体内 ALA 增多，可通过血脑屏障进入脑组织，因其与 γ- 氨基丁酸（GABA）结构相似而可与之竞争突触后膜上的 GABA 受体，影响 GABA 的功能；铅抑制血红素的合成，也会导致脑内细胞色素 C 浓度减低，而影响氧化磷酸化过程，因血红素是细胞色素的辅基；铅模拟钙对神经系统的生理作用，干扰神经递质的释放，造成神经功能紊乱。此外，铅可引起神经细胞节断性脱髓鞘、轴索变性及雪旺细胞破坏等，以上机制最终可引起脑病和周围神经病。低浓度铅可造成血脑屏障受损，使铅更容易进入脑组织，高浓度下，铅更可直接损伤脑内微血管，影响脑细胞功能。

（3）对消化系统的影响：铅可抑制肠壁碱性磷酸酶和 ATP 酶的活性，造成平滑肌痉挛，引起腹绞痛；铅可能还会引起太阳神经丛病变而导致肠壁平滑肌痉挛，或使小动脉壁平滑肌收缩引起肠道缺血导致腹绞痛；亦有人认为系胃肠道神经节前纤维释放乙酰胆碱减少及 Na^+-K^+-ATP 酶活性受抑制所引起。铅同样可引起肝内细胞色素系统（包括细胞色素 P450 和混合功能氧化酶）功能紊乱，影响肝功能。急性铅中毒时，铅还可直接损害肝细胞并可使肝内小动脉痉挛引起局部缺血，导致急性铅中毒性肝病。

（4）对肾脏的影响：铅可影响肾小管功能，主要是影响近曲小管。慢性铅中毒时，除损害肾小管外，还可引起进行性间质纤维化，最终导致慢性肾衰竭。

（5）对心血管系统作用铅为引起高血压的危险因素之一，其原因可能与铅可造成肾上腺素-血管紧张素-醛固酮系统功能紊乱有关。

（6）其他：铅可影响骨骼的代谢，导致骨骼发育畸形、骨质疏松、骨关节炎等。抑制免疫力，影响生殖系统和内分泌系统，致突变及可疑致癌。

（四）临床表现

1. 急性铅中毒　工业生产中发生急性铅中毒的机会较少，但可见到职业性亚急性铅中毒，其临床表现与急性中毒十分相似。急性铅中毒主要因消化道吸收引起，多见于服用含铅中草药偏方引起。其常有潜伏期，短者4～6小时，一般2～3天，最长者1～2周；中毒后，口内有金属味，恶心、呕吐、腹胀、纳差、便秘（多见）或腹泻，阵发性腹部剧烈绞痛（铅绞痛），及头痛、头晕、乏力、全身酸痛、血压升高、出汗、尿少、苍白面容（铅容）等全身症状。严重时可合并多脏器功能损伤，如中毒性脑病（多见于儿童），可有痉挛、抽搐，甚至因谵妄、高热、昏迷和循环衰竭造成死亡；又如中毒性肝病，可见黄疸，胆红素升高，肝大、压痛，ALT明显升高；中毒性肾病，尿中可见红细胞、白细胞、β2微球蛋白增高及严重肾功能障碍；有时尚可见轻或中度贫血、麻痹性肠梗阻及消化道出血等。实验室检查示铅中毒指标明显异常。急性、亚急性铅中毒诊断目前尚无统一标准，《职业性慢性铅中毒诊断标准》（GBZ 37—2015）仅供参考。

2. 慢性铅中毒　长期在超过容许浓度的环境中工作，多会发生职业性慢性铅中毒。非职业因素如环境铅污染、长期服用含铅的中药、长期误食含铅食品及饮料等，都可发生慢性铅中毒，通常呈慢性、隐匿过程，疲劳、缺钙、饮酒、饥饿、创伤、感染、发热、骨骼疾病等因素可以诱发，而使症状加重，甚或出现腹绞痛或铅麻痹。

（1）神经系统表现

1）中枢神经系统早期症状不明显，主要表现为头痛、头晕、乏力、失眠、多梦、健忘等神经症表现；儿童对铅特别敏感，中毒后可发生"脑功能轻微障碍综合征"，重症患者可发生铅中毒性脑病，职业性中毒较少见。此外，铅通过血脑屏障进入中枢神经系统后可引起包括听力损害在内的一系列神经毒性作用。铅引起耳蜗的毒性损伤，对中枢听觉、外周听觉系统的影响。

2）中毒性周围神经病多在接触铅一定时间后发生，病程呈渐进性，起病隐袭，以运动功能受累为著。临床表现为伸肌无力，使用最多的肌肉表现更明显，常伴关节肌肉疼痛及肢体远端对称性感觉障碍及局部自主神经功能障碍。严重时，可发生肌肉麻痹，亦称"铅麻痹"，多见于桡神经支配的手指和手腕伸肌肌无力，使腕下垂，亦称"垂腕症"，或腓神经支配的腓骨肌，伸趾总肌、伸踇趾肌肌无力，使足下垂，亦称"垂足症"。神经肌电图检查可提供周围神经损伤的证据，当患者处于亚临床状态时，神经肌电图已可发现神经传导速度减慢、远端潜伏期延长、肌电图改变符合神经源性损害。

（2）消化系统表现

1）铅线：由于口腔卫生不良，齿龈边缘处可有约1mm的硫化铅造成的蓝灰色"铅线"，急性铅中毒较易见到，有一定的诊断价值。

2）消化功能紊乱可有食欲不振、口内金属异味、腹胀、恶心、便秘、腹部不定部位隐痛。

3）腹绞痛是铅中毒最突出的症状之一，发作前多以腹胀和顽固性便秘作为先兆，并逐渐加重，或伴全身无力。腹绞痛多数为突然发作，每次持续数分钟至数小时，为持续性疼痛阵发性加重；疼痛部位多在脐周围，亦有在上、下腹部，疼痛常剧烈难忍，弯腰屈膝，蜷曲捧腹，且面色苍白、焦虑、全身出冷汗、咬牙呻吟、可有恶心、呕吐；一般止痛药不易缓解，按压腹部稍感缓解。检查见腹部平坦柔软，无固定压痛点，无明显反跳痛，但有时腹肌可稍紧张，肠鸣音可减弱，正常或阵发性增强，常伴有暂时性血压升高，眼底视网膜动脉痉挛；可出现麻痹性肠梗阻和消化道出血，持续数日至一周。

（3）造血系统表现：贫血是铅中毒最常见的症状之一，多为轻度低色素正常细胞性贫血；可有网织红细胞、碱粒和点彩红细胞增多，白细胞和血小板一般无明显影响。

（4）肾脏表现：慢性铅中毒主要损伤近曲肾小管，造成肾小管重吸收功能降低，导致氨基酸尿、糖尿、高磷酸盐尿、低分子蛋白尿及尿中肾小管酶如碱性磷酸酶（AKP）、乳酸脱氢酶（LDH）、N- 乙酰 -8-D- 葡萄糖苷酶（NAG）活性增高。早期肾脏损害经驱铅治疗后有可能恢复；如长期未脱离铅接触和及时治疗，则可导致肾小管萎缩、间质纤维化，甚至肾小球硬化，最终引起慢性肾功能不全。

（5）其他：慢性铅中毒早期很少见到有高血压，如出现高血压应考虑是否与肾脏病变有关。铅的生殖毒性，女性对铅较敏感，在较低的血铅水平情况下，铅和流产、低体重儿的出生有关；铅亦可引起男性精子活动度减低等；铅还能通过胎盘进入胎儿体内，并通过乳汁引起婴儿中毒。

（五）实验室检查

1．尿铅　反映长期铅接触水平的敏感指标之一，也是观察驱铅效果的最好指标。但波动性较大，影响因素较多。国内近年调查的尿铅"生物接触限值"（BEL），亦即铅接触者不发生中毒的尿铅最高值为 0.34μmol/L（0.07mg/L）；诊断值为 0.58μmol/L（0.12mg/L）。

2．血铅　反映近期铅接触指标，与其他指标相关性较好，且与中毒程度密切相关。国内血铅生物接触限值为 1.9μmol/L（400μg/L），诊断值为 2.9μmol/L（600μg/L）。血铅水平只与环境铅暴露水平呈平衡关系，不能直接反映机体铅负荷量的高低，同时当机体处于大剂量铅暴露时，不能敏感反映出这种变化。

3．红细胞锌原卟啉（ZPP）　均是铅性贫血的敏感指标，故也作为筛检铅中毒首选指标。ZPP 则为 2.91μmol/L（13μg/gHb）。

4．尿 δ- 氨基 -γ- 酮戊酸（尿 δ-ALA）　敏感性相对较差，只宜和其他指标合用，其诊断值为 61.0μmol/L（8mg/L）。

5．骨铅　只有骨骼中的铅含量才是正确反映人体铅中毒程度的指标，骨铅可作为评估慢性铅中毒程度好的生物学标志物。建议胫骨铅的蓄积剂量需 <15μg/g。方法有待进一步规范。

（六）诊断及鉴别诊断

根据确切的职业史及以神经、消化、造血系统为主的临床表现与有关实验室检查，参考作业环境调查，进行综合分析，排除其他原因引起的类似疾病，方可诊断。

《职业性慢性铅中毒诊断标准》（GBZ 37—2015）分度如下：

1．轻度中毒

（1）血铅≥2.9μmol/L（0.6mg/L、600μg/L）或尿铅≥0.58μmol/L（0.12mg/L、120μg/L）；且具有下列一项表现者，可诊断为轻度中毒。

1）尿 δ- 氨基 -γ- 酮戊酸≥61.0μmol/L（8000μg/L）者。

2）红细胞锌原卟啉（ZPP）≥2.91μmol/L（13.0μg/gHb）。

3）有腹部隐痛、腹胀、便秘等症状。

（2）络合剂驱排后尿铅≥3.86μmol/L（800μg/L）或 4.82μmol/24h（1000μg/24h）者，可诊断为轻度铅中毒。

注：络合剂驱铅可用依地酸二钠钙 1.0g，加入 5% 葡萄糖液 250ml 中一次静脉滴注，收集 24 小时尿进行尿铅测定。

2．中度中毒　在轻度中毒的基础上，具有下列一项表现者：

（1）腹绞痛。

（2）贫血。

（3）轻度中毒性周围神经病。

3．重度中毒　具有下列一项表现者

（1）铅麻痹

（2）中毒性脑病。

4．鉴别诊断

（1）铅中毒性腹绞痛，需要与其他急腹症鉴别。铅绞痛发作频繁，持续时间长，部位以下腹为主，但不固定，无腹胀，在疼痛缓解期间腹肌可放松。且有铅接触史、铅吸收的证据以及其他铅中毒症状。

（2）铅引起的贫血要与缺铁性及溶血性贫血相鉴别；铅性脑病要与脑炎、脑肿瘤和其他化学物引起的中毒性脑病相鉴别；铅引起的周围神经病要与药物、及其他化学物中毒及糖尿病、感染性多发性神经炎等疾病相鉴别。

（七）治疗

1. 急性铅中毒

（1）终止毒物接触：经呼吸道吸入者，应立即脱离有毒环境，换洗衣服，清洗皮肤；经消化道急性中毒者，应立即洗胃，导泻，保护胃黏膜。

（2）驱铅治疗：常用依地酸二钠钙（$CaNa_2$-EDTA）1.0g加入5%葡萄糖250～500ml内静脉滴注，每日1次，连续3天，间隔3～4天进行第二疗程。也可使用二巯丁二钠（Na-DMSA）1.0g用5%葡萄糖或生理盐水配成5%～10%浓度静脉注射，1～2次/天，连用3～5天。

（3）腹痛剧烈时可用钙剂或阿托品、654-2等缓解，但当出现麻痹性肠梗阻、腹胀、顽固性便秘时应慎用；驱铅治疗常更为有效。

（4）保护肝、肾、心肌功能，营养神经，纠正贫血、脑水肿。

（5）维持内环境稳定，并给予对症营养支持治疗。

2. 慢性铅中毒

（1）一般处理：脱离铅作业，适当休息，营养支持，必要时给予维生素类、中草药等治疗。

（2）驱铅治疗：常用药物为依地酸二钠钙（$CaNa_2$-EDTA）和二巯丁二钠（Na-DMSA），用法同急性中毒。根据驱铅后24小时的尿铅值决定是否需要行下一疗程的驱铅治疗；根据病情酌用3～5个疗程，两疗程间隔不要少于6～7天，以减少副作用。此外，如多次排铅，还应给予补充微量元素，尤其是锌、铁等；避免患者对络合剂的"过络合综合征"疲劳、乏力、食欲减退等。也可口服二巯丁二酸，剂量为0.5g，2～3次/天，3天为一疗程，间隔3～4天进行第二疗程。

（3）对症治疗：腹绞痛、贫血、周围神经病、中毒性脑病等，可参照急性铅中毒，但最有效的治疗仍为驱铅治疗。

（4）抗氧化药物的治疗：能够加速铅的排泄，又能通过降低氧化应激水平，修复铅对细胞、器官组织的损伤。克服了络合剂药物副作用较大，且对损伤修复效果甚微，具有很高的临床应用价值。

（八）预防

用无毒或低度物代替铅，改革工艺。加强通风，控制熔铅温度，降低空气中铅的浓度，达到卫生标准，加强个人防护和卫生操作制度。

二、汞及其化合物

（一）理化性质

汞（Hg），是常温下唯一呈液态的金属，又称"水银"。汞的原子量为200.59，比重13.6，熔点 -38.87℃，沸点为356.58℃。汞在常温下即能蒸发，它不溶于水和有机溶剂，也不溶于盐酸、稀硫酸和碱液，但能溶于脂质；它还可溶解多种金属形成合金——"汞齐"，加热此种汞合金使汞蒸发，即可得另一纯净金属。汞的黏度很小，易流动，几乎无孔不入；其蒸气尚可吸附于衣物，成为扩大汞污染不可忽视的途径之一。

金属汞为元素汞，其化合价为 0（HgO）。汞尚有另外两种化合价：①亚汞乃汞原子失去一个电子所生成—Hg^+，最常见的亚汞化合物为氯化亚汞（Hg_2Cl_2），也称甘汞，早年曾广泛用作缓泻剂；其次为氧化亚汞（Hg_2O），乃金属汞在空气中缓慢氧化生成。②二价汞乃汞原子失去两个电子所生成（Hg^{2+}），此状态可生成多种稳定化合物，最常见的为氯化汞（$HgCl_2$），亦称升汞，是重要的消毒剂及化工原料。其他尚有氧化汞（HgO，亦称三仙丹）、硫化汞（HgS，亦称朱砂）、醋酸汞 [$Hg(CH_3COO)_2$]、硝酸汞 [$Hg(NO_3)_2$]、硫酸汞（$HgSO_4$）等，这些化合物在体内可很快解离出 Hg^{2+}。

（二）职业接触

除汞矿的开采、冶炼过程有接触汞的机会外，汞的职业性接触主要在于它的应用过程：

1. 化学工业　主要见于水银电解法制碱、有机合成使用汞或其化合物作为触酶或定位剂，以及用汞作原料生产医药（甘汞、升汞及汞撒利等）、农药、试剂等。

2. 仪表行业　主要用于某些仪表制造、维修、校检等，如温度计、血压计、气压计等。

3. 电器行业　主要用于灯具、开关、电子管制造等。

4. 其他　如使用汞齐提取金银、补牙、制镜、制造雷汞（起爆剂），以及用汞盐处理毛绒、制革等。汞和汞的化合物曾经广泛地应用于医药领域，如汞化合物曾被用来治疗梅毒下疳等。值得关注的还有汞齐补牙过程中的汞接触，涉及牙医、技师及接受补牙的病人；汞齐补牙已经有 150 多年的历史，按照重量计，汞齐的组成为汞 50%，35% 银，9% 锡，6% 铜以及少量的锌，一次补牙元素汞的使用量约在 750～1000mg 之间。

（三）毒理及发病机制

1. 吸收　汞的吸收及毒性主要取决于汞的化学形式及接触途径。金属汞在室温下为液体，有较强的挥发性，在生产条件下主要以蒸气形式经呼吸道侵入人体；汞蒸气具有脂溶性和高度弥散性，容易经肺泡吸收，且吸收速度快，吸收量可达 75%～100%。金属汞经消化道的吸收量甚微，常少于摄入量的 0.01%；金属汞和汞盐不易为完整的皮肤吸收，但无机汞盐则主要经由消化道进入体内，其吸收量主要取决于它的溶解性。非职业性汞中毒主要方式如使用偏方、意外接触、使用含汞美白产品、静脉注射、投毒等，同时注意"二次汞污染"引起的中毒及医源性汞中毒。

2. 分布及代谢　汞吸收入血后，最初主要分布于红细胞中，后被氧化为 Hg^{2+} 而进入血浆，与蛋白质结合，输送到各组织器官中去；而后则逐渐向肾脏尤其是近曲小管集中，储存在肾小管细胞中，与金属硫蛋白结合生成较稳定的汞硫蛋白而失去活性，并进而被溶酶体吞噬，得以较安全地储存于细胞中。一小部分则以元素汞的形式溶解在血脂中，可通过血脑屏障及胎盘屏障，在脑内可被进一步氧化为 Hg^{2+} 而长期储存，这是金属汞中毒较无机汞盐中毒多见中枢神经损害的原因。

3. 排泄　血汞以低分子"可扩散汞"形式不断向全身组织输送，Hg^{2+} 在血中的半衰期为 2～4 天；两个半衰期后，约 90% 的血汞可得到清除。汞在体内的排泄规律则较复杂，一次注射 $HgCl_2$ 后 60 天约可排出 85%，其余的 15% 排出则较缓慢，半衰期约为 100 天，主要经肾排出。长期接触汞时，约有 10% 是以 HgO 的形式经呼气或皮肤蒸发排出，肠道则是早期的主要排出途径之一；至少有 50% 是经肾脏排出的，还有少量经汗液、唾液、乳汁等排出。国内学者发现，高强度汞接触时，肾小球亦可排出白蛋白结合汞。金属汞可穿透血脑屏障，与脑内组织蛋白结合紧密，不易透过血脑屏障被排出，主要沉积在大脑皮质及大脑基底节区、某些脑干核团及小脑。

4. 汞的毒性机制

（1）与功能性酶类巯基结合，干扰酶的正常活性及相应抗氧化功能、抑制微管蛋白、破坏线粒体正常功能，引起神经元内部生化动态失衡、干扰神经递质正常活动，从而破坏神经元结构。

（2）二价汞的亲电子性还决定它对 DNA 也具明显攻击性，可造成 DNA 单链断裂，其效应颇似 X 线照射，使汞成为人类新的可疑致癌物。

（3）引起细胞内钙超载，导致磷脂酶 A 激活、大量花生四烯酸产物及超氧阴离子自由基生成，细胞损伤。

（4）肾脏免疫性损伤主要是能与体内蛋白结合行成免疫复合物，通过肾小球滤过膜系统，导致膜性肾病。有学者提出 Hg^{2+} 首先损伤肾小管，导致受损肾小管释放出抗原从而造成肾小球免疫损伤；可与肾小管上皮细胞的 DNA 结合，继而诱导肾小管上皮细胞凋亡，逐渐出现肾小球功能损害。

（四）临床表现

1. 急性中毒　职业中毒多为急性接触高浓度的金属汞蒸气引起，人吸入 1～3mg/m³ 的汞蒸气数小时可引起急性汞中毒。造成以呼吸系统、神经系统、消化系统及肾脏等多器官损伤。临床表现主要包括金属烟雾热、急性气管 - 支气管 - 肺炎、消化系损伤、肾小管损伤、皮疹。具体如：

（1）全身症状：最初仅有口中金属味，连续接触数小时后，病人会感觉胸痛、咳嗽、寒战、乏力，偶有咯血，以及发热（38～39℃）、寒战，还伴有头痛、头晕等症状。

（2）呼吸系统症状：出现支气管肺炎表现，出现剧咳、呼吸困难、咳痰、咯血，甚至出现呼吸衰竭。体检可见呼吸急促、肺内广泛啰音；X线胸片示有广泛不规则阴影，甚至融合成片；实验室检查可有白细胞升高、低氧血症。

（3）消化系统症状：1～2天后即见严重口腔炎表现，牙龈肿胀、出血、化脓，牙齿松动、脱落，及恶心、呕吐、腹痛、腹泻等，严重者可出现肝功能异常、肝大。

（4）泌尿系统症状：2～3天后出现，主要为急性肾小管坏死所致，可见蛋白尿、血尿、颗粒管型尿，伴尿钠增高、滤过钠排泄率（FENa）增加、尿渗透浓度减低，严重者出现急性肾衰竭。

（5）皮疹：有些汞化合物是皮肤的直接刺激剂，多在接触后1～3天出现，常为散在性斑丘疹，四肢及面部较多，可融合成片或溃疡、化脓，严重者可发生剥脱性皮炎。

2．慢性中毒　职业性慢性汞中毒多因长期接触较大量的汞蒸气引起，其典型临床特征有三个，即易兴奋症、震颤及口腔 - 牙龈炎。但随着职业卫生条件的改善，工人的接触水平已大大降低，上述典型表现已不多见，但上述特点仍不失为慢性汞中毒临床表现的核心所在。具体表现主要为：

（1）神经精神障碍：早期主要为神经衰弱症状，可伴有自主神经功能紊乱、性欲减退。继而出现情绪和性格改变，如急躁、易激动、胆怯、羞涩、孤僻、抑郁、好哭、注意力不集中，甚至出现幻觉；严重可表现为小脑病变或癫痫大发作或精神分裂症。此种性格改变及精神异常乃慢性汞中毒最具特色的临床表现。对周围神经损害表现为四肢麻木、无力、感觉异常、疼痛等表现，患者自述出现"蚁行感"。

（2）震颤：最初仅见腱反射亢进，手指震颤，也可伴有眼睑、舌震颤，呈意向性细微震颤，病情进展可逐渐波及前臂、上臂粗大震颤。

（3）口腔炎 - 牙龈炎：早期多为牙龈肿胀、酸痛、渗血、流涎，唾液腺肿大；继而发展为牙龈萎缩、牙齿松动甚至脱落，口腔卫生不好者可在龈齿交界处出现蓝黑色"汞线"。

（4）肾脏损伤：主要表现为近曲小管功能障碍，如低分子蛋白尿、氨基酸尿等；病情发展时可出现无症状性蛋白尿，甚至引起肾病综合征，病理类型主要为膜性病变和系膜增生性病变。但预后均较好，脱离接触经治疗后，可痊愈。

（5）其他：尚可见有汞毒性晶状体炎、皮炎、肝大等；近年还有报告出现全身肌肉疼痛者，因与接触剂量无关，故推测可能与变态反应因素有关。

（五）实验室检查

最为特异的实验室指标为生物样本中汞含量的测定，如尿汞、血汞、发汞、唾液汞等；后二者因取材、操作繁琐，目前已很少在临床应用。

1．血汞　汞及其化合物一旦进入体内，可迅速出现于血中，且与摄入量（如车间空气中汞浓度等）相关。汞在血中的半衰期约为2～4天，两个半衰期后，约90%的汞已从血中清除；一次摄入后一周左右，血中已很难检出，故血汞仅宜用作检查汞的早期接触指标。我国尚无国家标准，国外资料认为，正常人血汞水平不应高于0.05mmol/mol/L（10μg/L）。

2．尿汞　一般在汞摄入后3～5日后才见增高，1～3月达到峰值；停止接触后，尿汞增加仍可持续6～8月，与接触水平和血汞水平均有较好相关，为临床检测过量汞接触最常用的指标（一般均测尿总汞）；但其与脑内的汞沉积量无明显关系，故无法用作有无中毒的判断，只能反映近期汞的接触水平。我国尿汞的生物接触限值和诊断标准定为20μmol/molCr（35μg/gCr）。

（六）诊断与鉴别诊断

参照《职业性汞中毒诊断标准》（GBZ 89—2007）。

1．急性中毒

（1）轻度中毒：短期内接触大量汞蒸气，尿汞增高，出现发热、头晕、头痛、震颤等全身症状，并具有下列一项者。

1）口腔 - 牙龈炎和（或）胃肠炎。

2）急性支气管炎。

（2）中度中毒：在轻度中毒基础上，具有下列一项者：

1）间质性肺炎。

2）明显蛋白尿。

（3）重度中毒：在中度中毒基础上，具有下列一项者：

1）急性肾衰竭。

2）急性中度或重度中毒性脑病。

2. 慢性中毒

（1）轻度中毒：长期密切接触汞后，具备下列任何三项者：

1）神经衰弱综合征。

2）口腔 - 牙龈炎。

3）手指震颤，可伴有舌、眼睑震颤。

4）近端肾小管功能障碍，如尿低分子蛋白含量增高。

5）尿汞≥20mmol/mol 肌酐（35mg/g 肌酐）。

（2）中度中毒：在轻度中毒基础上，具有下列一项者：

1）性格情绪改变。

2）上肢粗大震颤。

3）明显肾脏损害：尿中出现蛋白、管型及血尿、浮肿。

（3）重度中毒：慢性中毒性脑病：以小脑共济失调表现多见，还可表现为中毒性精神病。

3. 有机汞中毒的诊断

（1）急性中毒：追问病史发现有明确或可疑有机汞化合物摄入史，以胃肠道症状起病，经一段诱导期后出现以神经精神疾病为主的临床表现，不难作出诊断；汞检测（血汞、尿汞或发汞）对诊断有重要提示价值。应注意与脑炎、脑膜炎、药物中毒及其他神经精神疾病等相鉴别。目前国家尚未制订统一的诊断标准，但可参考《职业性汞中毒诊断标准》作病情分级。

（2）慢性中毒：职业性慢性有机汞中毒的诊断，除核实职业接触史外，其特征性的临床表现如自主神经功能失调、突出的神经精神症状（尤其是运动失调、视野缩小、语言障碍三大特征）、肝肾等全身受累情况，常不难作出诊断；血汞、尿汞检测对诊断有重要提示价值。

4. 鉴别诊断

（1）急性汞中毒需与急性上呼吸道感染、感染性肺炎、药物过敏、传染性疾病、金属热等相鉴别；

（2）慢性汞中毒注意与神经衰弱、口腔炎、震颤、肾损害及精神改变等相鉴别。

（七）治疗

1. 急性中毒　急性吸入高浓度的汞蒸气者，应立即脱离中毒现场，淋浴更衣，静卧保暖，并作如下处理：

（1）驱汞治疗：常用二巯丙磺钠（2.5～5.0mg/kg 肌内注射）可每 6～8 小时一次，2 天后改为每日 1 次，6 天为一疗程；或二巯丁二钠（具体可参见第一节）。但出现明显肾损伤，尤其是发生急性肾衰竭者，则不宜进行药物驱汞，可在血液透析配合下进行药物驱汞。

（2）对症治疗：如化学性肺炎可给吸氧、糖皮质激素、抗生素；口腔炎可给 0.1% 雷佛奴尔或 3% 双氧水含漱；神经系统症状可用镇静安神药物；严重皮疹可用糖皮质激素；并投用硒化合物、谷胱甘肽、维生素类等，以助解毒排泄。口服汞盐者应及早用温盐水及 0.2% 活性炭交替洗胃，而后灌入牛奶（或蛋清）和活性炭（20g），并补液利尿，早期实施血液净化治疗，防治肾功能不全。

2. 慢性中毒

（1）驱汞试验：长期接触汞而尿汞正常者，经用 5% 二巯丙磺钠 5ml，一次肌注，尿汞＞45μg/d，提示有过量汞吸收存在，对诊断有参考意义。

（2）驱汞治疗：驱汞药物与急性汞中毒相同，一般每日 1 次，3 天一疗程，间隔 3～4 天，根据驱汞后

24 小时的尿汞值决定是否需要行下一疗程的驱汞治疗。也可使用二巯丁二酸胶囊（0.5g，3 次／天，连续 3 天，间隔 3～4 天为一疗程）口服。一般用药 3～5 个疗程，注意避免"过络合综合征"。

（3）对症治疗：对神经衰弱症状可使用镇静安眠药、健脑补肾药、维生素类、硒类等，并适当使用脑代谢促进剂，以及护肾和抗氧化自由基治疗。

（八）预防

1. 改革工艺及生产设备，控制工作场所空气汞浓度。

2. 用无毒原料代替汞。

3. 加强通风排毒，操作应在通风柜内进行，对排出的含汞蒸气应吸附净化。

4. 加强个人防护，班后、饭前要洗手、漱口，严禁在车间内进食、饮水和吸烟。

三、锰及其化合物

（一）理化性质

锰（Mn）属黑色金属，原子量 54.94，熔点 1244℃，沸点 1962℃，比重 7.2，质脆硬，带银灰色光泽。常见价态为 +2、+4、+7，也可为 +1、+3、+6；化学活性与铁相近，在空气中易被氧化，高温时遇氧或空气可以燃烧。遇水可缓慢生成氢氧化锰；加热时可与卤素，硫、氮等作用；它可溶于稀酸而释出氢气。锰的化合物超过 60 种，常见的有二氧化锰（MnO_2）、四氧化三锰（Mn_3O_4）、氯化锰（$MnCl_2$）、硫酸锰 [$Mn(SO_4)_3$]、碳化锰（Mn_3C）、铬酸锰（$2MnO \cdot CrO_3 \cdot 2H_2O$）、醋酸锰 [$Mn(C_2H_3O_2)_2$] 等，其中以 MnO_2 最稳定。

（二）职业接触

锰是地壳中含量第二多的重金属，仅次于铁，它作为一种人体必需的微量元素，每天约摄入 1～5mg。锰的职业性接触接触机会为：

1. 锰的冶炼　如锰矿石的开采、运输、研磨及筛选等。对锰矿石进行煅烧精炼可以得到 93%～99.9% 的高精度锰，此生产过程可接触到高浓度锰。

2. 冶金工业　锰主要是用来生产锰铁（占总吨位的 85%～90%）；它还可以与许多其他金属制成优质合金，如锰铜合金、铝锰合金等。其他较多的应用包括二氧化锰用作炼钢还原剂，脱除钢中的氧和硫。

3. 电焊条制造　金属锰或者锰铁也用作电焊条的生产，焊药、焊料中含锰量约 5%～50%，这些作业环境空气中锰浓度常可达 6mg/m³ 以上。

4. 其他用途　用于干电池生产；硅酸锰及四氧化三锰可用作玻璃或者陶瓷的色料，二氧化锰则用作玻璃脱色剂；高锰酸钾用作强氧化剂与消毒剂；代森锰可用作杀菌剂；醋酸锰可用作化肥；锰酸和高锰酸盐作为强氧化剂用于消毒、漂白；氧化锰用作染料；环烷酸锰用作汽油抗爆剂等。

（三）毒理及发病机制

1. 吸收代谢分布排泄　锰化合物的溶解度很低，口服吸收量很少，97% 以上由粪便排出；皮肤吸收也很少，呼吸道是锰的主要侵入途径，以烟尘形式经呼吸道吸收进入血液。血中的锰与血浆中的 β-球蛋白结合为转锰素分布于全身，小部分进入红细胞，形成锰卟啉，并迅速从血液中转移到富有线粒体的细胞中，以不溶性磷酸盐的形式蓄积于肝、肾、脑及毛发中，且细胞内的锰 2/3 潴留于线粒体内；少部分经胃肠道吸收的锰入肝，在血浆铜蓝蛋白作用下将 Mn^{2+} 氧化成 Mn^{3+}，再经铁传递蛋白转运至脑毛细血管脉络丛，锰在脑中的分布以纹状体最高，但除脑外，各软组织锰的生物转化率较高，故晚期脑内锰含量反远远超过其他软组织。锰烟及锰尘吸入到肺泡内后被肺泡壁巨噬细胞吞噬。进入体内的锰经血浆转运血红蛋白结合，几乎全部随胆汁进入肠道由粪中排出，故粪锰占排出量的 97% 以上，尿中排锰量甚微，只占 6%。

2. 毒性机制　锰的化合物有 8 种不同的化学价，其化学价愈低，毒性越大。慢性锰中毒的具体发病机制尚未完全阐明，主要累及中枢神经系统，临床表现为脑双侧基底神经节（苍白球尤其是内部）局灶性损伤。其特征是该区域内剧烈的耗氧量和多巴胺（DA）的耗竭，并最终导致线粒体功能障碍，过氧化物酶和过氧化氢酶的耗尽，以及儿茶酚胺含量失衡。目前多从对多巴胺转运的影响，线粒体功能障碍，氧化应激，神经递质传输和炎症反应等角度进行探索，基底神经节中胶质细胞的炎症反应与继而发生的神经毒性损伤可能是锰毒性的又一重要机制，表现为神经细胞缺失和星型胶质细胞增生。纹状体也出现类似变化，但程度较轻。星型胶质细胞代谢产生的一氧化氮可能对苍白球和纹状体中间神经元产生进一步的损害。黑质致密部轻微损害，卢氏小体缺失，对尾核、壳核、丘脑下核的影响范围较小。CYP2D基因突变型可能是与锰中毒有关的易感基因之一。

（四）临床表现

急性锰中毒少见，慢性锰中毒与锰作业时间、锰烟尘浓度、防护措施有密切关系。锰中毒主要累及中枢神经系统，早期以神经行为毒性为主，晚期则以不可逆的精神和锥体外系运动功能障碍为主。

1. 全身症状　其起病十分缓慢，绝大多数中毒的病例的接触时间都在数年以上。早期主要表现为类神经症和自主神经功能障碍，出现嗜睡，对外周事物缺乏兴趣，还有疲劳、头痛、头晕等症状。部分患者有食欲减退或阳痿，还有四肢麻木，下肢沉重无力，肌肉痛性痉挛等症状。

2. 神经行为的改变及精神症状　认知功能障碍包括记忆力减退、反应迟钝和认知灵活性、智能下降。情绪异常表现为抑郁、易激惹、忧虑、好争斗、烦恼和情感淡漠，不自主哭笑，少数病例可出现短时间的攻击性、性活动增加、幻觉及语无伦次，这些兴奋的临床表现甚至被称为"锰性精神病"。

3. 锥体外系损害症状　是病情加重的重要指征，表现为言语不清、迟钝、"面具脸"、震颤、强直、手灵敏度减弱和步态不稳、有向后倒的倾向及平衡障碍，肌张力障碍是锰中毒性帕金森综合征较常见的症状，在四肢和躯干中都能发生，早期查体有潜隐性肌张力增高，即令患者伸直抬高对侧下肢并缓慢复位时，上肢肌张力可有增高。随后四肢肌张力增高，下肢尤为明显；呈"齿轮样"肌张力增高，行走时双手摆动不协调，共济失调十分明显，闭目站立试验阳性，轮替和连续动作困难，晚期可有不恒定的病理反射、单侧中枢性面瘫、腹壁反射或提睾反射减弱或消失等锥体系损害；也可见局部肌张力障碍，如睑痉挛、表情呆板、脚底明显弯曲、斜颈和动眼神经危象。并有书写微缩现象，也称书写过小症。

震颤通常是运动性震颤。震颤的频率往往较高，在做出各种姿势和运动过程中会出现，多有中等节律和幅度的四肢震颤；晚期出现典型的"震颤麻痹综合征"，步态异常表现为与慌张步态不同，转弯"僵住"，有分解动作，后退不能，极易摔倒，有前冲趋势，起立时有后倾倒趋势。呈"公鸡步态"（跨步宽大、手臂曲起、挺胸阔步行走），或有周围神经病。

4. 其他　可出现甲状腺功能紊乱，其毒作用机制可能是锰通过损伤甲状腺或导致多巴胺（DA）能调节的甲状腺激素合成物失调，直接或间接地影响甲状腺功能。

（五）实验室检查

1. 生物材料中锰含量的测定

（1）粪锰：体内的锰虽主要随粪便排出，但粪锰排泄量受摄入食物和饮水含锰量的影响较大，而且存在明显的个体差异。我国调查无锰接触史的健康人的粪锰，建议以12mg/100g作为粪锰的正常参考值。在排除饮食的影响后，锰作业者粪锰增高可作为锰的接触指标。粪锰亦可供作应用络合剂时判断驱锰疗效的参考。

（2）尿锰：肾脏不是排锰的主要途径，尿中排锰仅占6%，正常尿锰上限为0.18～0.54μmol/L（10～30μg/L）。尿锰大致可以反映机体近期吸收锰的情况，与工作环境空气中锰浓度有一定关系，但与个体临床中毒表现无平行关系。

（3）发锰：国内报道正常发锰上限为1.3～9.8μg/g，国外报道为1～3μg/g。锰中毒患者脱离锰作业后，头发中仍可测出较高量的锰。发锰有助于反映体内锰蓄积的状况，但头发的色泽及部位可影响检测结果，体外污染对结果也有影响。随着电焊作业工龄的延长，发锰含量明显升高，提示发锰可能是反映慢性锰暴露的检测指标。

2. 生化检查　锰对神经递质及其相关酶学的影响有研究发现，证实锰暴露者尿中儿茶酚胺代谢产物升高，认为锰可干预儿茶酚胺代谢。锰铁冶炼工人血小板单胺氧化酶（MAO）活性与尿锰呈负相关，血清多巴胺-β-脱氢酶（DBH）及MAO/DBH比值均与锰的累积接触指数（接触浓度×接触时间）存在剂量反应关系。锰中毒者尿17-酮类固醇和脱氢雄酮轻度降低、葡萄糖耐量试验出现反应性低血糖、血清过氧化氢酶活性降低，血清腺苷脱氨酶活性增高等。但上述变化的临床意义尚有待研究。

3. 电生理检查

（1）脑电图：a波率减少，波幅偏低，快波增加或有慢波，锰中毒类神经症的发生与脑电图的改变有一定的相关关系，认为脑电图的改变可考虑为慢性锰中毒的参考指标之一。

（2）神经肌电图：于肌肉放松时可记录到收缩肌及拮抗肌的电位同时以恒定频率出现，亦可见到H反射的亢进。周围神经传导速度都有不同程度的异常，神经传导速度的异常因中毒程度不同其改变也不一样，随着中毒程度的加重而改变的异常率有增加的趋势。周围神经传导速度检测可作为慢性锰中毒的诊断参考指标。

4. 神经行为学检查 在长期接触低浓度锰的作业者中，曾发现视运动反应时、扣指试验及数字广度测验的异常改变。在工作场所锰空气中尘（烟）超过$1mg/m^3$时，曾发现工人的手稳定度和记忆力均下降。

5. 神经认知测试评价技术 神经认知功能损伤是中枢神经系统早期受损的一个重要临床指征，神经认知测试评价技术是识别评价锰低剂量早期对神经系统损害方面的有效手段，对慢性锰中毒的早期诊断具有十分重要的意义。

6. 脑影像学检查 CT扫描多为正常，MRI在T1相显示苍白球高强度影像。晚期患者可见脑室系统扩大及脑萎缩。MRl能评价脑锰蓄积，观察到锰致脑器质性的病理改变，可用苍白球指数（PI）[等于矢状面T1加权像（WI）的苍白球信号强度值与额叶白质信号强度值之比率乘以100]来半定量分析评价脑锰蓄积水平。脑MRI信号强度对锰暴露十分敏感，MRI T1加权信号增强可反映出锰暴露，但不一定是锰中毒。有助于了解锰在脑的蓄积与消除。纹状体（尾状核和豆状核）、苍白球和黑质MRI T1WI有异常信号增强，该信号改变可用于观察终止锰暴露后脑锰蓄积的消除以及评价不同锰中毒治疗方法的疗效。PET（头部进行正电子发射扫描）检查见脑内6-氟多巴摄取正常，这一特点与慢性锰中毒病理改变主要损及黑质纹状体系统的突触后通路是一致的。

（六）诊断与鉴别诊断

目前对慢性锰中毒的早期诊断尚有困难，应结合职业史、劳动卫生状况、典型的临床表现（神经衰弱综合征及自主神经功能紊乱基础上出现肌张力增高及震颤麻痹综合征），综合分析诊断。生物材料中锰含量测定，尤其是驱锰试验后，尿锰明显升高具有重要提示意义。

我国已颁布《职业性慢性锰中毒诊断标准和处理原则》（GBZ 3—2006），其将慢性锰中毒分为：

1. 轻度中毒 具有头晕、头痛、容易疲乏、睡眠障碍、健忘等类神经症症状以及食欲减退、流涎、多汗、心悸、性欲减退等自主神经功能紊乱的表现，同时可有肢体疼痛、下肢无力和沉重感等症状。具有肌张力增高不恒定，手指明显震颤，并有情绪低落、注意力涣散、对周围事物缺乏兴趣或易激动、多语、欣快感等精神情绪改变。

2. 中度中毒 在轻度中毒基础上出现恒定的四肢张力增高，常伴有静止性震颤。

3. 重度中毒 在中度中毒基础上具有下列情况之一者，可诊断为重度中毒：

（1）明显的锥体外系损害，如四肢肌张力增高；四肢出现粗震颤，可累及下颌、颈部和头部；步态明显异常。

（2）严重精神障碍：有显著的精神情绪改变，如感情淡漠、反应迟钝、不自主哭笑、强迫观念、冲动行为、智力障碍等。

4. 鉴别诊断 慢性中毒应注意与震颤麻痹症、肝豆状核变性、其他原因（CO、汞、二硫化碳、乙醇、铅等）引起的中毒性脑病、脑动脉硬化、精神病等相鉴别。慢性锰中毒虽然与特发性帕金森病有许多相似之处，都是侵犯基底神经节，但是锰中毒的特点是：①病因明确，发病年龄＜60岁；②动作性震颤常见；③病早期有体位不稳和步态障碍；④精神异常和语言障碍出现较早；⑤临床体征通常是双侧、对称的。对抗帕金森病治疗药物例如左旋多巴反应较差，其特有的"公鸡步态"在帕金森病病人中则没有；锰中毒的病理损伤，包括人和动物模型，都显示更为弥散（例如苍白球、尾状核、豆状核、丘脑，可能还有皮质），而特发性帕金森病则相对较集中，主要是损伤色素区域例如黑质致密部，苍白球未受累。锰中毒病人MRI检查可见锰在脑组织沉积的特征性信号改变，而特发性帕金森病病人MRI检查通常是正常的。PET（头部进行正电子发射扫描）检查见脑内6-氟多巴摄取正常。

（七）治疗

慢性中毒一经确诊，即应调离锰作业，停止锰接触，治愈后亦不得继续从事锰作业。

1. 驱锰治疗　一般多用 CaNa$_2$ EDTA 常规疗法进行驱锰。轻度中毒者经 2～3 个疗程治疗，症状可以得到改善；二巯丁二钠也有驱锰作用，但驱锰治疗的效果一般。对氨基水杨酸钠（PAS）对驱锰及改善锰中毒症状均有一定疗效，口服疗法为每日 8～12g，分 3 次服，3～4 周为一疗程；也可用 PAS 6g 加入 10% 葡萄糖液中静脉滴注，3 天为一疗程，间隔 4 日后可开始下一疗程，一般经 4～5 疗程后症状可得明显改善。

2. 对症治疗　为慢性锰中毒重要治疗之一，其神经衰弱综合征及植物神经功能紊乱可用谷维素、安定、脑复康等，但不宜用氯丙嗪，因其能增加脑基底神经节内锰含量，有加重中毒症状。肌张力增高、震颤、运动障碍等锥体外系损伤症状可参考震颤麻痹症治疗方案进行处。常用药物如：

（1）抗乙酰胆碱药物减轻震颤：常用安坦（2～4mg 每日 3 次）、东莨菪碱（0.2～0.4mg 每日 3 次）等，但青光眼患者禁用，老年人慎用。

（2）多巴胺替代疗法：主要采用可透入血脑屏障的左旋多巴（L-dopa），使在脑中脱羧变成多巴胺，以补充生成的不足。初用量为 0.25～0.5g，1～3 次 / 日，每 3～5 日增加 0.25～0.5g，直至效果显著而副作用尚轻为止，一般每日需用 3.5～4.5g，分 4～6 次服用。还可以脑外多巴脱羧酶抑制剂与左旋多巴合用，以增加进入脑内的左旋多巴量，常用药物为美多巴、信尼麦等。

（3）多巴胺受体激动剂：如溴麦角隐亭等。

（4）多巴胺释放促进剂：如金刚烷胺，同时加用苯丙胺效果更好。还有报告认为左旋多巴疗效不佳者可试用 5- 羟色氨酸，以补偿脑内 5- 羟色胺的减少，改善症状。中医针灸按摩、神经营养药物均可用，但 B 族维生素有增加锰潴留的作用。

（八）预防

主要是加强通风排毒和个人防护。接触锰作业应采取防尘措施和佩戴防毒口罩，焊接作业尽量采用无锰焊条，或用自动电焊代替手工电焊，使用抽风及吸尘装置。禁止在工作场所吸烟和进食。

四、镉及其化合物

（一）理化性质

镉（Cd），原子量 112.4，比重 8.64，熔点 320.9℃，沸点 765℃，为银白色富有延展性金属，与锌有不少相近之处。镉性质较活泼，可与氧、硫、卤素等化合，易与各种金属形成合金；不溶于水，但可溶于氢氧化铵、硝酸和热硫酸。在加热处理镉的过程中释放出的镉烟雾。

常见的镉化合物有醋酸镉、硫化镉（CdS，又称镉黄）、氯化镉（CdCl$_2$）、氧化镉（CdO）、碳酸镉（CdCO$_3$）和硫酸镉（CdSO$_4$），大部分无机镉都溶于水，但氧化镉和硫化镉不溶于水，可以溶于胃酸。

（二）职业接触

1. 生产熔炼　镉常与锌共生，目前镉主要是有色金属（锌、铜、铅）冶炼的副产物，主要从湿法炼锌锌浸液的净化置换渣或锌精矿焙烧的含镉烟尘中提取；主要采用镉废渣酸浸后电解，或将浸出液精馏制取。

2. 电镀工业　镉可保护金属免受锈蚀，故被大量应用于电镀工业。

3. 颜料和塑料工业　硫化镉、磺硒化镉等常用作油漆颜料，硬脂酸镉则用作塑料稳定剂等。

4. 电池制造　镉还用以制备光电池、镍 - 镉电池或银 - 镉电池。此类电池体积小、电能容量大，是目前镉的主要用途之一。

5. 制造合金　铜镉合金，用于汽车冷却器材料；银铟镉合金用作原子反应堆控制棒；其他如各种钎焊合金、易熔合金等。

6. 焊接工业　如制造焊条，或用作焊接电极、电池电极等。

（三）毒理及发病机制

1. 吸收分布代谢排泄　镉及其化合物可经呼吸道及消化道吸收。镉吸入后约为 10%～50% 滞留在肺泡,与镉尘的粒子大小、水溶性有密切关系。醋酸镉、硫酸镉、氯化镉易溶于水,摄取率高,而硫化镉、氧化镉则不易吸收。消化道吸收除与镉化合物的溶解度有关外,还与摄入量及食物中 Ca^{2+}、Zn^{2+}、Fe^{2+}、蛋白质等含量有关,这些物质摄取不足时可使镉的摄取增加。一般而论,镉在消化道的吸收率低于 10%。在血中 90% 以上进入红细胞内与含硫的低分子蛋白以及肽类、氨基酸(如谷胱甘肽、胱氨酸等)结合,少量留在血浆中的镉则与血浆蛋白(白蛋白和其他大分子蛋白)结合;红细胞内的低分子镉可不断进入血浆,与血浆镉形成动态平衡,分布到全身组织器官。肾和肝是体内镉的主要蓄积器官,肾内镉含量约占体内镉总量的 50%～56%,生物半减期长达 10～30 年。肺、胰、甲状腺、睾丸、唾液腺、毛发中也有镉蓄积;但镉不易透过血脑屏障及胎盘屏障。

体内蓄积的镉主要经尿排出,尿镉增加($> 5\mu g/gCr$),提示有镉的过量接触,肾脏功能可能受到损伤,可作为慢性镉中毒的重要提示性指标。

2. 中毒机制　镉中毒的机制尚未完全搞清,目前主要有以下假说:镉对金属硫蛋白(MT)有很强的诱导作用,生成镉金属硫蛋白(CdMT)。当体内吸收镉过多而肾小管细胞内诱导产生的金属硫蛋白不足时,肾小管细胞内不能与金属硫蛋白结合的镉离子增多,对肾细胞产生损伤。故减少游离镉的浓度,使镉不能作用于其靶分子,从而可减轻镉的毒性作用,是重金属在体内的重要解毒机制之一。

镉还可通过与酶类巯基结合或替代,置换出细胞内酶类金属,降低机体抗氧化酶的活性,使机体清除自由基的能力下降,引起氧化损伤,急性镉中毒时引起的氧化损伤与细胞内的谷胱甘肽耗竭有关,而在慢性镉中毒的情况下,则与肾脏内非 MT 结合的镉浓度及微量元素的平衡紊乱有关。镉还能降低机体内多种酶的活性,尤其是含锌、含巯基的抗氧化酶。另外,镉对血管壁细胞的损害可造成各种器官组织的缺氧性损害等。由于镉的毒性机制较为复杂,加之研究者采用的研究手段差异,有待进一步对其毒性机理深入探讨。

(四)临床表现

1. 急性中毒

(1) 吸入中毒:一次吸入过量的含镉烟雾可出现化学性支气管炎、肺炎和肺水肿等。吸入镉的烟雾或蒸气(多为氧化镉),大多数在 6～8 小时潜伏期发病,常引起不同程度的头痛、头晕、恶心、乏力、胸闷、咳嗽等症状,严重者可发生化学性肺炎、肺泡性水肿及急性呼吸窘迫综合征,病人咳嗽加重,伴胸痛、泡沫痰、发绀、呼吸困难;听诊可闻及双肺呼吸音低,部分可闻及干、湿啰音;X 射线胸片显示双肺纹理增多、增粗,严重的可见双肺弥漫性渗出。尚可并发肝、肾损伤而有黄疸、肝功异常及急性肾衰竭等表现。吸入氧化镉烟雾浓度为 $1mg/m^3$ 时,8 小时可致中毒;浓度达 $5mg/m^3$ 时,8 小时常可致死。

(2) 口服中毒:食入镉盐或用镀镉器皿贮放的酸性食物或饮料,可致急性中毒,为急性化学性胃肠炎的表现,潜伏期甚短,食后 10～20 分钟即可出现恶心、呕吐、腹痛、腹泻,重者可有大汗、虚脱、眩晕甚至抽搐、休克;由于剧烈的呕吐,反使镉的吸收较少,经治疗可较快康复。一般而论,10～20mg 可溶性镉盐即可引起中毒,0.3g 以上可以致死。

2. 慢性中毒　多由长期接触(1 年以上)较高浓度的镉引起。主要引起肾脏的损害,尤以肾小管重吸收功能出现障碍为特征,严重出现肾功能不全。此外,镉中毒还可引起神经系统损害、钙代谢紊乱和免疫力降低等,甚至诱发染色体畸变、致畸和致癌。

(1) 肾脏损害:是体内镉的主要排泄器官和蓄积部位,是慢性镉中毒损伤的主要靶器官,其中肾皮质是其主要靶部位,长期低剂量接触即可引起肾近曲小管功能障碍,尿中出现低分子蛋白(β_2- 微球蛋白、维生素 A 结合蛋白、溶菌酶和核糖核酸酶等),还可出现葡萄糖尿、高氨基酸尿和高磷酸尿。继之,高分子量蛋白(如白蛋白、转铁蛋白等)也可因肾小球损害而排泄增加。严重的可出现肾小球功能异常,晚期患者的肾脏结构损害,出现慢性肾衰竭。即使脱离接触,肾功能障碍仍将持续存在。在长期接触镉的工人中,肾结石的发病率增高。

(2) 骨骼损害:病情发展到慢性肾功能不全,可伴有骨质疏松、骨质软化,表现为背和四肢疼痛、行走困难、自发性骨折;X 线检查示肩胛骨、盆骨、股骨、胫骨等有明显骨质疏松。截至目前,我国亦未见镉中毒引起软骨病的病例报道。

（3）其他：镉中毒均有不同程度的头晕、头痛、乏力、腰痛、四肢酸痛、关节痛、失眠等症状，镉对中枢神经系统的毒性作用主要表现为注意力下降、记忆力减退、嗅觉异常、听力下降和震颤麻痹等。镉引起贫血和血红蛋白的减少；对白细胞产生毒性，影响机体的免疫功能。镉还可损伤胎盘，造成孕妇流产或出现新生儿体重下降等。国际癌症研究机构（IARC）在 1993 年将镉定为确认致癌物。

（五）实验室检查

1. 尿镉　正常值大多数在 1μg/g 肌酐（或 1μg/L）以下，上限多在 5μg/g 肌酐（或 5μg/L）以下。尿镉反映近期镉接触情况和一定程度上反映体内镉负荷，特别是肾内镉水平。可用作职业性镉接触和镉吸收的生物标志物。故以 5μmol/mol 肌酐的尿镉作为现职工人慢性镉中毒的诊断下限值。

2. 血镉　波动很大，半衰期为 2～3 个月，主要反映近期接触量。停止接触后，迅速下降。世界卫生组织建议个体血镉临界值为 5μg/L。由于尚不能建立镉的近期吸收量与血镉浓度之间的定量关系，在急性镉中毒时，血镉增高可作为过量接触镉的佐证。

3. 早期肾小管病变的检测指标

（1）尿 β_2- 微球蛋白测定（β_2-MG）：分子量仅 11800，由于分子量小并且不和血浆蛋白结合，可自由经肾小球滤入原尿，但原尿中 99.9% 的 β_2-MG 在近端肾小管被重吸收，并在肾小管上皮细胞中分解破坏，仅微量自尿中排出。健康成人尿 β_2- 微球蛋白为 0.48～0.96μmol/mol 肌酐（50～100μg/g 肌酐），老年人有所增加，但一般在 2.88μmol/mol 肌酐（300μg/g 肌酐）以下。当肾小管重吸收障碍，导致尿 β_2- 微球蛋白含量在 9.6μmol/mol 肌酐（1000μg/g 肌酐）以上时，可考虑慢性中毒的诊断。因 β_2-MG 在 pH＜5.5 的酸性尿中极易分解破坏，故应及时测定。若需贮存批量检测，应将酸性尿调至 pH 7 左右冷冻保存。

（2）尿视黄醇结合蛋白测定（RBP）：分子量为 21400，自肾小球滤出，由近端肾小管上皮细胞吸收。近年来的深入研究表明 RBP 含量改变能够敏感地反映近端肾小管功能。慢性镉中毒时，RBP 含量在 5.1μmol/mol 肌酐（1000μg/g 肌酐）以上。RBP 作为肾小管功能的敏感指标，且在酸性尿液中的稳定，不易分解。

尿视黄醇结合蛋白、β_2- 微球蛋白均属反映早期镉中毒肾小管功能损害的灵敏指标，易受尿液稀释度的影响，测定单一蛋白不能反映肾功能损害的全貌，最好同时检测尿总蛋白、尿视黄醇结合蛋白（或 β_2- 微球蛋白）和白蛋白（或转铁蛋白）。

（六）诊断与鉴别诊断

1. 急性中毒　根据明确的镉化合物服入或吸入史，结合急性胃肠炎或急性化学性肺炎、肺水肿等表现，诊断多无困难。同食者或同工作者同时发病、血镉和尿镉明显升高有重要提示意义。我国已颁布《职业性镉中毒的诊断标准》（GBZ 17—2015）将急性中毒分为三级：

（1）急性轻度中毒：短时间内吸入高浓度氧化镉烟尘，在数小时内出现咳嗽、咳痰、胸闷等症状；两肺呼吸音粗糙，或可有散在的干、湿啰音；胸部 X 线检查显示肺纹理增多、增粗、延伸，符合急性气管 - 支气管炎表现。

（2）急性中度中毒：在上述基础上具有下列表现之一者：

1）急性肺炎。

2）急性间质性肺水肿。

（3）急性重度中毒：在上述基础上具有下列表现之一者：

1）急性肺泡性肺水肿。

2）急性呼吸窘迫综合征。

2. 慢性中毒　一年以上密切接触镉及其化合物的职业史，以肾脏损害为主的临床表现，尿镉排出增加，参考现场卫生学调查资料，可作出慢性职业性镉中毒的诊断。《职业性镉中毒的国家诊断标准》（GBZ 17—2015）将慢性中毒分为二级：

（1）轻度中毒：一年以上密切接触镉及其化合物的职业史，尿镉连续两次测定值高于 5μmol/mol 肌酐（5μg/g 肌酐）外，可伴有头晕、乏力、嗅觉障碍、腰背及肢体痛等症状，实验室检查具备下列条件之一者：

1）尿 β_2- 微球蛋白含量在 9.6μmol/mol 肌酐（1000μg/g 肌酐）以上。

2）尿视黄醇结合蛋白含量在 5.1μmol/mol 肌酐（1000μg/g 肌酐）以上。

（2）重度中毒：在慢性轻度中毒的基础上，出现慢性肾功能不全，可伴有骨质疏松症、骨质软化症。

3．鉴别诊断　急性镉中毒应注意与食物中毒、急性胃肠炎或流感、金属烟雾热、心源性肺水肿等鉴别。慢性镉中毒病情发展到慢性肾功能不全，可伴有骨质疏松、骨质软化，但应注意与其他各种原因引起的肾脏疾病、药物及其他工业毒物中毒、溢出性蛋白尿、肝豆状核变性（Wilson 病）、特发性 Fanconi 综合征、营养不良所致的骨质疏松和软化等疾病相鉴别。

（七）治疗

目前尚无有效的驱排人体内镉的药物，急性和慢性镉中毒临床上主要以对症支持治疗为主。

1．急性中毒　应迅速脱离现场，保持安静，卧床休息，治疗以对症支持为主。如为吸入中毒者，可给予吸氧、止咳、镇静，维持呼吸道通畅，视病情需要早期给予短程大剂量糖皮质激素。口服中毒者可充分洗胃、导泻、补液等对症处理。一般不必使用驱镉药物，必要时在血液净化治疗配合下试用 EDTA 排镉。

2．慢性中毒　慢性镉中毒患者应调离镉作业。治疗则以对症支持为主，应加强营养，补充蛋白质，并服用硒锌、维生素 D 和钙剂，注意保护各脏器的功能。因目前尚无可靠药物可以驱排储存于肾脏的镉，如巯基络合剂虽对镉有很强的亲和力，但形成的低分子复合物很易为肾小管重吸收，反起到向肾脏富集镉、加强其肾脏毒性的作用；氨羧络合剂由于不易透入肾细胞，难以驱排肾内的镉，它还可能引起镉在体内重新分布后，使肾镉蓄积量增加，肾脏病变加重，故也不宜使用。近年发现，二硫代氨基甲酸盐类对肾镉有较强驱排作用，不导致镉通过血 - 脑屏障，毒性也较小，但尚处于动物或临床试验阶段。

经规范治疗后，轻度中毒患者可从事其他工作；中、重度中毒者应根据病情适当的非化工作业安排轻工作，或全休。

（八）预防

1．在焊接和切割含镉金属以及产生氧化镉烟的场所，要加强密闭。

2．局部通风。

3．个人防护。

五、铍病

（一）理化性质

铍（Be）为银灰色的轻金属，原子量 9.01，比重 1.849，熔点 1284℃，沸点 2970℃，具有质轻、强度大、耐高温、耐腐蚀、非磁性、抗氧化、加工时不产生火花等物理特性。除金属铍外，还有氧化铍、硫酸铍、碳酸铍、氟化铍、氢氧化铍等及其他铍化合物。

（二）职业接触

铍冶炼、制造铍合金，原子能工业，制造耐高温陶瓷以及 X 线球管和光学镜体材料；铍加工以及科研试验等作业的人员可接触金属铍、氧化铍、硫酸铍、碳酸铍、氟化铍、氢氧化铍及其他铍化合物的烟、尘、雾等，主要经呼吸道吸收，胃肠吸收极少，不经无损皮肤吸收。如防护不当，短期内吸入高浓度的可溶性铍盐如氟化铍、硫酸铍等可引起急性铍病；接触铍及其化合物，尤其是长期接触低浓度氧化铍可引起慢性铍病。高温煅烧的不溶性氧化铍的生物活性低；低温煅烧的氧化铍的生物活性高，致病性强。

（三）毒理及发病机制

1．吸收分布代谢排泄　铍的粉尘或烟雾主要通过呼吸道吸收，破损的皮肤也可吸收。取决于铍化合物的溶解度及浓度，即使脱离铍接触后，往往可持续数年或十几年，沉积于肺的氧化铍其排出速度更慢。

2．毒性机制　铍为高毒类物质。1993 年国际癌症机构（IARC）又把铍及其化合物列为 I 类致癌物。急性铍病是吸入高浓度铍引起的对呼吸系统的直接化学毒性刺激和肝肾等脏器的毒性，表现为呼吸道炎症及化学性肺炎为特征的组织形态学改变。急性铍病存在剂量-反应关系，其与一般化学毒物中毒的流行特点基本相似。

慢性铍病主要是接触氧化铍及其金属铍的烟尘所致。研究证明氧化铍的生物学特性与焙烧的温度有关。高焙烧的氧化铍，其温度在1500℃以上，生物学活性低，不易溶解，致病力弱；而低焙烧的氧化铍在500～1100℃时具有高生物活性，致病力强。慢性铍病的流行病学特点是没有明显的剂量-反应关系，患病率与接触铍的程度不成正比。目前认为慢性铍病是免疫反应，特别是细胞免疫反应有关，主要表现为肺的肉芽肿及弥漫性纤维化。难溶性氧化铍吸入后，与体内蛋白结合形成特异性铍抗原，并诱导产生抗铍特异性抗体，再次接触后引起铍抗原-抗体反应，产生炎性病变，肺泡巨噬细胞吞噬铍颗粒，支气管周围淋巴结增生，肺泡间隔淋巴细胞围绕铍颗粒；肉芽肿形成；肺间质纤维化形成。其潜伏期可达数月或数十年不等。

（四）临床表现

1. 急性铍病　短期内吸入高浓度的可溶性铍盐后主要引起急性化学性鼻咽炎、气管-支气管炎、肺炎、肺水肿等。临床类型有2种：

（1）突发型：一般吸入后经3～6小时的潜伏期出现全身酸痛，乏力头痛、头晕，胸闷气短，咳嗽等症状，并可能致命。

（2）迟发型：潜伏期长，发病常较迟，可以长达2～3个月，疾病呈亚急性过程，患者症状逐渐加剧，表现咳嗽、咳痰、胸闷、胸痛、气急、乏力、发热、肺部可有湿性啰音、X射线胸片弥漫的点片状阴影。部分病例可伴有肝脏损害。绝大多数病例在停止接触，经治疗后1～4周完全恢复，亦有经3～5个月恢复者。少数病例在恢复后数年发生慢性铍病。

2. 慢性铍病　慢性铍病为淋巴细胞介导的迟发型变态反应性疾病，以肺部肉芽肿和肺间质纤维化为主要病变。

（1）潜伏期：吸入低浓度铍及其化合物（尤其是氧化铍）至发病，一般接触数月至5年，有时可达十数年，并可在停止接触数年后发病。一般潜伏期的长短与病情严重程度呈负相关性。

（2）肺部损害：临床表现有胸闷、咳嗽、气急、全身乏力、消瘦等，多数病例早期无阳性体征；重症者有胸痛、呼吸困难、发绀、咯大量黏液痰或血痰、两肺有啰音等。慢性铍病为进行性疾病，肺功能逐渐下降。

（3）皮肤损害：多见于皮肤裸露部位，轻者过敏性皮炎，多在接触的早期，1～2周内发病。如皮肤原有破损，则可能形成铍溃疡，溃疡不易愈合并向深部发展，周围组织增生，边缘隆起，并可能进一步形成铍肉芽肿。

（五）实验室检查

1. 急性铍病

（1）尿铍测定：部分病例的尿铍浓度可增高，但其增高程度与病情严重程度无相关性。尿铍可作为接触指标，不作为诊断指标。

（2）胸部X射线检查：出现符合急性化学性支气管炎、肺炎、肺水肿的影像，是诊断的主要依据之一。

2. 慢性铍病

（1）尿铍测定：部分病例尿铍浓度可增高，但其与病情无相关性。铍主要经肾脏排泄，可溶性铍盐沉积于骨、肝、脾、肾等，一般排泄较慢，即使脱离铍接触后常可持续排泄数年或十数年；不溶性铍沉积于肺、支气管及其周围淋巴结，排泄更慢。尿铍可作为接触指标。

（2）铍-特异性免疫试验：特异性细胞免疫指标如铍淋巴细胞转化试验（BeLTT）、铍淋巴细胞增殖试验（BeLPT）等，尚有铍皮肤斑贴试验，均可呈阳性反应。可用以早期发现铍致敏个体。用支气管肺泡灌洗液中的淋巴细胞作BeLTT或BeLPT均较用周围血淋巴细胞为敏感和特异。可作为辅助诊断指标。

（3）X线胸片：是诊断的主要依据，X线胸片表现以不规则小阴影基础上有颗粒阴影或结节阴影统称小颗粒阴影为特征。

（4）胸部高分辨CT（HRCT）：可显示肺野在毛玻璃样背景的变化上，有实质性结节或间隔线，也可有肺门及纵隔淋巴结肿大。HRCT 较 X 射线检查敏感。现国内外均有应用。部分病例 HRCT 呈阴性。其对诊断的价值尚待积累经验后判定。

（5）肺组织活检：主要病变是肺部肉芽肿和肺间质纤维化。之前可出现非特异性炎症反应。肉芽肿主要是上皮样肉芽肿，或含多核巨细胞，非干酪样肉芽肿；中心常存在包涵体或铍颗粒。可伴肺间质淋巴细胞、单核细胞浸润和纤维化。如疑有慢性铍病而反复经支气管肺活组织检查阴性，则可考虑行局部肺活组织检查。

（6）其他

1）支气管肺泡灌洗液中淋巴细胞测定：常有淋巴细胞增多。国外有报道肺泡内淋巴细胞增多 >20%。

2）肺功能测定：肺功能可有不同程度损害，可有限制性通气功能障碍或一氧化碳弥散功能障碍，后期可有阻塞性通气功能障碍。以上均非特异性试验，不列为诊断指标。

（六）诊断与鉴别诊断

根据《职业性铍病的诊断》（GBZ 67—2015），诊断及分级如下：

1. 急性铍病　　根据短时间内吸入大量铍化合物的职业史，出现以呼吸系统损害为主的临床表现和胸部 X 射线影像学改变，结合现场职业卫生学调查资料，进行综合分析，排除其他原因所致的类似疾病后，方可诊断。

（1）轻度铍病：短期内吸入大量铍化合物后，出现鼻咽部干痛、剧咳、胸部不适等症状，胸部 X 线影像学改变符合急性气管支气管炎表现。

（2）重度铍病：短期内吸入大量铍化合物，并符合下列条件之一者：

1）急性支气管肺炎。

2）肺水肿。

2. 慢性铍病　　根据长期接触铍及其化合物的职业史，出现以呼吸系统损害为主的临床表现，以胸部 X 射线影像学改变为主要依据，必要时参考其他实验室检查，结合现场职业卫生学调查资料，进行综合分析，排除其他原因所致类似疾病后，方可诊断。

（1）轻度铍病：有较长时间铍及其化合物接触史，出现胸闷、咳嗽、气短等呼吸系统症状，X 射线胸片表现有散在分布的圆形和不规则形小阴影，符合肺肉芽肿及轻度肺间质纤维化改变。

（2）重度铍病：胸闷、胸痛症状明显，进行性呼吸困难、发绀，胸部影像学表现为弥漫性肺纤维化，可伴有中度或重度肺通气功能障碍。

3. 鉴别诊断　　急性铍病应与其他化学物所致的急性化学性气管 - 支气管炎、肺炎、肺水肿，以及呼吸道感染、心源性肺水肿等相鉴别。慢性铍病应与粟粒性肺结核、肺血吸虫病、含铁血黄素沉着症、尘肺、结节病、肺泡癌、肺微石症及非特异性肺间质纤维化等疾病相鉴别。

（七）治疗

治疗目前尚无特效解毒剂。急性和慢性铍病均以对症、支持治疗为主。

1. 急性铍病　　应迅速离开事故现场。清除体表的污染物。轻度病例对症处理，给予止咳、祛痰、抗生素、维生素等药物；注意卧床休息，补充营养，有呼吸困难或发绀时及时吸氧治疗；注意纠正并发症。重度除内科常规治疗外，可及早应用肾上腺糖皮质激素类药物，减少肺部炎症渗出，改善中毒症状方面有着良好的效果。

急性铍病经治疗后，原则上不再从事铍作业。应密切观察，每半年一次胸部 X 射线检查。如连续两年无变化，则可按铍作业人员进行动态观察。急性铍病若及时处理，预后良好，多能治愈。国内目前未见有急性铍病死亡的病例报道。

2. 慢性铍病　　应及时脱离铍作业。除对症、支持治疗外，根据病情可早期较长时间应用肾上腺糖皮质激素类药物，有免疫抑制、消炎、减轻病理性纤维组织增生作用，可控制病情进展，改善症状；对剂量和疗程尚无统一意见；大剂量或长期应用可引起不良反应，需注意防治。其他在临床上尚需对症治疗及全身支持治疗，加强营养，注意卧床休息，防止肺部感染及呼吸衰竭。慢性铍病因潜伏期较长，病情较轻，进展缓慢等特点，预后较好。

（八）预防

1. 生产工艺过程密闭化、机械化。

2. 尽可能采用湿式作业，避免高温加工。

3. 工作时穿戴工作服和鞋帽，工作后淋浴，工作服用机器洗涤。

六、铊及其化合物

（一）理化性质

铊（Tl），为蓝灰色软性金属，原子量204.39，比重11.589，熔点303.5℃，沸点1457℃。铊不溶于水，易溶于硝酸和浓硫酸，其化合物的水溶液无色、无味、无臭。铊可与卤族元素在常温下起化学反应，暴露在空气中易生成一层氧化膜。无机铊有一价和三价两种化合物，在中性水溶液中，铊的一价化合物比同类的三价化合物更稳定；与此相反，有机铊化合物仅在三价时稳定。常见的铊化合物有醋酸铊（CH_3COOTl）、硫酸铊（Tl_2SO_4）、溴化铊（$TlBr$）和碘化铊（TlI）。

（二）职业接触

1. 铊矿石焙烧，中有含量较高的铊。

2. 铊金属冶炼、制造合金，因其溶点较低，物料中的铊易转变成挥发性的氧化物以烟、粉尘的形式散发。

3. 电子、光学和超导领域　用铊生产高压硒整流片；铊的硫化物用于制作光敏光电管、红外线监测仪；卤化铊晶体壳制作各种高精密度光学棱镜和特殊光学零件；碘化铊填充的高压汞铊灯为绿色光源；溴化铊和硫化铊制成的光纤可用于远距离、无中断、多路通讯。

4. 特种玻璃生产　用铊制作彩色玻璃，因添加少量的硫酸铊或碳酸铊，其折光率会大幅度地提高，可与宝石相媲美。

5. 医学、药学方面　早期曾用铊化合物治疗头癣、疟疾、性病、结核等疾病；硫酸铊和碳酸铊是有效的杀鼠剂和杀真菌剂，但由于含铊农药在使用过程中造成二次环境污染，故在许多国家已被限制或禁止使用，但在一些发展中国家仍然沿用至今。现主要用铊作为闪烁显像药物用于放射性同位素扫描，进行疾病的诊断。

6. 铊还用作催化剂、电阻温度计，无线电传真、原子钟表等的脉冲传送器的重要材料；铊离子有极好的核磁反应特性，可用于模仿碱金属离子，作为钾、钠生物学功能研究的探针等。

（三）毒理及发病机制

1. 吸收分布代谢排泄　铊经呼吸道、消化道或皮肤进入机体。在体内铊离子随血流分布于全身各器官和组织，以肾、肝及脑中浓度较高，大部分蓄积在各组织的细胞内。铊主要经尿、少量由大便排出体外，乳汁及汗腺亦可排泄。

2. 中毒机制　尚未阐明。铊为具有蓄积性。为强烈的神经毒物。铊能与酶分子或蛋白巯基结合，抑制许多酶的活性；与钾离子竞争受体而抑制了钾的生理功能及干扰了核黄素的代谢而产生毒作用。可通过血脑屏障在脑内蓄积从而产生明显的神经毒作用，对甲状腺具有明显的细胞毒作用，动物实验显示铊可通过胎盘屏障影响胎儿发育。有报道硫酸铊可诱发人染色体改变，表现为外周血淋巴细胞微核率升高。

病理解剖可见大脑皮质、苍白球、黑质、脑桥、延髓、小脑、脑神经、脊髓前角及周围神经都可出现变性坏死等改变。胃、肺、肝、心、肾等都有出血、水肿、坏死和变性等各种病理改变。

（四）临床表现

1. 急性中毒　职业性急性铊中毒较为少见，其发生原因主要系吸入大量含铊烟尘、蒸气，或可溶性铊盐经皮吸收。急性铊中毒有一定潜伏期，潜伏期长短与接触剂量有关，一般在接触后12～24小时出现症状，早期可有消化道症状，数天后出现明显的神经系统障碍。急性铊中毒中典型的三联征胃肠炎、多发性神经病和脱发。

（1）神经系统：中毒后12小时至1周，一般2～5天开始感双下肢酸、麻、蚁走感，足趾、足底及足跟疼痛、并逐渐向上蔓延，轻触皮肤即感疼痛难忍，双足踏地时剧烈疼痛，以致不能站立与行走。因此，下肢特别是足部痛觉过敏是铊中毒周围神经病的突出表现。铊中毒时脑神经常受累及，表现为视力减退、球后视神经炎、视神经萎缩、上睑下垂、眼肌麻痹、周围性面瘫、构音障碍及咽下困难。重者中毒出现急性中毒性脑病，表现嗜睡、谵妄、惊厥、癫痫发作、昏迷。亦可出现精神失常、行为改变、幻觉、痴呆。

（2）脱发：为铊中毒的特异性表现。一般于急性中毒后1～3周内出现，也有报道可短至4天发生。头发呈一束束地脱落，表现为斑秃或全秃，亦可伴眉毛脱落，但眉毛内侧1/3常不受累。严重病例胡须、腋毛、阴毛和眉毛可全部脱落。一般情况下，脱发是可逆的，大约在第4周开始再生，至3个月完全恢复，然而严重铊中毒可致持久性脱发。

（3）皮肤：干燥、脱屑，并可出现皮疹，皮肤痤疮、色素沉着、手掌及足跖部角化过度。指（趾）甲营养不良、于中毒后第4周出现白色横纹（Mees纹）。

（4）肌肉与骨骼：关节疼痛，关节局部肿胀、发热、压痛，运动时疼痛加重。肌肉痛以腓肠肌最常见，伴明显压痛，其他部位肌肉亦可受累。

（5）其他：部分病例有心肌、肝、肾损害，如肝大、血清转氨酶升高，蛋白尿、管型、血尿等。

2. 慢性中毒 多见于生产和加工铊的工人，起病隐匿，由于铊具有蓄积性，往往发病滞后，多于接触后数月或数年甚至更长时间方起病。症状多不明显，早期常为类神经症表现，如头痛、头晕、乏力、嗜睡、失眠、记忆减退、易激动等，尚可有食欲不振、恶心、呕吐、腹痛腹泻等，随后可出现毛发脱落，如斑秃或全秃。随后可出现外周感觉障碍、下肢疼痛、精神改变、消瘦及失眠；而脱发、晶体和视神经损害是慢性铊中毒的重要体征，单纯脱发很难与其他原因所致脱发相鉴别，尿铊增加是有力的佐证。视力下降是一突出表现，严重病例致残程度重，可出现视觉障碍、失明，下肢肌肉萎缩及劳动力丧失，甚至发生中毒性神经病或中毒性精神病。

（五）实验室检查

1. 生物材料中铊含量品测定

（1）血铊测定：铊在体内有很大的分布容积，进入体内的铊很快进入细胞内，血铊在摄入后即见增高，4小时内达峰值，急性中毒患者血中铊的生物半衰期为1.9天，24～48小时后已有明显下降，因此血铊浓度不能反映体内铊负荷，仅适合作为中毒早期检测指标。

（2）尿铊测定：在一定程度上反映体内负荷，可作为接触指标，也可作为诊断参考指标。尿铊5μg/L作为正常人尿铊的生物接触上限值（正常参考值），职业性铊接触者尿铊生物接触限值为20μg/L，血铊大于100μg/L、尿铊大于200μg/L可供急性铊中毒临床诊断时参考。

2. 神经电生理检查

（1）脑电图：显示不同程度的改变，重度中毒患者可见棘波、慢波。当周围神经轴索发生变性时，肌电图显示神经源性改变，如在安静时，出现正锐波或纤颤电位，小力收缩时运动单位平均时限延长。感觉与运动传导速度减慢、远端潜伏期延长。

（2）神经肌电图（EMG）：诊断中毒性周围神经病和随访神经损伤恢复情况的重要手段，铊中毒性周围神经病病理上以轴索损害为主，可伴随节段性脱髓鞘改变，两种改变同时或相继存在。肌电图检查见四肢远端肌肉出现失神经电位、运动单位数目减少、运动单位电位时限延长及电压降低；神经传导速度检查见波幅下降，潜伏期和传导速度正常或轻度下降。急性铊中毒后神经肌电图异常如纤颤电位大约在肌肉去神经支配后2～3周内出现，故应注意随访神经肌电图改变。对一些临床上仅表现为对称性肢端感觉障碍、而尚未出现肢体运动障碍或肌肉萎缩者，神经肌电图可发现神经源性损害和感觉运动传导速度减慢。

（3）视觉诱发电位：其潜伏期和振幅改变可发现视神经伴有继发性脱髓鞘的轴索病变，对鉴别不同病因的视神经病变有帮助。

（六）诊断及鉴别诊断

1. 急性铊中毒 根据短时间接触较大量铊的职业史，以神经系统损害为主要临床表现，参考神经肌电图及尿铊测定,急性铊中毒的诊断一般不困难。

(1)轻度中毒:除具有头晕、头痛、乏力、食欲减退、下肢沉重症状外,同时具备以下任何一项者:

1)四肢远端特别是下肢麻木、痛觉过敏,疼痛或痛觉、触觉减退呈手套、袜套分布或跟腱反射减弱。

2)明显脱发,指(趾)甲出现米氏纹。

3)神经-肌电图显示有神经源性损害。

(2)中度中毒:轻度中毒基础上,同时应具有以下一项者:

1)四肢远端痛觉、触觉障碍达肘、膝以上,伴跟腱反射消失;或深感觉明显障碍伴感觉性共济失调。

2)四肢受累肌肉肌力减退至4级。

3)脑神经损害。

4)发生轻度心、肺、肝、肾、脑损害之一者。

(3)重度中毒:在中度中毒基础上,同时应具有以下一项者:

1)四肢受累肌肉肌力减退至3级,或四肢远端肌肉明显萎缩。

2)发生中-重度心、肺、肝、肾、脑损害之一者。

2.慢性铊中毒　根据长期密切接触铊的职业史,以神经系统损害及脱发为主要临床表现,参考神经肌电图及尿铊测定,即可诊断。

(1)轻度中毒:长期接触后出现乏力或下肢无力,连续两次检测尿铊增高,应同时具有以下一项者:

1)双下肢疼痛、麻木,下肢对称性袜套样分布的痛觉、触觉或音叉振动觉障碍,伴跟腱反射减弱。

2)神经-肌电图显示有神经源性损害。

3)轻度视神经病或视网膜病。

4)明显脱发。

(2)重度中毒:在轻度中毒基础上,应同时具有以下一项者:

1)四肢远端感觉障碍、跟腱反射消失,伴四肢肌力减退至3级或四肢远端肌肉萎缩。

2)视神经萎缩病。

3.鉴别诊断

(1)急性铊中毒应与癔病、吉兰-巴雷综合征、血卟啉病、肉毒中毒、糖尿病及铅、砷、二硫化碳、一氧化碳等中毒性疾病相鉴别。

(2)慢性铊中毒需要排除引起周围神经病及脑病各种疾病,如呋喃类、异烟肼、砷、二硫化碳、氯丙烯、甲基正丁基酮、正己烷等中毒及糖尿病、感染性多发性神经炎等疾病。

(七)治疗

1.急性铊中毒　立即脱离现场,皮肤或眼受污染者应立即用清水彻底冲洗。

(1)特效解毒剂:普鲁士蓝(钾铁六氰高铁酸盐)为离子交换剂,在胃、胆汁及碱性pH的小肠内铊可以与普鲁士蓝上的钾交换,增加粪铊排出并可打断铊的肝肠循环,一般每天用量250mg/kg,分四次口服,每次需溶入15%甘露醇50ml中。

(2)补钾治疗:铊与钾离子具有相同的电荷和离子半径大小,在体内分布方式一致。当排除铊的过程中需要补钾,以代替组织中失去的铊离子,补钾可增加铊的排出率,48小时后铊已分布进入细胞,为避免从细胞内动员铊引起铊的再分布使病情恶化,在头48小时内不主张补钾。适当补钾使之维持在正常范围高限(4.5~5.0mmol/L)有利增加尿铊排出,并多采用口服普鲁士蓝的同时进行补钾治疗。

(3)血液净化疗法:是有效的体外排铊方法,特别是在铊在体内早期分布相时即使用。血液灌注铊的清除率是72~139ml/min,血液透析是47~120ml/min。有助于将铊在48小时内排出。目前认为包括血液灌流与血液透析等多种疗法联合治疗是急性铊中毒最为有效的治疗方法,应尽早进行。

(4)络合剂治疗:急性铊中毒时主张络合剂与血液净化疗法同时进行,可有效避免络合剂导致的副作用。常用的有二巯丙磺酸钠或二巯丁二钠。鉴于二巯丁二钠较前者对金属有更广驱排范围,可静脉缓慢注射二巯丁二钠,0.5g,每日两次,连续5天一疗程。关于络合剂但铊中毒治疗研究主要限于动物试验和病例报道,尚没有在人体的对照试验,还需继续总结经验。

（5）对症处理与支持疗法：加强营养，使用 B 族维生素。对较重患者早期、足量、短程中毒者需使用肾上腺糖皮质激素。维持呼吸、循环功能。

2. 慢性铊中毒 脱离接触，可用 B 族维生素、含硫氨基酸等药物、能量合剂，并辅以康复治疗及对症治疗。

急性轻度铊中毒健康恢复后可安排工作，急性中、重度中毒应调离原工作。慢性铊中毒经治疗恢复后应调离铊作业和其他对神经系统有害的作业。

（八）预防

严禁在接触铊的工作场所进食和吸烟，并戴防护口罩或防毒面具、手套，穿防护服；工作后进行淋浴。

七、钡及其化合物

（一）理化性质

钡（Ba）为略带光泽的银白色碱土金属，以毒重石（碳酸钡，$BaCO_3$）和重晶石（硫酸钡，$BaSO_4$）的形式存在于自然界。微量钡也存在于水、土壤、植物、空气中。原子量 137.34，化合价为二价；比重 3.5，熔点 725℃，沸点 1640℃；化学性质十分活泼，容易氧化，粉末与空气接触易自燃，燃烧会生成有毒烟雾，故需浸于矿物油中保存。

钡化合物种类繁多，常见的钡化合物有氯化钡、碳酸钡、醋酸钡、硝酸钡、硫酸钡、硫化钡、氧化钡、氢氧化钡等。金属钡几乎无毒，钡化合物的毒性与其溶解度有关。可溶性钡化合物有剧毒，碳酸钡虽几乎不溶于水，但溶于盐酸形成氯化钡而具毒性。

（二）职业接触

职业接触钡化合物主要见于钡矿开采、钡矿石冶炼以及制备和使用钡化合物的过程。金属钡主要用作消气剂和制造合金，钡化合物则用途甚广，如氯化钡用于钢材淬火和制造其他钡化合物，硫酸钡用作白色颜料、医用造影剂，以及纺织品、橡胶、肥皂、水泥、塑料等填充剂，碳酸钡用作陶瓷、搪瓷、玻璃工业原料，各种钡盐还用作化学分析试剂。

职业性急性钡中毒主要见于生产或使用过程中的意外事故，如维修碳酸钡烘干炉吸入大量钡化物，钢材淬火液爆溅灼伤皮肤，不慎掉进硫化钡或氯化钡溶液池内等。生活性钡化合物中毒包括误服、自杀或蓄意投毒，主要经消化道吸收中毒。

（三）毒理及发病机制

1. 吸收分布代谢排泄 可溶性钡化合物可经呼吸道、消化道和损伤的皮肤吸收，高温接触钡化合物（特别是氯化钡），灼伤后经皮肤吸收多见。其次是经呼吸道吸入钡化合物（氯化钡或碳酸钡）粉尘吸入的钡盐粉尘，25% 随气流呼出，50% 沉积在上呼吸道，25% 沉积在肺泡；其 60% 由支气管、气管粘膜上皮细胞的纤毛运动陆续送到咽部被吞咽入胃。经胃肠道吸收后，1 小时内血浆钡浓度可达最高峰，随后迅速转移至骨（约占体内总量的 65%）、肝、肾和肌肉。钡的排泄较快，主要经粪便，小部分经尿和唾液排泄。母体中的钡可通过乳汁和胎盘进入婴儿体内。

2. 中毒机制 金属钡不溶于水，几乎无毒。钡化合物的毒性则与其溶解度有关，溶解度越高，毒性越大；故以氯化钡的毒性最强；碳酸钡虽难溶于水，但摄入后和胃酸反应仍可产生氯化钡。成人氯化钡经口中毒量约为 0.2～0.5g，致死量为 0.8～0.9g。当血钡浓度达到 540μg/100ml 时即可出现中毒，≥1mg/100ml 时即可致死。钡具有肌肉毒性，可对各种肌肉组织（包括骨骼肌、平滑肌、心肌）产生强烈的刺激和兴奋作用，血管平滑肌兴奋使血管收缩，血压升高；胃肠平滑肌兴奋时蠕动增强，导致腹痛、腹泻、恶心、呕吐；心肌应激性和传导性增强，心跳加快，严重时发生心室颤动。骨骼肌兴奋引起肌肉抽搐和颤动，最后转为抑制甚至麻痹，导致钡中毒的特征性表现——全身性肌无力、异位心律、心室颤动或心脏停搏、肠麻痹等。其机制是因为钡离子能与体内氨基酸上的巯基、羧基等基团结合，导致体内许多重要的酶失活，使体内重要脏器功能发生障碍，钡离子对细胞膜上的钠钾泵具有兴奋作用，使钾离子逆梯度由细胞外进入细胞内；钡离子可刺激肾上腺髓质分泌儿茶酚胺，活化腺苷酸环化酶，促进 ATP

转化为第二信使 cAMP，增进细胞膜上的 Na^+-K^+-ATP 泵活性，加速细胞外钾离子主动转运，持续由胞外泵至胞内，钡离子又能阻滞钾通道，使细胞内钾不能外移，造成细胞外低钾，导致膜电流抑制，肌肉麻痹，严重的低血钾使四肢、躯干及呼吸肌麻痹，可导致各类心律失常发生，钡离子对中枢神经系统也有先兴奋，后抑制的作用。

（四）临床表现

1. 急性中毒　与钡化合物种类、接触剂量及途径有关。急性钡中毒的潜伏期为数分钟至 48 小时，多为数在 0.5～4 小时内发病。碳酸钡不溶于水，需在胃中经胃酸作用生成氯化钡方产生毒性，故潜伏期略长。部分接触硬脂酸钡中毒的患者可呈亚急性或慢性中毒，潜伏期可长达 1～10 月。早期表现为恶心、呕吐、头晕、腹痛（部分表现为脐周绞痛）、乏力、胸闷、四肢麻木、头痛、心悸、呼吸困难、口周麻木重者出现心律失常甚至呼吸肌麻痹。患者肌力和肌张力均明显减退，不能站立、无法持物，严重者进展为完全性弛缓性四肢瘫痪，包括腱反射减弱，灼伤，心率减慢、心律不齐，血压升高，呼吸肌瘫痪等，血压先升高而后下降，最终可因呼吸肌麻痹和心律失常导致死亡。但如抢救成功，一般不留后遗症。

2. 慢性中毒　多因长期接触可溶性钡化合物的粉尘所致。主要表现为结膜炎及上呼吸道刺激症状，可以出现钙、磷代谢和副交感神经功能障碍，部分工人可出现心脏传导功能障碍、高血压、脱发等。长期服食含氯化钡的井盐者可致血钾降低、口周麻木、四肢无力。

长期吸入不溶性钡粉尘者，可引起钡尘肺。X 线胸片示两肺细小致密结节状阴影，以中、下肺野多见。一般无自觉症状和明显的呼吸功能损害，脱离接触后有些结节可缩小变淡。

（五）实验室检查

1. 低钾血症　为最重要的实验室检查表现，是急性钡中毒的特异性改变，也是病情严重程度的重要指标。严重者呈进行性下降，最低可达 2mmol/L 以下。且血钾降低愈明显潜伏期越短。此外，还可见一些非特异性改变，如白细胞增高、轻度肝功能损害、血钙降低、酸中毒等。

2. 心电图　急性钡中毒心电图表现多样化，对判断病情及治疗监护也有意义。轻者仅有低钾改变，ST 段下降、T 波低平、双相、倒置、Q-T 间期延长，出现明显 U 波等；重者显示室性心律失常或传导阻滞，甚至出现室扑、室颤、心室停搏等严重心律失常，是引起患者死亡的主要原因之一。钡中毒所致心律失常可能与以下原因有关：钡是极强的肌肉毒，可对心肌产生强烈的刺激和兴奋作用；钡可使钾离子大量进入并滞留于心肌细胞内，使血清钾明显降低，导致各种心律失常发生。

3. 钡化合物检测　可作为近期过量接触的指标，我国目前对血清钡的检测方法、血清钡正常值范围尚无统一标准，推荐石墨炉原子吸收光谱法（GFAAS）或电感耦合等离子体质谱法（ICP-MS）对钡元素进行定量分析，仍需进一步积累数据。

（六）诊断及鉴别诊断

1. 急性钡中毒　依据《职业性急性钡中毒诊断标准》（GBZ 63—2017），根据短期内吸入或经受损皮肤吸收大量可溶性钡化合物的职业接触史，出现胃肠道刺激症状、低钾血症、肌肉麻痹、心律失常为主的临床表现，结合心电图、血清钾的检查结果，参考工作场所职业卫生学资料，综合分析，排除其他原因所致类似疾病，方可诊断。非职业性急性钡化合物中毒根据钡化合物的接触史，可参考该标准进行诊断。

（1）轻度中毒：头晕、头痛、咽干、恶心、乏力加重，出现呕吐、胸闷、心悸、腹痛、麻木等症状，3.0mmol/L≤血清钾 <3.5mmol/L，并具有下列表现之一者：

1）肌力 4 级。

2）低钾心电图改变。

3）阵发性室上性心动过速、单源频发室性期前收缩、莫氏 I 型房室传导阻滞等心律失常表现之一者。

（2）中度中毒：轻度中毒症状加重，可出现肢体运动无力等表现，并具有下列表现之一者：

1）2.5mmol/L≤血清钾 <3.0mmol/L。

2）肌力 2～3 级。

3）阵发性室性心动过速、多源室性期前收缩、心房颤动、心房扑动、成对室性期前收缩、R on T 型期前收缩、莫氏Ⅱ型房室传导阻滞等心律失常表现之一者。

（3）重度中毒：中度中毒症状加重，可出现肢体瘫痪等表现，具有下列表现之一者：

1）血钾＜2.5mmol/L。

2）肌力0～1级。

3）呼吸肌麻痹。

4）心室颤动、心室停搏、Ⅲ度房室传导阻滞、尖端扭转型室性心动过速等心律失常表现之一者。

5）猝死。

2. 慢性钡中毒　慢性钡中毒因缺乏特异性指标，诊断相对较为困难，职业史调查和尿钡测定可以提供较可靠的诊断线索。钡尘肺需注意与其他尘肺、粟粒性肺结核等疾病鉴别。

3. 鉴别诊断　早期肌无力应与进行性肌营养不良、低钾性周期性麻痹、重症肌无力、肉毒杆菌毒素中毒、进行性肌营养不良、周围神经病、急性多发性神经根炎等鉴别；恶心、呕吐、腹绞痛等胃肠道症状应与食物中毒鉴别；低钾血症应详细询问摄食、出汗情况、胃肠道症状、排尿及夜尿情况、利尿剂使用情况，并与代谢性碱中毒、家族性周期性麻痹、原发性醛固酮增多症等疾病鉴别；心律失常、心肌损害表现应与洋地黄中毒、心肌炎、冠心病、克山病等器质性心脏病疾病鉴别。

（七）治疗

1. 急性中毒

（1）清除尚未吸收的毒物：首先脱离污染现场，脱去污染衣物，反复漱口，并口服适量硫酸钠或硫酸镁20～30g。皮肤污染者，应用清水和5%硫酸钠交替冲洗污染部皮肤，然后用10%硫酸钠或硫酸镁溶液湿敷，并不断更换敷料，减少钡经皮吸收；口服中毒者用温水和5%硫酸钠交替洗胃，然后灌服硫酸钠20～30g，以使可溶性钡盐生成不溶性硫酸盐，减轻其毒性。

（2）解毒治疗：尽快降低体内钡离子浓度可起到良好的解毒效果，可用硫酸钠、硫代硫酸钠、硫酸镁，首选硫酸钠，主要利用钡离子与硫酸根反应生成不溶性硫酸钡的解毒原理。可静脉缓注5%硫酸钠或10%硫代硫酸钠100ml，2次/日；症状控制后半量维持3～5天。

血液净化治疗：中度、重度中毒患者，早期给予血液净化治疗。在迅速大量补钾治疗后，部分病例可见进行性四肢软瘫，提示钡离子对肌肉细胞仍持续作用，此时可考虑血液净化治疗。

（3）补钾：迅速有效地纠正低钾血症是抢救成功的关键，应及时、足量，即在心电监护及血钾水平严密的监护下补钾，直至指标恢复正常，然后酌情减量，稳定后停药。轻者可给予口服氯化钾1～2g，每日3次即可；当血钾低于2.5mmol/L时，应给予静脉补钾，必须在心电监护及血清钾监测下进行，首日给足剂量尤为重要。当病情缓解，心电图、血清钾恢复正常后，减量维持，不可突然停药，以防病情反复。

（4）对症支持治疗：保护心肌、维持酸碱平衡，出现呼吸麻痹，血气分析提示呼吸衰竭时，及时予以机械辅助通气；心律失常者抗心律失常药物、心搏骤停者行心肺复苏等内科治疗措施。

2. 慢性中毒　慢性中毒及钡尘肺无特殊治疗，除对症支持外，宜加强预防措施，不使病情加重，并减少新病人的发生。

（八）预防

1. 生产设备密闭化。

2. 安装通风除尘设备。

3. 佩戴职业病个人防护用品。

4. 一旦皮肤污染，立即冲洗。

八、钒及其化合物

（一）理化性质

钒（V）是灰色金属，原子量50.95，比重6.119，熔点1910±10℃，沸点3420℃。元素钒耐腐蚀。常见价态有4种：+2，+3，+4，+5价，自然界以+3价存在。五氧化二钒（V_2O_5）是最常见的钒化合物，熔点低（690℃），加热形成气溶胶，溶于水呈酸性溶液，遇碱根据 pH 不同形成不同的钒酸盐（VO_4^{3-}）或偏钒酸盐（VO_3^-），均为强氧化剂。V_2O_5 还原可形成 VO_2，V_2O_3，VO。V_2O_5 与卤素形成三氯氧化钒（$VOCl_3$），三氟氧化钒（VOF_3），三溴氧化钒（VOB_3）等。几乎所有的钒化合物都有刺激性。

（二）职业接触

1. 冶金工业　75%～85% 的钒用于钢铁工业，以钒铁加于合金形成特殊钢。生产钒接触 V_2O_5 浓度为 0.2～7mg/m³。

2. 化学工业　V_2O_5 和偏钒酸盐（钠、铵）是无机和有机化学工业的重要催化剂，占钒消耗量的 3%。V_2O_5 用作合成硫酸的催化剂。V_2O_5 和偏钒酸铵（NH_4VO_3）用作催化剂。三氯氧化钒用作乙烯、丙烯等烯烃共聚合的催化剂。

3. 纺织工业　硫酸氧化钒（$VOSO_4$）、偏钒酸铵、三氧化二钒（V_2O_3）用作媒染剂。

4. 陶瓷玻璃工业　V_2O_5 和偏钒酸铵用作陶瓷釉料。硫酸氧化钒用作玻璃的着色剂。

5. 黑色染料　钒的氧化物和偏钒酸盐用于生产印刷油墨、墨汁和黑色染料。

6. 照相工业　用钒的化合物作显影剂、敏化剂、底片和印片的染料。

7. 燃烧炉　煤和石油中均含钒，燃油锅炉的清扫可接触钒。

（三）毒理及发病机制

1. 吸收

（1）呼吸道：可溶性钒化合物吸入后沉着于肺，可吸收约 25%，吸收与化合物的粒子大小、溶解度有关。

（2）胃肠道：钒化合物不易由胃肠道吸收，仅吸收 0.1%～1.0%。

（3）皮肤：钒通过皮肤吸收甚少。

2. 分布　人吸收钒后，主要由血浆转运。在血浆中钒 77% 与转铁蛋白结合。第 1 天血中有明显量的钒，第 2 天只有微量。钒吸收后 30 分钟内分布于所有器官，但所有组织中钒浓度很低（1pg/kg）。钒主要贮存于骨，其次为肝、肾、肺。钒可通过血脑屏障进入脑。人体内含钒 0.1～0.2mg。

3. 生物转化　钒化合物在生理状态下的价可由 −1 到 +5，但多数为 +5 价。细胞外钒是 +5 价，细胞内钒是 +4 价。

4. 排出　钒由体内排出较快。由呼吸道吸入的钒化合物，3 天内由尿排出约 60%，由粪排出 10%。食入的钒化合物，4 天内由粪排出 87.6%，其余由尿排出。尿钒浓度 <0.04μmol/L（2μg/L），大量接触钒的工人，班后尿钒浓度可增加 20～30 倍。

5. 发病机制

（1）皮肤黏膜刺激：钒化合物的主要毒作用是对皮肤黏膜，包括眼和呼吸道黏膜的刺激作用。这可能与钒化合物溶解时的脱水作用和所形成的酸有关。卤化钒还可形成卤酸而具有刺激作用。少数患者接触钒化合物出现湿疹性皮炎，钒酸钠皮试呈阳性，可能与过敏反应有关。

（2）呼吸系统：V_2O_5 引起鼻、咽、呼吸道黏膜刺激现象。高浓度钒还可作用于肺泡巨噬细胞，使其生存率降低，而增加肺的损伤。有些患者出现哮喘，主要与接触大量钒化合物的非特异性高反应有关，少数患者有免疫机制参与。此外，钒可抑制单胺氧化酶，使 5- 羟色胺蓄积而导致支气管痉挛，这也是发生哮喘的原因之一。钒吸收较少，排出快，蓄积不多，因而职业性钒中毒的症状以呼吸道刺激症状为主，而且急性中毒和慢性中毒症状颇多相似。

（3）神经系统：钒中毒患者可出现类神经症。据调查，抑郁症患者血钒浓度增高，血钒浓度恢复正常后抑郁症好转。

（4）心血管系统：动物接触钒的氧化物和盐类可产生心血管改变，如心电图出现早搏，T 波增高，随后 ST 段压低。长期吸 V_2O_5 可使大鼠心肌血管周围肿胀和发生脂肪变性。动物血管肌肉痉挛是 VO_3^- 最一致的药理 - 毒理效应。VO_3^- 使血压升高，周围阻力增加，冠状动脉、内脏和肾血流明显减少。

（5）肾：小鼠注射偏钒酸钠可发生肾脂肪变性和急性肾小管坏死。钒抑制单胺氧化酶导致肾内 5- 羟色胺增多与此过程有关。钒对大鼠有利尿和促排钠的作用。这是由于钒抑制 Na^+，K^+-ATP 酶引起肾小管重吸收功能障碍。V_2O_5 还能诱发肾皮质匀浆脂质过氧化和膜流动性改变。

（6）代谢：大鼠喂饲 V_2O_5 后，毛发胱氨酸降低，钒作业工人指甲胱氨酸含量减少，表明钒可抑制胱氨酸合成。这可能是由钒与某种非特异酶作用引起的。钒还可使胱氨酸和半胱氨酸分解代谢增强，这与钒激发磷酸吡哆醛（维生素 B_6）有关。胱氨酸减少可影响依赖于胱氨酸的代谢过程，如辅酶、辅酶 Q 的合成。钒可降低年轻动物的胆固醇水平，但不降低年老动物的胆固醇水平，人也有类似的情况。这种现象提示钒有控制胆固醇合成的酶——乙酰乙酰基辅酶 A 脱酰基酶的存在。钒在年轻动物可激活此酶，而在年老动物则不能。钒可能降低甘油三酯和磷脂的合成，这是由于乙酰辅酶 A 是脂肪酸的前体。钒抑制琥珀酸脱氢酶、氧化磷酸化解偶联等。钒与酶之间的作用机制尚未完全阐明，但钒的毒作用累及体内很多代谢过程。

（四）临床表现

1. 急性钒中毒　接触 V_2O_5 尘 $0.3 \sim 1mg/m^3$ 8 小时，可出现轻度咳嗽，接触 $10mg/m^3$ 可发生急性中毒。

（1）症状：短时期内接触高浓度含钒化合物烟尘，潜伏期短，从接触到发生急性中毒的时间由十几分钟到数十小时不等，极少数可在 24～48 小时发病。因此病情观察时间至少 24 小时。出现眼、鼻、咽黏膜刺激症状，多数病人出现明显的呼吸道症状，胸闷、胸骨后疼痛、阵发性干咳、憋气，有时咳痰、咯血、哮喘，可伴有头晕、头痛、心悸、疲乏无力及食欲不振、恶心、呕吐、腹泻等。

（2）体征：血压升高，眼、鼻、咽部充血。严重时呼吸困难，哮喘持续时间长，肺部呼吸音粗，可闻及干、湿性啰音和痰鸣音。心率增快，可有期前收缩。部分接触高浓度 V_2O_5 者，可见舌乳头肿大和难以洗去的墨绿色舌苔（是钒引起的一种特征性表现），一般停止接触后 2～3 天可消退。少数人可见手指细小震颤。少数接触时间较长（工作 2～3 天后）的严重患者，可有烦躁、抑郁或嗜睡。

（3）肾损害：尿中可偶有蛋白、白细胞、红细胞及管型。

（4）心脏损害：可出现心动过缓、心电图可见 P 波改变。

2. 皮肤黏膜损害　"绿舌"在部分接钒工人及急性中毒患者出现，其本身并无毒理学意义，且与中毒程度无关，但颜色深浅在一定程度上与接触钒浓度有关，因此可作为职业接触钒很有价值的客观体征。皮肤接触高浓度钒尘或 V_2O_5 后，易有瘙痒、热感，可出现潮红、丘疹、湿疹样改变等，严重者亦可出现全身性荨麻疹。一般接触次数越多，症状越严重。

（五）实验室检查

1. 生物材料中钒浓度测定

（1）尿钒：主要反映近期接触钒的情况，短时期接触大量钒化合物可引起尿钒增高。国外报告正常人 24 小时尿钒平均排出量为 $10\mu g$。国内报告尿钒正常值为 $(0.039 \pm 0.01)\mu mol/L$ $[(1.94 \pm 0.49)\mu g/L]$（催化光度法）。接触低浓度钒劳动者尿钒浓度为 $0.03 \sim 0.20\mu mol/L$（$1.5 \sim 10\mu g/L$）。

（2）血钒：目前无规范检测方法，难以用血钒来评估钒的机体接触情况。

2. 胸部 X 射线检查　为诊断急性钒中毒的必检项目，病情严重时可拍摄床旁胸片。胸部 X 射线影像学检查可见肺纹理增强，或两下肺有分布不规则的斑片状模糊阴影等急性支气管炎或支气管肺炎的征象。

3. 肺功能测定　一般正常。长期接触高浓度钒化合物的劳动者可出现最大呼气中段流量（MMEF）下降，或最大呼气流量一容积曲线（MEFV）异常或小气道功能异常。

（六）诊断及鉴别诊断

根据短期内吸入高浓度钒化合物烟尘的接触史，以黏膜刺激征和肺部损害为主的临床表现及胸部 X 射线影像学改变，参考尿钒测定结果，可诊断为急性钒中毒。急性钒中毒主要见于钒与钒合金的冶炼及其制造业，清扫或维修燃油锅炉、汽轮机，使用钒催化剂或检修反应堆等等工作。

根据《职业性急性钒中毒诊断标准》（GBZ 47—2016）职业性急性钒中毒分度如下：

1. 轻度中毒　短期内吸入大量钒化合物烟尘，出现眼烧灼感、流泪、流涕、咽痛、剧烈咳嗽、气短等眼及上呼吸系统症状，双肺呼吸音粗，肺部出现干性啰音；胸部 X 射线检查可见肺纹理增多、增粗、边缘模糊等改变。以上表现符合急性气管或支气管炎。

2．中度中毒　凡临床表现符合下列诊断之一者：

（1）急性支气管肺炎。

（2）急性间质性肺水肿。

3．重度中毒　符合下列表现之一者：

（1）肺泡性肺水肿。

（2）急性呼吸窘迫综合征（ARDS）。

4．鉴别诊断　急性钒中毒应与其他金属及刺激性气体所致的化学性气管炎，支气管炎和支气管肺炎，上呼吸道感染，流行性感冒以及喘息性支气管炎等疾病相鉴别。

（七）治疗

1．立即脱离现场，注意观察病情变化。

2．根据具体情况给予吸氧、止咳、祛痰、平喘等对症治疗，合并感染者应选择敏感抗生素。有明显皮肤损害者，局部清水冲洗后，涂以氟轻松药膏，同时内服抗过敏药。

3．目前尚无有效的驱钒药物。急性钒中毒伴尿钒明显增高者，可用依地酸二钠钙等金属络合剂治疗。

（八）预防

1．作业场所通风除尘；

2．戴过滤式呼吸器。

九、铀及其化合物

（一）理化性质

铀（U）是银白色金属，原子量238.03，比重19.07，熔点1132.3℃，沸点3818℃。铀是天然放射性元素，放射α粒子。天然铀有三种同位素，即 ^{234}U、^{235}U 和 ^{238}U，在天然铀中所占份额分别为0.006%、0.715%和99.28%，其半衰期分别为 2.48×10^9 年、7.13×10^8 年和 4.49×10^4 年，它们的放射性活度分别占天然铀放射性活度的49.495%、2.26%和48.245%。浓缩铀是指 ^{235}U 含量在2%以上。铀在衰变过程中生成一系列放射性α、β、γ射线的子体，其中尤以 ^{226}Ra、^{222}Rn 和 ^{210}Po 具有较大的生物学意义。

铀的化学性质极为活泼，在空气中易被氧化，高温时可燃烧，在水中可锈蚀，易溶于酸，它与一些阴离子形成可溶性络合物，并可通过生物膜。

（二）职业接触

铀主要作为核燃料用于核武器和核反应堆。在铀矿开采、铀的冶炼纯化、元件的加工制备以及核反应堆元件后处理等工序，可能接触铀。此外，铀可用于冶金工业炼制合金钢；在有机化学制备中用作催化剂；在玻璃、陶瓷和珐琅中用作着色剂等，以上各种应用铀及其化合物的场所，均可接触到铀。在生产中危害最大的是吸入铀的各种化合物气溶胶。在铀矿开采中，还可以接触到铀的子代产物，主要是氡及其子体。

（三）毒理及发病机制

1．吸收分布代谢排泄　铀化合物主要以粉尘和气溶胶粒子的形式进入呼吸道，粒子越小，进入细支气管和肺泡越多；铀化合物溶解度越大，吸收越多。胃肠道进入的铀，大部分随粪便排出，吸收很少。皮肤接触易溶性铀化合物水溶液可吸收约0.1%，吸收率受溶剂影响很大，有机溶剂可促进皮肤吸收。

可溶性铀化合物进入血流后与 HCO_3^- 形成络合物，约占47%，一部分与血浆蛋白结合，约占32%，小部分与红细胞结合，约占20%。吸收入血的铀迅速分布到全身器官组织，24小时后，主要分布在肾、骨、肝和脾，其他器官含量很少。吸入难溶性铀化合物时，主要滞留在肺淋巴结和肺，肝、脾含铀很少。

6价铀很易由肾排出。铀的排泄有两个时相，未与组织结合的可溶性铀化合物在前24小时可从尿中排出50%～90%，为快相，其平均半排出期为1～2天。10%～50%与组织结合的铀排出较慢，为慢相，半排出期为70～140天。沉积于肺的难溶性铀化合物，其排出与铀的化合物种类和颗粒大小有关。食入或由呼吸道清除又吞咽入胃肠道的铀大部分由粪排出。

2. 毒性机制　天然铀是放射性元素,对机体的损伤效应为化学毒和辐射损伤两方面。可溶性铀化合物主要表现为对肾的化学损伤。浓缩铀随 ^{234}U 含量增加,其辐射效应也增加,晚期主要表现为致癌效应,在骨骼沉积部位可产生骨肉瘤,吸入时可产生肺癌。铀矿工肺癌主要是由于铀的子代产物氡及其子体沉积于肺、气管、支气管粘膜上皮的长期照射所诱发。

(四)临床表现

1. 急性中毒　急性铀中毒是以肾损伤为主的全身性损害,引起中毒性肾病。最初表现为乏力、食欲下降,数小时至数天后症状加重,出现头痛、头晕、恶心、呕吐、巩膜黄染,尿量减少,尿中出现红、白细胞,管型尿、尿蛋白增多,尿糖、尿氨基酸氮排出增加,尿过氧化氢酶增高。可出现 BUN 增加、CO_2 结合力下降等肾衰竭表现。无尿期后,尿量开始增加,尿比重较低。如吸入 UF_6,由于 UF_6 水解产生 HF,可有一系列呼吸道刺激症状,胸痛、气憋、紫绀、咳嗽、咳痰等,严重者可出现肺水肿而危及生命。酸性铀化合物溶液严重污染体表可合并皮肤化学性烧伤、肝损伤。

临床分期如下:

(1)早期:暴露后 1~2 日,出现无力、厌食,肾脏早期损害检验指标阳性并逐渐加重,尿量可一度增加,以后减少。

(2)极期:暴露后 3~7 日,全身状态逐渐恶化,肾脏功能障碍的检验指标阳性并逐渐加重或出现肝脏损害的异常所见。如合并大面积皮肤烧伤,将使病情更加严重。中毒极其严重或抢救不力将发展为急性肾衰竭甚至导致死亡,如中毒较轻或抢救得力将转入恢复期。

(3)恢复期:暴露后大约 7~30 日,病情好转,各项检验指标逐渐恢复正常。通常不会在远期遗留肾脏的持续性损害。

2. 慢性中毒　至今未见病例报道,长期小量接触可溶性铀化合物,主要影响肾,如出现尿蛋白。长期接触铀尘,月平均水平高达 $3.5mg/m^3$,尿铀值可达 12.3mg/L。吸入难溶性铀化合物后,铀沉积于肺和肺门淋巴结,长期辐射诱发癌瘤。低浓度铀进入人体表现为化学毒;高浓度铀可引起辐射损伤。

(五)实验室检查

1. 肾内铀含量　考虑可能已经发生铀化合物急性暴露时应尽早开始收集每日尿样,测定尿内铀含量,给出 mgU/L 和(或)mgU/24h,2 周后可减少收集和测定次数。假如合并体表面铀污染,应测体表面污染的水平与面积。

按《放射性核素摄入量及内照射剂量估算规范》(GB/T 16148—2009)附录 B,根据暴露的铀化合物种类,摄入途径,气溶胶粒子的粒径和暴露不同时间后的尿铀值估算铀的摄入量、吸收量和肾内最大铀含量(mgU)。必要时应估算出不同靶器官在一定时间后的待积当量剂量与待积有效剂量。

2. 肾脏早期损害的检验指标　尿常规检查异常;尿蛋白含量增加特别是低分子量蛋白增加;尿氨基酸氮肌酐比值增加;尿过氧化氢酶增高;尿碱性磷酸酶、乳酸脱氢酶或其他反映肾脏损伤的尿酶增加。

3. 肾脏功能障碍的检验指标　血液非蛋白氮、尿素氮和肌酐增加;血液二氧化碳结合力下降和低血钠与高血钾;肾小球滤过率检验指标下降;少尿或无尿。

(六)诊断

急性铀中毒是短时间内经不同途径摄入过量天然铀化合物,因化学损伤引起的以急性中毒性肾病为主的全身性疾病。根据铀化合物急性暴露史,铀化合物种类,摄入途径,估算的肾内最大铀含量,以及临床表现与实验室检查结果进行诊断。《急性铀中毒诊断标准》(GBZ 108—2002)分度如下:

1. 轻度急性铀中毒　有铀化合物急性暴露史,暴露后数日内肾脏早期损害检验指标 3 项以上每次检查均为阳性;血液非蛋白氮增加;估算的肾内最大铀含量大于 3mg;病情无转入极期或出现急性肾衰竭的迹象,并较早转入恢复期。

2. 重度急性铀中毒　有铀化合物严重急性暴露史,估算的肾内最大铀含量大于 10mg,病情很快进入极期,肾功能障碍的全部指标阳性并急剧加重,尿量极度减少或无尿,出现急性肾衰竭。

(七)治疗

1. 事故后尽快撤离现场,尽早收集24小时尿样以便估算肾内铀含量。

2. 尽早开始药物促排治疗,根据尿内含铀量及其变化决定治疗持续时间。重度中毒开始进入极期时(中毒2日后)应慎用或不用能增加肾脏损害的铀促排药物。可使用依地酸钙钠或喷替酸钙钠,每天1g,加入5%生理盐水或5%葡萄糖溶液250～500ml中静脉点滴。也可用10%溶液2.5ml加2%普鲁卡因1～2ml肌肉注射,每天1～2次,3～5天为1疗程。已有动物试验证明N,N′-1,2-亚乙基双[N-(2,3-二羟基苯甲基)]甘氨酸(BPCBG)事最佳铀促排螯合剂之一。

3. 合并铀或其他放射性核素体表污染时应尽早清洗去污,监测体表污染水平,必要时局部清创切痂和植皮。

4. 重度铀中毒时应采取各种有效手段,例如补液利尿、改善肾脏灌注、碱性药物纠正酸中毒,以阻断急性肾衰竭的发展,必要时早期开始透析治疗。

5. 对症治疗,保肝治疗,防止发生合并症。

6. 合并严重皮肤烧伤或肺水肿时应及早进行必要的治疗,假如其治疗措施与急性铀中毒的治疗原则相矛盾,应该综合权衡把抢救可能危及生命的损害放在主要位置。

(八)预防

加强井下通风,兼顾化学中毒与辐射损伤两方面的职业防护,对铀矿工应定期作胸部X线检查和痰细胞学检查。

十、磷及其化合物

(一)理化性质

磷(P)是半金属,磷有四种同素异形体,即黄磷(又称白磷)、赤磷(又称红磷)、紫磷、黑磷,其中黄磷毒性最大,其余毒性很小。黄(白)磷,为黄白色蜡状固体,有剧毒;红(赤)磷毒性较小;紫磷和黑磷均十分少见,毒性很低。黄磷分子量123.88,比重1.829(20℃),熔点44.1℃,沸点280℃,燃点34℃,蒸气密度4.4mg/cm³。性质活泼,易与金属、卤素、氢气等化合成磷化物,常温下可蒸发、自燃或摩擦起火。遇湿空气可氧化为次磷酸和磷酸。自然界中,磷不以游离状态存在,在空气中易氧化为三氧化二磷(P_2O_3)和五氧化二磷(P_2O_5),呈白色烟雾,黑暗中发出淡绿色荧光。不溶于水,难溶于酒精、乙醚,易溶于二硫化碳、氯仿和苯。

(二)职业接触

磷是由磷矿石或磷酸钙经焙烧而制取。黄磷是制造磷化合物、磷酸、磷合金、烟幕弹、燃烧弹、信号弹、焰火、爆竹等的原料,也是石油化工做缩合催化剂、表面活性剂、稳定剂、特殊干燥剂及制药、电子、染料、农药、化肥等必不可少的原料。生产、使用黄磷及其制品行业的劳动者,均能接触黄磷蒸气、粉尘、液体及固体,如不注意防护,可引起急、慢性磷中毒。

(三)毒理及发病机制

1. 吸收、分布、代谢与排泄　磷为人体必须的微量元素。磷及其化合物多以粉尘、烟雾形式吸入,也可经消化道、皮肤黏膜吸收。在潮湿的皮肤和黏膜上,部分磷可转化为磷酸,经皮肤和黏膜吸收。磷进入机体后,可以元素磷形式运送到全身。在血液中,部分被氧化,形成磷的低价氧化物。元素磷及磷的低价氧化物主要贮存于肝、骨、脾中。最终以磷酸盐的形式随尿排出,少量随呼吸和汗液排出。少部分以低价磷酸盐形式循环于血液。吸收后磷早期分布于肝、肾、心等器官,以后主要沉积在肝脏及骨骼。体内的磷最终以磷酸盐形式经肾排出,少量从呼吸道及汗腺排出。

2. 发病机制　黄磷经口致死量约为60～100mg,吸收量达1.0mg/kg时可致死。磷化锌致死量为2g～3g。磷化氢在10mg/m³浓度左右接触6小时出现中毒症状,400～846mg/m³浓度下0.5～1小时可致死亡。黄磷及磷的化合物有剧毒,红磷的毒性较小。黄磷除对皮肤及黏膜损害引起强烈的灼伤和腐蚀外,吸收后还可以破坏细胞内酶的功能,主要造成肝、心、肾等实质脏器及横纹肌的脂肪变性,骨骼脱钙,血管受损,导致出血及周围循环衰竭。磷化锌与胃酸作用后产生磷化氢和氯化锌,二者对胃肠道黏膜均有刺激和腐蚀作用,引起炎症、充血、溃疡和出血等。磷化氢作用于细胞内酶,影响细胞代谢,使细胞产生内窒息,以致中枢神经系统、呼吸系统、心血管系统、肝肾功能均受损害,而以中枢神经系统症状出现最早且最明显。

(四) 临床表现

1. 急性中毒　吸入黄磷后数小时出现头昏、乏力、恶心，心动过缓或过速，血压偏低等。黄磷氧化为五氧化二磷遇水形成磷酸，产生的气体为磷酸酸雾。刺激性的酸雾被人体吸入后，可出现化学性支气管炎、肺炎，严重时出现肺水肿、急性呼吸窘迫综合征和呼吸衰竭。2～3 天后上腹疼痛、肝大、黄疸，血清转氨酶升高及肝功能异常。严重者出现急性肝坏死、肝功能衰竭、肝昏迷，可伴有肾损害，出现血尿、蛋白尿、管型尿、尿少、尿闭、尿素氮升高等肾功能异常或衰竭。除肝、肾损害外，亦可累及其他脏器。

黄磷灼伤后创面有蒜样臭气烟雾，呈棕褐色或黑色，可深达骨骼，于暗处可见荧光。若创面处理不及时或方法不当，黄磷可经创面吸收入体，多于 1～10 天后引起中毒，血磷、尿磷可升高，以致发生急性肝、肾、心功能衰竭。

2. 慢性磷中毒　长期密切接触黄磷蒸气或含黄磷粉尘，临床表现有以进行性牙周组织、牙体及下颌骨损害为主，也可有肝、肾损害。

(1) 刺激作用：磷的无机化合物多为酸性毒物，对呼吸道黏膜有明显的刺激作用，可引起呼吸道黏膜慢性炎症。早期表现为鼻咽干燥、充血、咳嗽、咳痰等，可伴有口蒜臭味、食欲不振、恶心及肝区不适等消化系统症状。

(2) 牙周、牙体及下颌骨病变：好发生于双侧后牙、常为多颗牙齿、往往两侧对称，以下颌骨为多，主要表现为牙酸痛、牙周萎缩、牙周袋加深、牙颈部楔状缺损、牙对颌面磨损、牙松动、脱落等，严重者下颌骨坏死、坏疽及畸形等（目前国内已很少见）。

(五) 实验室检查

1. 肝功能测定　血清 ALT、AST、胆红素、胆汁酸、前白蛋白及谷氨酰转肽酶等升高。

2. 肾功能测定　尿常规检查可见蛋白、红细胞、白细胞及各种管型，血尿素氮及血浆肌酐升高，尿钠测定及尿量异常。

3. 血磷、钙测定　血磷可升高、血钙可降低。

4. 下颌骨 X 射线检查　为诊断慢性磷中毒的必检项目，摄下颌骨左、右侧位像及病牙片，病情需要时加照上颌骨片。下颌骨 X 射线改变为牙周膜间隙增宽、变窄或消失，骨皮质增厚，牙根周或根尖透光区、周围伴有较宽的骨密度增高，牙横断成残根，牙槽骨呈水平状吸收，骨质增生与脱钙并存，骨纹理增粗或稀疏、排列紊乱。

5. 病理检查

(1) 肝脏：急、慢性黄磷中毒所致肝损害特点不同。急性中毒主要为肝细胞脂肪变性和坏死，慢性中毒为退行性和增殖为主的全肝结构改变，可致肝硬化。急性黄磷毒作用的靶细胞器是线粒体和微粒体。慢性毒性则以颌骨及牙齿损害为主。

(2) 肾脏：急性损害为肾小球及近曲小管上皮细胞浊肿、空泡变性、管腔变窄，线粒体肿胀及内质网的改变。严重时可累及整个肾单位。慢性损害主要表现为近曲小管重吸收障碍。

(六) 诊断及鉴别诊断

1. 急性磷中毒　根据短时间内接触大量黄磷史，以急性肝、肾损害为主的临床表现，结合肝、肾功能检查结果，排除其他病因所致的类似疾病，可以做出诊断。急性磷中毒多见于生产事故时，短期内吸入高浓度黄磷蒸气和烟雾，或者黄磷灼伤皮肤后经创面吸收所致。黄磷是亲肝毒物，急性中毒时，首先出现肝损害，继之可有肾损害。虽然心脏及呼吸系统亦可受累，但在其损害之前已有明显的肝、肾损害表现。

(1) 轻度中毒：吸入高浓度黄磷蒸气数小时后或黄磷灼伤后 1～10 天左右出现头痛、头晕、乏力、食欲不振、恶心、肝区疼痛等症状，并有肝脏肿大及压痛，伴有肝功能试验异常，符合急性轻度中毒性肝病；可有血尿、蛋白尿、管型尿，符合急性轻度中毒性肾病。

(2) 中度中毒：上述症状加重，并出现下列情况之一者：

1) 肝脏明显肿大及压痛，肝功能明显异常，符合急性中度中毒性肝病；

2）肾功能不全，尿素氮及血浆肌酐升高，符合急性中度中毒性肾病。

（3）重度中毒：在上述临床表现的基础上，开出现下列情况之一者：

1）急性肝功能衰竭；

2）急性肾衰竭。

2. 慢性磷中毒　目前缺乏敏感、特异的诊断指标，因此不能仅凭一次检查做出诊断。必须进行动态观察与治疗，以提供接触黄磷后牙齿、颌骨及肝、肾逐年变化的临床动态观察资料；结合长期密切接触史，以牙齿、下颌骨损害为主的临床表现及颌骨 X 射线影像，可作出诊断。慢性磷中毒多见于黄磷生产的精制工，炉前工，包装工，赤磷生产，热法磷酸生产及生产磷化合物企业的劳动者，长期吸入黄磷蒸气、烟雾或粉尘所致。以牙齿及下颌骨的损害为主，可伴有肝肾损害。慢性磷中毒时常伴有呼吸道黏膜刺激症状及消化系统症状。

（1）轻度中毒：临床动态观察一年以上，经对症治疗，上述症状呈进行性加重、齿槽骨吸收超过根长 1/3 牙周膜间隙增宽、变窄或消失、骨硬板增厚，下颌骨体部可见骨纹理增粗或稀疏、排列紊乱；可有呼吸道刺激征及消化系统症状。

（2）中度中毒：上述症状加重，下颌骨后牙区出现对称性骨质致密影，周界不清，可有颏孔增大，边缘模糊。

（3）重度中毒：在上述临床表现的基础上，下颌骨出现颌骨坏死或有瘘管形成。

3. 鉴别诊断

（1）急性磷中毒应与病毒性肝炎、药物性肝炎及其他毒物引起的急性中毒性肝病和肾病等相鉴别。

（2）慢性磷中毒应与非职业性口腔及颌骨疾病相鉴别。非职业性口腔病两者无明显相关，多为单牙或双牙发病，且部位不固定、不对称，亦很少有其他系统症状相伴随。

（七）治疗

1. 急性中毒

（1）病因治疗

1）吸入高浓度黄磷蒸气后应迅速离开现场，移至空气新鲜处。

2）黄磷灼伤皮肤后应立即用清水冲洗，灭磷火，在暗室内用硝酸银清洗有磷光的创面，清除嵌入组织中的黄磷颗粒，阻止黄磷吸收；再用 2% 碳酸氢钠浸泡或湿敷，再用 2% 硫酸铜涂敷表面。

（2）对症及支持治疗

1）可适当选用糖皮质激素、氧自由基清除剂、钙通道阻滞剂等。

2）注意保持水、电解质及酸碱平衡。

3）对中毒性肝病采用保肝及营养疗法等对症治疗。

4）对中毒性肾病注意防治血容量不足，改善肾脏微循环等对症治疗与支持治疗，必要时可采用血液净化疗法。

2. 慢性中毒

（1）注意口腔卫生，及时治疗口腔各种疾患，尽早修复牙体。

（2）下颌骨坏死或骨髓炎者应及时给予手术治疗。

（3）注意保护肝、肾功能，并给予对症治疗。

职业性轻度磷中毒治愈后可从事原工作，中、重度中毒应调离黄磷作业。

（八）预防

采取正确的防护措施，车间装备专门设施，以便及时冲洗皮肤眼睛，加强职业卫生知识教育，加强个人防护，加强健康监护。

十一、砷及其化合物

（一）理化性质

砷（As），原子序号 33，原子量 74.92；熔点 818℃，沸点 615℃，沸点温度下可升华，比重 5.73。砷为银灰色晶体，具有两性元素性质，质脆而硬；除灰砷外，还有黑砷和黄砷，为三种同素异构体。砷不溶于水，可溶于硝酸和王水，生成砷酸（H_3AsO_4）；与苛性碱熔融时可生成砷酸盐。化学性质与磷、锑等相似，常温下可缓慢氧化，加热时迅速燃烧成三氧化二砷，高温下可与硫结合，还能直接与卤素、强氧化剂等剧烈反应，有着火和爆炸的危险。

常见的化合物为三氧化二砷（As_2O_3），又名亚砷酐，俗称砒霜、砒石、信石、白砒；还有三氯化砷（$AsCl_3$），五氧化二砷（As_2O_5）、砷酸（H_3AsO_4）、砷酸钙[$Ca_3(AsO_4)_2$]、砷酸铅[$Pb_3(AsO_4)_2$]，亚砷酸钠（$NaAsO_2$）及一些有机砷化合物如甲基胂酸锌，甲基胂酸钙，甲基胂酸铁胺等。

（二）职业接触

砷在自然界广泛存在，主要接触机会如下：

1. 砷矿冶炼 砷在自然界主要以硫化物形式存在，如雄黄（As_2S_3）、雌黄（As_2S_3），且与其他金属矿共生。砷主要从焙烧冶炼铅、锌、铜等金属矿的烟道灰或矿渣中提取，因上述过程可生成白砷（As_2O_3），再经过升华提取成高纯度成品后，经加热还原或通入氯气生成三氯化砷，再用氢气还原制得砷。

2. 制造农药 用砷生产砷酸铅、砷酸钙、亚砷酸钠、亚砷酸钙、五氧化二砷、巴黎绿（醋酸铜和偏砷酸的复合盐）等杀虫剂，以及甲基胂酸锌（稻脚青）、甲基胂酸钙（稻宁）、甲基胂酸铁胺（田安）等有机砷化合物杀菌剂，砷酸钠还被用作木材防腐剂、除锈剂、除草剂等。

3. 冶金工业 砷与铅、铜制造合金，可增强其抗腐蚀性和耐磨性，用于制造火车的火箱板、汽车散热器和轴承等。

4. 半导体工业 用以制造砷化镓、砷化铟等半导体。

5. 医药工业 砷化合物用以生产抗梅毒药、抗癌药、枯痔散。

6. 其他工业用途 如用作纺织，颜料工业染色原料（雄黄、雌黄，砷绿等）；有的用作玻璃工业脱色剂（三氧化二砷等）。

（三）毒理及发病机制

1. 吸收分布代谢排泄 砷及其化合物可经消化道、呼吸道及皮肤吸收。职业中毒以后两种途径为主。三价砷化合物（亚砷酸及亚砷酸盐）、五价砷化合物（砷酸、砷酸盐）及一些有机砷化合物在肠道的吸收率可达80%，三氧化二砷的吸收率更高。经呼吸道吸入的砷化合物除与其溶解性有关外，还与其粒子大小有关；直径 > 5μm 的颗粒多随痰排出或吞入消化道被吸收。砷酸、三氯化砷等可经皮肤吸收而引起全身中毒。进入体内的砷先在血中转化为三价砷，并与蛋白质或氨基酸中的巯基结合，随血液分布至全身组织，主要为肝、肾、胃肠道、脾、肌肉、肺等，故从血中清除的速率甚快；其主要蓄积处是毛发、指甲、皮肤和骨骼。砷对血脑屏障的透过力不强，但可透过胎盘屏障。

无机砷在体内主要经甲基化进行解毒，大部分可生成二甲砷酸、甲砷酸，它们和少量原形砷主要经尿排出，每日约可排出日摄取量的70%，2~3 天内可全部排出；有机砷的排出稍慢些；粪便、汗液、乳汁、呼气、毛发及皮肤脱屑也能排出少量砷。无机砷在机体内的甲基化代谢过程并不是一个完全解毒的过程。有研究显示，砷的甲基化代谢能力与砷中毒的发生及其病情的严重程度密切相关。除了性别、年龄、砷暴露水平等个体因素以外，环境和遗传因素对机体内砷的甲基化代谢及砷中毒发病风险均具有显著影响。谷胱甘肽 S- 转移酶（GST）广泛分布于各种生物体内，能催化谷胱甘肽与亲电子底物的结合反应。GST 在机体内对多种药物、致癌物质和多种内源性化合物的解毒过程中起到重要作用。大量研究表明，GST 的遗传变异是导致多种癌症发生的危险因素。有研究报道，通过人群研究和体外实验发现 GSTO1 和 GSTO2 的基因多态性与砷甲基化代谢相关。认为其与砷暴露人群的癌症前期的皮肤损伤以及皮肤癌的发生相关。孟加拉的一项人群流行病学调查发现，砷暴露人群尿中的 DMA% 与血清叶酸水平呈正相关，而 iAs%、MMA% 均与叶酸水平呈负相关，提示叶酸影响砷的甲基化代谢作用。

2. 中毒机制 砷化合物中以三氧化二砷的毒性最强（0.8~2.0mg/kg 可致死），其次为五氧化砷、二氯化砷等；雄黄和雌黄水溶性较低，毒性较小；元素砷基本无毒。砷的毒性机制主要与其对体内巯基的强大结合力有关，因砷可使体内大量含巯基酶类失活，如 6- 磷酸葡萄糖脱氢酶，细胞色素氧化酶、磷酸氧化酶、6- 氨基酸氧化酶、胆碱氧化酶，单氨氧化酶、氨基转移酶、丙酮酸氧化酶、丙酮酸脱氢酶等，从而阻碍细胞的生化代谢，特别是氧化还原及能量生成过程，导致神经细胞、心、肝、肾受损；它可使巯基化合物谷胱苷肽消耗，使机体抗氧化能力降低，易于遭致氧化性损伤；它可通过对血管舒缩中枢的作用及直接损伤毛细血管，使血管平滑肌麻痹，毛细血管扩张，导致血管通透性增加，引起脏器充血及出血；砷还在氧化过程中可生成过氧化氢等活性氧，导致红细胞的过氧化损伤。此外，砷可与 DNA 聚合酶结合，干扰 DNA 的合成与修复，五价砷还可以在 DNA 合成过程中取代磷掺入 DNA 结构，造成 DNA 复制和转录错误。

砷具有一定的致畸性。其致突变作用不强，但它是强力的细胞染色体断裂剂，可引起人类和哺乳动物染色体畸变、姊妹染色单体交换率和微核率增加；而砷（主要是三价砷）的致癌性则获公认。通过对人皮肤角质形成细胞（HaCaT）模拟砷暴露后皮肤细胞形态、增殖的变化，并检测亚砷酸钠处理后 HaCaT 细胞相关角化基因 mRNA 的表达，研究发现一定浓度范围内的亚砷酸钠可以刺激细胞生长，促进皮肤细胞增殖，但超过一定剂量就会抑制细胞增殖。

（四）临床表现

1. **急性中毒**　一般仅见于生产事故、设备检修、或进入收尘收砒系统进行清扫时引起。途径主要为呼吸道和皮肤黏膜，因此其临床表现首先出现皮肤、黏膜刺激症状，呈皮炎、咽喉炎、结膜和角膜炎、气管和支气管炎和肺炎等，严重者多因呼吸和血管中枢麻痹而死亡。多发性神经炎、中毒性肝炎和心肌炎也较常见。

（1）呼吸道损害：因设备事故或违反操作规程吸入砷化物所致职业性急性砷中毒，主要表现为呼吸道症状如咳嗽，喷嚏，胸痛，呼吸困难；对上呼吸道较为明显的损害即为鼻中隔膜损伤，三氯化砷对呼吸道的刺激作用更大，可引起声门水肿，窒息而死。

（2）皮肤损害：经皮肤接触或经皮肤和呼吸道同时暴露致急性砷中毒可致皮肤损害表现：早期表现为皮肤刺痛、肿胀、全身皮肤瘙痒，皮疹，红色丘疹甚至糜烂等，后可演化为皮肤色素沉着和 / 或脱色，皮疹多分布在身体的暴露部位。

（3）神经系统损害：而吸入砷化物烟雾、粉尘而引起的职业性急性砷中毒多表现为头晕、头痛、失眠，部分重度中毒者可在中毒后短时间内或在 3～4 天后发生急性中毒性脑病，出现眩晕、谵妄、抽搐、躁动、体温升高，甚至昏迷等。还可出现四肢肌肉灼痛、麻木等周围神经系统症状，浅感觉减退。急性砷中毒还可引起迟发性周围神经系统症状，即从四肢远端向近端发展的感觉型或感觉运动型周围神经病。多数在急性砷中毒后 1～3 周发生，表现为四肢麻木或针刺样感觉异常，继之运动力弱、感觉过敏，患者可因床单或其他物品触及足部而引起"灼痛"，重者有垂足、垂腕，甚至有肌肉萎缩，肌电图显示为失神经电位、感觉及运动神经传导速度（SCV、MCV）减慢。轻者可以治愈，重者可遗留肢体麻痹萎缩。

（4）心血管损害：急性砷中毒损伤毛细血管导致血管舒张，血浆渗出和休克；砷对黏膜血管的损伤作用，非直接腐蚀，导致液体渗入肠腔，组织碎片脱落，血容量过低；急性砷中毒心脏损伤表现为急性心肌炎。

（5）肝肾损害：急性砷中毒所致肝肾损害症状如黄疸，少尿，中毒性肾衰竭偶有，多在中毒后 1 周左右发生，可见肝大、黄疸、肝功能异常；严重脱水和砷的直接毒作用可引起急性肾小管坏死，甚至导致急性肾衰竭。

（6）其他：可有体温升高，皮肤出现皮疹、出血、紫癜；中毒 2～3 周后还可见贫血、粒细胞减少、血小板减少或全血细胞减少，但可恢复，预后较好。对眼部的损害表现为双眼不适、畏光、流泪、视物模糊、视力下降、结膜充血、眼睑水肿、视神经炎及视野缩小。砷中毒可对免疫系统造成影响。

2. **慢性中毒**

（1）皮肤损害：多样性的皮肤损害为其重要的临床特点。躯干部及四肢出现弥漫的黑色或棕褐色的色素沉着和色素脱失斑；接触部位还可发生皮炎、湿疹、斑丘疹、水疱，甚至形成溃疡；砷性溃疡呈锅底状，边缘整齐，溃疡面常有坏死组织及分泌物，剧痛，不易愈合。皮肤角化过度以掌跖部位突出，可出现疣状过度角化；非暴露部位的皮肤角化过度常表现为轻微的丘疹样隆起或鳞状的角化斑，而组织学上常属于浅表型基底细胞癌。患者常同时存在色素沉着、角化过度、疣状增生("砒疗"或"砷疗")与浅表型基底细胞癌等多种皮肤改变。

（2）肝损害：半数慢性砷中毒患者肝脏肿大，脱离接触后大都可以恢复。尽管慢性中毒者尸检曾有肝硬变的报告，一般较少数患者发展为门脉性肝硬化。

（3）脑衰弱综合征：如头痛、头晕、失眠、多梦、乏力等，并可有消化不良、消瘦、肝区不适等症状。

（4）周围神经损害：职业性慢性砷暴露引起周围神经损害较为常见，也以四肢周围神经及脑神经的损害多见。在所有的周围神经或脑神经损害当中，四肢远端的"感觉型"损害占主要地位，但也有运动型或混合型神经损害。出现肢端麻木等症状和感觉运动型神经病的体征。如嗅神经、视神经萎缩。神经 - 肌电图显示为神经源性异常。

（5）其他：砷是确认的人类致癌物，可致肺癌和皮肤癌。

（五）实验室检查

1. 血砷、尿砷　由于砷在自然界中分布广泛，每人每日均可能有微量砷摄入，且因地域不同而有差异，故各地的本底值也有高低差异。如尿砷正常参考值为 35～303nmol/L（2.62～22.7μg/L），血砷（全血）正常参考值范围可为 0.133～8.542μmol/L（0.01～0.6mg/L），故生物材料中砷含量测定，应以当地的正常值作为对照为宜。急性砷接触后血砷立即升高，但其生物半衰期仅 1～2 天，故临床应用受到很大限制。尿砷在接触砷后 4～12 小时即见升高，停止接触 2 周还可测出峰值的 35%，故为较好的砷近期接触指标，临床最为常用。及时检测尿砷，若超过正常值上限，即可考虑有过量砷接触可能。

2. 发砷　其正常参考值为 5μg/gCr，超过可视为过量砷接触；停止砷接触后，发砷仍可长期保持原有水平，故适合作为慢性砷接触的判断指标。测定方法可用二乙基二硫代氨基甲酸银比色法（DDC-Ag）。

3. 神经 - 肌电图　对慢性中毒性周围神经病的早期诊断以及鉴别诊断有重要意义。肌电图（EMG）鉴别神经源性损害和肌源性损害，反映病变的程度和范围及发现临床病灶。神经传导速度（NCV）的测定可反映周围神经的功能状态，有助于鉴别周围神经髓鞘损害或轴索损害以及损害的程度。

（六）诊断与鉴别诊断

根据《职业性砷中毒诊断标准》（GBZ 83—2013）诊断分级如下：

1. 急性中毒　根据短时间内接触大量砷及其化合物的职业史，出现以呼吸、消化和神经系统损伤为主的临床表现，结合尿砷等实验室检查结果，参考现场职业卫生学调查综合分析，排除其他类似疾病方可诊断。

短时间接触大量砷及其化合物后出现头晕、头痛、乏力、或伴有咳嗽、胸闷、眼结膜充血等症状，并具备以下一项者：

（1）急性气管 - 支气管炎、支气管肺炎。

（2）恶心、呕吐、腹痛、腹泻等急性胃肠炎表现。

（3）头晕、头痛、乏力、失眠、烦躁不安等症状。

2. 慢性中毒　根据长期接触砷及其化合物的职业史，出现以皮肤、肝脏和神经系统损害为主的临床表现，结合尿砷或发砷等实验室检查结果，参考现场职业卫生学调查综合分析，排除其他类似疾病方可诊断。

（1）轻度中毒：长期密切接触砷及其化合物后出现头痛、头晕、失眠、多梦、乏力、消化不良、消瘦、肝区不适等症状，尿砷或发砷超过当地正常参考值，并具有下列情况之一者：

1）手、脚掌跖部位皮肤角化过度，疣状增生，或躯干部及四肢皮肤出现弥漫的黑色或棕褐色的色素沉着，可同时伴有色素脱失斑。

2）慢性轻度中毒性肝病。

3）慢性轻度中毒性周围神经病。

（2）中度中毒：轻度中毒的症状加重，并具有下列情况之一者：

1）全身泛发性皮肤过度角化、疣状增生；或皮肤角化物脱落形成溃疡，长期不愈合。

2）慢性中度中毒性肝病。

3）慢性中度中毒性周围神经病。

（3）重度中毒：中度中毒的症状加重，并具有下列表现之一者：

1）肝硬化。

2）慢性重度中毒性周围神经病。

3）皮肤癌。

3. 鉴别诊断

（1）急性中毒者如有明确的接触史，典型的临床表现，尿砷或发砷明显增高，诊断并不困难。毒物接触史不清时，应与其他食物中毒、急性胃肠炎等病相鉴别。

（2）慢性砷中毒肝脏损害与病毒性肝炎、药物性肝病等鉴别；砷中毒性周围神经病要与药物、其他化学物中毒及糖尿病、感染性多发性神经炎等疾病相鉴别。

（七）治疗

1. 急性砷中毒

（1）阻止毒物吸收：应及时脱离作业场所，并积极清除未被吸收的毒物。

（2）特效解毒剂：二巯丙磺钠 0.25g 肌注，或二巯丁二钠 0.5g，盐水或葡萄糖稀释后静脉缓注，2～3 次／天，2 天后改为 1 次／天，直至尿砷恢复正常；也可用二巯丁二酸胶囊 0.5g 口服，3 次／天。如出现急性肾衰竭则不宜做此常规解毒治疗，但可在血液透析治疗配合下，做小剂量的驱砷治疗。

（3）支持对症治疗：早期促进血液中毒物的排泄，积极防治心、肝、肾、脑等各脏器损害，早期防治迟发性周围神经病等。

2. 慢性砷中毒　慢性砷中毒一经确诊，即应脱离砷接触，并行驱砷治疗，如 5% 二巯丙磺钠 5ml 肌注或二巯丁二钠 0.5g 稀释后静脉注射，每日一次，3 日为一疗程；至少间隔 3～4 日，再根据情况开始下一疗程。

对症支持也是治疗重点，如皮炎可交替使用 5% 二巯丙醇油膏和可的松类软膏；三氯化砷灼伤可于冲洗后用 2.5% 氯化铵湿敷，尔后再使用上述软膏；周围神经病可使用营养神经并辅用针灸、按摩、理疗、高压氧治疗等措施。

（八）预防

在采矿、冶炼及农药制造过程中，生产设备应采取密闭、通风等技术措施，减少工人对含砷粉尘的接触。在维修设备和应用砷化合物过程中，要加强个人防护。

十二、四乙基铅

（一）理化性质

四乙基铅是最常见的有机铅化合物。无色黏稠液体，有特殊苹果样气味。其化学结构式为 $Pb(C_2H_6)$，分子量为 323.44，比重 1.64，熔点 -1.65℃，沸点 195℃；135℃时铅与乙基开始分解，400℃时完全分解；易挥发，0℃时即可产生大量蒸气，蒸气密度为 11.29；不溶于水，易溶于有机溶剂。其他有机铅类尚有环烷酸铅、四乙酸铅、乙酸铅、双乙酸四羟三铅、四甲基铅等。

（二）职业接触

因其能增加机动汽油和航空汽油的辛烷值，因而是配制动力汽油的抗爆剂乙基液的主要成分。作业工人在生产四乙基铅、配制动力汽油的抗爆剂乙基液（含精制的四乙基铅占 49%～60%，溴乙烷、氯化萘及少许颜料）以及根据汽油辛烷值的高低将不同量的乙基液（0.6‰～1.2‰）加入汽油配成乙基汽油或称含铅汽油时，皆有职业接触四乙基铅的机会。如在上述生产过程或在运输乙基液、乙基汽油过程中发生意外泄漏而防护不周，或在通风不良的情况下清洗乙基汽油储油罐、或在高温和通风不良的室内大量使用乙基汽油，皆有可能通过呼吸道或皮肤大量密切接触和吸收四乙基铅而发生急性中毒。

一般车用汽油中含四乙基铅的浓度甚低，汽车加油站的工作人员、汽车司机、汽车修理工人中毒机会很少。且近年来各国多已采用新型抗爆剂如甲基叔丁基醚或有机锰化合物（MMT）来取代四乙基铅，故今后职业接触四乙基铅的机会将有所减少。

（三）毒理及发病机制

1. 吸收分布代谢排泄　主要以呼吸道吸收，且速度较快，皮肤次之，消化道亦可吸收。如果空气中 TEL 浓度达到 100mg/m³（含 Pb 量），吸入 1 小时即可造成中毒。由于四乙基铅具有良好的脂溶性，以含脂量较高的脑、肝、肾中含量最高。在体内可为肝脏微粒体酶逐渐降解为三乙基铅、二乙基铅和无机铅，最后由尿排出。这一过程大概需要 3～14 天。在组织中，脑和肝中铅含量最多，这与一般脂溶性化合物分布的情况相似。

2. 中毒机制　四乙基铅是强烈的神经毒物，可致弥漫性脑损伤，如脑内小血管扩张、血液淤积、神经细胞肿胀、萎缩、空泡变、核变形，最终导致脑水肿，主要损害大脑皮质的额区和海马、丘脑及丘脑下区。它还能引起脑组织 5-羟色胺增高和葡萄糖代谢障碍，ATP 生成减少。导致乳酸增加，引起以大脑白质为著的细胞毒性脑水肿，并可抑制脑中单氨氧化酶，对海马细胞中神经细丝等细胞蛋白起破坏作用，导致脑组织缺氧，出现脑血管扩张、毛细血管淤滞、血管周围水肿，甚至产生弥漫性脑损伤。研究表明，上述毒性并非由四乙基铅本身引起，而是其代谢产物三乙基铅所致，其毒性约比四乙基铅强 100 倍。它与脑组织有较高的亲和力，从而影响中枢神经系统的功能。此外，可引起小鼠脑细胞 DNA 的损伤，且随着浓度的增高，DNA 损伤加重。

（四）临床表现

1. 急性中毒　急性四乙基铅中毒的症状一般出现于意外接触后数小时或数天，潜伏期长者可达 3 周。从接触至出现中毒症状，疾病发生发展的速度、严重程度与患者接触的量和时间长短有关，与患者的敏感性也有关系。潜伏期的长短与接触四乙基铅浓度有关，高浓度下可立即昏迷，如工作场所空气中四乙基铅浓度达 100mg Pb/m³，吸入 1 小时后即可造成急性中毒。急性中毒的临床表现以精神症状和意识障碍为主。

初期或轻度急性四乙基铅中毒患者，大多数首先表现为失眠、恶梦、头痛、头晕、食欲不振、恶心、呕吐、乏力、多汗等类神经症状，其中失眠、头痛、头晕症状最为常见。常无任何诱因而出现入睡困难，或因恐怖的噩梦而惊醒。头痛呈胀疼性质，恶心症状颇为突出，恶心与呕吐以晨起时为重；四肢关节及肌肉可感酸疼不适，出现明显的乏力与多汗，此时如果停止接触四乙基铅，症状可逐渐好转。但部分患者症状可继续加重，出现精神障碍，表现为易兴奋、急躁、易怒、焦虑不安、无故发作苦笑及癔症发作等。症状与四乙基铅接触量相关，接触越多，则精神症状出现越快。严重患者病情迅速进展，出现终日不眠、谵妄、胡言乱语、妄想、幻听、幻视、自知力丧失、昏迷等，严重者会出现自杀行为，如跳楼等，需要进行约束性保护。重度中毒患者除上述精神神经症状外，有部分患者出现手指震颤，有些患者表现为全身或四肢震颤、舌颤、肌张力增高、腱反射亢进、步态不稳等，但未见有病理征阳性患者。体格检查可无特殊体征，可见体温、血压、脉搏均降低的"三低征"，此属四乙基铅中毒的典型体征，多在中毒后 4～7 天内发生。对于未出现"三低"征者，不能排除中毒的可能。

一般自发病起，随病情发展可于数日或 2～3 周甚至一个月后逐渐出现精神症状或意识障碍，也可突然发生精神异常。失眠越重，噩梦越多者，精神症状出现得也越快而且严重。其中枢神经症状可以分为以下几种：

（1）癔病样精神障碍：失眠、噩梦，无故发作哭笑叫喊或自唱自说，或出现四肢抽搐颤动、两手如鸡爪状等癔病型类神经症表现，每次发作约数分钟至半小时。发作前，意识蒙眬或不清，发病时不伴尿失禁或咬破舌头，发作后对发作情况不能回忆。精神刺激或劳累可诱发发作。

（2）急性精神病性症状：终日不眠、坐卧不宁、步态蹒跚、谵妄、胡言乱语、哭闹喊叫、狂躁不安、并有追害妄想及丰富的幻觉，定向力及自知力丧失。患者常因迫害性幻听或幻视而出现恐怖和紧张的情绪，触幻觉多为口内顽固的毛发感，有时因皮肤蚁行感，两手不断在身上乱摸。这些幻听或触幻觉可持续较久，甚至长达一月余。患者同时可有全身震颤、抽搐或痉挛、尿失禁；严重者可拒食、躁动、毁物、自杀、意识混浊、迅速消瘦，以至于衰竭、高热、昏迷而死亡。

（3）昏迷：极严重的患者，立即昏迷。常见发作性全身抽搐、角弓反张、牙关紧闭、口吐白沫、瞳孔散大。每次发作数分钟或呈癫痫持续状态。患者大汗、高热，进而出现心动过速，肺水肿，甚至呼吸循环衰竭。

除上述神经系统异常外，部分出现全身多汗，两侧肢体皮肤温度不对称（相差＞1℃）等自主神经功能紊乱。半数患者出现手指震颤，严重者震颤粗大，并有意向性。腱反射亢进，或可引出踝阵挛或见提睾反射减弱，但一般无病理反射。经口中毒者可见肝大及肝功能障碍。

2. 慢性影响　多因长期接触一定量的四乙基铅引起，主要症状为头晕、头痛、失眠、记忆力减退、多汗等神经衰弱和自主神经功能紊乱症状，可有焦虑或抑郁等精神症状及"三低征"表现。尿铅检测有助于提示患者有铅化合物的接触史，但不能提示有无四乙基铅中毒。

（五）实验室检查

1. 血、尿中铅及有机铅测定　四乙基铅在体内被肝细胞微粒体转化为三乙基铅后产生神经毒作用。三乙基铅无挥发性，在体内至少可稳定存在 4 天，有报道三乙基铅在人脑中可存留 500 天。三乙基铅进一步缓慢分解为二乙基铅及无机铅，而后由尿中排出。多数急性四乙基铅中毒时，血、尿铅并不增高，部分患者虽然血铅及尿铅增高，但与临床表现并无平行关系，且于停止接触后，迅即降低。乙基铅患者的血铅、尿铅水平不但与接触四乙基铅的时间、浓度有关，而且检测时间有很大影响。不能以血铅、尿铅指标增高作为诊断指标，也不能因血铅、尿铅正常而否定中毒。

2. 血、尿 δ- 氨基 -γ- 酮戊酸脱水酶（δ-ALA-D）　降低明显，甚至在中毒症状或其他生化改变尚未出现之前，已可出现 ALA-D 活性的下降。这与四乙基铅在体内转化为二乙基铅有关，后者与二价铅类似，有抑制红细胞 ALA-D 的作用。但尿中 δ- 氨基 -γ- 酮戊酸（尿 δ-ALA）未见异常。

3. 脑电图　可呈现脑波失律，半数以上出现慢波增多。重度中毒患者后期脑影像学检查可发现脑室系统普遍扩大。脑电图能客观反映四乙基铅中毒对大脑脑功能的影响程度、病情演变及转归，因此可作为观察疗效及判断预后的客观指标之一。

4. 头 MRI 表现　重度中毒患者头颅影像学可出现异常，主要表现为脑室系统扩大。发现脑不同程度白质弥漫性脱髓鞘改变，表现为双侧半卵圆中心、双侧脑室周围白质见片状、云絮状长 T1、长 T2 异常信号影，且伴有脑沟、脑裂增宽，脑室增大。然而，部分四乙基铅中毒患者脑 MR 检查可无明显异常。其异常的程度与中毒程度呈正相关。

（六）诊断及鉴别诊断

1. 急性中毒　根据《职业性急性四乙基铅中毒诊断标准》（GBZ 36—2015），要求具有短期内接触大量四乙基铅的职业史，出现以急性脑病及精神障碍为主的临床症状、体征，排除其他类似表现的疾病后，方可诊断。根据病情可分为：

（1）轻度中毒：四乙基铅作业人员出现出现严重失眠、噩梦、剧烈头痛、头晕等症状，可出现基础体温、血压或脉搏降低，可伴有血铅和（或）尿铅增高，并具有下列情况之一者：

1）情感障碍，如易兴奋、急躁、易怒、焦虑不安或淡漠、对答迟滞。

2）癔症样精神障碍。

（2）重度中毒：具有下列情况之一者：

1）精神病样症状。

2）谵妄状态或昏迷。

3）癫痫样发作或癫痫持续状态。

2. 慢性中毒　慢性中毒尚无国家统一的诊断标准，主要根据明确的职业史、不良作业环境状况、临床表现，参考尿铅增高、尿 δ-ALA 升高等检测结果，综合分析后作出诊断，但难度较大，不易与一般神经衰弱综合征、焦虑症等鉴别。

3. 鉴别诊断　急性中毒时，应与急性汽油中毒、精神病、中枢神经系统感染、酒精中毒等相鉴别。如确定患者有四乙基铅接触史，结合典型的精神症状和自主神经功能紊乱的临床表现，相同作业中可能有类似患者，鉴别诊断并不困难。血、尿铅值与中毒程度的相关性尚无统一意见，对急性四乙基铅中毒没有诊断意义。

（七）治疗

1. **急性中毒**　治疗原则与一般急性职业中毒相同。针对四乙基铅的具体措施主要有：

（1）清除毒物：迅速脱离四乙基铅接触，污染衣物应脱除，皮肤、指甲、毛发等处可用肥皂水及清水洗净，注意保温。

（2）医学监护：对短期内接触较大量的四乙基铅者，当时虽无明显临床表现或仅轻微症状者，一般需医学监护 72 小时，给予必要的检查及处理。

（3）络合剂治疗：如巯乙胺 200～400mg，加入 5% 葡萄糖液 250ml 中静脉滴注，以络合体内的四乙基铅，阻止其透过血脑屏障，每日一次，5～7 日为一疗程，但肝、肾功能不全者不宜使用；也可试用 Ca_2Na_2-EDTA。

（4）对症支持治疗：如积极防治脑水肿；使用冬眠药物或镇静安眠药物处理躁动、抽搐等症状。

2. **慢性中毒**　尚无特殊治疗方法，以对症支持治疗为主，必要时可调离四乙基铅作业。

部分中毒患者恢复不全可出现神经系统后遗症，如精神淡漠、记忆力明显减退、智力减退、肌肉无力和震颤。在治疗中对于中毒后遗的精神障碍的治疗仍是棘手的问题，有待进一步研究。

（八）预防

应加强企业监管及四乙基铅毒性知识宣教，减少违规生产和操作，有效防护，定期职业健康监护。

十三、有机锡

（一）理化性质

有机锡化合物有 4 种类型：四烃基锡化合物（R_4Sn）、三烃基锡化合物（R_3SnX）、二烃基锡化合物（R_2SnX_2）和一烃基锡化合物（$RSnX_3$），以上通式中 R 为烃基，可为烷基或芳基等；X 为无机或有机酸根、氧或卤族元素等。

有机锡化合物多为固体或油状液体。如三甲基锡常温下是一种无色有腐草气味的结晶，相对分子质量为 199.27，熔点 38.5℃，沸点 148℃，遇热易挥发，既溶于水又溶于脂，比空气重，常温下易挥发。不溶或难溶于水，易溶于有机溶剂。部分此类化合物可被漂白粉或高锰酸钾分解形成无机锡。

（二）职业接触

有机锡是锡深加工的重要产品。四烃基锡为制备其他有机锡化合物的中间体。三烷基锡化合物曾用作农业杀菌剂、种子消毒剂、合成橡胶稳定剂和阻氧化剂、木材和纺织材料的防腐剂、油漆防霉剂、水下防污剂、灭鼠药等。由于三烷基锡化合物毒性较大，目前已很少直接将其应用于工农业生产。近年来，无毒或低毒类二烷基锡化合物常用作聚氯乙烯塑料热稳定剂、液晶面板透明导电薄膜，在其制作过程中因工艺、技术等原因，成品中可含有三甲基锡等杂质，故在生产、使用中如防护不当、设备故障或违规操作，职业接触多为有机锡稳定剂生产、塑料加工成型和回收塑料加工等可引起急性或亚急性中毒。

（三）毒理及发病机制

1. **吸收分布代谢排泄**　有机锡一般可经呼吸道吸收，经皮肤和消化道吸收的程度因其品种而异。例如轻链烷基锡经胃肠道吸收较快，三环己基氢氧化锡极少经胃肠道吸收。三烃基锡一般经皮肤吸收，但三苯基氯化锡、三苯基乙酸锡不易透过无损皮肤。

有机锡化合物进入血液后，三甲基锡和三乙基锡由于与血红蛋白有亲和力，主要分布在红细胞内，其次分布在肝、肾、脑中。有机锡化合物大部分经肝微粒体酶脱烷基，降解为二烷基锡、一烷基锡，最后经肾脏和消化道排出。某些种类的有机锡可从唾液、乳汁排出。

2. **毒性机制**　有机锡化合物具有高度或中度毒性。短链烷基（如甲基、乙基）锡的毒性比长链烷基锡的毒性大。烷基数增加毒性增大，如三乙基锡的毒性比一乙基锡强 10 倍。有机锡化合物种类繁多，其毒性及毒作用靶器官不一，其发病机制尚不完全清楚。二烷基锡主要损害肝胆系统；三烷基锡、四烷基锡主要引起中枢神经系统损害。三烷基和四烷基锡抑制了氧化磷酸化过程的磷酸化环节，作用于 ATP 形成前的阶段，而不是干扰电子传递系统。此种作用不能被含巯基的药物（如二巯丙醇）所阻止。三乙基锡具有中枢神经髓鞘毒，能引起脑白质水肿，可引起颅内压增高。三甲基锡最明显的神经病理在于边缘系统，引起实验大鼠中枢神经系统严重的、永久性的损伤，病理特征为神经元坏死。三苯基锡除神经毒性外，尚有肝脏毒性。而烷基锡对机体免疫功能的影响可能由于影响了胸腺的能量代谢，造成胸腺萎缩所致。某些有机锡如二丁基锡和三丁基锡等为皮肤或黏膜的强刺激剂。

（四）临床表现

1. 急性中毒　潜伏期与接触途径和接触剂量有关，一般为 1～5 天。大量接触后，可在短期内出现头痛、头晕等症状。有机锡品种较多，由于其对人体的作用不同，故其临床表现亦不尽相同：

（1）二烷基锡急性中毒报道少见，主要累及肝胆系统，可见肝肿大，肝功能及胆道功能异常。一些二烷基锡如二氯二丁基锡和二月桂酸二丁基锡，对眼和呼吸道黏膜有刺激作用，轻度中毒时，可有眼刺痛、流泪、流涕、喷嚏、咽喉干燥、干咳等。严重时可发生肺炎和肺水肿，出现咳嗽、胸闷、呼吸困难、肺部有干湿性啰音。

（2）三甲基锡急性中毒早期可有头痛，但其主要症状包括低钾血症和小脑 - 边缘系统症状两大方面，可伴有代谢性酸中毒、心动过缓、心肌损伤、肝损伤、肾损伤。如有耳鸣、听力减退、定向力障碍、多语、遗忘、攻击行为、食欲亢进、性功能障碍、眼球震颤、共济失调等症状，并可有抽搐。职业中毒中出现烦躁、精神异常、昏迷和攻击行为等精神行为异常的比例高。

三乙基锡、四乙基锡急性中毒除有流泪、鼻干、咽部不适等黏膜刺激症状外，主要表现为中枢神经系统症状。头痛常最早出现，早期呈阵发性，后期为持续性，可十分剧烈。患者精神萎靡，常有头晕、明显乏力、多汗、恶心、呕吐、食欲减退及心动过缓。

严重患者可突然昏迷、抽搐、呼吸停止。但在中毒早期常无明显体征，故对可疑中毒患者应予留院，严密观察其精神状况和生命体征。

2. 慢性影响　长期接触有机锡化合物可对工人产生慢性影响，表现为神经衰弱综合征。症状以头晕、头痛、乏力为主，可有食欲减退及消瘦等。有报道慢性三甲基锡中毒的临床表现与急性三甲基锡中毒类同。

3. 有机锡引起的皮损　主要为接触性皮炎，多见于夏季，常在暴露部位出现丘疹、疱疹、糜烂和溃疡。脱离接触后，可逐渐恢复。此外，三丁基锡化合物和二丁基锡化合物可引起灼伤。

（五）实验室检查

1. 尿锡测定　尿锡反映近期接触水平，可作为接触指标。目前对其排泄规律及与中毒程度的相关性研究尚无统一意见，中毒程度与尿锡水平无相关性。在正常接触者中尿锡可增高，而在部分病例中尿锡可正常，尿锡正常也不能排除诊断。

2. 脑电图　检查异常表现发生率高，可作为急性三甲基锡等中毒诊断的辅助指标。主要表现为弥漫性或局限性异常，常见阵发性 δ 或 θ 波，棘波或棘 - 慢复合波，脑电图异常程度与临床病情程度较密切相关，反映了基础性脑功能活动和癫痫型电活动。偶有脑电图异常而无临床发作者。异常 EEG 随着病情好转而恢复，可作为判断疗效的指标之一。

3. 头颅 CT、MRI 检查　可见脱髓鞘改变，病变部位见于海马、胼胝体等边缘系统，可同时累及小脑。在重症病例尚有脑白质广泛改变报道，需引起注意。MRI 改变的时间晚于临床症状，一般出现在起病后 1 周以后。

4. 电测听检查　急性三甲基锡中毒时可呈蜗性听力损失。

5. 其他　有肝功能异常和血钾降低等。

（六）诊断及鉴别诊断

因不同种类的有机锡化合物损伤的靶器官及病理改变不尽相同，其临床表现有所差异。《职业性急性三烷基锡中毒诊断标准》（GBZ 26—2007）中，将急性三烷基锡化合物中毒分为三甲基锡中毒和三乙基锡中毒两大类，每类均按病情分为轻、中、重三级。

1. 急性三甲基锡中毒

（1）轻度中毒：接触后经数小时至数日潜伏期出现较明显的全身乏力、头痛、头晕、睡眠障碍、精神萎靡，可伴有恶心、呕吐、食欲不振等症状，且具有下列情况之一者：

1）低钾血症。

2）轻度情感障碍，如近事记忆障碍、焦虑、注意力不集中等。

3）单纯部分性癫痫发作。

（2）中度中毒：除上述表现加重外，并具有下列情况之一者：

1）明显的情感障碍，如思维迟缓、淡漠、抑郁、烦躁、易激惹等。

2）复杂部分性或全身强直一阵挛性癫痫发作。

（3）重度中毒：具有下列情况之一者：

1）精神病样症状，如幻觉、妄想、暴怒、错构、虚构、行为异常等。

2）重度意识障碍。

3）癫痫持续状态。

4）小脑性共济失调。

2. 急性三乙基锡中毒

（1）轻度中毒：接触后经数小时至数日潜伏期出现下列情况之一者：

1）轻度意识障碍。

2）轻度颅内压增高表现，如头痛、恶心、呕吐，并可伴 Cushing 反应。

（2）中度中毒：除上述表现加重外，并具有下列情况之一者：

1）中度意识障碍。

2）中度颅内压增高表现，如剧烈头痛、频繁呕吐、视乳头水肿，可伴有锥体束征阳性、浅反射减弱或消失。

3）明显的情感障碍，如烦躁、易激惹、欣快感，可伴有一过性幻觉。

4）全身强直一阵挛性癫痫发作。

（3）重度中毒：具有下列情况之一者：

1）重度意识障碍。

2）重度颅内压增高表现，如视乳头高度水肿或出血、去大脑强直状态、脑疝等。

3. 鉴别诊断　中毒初期临床表现无特异性，大多有头痛、头晕、四肢无力等症状，与普通感冒症状极为相似。中毒性脑病应与脑炎、脑膜炎、急性药物中毒、占位性病变、精神分裂症等其他疾病所致精神障碍等相鉴别。抽搐与癔症、癫痫或其他疾病引起的抽搐鉴别。

（七）治疗

目前尚无特效解毒剂，早期足量持续补钾、积极防治脑水肿是主要的治疗措施。

1. 立即脱离事故现场，卧床休息；皮肤或眼受污染者，应立即用清水彻底冲洗。

2. 出现急性中毒性脑病的按有关对症治疗方法进行抢救，如对出现精神症状或躁动的患者在给予足量的镇静剂及安定剂后尚未能控制，可交替使用几种安定剂及抗癫痫剂，直到精神运动性兴奋得到控制，以防兴奋过度而衰竭；同时加强护理，防止意外事故发生。有肝功能损害者，不宜选用巴比妥类药物。

3. 纠正低钾血症　应在严密监护临床表现、血钾和心电图变化下静脉补钾，可适当提高口服补钾量，常在 2 周以上逐渐恢复正常。

4. 其他处理　轻度中毒治愈后可从事正常工作，但宜调离有机锡作业。中、重度中毒根据病情，可适当延长休息时间，酌情安排工作，但不宜再从事有毒作业。

（八）预防

有机锡在常温下能挥发，处理有机锡化合物要严加小心以免吸入和皮肤接触。皮肤一旦接触有机锡化合物，要用洗涤剂和清水彻底洗净。定期健康监护。

十四、羰基镍

（一）理化性质

羰基镍$[Ni(CO)_4]$是一种剧毒金属有机化合物，是由镍和一氧化碳在一定温度和压力下反应生成；

常温下为无色透明状液体，受日光照射后可变成棕黄或草灰色，具有潮湿尘土味；分子量170.7，比重1.29（25℃），溶点-25℃，沸点43℃。羰基镍极易挥发，在室温下即可分解为氧化镍（NiO）和一氧化碳（CO），可爆易燃，60℃时即爆炸，蒸气能沿地面扩散，引起远处火种着火。它难溶于水，易溶于苯、乙醇、氯仿等有机溶剂。

（二）职业接触

羰基镍为无色透明易挥发液体。受日光照射后可变成棕黄色或草灰色液体。在制备羰基镍，进行高压羰化、然后进行粗羰基镍精炼时可接触到羰基镍。提炼纯度极高的镍粉，用来制造高级钢，当一氧化碳通入金属镍反应釜中起反应时可有羰基镍逸出。合成丙烯酸盐的过程中将氯化镍溶解于氨中，再用一氧化碳处理生成羰基镍。另外，在有机合成、橡胶和石油工业中，羰基镍用作催化剂。在电子工业和精密仪表工业，还用于镍的喷涂。

（三）毒理及发病机制

1. 吸收分布代谢排泄　羰基镍是吸收最快、最完全的镍化合物，急性中毒主要是经呼吸道吸收引起，经皮肤吸收在急性中毒中的作用也不容忽视。羰基镍蒸气具有脂溶性，经呼吸道吸入可迅速穿过肺泡膜的磷脂层，通过肺毛细血管进入血液循环，在细胞内分解而释放出 Ni^{2+} 和 CO，Ni^{2+} 与蛋白质和核酸结合后，进入血浆与白蛋白结合，随血流分布到全身，导致肺、肝、脑、肾、肾上腺和胰腺等多脏器损伤。在职业暴露人群，以吸入引起的羰基镍急性中毒最为常见。

动物实验发现，吸入 $Ni(CO)_4$ 2～4小时后，除经尿排泄外，肺也是主要的排泄器官，30%～40%的羰基镍以原形经肺呼出。大鼠静脉注射 $Ni(CO)_4$ 后第1小时，肺呼出是羰基镍的主要排泄途径，而一旦 $Ni(CO)_4$ 经生物降解后，尿即为其排出的主要途径；染毒3～4天可从呼出气中检出注射剂量的40%，而从尿液中亦能获得相同数量。$Ni(CO)_4$ 在体内无明显蓄积，一次急性吸入后24小时，体内仅存吸入量的17%，第6天已检测不到镍的残留。

2. 中毒机制

（1）直接毒性：羰基镍的直接毒性在中毒早期起主要作用。羰基镍由羰基和镍两部分组成，两者结合很不稳定，易于分解，以往曾推测急性中毒可能与分解产生的镍和CO的毒性作用有关，但不少研究结果支持羰基镍急性中毒是由于整个分子的毒作用所致。以往多将羰基镍视为"刺激性气体"，因急性肺损伤是急性羰基镍中毒最突出的表现。值得注意的是，羰基镍并无明显刺激性，且其引起肺水肿的潜伏期较长，提示肺损伤可能并非羰基镍本身，而可能是血中 $Ni(CO)_4$ 经肺泡外排时，在富含氧气的肺泡上皮进行氧化分解，其羰酰基解离过程引起的肺泡脂质过氧化可能是羰基镍导致化学性肺炎和肺水肿的主要原因。

（2）致癌性、致畸性和致突变性：1937年，巴德尔（Baader）首次发现并报道了镍作业工人肺癌的高发性；1958年，Doll对威尔士镍作业工人的死因调查发现，有35.5%的镍工死于肺癌和上呼吸道癌，而煤矿工人仅为1.5%。但国际癌症研究机构（IARC）1990年仍认为，羰基镍对实验动物的致癌性证据有限，尚不能认为它是确切的人类致癌物，因此，有必要对职业工人进行连续的健康监测和长期的追踪。

对羰基镍所致细胞毒性进行的研究发现，仅作业工人合并吸烟组姊妹染色单体互换（SCE）水平明显高于对照组和不吸烟组，这可能由于非吸烟组羰基镍暴露水平不高，未能诱出SCE和染色体畸变频率增高，同时也提示吸烟和羰基镍暴露可能具有联合致突变作用。动物实验显示羰基镍具有致畸性和胚胎毒性，能干扰器官的形成和胎儿发育；分别给妊娠4、5、6、7、8天的地鼠吸入羰基镍（0.06mg/L，15分钟）可导致死胎，存活后代体重下降，畸胎率升高；通过静注和灌胃方式重复实验也可观察到相似的结果。

（四）临床表现

1. 急性中毒　急性羰基镍中毒肺脏是急性羰基镍中毒的靶器官，肺泡上皮细胞和肺毛细血管内皮细胞是主要的受损靶点，在临床上主要表现为可引起间质水肿和肺泡水肿和化学性肺炎，病人具有早发症状和晚发症状的不同表现：

（1）早发症状：短时间内大量吸入羰基镍可产生急性中毒。根据吸入浓度和量的大小不同，多数病例在 5～30 分钟内出现头晕、头痛、步态不稳、视物模糊、恶心、呕吐、眼刺痛、流泪、咽痛、干咳、胸闷等神经系统症状和黏膜刺激表现。轻者脱离中毒环境后上述症状逐渐好转，一周左右可恢复正常。

（2）晚发症状：部分患者早发症状缓解或减轻后，经 8～36 小时不等的"好转"期出现咳嗽突然加重，气短、呼吸快而浅，心跳加速，咳出大量泡沫血痰、发绀、端坐呼吸。检查体温可正常或升至 38℃ 左右，两肺有大量干、湿性啰音，心动过速，血压下降。重者可因脑缺氧导致抽搐、呼吸衰竭及昏迷。少数患者伴发心、肝、肾损害。

2. **慢性毒性** 长期接触低浓度羰基镍的作业者多有明显的神经衰弱综合征与呼吸系统损害，随工龄增加通气功能也逐步下降，其中最大呼气中期流速（MMF）和 50% 肺活量最大呼吸流速在各项指标中最敏感，且常同时出现，可作为羰基镍对小气道损伤的敏感指标。长期接触羰基镍者植物血凝素 - 淋巴细胞转化率均较低工龄组有减低趋势。但目前对羰基镍的慢性毒性及长期危害缺乏充分认识，密切接触人群尚无早期医学监护指标，在实际工作中应引起重视。

（五）实验室检查

1. **胸部 X 射线检查** 发病初期可见肺纹理增多，肺野模糊，肺门阴影致密、增大；肺部损害加剧时两肺可产生广泛的斑片状或云絮状阴影。胸部 HRCT 较胸片能够更好地显示肺水肿征象，常在 12 小时内发现异常。

2. **血、尿镍测定** 通常在中毒后迅速增高，血镍正常参考值为 2.7～7.0μg/L。尿镍正常参考值为 <70μg/L（原子吸收石墨炉法），并于中毒后第 1～2 天达高峰，其排出量可超过正常人尿镍含量的数倍至数十倍。一般在脱离接触后 7～10 天可恢复或接近正常。

3. **血、尿常规** 血 WBC 总数升高，核左移，可出现中毒颗粒；尿中有时可检出蛋白和管型。

4. **其他** 严重患者血清 ALT、AST 和胆红素增高，心电图示心率失常和心肌损害。

（六）诊断及鉴别诊断

根据《职业性急性羰基镍中毒诊断标准》（GBZ 36—2010），患者有短期内接触大量羰基镍的职业史，出现以急性呼吸系统损害为主的临床表现，排除其他类似的疾病后，方可作出急性羰基镍中毒的诊断。急性羰基镍中毒可分为三级：

1. **轻度中毒** 有头昏、头痛、乏力、嗜睡、胸闷、咽干、恶心、食欲不振等症状；体检可见眼结膜和咽部轻度充血，两肺闻及散在干、湿性啰音；胸部 X 线检查正常或示两肺纹理增多、增粗、边缘模糊；以上表现符合急性支气管炎或支气管周围炎。

2. **中度中毒** 轻度中毒症状明显加重，出现发热、烦躁不安、咳嗽、痰多、呼吸增快，两肺出现广泛干性或湿性啰音；胸部 X 线检查显示肺门阴影增大，两肺纹理粗乱、模糊，出现点片状阴影或肺透亮度降低，呈磨玻璃样改变，符合急性支气管肺炎或急性间质性肺水肿。血气分析呈轻度至中度低氧血症。

3. **重度中毒** 具有下列情况之一者：

（1）咳大量白色或粉红色泡沫痰，明显呼吸困难；出现紫绀，两肺弥漫性湿啰音；胸部 X 线片显示两肺野有大小不一、边缘模糊的片状或云絮状阴影，有时可融合成大片状或呈蝶状分布；以上表现符合肺泡性肺水肿，血气分析常呈重度低氧血症。

（2）急性呼吸窘迫综合征。

（3）昏迷。

4. **鉴别诊断** 急性羰基镍中毒需要与上呼吸道感染、心源性肺水肿及其他金属和刺激性气体急性中毒所致的呼吸系统损害的疾病鉴别。

（七）治疗

1. 急性中毒患者应立即移离现场，脱去污染衣物，清除体表的污染物，静卧休息。

2. 保持呼吸道通畅，必要时吸氧。

3. 防治肺水肿，应早期、足量、短程给予肾上腺糖皮质激素，并控制液体入量。亦可雾化吸入去泡沫剂。

4. 积极防治感染及其他并发症，维持电解质平衡。

5. 重症患者如肾功能良好,可进行镍的促排。有报道认为早期应用二乙基二硫代氨基甲酸钠(Na-DDC)对羰基镍所致中毒性肺水肿有预防作用。本药口服疗效差,且胃肠反应多见。在用药期间禁用水合氯醛和副醛类镇静药物,并禁止服用酒精饮料,以防产生协同反应。

急性轻度、中度中毒患者治愈后可恢复原工作。急性重度中毒患者经治疗后仍有明显症状者酌情安排休养,并调离羰基镍作业。

(八)预防

防止直接吸入,做好密闭化和自动化。加强个人防护和健康监护。

(赖　燕)

十五、铟及其化合物

(一)理化性质

铟是一种银灰色,质地极软的易熔金属,熔点156.61℃。沸点2060℃。相对密度d7.30。铟有很好的延展性,它比铅还软,用指甲可划痕,与其他金属摩擦时能附着上去,甚至在液态温度下还能保持软性。铟与硼、铝、镓和铊同属元素周期表中第ⅢA族元素,常称为硼分族。本族的价层电子层构型为nS^2np^1。铟有1、2和3三种氧化态,三价最常见。三价铟在水溶液中是稳定的,而一价化合物受热通常发生歧化。

铟是在空气中相当稳定的最软固态金属之一,在通常温度下,金属铟不被空气氧化,但在强热下它燃烧并伴随着无光的蓝红色火焰生成氧化铟。金属铟表面易钝化,一旦暴露于大气,就出现类似于铝表面的薄膜,薄膜坚韧但易溶于盐酸,当温度升至稍高于它的熔点时,金属表面保持光亮,在高温下表面形成氧化物。然而,常温时在含有CO_2的潮湿空气中,尤其是被铁污染的铟易氧化。

(二)职业接触

目前全世界70%以上的铟用于ITO(indinm-tin oxide)靶材、透明导电薄膜。由于ITO靶材在我国众多液晶显示面板制造企业中使用,已形成数量庞大的职业接触人群。

虽然从铟的冶炼、提纯到ITO靶材的生产和使用等有一系列的产业链,都有可能导致职业接触。但至今国内外铟及其化合物致人肺部损害的临床病例报道只有10例,分别来自日本(7例)、美国(2例)和中国(1例),均为接触ITO所致;其中5例主要从事ITO烧结后的打磨工作,2例从事ITO烧结工作,1例从事ITO生产,2例从事废旧ITO烧结物或含铟废料回收、手机液晶显示器表面喷涂设备的清洗工作等。职业接触时间最短1年,最长12年,其中3例工作时从未佩戴呼吸防护用具,2例佩戴一次性防尘口罩,5例佩戴简易呼吸防护器。

在职业活动中,铟及其化合物主要经呼吸道吸入。在氧化铟锡溅镀靶制造时,虽然表面研磨、切割作业是在密闭湿式作业系统中进行,但喷溅在机器周围含有氧化铟锡的液滴和废水会蒸干,导致氧化铟锡粉尘悬浮在空气中,会被工人吸入导致肺部疾病。铟的熔点较低,被用于溅镀靶与背板黏着时的焊料,在高温下会有铟金属烟尘产生,若无适当的防护,会经呼吸道吸入。氧化铟锡溅镀靶回收和废料回收(平板显示器、薄膜半导体液晶显示器含铟化合物),在粉碎氧化铟锡溅镀靶或荧幕时,含铟化合物粉尘会经呼吸道吸入。另外,维修人员对氧化铟锡溅镀靶表面进行修整研磨作业(干式研磨)时,若无适当个人防护,很有可能暴露氧化铟锡粉尘。

(三)毒理及发病机制

1. 毒理　铟及其化合物进入人体的途径主要是呼吸道和消化道,其次是可溶性铟盐的皮肤和眼暴露。铟在人体内的分布和代谢相关研究尚未见报道,动物试验表明,动物种属、性别等因素都可影响铟的吸收、分布及代谢。铟主要是以尿铟和粪铟形式排出体外。

(1)吸收:铟化合物经消化道吸收能力非常低。铟化合物经呼吸道吸收能力中等。大鼠气管内灌注可溶性铟盐,二周内约50%可由肺吸收,其余残留于肺间隔及支气管淋巴结内长达2个月。体外细胞实验研究表明,不溶性铟化合物如磷化铟(InP)、ITO,对呼吸道上皮细胞无显著的细胞毒性。动物实验表明,肺泡巨噬细胞作为常驻肺部的主要固有免疫细胞,InP、ITO微粒的吸入,可直接刺激巨噬细胞通过释放趋化因子来募集更多的外周巨噬细胞，活化的巨噬细胞可直接吞噬不溶性铟尘，并通过吞噬溶酶体酸化来水解 InP、ITO，在 24 小时内即可迅速释放游离铟离子，目前这一机制被认为是吸入不溶性铟化合物对体内游离铟贡献的主要原因。进一步的研究表明，肺泡巨噬细胞水解不同种类铟尘的能力存在差异，对 InP 的水解能力显著高于 ITO，而游离铟是导致巨噬细胞和肺上皮细胞的急性细胞毒性及遗传毒性的主要原因之一。

（2）分布：从亚慢性及慢性铟尘吸入染毒试验可以得出铟在动物体内的分布及代谢特征，但不同动物品系对铟的吸收、分布及代谢能力存在一定差异，相关结论用于人体时需引起注意。

SD 大鼠吸入 $1.0mg/m^3$ ITO 纳米粒，染毒持续 4 周，终止暴露 4 周。结果同样显示铟向脾脏分布的能力最强，脑组织最弱；相比染毒结束，终止暴露 4 周后，肺铟水平略有下降，但脾、肝、脑及血铟水平均有升高。肺部沉积的铟尘清除极其缓慢，SD 大鼠单次气管灌注 ITO，分别在 1 天、7 天、90 天检测血铟水平。ICP-MS 检测结果表明，终止染 ITO 后，血铟呈不断升高，暗示了肺部铟尘持续转变为游离铟。

临床铟肺病患者多伴有血铟升高，但也有少部分患者血铟水平在非暴露人群的参考值区间。这种情况，肺组织病理活检配合 X 线能量散射分析仪检测金属组分，结合血铟水平的动态检测，对铟肺病的诊断、治疗效果及预后的评判具有重要的临床意义。

（3）代谢及排泄：铟进入体内后可与血浆蛋白结合，分布到肝、肾、脾等器官，并主要在骨骼蓄积。铟主要通过尿液及粪便排出体外。动物试验研究表明，注射染毒的方式可以影响铟的排出。例如，静脉注射氯化铟，铟主要通过肾脏排出体外；然而腹腔注射氯化铟，可导致铟蓄积于肝脏，并经胆汁排入肠腔，主要以粪铟形式排出；经口染铟，鉴于各种形式的铟消化道吸收能力均极低，超过 95% 的铟均直接由粪便排出。

此外，铟化合物的种类或铟的金属离子形式都可以影响其排出。胶体铟复合物主要经粪便排出，而离子铟、络合铟主要经尿液排出，但也有特例，高剂量注射染硫酸铟，小鼠经粪便排铟量为经尿液排铟量的 7～8 倍。铟的蓄积部位同样决定了其排出途径，肝蓄积的铟倾向于通过胆汁分泌而由粪便排出，而循环系统的游离铟，更倾向于经肾脏排泄。

2. 发病机制

（1）生殖毒性机制：铟生殖毒性的研究开展的最早，尤其是可溶性铟盐的动物实验，不溶性铟尘的生殖毒性仅局限于雄性动物。口服或注射染可溶性铟盐均可导致孕体发育受阻及死胎，并可诱导胚胎畸形。但可溶性铟盐对小鼠无致畸形，高剂量染毒只可引起死胎率升高。孕体对可溶性铟盐敏感性远高于成年鼠，铟对孕体表现出直接毒性，铟胚胎毒性的关键因素是暴露浓度，而非暴露时间。动物试验研究显示铟对人体的生殖毒性风险较低，除非发生意外的高水平暴露。铟对人体的生殖毒性未见报道。

（2）肺毒性机制：吸入可溶性铟盐及不溶性铟化合物粉尘均被证实可造成实验动物肺部的急性损伤，可溶性铟盐肺毒性仅围绕急性染毒开展。Fischer 344 大鼠气管灌注低剂量氯化铟即可引起肺部炎症细胞聚集，导致支气管肺泡灌洗液（BALF）中纤维连接蛋白（FN）、肿瘤坏死因子（TNF-α）显著升高并与染毒剂量相关。即使是可溶性铟盐，其在体内的清除也非常缓慢，多数实验动物在 2 个月左右出现肺纤维化。

不溶性铟尘的急性、亚慢性、慢性吸入染毒实验开展得较多，铟尘的肺毒性强弱主要与两个因素有关，即铟尘的种类和铟尘的粒径。铟尘吸入后，主要沉积于肺，呈分散游离状或位于巨噬细胞内，此外还分布于支气管相关淋巴组织、纵隔淋巴结、鼻相关淋巴组织内。一方面铟尘微粒刺激肺泡巨噬细胞分泌细胞因子，大量中性粒细胞、巨噬细胞浸润导致肺部组织炎症损伤；另一方面，吞噬溶酶体酸化释放游离铟。这两者是铟尘致肺组织病理损伤的主要原因。此外，氧化应激被认为与铟所致肺损伤有关。多项细胞染铟实验均观察到活性氧水平升高。

肺泡蛋白沉积症在动物试验及临床病例均有出现，临床表现为肺泡灌洗液为由大量颗粒样嗜伊红颗粒、散在泡沫样肺泡巨噬细胞组成的乳白色液体。动物实验证实，铟尘的直接刺激和炎症细胞的浸润下，肺上皮细胞和巨噬细胞大量坏死，可释放颗粒状、白色、嗜酸性、PAS 染色呈阳性的物质，是肺泡蛋白沉积产生的主要原因。

（3）遗传毒性机制：体外及体内实验研究表明，可溶性铟盐可致小鼠骨髓嗜多染红细胞微核率上升，中国仓鼠肺细胞生长抑制及微核率升高，原代培养的人外周血淋巴细胞微核升高。游离铟可致活性氧（ROS）产生，过氧化氢酶及还原剂处理可降低细胞微核升高，氧化应激引起的DNA断裂损伤被推测为可溶性铟盐导致的细胞微核升高的机制之一。

（四）临床表现

目前认为，铟中毒患者早期无任何临床症状和体征。许多研究发现，在长期铟接触人员中，虽然已发现血铟增高、肺Ⅱ型细胞表面抗原阳性和（或）胸部高分辨CT显示一定程度的肺间质性改变，但临床仍无任何症状和体征发现。随着肺部损伤加重，可能出现肺泡蛋白沉着症（pulmonary alveolar proteinosis，PAP）和间质性肺部疾病（interstitial lung disease，ILD）的相关症状和体征。

1. 症状

（1）病例报道：主要是呼吸系统的损伤表现，表现为干咳9例，呼吸困难6例，咳痰4例，胸部不适感3例，发生气胸2例。所有病例中，没有任何症状和体征1例，只有咳嗽症状1项者1例，有咳嗽和呼吸困难2项者1例，咳嗽、咳痰2项者1例，咳嗽、呼吸困难和咳痰3项者1例，咳嗽、呼吸困难和胸部不适3项者2例，咳嗽、呼吸困难、咳痰和胸部不适4项者1例。

（2）PAP：起病十分隐匿，临床症状为进行性呼吸困难，干咳、或咳白黏痰、团块状痰，乏力、胸痛、体重减轻，发热偶见。晚期随病情发展可出现明显气促及呼吸衰竭。少数患者也可无自觉症状。

（3）ILD：起病隐匿，早期可无任何症状或仅轻微干咳，有的表现为活动后气促，随着病情进展，咳嗽趋于明显，甚至剧烈干咳，气促症状进行性加重，合并感染可有咳痰、咯血。可伴有食欲减退、消瘦、无力等全身症状。

2. 体征

（1）病例报道：肺部听诊可闻肺泡爆裂音2例，杵状指3例，出现气胸2例。其中1例表现为气胸、肺部肺泡爆裂音和杵状指。其余6例患者没有任何体征发现。所有病例中，既有症状又有至少1项相关临床体征4例。其中，伴有全身症状体征者2例。首例日本诊断为ILD患者除咳嗽和呼吸困难外，临床检查有肺泡爆裂音、杵状指、气胸以及全身其他症状体征，表现为夜间盗汗，厌食和消瘦，在10个月内体重减轻10kg。中国报道1例PAP有咳嗽、呼吸困难、咳痰和胸部不适，同时有肺泡爆裂音和发热等全身症状体征表现。

（2）PAP：体检很少发现临床体征。病程较长者可出现杵状指、发绀，肺底部可闻及少量捻发音。也有报道可出现咯血。临床症状与胸部X线表现不平衡是该病特征之一。

（3）ILD：体检双肺可闻吸气末肺泡爆裂音，多数可见杵状指趾。后期呼吸困难加重，不能胜任日常体力活动，出现呼吸频率增快，口唇和甲床发绀等急性或慢性Ⅰ型呼吸衰竭表现。

（五）实验室检查

1. 血液常规项目检测　由于铟及其化合物中毒患者的临床表征主要体现在肺部疾病（间质性肺疾病、肺泡蛋白沉积症）及肾脏疾病，故应注意通过白细胞计数、白细胞五项分类计数（中性粒细胞、淋巴细胞、嗜酸性粒细胞、嗜碱性粒细胞、单核细胞）等参数鉴别是细菌性感染性肺病或是非细菌性炎症反应。

2. 血液生化项目检测　具体项目有谷丙转氨酶（ALT）、谷草转氨酶（AST）、总蛋白（TP）、白蛋白（ALB）、球蛋白（GLB）、碱性磷酸酶（ALP）谷氨酰转肽酶（GGT）、总胆红素（TBIL）、直接胆红素（DBIt）、肌酐（Crea）、尿酸（Ua）、尿素氮（BUN）、血糖（GLU）、甘油三酯（TG）等。不同项目组合在一起分别反映肝脏功能、肾脏功能等生理、病理状况，为临床提供诊疗依据以及反映疾病预后状况。

3. 血气与酸碱分析　肺泡蛋白沉积症往往导致患者限制性通气功能障碍，并有一氧化碳弥散功能下降（DLCO）部分严重患者可有Ⅰ型呼吸衰竭的表现，因此应进行血气与pH测定。临床多用血气酸碱分析仪同时测出动脉血中的O_2、CO_2分压和pH三项指标，由此计算出气体及酸碱平衡诊断指标。具体参数包括：血氧分析、酸碱度、二氧化碳分压、二氧化碳总量、实际碳酸氢盐和标准碳酸氢盐、碱剩余、阴离子间隙、缓冲碱。

血氧分析一般包括以下测定参数:氧分压(PO_2)、氧饱和度($SatO_2$)和血红蛋白50%氧饱和度时氧分压(P_{50})、脱氧血红蛋白或还原血红蛋白(HHb)、氧合血红蛋白(O_2Hb)、高铁血红蛋白(MetHb)和碳氧血红蛋白(COHb)等。PO_2是机体缺氧的敏感指标,$PO_2 < 7.31kPa$即表示有呼吸衰竭,$PO_2 < 4.0kPa$可有生命危险。综合各项指标可以判定机体的氧负荷状态。

酸碱度(pH)是$[H^+]$的负对数,$[HCO_3^-]/[H_2CO_3]$是决定血液pH的主要因素。pH < 7.35为酸血症,pH > 7.45为碱血症。但pH正常并不能完全排除无酸碱失衡,可能为代偿性酸碱平衡紊乱。

二氧化碳分压(PCO_2)指血浆中物理溶解CO_2的压力。PCO_2代表酸碱失调中的呼吸因素,它的改变可直接影响血液pH的改变。

4. 生物材料中铟的检测

(1)全血铟测定:全血中铟常用电感耦合等离子体质谱法测定,回收率较高,适用于大批量的样本检测,能满足暴露人群全血铟的测定需要。石墨炉原子吸收光谱法由于灵敏度偏低(检出限0.33μg/L),只能用于高浓度全血铟检测。

参考范围:正常健康人群,男性和女性、各年龄组血铟 < 0.03μg/L,德国正常健康人群血铟水平 < 0.009μg/L;职业接触人群目前国内外无全血铟生物限值标准。

主要临床意义:全血中铟测定为评估特殊人群铟的暴露剂量水平和铟中毒状况提供了重要参考依据。

(2)血清铟测定:血清铟测定与全血中铟一样,电感耦合等离子体质谱法优于石墨炉原子吸收光谱法。

参考范围:正常健康人群血清铟 < 0.09μg/L,职业接触人群目前日本职业卫生学会推荐的生物接触限值,血清中铟为3.0μg/L。

主要临床意义:血清铟测定为评估特殊人群铟的暴露剂量水平和铟中毒状况提供了重要参考依据。

(3)尿铟检测:尿铟常用电感耦合等离子体质谱法测定。

参考范围:正常健康人群尿铟 < 0.12μg/L。职业接触人群目前国内外无尿铟生物限值标准。

主要临床意义:尿铟测定为评估特殊人群铟的暴露剂量水平和铟中毒状况提供了重要参考依据。

5. 生物标志物的检测

(1)血清KL-6测定:KL-6(Krebs Von den Lungen-6,即涎液化糖链抗原,也称人Ⅱ型肺泡细胞表面抗原)。血清KL-6常以酶联免疫法测定。

参考范围:血清KL-6 < 466.7U/ml。

主要临床意义:KL-6是由肺泡Ⅱ型上皮细胞(AEC-Ⅱ)合成释放和分泌,其含量的高低与肺组织是否被感染密切相关,在反应肺部感染指标中其敏感性高于SP-D和SP-A,而且可以用于早期肺部感染的指标(若有条件肺部灌洗液比血清更加敏感)。

(2)GM-CSF自身抗体检测:粒细胞巨噬细胞集落刺激因子(granulocyte-macrophage colony stimulating factor,GM-CSF),GM-CSF常以酶联免疫法测定。

参考范围:正常人:GM-CSF < 3.0mg/ml。

主要临床意义:GM-CSF是细胞内的多能因子,其水平的变化是机体免疫系统发挥功能或发生异常的直接体现,其调节力巨噬细胞的抵抗肿瘤细胞的功能与活性是GM-CSF在肿瘤发生、发展过程中最重要的两个功能的体现,因此认为GM-CSF具有潜在的肿瘤诊断、判断预后及治疗效果的功能。

(3)血清SP-D检测:肺表面活性蛋白D(SP-D),SP-D常以酶联免疫法测定。

参考范围:正常人(SP-D):0.935～18.9ng/ml。

主要临床意义:SP-D具有肺脏特异性,其在肺部起非常重要的天然免疫防御作用,可通过调理吞噬、结合过敏原、与多种免疫分子相互作用来调节急慢性炎症反应。SP-D有促进细菌的聚集,抑制细菌进入细胞内,防止病原菌的扩散和全身分布,调节细菌细胞壁的渗透性以及通过呼吸爆发导致细菌的杀伤,增强吞噬细胞的调理作用。一方面SP-D促进机体免疫系统对病原体的清除,另一方面又抑制炎症介质的释放和淋巴细胞的增生。

（4）尿8-羟基脱氧鸟苷（8-OHDG）：8-OHDG 常以酶联免疫法测定。

参考范围：男女性 8-OHDG 分别为 0～25.77ng/mgCr 和 0～44.89ng/mgCr。

主要临床意义：8-OHDG 作为内源性及外源性因素对 DNA 氧化损伤作用的生物标志物，是一个极有前途的指标，通过 8-OHDG 的检测可以评估体内氧化损伤和修复的程度，氧化应激与 DNA 损伤的相互关系，对研究退行性疾病、衰老机制、癌发生机制、环境毒物与氧化应激的关系等均有重要的意义，也可以用来评价抗氧化剂治疗 DNA 氧化损伤的效果。已经证实，饮食、超氧化物歧化酶、Melatonin 等对 8-OHDG 水平具有调节作用。

（5）超氧化物歧化酶：超氧化物歧化酶（superoxide dismutase，SOD），SOD 常以酶联免疫法测定。

参考范围：SOD：110～215U/ml。

主要临床意义：正常细胞内存在的自由基，具有诱癌、促癌及致癌作用，氧化平衡和氧化压力会导致癌基因发生癌变，且由于 SOD 具有清除自由基的作用，通常被认为具有抑制癌症发生的功能。同时，它作为机体内清除系统的第一道防线，可将超氧阴离子（O_2-）转化为过氧化氢（H_2O_2）或其他氢过氧化物，从而消除自由基对机体的氧化损伤作用。

6. 肺功能测定　铟及其化合物所致肺部疾病主要表现为肺泡蛋白沉积症（PAP）和间质性肺疾病（ILD）。肺功能可表现为：

（1）通气功能改变：FVC 下降，FEV_1 下降或正常，FEV_1/FVC% 正常。少数患者表现为阻塞性通气功能障碍，FVC 正常，FEV_1 下降或正常，FEV_1/FVC% 下降。部分患者肺通气功能正常，随着病情进展出现通气功能障碍。

（2）肺容量改变：TLC、肺活量（VC）下降，残气量（RV）下降或正常，RV/TLC% 可以正常、增加或减少。

（3）弥散功能改变：由于肺组织纤维化，有效呼吸面积减少，通气/血流比例失调，一氧化碳弥散量（DLco）明显下降。典型间质性肺疾病在不同疾病时期其肺功能改变的特点可各有不同。

7. 影像学表现

（1）PAP 影像学表现

1）PAP 的胸部平片表现：主要表现为肺泡填充所致的实变和磨玻璃密度改变，不具有特异性。典型表现为两肺野对称性分布的实变或磨玻璃密度影，以肺门区和两下肺野为著；不典型表现包括两肺野多发不对称性分布的实变或磨玻璃密度影，或弥漫性分布的多叶多段实变或磨玻璃密度影。PAP 的实变和磨玻璃密度影通常密度均匀，还可伴有边界模糊的腺泡结节（直径约为 5mm），部分可出现融合。某些病例还可伴发间隔增厚及网状改变，但很少单独出现。PAP 一般不累及肺尖和肋膈角，膈上薄层区域不受累是其特征性表现，可能是由于膈肌运动将蛋白物质挤压出邻近的气腔。

2）PAP 胸部常规 CT 和高分辨 CT（HRCT）的表现

①两肺弥漫性随机分布磨玻璃影或实变阴影，早期典型表现为磨玻璃样改变，病变密度较淡，内可见肺纹理，其病理基础是取决于肺泡腔内蛋白样物质的多少，当肺泡腔内被少量蛋白样物质充填表现为磨玻璃影，而大量蛋白样物质充填肺泡腔时则表现为实变影。根据病变分布，可分为中央型和外围型，中央型和外围型可交替出现，对称或不对称，主要累及双侧肺门周围和中下肺野。中央型表现为蝶翼状阴影，病变区与正常肺组织分界清楚，对称分布于两侧肺门周围，其内可见"支气管充气征"。中心性分布可类似肺水肿，但该病无心脏改变、肺淤血和间质性水肿表现。外围型表现为多发性条片状、斑片状及斑块状高密度影，弥散、对称或不对称分布于两肺或一侧肺外围部位。

②地图样分布。磨玻璃影与正常肺组织分界清楚，且边缘形态各异，如直线状、规则或成角等，类似地图样分布，这主要是由于病变的边界即为肺小叶的边界和（或）肺叶的边界，其病理基础是肺泡内富磷脂蛋白样物质充盈，肺泡间隔正常或轻度慢性炎症，以小叶为单位，小叶间隔在一定程度上限制了病变的蔓延，以及病变周围相对正常肺组织存在一定程度的代偿性肺气肿有关。

③碎石路征。网状结构叠加于磨玻璃密度影的背景，形成"碎石路征"表现，在磨玻璃影病灶中可看见密度较高多边形、不规则形的网格状影，PAP 的"碎石路征"改变随机分布，且较为广泛、双侧受

累,但可以某部分肺组织为主,其病理基础是肺泡间隔淋巴细胞浸润、水肿、成纤维细胞增生及胶原纤维沉积形成小叶间隔增厚,而非纤维组织增生,增厚的小叶间隔则是由于水肿和明显扩张的淋巴管所造成;磨玻璃密度改变的病理学基础是蛋白在肺泡内的沉积。虽然 PAP 的小叶间隔增厚为间质水肿的表现,但是一般不出现胸腔积液和心影增大。"碎石路"征也可见于心源性肺水肿、肺泡出血、肺部感染、外源性脂样肺炎和支气管肺泡癌等。大多数 PAP 病例(75%)在 HRCT 上表现有碎石路征,但也有少数(25%)病例仅表现为磨玻璃密度阴影而没有明显的间隔线。

④支气管充气征,在中央区的磨玻璃影或实变影中可见到充气支气管影,表现为气管腔细小且数量和分枝稀少。PAP 患者肺野一般无明显实变、空洞形成及蜂窝状改变,纵隔及肺门一般无淋巴结肿大,胸腔无积液,由于 PAP 患者的巨噬细胞和中性粒细胞功能受损,因此很容易并发感染,包括病原菌、机会菌、真菌和病毒,发生率可达 15%,是 PAP 治疗前死亡的主要原因。当 PAP 病患者出现局部实变、空洞、胸腔积液等表现则应该考虑有并发感染的可能性。

(2)间质性肺部疾病影像学表现:大量的实验均证明铟及其化合物可引起间质性肺炎及肺纤维化。间质性肺炎病理上为细小支气管壁与其周围及肺泡壁的浆液渗出及炎性细胞浸润,发生狭窄或梗阻,从而充血性肺气肿或肺不张。间质性肺炎的临床表现有发热、咳嗽、气急及发绀,临床症状明显而体征较少。

肺部 CT 或高分辨 CT 对肺组织和间质能细致显示其形态结构变化,对早期肺纤维化以及蜂窝肺的确立很有价值,CT 影像的特点包括结节影,支气管血管壁不规则影,线状影和肺野的浓度等 4 种影像,结节可出现在小叶的中心、胸膜、静脉周围、细静脉和支气管血管壁的不规则影处。同样,支气管血管壁不规则出现于小叶中心,支气管动脉和静脉及细静脉的周围。高分辨 CT 影像对间质性肺病的诊断明显优于普通 X 线胸片,对于早期的肺纤维化以及蜂窝肺的确立很有价值。尤其 CT 影像在判定常以周边病变为主的 ILD 具有独特的诊断价值。

影像表现肺纹理增浓,纹理边缘模糊。肺内出现网状及小点状影,病变分布两肺下野及肺门周围,病理为肺泡壁及小叶间隔的渗出性炎症。由于小气道的狭窄或梗阻而致两肺弥漫性肺气肿改变,可见两肺透亮度增高。肺间质纤维化 X 线表现为两肺中下肺野毛玻璃样密度影。进一步发展可表现细网状影及点状阴影,病变进展可向中上肺野扩展。

晚期病变可呈两肺广泛网状或结节状阴影,呈蜂窝状改变,以两肺外周多见。CT 毛玻璃样阴影分布肺外周,代表活动性肺泡炎症。小叶间隔增厚形成 CT 上网状改变,进一步发展,在肺外周形成蜂窝状阴影及胸膜下肺间质纤维化的胸膜下线影。小气道变窄或阻塞形成小叶中心型肺气肿。合并感染可伴肺实变阴影等影像改变。

8.支气管镜检查 铟及其化合物中毒所致肺损伤需与肺水肿、肺炎、肺霉菌病、肺孢子菌肺炎、结节病、结缔组织疾病相关的间质性肺病、尘肺病以及特发性间质性肺炎等疾病相鉴别,而支气管镜检查是诊断鉴别的重要手段。铟及其化合物中毒肺损伤主要表现为弥漫性的肺部病变,支气管镜下有时可观察到支气管黏膜弥漫性充血、水肿。支气管镜检查除了观察气管支气管的病变外,还主要用于留取支气管肺泡灌洗液及经支气管肺活检做相关检查。

(六)诊断及鉴别诊断

1.诊断 参考现已报道的病例报告,应根据 6 个月以上接触较高浓度铟及其化合物的职业史,出现以呼吸系统损害为主的临床表现,血清检测出铟并高于参考限值,胸部影像学符合肺泡蛋白沉积症或间质性肺病,结合职业健康检查资料,进行综合分析,排除其他原因所致类似肺部疾病,方可作出诊断。

(1)肺泡蛋白沉积症(PAP)

1)出现咳嗽、咳痰、胸闷、呼吸困难等症状,体格检查可闻及吸气性爆裂音。

2)X 线胸片常表现为双肺对称的弥漫细小的羽毛或结节状浸润影,并可见支气管充气征,肺门旁浸润阴影多延伸至外带,呈"蝴蝶状"分布,双肋膈角常不受累及。胸部 CT 多表现为双肺多发磨玻璃结节影,呈"地图"样分布,小叶内和小叶间隔增厚,典型者呈"铺路石征",部分可见散在片状模糊影及实变影、支气管充气征,晚期少数病例有肺间质纤维化的表现。

3）支气管肺泡灌洗液或肺组织病理见过碘酸雪夫（PAS）染色阳性颗粒状富磷脂蛋白样物质，电镜下见嗜锇板层小体。

（2）间质性肺部疾病（ILD）

1）出现咳嗽、咳痰、胸闷、呼吸困难等症状，双下肺可闻及吸气末爆裂音，可伴有杵状指（趾）。

2）X线胸片早期显示双下肺野模糊阴影，密度增高如磨玻璃样，病情进展可出现双肺弥漫性网状或网状结节状浸润阴影。晚期有大小不等的囊状改变，呈蜂窝肺，肺体积缩小，膈肌上抬，叶间裂移位等。胸部CT常表现为两肺局部或广泛毛玻璃影，小叶中心结节、不规则线状影或网格状影，可见纤维化改变。

3）病理检查符合普通型间质性肺炎的改变，可见胆固醇结晶、胆固醇肉芽肿、巨噬细胞吞噬、胆固醇晶体、巨噬细胞吞噬颗粒等。

2．鉴别诊断　铟化合物所致肺部疾病，早期可无任何症状，病情发展亦无特异性检查，常需要与以下疾病相鉴别。

（1）急性间质性肺炎：急性间质性肺炎是一种原因未明、起病急骤、病情危重，以肺部弥漫性浸润并迅速发展为呼吸衰竭为特征的肺部疾病。较短时间内出现呼吸衰竭，预后不良。绝大部分患者在起病初期有类似上呼吸道病毒感染的症状，半数以上患者突然发热、干咳，伴进行性加重的呼吸困难，双肺底可闻及散在的细捻发音，实验室检查不具有特异性。影像学检查提示双肺广泛弥漫性浸润阴影，诊断需排除各种已知原因的急性肺疾病方能确定。

（2）隐源性机化性肺炎：不明原因的机化性肺炎，是一种以细支气管、肺泡管、肺泡腔内肉芽组织形成为特征的肺部非特异性炎症过程，也称为闭塞性细支气管炎伴机化性肺炎。表现为干咳、呼吸困难，呼吸困难多为活动后气短，部分患者可出现发热、纳差、体重下降，影像学表现为双侧斑片状浸润影，主要分布在胸膜下及肺野外带，具有游走性、多发性、多态性等特点，抗生素治疗无效，糖皮质激素效果一般较好。

（3）尘肺：尘肺为长期生产活动中吸入生产性粉尘，导致肺部进行性纤维组织增生的全身性疾病，属于间质性疾病的一种。常见的有矽肺、煤工尘肺、石棉肺等。职业接触史为诊断尘肺的基本条件。早期可无任何症状，逐渐出现咳嗽、咳痰、胸痛、呼吸困难等症状，可有喘息、咯血等，查体可出现双肺呼吸音增粗、干湿性啰音等，并发肺部感染、结核、肿瘤、肺心病时出现相应体征。检查可出现血气异常，表现为低氧血症和（或）二氧化碳潴留，肺功能下降，早中期以限制性通气功能障碍为主，晚期可出现混合性通气功能障碍。诊断的主要依据为影像学资料，如高千伏胸片或胸部CT，影像学质量与评定参照《尘肺病诊断标准》。

（4）肺部感染：肺部感染常急性起病，多有受凉、熬夜、淋雨、疲劳等诱因，出现发热、咳嗽、咳痰等症状，可出现胸痛、咯血、呼吸困难。查体肺部呼吸音增粗，可闻及湿啰音和（或）捻发音，细菌感染白细胞增多，可伴明显的核左移与中毒颗粒，C-反应蛋白、降钙素原等感染指标可升高。痰涂片、痰培养、血培养、纤维支气管镜取标本可能发现病原学依据。胸部影像学多见病变部位斑片状渗出性病变，也可出现大片状、球形肺炎，或伴有空洞、胸腔积液等。抗感染治疗后可痊愈。

（5）肺结核：青壮年发病为主，具有多样性、复杂性。典型的肺结核患者多有低热、盗汗、午后潮热、乏力、纳差等结核中毒症状，呼吸道症状以咳嗽、咳痰、咯血、胸痛为主，血常规检查白细胞可升高，多以淋巴细胞升高为主，血沉快，PPD阳性，痰涂片找到抗酸杆菌可作为肺结核诊断金标准。胸部影像学表现形式多样，可表现为粟粒样、结节、斑片状、卫星灶、空洞、纤维化等多种形式。抗结核治疗有效。预后大多数良好。

（6）支气管肺泡癌：多数发病为老年人，有吸烟史，进行性体重减轻，常出现咳嗽、咳痰、咯血、胸痛、乏力、呼吸困难等症状，合并感染时可出现发热、咳痰增多，查体可见浅表淋巴结肿大，肺癌相关肿瘤标志物升高，胸部影像学可出现结节样、团块、斑片状、毛玻璃样，团块及结节边缘常不清楚，可有毛刺，出现空洞多为偏心空洞，壁不光滑。胸部增强CT可见病灶增强明显。痰找肿瘤细胞、纤维支气管镜活检、肺穿刺组织活检等病理结果为金标准。

（7）其他原因所致肺泡蛋白沉积症：肺泡和细支气管腔内充满不可溶性富磷脂蛋白质物质的疾病。以隐袭性渐进性气促和双肺弥漫性阴影为特征。典型症状为活动性气促，逐渐进展为静息时也气促，咳白色或黄色痰。体征常不明显，肺底偶闻及少量捻发音，重症病例出现呼吸衰竭时相应的体征。胸部影像学表现为两肺弥漫性磨玻璃影，逐渐出现斑片状影和融合实变影，常有支气管气相。HRCT 可清晰地判断肺泡填充的影像学改变。主要根据临床、影像学和支气管肺泡灌洗物特点（牛奶状、放置后沉淀、脂蛋白含量高和 PAS 染色阳性），或经支气管镜肺活检病理诊断。无铟及其化合物的接触史。

（七）治疗

1. 药物治疗

（1）肺泡蛋白沉着症的药物治疗：肺泡蛋白沉着症（PAP）诊断后，是否需要治疗与疾病严重程度有关。对无症状、肺功能轻度（弥散功能轻度下降）或无异常的患者，尽管存在明显的影像学病变，可选择定期观察临床症状，肺功能，影像学变化。对有症状，但较轻，休息时血氧正常，运动时有低氧血症的患者，给予吸氧等对症处理或粒细胞巨噬细胞集落刺激因子（granulocyte-macrophage colony stimulating factor，GM-CSF）替代疗法；对有严重的呼吸困难和低氧血症的患者，推荐在双腔气管插管下行全肺灌洗。以往文献报道对 PAP 患者多种药物的治疗，诸如使用糖皮质激素、饱和碘化钾溶液及雾化吸入胰蛋白酶、乙酰半胱氨酸和肝素等药物的治疗现均被认为无效。GM-CSF 替代疗法和针对抗 GM-CSF 抗体抑制治疗，对部分获得性 PAP 患者有较好的治疗效果，有临床应用前景。

1）GM-CSF 替代治疗：对于获得性 PAP 患者，可以给予 GM-CSF 替代疗法，一般给予皮下注射重组人 GM-CSF，常用剂量为 5～9μg/（kg·d），疗程 3 个月左右。国外临床资料显示，GM-CSF 对部分获得性成人 PAP 能产生较好的效果，主要获益人群为 GM-CSF 自身抗体阳性的患者。1/2～1/3 患者取得满意的临床疗效，临床症状和胸部异常的影像改善，生活质量改善。但皮下注射 GM-CSF 的副作用较多。

近年来，文献报道采用每隔 1 周，雾化吸入 GM-CSF 治疗 PAP。剂量从 250μg，每日 2 次开始，若 12 周后无效，再增加到 500μg，每日 2 次。治疗后，12 例患者的临床症状，特别是咳嗽症状明显减轻，肺功能获得不同程度改善；3 例患者胸部异常的影像完全吸收；8 例患者部分改善。

2）针对抗 GM-CSF 抗体治疗：抗 GM-CSF 抗体在获得性 PAP 发病机制中具有关键的作用，通过抑制内抗 GM-CSF 抗体的产生和清除体内抗 GM-CSF 抗体等方法也初步用于获得性 PAP 治疗。

利妥昔单抗是一种针对 B 淋巴细胞表面 CD20 抗原的单克隆抗体。有小样本病例系列报道，通过静脉输注利妥昔单抗治疗特发性 PAP，治疗后患者 PaO$_2$、胸部 HRCT 均有改善，BALF 中抗 GM-CSF IgG 抗体水平显著下降。有个案报道，通过血浆置换降低抗 GM-CSF 抗体的水平，PAP 患者的胸部 CT 及 PaO$_2$ 均得到显著改善，并且可延长全肺灌洗的间隔时间。

（2）抗肺纤维化药物治疗：大多数 ILD 都有共同的病理基础过程，慢性炎症和异常的修复导致肺间质细胞增殖，产生大量的胶原和细胞外基质，肺间质纤维化和"蜂窝肺"形成，铟及其化合物中毒所致的 ILD 也是如此。特发性肺纤维化（IPF）是一种典型的以肺纤维化表现为主的 ILD，以下是《特发性肺纤维化诊断和治疗中国专家共识》的相关内容。铟及其化合物中毒所致的 ILD 尚无特异的治疗方案，临床上可酌情借鉴 IPF 的治疗。IPF 尚无肯定显著有效的治疗药物。根据近年来的随机对照临床试验的结果，结合我国临床实际情况，可以酌情使用下列药物。

1）吡非尼酮：吡非尼酮是一种多效性的吡啶化合物，具有抗炎、抗纤维化和抗氧化特性。在动物和体外实验中，吡非尼酮能够抑制重要的促纤维化和促炎细胞因子，抑制成纤维细胞增殖和胶原沉积。吡非尼酮能够显著地延缓用力呼气肺活量下降速率，可能在一定程度上降低病死率，但副作用包括光过敏、乏力、皮疹、胃部不适和厌食。推荐轻到中度肺功能障碍的 IPF 患者应用吡非尼酮治疗。重度肺功能受损的 IPF 患者服用吡非尼酮治疗能否获益，以及药物服用的疗程需要进一步研究。

2）尼达尼布：尼达尼布是一种多靶点络氨酸激酶抑制剂，能够抑制血小板衍化生长因子受体、血管内皮生长因子受体及成纤维细胞生长因子受体。尼达尼布能够显著地减少 IPF 患者 FVC 下降的绝对值，一定程度上缓解疾病进程，希望可为 IPF 的治疗增加选项。最常见的不良反应是腹泻，大多数病情不严重,无严重不良事件发生。推荐轻到中度肺功能障碍的 IPF 患者应用尼达尼布治疗。重度肺功能障碍的 IPF 患者服用尼达尼布治疗能否获益,以及药物服用的疗程需要进一步探讨。

3) 抗酸药物:IPF 合并高发的胃食管反流病,其中近半数患者没有临床症状。慢性微吸入包括胃食管反流是继发气道和肺脏炎症的危险因素,可能引起或加重 IPF。应用抗酸药物包括质子泵抑制剂或组织胺 2 受体拮抗剂,可能降低胃食管反流相关肺损伤的风险。虽然没有足够的证据证实抗酸药物治疗能够延缓 IPF 肺功能的下降,抗酸治疗也不能降低 IPF 患者的全因病死率或住院率。但是鉴于慢性微吸入包括胃食管反流可能的肺损伤作用,IPF 患者可以规律应用抗酸治疗。肺纤维化抗酸治疗的有效性和安全性以及与抗纤维化治疗药物的相互作用,需要进一步研究。

4) N- 乙酰半胱氨酸:N- 乙酰半胱氨酸能够打破黏蛋白的二硫键,降低黏液的黏稠度;高剂量时,N- 乙酰半胱氨酸在 IPF 患者体内可以转化为谷胱甘肽前体,间接提高肺脏上皮细胞衬液中谷胱甘肽水平,起到抗氧化作用。N- 乙酰半胱氨酸单药治疗可以改善 IPF 患者的咳痰症状,长期服用安全性好。在临床试验中,N- 乙酰半胱氨酸单药治疗,对 IPF 患者 FVC 的下降没有延缓作用,不能改善生活质量,也不能降低 IPF 急性加重频率和病死率。但对于部分 TOLLIP 基因表型的 IPF 患者,N- 乙酰半胱氨酸有一定疗效。并且,N- 乙酰半胱氨酸联合吡非尼酮治疗中晚期 IPF 患者优于单用吡非尼酮。对于已经应用 N- 乙酰半胱氨酸单药治疗的 IPF 患者,可以维持治疗。

2. 肺灌洗治疗　肺灌洗主要有经支气管镜的支气管肺泡灌洗(bronchoalvoelar lavage,BAL)和全麻下经 Carlens 双腔气管内导管行全肺灌洗术(whole lung lavage,WLL)两种。目前大多采用 WLL,病情较轻或不能耐受全肺灌洗者,可采用经支气管镜肺段灌洗治疗。

肺灌洗最早始于 1960 年,当时美国的 Ramirez 等对患者进行肺段灌洗来清除肺泡内沉积的物质。1967 年 Ramirez 成功应用 WLL 治疗肺泡蛋白沉积症。1986 年国内学者将此技术引进中国。1990 年前,国内外全肺灌洗术只能在一次全身麻醉后灌洗一侧肺脏,数天以后再全身麻醉灌洗另一侧肺脏称之为"单肺分期全肺灌洗术"。1991 年 4 月中国实施了世界上第 1 例双侧同期序贯全肺灌洗,即一次麻醉下"双肺同期灌洗",通过纯氧正压通气与负压吸引,使刚刚"进水"的肺脏迅速恢复肺功能后,再行另一侧肺灌洗。

(八) 预防

铟及其化合物是生产工艺过程中存在或产生的职业病危害因素,如铟矿开采业的开采作业、液晶显示器制造业的 ITO 靶材镀膜作业等,在此作业过程中对从事职业活动的劳动者可能导致职业性铟及其化合物中毒,预防和控制铟的职业健康危害应遵循以下预防原则:

1. 最大限度地降低铟及其化合物等有害物质的泄漏和扩散。

2. 充分考虑铟及其化合物等所有的暴露途径。

3. 针对暴露途径制订相对应的控制措施。

4. 选择最有效和最可靠的控制措施把铟及其化合物的扩散减至最低水平。

5. 在控制措施难以达到职业接触限值的情况下,采用个体防护装置,并与其他控制措施合并使用。

6. 定期检查和评价控制措施的各个环节,确保控制措施持续有效。

7. 告知和培训所有劳动者,使其知晓工作中可能接触到的铟及其化合物等健康危害因素和风险,以及如何使用已采取的风险控制措施。

8. 定期进行职业健康检查,确保采取的控制措施不会增加总体的健康和安全风险。

不同的预防原则可能表现出不同的控制效果和适应性,必要时可组合起来使用。当通过使用工程措施或改变工作方式仍不能达到对铟及其化合物等危害暴露的足够控制时,除了采取其他控制措施,还必须采用合适的个体防护装置(PPE)。

(李智民　张镏琢)

第三节 刺激性气体

一、氯气

(一) 理化性质

氯气（chlorine，Cl_2），别名高纯氯气，为黄绿色、具有异臭和强烈刺激性的气体，在高压下液化为琥珀色的液态氯。分子量 70.91，凝点 -100.98℃，沸点 -34.6℃，密度为 3.214mg/ml（0℃）。氯易溶于水和碱溶液，也易溶于二硫化碳和四氯化碳等有机溶剂，难溶于饱和食盐水。干燥的氯在低温下并不活泼，但有痕量水分存在时其反应活性即大幅增加。遇水首先生成次氯酸和盐酸，次氯酸又可再分解为氯化氢和新生态氧，因此是强氧化剂和漂白剂。在高热条件下可与一氧化碳作用，生成毒性更大的光气。氯气可因其比重大于空气，而在空气中下沉向地面接近，从而易被接触者吸入呼吸道，群体性发病多见。

(二) 职业接触

氯主要由电解食盐产生，是重要的工业原料，用于制造杀虫剂、杀菌剂、除草剂、漂白剂、消毒剂、溶剂、颜料、塑料、合成纤维、洗涤剂原料等，还可制造盐酸、次氯酸钠、光气、氯仿、氯化苯、氯乙醇、氯乙烯、三氯乙烯、过氯乙烯等各种氯化物。工业上用于海水提溴。在化学原料制造、合成橡胶制造、日用化学品制造业、制药业、皮革业、造纸业、印染业以及医院、游泳池、自来水的消毒等方面都有应用。氯气还曾被用作化学战剂，在战争中使用。在氯气的灌注、运输、贮存和使用中可因如贮氯钢瓶、液氯蒸发罐和缓冲罐的爆炸，输氯管道失修爆裂，液氯钢瓶超装、错装以及运输途中暴晒等发生意外事故，致接触人员急性中毒。

(三) 毒理及发病机制

氯气是一种工业上广泛应用的有毒气体，对眼、皮肤和呼吸道有强烈刺激性，甚至极低浓度也具有刺激性气味。氯气主要由呼吸道侵入体内，在呼吸道黏膜表面与水分发生反应，生成盐酸和次氯酸；生成的盐酸和次氯酸属强酸，对局部黏膜有刺激和烧灼作用，可迅速透过细胞膜，破坏其完整性、通透性及肺泡壁的气-血、气-液屏障，使大量浆液渗透至组织，引起眼和呼吸道黏膜水肿、充血，甚至坏死，造成呼吸困难，所以氯气中毒的明显症状是发生剧烈的咳嗽；进入呼吸道深部的氯气可损伤肺泡上皮，破坏其表面活性物质，引起肺水肿。氯气的强氧化性可使其在肺内产生脂质过氧化损伤，次氯酸还可与半胱氨酸的巯基起反应，抑制多种酶活性。氯气的浓度与毒性存在明显的剂量反应关系。氯气损伤部位及程度随吸入浓度大小而异，低浓度吸入主要引起上呼吸道黏膜损伤；高浓度吸入则损伤深部小气道和肺泡。氯气对心肌细胞有直接毒性，特别是心脏传导系统，也可由于缺氧、体内代谢紊乱及血液动力学改变而致心肌损害，也可引起自主神经功能紊乱，如通过兴奋迷走神经引起心脏骤停，导致"闪电式死亡"。急性毒性：LC_{50} 850mg/m³（大鼠吸入，1 小时）。工作场所空气中氯的最高容许浓度（MAC）为 1mg/m³。

(四) 临床表现

1. 急性中毒　氯气是一种强烈的呼吸道和皮肤刺激物，主要表现为急性中毒。急性氯气中毒主要为呼吸系统损害。起病及病情变化一般均较迅速，通常无潜伏期。其损伤部位、性质及程度随吸入氯气量而异。一般在吸入少量低浓度氯气时，可出现一过性眼和上呼吸道黏膜刺激症状，如畏光、流泪、咽痛、呛咳等，病程在数小时内自行缓解。在吸入较低浓度氯气时，出现眼、黏膜及急性气管-支气管炎或支气管周围炎为主表现，病程在1~2天。在吸入较高浓度氯气时，出现下呼吸道、肺间质改变为主表现，可发生急性化学性支气管肺炎、局限性肺泡性肺水肿、间质性肺水肿，甚至呈哮喘样发作；肺部听诊闻及干、湿啰音或大量哮鸣音；病程在4~5天。在吸入高浓度氯气时，一般以肺泡病变为主表现，可在1~2小时内，少数可在12小时内发生肺水肿；患者表现为进行性呼吸频数、呼吸困难、唇发绀、心动过速、咳白色或粉红色或血性泡沫痰、顽固性低氧血症等，严重时可出现急性呼吸窘迫综合征（ARDS），甚至可出现昏迷、脑水肿或中毒性休克；肺部听诊可闻及广泛干、湿性啰音及哮鸣音；病程在1~2周左右。在吸入极高浓度氯气时由于呼吸道黏膜内末梢感受器受刺激，致声门痉挛或水肿、支气管痉挛或反射性呼吸中枢抑制，重者可导致窒息。有时还可引起迷走神经反射性心跳骤停而发生电击式死亡。急性氯气中毒潜伏期短，上呼吸道刺激反应在几小时内甚至即刻迅速出现，促使患者迅速脱离现场，或及时就诊，从而早期获得阻止氯气向深层肺组织渗透的措施。故氯气中毒发生肺泡性肺水肿的比率较低，死亡率也低。

急性氯气中毒的并发症主要有心肌损害、气胸、纵隔气肿、肺部感染等，另外还可有肝、肾功能损害，上消化道出血等。中毒后可遗留如肺气肿、慢性毛细支气管炎、喘息性支气管炎、支气管哮喘、肺活量及肺弥散功能下降、气道狭窄阻力增加等气道影响。后遗症的程度及持续时间与当时中毒严重程度、治疗情况，以及患者有无吸烟史及哮喘史等因素有关。

氯可引起急性结膜炎，高浓度氯气或液氯可引起眼灼伤。液氯或高浓度氯气尚可引起皮肤暴露部位急性皮炎或灼伤。由食管进入人体的氯气会使人恶心、呕吐、腹痛、腹泻。

2. 慢性影响　　长期以来，对氯气慢性危害的认识和研究报道结果不一。长期接触一定浓度的氯气，可引起上呼吸道、眼结膜、皮肤的刺激症状，慢性咽炎、慢性支气管炎、支气管哮喘、肺气肿的发病率增高。长期接触者可有头昏、乏力等神经衰弱症状，可出现似胃炎症状，以及牙齿酸蚀现象。皮肤暴露部位可发生痤疮样皮疹或疱疹。近年全国重点氯碱企业及部分中型企业对氯气慢性危害进行了调查研究，结果认为在氯浓度不超标的情况下，无论接触年限长短，均未造成慢性中毒，但可对人体有轻微影响，且与其他致病因素有协同作用或相互影响。

（五）诊断及鉴别诊断

1. 急性中毒　　依据《职业性急性氯气中毒诊断标准》(GBZ 65—2002)，根据短期内吸入较大量氯气后迅速发病，结合临床症状、体征、胸部 X 线表现，参考现场职业卫生学调查结果，综合分析，排除其他原因引起的呼吸系统疾病后可诊断。

2. 诊断分级

(1) 轻度中毒：临床表现符合急性气管‐支气管炎或支气管周围炎。如出现呛咳、可有少量痰、胸闷，两肺散在性干、湿啰音或哮鸣音，胸部 X 线表现可无异常或下肺野纹理增多、增粗、延伸、边缘模糊。

(2) 中度中毒：凡临床表现符合下列诊断之一者：

1) 急性化学性支气管肺炎：如有呛咳、咳痰、气急、胸闷等，可伴有轻度发绀；两肺有干、湿性啰音；胸部 X 线表现常见两肺下部内带沿肺纹理分布呈不规则点状或小斑片状边界模糊、部分密集或相互融合的致密阴影。

2) 局限性肺泡性肺水肿：除上述症状、体征外，胸部 X 线显示单个或多个局限性轮廓清楚、密度较高的片状阴影。

3) 间质性肺水肿：如胸闷、气急较明显；肺部呼吸音略减低外，可无明显啰音；胸部 X 线表现肺纹理增多模糊，肺门阴影增宽境界不清，两肺散在点状阴影和网状阴影，肺野透亮度减低，常可见水平裂增厚，有时可见支气管袖口征及克氏 B 线。

4) 哮喘样发作：症状以哮喘为主，呼气尤为困难，有发绀、胸闷；两肺弥漫性哮鸣音；胸部 X 线可无异常发现。

(3) 重度中毒：符合下列表现之一者：

1) 弥漫性肺泡性肺水肿或中央性肺水肿。

2) 急性呼吸窘迫综合征(ARDS)。

3) 严重窒息。

4) 出现气胸、纵隔气肿等严重并发症。

3. 刺激反应　　若少量接触氯气，出现一过性眼和上呼吸道黏膜刺激症状，肺部无阳性体征或偶有散在性干啰音，胸部 X 线无异常表现，可列为刺激反应，不属于急性中毒。

4. 鉴别诊断　　急性氯气中毒应与其他金属和刺激性气体所致的急性喉炎、化学性支气管炎、支气管炎、肺炎和肺水肿，以及呼吸道感染、细菌性或病毒性肺炎、心源性肺水肿等鉴别。

（六）治疗

1. 急性中毒

（1）现场处理：立即脱离中毒现场，移至上风向或空气新鲜处，保持安静及保暖。

（2）合理氧疗：鼻导管或面罩给氧，使动脉血氧分压维持在 $8\sim10kPa$，$SaO_2>90\%$。在发生严重肺水肿或急性呼吸窘迫综合征时，可给予鼻面罩持续正压通气（CPAP）或机械通气。

（3）糖皮质激素：原则是早期（吸入后即用）、足量（地塞米松每日 $10\sim80mg$）、短程，一般 $3\sim5$ 天，不超过 7 天，用药时间的长短主要根据临床症状的改善和胸部 X 线表现决定，并预防药物副作用。

（4）维持呼吸道通畅：可给予支气管解痉剂和药物雾化吸入，如有指征应及时施行气管插管或气管切开术。

（5）防治肺部感染：对呼吸道症状明显、肺部有病变、咽喉部有溃疡者应及早使用抗生素治疗。

（6）对症支持治疗：肺水肿时可用二甲基硅油（消泡净）等消泡剂；病程早期应适当控制进液量，慎用利尿剂，一般不用脱水剂；适当使用血管活性药物改善微循环功能；氧自由基清除剂可减轻氯气产生的氧化性损伤。维持血压稳定，防治休克，补充血容量，纠正酸碱失衡和电解质紊乱，良好的护理及合理的营养支持等。

2. 眼和皮肤损伤　立即用清水或生理盐水彻底冲洗污染的眼和皮肤，给予 0.5% 可的松眼药水及抗生素眼药水；皮肤酸灼伤用 $2\%\sim3\%$ 碳酸氢钠溶液湿敷。

（七）预防

1. 在氯气的生产、运输、储存、使用过程中尽量做到密闭化、管道化、自动化；氯对金属设备和管道有较强的腐蚀性，因此应定期检查、维修、更新设备、管道，防止跑、冒、滴、漏，加强通风；作业现场应设置滤毒罐式或供氧式防毒面具，并有标志清楚的安全通道。处理含氯废水和废气，可用石灰或氢氧化钠等作为净化剂。

2. 氯气作业人员应进行岗前职业卫生及防护知识培训，为氯气作业人员配备个人防护用品，并指导和监督正确使用；严格施行职业禁忌制度，禁止患有支气管哮喘、慢性阻塞性肺病、慢性间质性肺病的劳动者从事氯气作业。

二、二氧化硫

（一）理化性质

二氧化硫（sulfur dioxide，SO_2）又名亚硫酐（sulfurous acid anhydride），常温下为无色气体，具强烈辛辣刺激性气味。分子量 64.07，密度 2.3g/L，熔点 $-72.7℃$，沸点 $-10℃$。溶于水、甲醇、乙醇、硫酸、醋酸、氯仿和乙醚。易与水混合，生成亚硫酸（H_2SO_3），随后转化为硫酸。不能燃烧及助燃。

（二）职业接触

二氧化硫在硫酸、亚硫酸盐、硫酸盐制造，硫化橡胶，制冷、漂白、消毒，熏蒸杀虫、石油精炼加工，燃烧含硫燃料，熔炼硫化矿石，烧制硫碘，化工原料制造，化学肥料制造，涂料及染料制造，化学助剂制造，合成药置换、加成、聚合、裂解，陶瓷烧成，磨料炼制，金属冶炼，食品饮料制造等作业中皆有可能接触。另外，二氧化硫也是常见的工业废气及大气污染的成分。

（三）毒理及发病机制

二氧化硫属中等毒类，对眼和呼吸道有强烈刺激作用，呼吸道是二氧化硫毒性作用的靶器官。主要经呼吸道吸收，鼻咽部可吸收吸入量的 90% 以上。故健康人经鼻吸入要比经口吸入同一浓度所引起的肺部症状为轻。亦可由眼结膜吸收。吸收后迅速进入血液，与蛋白结合，主要分布在血浆，部分在红细胞中，随血流分布至全身各器官，以气管、肺、肺门淋巴结和食管中含量最高，其次为肝、肾、脾等。吸入的二氧化硫部分以原形从呼吸道排出，进入体内的部分生成亚硫酸盐，随后被肝、心、肾等组织中的亚硫酸氧化酶氧化成硫酸盐随尿排出。

二氧化硫易被眼结膜和呼吸道黏膜湿润表面所吸收生成亚硫酸，部分再氧化成硫酸，对眼及呼吸道黏膜产生强烈的刺激作用。既可引起眼结膜和支气管黏膜分泌增加及局部炎性反应，甚至腐蚀组织引起坏死；尚可引起支气管和／或喉头痉挛、肺血管反射性收缩，使气道阻力增加和通气／灌流比例失调，导致低氧血症。缺氧又可进一步引起毛细血管痉挛，毛细血管压力进一步升高，致肺水肿加速发展。吸入二氧化硫可使实验动物脑、肺、心、肝、肾等器官组织的脂质过氧化物水平显著升高，抗氧化酶超氧化物歧化酶和谷胱甘肽过氧化物酶活性显著降低，抗氧化物质还原型谷胱甘肽显著降低，提示氧化损伤亦是其毒性作用的机制之一。进入血液的二氧化硫可与硫胺素结合而降低其活性，影响体内维生素 C 平衡，还能引起蛋白质和糖代谢紊乱，抑制肝、脑、肾和肌肉的氧化解毒过程，抑制氨基酸的氧化脱氨基作用和丙醋酸的氧化作用，从而引起脑、肝、脾等组织发生退行性变。

有报告二氧化硫引起的窒息和细胞毒作用可使中枢神经受损，双侧基底节区变性坏死。亚硫基离子和氧生成的游离基可切断脱氧核糖核酸（DNA）链，造成 DNA 损伤。

（四）临床表现

吸入二氧化硫后很快出现流泪，畏光，视物不清，鼻、咽、喉部烧灼感及疼痛，干咳等眼和上呼吸道刺激症状。较重者可有声音嘶哑、胸闷、胸骨后疼痛、剧烈咳嗽、咯血、心悸、气短、头痛、头晕、乏力、恶心、呕吐及上腹部疼痛等。查体可见眼结膜和鼻咽黏膜充血水肿，鼻中隔软骨部黏膜可见小片发白的灼伤，口唇发绀，呼吸急促，两肺呼吸音粗糙，可闻及干湿性啰音。病人大多于数日内症状消失。严重中毒者可在数小时内发生肺水肿、呼吸中枢麻痹，甚至可因合并细支气管痉挛而引起急性肺气肿。胸部 X 可见肺纹理增强、增粗、增多、紊乱，双肺透光度降低或边缘模糊呈网状阴影，或散在斑片状、融合团块状高密度阴影，密度不均，呈毛玻璃样改变。吸入极高浓度二氧化硫时可立即引起喉痉挛、喉水肿，迅速窒息死亡。有的患者可能在广泛的化脓性细支气管炎好转后，经相当时间（十数天至数月）因细支气管周围纤维化而发生严重肺气肿，导致呼吸循环功能障碍。

液态二氧化硫污染皮肤或溅入眼内，可造成皮肤灼伤和角膜上皮细胞坏死，形成白斑、瘢痕。个别有中毒性心肌炎或癫病样抽搐，或出现脑双侧基底节区变性坏死。

（五）诊断及鉴别诊断

1. 急性中毒　依据《职业性急性二氧化硫中毒的诊断》（GBZ 58—2014），根据短时间内接触高浓度二氧化硫的职业史及典型的临床表现，结合现场职业卫生学调查，综合分析，排除其他类似疾病后可诊断。

2. 诊断分级

（1）轻度中毒：除接触反应的临床表现加重外，尚伴有头痛、恶心、呕吐、乏力等全身症状；眼结膜、鼻黏膜及咽喉部充血水肿，肺部有明显干性啰音或哮鸣音；胸部 X 线可仅表现为肺纹理增强。

（2）中度中毒：除轻度中毒临床表现加重外，尚有胸闷、剧咳、痰多、呼吸困难等；并有气促、轻度发绀、两肺有明显湿性啰音等体征；胸部 X 射线征象示肺野透明度降低，出现细网状和（或）散在斑片状阴影，符合肺间质性水肿或化学性肺炎征象。

（3）重度中毒：除中度中毒临床表现外，出现下列情况之一者，即可诊断为重度中毒。

1）肺泡性肺水肿。

2）ARDS。

3）较重程度气胸、纵隔气肿等并发症。

4）窒息或昏迷。

3. 刺激反应　短时间内接触高浓度二氧化硫后，出现一过性眼及上呼吸道刺激症状，短期内（1～2天）能恢复正常，胸部体检及 X 射线征象无异常，刺激反应不属于中毒。

4. 鉴别诊断　需与呼吸系统感染、脑血管意外、急性胃肠炎、其他刺激性气体中毒、支气管哮喘等鉴别。

（六）治疗

1. 立即移离中毒现场至空气新鲜处，松开衣领，静卧、保暖。立即用生理盐水或清水彻底冲洗眼结膜囊及被液体二氧化硫污染的皮肤。

2. 保持呼吸道通畅，稳定患者情绪。积极纠正缺氧，视病情轻重给予鼻导管或面罩吸氧，使 SaO_2 保持在 90% 以上。必要时气管切开。对于重症病人及时给予机械通气。

3．早期、足量、短程应用肾上腺糖皮质激素，积极防治化学性肺炎、肺水肿、ARDS。合理控制输液量和速度。需要时可用二甲基硅油消泡剂。

4．防治继发性感染。适当给予胃黏膜保护剂，防治应激性溃疡。及时纠正水电解质酸碱失衡。营养心肌、抗休克等。如有皮肤灼伤或角膜损伤，及时进行专科处理。

5．吸入高浓度二氧化硫后，虽无客观体征，但有明显刺激反应者，应密切观察不少于 48 小时，严格限制活动，卧床休息，保持安静，并对症治疗。

（七）预防

1．生产和使用场所空气中二氧化硫浓度不应超过 5mg/m³（PC-TWA）、10mg/m³（PC-STEL）的容许浓度。定期检查生产设备，防止跑、冒、滴、漏，加强通风。

2．对作业人员加强安全教育，应进行岗前职业卫生及防护知识培训，使其具有一定的自身防护能力；严格按照刺激性气体操作规程；做好个人防护。可将数层纱布用饱和碳酸氢钠溶液及 1% 甘油湿润后夹在纱布口罩中，工作后用 2% 碳酸氢钠溶液漱口。

3．施行职业禁忌制度，禁止患有支气管哮喘、慢性阻塞性肺病、慢性间质性肺病的劳动者从事与二氧化硫有关的作业。

三、光气

（一）理化性质

光气（Phosgene）化学名为二氯碳酰，纯光气在常温、常压下为无色有烂干稻草味或烂苹果味气体。分子量 98.92，可压缩成液体储存。微溶于水，并水解成二氧化碳和盐酸。易溶于醋酸、氯仿、苯、甲苯等有机溶剂。在室温（20℃）时，光气是一种发烟液体，其蒸气压为 1180mmHg，沸点为 7.6℃。光气比空气重，20℃时其相对密度比值为 4.39。利用这一特性，可在低洼区采集光气。较高浓度时，有辛辣味，出现明显的刺激或烧灼感，并导致快速的嗅觉疲劳。光气是典型的暂时性毒剂，易被多孔性物质吸附，防毒面具能够有效地防护光气。

（二）职业接触

光气由一氧化碳和氯气的混合物通过活性炭而制得。在应用光气作原料的塑料、染料、农药、医药工业、有机化工原料制造业、催化剂及各种化学助剂制造业、石墨及碳素制品业等行业，因输送管道或容器爆炸、设备故障或检修过程中等意外，有光气泄漏，导致接触者急性中毒。此外，在金属冶炼、脂肪族氯代烃类燃烧或受热时，以及聚氯乙烯塑料制品燃烧时，均可产生光气。因此，救火现场和化学实验室的作业人员都有接触到光气可能。

（三）毒理及发病机制

光气以气体形式经呼吸道进入人体，因水溶性小，吸入后，可到达呼吸道深部，立即与肺组织发生酰化、氯化、水解反应。光气在肺部代谢和排泄快，部分以原形由呼吸道排出，代谢产物由肾和肺排出，在体内无蓄积作用。对人的急性毒性存在明显的剂量 - 反应关系。光气浓度在 30～50mg/m³ 时，即可引起急性中毒，在 100～300mg/m³ 时接触 15～30 分钟即可引起重度中毒，甚至死亡。病变危重时可导致心肌、中枢神经等多脏器损害及休克。

光气属高毒类，毒性比氯气大十倍，主要毒作用是呼吸系统损害。光气中毒所致急性肺损伤 / 肺水肿的发病机制尚未阐明，目前有多种学说。

1．直接损伤学说　光气暴露后，直接作用于毛细血管壁和肺泡壁，造成血管内皮细胞、神经元胞体和肺泡上皮细胞崩解，肺泡壁破裂，渗出增加。下呼吸道的纤毛细胞断裂，脱失和倒伏，使肺内分泌物排出受阻而继发感染，加重缺氧和肺水肿。

2．酰化学说　光气是一种强效的酰化剂，其可以与亲核物质如胺类、硫化物或羟基发生酰化反应。光气、双光气的羰基（—CO—）与肺组织内许多含氨基（—NH₂）、羟基（—OH）和巯基（—SH）的氨基酸、蛋白质、酶等发生酰化反应，引起广谱的肺酶系统的抑制，影响了细胞正常代谢和功能。使毛细血管壁通透性增强，发生肺水肿。

3. 肺血流动力学变化学说　光气中毒后,肺组织内血管紧张素转化酶活力增高,使血管紧张素 I 加速转化为血管紧张素 II,后者可使肺毛细血管收缩,肺微循环障碍,从而促进肺水肿。

4. 花生四烯酸代谢产物学说　肺组织细胞受损可激活磷酯酶 A_2,在此酶作用下,细胞膜磷脂被裂解生成花生四烯酸(AA),AA 的代谢产物能舒张小血管,增加微血管通透性,促进肺水肿。

5. 肺神经内分泌学说　光气中毒后,肺组织大量存在的肺神经内分泌细胞(又称 NE 细胞)大量释放 5- 羟色胺、蛙皮素、P 物质和血管活性肠肽(VIP)等生物活性物质,它们使血管运动、通透性及呼吸道功能的调节失衡,从而促进肺水肿形成。

(四) 临床表现

光气经呼吸道侵入人体后,导致肺血气屏障的通透性增加,引发肺损伤或肺水肿,造成气体交换功能障碍,机体急性缺氧、窒息,严重者可导致死亡。

光气中毒临床表现取决于中毒时毒剂浓度、暴露时间长短以及机体状态。光气水溶性弱,对呼吸道黏膜刺激小,早期常无刺激反应,起始症状轻微,大多表现为轻微咳嗽、气短、胸闷症状,经一定潜伏期(最长可达 48 小时),对症处理后可缓解。光气潜伏期长短常与吸入量成反比,即吸入量多,潜伏期短,病情危重,吸入后活动量大可缩短潜伏期。潜伏期间可无明显临床症状及体征,极易被临床忽视而延误早期救治,直至光气潜入至呼吸道深部,导致肺泡和毛细血管急性损伤,通透性增强,突发呼吸困难,血氧饱和度进行性下降,缺氧难以纠正等严重后果,出现迟发性 ALI/ARDS,应予高度重视。

临床表现可分为四期:

1. 刺激期　即暴露初期产生的眼和呼吸道的刺激症状。

2. 潜伏期　即脱离毒剂接触后,刺激症状减轻或消失,自觉症状好转,但病理过程仍在发展,肺水肿在逐渐形成中,潜伏期一般可持续 2～8 小时,有时长达 24～48 小时。

3. 肺水肿期　从潜伏期到肺水肿期可突然发生或缓慢发生,肺水肿发生越早,程度越严重,危险性就越大。典型的症状和体征为呼吸困难逐渐加重、咳嗽、胸痛、烦躁不安、口鼻溢出大量淡红色泡沫状液体,肺部有明显的干、湿啰音,血液浓缩,缺氧情况逐渐发展,此期一般为 1～3 天。

4. 恢复期　中毒较轻或经治疗后肺水肿液可于发病后 2～4 天内吸收,全身情况好转,一般在中毒后 5～7 天基本痊愈,2～3 周可恢复健康。

(五) 诊断及鉴别诊断

1. 急性中毒　依据《职业性急性光气中毒的诊断》(GBZ 29—2011),根据短时间光气接触职业史,以急性呼吸系统损害的临床症状、体征、X 线胸片改变为主要依据,结合实验室检查和现场职业卫生学调查资料,经综合分析排除其他病因所致类似疾病后可诊断。

2. 诊断分级

(1) 轻度中毒:短时间吸入光气后,出现急性气管 - 支气管炎。

(2) 中度中毒:凡具有下列情况之一者:

1) 急性支气管肺炎。

2) 急性间质性肺水肿。

(3) 重度中毒:凡具有下列情况之一者:

1) 肺泡性肺水肿。

2) 急性呼吸窘迫综合征。

3) 休克。

3. 刺激反应　短时间少量光气暴露后出现一过性的眼和上呼吸道黏膜刺激症状,肺部无阳性体征,X 线胸片无异常改变。通常经 72 小时医学观察,上述症状明显减轻或消失,不属于中毒。

4. 鉴别诊断　刺激期需与上呼吸道感染、流行性感冒等相鉴别。肺水肿期需与其他刺激性气体所致肺部疾病以及心源性肺水肿等相鉴别。

(六) 治疗

1. 现场急救　光气中毒目前尚无特效解毒药物,现场急救原则是尽快终止继续暴露。迅速脱离现场到空气新鲜处；立即佩戴防护面具，或用浸有碱液或水的纱布、口罩、毛巾等掩盖口鼻；有条件时进行局部洗消，如冲眼、洗鼻和漱口等；依中毒轻重分类，中毒较重者，应首先送治疗。

2. 纠正缺氧　减少氧耗量，保持安静、绝对卧床休息，注意保暖，防止躁动和不必要的活动，慎用镇静剂。

3. 保持呼吸道通畅　早期可吸入碱性合剂。肺水肿出现后，可吸入消泡净（二甲硅油气雾剂），消除液气泡造成的阻塞，还可采用体位引流。必要时，可行气管切开术或气管插管术，吸出气管内的泡沫液。

4. 给氧　尽早吸氧提高动脉血氧饱和度从而纠正缺氧现象，防止或减轻因缺氧造成的代谢障碍及各种系统功能紊乱，并切断缺氧与肺水肿的恶性循环，限制或减轻肺水肿的发展。吸入氧浓度（FiO_2）不宜超过60%。

5. 防治肺水肿　根据肺水肿形成原理进行防治。在潜伏期，应尽早发现肺水肿和采取防治措施。除纠正缺氧外，早期应用大剂量激素和终末正压呼吸。

6. 激素的应用　早期、足量、短程应用糖皮质激素，控制液体输入。肾上腺糖皮质激素可减低毛细血管通透性和炎症反应，减轻肺水肿。在肺水肿发生之前可尽早口服泼尼松5～10mg 或地塞米松0.75～1.5mg，一日3～4次。在发生肺水肿后，一般用地塞米松5～10mg，一日3～4次；或氢化可的松100～300mg，加入10%葡萄糖溶液中，静脉滴注，一日1～2次。病情好转后停药。

7. 其他治疗　呼吸衰竭时，可依病情选用呼吸兴奋剂；维持水、电解质、酸碱平衡；控制感染；防治心血管功能障碍等。慎用利尿剂、脱水剂。

（七）预防

1. 改进生产和制造工艺，尽量做到密闭化、自动化，反应器及管道保持负压。定期对设备进行检修，杜绝跑冒滴漏现象，管道要用热蒸汽冲洗，使液体光气蒸发和破坏，在确实无光气存在时方能拆修。对生产场所进行光气浓度定期测定，如发现光气浓度超标，应采取积极措施加以消除，确保生产场所的光气浓度不超过国家规定的卫生标准。

2. 对作业人员加强安全教育，进行岗前职业卫生及防护知识培训；严格操作规程；做好个人防护。

3. 实行就业前和定期体检。禁止患有支气管哮喘、慢性阻塞性肺病、慢性间质性肺病的劳动者从事与光气有关的作业。

4. 若发生光气中毒事故，在光气浓度较高的救护现场，救护人员应首先佩戴好氧气呼吸器以及其他可行的防毒面具，在未做好上述个人防护措施时，不可进入现场救护，以免事态的进一步扩大。

四、氨

（一）理化性质

氨（ammonia，NH_3），在常温、常压条件下是无色具有强烈的辛辣刺激性气味的气体。分子量17.032，凝点 −77.77.C，沸点 −33.5℃，密度0.597g/cm³。氨极易溶于水，被称之为氨水，常温、常压条件下1体积水可溶解700倍体积的氨。氨容易液化，在常压条件下冷却至 −33.5℃或在常温条件下加压至700～1000kPa，气态氨液化成无色液体，同时放出大量的热。液态氨气化时要吸收大量的热，使周围物质的温度急剧下降，因此常作为制冷剂使用。

（二）职业接触

氨用于生产氨水、氮肥（尿素、碳铵等）、铵盐、纯碱、磺胺药、聚氨酯、聚酰胺纤维和丁腈橡胶等人工合成物质，广泛应用于化工、轻工、化肥、制药、合成纤维、塑料、染料、制冷剂等生产领域。由于氨具有显著的刺激、腐蚀作用，生产企业会采取密闭化、自动化操作生产方式，作业人员接触剂量有限。急性中毒大多是由于液氨容器泄漏、爆炸，液氨管路断裂或阀门失灵，运输过程交通事故等意外事件所导致。动植物腐败可产生氨气，新装修居室中可残留氨气，某些家用清洗剂也含有氨。

（三）毒理及发病机制

氨可以气态形式通过呼吸道进入人体，进入肺泡的氨部分被 CO_2 中和，部分吸收进入血液吸收的氨在肝脏解毒形成尿素，吸入大量氨后，血和尿中的尿素含量可以增高，部分被吸收的氨随汗液、尿液和呼出气排出体外。氨易溶于水，属于碱性水溶性刺激性气体，腐蚀性强。氨与湿润黏膜表面的水分结合形成碱性化合物，使组织蛋白变性、脂肪皂化，进而破坏细胞膜结构，对皮肤、眼、呼吸道黏膜产生强烈刺激作用。急性氨中毒导致化学性肺水肿的机制，主要是氨的直接刺激作用使呼吸道黏膜充血、水肿，产生大量分泌物；同时也促使肺毛细血管通透性增加，损伤肺泡表面活性物质，加之中毒后交感神经兴奋，使淋巴管痉挛引起淋巴回流障碍，导致肺水肿。高浓度氨可引起反射性呼吸、心搏停止，导致中毒者猝死。人对氨的嗅觉阈值为 $0.5\sim1mg/m^3$，在 $700mg/m^3$ 浓度条件下接触 30 分钟，接触者会出现剧烈咳嗽等呼吸道刺激症状；在 $1750\sim3500mg/m^3$ 浓度条件下接触 30 分钟，能够危及接触者的生命。

长期吸入低浓度氨，对上呼吸道黏膜有刺激和轻微损伤，被损伤的黏膜易受病菌、病毒感染，形成慢性炎症。

（四）临床表现

人体接触一定浓度的氨，可立即引起流泪、畏光、咽部疼痛、咳嗽、胸闷、气急等眼及呼吸道刺激症状。检查可见眼睑、球结膜充血、水肿，角膜上皮剥脱；口腔及咽部黏膜充血、水肿、糜烂、白色伪膜形成，乃至深部呼吸道损害，多表现有呛咳、胸闷、呼吸困难；病情严重者出现咯粉红色泡沫痰，口唇发绀，两肺满布干、湿性啰音，发热等。高浓度氨吸入，可反射性引起心跳、呼吸骤停，还可使支气管黏膜坏死，导致气管、支气管黏膜坏死脱落，致患者气道阻塞而窒息。急性氨中毒时，由于患者机体处于应激状态、呼吸道化学性损伤以及合并呼吸道感染等因素的影响，血常规检查可以见到白细胞计数和中性粒细胞比例的增高。胸部 X 线检查可有不同程度肺损伤影像学表现。如肺纹理增多、增粗、紊乱，可以延伸至外带，部分区域呈网格状改变等急性化学性支气管炎表现，或斑片状模糊阴影等化学性肺炎表现；发生肺水肿的患者，X 线胸片表现有两肺门影增浓、模糊，肺野的片状、云雾状阴影，边缘模糊，并以下部肺野明显。急性氨中毒时纤维支气管镜检查，可发现气管、支气管黏膜轻度充血、水肿，支气管散在假膜，晚期出现上皮散在或片状瘢痕，支气管开口狭窄等。

氨易溶于水，具强碱性，液氨泄漏直接污染人体，患者有可能出现暴露部位不同程度的皮肤化学灼伤及角膜灼伤，眼结膜充血水肿、角膜溃疡、晶体混浊，甚至角膜穿孔。临床表现为眼部灼痛、视物模糊，严重者失明。引起的皮肤灼伤，临床以颜面、颈部、腹股沟等潮湿部位多见，且创面往往较深，易感染。

（五）诊断及鉴别诊断

1. 急性中毒　依据《职业性急性氨气中毒的诊断》(GBZ 14—2015)，根据短时间内吸入高浓度氨气的职业史，以呼吸系统损害为主的临床表现，胸部 X 射线影像，结合血气分析检查及现场劳动卫生学调查结果，综合分析，排除其他病因所致类似疾病后可诊断。

2. 诊断分级

（1）轻度中毒：接触氨后，具有下列表现之一者：

1）咳嗽、咳痰、咽痛、声音嘶哑、胸闷，肺部出现干性啰音，胸部 X 射线检查显示肺纹理增强，符合急性气管 - 支气管炎表现。

2）一至二度喉阻塞。

（2）中度中毒：接触氨后，具有下列表现之一者：

1）剧烈咳嗽、呼吸频速、轻度发绀，肺部出现干、湿啰音；胸部 X 射线检查显示肺野内出现边缘模糊伴散在斑片状渗出浸润阴影，符合支气管肺炎表现。

2）咳嗽、气急、呼吸困难较严重，两肺呼吸音减低，胸部 X 射线检查显示肺门阴影增宽、两肺散在小点状阴影和网状阴影，肺野透明度减低，常可见水平裂增厚，有时可见支气管袖口征或克氏 B 线，符合间质性肺水肿表现；血气分析常呈轻度至中度低氧血症。

3）有坏死脱落的支气管黏膜咳出伴有呼吸困难、三凹症。

4）三度喉阻塞。

（3）重度中毒：接触氨后，具有下列表现之一者：

1）剧烈咳嗽、咯大量粉红色泡沫痰伴明显呼吸困难、发绀，双肺广泛湿啰音，胸部 X 射线检查显示两肺野有大小不等边缘模糊的斑片状或云絮状阴影，有的可融合成大片状或蝶状阴影，符合肺泡性肺水肿表现；血气分析常呈重度低氧血症。

2）ARDS。

3）四度喉水肿。

4）并发较重气胸或纵隔气肿。

5）窒息。

3. 接触反应 短时间吸入氨气后，出现眼和上呼吸道刺激症状，如呛咳、流泪、流涕、咽干等，肺部无阳性体征，胸部 X 射线检查无异常发现，48 小时内症状明显减轻或消失，不属于中毒。

4. 鉴别诊断 需要与其他刺激性气体中毒、上呼吸道感染、支气管哮喘、肺炎、心源性肺水肿等类似疾病相鉴别。

（六）治疗

1. 尽快终止毒物吸收 迅速将患者移至氨泄漏的上风向及空气新鲜处；有皮肤、黏膜污染者，须及早、彻底用清水冲洗被氨污染的体表部位。

2. 保持呼吸道通畅 可给予支气管解痉剂、药物雾化吸入疗法，改善气道通气功能。对于中、重度急性氨中毒患者应考虑施行气管切开，进行呼吸道分泌物的引流，防止气管、支气管坏死黏膜脱落导致的气道梗阻。

3. 防治肺水肿 对急性氨中毒患者，卧床休息，密切观察 24～48 小时。对于已经发生肺水肿的急性氨中毒患者，可以取半卧位，严密观察呼吸、心率、血压的变化，迅速建立静脉通路，严格控制液体入量。早期、足量应用糖皮质激素，不仅可以治疗肺水肿，亦可起到预防肺水肿的作用，并可以减轻和预防后期的肺部纤维化。

4. 合理氧疗 一般采用鼻导管低流量吸氧，有明显低氧血症者给予面罩给氧。谨慎采取间歇正压呼吸和呼气末正压呼吸模式，减少发生自发性气胸等合并症。

5. 控制肺部感染 急性氨中毒时呼吸道的继发性感染于中毒早期即可发生，且病程长、易反复，可贯穿疾病全过程。严重者可致肺脓疡，是常见死因之一。急性氨中毒时肾上腺皮质激素的应用，也成为肺部感染的常见诱因。因此，及时、合理应用抗生素，防治继发感染，对于控制病情，改善患者预后具有重要意义。

6. 眼、皮肤灼伤治疗 皮肤灼伤者及早进行洗消，可予 3% 硼酸溶液湿敷；眼灼伤者用清水、维生素 C 溶液洗眼，维生素 C 球结膜下注射，阿托品扩瞳，抗生素眼药水滴眼等治疗。

（七）预防

1. 在氨气生产、运输、储存、使用过程中，尽量做到密闭化、管道化、自动化；定期维护检修设备，防止跑冒滴漏现象。将工作场所职业病危害因素浓度控制在国家职业卫生标准之内。

2. 对作业人员加强安全教育，进行岗前职业卫生及防护知识培训；严格操作规程；做好个人防护。在工作场所标识危害因素，配备必要的急救物品和洗消设施。

3. 实行就业前和定期的健康检查。患有支气管哮喘、慢性阻塞性肺病、慢性间质性肺病的劳动者不宜从事与氨气有关的作业。

五、氮氧化合物

（一）理化性质

氮氧化合物是指由氮、氧两种元素组成的化合物，包括多种化合物，如氧化亚氮（一氧化二氮 N_2O）、一氧化氮（NO）、二氧化氮（NO_2）、三氧化二氮（N_2O_3）、四氧化二氮（N_2O_4）、五氧化二氮（N_2O_5）等，除二氧化氮外，其他氮氧化合物均不稳定，遇光、湿、热变成 NO_2 及 NO，NO 又变成 NO_2，因此氮氧化合物所引起的急性中毒，其主要的效应成分是二氧化氮。

一氧化氮分子量 30.01，熔点 -163.6℃，沸点 -151.5℃，溶于乙醇、二硫化碳，微溶于水和硫酸，水中溶解度为 4.7%（20℃），化学性质不稳定，在空气中容易氧化为二氧化氮。二氧化氮分子量 46.01，熔点 -11.2℃，沸点 21.2℃，溶于碱、二硫化碳和氯仿，微溶于水，性质稳定。一氧化氮的相对密度接近空气，一氧化二氮、二氧化氮比空气略重。氮氧化合物系非可燃性物质，但均能助燃，如一氧化二氮、二氧化氮和五氧化二氮遇高温或可燃性物质能引起爆炸。

（二）职业接触

在制造硝酸或使用硝酸清洗金属；制造硝基炸药、硝化纤维、苦味酸等硝基化合物；苯胺染料的重氮化过程以及有机物（如木屑、纸屑）接触浓硝酸时；硝基炸药的爆炸、含氮物质和硝酸燃烧；卫星发射时火箭推进所产生的气体也含有大量的氮氧化物气体。电焊、亚弧焊、气割及电弧发光时，产生的高温能使空气中氧和氮结合成氮氧化合物；汽车发动机排出的尾气中也含有氮氧化物。另外，某些青饲料和谷物中含有硝酸钾，在通风不良、缺氧条件下发酵，可生成亚硝酸钾和氧，亚硝酸钾可以进一步衍变为亚硝酸，当仓内发酵温度增高时，亚硝酸分解成氮氧化合物和水，可能导致"谷仓气体中毒"。氮氧化合物对环境的危害作用显著，属于主要的环境污染物，它既是形成酸雨的主要因素之一，也是形成大气中光化学烟雾的重要物质和消耗臭氧的一个重要因子。

（三）毒理及发病机制

氮氧化合物在常温、常压条件下大都为气态物质，侵入途径均为经呼吸道吸入。二氧化氮是一种生物活性大、毒性很强的气体，其毒性是一氧化氮的 4～5 倍，约 80%～90% 被人体吸入。由于在水中溶解度小，对上呼吸道和咽黏膜刺激作用小，但到达下呼吸道后，缓慢地溶解于肺泡表面的液体及含水蒸气的肺泡中，与水起反应，形成硝酸及亚硝酸，从而对肺组织细胞产生剧烈的刺激与腐蚀作用，使肺毛细血管的通透性增加，导致肺水肿，严重者可导致 ARDS 而死亡。吸入的氮氧化合物能够损伤肺泡表面活性物质，使肺泡萎缩，肺泡顺应性受损，毛细血管流体静压升高，体液由血管内外渗，影响呼吸功能导致组织缺氧。氮氧化合物能够使细胞内环磷酸腺苷含量下降，损害生物膜的功能。部分氮氧化合物如一氧化氮能够使血红蛋白衍变为高铁血红蛋白，出现高铁血红蛋白血症，当体内高铁血红蛋白含量达 15% 以上时，即出现发绀，影响红细胞携带氧的功能，加重机体缺氧。

（四）临床表现

氮氧化合物急性中毒主要损害的靶器官是呼吸系统，不同的暴露浓度和暴露时间，会导致不同程度的急性中毒，具备不同的临床表现。

接触氮氧化合物后患者在 0.5～1 小时出现咽干、咽痛、流泪、流涕等眼、鼻、咽喉刺激症状，甚至由于痉挛性阵咳而引起呕吐，检查可见眼球结膜及鼻咽部充血。脱离接触症状可以逐渐缓解。氮氧化合物由于其水溶性较小，对上呼吸道和咽黏膜刺激作用较弱，部分患者可能出现迟发型肺水肿，给临床诊治带来困难。潜伏期通常为数小时最长可达 24～48 小时，此时多数患者症状轻微，部分患者有头昏、无力、烦躁、失眠、食欲减退等症状。

一般在接触氮氧化合物后数小时至 72 小时，轻者出现咳嗽、咳痰、气短、胸骨后疼痛等症状；体检可有发热，肺部可闻散在的干啰音，X 线胸片表现有肺纹理增强、紊乱、模糊等急性支气管炎的表现。呼吸空气条件下，动脉血气分析血氧分压可低于预计值 10～20mmHg。重者出现剧烈咳嗽、咳痰、呼吸困难。体检有发热、发绀，肺部可闻干啰音或湿啰音。X 线胸片表现有肺纹理增强、紊乱、模糊呈网状阴影，或有局部点片状阴影，或相互融合成斑片状阴影，边缘模糊。通常在吸低浓度氧（低于 50%）的情况下，动脉血气分析的血氧分压才能够维持在 60mmHg 以上。更严重患者可突发严重呼吸困难，伴有胸痛、胸闷、咳嗽，咳大量白色或粉红色泡沫样痰。体检有发热、发绀，肺部可闻大量干、湿啰音。X 线胸片表现有两肺满布密度较低、边缘模糊的斑片状阴影，或呈大小不等的云絮状阴影。通常在吸高浓度氧（高于 50%）的情况下，动脉血气分析的血氧分压依然在 60mmHg 以下。部分氮氧化合物能够使血红蛋白衍变为高铁血红蛋白，出现明显发绀。氮氧化合物急性中毒后期，部分患者可以发生迟发性阻塞性细支气管炎，应引起重视。主要表现为肺水肿基本恢复后 2 周左右，患者再次发生咳嗽、胸闷及进行性呼吸窘迫等症状，查体有明显发绀，两肺可闻及干啰音和（或）细湿啰音。胸部 X 线检查表现为两肺满布粟粒状阴影。

（五）诊断及鉴别诊断

1. 急性中毒　依据《职业性急性氮氧化物中毒的诊断》(GBZ 15—2002)，根据短期内吸入较大量的氮氧化物的职业史，呼吸系统损害的临床表现和胸部 X 射线征象，结合血气分析及现场劳动卫生学调查资料，综合分析，并排除其他原因所致的类似疾病后可诊断。

2. 诊断分级

（1）轻度中毒：出现胸闷，咳嗽等症状；肺部有散在干啰音。胸部 X 线征象：肺纹理增强，可伴边缘模糊。符合急性气管 - 支气管炎或支气管周围炎。

（2）中度中毒：胸闷加重，咳嗽加剧，呼吸困难，咳痰或咯血丝痰等症状；体征有轻度发绀，两肺可闻及干、湿性啰音。胸部 X 射线征象：肺野透亮度减低，肺纹理增多、紊乱、模糊呈网状阴影，符合间质性肺水肿；或斑片状阴影，边缘模糊，符合支气管肺炎。血气分析常呈轻度至中度低氧血症。

（3）重度中毒：具有下列之一者：

1）明显的呼吸困难，剧烈咳嗽，咯大量白色或粉红色泡沫痰，明显发绀，两肺满布湿性啰音。胸部 X 线征象：两肺野有大小不等、边缘模糊的斑片状或云絮状阴影，有的可融合成大片状阴影，符合肺泡性肺水肿。血气分析常呈重度低氧血症。

2）急性呼吸窘迫综合征。

3）并发较重程度的气胸或纵隔气肿。

4）窒息。

3. 接触反应　出现一过性胸闷，咳嗽等症状，肺部无阳性体征，胸部 X 射线检查无异常表现，不属于中毒。

4. 鉴别诊断　氮氧化合物急性中毒需要与其他刺激性气体中毒、呼吸道感染、支气管哮喘、细菌性或病毒性肺炎、心源性肺水肿等类似疾病相鉴别。迟发性阻塞性细支气管炎需要与粟粒性肺结核、矽肺、含铁血黄素沉着症及其他原因引起的阻塞性细支气管炎相鉴别。

（六）治疗

1. 立即终止毒物接触，迅速将氮氧化合物接触人员撤离现场。

2. 保持患者呼吸道通畅，使患者静卧休息，排除呼吸道分泌物，有呼吸困难者，可以给予鼻导管吸氧或面罩给氧。给予呼吸道雾化吸入 5% 碳酸氢钠溶液可中和氮氧化合物的酸性产物，以减轻其毒性作用，并可以起到湿化气道、稀释痰液的作用，可以配合雾化吸入消除气道炎症和支气管解痉药物。对于接触较高剂量（浓度）氮氧化合物者，需要严密观察48～72小时，注意急性肺水肿的发生。

3. 给氧　鼻导管或面罩吸氧，对于常规氧疗，氧饱和度不能维持在 90% 以上及气道分泌物较多的患者，应及早予以气管插管或气管切开，同时加强翻身拍背及吸痰等护理措施，以保证气道通畅，防止窒息。对存在呼吸衰竭及合并 ARDS 的患者尽早使用机械通气。

4. 糖皮质激素能改善毛细血管通透性，减少液体渗出，有助于预防、治疗肺水肿。对于氮氧化合物急性中毒患者的糖皮质激素使用剂量及疗程，目前没有统一的治疗规范，长期大剂量使用，有可能诱发感染、内分泌紊乱及股骨头坏死等副作用。

5. 对有发绀或血压偏低的氮氧化合物急性中毒患者，应当检测血氧饱和度及高铁血红蛋白定量。对于合并高铁血红蛋白者，给予小剂量美蓝(1～2mg/kg 体重)及维生素 C 以缓解高铁血红蛋白血症。

6. 重度氮氧化合物急性中毒患者，在疾病后期易发生迟发性阻塞性细支气管炎，早期的合理治疗，包括糖皮质激素的应用，能够减少合并迟发性阻塞性细支气管炎的几率。发生迟发性阻塞性细支气管炎后，使用糖皮质激素治疗可获痊愈。

（七）预防

1. 改进生产工艺过程，实现密闭化生产；加强职业卫生防护措施，定期检修，杜绝跑、冒、滴、漏现象；工作场所空气中氮氧化物浓度在国家卫生标准容许范围内。

2. 在应急处置氮的氧化物泄漏的现场，作业人员必须佩戴防护面具，穿着防护服。

3．作业人员应进行岗前职业卫生及防护知识培训，患有支气管哮喘、慢性阻塞性肺病、慢性间质性肺病的人员不宜从事氮的氧化物作业。

六、一甲胺

（一）理化性质

一甲胺（methyllamine 或 monomethylanune，MMA）又名甲胺、氨基甲烷。在常温常压下为无色有氨味气体，一般加压成液体进行贮存或运输。相对分子质量 31.06，相对密度（20℃）0.6628，熔点 −93.5℃、沸点 −6.3℃、闪点 1.1℃（30% 溶液）。易溶于水，溶于乙醇、乙醚等。一甲胺闪点低，容易燃烧，与空气能形成爆炸性混合，遇明火、受高热有引起燃烧爆炸的危险。气体较空气重，可沿地面移动，可能引起远处着火。

（二）职业接触

一甲胺用于制药、橡胶硫化促进剂、染料、炸药、制革和有机合成等，如制造非那根、磺胺、咖啡因等药物，生产合成二甲基肼和二甲基甲酰胺等。还可用作脱漆剂、溶剂、涂料、燃料添加剂、聚合抑制剂、火箭推进剂等。在生产、运输、储存和使用过程中若发生意外泄漏、或管道维修中稍有不慎均可接触到本品，引起中毒。此外，在生物碱和蛋白质分解时可产生一甲胺，可见于某些植物和腌过的鲱鱼汤里。

（三）毒理及发病机制

一甲胺属中等毒性，有腐蚀性。是一种高水溶性、碱性程度强于氨的刺激性气体。一甲胺可经呼吸道、皮肤黏膜吸收，也可经消化道吸收。进入血液后，主要转化为二甲胺或甲酸，二甲胺绝大部分经尿排出，仅极微量以原形经尿排出。

对人体的危害主要是接触高浓度一甲胺气体有直接刺激和腐蚀作用，引起眼、皮肤、呼吸道黏膜灼伤和中毒；严重者出现喉头水肿、肺水肿、ARDS 及呼吸衰竭，导致窒息死亡。一甲胺的碱性及腐蚀性能使组织蛋白变性，脂肪组织皂化，导致组织细胞溶解性坏死，引起呼吸道黏膜充血、水肿，黏膜上皮细胞坏死、脱落；黏膜下腺体分泌亢进，分泌物增多；支气管痉挛；肺泡毛细血管通透性增加、渗出增多。动物实验资料证实，甲胺类化合物的靶器官为呼吸系统，并可致眼，皮肤和黏膜灼伤，中毒程度重时，亦可累及中枢神经和引起心、肾、肝等多脏器损害。吸入高浓度一甲胺还可因鼻黏膜内三叉神经末梢受到刺激引起反射性心脏和呼吸抑制而立即死亡。误服对胃肠有腐蚀作用。一甲胺对人体有免疫抑制作用，为潜在的致突变和致癌物。对兔心血管内皮细胞的慢性毒性研究见甲胺能诱导体内氨基脲敏感型胺氧化酶（SSAO）活性增高，SSAO 可使甲胺脱氨生成甲醛、H_2O_2 及氨，H_2O_2 可致细胞损伤，甲醛能引起血管内皮细胞损伤，与动脉粥样硬化有密切关系，是血管疾病潜在的危险因素。

（四）临床表现

急性一甲胺中毒以呼吸系统损害为主要表现，常伴有眼和皮肤灼伤。

1. 眼和上呼吸道刺激　接触较高浓度的一甲胺后眼出现畏光、流泪、眼痛，伴眼睑肿胀痉挛、视物模糊、结膜充血水肿，角膜混浊，虹膜结构不清晰，角膜溃疡；溅入眼内时灼痛难忍，结膜及角膜出现灰白色的浑浊、水肿，重者有不规则的条片状坏死剥脱；鼻塞、流涕、黏膜充血水肿；口干、咽痛、声音嘶哑、吞咽困难；咽喉部充血、水肿、溃疡，重者可引起声门痉挛、喉头水肿，支气管黏膜坏死、脱落，甚至窒息死亡。

2. 化学性肺损伤　短时间大量接触或吸入高浓度的一甲胺可引起呛咳、咳白色黏痰，伴有头昏、头痛、恶心呕吐等全身症状。出现胸闷、气急，烦躁不安、呼吸困难、咯粉红色泡沫痰等肺水肿表现，重者休克、昏迷。体温可升高，呼吸频速，可出现三凹征，伴缺氧性发绀。肺部听诊可闻及干湿性啰音、哮鸣音，严重者双肺广泛大水泡音，心律增快、心律不齐，甚至奔马律，重者可因肺水肿、ARDS、心力衰竭、休克、昏迷等致呼吸循环衰竭而死亡。病程中可出现气胸、肺不张、纵隔气肿及皮下气肿等并发症。

3. 化学性皮肤灼伤　皮肤接触一甲胺的水溶液后可致不同程度的皮肤灼伤，多为一度、二度，少数达三度，创面湿润、红肿，局部呈暗红色，可有小水泡、剥脱，常发生在暴露部位和皮肤柔嫩湿润处，如面、颈、胸、腹、会阴及四肢。

4. 神经系统 大量一甲胺进入体内可作用于大脑、视觉中枢等引起皮质性损害、球后神经炎、脉络膜炎、中枢性弱视、视神经萎缩、眼肌麻痹、瞳孔散大或缩小、白内障。出现头痛、头昏、意识障碍、极少数出现椎体束阳性征。

5. 误服者可引起口腔及消化道灼伤,出现腹痛、恶心、黑便等。

（五）诊断及鉴别诊断

1. 急性中毒 依据《职业性急性一甲胺中毒诊断标准标准》（GBZ 80—2002），根据确切的一甲胺职业接触史、急性呼吸系统损害的典型临床表现、胸部 X 线表现、结合血气分析等其他检查结果，参考现场劳动卫生学调查资料，综合分析，并排除其他病因所致疾病后诊断。

2. 诊断分级

（1）轻度中毒：有眼和上呼吸道刺激症状，眼结膜、咽部充血、水肿；出现一度至二度吸气性呼吸困难的喉水肿；胸部 X 线表现符合急性气管 - 支气管炎或支气管周围炎。

（2）中度中毒：凡有下列情况之一者，可诊断为中度中毒：

1）出现三度吸气性呼吸困难的喉水肿。

2）胸部 X 线表现符合急性支气管肺炎或间质性肺水肿。中度中毒血气分析常伴轻度至中度低氧血症。

（3）重度中毒：凡有下列情况之一者，可诊断为重度中毒：

1）由于严重喉水肿或支气管黏膜坏死脱落导致窒息。

2）胸部 X 先表现符合肺泡性肺水肿。

3）急性呼吸窘迫综合征（ARDS）。

4）猝死。

5）并发严重气胸、纵隔气肿、皮下气肿或肺不张等；重度中毒血气分析常伴有重度低氧血症。

3. 刺激反应 接触一甲胺后出现一过性和上呼吸道刺激症状，肺部无阳性体征，胸部 X 线检查无异常发现者列为"刺激反应"，但刺激反应不属于中毒范畴。

4. 鉴别诊断 急性一甲胺中毒需要与其他刺激性气体中毒、呼吸道感染、支气管哮喘、细菌性或病毒性肺炎、心源性肺水肿等疾病相鉴别。

（六）治疗

无特殊解毒药，以对症治疗为主。

1. 尽快阻止毒物侵害 迅速将患者移至事故现场的上风向区，脱去被污染的衣着，大量流动的清水冲洗，至少 15 分钟；溅入眼内立即翻开眼睑，并用大量流动的清水或生理盐水冲洗。卧床休息，安静、保暖。

2. 保持呼吸道通畅，鼓励患者咳痰，及时清除口腔分泌物。呼吸困难者给予吸氧；如呼吸停止，立即进行心肺复苏术。如果患者食入或吸入该物质不要用口对口进行人工呼吸，可用单向阀小型呼吸器或其他适当的医疗呼吸器。咯粉红色泡沫痰者加用 10% 二甲硅油气雾剂喷雾吸入。喉头水肿严重、呼吸极度困难、缺氧明显者尽早行气管切开，确保呼吸道通畅。对一甲胺中毒病人，不宜进行气管插管，以免严重损伤的气道黏膜受到插管的机械作用发生脱落甚至堵塞气道。

3. 局部雾化吸入治疗，解除支气管痉挛。

4. 早期、足量、短程给予肾上腺皮质激素，预防和治疗肺水肿。

5. 合理给氧 可用鼻导管或面罩给氧，维持经皮血氧饱和度（SpO_2）90% 以上。应避免给予高压氧或长期吸入高张氧，防止引起过氧化肺损伤。

6. 其他治疗 一甲胺中毒时气道黏膜屏障严重受损，病程中极易合并感染，可选择不同种类的抗生素联合应用，根据细菌培养和药物敏感试验结果进行调整。维持水、电解质平衡，缓慢补液、适量使用利尿剂，避免急性肺损伤时血液黏稠，同时应注意减轻心脏负担，促进肺内循环，改善缺氧状态。目前有使用乌司他丁等尿胰蛋白酶抑制剂，抑制胰蛋白酶、弹性蛋白酶、透明质酸酶和纤溶酶等多种水解酶的活性,具有抗休克、清除氧自由基、改善微循环、改善肺换气功能、降低死亡率的作用。积极防治纵隔气肿、肺泡破裂、皮下气肿等并发症及反复肺部感染、慢性呼吸衰竭,支气管扩张等后遗症。

7. 眼和皮肤灼伤的局部处理　眼灼伤时用 2% 硼酸溶液清洗后,再用生理盐水清洗,然后涂红霉素眼膏等。皮肤灼伤部位速用 2.5%～4% 硼酸溶液中和和冲洗创面,并应注意防止感染。对灼伤面积大者应警惕一甲胺可经皮肤吸收加重中毒。

（七）预防

1. 在一甲胺的生产、储存、运输、使用过程中应改进生产工艺过程,实现密闭化生产;加强职业卫生防护措施,定期进行设备检修,杜绝跑、冒、滴、漏现象;

2. 进行职业安全教育及意外灾害时现场自救互救知识的培训。在应急处置一甲胺泄漏的现场,作业人员必须佩戴防护面具,穿着防护服;

3. 作业人员应进行岗前体检,患有支气管哮喘、慢性阻塞性肺病、慢性间质性肺病的人员不宜从事接触一甲胺的作业。

七、甲醛

（一）理化性质

甲醛(formaldehyde),又名蚁醛。常温常压下为无色有辛辣刺激性气味的气体。分子式 CH_2O,分子量 30.03,相对密度(水 =1)0.815,沸点 -19.5℃。相对蒸气密度(空气 =1)1.075。易溶于水、醇和其他极性溶剂。37% 的甲醛水溶液俗称福尔马林(formalin)。甲醛化学性质活泼,易与其他化学物反应,在空气中可氧化成甲酸。在自然状态下可以自行聚合,受热或遇酸时可很快解聚释放甲醛单体。

（二）职业接触

甲醛广泛应用于生产和科研部门,在工业上主要用于制造树脂、塑料和橡胶。在建筑材料、木材防腐、皮革加工、造纸、染料、制药、农药、油漆、照相胶片、炸药和石油工业也大量应用甲醛。在农林畜牧业、化妆品、洗涤和清洁剂生产、医药和食品工业中广泛用作消毒、防腐和熏蒸剂。

（三）毒理及发病机制

甲醛主要经呼吸道吸收,也可经胃肠道吸收侵入人体,经皮肤吸收微量。吸收的甲醛在体内很快被氧化成甲酸,大部分进一步氧化成二氧化碳后经呼吸道排出,少量以甲酸盐形式经肾脏由尿排出。甲醛为一种化学性质和生物活性极为活泼的化学物,在体内可以与多种生物大分子结合。甲醛的主要危害表现为对皮肤黏膜的刺激作用,其次为致敏作用及致突变作用。此外,由于甲醛在体内可被分解为甲醇,因此可能引起较弱的麻醉作用。且工业甲醛中存在甲醇等稳定剂,要注意同时存在的甲醇产生的毒性作用。

1. 刺激作用　甲醛是原浆毒物质,能与蛋白质结合,接触后即发生皮肤和黏膜强烈刺激作用。高浓度吸入时出现眼与呼吸道明显的刺激症状。大鼠吸入中毒死亡后尸解,可见肺水肿与出血,肝、肾充血及血管周围水肿。

2. 致敏作用　甲醛作为半抗原可与蛋白质结合激活 T 淋巴细胞,当再次接触时可引起Ⅳ型超敏反应,表现为变应性接触皮炎,皮肤直接接触甲醛可引起过敏性皮炎、色斑、坏死。吸入高浓度甲醛时可诱发支气管哮喘。

3. 致突变作用　高浓度甲醛还是一种基因毒性物质。实验动物在实验室高浓度吸入的情况下,可引起鼻咽肿瘤。IARC 已将甲醛列为人类肯定的致癌物(group1)。

（四）临床表现

1. 吸入中毒　急性吸入甲醛蒸气后,轻者可致结膜炎、角膜炎、上呼吸道炎和支气管炎,表现为眼部烧灼感、流泪、流涕、咽痛、咳嗽、气短,肺部听诊可闻呼吸音粗糙、干性啰音,并可有头晕、头痛、乏力等全身症状。严重者发生喉痉挛、喉头水肿、少数出现肺炎,偶见肺水肿。吸入甲醛溶液可很快出现呼吸窒迫。

2. 口服中毒　误服甲醛溶液后,首先表现为口腔、咽部、食管和胃部很快出现烧灼感,口腔黏膜糜烂，上腹部疼痛，有血性呕吐物，有时伴腹泻、便血等。严重者发生食管和胃肠道黏膜糜烂、溃疡和穿孔，以及呼吸困难、休克、昏迷、代谢性酸中毒和肝肾功能损害等。大量口服甲醛后出现的酸中毒与其在体内迅速代谢为甲酸有关。

3. 皮肤损害　皮肤接触甲醛可引起刺激性和（或）变应性接触性皮炎，表现为粟粒至米粒大红色丘疹，周围皮肤潮红或轻度红肿，瘙痒明显。接触浓溶液可引起皮肤凝固性坏死。

（五）诊断及鉴别诊断

1. 急性中毒　依据《职业性急性甲醛中毒的诊断》（GBZ 33—2002），根据根据确切的甲醛职业接触史，眼和呼吸系统急性损害的临床表现及胸部 X 线表现，参考现场劳动卫生学调查资料，综合分析，并排除其他病因所致疾病后诊断。

2. 诊断分级

（1）轻度中毒：有下列情况之一者：

1）具有明显的眼及上呼吸道黏膜刺激症状，体征有眼结膜充血、水肿，两肺呼吸音粗糙，可有散在的干、湿性啰音，胸部 X 射线检查有肺纹理增多、增粗。以上表现符合急性气管 - 支气管炎。

2）一至二度喉水肿。

（2）中度中毒：具有下列情况之一者：

1）持续咳嗽、咯痰、胸闷、呼吸困难，两肺有干、湿性啰音，胸部 X 射线检查有散在的点状或小斑片状阴影。符合急性支气管肺炎表现。

2）三度喉水肿。血气分析是轻度至中度低氧血症。

（3）重度中毒：具有下列情况之一者：

1）肺水肿。

2）四度喉水肿。

3）血气分析呈重度低氧血症。

3. 刺激反应　短期内接触较高浓度甲醛气体的职业史，表现为一过性的眼及上呼吸道刺激症状，肺部无阳性体征，胸部 X 射线检查无异常发现，不属于中毒。

4. 鉴别诊断　急性甲醛中毒需与上呼吸道感染、感染性支气管炎、肺炎以及其他刺激性气体引起的眼和呼吸系统损害相鉴别。因工业级甲醛溶液中往往含有甲醇，要注意排除甲醇的毒性影响。

（六）治疗

无特殊解毒剂，主要为对症和支持治疗。

（1）立即脱离现场至空气新鲜处，及时脱去被污染的衣物，对受污染的皮肤使用大量的清水彻底冲洗，使用肥皂水或 2% 碳酸氢钠溶液清洗。溅入眼内须立即使用大量的清水冲洗。

（2）短期内吸入大量甲醛气体后，出现上呼吸道刺激症状者至少观察 48 小时，静卧保暖，避免活动后加重病情。

（3）早期、足量、短程使用糖皮质激素，防止喉水肿、化学性肺炎、肺水肿的发生。

（4）保持呼吸道通畅，合理氧疗。给予支气管解痉剂，去泡沫剂，必要时行气管切开术。对接触高浓度的甲醛者可给予 0.1% 淡氨水吸入。

（5）保持水和电解质平衡、纠正酸中毒、抗休克、防治肝肾损害和防治继发感染等对症治疗。

（6）误服甲醛后尽快以清水洗胃，洗胃后可给予 3% 碳酸铵或 15% 醋酸铵 100ml，使甲醛变为毒性较小的六次甲基田铵（乌洛托品），并口服牛奶或豆浆，以保护胃黏膜。

（7）过敏者可给予抗过敏药治疗。

（七）预防

1. 在甲醛的生产、储存、运输、使用过程中应加强职业卫生防护措施，改进生产工艺过程，尽量实现密闭化、自动化；并定期进行设备检修，杜绝跑、冒、滴、漏现象。

2. 加强职业安全教育，加强个人防护及意外灾害时现场自救互救知识的培训。在应急处置甲醛泄漏的现场，作业人员必须佩戴防护面具，穿着防护服。

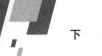
3．甲醛作业人员应进行上岗前健康检查和定期健康检查，患有支气管哮喘、慢性阻塞性肺病、慢性间质性肺病或伴有气道高反应的过敏性鼻炎者不宜接触从事甲醛作业。

八、硫酸二甲酯

（一）理化性质

硫酸二甲酯（dimethyl sulfate）为无色或微黄色油状液体，略有洋葱样气味。分子量126.13，熔点−31.8℃，沸点188℃，低温时微溶于水，18℃时100ml水中能溶解18g，易溶于氯仿、乙醇、乙醚、二氧六环、丙酮和芳香烃类等有机溶剂，遇热、明火或氧化剂可燃。遇碱迅速分解，遇水或湿气时水解，产生硫酸、硫酸氢甲酯和甲醇，在冷水中分解缓慢，随温度上升分解加快，在50℃时能生成硫酸二甲酯气雾并水解为硫酸和甲醇。

（二）职业接触

硫酸二甲酯作为甲基化原料，广泛用于制药、农药制造、阳离子染料、活性染料合成、香料等产业；用于催化剂及各种化学助剂制造、塑料制造、日用化学产品制造、有机化工原料制造等；还可用作提取芳香烃类的溶剂。在上述生产和使用过程中，由于设备泄漏或爆炸，或在运输装卸过程中发生容器破损，清洗、检修带有硫酸二甲酯残液的设备等，接触过量硫酸二甲酯均可导致急性中毒。此外，硫酸二甲酯曾被用作战争毒剂。

（三）毒理及发病机制

硫酸二甲酯主要经呼吸道、皮肤进入机体，可在血浆中溶解。硫酸二甲酯属高毒类，作用与芥子气相似，急性毒性类似光气，比氯气大15倍。具有强烈的刺激性和腐蚀性，并有迟发性生物效应。对眼、上呼吸道有强烈刺激作用，对皮肤有强腐蚀作用。可引起结膜充血、水肿、角膜上皮脱落，气管、支气管上皮细胞部分坏死，穿破导致纵隔或皮下气肿。皮肤接触后可引起灼伤，水疱甚至深度坏死，还可能引起接触性皮炎。此外，硫酸二甲酯被 IARC 列为 2A 类致癌物。

硫酸二甲酯的作用机制尚不完全明了，硫酸二甲酯在体内水解成甲醇和硫酸而引起毒作用，硫酸和硫酸氢甲酯对眼及呼吸道黏膜产生强烈的刺激和腐蚀作用，与组织中的蛋白质反应，引起接触面的炎症和坏死。甲醇吸收入血可引起神经系统毒作用。多数学者认为是由于该物质的甲基性质，其对全身及中枢神经的影响可能与对某些重要的酶的甲基化作用有关，对机体组织器官有细胞毒作用，可致脑、心、肝、肾等损伤。

（四）临床表现

1．急性中毒　多由吸入蒸气引起，也可经皮肤污染吸收中毒。因硫酸二甲酯腐蚀性极强，中毒大多发生于意外泄漏，故大多合并皮肤灼伤，眼灼伤。接触硫酸二甲酯后发病较快，潜伏期一般3小时左右，亦有短至1小时内，长达12小时发病者，潜伏期越短症状越重。刺激反应表现为一过性眼结膜及上呼吸道刺激症状；轻度中毒者表现为畏光、流泪、眼痛、咽痛、声音嘶哑、胸闷、呛咳、头昏，咽喉水肿，两肺可有干、湿啰音，肺部 X 线表现为肺纹理增多、增粗、边缘模糊，部分可见晕环征，符合急性支气管炎或支气管周围炎。中度中毒表现为明显咳嗽、咳痰、气急，两肺可闻干啰音或哮鸣音，可伴散在湿性啰音，胸部 X 线表现为两中、下肺野点状或小斑片状阴影，符合急性支气管肺炎，或表现为肺纹理增多，肺门影增大、模糊，两肺散在小点状或网状阴影，肺野透过度降低，常可见支气管晕环征，叶间裂增宽及盘状肺不张等，表现为急性间质性肺水肿。严重者数小时后出现咳嗽加剧、咳痰，咯大量白色或粉红色泡沫痰，呼吸困难、发绀、伴有胸闷、心悸并烦躁，两肺广泛湿啰音，胸部 X 线重度中毒表现为两肺大小不等、边缘模糊的片状或云絮状阴影，有时可融合成大片状阴影，符合肺泡性肺水肿，部分重度中毒病例并发严重气胸或纵隔气肿。极严重者可导致呼吸窘迫综合征，或喉头严重水肿、大块坏死的支气管黏膜脱落致窒息，部分病例出现纵隔气肿、气胸、皮下气肿。可伴发心肝肾损害、溶血性黄疸、休克、昏迷。少数在中毒24～48小时出现迟发性肺水肿。实验室检查可见外周血白细胞增高，动脉血气分析可见氧分压降低。

在病程中可出现鼻黏膜脱落或支气管黏膜脱落。前者多发生于中毒后24小时之内，后者多在病程的第4～10天左右,这种黏膜组织的坏死脱落可持续数天,如引流不畅可发生窒息,甚至致死。

喉水肿是急性硫酸二甲酯中毒的突出表现之一,其严重程度可直接反映病情轻重。根据硫酸二甲酯急性中毒喉水肿所致吸气性呼吸困难的严重程度,可将喉水肿分为四度,一度:安静时无呼吸困难,活动时出现吸气性呼吸困难;二度:安静时有轻度"三凹征",活动时加重,但不影响睡眠,无烦躁不安;三度:吸气性呼吸困难明显,"三凹征"显著,且有烦躁,不易入睡;四度:除三度呼吸困难的表现外,还有躁动,出冷汗、面色苍白或发绀,最后昏迷甚至心跳停止。

2. **化学性眼灼伤** 硫酸二甲酯蒸气接触或直接溅入眼内均可导致眼灼伤,是临床上常见,出现最早的,最为突出的症状之一。表现为眼结膜刺激、异物感、眼痛、流泪,继而畏光、视物模糊,检查发现结膜充血、水肿、眼睑疼挛,睑裂部角膜点状混浊。重者眼睑、球结膜、角膜均水肿,角膜上皮可见弥漫性点状浸润,甚至大片脱落,荧光素染色可发现角膜不同程度受损,晶状体、玻璃体受损极罕见。须注意硫酸二甲酯具有迟发效应,接触后如早期不重视眼部冲洗,可于数小时甚至10小时后才出现眼灼伤的表现。眼角上皮损伤的程度往往与中毒程度无关。

3. **皮肤灼伤** 硫酸二甲酯亦是引起化学性皮肤灼伤的常见化学物,由于硫酸二甲酯水解是一个渐进过程,皮肤接触后,早期可无明显不适,易被忽视。经一定的潜伏期(大多为3～4小时),接触部位皮肤出现灼痛,创面初为点状或片状红斑,逐渐融合呈大片,局部进行性肿胀,继而水疱形成,邻近的水疱可融合为巨大水疱,泡液呈黄色,清亮,有时小泡中央区可破溃、糜烂、溃疡,创面局部皮肤温度明显升高。皮肤损伤的特点与接触性皮炎中的变态反应表现极为相似。既有刺激性作用,又有反应性致敏作用。须注意一些隐蔽部位极容易出现皮肤灼伤,特别是会阴部有时不直接接触也可能出现灼伤。可能与会阴部透气差,多汗,阴囊皱褶多,潮湿,毒物可在该处积存并逐渐水解有关。部分患者皮肤接触部位出现皮肤瘙痒、局部密集小水疱,周围红斑,表现为接触性皮炎。

(五)诊断及鉴别诊断

1. **急性中毒** 依据《职业性急性磷酸二甲酯中毒的诊断》(GBZ 40—2002),根据短期内接触较大量的硫酸二甲酯职业史、急性呼吸系统损害的临床表现,及胸部X射线表现,参考血气分析及现场劳动卫生学调查资料,综合分析,并排除其他病因所致类似疾病后可诊断。

2. **诊断分级**

(1)轻度中毒:具有下列情况之一者:

1)有明显的眼及上呼吸道黏膜刺激症状,如眼痛、流泪、咽痛、声音嘶哑、呛咳、胸闷等;体征有结膜充血水肿,甚至眼睑水肿、悬雍垂充血水肿,两肺有散在干性或(和)湿性啰音;胸部X线表现为肺纹理增多、增粗、边缘模糊,部分可见晕环征。以上表现符合急性支气管炎或支气管周围炎。

2)上呼吸道刺激症状明显,出现一至二度喉水肿;肺部可无异常体征;胸部X射线检查亦可无阳性征象。

(2)中度中毒:具有下列情况之一者:

1)咳嗽、咯痰、胸闷、气急,常有轻度发绀;两肺可闻及干或湿性啰音;胸部X射线表现为两中、下肺野点状或小斑片状阴影。以上表现符合急性支气管肺炎。

2)咳嗽、咯痰、胸闷,气急较重,两肺呼吸音减弱。胸部X线表现为肺纹理增多;肺门影增大、模糊,两肺散在小点状或网状阴影,肺野透过度降低,常可见支气管晕环征,叶间裂增宽及盘状肺不张等。以上表现符合急性间质性肺水肿。

3)三度喉水肿。血气分析常呈轻度至中度低氧血症。

(3)重度中毒:具有下列情况之一者:

1)明显呼吸困难,发绀,咯大量白色或粉红色泡沫痰;两肺弥漫性湿啰音;胸部X射线表现为两肺大小不等、边缘模糊的片状或云絮状阴影,有时可融合成大片状阴影。以上表现符合肺泡性肺水肿。

2)急性呼吸窘迫综合征。

3)四度喉水肿。

4)支气管黏膜坏死脱落导致窒息。

5）并发严重气胸或纵隔气肿。血气分析常呈重度低氧血症。

3．刺激反应　短期内接触硫酸二甲酯后出现一过性的眼和上呼吸道刺激症状，肺部无阳性体征，胸部 X 线无异常表现，不属于中毒范畴。

4．鉴别诊断　急性硫酸二甲酯中毒以中毒性呼吸系统损害为主要表现，应注意与上呼吸道感染、支气管炎、肺部感染、慢性支气管炎急性发作、支气管哮喘和心源性肺水肿等相鉴别。

（六）治疗

1．急性中毒的治疗主要针对呼吸系统吸入性损伤。预防和治疗喉水肿及肺水肿是处理本病的关键。

（1）迅速、安全脱离现场，移至空气新鲜处，脱去被污染衣物，立即用流动清水彻底冲洗污染的眼及皮肤。对密切接触者，均应严密观察 24 小时，观察期应避免活动，卧床休息，保持安静。严密观察呼吸系统症状，拍摄胸部 X 射线片，给予对症治疗，以控制病情进展，预防喉水肿及肺水肿的发生。

（2）合理氧疗：动态监测动脉血气分析，严密监测呼吸频率、心肺检查及氧饱和度，及早给氧，必要时采用机械辅助通气，以及时纠正低氧血症。

（3）保持呼吸道通畅：喉水肿是急性硫酸二甲酯中毒的突出表现之一，严重者可导致呼吸困难、窒息死亡，应严密观察喉头水肿、悬雍垂水肿情况。可给予雾化吸入疗法，支气管解痉剂，激素雾化吸入，每日可 2～4 次，发生喉水肿及时予激素加 1∶2000 肾上腺素雾化，必要时行气管切开术。如患者出现三度至四度喉水肿，保守处理无效时应及时进行气管切开。中毒发生后第 4～10 天，患者受损伤的支气管黏膜可能出现脱落，重者可能引起窒息，导致死亡，需严加观察，及时处理。

（4）早期、足量、短程应用糖皮质激素：糖皮质激素能控制炎性渗出性病变和改善毛细血管通透性，达到阻止富有蛋白质的水肿液渗入肺泡和发生机化，缓解支气管痉挛，改善微循环，是防治肺水肿及喉水肿的关键。使用疗程视病情酌情增减。用药期间注意加强制酸、护胃。

（5）对症治疗：解除支气管痉挛，改善微循环，预防感染，防治并发症，维持水及电解质平衡。

2．眼灼伤的治疗

（1）患者移离现场后即应立即用流动清水彻底冲洗眼，应反复翻开结膜囊以使冲洗彻底，有条件以生理盐水及 1%～2% 碳酸氢钠溶液反复交叉冲洗，用水量应达到每只眼至少 500ml，冲洗时间一般为 10 分钟以上。

（2）眼灼伤早期眼科严密随诊，按常规做外眼检查，包括眼眶、眶周皮肤、上下睑缘、结膜、巩膜及角膜组织。先用无菌玻璃棒沾入少许 1% 荧光素于结膜囊内，然后用生理盐水冲洗，在裂隙灯显微镜下观察角膜病变部位，同时进行内眼检查，包括前房、虹膜、瞳孔以及晶体等。

（3）眼科定期冲洗，预防感染，加速创面愈合，防止睑球粘连和其他并发症。为防止虹膜后粘连，可用 1% 阿托品散瞳。严重眼睑畸形者可施行成型术。

3．皮肤灼伤的治疗

（1）应立即将患者移离现场，脱去被化学物污染的衣服、手套、鞋袜等，立即就近以清洁水彻底冲洗皮肤，由于硫酸二甲酯与皮肤汗液等水分结合后缓慢水解形成硫酸、硫酸氢甲酯，对皮肤起腐蚀作用，故其过程缓慢，一定要强调早期冲洗，冲洗范围应扩大，应特别注意眼及其他特殊部位如头面、手、会阴的冲洗。有条件可予 5% 碳酸氢钠溶液冲洗皮肤以中和局部形成的硫酸。由于硫酸二甲酯难溶于水，在冷水中分解缓慢，因此必须延长冲洗时间，一般要求冲洗时间不少于 20 分钟。在冲洗前，应先用毛巾或其他棉织品将皮肤上的油状硫酸二甲酯擦净，然后再用流动清水冲洗，冲洗后可予 3%～5% 的碳酸氢钠湿敷，减轻皮肤灼伤程度。

（2）灼伤创面应彻底清创，水疱形成后应及时去除或引流疱液，可保留干净的疱皮，清除坏死组织，深度创面应立即或早期进行切（削）痂植皮或延迟植皮。

（3）化学灼伤的常规处理与热烧伤相同。合并过敏性皮炎者应及时应用抗组织胺药物或适量糖皮质激素，促进病情痊愈。

（七）预防

1．在硫酸二甲酯的生产、使用或运输过程中要严格遵守安全操作规程，加强职业卫生防护措施；

并定期进行设备检修，杜绝跑、冒、滴、漏现象。

2. 加强职业安全教育，接触岗位附近应设置用于眼和皮肤清洗的喷淋装置；加强个人防护，应穿工作服作业，进入较高浓度作业区或设备检修及事故抢险人员必须佩戴有效的防毒口罩、防护眼镜和手套等。

3. 作业人员应进行上岗前健康检查，患有支气管哮喘、慢性阻塞性肺病者不宜接触从事硫酸二甲酯作业。

九、溴甲烷

（一）理化性质

溴甲烷（methyl bromide，CH_3-Br）别名甲基溴、溴代甲烷，为无色透明带有甜味的液体，易挥发，穿透性强。分子量94.95，相对密度 $1.732g/cm^3$，熔点 -93.66℃，沸点 4.6℃，自燃点 537.22℃，蒸气密度3.27，蒸气压243.2kPa（25℃）。微溶于水，易溶于乙醇、乙醚、氯仿、苯、四氯化碳、二硫化碳等多数有机溶剂。不易燃烧和爆炸，在大气中遇高热、明火才燃。但挥发气体与空气混合能形成爆炸性混合物（在大气压下，蒸气与空气混合物爆炸限13.5%～14.5%，在高压下范围较宽），遇明火、高热以及铝粉、二甲基亚砜等有燃烧爆炸的危险。燃烧后生成一氧化碳、二氧化碳、溴化氢，与活性金属粉末（如镁、铝等）能发生反应，引起分解。与碱金属接触受冲击时可着火燃烧。

（二）职业接触

溴甲烷是一种卤代物类熏蒸杀虫剂，用于粮食种子及仓贮的灭虫，因能引发诸多环境和土壤问题，20世纪90年代起，世界各国政府出于安全考虑都趋于停止使用这种熏蒸剂，但在很多发展中国家仍在使用。用作化工原料，作为甲基供体；也用作灭鼠剂；工业用低沸点溶剂，冷冻剂；灭火剂；羊毛脱脂剂；精油萃取剂；土壤杀菌、杀虫剂；医药原料；助催化剂（代替碘甲烷）等。

（三）毒理及发病机制

溴甲烷可通过呼吸道、皮肤、消化道吸收。职业中毒以呼吸道吸入为主。吸收到人体后部分可以原形呼出，大部分随血流分布全身。溴甲烷属中等毒性，中毒机制目前未完全搞清，目前倾向于溴甲烷整个分子作用的机制。溴甲烷整个分子对机体发生作用，溴甲烷本身是一种非特异性的原浆毒，呈脂溶性，可使中枢神经系统磷脂酸与溴发生作用；或可通过干扰某些酶系统如与酶系统的功能基团、氨基或巯基相结合，从而干扰组织细胞功能等；亦可穿过细胞膜，损害神经细胞而致病。

（四）临床表现

急性中毒：主要作用于神经系统和呼吸系统。潜伏期为几分钟到48小时，长者可达5天，一般为4～6小时，吸入极高浓度时可致猝死。个别亚急性中毒病例在严重神经系统症状出现前，潜伏期可长达15天。接触溴甲烷气体后可出现眼和黏膜刺激症状。脱离接触后渐消退。潜伏期过后，可有头痛、头晕、乏力、嗜睡、食欲不振、恶心、呕吐等症状，如病情继续发展，可出现视力模糊、复视、听力差、步态蹒跚、言语不清、共济失调、震颤。有的可出现四肢麻木、肢体麻痹、病理反射阳性。严重中毒时可有脑水肿。因脑水肿而呈癫痫样大抽搐、躁狂、昏迷等，常预示预后不良。并可出现抑郁、淡漠、欣快、谵妄、幻觉、猜疑、妄想、激动、躁狂等，可有定向障碍，甚至行为异常等。少数病人以精神症状为主。脑电图有的各脑区可见 β 活动增多，有的表现为 θ 活动或 θ 节律，或伴有尖波。有的学者认为脑电改变与血溴呈一致关系。脑部CT轻度可正常或表现为神经核团低密度改变，急性期边缘模糊，有轻度占位效应，慢性期低密度边缘清楚，占位效应消失，形成脑软化。对呼吸系统的损害出现咳嗽、咳痰、胸闷、气急及肺水肿等。有些病例以肺水肿为主，肺水肿可伴有肺部感染或化学性肺炎，严重者可导致死亡。此外，部分病例有心肌损害，可发生心律失常；可有肝功损害，国内还有发生迟发性肝损害的报道，一例患者于中毒后20天出现食欲不振、肝大、肝功能异常，肝活检病理所见符合中毒性肝病；严重病例可出急性肾衰竭或循环衰竭。

液态溴甲烷和高浓度气态溴甲烷可损害皮肤。皮肤接触后1小时内发生烧灼感，数小时可发生红斑和水疱，逐渐融合成大疱。有时接触后可延迟至7～9小时后出现丘疹。

（五）诊断及鉴别诊断

1. 急性中毒　依据《职业性急性溴甲烷中毒的诊断》（GBZ 10—2002），根据接触较大量溴甲烷职业史、急性中枢神经系统、呼吸系统损害为主的临床表现及其他必要的临床检查结果，参考现场劳动卫生学调查，综合分析，排除其他病因所致类似疾病，方可诊断。正常人血溴在 25μmol/L 以下。一般血溴>62.5μmol/L（50mg/L）时属危险水平，达到 187.5μmol/L 时出现中毒症状。尿溴正常参考值为 12.5μmol/L（10mg/L）。如接触史不明确，鉴别诊断困难时，测定上述指标有参考价值。

2. 诊断分级

（1）轻度中毒：经数小时至数日潜伏期出现较明显的头晕、头痛、乏力、步态蹒跚以及食欲不振、恶心、呕吐、咳嗽、胸闷等症状，并有下列情况之一：

1）轻度意识障碍；

2）轻度呼吸困难、肺部听到少量干、湿啰音。

（2）重度中毒：以上情况明显加重并出现下列情况之一：

1）重度意识障碍；

2）肺水肿。

3. 接触反应　短期内接触溴甲烷后出现一过性呼吸道刺激症状，或头痛、头昏、乏力等神经系统症状，脱离接触后多在 24 小时内消失，不属于中毒范畴。

4. 鉴别诊断　急性溴甲烷中毒可致呼吸系统和神经系统损害，应注意与其他刺激性气体中毒、呼吸道感染、慢性支气管炎急性发作、支气管哮喘和心源性肺水肿等心肺疾病以及脑血管意外、中枢神经系统感染等疾病相鉴别。

（六）治疗

目前尚缺乏特效疗法。

1. 患者应尽速离开中毒现场，除去污染衣服，注意保暖、安静、休息，避免过度的体力活动及精神紧张诱发加重病情。

2. 早期、短程、足量使用糖皮质激素　糖皮质激素能控制炎性渗出性病变和改善毛细血管通透性，达到阻止富有蛋白质的水肿液渗入，故能缓解支气管痉挛，防治肺水肿及脑水肿。

3. 对症治疗　抽搐发作可用地西泮、卡马西平及丙戊酸钠等；皮肤接触后应用肥皂水清洗，眼睛接触后用清水或 2% 碳酸氢钠液洗眼；误服者应立即用 2% 碳酸氢钠液充分洗胃，而后灌入 30g 活性炭吸附毒物；忌用溴剂和吗啡。

（七）预防

1. 加强职业安全教育，严格遵守安全操作规程，加强职业卫生防护措施；熏蒸工作人员必须经过培训，严格执行操作规程；进入熏蒸场所要穿工作服，使用供氧式防毒面具，并于用前检查防毒面具的性能；熏蒸后须经充分通风才可入内。

2. 加强个人防护，应穿工作服作业，一旦被污染，应立即用温肥皂水或 2% 碳酸氢钠清洗，后沐浴，更换被污染衣服。

3. 作业人员应进行上岗前健康检查，患有中枢神经系统疾病者不宜接触从事溴甲烷作业。

（张雪涛　王祖兵）

第四节　窒息性气体

一、一氧化碳

（一）理化性质

一氧化碳（carbon monoxide，CO）为无色、无臭、无刺激性的气体。分子量 28.01，密度 0.967g/L，冰点为 −207℃，沸点 −190℃。在水中的溶解度甚低，极难溶于水，但易溶于氨水。空气混合爆炸极限为

12.5%～74%。

（二）职业接触

凡含碳的物质燃烧不完全时，都可产生CO气体。在工业生产中接触CO的作业至少70余种，如冶金工业中炼焦、炼铁、锻冶、铸造和热处理的生产；化学工业中合成氨、丙酮、光气、甲醇的生产；矿井放炮、煤矿瓦斯爆炸事故；碳素石墨电极制造；内燃机试车；以及生产金属羰化物如羰基镍$[Ni(CO)_4]$、羰基铁$[Fe(CO)_3]$等过程，或生产使用含CO的可燃气体（如水煤气含CO达40%，高炉与发生炉煤气中含30%，煤气含5%～15%），都可能接触CO。炸药或火药爆炸后的气体含CO约30%～60%。使用柴油、汽油的内燃机废气中也含CO约1%～8%。此外各种建筑材料的焙烧窑、家禽孵育房、培植蔬菜的温室、以焦炭或煤炉取暖的家庭，常有CO中毒发生。

（三）毒理及发病机制

一氧化碳通过呼吸道吸收，可迅速弥散穿透肺泡、毛细血管或胎盘壁侵入体内，吸收后的CO绝大部分以原形由肺排出。进入血中的一氧化碳80%～90%与血红蛋白结合形成碳氧血红蛋白（COHb），10%～15%与含铁的蛋白如肌球蛋白等结合，而被氧化为CO_2的不足1%。

CO与血红蛋白的亲和力比氧与血红蛋白的亲和力大250～300倍，CO与血红蛋白一旦形成COHb后，其解离又比氧合血红蛋白（HbO_2）的解离慢3600倍，且COHb的存在还影响HbO_2的解离，阻碍氧的释放和传递。此外动物试验提示CO的毒作用除了HbCO原因外，CO与氧竞争细胞色素氧化酶造成细胞内窒息，对CO毒性更具重要意义。

中枢神经系统对代谢的需求最高，因而对缺氧最为敏感。CO中毒后，由于血液携氧和脑组织利用氧的障碍，细胞膜钠泵及钙泵的能量供应衰竭，细胞内钠离子聚积、钙离子超载，加之兴奋性氨基酸释放，有毒的氧自由基生成，破坏血-脑屏障，产生细胞毒性脑水肿和血管源性脑水肿，最后引起颅内压增高、脑血液循环障碍和脑功能衰竭等急性中毒性脑病的严重后果。

由于脑缺氧和脑水肿继发的脑血循环障碍，导致微血栓形成或缺血性脑软化或广泛的脱髓鞘病变所致。急性CO中毒经急救治疗意识障碍恢复后，经2～60天的"假愈期"，又出现"急性CO中毒神经后发症"或"急性CO中毒迟发脑病"。

长时间接触低浓度的一氧化碳是否会造成慢性中毒，目前有两种看法：一种认为在血液中形成的碳氧血红蛋白可以逐渐解离，只要脱离接触，一氧化碳的毒作用即可逐渐消除，因而不存在一氧化碳的慢性中毒；另一种认为接触低浓度的一氧化碳可引起慢性中毒，有动物实验和流行病学调查都证明，长期接触低浓度一氧化碳对健康是有影响的，主要表现在对心血管系统、神经系统、后代的影响，如使原有的动脉硬化症加重，从而影响心肌，使心电图出现异常，头痛、头晕、记忆力降低等神经衰弱症候群等。

（四）临床表现

1. 急性中毒 以急性脑缺氧的症状与体征为主要表现。接触CO后如出现头痛、头昏、心悸、恶心等症状，于吸入新鲜空气后症状即可迅速消失者，属一般接触反应。轻度中毒者出现剧烈的头痛、头昏、心跳、眼花、四肢无力、恶心、呕吐、烦躁、步态不稳、轻度至中度意识障碍（如意识模糊、蒙眬状态），但无昏迷。检查时无阳性体征。离开中毒场所，吸入新鲜空气后症状逐渐完全恢复。

较严重毒者除上述症状外，面色潮红、多汗、脉快，中毒初期虽然意识清楚，但已无自救能力，意识障碍表现为浅至中度昏迷。及时移离中毒场所并经抢救后可渐恢复，一般无明显并发症或后遗症。

重度中毒时，意识障碍严重，呈深度昏迷或植物状态。常见瞳孔缩小，对光反射正常或迟钝，四肢肌张力增高，牙关紧闭，或有阵发性去大脑强直，腹壁反射及提睾反射一般消失，腱反射存在或迟钝，并可出现大小便失禁。脑水肿继续加重时，表现持续深度昏迷，连续去脑强直发作，瞳孔对光反应及角膜反射迟钝，体温升高达39～40℃，脉快而弱，血压下降，面色苍白或发绀，四肢发凉，出现潮式呼吸。有的患者眼底检查见视网膜动脉不规则痉挛，静脉充盈，或见乳头水肿，提示颅内压增高并有脑疝形成的可能。但不少患者眼底检查阴性，甚至脑脊液检查压力正常，而病理解剖最后仍证实有严重的脑水肿。如CO浓度极高时，可使人迅速昏迷，甚至"电击样"死亡。

2. 其他损害　除中枢神经系统病变之外，急性 CO 中毒尚可合并多器官功能障碍，如肺水肿、呼吸衰竭、中毒性心肌损害、上消化道出血、休克、周围神经病变（多为单神经损害），皮肤水疱或红肿，身体挤压综合征（包括筋膜间隙综合征和横纹肌溶解综合征），极少部分患者可合并脑梗死或心肌梗死。

3. 迟发脑病　部分急性 CO 中毒昏迷患者苏醒后，经 2～60 天的"假逾期"，又出现一系列神经精神症状，称为迟发性脑病。出现智能减退、幻觉、妄想、兴奋躁动或去大脑皮质状态等精神及意识障碍表现；震颤、肌张力增高、主动运动减少等帕金森综合征等锥体外系障碍表现；偏瘫、小便失禁、病理征阳性对锥体系损害表现；失语、失明、失写及继发性癫痫发作等大脑皮层局灶性功能障碍表现。

4. 实验室检查

（1）血碳氧血红蛋白高于 10%，但该项检查必须在脱离接触 8 小时之内进行，8 小时以后碳氧血红蛋白已分解，无检测必要。

（2）头部 CT 检查：急性期显示脑水肿改变，两周后显现大脑皮层下白质广泛脱髓鞘改变、基底核区苍白球梗死、软化灶。

（3）颅脑 MRI 可示脑细胞肿胀、髓鞘脱失、梗死及软化灶等。

（4）脑电图检查呈中、高度异常。

（5）大脑诱发电位异常。

（五）诊断及鉴别诊断

1. 急性中毒　依据《职业性急性一氧化碳中毒诊断标准》（GBZ 23—2002），根据吸入较高浓度一氧化碳的接触史和急性发生的中枢神经损害的症状和体征，结合血中碳氧血红蛋白（HbCO）及时测定的结果，现场卫生学调查及空气中一氧化碳浓度测定资料，并排除其他病因后可诊断为急性一氧化碳中毒。

2. 诊断分级

（1）轻度中毒：具有以下任何一项表现者，可诊断为急性轻度一氧化碳中毒。

1）出现剧烈的头痛、头昏、四肢无力、恶心、呕吐。

2）轻度至中度意识障碍，但无昏迷者。血液碳氧血红蛋白浓度可高于 10%。

（2）中度中毒：除有上述症状外，出现下列表现者，可诊断为急性中度一氧化碳中毒。

1）意识障碍表现为浅至中度昏迷，经抢救后恢复且无明显并发症者。

2）血液碳氧血红蛋白浓度可高于 30%。

（3）重度中毒：具备以下任何一项者，可诊断为急性重度一氧化碳中毒。

1）意识障碍程度达深昏迷或去大脑皮质状态。

2）患者有意识障碍且并发有下列任何一项表现者：

①脑水肿。

②休克或严重的心肌损害。

③肺水肿。

④呼吸衰竭。

⑤上消化道出血。

⑥脑局灶损害如锥体系或锥体外系损害体征。

碳氧血红蛋白浓度可高于 50%。

（4）急性一氧化碳中毒迟发脑病（神经精神后发症）：急性一氧化碳中毒意识障碍恢复后，经约 2～60 天的"假愈期"，又出现下列临床表现之一者：

1）精神及意识障碍呈痴呆状态，谵妄状态或去大脑皮质状态。

2）锥体外系神经障碍出现帕金森氏综合征的表现。

3）锥体系神经损害（如偏瘫、病理反射阳性或小便失禁等）。

4）大脑皮层局灶性功能障碍如失语、失明等，或出现继发性癫痫。

头部 CT 检查可发现脑部有病理性密度减低区；脑电图检查可发现中度及高度异常。

3．接触反应　短期内接触一氧化碳出现头痛、头昏、心悸、恶心等症状，吸入新鲜空气后症状可消失，无阳性体征及实验室检查结果，为一氧化碳接触反应，不属于中毒。

4．鉴别诊断　轻度一氧化碳中毒需与感冒、食物中毒、高血压等相鉴别。中、重度中毒需要与脑血管意外、糖尿病、镇静药中毒等其他原因引起的昏迷相鉴别。迟发性脑病需与其他精神性疾病、帕金森病、脑血管意外等相鉴别。

（六）治疗

1．现场处理　迅速将患者脱离现场，移至空气新鲜处，清除呼吸道分泌物，保持呼吸道通畅；对发生猝死者立即进行心肺脑复苏。

2．氧疗　鼻导管或面罩吸氧，可加速碳氧血红蛋白的离解。有条件者行高压氧治疗，对于促进神志恢复、预防及治疗迟发脑病具有较好的疗效。

3．防治脑水肿　应限制液体入量，密切观察意识、瞳孔、血压及呼吸等生命指标的变化。宜及早应用高渗晶状体脱水剂、快速利尿剂及肾上腺糖皮质激素，酌情给予人工冬眠疗法及抗痉镇静治疗等。

4．脑细胞复能剂　胞二磷胆碱、脑活素、脑神经生长素及能量合剂等。

5．纠正呼吸障碍　可应用呼吸兴奋剂如洛贝林等。重症缺氧、深昏迷24小时以上者可行气管切开，呼吸停止者立即人工呼吸，必要时气管插管，加压给氧，使用人工呼吸器。

6．对症治疗　预防感染；对合并有筋膜间隙综合征者要及早切开减压；横纹肌溶解综合征合并急性肾衰竭宜及早进行血液透析；对其他器官功能障碍要给予对症治疗；纠正酸碱平衡失调及电解质紊乱等。惊厥者应用苯巴比妥、地西泮（安定）镇静。

（七）预防

1．加强职业卫生防护措施，实现自动化、密闭化生产；改进生产工艺过程，定期检修设备设施，杜绝跑、冒、滴、漏现象。在可能产生一氧化碳的地方安装一氧化碳报警器。

2．作业人员应进行安全生产和自救互救知识培训。进入限制性空间或其他高浓度区作业，须有人监护。空气中浓度超标时，佩戴过渡式防毒面具（半面罩）。紧急事态抢救或撤离时，建议佩戴氧气呼吸器或空气呼吸器。

3．作业人员应进行岗前健康检查，患有中枢神经系统疾病的人员不宜从事接触一氧化碳作业。

二、硫化氢

（一）理化性质

硫化氢（hydrogen sulfide，H_2S），在常温常压下为无色气体，具有臭皮蛋气味，其水溶液为氢硫酸。分子量为34.08，蒸汽压为2026.5kPa/25.5℃，闪点为<-50℃，熔点是-85.5℃，沸点是-60.4℃，相对密度为（空气=1）1.19。燃点为292℃。能溶于水，易溶于醇类、石油溶剂和原油。硫化氢为易燃危化品，与空气混合能形成爆炸性混合物，遇明火、高热能引起燃烧爆炸。

（二）职业接触

在采矿和从矿石中提炼铜、镍、钴等，煤的低温焦化，含硫石油的开采和提炼，橡胶、鞣革、硫化染料、造纸、颜料、菜腌渍、甜菜制糖等工业中都有硫化氢产生；开挖和整治沼泽地、沟渠、水井、下水道和清除垃圾、污物、粪便等作业，以及分析化学实验室工作者都有接触硫化氢的机会；天然气、矿泉水、火山喷气和矿下积水，也常伴有硫化氢存在。职业性硫化氢中毒多由于生产设备损坏，输送管道和阀门漏气，违反操作规程，生产事故等致使硫化氢大量逸出。或由于含硫化氢的废气、废液排放不当及在疏通阴沟、粪池的意外接触所致。由于硫化氢可溶于水及油中，有时可随水或油流至远离发生源处，而引起意外中毒事故。H_2S气体比空气重，在低压处积聚，这一特征也是导致低层处易发生中毒的原因之一。

（三）毒理及发病机制

硫化氢属剧毒类。主要经呼吸道吸收中毒。误服硫化物盐类与胃酸中和产生硫化氢，可经胃肠道吸收。经皮肤吸收甚少。经吸收进入体内的硫化氢分布在脑、肝、肾、胰腺和小肠。在体内易被氧化，一般无蓄积毒性。硫化氢是强烈的神经毒素，对呼吸道黏膜有刺激作用，高浓度可引起中枢神经及全身毒作用。硫化氢可直接作用于脑，低浓度起兴奋作用；高浓度起抑制作用，引起昏迷、呼吸中枢和血管运动中枢麻痹。因硫化氢是细胞色素氧化酶的强抑制剂，能与线粒体内膜呼吸链中的氧化型细胞色素氧化酶中的三价铁离子结合，而抑制电子传递和氧的利用，并可作用于血红蛋白产生硫化血红蛋白，导致细胞窒息和组织缺氧。此外，血中高浓度硫化氢可直接刺激颈动脉窦和主动脉区的化学感受器，致反射性呼吸抑制。以上两种作用发生快，均可引起呼吸骤停，造成电击样死亡。硫化氢遇眼和呼吸道黏膜表面的水分后分解，并与组织中的碱性物质反应产生氢硫基、硫和氢离子、氢硫酸和硫化钠，对黏膜有强刺激和腐蚀作用，引起不同程度的化学性炎症反应。加之细胞内窒息，对较深的组织损伤最重，易引起肺水肿。

（四）临床表现

硫化氢是一种窒息性、刺激性的气体。中毒后能累及中枢神经系统、呼吸系统、心脏和肝脏等多器官损害的全身性疾病。

1. 中枢神经系统损害最为常见

（1）接触较高浓度硫化氢后常先出现畏光、流泪、流涕等眼和上呼吸道刺激症状，可出现头痛、头晕、乏力、共济失调，可发生轻度意识障碍。

（2）接触高浓度硫化氢后以脑病表现为显著，出现头痛、头晕、易激动、步态蹒跚、烦躁、意识模糊、谵妄、癫痫样抽搐可呈全身性强直 - 阵挛发作等；可突然发生昏迷；也可发生呼吸困难或呼吸停止后心跳停止。眼底检查可见个别病例有视乳头水肿。部分病例可同时伴有肺水肿。

（3）接触极高浓度硫化氢后可发生电击样死亡，即在接触后数秒或数分钟内呼吸骤停，数分钟后可发生心跳停止；也可立即或数分钟内昏迷，并呼吸骤停而死亡。死亡可在无警觉的情况下发生，当察觉到硫化氢气味时可立即嗅觉丧失，少数病例在昏迷前瞬间可嗅到令人作呕的甜味。死亡前一般无先兆症状，可先出现呼吸深而快，随之呼吸骤停。

急性中毒时多在事故现场发生昏迷，其程度因接触硫化氢的浓度和时间而异，偶可伴有或无呼吸衰竭。部分病例在脱离事故现场或转送医院途中即可复苏。到达医院时仍维持生命体征的患者，如无缺氧性脑病，多恢复较快。昏迷时间较长者在复苏后可有头痛、头晕、视力或听力减退、定向障碍、共济失调或癫痫样抽搐等，绝大部分病例可完全恢复。

中枢神经症状极严重，而黏膜刺激症状不明显，可能因接触时间短，尚未发生刺激症状；或因全身症状严重而易引起注意之故。

2. 呼吸系统损害　可出现化学性支气管炎、肺炎、肺水肿、急性呼吸窘迫综合征等。少数中毒病例可以肺水肿的临床表现为主，而神经系统症状较轻。可伴有眼结膜炎，角膜炎。

3. 心肌损害　在中毒病程中，部分病例可发生心悸、气急、胸闷或心绞痛样症状；少数病例在昏迷恢复、中毒症状好转 1 周后发生心肌梗死样表现。心电图呈急性心肌梗死样图形，但可很快消失。其病情较轻，病程较短，预后良好，诊疗方法与冠状动脉样硬化性心脏病所致的心肌梗死不同，故考虑为弥漫性中毒性心肌损害。心肌酶谱检查可有不同程度异常。

4. 慢性影响　长期接触低浓度硫化氢可引起头痛、头晕、记忆力减退、乏力等类神经症表现，及多汗、手掌潮湿皮肤划痕征阳性等自主神经功能紊乱。但迄今未见慢性硫化氢中毒的病例报道。

（五）诊断及鉴别诊断

1. 急性中毒　依据《职业性急性硫化氢中毒的诊断标准》（GBZ 31—2002），根据短期内吸入较大量硫化氢的职业接触史，出现中枢神经系统和呼吸系统损害为主的临床表现，参考现场劳动卫生学调查，综合分析，并排除其他类似表现的疾病后可诊断。

2. 诊断分级

（1）轻度中毒：具有下列情况之一者：

1）明显的头痛、头晕、乏力等症状并出现轻度至中度意识障碍。

2）急性气管 - 支气管炎或支气管周围炎。

（2）中度中毒：具有下列情况之一者：

1）意识障碍表现为浅至中度昏迷。

2）急性支气管肺炎。

（3）重度中毒：具有下列情况之一者：

1）意识障碍程度达深昏迷或呈植物状态。

2）肺水肿。

3）猝死。

4）多脏器衰竭。

3. 接触反应 接触硫化氢后出现眼刺痛、畏光、流泪、结膜充血、咽部灼热感、咳嗽等眼和上呼吸道刺激表现，或有头痛、头晕、乏力、恶心等神经系统症状，脱离接触后在短时间内消失者。接触反应不属于急性中毒。

4. 鉴别诊断 事故现场发生电击样死亡应与其他化学物如一氧化碳或氰化物等急性中毒、急性脑血管疾病、心肌梗死等相鉴别，也需与进入含高浓度甲烷或氮气等化学物造成空气缺氧的环境而致窒息相鉴别。其他症状亦应与其他病因所致的类似疾病或昏迷后跌倒所致的外伤相鉴别。

（六）治疗

1. 迅速将患者脱离现场，脱去污染衣物，呼吸心跳停止者立即进行心肺脑复苏术，因空气中含极高硫化氢浓度时常在现场引起多人电击样死亡，互救过程中尤其应注意施救者的安全，应防止吸入患者的呼出气或衣服内逸出的硫化氢，以免发生二次中毒，忌用口对口人工呼吸，万不得已时与病人间隔以数层水湿的纱布。

2. 尽早吸氧，有条件时及早用高压氧治疗。

3. 防治肺水肿和脑水肿 早期、足量、短程应用糖皮质激素以预防肺水肿及脑水肿，可用地塞米松10mg加入葡萄糖液静脉滴注，每日一次。对肺水肿及脑水肿进行治疗时，地塞米松剂量可增大至40～80mg，加入葡萄糖液静脉滴注，每日一次。

4. 对症、支持治疗 补充血容量不足，抗休克、纠正酸碱平衡失调及电解质紊乱，还可应用自由基清除剂、钙通道阻滞剂、脑细胞活化剂、利尿剂等；也有学者主张使用换血疗法或自血光量子疗法。有眼刺激症状者，立即用清水冲洗，局部用红霉素眼药膏和氯霉素眼药水，预防和控制感染，防止结膜粘连。

（七）预防

1. 加强职业卫生防护措施，改进生产工艺过程，实现密闭化生产；定期检修，杜绝跑、冒、滴、漏现象。工作现场严禁吸烟、进食和饮水。工作结束，淋浴更衣，及时换洗工作服。

2. 作业人员应进行安全生产和自救互救知识培训。进入限制性空间或其他高浓度区作业，须有人监护。空气中浓度超标时，应充分通风排气，紧急事态抢救或撤离时，应佩戴供氧式防护面具或氧气呼吸器或空气呼吸器。

3. 作业人员应进行岗前健康检查，患有中枢神经系统疾病的人员不宜从事硫化氢作业。

（张雪涛 王祖兵）

第五节 有机溶剂中毒

一、苯

（一）理化性质

苯（benzene），化学式（C_6H_6），在常温下是一种带特殊芳香味的无色液体，分子量为78，沸点为80.1℃，熔点为5.5℃，蒸气比重为2.8。常温下极易挥发，微溶于水，可溶于酒精、乙醚、丙酮、氯仿、汽油、二硫化碳等有机溶剂。本身也是一种良好的有机溶剂。

（二）职业接触

苯主要从煤焦油和石油中提取，在苯的制造过程和使用过程中均可接触到苯。传统和现代工业中苯的用途都非常广，是合成多种化学物质的基本原料，如生产酚、硝基苯、氯苯、香料、磺胺，合成纤维、合成橡胶、塑料、染料（苯胺）等，这些物质生产过程中可接触苯。苯还用作油漆、喷漆、油、脂、橡胶、树脂、汽油等的溶剂、稀薄剂或添加剂。这些化学物质的生产或应用过程如油漆、喷漆、制鞋、箱包生产等均有机会接触苯。

（三）毒理及发病机制

1. 毒理　苯在生产环境中以蒸汽形式由呼吸道进入人体，经皮肤吸收的量很少，虽然经消化道吸收完全，但实际意义不大。接触苯后，起始 0.5 小时约 80%～85% 的苯能被吸收。约 40%～60% 苯以原形经肺呼出。约 10% 以原形在体内蓄积，部分逐渐氧化经肾排出；另 10% 氧化成黏糠酸，使苯环打开，大部分分解为水和二氯化碳，经肾和肺徘出。所以吸入体内的苯绝大多数经肺呼出，仅少量随尿液排出。约 30% 苯在肝内微粒体，被混合功能氧化酶系代谢成环氧化苯。环氧化苯不经酶作用，约 20%～30% 转化为酚，在环氧化物水化酶作用下则转化成苯氢二醇，再可被转化为邻苯二酚。少量酚进一步代谢为氢醌。邻苯二酚和氢醌可能为苯的毒性中间代谢物。所以苯的毒性与肝脏代谢有关。

苯进入体内后，主要分布在含类脂质较多的组织和器官中。一次大量吸入高浓度的苯，大脑、肾上腺与血液中的含量最高；中等量或少量长期吸入时，骨髓、脂肪和脑组织中含量较多。

2. 发病机制　苯代谢产物被转运到骨髓或其他器官，可能表现为骨髓毒性和致白血病作用。迄今，苯的毒作用机制仍未完全阐明。目前认为主要涉及：

（1）干扰细胞因子对造血干细胞的生长和分化的调节作用。骨髓基质是造血的微环境，在调节正常造血功能上起关键作用。苯的代谢物以骨髓为靶部位，降低造血正调控因子白介素 IL-1 和 IL-2 的水平；活化骨髓成熟白细胞，产生高水平的造血负调控因子肿瘤坏死因子（TNF-α）。

（2）氢醌与纺锤体纤维蛋白共价结合，抑制细胞增殖。

（3）DNA 损伤：其机制有二，一是苯的活性代谢物与 DNA 共价结合；二是代谢产物氧化产生活性氧有关，对 DNA 造成氧化性损伤。通过上述两种机制诱发突变或染色体的损伤，引起再生障碍性贫血或骨髓增生异常综合征。甚至导致白血病。

（4）癌基因的激活：肿瘤的发生往往并非单一癌基因的激活，通常是两种或两种以上癌基因突变的协同作用。

（5）免疫紊乱：有研究表明，慢性苯中毒患者存在 $CD4^+CD25^+Treg$ 的细胞数量的改变，可能为苯对造血系统损害的免疫因素。

（6）苯与接触者的个体遗传易感性有关，如毒物代谢酶基因多态、DNA 修复基因多态性有关。

（四）临床表现

1. 急性中毒　劳动者在职业活动中，短期内吸入大剂量苯蒸气所引起的。主要表现为中枢神经系统的麻醉作用。轻者出现兴奋、欣快感、步态不稳，以及头晕、头痛、忍心、呕吐、轻度意识模糊等。重者神志模糊加重，由浅昏迷进入深昏迷状态或出现抽搐。严重者导致呼吸，心跳停止。实验室检查可发现尿酚和血苯增高。

2. 慢性苯中毒　慢性中毒的症状是逐渐发生的，中毒情况因工作环境、个人健康状况及对毒物的敏感性等而不同，且与性别、年龄等有一定关系。故同工种、工龄相同的人，中毒情况也不一致。且慢性苯中毒的症状与中毒程度也不完全一致。

（1）神经系统：早期最常见的是神经衰弱综合征，主要是头晕、头痛，以后有乏力、失眠、多梦、性格改变、记忆力减退等。开始休息后可改善，以后则持续存在，根据临床观察，慢性苯中毒引起的神经衰弱综合征，较其他有机溶剂引起的相对为轻。自主神经失调也较少见。

（2）造血系统：

1）早期血象异常：早期中毒以白细胞数量持续降低为主要表现，常伴有淋巴细胞绝对数量减少。

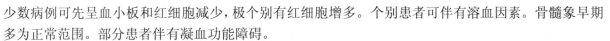

少数病例可先呈血小板和红细胞减少，极个别有红细胞增多。个别患者可伴有溶血因素。骨髓象早期多为正常范围。部分患者伴有凝血功能障碍。

2）继发再生障碍性贫血：长期接触或短期多量接触苯，最后均可导致全血细胞减少，造血功能趋于衰竭阶段。轻型患者贫血症状为主，重型患者常以严重感染和出血为主要症状，甚至短期内死亡。骨髓细胞学与血象不完全一致，再生障碍性贫血诊断应行多部位穿刺，可获得增生不良的骨髓象，与血象一致。重型再障可出现骨髓广泛破坏，增生极度降低，骨髓病理学可见网染明显增强，肺造血组织比例增高，间质充血水肿等表现。

3）继发骨髓增生异常综合征：是一种克隆性血液病，伴造血功能显著异常。临床表现与重型再障相似，贫血、出血及反复感染。骨髓细胞学检查可见显著病态造血表现。具有向白血病转化的高风险。预后不良。

4）继发白血病：苯引起白血病的类型以急性多见，慢性少见。急性白血病中以粒细胞白血病未多，其次为红白血病，淋巴及单核细胞白血病较少见。个别报道有早幼粒细胞白血病、绿色瘤。长期慢性接触苯可能诱发其他类型白血病。苯所致白血病的临床表现与非苯所致白血病类似，以发热、出血、进行性贫血、继发感染、肿瘤细胞浸润症状为主，肝、脾、淋巴结可出现肿大，周围血象正常或白细胞数量异常，伴有或不伴有血小板数目异常。除造血干细胞移植以外尚无根治方法，采用联合化疗与对症治疗为主，预后极差。

（3）局部作用：皮肤长期接触苯后因脱脂而干燥，严重时出现皲裂。少数敏感者发生皮炎或湿疹样皮损。部分患者可因苯刺激出现结膜炎。

（4）染色体改变：对所致再生障碍性贫血的骨髓细胞进行染色体分析发现，染色体畸变发生率升高，且不随血象的恢复而好转，含有畸变染色体的造血细胞可能在一定条件下转化为白血病细胞。

3. 实验室检查　动态观察外周血象；完善风湿免疫系列、传染病系列、甲状腺系列、微量元素等化验排除其他引起血象异常的常见疾病，完善骨髓细胞学、特殊染色检查，必要时加做骨髓活检行骨髓病理学检查，其余融合基因、染色体检查、骨髓培养视具体情况选作。为了评价苯的接触量，可进行尿酚、尿反式黏糠酸和苯巯基尿酸含量测定。

（五）诊断及鉴别诊断

1. 诊断　依据《职业性苯中毒的诊断》(GBZ 68—2013)进行诊断。

（1）诊断原则

1）急性苯中毒：根据短期内吸入大量苯蒸气，以意识障碍为主的临床表现，结合现场职业卫生学调查，参考实验室检测指标，综合分析，排除其他疾病引起的中枢神经系统损害，方可诊断。

2）慢性苯中毒：根据较长时期密切接触苯的职业史，以造血系统损害为主的临床表现，结合现场职业卫生学调查，参考实验室检测指标，综合分析，并排除其他原因引起的血象、骨髓象改变，方可诊断。

（2）急性苯中毒

1）轻度中毒：短期内吸入大量苯蒸气后出现头晕、头痛、恶心、呕吐、黏膜刺激症状，伴有轻度意识障碍。

2）重度中毒：吸入大量苯蒸气后出现中、重度意识障碍或呼吸循环衰竭、猝死。

（3）慢性苯中毒

1）轻度中毒：有较长时间密切接触苯的职业史，可有伴头晕、头痛、乏力、失眠、记忆力减退、易感染等症状。在 3 个月内每 2 周复查一次血常规，具备下列条件之一者：

①白细胞计数大多低于 4.0×10^9/L 或中性粒细胞低于 2.0×10^9/L。

②血小板计数大多低于 80×10^9/L。

2）中度中毒：多有慢性轻度中毒症状，并有易感染和（或）出血倾向，具备下列条件之一者：

①白细胞计数低于 4×10^9/L 或中性粒细胞低于 2×10^9/L，伴血小板计数低于 80×10^9/L。

②白细胞计数低于 3×10^9/L 或中性粒细胞低于 1.5×10^9/L。

③血小板计数低于 60×10^9/L。

3）慢性重度中毒：符合下列之一者：

①全血细胞减少症。

②再生障碍性贫血。

③骨髓增生异常综合征。

④白血病。

2．鉴别诊断

（1）药物所致白细胞减少或中性粒细胞减少鉴别

1）具有明确的服药史尤其是抗癌药、氯霉素、磺胺、硫氧嘧啶类、巴比妥类、氯丙嗪、苯妥英钠、安乃近和消炎痛等。甲亢患者使用他巴唑等的药物。

2）病程一般呈现急性经过，停药后经过治疗病情能够在短时间内恢复。

（2）病毒性或细菌感染伴随白细胞减少或中性粒细胞减少

1）有伤寒、副伤寒、败血症、流感、病毒性肝炎、麻疹、疟疾等疾病的表现。

2）原发病控制后白细胞减少或中性粒细胞减少可以很快恢复正常。

（3）再生障碍性贫血主要与表现为外周血全血细胞减少的疾病相鉴别

1）阵发性睡眠性血红蛋白尿症（paroxysmal nocturnal hemoglobinuria，PNH）是一种获得性克隆性溶血病，与再障关系密切，可相互转变。临床上可有血红蛋白尿（酱油色尿）发作，实验室检查酸溶血试验（Ham test）阳性，免疫表型分析有补体调节蛋白如 CD55 和 CD59 表达的阳性细胞减少。

2）骨髓增生异常综合征（myelodysplastic syndrome，MDS）是一种造血干细胞克隆性疾病。外周血象可呈全血细胞减少，但也可为一系或二系减少。多数患者骨髓增生活跃，早期细胞增多，出现病态造血为其特点。

3）非白血性白血病（aleukemic leukemia）部分急性白血病表现为外周血全血细胞减少，幼稚细胞少见，可与再障混淆，但骨髓中有多数原始细胞，鉴别不难。

4）恶性组织细胞病（malignant histiocytosis）多数患者表现为全血细胞减少，常伴高热和衰竭，体征可有黄疸、淋巴结肿大及肝脾大。骨髓或浸润的组织器官穿刺可发现异常组织细胞。

（4）骨髓增生异常综合征（MDS）鉴别

1）具有病态造血的其他疾患：病态造血并非 MDS 所特有，轻度病态造血还可见于骨髓增生性疾病（如慢粒、原发性血小板增多症、骨髓纤维化、红白血病、多发性骨髓瘤、恶性组织细胞病等）以及非造血组织的肿瘤。

2）溶血性贫血：MDS 患者的骨髓中红系增生易与溶血性贫血相混淆。MDS 时网织红细胞绝对值低于正常或正常，骨髓有两系或三系病态造血，有关溶血性贫血的特异性实验室检查大多为阴性。

3）巨幼细胞贫血：MDS 患者的骨髓象常有红细胞系的"类巨幼样变"，应与巨幼细胞贫血鉴别，后者常有导致叶酸或（和）维生素 B_{12} 缺乏的原因，血清叶酸或（和）维生素 B_{12} 含量减低，对维生素 B_{12} 与叶酸的治疗有良好的反应可资鉴别。

4）再生障碍性贫血：MDS 患者可有全血细胞减少，且少数患者骨髓增生低下，应与再生性障碍性贫血（再障）鉴别。MDS 的骨髓小粒中主要是造血细胞，有时可见一小簇不典型的原始细胞；再障的骨髓小粒中主要是非造血细胞。

（5）急性白血病、红白血病和 CML：MDS 的 RAEB 和 RAEB-T 型患者骨髓中均有一定程度的原始细胞增多，但均≤30%。

（六）治疗

1．脱离苯的作业环境。

2．药物治疗

（1）白细胞减少：利血生 10mg，tid，鲨肝醇 100mg，tid，维生素 B_4 10mg，tid，疗程 3 月为一疗程。粒细胞集落刺激因子，剂量 150～300μg，皮下注射，q.o.d 疗程一般 1 个疗程 3～4 周。

（2）血小板减少：糖皮质激素，强的松 10mg tid，应用 1~2 个月，如果血小板计数小于 $20 \times 10^9/L$，则可以输注血小板悬液 1~2 单位，同时可以考虑应用大剂量丙种球蛋白，0.4g/（kg·d）×5 天为 1 个疗程或 1g/（kg·d）×2 天为 1 疗程，一般可用 1~6 个疗程。

（3）全血细胞减少症及再障治疗

1）支持疗法：

①避免使用一切对骨髓有抑制作用的药物。

②注意环境和个人卫生，当中性粒细胞 $<0.5 \times 10^9/L$，应注意室内消毒和反向隔离措施，一旦发热，积极抗感染治疗。

③若 Hb<60g/L，且有明显贫血症状时可输注浓缩红细胞或添加液红细胞。

④若血小板 $<20 \times 10^9/L$ 且有明显出血倾向时可输注浓缩血小板。

2）雄激素：为治疗非重型再障，首选药物可供选择的有丙酸睾丸酮 50~100mg/d 肌内注射，qd 司坦唑酮 2mg，tid 口服，十一酸睾酮 40mg，tid，口服，混合睾酮酯 250mg 每周二次肌内注射。

3）免疫抑制剂：

①抗胸腺细胞/淋巴细胞免疫球蛋白（ATG/ALG）。来源不同所用剂量不同，一般马抗人胸腺细胞免疫球蛋白 10~15mg/kg，兔抗人胸腺细胞免疫球蛋白 3~4mg/kg 静脉滴注，连用 5 天。

②环胞菌素 A（CSA）治疗剂量 10~12mg/kg，分两次口服，维持剂量 2~5mg/kg，使其血药浓度维持在 200~400mg/L。

③大剂量丙种球蛋白（HDIg），0.4g/kg，静脉滴注，连用 5 天，1 个月后可酌情重复。

④大剂量甲基强的松龙（HDMP）（针对重型再障）20~30mg/kg，静脉滴注，连用 3 天，以后依次减量。（非重型再障建议常用泼尼松或泼尼松龙）。

4）骨髓移植（BMT）：重型再障，年轻患者有 HLA 相配的供体，应积极行骨髓移植治疗。（该条应放在最后，上述治疗效果不佳时才考虑，如果是重型再障，20 岁以下有条件的可考虑异基因造血干细胞移植）

5）生物调节剂：

①白介素-3（IL-3）。

②粒巨噬细胞集落刺激因子（GM-CSF）。

③粒细胞集落刺激因子（G-CSF）。

④促红细胞生成素（EPO）。

⑤促血小板生成素（TPO）。

6）改善微循环药物：一叶萩碱、654-2。

7）脾切除，一般再障者无肝脾肿大。适应证：对非重型再障者治疗半年以上疗效不佳，脾脏破坏红细胞过多或有溶血因素等存在时，可考虑脾切除。但最新的血液会议已很少提脾切除了，一般常规治疗效果不好者建议做骨髓造血干细胞移植。

8）中医药：治宜补肾为本，兼益气活血。

（4）骨髓增生异常综合症

1）支持治疗：同再生障碍性贫血。

2）刺激造血：雄激素、皮质激素（糖皮质激素，对部分患者有效）、集落刺激因子、红细胞生成素。

3）诱导分化治疗：

①全反式维甲酸。

②活性维生素 D_3。

③干扰素（属细胞因子治疗）。

4）化学治疗：

①小剂量阿糖胞苷。

②小剂量阿克拉霉素。

③小剂量三尖杉酯碱。

④联合化疗。

5）造血干细胞移植（适应于重型再障及雄激素与免疫抑制剂治疗效果不佳的非重型再障）。

（5）急性白血病治疗

1）对症治疗：

①防治感染：

a. 化疗前局灶性感染要予以根除；同时服用肠道不吸收的抗生素；加强基础护理，强调口咽、鼻腔、皮肤及肛门周围的清洁卫生。注意环境的清洁卫生和消毒。

b. 当体温≥38.5℃时，可按感染处理。

c. 当白细胞明显减少（$<1.5 \times 10^9$/L）采取反向隔离措施。

d. 化疗后白细胞显著减少，可应用 G-CSF 或 GM-CSF 等生长因子。

e. 必要时静脉用丙种球蛋白。

②纠正贫血：严重贫血输添加液红细胞或浓缩红细胞等。

③控制出血：血小板 $<25 \times 10^9$/L 并伴有出血情况或血小板 $<15 \times 10^9$/L 时，输血小板悬液。如为弥散性血管内凝血应作相应处理。

④防治高尿酸血症。

2）诱导缓解：化学治疗原则：早期、联合、足量、间歇、分型、个体化治疗。初治患者争取 1 个疗程缓解。方案（要按临床分型采取不同的治疗方案）：

① ANLL 可用 DA 或 HA 方案。

② ALL 可用 VDLP 或 VDCP 方案。

③ ANLL-M3 首选维甲酸或砷剂治疗。

3）缓解后治疗：

①造血干细胞移植：除儿童标危组 ALL 化疗效果较好，不必在第一次缓解后进行造血干细胞移植外，其他急性白血病有 HLA 匹配的同胞供髓者应在第一次缓解期内进行异基因造血干细胞移植。如不能进行异基因造血干细胞移植，可考虑自身造血干细胞移植。

②无条件进行造血干细胞移植者，可采用化疗巩固、强化维持治疗。

4）中枢神经系统白血病（CNSL）防治

①预防：ALL 及成人 ANLL 高危组，尤其 M4、M5a 型，大多数主张预防性治疗，应在 CR 后早期进行。目前常用鞘内注射氨甲蝶呤或阿糖胞苷加地塞米松。亦可选用放疗。

②治疗：对未用预防放疗的病人，可作全颅＋脊髓放疗。也可鞘内注射氨甲蝶呤或阿糖胞苷治疗，然后维持治疗或全颅照射的方法进行治疗。

3. 物理治疗　一般慢性苯中毒患者都或多或少同时伴随有神经衰弱症候群，表现为头痛、头晕、四肢麻木、感觉减退等症可以给予针灸或按摩等理疗。

（七）预防

目前慢性苯中毒多不能治愈，但可以有效预防。涂料工业选择毒性较低的物质替代苯作溶剂；喷漆作业的技术革新，改善劳动条件。制鞋及塑胶行业改进胶黏剂配方，降低苯危害性。苯的管道生产过程中加强对反应设备接头检修，防止泄漏。对于工人来说，应强调个人防护和健康检查。

1. 职业健康检查　从事苯作业的工人，每年定期作体检，如发现血象异常或出现感染、出血等情况，立即调动工作，积极复查治疗。

2. 养成良好的个人卫生习惯　养成良好的个人卫生习惯，勤换工作服，勤洗澡，杜绝将污染的工作服带回家。加强体育锻炼，注意营养、作息规律，养成良好的生活方式，有助于增强个人体质，提高防病能力。

3. 加强个人卫生防护　从事苯作业的工人应了解苯的危害，学会正确使用、维护防护设备和防护用品。从事苯作业时应穿戴工作服、工作帽，减少身体暴露部位，要根据工作的情况选戴口罩、面罩，以减少苯蒸气吸入而造成危害。勿用苯洗手。必要时使用聚乙烯防护膜或皮肤防护膜(由干酪素、碳酸钠、究竟、甘油等组成)在工作前涂抹暴露皮肤,工作后用清水冲洗。

二、甲苯

(一)理化性质

甲苯为无色透明,带芳香气味、易挥发的液体。属低毒类。甲苯沸点110.4℃,蒸气密度3.90。不溶于水,可溶于乙醇、丙酮和氯仿等有机溶剂。

(二)职业接触

工业上接触机会有煤焦油分馏或石油裂解,在喷油漆、涂料、橡胶、皮革、印刷等行业中作为溶剂或稀释剂,以及用于制造作药、农药、苯甲酸、染料、合成树脂及涤纶等,此外亦可作为航空汽油中的参加成分。

(三)毒理及发病机制

与苯相似,甲苯由呼吸进入体内,在血液循环中主要吸附于红细胞膜及血浆脂蛋白上,以后蓄积于含类脂质较多的组织,如肾上腺、脑和骨髓,其次为肝、肾和肺,甲状腺和脑垂体最少。

甲苯主要在肝内氧化成苯甲酸,占吸入体内总量的80%~90%,后者与甘氨酸结合成马尿酸随尿排出,少量苯甲酰基则与葡萄糖醛酸结合后随尿排出。吸收的部分大多(60%~88%)在肝脏内氧化为甲基苯甲酸,其次为二甲基苯酚及经基苯甲酸等。甲基苯甲酸主要与甘氨酸结合成为甲基马尿酸,约10%~15%与葡萄核醛酸结合,6%与硫酸结合,随尿排出。

甲苯对神经系统有麻醉作用,对皮肤黏膜有刺激作用。甲苯中毒尚可能引起肝、肾甚至心脏损害。两者对造血组织损害,尚无确实证据。

(四)临床表现

1. 急性中毒 高浓度甲苯引起急性中毒很少见。当大量吸入后均有明显的中枢神经系统和自主神经的麻醉作用;轻者眩晕、无力、步态不稳、兴奋,重者有恶心、呕吐、定向力障碍、意识模糊以至于抽搐、昏迷等。直接吸入液体甲苯可有肺炎、肺水肿、肺出血及麻醉症状。

2. 慢性中毒 长期接触中低浓度甲苯可出现不同程度的头晕、头痛、乏力、睡眠障碍、胃纳减退、恶心、呕吐等。长期接触可有角膜炎、慢性皮炎及皲裂等。

3. 实验室检查 进入体内的甲苯,经氧化和结合,形成马尿酸随尿排出。因正常人尿马尿酸含量因膳食品种和摄入量不同而变化颇大,且有个体差异,故通过尿中马尿酸含量以推测个体甲苯吸收量是困难的,更不能作为诊断指标。但在人群调查中,对于判断有无甲苯吸收则具有一定意义。在急性中毒的诊断和鉴别诊断中马尿酸测定结果可作为参考。

(五)诊断

根据短期内接触较大量甲苯的职业史、出现以神经系统损害为主的临床表现,结合现场职业卫生学调查,综合分析,并排除其他病因所致类似疾病,方可诊断。

甲苯的诊断标准为:

1. 接触反应 有头晕、头痛、乏力、颜面潮红、结膜充血等症状,脱离接触后短期内可完全恢复。

2. 轻度中毒 头晕、头痛、乏力等症状加重,并有恶心、呕吐、胸闷、呛咳等且具有下列情况之一者:

(1)嗜睡状态。

(2)意识模糊。

(3)蒙眬状态。

3. 重度中毒 在轻度中毒基础上,还有下列情况之一者:

(1)昏迷。

(2)重度中毒性肝病。

(3)重度中毒性肾病。

(4)重度中毒性心脏病。

（六）治疗

1. 治疗　吸入较高浓度甲苯蒸气者立即脱离现场至空气新鲜处。有症状者给吸氧，密切观察病情变化。对症处理。可给葡萄糖醛酸或硫代硫酸钠以促进甲苯的排泄。有意识障碍或抽搐时注意防治脑水肿。

2. 其他处理　轻度中毒患者治愈后可恢复原工作；重度中毒患者应调离原工作岗位，并根据病情恢复情况安排休息或工作。

（七）预防

要进行综合性预防。

1. 以无毒或低毒的物质代替甲苯。

2. 进行生产工艺改革。

3. 通风排毒。

三、二甲苯

（一）理化性质

二甲苯为无色透明，带芳香气味、易挥发的液体。属低毒类。二甲苯有邻位、间位和对位三种异构体，其理化特性相近；沸点 138.4～144.4℃，蒸气密度 3.66，不溶于水，可溶于乙醇、丙酮和氯仿等有机溶剂。

（二）职业接触

工业上接触机会有煤焦油分馏或石油裂解，在喷油漆、涂料、橡胶、皮革、印刷等行业中作为溶剂或稀释剂，以及用于制造作药、农药、苯甲酸、染料、合成树脂及涤纶等，此外亦可作为航空汽油中的参加成分。

（三）毒理及发病机制

与苯相似，二甲苯由呼吸进入体内，在血液循环中主要吸附于红细胞膜及血浆脂蛋白上，以后蓄积于含类脂质较多的组织，如肾上腺、脑和骨髓，其次为肝、肾和肺，甲状腺和脑垂体最少。

二甲苯吸收后，由肝排出，其排出较苯和甲苯为慢。吸收的部分大多（60%～88%）在肝脏内氧化为甲基苯甲酸，其次为二甲基苯酚及经基苯甲酸等。甲基苯甲酸主要与甘氨酸结合成为甲基马尿酸，约 10%～15% 与葡萄核醛酸结合，6% 与硫酸结合，随尿排出。

二甲苯对神经系统有麻醉作用，对皮肤黏膜有刺激作用。二甲苯对造血组织损害，尚无确实证据。

（四）临床表现

1. 急性中毒　高浓度二甲苯引起急性中毒很少见。当大量吸入后均有明显的中枢神经系统和自主神经的麻醉作用；轻者眩晕、无力、步态不稳、兴奋，重者有恶心、呕吐、定向力障碍、意识模糊以至于抽搐、昏迷等。直接吸入液体甲苯可有肺炎、肺水肿、肺出血及麻醉症状。

2. 慢性中毒　长期接触中低浓度二甲苯可出现不同程度的头晕、头痛、乏力、睡眠障碍、胃纳减退、恶心、呕吐以及上腔不适。长期接触可有角膜炎、慢性皮炎及皲裂等。

3. 实验室检查　进入体内的二甲苯，经氧化和结合，形成甲基马尿酸随尿排出。因正常人尿甲基马尿酸含量因膳食品种和摄入量不同而变化颇大，且有个体差异，故通过尿中甲基马尿酸含量以推测个体二甲苯吸收量是困难的，更不能作为诊断指标。但在人群调查中，对于判断有无二甲苯吸收则具有一定意义。在急性中毒的诊断和鉴别诊断中甲基马尿酸测定结果可作为参考。

（五）诊断

根据短期内接触较大量二甲苯的职业史、出现以神经系统损害为主的临床表现，结合现场职业卫生学调查，综合分析，并排除其他病因所致类似疾病，方可诊断。

二甲苯的诊断标准为：

1. 接触反应　有头晕、头痛、乏力、颜面潮红、结膜充血等症状，脱离接触后短期内可完全恢复。

2. 轻度中毒　头晕、头痛、乏力等症状加重，并有恶心、呕吐、胸闷、呛咳等且具有下列情况之一者：

（1）嗜睡状态。

（2）意识模糊。

（3）蒙眬状态。

3. 重度中毒　在轻度中毒基础上,还有下列情况之一者:

（1）昏迷。

（2）重度中毒性肝病。

（3）重度中毒性肾病。

（4）重度中毒性心脏病。

（六）治疗

1. 治疗　吸入较高浓度二甲苯蒸气者立即脱离现场至空气新鲜处。有症状者给吸氧,密切观察病情变化。对症处理。可给葡萄糖醛酸或硫代硫酸钠以促进二甲苯的排泄。有意识障碍或抽搐时注意防治脑水肿。

2. 其他处理　轻度中毒患者治愈后可恢复原工作;重度中毒患者应调离原工作岗位,并根据病情恢复情况安排休息或工作。

（七）预防

1. 要进行综合性预防。

2. 以无毒或低毒的物质代替二甲苯。

3. 进行生产工艺改革,通风排毒。

四、正己烷

（一）理化性质

正己烷为无色易挥发液体,有汽油味,相对分子量 86.17,沸点 68.74℃,易燃,不溶于水,溶于乙醚、乙醇和氯仿;遇热、明火易燃烧、爆炸;能与氧化剂发生剧烈反应,而引起燃烧爆炸。俗称白电袖、除白水等。

（二）职业接触

正己烷是重要的工业有机溶剂,常用作:

1. 清洁去污剂用于彩色印刷机、五金工件及电子元件的清洁去污;脱脂和植物油萃取。

2. 配制粘胶用于制鞋和体育用球。

3. 油漆的稀释剂。

4. 燃料汽油或溶剂汽油也含有正己烷。从事上述工种时若防护不当,则可能发生职业中毒。国内从 20 世纪 90 年代起开始有职业性慢性正己烷中毒的病例报道。国外有报道青少年因对正己烷成瘾,而长期嗜吸含正己烷的汽油或粘胶导致中毒的病例。

（三）毒理及发病机制

正己烷在人体内主要分布于富含脂类的肝、血液和神经组织;所致的病变主要是远端神经粗纤维轴索内出现神经丝增生、积聚和缠绕,其中充斥大量糖原颗粒;轴索明显肿胀,髓鞘变薄,从结旁处退缩并出现节段性脱失。其所支配的肌肉可有失神经萎缩和灶性退行性 - 炎性改变。临床上以周围神经病为主要表现。

1. 急性毒性　正己烷对中枢神经系统有轻度抑制作用,人吸入空气中浓度为 $4928 \sim 7040mg/m^3$ 单纯正己烷 10 分钟,有恶心、头痛、眼及咽部刺激;如吸入 $17\,600mg/m^3$ 正己烷 10 分钟出现眩晕、轻度麻醉;人摄入约 50g 可致死;

2. 慢性毒性　正己烷慢性指作用主要为多发性周围神经病。小鼠吸入 $352mg/m^3$ 正己烷,每周 6 天,历时 1 年,不引起周围神经病;吸入浓度升高到 $880mg/m^3$ 则可引起轻度周围神经病;浓度达到 $1760mg/m^3$ 时出现步态不稳、肌萎缩。

此外,正己烷对皮肤、黏膜有刺激作用,皮肤接触可出现烧灼感、红风、水肿、起疱。

（四）临床表现

1. 急性中毒　在吸入高浓度正己烷后数分钟即小现头痛、头晕、恶心、呕吐、胸闷、乏力，以及眼球结膜和咽部充血等黏膜刺激征。严重中毒者出现昏迷。

2. 慢性中毒　长时间接触低浓度正己烷可引起多发性周围神经病。一般来说，接触正己烷后3～6个月可能会出现周围神经损害的表现，但如接触年龄较小，发病率则越大。有报道1名15岁的女孩，在接触1个月超标的正己烷后发生周围神经病的案例。正己烷致周围神经病起病隐匿而缓慢，早期可能有食欲下降、容易乏力等症状。轻度中毒者，四肢远端麻木，体检发现四肢远端痛觉、触觉、振动觉等感觉减退，典型呈手套、袜套样分布，同时伴跟腱反射减弱；随着病情发展，双下肢发沉、肌力减弱、步行不能走远，跑步、上楼困难；上肢无力，不能提重物，湿毛巾拧不干。严重者无法站立，平时翻身困难，四肢肌肉萎缩，足下垂；跟腱反射消失；神经－肌电图检查显示神经源性损害。慢性正己烷中毒患者，脱离原工作后3～4个月病情仍可继续发展，但一般在6～30个月内逐步好转，感觉障碍的恢复较运动障碍快，肢体近端的恢复较远端快。

3. 皮肤损害　正己烷具有强烈的去脂和刺激作用，皮肤反复接触后可出现发凉、潮红和粗糙等表现。

4. 实验室检查

（1）神经－肌电图检查：神经－肌电图检查是诊断正己烷引起周围神经病的重要手段。中毒患者有不同程度的神经源性损害，如肌电图出现自发电位、运动神经远端潜伏期减慢、感觉电位波幅下降、运动及感觉传导速度减退甚至消失。

（2）尿2，5-己二酮浓度测定：正己烷在人体内主要代谢成2，5-己二酮，随尿排出。接触正己烷患者尿2，5-己二酮浓度增高，并与接触程度密切相关；但脱离正己烷接触较久后可呈阴性，故尿2，5-己二酮仅能作为正己烷的近期接触指标。

（五）诊断及鉴别诊断

1. 急性中毒

（1）明确的高浓度正己烷接触史或尿的2，5-己二酮的升高。

（2）出现头痛、头晕、恶心、呕吐、胸闷、乏力、以及眼球结膜和咽部充血等黏膜刺激征。严重中毒者出现昏迷。

（3）实验室检查，包括检测尿的2，5-己二酮。

（4）排除感冒、高血压、脑血管意外、病毒性脑炎等易引起上述症状的内科疾病进行鉴别。

2. 慢性中毒　根据长期密切接触正己烷的职业史，以及以多发性周围神经损害为主的临床症状、体征和神经－肌电图改变，尿正己烷、2，5-己二酮测定结果，结合现场卫生学调查和空气中正己烷浓度测定等资料，排除其他病因引起的周围神经病后，可诊断正己烷中毒。多发性周围神经病是本病的临床特点和诊断起点，诊断多发性周围神经病的依据是以四肢远端为重的双侧对称性感觉异常或感觉障碍、下运动神经元性运动障碍以及神经－肌电图出现神经源性损害改变等表现。其诊断的分级，依据周围神经损害的程度。

（1）轻度中毒：上述症状加重，并具有以下一项者：

1）肢体远端出现对称性分布的痛觉、触觉或音叉振动觉障碍，同时伴有跟腱反射减弱。

2）神经－肌电图显示有肯定的神经源性损害。

（2）中度中毒：在轻度中毒的基础上，具有以下一项者：

1）跟腱反射消失。

2）下肢肌力4度。

3）神经－肌电图显示神经源性损害，并有较多的自发性失神经电位。

（3）重度中毒：在中度中毒的基础上，具有以下一项者：

1）下肢肌力3度或以下。

2）四肢远端肌肉明显萎缩，并影响运动功能。

3. 鉴别诊断

（1）其他毒物引起的周围神经病：如可溶性钡盐、丙烯酰胺、有机磷农药、二硫化碳等毒物引起的中毒。

（2）常见内科疾病：如吉兰 - 巴雷综合征、帕金森病、糖尿病并发的周围神经损害、周期性神经麻痹、脊索硬化征等。

（3）营养缺乏，特别是 B 族维生素缺乏的患者。

（4）低钾血症。

（5）癔病。

（六）治疗

1. 急性正己烷中毒严重的患者可以出现中毒性中枢神经的损害，在院内救治上要积极防治的可能发生的中枢神经损害，如合理氧疗，保持呼吸道通畅，积极使用脱水剂、利尿剂，早期、适量、短程应用肾上腺糖皮质激素防治脑水肿的发生。

2. 慢性正己烷中毒患者的治疗主要以大量 B 族维生素、神经营养药物、促神经生长药物，配合按摩、针灸治疗和功能锻炼、心理治疗等，中西医综合疗法。

（七）预防

1. 完善管理　近年来生产纯正己烷的成本大大降低，故纯正己烷的消耗量及其再混合溶剂中的含量迅速增加，但因法规不健全，且对正己烷的职业病危害认识不足，中毒病例时有发生。因此，应提高防患意识，完善职业卫生管理监督，加强健康教育。

2. 控制接触浓度　通过工艺改革，加强通风等措施，降低空气中正己烷的浓度。

3. 加强个人防护与健康监护　应穿防护服，严禁用正己烷洗手。建立就业前和定期体检制度，对患有神经系统和心血管系统疾病的作业工人，应严密观察。定期体检应特别注意的周围神经系统的检查。

五、汽油

（一）理化性质

汽油为无色咸淡黄色，易挥发和易燃液体，具有特殊臭味。主要成分是 C_4～C_{12} 脂肪烃和环烃类，亦含少量芳烃、烯烃和硫化物。沸点 40～$100℃$，蒸气密度为 3.0～$3.5g/m^3$，闪点 $-50℃$，自燃点 415～$530℃$。其蒸气与空气混合物的爆炸极限为 1.3%～6.0%。易溶于苯、二硫化碳和醇，极易溶于脂肪，不溶于水。

（二）职业接触

汽油是由原油在炼油厂经蒸馏所得的直溜汽油组分和二次加工汽油组分按适当比例调和而成。所以在汽油的炼制过程中，可有一定量的接触。其他主要用作汽油机的燃料，也用于橡胶、制鞋、印刷、制革、油漆、洗染等行业，也可用作机械零件的清洗剂。

（三）毒理及发病机制

汽油主要以蒸气形态经呼吸道吸收，汽油液体可误服经消化道吸收，经皮肤吸收较少。汽油蒸气在血液中的溶解度甚低，通过循环，首先在供血良好的器官如大脑中贮存，待这些组织处于饱和状态后再进入血液供应较差的组织如脂肪、骨及肌肉。汽油主要以原形经肺排出，一部分经氧化与葡萄糖醛酸结合经肾排出。

汽油毒性因其成分或品种不同而有差异。含不饱和烃、芳香烃、硫化物量增多，毒性增强；加入抗爆剂四乙基铅后毒性也增加；气温升高，挥发量增大，毒性也加大；其蒸气与一氧化碳同时存在时毒性增强。

汽油的中毒机制目前尚未明了，对神经系统具有麻醉作用，其脱脂作用可使中枢神经系统细胞内类脂质平衡发生障碍，早期使大脑皮质抑制功能失常，以后发生麻醉作用。

（四）临床表现

汽油为麻醉性毒物，对人体的影响表现为急性中毒、吸入性肺炎、慢性中毒。

1. 急性汽油中毒

(1) 轻度中毒：临床表现为头晕、头痛、心悸、四肢无力、恶心、呕吐、视物模糊、易激动、步态不稳、短暂意识丧失等和上呼吸道刺激症状。

(2) 重度中毒：则为吸入高浓度汽油蒸气后，表现为中毒性脑病，少数可产生脑水肿，出现颈项强直、面色潮红、脉搏波动和呼吸浅快，吸入极高浓度汽油后可引起突然意识丧失，反射性呼吸停止而死亡。部分患者可出现中毒性精神病症状，如惊恐不安、欣快感、幻觉、哭笑无常等。急性经口中毒可出现口腔、咽及胸骨后烧灼感，及恶心、呕吐、腹痛以及肝、肾损害等。

2. 液态汽油直接吸入呼吸道，可引起支气管炎、肺炎、肺水肿。少数可并发渗出性胸膜炎。临床表现为剧烈咳嗽、胸闷、胸痛、痰中带血、发热、呼吸困难、发绀及肺部啰音。实验室检查可见白细胞计数和中性粒细胞增高，胸部 X 线示肺纹理增强或片状阴影。

3. 慢性中毒　主要表现为神经衰弱综合征、自主神经功能紊乱以及肢端麻木、感觉减退、跟腱反射减弱或消失等，严重者肢体远端肌肉可萎缩。皮肤接触可发生急性皮炎，出现红斑、水泡及瘙痒。

4. 实验室检查　急性吸入性中毒患者可以出现白细胞总数升高、中性粒细胞可增加，X 线检查肺部可见片状或致密团块影。慢性中毒患者可出现慢性苯中毒的临床表现，白细胞减少。神经 - 肌电图可有神经源性损害。

（五）诊断

根据短时间吸入高浓度汽油蒸气或长期吸入汽油蒸气以及皮肤接触汽油的职业史，出现以中枢神经或周围神经受损为主的临床表现，结合现场卫生学调查和空气中汽油浓度的测定，并排除其他病因引起的类似疾病后，方可诊断。

1. 观察对象　具有头痛、头晕、记忆力减退、失眠、乏力、心悸、多汗等神经衰弱综合征及自主神经功能紊乱的症状，可列为观察对象。

2. 急性中毒

(1) 轻度中毒。有下列条件之一者，诊断为轻度中毒：

1) 头痛、头晕、恶心、呕吐、步态不稳、视力模糊、烦躁。

2) 出现情绪反应，哭笑无常及兴奋不安等表现。

3) 轻度意识障碍。

(2) 重度中毒。有下列条件之一者，诊断为急性重度中毒：

1) 中度或重度意识障碍。

2) 化学性肺炎。

3) 反射性呼吸停止。

(3) 吸入性肺炎。汽油液体被吸入呼吸道后，出现下列表现之一者。

1) 剧烈咳嗽、胸痛、咯血、发热、呼吸困难、发绀。

2) X 线检查，肺部可见片状或致密团块阴影；白细胞总数及中性粒细胞可增加。

3. 慢性中毒

(1) 轻度中毒。具备下列条件之一者，可诊断为轻度中毒：

1) 肢远端麻木，出现手套、袜套样分布、触觉减退，伴有跟随反射减弱。

2) 神经 - 肌电图显示有神经源性损害。

(2) 中度中毒。除上述表现外，具有以下条件之一者：

1) 四肢肌力减弱至 3 度或以下，常有跟腱反射消失。

2) 四肢远端肌肉（大、小鱼际肌，骨间肌）萎缩。

(3) 重度中毒。具备下列条件之一者，诊断为重度中毒：

1) 中毒性脑病，常见表现为表情淡漠、反应迟钝、记忆力、计算力丧失等。

2) 中毒性精神病，类精神分裂症。

3) 中毒性周围神经病致肢体瘫痪。

（六）治疗

1. 治疗　急性中毒应迅速脱离现场，吸入新鲜空气，清除皮肤污染，进行对症治疗。呼吸、心搏停止者，立即施行心、肺、脑复苏术。汽油吸入性肺炎可给予短程植皮质激素治疗及对症处理。

2. 其他处理　急性中毒轻度患者治愈后，可恢复原工作；重度中毒患者经治疗恢复后，应调离汽油作业，吸入性肺炎治愈后，一般可恢复原工作。慢性中毒患者应调离汽油作业，定期复查，并根据病情适当安排工作或休息。

（七）预防

在进入高浓度汽油作业环境时，应严格遵守安全操作规程制度，进行强制性通风，做好个人防护，佩戴送风式防毒面具。做好就业及定期健康体检。职业禁忌证包括各种中枢和周围神经系统疾病、明显的神经官能症、过敏性皮炎或手掌角化等。

六、二氯乙烷

（一）理化性质

二氯乙烷又称为二氯化乙烯。分两种异构体：1，2-二氯乙烷为对称异构体，1，1-二氯乙烷为不对称异构体。有似氯仿气味的无色液体。分子量98.97，比重为1.2529，熔点−35.3℃，沸点83.5℃，蒸气压11.60kPa（25℃），在空气中的爆炸限为6.2～15.9。不对称体比重为1.174（20/4℃），熔点−96.7℃，沸点57.3℃，蒸气压30.66kPa（25℃）。蒸气比重均为3.4。均难溶于水，溶于乙醇和乙醚。加热分解，可产生光气。对称异构体主要用作蜡、脂肪、橡胶等的溶剂，还用于制造氯乙烯和聚碳酸酯，也用于谷仓的熏蒸和土壤的消毒。不对称体主要用于化学合成的中间体或是其副产品，也曾用作麻醉剂。

（二）职业接触

二氯乙烷曾用作麻醉剂。目前主要用作化学合成原料、工业溶剂和胶粘剂，还用作纺织、石油及电子工业的脱脂剂、汽油的防爆剂。金属部件的清洁剂，咖啡因等的萃取剂等。另外，还被广泛应用于塑料玩具和电子元器件的粘合。也用于土壤消毒和谷仓、毛毯等的熏蒸剂。从事二氯乙烷制造、使用及储存等工作的劳动者均有较多的机会接触二氯乙烷。

（三）毒理及发病机制

1. 1，2-二氯乙烷属高毒性物质，大鼠吸入4.05g/m³的二氯乙烷有半数死亡，经口LD_{50}为680mg/kg。人口服15～20ml可致死。值得注意的是随着接触时间增多其毒性也增高。实验表明，大鼠接触二氯乙烷30分钟其半数致此浓度为48.6g/m³；而每日接触6小时连续5日，半数致此浓度则为2.055g/m³，急性中毒主要靶器官为中枢神经系统，表现为中枢神经系统的麻醉和抑制作用。其麻醉作用较四氯化碳、汽油或氯仿深而长，但对肝功能损害较四氯化碳轻；此外，本品对皮肤、黏膜有刺激作用，可使眼结膜、鼻黏膜充电，分泌物增多；收入后可致肺水肿；皮肤接触可引发皮炎。

2. 1，1-二氯乙烷属低毒类，具有麻醉作用，但较氯仿为弱。大鼠每次8小时吸入，最大耐受浓度为6.2g/m³，致此浓度为64.8g/m³。因此，本品的急性毒性为对称体的1/10左右。吸入一定浓度可致肾损害，反复吸入亦可造成肝损害，但毒性较四氯化碳低。

（四）临床表现

二氯乙烷可引起急性和亚急性中毒，长期接触有慢性影响。

1. 急性中毒　多见于高浓度吸入或误服者。潜伏期短，一般为十几至几十分钟。患者出现头晕、头痛、烦躁不安、乏力、步态蹒跚、颜面潮红、意识模糊等症状；尚可伴有恶心、呕吐、腹痛及腹泻等胃肠症状。病情可突然恶化出现脑水肿。有的患者在昏迷后清醒一段时间，再度出现昏迷、抽搐甚至死亡，临床上应引起注意。起病数天后患者可出现肝、肾损害。吸入中毒者还可伴有眼和上呼吸道黏膜刺激症状，如流泪、流涕、咽痛、咳嗽等。吸入高浓度者尚可发生肺水肿。

近年来国内报告的病例，多属亚急性中毒。职业病临床一般把亚急性中毒归入急性中毒。亚急性中毒的临床表现与急性中毒不尽相同，它见于较长时间接触较高浓度经呼吸道吸入中毒的患者；其临床特点是潜伏期较长，多在接触本品后数天甚至几十天发病，临床表现以中毒性脑病为主，肝、肾损害及肺水肿较少见；多呈散发发病，起病隐匿，病情可突然恶化；部分患者颅压增高表现可反复出现。重度中毒患者可表现谵妄、癫痫大发作样抽搐及昏迷。部分重症患者在病程中出现小脑功能障碍，主要表现为共济失调、肌张力降低、步态异常、震颤、构音困难等。引起死亡的主要原因是因为严重脑水肿，颅内压增高，导致脑疝形成。

2. 慢性中毒　长期接触二氯乙烷会引起头痛、乏力、失眠、恶心、咳嗽等，也可有肝肾损害、肌肉震颤和眼球震颤。皮肤接触有刺激作用，可致干燥、皲裂和脱屑。蒸气可引起角膜混浊，对鼻、咽喉有刺激作用。

3. 实验室检查　迄今尚缺乏特异可靠的有助于本病诊断的实验室检测指标。呼出气中 1, 2- 二氯乙烷测定仅能作为接触指标，且应在患者脱离接触 10 小时内采样，方有参考意义。

（五）诊断及鉴别诊断

根据短期接触较高浓度二氯乙烷的职业史和以中枢神经系统损害为主的临床表现，结合现场劳动卫生学调查，综合分析，排除其他病因可引起的类似疾病，方可诊断。

1. 轻度中毒　除上述症状加重外，出现下列一项表现者。

（1）步态蹒跚。

（2）轻度意识障碍，如意识模糊、嗜睡状态、蒙眬状态。

（3）轻度中毒性肝病。

（4）轻度中毒性肾病。

2. 重度中毒　出现下列一项表现者。

（1）中度或重度意识障碍。

（2）癫痫大发作样抽搐。

（3）脑局灶受损表现，如小脑性共济失调等。

（4）中度或重度中毒性肝病。

3. 接触反应　短期接触较高浓度二氯乙烷后，出现头晕、头痛、乏力等中枢神经系统症状，可伴恶心、呕吐或眼及上呼吸道刺激症状，脱离接触短时间后症状消失。

4. 鉴别诊断　需要与脑膜炎、病毒性脑炎等可引起中枢神经损害症状的疾病进行鉴别。此外，还应与原发性癫痫、有机磷农药中毒等相鉴别。

（六）治疗

目的尚无特效解毒剂。对急性中毒者以防治脑水肿为重点，要密切观察、早期发现、及时处理、防止反复。急性二氯乙烷中毒严重的患者可以出现中毒性中枢神经的损害，要积极防治可能发生的中枢神经损害，如合理氧疗，保持呼吸道通畅，积极使用脱水剂、利尿剂，早期、适量、短程应用肾上腺糖皮质激素防止脑水肿的发生。

脑水肿治疗：

1. 脱水剂　20% 的甘露醇 250ml 快速静脉滴注，于 20～30 分钟内滴注完毕。根据病情需要，可在 24 小时内重复使用 2～4 次。治疗疗程一般为 7～10 天。在两次用药中间，可静脉滴注甘油果糖，与甘露醇支持使用。

2. 利尿剂　可使用呋塞米（速尿）20～40mg 静脉注射，每日 2～4 次，根据病情确定使用天数。

3. 糖皮质激素　宜早期、足量、短程应用。一般常选用地塞米松，每日 10～30mg 静脉或肌内注射，连续应用 5～7 天后直接停药。如病情严重，可加大剂量至每日 40～60mg，病情好转后即可逐渐减量停药。

（七）预防

1. 加强安全生产和个人防护知识教育，加强作业环境的通风换气，密闭存放二氯乙烷的容器，严防泄漏事故的发生，防止中毒。

2. 改革工艺，应用不含 1, 2- 二氯乙烷的低毒代用品为上策，如用不含二氯乙烷的"205 胶"代替"3435 胶"，即可杜绝中毒的发生。

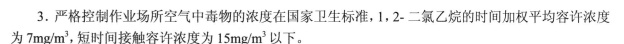

3. 严格控制作业场所空气中毒物的浓度在国家卫生标准，1, 2- 二氯乙烷的时间加权平均容许浓度为 7mg/m³, 短时间接触容许浓度为 15mg/m³ 以下。

4. 做好劳动者上岗前及在岗期间每年 1 次的体检工作。凡查出有职业禁忌证者，如患有神经系统器质性疾病，精神病，肝，肾器质性疾病，全身性皮肤疾病等，均应禁止或脱离二氯乙烷作业。

5. 做好安全与劳动保护工作；作业现场禁止明火、火花及吸烟。应采用防爆电器设备和照明。不使用压缩空气填充、卸料或转运，储运时需注意防火。与不兼容物质（如强碱、强氧化剂及某些金属及金属粉末等）必须分开。做好个人防护，使用呼吸防护器，配备防护手套及护目镜等。工作场所禁止进食、饮水等。

（邓立华）

七、四氯化碳

（一）理化性质

四氯化碳（carbon tetrachloride, CCL₄）又名四氯甲烷，为无色透明的脂溶性油状液体，有类似氯仿的微甜气味，分子量 153.84，密度 1.595g/cm³（20/4℃），沸点 76.8℃，蒸气压 15.26kPa（25℃），蒸气密度 5.3g/L。微溶于水，可与乙醇、乙醚、氯仿及石油醚等混溶。不易燃，易挥发。遇火或炽热物可分解为二氧化碳、氯化氢、光气和氯气等，毒性增加。

（二）职业接触

四氯化碳是工业生产中良好的溶剂，用途广泛。以往曾用作驱虫剂、干洗剂。目前主要作为化工原料，用于制造氯氟甲烷、氯仿和多种药物；作为有机溶剂，性能良好，用于油、脂肪、蜡、橡胶、油漆、沥青及树脂的溶剂；也用作灭火剂、熏蒸剂，以及机器部件、电子零件的清洗剂等。在其生产制造及使用过程中，均可有四氯化碳的接触。

（三）毒理及发病机制

CCl₄ 及其分解产物可经呼吸道吸收，蒸气经呼吸道吸收迅速，蒸气和液体可经皮肤吸收，经口摄入后主要在肠道吸收，胃内吸收较少。乙醇可促进其吸收。在体内代谢迅速，广泛分布于体内各组织脏器。主要排泄途径是肺，吸入后约 50% 以原形自肺排出，20% 在体内氧化转化，最终产物为二氧化碳。CCl₄ 对中枢神经系统有麻醉作用，也损害周围神经，四氯化碳是典型的肝脏毒物，其对肝细胞的毒性作用机制尚未完全阐明。CCl₄ 在肝细胞内质网经羟化酶作用，产生自由基，发生脂质过氧化，使内质网改变，溶酶体破裂和线粒体损伤及钙离子通透变化，引起肝细胞坏死。另外，CCl₄ 还可引起肾小管上皮细胞变性和坏死，导致肾损害。四氯化碳可增加心肌对肾上腺素的敏感性，引起严重心律失常。目前认为四氯化碳无致畸和致突变作用，但具有胚胎毒性。

（四）临床表现

1. 急性中毒　人对 CCl₄ 毒性易感性差别很大。主要引起中枢神经系统和肝、肾损害的临床表现。潜伏期长短与接触剂量及侵入途径有关。一般为 1～3 天，也有短至数分钟者。吸入高浓度 CCl₄ 蒸气后，可迅速出现昏迷、抽搐等急性中毒症状，并可发生肺水肿、呼吸麻痹。稍高浓度吸入，有精神抑制、神志模糊、恶心、呕吐、腹痛、腹泻。中毒第 2～4 天呈现肝、肾损害征象。严重时出现腹水、急性肝坏死和肾功能衰竭。少数可有心肌损害、心房颤动、心室早搏。经口中毒者肝脏损害症状明显。慢性中毒表现为神经衰弱症候群及胃肠功能紊乱，少数可有肝肿大及肝功异常，肾功能损害罕见，视神经炎及周围神经炎也为数很少。

（1）神经系统症状：可有头晕、头痛、乏力、精神恍惚、步态蹒跚、短暂意识障碍或昏迷等。极高浓度吸入时，可因延髓受抑制而迅速出现昏迷、抽搐，甚至突然死亡。

（2）消化道症状：口服中毒时较明显。可有恶心、呕吐、食欲减退、腹痛、腹泻及黄疸、肝大、肝区压痛、肝功能异常等中毒性肝病征象。严重者可发生暴发性肝功能衰竭。肝损害症状多于发病第 2～4 天出现。肝肾功能损害轻者预后良好，肝炎症状在 2～4 周内消退。

（3）肾损害症状：可出现蛋白尿、红细胞尿、管型尿。严重者出现少尿、无尿、氮质血症等急性肾衰竭表现。

（4）其他：少数患者可有心肌损害、心律失常。心室颤动及呼吸中枢麻痹多为致死原因。吸入中毒者常伴有眼及上呼吸道刺激症状，有时可引起肺水肿。

2. 慢性影响　慢性中毒的报道较为少见。可表现为进行性的神经衰弱综合征，如头晕、乏力、失眠、记忆力减退、食欲不振、恶心、腹泻和腹痛等症状。可伴有肝、肾功能损害。严重者可发展为门脉性肝硬化。肾脏损害时可出现蛋白尿、血尿和管型尿。少数患者发生球后视神经炎，出现视野缩小，视力减退。国外还有报道可引起听力障碍、耳蜗前庭系统功能障碍及再生障碍性贫血等。皮肤长期接触，可因脱脂而出现干燥、脱屑和皲裂等。

（五）诊断及鉴别诊断

1. 诊断原则　依据《职业性急性四氯化碳中毒的诊断标准》（GBZ 42—2002），根据短期内接触较高浓度四氯化碳职业史，较快出现中枢神经系统和（或）肝、肾损害的临床表现，结合实验室检查和现场劳动卫生学调查资料综合分析，排除其他病因所致类似疾病后诊断。

2. 诊断分级

（1）轻度中毒：除头晕、头痛、乏力或眼、上呼吸道黏膜等刺激症状外，并具有下列一项表现者：

1）步态蹒跚或轻度意识障碍。

2）肝脏增大、压痛和轻度肝功能异常。

3）蛋白尿，或血尿和管型尿。

（2）重度中毒：上述症状加重，并具有下列一项表现者：

1）昏迷。

2）重度中毒性肝病。

3）重度中毒性肾病。

（3）接触反应：接触四氯化碳后出现一过性的头晕、头痛、乏力，或伴有眼、上呼吸道黏膜等刺激症状者，不属于中毒范畴。

3. 鉴别诊断　昏迷患者需与流行性乙型脑炎、流行性脑脊髓膜炎等感染性疾病相鉴别；肝肾损害需与病毒性肝炎、药物性肝炎、肾炎等相鉴别。

（六）治疗

主要对神经系统及肝肾损害对症处理，尤其要注意防治肝、肾衰竭。

1. 吸入四氯化碳蒸气中毒者，应立即移离现场，脱去被污染的衣物。皮肤及眼可用 2% 碳酸氢钠或大量温水清洗。口服中毒者，可立即用 1:2000 高锰酸钾或 2% 碳酸氢的液洗胃。洗胃前，可先用液体石蜡或植物油溶解毒剂，洗胃时须小心谨慎，严防误吸入呕吐物。

2. 给予吸氧　有呼吸麻痹现象应给呼吸兴奋剂，必要时进行人工呼吸。

3. 防治神经系统、肝、肾损伤，密切观察尿量、尿常规、血肝功能、肾功能情况，及早发现肝肾损害，及时处理。

4. 有尿少、尿闭时，应控制水分进入量（不宜超过 800～1000ml/d），必要时可行血液透析或腹膜透析治疗。

5. 对症处理　如抗休克、抗心力衰竭、防感染等，可短程使用糖皮质激素，忌用肾上腺素、去肾上腺素、麻黄素、吗啡、巴比妥类及含乙醇的药物，以防诱发室性颤动和病症加重。

（七）预防

1. 加强职业卫生防护措施，生产四氯化碳的工序，要求严格密闭。使用四氯化碳的工序要充分通风。定期进行设备检修，杜绝跑、冒、滴、漏现象。

2. 进行职业安全教育，及意外灾害时现场自救互救知识的培训。进入高浓度四氯化碳作业环境时，必须佩戴滤过式或供氧式面具。使用四氯化碳灭火器，应戴防毒面具，注意发生光气中毒的危险。普及预防知识，宣传接触者不要饮酒，禁用四氯化碳洗手或洗涤工作服。

3. 作业人员应进行上岗前健康检查及定期健康检查，患有慢性肝脏疾病者，不宜从事接触四氯化碳的作业。

（张雪涛　王祖兵）

八、三氯乙烯

（一）理化性质

三氯乙烯为无色易挥发的液体，具有氯仿样的微甜气味。CAS 号 79-01-6。相对分子量 131.4，密度 1.46g/cm³，熔点 −73℃。沸点 86.7℃，燃点 420℃，蒸气密度 4.54g/L，几乎不溶解于水，可与乙醇、乙醚、氯仿等有机溶剂和油类相混溶；潮湿时遇光生成盐酸；不易燃烧，加热至 250～600℃，与铁、铜、锌、铝接触生成光气。

（二）职业接触

本品用于金属表面脱脂、去污剂，油脂、石蜡的萃取剂，树脂、生物碱的溶剂及农药杀虫剂和杀菌剂活性组分的载体溶剂，也用于纺织物的干洗、印染油墨、打字改正液、斑点去污剂等。三氯乙烯制造和上述应用行业人员，均可有职业接触机会，常见的急性中毒原因是使用三氯乙烯清洗现场浓度很高，作业人员没做好自身的防护，吸入高浓度的三氯乙烯所引起。

（三）毒理及发病机制

三氯乙烯可经呼吸道、皮肤及胃肠道吸收，吸收后主要分布于脂肪组织、肝、肾、脑、肌肉和肺等。经肝脏代谢转化，代谢产物有三氯乙醇、三氯乙酸等，主要经肾脏由尿排出。

本品属蓄积性麻醉剂，其麻醉作用仅次于氯仿，对中枢神经系统有强烈抑制作用，并可累及三叉神经等脑神经。对肝、肾及心脏也有毒性作用，乙醇可加剧其毒性。成人口服致死量为 3～5ml/kg。目前认为其毒性作用主要与其活性代谢产物有关，中间代谢产物水合氯醛及具生物转化后形成的三氯乙醇可对中枢神经产生抑制作用，水合氯醛尚可引起心律失常和肝脏损害。

而在接触极高浓度或长期持续接触后，三氯乙烯代谢成三氯乙酸和三氯乙醇的途径可被饱和，导致另一途径产生的二氯乙酸浓度相应增高。二氯乙酸和三氯乙酸亦可引起心律失常。

三氯乙烯药疹样皮炎的发病与接触浓度间无明显剂量 - 反应关系，接触低浓度亦可发病。部分病例痊愈后重新接触三氯乙烯于 24 小时内再发病，皮肤斑贴试验可呈阳性。目前认为发病机制属变态反应，以Ⅳ型为主，与接触者特异体质有关。NAT2 基因的变异可能是导致不同个体出现易感性差异的原因之一，HLA-DM 基因多态性也可能与易感性有关。最近有报道三氯乙烯药疹样皮炎的皮肤、肝脏损害可能与人类Ⅵ型疱疹病毒的再活化有关。

此外，三氯乙烯还具有致癌、诱变、致畸和免疫毒性作用，并与人类的自身免疫性疾病如系统性红斑狼疮和硬皮病的发病有关。

（四）临床表现

1. 急性中毒　国内急性中毒多由生产事故引起，个别因误服所致；国外报道则多为青少年嗜吸或麻醉意外引起。急性中毒潜伏期一般为数十分钟至数小时。口服中毒发病较快，多在 1 小时内发病。

（1）中枢神经系统症状：早期主要表现为头晕、头痛、乏力、恶心、呕吐、欣快感、步态不稳、易激动、嗜睡等。症状加重时，可出现幻觉、谵妄、抽搐、昏迷，甚至很快发生呼吸抑制、循环衰竭而死亡。但吸入极高浓度可迅速出现昏迷而无前驱症状。

（2）肝、肾及心脏损害：可有肝脏肿大、肝功能试验异常及黄疸等中毒性肝炎表现。肾脏受累时可出现蛋白尿、血尿、管型尿及肾功能异常等。心脏受累时，可有心律失常、心电图 ST-T 改变等。甚至发生心源性猝死。

（3）颅神经症状：多见于国外报道。主要是三叉神经受累（一般累及感觉支），表现为角膜反射消失或减弱、面部呈三叉神经周围性或核性分布的感觉减退及咀嚼肌无力等。其次Ⅰ、Ⅱ、Ⅲ、Ⅸ、Ⅹ、Ⅻ脑神经亦可受累，表现为嗅觉减退、视力下降、视野缩小、复视、眼睑下垂、吞咽困难、声带麻痹及伸舌障碍等。

（4）其他表现：口服中毒者可有口腔和咽部烧灼感，明显的恶心、呕吐、腹痛、腹泻等胃肠道症状。

接触高浓度三氯乙烯蒸气,尚可出现眼和上呼吸道刺激症状。液体三氯乙烯溅入眼内,除引起疼痛和不适外,还可导致角膜表层损伤,但在数日内可恢复。

2.药疹样皮炎　1947年国外开始发现三氯乙烯可致重症多形红斑等严重皮肤损害,但至今仅报道30余例,分散在新加坡、菲律宾、美国、日本、泰国、韩国和西班牙等。国内1994年才首次报道5例,但随后病例数明显增多。据统计到2016年底广东省发病已超过400例,且不断有新病例出现。既往发病主要集中在珠江三角洲地区;近年,广西、河南、湖北、北京、浙江、江西等地亦有报道。

本病在接触人群中发病率低,呈散发,90%以上患者所在企业为首次、单例发病;具有一定的潜伏期,首次接触三氯乙烯,常需5～40天或更长时间(一般不超过80天)才发病;常以发热或皮疹为首发症状;病程一般为1～3个月,少数超过1年;主要死因为急性肝功能衰竭、严重感染或多器官功能衰竭。

(1)皮肤损害:所有患者均可见不同程度的皮肤损害。原发性损害为斑疹、丘疹及水疱,继发性损害以糜烂、表皮抓破、破裂、斑块及鳞屑为主。一般先在手、前臂、颜面部、颈或胸部等暴露部位出现红色斑疹和/或丘疹,之后迅速蔓延至全身,呈对称性和泛发性;但亦有起病即呈泛发分布者。根据皮损特点,临床上分为4型:剥脱性皮炎、多形红斑、重症多形红斑和大疱性表皮坏死松解症。

1)剥脱性皮炎:皮疹开始多为对称性、散在性红色斑丘疹,于1至数天内发展到全身;皮疹处可肿胀,部分可融合呈片状红斑。严重病例皮疹达到高潮时,全身都有鲜红色水肿性红斑,可以达到体无完肤的程度。面部肿胀显著,常有溢液结痂,口腔黏膜间亦累及。1～2周皮疹转暗,脱屑增多。鳞屑大小不等,可从细糠状至片状,掌跖处由于皮肤较厚,脱屑可像戴破手套、穿破袜子样,皮肤干燥绷紧,颈、口角、关节和前胸等处皮肤常发生皲裂、渗出和继发感染。皮疹和表皮脱落可反复多次,逐次减轻,最后呈糠麸样,病情渐好转。

2)多形红斑:皮肤损害常呈多形性,可有红斑、丘疹、水疱等。典型皮疹是呈暗红或紫红色斑片,周围局淡红色晕,中央的表皮下可有水疱,除口腔外,一般不累及其他部位的黏膜。

3)重症多形红斑:一种严重的大疱性多形红斑,并有口、眼、生殖器黏膜损害。

4)大疱性表皮坏死松解症:皮疹开始为鲜红或紫红色斑片,很快增多扩大,融合成棕色大片,重者体无完肤,黏膜亦不例外。很快皮疹上出现巨形松弛性大疱,发展成全身性、广泛性,或多或少对称性的表皮松解,形成很多3～10cm的或多或少平行或带扇形的皱纹,可从一处推到几厘米或十几厘米以外。触之表皮极细极嫩,似腐肉一样,稍擦之即破,呈现红色腐烂面,但很少化脓。眼、鼻、口腔黏膜亦可剥脱。

(2)发热:大多数患者伴有发热,一般在出疹前后1～3天内出现,多为中等度热或高热。若糖皮质激素使用及时、足量,且无合并感染,皮疹消退时体温亦随之下降。

(3)肝脏损害:绝大多数患者都有不同程度的肝功能试验异常,多在起病1周内即出现,尤以血清转氨酶及胆红素增高为突出。体征可有肝区压痛、肝脏肿大或脾脏肿大。一般随皮疹消退肝功能逐渐好转,在2个月内恢复正常。但个别可很快发展为急性肝功能衰竭而死亡。

(4)浅表淋巴结肿大:大多数患者颈部、腋窝、腹股沟等处浅表淋巴结可肿大、压痛,皮疹高峰时更显著。

(5)黏膜损害:表现为充血、水肿、糜烂、渗出、破裂或溃疡等,常累及唇、口腔黏膜、结膜、角膜、鼻黏膜、外生殖器及肛门等处。患者可出现张口疼痛、进食困难、畏光、流泪、眼病、视物模糊、眼干涩感甚至干眼症,外阴疼痛等。个别患者肠黏膜亦被累及,出现腹痛、腹泻、大便带血,甚至便血等。

(6)其他表现:在皮疹高峰期,外周血嗜酸性粒细胞计数可明显增高,但极个别病例反降为0。血清心肌酶含量可轻度增高,心电图可出现窦性心律失常、非特异型ST-T改变等。还可出现一过性的蛋白尿和/或镜下血尿。

3.慢性影响　长期接触三氯乙烯可出现头痛、头晕、食欲不振、乏力、虚弱、记忆力减退、睡眠障碍、情绪不稳定、判断力下降和共济失调等症状。个别文献有报道可引起多发性周围神经病。另外,因对直接接触部位产生脱脂化作用可致皮肤干燥、角化不全、皲裂等,但不存在个体差异。

迄今为止,关于三氯乙烯对人类致癌作用的流行病学调查证据有限,但国际癌症研究机构(IARC)

仍然将其致癌性分类从第 3 类提高到第 2A 类。

4. **实验室检查** 急性三氯乙烯中毒时,进入体内的三氯乙烯大部分代谢后经肾脏排出体外,其中的代谢物尿三氯乙酸含量增高,为反映近期三氯乙烯接触的良好指标。

三氯乙烯药疹样皮炎患者可出现肝肾功能损害,转氨酶升高,胆红素可以升高。

(五)诊断

1. 急性三氯乙烯中毒

(1) 明确的接触高浓度三氯乙烯史。

(2) 出现头晕、头痛、恶心、呕吐、乏力、酩酊感、步态不稳、震颤、嗜睡等症状,严重者可以出现意识不清、幻觉、谵妄、全身强直性抽搐、昏迷、呼吸麻痹或循环衰竭,部分患者可出现心、肝、肾损害。

(3) 现场职业卫生流行病学支持急性中毒的诊断。

(4) 将要与感冒、高血压、脑血管意外、病毒性脑炎等可以引起上述症状的内科疾病进行鉴别。

(5) 诊断依据参考《职业性急性三氯乙烯中毒诊断标准》(GBZ 38—2006)。

2. 三氯乙烯药疹样皮炎

(1) 明确的 7 天至 3 个月的直接或间接接触三氯乙烯的职业史。

(2) 出现严重的药疹样皮炎、皮损、发热、肝功能损害和浅表淋巴结肿大,严重者可以出现剥脱性皮炎、多形性红斑或重症多形红斑、大疱性表皮坏死松解症等皮肤损害和合并肝功能损害。

(3) 现场职业卫生流行病学支持属于变态反应性的药疹样皮炎的诊断。

(4) 需要与一般药疹等其他可以引起药疹样皮肤损害的疾病进行鉴别。

(5) 诊断依据参考《职业性三氯乙烯药疹样皮炎诊断标准》(GBZ 185—2006)。

(六)治疗

1. **急性中毒的治疗** 目前尚无特效解毒剂,主要采取一般急救措施及对症支持治疗。

(1) 呼吸、心跳停止者,应迅速行心、肺、脑复苏。

(2) 吸入中毒者应迅速救离现场,脱去被污染衣物,应用清水或肥皂水彻底清洗被污染的皮肤。若眼睛被污染,用清水冲洗至少 15 分钟。口服中毒者应尽快洗胃,洗胃前可口服或经胃管注入活性炭或医用液体石蜡以减少三氯乙烯吸收。洗胃后再用盐类轻泻剂导泻。

(3) 患者要安静卧床休息,给氧。并注意密切观察病情变化。

(4) 出现有意识障碍及心、肝、肾损害者,应尽早积极对症治疗。治疗原则可参考内科治疗。

(5) 重症患者可适当给予糖皮质激素。忌用肾上腺素及含乙醇药物。

2. 药疹样皮炎的治疗

(1) 立即脱离原岗位,避免再接触三氯乙烯及其他促使病情加剧因素。

(2) 合理使用糖皮质激素,应遵循"及早、足量及规则减量"的原则。

首剂主要根据患者皮疹从肝功能情况进行综合考虑,一般可用甲泼尼龙 40～180mg/d 或地塞米松 10～40mg/d,静脉滴注;但肝损害严重者,可考虑使用冲击剂量的甲泼尼龙。随后视皮疹及全身情况调整剂量及维持时间,要注意减量过程中的反跳现象。

(3) 护肝治疗,尤其要注意防治急性肝功能衰竭患者使用冲击剂量糖皮质激素治疗。

(4) 加强皮肤、黏膜护理。

(5) 积极防治感染,加强营养支持及对症处理。

(6) 用药应力求简单,可用可不用的药物尽量不用,避免交叉过敏。

(七)预防

1. 改善设备和工艺,防止产生烟雾。加强厂房的通风换气,加强安全生产和个人防护知识培训教育。

2. 做好防火、防爆工作,防止静电荷累积而打火(可通过接地方式)。周围着火时,允许使用各种灭火剂,并喷水保持料桶等冷却。

3. 做好储运安全工作:储运中应保持干燥、阴暗。沿地面通风,而且应与金属、强碱、食品及饲料分开存放,分开运输。

4.严格控制工作场所空气中三氯乙烯的浓度在国家劳动卫生标准(时间加权平均容许浓度 30mg/m³，短时间接触容许浓度 60mg/m³)以下。

5.做好个人防护。使用呼吸保护用具，使用防护手套，使用安全护目镜。工作时禁止进食、饮水及吸烟。

6.劳动者在上岗前必须进行体检，在岗期间每年体检一次。凡查出为过敏体质，或有神经系统器质性疾病，明显的心、肝、肾疾病，眼底病变者，均应禁止或脱离三氯乙烯危害作业。

九、二硫化碳

(一)理化性质

二硫化碳的结构式为二硫化碳，分子量 76.14。无色或微黄色透明液体，纯品有乙醚气味，工业品一般有黄色和恶臭。相对密度(20℃/20℃)1.2566，凝固点 −116.6℃，沸点 46.3℃，闪点(闭口)−30℃，燃点 100℃，折射率 1.461，粘度(20℃)0.363mPa•s，溶解度参数 δ=10.0。能与无水乙醇、乙醚、苯、氯仿、四氯化碳混溶。溶于苛性碱和硫化碱，几乎不溶于水，易燃，蒸气与空气形成爆炸性混合物，爆炸极限 1%～50%(vol)。有毒，蒸气对皮肤、眼睛有强烈的刺激性，有麻醉作用。空气中最高容许浓度 10mg/m³(或 0.001%)。

(二)职业接触

二硫化碳主要应用于生产粘胶纤维、玻璃纸及橡胶硫化等工业，此外还用于矿石浮选、石油和石蜡的精制、四氯化碳和防水胶的制造，作为溶剂用于溶解树脂、脂肪、清漆及用于谷物熏蒸等方面。

(三)毒理及发病机制

二硫化碳经呼吸道进入人体，也可经皮肤和胃肠道吸收。进入体内后，10%～30% 经肺排出，70%～90% 经代谢从尿排出，吸收的二硫化碳能溶解在血清中，与蛋白质及氨基酸结合形成二硫代氨基甲酸酯和噻唑酮烷，此两化合物能与体内的铜、锌等金属离子形成络合物而阻碍细胞对氨基酸的利用，由此干扰细胞的能量代谢。二硫化碳还可使维生素 B_6 代谢产生障碍。二硫化碳所致蛋白质共价交联又可能是导致神经病变的基础。二硫化碳还可影响儿茶酚胺代谢，进而导致神经递质代谢紊乱。重者脑水肿出现兴奋、谵妄、昏迷可因呼吸中枢麻痹死亡。个别可留有中枢及周围神经损害。慢性中毒主要损害神经和心血管系统。

(四)临床表现

1.急性中毒　在生产条件下意外接触高浓度二硫化碳后发生，主要表现为急性中毒性脑病的症状与体征。轻患者感头痛、头晕、恶心及眼鼻刺激症状，或出现酒醉样感、步态不稳，可出现轻度意识障碍，无其他异常体征。重度中毒患者出现意识混浊、谵妄、精神运动性兴奋、抽搐以至于昏迷。脑水肿严重音可出现颅内压增高的表现，瞳孔缩小、脑干反射存在或迟钝、病理反射阳性、甚至发生呼吸抑制。少数患者可发展为植物状态，皮肤接触者，局部皮肤可出现红肿或类似烧伤的改变。

2.慢性中毒　长期接触较低浓度的二硫化碳后，产生以中枢及周围神经系统损害为主的临床表现。

(1)神经系统：包括中枢和外周神经损伤，毒作用表现多样，可从轻微的易疲劳、嗜睡、乏力、记忆力减迟到严重的神经精神障碍；外周神经病变为感觉运动型病变，常由远及近、由外至内进行性发展，表现为感觉缺失、肌张力减退、行走困难、肌肉萎缩等。外周与中枢神经病变常同时存在。脑电图可显示慢波增多的异常，脑影像学检查可发现脑萎缩。神经-肌电图可见失神经电位等神经源性损害，或周围神经传导速度减慢。

(2)视觉系统：曾有报告接触二硫化碳浓度在 100～400mg/m³ 多年者，出现视神经萎缩、球后视神经损害、中心性视网膜炎、眼底视网膜动脉硬化和微血管瘤等异常。职业流行病学调查发现，长期接触二硫化碳浓度达 10mg/m³，上述视觉系统异常的检出率增高，提示即使在低浓度接触条件下，眼部病变仍然是早期检测指标。

(3)生殖系统：男性可发生睾丸萎缩，精子生成障碍，精子数量减少，异常精子增多。女性亦可出现月经失调。

3．实验室检查　测定尿中二硫代物(2- 硫代 -4- 氢噻唑酸)和血清 N- 乙酰神经氨酸,可分别作为二硫化碳接触指标及中毒诊断指标。脑电图检查、肌电图测定神经传导速度及荧光眼底摄影,可反映中枢和周围神经系统损害及血管硬化的早期改变。

（五）诊断

根据长期密切接触二硫化碳的职业史,具有多发性周围神经病的临床、神经 - 肌电图改变或中毒性脑病的临床表现,结合现场卫生学调查资料,并排除其他病因引起的类似疾病后,方可诊断。

慢性二硫化碳中毒诊断标准为:

1．观察对象　具有以下任何一项者:

（1）头痛、头昏、乏力、睡眠障碍、记忆力减退,或下肢无力、四肢发麻等症状。

（2）眼底出现视网膜微动脉瘤。

（3）神经 - 肌电图显示有可疑的神经源性损害而无周围神经损害的典型症状及体征。

2．轻度中毒　具有以下任何一项者:

（1）四肢对称性手套、袜套样分布的感觉、触觉或音叉振动觉障碍,同时有跟腱反射减弱。

（2）上述体征轻微或不明显,但神经 - 肌电图显示有神经源性损害。

3．重度中毒　具有以下任何一项者:

（1）四肢远端感觉障碍、跟腱反射消失,伴四肢肌力明显减退,或四肢远端肌肉萎缩者,肌电图显示神经源性损害,伴神经传导速度明显减慢或诱发电位明显降低。

（2）中毒性脑病。

（3）中毒性精神病。

（六）治疗

1．紧急救护　一旦发生急性中毒,应立即将患者转移到空气新鲜处,给予吸氧和保暖。若皮肤被污染,则应及时脱去工作服,彻底清洗,要是眼睛有污染,则需及时清洗处理。注意防止呼吸困难及脑水肿的发生。

2．对二硫化碳中毒,目前尚无特效解毒剂,主要采取对症治疗和支持疗法。对慢性中毒者可应用 B 族维生素和能量合剂,并辅以体疗、理疗及综合对症治疗,包括及时纠正水、电解质和酸碱平衡的紊乱,防止继发感染等。对重度中毒患者应同时加强支持疗法,可按中毒性脑病治疗原则处理,出现呼吸抑制时,应立即给予人工呼吸,并酌情应用呼吸兴奋剂。

3．其他处置

（1）观察对象一般不调离二硫化碳作业,但应半年复查一次,并尽可能作神经 - 肌电图检查,进行动态观察。

（2）轻度中毒患者经治疗恢复后,可从事其他工作,并定期复查。

（3）重度中毒患者应调离二硫化碳和其他对神经系统有害的作业,经治疗后,应根据检查结果安排休息或工作。

（七）预防

二硫化碳对人的损伤是比较严重的,而且目前尚无特效疗法,故应特别强调防范工作。

1．首要的是生产经营单位必须高度重视安全生产和劳动保护工作,强化预防措施,确保生产设备的密闭,并采用吸风装置,严格监测作业场所空气中二硫化碳的浓度,并将其控制在国家规定的职业卫生标准(时间加权平均容许浓度为 $5mg/m^3$,短时间接触容许浓度为 $10mg/m^3$)以下。

2．加强设备的维修、保养和检查,防止意外事故的发生,防止皮肤接触和吸入。

3．加强作业人员的个人防护,正确使用个人呼吸防护器、防护手套、防护服、护目镜及面罩等劳动保护用品。

4．做好防火、防爆工作,禁止明火、火花及吸烟,禁止与热表面接触,设置防爆电器和照明设备。储运时需防火,并应与氧化剂、食品、饲料等分开,保持环境阴凉。

5．做好从业人员就业前和在岗期间的体检工作,凡查出有职业禁忌证(如神经系统器质性疾病、各种精神病、视网膜病变、高血压、冠状动脉粥样硬化性心脏病、糖尿病、先天性代谢障碍引起叠氮碘试验阳性者等），应禁止或脱离二硫化碳危害作业。切实做好职业健康促进工作，提高工人自我保护意识，工作时不得进食、饮水。

（邓立华）

十、甲醇

甲醇是重要的化工原料和有机溶剂，由于其具有良好的汽车燃烧性能，被国内外开发用作内燃机汽车燃料，具有广阔的应用前景。伴随甲醇燃料车的推广应用，甲醇的职业接触和生活接触也不可避免地扩大。

（一）理化性质

甲醇（CH_3OH）又称木醇或木酒精。为无色透明液体。易挥发，易燃。分子量32.04，沸点64.96℃，熔点 -97.8℃. 相对密度 0.7914g/cm³（20/4℃），爆炸极限 6.0%～36.5%，闪点11℃，可与水、乙醇、酮、醚、酯、卤代烃和苯混溶。

（二）职业接触

1. 职业接触　主要见于甲醇制造，运输和以甲醇为原料的工业、医药行业和化妆品行业。甲醇主要作为工业原料用于制造甲醛、氯甲烷甲胺、硫酸二甲酯、农药及医药类产品，甲醇还是重要的有机溶剂。

工作场所空气中甲醇的时间加权平均容许浓度为 25mg/m³，短时间接触容许浓度为 50mg/m³。

2. 生活接触　甲醇生活接触主要是误服甲醇或吸入甲醇蒸气。近年来，我国发生多起引用工业酒精勾兑米酒引发的甲醇中毒事件。

（三）毒理及发病机制

1. 神经系统损伤　甲醇本身具有麻醉作用，可使中枢神经系统受到抑制，甲醇代谢过程中产生的甲醛、甲酸、自由基可以和组织细胞直接发生作用，甲醇可以和生物膜表面形成一个氢键，减低生物膜水合作用，导致蛋白质脂质交联可能性增大。

2. 视神经和视网膜损伤　眼部损害主要与甲醛代谢物甲酸含量有关，甲酸盐可通过抑制细胞色素氧化酶引起轴浆流障碍，导致中毒性视神经病变。

3. 酸中毒　甲酸通过三个途径产生乳酸，从而导致代谢性酸中毒。一是甲酸诱导线粒体呼吸抑制和组织缺氧产生乳酸；二是甲醇氧化可使细胞内 NAD/NADH⁺ 比例下降，促进厌氧微生物的糖酵解，产生乳酸；三是甲酸对细胞色素氧化酶活性产生抑制导致 ATP 合成减少，产生乳酸。

（四）临床表现

职业性急性甲醇中毒多数发生在生产或使用过程中接触甲醇所引起的以中枢神经系统损害、眼部损害及代谢性酸中毒为主的全身性疾病。

在职业活动中短期内大量吸入高浓度甲醇蒸气，经过 8～36 小时，亦有短至几十分钟，长至 4 天的潜伏期后出现中毒症状。中毒早期呈酒醉状态，出现头昏、头痛、乏力、视物模糊、失眠和眼、上呼吸道黏膜刺激症状，精神症状可有恐惧、狂躁、幻觉、淡漠、抑郁等。严重时谵妄、意识模糊、昏迷等，并可出现脑水肿，甚至死亡。急性中毒可并发急性胰腺炎、心律失常、转氨酶升高和肾功能减退等。

视神经损害是甲醇中毒的突出症状，表现为复视、畏光、眼球疼痛、瞳孔扩大、光反应迟钝或消失、视网膜炎、视网膜水肿、充血或出血、球后视神经炎，严重者可因视神经萎缩而导致失明。

慢性中毒可出现视力减退、视野缺损、视神经萎缩及神经衰弱综合征，自主神经功能紊乱等、血液甲醇和甲酸测定有助于明确诊断。

慢性中毒可出现视力减退、视野缺损、视神经萎缩，以及神经衰弱综合征和自主神经功能紊乱，血液中甲醇和甲酸测定可帮助诊断和指导治疗。

（五）诊断

根据较高浓度的职业接触史，经短时的潜伏期后，出现典型的临床症状和体征，结合实验室检查，综合分析，排除其他疾病，可作出诊断。

1. 轻度中毒 具有以下任何一项者,可诊断为轻度中毒:

(1) 轻度意识障碍。

(2) 视盘充血、视盘视网膜水肿或视野检查有中心或旁中心暗点。

(3) 轻度代谢性酸中毒。

2. 重度中毒 具备以下任何一项者,可诊断为重度中毒:

(1) 重度意识障碍。

(2) 视力急剧下降,甚至失明或视神经萎缩。

(3) 严重性代谢性酸中毒。

(六) 治疗

接触甲醇后,出现头痛、头晕、乏力、视物模糊等症状和眼、上呼吸道黏膜刺激症状,及时脱离接触后短时间内可自行恢复。

中毒者应立即脱离现场,经口中毒患者应催吐或洗胃,皮肤中毒者应除去被污染的衣物,并彻底清洗污染的皮肤,给予适当的支持治疗和对症治疗。

轻度中毒者治愈后可恢复原工作。重度中毒者根据临床情况,妥善处理,调离有害作业。

(七) 预防

改善设备和工艺,避免手工操作,加强安全生产和个人防护知识教育,加强厂房的通风换气,加强个人防护措施。

劳动者上岗前应进行体检,在岗期间每两年体检一次,凡查出职业禁忌证患者,应禁止从事或脱离甲醇作业。

十一、酚

酚在工业生产中被广泛应用,且酚类化合物种类繁多,自然界中存在的酚类化合物大部分是植物生命活动的结果,植物体内所含的酚称为内源性酚,其余称为外源性酚。根据酚类的结果中芳环的数量可分为黄酮类、酚酸类、酚醇类和木质素类。从对人体危害和环境污染来看,有苯酚、甲酚、氨基酚、硝基酚、萘酚、氯酚等,其中以苯酚、五氯酚最为突出。

(一) 理化性质

酚类是在芳香族的苯环上直接连一个或两个以上的羟基,即 C_6H_5OH,依其挥发性不同,可分为挥发性酚和不挥发性酚两类,而他们的理化性质有很大的差异,从毒性分析来讲,以挥发性酚中苯酚和甲酚较为主要。

苯酚简称为酚,为无色或白色晶体,有特殊气味,在空气中及光线下变为粉红色,易自空气中吸收水分而液化。酚的熔点43℃,沸点182℃,酚呈弱碱性,能溶于水、醇、醚、氯仿、甘油及苛性碱溶液中,具有很强的腐蚀性和化学反应能力。

(二) 职业接触

1. 职业接触 木材加工、家具制造、煤焦油提取、化学农药制造、有机化工合成、医药制造等均可接触酚。职业活动中,酚可通过皮肤黏膜、呼吸道和胃肠道进入体内,导致急性中毒。工作场所空气中酚的时间加权平均容许浓度为:甲酚 $10mg/m^3$,间苯二酚 $20mg/m^3$。

2. 生活接触 生活接触多为误服导致中毒。家庭中常用的酚类产品"来苏尔"使用不当时,对眼睛、皮肤产生伤害。

(三) 毒理及发病机制

酚属于高毒类,酚灼伤皮肤、吸入高浓度酚蒸气以及经口进入体内均可发生中毒。皮肤小面积的酚灼伤可发生肾损害,一般可在灼伤后24小时内出现,急性肾衰竭常是导致酚中毒死亡的主要原因。长期接触酚可引起慢性酚中毒。此外,酚还可引起眼和皮肤损害,酚对皮肤黏膜有较强的腐蚀作用,可引起化学性皮肤灼伤和化学性眼灼伤。

（四）临床表现

急性中毒表现为头昏、头痛、乏力、意识障碍、昏迷、抽搐、呼吸困难,呼吸节律改变、肺水肿、呼吸衰竭;脉搏细速、血压下降、尿呈棕黑色、尿少、无尿、急性肾衰竭。口服酚可有胸骨后疼痛、腹痛、腹泻、呕吐、便血。

（五）诊断

根据短期内大量酚的职业接触史,出现中枢神经系统、肾脏、心血管、血液等一个或多个器官系统急性损伤为主的临床表现,结合实验室检查结果和职业卫生资料等,综合分析并排除其他原因所引起的类似疾病,可作出诊断。

1. 接触反应　短期接触酚后,出现头痛、头晕、恶心、乏力、烦躁不安等症状,可伴有一过性血压升高,并于脱离接触后短时间内(通常2~3日)恢复者。

2. 诊断及分级标准

（1）轻度中毒:除第四章的症状加重外,具备下列表现之一者:

1）轻度意识障碍。

2）轻度中毒性肾病。

3）急性血管内溶血。

4）心电图显示ST-T轻度异常改变或轻度心律失常如频发过早搏动、室上性心动过速。

（2）中度中毒:具备下列表现之一者:

1）中度意识障碍或反复抽搐。

2）中度中毒性肾病。

3）心电图出现心肌缺血或较重的心律失常如心房颤动或扑动。

（3）重度中毒:具备下列表现之一者:

1）重度意识障碍。

2）重度中毒性肾病。

3）休克。

4）重度心律失常如心室颤动或扑动。

（六）治疗

酚中毒的治疗目前尚无特效解毒剂,为防止酚中毒,灼伤创面的早期处理至关重要,迅速脱离现场,脱去污染衣物,并立即用大量的流动清水彻底冲洗污染创面,冲洗后即用浸过的聚乙烯乙二醇的棉球或浸过30%~50%酒精棉球擦洗创面。

急性酚中毒处理采用血液净化疗法,主要采用血液透析或血液灌流,目的是尽早清除体内的酚,并有助于防止急性肾衰竭,积极给予对症支持治疗,重点保护中枢神经、肾功能,防止血管内溶血。

轻度中毒治愈后可从事原工作,重度中毒治疗后,根据病情决定继续休息或安排工作。

（七）预防

改善设备和工艺,避免手工操作,加强安全生产和个人防护知识教育,加强厂房的通风换气,加强个人防护措施。劳动者上岗前应进行体检,在岗期间每两年体检一次,凡查出慢性肾炎,血液系统疾病患者应禁止从事或脱离酚危害作业。

（郑　光　王祖兵）

第六节　苯的氨基及硝基化合物中毒

一、苯的氨基及硝基化合物

苯的氨基和硝基化合物或芳香族氨基和硝基化合物,是苯或其同系物(甲苯、二甲苯、酚等)苯环上的氢原子被氨基或硝基取代而生成的一大类衍生物,1871年德国学者首先对其毒性做了相关的研究报道,1886年首次报道苯胺致命性中毒事件,1891年Dodd首次报道硝基苯中毒病例。我国对该类毒物的病例报道可追溯至1957年,急性职业中毒非常常见。

该类化合物种类繁多,比较常见的有苯胺、对苯二胺、间苯二胺、联苯胺、硝基苯、二硝基苯、间二硝基苯、硝基甲苯、硝基氯苯、对氯苯胺、3-氯-2甲基苯胺、硝基苯胺、5-硝基邻甲苯胺、2,4-二氟苯胺、三硝基甲苯等,其中以苯胺(又称阿尼林 aniline、氨基苯)和硝基苯(又名密斑油、苦杏仁油)为代表。

该类化合物主要毒作用是形成高铁血红蛋白(MetHb)血症及继发性溶血、肾脏损害及化学性膀胱炎、肝脏损害等,但不同的品种毒性又有差异。有的毒性较大,有的具有致癌性,欧盟已禁用2-萘胺、4-氨基联苯,联苯胺、4-硝基联苯及其盐类。因三硝基甲苯毒性较特殊,下节单列介绍。

(一)理化性质

本类化合物常温下多为固体或液体,沸点高、挥发性较低,难溶或不溶于水,硝基苯在水中的溶解度仅为0.2g/100ml,苯胺在水中的溶解度稍高也只有3.4g/100ml,易溶于脂肪、醇、醚及其他有机溶剂。苯胺纯品为无色油状液体,易挥发,具有特殊臭味,久置颜色可变为棕色。熔点$-6.2℃$,沸点$184.30℃$,蒸气密度3.22g/L,中等度溶于水,能溶于苯、乙醇、乙醚、氯仿等有机溶剂,呈碱性,能与盐酸或硫酸化合成盐酸盐或硫酸盐。硝基苯是无色或微黄色油状液体,沸点$210.9℃$,熔点$5.7℃$,蒸汽密度4.1g/L。微溶于水,溶于乙醇、乙醚、苯等有机溶剂。遇明火、高热会燃烧、爆炸、与硝酸反应剧烈。见光颜色变深,其污染后的吸收率为$2mg/(cm^2 \cdot h)$。蒸汽可同时经皮肤和呼吸道吸收。

(二)职业接触

该类化合物应用广泛,是重要的化工原料,广泛用于制造染料、药物、涂料、炸药、油墨、香料、农药、橡胶、塑料等工业。在生产环境中,本类毒物以粉尘或蒸汽的形式存在,可经呼吸道和皮肤黏膜双重途径吸收中毒,液态毒物污染、喷溅至皮肤是导致事故性急性中毒的主要原因。误服或污染食物均可导致中毒。

(三)毒理及发病机制

该类化合物的主要毒性是血液及肝脏、肾脏毒性,氨基衍生物的膀胱毒性相对较强,硝基衍生物的肝脏毒性相对较强,酚基衍生物和部分硝基衍生物神经毒性较强,联苯胺、萘胺等具有致癌性(可致膀胱癌)。

1. 血液毒性

(1)形成高铁血红蛋白(MetHb):高铁血红蛋白形成剂分为直接和间接两类,前者如对氨基酚、对氯硝基苯以及亚硝酸盐、硝化甘油、苯肼、苯醌等,直接与Hb反应生成MetHb,苯的氨基和硝基化合物中多数为间接高铁血红蛋白形成剂,即经过体内代谢转化生成某种具有氧化作用的代谢产物,可使Hb变成MetHb。如苯胺,在体内被迅速氧化为苯基羟胺,再氧化为对氨基酚,与体内硫酸或葡萄糖醛酸结合经尿排泄。苯基羟胺具有强氧化性,可使Hb中的Fe^{2+}氧化成Fe^{3+},形成MetHb,从而失去携氧能力。而硝基苯在体内主要有两种代谢途径,一氧化生成对硝基酚,再被还原为对亚硝基酚和苯醌亚胺,再氧化生成对氨基酚。二还原生成亚硝基苯,再被还原为苯基羟胺和苯胺,最后代谢为对氨基酚。硝基苯代谢较苯胺缓慢,形成MetHb比苯胺慢,但毒性较大。有的本类化合物不形成MetHb或形成能力特别弱:如联苯胺、二硝基酚等。文献报道5-硝基邻甲苯胺、2-甲基-4-硝基苯胺、对亚硝基二甲苯胺、3-氯-2-甲基苯胺中毒病例,未观察到高铁血红蛋白血症,5-硝基邻甲苯胺、2-甲基-4-硝基苯胺主要表现为肝脏损害,对亚硝基二甲苯胺对皮肤具有明显刺激和致敏作用,3-氯-2-甲基苯胺中毒主要表现为化学性膀胱炎。

(2)溶血作用:与形成MetHb有关,但在程度上不平行。MetHb不能携氧,使能量代谢受抑,还原性谷胱甘肽(GSH)减少,红细胞膜正常功能受损,导致红细胞破裂,发生溶血。本类化合物还可直接作用于珠蛋白分子中的巯基,使珠蛋白变性,变性的珠蛋白沉着在红细胞内,形成变性珠蛋白小体(Heinz小体,Heinz body,HzB)。这种小体通过两种途径损伤红细胞:一是变性珠蛋白与膜之间形成二硫化合物,使两者紧密相联,从而影响膜的结构和功能;二是红细胞随小体的形成而丢失表面积,使红细胞表面积与体积之比变小,对阳离子的通透性增加,导致红细胞寿命缩短。带HzB的红细胞经过脾时,可被吞噬细胞识别而被吞噬。因此,具有 HzB 的红细胞容易发生溶血反应。

2. 肝脏毒性　苯的硝基衍生物肝脏毒性最为常见,可直接作用于肝细胞引起中毒性肝损害,缺氧和溶血可致继发性肝损害。GSH 减少,脂质过氧化增强,肝细胞膜损伤,细胞内游离钙浓度升高导致钙稳态紊乱,造成肝细胞损害。急性中毒时肝脏损害多出现在高铁血红蛋白之后。

3. 肾脏和膀胱毒性　本类化合物可直接作用于肾脏,引起肾小球及肾小管上皮细胞变性坏死;其代谢产物多经过肾脏排泄,可造成间接损害。大量溶血后,红细胞溶解产物等在肾脏沉积造成继发性损害。肾脏和膀胱毒性在苯的氨基衍生物更多见。

4. 皮肤黏膜刺激和致敏作用　本类化合物对皮肤具有脱脂性,多数具有一定刺激性,特别是含有卤素基团的,含有苯酚基、氨基的多有腐蚀性,高浓度接触或反复接触可致皮肤灼痛、红斑、疱疹,严重者可致皮肤坏死。长期低浓度反复接触也可致皮肤屏障、结构破坏,急慢性炎症、过度角化。

5. 其他

(1)眼晶状体损害:本类化合物中部分硝基衍生物可致眼晶状体白内障,三硝基甲苯最常见,二硝基酚、二硝基邻甲酚也有病例报道。

(2)致癌作用:目前公认的能够导致职业性肿瘤的本类毒物是联苯胺、β- 萘胺引起的膀胱癌。为肾盂、输尿管移行上皮细胞癌。吸烟与接触联苯胺有协同致癌作用。有调查报道接触邻甲苯胺工人膀胱癌的发生率增加,但尚未肯定。

(3)硝基酚类化合物可促进新陈代谢,抑制磷酰化过程,出现高热、高代谢表现。

(4)神经系统损害:急性期可有神经细胞水肿、变性,缓慢中毒可见脑萎缩,周围神经源性损害。

(5)心血管系统损害:心肌细胞损害和传导系统异常,可见 ST-T 改变、心动过速、各种心律异常,有的呈心梗样表现,心肌酶、肌钙蛋白明显升高。

(四) 临床表现

急性苯的氨基和硝基化合物中毒表现为以高铁血红蛋白血症、血管内溶血及肝脏、肾脏损害为主的临床综合征。氨基衍生物可伴有化学性膀胱炎。慢性中毒可表现为单一中毒性肝病或接触性皮炎等。

1. 潜伏期　一般较短,笔者统计分析了国内外文献报道的急性苯的氨基和硝基化合物中毒病例 1240 例,其中有明确潜伏期者 914 例,4 小时以内发病的占 62.36%。最短的暴露仅 4 分钟即出现典型中毒症状。苯胺类化合物中毒潜伏期(3.31 小时 ±5.23 小时),明显较硝基苯类为短(5.85 小时 ±5.94 小时)。

2. 高铁血红蛋白血症　突出表现为发绀,发绀是由于血中高铁血红蛋白增加,表现为皮肤及黏膜呈现青紫现象。伴有不同程度缺氧症状,症状往往与发绀程度不对称,此特点有助于早期诊断。当血中高铁血红蛋白浓度达 10% 以上,即可出现发绀。轻微发绀:患者出现口唇、鼻尖、耳垂等末梢部位的青紫,可无明显不适症状;明显发绀:患者全身皮肤、黏膜明显呈紫色,伴有乏力、头晕、气短等明显缺氧症状,血氧饱和度可降低;重度发绀:全身性皮肤黏膜呈铅灰色,常伴有呼吸困难、心跳加快、恶心、呕吐、昏迷等严重缺氧症状。

3. 溶血　本类化合物引起的溶血为急性血管内溶血,起病急,突出表现是茶色或酱油色尿,可有头晕、乏力、心悸、腰痛、害冷或寒战等症状,检查表现溶血性贫血特征。MetHb 越高者,越易发生溶血,但其程度又不完全平行。HzB 的浓度与溶血程度高度相关。通常于中毒后 7～24 小时检出,24～72 小时达高峰,>25% 易发生溶血,重度中毒常 >50%。硝基苯、邻硝基氯苯、对硝基氯苯、邻硝基甲苯等形成 MetHb 的作用较强,而间二硝基苯、间硝基苯胺、对硝基苯胺形成 MetHb 的作用较强,更易发生溶血。

4. 化学性膀胱炎　苯胺类较易发生,临床症状有尿频、尿急、尿痛、血尿、尿失禁、膀胱痉挛等。尿常规异常,可见白细胞、红细胞、蛋白甚至管型,应与尿路感染相鉴别。

5. 肝、肾脏器损害　苯的氨基、硝基化合物可直接或间接造成肝、肾脏器损害。急性中毒后,一般经过 2～7 天的潜伏期可出现黄疸、恶心、食欲不振、肝功异常等中毒性肝病的表现,转氨酶、总胆红素、间接胆红素明显升高。也可出现腰痛、尿色异常、尿少、排尿困难等肾脏损害表现,随着病情恢复多可治愈。间断较高浓度或长期低浓度接触苯的氨基和硝基化合物,可致亚急性或慢性肝脏损害。

6. 皮肤损害　接触苯的氨基、硝基化合物可引起刺激性接触性皮炎或过敏性皮炎,长期反复不愈可致湿疹样变；高浓度可引起局部化学灼伤，特别是刺激性较强的苯胺类。苯酚基化合物直接接触可致皮肤结痂坏死。

7．实验室检查

（1）MetHb：可用等吸收点法、计算分光光度法、氰化高铁血红蛋白（HiCN）法测定。多在一次大剂量接触后 0.5～3 小时出现，少数出现于中毒后 4～5 小时，未见超过 5 小时者，其在体内的含量与中毒程度具有较好的平行性。但 MetHb 不稳定，体内可被红细胞酶还原，使用亚甲蓝治疗后迅速下降，在空气中搁置也可部分还原，因此需要尽早测定，采样后 1 小时内完成实验。

（2）HzB：血涂片染色后油镜镜检计数，一般于中毒后 7～24 小时检出，其高峰出现在 24～72 小时，并持续 3～4 天。检出越早、阳性率越高，病情越重，中毒患者检查阳性率大于 80%。

（3）尿对氨基酚：苯胺的代谢产物。采用盐酸萘乙二胺分光光度法或高效液相色谱法测定。急性中毒患者入院后尽早测定，24 小时清除 89%。慢性中毒采集班后或班末 2 小时尿样。我国尚未制订接触限值。美国 ACGIH 生物接触限值为尿对氨基酚 50mg/g 肌酐。

（4）尿对硝基酚：硝基苯类衍生物体内主要代谢产物。我国规定的测定方法有分光光度法和高效液相色谱法。但尚未制定生物接触限值，美国 ACGIH 生物接触限值为尿对硝基酚 5mg/g 肌酐。有人做过研究：人接触本品 5mg/m³，尿中对硝基酚可达 0.011～0.039mmol/L（1.5～5.5mg/L）。

（五）诊断及鉴别诊断

1．诊断原则　根据短期内接触较大量苯的氨基、硝基化合物的职业史，以高铁血红蛋白血症、血管内溶血及肝脏、肾脏损害为主要临床表现，结合现场职业卫生学调查和实验室检查结果，进行综合分析，排除其他原因所引起的类似疾病后，方可诊断。

2．诊断分级　《职业性急性苯的氨基、硝基化合物中毒的诊断》（GBZ 30—2015）中，将职业性急性苯的氨基、硝基化合物中毒分为轻度、中度和重度三级。

（1）轻度中毒：口唇、耳廓、指（趾）端轻微发绀，可伴有头晕、头痛、乏力、胸闷等轻度缺氧症状，血高铁血红蛋白浓度≥10%。

（2）中度中毒：皮肤、黏膜明显发绀，出现心悸、气短、恶心、呕吐、反应迟钝、嗜睡等明显缺氧症状，血高铁血红蛋白浓度≥10%，且伴有以下任何一项者：

1）轻度溶血性贫血，变性珠蛋白小体可升高。

2）急性轻 - 中度中毒性肝病。

3）轻 - 中度中毒性肾病。

4）化学性膀胱炎。

（3）重度中毒：皮肤黏膜重度发绀，可伴意识障碍，血高铁血红蛋白浓度≥10%，且伴有以下任何一项者：

1）重度溶血性贫血。

2）急性重度中毒性肝病。

3）重度中毒性肾病。

《职业性急性苯的氨基、硝基化合物中毒的诊断》（GBZ 30—2015）适用于以急性 MetHb 血症、溶血为主的临床综合征的诊断。本类化合物中毒以单纯中毒性肝病为主要临床表现的，以《职业性中毒性肝病的诊断标准》（GBZ 59—2010）进行诊断。本类化合物导致的膀胱癌按照《职业性肿瘤的诊断标准》（GBZ 94—2014）进行诊断。

3．鉴别诊断　本病应与能导致高铁血红蛋白血症的其他疾病相鉴别，如：急性亚硝酸盐中毒、肠源性发绀、某些药物中毒等。常见的可导致高铁血红蛋白的药物或其他化学品有：扑疟喹、亚硝酸盐、亚硝酸乙酯、伯氨喹啉、氯酸钾、次硝酸铋、磺胺类、非那西丁、苯丙砜、多粘菌素 B、醚类、氮氧化物、硝基甲烷等。急性亚硝酸盐中毒导致的高铁血红蛋白血症通常不伴有溶血性贫血及中毒性肝损害，应结合病史排除。变性珠蛋白小体亦可由其他疾病引起，如不稳定血红蛋白病、6- 磷酸葡萄糖脱氢酶缺陷症等。

（六）治疗

1. 迅速清除毒物，防止毒物再吸收　立即帮助患者撤离中毒现场，至上风向安全地区，脱去污染衣物，先用肥皂水再用大量清水彻底冲洗污染皮肤、头发，眼睛有污染的要先行冲洗，然后安全转院。院内可行进一步皮肤洗消，误服者尽快给予洗胃，灌服活性炭水，口服甘露醇导泻，重度中毒患者可考虑选用血液净化治疗。

2. 特效解毒药物治疗　常用小剂量亚甲蓝治疗，1% 亚甲蓝溶液，1～2mg/kg 计算剂量，分次稀释静注。一般很快见效，使用后疗效不明显时，应积极寻找原因，而不应盲目加大剂量，大剂量时为氧化作用反而加重病情。注射过快或一次用量过大可出现恶心、呕吐、腹痛，甚至抽搐、惊厥。轻度中毒患者可给予 5%～10% 葡萄糖溶液 500ml 加维生素 C 3.0～5.0g 静脉滴注。10%～25% 硫代硫酸钠 10～30ml 静注。

3. 血液净化疗法　轻、中度病人一般不需要，重度中毒患者伴有严重溶血或严重肝、肾功能损害时，可根据病情选择血液灌流、血液透析或连续性动静脉血液滤过。当检出变性珠蛋白小体＞50% 时，也可及早考虑换血疗法，以防止溶血的发生，但换血量至少需 2000ml，否则难以保证疗效。

4. 溶血性贫血的治疗　轻度不需要处理。根据病情可短程适量应用糖皮质激素治疗。溶血严重者需给予输注新鲜血液，血浆置换，注意碱化尿液，保护肾脏。

5. 中毒性肝损害的治疗　早给予葡萄糖醛酸内酯、谷胱甘肽、护肝片及维生素 B、维生素 C 等保肝药物，卧床休息，注意饮食。

6. 其他对症支持治疗　维持生命体征和水电解质平衡。心电监护，及时纠正心律失常。有高热时给予物理降温或亚冬眠药物治疗。

本类急性中毒，及时采用上述综合治疗，治愈率较高。笔者汇总分析了 1979 年来国内文献报道的 1240 例中毒病例，治愈率高达 98.71%，病死率 1.13%。死亡 14 例，死亡原因主要为多脏器功能衰竭。仅有 5 例重度中毒者使用了血液净化疗法（3 例血液灌流，1 例血浆置换，1 例血液透析与血液灌流同时使用）。2 例遗留神经系统后遗症。轻度中毒用药 0.5～1 小时即可见效，24 小时内症状消失；中度中毒者在 2～3 天内症状缓解或消失，1 周内可痊愈；重度中毒者病情迁延，多在 1 月左右痊愈。肝脏损害经积极保肝治疗后通常在 4～8 周恢复。

（七）预防

1. 改进生产工艺，以无毒或低毒物质代替高毒物质。如用硝基苯加氢法代替铁粉还原法生产苯胺，可杜绝工人因进入反应锅内去除铁泥而引起的急性中毒；提高生产自动化、密闭化程度，尽量减少人工投料、人工观察等接触机会；改进设备，防止跑、冒、滴、漏，杜绝事故发生。

2. 加强生产环境的通风排毒设施，设置足够的毒物监测报警设备。定期检测车间空气中毒物的浓度，使车间空气毒物浓度不超过国家最高允许浓度标准。

3. 建立安全生产制度，定期对设备管道进行检维修。定期对职工进行安全生产和职业卫生培训，使之严格遵守操作规程，杜绝违章操作。

4. 加强个体防护。本类化合物中毒多数为皮肤和呼吸道双重吸收中毒，尤其应重视皮肤污染问题。作业工人应合理使用工作服、防毒口罩、及手套等个体防护用品，工作时要穿"三紧"（袖口、领口和袜口紧）工作服，工作后彻底淋浴。苯胺污染手时，可用 75% 酒精或肥皂水清洗。工作区应设置足够的喷淋和淋浴设备，便于工人应急洗消和班后淋浴，但水温不应超过 40℃。

5. 加强职业健康监护。上岗前及在岗期间定期对职工进行体检，遇发生急性泄露事故时，及时对所有暴露职工进行应急体检。凡有肝病、肾病、血液病、葡萄糖 -6- 磷酸脱氢酶（G-6-PD）缺陷以及慢性皮肤病者，如久治不愈的慢性湿疹、银屑病等，不宜从事此类作业。

二、三硝基甲苯

（一）理化性质

TNT 有六种异构体，本品为 α 异构体，即 2，4，6- 三硝基甲苯，呈灰黄色晶体。分子量 227.13，密度 1.654g/L，熔点 80.65℃，沸点 240℃（爆炸）。不溶于水，溶于油脂、乙醇、苯、丙酮及各种有机溶剂。TNT 突然受热易引起爆炸。

（二）职业接触

三硝基甲苯（trinitrotoluene，TNT），俗称黄色炸药。主要用于国防工业；也常用于采矿和开凿隧道等。因此在制造硝铵炸药时，在粉碎、球磨、过筛、配料及装药等生产工艺过程中，都可接触大量 TNT 粉尘。但我国目前已改进硝铵炸药生产工艺，生产环境接触高浓度 TNT 的机会已大大减少。三硝基甲苯主要通过呼吸道和皮肤侵入人体。在生产和使用过程中，多为长期低剂量接触，导致慢性中毒，引起肝损伤、贫血及中毒性白内障等。短时间内接触高浓度 TNT 可致急性中毒，现已少见。

（三）毒理及发病机制

TNT 可经皮肤、呼吸道及消化道进入人体内，但在生产劳动中职业接触主要经皮肤和呼吸道吸入。由于 TNT 有亲脂性易吸附在皮肤表面，特别在夏季气温高，湿度大，工人暴露的皮肤面积大，易经皮肤吸收。职业接触 TNT 时皮肤是主要吸收途径，经皮肤吸收是当前 TNT 慢性中毒的主要原因。TNT 在体内分布取决于进入途径。动物实验表明，在经口染毒条件下，^{14}C-TNT 以低含量较均匀地分布于全身，肝、肾、血液含量不到 1%，但消化道浓度较高；经皮吸收后，肌肉含量较多，而肝、肾浓度较低；经气管注入后，所有器官中皆有较高浓度。给小鼠一次腹腔注射 ^{3}H-TNT 后，TNT 广泛分布于肝、肾、脑、睾丸及眼等组织。TNT 在晶状体、房水和肝脏内平均滞留时间（MRT）较长，分别为 32.66 小时、26.71 小时、22.2 小时。进入体内的 TNT 除一部分以原形经尿排出体外，主要转化途径为：①氧化还原：部分经硝基还原，最终形成氨基，部分经甲基氧化为羧基。② TNT 的苯环氧化成酚类化合物。③结合反应，TNT 的多种代谢产物与葡萄糖醛酸结合。TNT 及其代谢物主要经尿排泄，尿粪排泄比为 5∶1。接触 TNT 工人尿内可检出十余种代谢产物，尿半排期为 0.81 天，24 小时尿粪 TNT 排出量占 5 天总排出量的 90% 以上。TNT 爆炸后产生大量氮氧化物，俗称硝烟，主要为一氧化氮和二氧化氮。以二氧化氮为主；二氧化氮生物活性大，毒性为一氧化氮的 4～5 倍，氮氧化物溶解度小，对眼和上呼吸道黏膜刺激作用亦小，主要作用于深部呼吸道，与呼吸道黏膜上的水缓慢作用，经一段时间的潜伏期（一般 6～72 小时）可出现肺水肿。

TNT 主要毒作用为肝脏、晶状体、血液和神经系统损害。

1. 白内障　眼晶状体是 TNT 慢性损害的主要靶器官，导致中毒性白内障。形成机制尚不清楚，有学者认为，是其代谢产物或致 MetHb 升高沉积于晶体所引起。也有人认为与 TNT 引起的眼晶体代谢失调或脂质过氧化有关。

2. 肝脏损害　TNT 对肝脏的急性病理改变主要是肝细胞坏死和脂肪变性；慢性改变主要是肝细胞再生和纤维增生。其导致肝损害的机制可能是：

（1）TNT 与体内氨基酸结合，导致氨基酸缺乏，肝细胞营养不良所致。

（2）TNT 在体内可转化为硝基自由基，使活性氧生成显著增加，可诱发脂质过氧化和细胞钙稳态失调。

（四）临床表现

在生产条件下，TNT 急性中毒很少见，以慢性中毒为主。

1. 急性中毒

（1）轻度中毒：患者有头晕、头痛、恶心、呕吐、食欲不振、上腹部痛，面色苍白，口唇、鼻尖、耳廓、指（趾）端发绀，尿急、尿频和排尿痛等。

（2）重度中毒：除上述症状加重外，病人意识不清，呼吸浅表、频速，大小便失禁，瞳孔散大，对光反应消失，角膜及腱反射消失，严重者可因呼吸麻痹死亡。

2. 慢性中毒　主要是肝脏、眼晶状体、血液和神经系统的损害。

（1）肝病：可有乏力、纳差、恶心、呕吐、腹痛、肝区疼痛、便秘等症状，检查可见黄疸、肝脏肿大、肝区叩痛，肝功能试验可异常：血清丙氨酸氨基转移酶（ALT）、天门冬氨酸氨基转移酶（AST）、γ- 谷氨酰转肽酶（γ-GT）、血清肝胆酸（CG）、血清转铁蛋白（TF）和前白蛋白（PA）、色氨酸耐量试验（ITTT）、吲哚氰绿滞留试验（ICG）等指标均可见异常。

（2）眼晶状体改变：形成 TNT 中毒性白内障，晶状体混浊的形态、色泽、分布等具有明显的特征：

1）发病部位：初期在晶状体周边部可见皮质内细沙样灰黄色点状混浊，逐渐形成完整的环形混浊（暗影），再以周围环为底逐渐形成多个尖向中心的楔形混浊，进一步晶体中央部出现花瓣状或盘状混浊。

2）发病时间：一般接触 TNT 工龄 6 个月至 3 年可发生白内障。工龄越长发病率越高，10 年以上工龄发病率为 78.5%，15 年以上高达 83.65%。

3）白内障形成后，即使不再接触 TNT，仍可进展或加重，脱离接触时未发现白内障的工人数年后仍可发生。

4）一般不影响视力，但晶体中央部出现混浊，可使视力下降。

5）TNT 白内障与 TNT 中毒性肝病发病不平行。

（3）血液系统改变：暴露于高浓度 TNT 可致造血功能异常，出现贫血，甚至再生障碍性贫血。但这类病例较少见。

（4）皮肤改变：有的接触 TNT 工人出现"TNT 面容"，表现为面色苍白、口唇、耳廓青紫色。另外手、前臂、颈部等裸露部位皮肤产生过敏性皮炎，黄染，严重时呈鳞状脱屑。

（5）生殖功能影响：文献报道接触 TNT 男工有性功能低下（性欲低下、早泄与阳痿等）。精液检查：精液量显著减少，精子活动率 <60% 者显著增多，精子形态异常率增高。接触者血清睾酮含量显著降低。女工则表现为月经周期异常，月经量过多或过少，痛经等。

（五）诊断

1. 急性中毒　少见。有短时间大量 TNT 暴露史，出现发绀等高铁血红蛋白血症为主的临床表现，严重者可出现昏迷、呼吸衰竭。实验室检出 MetHb 或 HzB 有助于诊断。

2. 慢性中毒

（1）诊断原则：根据长期三硝基甲苯职业接触史，出现肝脏、血液及神经等器官或者系统功能损害的临床表现，结合职业卫生学调查资料和实验室检查结果，综合分析，排除其他病因所致的类似疾病，方可诊断。

（2）诊断分级：根据《职业性慢性三硝基甲苯中毒的诊断》（GBZ 69—2011）把职业性慢性三硝基甲苯中毒分为三度：

1）轻度中毒：有乏力、食欲减退、恶心、厌油、肝区痛等症状持续 3 个月以上，伴有至少一项肝功能生化指标异常，并具有下列表现之一者：

①肝大，质软，有压痛或叩痛。

②肝功能试验轻度异常。

③腹部超声图像提示慢性肝病改变。

④神经衰弱样症状伴肝功能指标任意 2 项异常改变。

2）中度中毒：在轻度中毒的基础上，具有下列表现之一者：

①肝功能试验中度异常。

②腹部超声图像提示肝硬化改变。

③脾大。

④出现肝硬化并发症食管胃底静脉曲张。

⑤溶血性贫血。

3）重度中毒：在中度中毒的基础上，具有下列表现之一者：

①肝功能试验重度异常。

②腹部超声图像提示肝硬化伴大量腹水。

③出现肝硬化并发症食管胃底静脉曲张破裂、肝性脑病、自发性细菌性腹膜炎中一项者。

3. TNT 白内障

（1）诊断原则：根据密切的 TNT 职业接触史，出现以双眼晶状体混浊改变为主的临床表现，结合必要的动态观察,参考作业环境职业卫生调查,综合分析,排除其他病因所致的类似晶状体改变后,方可诊断。

(2)诊断分级:根据《职业性三硝基甲苯白内障诊断标准》(GBZ 45—2010),职业性三硝基甲苯白内障分级如下:

1)观察对象:长期接触 TNT 后,裂隙灯显微镜直接焦点照明检查可见晶状体周边部皮质内有灰黄色均匀一致的细点状混浊,弥散光照明检查或晶状体摄影照相检查时细点状混浊形成半环状或近环形暗影,但尚未形成完整的环形暗影。每年复查一次,经连续 5 年观察上述改变无变化者,终止观察。

2)一期白内障:裂隙灯显微镜检查和(或)晶状体摄影照相可见晶状体周边部皮质内灰黄色细点状混浊,组合为完整的环形暗影,其环形混浊最大环宽小于晶状体半径的 1/3。视功能不受影响或正常。

3)二期白内障:晶状体周边部灰黄色细点状混浊向前后皮质及成人核延伸,形成楔状,楔底向周边、楔尖指向中心。周边部环形混浊的范围等于或大于晶状体半径的 1/3。或在晶状体周边部混浊基础上,瞳孔区晶状体前皮质内或前成人核出现相当于瞳孔直径大小的完全或不完全的环形混浊。视功能可不受影响或正常或轻度障碍。

4)三期白内障:晶状体周边部环形混浊的范围等于或大于晶状体半径的 2/3。或瞳孔区晶状体前皮质内或前成人核有致密的点状混浊构成花瓣状或盘状或晶状体完全混浊。视功能受到明显影响。

(六)治疗

1. 中毒治疗

(1)急性中毒同急性苯的氨基和硝基化合物中毒。三硝基甲苯污染手时,可用 5% 亚硫酸钠洗手,或用 10% 亚硫酸钾肥皂洗手。该品遇三硝基甲苯即变为红色,如将红色全部洗净,即表示皮肤污染已去除。也可用浸过 9∶1 的酒精、氢氧化钠溶液的棉球擦手,如不出现黄色,则表示三硝基甲苯污染已清除。

(2)慢性中毒

1)治疗原则

①宜进清淡而富有营养的饮食,禁止饮酒和使用损害肝功能的药物,生活规律,勿过劳。

②保肝降酶:可应用葡萄糖醛酸内酯、大剂量维生素 C、甘草酸制剂、水飞蓟素类、还原型谷胱甘肽、S- 腺苷蛋氨酸和多烯磷脂酰胆碱等药物。

③重症患者出现肝功能衰竭时,建议采用人工肝支持疗法,高危患者,应考虑肝移植治疗。

④其他治疗原则与内科相同。

2)其他处理

①慢性轻度 TNT 中毒经治疗好转后,不宜继续从事肝脏损害的职业病危害因素作业。

②慢性中度和重度 TNT 中毒,迁延不愈者需长期休息和治疗。

2. TNT 白内障

(1)治疗原则:按白内障常规治疗处理。如晶状体大部或完全混浊,可施行白内障摘除、人工晶状体植入术。

(2)其他处理:观察对象每年复查一次。诊断为 TNT 白内障者应调离 TNT 作业。需进行劳动能力鉴定者,按《劳动能力鉴定 职工工伤与职业病致残等级》(GB/T 16180—2014)处理。

(七)预防

1. 工艺改革 粉状硝铵炸药生产改为油状,减少扬尘。在三硝基甲苯的混合、装料等工序应予密闭,采取自动化操作并设置局部通风。

2. 遵守安全操作规程 尽量减少工作中皮肤的接触。一旦皮肤污染,应规范洗消清除。对生产设备进行定期检维修。

3. 使用硝铵炸药爆破或意外爆炸后,应通风一定时间,才可进入操作。避免吸入高浓度 TNT。

4. 加强个人防护和个人卫生 穿"三紧工作服"和防毒口罩,班后淋浴,可用 10% 亚硫酸钾肥皂洗浴。

5. 加强职业健康监护　上岗前和在岗期间依法进行职业健康检查,及时筛查职业禁忌证,早期发现 TNT 健康损害。

(闫永建)

第七节　高分子化合物中毒

高分子化合物(macmmoleeular compound)又名聚合物或共聚物,是由一种或几种单体,经聚合或缩聚而成,分子量达数千至数百万的化合物,一般在 $10^4 \sim 10^7$ 范围内。聚合是指许多单体连接起来形成高分子化合物的过程,此过程中不析出任何副产品,例如聚乙烯,是由许多单体乙烯分子聚合而成。缩聚是指单体间首先缩合析出一分子的水、氨、氯化氢或醇以后,再聚合为高分子化合物的过程,例如酚醛树脂,是由苯酚与甲醛缩聚而成。

高分子化合物就其来源可分为天然高分子化合物和合成高分子化合物。通常所说的高分子主要指合成高分子化合物。高分子化合物具有机械、力学、热学、声学、光学、电学等许多方面的优异性能,表现为高强度、质量轻、隔热、隔音、透光、绝缘性能好、耐腐蚀、成品无毒或毒性很小等特性。其应用形式主要包括五大类:塑料、合成纤维、合成橡胶、涂料和胶粘剂等。广泛应用于工业、农业、化工、建筑、通讯、国防、日常生活用品等方面,也广泛应用于医学领域,如一次性注射器,输液器、各种纤维导管、血浆增容剂、人工肾、人工心脏瓣膜等。特别是在功能高分子材料,如光导纤维、感光高分子材料、高分子分离膜、高分子液晶、超电导高分子材料、仿生高分子材料和医用高分子材料等方面的应用、研究、开发工作将会日益活跃。

高分子化合物的生产过程,可分为四个部分:①生产基本的化工原料;②合成单体;③单体聚合或缩聚;④聚合物树脂的加工塑制和制品的应用。高分子化合物的基本生产原料有:煤焦油、天然气、石油裂解气和少数农副产品等。以石油裂解气应用最多,主要有不饱和烯烃和芳香烃类化合物(如乙烯、丙烯、丁二烯、苯、甲苯、二甲苯等),单体(不饱和烯烃、芳香烃及其卤代化合物、氰类、二醇)和二胺类化合物(如氯乙烯、丙烯腈、氯丁二烯等);单体的生产和聚合过程中还添加各种助剂(添加剂),如催化剂、引发剂、调聚剂和凝聚剂等。这些原料、单体及助剂绝大多数具有一定毒性、变应原性或致癌性。

在高分子化合物生产过程的每个阶段,作业者均可接触到不同类型的毒物。对人体健康的危害程度主要取决于所用原料、单体及助剂的种类和量。原料如苯、甲苯、二甲苯等;单体如氯乙烯、丙烯腈等可引起急性、慢性职业中毒。助剂中的氯化汞、无机铅盐、磷酸三甲苯酯等毒性较高;碳酸酯、邻苯二甲酸酯、硬脂酸盐类等毒性较低;有的助剂,如顺丁烯二酸酐、六次甲基四胺、有机铝、有机硅等对皮肤黏膜有强烈的刺激作用。高分子化合物在加工、受热时产生的裂解气、残液等含有许多有毒化学物,其中危害较大的有一氧化碳、氯化氢、氰化氢以及氟化氢、八氟异丁烯等有机氟化合物,吸入后可引起急性中毒。

高分子化合物本身无毒或毒性很小。但某些高分子化合物粉尘,可致上呼吸道黏膜刺激症状。酚醛树脂、环氧树脂等对皮肤有原发性刺激或致敏作用。聚氯乙烯等高分子化合物粉尘对肺组织具有轻度致纤维化作用。

一、氯乙烯

急性氯乙烯中毒指劳动者在职业活动中,短时间内吸入大剂量氯乙烯气体所引起的以中枢神经系统抑制为主要表现的全身性疾病;慢性氯乙烯中毒指劳动者在职业活动中较长时间接触氯乙烯气体引起的以肝、脾损害为主要表现,以及肢端溶骨症、肝血管肉瘤等为特点的全身性疾病。

(一)理化性质

氯乙烯(chloroethylene)又名乙烯基氯(vinyl chloride, VC),结构式为 $CHCl = CH_2$,分子量 62.5。常温常压下为无色气体,略带芳香味,加压或在 $12 \sim 14 \, ^\circ\!C$ 时可变为液体,凝固点 $-159.7 \, ^\circ\!C$,沸点 $-13.9 \, ^\circ\!C$,蒸气压 403.5kPa($25.7 \, ^\circ\!C$),相对蒸气密度 2.15(空气为 1),闪点 $-78 \, ^\circ\!C$。易燃、易爆,与空气混合时爆炸

极限为 3.6%～26.4%（容积）。微溶于水，可溶于乙醚、乙醇、四氯化碳、二氯乙烷及轻汽油等。热解时有光气、氯化氢、一氧化碳等释出。

（二）职业接触

氯乙烯主要作为制造聚氯乙烯塑料的单体，也可与丙烯腈、醋酸乙烯、偏氯乙烯等制成共聚物，用作绝缘材料、黏合剂、涂料，或制造合成纤维、薄膜等，还可作为化学中间体或溶剂。氯乙烯合成过程中，在转化器、分馏塔、贮槽、压缩机等处，以及聚合反应的聚合釜、离心机处，都有可能接触氯乙烯，特别是进入聚合釜内清洗或抢修设备，接触浓度最高。另外在使用聚氯乙烯树脂制造的各种制品时也有氯乙烯单体产生。

（三）毒理及发病机制

氯乙烯主要通过呼吸道吸入其蒸气而进入人体，液体氯乙烯污染皮肤时可部分经皮肤吸收。吸入人体的氯乙烯吸收入体内后，大部分以原形从呼吸道排出，少部分可分布于皮肤、肝脏、肾脏等脏器中。氯乙烯代谢与浓度有关，低浓度吸入后，主要经醇脱氢酶途径在肝脏代谢，先水解成 2- 氯乙醇，再形成氯乙醛和氯乙酸；吸入高浓度氯乙烯时，在醇脱氢酶的代谢途径达到饱和后，主要经肝微粒体细胞色素 P450 酶的作用而环氧化，生成氧化氯乙烯。氧化氯乙烯不稳定，可重排（或经氧化）形成氯乙醛。其代谢产物经尿液排出。在停止接触氯乙烯 10 分钟内，约有 82% 被排出体外，有时从尿中可检出氯乙烯和氯乙醛。

短期吸入高浓度氯乙烯后，主要是对中枢神经系统呈现麻醉作用。氯乙烯及其代谢产物对肝脏上皮细胞和间叶细胞都有刺激作用，引起肝细胞的代偿性反应，导致肝和间叶细胞的增生，形成肝脏损害、肝纤维化和脾肿大。

长期吸入氯乙烯的主要危害是导致肝中心小叶的变性，肾间质和肾小管病变，可能因其代谢产物氯乙醛和氧化氯乙烯为强烷化剂，可直接与体内生物大分子 DNA、RNA、蛋白质共价结合，形成 DNA 加合物，引起 DNA 碱基配对错误，导致基因突变，使细胞恶性转化，引起肝血管肉瘤，具有致畸、致癌、致突变作用，并有明显的剂量 - 效应关系。

（四）临床表现

1. 急性中毒　多发生于聚合釜清釜工，由于检修设备或意外事故大量吸入所致，主要表现为麻醉作用。轻度中毒时出现眩晕、头痛、恶心、胸闷、嗜睡、步态蹒跚等。如及时脱离现场，吸入新鲜空气，症状减轻或消失。重度中毒可发生意识不清、抽搐、持续昏迷甚至死亡。皮肤接触氯乙烯液体后，可致局部麻木，随之出现红斑、水肿以至于局部坏死等改变。眼部接触呈明显刺激症状。

2. 慢性中毒　长期接触氯乙烯，对人体健康可产生不同程度的影响，如类神经症、雷诺综合征、周围性神经病、肢端溶骨症、肝脾肿大、肝功异常、血小板减少等，有人将这些症状称为"氯乙烯病"或"氯乙烯综合征"。

（1）神经系统：以类神经症和自主神经功能紊乱为主，有学者认为，神经、精神症状是慢性氯乙烯中毒的早期症状。有眩晕、头痛、睡眠障碍、多梦、记忆力减退、烦躁不安、抑郁及手掌多汗等症状，还有瘙痒感、烧灼感、手足发冷发热等多发性神经炎表现，有时有手指、舌或眼球震颤。肌电图及神经传导测定可以发现异常。

（2）消化系统：有食欲减退、恶心、呃逆、腹胀、便秘或腹泻、肝区疼痛等症状。可有肝脾肿大、肝功能异常，重度中毒症状主要表现为肝硬化。一般肝功能指标不敏感，而肝胆酸（CG）、γ- 谷氨酰转肽酶（γ-GT）、前白蛋白（PA）相对较为敏感。

（3）皮肤病变：经常接触氯乙烯可发生皮肤干燥、皲裂、丘疹、粉刺或手掌角化、指甲变薄等。少数人有秃发，部分可发生湿疹样皮炎或过敏性皮炎，个别可有硬皮病样改变。可能与增塑剂和稳定剂有关。

（4）血管病变：有指端动脉痉挛，呈现雷诺现象。指端动脉痉挛往往是肢端溶骨症的最早期表现，也可两者同时并存。

（5）造血系统：有贫血倾向，伴轻微溶血，一般白细胞计数正常，但嗜酸性粒细胞增多，部分患者可有轻度血小板减少，凝血障碍等。

（6）呼吸系统：主要为上呼吸道刺激症状，有咽喉、鼻黏膜充血，鼻黏膜苍白等。长期暴露于氯乙烯烟尘中，也可引起尘肺样改变，使肺功能下降，并出现相应的X线表现。

（7）内分泌系统：少数病人可发生暂时性内分泌失调，有时伴有性功能障碍，但脱离接触后即恢复。部分患者可有甲状腺功能受损，检查4小时尿17-羟皮质类固醇降低。

（8）生殖影响：氯乙烯作业男工的配偶或氯乙烯作业女工流产率增高，并且胎儿中枢畸形的发生率亦有增高，作业女工妊娠并发症的发病率也明显高于对照组，提示氯乙烯具有一定的生殖毒性。

（9）肢端溶骨症：多发生于工龄较长的清釜工，发病工龄最短者约一年，特点为末节指骨骨质溶解性损害。早期表现为雷诺综合征：手指麻木、疼痛、肿胀、变白或发绀等。随后逐渐出现末节指骨骨质溶解性损害。X线常见一指或多指末节指骨粗隆边缘性缺损，典型者如半月状缺失，伴有骨皮质硬化，并有指端压痛。随着时间延长和病情发展，粗隆逐渐与骨干分离，外形似鼓槌（杵状指），最后残余粗隆消失，仅有骨干犹如截指状。脱离接触后，粗隆可再度出现在末节指骨端，并逐渐重新钙化，最终患者指骨变粗、变短、骨皮质硬化。手动脉造影可见管腔狭窄、部分或全部阻塞。手、前臂皮肤局限性增厚、僵硬、活动受限，呈硬皮样损害。目前认为，肢端溶骨症是氯乙烯所致全身性改变在指端局部的一种表现。肢端溶骨症的发生常伴有肝、脾肿大，此对诊断有辅助意义。

（10）肿瘤：通过动物实验、临床观察及流行病学调查，已确定氯乙烯为化学致癌物质。接触氯乙烯工人可患肝血管肉瘤。还可致其他肿瘤，如肝癌。氯乙烯作业工人肺、胃、脑、淋巴组织肿瘤发病率增高，值得引起重视。

（五）诊断及鉴别诊断

按我国《职业性氯乙烯中毒诊断》（GBZ 90—2002）进行诊断。

1. **接触反应**　短时间内吸入高浓度氯乙烯气体后出现头晕、恶心、胸闷、乏力而无意识障碍。

2. **观察对象**　长期接触氯乙烯的人员出现头晕、头痛、乏力、睡眠障碍等脑衰弱综合征及恶心、食欲减退、肝区胀痛等消化功能障碍，但肝功能试验正常者。

3. **急性中毒**　短时间内吸入大剂量氯乙烯气体，出现以中枢神经系统麻醉为主要临床表现，并排除其他病因，方可诊断为急性氯乙烯中毒。

（1）轻度中毒：出现轻度意识障碍。

（2）重度中毒：具有下列表现之一者：

1）中度以上意识障碍。

2）呼吸、循环衰竭。

4. **慢性中毒**　有长期接触氯乙烯的职业史，主要有肝脏和（或）脾脏损害、肢端溶骨症及肝血管肉瘤等临床表现，结合实验室检查、现场危害调查与评价，进行综合分析，并排除其他疾病引起的类似损害，方可诊断为慢性氯乙烯中毒。

（1）轻度中毒：出现乏力、恶心、食欲不振等全身症状且伴有下列表现之一者：

1）肝脏胀痛、肿大。

2）肝功能试验轻度异常。

3）雷诺症。

（2）中度中毒：前述全身症状加重，且具有下列表现之一者：

1）肢端溶骨症。

2）肝脏进行性肿大。

3）肝功能试验持续异常。

4）脾脏肿大。

（3）重度中毒：肝硬化。

5. **鉴别诊断**　应注意与病毒性肝病相鉴别，特别要考虑两种病因交叉作用的可能性。

（六）治疗

1. **治疗原则**　对急性中毒患者，要及早脱离现场，转移至空气新鲜处，保持呼吸通畅，换去污染的衣服,注意保暖,卧床休息。呼吸停止者,迅速进行人工呼吸,吸氧,并给予对症处理,维持生命体征,预防并发症发生。眼或皮肤受污染者,应尽快用大量清水冲洗。其他急救措施和对症治疗原则与内科相同。

慢性中毒患者,根据病情采用保肝及对症处理。对雷诺症、皮肤病变可给予糖皮质激素、其他免疫抑制药物。脾肿大且符合外科手术指征者,可行脾脏切除术。肝血管肉瘤患者应争取手术切除,不能手术者可采用化疗或放射治疗。

2.其他处理 急性轻度中毒者治愈后,可返回原岗位工作;急性重度中毒者治愈后,应调离有毒作业岗位。

慢性轻度中毒和中度中毒治愈后,一般应调离有毒有害作业岗位;慢性重度中毒者应调离有毒有害作业岗位,应予以适当的治疗和长期休息。

(七)预防

应特别重视聚合釜出料中的清釜过程。清釜工应佩戴送气式防毒面具。清釜前先进行釜内通风换气,清釜工采取轮班间隙操作,减少清釜次数。凡患神经系统疾患、肝肾疾病及慢性湿疹等皮肤病者,不宜从事氯乙烯生产。

1.密闭-通风-排毒,降低车间空气中氯乙烯浓度。聚合反应容器采用夹套水冷却装置,防止聚合釜内温度剧升及氯乙烯蒸气逸出。加强设备维护、保养,防止氯乙烯气体外逸和防火、防爆。

2.在出料和清釜时,进釜前须先进行釜内通风换气,或用高压水或无害溶剂冲洗,并经测定釜内温度和氯乙烯浓度合格后,佩戴防护服和通风式面罩,并在他人监督下,方可入釜清洗。为防止粘釜和减少清釜次数及清釜时间,可在釜内涂以"阻聚剂"。

3.加强健康监护,每年1次体检,接触浓度高者每1.2年作手指X线检查,并查肝功。凡有精神、肝、肾疾病及慢性皮肤病者,不宜从事氯乙烯作业。

二、二甲基甲酰胺

二甲基甲酰胺(N,N-dimethylformamide,DMF)引起的中毒多为急性中毒,慢性中毒尚未见报道。职业性急性DMF中毒是指在职业活动中,短期内接触较大量二甲基甲酰胺而引起的、以肝损害为主要临床表现的全身性疾病。

(一)理化性质

DMF分子式C3-H7-N-O,分子量73.10。常温常压下为无色、淡氨气味的液体,相对密度0.9445(25℃),熔点-61℃,沸点152.8℃,蒸气压0.49kpa(25℃),相对蒸气密度2.51(空气为1),闪点57.78℃,自燃点445℃。蒸气与空气混合物爆炸极限2.2%~15.2%,遇明火、高热可引起燃烧爆炸,能与浓硫酸、发烟硝酸剧烈反应甚至发生爆炸。与水和通常有机溶剂混溶,与石油醚混合分层。

(二)职业接触

DMF在工业上广泛使用,被称为万能有机溶剂,主要用于乙炔和丙烯腈拉丝的萃取和制造聚丙烯腈纤维的溶剂,也用于染料、制药、树脂及有机物合成。在聚氨酯行业中作为洗涤固化剂,主要用于湿法合成革生产;在医药行业中作为合成药物中间体,广泛用于制取多西环素(强力霉素)、可的松、磺胺类药品的生产;在腈纶行业中作为溶剂,主要用于腈纶的干法纺丝生产;在农药行业中用于合成高效低毒农药杀虫药;在染料行业作为染料溶剂;在电子行业作为镀锡零部件的淬火及电路板的清洗等;其他行业包括危险气体的载体、药品结晶用溶剂、黏合剂等。在以上工作岗位可因接触DMF蒸汽而中毒。急性中毒发生原因多数由于生产故障,设备漏裂,或在检修设备时,未采取有效的防护措施,或以聚氯酯面料制衣的裁剪工、缝纫工和整理工,大量接触毒物所致,中毒常是呼吸道吸入和皮肤吸收并存,且以皮肤吸收为主;其他中毒情况少见,但有口服以及将该品灌肠作为治疗溃疡性结肠炎的药物而引起严重中毒的病例。

(三)毒理及发病机制

DMF属中等毒性,主要造成肝、肾损害。DMF的毒性作用机制尚未完全明了,现在认为与其体内代谢过程有关。DMF 其甲基烃基化,生成 N- 甲基 - 甲醇酰胺(HMMF),HMMF 部分脱羟甲基分解成甲基甲酰胺(NMF)和甲醛,NMF 还可羟基化,然后再分解成甲酰胺(F),还有少部分 DMF 以原形从尿中排出。实验表明,NMF 毒性强于 DNF 及 HMMF。NMF 或 HMMF 生成 N- 甲基氨基甲酰半胱氨酸(AMCC)过程中的活性中间产物(可能是异氰酸甲酯),具有亲电性,可以与蛋白质、DNA、RNA 等大分子的亲核中心共价结合,造成机体肝肾器官损伤。

(四)临床表现

由于毒物侵入途径与接触量不同,呼吸道吸入后一般经 6～12 小时后发生急性中毒;皮肤侵入潜伏期可较长,也有在皮肤灼伤基本愈合后再出现中毒的报道。亚急性中毒病例,自接触至发病为 2～4 周时间。

1. 刺激症状　DMF 蒸气可引起眼、上呼吸道轻至中度的刺激症状。

2. 皮肤　污染皮肤可致轻重不等的灼伤,皮肤起皱,肤色发白,伴有灼痛感,严重者可使皮肤胀肿,剧烈灼痛、麻木等刺激症状。

3. 眼　污染眼引起灼痛、流泪、结膜充血;严重者可引起角膜坏死。

4. 胃肠道症状　患者常有食欲缺乏、恶心、呕吐、腹部不适、便秘及出血等胃肠道症状,腹部可无阳性体征,少数病例有中上腹痛。

5. 肝脏　DMF 中毒的主要表现为肝中毒。急性中毒时肝损害常较为突出,患者有明显乏力,右上腹胀痛、不适,出现黄疸,肝逐渐增大,有压痛,肝功能检查示异常,其中血清转氨酶升高较明显。病变一般不严重,经治疗可逐步减轻,数周内病情可完全恢复。重症中毒性肝病见于接触高浓度,尤其是皮肤污染严重,未及时彻底洗清的患者。

6. 生活性中毒　曾有原患慢性溃疡性结肠炎患者,以 DMF 灌肠,作为治疗药物而引起肝病,病情呈进行性加剧,类似亚急性重型肝炎型肝炎,2 周内出现肝性脑病,预后凶险。

7. 特殊危险者　原患有各种原因的肝脏疾病者,对 DMF 较为敏感。

(五)诊断

按我国《职业性氯乙烯中毒诊断》(GBZ 90—2002)进行诊断。

1. 接触反应　具有以下一项者:

(1)接触后出现恶心、食欲不振、头晕等症状,腹部无阳性体征,肝功能检查无异常;

(2)接触后皮肤、黏膜出现灼痛、胀痛、麻木等刺激症状。一般在脱离接触48 小时内症状减轻或消失。

2. 急性中毒诊断及分级标准如下　根据短期内有较大量二甲基甲酰胺的接触史,以肝损害为主的临床表现,以及实验室检查结果,结合现场劳动卫生学调查,经综合分析并排除其他原因引起的类似疾病,方可诊断。

(1)轻度中毒:短期内解除较大量 DMF 后,出现头晕、恶心、呕吐、食欲不振、腹痛等症状,并具有急性轻度中毒性肝病。

(2)中度中毒:在轻度中毒的基础上,具有下列一项者:

1)急性中度中毒性肝病标准。

2)急性轻度中毒性肝病,伴急性糜烂性胃炎或急性出血性胃肠炎。

(3)重度中毒:在中度中毒的基础上,具有下列一项者:

1)急性重度中毒性肝病标准。

2)急性中度中毒性肝病,伴急性糜烂性胃炎或急性出血性胃肠炎。

(六)治疗

1. 现场处理　脱离现场,脱去污染的衣物,皮肤污染时立即用清水冲洗,避免用碱性液体冲洗。

2. 治疗原则　无特效解毒药物,重点针对中毒性肝病进行保肝治疗。卧床休息,给予清淡、富含维生素易消化的饮食。给予 B 族维生素、葡萄糖液注射。选择保肝药物如干酵母(酵母片)、葡醛内酯(肝泰乐)、二异丙胺(肝乐)、维丙胺(维丙肝)、胆碱等。较重者可用糖皮质激素,一般用地塞米松20～

60mg/d,用药一般不超过1周,逐步减量。治疗出血性胃肠炎等对症治疗。

3.其他处理 由于毒物侵入途径与接触量不同,可有6~24小时潜伏期,故短期内接触较大剂量出现接触反应表现者,应观察24小时。

轻度中毒治愈后可恢复原工作;中度中毒治愈后,一般不应从事肝毒物作业;重度中毒治愈后,不宜再从事毒物作业。

(七)预防

改善设备和工艺,避免手工操作。加强安全生产和个人防护知识教育,加强厂房的通风换气,加强个人防护措施。工作场所空气中二甲基甲酰胺的时间加权平均容许浓度为20mg/m³,短时间接触容许浓度为40mg/m³。

劳动者上岗前应进行体检,在岗期间1年体检1次。凡查出有各种病因的肝病史,至今仍常有较明显的消化道症状或肝功能间断性异常者、肝脾大者,乙肝病毒"携带者"应禁止或脱离二甲基甲酰胺危害作业。

三、氯丁二烯

氯丁二烯(chloroprene,2-氯-1,3-丁二烯)中毒是指吸入氯丁二烯蒸气或接触其液体所致的急性或慢性全身性疾病。急性中毒以中枢神经系统抑制和呼吸道刺激作用的表现为主。慢性中毒以肝损害和神经衰弱综合征为主,多数病例尚有脱发。

(一)理化性质

氯丁二烯是有辛辣气味的无色透明液体,易挥发,分子量88.54(1ppm=2.62mg/m³),沸点:59.4℃(101KPa时),熔点:-130℃,相对密度:(水=1):0.96,蒸气压:26.7℃时20kPa;蒸气相对密度(空气=1)3.06,稍溶于水,易溶于乙醇、乙醚、苯、氯仿等有机溶剂,闪点:-22℃,自燃温度:320℃。

(二)职业接触

氯丁二烯是由乙烯基乙炔和氯化氢反应后经精制分离而制取的,是生产氯丁橡胶的液态单体,能与苯乙烯、丙烯腈、异戊二烯等共聚,生产各种合成橡胶;也是其他聚氯丁二烯产品,如氯丁胶乳及氯丁胶沥青等的单体。在生产氯丁二烯的聚合、断链、凝聚、长网、干燥、压胶等工种,以及各种含有氯丁二烯单体的氯丁橡胶、胶乳、黏合剂制造与使用等职业活动中,特别在氯丁橡胶的制造过程中,工人可接触到氯丁二烯蒸气或液体,通过呼吸道和皮肤进入人体引起急性或慢性中毒。

(三)毒理及发病机制

氯丁二烯属中等毒类,可经呼吸道、消化道及皮肤吸收,大部分在体内转化为环氧化中间产物,可抑制巯基酶活性。对中枢神经系统有麻醉作用,对黏膜有强烈刺激。实验动物中毒出现肺水肿、出血,肝、肾细胞变性、坏死。小白鼠吸入3000mg/m³浓度1小时,即可在24小时内死亡;大白鼠吸入10 000~15 000mg/m³浓度5小时产生肺水肿。人在5400~6300mg/m³浓度中暴露5分钟,即可有轻度头晕。

(四)临床表现

急性氯丁二烯中毒临床表现以中枢神经系统及眼和呼吸道急性损害为主。有头晕、头痛、乏力、四肢麻木、步态不稳或短暂的意识障碍,恶心、呕吐、流泪、咽部干痛、咳嗽、胸闷、呼吸困难。眼结膜充血、咽部充血、肺部可有散在干、湿啰音。由于氯丁二烯具有麻醉作用,吸入后可使患者迅速麻痹而陷入昏迷状态,脱离现场后大部分于5~10分钟清醒。较高浓度吸入可迅速抑制呼吸中枢,可在发病早期即出现呼吸困难或呼吸骤停。

慢性氯丁二烯中毒首先出现神经衰弱综合征表现,继而出现肝脏损害。神经衰弱综合征的主要症状有头晕、头痛、失眠、记忆力减退、乏力、食欲减退等。

脱发是氯丁二烯慢性中毒的临床特点,不是所有接触者皆能发生。脱发程度分为:①轻度用手轻抹头顶,即有较多的头发脱落;②中度头发脱落至明显稀疏程度;③重度头发基本脱光,可伴有眉毛、腋毛、阴毛的脱落。脱离接触后可逐渐自行恢复。

指甲变色常在接触氯丁二烯15~30天出现。从指甲根部起始出现紫褐色,常先累及双侧或一侧的拇指指甲。脱离作业 3 周后，色斑变淡，随指甲生长，紫褐色向远端推进，甲根部又出现正常的指甲色。若再接触则指甲变色，又可反复，故指甲变色可作为接触氯丁二烯的佐证。

血清蛋白电泳 β 球蛋白比值降低属氯丁二烯中毒性肝病的特征之一。β 球蛋白比值自身前后对比降低 20% 以上为判定中毒诊断界限值。自身对比方法有：①接触氯丁二烯作业前后 β 球蛋白比值自身对比；②脱离接触氯丁二烯作业治疗 1～2 个月后，β 球蛋白比值自身对比。脱离氯丁二烯接触后 β 球蛋白比值可恢复正常，重新接触又迅速下降。

（五）诊断及鉴别诊断

按我国《职业性氯丁二烯中毒的诊断》（GBZ 32—2015）进行诊断。

1. 接触反应　短期内接触较高浓度氯丁二烯后，出现头昏、头痛、或流泪、咽干痛、咳嗽、胸闷、气急、恶心等症状，无阳性体征，胸部 X 射线无异常，并于脱离接触 72 小时内症状明显减轻或消失。

2. 急性中毒　根据短期内接触较高浓度氯丁二烯的职业史，以中枢神经系统和（或）呼吸系统急性损害为主的临床表现，结合实验室检查结果及工作场所职业卫生学调查资料，进行综合分析，排除其他原因所致类似疾病后，方可诊断。

（1）轻度中毒：短期内接触较高浓度氯丁二烯后，出现头晕、头痛、乏力、恶心、呕吐、胸闷、气急等症状，及眼结膜充血、咽部充血等体征，并具备下列表现之一者：

1）急性轻度中毒性脑病，如轻度意识障碍、步态蹒跚。

2）急性气管 - 支气管炎。

（2）中度中毒：出现下列表现之一者：

1）急性中度中毒性脑病，如中度意识障碍、共济失调等表现。

2）急性支气管肺炎或间质性肺水肿。

（3）重度中毒：出现下列表现之一者：

1）急性重度中毒性脑病，如重度意识障碍。

2）肺泡性肺水肿。

3. 慢性中毒

（1）轻度中毒：具有 1 年以上（含 1 年）氯丁二烯职业接触史，出现头晕、头痛、倦怠、乏力、失眠、易激动、记忆力减退等临床症状，并具备下列表现之一者：

1）中度至重度脱发和神经衰弱综合征。

2）慢性轻度中毒性肝病，可伴有血清蛋白电泳 β 球蛋白比值自身前后对比降低 20% 以上。

（2）中度中毒：出现慢性中度中毒性肝病。

（3）重度中毒：出现慢性重度中毒性肝病。

4. 鉴别诊断　氯丁二烯中毒性肝病应注意与其他慢性肝病相鉴别，鉴别点主要有：

（1）氯丁二烯中毒性肝病发病初期消化道症状可不明显，且常伴有神经衰弱综合征及发生不同程度脱发及指甲变色等特点；而其他肝病发病早期消化道症状及肝功能异常明显。

（2）血清蛋白电泳检测结果不一致，氯丁二烯中毒性肝病表现为白蛋白比值升高，β 球蛋白比值降低，α 和 γ 球蛋白无显著改变；其他肝病则相反，其血清蛋白电泳表现为白蛋白比值下降、白球比例（A/G）降低或倒置，γ 球蛋白比值增高。

还应检查乙型肝炎病毒、丙型肝炎病毒等肝炎病毒感染指标，以便尽可能除外病毒性肝炎。

（六）治疗

1. 治疗原则　急性中毒立即脱离现场，保持安静、保暖、给氧，清洗污染的皮肤，更换污染衣服，用清水、生理盐水或 1%～2% 碳酸氢钠溶液冲洗污染的眼部。急性期应注意卧床休息、对症处理，必要时给予糖皮质激素治疗。

慢性中毒应适当休息，加强营养，并进行对症治疗。有肝损害者应给予及时治疗，有中度或重度脱发者，应休息 1～2 个月，并进行对症治疗。

2. 其他处理　急性轻、中度中毒经治愈后可恢复工作，重度中毒视病情脱离原岗位或从事轻工作。

慢性轻、中度中毒者治愈后可恢复原工作。重度中毒者不再从事氯丁二烯作业，视病情休息或从事轻工作。

（七）预防

加强安全生产和个人防护知识教育，改善设备和工艺，加强厂房的通风换气，保证密闭生产，杜绝"跑、冒、滴、漏"，加强个人防护措施。工作场所空气中氯丁二烯的时间加权平均容许浓度为4mg/m³。

劳动者上岗前应进行体检，在岗期间1年体检1次。凡查出乙肝病毒表面抗原阳性，各种肝疾病，神经系统器质性疾病，明显的慢性呼吸系统疾病，以及严重的全身性皮肤病患者，应禁止或脱离危害作业。

四、有机氟聚合物单体及其热裂解物

有机氟聚合物单体及其热裂解物中毒，是指工人在从事有机氟材料生产、加工、使用等职业活动过程中可吸入有机氟单体、裂解气、残液气和氟聚合物热解气，引起的以呼吸系统损害为主的全身性疾病。有机氟聚合物本身无毒，但其生产过程中所应用的单体及生产过程中产生的裂解气、残液气和热解气是对人体有毒的物质，可引起有机氟急性中毒。

（一）理化性质

有机氟聚合物包括氟油（用于高级变压器油和润滑油）、氟橡胶（用于制耐高温、耐油和耐化学腐蚀的特种橡胶制品）、氟树脂（用于塑料制品和合成纤维制造）3类，是一种品种多、用途广的有机合成材料，其中产量最大的是氟塑料。

有机氟单体指组分含氟聚合物中的某一单体，如四氟乙烯、二氟一氯甲烷（F₂₂）、三氟氯乙烯，六氟丙烯等。热解气指在高温裂解制备有机氟单体时所产生的反应副产物。如用二氟一氯甲烷高温裂解制备四氟乙烯时产生的裂解气，其中组分有四氯乙烯、六氟丙烯、八氟异丁烯等10余种反应产物。残液气指高温裂解制备单体剩下的残液中，在常温下为气态的化合物，内有极毒的八氟异丁烯等。热解气指含氟聚合物高温分解时的气态热解物，含剧毒的氟光气和氟化氢等。

有机氟聚合物单体及其热裂解产物多为无色气体，其中二氟一氯甲烷有轻微发甜气味，八氟异丁烯略带青草味，三氟氯乙烯微有乙醚气味。几种主要毒物的理化性质见表9-7-1。

表9-7-1　几种主要毒物的理化性质

名称	性状	分子量	相对密度（水＝1）	熔点（℃）	沸点（℃）	溶解度
二氟一氯甲烷	气体	86.47	1.18	−146	−40.8	溶于水
八氟异丁烯	气体	200.03			6.5～7.0	
六氟丙烯	气体	150.02	1.58	−152.6	−29.4	微溶于乙醇、乙醚
三氟氯乙烯	气体	116.47	1.30	−157.5	−26.2	溶于醚
四氟乙烯	气体	100.02		−142.5	−76.3	不溶于水
氟光气	气体	66.01			−83.0	溶于水及乙醇
氟化氢	液体或气体	20.01	1.15	−83.7	19.5	易溶于水

（二）职业接触

有机氟聚合物的制造过程中，管道溢流，残液处理不当，加工时自控失灵，电焊、高温切割、管道检修或更换阀门、垫圈等时均可接触其热裂解物而引起中毒。

（三）毒理及发病机制

有机氟单体、裂解气、残液气和氟聚合物热解气一般均以混合气体形式存在，可通过多种途径进入机体，工业上以呼吸道吸入为主。吸收后在体内分布有明显的选择性，其中以肺、肝、肾最多，中性脂肪内有大量蓄积。在体内主要经肝脏代谢，在还原型辅酶Ⅱ和氧的参与下进行脱氢反应，生成氟乙醇或氟乙醛，再经辅酶Ⅰ转化生成氟乙酸；或与葡萄糖醛酸、硫酸结合。主要经呼吸道和肾脏排出。挥发性氟烃（如二氟一氯甲烷）一部分可随呼气排出体外。经肾脏排出时间持续较长，停止接触后尿中氟化物含量约1～2周才能恢复正常。

有机氟聚合物本身无毒或基本无毒，但某些单体、单体制备中的裂解气、残液气及聚合物的热裂解产物具有一定毒性，有的为剧毒物。它们对机体的损害主要致肺脏渗出、坏死及肺纤维化改变，亦可损害心、肾、肝及中枢神经系统。由于毒物种类的不同，其毒作用的主要靶器官也各有侧重，如剧毒类的八氟异丁烯、氟光气、二氟一氯甲烷裂解残液气，以及热分解物属亲肺毒物；而六氟丙烯及三氟氯乙烯的主要靶器官在肾、肝。

有学者认为，裂解气、残液气及聚合物热解产物中有一些是强氧化物质，通过脂质过氧化作用产生大量过氧化氢破坏细胞亚微结构，导致细胞坏死，使肺泡壁通透性增高，血浆渗出，形成急性间质性肺水肿，支气管坏死，管壁充血水肿，大量炎性细胞浸润，支气管黏膜坏死、脱落，连同黏液、炎症细胞、红细胞等凝成团块，栓塞支气管腔，形成"阻塞性支气管炎"，引起支气管及细支气管坏死及随后的纤维性变，影响肺通气功能，有的可引起心肌损害。还有学者认为中毒时迅速形成肺广泛而严重的羟脯氨酸纤维化可能与免疫机制参与有关。残液气中毒时由于肺间质和肺泡水肿形成低氧血症，而缺氧可激活羟脯氨酸酶并导致纤维细胞增生，使胶原纤维含量增高，因而形成肺纤维化；同时由于肺间质化学性炎症反应，巨噬细胞、中性粒细胞和淋巴细胞等免疫细胞对肺泡壁及其间质大量聚集和浸润，加上免疫球蛋白的反应从而加速了肺纤维化。

人长期低浓度接触有机氟尚可引起骨骼改变，骨密度增高、骨纹增粗等。

（四）临床表现

1. 急性中毒　见于事故性吸入有机氟裂解气、裂解残液气和聚合物热裂解物。裂解气一般无明显上呼吸道黏膜刺激症状，因而常被忽视。根据吸入量及裂解气成分不同，一般潜伏期0.5～24小时，以2～8小时发病最多，但也有长达72小时者。按病情可分为轻、中、重度中毒。

（1）轻度中毒：吸入后72小时内出现头晕、头痛、咽痛、咳嗽、胸闷、乏力等症状。有咽部充血、体温升高、呼吸音粗糙、散在干或湿啰音等体征。X线示两肺纹理增多、增粗或紊乱，边缘模糊。

（2）中度中毒：上述症状加重，出现烦躁、胸部紧束感、胸闷、胸痛、心悸、呼吸困难、轻度发绀。肺部局限性呼吸音减弱，两肺有较多干、湿啰音。X线两肺纹理增多、增粗、边缘模糊，有广泛网状阴影和散在小点状阴影，部分肺野呈毛玻璃状，肺野透亮度降低。

（3）重度中毒：中度中毒临床症状加重，出现发绀、胸闷、气急、呼吸困难、咳粉红色泡沫痰。两肺呼吸音减弱，或有弥漫性湿啰音。X线两肺纹理增强紊乱、肺门增宽。两肺野透亮度降低，可见广泛的大小不等、形态不一、密度高、边缘不清的团片状阴影。较严重患者可出现急性呼吸窘迫综合征（ARDS），表现为气促、发绀、鼻翼扇动、进行性呼吸窘迫，伴焦虑、烦躁、出汗等症状；也可出现头昏、头痛、乏力、恶心、嗜睡、运动不协调、意识减退甚至昏迷等神经系统症状。高浓度吸入中毒可伴有缺氧引起的震颤、惊厥和脑水肿。心脏也可受损，表现为心音低钝、心律失常、虚脱、心电图ST段降低或升高，或有心功能不全的临床表现。还可见肝、肾功能及血气分析异常，尿液检查可见微量蛋白、红细胞、白细胞，尿氟也可增高。

2. 聚合物烟尘热　主要为吸入聚四氟乙烯热解物微粒所致，病程经过与金属烟尘热样症状相似。表现为发热、寒战、乏力、头昏、肌肉酸痛等，并伴有头痛、恶心、呕吐、呛咳、胸部紧束感、眼及咽喉干燥等。发热多在吸入后0.5至数小时发生，体温37.5～39.5℃，持续约4～12小时。检查可见眼及咽部充血，或扁桃腺肿大，白细胞总数及中性粒细胞增多。一般脱离接触后24～48小时内消退。严重或反复发作时可致化学性肺水肿和（或）肺间质纤维化。

3. 慢性中毒　长期接触有机氟树脂生产、加工和使用过程中产生的裂解气和热解产物，可表现进行性神经衰弱和腰酸背痛，脑电图出现反映中枢神经系统抑制的θ慢波增多，α波节律欠规则。还可见以氟离子形式沉积为特征的骨骼损害，X线示骨密度增高、骨纹理增粗、骨膜增生等。骨氟含量增高。

（五）诊断及鉴别诊断

按我国《职业性急性有机氟中毒诊断标准》（GBZ 66—2002）进行诊断。

1. 诊断原则　根据有确切的短时、过量有机氟气体吸入史，结合临床表现，X线胸片以及心电图等有关检查结果,综合分析,排除其他疾病后方可诊断。

2. 观察对象　吸入有机氟气体后,出现上呼吸道感染样症状,观察 72 小时症状逐渐好转,无心肺损伤者。

3. 诊断及分级标准

(1) 急性轻度中毒:有头痛、头晕、咳嗽、咽痛、恶心、胸闷、乏力等症状,肺部有散在性干啰音或少量湿啰音。X 线胸片见两肺中、下肺野肺纹理增强,边缘模糊等征象,符合急性支气管炎、支气管周围炎临床征象。

(2) 急性中度中毒:凡有下列情况之一者:

1) 轻度中毒的临床表现加重,出现胸部紧束感、胸痛、心悸、呼吸困难、烦躁及轻度发绀,肺部局限性呼吸音减低,两肺有较多的干啰音或湿啰音。X 线胸片见肺纹理增强,有广泛网状阴影,并有散在小点状阴影,使肺野透亮度降低,或见水平裂增宽、支气管"袖口"征,偶见 Kerley B 线,符合间质性肺水肿临床征象。

2) 两侧中、下肺野肺纹理增多,斑片状阴影沿肺纹理分布,多见于中、内带,广泛密集时可融合成片,符合支气管肺炎临床征象。

(3) 急性重度中毒:凡有下列情况之一者:

1) 急性肺泡性肺水肿。

2) 急性呼吸窘迫综合征(ARDS)。

3) 中毒性心肌炎。

4) 并发纵隔气肿,皮下气肿、气胸。

4. 氟聚合物烟尘热　吸入有机氟聚合物热解物后,出现畏寒、发热、寒战、肌肉酸痛等金属烟热样症状,可伴有咳嗽、胸部紧束感、头痛、恶心、呕吐等,一般在 24～48 小时内消退。

5. 鉴别诊断　早期应注意与普通感冒、急性扁桃腺炎、急性胃肠炎相鉴别。

(六)治疗

1. 治疗原则

(1) 凡有确切的有机氟气体意外吸入史者,不论有无自觉症状,必须立即离开现场,绝对卧床休息,进行必要的医学检查和预防性治疗,并严密观察 72 小时。

(2) 早期给氧,氧浓度一般控制在 50%～60% 以内,慎用纯氧及高压氧。急性呼吸窘迫综合征时可应用呼气末正压呼吸。

(3) 尽早、足量、短程应用糖皮质激素。强调对所有观察对象及中毒患者就地给予糖皮质激素静注等预防性治疗,可选地塞米松 10mg + 25% 葡萄糖液 40ml 静脉缓慢注射。中毒患者根据病情轻重,在中毒第 1～5 天内,可选地塞米松 20～60mg/d 或氢化考的松 400～1200mg/d 静脉用药,第 1 天可适当加大剂量,以后足量短程静脉给药。中度以上中毒患者,为防治肺纤维化,可继续小剂量口服糖皮质激素 2～4 周左右。

(4) 维持呼吸道畅通,可给予支气管解痉剂等超声雾化吸入。咯大量泡沫痰者宜早期使用去泡沫剂二甲基硅油(消泡净)。出现呼吸困难经采用内科治疗措施无效后可行气管切开术。

(5) 出现中毒性心肌炎及其他临床征象时,治疗原则一般与内科相同。出现肝、肾功能异常,多为一过性,其程度往往较轻,一般不需特殊治疗均能康复。

(6) 合理选用抗生素,防治继发性感染。

(7) 氟聚合物烟尘热,一般给予解热镇痛等对症治疗,于 24～48 小时内痊愈。凡反复发病者,应给予防治肺纤维化的治疗。

2. 其他处理

(1) 治愈标准:急性中毒所致的临床表现消失,胸部 X 线等有关检查结果基本恢复正常者为治愈。

(2) 中毒患者治愈后,可恢复原工作;如患者中毒后遗留肺、心功能减退者,应调离原工作岗位,并定期复查。

（七）预防

加强安全生产和个人防护知识教育，加强厂房的通风换气，盛放有机氟聚合物单体的容器应密闭，严防泄漏事故的发生。工人在有有机氟的环境中作业时，应加强个人防护措施。

工作场所空气中有机氟聚合物单体及其热裂解物的时间加权平均容许浓度：六氟丙烯为 $4mg/m^3$，二氟一氯甲烷为 $3500mg/m^3$。短时间接触容许浓度：六氟丙烯为 $10mg/m^3$，二氟一氯甲烷为 $5250mg/m^3$。

劳动者上岗前应进行体检，在岗期间 1 年体检 1 次。凡查出明显的慢性呼吸系统疾病、明显的心血管疾病、慢性肝、肾疾病的，应禁止或脱离有机氟聚合物单体及其热裂解物作业。

（陈志军）

第八节　农药中毒

一、概述

农药（pesticides）是指用于防止、控制或消灭一切虫害的化学物质或化合物。《中华人民共和国农药管理条例（2017 修订）》中对农药的定义是指用于预防、控制危害农业、林业的病、虫、草、鼠和其他有害生物以及有目的地调节植物、昆虫生长的化学合成或者来源于生物、其他天然物质的一种物质或者几种物质的混合物及其制剂。包括用于不同目的、场所的下列各类。

（一）定义

1．预防、控制危害农业、林业的病、虫（包括昆虫、蜱、螨）、草、鼠、软体动物和其他有害生物。

2．预防、控制仓储以及加工场所的病、虫、鼠和其他有害生物。

3．调节植物、昆虫生长。

4．农业、林业产品防腐或者保鲜。

5．预防、控制蚊、蝇、蜚蠊、鼠和其他有害生物。

6．预防、控制危害河流堤坝、铁路、码头、机场、建筑物和其他场所的有害生物。

需要强调的是，目前在我国卫生杀虫剂的管理也属农药范畴，因为它的活性成分也是农药的有效成分。

农药是一类特别的化学品，人类在生产农药后，会有目的的将之投放到环境中去，以达到需要的目的。农药的接触非常广泛，既有大量的从事生产、运输、保存、使用的职业接触人群，也有通过污染的产品、水体、土壤等环境接触的整个社会人群。在农村，由于容易获得，农药已经是自杀性中毒的主要工具。与其他工业品明显不同，职业接触人群中有广泛的使用者是其一个主要特征。因此，针对农药的管理也有特别的要求。

《中华人民共和国农药管理条例》（1997 年 5 月 8 日国务院令 216 号发布，2001 年 11 月 29 日国务院令第 326 号修订，2017 年 2 月 8 日国务院第 164 次常务会议修订通过）明确规定了农药管理办法：国家实行农药登记制度，国家实行农药生产许可制度，国家实行农药经营管理制度，国家实行农药使用范围的限制。《农药标签和说明书管理办法》要求农药全部使用通用名称，为中毒源的识别带来便利。国家根据农药生产、使用状况，正在逐步限制高毒类农药的登记，以低毒类农药逐步取代高毒类农药，从根本上杜绝接触高毒类农药，确保人民的健康。农药的限制使用是国家实施的一项重要的保护人民健康的措施。每一种农药都有一定的限制使用条件，这些条件包括使用的作物、防治对象、施用量、方法、时期以及土壤、气候、条件等。每种农药的限用条件要详细阅读标签和说明书。

（二）分类

农药的分类，比较复杂。按其成分划分，可分为原药和制剂，原药是指产生生物活性的有效成分，制剂除活性成分外，还有溶剂、助剂以及颜料、催吐剂、杂质等其他成分。按单、混剂分类，单独使用时称农药单剂，将两种以上农药混合配制或混合使用则成为农药混剂。如按作用方式，农药可分为触杀剂、胃毒剂、熏蒸剂、内吸毒剂等。根据靶生物划分，是目前较为普遍的方式，可分为：

1．杀虫剂　包括有机磷酸酯类、氨基甲酸酯类、拟除虫菊酯类、沙蚕毒素类、有机氯类等。

2．杀菌剂　包括有机硫类、有机砷（胂）类、有机磷类、取代苯类、有机杂环类及抗菌素类等。

3．除草剂　包括季铵类、苯氧羧酸类、三氮苯类、二苯醚类、苯氨类、酰胺类、氨基甲酸酯类、取代脲类等化合物。

4．杀鼠剂　包括抗凝血剂类和其他杀鼠剂等。

5．杀螨剂。

6．杀螺剂　如五氯酚钠。

7．杀卵剂。

8．杀线虫剂。

9．植物生长调节剂。

根据国家规定，未经批准登记的农药，不得在我国生产、销售和使用。我国目前使用的农药近千种，制剂产品近3000种，其中一半以上为两种活性成分的混剂。

（三）毒性

农药的毒性相差悬殊，我国，依据农药大鼠急性毒性大小，将农药分为剧毒、高毒、中等毒、低毒和微毒五类。不同的毒性分级农药，在登记时其应用范围有严格的限制。国家根据农药生产、使用状况，正在逐步限制高毒类农药的登记，以低毒类农药逐步取代高毒类农药，从根本上杜绝接触高毒类农药，确保人民的健康。

农药的限制使用是国家实施的一项重要的保护人民健康的措施。每一种农药都有一定的限制使用条件，这些条件包括使用的作物、防治对象、施用量、方法、时期以及土壤、气候、条件等。每种农药的限用条件要详细阅读标签和说明书。

农药对人体的影响主要包括急性中毒和长期接触后的不良健康效应。急性中毒危害主要取决于农药的急性毒性大小和人群短时间内可能的接触量。职业性急性农药中毒主要发生在农药厂工人以及施用农药的人员中。农村地区夏季使用农药普遍，在高温季节农药轻度中毒常与中暑合并或混淆。目前国内农药急性中毒的另一个重要原因是生活性的，这些病例通常中毒程度严重，构成了对人民群众健康的严重威胁。农药的长期健康危害问题比较复杂，已有报告说一些农药可以引起致癌、生殖发育和免疫功能损伤等危害，如新近被国际癌症研究机构（International Agency for Research on Cancer，IARC）认定为2A类的草甘膦。有时农药的活性成分毒性不大，但所用的溶剂或助剂的毒性成为罪魁祸首。如家庭卫生杀虫剂常用增效剂八氯二丙醚（Octachlorodipropyl ether，S2或S421），被列为可疑致癌物和持久性有机污染物，其两步合成中间体和分解产物为二氯甲醚，二氯甲醚已列入已知人类致癌物。此外，还要注意农药生产过程中使用的原料、中间体的毒性及其可能对生产工人健康影响问题。

（四）预防

农药中毒的预防措施与其他化工产品的原则基本相同，但要考虑农药有广泛的应用的特性。除《中华人民共和国农药管理条例》外，国家或有关主管部门颁发了《农药安全使用规定》和《农药合理使用准则》以及农村农药中毒卫生管理办法等法规。预防农药中毒的关键是加强管理和普及安全用药知识。

二、有机磷农药

有机磷酸酯类农药（organophosphorus pesticides）是我国目前生产和使用最多的一类农药，除单剂外，也是许多多元混剂的主要成分。我国生产的有机磷农药绝大多数是杀虫剂，在农药的职业病危害中占重要地位。有机磷农药的品种较多，除作杀虫剂外，少数品种还用于杀菌剂、杀鼠剂、除草剂和植物生长调节剂，个别还可以用作战争毒剂。

（一）理化性质

有机磷农药纯品一般为白色结晶，工业品为淡黄色或棕色油状液体，除敌敌畏等少数品种有不太难闻的气味外，大多有类似大蒜或韭菜的特殊臭味。有机磷农药的沸点除少数例外，一般都很高。比重多大于1，比水稍重。常具有较高的折光率，在常温下，有机磷农药的蒸气压力都很低，但无论液体或固体,在任何温度下都有蒸气逸出,也会造成中毒。一般难溶于水,易溶于芳烃、乙醇、丙酮、氯仿等有机溶剂,而石油醚和脂肪烃类则较难溶。

大部分有机磷农药是一些磷酸酯或酰胺,容易在水中发生水解而分解为无毒化合物,但磷酰胺类有机磷则水解较难,敌百虫在碱性条件下可变成敌敌畏。很多有机磷农药在氧化剂作用或生物酶催化作用下容易被氧化。有机磷农药一般均不耐热,其化学结构不稳定,在加热到200℃以下即发生分解,甚至爆炸。有机磷生产的主要原料有三氯化磷、冰醋酸、甲醇、乙醇、苯等,生产过程中的中间体主要有亚磷酸三甲酯、甲基氯化物等。这些原料与中间体毒性也特别大,在职业卫生工作中应给予充分的重视。

(二)职业接触

主要是从事生产、运输、保存、使用的职业接触人群,也有通过污染的产品、水体、土壤等环境接触的整个社会人群。与其他工业品明显不同,职业接触人群中有广泛的使用者是其一个主要特征。

(三)毒理及发病机制

各种有机磷农药的毒性高低不一,与其化学结构中取代基团有关。例如,结构式中 R 基团为乙氧基时,其毒性较甲氧基大,因为后者容易分解;X 基团为强酸根时,毒性较弱酸根大,因为前者能使磷原子的趋电性增强,从而使该化合物对胆碱酯酶亲和力增高。

有机磷农药可经胃肠道、呼吸道以及完好的皮肤、黏膜吸收。经呼吸道或胃肠道进入人体时,吸收较为迅速而完全。皮肤吸收是急性职业性中毒的主要途径。被吸收后的有机磷迅速随血液及淋巴循环而分布到全身各器官组织,其中以肝脏含量最高,肾、肺、脾次之,可通过血脑屏障进入脑组织,一般认为具有氟、氰等基团的有机磷,其穿透血脑屏障的能力较强。有的还能通过胎盘屏障到达胎儿体内。脂溶性高的有机磷农药能少量储存于脂肪组织中延期释放。

有机磷农药在体内的代谢途径及代谢速率因种属而异,并且取决于联结在其基本结构上的替代化学基团的种类。生物转化一般需经过两相反应,在体内的代谢主要为氧化及水解两种形式,一般氧化产物毒性增强,水解产物毒性降低。参与体内有机磷代谢的酶主要有 P450 系统和酯酶。酯酶包括硫酯酶、磷酸酶和羧基酯酶等,可分为 A 酯酶和 B 酯酶两类,前者能水解有机磷酸酯的酶(如对氧磷酶),后者能被有机磷酸酯抑制(如羧酸酯酶和胆碱酯酶)。但目前研究发现,被称为 B 酯酶的一类酶不仅仅被简单的抑制也可以参与代谢有机磷酸酯,并可以被诱导。羧基酯酶目前的研究最为充分,它包括对氧磷酶(paraoxonase)、羧酸酯酶(carboxylesterase)。有机磷在体内经代谢转化后排泄很快,一般数日内可排完。主要通过肾脏排出,少部分随粪便排出。常见有机磷农药相应的代谢产物见表 9-8-1。

表 9-8-1　尿中可检测的有机磷农药的六种代谢产物及其母体化合物

代谢产物	主要母体化合物
二甲基磷酸酯 Dimethylphosphate(DMP)	敌敌畏、敌百虫、速灭磷、马拉氧磷、乐果、皮蝇磷
二乙基磷酸酯 Diethylphosphate(DEP)	特普、对氧磷、内吸氧磷、二嗪氧磷,除线磷
二甲基硫代磷酸酯 Dimethylthiophosphate(DMTP)	杀螟硫磷、皮蝇磷、马拉硫磷、乐果
二乙基硫代磷酸酯 Diethylthiophosphate(DETP)	二嗪农、内吸磷、对硫磷、皮蝇磷
二甲基二硫代磷酸酯 Dimethyldithiophosphate(DMDTP)	马拉硫磷、乐果、谷硫磷
二乙基二硫代磷酸酯 Diethyldithiophosphate(DEDTP)	乙拌磷、甲拌磷

有机磷农药急性毒作用的主要机制是抑制胆碱酯酶(cholinesterase,ChE)的活性。有机磷化合物进入体内后,可迅速与体内胆碱酯酶结合,形成磷酰化胆碱酯酶(图 9-8-1),因而使之失去分解乙酰胆碱(acetylcholine,Ach)的能力,导致乙酰胆碱在体内的聚集,而产生相应的功能紊乱。

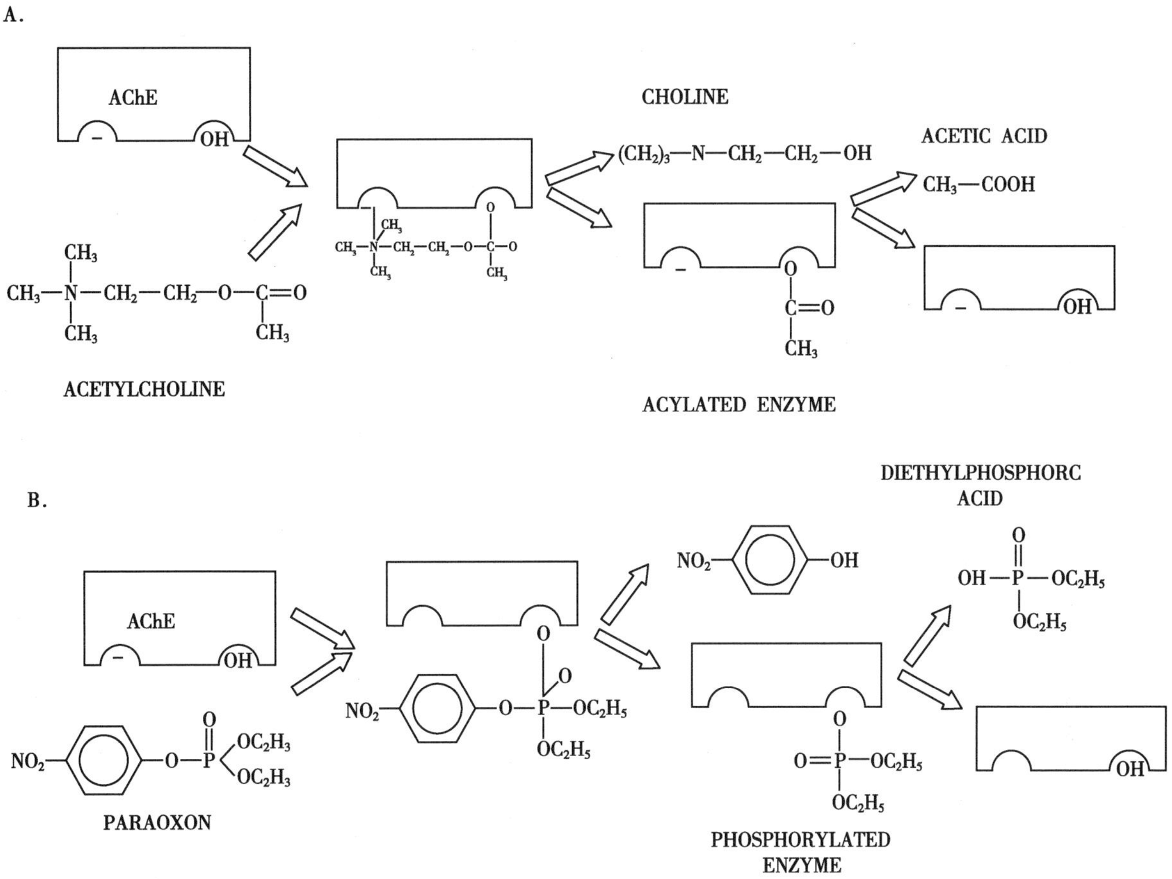

A.

CHOLINE

ACETIC ACID

$(CH_2)_3-N-CH_2-CH_2-OH$

CH_3-COOH

$CH_3-N-CH_2-CH_2-O-C=O$

AChE

ACETYLCHOLINE

ACYLATED ENZYME

B.

DIETHYLPHOSPHORC ACID

PHOSPHORYLATED ENZYME

PARAOXON

A. 生理底物被乙酰胆碱水解

B. 与对氧磷的反应

图 9-8-1 乙酰胆碱酯酶与抑制物或底物的反应

胆碱酯酶是一类能在体内迅速水解乙酰胆碱的酶。在正常生理条件下,当胆碱能神经受刺激时,其末梢部位立即释放乙酰胆碱,将神经冲动向其次一级神经元或效应器传递。同时,乙酰胆碱迅速被突触间隙处的胆碱酯酶分解失效而解除冲动,以保证神经生理功能的正常活动。体内有两类胆碱酯酶,一类称为乙酰胆碱酯酶(AChE),主要分布于神经系统及红细胞表面(由神经细胞及幼稚红细胞合成)。具有水解乙酰胆碱的特殊功能。亦称真性胆碱酯酶。另一类为丁酰胆碱酯酶(BuChE),存在于血清、唾液腺及肝脏中(在肝脏中合成),它分解丁酰胆碱的作用较强,也能分解丙酰胆碱及乙酰胆碱,但此种作用较弱。因此其生理功能还不太清楚,也称假性胆碱酯酶。对神经传导起作用的是真性胆碱酯酶。但有机磷中毒时,两类胆碱酯酶都可被抑制。乙酰胆碱酯酶具有两个活性中心,即阴离子部位和酶解部位。阴离子部位能与乙酰胆碱中带有阳电荷的氮(N)结合。同时酶解部位与乙酰胆碱中的乙酰基中的碳原子(C)结合形成复合物,进而形成胆碱和乙酰化胆碱酯酶。最后,乙酰化胆碱酯酶在乙酰水解酶的作用下,在千分之几秒内迅速水解,使乙酰基形成醋酸,而胆碱酯酶恢复原来状态。

乙酰胆碱是胆碱能神经的化学递质,中枢神经内神经细胞之间的突触联系,大部分是属于胆碱能纤维。胆碱能神经包括大部分中枢神经纤维、交感与副交感神经的节前纤维、全部副交感神经的节后纤维、运动神经、小部分交感神经节后纤维,如汗腺分泌神经及横纹肌血管舒张神经等。当胆碱能神经兴奋时,其末梢释放乙酰胆碱,作用于效应器。按其作用部位可分为两种情况:①毒蕈碱样作用(M样作用),即因兴奋乙酰胆碱M受体,其效应与刺激副交感神经节后纤维所产生的作用类似。如心血管抑制,腺体分泌增加,平滑肌痉挛,瞳孔缩小,膀胱及子宫收缩及肛门括约肌松弛等。②烟碱样作用(N样作用),即在自主神经节、肾上腺髓质和横纹肌的运动终板上,乙酰胆碱的N受体受到兴奋,作用与烟碱相似,小剂量兴奋,大剂量抑制、麻痹。

有机磷化合物抑制胆碱酯酶的速度,与其化学结构有一定关系。磷酸酯类如对氧磷、敌敌畏等,在体内能直接抑制胆碱酯酶；而硫代磷酸酯类如对硫磷、乐果、马拉硫磷等，必须在体内经过活化（如氧化）作用后才能抑制胆碱酯酶（间接抑制剂），故其对胆碱酯酶的抑制作用较慢，持续时间相对较长。

随着中毒时间延长，磷酰化胆碱酯酶可失去重活化的能力，而成为"老化酶"。老化是有机磷酸酯类化学物抑制乙酰胆碱酯酶后的一种变化，是指中毒酶从可以重活化状态到不能重活化状态，其实质是一种自动催化的脱烷基反应（dealkylation）。此时即使用复能剂，亦难以恢复其活性，其恢复主要靠再生。红细胞乙酰胆碱酯酶的恢复每天约 1%，相当于红细胞的再生速度；血浆胆碱酯酶恢复较快，仅需 1 个月左右。

胆碱酯酶活性抑制是有机磷农药毒作用的主要机制，但不是唯一的机制。有机磷农药可以直接作用于胆碱能受体，可以抑制其他的酯酶，也可以直接作用于心肌细胞造成心肌损伤。一些农药，如敌百虫、敌敌畏、马拉硫磷、甲胺磷、对溴磷、三甲苯磷、丙硫磷等，还可以引起迟发性神经病变（organophosphate-induced delayed polyneuropath，OPIDN）。OPIDN 主要病变为周围神经及脊髓长束的轴索变性，轴索内聚集管囊样物继发脱髓鞘改变。长而粗的轴索最易受损害，且以远端为重，符合中枢 - 周围远端型轴索病。OPIDN 的发病机制尚未完全明了，目前认为与神经病靶酯酶（neuropathy target esterase，NTE）抑制以及靶神经轴索内的钙离子 / 钙调蛋白激酶 B 受干扰，使神经轴突内钙稳态失调，骨架蛋白分解，导致轴突变性有关。还有一些农药，如乐果、氧乐果、敌敌畏、甲胺磷、倍硫磷等中毒后，在出现胆碱能危象后和出现 OPIDN 前，出现中间肌无力综合征（intermediate myasthenia syndrome，IMS）。中间肌无力综合征的主要表现是以肢体近端肌肉、脑神经支配的肌肉以及呼吸肌的无力为特征，其发病机制迄今尚未阐明，主要假设有神经 - 肌接头传导阻滞、横纹肌坏死、乙酰胆碱酯酶持续抑制、血清钾离子水平下降、氧自由基损伤等。

（四）临床表现

1. 急性中毒　潜伏期长短与接触有机磷农药的品种、剂量、侵入途径及人体健康状况等因素有关。经皮吸收中毒者潜伏期较长，可在 12 小时内发病，但多在 2～6 小时开始出现症状。呼吸道吸收中毒时潜伏期较短，但往往是在连续工作下逐渐发病。通常发病越快，病情越重。

急性中毒的症状体征可分下列几方面。

（1）毒蕈碱样症状。早期就可出现，主要表现为：

1）腺体分泌亢进，口腔、鼻、气管、文气管、消化道等处腺体及汗腺分泌亢进，出现多汗、流涎、口鼻分泌物增多及肺水肿等。

2）平滑肌痉挛，气管、支气管、消化道及膀胱逼尿肌痉挛，可出现呼吸困难、恶心、呕吐、腹痛、腹泻及大小便失禁等。

3）瞳孔缩小：因动眼神经末梢 ACh 堆积引起虹膜括约肌收缩使瞳孔缩小。重者瞳孔常小如针尖。

4）心血管抑制，可见心动过缓、血压偏低及心律失常。但前两者常被烟碱样作用所掩盖。

（2）烟碱样作用。可出现血压升高及心动过速，常掩盖毒蕈碱样作用下的血压偏低及心动过缓。运动神经兴奋时，表现肌束震颤、肌肉痉挛，进而由兴奋转为抑制，出现肌无力、肌肉麻痹等。

（3）中枢神经系统症状。早期出现头晕、头痛、倦怠、乏力等，随后可出现烦躁不安、言语不清及不同程度的意识障碍。严重者可发生脑水肿，出现癫痫样抽搐、瞳孔不等大等。甚至呼吸中枢麻痹死亡。

（4）其他症状。严重者可出现许多并发症状，如中毒性肝病、急性坏死性胰腺炎、脑水肿等。一些重症患者可出现中毒性心肌损害，出现第一心音低钝，心律失常或呈奔马律，心电图可显示 ST-T 改变，QT 间期延长，束支阻滞，异位节律，甚至出现扭转性室速或室颤。少数患者在中毒后胆碱能危象症状消失后，出现中间肌无力综合征，出现时间主要在中毒后第 2～7 天。部分患者在急性中毒恢复后出现迟发性神经病变。

2. 慢性中毒　多见于农药厂工人，症状一般较轻，主要有类神经症，部分出现毒蕈碱样症状，偶有肌束颤动、瞳孔变化、神经肌电图和脑电图变化。长期接触对健康的影响，虽然报告不多，但近几年已经受到关注，注意到可能对免疫系统功能、生殖功能的不良作用。

3. 致敏作用和皮肤损害　有些有机磷农药具有致敏作用，可引起支气管哮喘、过敏性皮炎等。

（五）诊断

根据短时间接触较大量有机磷杀虫剂的职业史，以自主神经、中枢神经和周围神经系统症状为主的临床表现，结合血液胆碱酯酶活性的测定，参考作业环境的劳动卫生学调查资料，进行综合分析，排除其他类似疾病后，方可诊断。详细见《职业性急性有机磷杀虫剂中毒诊断标准》（GBZ 8—2001）。

1．接触反应　具有下列表现之一者：

（1）全血或红细胞胆碱酯酶活性在 70% 以下，尚无明显中毒的临床表现。

（2）有轻度的毒蕈碱样自主神经症状和（或）中枢神经系统症状，而全血或红细胞胆碱酯酶活性在 70% 以上。

2．轻度中毒　短时间内接触较大量有机磷杀虫剂后，在 24 小时内出现较明显的毒蕈碱样自主神经和中枢神经系统症状，如头晕、头痛、乏力、恶心、呕吐、多汗、胸闷、视物模糊、瞳孔缩小等。全血或红细胞胆碱酯酶活性一般在 50%～70%。

3．中度中毒　在轻度中毒基础上，出现肌束震颤等烟碱样表现。全血或红细胞胆碱酯酶活性一般在 30%～50%。

4．重度中毒　除上述胆碱能兴奋或危象的表现外，具有下列表现之一者，可诊断为重度中毒：

（1）肺水肿。

（2）昏迷。

（3）呼吸衰竭。

（4）脑水肿。

全血或红细胞胆碱酯酶活性一般在 30% 以下。

5．中间期肌无力综合征　在急性中毒后 1～4 天左右，胆碱能危象基本消失且意识清晰，出现肌无力为主的临床表现者。

（1）轻型中间期肌无力综合征（具有下列肌无力表现之一者）：

1）屈颈肌和四肢近端肌肉无力，腱反射可减弱。

2）部分脑神经支配的肌肉无力。

（2）重型中间期肌无力综合征，在轻型中间期肌无力综合征基础上或直接出现下列表现之一者：

1）呼吸肌麻痹。

2）双侧第 Ⅸ 对及第 Ⅹ 对脑神经支配的肌肉麻痹造成上气道通气障碍者。

3）高频重复刺激周围神经的肌电图检查，可引出肌诱发电位波幅呈进行性递减。

全血或红细胞胆碱酯酶活性多在 30% 以下。

6．迟发性多发性神经病　在急性重度和中度中毒后 2～4 周左右，胆碱能症状消失，出现感觉、运动型多发性神经病。神经 - 肌电图检查显示神经源性损害。全血或红细胞胆碱酯酶活性可正常。

（六）治疗

1．急性中毒

（1）清除毒物：立即将患者移离中毒现场，脱去污染衣服，用肥皂水或清水彻底清洗污染的皮肤、头发、指（趾）甲；眼部受污染时，迅速用清水或 2% 碳酸氢钠溶液清洗；消化道吸收者尽快给予活性炭等吸附剂、洗胃、导泻。血液净化疗法是对吸收入血的有机磷的有效清除疗法，近年来应用渐趋成熟，大大提高了重度有机磷中毒患者的治愈率，缩短了救治时间，主要采用血液灌流（HP）或血液灌流（HP）合并血液透析治疗。

（2）特效解毒剂：急性有机磷中毒的特效解毒药物包括两大类：

1）抗胆碱药：代表药物阿托品、长托宁等，阿托品起效快、代谢快，长托宁药效长、用药量小、副作用小。阿托品轻度患者首剂 1～2mg，不需要阿托品化；中度患者首剂 2～3mg；重度患者首剂 3～5mg，以后用阿托品泵给药，根据病情调整用量。长托宁轻度患者 1～2mg；中度患者 2～4mg；重度患者 4～6mg；急性期应尽快达到阿托品化，但应特别注意避免发生阿托品中毒。此类药物需与复能剂配伍应用。

2）胆碱酯酶复能剂：氯解磷定、碘解磷定等，氯解磷定可肌肉注射，用药方便，疗效好，推荐首选。

复能剂的应用原则是早期、足量、联合、重复用药。重度患者 8～10g/d，24 小时不超过 12g/d，标准治疗时间为 5～7 天。

（3）对症和支持治疗：包括保暖、镇静、清除分泌物、保持呼吸道通畅、维持水、电解质及酸碱平衡，密切监护心、脑、肺、肝、胰等重要脏器功能，防治肺水肿、脑水肿和呼吸中枢衰竭，积极预防感染和并发症。中度和重度中毒患者临床表现消失后仍应继续观察数天，并避免过早活动，防止病情"反跳"。

2. 中间期肌无力综合征　中间期肌无力综合征多发生在重度中毒及早期胆碱酯酶复能剂用量不足的患者，重用复能剂及时行人工机械通气是抢救成功的关键。

3. 迟发性多发性神经病　治疗原则与神经科相同，可给予中、西医对症和支持治疗及运动功能的康复锻炼。可给予神经生长因子、维生素 B_1、B_{12}，扩张血管、改善循环等药物治疗，配合针灸、推拿、理疗及运动康复治疗。

4. 其他处理　接触反应，应暂时调离有机磷作业 1～2 周并复查全血或红细胞胆碱酯酶活性。急性中毒和中间期肌无力综合征，急性轻度和中度中毒以及轻型中间期肌无力综合征治愈后，1～2 个月内不宜接触有机磷杀虫剂；重度中毒和重型中间期肌无力综合征治愈后，3 个月内不宜接触有机磷杀虫剂。迟发性多发性神经病，应调离有机磷作业。根据恢复情况，安排工作或休息。如需进行致残鉴定，按《劳动能力鉴定　职工工伤与职业病致残等级》（GB/T 16180—2014）处理。

（七）预防

见概述。就业前体检注意检查全血胆碱酯酶活性；定期体检应将全血胆碱酯酶活性检查列入常规，必要时进行神经 - 肌电图检查。神经系统器质性疾病，明显的肝、肾疾病；明显的呼吸系统疾病，全身性皮肤病以及全血胆碱酯酶活性明显低于正常者应列入职业禁忌证。

三、氨基甲酸酯类农药

氨基甲酸酯，作为杀虫剂，具有速效、内吸、触杀、残留期短及对人畜毒性较有机磷低的优点，已被广泛用于杀灭农业及卫生害虫。常用的有呋喃丹、西维因、速灭威、混灭威、叶蝉散、涕灭威、灭多威、残杀威、兹克威、异索威、猛杀威、虫草灵等。国内主要以呋喃丹为主。

（一）理化性质

氨基甲酸酯是氨基甲酸的 N 位上被甲基或其他基团，如芳香烃、脂肪族链或其他环烃，取代酯类。取代基为甲基，则此类 N- 甲基氨基甲酸酯具有杀虫剂作用；如取代基为芳香族基团，则多为除草剂；如为苯并咪唑时，则为杀菌剂。碳位上氧被硫原子取代称硫代（或二硫代）氨基甲酸酯，大多数是作为除草剂或杀菌剂。

大多数氨基甲酸酯农药为白色结晶，无特殊气味。熔点多在 50～150℃。蒸气压普遍较低，一般在 0.04～15MPa。大多数品种易溶于多种有机溶剂，难溶于水。在酸性溶液中分解缓慢、相对稳定，遇碱易分解。温度升高时，降解速度加快。

（二）职业接触

同概述，主要是从事生产、运输、保存、使用的职业接触人群。

（三）毒理及发病机制

氨基甲酸酯类大部分品种经口毒性属中等毒性，经皮毒性属低毒类。可通过呼吸道和胃肠道吸收，多数品种经皮吸收缓慢、吸收量低。氨基甲酸酯类农药进入机体后，很快分布到全身组织和脏器中，如肝、肾、脑、脂肪和肌肉等。氨基甲酸酯类代谢迅速，一般在体内无蓄积，主要从尿中排出，少量经肠道排出体外。呋喃丹的代谢主要在肝内进行，其水解的主要产物是酚类，氧化代谢产物主要是三羟基呋喃丹，其水解的速率比氧化快 3 倍，结合则主要是与葡萄糖醛酸或硫酸与水解后的酚类结合成酯。呋喃丹的水解与结合具有解毒作用，而氧化生成的 3- 羟基呋喃丹与呋喃丹的毒性相当。

氨基甲酸酯类农药的急性毒作用机制是抑制体内的乙酰胆碱酯酶。氨基甲酸酯进入体内后大多不需经代谢转化而直接抑制胆碱酯酶，即以整个分子与酶形成疏松的复合物。氨基甲酸酯与乙酰胆碱酯酶的结合是可逆的，疏松的复合物既可解离，释放出游离的胆碱酯酶，也可进一步形成一个稳定的氨基甲酰化胆碱酯酶和一个脱离基团（酚、苯酚等）。而氨基甲酰化胆碱酯酶可再水解（在水存在下）释放出游离的有活性的酶。

有些动物实验提示，西维因具有麻醉作用、生殖系统毒作用、致畸作用和肾脏损害。

（四）临床表现

急性氨基甲酸酯类农药中毒的临床表现与有机磷农药中毒相似，一般在接触后 2～4 小时发病，口服中毒潜伏期较短。一般病情较轻，以毒蕈碱样症状为主，血液胆碱酯酶活性轻度下降。重症患者可出现肺水肿、脑水肿、昏迷及呼吸抑制等危及生命。有些品种可引起接触性皮炎，如残杀威。

（五）诊断

根据短时间内接触大量氨基甲酸酯杀虫剂的职业史，迅速出现相应的临床表现，结合全血胆碱酯酶活性的及时测定结果，参考现场劳动卫生学调查资料，进行综合分析，在排除其他病因后，方可诊断。详细见《职业性急性氨基甲酸酯杀虫剂中毒诊断标准》（GBZ 52—2002）。

中毒患者根据病情程度，可分为：

1. 轻度中毒　短期密切接触氨基甲酸酯后，出现较轻的毒蕈碱样和中枢神经系统症状，如头晕、头痛、乏力、视物模糊、恶心、呕吐、流涎、多汗、瞳孔缩小等，有的伴有肌束震颤等烟碱样症状，一般在24 小时以内恢复正常。全血胆碱酯酶活性往往在 70% 以下。

2. 重度中毒　除上述症状加重外，并具有以任何一项表现：

（1）肺水肿。

（2）昏迷或脑水肿。

全血胆碱酯酶活性一般在 30% 以下。

（六）治疗

中毒患者立即脱离现场，脱去污染衣物，用肥皂水反复彻底清洗污染的衣服、头发、指甲或伤口。眼部受污染者，应迅速用清水、生理盐水或冲洗。如系口服要及时彻底洗胃。

阿托品是治疗的首选药物。但要注意，轻度中毒不必阿托品化；重度中毒者，开始最好静脉注射阿托品，并尽快达阿托品化，但总剂量远比有机磷中毒时为小。一般认为单纯氨基甲酸酯杀虫剂中毒不宜用肟类复能剂，因其可增加氨基甲酸酯的毒性，并降低阿托品疗效。但目前的临床经验提示，适当使用肟类复能剂，可减少抗胆碱药的用量，减轻副作用，缩短恢复时间。

氨基甲酸酯和有机磷混配农药中毒时，应按照有机磷中毒的原则处理。

（七）预防

同概述，关键是要加强管理和普及安全用药知识。

四、拟除虫菊酯类农药

拟除虫菊酯类农药（synthetic pyrenthrods）是人工合成的结构上类似天然除虫菊素（pyrethrin）的一类农药，其分子由菊酸和醇两部分组成。按结构、活性和稳定性等特点可分为一代和二代，一代是由菊酸（chrysanthemic acid）和带有呋喃环和末端链的醇所形成的酯，二代在一代的基础上由 3- 苯氧苄醇衍生物取代了醇部位。二代拟除虫菊酯由于稳定性好、活性高而被广泛使用。

（一）理化性质

拟除虫菊酯类农药大多数为黏稠状液体，呈黄色或黄褐色，少数为白色结晶如溴氰菊酯，一般配成乳油制剂使用。多数品种难溶于水，易溶于甲苯、二甲苯及丙酮中。大多不易挥发，在酸性条件下稳定，遇碱易分解。用于杀虫的拟除虫菊酯类农药多为含氰基的化合物（Ⅱ型），用于卫生杀虫剂则多不含氰基（Ⅰ型），常配制成气雾或电烤杀蚊剂。

（二）职业接触

同概述，主要是从事生产、运输、保存、使用的职业接触人群。

（三）毒理及发病机制

拟除虫菊酯类农药可经呼吸道、皮肤及消化道吸收。拟除虫菊酯类农药的生物降解主要通过酯的水解和在芳基及反式甲基上发生羟化两个主要途径。反式异构体的代谢主要靠水解反应,顺式异构体的解毒则主要靠氧化反应。一般反式异构体的水解及排泄较快,因此比顺式异构体的毒性要小些。一些拟除虫菊酯类化合物本身有多个异构体,其水解后的代谢物甚为复杂。排出的代谢物中如为酯类,一般皆以游离的形式排出;若是酸类如环丙烷羧酸或由芳基形成的苯氧基苯甲酸,则以结合物的形式(主要与葡萄糖醛酸结合)排出,粪中还排出一些原型化学物。拟除虫菊酯在人体内代谢与排泄甚快,尿中原形化合物在接触后 24 小时内可检出,部分代谢物在 3～5 日内可测到。拟除虫菊酯类化合物的水解可被有机磷杀虫剂在体内或体外所抑制,因此先后或同用这两种杀虫剂能协同增强杀虫的效果及其急性毒性。

拟除虫菊酯类农药多为中等毒性(Ⅱ型)和低毒类(Ⅰ型),属于神经毒物,毒作用机制未完全阐明。其Ⅰ型化合物不含有 - 氰基,如二氯苯醚菊酯、丙烯菊酯,可使中毒动物出现震颤、过度兴奋、共济失调、抽搐和瘫痪等;其Ⅱ型化合物含有 α- 氰基,如溴氰菊酯、氰戊菊酯、氯氰菊酯等,可使中毒动物产生流涎、舞蹈与手足徐动、易激惹兴奋、最终瘫痪等。两型拟除虫菊酯都选择性地作用于神经细胞膜的钠离子通道,使去极化后的钠离子通道 m 闸门关闭延缓,钠通道开放延长,从而产生一系列兴奋症状。接触者面部出现烧灼或痛痒的异常感觉,可能系由于局部皮肤接触后刺激感觉神经去极化出现重复放电所致。

(四)临床表现

急性职业性中毒多为经皮吸收和经呼吸道吸收引起,症状一般较轻,表现为皮肤黏膜刺激症状和一些全身症状。首发症状在接触 4～6 小时出现,多为面部皮肤灼痒感或头昏,如污染眼内者可立即引起眼痛、畏光、流泪、眼睑红肿及球结合膜充血水肿。全身症状最迟 48 小时后出现。中毒者约半数出现面部异常感觉,自述为烧灼感、针刺感或发麻、蚁走感,常于出汗或热水洗脸后加重,停止接触数小时或 10 余小时后即可消失。少数患者出现低热,瞳孔一般正常,个别皮肤出现红色丘疹伴痒感、丘疹和大疱。轻度中毒者全身症状为头痛、头晕、乏力、恶心、呕吐、食欲不振、精神萎靡或肌束震颤,部分患者口腔分泌物增多,多于 1 周内恢复。如中毒程度重(如大量口服),则很快即出现症状,主要为上腹部灼痛、恶心或呕吐等。此外,尚可有胸闷、肢端发麻、心慌及视物模糊、多汗等症状。部分中毒患者四肢大块肌肉出现粗大的肌束震颤。严重者出现意识模糊或昏迷,常有频繁的阵发性抽搐,抽搐时上肢屈曲痉挛、下肢挺直、角弓反张、意识丧失,各种镇静解痉剂疗效常不满意。重症患者还可出现肺水肿。拟除虫菊酯类与有机磷类二元混配农药中毒时,临床表现具有有机磷农药中毒和拟除虫菊酯农药中毒的双重特点,以有机磷农药中毒特征为主。因两者有增毒作用,通常症状更严重。溴氰菊酯可以引起类枯草热症状,也可诱发过敏性哮喘。

(五)诊断

根据短期内密切接触较大量拟除虫菊酯的历史,出现以神经系统兴奋性异常为主的临床表现,结合现场调查,进行综合分析,在排除其他有类似临床表现的疾病后,可以做出诊断。尿中拟除虫菊酯原型或代谢产物可作为接触指标。详细可查阅《职业性急性拟除虫菊酯中毒诊断标准及处理原则》(GBZ 43—2002)。

根据临床表现,中毒者可以区分为:

1. 观察对象　接触后出现面部异常感觉,如烧灼感、针刺感或紧麻感,皮肤、黏膜刺激症状,无明显全身症状。

2. 轻度中毒　出现明显全身症状,包括头痛、头晕、乏力、食欲不振以及恶心,并有精神萎靡、呕吐、口腔分泌物增多或肌束震颤。

3. 重度中毒　除上述临床表现外,具有下列一项表现:

(1)阵发性抽搐。

(2)意识障碍。

(3)肺水肿。

(六)治疗

立即脱离中毒现场,对污染的皮肤应尽可能用肥皂水清洗。对口服中毒者亦宜以 2%～4% 碳酸氢钠液或清水彻底洗胃。温热水可加重皮肤的异常感觉，故应避免使用。观察对象，要严密观察。迄今对本病尚无特效解毒治疗，以对症治疗及支持疗法为主。阿托品虽可减轻口腔分泌和肺水肿，但切忌剂量过大，以免引起阿托品中毒。出现抽搐者可给予抗惊厥剂。

如为拟除虫菊酯类与有机磷类混配农药的急性中毒，临床表现常以有机磷中毒为主，中毒者的临床表现一般与急性有机磷杀虫剂中毒相似，故应先检测血胆碱酯酶，参照职业性急性有机磷杀虫剂中毒诊断标准进行诊断。治疗先采用阿托品、胆碱酯酶复能剂等药物，而后给予对症处理。不能排除有机磷杀虫剂中毒时，可用适量阿托品试验治疗，密切观察治疗反应。对重度拟除虫菊酯中毒出现肺水肿者，可用少量阿托品治疗，但应注意避免过量造成阿托品中毒。

（七）预防

见概述。凡有神经系统器质性疾患、严重皮肤病或过敏性皮肤病者不易从事接触拟除虫菊酯类农药的作业。

（周志俊）

五、磷化氢、磷化锌、磷化铝

职业性急性磷化氢中毒是吸入较高浓度磷化氢气体后引起的以神经系统、呼吸系统损害为主的全身性疾病。职业性磷化锌、磷化铝中毒是指磷化锌、磷化铝加热后产生磷化氢气体被人体吸入，或磷化锌、磷化铝经消化道直接进入人体后，在胃内生成磷化氢和氯化锌、氯化铝引起的消化系统、神经系统和呼吸系统损害为主的疾病。工作场所空气中磷化氢的最高容许浓度为 $0.3mg/m^3$。

（一）理化性质

磷化氢是稍重于空气的无色有毒气体，略带有鱼腥味或大蒜味。熔点 $-133℃$，沸点 $-87.7℃$，微溶于水，可自燃，浓度达到一定程度时可发生爆炸，能与氧气、卤素发生剧烈化合反应。磷化锌是一种深灰色粉末，有恶臭，在空气中易吸水分解，放出磷化氢气体。磷化铝是一种深灰或深黄色的晶体或粉末，无臭，遇酸或水易分解为磷化氢气体。

（二）职业接触

磷化氢是最常用的高效熏蒸杀虫剂，主要由磷化铝或磷化锌与水反应而产生。磷化氢广泛用于粮食、皮毛仓库和船舱的熏蒸杀虫，使用不当、防护不良或意外渗漏等，可致操作工人乃至周围居民发生急性中毒。磷的金属化合物和黄磷、赤磷、乙炔的生产、储存、运输过程中，若防潮不良，空气湿度过高，吸收水分或遇酸，可产生磷化氢，导致中毒。

磷化氢气体经呼吸道吸入后引起急性中毒。磷化锌、磷化铝进入消化道后，在胃酸的作用下，迅速生成磷化氢和氯化锌、氯化铝，通过胃肠道吸收后引起中毒，磷化锌、磷化氢、磷化铝也可经皮肤吸收后引起中毒。

日常生活中，误服含有毒鼠强药磷化锌的毒饵，磷化锌在胃内与酸反应产生磷化氢经消化道吸收而致中毒。

（三）临床表现

1. 急性磷化氢中毒　起病较快，数分钟即出现严重中毒症状，但个别病人潜伏期可达 48 小时。急性磷化氢中毒主要表现头晕、头痛、乏力、恶心、呕吐、食欲减退、咳嗽、胸闷等。心电图显示 ST-T 改变或肝功能异常，经适当治疗，多在一周内恢复。严重者可出现昏迷、抽搐、肺水肿、休克、明显心肌损害及明显肝、肾损害。

2. 磷化锌、磷化铝中毒　磷化锌、磷化铝加热产生磷化氢气体被人体吸入后主要引起急性磷化氢的中毒症状，经消化道进入人体的磷化锌、磷化铝引起的而中毒主要分为两个方面：一是氯化锌、氯化铝引起的消化道症状，出现上腹不适、恶心、呕吐、腹痛、腹泻，疼痛为持续性，不易缓解，呕吐物为暗灰色，可有大蒜气味；二是胃肠内磷化氢被人体吸入后引起的磷化氢中毒症状，严重中毒者，神经中毒症状明显，可出现震颤、抽搐、谵妄和昏迷，多因呼吸麻痹而死亡。

（四）诊断

根据接触磷化锌、磷化氢、磷化铝的职业史，发病较快，结合临床症状，体征，及其他必要的临床检查，参考现场置业卫生学调查结果，综合分析，排除其他有类似症状的疾病，可作出诊断。

1. 磷化氢中毒临床诊断及分级标准

（1）轻度中毒：具有下列情况之一者：

1）轻度意识障碍。

2）轻度呼吸困难、肺部听到少量干、湿啰音，符合化学性支气管炎或支气管周围炎。

（2）重度中毒：除轻度中毒表现外，还有下列情况之一，或中毒开始即表现为下列情况之一者：

1）昏迷、抽搐。

2）肺水肿。

3）休克。

4）明显心肌损害。

5）明显肝、肾损害。

2. 磷化锌、磷化铝临床诊断标准

（1）消化道症状：出现上腹不适、恶心、呕吐、腹痛、腹泻、疼痛为持续性，不易缓解。呕吐物为暗灰色，可有大蒜气味。

（2）产生的磷化氢中毒症状，表现为震颤、抽搐、谵妄和昏迷，严重者因呼吸麻痹而死亡。

（五）治疗

磷化氢中毒无特效的解毒药，急救时不能使用肟类药物。急性磷化氢中毒患者应立即脱离现场，保持安静，有头痛、乏力、恶心、咳嗽等神经系统及呼吸系统症状，但程度较轻者应密切观察24小时，根据情况进行相应的处理。中毒患者应卧床休息，至少观察24～48小时，以早期发现病情变化，

治疗以对症治疗及支持治疗为主，要早期、积极地处理昏迷、肺水肿、心肌或肝、肾损害等情况。其治疗原则和护理与内科相同。如抢救及时，中毒患者一般可治愈。轻度中毒者多在1～2周恢复。重度中毒患者经积极治疗后也可完全恢复，少数重度中毒患者经抢救脱险、急性期过后仍有明显症状，可根据检查结果酌情处理。

磷化锌、磷化铝中毒的治疗首先为消除毒物，其次为对症处理，消除毒物的措施主要为催吐和洗胃。洗胃用1:5000的高锰酸钾或10%的硫酸铜溶液，反复冲洗，直至洗出液无磷臭澄清为止。

（六）预防

加强安全教育，加强生产车间和厂房的通风排气，保持空气新鲜干燥，工作时不裸露皮肤，加强个人防护。紧急情况用自给式呼吸器或连接正压空气管路的面罩，佩戴安全眼镜。加强对设备及管路维修，防止漏气，一旦发生泄漏应使用氯化亚铁做吸收剂进行处理，磷化氢废气要经过处理之后排放。磷化锌、磷化铝应加强使用管理，防止误服误用，存放时严禁受潮和雨淋。

劳动者上岗前应进行体检。在岗期间，磷化锌、磷化铝接触者每年体检一次，凡查出明显的慢性牙周炎，牙本质病变及下颌骨疾病，明显的肝肾疾病者，应禁止从事危害作业。磷化氢接触者每两年体检一次，凡查出慢性呼吸系统疾病者，心肌病以及慢性肝炎患者，应禁止从事或脱离磷化氢危害作业。

六、五氯酚（钠）

五氯酚（钠）中毒多为急性中毒，职业性急性五氯酚中毒是指在职业活动中短时间接触较大量的五氯酚所致的以热能代谢异常为特征的全身性疾病，并可发生中枢神经系统和心、肺、肝、肾的损害。

（一）理化性质

五氯酚的纯品为白色针状晶体，工业级呈暗灰色至棕色，加热时有刺激性酚臭味，熔点191℃，沸点310℃，易溶于乙醚、丙酮、苯等有机溶剂，其钠盐五氯酚钠为白色或淡褐色固体，易溶于水、醇和丙酮，不溶于苯和石油，五氯酚及其钠盐属高毒类物质。

（二）职业接触

五氯酚及其钠盐作为一种高效杀虫剂、抗菌剂、防腐剂和除草剂，用于浸泡木材、皮革、纺织品剂纸张等以作防腐、防霉处理；用作水稻田除草剂、果树灭虫剂。

五氯酚生产过程中如果发生泄漏事故，作业人员吸入大量粉尘或皮肤、黏膜沾染可导致急性中毒。工作场所空气中五氯酚的时间加权平均容许浓度为 $0.3mg/m^3$。

五氯酚及其钠盐可经皮肤、呼吸道和消化道吸收中毒，其中皮肤吸收是引起中毒的主要途径。

（三）临床表现

皮肤接触者可出现皮肤发红、水疱等接触性皮炎症状，五氯酚及其钠盐的粉尘可引起眼和上呼吸道刺激症状，早期中毒症状为轻度头晕、头痛、多汗、下肢无力等症状，继而出现低热、烦渴、心悸、气急、胸闷，并可伴有恶心、呕吐、腹痛等。严重者出现中毒症状，短期内病情急剧恶化，出现高热、出汗、疲乏无力、心率加快、呼吸急促、烦躁不安，甚至猝死。

（四）诊断

1. 掌握本病的临床特点 明显乏力、大量出汗及体温变化，结合有五氯酚钠的密切接触史，诊断并不困难。本病多发生于夏季，常易误诊为中暑、感冒等，如能多考虑患者的乏力程度、出汗量不能以此来解释，是鉴别诊断的有力根据。

2. 对中毒严重程度的认识 本病进展迅速，体温从 38℃ 左右上升至 40℃ 以上，仅 2 小时左右时间，如一旦高热出现，尽管采用降温措施也往往不能控制，患者可猝死或短期内发生多脏器功能障碍（MODS）而死亡。因此早期能对疾病严重程度和预后准确认识，及时进行抢救是十分重要的。从接触情况、乏力的程度及出汗量等，可初步估计中毒严重程度，结合尿中五氯酚（钠）含量综合分析，可得出中毒程度的诊断。

（五）治疗

立即脱去污染的衣物，用肥皂水清洗污染皮肤，对接触反应者应至少观察 24 小时，特别注意意识与体温变化，及时采取必要措施，早期治疗以对症及支持疗法为主，合理补液，维持电解质平衡，供给能量，并注意保护主要脏器。针对可能发生 SIRS（全身炎症反应综合征），为争取时间，临床可及早应用糖皮质激素。

进入人体的五氯酚钠 74% 以原型及 12% 以五氯酚钠葡萄糖苷酸结合物形式从尿中排泄。在早期，如预测病情有可能恶化的病人可采用血液净化疗法，虽然近年来血液净化疗法取得很大的进展，应用于急性化学物中毒也取得一定经验，在这方面应逐渐积累经验。

（六）预防

改善设备和工艺，加强安全生产管理，加强厂房的通风换气，防止泄漏事故发生，加强个人防护措施，避免手工操作，接触五氯酚操作时应严格遵照企业操作规程。穿戴好防护手套、工作鞋袜及防护口罩等个人防护用品，加强个人防护知识教育。

（郑 光 王祖兵）

七、杀虫脒

杀虫脒，又名，氯苯脒，是一种广谱甲脒类杀虫杀螨剂。由汽巴公司首先合成，20 世纪 60 年代进入市场。20 世纪 70 年代因为发现有动物致癌，厂商一度自动撤回市场。1979 年美国 FDA 鉴于致癌性实验只见于一个种属，且市场需求迫切，重新批准在严格防护条件下有控制的用于棉田。随后，因不断有毒理学数据支持致癌性，许多国家停止使用。国内于 20 世纪 70 年代引进该产品，一度用量较大。后因明确的动物致癌作用及其对人有潜在的致癌危险性，我国政府决定自 1990 年起三年内停止生产，1993 年起停止在农业上使用。虽然国内禁用多年，但偶有中毒病例报告。同属甲脒类农药的单甲脒和双甲脒，其急性毒性、中毒机制以及临床表现与杀虫脒相似，有关治疗对其有借鉴价值。

（一）理化性质

杀虫脒，化学名，N'-（2 甲基 4 氯苯基）-N，N- 二甲基甲脒；结构式 $Cl(CH_3)C_6H_3N=CHN(CH_3)_3$，

分子量196.68。CAS登录号，6164-98-3；熔点，32℃；沸点，163～165℃；蒸汽压，2.92×10⁻⁵kPa；微溶于水。在丙酮、苯、氯仿、乙酸乙酯、己烷、甲醇中的溶解度大于20%，在甲醇中的溶解度大于30%。受高热分解，产生有毒的氮氯化物和氯化物气体。同属甲脒类农药的单甲脒和双甲脒，两者化学结构类似，前者是在杀虫脒的苯环上对位氯被甲苯取代，后者是两个单甲脒的联合体。

（二）毒理及发病机制

杀虫脒可以通过完整皮肤和呼吸道、消化道吸收。进入体内后迅速在全身各组织。杀虫脒在动物体内的代谢较快，主要途径有脱甲基，一种主要的代谢产物对氯邻甲苯胺具有明确的致癌性。杀虫脒及其代谢产物主要有尿粪排出，实验显示24小时内可排除进入体内量的80%。因此，一般认为杀虫脒在体内没有蓄积。

文献报告的杀虫脒的大小鼠经口 LD_{50} 为200～500mg/kg，与给药剂型和不同实验室报告有关系。中毒动物主要出现呼吸困难、震颤、发绀、痉挛等症状，皮肤黏膜接触有刺激作用。病理检查见肝脏、肾脏、肺脏充血。存活动物在短期内可恢复正常。杀虫脒可以引起染色体畸变和诱导姐妹染色单体交换，是确认的动物致癌物。人群观察发现接触工人膀胱癌增加，一些生态流行病学调查也显示长期大量使用杀虫脒的地区女性膀胱癌有所增加。

毒作用机制研究发现，杀虫脒以及其他甲脒类农药可以抑制单胺氧化酶，进而引起体内生物胺的系列变化。杀虫脒还可激动中枢儿茶酚胺受体，经负反馈使儿茶酚胺的产生和释放大量减少。杀虫脒及其代谢产物对氯邻甲苯胺还具有利多卡因样的作用，引起麻醉和心血管抑制。此外，杀虫脒结构中的苯胺活性基团具有氧化血红蛋白作用形成高铁血红蛋白。还有研究发现杀虫脒可以直接损害心肌细胞和影响传导系统。

（三）临床表现

职业接触者经皮肤或呼吸道吸收所致中毒一般症状较轻。口服中毒较重。杀虫脒中毒后，首先出现兴奋，来回奔跑；继而乏力、口干、心慌、头昏、头痛等不适；后转入抑制，极度疲劳、肢体麻木、嗜睡、血压下降、精神萎靡、神志恍惚，少数人有面唇青紫及尿频、尿急、血尿等血性膀胱炎，重症者呈深度昏迷，四肢或全身癫病样抽搐，面色苍白、瞳孔散大、呼吸浅表，反射消失，可由呼吸、循环衰竭而致死。临床观察发现重症中毒死亡病例中心血管功能障碍明显。病人可因顽固性心源性休克合并室上性心动过速，尖端扭转型室性心动过速或心室颤动而死亡。一般化学性膀胱炎出现时间较意识障碍和发绀为迟。轻者可无膀胱刺激症状，仅有镜下血尿。中度中毒者则可出现膀胱刺激症状伴血尿；重症患者则伴有明显肉眼血尿，甚至膀胱内有血块，可堵塞尿道。

长期低浓度接触者，有失眠、多梦、血压偏低、手心多汗等神经衰弱症候群，以及眼心反射异常等自主神经功能紊乱等症状。经皮肤污染者，出现局部青紫，状如大理石花纹，遇冷时更明显。作甲皱床微循环检查，见血管袢数减少、变细、微血管轻度痉挛、渗液水肿，冷试验阳性。

（四）诊断

根据杀虫脒的接触史或服毒史，结合不同程度的意识障碍、发绀和出血性膀胱炎等临床表现，参考尿、血或胃内容物中杀虫脒或其代谢物的测定，一般可明确诊断。出现严重发绀时，需与缺氧和周围循环衰竭所致发绀鉴别。

《职业性急性杀虫脒中毒诊断标准》（GBZ 46—2001）将中毒程度划分为轻度、中度和重度中毒。

1. 轻度中毒，有头昏、头痛、乏力、胸闷、恶心、嗜睡等症状，血高铁血红蛋白量占血红蛋白总量的30%；或化学性膀胱炎，有镜下血尿者；或有轻度中毒性心脏病，如Ⅰ度房室传导阻滞、轻度ST-T改变，频发过早搏动等。

2. 中度中毒，出现下列情况之一：

（1）浅昏迷。

（2）血高铁血红蛋白占血红蛋白总量30%～50%。

（3）中度中毒性心脏病，如心房颤动或扑动、Ⅱ度房室传导阻滞、心肌损伤改变等。

（4）化学性膀胱炎，有尿频、尿急、尿痛症状，伴血尿。

3. 重度中毒,除上述症状加重外,具有下列情况之一:

(1) 深昏迷。

(2) 血高铁血红蛋白超过血红蛋白总量 50% 以上。

(3) 持续性心率减慢、低血压,休克。

(4) 重度中毒性心脏病,如心室颤动或扑动、Ⅲ度房室传导阻滞、心源性休克或充血性心力衰竭,心源性猝死等。

(五) 治疗

杀虫脒中毒时,主要是及时对症治疗。口服者应洗胃。皮肤污染者,应脱去衣服,用肥皂水充分清洗。眼睛接触时,立即提起眼睑,用流动清水冲洗 10 分钟或用 2% 碳酸氢钠溶液冲洗。有呼吸困难者给予吸氧。静脉滴注 10% 葡萄糖 500～1500ml 加维生素 C(500～2000mg),以加强解毒作用,促使毒物排出体外。明显发绀者用美蓝(亚甲蓝)1～2mg/kg 加入 50% 葡萄糖溶液中,静脉缓慢推注,必要时可重复半量一次。出血性膀胱炎患者应用 5% 碳酸氢钠溶液静脉滴注,也可口服碳酸氢钠。心血管功能障碍者用儿茶酚胺类药物强心药物(如多巴胺、间羟胺等)纠正休克,并给予纠正心律紊乱药物和心肌营养剂。中毒患者出现心血管功能障碍时,特别是严重心律紊乱时,不宜使用利多卡因纠律;可用异丙基肾上腺素类药物稀释液静脉滴注或心脏起搏治疗。

(六) 预防

见概述。禁止皮肤破损者从事接触杀虫脒的作业。

(周志俊)

八、百草枯

百草枯(paraqut),为联吡啶类化合物,是一种速效触杀型灭生性除草剂。相比其他除草剂,百草枯具有两个显著优点,一是快速起效,使用 30 秒后即起效;二是遇土钝化。遇土钝化的特性使之成为浅根作物用药、快速复种作物用药的首选,在杀死杂草的同时不杀根,有利于水土保持,固土保墒。它广泛用于园林除草、作物及蔬菜行间除草、草原更新、非耕地化学除草,还可用于棉花、向日葵、大豆、扁豆等作物催枯。因此接触机会明显增多,其危害受到关注。目前,我国已经禁止百草枯水剂的生产销售。

(一) 理化性质

百草枯为 1,1′- 二甲基 -4,4′- 联吡啶阳离子二氯化物,分子式 $C_{12}H_{14}N_2Cl_2$,分子量 257.2。纯品为白色粉末,不易挥发,易溶于水,稍溶于丙酮和乙醇,在酸性及中性溶液中稳定,在碱性介质中不稳定,遇紫外线分解。惰性黏土和阴离子表面活性能使其钝化。其商品为紫蓝色溶液,有的已经加入催吐剂或恶臭剂。

(二) 职业接触

同概述,主要是从事生产、运输、保存、使用的职业接触人群。

(三) 毒理及发病机制

百草枯大鼠经口 LD_{50} 为 110～150mg/kg,急性毒性属中等毒性类。其可经胃肠道、皮肤和呼吸道吸收,因其无挥发性,一般不易经吸入发生中毒。皮肤若长时间接触百草枯,或短时接触高浓度百草枯,特别是破损的皮肤或阴囊、会阴部被污染均可导致全身中毒。口服是中毒的主要途径,口服吸收率为 5%～15%,吸收后 2 小时达到血浆浓度峰值,并迅速分布到肺、肾脏、肝、肌肉、甲状腺等,其中肺含量较高,存留时间较久。百草枯在体内可部分降解,大部分在 2 日内以原形经肾脏随尿排出,少量亦可从粪便排出。

百草枯中毒的机制目前尚不完全清楚,其与超氧阴离子的产生有关。一般认为百草枯是一电子受体,作用于细胞内的氧化还原反应,生成大量活性自由基,引起细胞膜脂质过氧化,造成组织细胞的氧化性损害,由于肺泡细胞对百草枯具有主动摄取和蓄积特性,故肺脏损伤为最突出表现。

大鼠急性中毒早期死亡时,发现肺水肿、淤血、出血。如存活 10 天以上,肺部主要表现纤维化。百草枯对人的毒性较强,口服中毒后病死率较高,致死量约为 2～6g,也有 1g 致死的报告。

（四）临床表现

职业接触者经皮肤或呼吸道吸收所致中毒一般症状较轻。口服中毒较重，且常表现为多脏器功能损伤或衰竭，其中肺的损害常见而突出。

1．消化系统　口服中毒者有口腔烧灼感，唇、舌、咽黏膜糜烂、溃疡，吞咽困难、恶心、呕吐、腹痛、腹泻，甚至出现呕血、便血、胃穿孔。部分患者于中毒后2～3日出现中毒性肝病，表现肝区疼痛、肝脏肿大、黄疸、肝功能异常。

2．呼吸系统　表现为咳嗽、咳痰、胸闷、胸痛、呼吸困难、紫绀、双肺闻及干、湿啰音。大剂量服毒者可在24～48小时出现肺水肿，出血，常在1～3日内因急性呼吸窘迫综合征（ARDS）死亡。经抢救存活者，经1～2周后可发生肺间质纤维化，呈进行性呼吸困难，导致呼吸衰竭死亡。非大量吸收者开始肺部症状可不明显，但于1～2周内因发生肺纤维化而逐渐出现肺部症状，肺功能障碍导致顽固性低氧血症。

3．肾脏　于中毒后2～3天可出现尿蛋白、管型、血尿、少尿，血肌酐及尿素氮升高，严重者发生急性肾衰竭。

4．中枢神经系统　表现为头晕、头痛、幻觉、昏迷、抽搐。

5．皮肤与黏膜　皮肤接触后，可发生红斑、水疱、溃疡等。高浓度百草枯液接触指甲后，可致指甲脱色、断裂，甚至脱落。眼部接触本品后可引起结膜及角膜水肿、灼伤、溃疡。

6．其他　可有发热、心肌损害、纵隔及皮下气肿、鼻出血、贫血等。

（五）诊断

根据百草枯的接触史或服毒史，以肺损害为主的多脏器功能损伤的临床表现，参考尿、血或胃内容物中百草枯的测定，一般可明确诊断。

（六）治疗

本病无特效解毒剂，中毒早期采取行之有效的综合治疗，可控制病情发展、阻止肺纤维化等并发症的发生，降低病死率。

1．阻止毒物继续吸收。尽快脱去污染衣物，用肥皂水彻底清洗污染的皮肤、毛发。眼部污染时立即用流动清水冲洗，时间不少于15分钟。经口中毒者应给予催吐、碱性液洗胃，同时加用吸附剂（活性炭或15%漂白土），继之甘露醇或硫酸镁导泻。由于百草枯有腐蚀性，洗胃时要小心。

2．加速毒物排泄。除常规输液、使用利尿剂外，最好在患者中毒24小时内进行血液灌流、血浆置换、24小时动静脉血液滤过等血液净化疗法，血液灌流对毒物的清除率是血液透析的5～7倍。

3．防止肺纤维化。百草枯中毒患者，如出现肺部损害，预后往往不好，死亡率高，故对中毒患者要密切观察肺部症状、体征，动态观察胸部X线片及血气分析，以有助于早期确定肺部病变。及早给予自由基清除剂，如维生素C、维生素E，SOD等。有实验报告谷胱甘肽、茶多酚能提高机体抗氧化能力，对百草枯中毒有改善作用。应避免高浓度氧气吸入，它的吸入可增加活性氧形成，加重肺组织损害。仅在氧分压<5.3kPa（40mmHg）或出现ARDS时才用>21%浓度的氧气吸入，或用呼气末正压呼吸给氧。此外，中毒早期应用肾上腺糖皮质激素及免疫抑制剂（环磷酰胺、硫唑嘌呤）可能对病人有效。但一旦肺损伤出现则无明显作用。

4．对症与支持疗法。保护肝、肾、心功能，防治肺水肿、加强对口腔溃疡、炎症的护理，积极控制感染。

（七）预防

见概述。禁止皮肤破损者从事接触百草枯的作业。由于百草枯口服中毒后死亡比例高，不少人呼吁政府应禁止生产百草枯，以斩断"获得"中毒机会，西方一些国家已经批准，我国也已经禁止百草枯水剂的生产销售。农业部要求标签在原有内容基础上增加急救电话等内容，醒目标注警示语。相关企业也成立了社会责任关怀组织，推动百草枯中毒的有效防治。这一模式也是化学品中毒控制的一个新思路。

（周志俊　闫永建）

第九节　其　他　中　毒

一、偏二甲基肼

（一）理化性质

偏二甲基肼即 1,1- 二甲基肼（分子式为 $C_2H_8N_2$），分子量 60.10，沸点 62.5℃，为具有鱼腥气味的发烟和吸湿性的碱性无色液体，有腐蚀性，与空气接触可变成黄色，还可能自燃。易挥发，高度易燃，在火焰中释放出刺激性或有毒烟雾或气体，易爆。

（二）职业接触

偏二甲基肼主要用做火箭、卫星等航天器的燃料，用于化学合成、照相试剂、燃料稳定剂、添加剂及植物生长调节剂等。在偏二甲基肼的研究、生产、槽车运输、槽罐转注、洞库储存、取样化验，火箭加注及发射试验或回卸过程中，在火箭发动机试车、火箭发射升空后第一级燃料箱脱离箭体坠地和火箭发射意外事故时，肼类燃料可能逸出或在设备检修及处理液体推进剂废料时，作业人员和现场有关人员均可能接触。

（三）毒理及发病机制

本品属中等毒类。偏二甲基肼或其蒸气常可通过呼吸道、消化道及皮肤吸收。小鼠经口 LD_{50} 为 265mg/m³，狗吸入 4 小时 LC_{50} 130mg/m³。引起以中枢神经系统损害和肝损害为主的急性偏二甲基肼中毒。偏二甲基肼与维生素 B_6 及同类物吡哆醛和 5- 磷酸吡哆醛结合，形成相应的腙，消耗体内的维生素 B_6 及其衍生物，导致体内维生素 B_6 缺乏。腙抑制吡哆醛激酶活性，导致 5- 磷酸吡哆醛含量下降，影响 γ- 氨基丁酸生成，使中枢神经系统处于兴奋状态，导致痉挛发作。长期吸入少量的偏二甲基肼则可引起以溶血性贫血和肝功能改变为主的慢性中毒。

（四）临床表现

1. 急性中毒　接触偏二甲基肼蒸气可出现眼痒、流泪、眼睑痉挛、流涕、喷嚏、咳嗽等眼与上呼吸道的刺激症状，随后出现头晕、头痛、乏力、恶心、呕吐、食欲不振等症状，并兴奋、烦躁不安、肢体抽搐或急性轻度中毒性肝病等。严重病例还可出现阵发性全身痉挛发作。更严重者可为突发性强直性全身痉挛，角弓反张，大小便失禁，发作期间可呈昏迷状态，甚至出现脑水肿等。四肢腱反射亢进、巴宾斯基征阳性。此外，可有消化系统症状，如恶心、呕吐、食欲不振、腹痛、肝区疼痛、肝功能异常。

直接接触本品可致眼和皮肤灼伤，皮肤局部有烧灼感，眼有刺痛、流泪及眼睑痉挛等强烈刺激症状，亦可引起变应性接触性皮炎。

2. 慢性影响　主要表现为高铁血红蛋白引起的溶血性贫血，长期接触可有肝功能改变，少数可致肝脏脂肪变性等。

（五）诊断及鉴别诊断

1. 观察对象　接触偏二甲基肼后出现一过性的眼与上呼吸道的刺激症状，随后出现头晕、头痛、乏力、恶心等症状，神经系统检查无阳性发现；或皮肤污染后可有烧灼感、局部红肿等表现者，症状可逐渐减轻或消失，此种情况不属于中毒。

2. 急性中毒　依据《职业性偏二甲基肼中毒的诊断标准》（GBZ 86—2002），根据短时间内吸入或皮肤污染较大量偏二甲基肼的职业史，结合中枢神经系统损害及肝脏损害的临床表现，参考现场劳动卫生学调查资料，综合分析，并排除其他病因所致类似疾病后诊断。

3. 诊断分级

（1）轻度中毒：有明显的头晕、头痛、乏力、失眠、恶心、呕吐、食欲不振等症状，并有下列情况之一者，可诊断为急性轻度中毒。

1）兴奋、烦躁不安肢体抽搐。

2）符合急性轻度中毒性肝病。

（2）重度中毒：全身阵发性强直性痉挛。

4．鉴别诊断　应与癫痫发作和病毒性肝炎进行鉴别诊断。鉴别要点应包括既往病史、中毒史、现场卫生学、流行病学调查、临床表现及实验室检查。

（六）治疗

1．迅速脱离现场，转移到空气新鲜处，脱去被污染的衣物，体表污染液态偏二甲基肼时，应立即用清水冲洗干净。如有误服，应立即洗胃。

2．给予特效解毒剂维生素 B_6 治疗　可根据病情轻重，先静脉注射维生素 B_6 1.0～5.0g，若痉挛不止，再重复静脉注射 0.5～1.0g 至痉挛停止发作，然后改为静脉滴注，每 30 分钟至 1 小时 0.5g。一般用量 10g/d，最高可至 35g/d。在痉挛发作过程中，可同时使用苯巴比妥、安定等止痉药，效果更佳。肼、一甲基肼痉挛发作时，可据此方案使用维生素 B_6 治疗。

3．对症治疗　给予止痉，纠正酸碱平衡及电解质紊乱，以及保肝等对症支持疗法。皮肤小面积污染者可用 2.5% 碘酒擦洗至碘酒不褪色为止。

（七）预防

1．严格控制工作场所空气中偏二甲基肼的浓度，在国家卫生标准（时间加权平均容许浓度为 0.5mg/m³）以下。加强厂房的通风换气，容器必须密闭，定期进行检修，严防泄漏事故的发生。储运时避开强氧化剂和强酸，不得将本品储存在铜容器或铜含量高的金属容器及塑料容器中。

2．加强安全生产教育，作业人员应加强个人防护措施，做好呼吸防护，戴防护手套，穿防护服，必要时应佩戴面罩。工作时不得进食、饮水或吸烟。在进餐前必须先洗手。

3．作业人员上岗前应进行体检，患有中枢神经系统器质性疾病者应禁止或脱离偏二甲基肼作业岗位。

（张雪涛　王祖兵）

二、砷化氢

砷化氢是一种无色稍具有大蒜样臭味的气体，无明显刺激性，是含砷金属矿渣遇酸或其灼热废渣遇水所产生的废气。急性砷化氢中毒多为在某些冶金工业活动中，因意外事故或防护不当，短期内吸入较高浓度砷化氢气体所致（吸入 5000mg/m³ 浓度可使人急性致死，30mg/m³ 可产生严重中毒），以急性血管内溶血和肾脏损害为主要表现，同时可兼有心、肺、肝、胰、脑等重要脏器受累，若诊治不当或中毒剂量大，并发多器官功能障碍综合征（multiple organ dysfunction syndrome，MODS），病死率可高达60%～100%。短期内吸入较高浓度砷化氢气体所致的以急性血管内溶血为主的全身性疾病，严重者可发生急性肾衰竭。

（一）理化性质

常温条件下，砷化氢是无色、带大蒜气味、无明显刺激性的气体，确认为人类致癌物。砷化氢熔点 −116.3℃，沸点 −55℃，微溶于水，不稳定，是强还原剂，加热至 300℃时分解，在空气中加热时易燃烧成砷的氧化物和水，砷化氢在酸性溶液中用金属还原砷化钠、砷化锌、氧化砷制得。

（二）职业接触

砷化氢主要在有色金属铅、铝、锡、镍等的冶炼、深加工和废渣处理过程中生成，用水冷却的金属矿渣或金属矿渣遇水潮湿后也可以产生砷化氢，职业中毒多见于冶金系统。砷化氢主要经呼吸道吸入进入人体。工作场所空气中砷化氢的最高容许浓度为 0.03mg/m³。

（三）毒理及发病机制

砷化氢经呼吸道吸入后，随血循环分布至全身各脏器，其中以肝、肺、脑含量较高。砷化氢引起的溶血机制尚不十分清楚，一般认为血液中砷化氢 90%～95% 与血红蛋白结合，形成砷 - 血红蛋白复合物，通过谷胱甘肽氧化酶的作用，使还原型谷胱甘肽氧化为氧化型谷胱甘肽，红细胞内还原型谷胱甘肽下降，导致红细胞膜钠 - 钾泵作用破坏，红细胞膜破裂，出现急性溶血和黄疸。

（四）临床表现

砷化氢主要引起急性中毒。中毒程度与吸入砷化氢的浓度相关。主要症状有头晕、头痛、乏力、恶心、呕吐、腹痛、关节及腰部酸痛、皮肤及巩膜轻度黄染，血红细胞及血红蛋白降低。尿呈酱油色，隐血阳性，蛋白阳性，有红、白细胞，血尿素氮增高，可伴有肝损伤。砷-血红蛋白复合物，砷氧化物、破碎红细胞及血红蛋白管型等可堵塞肾小管，可造成急性肾衰竭。

严重者发病急剧，有寒战、高热、昏迷、谵妄、抽搐、发绀、巩膜及全身重度黄染，少尿或无尿，贫血加重，网织红细胞明显增多，尿呈深酱色，尿隐血强阳性，血尿素氮明显增高，出现急性肾衰竭，并伴有肝损害。

（五）诊断

根据短期内吸入较高浓度砷化氢气体的职业史和急性血管内溶血的临床表现，结合有关实验室检查结果，参考现场职业卫生学调查资料，综合分析排除其他病因所致的疾病，可以做出诊断。

1. 轻度中毒　常有畏寒、发热、头痛、乏力、腰背部酸痛，出现酱油色尿，巩膜皮肤黄染等进行血管内溶血的临床表现。外周血血红蛋白、尿隐血试验等实验室检查异常，尿量基本正常。出现轻度中毒性溶血性贫血，可继发轻度中毒性肾病。

2. 中度中毒　短期内吸入较高浓度砷化氢气体后，出现急性轻度血管内溶血的表现，同时具备：急性轻度或中度中毒性肾病，急性轻度或中度中毒性肝病之一者。

3. 重度中毒　发病急剧，出现寒战、发热、明显腰背酸痛或腹痛，尿呈深酱色，少尿或无尿，巩膜皮肤明显黄染，极严重溶血，皮肤呈古铜色或紫黑色，出现重度中毒性溶血性贫血，可有发绀、意识障碍。外周血血红蛋白显著降低，尿隐血试验强阳性，血浆或尿游离血红蛋白明显增高。血肌酐进行性增高，可继发中度至重度中毒性肾病。

（六）治疗

1. 发生事故时，所有接触者均应迅速脱离现场，对存在接触反应者，应严密观察 48 小时。

2. 轻度中毒治疗主要是减轻溶血反应，补液利尿、碱化尿液、改善肾脏循环，减少肾小管堵塞和加快毒物排泄。

3. 重度中毒者除以上措施外，早期可配合血液透析和血浆置换等血液净化疗法，以促进毒物尽快排出和肾功能较快恢复。

（七）预防

企业应当制定合理有效的生产操作规程，加强个人防护和安全教育，教育从业人员了解预防砷化氢中毒的常识，工作时穿戴防护用品，防止因意外引起接触者急性中毒事件的发生。

劳动者上岗前应进行体检，凡查出严重贫血，慢性肾小球肾炎、慢性肾小管-间质性肾病者，应禁止从事或脱离砷化氢危害作业。

三、氟及其无机化合物

氟是自然界广泛存在的元素之一，它以各种化学形态广泛分布于土壤、水和空气中，几乎所有的动植物体内均含有氟。在自然界中，氟常以无机或有机化合物存在。氟是最活泼的非金属元素，能与除氦、氖、氩以外的所有元素反应生成二价化合物。

氟也是人体的必需元素之一，各种组织均含有氟，人体每日摄入 1～1.5mg，最多不超过 4mg，因此WHO 将其列为具有潜在毒性的必需微量元素。机体摄入过量的氟则有害，人们熟知的氟斑牙和氟骨病则是氟中毒的典型表现。地方性氟中毒是一种与地理环境中氟含量密切相关的世界性地方病，罹患者达 2 亿人。

（一）理化性质

氟属于卤素的一价非金属元素，正常情况下，氟气是一种浅黄绿色的、有强烈助燃性的、刺激性毒气，是已知的最强的氧化剂之一，熔点 -2019.62℃，沸点 -188.14℃，是非金属中最活泼的元素，能与大多数含氢的化合物起反应，可以同所有的非金属和金属元素起猛烈的反应，生成氟化物并发生燃烧，有极强的腐蚀性和毒性。

由于氟元素化学性质活泼,能与多种物质反应,产生的无机氟化合物种类也较多,理化性质各不相同,从致命毒素沙林到药品依法韦仑,从难熔的氟化钙到反应性很强的四氟化硫都属于氟化物的范畴。氟的化合物可分为无机氟化物及有机氟化物,常见的无机氟化物见表9-9-1。

表 9-9-1　常见无机氟化物一览表

中文名	别称	化学式	理化性质
氟化钠		NaF	白色晶体粉末,能溶于水
氟化钙	萤石	CaF_2	白色粉末或立方形晶体,难溶于水
氟化铝钠	冰晶石	Na_3AlF_6	白色不透明块状固体,微溶于水
氟化铝		AlF_3	六角形晶体,可溶于热水
三氟化硼		BF_3	无色气体
氟硅酸		H_2SiF_6	无色发烟液体
四氟化铀		UF_4	绿色粉末
六氟化铀		UF_6	无色或淡黄色晶体

有机氟化物包括氟代脂肪烃和氟代芳香烃,有机氟杀鼠剂(氟乙酸和氟乙酸盐)。有机氟化合物包括单氟烃类,多氟烃类和卤代氟烃类等,这类化合物多为非可燃、非爆炸性化合物,室温下多为液体或无色气体,化学性质稳定。

(二)职业接触

氟及其化合物在工业上用途广泛。化学工业中作为制造氟塑料、氟橡胶等含氟化合物的原料,核工业中用于制造六氟化铀。上述氟制备、应用过程中均可接触氟及其化合物。炼铝、炼铁、炼钢和稀土金属生产厂的空气及废水中含氟量较高。在生产过程中长期吸入含氟气体或粉尘可引起急慢性氟中毒。生产场所空气中氟化氢的最高容许浓度为 $2mg/m^3$。

氟及氟化氢主要以气体形态经呼吸道进入体内,氢氟酸等则可经完整的皮肤少量吸收。

(三)毒理及发病机制

氟中毒主要是由于吸入氟或其化合物的粉尘、蒸气而引起的,氟化物可经呼吸道、消化道、皮肤三个途径进入人体,其吸收速度与水溶性有关。氟化物进入体内以后大部分从尿中排出,小部分从肠道和汗液排出。氟化物在体内被吸收后,主要分布于骨骼,小部分积蓄于肾和脾。氟化物是一种细胞原浆毒,神经细胞对它们特别敏感。对中枢神经系统及心肌有毒性作用,而且可抑制多种酶的活性,影响正常代谢。

氟离子带有很强的负电荷,与其结合的氢离子不易分解。这种较少离子化的特征使其易于透过完整的皮肤和脂质屏障,进入皮下深部组织。氟离子与钙、镁等离子结合形成不溶性氟化盐,而分离后的氢离子则引起局部酸灼伤。氟离子尚可溶解细胞膜,造成表皮、真皮、皮下组织乃至肌层的液化性坏死。

氟化物还是一种钙质新陈代谢毒,与钙镁的亲和力特别强,能与血液中和组织内的钙、镁离子结合生成难溶性的氟化钙和氟化镁,使血钙、血镁的浓度降低,血磷增加,引起钙磷代谢的紊乱及氟骨症。骨骼与牙齿缺钙可出现牙斑,中毒以后会发生特殊症状(痒症),并出现风疹块和强直痉挛。长期在氟化物浓度超过卫生标准的环境中工作,将会引起慢性中毒,其主要表现是骨质硬化,椎骨间韧带钙化以及出现牙斑和消瘦。

(四)临床表现

1. 急性中毒　氟化物遇水生成氟化氢和氢氟酸,两者对黏膜和皮肤均具有强烈的刺激和腐蚀作用。接触和吸入含氟气体或氟化氢时可迅速出现眼、鼻及上呼吸道黏膜的刺激症状,如眼刺痛、流泪、流涕、打喷嚏、咽痒及刺痛、声音嘶哑、咳嗽、胸闷,同时可反射地产生恶心、呕吐腹痛等。吸入浓度高时可产生化学性肺炎和中毒性肺水肿。骤然吸入极高浓度时甚至可引起反射性窒息。

无机氟化合物和单氟烃化合物对皮肤、呼吸道和胃肠道黏膜有不同程度的刺激作用,吸入可引起喉痉挛、支气管痉挛、肺炎、肺水肿和肺出血。氟进入血液可导致低钙、低镁血症,出现四肢麻木,甚至抽搐，氟与血红蛋白结合合成氟血红素，并能抑制细胞呼吸功能。另外，氟还可以干扰体内多种酶的活性，阻碍糖代谢和三羧酸循环，使能量代谢障碍。

2. 慢性中毒　长期接触低浓度氟，可产生与氟化物相同的病变，主要表现为慢性鼻炎、咽炎、喉炎、气管炎、牙龈炎，以及自主神经功能紊乱和骨骼变化。早期轻症患者可无明显症状，中、重度患者主诉腰、腿、脊椎关节和膝关节疼痛，疼痛为固定性，一般不受天气变化影响。随着病情进展，疼痛加剧，各关节活动受限或强直，甚至下蹲、前俯、后仰、左右运动均感困难。患者可伴有乏力、头昏、头痛、易疲劳、精神不振、烦躁、耳鸣等症状及上腹部不适、饱胀、食欲减退等消化道症状。大多数工业性氟病表现为增生性骨质硬化症。

（五）诊断

1. 应根据密切的职业接触史和骨骼 X 线改变，参考临床症状及尿氟增高等化验结果，进行综合分析，排除其他类似疾病（地方性氟病、类风湿关节炎、石骨症、肾性骨病等），可作出诊断。

2. 根据骨骼 X 线改变的分期进行诊断分期：

（1）Ⅰ期：骨密度增高，骨小梁增粗、增浓。呈"纱布样"改变；桡、尺骨或胫、腓骨骨膜有明确的钙化或骨化。在骨质或骨周改变中，如有一项显著而其他改变轻微者，可作诊断。

（2）Ⅱ期：除躯干骨外其他部位可受累，骨质密度明显增高，骨小梁明显增粗，呈现"麻袋纹样"表现，骨周改变较为明显和广泛。

（3）Ⅲ期：全身大部分骨骼受累。骨质密度显著增高，骨小梁模糊不清如"大理石"样改变；长骨皮质增厚，胸腔变窄。骨周改变更为明显和广泛，椎体间可有骨折形成。

（六）治疗

主要为迅速脱离接触至空气新鲜处，立即脱去污染的衣着，用大量流动清水冲洗至少 15 分钟。眼睛污染立即提起眼睑，用大量流动清水或生理盐水彻底冲洗至少 15 分钟，食入者用水漱口，饮牛奶或蛋清。急性吸入中毒时保持呼吸道通畅，如呼吸困难，给予吸氧；如呼吸停止，立即进行人工呼吸，给予止咳化痰等对症药物，使用抗生素预防继发感染。口服或静脉注射肾上腺皮质激素防止肺水肿。

（七）预防

为预防氟中毒，生产管线及容器应使用耐氟腐蚀材料，加强储存和运输的安全管理。生产氟化物的设备，应加强密封，采取回收和局部抽风措施。进入氟浓度高的场所应戴防毒面具，从事接触氢氟酸的操作和生产应在良好的通风情况下进行，穿戴防毒服和手套，污染的衣服用碳酸氢钠溶液清洗，污染的工具设备先用石灰水中和后，再用水清洗。

四、氰及腈类化合物

氰及腈类化合物（cyanides and nitriles）种类很多，凡含有氰根的化合物均属于氰化物，其可分为无机氰化物和有机氰化物两大类。一般将无机化合物归为氰类，有机化合物归为腈类。氰和腈类化合物大多数属高毒类，氰化物的毒性大小决定于代谢过程中析出的氰离子的速度和数量。常见的无机氰化物有氢氰酸、氯化氢、氯化钾等，有机氰化物有腈类（乙腈、丙腈、丙烯腈）、异腈类、氰酸酯类（氰酸甲酯、氰酸乙酯）、异氰酸酯类（甲苯二异氰酸酯）、硫氰酸酯类（硫氰酸甲酯、硫氰酸乙酯）、异硫氰酸类（异硫氰酸甲酯、异硫氰酸乙酯）等。

氰及腈类化合物氰及腈类化合物中毒是指在职业活动中，短时间内接触较大量氰及腈类化合物引起的以中枢系统损害为主的全身性疾病，可伴有心、肝、肺等脏器损害。

（一）理化性质

氢氰酸，又称氰化氢，是无色液体、有苦杏仁的特殊气味，熔点 -14℃、沸点 26℃、极易挥发、易溶于水、乙醇和乙醚。

腈类化合物包括乙腈、丙烯腈、丙酮氰醇、偶氮二异丁腈、异氰酸甲酯等。乙腈是无色有芳香气味的液体，受热后分解出氰化物烟雾，丙烯腈是无色的具有特殊杏仁气味的无色、易燃、易挥发的液体。二异氰酸甲苯酯为白色液体，不溶于水，溶于丙酮、甲苯、煤油等有机溶剂，与水起激烈反应放出二氧化碳。

（二）职业接触

职业接触氰及腈类化合物的行业很多，如无机盐制造业中的氢氰酸盐提取、化学肥料制造业中的过硫酸铵合成、有机化工原料制造业中的丙烯酰胺合成、化学试剂制造业中的的有机（无机）试剂合成、合成纤维单（聚合）体制造业中的丙烯腈精制、金属表面处理及热处理业中的镀锌、化学农药制造业中的菊酯类杀虫剂合成、染料制造业中的染料合成、电子及通讯设备制造业中的陶瓷零件清洗、塑料制造业中的 ABS 树脂成品等

氢氰酸用于电镀、金银提取和树脂、乙二胺、腈类化合的制造行业。氰化钾、氰化钠用于矿石中金银提取、电镀、淬火和农药制造业。氰化氢用于熏蒸灭鼠、金属清洗、矿石冶炼、橡胶生产和有机化学合成业。

腈类化合物主要用于化学工业、制药工业、塑料盒树脂合成业，乙腈主要用于制药、香料合成、农药合成、动植物油提取业。丙烯腈是三大合成材料 - 合成纤维、合成橡胶、塑料的基本原料，也是染料、医药等行业的重要原料，用途广泛、二异氰酸甲苯酯（TDI）用于聚氨酯树脂及泡沫塑料的生产行业。

工作场所空气中氰化物（按 CN 计）的最高容许浓度为 $1mg/m^3$，工作场所中腈类化合物的时间加权平均容许浓度：丙烯腈为 $1mg/m^3$，二异氰酸甲苯酯（TDI）为 $0.1mg/m^3$，短时间接触容许浓度：丙烯腈为 $2mg/m^3$，二异氰酸甲苯酯（TDI）为 $0.2mg/m^3$。

氰化物主要通过呼吸道吸入和皮肤吸收，也可通过消化道吸收，腈类化合物通过呼吸道、皮肤和消化道进入体内。

（三）毒理及发病机制

急性职业性氢氰酸中毒，多见于生产使用过程中发生事故、设备泄露，造成氢氰酸逸散而引起。主要经呼吸道吸入，高浓度可经皮肤吸收，氢氰酸也可经消化道吸收。被吸收的 CN^-，部分在硫氰酸酶作用下，与含巯基的胱氨酸、半胱氨酸、谷胱苷肽等结合，形成硫氰酸盐排出体外；体内的 CN^- 可抑制多种酶，主要是与细胞色素氧化酶、过氧化物酶、脱羧酶、琥珀酸脱氢酶及乳酸脱氢酶等 42 种酶的活性，干扰三价铁结合，干扰细胞色素电子传递，使细胞呼吸链中断，组织不能摄取和利用血液中的氧，引起细胞内窒息，导致呼吸和循环中枢损害。主要表现为头痛、头昏或意识丧失；胸闷或呼吸浅表频数；血压下降；皮肤黏膜呈樱桃红色；痉挛或阵发性抽搐；高浓度或大剂量摄入，可引起呼吸和心脏骤停，发生"闪电样"死亡。

急性氰化物中毒后的潜伏期与接触氰化物的浓度及时间有直接关系，吸入高浓度氰化物（>$300mg/m^3$）或吞服致死剂量的氰化钠（钾）可于接触后数秒至 5 分钟内死亡；低浓度氰化氢（<$40mg/m^3$）暴露患者可在接触后几小时出现症状，该型中毒患者呼出气和经口中毒患者呕吐物中可有苦杏仁气味。皮肤接触后会有皮肤刺激、红斑及溃烂。

（四）临床表现

一般急性氰化物中毒表现可分为四期：

1. 前驱期　小剂量氰化物可引起呼吸先兴奋后抑制，出现不规则呼吸和呼吸停止。吸入者有眼和上呼吸道刺激症状，视力模糊；口服中毒者有恶心、呕吐、腹泻等消化道症状。

2. 呼吸困难期　胸部紧缩感、呼吸困难，并有头痛、心悸、心率增快，皮肤黏膜呈樱桃红色。

3. 惊厥期　随即出现强直性或阵发性痉挛，甚至角弓反张，大小便失禁。

4. 麻痹期　若不及时抢救，患者全身肌肉松弛，反射消失，昏迷、血压骤降、呼吸浅而不规律、很快呼吸先于心跳停止而死亡。

乙腈急性中毒发病较氢氰酸慢，可有数小时潜伏期。主要症状为衰弱、无力、面色灰白、恶心、呕吐、腹痛、腹泻、胸闷、胸痛；严重者呼吸及循环系统紊乱，呼吸浅、慢而不规则，血压下降，脉搏细而慢，体温下降，阵发性抽搐，昏迷，可有尿频、蛋白尿等。

丙烯腈进入人体后可引起急性中毒和慢性中毒。丙烯腈所致急性中毒的临床症状：轻度中毒时表现为乏力、头晕、头痛、恶心、呕吐等，并伴有黏膜刺激症状；严重中毒时除上述症状外，可有胸闷、心悸、烦躁不安、呼吸困难、发绀、抽搐、昏迷，如不及时抢救可发生呼吸停止。丙烯腈对人体的慢性毒性

目前尚无定论，一般表现为神经衰弱综合征，如头晕、头痛、乏力、失眠、多梦，易怒等。此外，丙烯腈可致接触性皮炎，表现为红斑、疱疹及脱屑，预后可有色素沉着。

氰化物能否引起慢性中毒尚存在争议，国内外报道较少，有文献报道人体长期吸入低浓度的氰化物，可对人体健康产生远期影响，引起神经衰弱综合征，高血糖、骨骼肌酸痛、慢性咽炎和嗅觉异常等症状。

二异氰酸甲苯酯中毒可引起哮喘性支气管炎和支气管哮喘，也有病例发生接触性皮炎。

（五）诊断

根据短时间内接触氰及腈类化合物职业史，以中枢神经系统损害为主要临床表现，结合职业卫生学调查结果综合分析，排除其他原因引起的类似疾病，可作出诊断。

1．急性氰化物轻度中毒　出现明显头痛、胸闷、心悸、恶心、呕吐、乏力、手足麻木、尿中硫氰酸盐浓度往往增高，并出现下列情况之一者。

（1）轻、中度意识障碍。

（2）呼吸困难。

（3）动-静脉血氧浓度差＜4%或动-静脉血氧分压差明显减小。

（4）血浆乳酸浓度＞4mmol/L。

2．急性氰化物重度中毒　出现下列症状之一者：

（1）重度意识障碍。

（2）癫痫大发作样抽搐。

（3）肺水肿。

（4）猝死。

3．急性丙烯腈轻度中毒　头痛、头昏、上腹部不适、恶心、呕吐、手足麻木、胸闷、呼吸困难、腱反射亢进、嗜睡状态或意识模糊，可有血清转氨酶升高、心电图或心肌酶异常。

4．急性丙烯腈重度中毒　在轻度中毒的基础上，出现以下一项者：

（1）癫痫大发作样抽搐。

（2）昏迷。

（3）肺水肿。

（六）治疗

迅速脱离现场、吸氧、脱去被污染的衣物，皮肤污染部位用清水彻底冲洗。接触反应者应严密观察，症状较重者对症治疗。氰及腈类化合物中毒的特效解毒剂为硫代硫酸钠。轻度中毒者可静脉注射硫代硫酸钠，重度中毒者使用高铁血红蛋白形成剂和硫代硫酸钠，根据病情可采用高压氧治疗。积极防治肺水肿、脑水肿，如早期应用糖皮质激素，抗氧化剂及脱水剂、利尿药等。积极给予其他对症及支持治疗，纠正酸中毒，维持水、电解质平衡及微循环稳定。对呼吸或心脏停搏者，立即进行心、肺、脑复苏术。

因误服氰化钾或氰化钠溶液造成的急性中毒，应及时给予高流量吸氧、亚硝酸异戊酯吸入、亚甲蓝和细胞色素C静脉注射和洗胃，洗胃用3%过氧化氢或用1∶2000高锰酸钾溶液代替清水。

轻度中毒者经治疗后适当休息可恢复原工作。重度中毒者如神经系统症状、体征不能完全恢复，应调离原作业，并根据病情恢复情况需继续休息或安排轻工作。

（七）预防

加强安全生产和个人防护知识教育，加强厂房的通风换气，盛放氰及腈类化合物的容器应密闭，严防泄漏事故的发生。改善设备和工艺，采用无氰电镀，备用防护口罩，防毒面具，于必要时间使用，同时在工作场所要备用急救药品和简单器材，加强存放管理，严禁误服。

劳动者上岗前应进行体检，在岗期间每两年体检一次。凡查出明显的中枢神经系统器质性疾病，慢性肝炎患者，应禁止从事或脱离氰及腈类化合物危害作业。

五、氯丙烯

氯丙烯（chloropropene）商品名称为烯丙基氯，为无色液体，是一种重要的有机化工中间产品。自20世纪40年代合成以来，在有机合成、医药、农药、合成树脂等工业领域被广泛应用，还可用作涂料、胶黏剂、增塑剂、稳定剂、表面活性剂、土壤改良剂和香料的原料。本品可经呼吸道和皮肤吸收。我国车间空气卫生标准为 2mg/m³（MAC）。

氯丙烯中毒是接触过量氯丙烯引起神经系统损伤为主的疾病，接触过高浓度氯丙烯主要引起眼、呼吸道刺激症状、中枢神经麻醉和肾脏损害。慢性氯丙烯中毒是工业生产中密切接触氯丙烯所致的以周围神经损害为主的疾病。

（一）理化性质

氯丙烯，别名 3-氯丙烯、烯丙基氯，是有不愉快气味的无色液体。熔点 -136℃，沸点 44～46℃，不溶于水，可混溶于乙醇、氯仿、乙醚和石油醚等多种有机溶剂、易燃、易挥发，其蒸气与空气中可形成爆炸性混合物，遇明火、高热或与氧化剂接触，有引起燃烧爆炸的危险。与硝酸、发烟硫酸、氯磺酸、乙烯亚胺、乙烯二胺、氢氧化钠剧烈反应。在火场高温下，能发生聚合放热，遇酸性催化剂能产生猛烈聚合，放出大量热量。其蒸气比空气重，能在较低处扩散到相当远的地方，遇火源会着火回燃。

（二）职业接触

氯丙烯是甘油、环氧氯丙烷、丙烯醇等的有机合成中间体，也是用于农药、医药的原料，还可用作合成树脂、涂料、粘结剂、增塑剂、稳定剂、表面活性剂、润滑剂、土壤改良剂、香料等精细化学品的原料。从事上述工种的劳动者均有氯丙烯职业接触机会。工作场所空气中氯丙烯的时间加权平均容许浓度为 2mg/m³，短时间接触容许浓度为 4mg/m³。

（三）毒理及发病机制

高浓度氯丙烯对黏膜有刺激作用，并有轻度麻醉作用，慢性中毒主要表现为周围神经病变。患者主要表现为对称性远端型运动及感觉障碍，四肢酸痛，腿软无力。远端感觉呈手套袜套样分布，跟腱反射减退或消失，肌力减弱，严重患者可见肌萎缩。电生理检查显示周围神经病的特征。肌电图表现为轻度收缩时多相波增加，重度收缩时呈混合型兼干扰型放电。氯丙烯中毒患者腓总神经运动传导速度减慢，腓总神经、胫神经及正中神经的远端潜伏期明显延长。运动神经传导障碍比感觉神经传导障碍多见；远端潜伏期延长又比神经干传导速度减慢多见，这些特点说明氯丙烯中毒后运动神经纤维远端受累较重。

（四）临床表现

高浓度蒸气可致流泪、咽干、胸闷等，部分患者可出现头晕、嗜睡、全身无力等症状，一般脱离接触即可好转。

出现四肢无力、四肢远端麻木、酸胀、抽搐、发凉等症状，手套、袜套样感觉丧失，甚至瘫痪、肌肉萎缩，同时有跟腱反射减弱或消失。

（五）诊断

根据长期密切接触氯丙烯的职业史及以多发性周围神经损害为主的临床症状、体征、及神经-肌电图改变，结合现场卫生学调查和空气中氯丙烯浓度测定资料，排除其他病因引起的周围神经病后，可作出诊断为职业性慢性氯丙烯中毒。

诊断时注意与糖尿病、营养缺乏病、压迫性损伤、药物及其他工业毒物中毒和遗传性疾病、感染性疾病或结缔组织病等引起的周围神经病进行鉴别。

（六）治疗

可用 B 族维生素、能量合成剂或具有活血通络作用的中药治疗，并辅以体疗、理疗、针灸治疗和对症治疗。仅有神经-肌电图显示可疑的神经源性损害而无周围神经损害的典型症状及体征者应密切进行观察，一般可不调离氯丙烯作业，应半年复查一次，尽可能作神经-肌电图检查，进行动态观察。

凡诊断为轻度慢性氯丙烯中毒者，调离氯丙烯作业，经短期治疗后可从事其他工作并定期复查。

凡诊断为中毒氯丙烯中毒的患者,不再从事氯丙烯及其他对神经系统有害的作业,治疗后根据检查结果安排其他工作。

(七)预防

企业设置和配备作业场所职业病防护设施、个人防护用品的同时,必须加强从事氯丙烯作业劳动者的职业卫生宣传教育培训工作和职业健康监护,使其自觉遵守企业的各项职业卫生管理制度,对出现周围神经症状的劳动者,要及时调离岗位并进行进一步诊治。

加强安全生产和个人防护知识教育,改善设备和工艺。加强厂房的通风换气,加强个人防护措施。劳动者上岗前应进行体检,在岗期间每年体检一次,凡查出周围神经疾病及糖尿病患者,应禁止从事氯丙烯作业。

六、丙烯酰胺

丙烯酰胺(acrylamide)是一种白色晶体化学物质,是生产聚丙烯酰胺的原料,工业用途广泛。丙烯酰胺广泛存在于人们的生产生活环境中,除职业接触外,食品、饮水、化妆品、香烟等中都含有一定量的的丙烯酰胺。丙烯酰胺是一种已知的神经毒性物质和人类可能致癌物,其危害日益引起人们的重视。

(一)理化性质

丙烯酰胺分子式为 C_3H_5NO,是一种不饱和酰胺,在常温下其单体为无色、无味的透明片状结晶,沸点 125℃,熔点 84℃,密度 $1.122g/cm^3$,能溶于水、乙醇、乙醚、丙酮、氯仿,不溶于苯及庚烷,在酸碱环境中可水解成丙烯酸,丙烯酰胺单体在室温下稳定,但当处于熔点或以上温度、氧化条件以及在紫外线的作用下很容易发生聚合反应,当加热使其熔解时,丙烯酰胺释放出强烈的腐蚀性气体和氮的氧化物类化合物。

(二)职业接触

有机化工原料制造业的丙烯酰胺合成、酰卤合成和合成纤维单体制造业的丙烯腈聚合是丙烯酰胺职业接触的主要途径。职业接触丙烯酰胺主要在生产中水合、浓缩、精制、发酵和围种四个工种。丙烯酰胺具有高度的水溶性,主要经皮肤和呼吸道进入人体。

工作场所空气中苯的氨基、硝基化合物的时间加权平均容许浓度:苯胺 $3mg/m^3$,二硝基苯 $1mg/m^3$,对硝基苯胺为 $3mg/m^3$。

(三)毒理及发病机制

丙烯酰胺水溶性强,单体可经皮肤、黏膜、呼吸道与胃肠道吸收,丙烯酰胺吸收后很快分布到全身,以血液中浓度最高,可以通过血脑屏障及胎盘屏障。丙烯酰胺在血液中以两种形式存在,一为游离型,另一种为蛋白结合型,后者与血红蛋白及器官中蛋白质的巯基结合,转而分布于神经和皮肤、肌肉、肝、肾、肺等多个器官,其中神经组织(脑、脊髓、坐骨神经)中丙烯酰胺含量不足摄入量的1%,但存留时间超过 14 天。丙烯酰胺进入体内,转化为环氧化合物,在谷胱甘肽转移酶的催化作用下,代谢产生巯基尿酸-乙酰丙酰胺半胱氨酸从尿中排出。

丙烯酰胺是蓄积性神经毒,对中枢及周围神经系统皆有损害,丙烯酰胺中毒动物电镜显示周围神经远端轴索中神经微丝及神经微管是其原发受损部位。轴索内大量神经微丝聚集,可能与轴索能量代谢障碍导致轴索运输,特别是逆向轴浆运输减慢有关。此外丙烯酰胺能与神经系统中蛋白质巯基结合,抑制轴索与轴浆运输有关的酶,从而使远离胞体的轴索末梢营养物质供应不上而发生变性。

(四)临床表现

1. 急性中毒 丙烯酰胺中毒多发生于因事故而使皮肤大量接触或误服误吸引起的急性中毒,临床表现为以中枢神经系统功能障碍为主。

(1)轻度中毒:短期接触大量丙烯酰胺后,出现头痛、头晕、乏力、接触局部皮肤多汗、湿冷、红斑、脱皮、或伴四肢麻木、小脑性共济失调及轻度意识障碍。

(2)中(重)度中毒:在轻度中毒症状的基础上,患者出现中度或重度意识障碍,可伴有癫痫样发作,具有明显的精神症状。

2. 慢性中毒 慢性丙烯酰胺中毒多发生于生产和使用过程中密切接触丙烯酰胺人员,损害以神经系统改变为主。

(1) 轻度中毒:长期接触丙烯酰胺,局部皮肤出现多汗、湿冷、脱皮、红斑或肢端麻木、刺痛、下肢乏力等症状。并可具有四肢对称性手套、袜套样分布的痛觉、触觉障碍,肢体远端音叉振动觉减退,伴跟腱反射减弱和神经-肌电图检查提示轻度周围神经损害。

(2) 中度中毒:除以上症状外,检查可发现肢体远端音叉振动觉或痛觉、触觉障碍水平达肘、膝以上,伴双侧跟腱反射消失;肢体肌力减退至 3 级;深感觉明显障碍伴感觉性共济失调;或神经-肌电图显示有神经源性损害。

(3) 重度中毒:在中度中毒基础上,出现肢体肌力减退至 2 级以下,或四肢远端明显肌肉萎缩,或神经-肌电图检查提示严重周围神经损害。

(五)诊断

根据短期内接触高浓度或长期接触低浓度苯的氨基、硝基化合物的职业史,出现以高铁血红蛋白血症或神经系统损害为主的临床表现,结合现场卫生学调查结果,综合分析,排除其他原因所引起的类似疾病可以诊断。

(六)治疗

急性中毒应迅速脱离现场,清除皮肤污染,立即吸氧,严密观察,高铁血红蛋白症用高渗葡萄糖、维生素 C、小剂量亚甲蓝治疗。溶血性贫血,主要为对症和支持治疗,重点在于保护肾功能,碱化尿液,应用适量肾上腺糖皮质激素。

严重者应输血治疗,必要时采用换血疗法或血液净化疗法,并可给予解痉剂及支持治疗,肝、肾功能损害予以相应治疗。慢性中毒主要针对神经衰弱等症状予以对症治疗。

(七)预防

加强安全生产和个人防护知识教育,改善设备和工艺,加强车间的通风换气,加强个人防护措施。

劳动者上岗前应进行体检,在岗期间每两年体检一次,凡查出贫血、慢性肝、肾炎等职业禁忌证患者时应禁止从事或脱离丙烯酰胺接触。

七、溴丙烷

1-溴丙烷(1-bromopropane,1-BP)因其具有易挥发、不易燃烧、在大气中半衰期短、对臭氧层不造成破坏等特点,作为氟利昂类的替代品之一被用于精密仪器清洗、植物矿物油提取、药品与农药制备等行业。随着 1-BP 的广泛使用,国内外有关学者对其开展了相关毒理学、流行病学的研究,在临床研究方面,目前已证实暴露于高浓度 1-BP 的作业工人主要出现周围神经功能损伤,可伴有中枢神经功能改变。国家《职业病分类与目录》中已将 1-BP 中毒新增入列。

(一)理化性质

1-BP 也被称为正溴丙烷、正丙基溴或溴代正丙烷,CAS 号 106-94-5,EINECS 号 203-445-0,化学结构式为 $CH_3CH_2CH_2Br$,分子式为 C_3H_7Br,常温常压下为无色液体,气态下有特征性刺激性气味,相对分子质量为 122.99,密度 1.3539g/ml(20℃时),熔点 -110.0℃,沸点 71℃(760mmHg),闪点 25.6℃,自燃温度 490℃。相对蒸气密度 4.25g/L,蒸气压为 19.06kPa(25℃时)。微溶于水,溶于醇、醚、苯、氯仿、丙酮和四氯化碳。

纯 1-BP 外观为一种无色透明液体,易挥发,对皮肤和眼有刺激性,微溶于水;可溶于大多数有机溶剂,如丙酮、苯、氯仿、四氯化碳等;与乙醇、乙醚混溶,遇高热分解产生有毒的溴化物气体,与水反应可产生酸类。

(二)职业接触

1-BP 常以正丙醇与氢溴酸或溴化钠为原料在硫酸中反应制得。主要暴露途径为职业接触。职业暴露 1-BP 可经呼吸道和皮肤吸收进入体内。1-BP 作为一种高效环保清洗剂,目前主要用于各种油脂、助焊剂、五金电子、精密机械、服装干洗等行业的清洗;作为化工原料,用于农药、医药、香精、调味料、染料等的生产以及粘胶、涂料的配制。在 1-BP 生产制造、使用过程中若防护不当，均可能发生职业中毒。

迄今为止，具有法律效力的 1-BP 职业接触限值尚未确立。2002 年加利福尼亚州卫生安全部提出 1-BP 的 CTWA，8h 阈值为 5.03mg/m³。2012 年，美国政府工业卫生师协会（ACGIH）ACGIH 在新发布的工作场所对 1-BP 的阈值进行了变更，将 10ppm 下调为 0.1ppm（0.5mg/m³）。日本产业医师学会提出了日本的最高容许浓度参考值为 0.5ppm（2.5mg/m³）。

（三）毒理及发病机制

溴丙烷在体内代谢成溴丙酮，溴丙酮易分解形成丙基自由基，自由基具有极强的氧化活性，能结合酶的氨基酸残基从而影响多种酶的功能。通常情况下，机体通过消耗含巯基类物质如谷胱甘肽转移酶等的巯基来中和并清除自由基，但自由基产生速度过快、产量过大时，巯基的生成量不及消耗量，不能及时中和自由基，以致机体产生过氧化损伤。

（四）临床表现

1-BP 的中毒病例主要表现主要为下肢的麻木感、感觉异常、下肢振动觉减退、出现步态失调，四肢乏力、头晕、头痛也较常见，亦有记忆、睡眠、情绪等行为的改变。这些病例的症状、体征和相关临床检查结果提示 1-BP 对中枢神经系统和周围神经系统具有毒性作用。

（五）诊断及鉴别诊断

1. 诊断原则

（1）急性中毒：根据短期内接触较高浓度 1- 溴丙烷的职业史，出现中枢神经系统损害为主的临床表现，参考现场职业卫生调查资料，综合分析，排除其他原因所致类似疾病。

（2）慢性中毒：根据长期接触 1- 溴丙烷的职业史，出现以周围神经系统损害为主的临床表现，结合神经 - 肌电图等实验室检查结果，参考工作场所职业卫生学调查，综合分析，排除其他原因所致的周围神经疾病。

2. 诊断分级

（1）急性中毒：急性中毒短期内接触较高浓度 1- 溴丙烷后，出现头痛、头晕、恶心、全身乏力或具有易兴奋、情绪激动、焦虑、易怒等精神症状，并出现不同程度的意识障碍或小脑共济失调如持物不稳、站立不稳、步态蹒跚。

（2）慢性中毒

1）轻度中毒长期密切接触 1- 溴丙烷，出现肢体远端麻木、刺痛、乏力、步态不稳，或伴有多汗及头晕、头痛、记忆力下降、抑郁、焦虑、易怒等症状，同时具有下列条件之一者：

①四肢对称性手套、袜套样的痛觉、触觉障碍，同时伴有肢体远端音叉振动觉减退伴跟腱反射减弱。

②四肢受累肌肉肌力减退至 4 级。

③神经 - 肌电图检查提示轻度周围神经损害。

2）中度中毒在轻度中毒的基础上，具有下列表现之一者：

①跟腱反射消失，或深感觉明显障碍伴感觉性共济失调。

②四肢受累肌肉肌力减退至 3 级，可伴有肌肉萎缩。

③神经 - 肌电图检查提示周围神经损害明显。

3）重度中毒在中度中毒的基础上，具有下列表现之一者：

①四肢受累肌肉肌力减退至 2 级及以下。

②神经 - 肌电图检查提示周围神经损害严重。

3. 鉴别诊断　以中枢神经系统功能障碍为主表现的急性 1- 溴丙烷中毒需要与急性脑血管病、颅脑外伤、癫痫、急性药物中毒、中枢神经系统感染性疾病等鉴别；以周围神经损害为主表现的慢性 1- 溴丙烷中毒需要排除其他原因引起的周围神经病，如呋喃类、异烟肼、砷、三氯乙烯、氯丙烯、磷酸三邻甲苯酯、甲基正丁基酮、丙烯酰胺、二硫化碳、正己烷等中毒及糖尿病、感染性多发性神经炎、腰椎间盘突出症状等。

（六）治疗

1-BP 职业中毒以慢性中毒为主，主要表现为神经系统和生殖系统毒性损伤，同时对血液系统及肝脏也有一定的毒性。发生 1-BP 职业中毒时，应积极治疗中毒患者，争取良好的预后。目前针对 1-BP 引起的职业中毒以治疗神经损伤为主。

1. 病因治疗　脱离 1-BP 接触。轻度 1-BP 中毒患者在脱离接触后，其神经功能可以自然恢复，严重病例的预后不容乐观。

2. 药物治疗　1-BP 目前尚无特效解毒剂。我国目前尚无病例报道，如有病例可按中毒性周围神经病治疗原则，给予维生素 B_1、活性维生素 B_{12}、鼠源性神经生长因子等药物促进神经修复、再生、功能恢复治疗。

3. 康复治疗　积极开展物理、针灸治疗和按摩、运动功能锻炼等康复治疗。肢体瘫痪严重者，应加强护理，维持肢体功能位，注意预防压疮。

（七）预防

企业设置和配备作业场所职业病防护设施、个人防护用品的同时，必须加强从事溴丙烷作业劳动者的职业卫生宣传教育培训工作和职业健康监护，使其自觉遵守企业的各项职业卫生管理制度，对出现周围神经症状的劳动者，要及时调离岗位并进行进一步诊治。

加强安全生产和个人防护知识教育，改善设备和工艺。加强厂房的通风换气，加强个人防护措施。劳动者上岗前应进行体检，在岗期间定期开展体检，凡查出有相关职业禁忌证人员，应禁止从事或脱离溴丙烷作业。

八、碘甲烷

碘甲烷属卤代甲烷（氯甲烷、溴甲烷、碘甲烷）类化合物，常作为碘甲基蛋氨酸（维生素 U）、镇痛药、解毒药等药物和灭火剂的生产原料，以及其他有机化合物的合成原料，也可作为甲基化试剂用于吡啶的检验和显微镜的检查，还可作为熏蒸消毒剂。在农业生产上作为杀真菌剂、杀植物寄生线虫剂、杀土壤病原体剂、杀虫剂和除草剂。

（一）理化性质

碘甲烷，美国化学文摘登记号：74-88-4，分子式 CH_3I，别名：甲基碘。其为无色液体，易挥发，具有甜辣气味，可以作为轻微的预警特征。当其暴露在一定的光线和湿度条件下，可析出碘而呈现为黄色、棕色或红色。沸点 42.5℃，熔点 −66.1℃，比重 3.325，在 20℃的水中溶解度为 1.4%，极易溶于丙酮、乙醇、苯、二乙基乙醚和四氯化碳。

（二）职业接触

急性碘甲烷中毒多发生在颜料、制药和化工等企业，多因碘甲烷合成制作过程中吸入碘甲烷蒸气所致，其余为分装、运输、容器破裂等意外泄漏事故所致。急性碘甲烷中毒发病隐匿。碘甲烷是一种无色甜味酸性透明液体，主要用于甲基化反应，受热易分解，并产生有毒的碘化物烟气，可经呼吸道、皮肤、消化道吸收，而引起中毒。被吸收的毒物可分布到血液、心、脑、肝、脾等器官，主要经尿液排泄，并可引起肾损害。

（三）毒理及发病机制

碘甲烷为中枢神经系统抑制剂，对皮肤和呼吸道有刺激作用，亦可损害肾脏。动物实验表明本品的毒作用为抑制脑内谷胱甘肽。将小鼠大脑皮质细胞培养物暴露于本品中，细胞损伤与早期丧失线粒体谷胱甘肽有关，如用抗氧化剂有一定的保护作用。也有实验表明本品可使脑及血清中脂类代谢障碍，后者与发生中毒有一定的关系。

（四）临床表现

碘甲烷是烷化剂、神经毒剂、也是神经麻醉剂。碘甲烷中毒特点是从接触过量碘甲烷蒸气到出现症状的 2～72 小时之后，中枢神经系统损伤逐渐显现并突然加重。早期症状有头晕、呆滞、困倦、乏力、复视、黄视或绿视、恶心、呕吐、眼球震颤、言语不清和步态不稳等，上述症状持续数天后，病情可突然加重出现步态蹒跚、辨距不良、语言障碍、斜视、肌张力减低以及肌力降低、谵妄、精神错乱、脑疝形成、昏迷甚至死亡；恢复期间可出现沮丧、抑郁等心理障碍。如果诊断治疗及时，预后良好；反之，可留有以精神、行为、认知障碍或迟发性周围神经损伤等后遗症。

碘甲烷也属刺激性毒物，皮肤黏膜表面接触碘甲烷液体或蒸气时可出现红斑水泡和化学性灼伤；一次吸入大量碘甲烷蒸气后可造成呼吸道黏膜损伤。急性重度碘甲烷中毒的患者肾脏损害也较常见，可出现少尿、尿素氮（BUN）增高、代谢性酸中毒，急性肾衰竭；个别病例有心肌损害。

（五）诊断及鉴别诊断

参照《职业性急性碘甲烷中毒的诊断》（GBZ 258—2014）诊断。

1. 诊断原则　短期接触较高浓度碘甲烷的职业史，出现以急性中毒性脑病为主的临床表现，结合现场职业卫生学调查，综合分析，排除其他病因所致的类似疾病，方可诊断。

2. 接触反应　短期接触较高浓发碘甲烷蒸气后，出现头晕、困倦、乏力、恶心、呕吐等症状，脱离接触后症状多在 72 小时内明显减轻或消失。

3. 诊断分级

（1）轻度中毒：头晕、困倦、乏力加重伴有复视、言语不清、步态不稳等症状，并具有下列表现之一：

1）中枢性眼球震颤。

2）轻度意识障碍。

（2）中度中毒：表现经一至数日突然加重，具有下列表现之一：

1）中度意识障碍。

2）构音障碍、辨距不良、步态蹒跚、下肢肌张力降低。

（3）重度中毒：在中度中毒的基础上，具有下列表现之一：

1）重度意识障碍。

2）小脑性共济失调，并出现小脑局灶性损害的影像学改变。

3）明显的精神症状。

4）脑疝形成。

4. 鉴别诊断　急性碘甲烷中毒应与急性溴甲烷小毒、急性二氯乙烷中毒、酒精中毒、急性汽油中毒、急性一氧化碳中毒、亚急性小脑病变、多发性硬化、急性播散性脑脊髓膜炎等急性中枢神经系统疾病相鉴别。

（六）治疗

碘甲烷中毒早期症状应与上呼吸道感染相鉴别。其毒物为神经毒物，当它进入机体后随血液分布到全身，影响其代谢过程，但中毒症状主要以神经系统为主，而使大脑皮质功能紊乱，共济失调，表现为步态不稳、双手指鼻试验阳性、闭目难立征阳性。目前，碘甲烷中毒尚无特殊解毒剂。对于急性中毒者可给予大剂量脑细胞活化剂、多种维生素、短期小剂量的使用地塞米松；同时还配合高压氧的治疗，以改善和促进神经系统恢复，防止并发症的发生。

有谵妄、精神障碍的患者可采用冬眠疗法，对深度昏迷的患者应持续缓慢静脉滴注纳洛酮，治疗效果显著。在发病初期应用适量糖皮质激素和脱水剂，可阻止病情进展，预防中毒性脑病、脑水肿的出现，并保护其他脏器，减少后遗症的发生，缩短中毒的病程。近年来由于救治水平的提高，其后遗症明显减少或轻微。

（七）预防

碘甲烷在我国应用虽广泛，但接触人数不清，多数碘甲烷生产企业对急性碘甲烷中毒及其后果认识不够，并且几乎都不对工作场所空气中碘甲烷水平进行检测。

企业加强安全生产和个人防护知识教育，改善设备和工艺。加强厂房的通风换气，加强个人防护措施。劳动者上岗前应进行体检，在岗期间定期开展体检。

九、氯乙酸

氯乙酸（monochloroacetio acid, MCA）是一种重要的有机精细化工原料。氯乙酸用途广泛，除莠剂、医药、农药、有机合成、烫发用液、染料、表面活性剂等生产均有接触。氯乙酸可经呼吸道、消化道、皮肤侵害人体，在生产、运输、储存、使用、装卸过程中，如管理不善或操作不当会导致急性中毒，皮肤接触还可致人体皮肤灼伤。氯乙酸在医药、染料、农药、香料、树脂、食品添加剂、表面活性剂等领域广泛应用。目前全世界每年总产量约 400 万吨，因急性氯乙酸中毒病程进展快，病死率高，引起了人们的高度重视。

（一）理化性质

在室温下，氯乙酸是无色或白色结晶，有刺激性气味，易潮解，有强烈的腐蚀性。以 α、β、γ 3 种晶格形式存在，其中 α 形式最稳定。工业应用中氯乙酸可成熔化态、晶片或水溶液。氯乙酸的分子式 $ClCH_2COOH$，相对分子质量 94.50，相对密度 1.58，熔点 61～63℃，沸点 189℃，闪点 126.11℃，蒸气密度 3.25，蒸气压 0.13kPa。氯乙酸易溶于水（25℃时为 84%），可溶于乙醇、甲醇、丙酮、二硫化碳、苯、氯仿、乙醚等，微溶于碳氢化合物。

（二）职业接触

氯乙酸用途广泛，在制药工业上用于制取合成咖啡碱、肾上腺素、氨基醋酸、维生素 B_6、金霉素等的中间体；农药工业上用作制取乐果，萘乙酸、硫氰醋酸、除草剂的中间体；燃料工业中用于生产靛蓝，以上职业活动中均可接触。

氯乙酸可通过皮肤黏膜、呼吸道和胃肠道等途径侵入人体，导致中毒，其中 90% 以上的急性氯乙酸中毒是经灼伤皮肤吸收氯乙酸所致。

工作场所空气中氯乙酸的最高容许浓度为 $2mg/m^3$。

（三）毒理及发病机制

氯乙酸中毒发病机制可能与其进入体内与谷胱甘肽或其他含巯基化合物或者谷胱甘肽 -S- 转移酶（GST）结合相关。实验发现中毒大鼠肝、肾中的巯基含量减少。此外，与其他含二碳原子乙酸盐一样，氯乙酸也可进入三羧酸循环，最初被转化为氯化枸橼酸，后者因不能被酶代谢而留在体内，引起中毒；氯化枸橼酸还可以通过抑制乌头酸酶系统而阻断三羧酸循环。上述结果最易引起耗能较多的器官，如心脏、中枢神经系统和骨骼肌的严重损伤。中毒死亡病例尸检可见脑、心、肝、肾等多脏器充血、出血；神经细胞水肿、小灶状液化坏死；心肌纤维横纹不清、胞浆呈空泡状；肝细胞肿胀、颗粒变性；肾小管上皮细胞颗粒变性，曲管内有玻璃样管型变化。

（四）临床表现

氯乙酸可经呼吸道、胃肠和完整的皮肤吸收而中毒。中毒症状一般在接触后 1～3.5 小时出现，重者可快速出现一系列的中毒表现。中枢神经系统兴奋症状往往出现最早，表现为定向力障碍、谵妄和惊厥等，随后出现中枢抑制和昏迷。也有报道氯乙酸中毒后中枢兴奋和抑制交替出现。所有中毒病例中均出现不同程度的心脏损害，包括心律不齐、心动过速、心动过缓、室性期前收缩（室性早搏）、室颤、非特异性心肌损害等，大多数病例还出现了心源性休克。肾功能衰竭在 12 小时内出现，这可能系氯乙酸的毒性作用，也可能是因为横纹肌溶解所致肌红蛋白和草酸盐在肾小管沉积。严重的代谢性酸中毒在中毒后几小时内出现。低血钾常见，偶可出现低血钙。血清 ALT、AST 和肌酸激酶升高提示有广泛的组织损伤。

（五）诊断

诊断主要依据实验室检查结果，并结合临床表现，诊断分级以中枢神经系统，心血管系统和肾脏损害的程度作为主要依据，个别经呼吸道吸入中毒者，尚可出现呼吸系统损害，重者可出现肺水肿。

（六）治疗

急性氯乙酸中毒病情发展快，病死率高，应及时给予综合治疗。救治的重点是抗休克，纠正乳酸性酸中毒和电解质紊乱，保护心肌和防止心血管损害，控制脑水肿和保护肾功能。

（七）预防

作业场所预防生产、使用、储存、运输氯乙酸的容器、管道应采用耐腐蚀性材料，并经常检查维修，防止工艺过程的"跑、冒、滴、漏"发生。作业场所与生活场所应当分开，在有可能发生急性职业氯乙酸生产场所，应设冲洗设施，配备现场急救用品。

氯乙酸的个人防护需注意选用耐腐蚀防护用品，作业时应佩戴防酸毒面具，穿防酸碱工作服，戴防酸碱手套，穿防酸碱鞋，避免直接接触泄漏物。进入高浓度氯乙酸场所的应急处理人员，应佩戴隔离式空气呼吸器。

企业应建立并完善职业病防护设施、应急救援设施和个人使用的职业病防护用品维护和检修记录；定期检测作业场所氯乙酸浓度，确保报警仪正常检测，及时发现并排除隐患；制定氯乙酸中毒事故应急救援预案，定期组织救援演练，确保事故应急救援及时有效；要定期组织工人进行健康检查，及时发现职业禁忌人员和遭受职业损害人员，建立、健全劳动者职业健康监护制度，依法落实职业健康监护工作。

（郑　光　王祖兵）

十、环氧乙烷

环氧乙烷（epoxyethane，ethylene oxide，CAS No.9003-56-9），又名 1，2 一环氧乙烷，氧化乙烯，恶烷。是重要的化工原料和广谱、高效的气体杀菌消毒剂，国内应用广泛，环氧乙烷中毒事件时有发生。以往报道病例多为急性中毒，近年来也有亚急性和慢性中毒的病例报道。

（一）理化性质

环氧乙烷相对分子质量44.05，密度 $0.8966g/cm^3$，蒸汽密度 1.49g/L，闪点 $-6℃$，熔点 $-112.2℃$，沸点 10.4℃。在 4℃下为无色透明液体，室温下易挥发，常温为略带醚味的无色气体。本品气态时具高度化学活性，自燃点为429℃，爆炸浓度极限为3%～100%，易燃易爆，不易长途运输，因此有强烈的地域性；但液体性质较稳定。易溶于水和乙醇、乙醚、苯、丙酮、二硫化碳、四氯化碳等一般有机溶剂。

（二）职业接触

环氧乙烷是一种应用广泛的消毒剂和化工原料，大量用于对医疗卫生器材、电子仪器、房屋、衣物、皮革、塑料等进行消毒；与二氧化碳混合可作熏蒸剂，常用于粮食、食物的保藏。化工生产可用于制造乙二醇及其衍生物、乙醇胺、丙烯腈和表面活性剂、消毒剂、增塑剂、润滑剂、橡胶和塑料等，广泛地应用于洗涤，制药，印染、电子、石油开采与炼制等领域，亦可作为抗酸剂。

急性中毒多由于环氧乙烷在生产、输送过程中意外泄漏或作为消毒剂大量使用时防护不良而发生。大量泄漏可引发爆炸事故。

（三）毒理及发病机制

国外学者于20世纪30～50年代就开始对环氧乙烷的急性毒性做了大量的系统的动物实验研究。研究发现环氧乙烷是一种中枢神经抑制剂、刺激剂和原浆毒物，对哺乳动物是中等毒性，大鼠 LD_{50} 是 280～365mg/kg，4 小时 LC_{50} 是 $2630mg/m^3$。目前中毒机制尚不完全清楚，可能与其环氧结构和代谢产物有关。

液态可经皮肤和消化道吸收，气态形式经呼吸道吸收，对眼睛、呼吸道黏膜、皮肤产生刺激作用。低浓度时可仅有鼻咽部刺激，高浓度可引起气管与支气管炎症、支气管痉挛和肺不张，接触后经过 12 小时或更长时间的潜伏期可诱发急性肺水肿。10mg/L 时对人的皮肤有轻微刺激作用，500mg/L 时对皮肤产生强烈刺激。人的嗅觉阈为 900～1260mg/m³。重复暴露（2～8 周）环氧乙烷蒸汽≥900mg/m³ 产生周围神经感觉和运动功能障碍。

环氧乙烷急性毒性主要靶器官是神经系统和肺脏，对心、肝、肾等脏器也有影响。对中枢神经系统的损害主要是麻醉作用，对呼吸系统损害主要是刺激作用。STAR 等将小鼠放在含 600mg/m³ 环氧乙烷残留气体环境中 2 小时，小鼠没有死亡，但小鼠喉头和气管出现充血、水肿、上皮糜烂及白细胞浸润。在2300mg/m³ 环氧乙烷气体质量浓度下死亡的豚鼠出现肺部充血并伴有水肿，小叶肺炎，肝肾充血。

环氧乙烷被吸收后首先在体内转化成甲醛或乙二醇，再氧化为草酸从尿中排出。动物实验表明其在机体内代谢有 2 种方式：一是经水解作用生成羟乙基半胱氨酸、硫醇尿酸，另一种是通过谷胱甘肽转化作用产生乙二醇，这些代谢产物主要经肾脏随尿排出体外。部分乙二醇可继续氧化分解成草酸、甲醛和二氧化碳。给狗静脉分别注射 25mg/kg 和 75mg/kg 环氧乙烷，1～3 小时后狗的血浆中乙二醇分别达 13mg/L 和 33mg/L，24 小时内，有 7%～24% 环氧乙烷在体内转化成乙二醇从尿中排除。流行病学调查，18 名环氧乙烷作业工人，平均工龄 5.3 年，接触环氧乙烷浓度平均 7.56mg/(m³·d)，血清中乙二醇浓度明显高于对照组。

动物实验观察到长期吸入环氧乙烷产生慢性毒性，对神经系统有明显抑制作用，并可引起多脏器损害。可见生长抑制、体重减轻、肢体活动不灵或瘫痪、呼吸道刺激症状。实验动物可观察到有致癌、致突变、致畸和生殖毒性。国内外学者对环氧乙烷的遗传毒性研究较多。环氧乙烷的活性基团环氧基（C-O-C）是直接烷化剂，无需代谢活化即可引起遗传损伤。环氧乙烷能与 DNA 发生共价结合，在体内可形成 DNA 及血红蛋白的烷基化附加物，在植物、微生物、昆虫、亚哺乳动物和哺乳动物等不同种属测试系统中诱发染色体突变。有报道动物长期吸入染毒诱发肺癌、哈氏腺癌和子宫肿瘤，可能与 K-ras 基因突变有关。另报道环氧乙烷对睾丸具有毒作用，能引起实验动物生精功能障碍，睾丸萎缩而不育。

（四）临床表现

环氧乙烷中毒是以呼吸和神经系统为主要靶器官损害的临床综合征。可分为急性和慢性中毒，两者除发病时间外，临床主要靶器官表现也有所不同。

1. 急性中毒

（1）呼吸系统：初期主要表现为上呼吸道刺激症状，出现流涕、咳嗽、胸闷等，酷似感冒表现，轻度早期易误诊。病情发展或严重者，可出现剧烈咳嗽、咯泡沫痰、气急、喘息、呼吸困难，检查可见眼结膜及咽部充血，发绀，肺部可闻及干、湿性啰音，也有报道部分患者呈哮喘样发作。X 线胸片早期显示肺纹理增强，肺透光度降低，可见小片状模糊影，肺水肿表现，两肺门呈蝶翼状浅淡模糊阴影。血气分析可有低氧血症、呼吸性酸或碱中毒。

（2）神经系统：初期可有头晕、搏动性头痛、恶心、乏力、萎靡不振等症状，随后出现全身肌束震颤、出汗、手足无力、步态不稳、四肢感觉减退、跟腱反射减弱或消失。病情严重者，多有恶心、呕吐和不同程度意识障碍，有的有精神失常、语言障碍、共济失调等。脑电图可异常，颅脑 CT 可见脑水肿征象。个别特殊病例报道：意识清醒后 72～96 小时出现中枢性肢体瘫痪；亚急性环氧乙烷中毒性周围神经病；急性环氧乙烷中毒迟发性中毒脑病：患者中毒后 4～11 天，逐渐出现睡眠障碍、话多、兴奋、烦躁、幻视、妄想，继而意识障碍，大小便失禁，颈强直，四肢活动障碍。国外学者报道 1 名 39 岁男性患者，急性环氧乙烷中毒昏迷 3 天经抢救苏醒，半年后发展为典型帕金森征。

（3）循环系统：初期心动过速或过缓，以后可出现各种心律失常。心肌酶同工酶异常或提示有心肌损害。心电图可见心律、ST-T 改变、QT 间期延长等。

（4）消化系统：常出现恶心、频繁呕吐、腹痛、腹泻、腹部压迫感或沉重感，重症病例可出现一过性肝功能障碍。

（5）皮肤损害：皮肤直接接触可出现红肿、水疱或渗出，自觉疼痛。反复接触可致皮肤过敏反应。蒸气对眼结膜有刺激作用，高浓度可引起结膜和角膜损害，严重时可发生角膜灼伤。

2. 慢性影响

（1）神经系统：长期接触可引起神经衰弱综合征和自主神经功能紊乱，及周围神经病变。有报道环氧乙烷消毒工，低浓度长期接触后发生肢体麻木、运动功能障碍。

（2）晶体混浊和白内障：据法国巴黎 41 年间 16 家医院对 55 名从事环氧乙烷消毒的工人调查，与对照人群相比，晶体混浊和白内障发生率明显上升。

（3）流行病学调查：有报道接触环氧乙烷女工自然流产率升高，多项针对环氧乙烷接触者的肿瘤流行病学调查文献报道，环氧乙烷接触人群白血病、非霍奇金病、胃癌等的发生率显著高于对照人群。

（五）诊断

根据《职业性急性环氧乙烷中毒的诊断》（GBZ 245—2013），对职业性急性环氧乙烷中毒进行诊断和分级。

1．诊断原则　根据短期内接触较大量环氧乙烷的职业史，出现以中枢神经系统、呼吸系统损害为主的临床表现，结合现场职业卫生学调查和实验室检查结果，综合分析，并排除其他原因所致类似疾病，方可诊断。

由于急性中毒患者通常有明确的环氧乙烷接触史，有典型的呼吸系统和神经系统的临床改变，因此对急性环氧乙烷中毒的诊断并不十分困难。血清中乙二醇浓度明显增高，可作为24小时内接触环氧乙烷的证据。

2．接触反应　短期内接触环氧乙烷后，出现头晕、头痛、恶心、呕吐、乏力症状，可伴有眼部不适、咽干等眼部及上呼吸道刺激症状，在脱离接触后短期内症状72小时内症状消失或明显减轻。

3．诊断与分级

（1）轻度中毒：患者的头晕、头痛、恶心、呕吐、乏力、眼部不适、咽干、上呼吸道刺激症状加重，并伴有下列表现之一者：

1）步态蹒跚或意识模糊。

2）急性气管 - 支气管炎。

（2）中度中毒：具有下列表现之一者：

1）谵妄或混浊状态。

2）急性支气管肺炎或急性间质性肺水肿。

（3）重度中毒：具有下列表现之一者：

1）肺泡性肺水肿。

2）重度中毒性脑病。

（六）治疗

目前尚无特效解毒剂，主要是针对控制脑水肿、肺水肿的综合治疗。

1．治疗原则

（1）现场处理：迅速将患者移离现场至新鲜空气处，更换污染衣物，彻底冲洗被污染的皮肤及头发。卧床休息，保暖，保持呼吸道通畅，监护生命体征。可用糖皮质激素、抗生素、解痉剂的混合液雾化吸入，每天1~2次。有条件的可给予血液净化治疗。

（2）合理氧疗。

（3）积极防治脑水肿、肺水肿：如：早期、足量、短程应用糖皮质激素、脱水剂及利尿剂等。可选用氢化可的松、甲泼尼龙。

（4）对症支持治疗：根据病情可给予祛痰剂、支气管解痉剂、抗生素、神经营养药物等。静脉滴注川芎嗪、乙酰谷酰胺、胞二磷胆碱、维脑路通、细胞色素 C 等药物有利于促进脑代谢、改善脑循环。有报道大剂量维生素 B_6 加多种氨基酸治疗，对中毒性神经损伤有较好的疗效。有心、肝、肾脏损害者给予相应治疗。出现周围神经损害可给予鼠神经生长因子治疗。

（5）皮肤接触损伤者，给以大量清水冲洗15分钟以上，外涂地塞米松霜、苯海拉明霜、紫草油或其他灼伤油。眼睛接触者用大量清水或生理盐水冲洗15分钟以上，及时请眼科会诊。

2．其他处理　急性期治疗病情稳定后，及时进行职业病诊断，如需劳动能力鉴定，按照《劳动能力鉴定　职工工伤与职业病致残等级》（GB/T 16180）处理。

（七）预防

环氧乙烷易挥发、易燃、易爆，故生产环境应有通风排气设备，防火、防爆措施。储存时应远离热源和强氧化剂。定期检修生产管道和容器，以免泄漏发生意外事故。加强环氧乙烷在运输、储存、使用过程中的管理。操作人员必须经过专门培训，严格遵守操作规程，操作时应佩戴有效个人防护用品。

当使用环氧乙烷熏蒸消毒时，物品消毒结束后应将消毒柜柜门打开 0.5～1 小时，同时将消毒间所有门窗打开，彻底通风换气，使物品和室内空气中的环氧乙烷彻底挥发后，操作人员再行入室操作。

（闫永建　王焕强）

第十章 物理因素所致职业病

第一节 概　　述

物理因素所致职业病（occupational diseases induced by physical factors）：广义讲物理因素所致职业病是指由于接触工作场所物理性职业病危害因素所致的职业病。物理因素是生产环境的构成要素之一。与劳动者健康密切相关的物理性因素包括气象条件，如高温、气湿、气流、气压；噪声和振动；电磁辐射，如 X 射线、紫外线、可见光、红外线、激光、射频辐射和微波；等等。不良的物理因素，可对人体产生危害。随着经济的发展、科技的进步和产业的升级，特别是电子和信息等高新技术产业的崛起，劳动者的职业结构、劳动过程和生产环境等发生了巨大的变化，劳动者接触噪声、高温、振动等物理因素的机会不断增加，接触的强度越来越大，物理因素职业病危害在职业卫生中占的比重也越来越大，成为了不容忽视的新职业卫生问题。

国际劳工组织（International Labor Organization，ILO）2010 年的职业病分类目录中，物理因素所致职业病包括：噪声引起的听力损伤、振动所致疾病（肌肉、筋腱、骨、关节、外周血管或外周神经损伤）、高气压或低气压所致疾病、电离辐射所致疾病、包括激光在内的光辐射所致疾病（紫外、可见光和红外辐射）、极端温度接触所致疾病以及以上未提及的工作中其他物理因素所致疾病。与 ILO 职业病目录名单不同的是，我国 2013 年职业病目录名单中，物理因素所致职业病只包括中暑、减压病、高原病、航空病、手臂振动病、激光所致眼（角膜、晶状体、视网膜）损伤以及冻伤 7 种。噪声聋等部分物理性职业有害因素所致的职业病放在了职业性耳鼻喉口腔疾病等其他类别中。

一、物理因素的种类

在工作环境中，与劳动者健康密切相关的物理因素主要包括：

1. 气象条件，如气温、气湿、气流、气压。

2. 噪声、超声、次声等。

3. 振动。

4. 电磁辐射，通常分为电离辐射和非电离辐射，前者如 X 射线、γ 射线等；后者如紫外线、可见光、红外线、激光、射频辐射和微波、工频电磁场等。

5. 静电场、静磁场。

6. 超重和失重等。

其中与目前我国《职业病分类和目录》中的物理因素所致职业病相关的物理因素有气象条件、振动、激光等。

二、物理因素特点

在职业卫生领域，与化学因素相比，物理因素具有以下一些共同的特点：

1. 物理因素以能量状态存在于工作场所，而化学因素是以物质状态存在的。

2. 工作场所常见的物理因素中，除了激光是由人工产生的之外，其他因素在自然界中均有存在。正常情况下，这些因素不但对人体无害，反而是人体生理活动或从事生产劳动所必需的，如气温、可见光等。因此，对于物理因素除了研究其不良影响或危害以外，还应研究其"适宜"的范围，如合适温度，以便创造良好的工作环境。

3. 每一种物理因素都具有特定的物理参数，如表示气温的温度、振动的频率和加速度、气压的压强等。这些参数决定了物理因素对人体是否造成危害以及危害程度的大小。

4. 作业场所中的物理因素一般有明确的来源，当产生物理因素的装置处于工作状态时，其产生的因素则可能造成健康危害。一旦装置停止工作，则相应的物理因素便消失，不会造成健康损害。

5. 作业场所空间中物理因素的强度一般是不均匀的，多以发生装置或设备为中心，向四周传播。如果没有阻挡，则随距离的增加迅速衰减。在进行现场检测评价时可注意这一特点，并在采取保护措施时充分加以利用。

6. 有些物理因素，如噪声、微波等，可有连续波和脉冲波两种传播形式。不同的传播形式使得这些因素对人体危害的程度会有较大差异，因此在制订卫生标准时需要分别加以考虑。

7. 在许多情况下，物理因素对人体的损害效应与物理参数之间不呈直线相关关系。常表现为在某一强度范围内对人体无害，高于或低于这一范围才对人体产生不良影响，并且影响的部位和表现形式可能完全不同。例如，正常气温与气压对人体生理功能是必需的，而高温可引起中暑，低温可引起冻伤或冻僵；高气压可引起减压病，低气压可引起高山病，等等。

8. 除了某些放射性物质进入人体可以产生内照射以外，绝大多数物理因素在脱离接触后，体内便不再残留。因此对物理因素所致损伤或疾病的治疗，不需要采用"驱除"或"排出"的方法，而主要是针对损害的组织器官和病变特点采取相应的治疗措施。

三、流行病学

物理因素包括的内容多，影响范围广。虽然在一般情况下，大多数物理因素所造成的健康损害不会引起严重的死亡，但物理因素的过量接触可以造成人体健康状况低下，工作能力降低或丧失，个别器官的损伤或职业病（如手臂振动病、职业性中暑等）。此外，物理因素的影响还可以导致各类事故的发生，从而引起人员的伤亡和生产的破坏。

研究显示，物理因素所致职业病发病呈总体上升趋势，聚集性、群体性发病特点明显，且物理因素疾病与尘肺、中毒等职业病发病逐渐呈三足鼎立之势。物理因素所致职业病已成为了一个不容忽视的新的职业卫生问题。

四、临床症状和治疗

物理因素包含许多独立的因素，如气象条件、振动、激光等，每个因素都有其特定的物理参数，对人体作用的方式不同，没有统一的靶器官，对人体危害的程度也有较大差异。如，高温引起以中枢神经系统和心血管障碍为主要表现的职业性中暑；手传振动引起以末梢循环和（或）末梢神经障碍为主要表现的手臂振动病；快速减压引起以皮肤瘙痒、股骨头坏死为主要表现的减压病等。由于物理因素所致职业病的临床表现和发病机制均不同，因此各疾病的治疗方法各有差异，没有统一的方法。

五、预防控制

根据物理因素的特点，在对作业场所进行劳动卫生学调查时要对有关参数进行全面测量。同时，针对物理因素采取预防措施时一般不是设法消除这些因素，也不是将其减少到越低越好，而是设法将这些因素控制在正常范围内，条件容许时使其保持在适宜范围则更好。如果由于某些原因，作业场所的物理因素超出正常范围且对人体健康构成危害，而采取技术措施和个人防护又难以达到要求时，需采用缩短接触时间的办法以保护劳动者的健康。

随着生产发展和技术进步，劳动者接触的物理因素越来越多，如超声、次声、工频电磁场、超高压直流电、超重和失重等。其中有些因素在一般生产过程中虽然也有接触，但由于强度小，对人体健康不产生明显影响，不引起人们的注意。在新的科技行业和生产工艺过程中，上述这些因素的强度可有明显增加，因此可能对工作者的健康造成危害，对此需及时加以研究和解决。

第二节　物理因素所致职业病

一、中暑

职业性中暑是在高温作业环境下，由于热平衡和（或）水盐代谢紊乱而引起的以中枢神经系统和（或）心血管障碍为主要表现的急性疾病。

（一）职业接触

根据《工业企业设计卫生标准》（GBZ 1—2010）中规定，高温作业是指在高气温、或有强烈的热辐射、或伴有高气湿相结合的异常气象条件下，湿球黑球温度（WBGT 指数）超过规定限值的作业。高温作业按其气象特点可分为三个基本类型：

1. 高温、强热辐射作业　其气象特点是气温高、热辐射强度大，而相对湿度较低，形成干热环境。如冶金工业的炼焦、炼铁、轧钢等车间；机械制造工业的铸造、锻造、热处理等车间；陶瓷、玻璃、搪瓷、砖瓦等工业的炉窑车间、火力发电厂的锅炉和汽机厂房；石化厂的加热反应装置等。

2. 高温、高湿作业　其气象特点是高气温、高气湿，而热辐射强度不大。如印染、缫丝、造纸等车间；矿下作业等

3. 夏季露天作业　其特点是除受太阳的直接辐射作用外，还受到加热的地面和周围物体二次辐射源的附加热作用。如夏季的农田劳动、建筑、搬运、室外环境保洁等露天作业。

（二）发病机制

中暑主要是由于高温环境下人体热平衡和（或）水盐代谢紊乱等引起的。

1. 体温调节　正常人的体温是相对恒定的。当环境温度变化时，经外周和中枢温度感受器的温度信息在视前区 - 下丘脑前部（PO/AH）体温调节中枢整合后，通过调节机体的产热和散热活动，维持体温相对恒定。人体通过辐射、传导、对流和蒸发等热交换方式，使中心体温保持在正常变动范围内。高温环境本身和劳动所涉及的肌肉与精神活动均增加代谢产热；皮肤是散热的主要部位，蒸发散热是最重要而有效的散热方式。热射病是中暑的一种类型，其发病机制是由于人体在热环境下，散热途径受阻，体温调节机制失调所致。

2. 水盐代谢　出汗量是高温工人受热程度和劳动强度的综合指标，一个工作日出汗量 6L 为生理最高限度，失水不应超过体重的 1.5%。汗液的主要成分是水和盐，还含有钾、钙、尿素氮、葡萄糖、乳酸、氨基酸、维生素 B_1、维生素 B_2 等。环境温度越高，劳动强度越大，人体出汗则越多。汗液的有效蒸发率在干热有风的环境中高达 80% 以上，散热良好；但在湿热风小的环境，有效蒸发率则经常不足 50%，汗液难以蒸发，往往成汗珠流下，不利于散热。一般高温工人一个工作日出汗量可达 3000～4000g，经汗排出盐 20～25g，故大量出汗可以导致水盐代谢障碍。热痉挛的发病机制就是由于大量出汗，体内钠钾过量丢失所致。

3. 循环系统　高温环境下从事体力劳动时，心脏要向高度扩张的皮肤血管网输送大量血液进行散热，又要向工作肌输送足够的血液保证工作肌的活动，且要维持适当的血压。另一方面，由于出汗丧失大量水分和体液转移至肌肉而使有效血容量减少。这种供求矛盾使得循环系统处于高度应激状态。心脏向外周输送血液的能力取决于心排出量，而心排出量又依赖于最高心率和血管容量。如果高温作业时，工人已达最高心率，机体蓄热又不断增加，心排出量不能在增加维持血压和肌肉灌流，这可能导致热衰竭。

4. 消化系统　高温环境下，由于出汗散热和工作肌需要，血液重新分配，消化系统血流减少，胃肠道收缩和蠕动减弱，唾液分泌减少。如果高温环境下，内脏器官等血流不减少，则皮肤血流散热减少，可能引起热衰竭。

5. 神经系统　高温环境下,可出现中枢神经系统抑制,肌肉工作能力下降,机体产热减少,热负荷减轻。

6. 泌尿系统　高温环境下,大量出汗丢失水分,肾血流量和肾小球过滤率下降,尿液排出减少。如不及时补充水分,由于血液浓缩增加肾脏负荷,可导致肾功能不全。

7. 热适应　热适应是人在热环境工作一段时间后对热负荷产生适应的现象。一般在高温环境劳动数周时间,机体可产生热适应。主要表现为水盐代谢、循环系统、消化系统、泌尿系统等功能有利于降低产热、增加散热。热适应的状态并不稳定,停止接触热一周左右可返回到适应前的状况,即脱适应。病愈或休假重返工作岗位者应注意重新热适应。热适应者对热的耐受能力增强,这不仅可提高高温作业的劳动效率,且有助防止发生中暑。但人热适应有一定限度,超出限度仍可引起生理功能紊乱。

(三) 临床表现

不同类型的中暑,其临床表现不同。

1. 轻症中暑　轻症中暑主要表现为在高温作业场所劳动一定时间后,出现头昏、头痛、口渴、多汗、全身疲乏、心悸、注意力不集中、动作不协调、面色潮红、大量出汗、脉搏快速等症状,体温升高至 38.5℃以上。

2. 热射病　热射病(包括日射病)亦称中暑性高热,其特点是在高温环境中突然发病,体温高达 40℃以上,疾病早期大量出汗,继之"无汗",可伴有皮肤干热及不同程度的意识障碍等。

3. 热痉挛　热痉挛主要表现为明显的肌痉挛,伴有收缩痛。好发于活动较多的四肢肌肉及腹肌等,尤以腓肠肌为著。常呈对称性。时而发作,时而缓解。患者意识清,体温一般正常。

4. 热衰竭　起病迅速,主要临床表现为头昏、头痛、多汗、口渴、恶心、呕吐,继而皮肤湿冷、血压下降、心律紊乱、轻度脱水,体温稍高或正常。

(四) 诊断及鉴别诊断

1. 诊断　依据《职业性中暑诊断标准》(GBZ 41—2002),根据高温作业人员的职业史(主要指工作时的气象条件)及体温升高、肌痉挛或晕厥等主要临床表现,排除其他类似的疾病,可诊断为职业性中暑。按中暑临床表现分为轻症中暑和重症中暑两级,重症中暑又分为热射病(包括日射病)、热痉挛和热衰竭三型,也可出现混合型。

2. 鉴别诊断　根据职业接触史和临床表现,通常可明确诊断中暑。热射病主要应与其他引起高热伴有昏迷的疾病作鉴别诊断,如脑炎和脑膜炎、脑型疟疾、产后感染、脑出血昏迷等。

(五) 治疗

1. 轻症中暑　迅速脱离高温现场,到通风阴凉处休息;给予含盐清凉饮料及对症处理。

2. 重症中暑　迅速予以物理降温和(或)药物降温;纠正水与电解质紊乱;对症治疗。

3. 其他处理　中暑患者经及时处理,一般可很快恢复,不必调离原作业。

(六) 预防

1. 防暑的工程控制措施

(1) 控制对流热传递,改变空气温度和流动:当干球温度低于皮肤表面温度时,通过局部和全面通风增加皮肤表面的空气流动,可以促进身体散热。当干球温度超过皮肤表面温度时,可以通过换入冷空气或蒸发或冷却的方式降低气温,降低风速减少对流热传递。在一个大车间,局部冷却对工人是一种有效的防暑措施。

(2) 减少辐射热传递的措施包括:降低生产过程的温度,但是这往往与工艺过程的温度要求相矛盾;重新布置热源,对热源采取绝缘或冷却措施;在热源和工人间视角内设置辐射发射屏蔽;改变热源表面材料的辐射系数。在以上措施中,辐射反射屏蔽是比较容易安装,也是成本最低的。辐射反射屏障可以减少 80%～85% 的辐射热负荷。

(3) 增加汗液蒸发散热。通过风扇或鼓风机增加空气流速或通过空调降低空气水蒸气压的方法,促进汗液蒸发。

2. 限制高温暴露时间　避开高温季节中午温度较高时作业;高温区域设备的维护和检修工作尽量

安排在一年中的非高温季节;合理组织工作 / 休息;为工人提供凉爽的休息场所,如空调房或遮阴处;增加人手减少高温暴露时间;当员工感觉不适时,允许工作中断;增加水补充等

3. 减少代谢热负荷　增加体力劳动的机械化程度,减少工作时间,增加劳动力。

4. 增加耐热能力　各人的热适应能力存在差异。实行一个合理的热适应计划,可提高员工在高温环境中的工作能力,降低发生中暑的风险。接触高温 1~2 周内,人体逐渐热适应。对于老员工,从事高温作业第一天,高温暴露时间不应超过工作时间的一半,第二天不应超过 60%,第三天不超过 80%,第四天不超过 100%。对于新员工,第一天高温暴露时间不应超过工作时间的 20%,之后每天高温暴露时间增加不超过 20%。为了确保通过汗液和尿液流失的水分得到补充,合理补充和摄入水分对热耐受和预防中暑很重要。维持体液电解质平衡有助预防中暑。对于未热适应的工人(限盐饮食),在高温刚开始暴露的前两天需要食物中补充盐分,补偿汗液流失的盐分。

5. 加强个体防护　为高温作业岗位提供防暑降温服,如水冷式防护服,风冷式防护服,冰袋背心等。

6. 加强职业健康监护　组织高温作业岗位按照《职业健康监护技术规范》(GBZ 188—2014)进行上岗前、在岗期间的职业健康检查,若发现以下任何一种疾病,则禁止员工从事高温作业:

(1)未控制的高血压。

(2)慢性肾炎。

(3)未控制的甲状腺功能亢进症。

(4)未控制的糖尿病。

(5)全身瘢痕面积 20% 以上(工伤标准的八级)。

(6)癫痫。

7. 加强高温相关职业卫生培训　培训内容包括高温危害,中暑诱发因素,中暑的临床表现,中暑的急救措施和预防措施,工人在中暑预防中的责任,高温环境监测和健康监护的目的,防暑防护用品的使用等。

二、减压病

减压病(decompression sickness)是机体在某一气压环境下暴露一定时间后,由于减压不当,造成外界压力下降的幅度太快,使机体组织内原来溶解的惰性气体游离为气相,形成气泡,导致一系列全身性病理变化的疾病。

(一)职业接触

1. 潜水作业(underwater performance)　如水下工程、海底电缆铺设、加压舱中的模拟潜水、沉船打捞、海难救助等作业。

2. 高气压作业(hyperbaric performance)　如隧道(尤其水下隧道)施工、沉箱、科研及医疗用高压舱等作业。

3. 飞行人员乘坐无密封式增压座舱的飞机或在低压舱中模拟飞行时过快升入高空,或密闭的增压座舱在高空突然受损。

(二)发病机制

减压病的发病机制曾有各种学说,随着实践经验的积累及科研工作的不断深入,近年来"气泡学说"已得到普遍承认。其对减压病的发生解释基本如下:

1. 惰性气体的饱和过程　人体在常压下呼吸空气,机体各组织体液可被空气中各种气体成分(N_2、O_2、CO_2)按其分压及溶解系数不同所饱和。当进行高气压作业时,机体呼吸不同压力的高压压缩空气,各成分的分压也都相应升高,经呼吸和血液循环系统,溶解于人体内的量均相应地有所增加,即逐步饱和的过程。在呼吸压缩空气时,其中 O_2 占的比例不大,并且溶解氧大部分被血红蛋白及血浆中成分所消耗吸收利用,在一定分压范围内是安全的。CO_2 在吸入气中所占比例极小,通常情况下,在肺泡中 CO_2 可恒定在 5.26kPa(40mmHg)水平,在体内的水平较为稳定。只有惰性气体氮在呼吸气中所占比例大(71%),生理上不活泼,在体内既不参加代谢,也无调节机制,仅单纯以物理溶解状态溶于体

液和组织中。当肺泡内惰性气体分压高于组织中该惰性气体张力之前，机体组织对惰性气体的"饱和"（saturation）过程会一直继续下去。饱和时间长短受机体状况、环境气体压力等条件影响。时长可从几小时到几天不等，潜水越深、停留时间越长、饱和程度越高，溶解在体内的气体也越多。血液灌流较好、溶解度较大的组织，其溶解摄取的惰性气体总量也较其他组织多。

2. 惰性气体的脱饱和过程　在高压环境中工作一定时间后，机体各类组织中的气体均已具有不同程度的张力。此时如以适宜的速度从高气压环境逐步减压，呼吸气体在肺泡内的分压也随之降低，原机体各组织中的惰性气体张力将较肺泡内分压为高，于是顺着张力与分压的压差梯度扩散出体外，即开始进行脱饱和（desaturation）过程。如果减压速度适宜，在各时间单位内压差梯度不大，组织内惰性气体张力与外界总气压的比率不超过"过饱和安全系数"，惰性气体仍能保持溶解状态（安全过饱和），并可经由呼吸循环通过肺泡，仍以气态呼出（安全脱饱和），不致在组织中形成气泡，引起栓塞或者压迫状态。如减压过速，外界环境压力下降幅度太大时，组织中惰性气体张力与外界总气压的比率超过了"过饱和安全系数"。当组织内惰性气体张力，超过外界总气压就无法继续溶解，于是在几秒至几分钟内可从溶解状态游离为气相，以小气泡形式出现于体内。小气泡一旦形成，周围组织及体液中的高张力惰性气体以及 O_2 和 CO_2 又会扩散进气泡，气泡体积逐渐扩大。作业深度愈大、工作时间愈长、减压速度愈快，气泡形成也愈快，聚集数量也愈多。

3. 气泡引起病变的过程　气泡的形成可随机发生在体内任何组织，可存在于血管内外。

（1）血管内：通常见于静脉系统及有一定血液灌流而流速较慢的组织。血管内气泡主要形成空气栓子，造成血管栓塞，阻碍血液循环，并引起血管痉挛。动脉中的气栓会引起其远端的供应区组织缺血、缺氧；静脉中的气栓可继发淤血、血管壁渗透性增高而出现水肿及出血。

（2）血管外：主要见于溶解惰性气体较多或供血条件较差、脱饱和较困难的一些组织。例如脂肪组织、肌肉韧带、关节囊的结缔组织、肾上腺皮质及神经系统白质等。血管外气泡形成后，组织中的高张力气体可不断扩散进去，并随减压环境压力降低而逐渐增大，局部气泡经堆积膨胀危害挤压周围组织、血管、神经末梢及疼痛感受器。当气泡向四周构成的变形压力增大时，可使组织产生形态结构上的改变，引起组织损伤。

4. 气泡的转归　如血压足以克服气泡与血管壁之间的摩擦力，气泡可随循环血移动。在静脉系统则可从小静脉进入大静脉，在运行中可由小聚大或由大分散变小，由于机体体位、活动情况、供血状态、循环阻力等一系列因素，可随机累及机体全身任一部位。随游离气泡数量、体积、聚集部位、累及范围、产生时间及存在时间长短之不同，临床上表现出性质极不一致的、各种类型的急性减压病。当气泡数量不多、体积较小而又不在主要生命要害部位或仅在不敏感部位时，即使有气泡存在，也可完全不表现出任何症状。

（三）临床表现

1. 症状及体征　减压病是一种全身性疾病。轻者仅表现为皮肤瘙痒、关节疼痛，重者则可瘫痪、休克以至猝死。减压病通常可分为轻、重两型，症状在减压后 6 小时内出现，90% 以上在 24 小时内出现，但轻型病例极少见。一般来说，减压越快，症状出现愈早，病情也越严重；反之，出现稍迟，病情也大多较轻。

（1）皮肤症状

1）皮肤瘙痒：最常见，出现也最早，主要因皮下毛细血管及小静脉中有气泡栓塞，或皮下组织及汗腺内有血管外小气泡形成，对感觉神经末梢直接刺激所引起。表现为阵阵瘙痒，并有灼热感、蚁走感，出汗、痒的感觉在皮肤深处。有的仅限于局部，有的可大面积扩散。

2）皮肤的其他循环损伤体征：皮肤瘙痒后常可见因血管扩张引起的丘疹；若不治疗，因血管被阻塞可出现斑块状青紫。皮下血管中的气栓可引起局部血管痉挛及皮肤表皮小血管的继发性扩张、充血及淤血，皮肤贫血部分呈苍白色，静脉血部分呈蓝褐色，相互交错，可形成典型的地图样或大理石样斑块，气体在皮下聚集可形成"皮下气肿"。

（2）肌肉和关节症状：四肢关节、韧带、肌肉以及骨骼被累及引起轻重不等的疼痛症状，是急性减压病的典型表现,其中关节占 54%、肌肉占 26%、骨骼占 20%。疼痛常发生在大关节,最初关节部呈局部异常感觉、麻木、刺痛,然后转为剧痛;扩大范围,定位就不很确切。疼痛位在深层,呈针刺样、撕裂样、刀割样、钻凿样。股体移动时疼痛加剧,可发展到难以忍受的程度,病人在肢体活动常明显受限,会使肢体保持在弯屈体位,以减少痛苦,故有"屈肢症"之称。疼痛可因气泡直接或间接压迫或牵扯神经、肌肉、韧带,挤压骨膜,血管因气栓发生痉挛、缺血等原因造成。经常、反复从事潜水或沉箱作业,骨骺血管内气泡栓塞或骨髓腔气泡聚集,长期压迫血管而导致局部缺血、营养障碍,最终导致"无菌性骨坏死"。发生部位以肩部多见,主要在肱骨头及肱骨上段,其次为髋、股和膝盖。潜水越深,发病率越高。

(3)神经系统:中枢神经组织因为富含类脂质,能溶解大量氮气,对空气栓特别敏感,且为一致密组织,容易引起压力变形,被栓塞或压迫部位极易出现不可逆病变。脑组织其总含脂量相对较低(5%~8%),且血液循环流量大,因此单纯脑部症状较为少见。中枢神经系统中以脊髓损伤较为多见,其中以胸段损伤最为多见,特别是下胸段,导致下肢感觉和运动功能障碍、肢体麻痹,以及直肠、膀胱麻痹等。脑组织出现气泡栓塞时,可出现下列各种症状和体征:眩晕、头痛、偏头痛、恶心、呕吐、反射异常、全身抽摇、偏瘫、四肢麻痹、颜面麻痹、单瘫、轻瘫、失语症、失字症、痴呆、记忆丧失、舌下肌麻痹、共济失调、肌肉震颤、自主神经功能紊乱,甚至休克、昏迷。感觉器官受损时,视觉器官可出现暂时性视觉模糊、同侧性闪光性偏盲、眼外直肌麻痹、斜视、眼睑下垂、一过性失明、视野缩小、视网膜、脉络膜及玻璃体出血,晶体浑浊等。听觉器官可出现突发性耳聋、耳鸣、前庭器官损伤。

(4)循环系统:当大量气泡进入右心及肺微循环时,可引起心血管功能明显障碍,表现为脉搏细速、血压下降、发钳、四肢发凉。周围循环中有大量气泡时,可引起休克。血管运动中枢有气泡时,可表现出中枢性虚脱、昏迷。由于气泡可移位,症状会时好时坏出现周期性变化。累及小气泡阻塞肺和肠系膜微循环系统时,可引起毛细血管壁通透性增加、血浆外渗、血容量减少、血液浓缩,最终可导致低血容量性休克。脑终末动脉或心脏冠状动脉内有大量空气栓塞时可猝死。

(5)呼吸系统症状:过量气泡经肺排出时,引起血小板及红细胞聚集,血管活性物质释放,肺动脉压上升,血浆渗出增多,肺血管及小支气管周围水肿,呼吸加快。呼吸系统可出现剧烈阵咳,咯血,呼吸急促,气喘,胸骨后不适,深吸气时灼热感加重。主要表现为气哽,多见于航空性减压病。

(6)消化系统症状:当累及胃及大网膜、肠系膜血管时,可引起恶心、呕吐、上腹部绞痛以及腹泻。肾组织累及时小便中可有红细胞及管型出现。

2.实验室检查 辅助检查主要是骨骼的影像学检查,包括 X 线平片和 CT 检查,可发现特异性骨质破坏表现。对 X 线平片检查阴性或可疑者,可以进行 CT 检查,CT 具有高分辨性能,能较早发现细微的病变。在新发布的标准中,已经引入 CT 诊断,条件许可同时进行 X 线平片和 CT 检查。

MRI 能较早发现血流改变,在骨细胞发生缺血但尚未死亡时就能有所提示,若在这个时期恢复供血,就能防止骨坏死的发生。

放射性核素骨扫描可早期显示骨坏死病灶,但不能显示陈旧的钙化或形成空腔的病灶,因此,仅对部分阳性病例有诊断意义。

(四)诊断及鉴别诊断

1.诊断 根据我国《职业性减压病诊断标准》(GBZ 24—2006),其诊断原则为:高气压作业结束 36 小时内,出现溶解在体内气泡所致的临床表现,经综合分析并排除其他原因所引起的类似疾病,方可做出诊断。对疑难病例应作加压治疗以作鉴别,方法是在 0.18MPa 压力下吸氧 15 分钟,如症状和体征消失者即可做出诊断。按照该诊断标准,职业性减压病可分为急性减压病和减压性骨坏死两大类,前者分为轻度、中度、重度三级,后者则分为Ⅰ、Ⅱ、Ⅲ三期。

(1)急性减压病

1)轻度:皮肤表现如痛痒、丘疹、大理石样斑纹、皮下出血、浮肿等。

2)中度:主要发生于四肢大关节及其附近的肌肉骨关节痛。

3)重度:有下列情况之一者为重度:

①神经系统：站立或步行困难、偏瘫、截瘫、大小便障碍及视觉障碍、听觉障碍、前庭功能紊乱、昏迷等。

②循环系统：虚脱、休克等。

③呼吸系统：胸骨后吸气痛及呼吸困难等。

④消化系统：恶心、呕吐、上腹部急性绞痛及腹泻等。

（2）减压性骨坏死：主要根据骨骼 X 线改变分期。

1）Ⅰ期：具有下列表现之一者：

① X 线片显示股骨或胫骨见有局部的骨致密区、致密斑片、条纹及（或）小囊变透亮区，后者边缘可不整或呈分叶状，周围绕有硬化环。骨改变面积，上肢不超过肱骨头的1/3，下肢不超过股骨头的1/30。

②CT 片显示股骨、肱骨或胫骨有小囊变透区。

2）Ⅱ期：X 线片显示骨改变面积，上肢或下肢超过肱骨头或股骨头的1/3；或出现大片的骨髓钙化，关节盂破坏、变形，骨质增生和骨关节损害等；患病关节有局部疼痛和活动障碍。

3）Ⅲ期：X 线片显示病变累及关节，关节面模糊、破坏、变形、死骨形成，关节间隙不规则或变窄；髋臼或肩关节盂破坏、变形，骨质增生和骨关节损害等。患病关节有局部疼痛和活动障碍。

2. 鉴别诊断　除与一般骨关节疾病和损伤鉴别外，还应考虑与潜水有关的其他疾病：

（1）非潜水疾病：腹痛应与脾破裂、阑尾炎、胃及肠腔内胀气等鉴别；肌肉酸痛应与劳损性疾病以及关节、韧带、肌腱等损伤进行鉴别；呼吸道症状应与急性肺损伤如肺梗死、急性呼吸窘迫综合征、急性肺水肿等进行鉴别；心血管症状应与原发性心脏疾病、心功能不全鉴别。

（2）氮高压综合征：主要因为高压氮对神经系统造成了麻痹，表现为感觉和反应迟钝、动作协调障碍、注意力减退、欣快、头晕等，严重者失去意识。本病发生在下潜超过 50～60m 时，在下潜过程中发病，潜水越深，症状越重，回升出水即会有好转；而减压病则发生在减压之后，越回升症状越重。氮高压综合征的昏迷患者，一般呼吸和脉率正常；而减压病昏迷患者的呼吸和脉率变化不正常。

（3）急性缺氧症：潜水供氧系统发生故障造成供氧不足，可出现头痛、眩晕、视觉障碍、共济失调、皮肤发绀等症状，直至意识丧失。此病呼吸新鲜空气或纯氧后症状迅速改善，而减压病即使吸氧后症状也不会迅速改善。

（4）二氧化碳中毒症：潜艇中空气净化系统效能不好，致使空气中二氧化碳浓度超过 3% 时，可引起二氧化碳中毒症。二氧化碳轻度中毒表现为呼吸急促、恶心、头痛、智力活动下降等；重度中毒可出现呼吸中枢麻痹，昏迷、发绀、呕吐甚至休克死亡。二氧化碳中毒在通风良好和呼吸新鲜空气后迅速改善；而减压病并不能因通风而改善。

（五）治疗

1. 治疗原则　根据工作气压、在高气压环境中的时间、病情以及对治疗气压的反应，来选择加压治疗方案，并按照临床表现及时给予综合性的辅助治疗。未能及时或正确加压治疗而留有症状者，仍应积极进行加压治疗。

2. 特殊治疗　急性减压病的特殊治疗即为加压治疗，是消除体内气泡、缓解急性症状、预防持久性损伤的唯一有效治疗方法；原则是尽快进行加压治疗，将患者放入治疗加压舱内，迅速加压，使减压不当形成的气泡得以消去，既能解除急性症状，又可防止持久性损伤的发生，达到彻底治愈的目的。

（1）加压：目的是压缩小体内已形成气泡的体积和直径，使其大小达到不至于引起明显症状的程度，使其症状得到缓解。同时，加压时还能增加组织的氧分压，进一步使缺氧得到改善。

（2）维持：气泡缩小后气泡内惰性气体张力相应提高，体内小气泡又重新溶解在体内。最后气泡即可完全消去，这个过程需要一定时间，约 30 分钟。

（3）减压：当原有症状体征在高压下已全部消去，如无不良反应后，即可缓慢减压。这时减压速度应比潜水作业出水时的减压速度慢，应按照"治疗减压表"进行规范减压。

3. 辅助治疗

（1）药物治疗：如用去甲肾上腺素、咖啡因等引起血管扩张，促进血循环和气体排出；用糖皮质激素以减轻脑水肿。

（2）物理疗法：热敷、按摩、热水浴可促进局部和全身血循环。

（3）抗凝血疗法：用肝素治疗凝血现象，病情较重时使用。

（4）对症治疗：屈肢疼痛可服用阿司匹林，控制眩晕以及呕吐可静脉给予地西泮（安定）。

（六）预防

1．通过定期的加压锻炼，提高机体对高压环境的适应性，自觉地严格按正确选择的减压快慢进行减压，切实防止气泡形成的可能，是预防减压病的根本办法。

2．正确选择减压方法和方案。确定每次潜水采用什么减压方法（水下减压、水面减压、吸氧减压等），根据潜水作业深度和水下工作时间，从正式颁布的现行潜水减压表中选定相应方案。如潜水环境出现特殊条件，使用人员就必须以基本方案为基础，根据具体条件综合考虑，对初选基本方案辩证地加以适当修正，包括改选相应方案、延长各停留站的减压时间，使其尽可能符合当时的客观情况。修正的总原则是：凡能增加惰性气体饱和、不利于脱饱和，或具备其他促发因素的均应延长减压总时间。具体修正幅度要参阅选用潜水减压表的规定。如某一减压表的发病率偏高，则应更换其他经法定认可的潜水减压表。

3．切实遵守潜水操作规则。各岗位要切实遵守安全操作规定，分工协作，密切配合，相互支持。

4．加强平时卫生保障，包括加压锻炼、加强营养、体育锻炼、潜水医学知识科普教育、卫生常识教育、作息制度及环境个人卫生管理。

5．潜水作业现场必须设置加压舱。

6．进行潜水员就业前，定期及下潜前体检。骨关节尤其四肢大关节每年应进行 X 线摄片，一直到停止高气压作业后四年为止。凡患有听觉器官、心血管系统、消化系统、呼吸系统、神经系统以及皮肤疾病，均不宜从事高压环境工作。重病后、体力衰弱者、远期骨折者、嗜酒者及肥胖者也均列为就业禁忌。

三、高原病

高原病（high altitude disease）是指在海拔 2500m 以上的高原环境中，由于低氧而出现的一系列以中枢神经系统、呼吸系统、循环系统和造血系统损伤为主的临床症状。一般分为急性和慢性高原病，再按临床特征进行分型。

（一）职业接触

由平原进入高原的各类人群，如建设人员、边防战士以及世居高原者登上海拔更高的地区时均可发病。近年来在高原上的科学考察、旅游探险等活动日益活跃，高原病的发生率逐渐增高，使得高原医学成为生物和医学科学日渐关注的领域。

（二）发病机制

1．急性高原反应　急性高原反应（acute high altitude response）是指平原人从平原进入高原或从高原进入更高地区后，因低氧而出现一系列临床症状。多在乘汽车或乘飞机快速进驻高原途中和到达高原后数小时或数日内出现。其发病机制主要是：

（1）急性高原反应的发病与肺内血氧合效率下降有关：肺Ⅱ型上皮细胞结构与功能的改变，如肺表面活性物质减少，板层小体增大，线粒体肿胀等是肺血氧合效率下降的重要原因。

（2）体液转运失调重度急性高原反应者的尿量明显少于轻度者，显然伴有抗利尿和水滞留，其机制尚不十分清楚，一般认为抗利尿素（血管加压素）可能参与了这一机制。

（3）脑血流增加：急性高原反应者的脑血流多有增加。脑血流增多对改善脑组织供氧有益处，但过多增加可使颅内压增高，出现头晕、头痛、恶心和呕吐等症状。急性低氧时，有多种因子参与了脑血管的调控，其中血管活性肠肽是最近被证明的一种在低氧时能增加脑血流的调控因子。

上述三个环节是相互影响的。

2．急性高原病

（1）高原脑水肿：高原脑水肿（high altitude cerebral edema）多发生在海拔 4000m 以上地区，发病率为 1%～3%，死亡率较高，以初次进入高原者发病为多。其发病机制是：

1）严重脑低氧使脑细胞能量代谢发生障碍，ATP 生成减少，钠泵失去正常运转，细胞内钠离子累积增多，导致细胞间隙的水分进入细胞内。在低氧作用下，脑微循环压力增加，毛细血管通透性增大，使毛细血管内液体渗出到血管外间隙。破坏了血脑屏障、致使通透性增加，引起液体渗漏。

2）一些能影响通透性的化学介质，如迟缓激酶、组胺、花生四烯酸、氧自由基等、低氧使体内自由基增多，自由基的一系列反应造成细胞膜结构破坏，生成大量脂质过氧化物，使具有膜结构的内质网，溶酶体和线粒体损伤，导致膜流动性和通透性增加。目前认为，这种自由基及其反应所产生的脂质过氧化物增加，是低氧性脑损伤的重要因素。

（2）高原肺水肿：高原肺水肿（high altitude pulmonary edema）多发生在 3500m 以上的地区，往往伴有寒冷、呼吸道感染、过量饮酒、过度疲劳、精神紧张等均可诱发此病。是由于快速暴露在高原低氧环境中引起的肺动脉压升高，肺循环障碍和微循环内液体漏至肺间质和肺泡而引起的一种急性高原反应。其发病机制主要是：

1）急性缺氧引起肺小动脉痉挛，肺动脉阻力增加，肺动脉压急剧升高，导致肺毛细血管血流增多和分布不均，血管上皮损伤、通透性增加，诱发肺水肿。

2）近期研究认为，缺氧可刺激血管内皮生长因子（VEGF）的表达，可诱导血管通透性增高。

3）缺氧时肺血管内皮功能不良，内源性 NO 合成和释放减少，也可能是导致肺动脉高压形成的原因。

3. 慢性高原病

（1）高原红细胞增多症：高原红细胞增多症（high altitude erythrocythemia）是一种以体内的红细胞和血红蛋白代偿性增多为临床特征的慢性高原病，多发生在海拔 3000m 以上地区，海拔为 4800m 时，该病发病率可达 70%。高原低氧可刺激骨髓红细胞生成增加，以增加对组织的供氧，出现适应代偿现象。移居高原一定时间后，大多数人的红细胞和血红蛋白不再继续增加，保持良好适应状态，但少数人的红细胞和血红蛋白进行性增加，最终发展成高原红细胞增多症。其发病机制主要是：

1）长期低氧环境使外周化学感受器对低氧通气敏感、呼吸中枢对动脉血 CO_2 敏感性降低，造成肺通气减少，导致骨髓造血功能增强，红细胞增多。

2）低氧情况下，肾小球旁器或肾小球丛上皮细胞分泌肾促红细胞生成素（REF）增多，刺激骨髓原始血细胞使其分化为有核红细胞，进一步增强骨髓造血功能。

3）由于低氧刺激，红细胞糖酵解的中间产物 2，3- 二磷酸甘油酸（2，3-DPG）增多，血红蛋白结合氧的能力下降，进一步加重缺氧，使红细胞生成增多。

（2）高原心脏病：高原心脏病（high altitude heart disease）是因长期低氧引起肺动脉高压，持久增高的肺动脉压导致右心室后负荷加重和生理性肥大最终造成心功能衰竭，属于慢性病理性高原损伤。多发生在 3000m 以上的地区。其发病机制主要是：

1）慢性缺氧时，交感神经兴奋，分泌去甲肾上腺素增多；低氧刺激肺血管内或肺血管周围的肥大细胞，释放组胺等，这些改变致使肺小动脉和体循环小动脉收缩。

2）肺血管壁增厚慢性低氧引起肺血管收缩，久而久之，肺血管壁中层增厚和肺小动脉末端肌化，进而造成管腔狭窄和阻力增大。

3）继发性红细胞增多使血液粘滞性增加，肺循环阻力增大。

（三）临床表现

1. 症状及体征

（1）急性高原反应：主要症状有头晕、头痛、眼花、恶心、呕吐、心慌、气促、胸闷、乏力、食欲减退、腹胀、便秘、失眠、嗜睡、口唇发绀和手足发麻等。上述现象一般经 3～10 天的高原适应，症状可逐渐消失，严重病例可发展为高原肺水肿或高原脑水肿。

（2）急性高原病

1）高原脑水肿：以脑水肿、昏迷为特征的急性高原反应，常见于夜间发病，过重的体力劳动、过度的精神紧张、严重的睡眠不足、疲劳、上呼吸道感染、饥饿和寒冷均可诱发此病。主要临床表现是开始有头昏、头痛、心慌、气促等急性高原反应症状。随之，症状加重，出现大脑功能障碍为特征的症状，精神萎靡不振、表情淡漠、神志模糊、共济失调、幻听、幻视、嗜睡，逐渐进入昏迷。少数在开始时表现欣快多语，情绪高亢，易于激怒，骤然进入昏迷。昏迷时伴有躁动、抽搐、呕吐、大小便失禁、尿滞留、血压升高或降低。并发感染时，可有发热。脑脊液正常，但压力可稍偏高。有时并发肺水肿、消化道和脑组织出血。高原视网膜出血在海拔 4500m 以上发生率可达 30% 以上，常发生在快速攀登的登山队员中，眼底检查可见眼底出血，呈火焰状，若黄斑未受累及，多不影响视力。治疗及时合理，多数病人在数小时内或 2～3 天内恢复健康。

2）高原肺水肿：多数患者在进入高原后次日夜间出现症状，突出的临床表现是咳嗽和咳痰。端坐呼吸会咳出稀薄的粉红色、黄色、白色、血性泡沫痰，伴有头昏、头痛、心慌、气促。主要体征是在双肺部可闻及明显的干、湿性啰音。体征主要有唇、舌、指甲和脸有不同程度的发绀。胸部 X 线检查可见双肺野有密度较淡、呈絮状或点片状模糊阴影，以中、下肺较为明显。

（3）慢性高原病

1）高原红细胞增多症：在神经系统方面主要表现为头昏、头痛、记忆力减退，表情淡漠、睡眠障碍等。循环和呼吸系统主要为心慌、气促、胸闷、胸痛、活动后加重。部分病人有轻度咳嗽、咳痰、痰中稍带血丝。消化道分泌与运动功能出现障碍，出现消化不良、食欲不振等症状，部分病人出现呕吐、便血等。体格检查可见颜面、口唇、舌、口腔黏膜以及耳垂和手指等明显发绀，结膜和咽部明显充血，血压升高或降低。

2）高原心脏病：起病隐匿，初发症状有头昏、头痛、心慌、气促、失眠、乏力和浮肿等，进而加重，检查可见发绀、眼结膜充血，以及肺动脉高压和右心室增大；病情重者可发生心力衰竭，出现以右心衰竭为主的症状和体征，也有少数病人出现以左心衰竭为主的症状和体征。

2．实验室检查

（1）急性高原病

1）高原脑水肿：脑电图检查：昏迷前期，α 波指数下降，波幅降低，节律较乱，频率较慢，慢波占优势。昏迷期，α 波节律消失，出现高幅 β 波，并有 θ 波为主导的节律和反复出现的"山峰样"爆发。

X 线和心电检查：部分病例 X 线胸片上呈现肺炎、肺水肿和肺动脉段突出征，心电图呈现心脏扩大和传导阻滞征象。

2）高原肺水肿：部分病人的白细胞增多，主要是中性粒细胞增多。其他，如尿常规、血液动力学、静脉压等检查可有不同程度变化。

X 线检查：肺门阴影扩大，双肺纹理增粗，边缘模糊不清，肺野透光度减弱，有散在性片状阴影，以肺野内中带及下野多见。

（2）慢性高原病

1）高原红细胞增多症：血中红细胞、血红蛋白、红细胞压积均超过诊断指标。血红蛋白男性≥210g/L，Hb≥190g/L；红细胞男性≥8.0×10^{12}/L，女性≥6.5×10^{12}/L，血细胞比容多≥65%。白细胞总数及分类变化不大。此外，毛细血管脆性增加，血液粘滞度明显增加。骨髓检查显示红细胞系统增生旺盛，以中、晚幼红细胞增生为明显。

2）高原心脏病：胸部 X 线检查可见肺动脉段和圆锥隆突、肺纹理增粗紊乱；右室增大多见，偶尔全心增大。心电图检查显示电轴右偏，极度顺钟向转位。肺型 P 波（占 3.2%～29.3%），成尖峰 P 波（占 27.3%～29.2%），右心室肥厚或伴有心肌劳损（占 38.5%～100.0%），右束支传导阻滞（4.9%～26.8%）。还可见持续性心动过速或过缓以及多发性期前收缩。

（四）诊断及鉴别诊断

我国已颁布《职业性高原病诊断标准》（GBZ 92—2008），诊断原则是：急性高原病是近期进抵高海拔地区，因严重低气压性缺氧，发生以呼吸和中枢神经系统损害为主的急性疾病，在排除其他原因所引起的类似疾病后，方可诊断。慢性高原病应根据从业人员在海拔 2500m 以上地区工作，因长期低气压性缺氧，发生代偿性红细胞增多、心脏扩大等符合"高原转低条件"的表现，转至低海拔地区一年后，仍未恢复，结合职业卫生学调查，并排除其他病因引起的类似疾病后，方可诊断。

1．急性高原病

（1）高原脑水肿：急速进抵海拔 4000m 以上（少数人可在海拔 3000m 以上）高原，具有以下表现之一者：

1）剧烈头痛、呕吐，可伴有不同程度精神症状（如表情淡漠、精神忧郁或欣快多语、烦躁不安等），或有步态蹒跚、共济失调。

2）不同程度意识障碍（如嗜睡、蒙眬状态、意识浑浊，甚至昏迷），可出现脑膜刺激征、锥体束征。

3）眼底检查出现视乳头水肿和（或）视网膜渗出、出血。

（2）高原肺水肿：近期抵达海拔 3000m 以上高原，具有以下表现之一者：

1）静息状态时出现呼吸困难、发绀、咳嗽、咯白色或粉红色泡沫状痰，肺部出现湿性啰音。

2）胸部 X 线检查显示，以肺门为中心向单侧或双侧肺野的点片状或云絮状阴影，常呈弥漫性、不规则分布，亦可融合成大片状；可见肺动脉高压及右心增大征象。

2．慢性高原病

（1）高原红细胞增多症：在具备男性 Hb≥210g/L，女性 Hb≥190g/L（海拔 2500m 以上），或男性 Hb≥180g/L，女性 Hb≥160g/L（海拔 2500m 以下）的条件下，再按症状、体征严重程度"计分"（见附录 A），以确定诊断分级。

1）轻度高原红细胞增多症：累计计分 3～7 分。

2）中度高原红细胞增多症：累计计分 8～11 分。

3）重度高原红细胞增多症：累计计分≥12 分。

（2）高原心脏病

1）轻度高原心脏病：肺动脉平均压 >20mmHg 或肺动脉收缩压 >30mmHg，且胸部 X 线片、心电图、超声心动图检查有一项以上显示右心增大。

2）中度高原心脏病：肺动脉平均压 >40mmHg 或肺动脉收缩压 >60mmHg，右心增大，活动后乏力、心悸、胸闷、气促，并有发绀、轻度肝大、下垂性水肿，肺动脉瓣第二心音亢进或分裂等。

3）重度高原心脏病：肺动脉平均压 >70mmHg 或肺动脉收缩压 >90mmHg，稍活动或静息时出现心悸、气短、呼吸困难，明显发绀、肝大、下垂性水肿、少尿等。

3．鉴别诊断

（1）急性高原反应：应与急性上呼吸道感染、急性胃肠炎等鉴别。

（2）高原脑水肿：应排除急性脑血管病、药物过量、急性一氧化碳中毒、酒精中毒、癫痫、脑膜炎、脑炎等疾病。

（3）高原肺水肿：应排除心肌梗死、心力衰竭、肺炎等心肺疾患，肺鼠疫及其他急性传染病。

（4）高原红细胞增多症：应排除慢性肺疾患（如：肺气肿、支气管炎、支气管扩张、肺泡纤维变性、肺癌等引起的低氧血症）导致的继发性红细胞增多及真性红细胞增多症。

（5）高原心脏病：应排除其他心血管疾病，特别是慢性阻塞性肺疾患、肺源性心脏病及原发性肺动脉高压症。

（五）治疗

1．急性高原反应　一般不需特殊治疗，经休息数日可自愈。对病情较重者，给予间断吸氧和对症治疗。维生素 C 和维生素 E、复方党参片、刺五加复方等具有提高对低氧耐力的作用，对治疗急性高原反应有较好效果，也有预防作用。

2．高原脑水肿　昏迷前期治疗绝对卧床休息，有兴奋性症状的病人，给予镇静剂，高渗葡萄糖，能量合剂和地塞米松，吸氧，流量为 2～4L/min。

昏迷期治疗：

（1）吸氧，流量为 4～6L/min，持续至病人意识有所恢复后改为间断吸氧。要注意防止氧中毒。

（2）使用脱水剂，如甘露醇、呋塞米（速尿）和高渗葡萄糖。

（3）应用地塞米松及能量合剂，如 ATP、细胞色素 C 和辅酶 A 等。

（4）防止出血和控制感染。病情稳定后尽可能迅速转至低海拔区继续治疗。

3．高原肺水肿 本病病情急，发展快，变化大，治疗不当或延误时间可致死亡，需及时抢救。

（1）绝对卧床休息、保暖、除伴有休克或昏迷外，宜取半坐位，注意防止上呼吸道感染。昏迷或痰不易排出时应辅助排痰。

（2）吸氧，轻者氧流量为 1～3L/min；重者氧流量为 6～8L/min，对治疗肺水肿至关重要。

（3）对症与支持治疗，疑有心功能不全者，给予毛花苷 C 和呋塞米，注意观察水、电解质情况并注意补钾，烦躁不安者可适当镇静。对昏迷者，应尽早使用维生素 C、呋塞米（速尿）和地塞米松以及促进脑细胞代谢的药物。

4．高原红细胞增多症

（1）免剧烈活动，充分休息，以减少氧耗量；但不宜绝对卧床休息，以免发生血栓和栓塞。吸氧流量为 1～2L/min，持续 1～2 小时，每天 3～4 次。

（2）采取静脉放血法对血液进行稀释，一次静脉放血 300ml 左右，同时输入稀释液，如复方氯化钠溶液、平衡液、低分子右旋糖酐等，以保持正常血容量，每周放血一次，近期效果较好。

（3）降低红细胞数可用己烯雌酚、甲孕酮等。该药有抑制红细胞生成素活性，使红细胞生成减少的作用。

（4）对症治疗。

5．高原心脏病 充分休息，病情轻者应间断吸氧，心力衰竭者要持续吸氧，并且应卧床休息。氧流量为 2L/min，氧浓度不宜过高，避免抑制呼吸中枢。降低肺动脉压是治疗本病的关键措施，常选用氨茶碱、洋地黄类药物、钙通道阻滞剂、β受体阻滞剂。心功能不全者可给予低盐饮食、利尿剂及营养心肌药物（丹参、党参、维生素 C 等）。达到"高原转低标准"者，应尽快安排转往平原地区休养治疗，利于康复。

（六）预防

1．进入高原前，应做好医学检查，有器质性疾病、严重神经衰弱、急慢性呼吸道感染等，应避免进入高原。

2．应采取逐步登高的方式，进行习服适应，初次进入高原后，应减少活动量及劳动强度，适应后再逐渐增加。

3．进入高原后，应尽量避免过度饮酒，多摄入碳水化合物、多种维生素和易消化食物；必要时，可提前服用抗氧化类药物或保健品，以增强机体抗缺氧能力。

4．注意保暖，预防急性上呼吸道感染；发现类似高原反应及时给予吸氧治疗。

5．认真开展健康监护工作，及时掌握职工健康状况；符合"高原转低标准"者，应尽快安排转往平原地区休养治疗，利于康复。

四、航空病

航空病（aeropathy，aviation disease）是指由于航空飞行环境中气压的变化，所引起的航空性中耳炎、航空性鼻窦炎、变压性眩晕、高空减压病、肺气压伤 5 种疾病。航空病是飞行环境中大气压力超常变化引起的一种物理性损伤，根据气压变化、损伤部位和程度，可引起不同的临床表现，而对于航空病患者来说，则可能具有其中一种或多种损伤表现。

（一）职业接触

在航空飞行环境中工作的航空人员均有机会接触前述气压变化，如：

1．空勤人员，包括驾驶员、领航员、飞行机械员、飞行通信员、乘务员、航空安全员。

2．空中交通管制员。

3．飞行签派员。

职业性航空病的相关作业，还包括低压舱舱内工作人员。置于航空飞行环境中的乘客，可能也会受到气压变化的影响而引起相应的病征，如"经济舱综合征"等，但不属于职业性航空疾病的范围。

（二）发病机制

航空病的发病机制比较复杂，包括在大气层和外层空间飞行时外界环境因素（如低压、缺氧、宇宙辐射等）以及飞行因素（如超重、失重等）对人体生理功能的影响，还涉及个体反应性等问题。此外，不同类型的航空病，具体发病机理也不相同。

1. 航空性中耳炎　是在飞机下降时出现的一种中耳气压损伤，是飞机由高空向下降落时，因外界气压增大压迫耳道的鼓膜内陷所造成。故其主要表现是耳内不适、双耳胀闷或胀痛、耳鸣、眩晕。

2. 压变性眩晕　是在飞行中产生的各种加速度（包括直线加速度）所致。在一般飞行条件下，前庭器官对于加速度引起的较小机械刺激并无明显反应。当加速度过大，或持续时间过长，或反复出现时，就会因累积效应形成过强刺激，特别是在转动系统中出现的惯性力（科里奥利力），均可能超过前庭器官的耐受阈限而引起眩晕。视感觉和运动感觉的矛盾、大脑皮质功能不良、视觉定向力受限和头部活动等也都是发病诱因；其他如身体衰弱、情绪不好、食欲不当、过度疲劳、长期停飞、消化器官和心血管系统功能障碍，也可能成为发病诱因。此外，飞机本身的机械稳定性、飞行员在舱内位置、舱内的卫生状况等，对发病也有影响。

3. 高空减压病　是由于飞行过程中减压或降压过快而致，8000m 高空大气压仅为 0.035MPa，飞机座舱内则保持正常（0.1MPa），舱内外压力比值为 2.85。如飞机座舱盖突然打开，机舱内压力从 0.1MPa 迅速降至 0.035MPa，而此时飞行员体内氮气过饱和系数为 2.85，已远远超过柯尔登定律所规定的过饱和安全系数（2.25），故氮气在血管和组织内形成气泡，造成气栓。气栓所在部位不同，临床症状也不同，缺氧则会增加减压病的发病率和严重度。

实际上，航空病的发病机制仍存在不少问题有待深入研究，特别是超重、失重状态对人体的影响，更是今后的探索热点。

（三）临床表现

1. 症状和体征

（1）航空性中耳炎：主要表现为鼓膜内陷、充血、鼓室内血管扩张，黏膜肿胀，浆液或血液聚积，产生剧烈耳痛，并伴有听力障碍或耳鸣；严重时可发生鼓膜破裂或出现眩晕，引起失聪。影响因素主要是上呼吸道感染、鼻腔的变态反应性疾病及其他慢性炎症。

（2）航空性鼻窦炎：主要症状为在飞行下滑时鼻窦区有剧烈疼痛，并可有反射性偏头痛、眼球胀痛、鼻分泌物增多或带血，严重时尚伴有流泪、眼结膜充血。

（3）变压性眩晕：又称"空晕病"，多见于军机飞行，民航旅客的发病率一般不高，为 0.6% 左右，因为民航飞行重视舒适性，飞机尽量避免进入扰流区，设置和环境也比较舒适。该病可使飞行员精神涣散，工作能力下降，严重时，会使人极度疲惫，甚至完全失去执行任务的能力。主要症状是恶心、苍白、冷汗、呕吐等，常可伴随唾液增多、头晕、头痛、发热和困倦等，症状多少和轻重程度与个体敏感性有关。轻度变压性眩晕是在飞行或低气压暴露过程中出现的一过性眩晕，低于舱压检查能重现眩晕症状，但不伴有神经性耳聋；如同时伴有神经性耳聋，则为重度变压性眩晕。

研究结果表明，梅尼埃病可能危及航空航天安全，航空航天则可能加重梅尼埃病的内耳损害。

（4）高空减压病：为减压病的一种类型，是减压过速或降压幅度过大而引起的全身性疾病，大部分发生在 8000m 以上高度，这一高度被视为航空病的临界高度。主要见于乘坐无加压座舱的飞行员，或加压舱密闭系统漏气；此外，飞行领航员、飞机工程师、客机服务员以及特殊情况下的飞行员均可发生此病。

高空减压病的临床表现比较复杂，主要症状有：

1）皮肤症状：瘙痒、斑疹、丘疹或大理石样斑纹。

2）屈肢症状：表现为肌肉、关节疼痛，多发生于上、下肢大关节，为酸、胀、撕扯、针刺或刀割样剧痛，位于深层，患肢保持屈位可减轻疼痛；局部无红、肿、热，用血压计气囊打气可缓解疼痛。

3）神经系统症状：脊髓受损可引起截瘫、感觉障碍。大小便失禁或潴留；脑部受损可引起头痛、感觉异常、颜面麻木、运动失调、轻瘫、偏瘫、语言障碍、记忆丧失、共济失调、情绪失常或体温升高，重者可昏迷、死亡；前庭系统受损引起眩晕、耳鸣、听力减退；视觉系统受累时可引起复视、斜视、视觉迷糊、暂时失明、同侧闪光性偏盲、视野缺失或缩小等。

4）循环系统症状：发绀、脉搏细速、四肢发凉、心前区压榨感；严重者出现低血容量性休克、散播性血管内凝血、猝死。

5）呼吸系统症状：肺血管广泛气栓可伴有肺间质水肿及小支气管痉挛，引起胸部压迫感、胸骨后灼痛、不可抑制的阵发性咳嗽、呼吸困难，被称为"气哽"。

6）腹部脏器受累：可引起恶心、呕吐、上腹绞痛及腹泻。

上述症状、体征以皮肤瘙痒和肢体疼痛较多、较早，神经系统表现次之。

（5）肺气压伤：肺气压伤是指肺内压比外界压过高或过低，造成肺组织和肺血管撕裂，致使气体进入血管和相邻部位，产生气泡栓塞和气肿压迫等造成的疾病。当肺内压力与外界压力差超过10kPa，肺实质就有可能造成损伤，轻者胸部不适、胸痛、咳嗽，重者可造成纵隔气肿和气胸。进入肺循环的空气气泡被转移到动脉血流还会引起不同程度的神经损伤。

2. 实验室检查　特异性实验室检查有：

（1）低压舱耳气压功能和鼻窦气压功能检查，作为航空性中耳炎、航空性鼻窦炎和变压性眩晕的诊断、疗效评估和做飞行结论的参考依据；

（2）低压舱上升高空耐力检查，作为发现高空减压病的易感人员、鉴别诊断和做飞行结论的参考依据。

（四）诊断

我国已颁布《职业性航空病诊断标准》（GBZ 93—2010），诊断原则是：依据确切的航空飞行等气压变化暴露史，具有相应的临床表现及辅助检查结果，结合职业卫生学调查资料，进行综合分析，排除其他原因所致的类似疾病后，方可诊断。依据确切的低气压暴露史，结合临床表现及相应的实验室检查结果，与一般的外伤和炎症、急性缺氧、氧中毒、氮麻醉等相鉴别，进行综合分析做出诊断，其分级标准按《职业性航空病诊断标准》（GBZ 93—2010）分为航空性中耳炎（轻度、中度、重度），航空性鼻窦炎（轻度、重度），变应性眩晕（轻度、重度），高空减压病（轻度、中度、重度），气压伤（轻度、重度）。

1. 航空性中耳炎　在飞行下降等气压变化过程中，出现耳压痛等症状，依据鼓膜及纯音测听、声导抗检查结果，必要时低压舱检查前后的对比发现，做出分级诊断。

（1）轻度：鼓膜Ⅱ度充血，纯音测试可出现传导性聋，声导抗检查A型或C型曲线。

（2）中度：鼓膜Ⅲ度充血，纯音测试传导性聋，声导抗检查C型或B型曲线。

（3）重度：出现下列表现之一者：

1）鼓膜破裂。

2）混合性聋。

3）窗膜破裂。

4）粘连性中耳炎。

5）后天原发性胆脂瘤型中耳炎。

6）面瘫。

2. 航空性鼻窦炎　在飞行下降等气压变化过程中出现鼻窦区疼痛等症状，依据低压舱检查前后的鼻窦影像学对比发现，做出分级诊断。

（1）轻度：鼻窦区疼痛轻，影像学对比发现，鼻窦出现模糊影。

（2）重度：鼻窦区疼痛重，且伴有流泪和视物模糊，影像学对比发现，鼻窦出现血肿。

3. 变压性眩晕　在飞行上升等气压变化过程中出现眩晕等症状，依据低压舱检查前后，前庭功能眼震电图和纯音测试的对比检查，做出分级诊断。

（1）轻度：眩晕伴水平型或水平旋转型眼震，前庭功能和听力正常。

（2）重度：除眼震外，伴有前庭功能异常或神经性聋。

4. 高空减压病　在高空暴露后出现特征性症状和体征，依据临床和实验室检查，必要时低压舱检查，做出分级诊断。

（1）轻度：皮肤瘙痒、刺痛、蚁走感、斑疹、丘疹和肌肉关节轻度疼痛等，下降高度、返回地面后症状明显减轻或消失。

（2）中度：肌肉关节疼痛明显，甚至出现屈肢症，返回地面后症状未完全消失。

（3）重度：出现下列表现之一者：

1）神经系统：站立或步行困难、偏瘫、截瘫、大小便障碍、视觉障碍、听觉障碍、前庭功能紊乱、昏迷等。

2）循环系统：虚脱、休克、猝死等。

3）呼吸系统：胸骨后吸气痛及呼吸困难等。

4）减压无菌性骨坏死。

5. 肺气压伤　在飞行等情况下发生意外迅速减压后，出现呼吸道症状，依据临床检查和影像学资料做出分级诊断。

（1）轻度：胸部不适、胸痛、咳嗽等呼吸道症状，经数小时或数天可以自愈。

（2）重度：出现下列表现之一者：

1）咯血。

2）呼吸困难。

3）意识丧失。

4）肺出血、肺间质气肿或气胸。

6. 诊断航空病时应注意以下几点：

（1）不能脱离航空飞行等气压变化这一基本条件。

（2）诊断航空性中耳炎（耳气压伤）时应注意和分泌性中耳炎相区别，并应注意是否有感冒及下降速度过快等诱因。还应注意区别是原发性（由中耳腔和咽鼓管本身病变所致）还是继发性（由鼻腔、鼻窦、鼻咽部等鼻（咽）科Ⅱ类疾病所致。所谓Ⅱ类疾病是指鼻腔、鼻窦、鼻咽部的畸形、炎症、变态反应和肿瘤等在地面未造成飞行人员的不适症状，但在飞行中造成气压伤表现的疾病）。气压变化所致的鼓膜破裂、混合性聋、窗膜破裂、面瘫等属急性病变，而粘连性中耳炎和后天原发性胆脂瘤型中耳炎等属长期气压变化反复作用的慢性过程，诊断时应有相应的病史。诊断航空性鼻窦炎（鼻窦气压伤）时应注意和慢性鼻窦炎相区别。还应注意区别是原发性（由鼻窦窦口本身病变所致）还是继发性[由鼻（咽）科畸形、炎症、变态反应和肿瘤等Ⅱ类疾病所致]。航空性中耳炎和航空性鼻窦炎均应与航空性牙痛相鉴别。

（3）诊断航空性中耳炎时，耳镜检查鼓膜充血的分度为：Ⅰ度：可见鼓膜内陷，锤骨柄及松弛部充血；Ⅱ度：除上述表现外，鼓膜周边也有充血；Ⅲ度：鼓膜呈弥漫性充血，靠近鼓膜周边的外耳道皮肤也可发红，鼓膜表面可有血痂，有时可见鼓室内有积液或积血；Ⅳ度：鼓膜破裂。

（4）诊断变压性眩晕时应注意区别是功能性还是器质性的。由不可逆的慢性中耳疾病（如鼓室硬化、咽鼓管狭窄等）和内耳疾病（如梅尼埃病、特发性一侧前庭功能异常、内耳发育异常、迷路瘘管等）引起者为器质性的，其他为功能性的。

（5）高空减压病应排除缺氧、过度换气、高空胃肠胀气、肺气压伤等其他因素所致类似病症。

（6）高空减压病的发病有一定的阈限高度，绝大多数都是上升到 8000m 以上、高空停留 5 分钟以后发病。

（五）治疗

1. 航空性中耳炎　治疗原则：基本治疗原则是积极采取措施，以恢复鼓室内外气压的平衡。

（1）轻度

1）积极治疗原发于鼻（咽）科的Ⅱ类疾病。

2）用减充血剂滴鼻，行咽鼓管吹张。

3）用苯酚甘油滴耳止痛。

4）抗感染和口服稀化粘素类药物。

（2）中度

1）继续以上治疗。

2）耳部理疗。

3）有鼓室积液不易排出者,行鼓膜穿刺术或鼓膜切开术。

（3）重度

1）鼓膜破裂者,预防中耳感染（禁用点耳剂）。

2）神经性耳聋、面瘫者对症治疗。

3）窗膜破裂者头抬高30°～40°卧床观察,必要时行手术探查修补术。

4）粘连性或胆脂瘤型中耳炎者行手术治疗。

（4）其他处理

1）在飞行下降等气压变化过程中行吞咽、运动下颌、捏鼻吞咽及运动软腭等咽鼓管主动通气动作。无效时佩戴面罩的飞行员可借助面罩加压,其他人员可采用捏鼻鼓气（Valsalva 法）被动开放咽鼓管,但时间应控制在 1 秒内。

2）当出现急性气压损伤时,应临时停飞,经治疗咽鼓管机能恢复正常再参加飞行。

3）患继发性航空性中耳炎行鼻（咽）科Ⅱ类疾病手术治疗者,术后应经低压舱检查,耳气压机能和鼻窦气压功能均恢复正常方可恢复飞行。

4）患航空性中耳炎反复治疗无效,在患者自愿的情况下可行鼓膜造口术,否则应终止飞行;对造成内耳损害和其他并发症者,应根据损害程度和疗效、飞行机种、飞行职务决定飞行结论。

5）其他相似气压变化环境的职业暴露人员,参照飞行人员的处理原则执行,但采用捏鼻鼓气的时间可不必严格控制。

2. 航空性鼻窦炎

（1）轻度

1）积极治疗原发于鼻（咽）科的Ⅱ类疾病。

2）鼻窦通气引流,减充血剂滴鼻。

3）局部理疗。

4）抗感染和口服稀化粘素类药物。

（2）重度

1）继续以上治疗。

2）可行窦口开放、血肿清除等手术治疗。

（3）其他处理

1）在飞行下降等气压变化过程中行吞咽、运动下颌、捏鼻吞咽及运动软腭等咽鼓管主动通气动作。无效时佩戴面罩的飞行员可借助面罩加压,其他人员可采用捏鼻鼓气（Valsalva 法）使窦口开放,但时间应控制在 1 秒内。

2）当出现急性气压损伤时,应临时停飞,经治疗鼻腔鼻窦机能恢复正常再参加飞行。

3）患航空性鼻窦炎经手术治疗者,术后应经低压舱检查,耳气压功能和鼻窦气压功能均恢复正常方可恢复飞行。

4）患航空性鼻窦炎反复治疗无效者,应终止飞行。

5）其他相似气压变化环境的职业暴露人员,参照飞行人员的处理原则执行,但采用捏鼻鼓气的时间可不必严格控制。

3. 变压性眩晕

（1）轻度

1）积极治疗原发于鼻（咽）科的Ⅱ类疾病。

2）用减充血剂滴鼻,行咽鼓管吹张。

3）耳部和鼻部理疗。

4）抗感染和口服稀化粘素类药物。

（2）重度

1）继续以上治疗。

2）眩晕者进行抗眩晕治疗。

3）耳鸣耳聋者按神经性耳鸣耳聋给予相应治疗。

4）其他器质性病变所致者,针对病因治疗。

（3）其他处理

1）在飞行上升等气压变化过程中,行吞咽等主动开放咽鼓管动作,以平衡双侧的中耳腔压力。

2）当出现变压性眩晕时,应临时停飞,经检查治疗后,低压舱模拟飞行不再诱发眩晕者再参加飞行。

3）患变压性眩晕经检查治疗后,低压舱模拟飞行不能消除症状者,应终止飞行;对器质性患者应根据病变损害程度、飞行机种和职务决定飞行结论。

4）其他相似气压变化环境的职业暴露人员,参照飞行人员的处理原则执行。

4. 高空减压病

（1）治疗原则

1）发生高空减压后,立即下降高度,并尽快返回地面。

2）轻度高空减压病降至地面后症状消失,用面罩呼吸纯氧观察 2 小时,然后,在不吸氧条件下继续观察 2～4 小时后,无症状或体征出现者,可恢复一般性工作;

3）中、重度高空减压病,或高空减压病观察期间症状复发者,均立即送加压氧舱治疗。在运送过程中吸纯氧,出现休克者给予抗休克治疗。

4）对症治疗:根据具体病情还可给予补液扩容、改善微循环、呼吸兴奋剂、强心剂、镇静剂、肾上腺皮质激素等药物治疗。

（2）其他处理

1）对首次高空暴露人员进行全面体检,特别注意心脏彩超检查,发现卵圆孔未闭等可能右向左分流的先天性畸形者,禁止高空暴露。

2）对可能发生高空暴露人员,进行低压舱高空耐力检查,对易感者,禁止参加高空飞行。

3）两次高空低压舱上升之间至少要间隔48 小时。

4）未装备密封增压座舱或舱内余压较小的飞机进行高空飞行前,或低压舱上升高空耐力检查前,暴露人员均应进行吸氧排氮。

5）发生高空减压病,经治疗症状消失者,在恢复一般性工作至少48 小时以后,才可恢复飞行或体育活动;重度高空减压病治疗后有后遗症,或低气压暴露反复出现高空减压病者,应终止飞行。

6）其他相似气压变化环境的职业暴露人员,参照飞行人员的处理原则执行。

7）低压舱内工作人员应定期进行长骨 X 线拍片,以早期发现无菌性骨坏死。

5. 肺气压伤

（1）治疗原则

1）迅速减压后,立即下降高度,并尽快返回地面。

2）轻度:给予对症治疗,经数天或数周后多可自愈而完全恢复。

3）重度:根据不同病情给予相应处理。

4）对伴发减压病者,立即送加压氧舱治疗。

（2）其他处理

1）肺气压伤治愈后肺功能正常者,可恢复飞行。

2）肺气压伤治愈后遗留肺功能障碍者,应终止飞行。

3）其他相似气压变化环境的职业暴露人员,参照飞行人员的处理原则执行。

劳动能力鉴定按按《劳动能力鉴定职工工伤与职业病致残等级》(GB/T 16180—2014)处理。

（六）预防

1. 就业前体检和定期体检 根据《中国民用航空人员医学标准和体检合格证管理规则》（民航总局令第125号），规定了各类航空人员的医学标准和体检合格的要求；各类航空人员必须持有相应的体检合格证，以预防航空病的发生；例如，通过严格的医学检查筛出前庭功能不易失衡的人做飞行员等。

2. 锻炼身体 良好的锻炼可以提高平衡功能的稳定性，定期执行飞行任务是维持稳定性的最好保证。进行体育锻炼对于偶尔出现轻度晕机的飞行人员以及对于因长期停飞以致飞行耐力下降而引起晕机的飞行人员效果较好。飞行员不宜用药物预防晕机病，因其含有抑制中枢神经的成分。

3. 遵守操作规程，改进作业方法 执行国家职业卫生标准，改善作业环境，对飞行环境中的职业病危害及时进行识别、评价和控制。

4. 加强个人防护 普及航空病知识 配备必要的个人防护用具，养成良好的生活习惯，保证飞行员合理的营养和充足的睡眠；合理使用预防疲劳、预防变压性眩晕的药物；进行张嘴、咀嚼和吞咽动作是预防航空性中耳炎的最轻松易行且有效的办法。

5. 加强医学监护，及时发现病人，及时处理。

五、手臂振动病

手臂振动病（hand-arm vibration disease）是长期从事手传振动作业而引起的以手部末梢循环和（或）手臂神经功能障碍为主的疾病，并可引起手、臂骨关节-肌肉的损伤。其典型表现为振动性白指（vibration-induced white finger，VWF）。

（一）职业接触

从20世纪初期以来，手臂振动病就成为了公认的职业病之一。1911年意大利医生Loriga第一次报道了罗马工人使用风动工具而出现的振动综合征，表现为类似雷诺综合征的白指现象。1915年Cargile也发现美国采石矿工使用风动工具后出现手指发白和手指麻木、手指刺痛等症状。此后，在更多的振动作业中相继报道了手臂振动病。如：气锤工、砂轮机研磨工、捣固工、链锯工、铆钉工、井下凿岩工等。前苏联、英国、日本、加拿大等国的许多学者，对振动的职业病危害和手臂振动病的流行病学、临床医学以及卫生学进行了广泛调查研究，确定了长时间接触手传振动能引起手臂振动病。在1957年，我国将振动病列入法定职业病名单。1959年张之虎等在国内首先报道了砂轮工的职业雷诺现象（发病率为57.9%）。1964年马龙胜等报道了使用风动工具工人出现振动病。此后，国内对振动病的研究和报道逐渐增多。在近几年，天气较为炎热的广东也报道了五金制品磨光工人出现了手臂振动病。手臂振动病在工种上分布十分广泛，除了上述工种外，采煤工、拖拉机或摩托车驾驶员、电动刻花工和使用牙钻的口腔医生均能出现手臂振动病。从报道病例中看，接振时间越长，接振强度越大，患病率越高。

手传振动是一种常见的职业病危害因素，普遍分布各行各业的生产过程中，如矿山开采、木业生产、航空航天、水下作业等，涉及的工种有伐木工（油锯工、链锯工）、凿岩工、铆工、铸造工（清铲工、捣固机工）、砂轮工、磨光机工、混泥土工、锻工等。国内尚未有职业性手臂振动病的普查数据，但陈青松等人对其中6种振动工具的振动强度进行研究发现，凿岩机、砂轮机等强度高，暴露风险大。同时王林等人对100多篇手传振动危害调查的原始数据分析发现，凿岩工和油锯工的手臂振动病发病率最高。

（二）发病机制

手臂振动病的发病机制目前尚不明确，主要有血管学说、免疫学说、神经学说和综合学说等，其中综合学说是许多学者较为认可的。其机制大致如下：

日本学者Okada等认为手部长期接触振动，局部组织压力会增加，内皮细胞受损，血管内膜增厚，管腔变窄，致使内皮细胞产生的收缩因子（endothelium-derived constracting factor，EDCF）增加，引起血管收缩。同时舒张血管因子（endothelium-derived relaxing factor，EDRF）释放减少，致使血管舒张反应性降低，抗血小板凝集机制下降，血液粘滞度增加，加剧了局部血管栓塞。振动刺激可通过躯体感觉-交感神经反射使手指血管运动神经元兴奋性增强，使血管平滑肌细胞对去甲肾上线素（NA）反应增强。

振动损伤平滑肌的 α 受体，导致血管舒张功能减退。动静脉吻合中的 β 肾上腺素能血管舒张机制受损后，使血管对寒冷的舒张反应降低。寒冷作为诱因，也可直接刺激外周血管平滑肌收缩，导致局部血管痉挛出现白指。

（三）临床表现

1. 症状及体征　手臂振动病早期表现多为手部症状，其中以手麻、手痛、手胀、手僵最为多见。手麻和手痛往往影响到上肢，在休息时特别在夜晚症状更明显。寒冷可促使手麻、手痛发生，加重。适当活动或局部加温后，疼痛可暂时缓解。手部感觉障碍可伴有运动功能障碍，如影响书写，做针线，系纽扣等精细动作。手无力，握重物易疲劳，持物易掉，肘关节屈伸障碍等。

振动性白指或称职业性雷诺现象，是手臂振动病最典型的表现，也是目前临床上诊断手臂振动病的主要依据之一，其发作具有一过性和时相性特点，一般是在受冷后出现患指麻、胀、痛，并由灰白变苍白，由远端向近端发展，界限分明，可持续数分钟至数十分钟，再逐渐由苍白、灰白变为潮红，恢复至常色。白指发生的常见部位是食指、中指和无名指的远端指节，严重者可累计近端指节，甚至整个手指发白。白指可在受振动作用较大的一侧手发生，也可双手对称出现。白指发作通常出现在全身受冷时，每次发作时间不等，一般持续 5～10 分钟，严重者 20～30 分钟。病情开始时，白指多局限于末端指节，随着病情加重由末端指节向近端指节发展，发作次数也逐渐增加，但一般很少累及拇指和尾指。严重者可以出现指关节变形、手部肌肉萎缩，甚至坏疽。

2. 实验室检查

（1）手部皮肤温度测量和冷水复温实验方法：《职业性手臂振动病诊断标准》（GBZ 7—2014）附录 B 规定，该项检查要求在室温 20℃±2℃ 的室内进行，建议在冬季时进行（9：00～18：00）。受试者普通衣着，受试前避免实验前至少 12 小时的振动暴露，至少 2 小时内不吸烟，24 小时内不服用血管活性药物，非饥饿状态，入室休息 30 分钟后进行检查。应用半导体温度计（或热电偶温度计），测定受试者无名指中间指节背面中点的皮肤温度（即基础皮温），随即将双手腕以下浸入 10℃±0.5℃ 的冷水中，手指自然分开勿接触盛水容器，浸泡 10 分钟，出水后迅速用干毛巾轻轻将水沾干，立即测定上述部位的温度（即刻皮温）。测量时两手自然放松，平心脏高度放在桌上，每 5 分钟测量和记录一次，观察指温恢复至基础皮温的时间（分钟）。冷试后 30 分钟仍未恢复者，视为异常。或者 5 分钟复温率小于 30% 和 10 分钟复温率小于 60% 为异常参考值。复温率计算公式如下：

冷试后 5 分钟和 10 分钟复温率 =（冷试后 5 分钟（或 10 分钟）时皮温 − 冷试后即刻皮温）/（冷试前基础皮温 − 冷试后即刻皮温）×100%。

（2）神经肌电图检查：神经肌电图检查是测试手臂振动病神经损伤的客观检查指标之一，包括常规同心圆针电极肌电图和神经传导检测。神经传导检测包括感觉神经传导测定和运动神经传导测定，测定参数包括运动神经传导速度（MCV）、末端运动潜伏期（DML）、复合肌肉动作电位（CMAP）波幅、面积和时限；感觉神经传导速度（SCV）、波幅、面积和时限。神经 - 肌电图的检查方法及其神经源性损害的判断基准见《职业性慢性化学物中毒性周围神经病的诊断》（GBZ/T 247—2013）。结果表明，感觉神经传导速度的减慢比运动神经更明显，病情越重，传导速度越慢。尤其尺神经的感觉传导速度和病情的严重程度关系密切，越接近末梢部位减慢越明显。

（3）骨关节 X 线检查：手传振动引起的骨关节损伤主要以手关节、腕关节、肘关节等改变较为多见。对手关节、腕关节和肘关节等进行 X 线摄片发现其增生和退行性病变等损害，但这些不是手臂振动病的特异损伤。

（四）诊断及鉴别诊断

我国已颁布《职业性手臂振动病的诊断》（GBZ 7—2014），诊断原则是：根据一年以上连续从事手传振动作业的职业史，以手部末梢循环障碍、手臂神经功能障碍和（或）骨关节肌肉损伤为主的临床表现，结合末梢循环功能、神经 - 肌电图检查结果，参考作业环境的职业卫生学资料，综合分析，排除其他病因所致类似疾病，方可诊断。

1. 轻度手臂振动病　出现手麻、手胀、手痛、手掌多汗、手臂无力、手指关节疼痛，可有手指关节肿

胀、变形,痛觉、振动觉减退等症状体征,可有手部指端冷水复温试验复温时间延长或复温率降低,并具有下列表现之一者:

(1)白指发作未超出远端指节的范围;

(2)手部神经-肌电图检查提示神经传导速度减慢或远端潜伏期延长。

2.中度手臂振动病 在轻度的基础上,具有下列表现之一者:

(1)白指发作累及手指的远端指节和中间指节。

(2)手部肌肉轻度萎缩,神经-肌电图检查提示周围神经源性损害。

3.重度手臂振动病 在中度的基础上,具有下列表现之一者:

(1)白指发作累及多数手指的所有指节,甚至累及全手,严重者可出现指端坏疽。

(2)出现手部肌肉明显萎缩或手部出现"鹰爪样"畸形,并严重影响手部功能。

标准规定,振动性白指发作累及范围,应以单侧手分别判断。"多数"手指系指三个及三个以上手指。以白指诊断分级时,如左手、右手不一致,应以较重侧的诊断分级为准,但应分别描述。

国际上较为认可的手臂振动病诊断标准是1987年的斯德哥尔摩振动分级标准(分别将循环和神经分为4个级别),见表10-2-1。

表10-2-1 斯德哥尔摩会议手臂振动病分级体系

末梢循环功能评估		
分期	等级	描述
0	—	未发作
1	轻微	偶尔发作,只累及一个或多个指端
2	中等	偶尔发作,累及一个或多个手指远端和中间指骨(几乎不涉及近端)
3	严重	频繁发作,累及大多数手指的所有指骨
4	非常严重	同第3期,且伴指端皮肤营养改变
末梢神经功能评估		
0SN		接触振动但无症状
1SN		间断性麻木,伴有或不伴有刺痛
2SN		间断或持续性麻木,感觉下降
3SN		间断或持续性麻木,触觉辨别力和(或)操作灵敏性下降

4.鉴别诊断

(1)雷诺综合征:雷诺综合征(Raynaud's disease)又称肢端动脉痉挛病(acroarteriospasm),是指血管神经功能紊乱所引起指端小动脉痉挛性疾病,其原因尚未完全明确。它常在情绪激动或寒冷时诱发,阵发性四肢末端(主要是手指)对称性、间歇性发白或发绀是其临床特点,女性多于男性,比例为10∶1,发病年龄多在20~40岁。双手同时发病,且呈对称性。发自指末节、逐渐向全指和掌指扩展,但不超过掌面。小指与无名指常最先发生,以后波及其他手指。不发作时,除手冷外,无其他症状。不伴有感觉障碍,多有家族遗传史和局部营养障碍,可发生指尖溃疡,可向指甲下扩展,引起甲床和指甲分离,伴有剧烈疼痛,甚至发生坏疽,无肌肉萎缩。

(2)硬皮病:硬皮病等结缔组织病的早期常出现雷诺现象,硬皮病短期内可出现特有的皮肤改变,如水肿、硬化和萎缩等,也可无肿胀进而萎缩,呈蜡样皮肤,光滑没有弹性,有的还伴有内脏损害。多数病人体温升高,轻度贫血,并有嗜酸性粒细胞增多等症状。

(3)血栓性闭塞性脉管炎:动脉及静脉慢性发炎并闭塞引起剧痛,局部组织往往因缺血而发生坏疽,可使肢端残毁75%患者有"间歇破行",较严重时,由于局部组织及神经末梢缺血,休息时下肢及足趾有严重的阵发性疼痛。溃疡及坏疽处有跳动性灼痛,晚间最重,足背动脉搏动可消失。多发于25~50岁男子。

(4)手足发绀症:手足发绀症多见于年轻女性,但无典型的皮肤颜色改变过程,肢端青紫,没有苍白。

暴露于冷空气中症状加重。但在温热环境下,病情不能减轻。受累部位不局限于手指和足趾,无局部营养性变化或坏疽。

(5) 腕管综合征(carpal tunnel syndrome,CTS):CTS 是最常见的周围神经卡压性疾患,也是手外科医生最常进行手术治疗的疾患。腕管综合征的病理基础是正中神经在腕部的腕管内受卡压。其发病率在美国约为 0.4%,我国尚无明确统计。手传振动的职业病危害可发生 CTS。在临床上应注意手传振动引起的 CTS 与其他原因引起的 CTS 的区别。CTS 的病因有劲椎病、风湿病、糖尿病等,发病年龄多为45~65 岁,单侧手多见,皮肤温度和振动觉等一般为正常。

(五) 治疗

目前尚无特效疗法,基本原则就是根据病情进行综合性治疗。应用扩张血管及营养神经的中西医药物治疗,并可结合采用物理疗法、运动疗法等。

1. 药物疗法　应用末梢血管扩张剂和交感神经阻滞剂减轻和控制振动性白指的发作,如盐酸妥拉苏林、氢麦角碱、盐酸等。使用维生素(B 族维生素、维生素 C)和三磷酸腺苷(ATP)改善神经功能。较大剂量的静脉滴注 ATP 对外周血管有明显的扩张作用。肝素具有营养、抗凝、抗血栓形成,解痉作用,且能促使毛细血管通透性正常化,可作为治疗的手段之一,但应慎用。有报道提出,用二巯基丙磺酸钠和青霉胺等巯基络合物治疗振动病,获得较好的疗效。

2. 中西医疗法　可采用中西医结合的治疗方法。口服肌酐、弥可保。复合维生素、静脉滴注丹参注射液,维生素 C,取穴曲池、外关、合谷、足三里等穴位,针灸治疗,进行中药煎汤熏洗,并服用中成药(气虚者加用归脾丸、偏血瘀者加用大黄蟅虫丸)。

3. 物理疗法和运动疗法　物理疗法主要是通过温热作用,改善血液循环,促进组织代谢,如超短波治疗、运动浴等。运动疗法主要是可以促进血液循环,改善神经系统功能,适当运动尤其对恢复自主神经系统正常功能状态有良好的作用。如开展太极拳、徒手体操、球类运动等。

总的来说,手臂振动病的预后取决于病情,早期、轻度患者在脱离振动作业后,经过适当治疗,多数能够恢复,预后是良好的。但重症患者,则不容易完全康复,有的患者还有可能继续发展。

(六) 预防

1. 控制振动源　改革工艺流程,采取减振、隔振等技术革新措施,减轻或消除振动源的振动,是预防振动职业病危害的根本措施。例如:采用液压、焊接、粘接等新工艺代替风动工具铆接工艺,采用水力清砂、水爆清砂、化学清砂等工艺代替风铲清砂;设计自动或半自动的操纵装置,减少手部和肢体直接接触振动的机会;工具的金属部件改用塑料或橡胶,以减少因撞击而产生的振动;采用减振材料降低磨光机等设备的振动。

2. 限制作业时间和振动强度　严格实施手传振动作业的卫生标准,限制接触振动的强度和时间,有效保护作业工人的健康,是预防手臂振动病的重要措施。国家职业卫生标准《工作场所有害因素职业接触限值第 2 部分:物理因素》(GBZ 2.2—2007)规定的 $a_{hw(4)}$ 不得超过 5m/s²。这一标准限值可保护约 90% 的工人可能反复接触(工作 20 年,年接振 250 天,日接振 2.5 小时)不会发生振动性白指。当振动工具的振动强度暂时达不到标准限值时,应更换振动小的工具或按照振动强度大小相应缩短日接触时间,见表 10-2-2。

表 10-2-2　振动容许值和日接触时间限制

$a_{hw(4)}$(m/s²)	日接触时间(h)
5.00	4.0
6.00	2.8
7.00	2.0
8.00	1.6
9.00	1.2
10.00	1.0
>10.00	<0.5

3. 改善作业环境和加强个体防护　加强作业环境或作业过程中的防寒保暖,特别是在北方寒冷季节的室外作业,要有必要的防寒和保暖设施。如有可能,可对振动设备的手柄进行加热。研究表明,手柄温度如能保持40℃,对预防振动性白指的发生和发作有较好的效果。控制作业环境中的噪声、毒物和气湿等,对预防手臂振动病有一定的作用。可根据岗位振动特征,合理配备和使用防振手套,减轻振动危害。

4. 加强健康监护和日常卫生保健　依法对振动作业工人进行职业健康体检(上岗前、在岗时等),早期发现,及时处理患病个体。加强健康管理和宣传教育,提高工人保健意识。加强日常卫生保健,规律生活,坚持适度的体育锻炼;坚持温水浴(40℃),既松弛精神又促进全身血液循环;烟气中含尼古丁,可使血管收缩诱发VWF,因此,应力求戒烟。

六、激光所致眼(角膜、晶状体、视网膜)损伤

激光(Laser),是由物质的粒子受激发射放大的光,由激光器在受控的受激发射过程中产生或放大而得到,波长为200nm～1mm。激光具有能量高、单色性强、发散性小等优点,其技术广泛用于切割、焊接、印刷、通信、测量、显像、科研、医疗、商业、娱乐、军事及执法部门等领域。激光的职业接触人数在近些年也呈明显的上升趋势,激光辐射主要对人的眼睛和皮肤造成损伤,其中以眼睛损伤最为严重。为有效避免激光辐射的危害,2010年国际劳动组织(International Labor Organization,ILO)职业病诊断目录修订会议增加了光辐射(包含激光)所致疾病的内容,2013年12月30日我国国卫疾控发〔2013〕48号文公布的《职业病分类和目录》,首次将"激光所致眼(角膜、晶状体、视网膜)损伤"列入职业病目录。

(一)职业接触

激光产业持续蓬勃发展。2013年全球激光销售总额超过1000亿元,我国2014年激光产业链产值也达到800亿元,并以每年20%以上的成长率高速发展中,其中有一定规模的企业约300家,高校或研究院实验室约40家,保守估计激光产学研人员已达几十万。然而,激光作业安全形势并不乐观,尤其是激光对眼部的危害。某激光生产企业现场调查结果显示,全部激光作业岗位均存在直视接触,其中25.8%岗位的辐照度和照射量超过接触限值,工人防护眼镜佩戴率仅为39.0%。美国食品药品监督管理局(FDA)属下的器械和辐射卫生中心(CDRH)激光事故登记系统也显示,每月平均收到报告20起,大多为作业过程中的急性眼损伤。常见使用激光器的类型见表10-2-3。

表 10-2-3　常见使用激光器一览表

名称	波长(nm)	色谱	用途	参考功率(W)或能量(J)
准分子激光(氩氟)	193	短波紫外线	眼科	能量密度:200～500mJ/cm²
氮分子激光	337	近紫外	科研	脉冲能量:5mJ
氪离子激光	350	近紫外	科研	1000mW
氩离子激光	488	蓝色	眼底光凝或科研	<2000mW
	514.5	绿色	工业或科研	工业30～50W;实验室200W
染料激光	514.5	绿色	眼科、商用	功率15mW
	570	黄色	科研	
	488	蓝色		
	590	橙色		
铜蒸汽激光	510	橙色	皮肤科	脉冲能量5mJ
倍频YAG激光	532	绿色	眼底光凝	<2500mW
			青光眼	纳秒级Q开关能量:0.1～2mJ
氪离子激光	531,521	绿色	眼底光凝	900mW
	568,531,521	黄绿色	眼底光凝	1500mW
	647	红色	眼底光凝	1000mW
	568	黄色	眼底光凝	600mW

续表

名称	波长（nm）	色谱	用途	参考功率（W）或能量（J）
红宝石激光	694.3	深红色	眼科	脉冲能量：0.05～3.0J
氦-氖激光	612	橙色	科研	
	632.8	红色	医用	口腔5～20mW，皮肤20～1000mW
	543	绿色	科研	仪器瞄准光＜1.0W
	594	黄色	科研	
掺钛蓝宝石激光	780	近红外	光电产品	1W
紫翠宝石激光	800	近红外	工业	20W
半导体激光	810	近红外	眼底光凝	2000～3000mW
（二极管激光）	698	近红外	眼科	光动力治疗：5～300mW
Nd∶YLF激光	1053	近红外	眼科	功率强度：$2.0\times10^{12}W/cm^2$
钕玻璃激光	1060	近红外	工业	最大单脉冲能量高达数万焦耳
Nd∶YAG激光	1064	近红外	眼科	脉冲能量：0.1～30mJ
铒激光	2940	中红外	眼科	单脉冲能量：0.2～5.0mJ
钬激光	2100	中红外	眼科、皮肤科	
二氧化碳激光	5500	远红外	外科	切割20～80W，气化250W
	16 000	远红外	工业	500～20 000W

（二）发病机制

激光对于人体组织的损伤机制主要包括热效应、光化学反应、机械效应，实际发生的危害均来源以上几种效应的结合。

激光的热效应是指激光照射到组织后，生物分子吸收光子而被激活，加剧振动，并与周围分子碰撞而生热，使组织温度升高，性质发生变化。组织吸收热量后使局部温度升高，当温度超过55℃时组织中的蛋白质会发生变性凝固，酶失去部分或全部活性，并使组织产生一系列生物效应，称为热凝固。随着能量的增加，甚至可以使细胞内外的水分变成水蒸气，称为热汽化；更高的温度会使局部组织完全气化，称为热气化。激光的热效应主要由可见激光和红外激光引起。CO_2激光（波长10 600nm的红外线激光）照射组织时可直接产热，当照射角膜发生阈损伤时，温度升高约35℃，随着照射激光功率密度的增加，可引起角膜组织凝固混浊、甚至气化穿孔。入射眼内的可见和近红外激光，主要为黑色素颗粒所吸收，黑色素颗粒吸收入射激光能量而形成致热源波及色素上皮的细胞器及视感受器的盘膜系统，而发生热灼伤。

激光的光化学效应指生物大分子吸收光子能量被激活，产生受激原子、分子和自由基，引起组织的一系列化学改变。目前已知激光的光化学反应主要有光氧化反应、光聚合反应、光分解反应和光敏反应。引起眼损伤的光化学效应主要为光分解反应和光敏反应。一般情况下，当激光强度尚未达到使破坏组织的程度时，光化学效应就突显出来。强激光照射时，视网膜大量的视色素被漂白，使视色素产生不可逆转的损坏，常常同时引起光感受器损伤、色素上皮细胞凋亡等一系列光化学反应。

激光的机械效应包括光致压强和电磁波效应。光具有动能而产生光压。激光辐射所产生的压力与其能量（功率）成正比。组织在激光照射后快速膨胀，产生高温的同时产生高压，这种效应对组织产生严重的破坏作用。激光本质也是电磁波，强激光照射于组织时引起组织原子和分子振动，引起电磁波效应和离子化使组织受到损伤。

激光对机体组织的损伤，通常是几种效应同时引起的综合效应。氩离子激光（可见激光）及二氧化碳激光（远红外激光）的主要作用机制为热效应，脉冲时程短、功率高的巨脉冲激光则以机械效应为主。不同激光对不同组织的效应有所侧重，一般来说，激光对眼损伤主要是热损伤，激光达到眼组织后，一部分光子引起一系列光化学反应，一部分转化为热能，热能累积到一定程度，就会造成组织热损伤。

激光光束可造成直接危害，其影响作用主要取决于激光的物理参数、眼组织的生物特性以及接触环境等多个复杂因素,具体包括:①激光的能量(J)或功率(W)、振荡模式、输出方式、持续时间等;②人眼聚焦性、不同部位的眼组织特性、个体敏感性(种族、年龄)等;③光斑大小、均匀度、观察角度、光线距离和传播介质等。

(三)临床表现

1. 职业性激光接触对眼部的影响 眼组织是人体对激光最敏感的器官,最容易受到激光的伤害。激光所致眼损伤多因事故或意外接触较大剂量的激光而造成。最早的激光致眼损伤的事故报告可追溯至20世纪60年代末,距最早的红宝石激光器发明仅隔不到10年。

(1)角膜损伤:

1)眼部出现明显的异物感、灼热感,并出现剧痛、畏光流泪、眼睑痉挛等眼部刺激症状。裂隙灯显微镜下观察见角膜上皮脱落,呈细点状染色或有相互融合的片状染色。

2)眼部角膜实质层出现不同程度的点状或片状凝固性混浊,可伴有角膜变性坏死、溃疡凹陷,甚至穿孔。裂隙灯显微镜下观察可见边界清楚的点状或圆盘状白色凝固斑,可伴有点状或片状荧光染色;严重者可见界限清楚的白色圆柱形贯穿凹陷,从上皮到内皮甚至全层发生混浊。

(2)晶状体损伤(白内障):晶状体周边部或前、后囊下皮质或(和)核出现灰白色或黄白色点状或线状、片状、条状、楔状网状、环状、花瓣状、盘状等混浊,可伴有空泡。视力可能减退。

(3)视网膜损伤:眼部出现不同程度视力下降,或眼前黑影,或视物变形,或出现暗点等症状。检查见视网膜黄斑区中心凹反射较暗或消失,视网膜后极部可见不同程度的出血、水肿及渗出,可出现裂孔及脱离等。

2. 职业性激光接触对皮肤的影响 由于皮肤不像眼有那么高的光学敏感性,所以激光辐照的急性危害较小且不容易发生。激光器的临床使用中更需要注意安全防护,若使用不当,高能医用激光会造成皮肤灼伤、瘢痕或坏死。

激光的职业皮肤接触中慢性危害则更为常见,紫外激光的光化学效应占了其中的大多数,能够引起皮肤发红和色素沉着;由于皮肤角质层的吸收可视波长范围和红外波长范围的光可引起红疹以至生成水疱,产生大范围损伤。

3. 职业性激光接触对其他系统的影响

(1)心血管系统:激光作业对心功能、血压、血脂、血细胞等心血管指标有影响,但结论不一。主要的发现有激光暴露可以导致收缩压(SBP)、总胆固醇(TC)升高,高密度脂蛋白胆固醇(HDLC)下降;左室射血前期指数值(PEPI)、等容舒张期(IRT)显著延长,左室射血前期/左室射血时间(PEP/LVET)比值明显增加,而二尖瓣曲线EF斜率(EFV)显著降低。

(2)神经系统:激光对于神经系统的影响也存在争议。长期从事激光作业的人员,大多都出现不同程度的头昏、耳鸣、恶心、心悸、失眠多梦、食欲下降、腰酸腿胀、易疲劳、烦躁或抑郁、精力不集中、记忆力减退等症状。症状的轻重及发生几率与接触激光时间的长短、激光器功率的大小及周围环境等因素有关。体检可见,血管反应不稳定,多汗,腱和骨膜反射增强,血压波动不稳定等。

(3)生殖系统:关于激光对于生殖和发育的影响研究较少,但有研究表明,激光作业对于女工月经和妊娠异常(出生缺陷率升高)的影响明显,主要表现在月经周期、经期、经量异常(以月经过多)、白带异常和痛经。

(四)诊断

我国国家标准正在制定中,其诊断原则为:有明确接触较大剂量激光的职业接触史,以眼(角膜、晶状体、视网膜)损伤为主要临床表现,参考工作场所辐射强度的测量和调查资料,排除其他原因所引起的类似眼部疾病,并进行综合分析,方可诊断。

1. 较大剂量的激光职业接触史 工作中因事故或意外接触激光(直射、反射或散射入眼),且激光波长和接触时间相应的照射量或辐照度超过《工作场所有害因素职业接触限值 第2部分:物理因素》(GBZ 2.2—2007)规定的眼直视激光束的职业接触限值,或有激光所致眼损伤的职业流行病学资料支持。

2. 角膜损伤 眼部出现下列情况之一者,可诊断为角膜损伤:

（1）眼部出现明显的异物感、灼热感，并出现剧痛、畏光流泪、眼睑痉挛等眼部刺激症状。裂隙灯显微镜下观察见角膜上皮脱落，呈细点状染色或有相互融合的片状染色。

（2）眼部角膜实质层出现不同程度的点状或片状凝固性混浊，可伴有角膜变性坏死、溃疡凹陷，甚至穿孔。裂隙灯显微镜下观察可见边界清楚的点状或圆盘状白色凝固斑，可伴有点状或片状荧光染色；严重者可见界限清楚的白色圆柱形贯穿凹陷，从上皮到内皮甚至全层发生混浊。

（3）晶状体损伤（白内障）：晶状体周边部或前、后囊下皮质或（/和）核出现灰白色或黄白色点状或线状、片状、条状、楔状网状、环状、花瓣状、盘状等混浊，可伴有空泡。视力可能减退。

（4）视网膜损伤：眼部出现不同程度视力下降，或眼前黑影，或视物变形，或出现暗点等症状。检查见视网膜黄斑区中心凹反射较暗或消失，视网膜后极部可见不同程度的出血、水肿及渗出，可出现裂孔及脱离等。

（五）治疗

目前尚无特效治疗方法，以对症治疗为主。根据临床类型及病情，按常规处理。如晶状体混浊所致视功能障碍影响正常生活或工作，可施白内障摘除及人工晶体植入术。

依据损伤情况较轻者应脱离激光作业或休息1～2天，重者可适当延长，多能完全恢复，一般不受影响，痊愈后可以恢复原工作。

（六）预防

对激光作业人员的防护主要包括：

1. 对激光器进行有效屏蔽，防止作业人员直接接触激光辐射。

2. 加强激光作业人员的管理，严格要求其按照设备的操作规程进行操作，避免不规范作业导致的意外暴露如利用手部试探激光束、眼睛直视激光源等。

3. 加强激光作业人员个人防护，如佩戴防护眼镜等。

4. 在接触激光作业的岗位，设置明显激光辐射安全标志、警告标志和说明标志。

5. 定期对工作场所进行危害进行监测，将作业工人接触水平控制到《工作场所有害因素职业接触限值　第2部分：物理因素》（GBZ 2.2—2007）规定以下。

七、冻伤

冻伤，即局部冻结性冷伤，指接触严寒环境或介质（制冷剂、液态气体等）导致身体局部组织温度低于组织冻结温度（−3.6～−2.5℃，亦称生物冰点），局部组织经冻结和融化过程而导致的损伤，其特点是组织细胞发生冻结。冻伤主要由于低温、潮湿，也与风速、防寒保暖管理措施、耐寒能力及适应能力有关。

（一）职业接触

1. 发生冻伤常见的职业包括寒冷季节从事户外作业，或室内无采暖或有冷源设备的低温条件下的作业，如林业、渔业、农业、矿业、护路、通讯、运输、环卫、警务、投递、制造业（户外）等。

2. 易发生冻伤的工种有石油和天然气生产工人、林业工人、汽车司机、建筑工人、户外维修工人、邮递员、清洁工人、食品冷藏工人、接触化学制冷和低温介质的工人等。

3. 职业性接触介质（如制冷剂、低沸点液态气体）均有发生冻伤的可能。常见的介质有固体二氧化碳（干冰）、液氮、液氨、液氯、氟利昂等，由于沸点过低，在常压下蒸发的瞬间可行程 −268.9～−29.8℃的低温。

（二）发病机制

职业性冻伤分组织冻结和融化2个阶段，冻结 - 融化直接损伤血管内皮细胞是其发生的重要机制。慢速冷冻使细胞外水分冻结形成冰晶体，可直接破坏细胞膜、改变细胞离子跨膜浓度梯度、改变细胞内pH和蛋白质结构，导致细胞脱水死亡。组织温度持续降低时，细胞间隙冰晶体扩大造成细胞机械性损伤。受损的微血管内皮细胞可释放多种血管活性物质和细胞毒性介质，引起血小板聚集和黏附、凝血机制障碍和血栓形成，造成局部组织微循环障碍，组织细胞因缺血缺氧而坏死。

（三）临床表现

冻伤多为散发。但寒冷季节在户外进行集体作业时，如防护不当，在短时间内可能暴发大量病例。冻伤多见于身体末梢暴露部位，如手、足、颜面、耳和鼻等部位等。冻伤的症状和体征突出表现在受冻部位复温融化后。最初表现为暴露部位知觉丧失、皮肤冻结变硬、肤色苍白。冻结部位融化后皮肤可呈红色、暗红色、青紫色甚至青灰色，局部充血、水肿；出现轻至重度刺痛或烧灼样痛，甚至出现感觉减退或消失；可出现浆液性水疱或血疱；患处结痂后形成痂，脱落形成溃疡；可形成干性坏疽，亦可继发感染形成气性坏疽或湿性坏疽。冻伤按照病理程度分为Ⅰ度、Ⅱ度、Ⅲ度和Ⅳ度冻伤。

Ⅰ度冻伤：损伤表皮层、轻度刺痛、痒感或灼热感。受冻皮肤早期苍白，复温后局部呈红色或微紫红色，充血、水肿。无水疱。

Ⅱ度冻伤：损伤达真皮层。有剧烈跳痛或刺痛。复温融化后，皮肤呈红色或暗红色，水肿明显，触之灼热。有较大水疱，水疱内充满橙黄或粉红色透明浆液性液体，疱底鲜红。

Ⅲ度冻伤：损伤深达皮下组织。感觉迟钝。复温融化后，创面由苍白变为紫红或青紫色，皮温较低，水肿明显。有散在的厚壁血性水疱，疱底暗红，有血性渗出。

Ⅳ度冻伤：损伤深达皮肤全层、皮下、肌肉及骨骼等组织。感觉丧失，肢体痛。复温融化后，皮肤呈紫蓝色或青灰色，皮温低，中度水肿。可有厚壁血性小水疱，疱液咖啡色，疱底污秽，严重时无水疱。

（四）诊断及鉴别诊断

1. 诊断　根据《职业性冻伤的诊断》（GBZ/T 278—2016）进行诊断，标准中规定：根据明确的在低于 0℃ 的寒冷环境作业史，或短时间接触介质（制冷剂、液态气体等）的职业史，具有受冻部位冻结时和/或融化后的临床表现，参考工作场所职业卫生学调查以及实验室检查结果，综合分析，并排除其他原因所致类似疾病，方可诊断职业性冻伤。

《职业性冻伤的诊断》以冻伤程度、冻伤面积、痊愈后可能造成的组织丢失与功能障碍程度为依据综合进行诊断与分级，分为一级、二级、三级和四级冻伤。

（1）一级冻伤：具备以下任何一项者：

1）Ⅰ度冻伤。

2）Ⅱ度冻伤面积＜10%。

（2）二级冻伤：Ⅱ度冻伤面积≥10% 且＜50%。

（3）三级冻伤：具备以下任何一项者：

1）Ⅱ度冻伤面积≥50%。

2）Ⅲ度冻伤面积＜10%。

（4）四级冻伤：具备以下任何一项者：

1）Ⅲ度冻伤面积≥10%。

2）Ⅳ度冻伤。

3）冻伤造成任一指（趾）缺损或功能障碍；或耳、鼻任一部位损伤。

4）冻伤同时伴有严重心、肺、肾脏等任一脏器功能损害。

2. 鉴别诊断　根据严寒环境或介质职业接触史，职业性冻伤通常可明确诊断，无需鉴别诊断。但是要注意职业性冻伤与冻疮的鉴别，主要根据受冻部位初期和复温融化后的症状和体征进行鉴别。

（五）治疗

1. 立即脱离接触寒冷或低温环境介质，将患者移至防风保暖场所，采取保暖措施。确认损伤部位无再次冻结危险时，方可采取积极复温治疗措施，直至指（趾）皮肤潮红、肢体变软。转送过程中应注意保暖，防止外伤，下肢冻伤者应卧床制动。

2. 如合并低体温（机体体心温度降至或低于 35℃），应先处理低体温；如合并其他严重伤病，应按照其对生命安全影响的大小，依次先后处置。

3. 冻伤处置前首先要判断伤情，难以确定伤情时，按重度冻伤处置。对处于冻结状态的伤部，用 40～42℃ 温水进行温水快速复温方法治疗。但严禁采用拍打按摩、冷水浸泡、冰雪搓擦或明火烘烤等方法复温。

4. 同时伴有眼、呼吸道损伤或化学中毒时，参照相应诊断标准及处理原则处理，或请专科医生诊治。

5. 其他处理　如需劳动能力鉴定，按《劳动能力鉴定职工工伤与职业病致残等级》(GB/T 16180—2014)处理。

(六)预防

1. 做好防寒和保暖工作　应按《工业企业设计卫生标准》和《采暖、通风和空气调节设计规范》的规定，在寒冷作业环境，为工作人员提供采暖设备，使作业地点保持合适的温度。

2. 注意个人防护　对于低温作业环境，应注意工人手、脚和头部的御寒。低温作业人员的御寒服装面料应具有导热性小，吸湿和透气性强的特性。在潮湿环境下劳动，应发给橡胶工作服、围裙、长靴等防湿用品。工作时若衣服浸湿，应及时更换并烘干。教育、告知工人体温过低的危险性和预防措施：肢端疼痛和寒战(提示体温可能降至35℃)是低温的危险信号，当寒战十分明显时，应终止作业。劳动强度不可过高，防止过度出汗。禁止饮酒。

3. 增强耐寒体制　人体皮肤在长期和反复寒冷作用下，会使表皮增厚，御寒能力增强而适应寒冷。故经常冷水浴或冷水擦身或较短时间的寒冷刺激结合体育锻炼，均可提高对寒冷的适应。此外，适当增加富含脂肪、蛋白质和纤维素的食物。

4. 既往有冻伤史、雷诺病、闭塞性血管病、慢性肺疾病和周围神经病患者不宜从事严寒地区户外作业。

(陈青松　严茂胜)

第十一章　职业性放射性疾病

第一节　概　　述

随着经济的发展和科技的进步,电离辐射技术在工业、农业、医学、核能、国防及科学研究等领域得到广泛的应用。电离辐射在为人类带来巨大利益的同时,也对人类的健康造成不同程度的损害。1945年日本广岛和长崎的原子弹爆炸和1986年前苏联切尔诺贝利核电站事故的发生,是迄今为止电离辐射带给人类最为严重的灾难性事故。尽管随着放射卫生防护工作的逐步加强和完善,这类危害有所控制,但辐射事故仍时有发生,并造成一定数量的受照人员发生严重的外照射急性放射病和急性放射性皮肤损伤,甚至导致死亡。尤其是在核武器袭击和大规模核事故情况下,伤亡人数会更多,同时伤情也更为复杂,除单纯的放射损伤外,往往复合有烧伤和(或)冲击伤,出现不同类型的放射性复合伤。

放射性疾病分类方法较多,根据照射方式和来源不同分为内照射放射病和外照射放射病;根据受照剂量的大小、受照时间的长短和发病时间的急缓分为急性放射病、亚急性放射病和慢性放射病;根据受照部位的不同和受照范围的大小分为全身性放射损伤和局部放射损伤;根据受照时是否伴有其他致伤因素所致的损伤分为单纯放射性损伤和放射性复合伤;根据效应出现的早晚分为近期效应和远期效应。国际辐射防护委员会(ICRP)2007年建议书放射防护的生物学方面将辐射照射的大多数有害健康效应分为两种类型:高剂量照射后由于大部分细胞被杀死或功能丧失而产生的有害组织反应(即以往称为确定性效应)和随机性效应(即癌症和遗传效应,包括由于体细胞突变在受照个体上形成的癌症和由于生殖细胞突变在受照者后代身上发生的疾病)。确定性效应是指其发病的概率和损伤的严重程度都随受照剂量的增加而增加,且存在剂量阈值,低于阈剂量时一般不会造成损伤。大部分放射性疾病属于确定性效应,如电离辐射引起的眼晶状体浑浊、生育障碍、造血功能减退、非癌性皮肤损伤、甲状腺疾病等。职业性放射性疾病名单中除放射性肿瘤和放射性皮肤癌以外的其他放射性疾病均属于确定性效应。随机性效应是指其发生概率与受照剂量大小有关,而发病的严重程度与剂量无关,一般认为不存在剂量阈值,如放射性肿瘤、放射性皮肤癌等。

放射性疾病分职业性和非职业性。职业性放射性疾病是指放射工作人员在职业活动中接受超剂量限值电离辐射照射而引起的疾病。通常放射工作人员受到的职业照射多为长期低剂量照射,当受照剂量达到或超过一定水平时,可引起局部或全身慢性放射性损伤及放射性肿瘤。根据《中华人民共和国职业病防治法》有关规定,国家卫生计生委、安全监管总局、人力资源社会保障部和全国总工会联合组织对职业病的分类和目录进行了调整,2013年12月23日发布施行了新的《职业病分类和目录》(国卫疾控发〔2013〕48号)。现有《职业病分类和目录》中职业性放射性疾病有下列11种:外照射急性放射病、外照射亚急性放射病、外照射慢性放射病、内照射放射病、放射性皮肤疾病、放射性肿瘤(含矿工高氡暴露所致肺癌)、放射性骨损伤、放射性甲状腺疾病、放射性性腺疾病、放射复合伤及根据《职业性放射性疾病诊断标准(总则)》可以诊断的其他放射性损伤。放射性白内障归类在职业性眼病的职业性白内障中,不在本章节中叙述。

第二节　职业性放射性疾病

一、外照射急性放射病

外照射急性放射病是指人体一次或短时间（数日）内分次受到大剂量（1Gy 或大于 1Gy）外照射引起的全身性疾病。根据其临床特点和基本病理改变，分为骨髓型急性放射病、肠型急性放射病和脑型急性放射病三种类型。典型的急性放射病（如骨髓型急性放射病）的临床病程一般分为初期、假愈期、极期和恢复期四个阶段。骨髓型急性放射病依据疾病严重程度又可分为轻度、中度、重度和极重度四度。

（一）职业接触

急性放射病是机体受到大剂量射线照射后发生的全身性疾病，外照射和内照射都可能发生，但以外照射为主。外照射引起的急性放射病中 γ 射线照射居多，X 射线和中子照射较少。急性放射病一般在下述情况下才会发生。

1. 核武器爆炸　核武器是一种具有巨大杀伤力和破坏力的武器，核武器爆炸产生的杀伤因素主要有光辐射、冲击波、早期核辐射和放射性沾染。核爆炸下，下列情况可能发生较为单纯的急性放射病：万吨级以上核武器爆炸时受屏蔽的人员；千吨级核武器爆炸时，主要危害是早期核辐射，而光辐射和冲击波较弱，多发生较为单纯的急性放射病；核爆炸后在严重放射性沾染区通过或停留过久且无良好防护的人员。

2. 核事故　由于科学技术的不断发展，核辐射技术的和平应用得到较大的进展，核电站、研究用核反应堆、核燃料加工厂、核燃料后处理厂等辐射源广泛存在。目前核安全技术比较成熟，规范性要求、规章制度等安全管理措施严密，通常情况下是安全的，但由于突发灾害、操作人员违犯操作规程等原因导致核辐射事故的发生亦非罕见。

（1）核反应堆事故：核反应堆是大型人工辐射源，除研究用核反应堆外，最多的是核电站的核反应堆，全世界目前正在运行的核电机组有 440 多个，新建的核电站在不断增加。虽然核能发电技术安全性高，但因人为因素和自然灾害已造成多起事故。1986 年 4 月 26 日前苏联切尔诺贝利核电站 4 号机组，因工作人员违犯操作规程发生世界核电史上最严重的核事故，造成核反应堆破坏，大量放射性物质扩散，造成大面积区域污染，大量救援人员和应急处理人员受到照射，134 人诊断为急性放射病，28 人在受照后 3 个月内死亡。2011 年 3 月 11 日，日本地震引发海啸导致福岛核事故发生，造成放射性物质泄漏。

（2）核燃料处理或回收事故：核燃料加工和回收后处理过程中，由于违犯操作规范和步骤，造成核辐射事故。此类临界事故往往只累及操作者，损伤人数不多，但受照剂量通常偏大，同时伴有中子照射，所致放射损伤多非常严重。1999 年 9 月 30 日日本 JOC 公司东海村事务所的 3 名工人进行核燃料处理，一次超量投入 16kg 铀溶液，造成临界事故。3 名工人分别受到约 15Gy、8Gy 和 2Gy 的 γ 射线和中子照射，受照剂量大的 2 例病人进行了造血干细胞移植，分别于照后 82 和 210 天死亡。

3. 职业性辐射装置事故　随着大型辐射装置、加速器和各种放射治疗机等辐射源的广泛应用，工作人员因违犯操作规程等原因导致辐射事故而发生急性放射病。如 1990 年上海 "6·25" 辐射事故和 2004 年山东济宁 ^{60}Co 源辐射事故等。

4. 辐射源丢失事故　辐射技术广泛应用于工业探伤、地质探矿、科学研究等领域，虽然多为小型 γ 射线放射源（^{60}Co、^{137}Cs 和 ^{192}Ir），因管理不善、放置地点不安全、遗漏等原因，致使放射源丢失事故时有发生。如南京 ^{192}Ir 辐射事故。

（二）病理及发病机制

1. 骨髓型急性放射病

（1）造血功能障碍：造血系统是急性放射病中最敏感的系统，造血损伤是骨髓型急性放射病的特征，它贯穿疾病的全过程。骨髓在照射后几小时出现细胞分裂指数降低，血窦扩张、充血，进而出现骨髓细胞坏死、造血细胞减少，血窦渗血、破裂、出血。由于辐射造成造血干细胞、造血祖细胞杀伤呈剂量依赖性及某些淋巴细胞的细胞凋亡，辐射引起的骨髓抑制可导致一过性或长期的中性粒细胞减少、血小板减少和淋巴细胞减少。血细胞减少最初是幼稚细胞减少，后成熟细胞亦减少。照射剂量小者，血细胞仅轻微减少，出血不明显；照射剂量大者，造血细胞严重缺乏，以至于完全消失，仅残留脂肪细胞、网状细胞和浆细胞，呈骨髓严重抑制现象。骨髓被破坏后，若保留有足够的造血干细胞，能够重建造血，骨髓造血的恢复可在照射后第3周开始，明显的再生恢复在照射后4~5周。照射剂量很大时，造血功能往往不能自行恢复。外周血血细胞在照射后的变化也因照射剂量的增大而加剧，剂量越大，进行性减少时相开始越早、减少越明显，最低值越低，恢复正常的时间亦越长。

（2）出血综合征：受照后由于造血系统损伤，血小板数目明显减少，血小板黏着力减退、凝血因子不足、携带 5- 羟色胺含量减少等功能降低，加上血管壁脆性和通透性增加，全身多发性出血也是急性放射病的主要病理和临床表现之一。出血在皮肤黏膜和各个脏器均可发生，大量出血会加重造血障碍和物质代谢。

（3）感染：急性放射病并发感染的特点是炎症反应减弱、出血坏死严重，表现为局部红肿，白细胞计数不升高。镜下可见渗出减少，炎症细胞很少或缺如，吞噬现象不明显，局部细菌大量繁殖。由于细菌繁殖和毒素的作用，局部出血坏死严重，且易播散，可发展为菌血症、败血症、脓毒血症等全身感染。病情严重时可并发真菌感染和病毒感染。

（4）物质代谢障碍：由于射线的直接损伤或神经体液调节障碍，加上食欲下降、恶心、呕吐、腹泻、出血和感染等因素，机体受照射后出现核酸、蛋白质、糖、脂肪和水盐代谢等障碍。主要表现为 DNA、蛋白质合成抑制，分解增强；糖、脂肪代谢改变；水、电解质紊乱和酸碱平衡失调等改变。

2. 肠型急性放射病　胃肠上皮是电离辐射高度敏感组织之一，尤其是小肠，大剂量电离辐射主要引起小肠黏膜上皮的病变。大剂量电离辐射照射后，小肠上皮干细胞受损伤出现死亡，肠腺幼稚细胞分裂抑制，细胞变性、坏死，细胞数量减少，肠腺数减少，其损伤程度随受照剂量增大而加重。眼观肠壁变薄、黏膜皱襞消失、表明光滑。肠黏膜失去原有的分泌、消化、吸收和屏障功能，造成大量水、电解质丢失，血容量减少，出现水盐代谢平衡失调，细菌和毒素通过破损的黏膜侵入体内，形成菌血症和毒血症，病人出现血水便、高烧、衰竭等。小肠黏膜上皮广泛坏死脱落的同时，少数残存受损的肠腺细胞仍能合成 DNA，但不能进行分裂，使得胞体肿大，成为"畸形细胞"。肠黏膜上皮广泛坏死脱落的基础上出现"畸形细胞"是肠型放射病的病理特征。

肠型急性放射病的造血损伤比骨髓型急性放射病更为严重，因其病程短，造血系统的损伤来不及表现时机体已死亡。

3. 脑型急性放射病　损伤遍及中枢神经系统各部位，尤其是小脑、基底核、丘脑和大脑皮质。大体观察大脑充血、水肿，镜观可见神经细胞变性坏死，血管变性，血管周围水肿、出血，炎细胞浸润等。小脑的辐射敏感性高于其他部位，颗粒层细胞变化显著，细胞减少、细胞核固缩或肿胀。大脑皮质神经细胞发生变性坏死，常见有胶质细胞包绕而成"卫星"或噬节现象，有时形成胶质细胞结节，坏死神经细胞的髓鞘发生崩解和脱失。

（三）临床表现

1. 症状及体征

（1）外照射骨髓型急性放射病

1）轻度骨髓型急性放射病：轻度骨髓型急性放射病多发生在人员受到1~2Gy 左右的射线全身照射，约有三分之一的病人无明显症状，病程分期不甚明显。照后前几天可出现头晕、乏力、失眠、恶心、食欲减退等症状，通常不出现呕吐、腹泻。病程中一般不发生脱发、出血、感染等症状，无明显阳性体征。病人预后良好，一般在 2 个月内自行恢复，无死亡。

2）中度和重度骨髓型急性放射病：中度骨髓型急性放射病发生在人员受到 2~4Gy 的照射，重度骨髓型急性放射病发生在人员受到 4~6Gy 的照射。造血功能障碍贯穿病程的始终，病程具有明显的阶段性，临床经过分为 4 期：初期、假愈期、极期、恢复期。

①初期：照后数十分钟至数小时出现，指照后出现症状至假愈期开始前的时间，一般持续3~5天。

主要表现为头晕、乏力、食欲减退、恶心、呕吐等症状，部分病人出现心悸、口渴、发热（体温 38℃ 左右）、失眠。有的病人还可发生口唇肿胀、皮肤潮红、眼结膜充血、腮腺肿大等局部表现。初期症状发生的早晚与病情轻重有密切关系。

②假愈期（照后 5～20 天）：初期症状明显减轻或消失，病人稍感乏力，无特殊症状，但造血损伤继续发展，外周血白细胞和血小板进行性下降，故称假愈期，此期一般持续 2 周左右。在假愈期末，病人开始出现脱发、脱毛症状。

③极期（照后 20～35 天）：极期是临床表现最明显的阶段。病人多发生感染、发热、出血，同时伴胃肠功能紊乱、水电解质及酸碱平衡紊乱等症状，表现为精神差、食欲下降、明显的脱发、皮肤黏膜出血、感染。极期开始的早晚与照射剂量有关，照射剂量越大，开始时间越早。

④恢复期（照后 35～60 天）：经治疗，病人自觉症状逐渐减轻或消失。毛发在照后 6～10 周开始再生，并可完全恢复常态。

3）极重度骨髓型急性放射病：极重度骨髓型急性放射病发生在人员受到 6～10Gy 的照射。发病快，照后 1 小时内出现恶心、反复呕吐、面部潮红、精神差。经 2～3 天假愈期很快进入极期，出现精神衰竭、拒食、反复呕吐、高热、明显出血、严重的全身感染。此型病人可出现水样便或血便，脱水、电解质紊乱、酸中毒等，病情重，预后不佳。

（2）外照射肠型急性放射病：照射剂量大，一般为 10～50Gy，发病急、病程短、临床分期不明显、死亡早。照射引起的以肠道损伤为基本改变，表现为反复呕吐、腹部疼痛、腹泻、血水便、全身衰竭、脱水等症状。部分病人出现肠套叠、肠梗阻、肠麻痹等严重并发症。病程进展快，病情迅速恶化，血压下降、四肢发凉、寒战、谵妄、昏迷，很快濒临死亡。迄今尚无救治成功病例。

（3）外照射脑型急性放射病：受照剂量在 50Gy 以上，照射引起的以中枢神经系统损伤为基本损伤变化的一种极其严重的急性放射病。其病情更严重，发病更凶猛，多在 1～2 天内死亡。主要表现站立不稳、步态蹒跚等共济失调症状，定向力、判断力障碍，肢体或眼球震颤，强直抽搐、角弓反张等征象。若受照剂量大于 100Gy，受照后意识丧失、瞳孔散大、血压下降、休克，病人很快死亡，病程仅数小时。

2．实验室检查

（1）血液学检查

1）轻度骨髓型急性放射病：部分病人照后 1～2 天白细胞总数一过性升高至 10×10^9/L 左右，外周血淋巴细胞绝对值降至 1.2×10^9/L 左右。此后白细胞逐渐下降，照后 30 天前后可降至 $3.0 \sim 4.0 \times 10^9$/L 左右，红细胞数、血小板数无明显变化，正常照后 50～60 天血象逐渐恢复正常；骨髓象基本正常。

2）中度和重度骨髓型急性放射病

①初期：照后数小时至 2 天白细胞总数可升高至 10×10^9/L 以上，照后 1～2 天外周血淋巴细胞绝对值急剧下降，中度可降至 0.9×10^9/L 左右，重度多降至 0.6×10^9/L。

②假愈期（照后 5～20 天）：造血损伤继续发展，外周血白细胞和血小板进行性下降。一般于照后 7～12 天白细胞降至第一个低值，之后出现一个暂时性回升，后白细胞再度进行性下降。血小板下降较白细胞稍缓慢，中度病人照后 2 周血小板可降至 60×10^9/L 以下，重度病人可降至 30×10^9/L。红细胞由于寿命较长，下降慢，此期可无明显变化。

③极期（照后 20～35 天）：重度骨髓型急性放射病白细胞可降至 0.5×10^9/L 以下，血小板降至 10×10^9/L；骨髓增生低下或极度低下。

④恢复期（照后 35～60 天）：照后 50～60 天白细胞恢复至 3.0×10^9/L～5.0×10^9/L，血小板恢复接近正常；照后第 4 周骨髓造血开始恢复，恢复较慢。

3）极重度骨髓型急性放射病：造血损伤严重，部分病人造血不能自行恢复。照后 1～2 天外周血淋巴细胞绝对值降至 0.3×10^9/L 左右，白细胞降低速度快，照后 10 天可降至 0.5×10^9/L 以下，重者可降至 0.2×10^9/L，血小板可降至接近 0。

4）外照射肠型急性放射病：造血功能损伤严重，外周血象变化快，数天内白细胞降至 1×10^9/L 以下；骨髓空虚，已失去再生能力。

5）外照射脑型急性放射病：血液浓缩，白细胞数升高后急剧下降；骨髓穿刺物为水样，细胞很少。

（2）免疫功能：细胞免疫功能下降，T细胞亚群CD4/CD8比值降低。

（3）生殖功能：生殖激素测定男性受照者显示睾酮含量减少，女性受照者显示雌激素水平降低；男性轻者精子计数及活动度减少，重者出现精子缺如，造成终生不育，照后6～10月精子数下降到顶峰，1～2年后才能恢复。女性出现放射性闭经和放射性不孕症。

（4）水电解质、酸碱平衡紊乱。

（5）细胞遗传学检查：外周血淋巴细胞染色体畸变率及外周血淋巴细胞微核率显著升高。染色体畸变率和微核率升高的程度与照射剂量有关，剂量越大升高越明显。

（四）诊断及鉴别诊断

1. 诊断

（1）诊断原则：应依据职业受照史、现场个人受照剂量调查及生物剂量估算的结果、临床表现和实验室检查，结合既往健康检查资料综合分析，排除其他疾病。对受照个体是否造成急性放射损伤以及病情的严重程度作出正确的判断。依据《职业性外照射急性放射病诊断》（GBZ 104—2017）作出急性放射病临床分型诊断及骨髓型急性放射病临床分度诊断。

（2）早期分类诊断

1）照射剂量：

①物理剂量：通过询问受照射经过和实地调查，了解辐射源的种类、活度、病人与辐射源的距离及体位、受照射时间、屏蔽条件等情况初步估算受照剂量；现场模拟进行物理剂量估算；通过受照者佩戴的剂量计、手表红宝石等均可以测得受照剂量。

②生物剂量：通过外周血淋巴细胞染色体畸变分析、外周血淋巴细胞微核分析、早熟凝集染色体技术等方法估算生物剂量。

2）初期症状：照后1天内，病人仅有恶心、食欲减退而未出现呕吐，病情多为轻度骨髓型急性放射病；照后2小时以后出现呕吐，呕吐有3～5次，病情多为中度骨髓型急性放射病；照后1小时以后出现呕吐，呕吐次数较多，伴有腮腺肿大、发热等症状，多为重度骨髓型急性放射病；照后1小时内出现多次呕吐，伴有腹泻、腮腺肿大、发热等症状，多为极重度骨髓型急性放射病；照后数十分钟内出现频繁呕吐、严重腹泻、血水便、腹痛，无神经系统症状者，考虑为肠型急性放射病；照后立即或数十分钟内出现频繁呕吐、腹泻、腹痛、共济失调、定向力障碍、肌张力增强、强直性抽搐等症状，考虑为脑型急性放射病。

3）外周血淋巴细胞绝对值：照后1～2天外周血淋巴细胞绝对数的变化普遍用于骨髓型急性放射病的早期分度诊断。轻度骨髓型急性放射病照后1～2天外周血淋巴细胞绝对数约1.2×10⁹/L；中度骨髓型急性放射病照后1～2天外周血淋巴细胞绝对数约0.9×10⁹/L；重度骨髓型急性放射病照后1～2天外周血淋巴细胞绝对数约0.6×10⁹/L；极重度骨髓型急性放射病照后1～2天外周血淋巴细胞绝对数约0.3×10⁹/L。

对初期症状要进行综合分析，需排除心理因素引起的恶心、呕吐等症状。可参考表11-2-1和图11-2-1作出早期分类诊断。

表 11-2-1　骨髓型急性放射病的初期反应、早期分度诊断及受照剂量下限

分度	初期表现	照后1～2天淋巴细胞绝对数最低值（×10⁹/L）	受照剂量下限（Gy）
轻度	乏力、食欲减退	1.2	1
中度	头晕、乏力、食欲减退、恶心，1～2小时后呕吐、白细胞短暂上升后下降	0.9	2
重度	1小时后多次呕吐，可有腹泻、腮腺肿大、白细胞数明显下降	0.6	4
极重度	1小时内多次呕吐和腹泻、休克、腮腺肿大，白细胞急剧下降	0.3	6

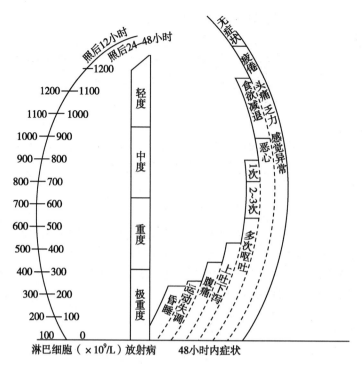

图 11-2-1 急性放射病早期分类诊断图

注：根据病人照后 12 小时或 24～48 小时内淋巴细胞绝对值和该时间内病人出现的最重症状（图右柱内侧实线下角）做一连线通过中央柱，柱内标志的程度就是病人可能的诊断；如在照后 6 小时进行诊断时，则仅根据病人出现的最重症状（图右柱内侧实线的上缘）做一水平连线至中央柱，依柱内所标志的程度加以判断，但其误差较照后 24～48 小时判断时大。第一次淋巴细胞检查应在使用肾上腺皮质激素和抗辐射药物之前进行。

（3）临床诊断：临床诊断是根据照射剂量、病情的发展和实验室检查指标等做出的最后的明确诊断。临床诊断是在早期分度诊断的基础上，依据照射剂量、临床经过和主要临床表现（感染、出血）、造血功能障碍程度进行综合分析和判断。

1）照射剂量：通过物理剂量和生物剂量估算获得照射剂量。

2）病程经过和临床表现：

①急性放射病早期恶心、呕吐、颜面潮红、腮腺肿大等症状体征及外周血象变化是早期诊断的依据，对分型分期诊断有重要意义。但急性放射病的最终诊断一定要在综合分析基础上进行。骨髓型急性放射病的临床分度诊断时，外周血白细胞数降低的程度和病程分期的时间有重要的诊断意义。可参考表 11-2-2 和表 11-2-3 进行临床分型、分类诊断。

②轻度骨髓型急性放射病：受到 1～2Gy 的射线全身照射，临床症状较少，一般不出现呕吐、腹泻，可有精神紧张、恐惧等精神心理表现。照后 1～2 天白细胞总数出现一过性升高，此后逐渐降低，照后 4～5 周可将至 3.0～4.0×10⁹/L。血小板、红细胞数和血红蛋白含量一般无明显，病人临床经过良好，无死亡。

③中、重度骨髓型急性放射病：分别受到 2～4Gy 和 4～6Gy 的射线全身照射，照射后 1～2 小时出现恶心、呕吐，呕吐次数较多，伴有腮腺肿大、发热等症状。照后 20～35 天进入极期，出现脱发、感染、出血、电解质紊乱、造血功能抑制、全血细胞减少。照后 1～2 天外周血淋巴细胞绝对值急剧下降，中度可降至 0.9×10⁹/L 左右，重度多降至 0.6×10⁹/L；极期中度白细胞最低值至 1.0～3.0×10⁹/L，重度白细胞最低值 <1.0×10⁹/L，血小板降至 10×10⁹/L。经过积极综合治疗后，照后 5～7 周进入恢复期，造血功能逐渐恢复。感染、出血常常是致死的重要因素。

④极重度骨髓型急性放射病：受到 6～10Gy 的射线全身照射，胃肠道症状较重度严重，伴腹泻。照后 10 天进入极期，出现感染、出血、水电解质紊乱、造血功能严重抑制。照后 1～2 天外周血淋巴细胞绝对值急剧下降，降至 0.3×10⁹/L 左右；白细胞降低速度快，可降至 0.5×10⁹/L 以下，血小板降至 10×10⁹/L。

表 11-2-2　各型急性放射病的临床表现

分期	主要症状	脑型	肠型	骨髓型			
				极重度	重度	中度	轻度
初期	呕吐	+++	+++	+++	++	+	
	腹泻	+~+++	+++	++~+	+~-		
	共济失调	+++	-	-	-	-	
	定向力障碍	+++	-	-	-	-	
极期	开始时间（天）	立即	3~6	<10	15~25	20~30	不明显
	口咽炎	-	++~-	+++~++	++	+	
	最高体温	↓	↑或↓	>39℃	>39℃	>38℃	<38℃
	脱发	-	++~-	+++~+	+++	++~+	
	出血	-	++~-	+++~-	+++	++~+	
	柏油便	-	++~-	+++	++	-	
	血水便	+~-	++				
	腹泻	+++	+++	+++	++		
	拒食	+	+		+~-		
	衰竭	+++	+++	+++	++	-	

表 11-2-3　各度骨髓型急性放射病白细胞数变化

分度	减少速度 （×10⁹/L·d）	照后 7 天值 （×10⁹/L）	照后 10 天值 （×10⁹/L）	<1×10⁹/L 时间（照后 d）	最低值 （×10⁹/L）	最低值时间 （照后 d）
轻度		4.5	4.0		>3.0	
中度	<0.25	3.5	3.0	20~32	1.0~3.0	35~45
重度	0.25~0.6	2.5	2.0	8~20	<1.0	25~35
极重度	>0.6	1.5	1.0	<8	<0.5	<21

重者白细胞可降至 0.2×10⁹/L，血小板降至接近 0。死亡率显著增高，目前尚无极重度骨髓型急性放射病治疗存活的病例。

⑤肠型急性放射病：受到 10~50Gy 的射线全身照射，照后数十分钟内出现频繁呕吐、严重腹泻、血水便、腹痛，易并发肠套叠、肠梗阻、肠麻痹。数天内白细胞降至 1×10⁹/L 以下，骨髓空虚，失去再生能力。患者多在 2~3 周内因消化道出血、休克致多器官功能衰竭死亡，迄今尚无救治成功病例。

脑型急性放射病：受到 50Gy 以上的射线全身照射，照后立即或数十分钟内出现频繁呕吐、腹泻、腹痛、共济失调、定向力障碍、肌张力增强、强直性抽搐等症状，病人很快死亡。

2．鉴别诊断　急性放射病根据其受照史、受照剂量、临床表现及实验室检查不难作出临床分型分度诊断，但受照史比较隐匿的情况下也应注意与其他疾病的鉴别诊断。同时还要注意骨髓型、肠型和脑型急性放射病的鉴别诊断。

急性放射病早期出现恶心、呕吐症状时需要与急性胃肠炎相鉴别；出现脱发症状时需要与铊中毒等疾病相鉴别。骨髓型急性放射病需要与急性再生障碍性贫血、急性白血病、骨髓增生异常综合征等疾病相鉴别；肠型急性放射病需要与急性胃肠炎及伤寒、痢疾、霍乱等肠道传染病鉴别；脑型急性放射病需要与中枢神经系统疾病，如：脑炎、中毒性脑病等疾病相鉴别。

（五）治疗

1．治疗原则　针对不同类型、不同分期的外照射急性放射病应采取不同的治疗措施；对中度以上骨髓型急性放射病要早期应用辐射防治药物，狠抓早期、主攻造血、着眼极期；积极采取对症及综合治疗措施，包括造血生长因子的应用、改善微循环和造血微环境及造血干细胞移植的准备与实施；加强心理干预；实施分级医疗救治。急性放射损伤实施三级医疗救治，一级医疗救治又称现场或场内救治；二级医疗救治又称地区救治，即辐射事故所在省市自治区事先确定的医疗机构实施；三级医疗救治又称专科救治，即国家级放射损伤救治中心实施。轻度和中度骨髓型急性放射病由事故发生所在地省市自治区事先确定的医疗机构进行救治，必要时可由三级医疗救治单位派人协助；重度和重度以上的急性放射病，条件许可下尽快转运至三级医疗救治单位，即国家级放射损伤救治中心进行救治。

2. 治疗措施

（1）骨髓型急性放射病的治疗

1）轻度骨髓型急性放射病：一般不需特殊治疗，可采取对症处理，加强营养，注意休息。对症状较重或早期淋巴细胞数较低者，极期白细胞数低者，必须住院观察，给予适当治疗。此度病人预后良好。

2）中度和重度骨髓型急性放射病：需住院治疗，根据病情采取不同的保护性隔离措施，并针对各期不同临床表现，制定相应的治疗方案。

①初期：保持病人安静、情绪稳定；尽早应用辐射防治药物；镇静、抗过敏、止吐、调节神经功能、改善微循环等对症支持治疗。

②假愈期：重点保护造血功能、预防感染、出血；加强护理，给予高热量、高蛋白、高维生素易消化食物，口服多种维生素以补充营养；有指征的预防性使用抗生素，如白细胞低于 $3.0 \times 10^9/L$。预防出血，保护造血功能。当白细胞总数低于 $2.0 \times 10^9/L$、血小板数低于 $50 \times 10^9/L$ 时，及早使用造血刺激因子，如重组人粒细胞集落刺激因子（rhG-CSF）、血小板生成素（TPO）等。也可输注经 $15 \sim 25 Gy \gamma$ 射线照射的新鲜全血或成分输血。

③极期：根据细菌学检查，采取有效的抗感染措施。严格消毒隔离措施，根据病情使用层流洁净病室。控制出血，输注经 γ 射线照射的新鲜全血或血小板悬液，保护和促进造血组织恢复。纠正水电解质紊乱、酸碱平衡。

④恢复期：补充铁剂、叶酸、维生素 B_{12} 等造血原料，防治贫血，促进造血功能的恢复。适当给予调理脾胃、滋阴益气的中药制剂。增强营养，加速机体的康复。

近30年来，对急性放射病发病规律有了比较深入的认识，加上临床医学的新进展引入到急性放射病的救治中，使急性放射病的治疗疗效有了明显的提高。国内治疗的中、重度骨髓型急性放射病十多例，均治愈存活。部分重度病人极期无出血、感染等宏观无极期表现。

3）极重度骨髓型急性放射病的治疗：极重度骨髓型病人的治疗可参考重度的治疗原则，但要注意尽早采用抗感染、抗出血等措施，及早使用造血生长因子，纠正水电解质紊乱，积极缓解胃肠和神经系统症状，注意防治肠套叠。对造血功能不能自身恢复者，尽早实施骨髓等造血干细胞移植治疗，移植后应加强对症支持治疗，同时注意抗宿主病的防治。迄今，尚无极重度骨髓型急性放射病人经治疗而长期存活的病例。

（2）肠型急性放射病的治疗：肠型急性放射病病情危重、进展快，虽经积极的治疗，目前只能延长存活时间，尚无长期存活者。根据病情程度采取积极综合对症支持治疗，尽早无菌隔离，纠正水电解质、酸碱失衡，改善微循环障碍，积极抗感染、抗出血，尽早实施骨髓等造血干细胞移植。

（3）脑型急性放射病的治疗：脑型急性放射病病情极为严重，临床变化迅猛，病程短，一般在照后1~2天内死亡。治疗以减轻病人痛苦，延长存活时间为原则。可积极采用镇静、止痉、止吐、输液，快速给予脱水剂保护大脑，抗休克，应用肾上腺糖皮质激素等综合对症治疗。

（4）心理治疗：人们普遍对电离辐射有一种恐惧感，在受到大剂量射线照射后往往出现精神紧张、惊恐、悲观和对预后的担心等心理障碍，如不及时给予心理疏导可加重病情且影响治疗。因此，在急性放射病临床救治中要及时了解病人的心理状况，有针对性的给予心理疏导和解释，减轻病人的心理负担，增强战胜疾病的信心，更好地配合治疗。

（六）预防

1. **核武器损伤的预防**　构筑防护工事；研制和使用防护装备和措施；组织辐射侦察；组织抢救伤员；消除沾染；采取医学手段防止或减轻核武器损伤。

2. **核与辐射事故的预防**　加强法律意识；做好预防性和经常性放射防护监督工作；制定核与辐射

事故应急预案;放射工作单位要严格执行许可制度,建立切实可行的放射防护操作规程和安全管理规章制度;设置放射防护管理机构和专职人员;配备必要的放射防护用品和检测仪器;加强对放射工作人员放射防护知识培训和法律法规教育;贮存放射性同位素的场所必须采取有效的防火、防盗、防泄漏的安全防护措施,指定专人保管;闲置不用的放射源要妥善保存,不得乱丢、乱放,不准擅自处置;运输放射源时,要有符合要求的运输工具和设备,防止中途丢失或泄漏。

核事故发生后的防护分为紧急防护措施和长期防护措施。紧急防护措施包括隐蔽、撤离、服用稳定碘、控制进出口通道、佩戴呼吸防护装置、淋浴等;长期防护措施包括临时性避迁、永久性避迁等。

3. 外照射防护　减少人体外照射剂量的三项防护措施包括:缩短操作时间以减少外照射剂量的时间防护;增加人体与源之间距离的距离防护和利用屏蔽体减少人员受外照射剂量的屏蔽防护。

4. 药物预防　能预防或减轻放射损伤的药物称之为辐射防护剂。对早期诊断为中度骨髓型急性放射病及其以上的受照人员,应尽早采取药物预防。目前研究的辐射防护药物很多,因有的药物防护效价低、有的作用时间短、有的毒副作用大等因素,使用受限制。筛选出以下辐射防护药物:

(1)含巯基类化合物:盐酸胱胺、抗放利(DMDT)、γ氨丙基氨乙基硫代磷酸(WR-2721)。

(2)雌激素类药物:雌三醇、炔雌醇等。

(3)中药408片。

二、外照射亚急性放射病

外照射亚急性放射病是指人体在较长时间内(数周至数月,一般在5周至5个月左右)连续或间断受到较大剂量外照射所引起的全身性疾病。通常起病隐袭、分期不明显,不伴有无力型神经衰弱综合征,临床上以造血功能障碍、全血细胞减少为主,根据症状及造血功能损伤程度分为轻、重两度。

(一)职业接触

总结国内外七起引起亚急性放射病的辐射事故,此病的发生多为放射源丢失引起较长时间内受照射和生活中用放射源故意伤害他人的非职业接触的照射事件。

(二)病理及发病机制

造血器官是辐射敏感组织,电离辐射作用后使造血组织增殖能力破坏或抑制,由于造血干细胞损伤,幼稚细胞变性坏死,从而导致成熟血细胞数减少和形态的改变,加上成熟血细胞受射线作用后又不断变性坏死,导致骨髓等造血组织出现空虚和萎缩。亚急性放射病的主要病理过程为造血组织的损伤和破坏,形成以造血细胞减少或全血细胞减少、骨髓增生减低等相应症状为特点的全身性疾病。其损伤程度随照射剂量的增加而加重,同时存在染色体稳定性畸变和非稳定性畸变,明显的微循环障碍,可有免疫及生殖功能异常。

国内外亚急性放射病病例是在数周或数月(5周至5月左右)内受到贯穿辐射连续或间断大剂量外照射,逐渐出现的造血组织损伤,发展成全血细胞减少和继发性再生障碍性贫血,累积剂量达1.0～47.0Gy。这组病例的共同特点是剂量率相对低于外照射急性放射病而又高于外照射慢性放射病,临床上没有明显的初期反应及典型的分期,故其临床表现不同于外照射急性放射病,也不同于外照射慢性放射病。此外,亚急性放射病起病较慢、隐袭、病程较长,形成的造血功能障碍不易恢复,临床上一般出现与全血细胞减少程度相应的症状,形成一组特殊类型的全身性疾病。

(三)临床表现

1. 症状及体征　外照射亚急性放射病以造血组织损伤为主,由于照射剂量率低、持续时间较长,造血组织处于破坏和修复相间进行的过程。临床上出现全血细胞减少、骨髓增生减低相关的临床表现,轻者仅有头晕、乏力、精神萎靡、食欲不振,稍重者可出现心慌、气短、皮肤黏膜出血,重者出现血尿、消化道出血等内脏出血表现,且易并发感染、发热等症状。因本病发病隐袭,临床经过时相性不明显,无明显的恶心、呕吐等骨髓型急性放射病的初期反应,亦观察不到急性放射病明显的临床分期。

亚急性放射病病人脱毛发一般不明显,部分病人可见甲床色素沉着。如有局部近距离受照,短时间内剂量较大时亦可出现局部脱毛,甚至引起局部放射性皮肤损伤。

2．实验室检查

（1）血液学检查

1）血常规：轻者出现白细胞减少或白细胞、血小板减少；重者全血细胞减少。治疗恢复时白细胞先回升，血小板恢复较慢。

2）骨髓检查：骨髓有核细胞减少，增生减低或重度减低，三系至少有一系或二至三系血细胞增生减低，红系抑制往往重于粒系，非造血细胞增加。粒细胞可见胞体肿大、核肿胀、染色质疏松、胞浆空泡、颗粒分布不均和双核。红系细胞可见双核、畸形核和点彩红细胞等改变。无论红系或粒系的有丝分裂指数均降低。

（2）免疫功能：外周血淋巴细胞转化试验率降低。细胞免疫功能下降，T细胞亚群CD4/CD8比值降低。

（3）生殖功能：男性病情轻者出现精子计数及活动度减少，重者出现精子缺如，造成终生不育。

（4）细胞遗传学检查：外周血淋巴细胞染色体畸变率显著增高，畸变类型既有近期受照射诱发的非稳定性畸变，同时又有早先照射残存的稳定性畸变。外周血淋巴细胞微核率显著升高。染色体畸变率和微核率升高的程度与受照累积剂量有关，剂量越大升高越明显。

（5）微循环检查：甲皱微循环管袢弯曲异常，细长、变粗、局部扩张、丛状排列和数量减少，个别管袢内可见红细胞聚集和血流缓慢；眼底血管可见出血、渗出。

（四）诊断及鉴别诊断

1．诊断

（1）诊断原则：依据受照史、受照剂量、临床表现和实验室检查所见，结合既往健康档案综合分析，并排除其他疾病后方能作出诊断。并依据《外照射亚急性放射病诊断标准》（GBZ 99—2002）作出分度诊断。

（2）诊断要点

1）受照剂量：在较长时间（数周～数月）内连续或间断累积接受大于全身均匀剂量1Gy的外照射。

2）临床表现：轻者逐渐出现头晕、乏力、食欲不振、精神萎靡等症状，重者伴有心慌、气短、发热、出血等症状。

3）实验室检查：

①全血细胞减少。

②骨髓检查增生减低，如增生活跃须有巨核细胞明显减少及淋巴细胞增多。

③外周血淋巴细胞染色体畸变中有非稳定性畸变和稳定性畸变。

④可伴有免疫功能低下、生殖功能低下和凝血机制障碍等。

（3）分度标准

1）轻度外照射亚急性放射病：

①发病缓慢，自觉症状及贫血、感染、出血较轻。血象下降较慢，骨髓有一定程度损伤。

②血象：血红蛋白男性＜120g/L，女性＜100g/L，白细胞计数＜4.0×10⁹/L，血小板计数＜80×10⁹/L。早期可能仅出现其中1～2项异常。

③骨髓象：骨髓至少有一个部位增生低下，粒系、红系、巨核系中一系或二至三系减少，其中巨核细胞明显减少。

④脱离射线，积极治疗后可望恢复。

2）重度外照射亚急性放射病：

①起病较快，头晕、乏力、胸闷、心悸、气短、食欲减退等症状较明显，血细胞减少呈进行性加重，常伴感染、发热、出血。

②血象：血红蛋白＜80g/L，网织红细胞＜0.5%，白细胞计数＜1.0×10⁹/L，中性粒细胞绝对值＜0.5×10⁹/L，血小板计数＜20×10⁹/L。

③骨髓象：多部位增生减低，粒系、红系、巨核系三系造血细胞明显减少，非造血细胞增多，如增生

活跃须有淋巴细胞比值增多。

④脱离射线，积极治疗后，恢复缓慢且不完全，或不能阻止病情的发展、恶化，有转化为骨髓增生异常综合征（MDS）和白血病，或经 MDS 最终再转化为白血病的可能，预后差。

2. 鉴别诊断

（1）与急性、慢性放射病相鉴别：从致病条件、起病方式及病程经过看，亚急性放射病是介于急性与慢性放射病之间的一类放射性疾病，可以从受照时间的长短、剂量率、累积剂量、起病方式、临床表现及外周血淋巴细胞染色体畸变类型等方面鉴别。

（2）与其他血液疾病的鉴别：亚急性放射病以全血细胞减少及骨髓增生减低为主要表现，故需要与原发性再生障碍性贫血及其他具有全血细胞减少的疾病如阵发性睡眠性血红蛋白尿（PNH）、骨髓增生异常综合征（MDS）、急性白血病、骨髓纤维化、恶性组织细胞病相鉴别。亚急性放射病细胞遗传学指标外周血淋巴细胞染色体畸变有其特殊的改变。

（五）治疗

亚急性放射病治疗根据病情轻重多采用综合对症治疗，其中促进造血功能恢复是关键性措施。

1. 脱离射线接触，避免应用不利于造血系统的药物。

2. 白细胞 $<1.0×10^9/L$ 时，应入住层流洁净病房，进行全环境保护。

3. 促进造血功能的恢复，可联合应用男性激素或蛋白同化激素（如康力龙、安特尔）与改善微循环功能的药物（如 654-2）。

4. 贫血可输注压积红细胞，血小板减少者可输注血小板。重度病人根据血细胞减少的程度可应用造血刺激因子（G-CSF 或 GM-CSF、IL-11、EPO、TPO）。

5. 增强机体免疫功能可应用丙种球蛋白。

6. 抗感染、抗出血等对症治疗。

7. 注意休息，加强营养，给予高蛋白、高热量、高维生素易消化饮食等支持治疗。

8. 中医中药治疗。

9. 心理干预等特殊治疗。

（六）预防

亚急性放射病多由放射源丢失事故引起。因此，严格遵守放射防护法律法规的要求，加强对放射源的监督管理，防止放射源丢失事故发生。对闲置不用的放射源要妥善保存，不得乱丢、乱放，不准擅自处置；运输放射源时，要有符合要求的运输工具和设备，防止中途丢失或泄漏；贮存放射性同位素的场所必须采取有效的防火、防盗、防泄漏的安全防护措施，并指定有专人保管。同时加强对放射工作人员放射防护知识培训和法律法规教育。

三、外照射慢性放射病

外照射慢性放射病是指放射工作人员在较长时间内连续或间断受到超当量剂量限值的外照射，达到一定累积剂量后引起的以造血组织损伤为主并伴有其他系统改变的全身性疾病。慢性放射病是由前苏联提出命名的，慢性放射病的命名和概念并未被国际承认，慢性放射病作为一个单独的疾病未被疾病的国际分类法（ICD）和"疾病、创伤和死亡原因的国际分类法指南"所列入。目前对慢性放射病存在不同的看法，除前苏联和我国外，未见欧美和日本等国有关此病的报道，国际辐射防护委员会（ICRP）和联合国原子辐射效应科学委员会（UNSCEAR）等的文件也未提到慢性放射病的问题，他们将某些损伤划入确定性效应之中，如：白内障、皮肤损伤、造血系统损伤等，而将另一些损伤如白血病、皮肤癌等列入随机性效应中。

（一）职业接触

X 射线、γ 射线和中子等来自体外的贯穿辐射照射是外照射慢性放射病的特异致病因子。职业性外照射慢性放射病主要见于长期从事放射性工作，不注意防护或违反安全操作规程的人员；也见于核辐射事故时在放射性沾染区内停留过久而未采取有效防护措施的人员。在新中国成立前后，我国由于对射线防护措施不周,致使一些放射工作人员受到慢性放射损伤,20世纪80年代以后,仅有散在的人员诊断为慢性放射病。

(二)病理及发病机制

电离辐射可引起造血系统、生殖及免疫系统等辐射敏感组织、器官细胞死亡,从而导致相应组织、器官的功能障碍。正常情况下,长期从事放射工作的人员,由于剂量率低,作用时间长,机体对射线的损伤作用有一定的适应和恢复能力,而且修复能力占优势,所以损伤效应不明显,可仅有轻微的神经衰弱症候群。如果防护条件不好,受超剂量限值的较高剂量率的长期慢性照射,如射线的损伤作用超过机体的修复能力,当累积剂量当量达到或超过1.5Gy时,可发生慢性放射病。出现无力型神经衰综合征、引起造血系统、生殖系统、免疫系统等损伤。慢性照射作用于机体产生的生物效应较急性照射受到更多因素的影响,除了受辐射的类型、照射方式、剂量率高低等因素的影响外,还因个体对辐射的敏感性、年龄、性别、个体的一般状态、营养状况及有无慢性疾病等条件不同而表现差别较大。

(三)临床表现

1. 症状及体征　临床特点是症状多、阳性体征少,症状早于外周血象的改变,主要表现为头痛、头晕、疲乏无力、耳鸣、睡眠障碍、记忆力减退、食欲减退等无力型神经衰弱症候群及易激动、心悸、气短、多汗等自主神经功能失调。随病情进展,可出现出血倾向、脱发等。男性患者可出现性功能减退,女性可有月经紊乱,表现为经期延长、周期缩短或月经减少甚至闭经等。部分病人查体可见精神差、皮肤干燥、脱屑、粗糙、色素沉着、毛发脱落、稀疏、无光泽,皮肤黏膜出血点、紫癜、心律不齐、血压波动、眼晶状体后囊下可见浑浊点等。

2. 实验室检查

(1)造血系统:外周血象变化早于骨髓,外周血中以白细胞变化为最早。接触射线后白细胞数逐渐减少,以后持续低于正常值下限。少数病例白细胞数增多,持续在高于正常值波动,有的维持数月或数年。白细胞分类改变主要为中性粒细胞减少,淋巴细胞相对增多,嗜酸粒细胞、单核细胞亦可增多。白细胞形态可出现异常。受照剂量较大的病例可看到血小板减少和贫血。

骨髓检查在早期不出现明显变化,稍后可见以粒细胞系为主的增生低下或成熟障碍。晚期,粒红细胞和巨核细胞系统均呈再生低下改变。慢性放射病初期骨髓贮存池粒细胞释放障碍或边缘池粒细胞分布增多,骨髓象呈增生活跃,而外周血白细胞减少。随着病情发展,多能干细胞向粒系祖细胞分化受阻,出现骨髓增生不良。脱离射线接触1~3年,骨髓象逐渐恢复,如照射剂量较大,骨髓象仍可处于增生低下。

(2)内分泌系统:早期内分泌系统无明显改变,晚期部分病人出现肾上腺皮质和甲状腺功能减低。

(3)生殖系统:男性可见精子数量减少,精子活动度减弱,死精和畸形精子增多;女性雌激素水平降低,卵巢功能减退。

(4)免疫系统:细胞免疫、体液免疫功能均可降低。

(5)外周血淋巴细胞染色体畸变率及微核率检查可作为慢性放射病参考指标,有些病人此两项指标增高。

(四)诊断及鉴别诊断

1. 诊断

(1)诊断原则:外照射慢性放射病目前尚无特异性诊断指标,必须根据职业受照史、受照剂量、临床表现和实验室检查,结合健康档案进行综合分析,排除其他因素和疾病方能作出诊断。依据《职业性外照射慢性放射病诊断》(GBZ 105—2017)作出分度诊断。

(2)分度诊断标准

1)外照射慢性放射病Ⅰ度:应具备以下条件:

①有长期连续或间断超剂量限值照射史,一般≥5年,年剂量率≥0.25Gy/年且全身累积剂量≥1.50Gy。

②接触射线前身体健康,接触数年后出现明显的无力型神经衰弱症状,其症状消长与脱离及接触射线有关。

③可有出血倾向。

④接触射线前造血功能正常，接触数年后，血象经多次动态观察证明造血功能异常。主要表现为白细胞持续低于 $3.5×10^9/L$ 以下，以粒细胞的数量减少为主，可伴有血小板减少；骨髓增生活跃或偏低下，或某一系细胞生成不良或成熟障碍。

⑤脱离射线和积极治疗后可减轻或恢复。

2）外照射慢性放射病Ⅱ度：除具备Ⅰ度的剂量要求外，有下列各项可诊断。

①有较顽固的自觉症状，明显的出血倾向。

②白细胞数持续≤$3.0×10^9/L$，伴有血小板减少。

③骨髓增生低下。

④可伴有下列一个系统检查异常：

a. 免疫功能降低：具有体液免疫降低、细胞免疫降低、淋巴细胞转化率降低其中一项者。全身抵抗力下降、易感冒。

b. 生殖功能降低。

c. 肾上腺皮质功能降低：指血浆皮质醇降低，24 小时尿 17- 羟类固醇和 17- 酮类固醇降低，可有皮肤黏膜色素沉着。

d. 甲状腺功能降低：血清 T_3、T_4 多次检查低于正常，TSH 高于正常。

e. 物质代谢紊乱：蛋白质、糖代谢异常。

⑤脱离射线及积极治疗后恢复缓慢。

2. 鉴别诊断 由于外照射慢性放射病临床表现的非特异性，以及人体受照剂量不易估算，故须与其他疾病相鉴别。

（1）无力型神经衰弱症候群：应与一般的神经衰弱、内耳眩晕症、更年期综合征等相鉴别。

（2）造血系统改变：应与白细胞减少症、血小板减少症、脾功能亢进、缺铁性贫血、营养不良性贫血、原发性再生障碍性贫血、阵发性睡眠性血红蛋白尿、骨髓增生异常综合征以及因感染（如病毒）、某些药物、其他化学物质（如慢性苯中毒等）引起的血液学改变相鉴别。

（五）治疗

1. 一般治疗 根据病情暂时脱离或永久调离射线工作。加强营养、补充多种维生素，适当进行体育锻炼，增强机体抵抗力。加强沟通，使病人正确对待疾病，消除恐惧心理，树立战胜疾病的信心。

2. 对症治疗

（1）中西医结合治疗：头晕、头痛可给予镇脑宁、养血清脑颗粒、天麻等中成药；失眠、多梦、睡眠障碍者可应用安神、镇静、调节自主神经功能等药物，如安神补脑液、甜梦口服液、酸枣仁、舒乐安定、谷维素、复合维生素 B 等；疲乏无力者应用五味子、黄芪、党参、白术、茯苓、熟地、当归等；可采用健脾、补肾、活血化瘀处方。

（2）白细胞减少的治疗：轻者可给予维生素 B_4、肌苷、茜草双酯、利血生、鲨肝醇、参芪片、地榆升白片、生血宝合剂等；白细胞低于 $2.0×10^9/L$ 者，可考虑应用造血刺激因子，如 GM-CSF 和 G-CSF，近期效果好，远期效果欠佳；合并贫血者可根据检查结果补充铁剂、维生素 B_{12} 和叶酸；外照射慢性放射病Ⅱ度出现全血细胞减少、骨髓增生低下者可应用丙酸睾丸酮或康力龙雄性激素，或免疫抑制剂环孢素等。

（3）免疫功能降低的治疗：可给予丙种球蛋白、胸腺肽等提高免疫力，同时改善疲乏无力等症状。

（4）内分泌功能减弱的治疗：男性性欲减退者应用安雄或丙酸睾丸酮，中药肾气丸、补肾强身片等；肾上腺皮质功能低下者可用糖皮质激素强的松、阿赛松等，长时间用药时注意糖皮质激素的副作用；甲状腺功能低下者可服用优甲乐片，根据临床症状和甲状腺功能检查结果调整用药剂量。

（5）控制感染、出血：外照射慢性放射病患者易合并呼吸道、泌尿道感染，病原菌有病毒、细菌、真菌等，可以根据细菌培养及药敏试验有指征应用抗生素治疗。对出血患者可应用止血敏、安特诺新、对羧基苄胺等药物。

（6）其他治疗：临床观察慢性放射病患者应用丹参、川芎嗪、黄芪等药物可改善微循环、促进造血功能恢复。

（六）预防

外照射慢性放射病是完全可以预防的疾病，严格控制受照剂量低于个人剂量限值是关键。加强对放射工作人员放射卫生相关法律法规的教育和放射防护知识的培训；提高放射工作人员的专业技术水平，缩短操作时间，减少不必要的照射；重视个人防护，按要求佩戴个人防护用品，严格遵守操作过程；建立消除放射性核素沾染制度等；做好工作场所和设备的辐射监测工作，做出卫生学评价，提出改进意见和建议；根据放射工作人员职业健康监护管理办法的要求做好放射工作人员职业健康检查和个人剂量监测工作，建立健康监护档案，结合个人剂量监测结果进行分析，提出医学建议，及时发现职业禁忌征和疑似职业病，预防职业病的发生。

四、内照射放射病

内照射放射病是指一次或短时间（数日）内放射性核素进入人体，或在相当长的时间内，放射性核素多次、大量进入人体，使全身受到均匀或比较均匀的内照射，有效累积剂量当量大于1Sv，或者放射性核素摄入量超过其相应的年摄入量限值几十倍以上而引起的全身性疾病。它包括内照射所致的全身性损伤和该放射性核素沉积器官的局部损伤。

（一）职业接触

1. 核设施及放射性核素开放性生产使用　在核工业反应堆、核燃料后处理及放射性核素开放性生产使用中，放射工作人员不注意防护或违反安全操作规程，放射性核素可通过呼吸道、胃肠道、皮肤或伤口进入体内造成放射性核素内污染。核设施单位发生事故时，可以造成放射性物质的释放，进入体内引起放射性核素内污染。进入体内的放射性核素成为内照射源，对人体产生持续性照射。核反应堆事故释放有重要生物学意义的放射性核素有^{131}I、^{144}Ce、^{137}Cs、^{90}Sr、^{239}Pu等。

2. 放射性同位素应用　放射性同位素在医学、科研、工农业等领域的开发性应用和意外事故是目前放射性核素内污染最常见的原因。通常涉及的放射性核素有^{125}I、^{131}I、^{90}Y、^{90}Sr、^{179}Tm、^{147}Pm和^{32}P等。

3. 核试验和核战争　核试验和核战争时，如未采取有效防护措施的条件下，在放射性沾染区停留过久，或长期处于核爆炸后的下风向、早期落下灰沉降区，放射性尘埃（主要为^{137}Cs和^{90}Sr）可造成人体的严重污染；贫铀武器的使用可造成贫铀通过呼吸道、消化道、皮肤伤口进入体内，造成参战人员的污染。

（二）病理及发病机制

1. 放射性核素的吸收和分布　进入体内的放射性核素对机体产生持续性照射，经不同途径或方式进入体内的放射性核素首先存在于血循环中，常见的有离子状态、与蛋白结合、形成复合离子或络合离子以及形成氢氧化物胶体等形式。而后，放射性核素随血液循环分散到各器官和组织中。放射性核素在体内的分布大体上分为以下类型：

（1）相对均匀分布，如^{3}H、^{14}C、^{42}K、^{137}Cs等碱族元素。

（2）亲肝性或亲网状内皮系分布，如^{210}Po、^{198}Au、^{232}Th、^{241}Am、^{140}La、^{144}Ce等锕系和稀土族核素。

（3）亲骨性分布，如^{90}Sr、^{226}Ra、^{90}Y、Pu及某些超钚核素、重镧系核素。

（4）亲肾性分布，如铀等。

（5）亲其他器官组织分布，如放射性碘高度选择分布甲状腺，^{65}Zn浓集于胰腺，^{35}S滞留在骨关节等。

2. 病理和发病机制　内照射损伤不同于外照射急性放射病，由于它对机体产生持续性照射和放射性核素选择性分布，导致病程分期不明显和损伤效应主要表现在核素沉积的靶器官。内照射既有电离辐射作用引起的全身性表现，也有该放射性核素作用于特异性靶器官损伤的表现。放射性核素进入体内的吸收、分布和排泄过程较为复杂，沉积在体内的放射性核素所致的生物效应取决于放射性核素沉积的量、辐射类型、核素的物理半衰期、生物半排期以及滞留的器官和组织等。内照射所致的确定性效应，其生物学本质是较大剂量辐射对细胞群体的损伤，原发反应和继发效应同时存在并交错发展，当损伤细胞达到一定程度时发生病理变化,出现结构和功能的改变,临床上出现可察觉的症状体征和实验室指标的变化。各个器官组织病变的共同特征是炎性变化、出血、坏死等破坏性改变和后来的代偿性修复,如纤维化等,导致器官功能低下。由于不同靶器官或组织的辐射敏感性及功能的不同,其临床表现也各不相同。放射性碘主要沉积在甲状腺,远期可出现甲状腺炎、甲状腺功能低下;放射性锶、镭主要沉积在骨骼,引起骨髓造血功能和骨骼的损伤,导致血细胞数量减少,甚至发生再生障碍性贫血,晚期可诱发骨肿瘤;可溶性钚主要沉积于骨骼和肝脏,引起骨髓细胞减少和肝细胞坏死致肝功能异常等变化;吸入难容性钚可引起肺组织出现水肿、出血、广泛性纤维增生;摄入可溶性铀可引起肾小管上皮细胞变性、坏死和脱落,剂量大时引起肾小球坏死,出现肾功能不全。

(三)临床表现

1. 症状体征　内照射放射病根据摄入的放射性核素不同,或产生与外照射急性放射病相似的全身性表现为主,或以该放射性核素靶器官的损害为主,往往伴有放射性核素初始进入体内途径的损伤表现。呼吸道吸入的早期可出现鼻炎、上呼吸道和肺部炎症,食入的病人早期胃肠道症状较重,可出现恶性、呕吐、腹泻、肝区疼痛等症状。

均匀或比较均匀分布于全身的放射性核素,可有不典型的初期反应,如头痛、头晕、乏力、睡眠障碍等神经衰弱综合征。极期骨髓增生低下造血障碍时,出现脱发、感染、出血等症状。度过极期后,大多转为慢性损伤或诱发肿瘤。选择性分布的放射性核素则以靶器官损害为主,同时伴有神经衰弱综合征和造血功能障碍等全身表现。靶器官损害的临床表现因放射性核素不同而各异,放射性碘可引起畏寒、乏力、代谢低下、心动过缓、黏液性水肿甲状腺功能低下和甲状腺结节等表现;亲骨核素可引起骨痛、骨质疏松、骨坏死、病理性骨折、骨肿瘤等;铀可引起水肿、少尿等表现。铀矿工人长期吸入氡及其子体可发生肺癌,引起相应的临床表现。

2. 实验室检查

(1)放射性核素体内测量

1)直接测量:采用全身计数器体外测量整体的放射性活性,如 ^{60}Co、^{137}Cs、^{226}Ra 等。采用肺部计数器测量肺部的放射活性,如 ^{241}Am 等,以上适用于释放 γ 射线或 X 射线的放射性核素。应用低能 γ 射线测量仪监测甲状腺放射性碘的活度,根据测得的计数率和测定时间推算放射性核素的摄入量和内照射剂量。

2)间接测量:对于不发射 γ 射线或只发射低能量光子的某些放射性核素,分析排泄物和其他生物样品中的放射性核素是经济、简便且实用的检测方法,包括尿、粪、血、呼出气、毛发、鼻拭物等样品。如测定尿中的铀、钍、氚;测定粪便中的镭、锶;测定呼出气中的氡和氚的含量,可估算镭和钍的体内污染量;测定毛发中的 ^{210}Po 和 ^{210}Pb 等。由于放射性物质在体内排泄速度较快,因此,对胃内容物、血、尿和粪便的放射性测量必须尽早进行,并多次取样检测,以明确是否有内污染,并准确估算体内负荷量。尿中放射性核素测量是最常用的方法。

(2)血液学检查:血常规和血细胞形态的改变,血细胞数目减少,重者出现骨髓增生低下。

(3)放射性核素蓄积靶器官的功能检查

1)亲骨性核素:血常规、骨髓检查;骨骼 X 射线影像学检查。

2)亲肾性核素:泌尿系超声和肾功能检查。

3)亲甲状腺核素:甲状腺超声和甲状腺功能检查。

(4)其他检查:根据病情需要,增加肝功能、免疫学、内分泌学、外周血淋巴细胞染色体畸变率和微核率等检查。

(四)诊断及鉴别诊断

1. 诊断

(1)诊断原则:经物理、化学等手段证实有放射性核素进入体内,一次或短时间(数日)内进入体内的放射性核素使全身在比较短的时间内受到均匀或比较均匀的照射,有效累积剂量当量大于 1.0Sv,或在相当长的时间内放射性核素连续多次进入体内,机体放射性核素摄入量超过相应的年摄入量限值几十倍以上。其临床表现和实验室检查与外照射急性放射病相似，或以放射性核素靶器官的损害为主，伴有核素进入体内途径损伤的表现，经综合分析，排除其他疾病，依据《内照射放射病诊断标准》（GBZ 96—2011）进行诊断。

（2）临床诊断要点：内照射放射病是极少见的疾病，诊断首先需要明确有开放性放射性物质接触史，经放射性测量和剂量估算证实存在严重的放射性核素内污染，估算放射性核素摄入量和受照剂量达到诊断要求。其次，要有放射性核素初始进入体内途径的损伤表现和该核素所致的特征性效应，如类似外照射急性放射病的全身性表现，或以放射性核素所致靶器官损害为主，同时伴有神经衰弱症候群和造血功能障碍等全身表现。内照射放射病潜伏期较长，病程发展缓慢，临床分析不明显，可转为慢性损伤。

2. 鉴别诊断　内照射放射病的临床表现无特异性，需要和其他有相似症状的疾病相鉴别。了解有无开放性放射性核素接触史及体内污染监测和内照射剂量估算是鉴别内照射放射病与急性、慢性外照射放射病及其他疾病的关键因素。

造血功能障碍应与白细胞减少症、血小板减少症、再生障碍性贫血、缺铁性贫血、脾功能亢进、肝损伤、病毒感染及药物和化学物引起的造血系统改变等疾病鉴别。神经衰弱症候群应与神经衰弱、类神经症、更年期综合征及化学物中毒所致轻度中毒性脑病等鉴别。胃肠功能紊乱、脱发、全身衰弱、多器官损伤症状应排除系统性红斑狼疮、重金属和细胞毒剂中毒。

放射性核素所致甲状腺、肝脏、骨骼、肾脏等靶器官的损害应与相应器官组织表现相似的疾病鉴别。通过消化道摄入体内的放射性核素，发病初期应与急性胃肠炎相鉴别；通过呼吸道摄入体内的放射性核素，发病初期应与鼻炎、上呼吸道感染、支气管炎和肺炎等疾病鉴别。

（五）治疗

1. 医学处理原则　以抢救生命为首要原则；脱离有开放性放射性核素的场所，及时留取生物样品进行个人剂量监测；及时正确处理体表放射性核素沾染；在有预防放射性核素污染扩散的条件下转运至放射损伤救治专科治疗；有针对性、有计划地进行放射性核素的阻吸收、加速排出和对症治疗等综合救治措施；注意心理救助。

2. 一般治疗　加强营养、注意休息，给予高蛋白、高维生素饮食；补充多种维生素、叶酸、肌苷、辅酶A等药物；应用养阴益气中成药，如六味地黄丸、生脉散等。

3. 对症治疗　不同放射性核素所致损伤不同，根据病人的临床表现，给予综合对症、支持治疗。如营养调节神经、促进造血功能恢复、抗感染、提高机体免疫力、纠正水电解质酸碱平衡紊乱、保护肝、肾功能及改善甲状腺功能等。出现各器官系统的损伤按相应专科救治原则处理。

4. 特殊治疗

（1）减少放射性核素的吸收

1）减少放射性核素经呼吸道的吸收：首先用棉签拭去鼻腔内的污染物，剪去鼻毛，向鼻咽腔喷血管收缩剂，如1%麻黄素溶液，后用大量的生理盐水反复冲洗鼻咽腔。减少下呼吸道的吸收可用祛痰剂。吸入难转移性放射性核素量超过100个年摄入量限值（ALI）值时，可酌情应用肺灌洗治疗。

2）减少放射性核素经胃肠道的吸收：漱口、机械或药物催吐，必要时用温生理盐水或10%活性炭混悬液洗胃。放射性核素食入3～4小时后，常用灌肠或口服缓泻剂，如服用含10～20g硫酸镁溶液300～400ml，再分次饮水500～1000ml。但孕妇、急腹症者禁用，肾功能不全者慎用。某些放射性核素可选用特异性阻吸收剂，如可以普鲁士蓝清除铯的污染，褐藻酸钠对锶、镭、钴等具有较好的阻吸收效果，锕系和镧系核素可口服氢氧化铝凝胶等。医用活性炭能吸附多种核素，一次口服10g，用适量水混合配制。

3）减少放射性核素经皮肤、伤口的吸收：应尽早对污染放射性核素的皮肤进行局部、全身正确的洗消，对伤口用大量生理盐水冲洗除沾染，必要时清创、切除。去污时避免污染面积扩大，严防皮肤擦伤，忌使用促进放射性核素吸收的洗消剂。去污效果不佳时，可针对放射性核素的性质，选用表面活性剂、络合剂，如柠檬酸钠、DTPA等。

4）减少甲状腺吸收放射性碘：碘化钾可阻止从各种途径进入体内的放射性碘沉积于甲状腺，同时促进已蓄积体内的放射性碘的加速清除，但效果与服用时间有关。在摄入放射性碘同时或摄入前 24 小时内服用效果最佳。

（2）加速放射性核素的排出：放射性核素进入体内后的治疗药物可分为以下几类。

1）阻断剂：使特定组织中的稳定元素代谢处于饱和后降低相应的放射性核素摄入的一种制剂。如稳定性碘阻止甲状腺吸收放射性碘，在放射性碘摄入前或摄入后即可服用防护效果最佳，最迟在摄入 6 小时内服用。用量：成人每日一次，每次 100mg（1 片），连续一般不超过 10 天；儿童和青少年用量为成人 1/2；婴幼儿用量为成人 1/4。

2）稀释剂：是指摄入大量稳定性元素或化合物对摄入的放射性核素起稀释作用，从而降低放射性核素沉积量的一种制剂。如饮水使摄入氚的半减期缩短；稳定性锶是能降低放射性锶吸收的稀释剂。

3）置换剂：是指不同原子序数的非放射性元素在吸收部位成功地与放射性核素竞争，从而降低放射性核素的沉积。如静脉点滴或口服钙可增加尿中放射性锶和钙的排出。

4）动员剂：是指那些通过增加自然转化速率而使放射性核素从体内释放的一类制剂。在摄入放射性核素后立即使用动员剂效果最好，随着时间的延长，效果降低。常用的动员剂有抗甲状腺制剂、利尿剂、甲状旁腺素制剂、祛痰剂、激素等。

5）络合剂：一些有机化合物通过它在体内与金属络合作用而增加其排除，络合剂多为有机酸，能与有毒金属络合成稳定的非解离的复合物，这些可溶性的复合物迅速经过肾脏排除体外。理想的络合剂应具备水溶性、毒性低、在体内不参加代谢、稳定性好、亲脂性强、易出入细胞内外、可与组织中的有毒金属络合、使用方便、价钱低廉等条件。常用络合剂有巯基络合剂：MPS（二巯丙磺钠）、DMS（二巯基丁二酸钠）；氨羧基络合剂：EDTA（乙二胺四醋酸）、DTPA（二乙烯三胺五醋酸）；其他络合剂：PA（青霉胺）、DFOA（去铁酰胺）。使用最广泛、高效广谱的络合剂是二乙烯三胺五醋酸三钠钙（DTPA-CaNa$_3$）和二乙烯三胺五醋酸三钠锌（DTPA-ZnNa$_3$），对稀土族元素 ^{90}Y、^{140}La、^{144}Ce、^{147}Pm 和锕系核素 ^{241}Am、^{239}Pu、^{232}Th 等的促排效果明显，对 ^{65}Zn、^{95}Zr 也有促排效果。二巯丙磺纳对 ^{210}Po 有较好促排效果，且副作用小。络合剂选药要适当，用药途径要合理，早使用，短疗程，间歇给药，防止过络合反应。同时注意补充微量元素、注意肾功能的变化，用药前后留尿测量放射性量。当摄入放射性核素时使用络合剂的时间越早效果越好，因为大多数的络合剂仅仅与处于细胞外液中的金属离子结合，对已经沉积于细胞内的放射性核素不起作用。

5. 远期医学观察　对内照射放射病病人，应进行长期系统的医学观察，特别是该放射性核素主要沉积的器官和系统，对发现的损害进行有效的治疗。在长期医学观察中，特别应对放射性核素诱发有关器官或组织恶性疾病发生率的增高予以注意，如放射性锶、镭主要沉积在骨骼，晚期可诱发骨肿瘤；铀矿工人长期吸入氡及其子体可发生肺癌。收集完整的剂量、临床及病理资料，积累放射远期效应的人类证据。

（六）预防

核设施及放射性核素开放性生产、应用单位要严格执行许可制度，建立切实可行的放射防护操作规程和安全管理规章制度，避免事故发生；配备必要的放射防护用品；设置放射防护管理机构和专职人员；贮存放射性同位素的场所必须采取有效的防火、防盗、防泄漏的安全防护措施，指定专人保管；加强对放射工作人员放射防护知识培训和法律法规教育；制定核与辐射事故应急预案。

核事故情况下，采取适当的防护措施可减少人员受照剂量，防范内照射放射病发生。事故发生后短时间内采取隐蔽、服用稳定碘、撤离、控制出入、人员体表去污、更换衣服及穿防护服等紧急防护措施；事故后可采取临时性避迁、永久性重新定居、控制食品和饮用水、建筑物和地表消除污染等长期防护措施。

附：内照射放射病案例摘要，见表 11-2-4。

表 11-2-4　12 例内照射放射病案例摘要

放射性核素	病例	摄入量和剂量	主要临床表现	诊断和转归
^{226}Ra	男，23 岁，1960 年食入	75MBq，胃 0.55Gy，小肠 0.5Gy，大肠 8.1～16.4Gy，骨（4 年）>2000Gy	第 3 天入院，血细胞减少，第 4.5 年 X 线检查发现胸骨、右髋骨骨肉瘤。几个月后发现胸骨、骨盆，颌骨均有骨质破坏	中度偏重急性放射病，转为慢性放射病，骨髓增生低下，放射性骨炎，骨肉瘤，4 年 10 个月时死亡
^{137}Cs	女，6 岁，1987 年食入	内照射剂量 3Gy，同时有外照射，总剂量 4～6Gy	事故后第 6 天，血细胞减少；第 9 天，体温 38℃；第 26 天，出现典型的极重度急性放射病临床表现	极重度急性放射病，内、外照射混合型
	男，31 岁，1958 年食入	受照剂量 2.4Gy	3 天后不适，无力；第 14 天脱发，心前区痛；半年后白细胞减少	轻度急性放射病，转为慢性放射病
	男，25 岁，1961 年创伤面吸收	$1.8×10^4$Bq	10 天后血细胞减少；9 个月黄疸、肝功能障碍、无力型自主神经功能衰乱	中度偏重急性放射病，白细胞减少，中性粒细胞减少，血小板减少
^{170}Tm	男，26 岁，吸入	18.5MBq，第 145 天，肺 1.4Gy	第 1 天头痛，食欲丧失；第 3 天恶心，上呼吸道充血；第 7 天鼻脓血痂；第 13 天，肝功能障碍；第 21 天、44 天肝大，黄疸	中度偏重急性放射病，放射性肝炎，放射性表皮炎
^{198}Au 胶体	女，73 岁，1969 年静脉注入	7.4MBq，肝 73Gy，肠道（近肝脾处）6Gy，骨髓 4Gy	无初期反应；第 7 天起白细胞减少，全血细胞减少，出血症候群；第 68 天，剧烈头痛，昏迷	极重度急性放射病。骨髓增生不良，脑硬膜和蛛网腔下腔出血，第 68 天死亡
^{3}H	男，37 岁，1963 年吸入	$3.5×10^{11}$Bq 内照射剂量 12Gy	第 2 天有症状，第 24 天出现血疹，极期出现于第 26 天，高烧 39℃，入院第 32 天开始好转	重度急性放射病，骨髓增生低下，出血症候群，5 个月恢复
	1 人	8 年中处理 7500Ci 约 1/2 释放，尿 140～1120μCi/L	无力，恶心，血细胞减少	死于再生障碍性贫血
	3 人	3 年中操作几千居里，尿 ^{3}H，53～117μCi/L	第 3 年开始有乏力，恶心等症状	第 4 年死于骨髓增生低下
^{210}Po	吸入 1954 年	530MBq，13.3Bq（肺），4.5MBq（肾），21MBq（肝）	食入 2d～3d 后严重呕吐入院，无腹泻，全血细胞减少	极重度急性放射病，第 13 天死亡
	I. Alexander 2006 年 11 月食入	0.27～1.4GBq 红骨髓 5Gy，肾 6Gy，肝 8Gy	多器官衰竭，骨髓综合征	极重度急性放射病，2006 年 11 月 23 日死亡

五、放射性皮肤疾病

放射性皮肤疾病是指身体皮肤或局部受到一定剂量的某种射线（X、γ、β 射线、高能电子束和中子等）照射后所产生的一系列生物效应，包括人体皮肤、皮下组织、肌肉、骨骼和器官的损伤。放射性皮肤疾病根据受照时间、受照剂量及临床过程的表现不同，分为急性放射性皮肤损伤、慢性放射性皮肤损伤和放射性皮肤癌。

急性放射性皮肤损伤：身体局部受到一次或短时间内（数日）多次大剂量（≥3Gy）外照射所引起的急性放射性皮炎及放射性皮肤溃疡。

慢性放射性皮肤损伤：局部皮肤长期受到超剂量限值照射，累积剂量一般大于 15Gy，数年后引起的慢性放射性皮炎及慢性放射性皮肤溃疡。或由急性放射性皮肤损伤迁延为慢性放射性皮炎及慢性放射性皮肤溃疡。

放射性皮肤癌：在电离辐射所致皮肤放射性损害的基础上发生的皮肤癌变。

（一）职业接触

随着科学技术的不断发展，电离辐射和原子能日益广泛地应用于工业、农业、科研、医疗和国防等领域，由此造成的放射性皮肤损伤时有发生。多见于应用放射诊断和治疗某些疾病过程中的失误和后遗效应；也见于核工业生产、核反应堆、核电站、辐照加工、工业探伤、放射性实验室和放射源丢失等意外事故；在核战争条件下，体表受到放射性落下灰沾染而未及时洗消或洗消不彻底引起放射性皮肤损伤；在核恐怖事件中，由于使用能释放放射性物质的装置或袭击核设施引起放射性物质的释放，使人体受到放射性物质的沾染。

（二）病理及发病机制

1. 放射性皮肤损伤　皮肤小剂量照射后，表皮和毛囊的基底细胞分裂减少，伴轻度肿胀，表皮下乳头血管扩张，真皮层水肿。大剂量照射后，上皮细胞多呈空泡变，细胞核增大或缩小，真皮层肿胀。久之，细胞崩解，细胞层次减少，汗腺、毛囊上皮萎缩、退变或消失。损伤早期，真皮毛细血管充血、扩张，血流淤滞，血管通透性增加。小血管壁肿胀，出现玻璃样变性，纤维素样坏死，胶原纤维增生等血管内膜炎改变，继而造成血管壁增厚、管腔狭窄或闭塞、血循环障碍，重者导致皮肤溃疡。达到一定剂量照射时，骨的有机质代谢障碍，骨有机质主要成分合成代谢减低，造成骨组织脱钙。同时营养骨的血管受到损伤，发生狭窄或闭塞，造成骨组织营养障碍，加重骨损伤，造成骨细胞变性和坏死，发生骨质疏松、骨坏死或病理性骨折。

2. 放射性皮肤癌　慢性放射性皮肤溃疡或角质突起在放射性皮肤癌的发生中具有重要意义，反复发作、经久不愈的慢性放射性皮肤溃疡或角质突起长期受到炎症刺激，既是一种致癌因素，又是一种促癌因素。溃疡或角质增生边缘鳞状上皮反复退变和再生，既可诱发鳞状上皮的突变，也可促使原有突变基础的表皮细胞癌变，最终演变为癌。近年，应用免疫组化方法对慢性放射性溃疡和放射性皮肤癌研究中发现，p53蛋白功能异常可能与皮肤溃疡的反复发作、经久不愈，最后癌变的机理有关。

（三）临床表现

1. 症状及体征

（1）急性放射性皮肤损伤：根据损伤程度的不同，目前采用四度分类法。每一分度的临床表现又可分为四期：初期反应期、假愈期、反应期和恢复期。

1）Ⅰ度损伤：脱毛。

①初期反应期：局部无任何症状，24小时后可出现轻微红斑，很快消失。

②假愈期：局部无任何症状。

③反应期：3～8周后出现毛囊丘疹、暂时脱毛。

④恢复期：毛发再生，局部无改变。

2）Ⅱ度损伤：红斑。

①初期反应期：受照当时局部可以无任何症状，有的经3～5小时局部皮肤出现轻微的瘙痒、灼热感、轻度肿胀，1～2天后红斑、肿胀暂时消退。

②假愈期：2～6周，局部无任何症状。

③反应期：局部皮肤再次出现瘙痒、灼热、潮红，并逐渐加重，出现二次红斑，持续4～7天后转为恢复期。

④恢复期：红斑转为浅褐色，皮肤稍干燥、脱屑、脱毛等，以上症状一般2～3个月后可以消退，毛发可再生，无功能障碍或不良后遗症。

3）Ⅲ度损伤：水疱或湿性皮炎。

①初期反应期：局部皮肤一过性灼热和麻木感，1～2天后出现红斑、灼痛和肿胀等。

②假愈期：约1～3周，症状逐渐减轻乃至消失，无明显临床症状。

③反应期：局部皮肤再次出现红斑、色泽较前加深，肿胀明显，疼痛加剧，并逐渐形成水疱，初为小水疱，逐渐融合为大水疱，疱皮较薄，疱液呈淡黄色。水疱破溃后形成表浅的糜烂创面。

④恢复期：水疱和创面经适当的处理后，如无感染，一般4～5周后开始出现上皮生长，但较缓慢，新生上皮菲薄、弹性差。经一段时期后常转为慢性改变，如皮肤变薄、毛细血管扩张和皮肤色素减退，与皮肤色素沉着相间呈"大理石"样。毛发脱落不再生长，皮脂腺、汗腺萎缩，排汗功能障碍。反复出现破溃，常形成溃疡。

4）Ⅳ度损伤：坏死、溃疡。

①初期反应期：受照当时或数小时后，局部皮肤出现灼痛、麻木、红斑、肿胀等症状，且逐渐加重。

②假愈期：多数于受照射1～2天后，局部皮肤症状减轻，通常2～3天后进入反应期。重者可以无明显假愈期。

③反应期：局部皮肤再次出现红斑、色泽较前加深，常呈紫褐色，肿胀明显，疼痛加剧，并相继出现水疱和皮肤坏死区，坏死区形成溃疡；

④恢复期：面积小的（直径≤3cm）或相对浅的溃疡，可望愈合。面积大而深的溃疡，逐渐扩大、加深，容易继发细菌感染，愈合极为缓慢，有的完全不愈合，溃疡基底及周围形成瘢痕。重者可累及深部肌肉、骨骼、神经干或内脏器官。位于功能部位的严重损伤常伴功能障碍。

（2）慢性放射性皮肤损伤

1）Ⅰ度损伤：轻者损伤区皮肤干燥、粗糙、轻度脱屑，皮肤纹理紊乱、轻度色素沉着和毛发脱失。重者局部皮肤萎缩、变薄和干燥，可见扩张的毛细血管，色素沉着与脱失相间，呈"大理石"样改变，瘙痒明显，常出现皲裂或疣状增生。常伴有指甲灰暗、增厚、纵嵴、质脆等改变。

2）Ⅱ度损伤：皮肤角化过度或萎缩变薄，失去弹性，毛细血管扩张，较多疣状突起物、或皲裂，伴有指纹紊乱或消失、指甲增厚变形。

3）Ⅲ度损伤：受照射局部在上述病变基础上出现大小不一、深浅不等的溃疡，溃疡边缘不整齐，基底凹凸不平，肉芽生长不良、污秽，常有一层黄白色纤维素样物覆盖。手指萎缩变细，或有角质突起物，指端严重角化与指甲融合。肌腱挛缩或断裂，关节变形僵硬或外露，造成手的功能障碍。

（3）放射性皮肤癌：在原放射性皮肤损伤的部位、慢性皮肤损伤的基础上发生的皮肤癌变，癌变前表现为受损部位皮肤萎缩变薄、粗糙、角化过度、角质突起或长期不愈的放射性溃疡。潜伏期长短不一，多在5～10年左右。

2. 实验室检查

（1）血清酶学检查：局部严重的放射性损伤时，乳酸脱氢酶、肌酸激酶、门冬氨酸氨基转移酶、α-羟丁酸脱氢酶等指标增高。

（2）红外线热成像温度测定：急性放射性皮肤损伤，红斑水肿期温度升高，水疱坏死区温度降低，温度升高越高损伤越重，坏死和溃疡阶段温度降低越明显损伤越重，温度改变的区域与损伤范围基本一致。

（3）影像学检查

1）CT检查和磁共振显像：肌肉、大的血管、骨骼等深层组织受到一定剂量外照射损伤后显示其密度减低。

2）X线检查：受照部位骨质疏松、骨皮质下有局限性骨质吸收、骨小梁呈密度不均、骨代谢异常，可出现病理性骨折等。

（4）骨密度检测：局部一定剂量外照射后，受照部位骨骼显示骨量减少。

（5）病理：放射性皮肤癌病理类型多以高分化鳞状上皮细胞癌为主。

（6）其他检查：血常规、外周血淋巴细胞染色体畸变分析等检查可有异常改变。

（四）诊断及鉴别诊断

1. 诊断

（1）诊断原则：根据明确的射线接触史，受照史，物理剂量模拟检测局部超剂量照射和典型的临床表现，参考辅助检查，排除其他因素所致的类似疾病，综合分析，依据《职业性放射性皮肤损伤诊断》（GBZ 106—2016）做出放射性皮肤损伤的分度诊断，或依据《放射性皮肤癌诊断标准》（GBZ 219—2009）

做出放射性皮肤癌的分期诊断。

（2）急性放射性皮肤损伤分度诊断：根据皮肤受照史、皮肤受照剂量及临床表现进行综合分析做出诊断。皮肤受照后的临床表现及预后与射线种类、照射剂量、剂量率、射线能量、受照部位、受照面积和全身状况等有关。急性放射性皮肤损伤的分度诊断见表11-2-5。

表 11-2-5　急性放射性皮肤损伤分度诊断标准

分度	初期反应期	假愈期	临床症状明显期	参考剂量, Gy
I			毛囊丘疹、暂时脱毛	≥3
II	红斑	2~6周	脱毛、红斑	≥5
III	红斑、烧灼感	1~3周	二次红斑、水泡	≥10
IV	红斑、麻木、瘙痒、水肿、刺痛	数小时至10天	二次红斑、水泡、坏死、溃疡	≥20

（3）慢性放射性皮肤损伤分度诊断：根据皮肤长期受到超过剂量限值的照射、累积剂量一般大于15Gy，受照数年后皮肤及其附件出现慢性病变等临床表现，结合健康档案，排除其他皮肤疾病，经综合分析做出诊断。或由急性放射性皮肤损伤迁延而来，剂量大于5Gy。慢性放射性皮肤损伤的分度诊断见表11-2-6。

表 11-2-6　慢性放射性皮肤损伤分度诊断标准

分度	临床表现（必备条件）
I	皮肤色素沉着或脱失、粗糙，指甲灰暗或纵嵴色条甲
II	皮肤角化过度，皲裂或萎缩变薄，毛细血管扩张，指甲增厚变形
III	坏死溃疡，角质突起，指端角化融合，肌腱挛缩，关节变形，功能障碍（具备其中一项即可）

2. 鉴别诊断　急性放射性皮肤损伤应与一般热烧伤、日光性皮炎、过敏性皮炎、药物性皮炎、甲沟炎和丹毒等疾病相鉴别；慢性放射性皮肤损伤应与神经性皮炎、慢性湿疹、皮肤疣状增生、上皮角化症及其他非特异性溃疡相鉴别；放射性皮肤癌应与非放射性损伤部位的皮肤癌相鉴别。鉴别要点是是否有超剂量射线接触史。

（五）治疗

1. 全身治疗　加强营养，给予高蛋白、高维生素饮食；补充多种维生素增强机体抵抗力；局部疼痛严重时，可使用镇静、止痛药物；局部出现感染时，选用有效的抗生素抗感染治疗；注意维持水、电解质和酸碱平衡，必要时可输入白蛋白、新鲜血液；根据病情需要，可使用各种蛋白水解酶抑制剂、自由基清除剂和增加机体免疫功能药物；可使用活血化瘀和改善微循环的药物。

2. 局部治疗

（1）急性放射性皮肤损伤

1）I度损伤：无需特殊处理，注意避免局部皮肤遭受摩擦等机械刺激，禁止使用对皮肤刺激性较强的药物，防止紫外线、红外线照射。

2）II度损伤：初期处理与I度损伤基本相同。红斑反应时可以选用止痒清凉油、5%苯海拉明霜、维生素B_{12}等药物，以减轻红肿、灼痛等症状。

3）III度损伤：初期处理与I度、II度损伤基本相同。极期疼痛明显时，可应用维生素B_{12}、硼酸溶液及氯己定溶液冷敷。形成水疱、表皮松解脱落时，积极处理创面，预防感染，促进创面愈合。损伤面积小、水疱张力不大时，可以保留疱皮，让其自行吸收、干瘪。较大或张力大的水疱，应在无菌操作下穿刺排液，然后加压包扎。如疱液浑浊、周围有炎症反应或水疱已破溃时，要剪除疱皮，防止感染加重。糜烂性创面，可以选用维斯克溶液、放射烧伤膏、溃疡油、复生膏等换药。继发感染时，选用庆大霉素、阿卡米星等抗生素溶液湿敷，必要时根据细菌培养和药敏试验选用有效抗生素。

4）Ⅳ度损伤：早期处理与Ⅲ度损伤相同。极期，根据病情发展采取相应措施，原则是镇静镇痛、防治感染和促进创面愈合。有效地镇痛是局部严重放射性皮肤损伤早期处理的重要环节。实践证明，早期封闭创面是解除疼痛的主要措施之一，用各种生物敷料暂时覆盖创面，可以收到良好的镇痛效果。Ⅳ度损伤创面难以愈合，应采取早期切除，并以各种自体组织移植的方法修复创面。

（2）慢性放射性皮肤损伤：针对不同程度的慢性放射性皮肤损伤采取相应的措施。对于慢性放射性皮炎，注意避免各种物理、化学因素的刺激，局部选用止痒、滋润皮肤的中性油质药物，如止痒清凉油、氢地油等；对过度角化、疣状增生时，可应用中草药泡洗；对于慢性放射性溃疡，应加强换药、控制感染，局部可使用维斯克溶液或含有超氧化物歧化酶（SOD）、上皮生长因子（EGF）和含锌的抗生素类霜、膏，配合使用 α_2- 巨球蛋白制剂，促进创面加速愈合。较小、较浅的溃疡，感染基本控制后选用活血生肌、促进愈合的药物；对于较深、经久不愈的溃疡，一旦感染基本控制，争取尽早手术治疗；损伤区因瘢痕畸形有功能障碍者应及时手术，恢复功能。

（3）放射性皮肤癌：慢性放射性皮肤损伤局部出现反复不愈的溃疡或角质异常增生，疑有恶性变时，应及时手术，一旦确诊为放射性皮肤癌，应尽早彻底手术切除。放射性皮肤癌局部应避免接触射线，不宜放射治疗。

（六）预防

放射工作人员应严格遵守操作规程，防止辐射事故发生；加强防护措施，定期进行职业健康检查；对长期接触射线或放射性物质人员应定期随访、密切观察。

六、放射性肿瘤（含矿工高氡暴露所致肺癌）

放射性肿瘤是指接受电离辐射照射后发生的与所受该照射具有一定程度的流行病学病因联系的恶性肿瘤。目前我国能够列入职业病名单中的职业性放射性肿瘤包含肺癌（含矿工高氡暴露所致肺癌）、除慢性淋巴细胞白血病以外所有类型白血病、乳腺癌（限女性）、食管癌、胃癌、结肠癌、膀胱癌、肝癌、甲状腺癌、骨和关节恶性肿瘤。

（一）职业接触

电离辐射职业照射发生在医学、科研、工业、农业、国防等领域中，涉及的工作人员数量愈来愈多。放射工作人员如不注意放射防护、违反操作规程、受到超剂量照射，就可能有罹患放射性肿瘤的风险。常见的职业接触人群有医疗机构从事放射诊疗工作人员；铀矿等核燃料开采、生产、使用人员；工业辐照、探伤、测井等作业人员；非铀矿矿山高氡暴露作业人员等。核与辐射事故中大剂量受照人员发生放射性肿瘤的风险更高。

（二）病理及发病机制

辐射致癌效应是电离辐射的随机效应，发生几率（而非严重程度）与剂量的大小有关的效应。电离辐射通过直接和间接电离导致受照细胞的 DNA 单、双链断裂和碱基损伤。辐射引起细胞 DNA 损伤的数量和程度通常随剂量呈线性增加。机体有较强的修复机制，通过 DNA 修复基因能把大多数损伤的 DNA 修复，未修复或错修复的 DNA 可导致基因突变、染色体畸变和基因组不稳定，进而引起抑癌基因失活，而原癌基因激活，细胞产生恶性转化，形成癌细胞克隆。在癌的发生发展过程中，受机体的防御机制的阻截和遏制，同时也受内外环境诱变源的支持和促进，最后能否发生癌决定于诱发突变的性质和数量；机体防御机制的有效性；内外环境诱变源的促进作用大小。诱发突变的性质和数量与受照剂量有关，而内外环境诱变源的促进作用大小与机体的遗传学特征、心理和身体素质、生活方式等有关。

影响辐射致癌效应的因素有辐射类型、辐射能量、吸收剂量、剂量率、年龄、性别及环境综合因素等，其中最重要的是受照射器官或组织对辐射的敏感性、吸收剂量和剂量率。人体不同组织和器官对辐射致癌作用的敏感性明显不同，敏感性最高的组织是甲状腺和骨髓，以白血病的发生率最多（特别是髓性白血病）。低剂量率则以发生白血病为主。大量调查资料证实，不同年龄的人群其辐射致癌危险系数有明显的差别，总的趋势是危险系数随年龄的增大而减小。性别也是影响辐射致癌危险系数的一个因素，如乳腺癌的增加仅发生于女性。

（三）临床表现

各种放射性肿瘤疾病的症状体征和实验室检查可参阅内科学和外科学相关内容。

（四）诊断及鉴别诊断

1. 诊断

（1）诊断要点：不同于其他放射病的诊断，放射性肿瘤的诊断是病因学诊断，而不是疾病本身的诊断。诊断前提是有射线接触史，临床已确诊患有《职业性放射性肿瘤判断规范》（GBZ 97—2017）中所列的原发性恶性肿瘤，根据《职业性放射性肿瘤判断规范》（GBZ 97—2017）计算的95%可信限上限的病因概率（PC）$PC \geqslant 50\%$，经职业性放射性疾病诊断医师集体会诊做出职业性放射性肿瘤的诊断。

（2）诊断依据：有接受一定剂量电离辐射的照射史和受照剂量的相关资料；受照经一定潜伏期后发生的《职业性放射性肿瘤判断规范》（GBZ 97—2017）中所列的原发性恶性肿瘤（胃癌、结肠癌、肺癌、除慢性淋巴细胞白血病以外所有类型白血病、女性乳腺癌、食管癌、膀胱癌、肝癌、甲状腺癌、骨和关节恶性肿瘤）；且所患肿瘤得到临床确诊；根据患者性别、受照时年龄、发病时年龄和受照剂量，按《职业性放射性肿瘤判断规范》（GBZ 97—2017）附录 B 至附录 E 所列的方法计算所患恶性肿瘤起因于所受照射的病因概率（PC）；按标准附录 F 的方法计算95%可信限上限的 $PC \geqslant 50\%$ 者，可判断为放射性肿瘤。伴随网络技术的有效应用，使放射性肿瘤的病因概率计算显得方便化。

2. 鉴别诊断　肿瘤病因很多，辐射诱发的癌症无法同其他因素诱发的相同部位的癌症相鉴别，无论是自然发生的癌症还是其他因素（如化学因素）暴露引起的癌症。放射性肿瘤的鉴别重点是排除其他因素所致肿瘤。我国职业性放射性肿瘤的病因判断采用美国国立卫生研究院（NIH）提出的病因概率（PC）法。辐射致癌病因概率（PC）是指先前受到一定剂量照射后诱发的某种癌症归因于照射的概率，应用这种统计学方法可对癌症的辐射病因进行定量判断。我国国家职业卫生标准规定只有95%可信区间上限的 PC 值 $\geqslant 50\%$ 才能判定为职业性放射性肿瘤。职业照射复合职业性化学致癌物暴露时，辐射致癌在危险增加中的相对贡献大于 1/2，合计的 $PC \geqslant 50\%$ 者，也可判断为职业性放射性肿瘤。否则，即可排除职业性放射性肿瘤。

（五）治疗

放射性肿瘤的治疗与同部位肿瘤的治疗方法相同，根据原发性恶性肿瘤的种类、分期、分型和肿瘤发展的阶段采取手术、化疗、放疗、靶向治疗及免疫治疗等方法。治疗上可参考各类恶性肿瘤疾病的规范化诊疗指南。

（六）预防

放射性肿瘤属随机效应，其发生几率（而非严重程度）与剂量的大小有关的效应。国际放射防护委员会第 103 号出版物将照射情况分为应急照射、现存照射和计划照射三种，建立了实践和干预的防护体系。其辐射防护目标是防止确定性效应的发生，将随机性效应发生的几率降低到可以接受的尽可能低的水平。并明确了三项放射防护基本原则，即辐射防护正当性、辐射防护最优化和剂量限值及剂量约束。在任何职业照射活动中，要做到遵守法律法规的要求，严格执行许可制度，建立切实可行的放射防护操作规程和安全管理规章制度，防止辐射事故的发生。坚持佩戴放射防护用品，加强放射防护知识培训，做好个人剂量监测及放射工作人员职业健康检查工作，尽可能降低受照剂量，将放射性肿瘤发生的几率降到最低水平。对矿山井下高氡作业工作场所，全部工作人员佩戴个人剂量计，实行连续有效的个人氡暴露监测，对个别高氡暴露的矿工必要时采取轮岗、缩短工作时间等措施。

七、放射性骨损伤

放射性骨损伤是指人体全身或局部受到一次或短时间内分次大剂量照射，或长期多次受到超过剂量当量限值的外照射，所致骨组织的一系列代谢和临床病理变化。根据其病理变化分为放射性骨质疏松、放射性骨髓炎、放射性骨折、放射性骨坏死、放射性骨发育障碍。

1. 放射性骨质疏松　骨组织受到电离辐射以后，骨细胞变性坏死，产生以骨密度减低为主的一系列病理变化过程。

2．放射性骨髓炎　骨组织受到一定剂量电离辐射以后，在骨质疏松的基础上继发细菌感染而产生的炎症改变。

3．放射性骨折　骨组织在骨质疏松和骨髓炎病变的基础上产生骨的连续性破坏。

4．放射性骨坏死　骨组织受到电离辐射以后，骨细胞或骨营养血管损伤，血循环障碍，产生骨块或骨片的坏死。

5．放射性骨发育障碍　骨骺软骨受到电离辐射以后，骨的生长发育障碍，使骨的长度和周径都小于正常发育的骨组织。

（一）职业接触

引起放射性骨损伤的射线主要有 X、γ 和 β 射线等。平时多见于核工业生产、辐照加工、工业探伤、放射性实验室、原子能反应堆和核电站等因违反操作规程或出现意外情况发生辐射事故。从事放射线诊疗工作的职业人群长期受到超过剂量当量限值的外照射。大剂量外照射引起的局部放射性皮肤损伤，常伴有放射性骨损伤。

（二）病理及发病机制

骨组织受到电离辐射后，发生骨组织脱钙、骨细胞变性坏死，出现以骨密度减低为主要病理改变的骨质疏松；若继发细菌感染，则出现炎性改变，发生骨髓炎；骨组织在骨质疏松和骨髓炎病变的基础上可产生骨的连续性破坏，出现病理性骨折；随着骨细胞或骨营养血管的损伤，局部出现血循环障碍，产生骨块或骨片的坏死。若发育期青少年的骨骺受到照射，则可造成骨和软骨发育的迟缓甚至停滞。放射性骨损伤的发病机制仍不十分清楚，目前以射线对骨细胞的直接杀伤和微血管受损伤出现循环障碍的理论为主导。

1．射线直接作用于骨组织　骨骼成骨细胞对射线比较敏感，骨骼中的钙质可使骨吸收的射线比周围软组织多 30%～40%，骨组织如受到 50Gy 照射，骨细胞可全部迅速死亡。射线也会对包括骨内全细胞系如骨细胞、成骨细胞、血管内皮细胞及血管周围的间充质细胞等发生直接损害。

2．骨的营养血管损伤　早期为微血管的功能性改变，如张力减退型张力障碍、坠积性充血和溢血区形成；晚期则发生血管壁增厚、管腔狭窄、血栓形成，最终导致血管腔闭塞，骨营养障碍。

3．相互作用　骨受射线作用后，骨组织出现坏死灶，随后创伤修复过程启动，成骨细胞活动增加，毛细血管急剧增殖，加之一些微小血管的开放，出现了短期的充血及血流量增加现象。随着微血管系统损害的加重，则导致骨微小血管网络的中断、血管数目减少，组织内微循环功能低下而缺氧，成骨受到破坏。低血管、低氧及低组织细胞结构逐步形成，使骨组织维持在代谢低下状态，加重了骨细胞内细胞系的变性坏死。此外，局部软组织溃疡、感染和外伤均可加重骨损伤。

（三）临床表现

1．症状及体征　出现骨损伤者，均伴有皮肤及软组织的放射性损伤，局部皮肤常出现放射性皮炎改变，有的甚至出现深达骨质的溃疡，可伴有不同程度的细菌感染，局部疼痛剧烈，呈持续性，一般止痛剂无效。骨损伤后可出现病理性骨折，多发生在持重骨，骨折发生前一般有程度不同的活动过度、外力作用等诱因，但有时诱因不明显。骨骺增生活跃的儿童（约 6 岁前或青春期儿童）受照后可出现骨发育障碍，表现为局部皮肤无明显放射损伤改变，或伴轻度放射性皮炎改变，但出现骨长度变短，骨干变细。

2．辅助检查

（1）X 线检查：放射性骨损伤的主要检查手段，可判断骨损伤的类别、程度、范围等。

1）放射性骨质疏松：表现为骨小梁稀疏、粗糙，网眼稀疏，有斑片状透光区，骨皮质显著增厚呈层板状或皮质白线消失。

2）放射性病理性骨折：表现为在骨质疏松基础上，骨的连续性破坏，两断端有骨质疏松改变，骨折线一般较整齐。

3）放射性骨髓炎、骨坏死：表现为骨皮质密度减低、变薄、表面不光滑、有不规则破坏伴附近骨质疏松，并可见不规则的斑片状透光区；在骨质疏松区内或骨质断端附近出现不规则的片状致密阴影，夹杂一些透光区。

4）放射性骨发育障碍：表现为长骨向纵向及横向生长皆有障碍，长度变短，骨干变细，皮质变薄。

5）急性骨损伤：早期主要为脱钙、骨质疏松和骨膜反应；重者逐渐出现斑片状虫蚀样改变，骨皮质变薄，甚至残缺不整，骨关节间隙变窄；晚期出现骨质明显稀疏，骨小梁粗糙呈蜂窝状，皮质增厚或变薄和表面不完整，并出现不规则斑片状透光区等。

（2）正电子发射计算机断层显像（PET-CT）：通过组织细胞代谢显像，在大分子、蛋白质、核酸层面上进行的分子影像，并将 CT 得到的解剖结构、血流灌注结合在一起。利用 $^{18}F-NaF$ 这种显像剂能和羟基磷灰石分子的羟基进行化学交换，它在骨骼中的摄取情况可反映骨骼的代谢情况及细胞的活性。

（3）骨密度测定：放射性骨损伤骨密度减低、骨脆性增加。

（四）诊断及鉴别诊断

1．诊断

（1）诊断原则：根据职业史、受照射史、受照剂量、剂量率、临床表现和 X 线影像学和骨密度测定等检查结果，结合职业健康监护档案进行综合分析，排除其他原因所致的骨疾病，依据《外照射放射性骨损伤诊断》（GBZ 100—2010）标准做出放射性骨损伤的诊断。

（2）诊断标准

1）剂量：局部受到一次或短时间（数日）内分次大剂量外照射所引起的受照范围内骨骼损伤剂量参考阈值为 20Gy；长期接触射线引起的骨损伤累积受照剂量参考阈值为 50Gy。

2）分类诊断：放射性骨损伤的分类见表 11-2-7。

表 11-2-7　放射性骨损伤分类及主要临床表现

分类	主要临床表现	
	皮肤改变	X 线影像学征象
放射性骨质疏松	局部有放射性皮炎改变	轻者骨小梁稀疏、粗糙；重者骨小梁网眼稀疏，有斑片状透光区，骨皮质显著增厚呈层板状或皮质白线消失
放射性病理性骨折	局部有放射性皮炎或溃疡存在；骨折多发生在持重骨；骨折发生前一般有程度不同的活动过度、外力作用等诱因，但有时诱因不明显	在骨质疏松基础上，骨的连续性破坏，两断端有骨质疏松改变，骨折线一般较整齐
放射性骨髓炎、骨坏死	局部有皮肤及软组织深达骨质的溃疡，伴不同程度的细菌感染。局部疼痛明显，呈持续性	骨皮质密度减低、变薄、表面不光滑、有不规则破坏伴附近骨质疏松，可见不规则的斑片状透光区；在骨质疏松区内或骨折断端附近出现不规则的片状致密阴影，夹杂一些透光区
放射性骨发育障碍	多见于受照射时骨垢呈活跃增生的儿童（约6 岁前或青春期儿童）。局部皮肤可无明显放射损伤改变，或伴轻度放射性皮炎改变	骨与软骨生长发育迟缓，甚至停滞。长骨向纵向及横向生长皆有障碍，长度变短，骨干变细，皮质变薄

2．鉴别诊断　需与老年性骨质疏松、外伤性骨折及外伤后骨折伴感染造成的骨髓炎、骨坏死和缺血性骨吸收、骨坏死，以及先天性骨发育障碍等进行鉴别。

（五）治疗

1．一般治疗　给予富含钙和蛋白质的饮食，注意适当活动；早期应用高压氧进行预防和治疗骨损伤；应用改善微循环和促进骨组织再生、修复和含钙制剂的药物，如复方丹参、谷胱甘肽、降钙素、维生素 A、维生素 D、司坦唑醇（康力龙）等，必要时给予骨再生细胞因子治疗；注意避免骨损伤部位遭受外力打击、外伤或感染，避免组织活检。

2．手术治疗　皮肤出现明显萎缩或溃疡时应及时处理并采取手术治疗，用血循环良好的皮瓣或肌皮瓣覆盖，以改善局部的血液循环，消除创面；发生骨髓炎时，给予积极抗感染治疗，合理使用抗生素，并及时采取手术治疗，彻底消除坏死骨组织，以带血管蒂的肌皮瓣充填腔穴和修复创面；单个指骨或趾骨出现骨髓炎时，及时截指(趾)，如累及多个指(趾)且保留剩余个别指(趾)已无功能时，可慎重考虑截肢，截肢高度应超过损伤的近端3~5cm。

(六)预防

放射工作人员应严格遵守操作规程，防止辐射事故发生；加强职业防护，定期进行职业健康检查；对于已确定局部受照剂量超过骨损伤的参考阈剂量者，无论有无骨损伤的临床或X线表现，均应脱离射线工作，定期进行医学随访观察。

八、放射性甲状腺疾病

放射性甲状腺疾病是指电离辐射以内和(或)外照射方式作用于甲状腺和(或)机体其他组织所引起的原发或继发性甲状腺功能和(或)器质性改变。放射性甲状腺疾病是一组症候群，不能单纯归属为一种疾病，根据病情的性质和特点可分为以下四类：慢性放射性甲状腺炎、放射性甲状腺功能减退症、放射性甲状腺良性结节和放射性甲状腺癌。放射性甲状腺癌属于随机性效应。

慢性放射性甲状腺炎是指甲状腺一次或短时间(数周)内多次或长期受到电离辐射照射后导致的自身免疫性甲状腺损伤。

放射性甲状腺功能减退症是指甲状腺局部一次或短时间(数周)内多次大剂量受照或长期超剂量限值的全身照射所引起的甲状腺功能低下。

放射性甲状腺良性结节是指甲状腺一次或短时间(数周)内多次或长期受电离辐射照射后诱发的非恶性结节性病变。

放射性甲状腺癌是指甲状腺接受电离辐射照射后发生的与所受辐射照射具有一定程度病因学联系的恶性肿瘤。

(一)职业接触

长期接触低剂量照射的职业性人群可发生甲状腺功能异常和甲状腺形态改变。核爆炸和核反应堆事故早期，释放的最重要的核素之一是放射性碘，对人类健康构成潜在威胁，放射性碘进入人体后，主要蓄积于甲状腺组织，超过一定剂量即可引起甲状腺损伤。

(二)病理及发病机制

1. 慢性放射性甲状腺炎　内外照射均可诱发，发病机制可能与自身免疫反应有关。甲状腺自身免疫反应始发于甲状腺抗原特异性T辅助细胞的激活，激活的T细胞诱导B细胞分泌甲状腺抗体，其中最常见的是抗甲状腺过氧化酶抗体(TPOAb)、抗甲状腺球蛋白抗体(TgAb)和TSH受体抗体(TRAb)，TPOAb、TgAb及RAb均能固定补体，对甲状腺有直接的细胞毒作用。此外，自身免疫性甲状腺炎中，浸润的淋巴细胞产生多种细胞因子，这些细胞因子除自身能诱导细胞凋亡外，还通过增加激活其他免疫细胞促进甲状腺细胞凋亡。

2. 放射性甲状腺功能减退症　甲状腺上皮细胞是敏感细胞，甲状腺组织受到电离辐射直接作用后，诱发甲状腺功能或器质性损害而出现甲状腺功能低下，表现为血清T_3、T_4值降低和TSH值升高，称放射性原发性甲状腺功能减退症；甲状腺除直接受电离辐射影响外，电离辐射照射到下丘脑、垂体间接引起甲状腺功能减退，表现为血清T_3、T_4及TSH降低，称放射性继发性甲状腺功能减退症。TRH兴奋试验出现延迟反应说明病变在下丘脑，弱反应或无反应说明病变在垂体。照后1年以上(数年至数十年)发生的甲状腺功能低下，称晚发性甲状腺功能减退症。

3. 放射性甲状腺良性结节　电离辐射通过内、外照射作用到甲状腺后，经过10年以上的潜伏期，甲状腺组织内可产生结节性增生改变，表现为腺瘤、腺瘤样变、胶质性结节和结节性甲状腺瘤等。

4. 放射性甲状腺癌　甲状腺是辐射致癌的高度敏感器官，电离辐射通过内、外照射作用到甲状腺后，经过4~38年潜伏期，可出现放射性甲状腺癌，病理一般为乳头状癌或滤泡癌，生长缓慢，较少转移，活存期长。动物实验中，射线和TSH于本病发病有一定关系，TSH被认为是甲状腺肿瘤促发因子，TSH长期分泌过多，发生甲状腺肿瘤的危险性增加。人体长期缺碘可使甲状腺上皮组织增生导致不可逆性发展过程,诱发甲状腺肿、甲状腺瘤和甲状腺癌。核事故放射性碘污染地区,如处于低碘状态,致使甲状腺对放射性碘摄取量增加,可能是放射性甲状腺癌早发的原因。切尔诺贝利核事故后 20 年间,文献报道事故发生时年龄在 18 岁以下的儿童确诊甲状腺癌近 5000 例。对切尔诺贝利核事故甲状腺癌研究显示甲状腺素受体酪氨酸激酶 RET 基因对甲状腺癌有一定作用,辐射导致的儿童甲状腺癌 RET 基因变化非常明显。

(三)临床表现

1. 症状及体征

(1)慢性放射性甲状腺炎:一般于受照后 1 年以上发病,甲状腺肿大,质地坚硬,多数无压痛,可伴有甲状腺功能减退症。

(2)放射性甲状腺功能减退症:受照数月、数年甚至数十年发病,包括以下两种类型:

1)亚临床型放射性甲状腺功能减退症:仅有实验室检查改变,无明显的临床症状及体征。

2)临床型放射性甲状腺功能减退症:有明显的甲状腺功能减退的症状及体征,可出现:

①低代谢症候群:畏寒、疲乏无力、少汗、行动迟缓、嗜睡等。

②黏液性水肿。

③精神神经系统症状:表情呆滞、情感淡漠、记忆力、注意力减退、反应迟钝等。

④皮肤毛发:皮肤苍白、干燥、脱皮屑、皮肤温度低、毛发稀疏干燥。

⑤心血管系统:如心动过缓、心脏扩大、心电图呈低电压等。

⑥消化系统:食欲不振、腹胀、便秘等。

⑦内分泌系统:体重增加、性欲减退、女性月经紊乱、月经过多、不孕等。

(3)放射性甲状腺良性结节:一般于受照后 10 年以上发病,无明显临床症状,结节大者可触及肿大的结节。但下述情况是甲状腺癌的危险因素:有甲状腺癌家族史;男性;结节迅速生长,伴声音嘶哑、发声困难、吞咽困难或呼吸困难;结节形状不规则,与周围组织粘连固定;伴颈部淋巴结病理性肿大。

(4)放射性甲状腺癌:放射性甲状腺癌多为乳头状癌,此类型甲状腺癌为临床常见且恶性度最轻的类型,临床上除触及甲状腺结节及局部淋巴结肿大外,症状极少,有时甚至摸不到结节。

2. 实验室检查

(1)慢性放射性甲状腺炎:甲状腺微粒体抗体(Tm-Ab)和(或)甲状腺球蛋白抗体(Tg-Ab)阳性;甲状腺功能损伤时,血清促甲状腺激素(TSH)增高,伴或不伴 T_3、T_4 降低;甲状腺摄 ^{131}I 率降低;甲状腺扫描核素分布不均,可见"冷结节";甲状腺细针穿刺细胞学检查(FANC)有助于诊断。

(2)放射性甲状腺功能减退症:亚临床型放射性甲状腺功能减退症者,血清 T_3、T_4 正常,TSH 增高,部分病例血脂增高;临床型放射性甲状腺功能减退症者,血清 T_3、T_4 降低,TSH 增高(原发性)或降低(继发性),出现甲状腺摄 ^{131}I 率降低,血脂增高。

(3)放射性甲状腺良性结节:甲状腺超声是确诊甲状腺结节的首选检查,可确定甲状腺结节的大小、数量、位置、质地(实性或囊性)、形状、边界、包膜、钙化、血供、与周围组织的关系和颈部区域淋巴结情况等;甲状腺核素扫描。经物理学、甲状腺细针抽吸细胞学和临床化验检查综合判定为良性结节。

(4)放射性甲状腺癌:病理可见分化良好的柱状上皮呈乳头状突起,核清晰伴嗜酸性胞质,常见同心圆的钙盐沉积。

(5)可出现外周血淋巴细胞染色体畸变率增高。

(四)诊断及鉴别诊断

1. 诊断

(1)诊断原则:根据受照史和甲状腺累积剂量、临床表现、辅助检查并排除其他因素所致相似疾病,经综合分析,依据《放射性甲状腺疾病诊断标准》(GBZ 101—2011)做出诊断。

(2)临床诊断

1)慢性放射性甲状腺炎:应同时符合下述四项:

①有明确的射线接触史,甲状腺累积吸收剂量≥0.3Gy。

②潜伏期≥1年。

③甲状腺肿大,质地坚硬。

④甲状腺微粒体抗体(Tm-Ab)和(或)甲状腺球蛋白抗体(Tg-Ab)阳性,促甲状腺激素(TSH)增高。

出现甲状腺功能减退症对诊断有参考意义。

2)放射性甲状腺功能减退症:亚临床型放射性甲状腺功能减退:应同时符合下述四项:

①有明确的射线接触史,甲状腺受到≥10Gy的一次外照射或分次照射累积剂量≥25Gy或≥20Gy的一次内照射。

②潜伏期为受照后数月或数年或数十年。

③血清 T_3、T_4 正常,TSH 增高。

④无明显的临床症状和体征。

临床型放射性甲状腺功能减退症:在具备亚临床型放射性甲状腺功能减退症诊断中的①和②项基础上,应同时符合下述两项:①血清 T_3、T_4 降低,TSH 增高(原发性)或降低(继发性);②有明显的甲状腺功能减退的症状与体征。出现甲状腺摄 ^{131}I 率降低和(或)外周血淋巴细胞染色体畸变率增高对诊断有参考意义。

3)放射性甲状腺良性结节:应同时符合下述三项:

①明确的射线接触史,甲状腺吸收剂量≥0.2Gy。

②潜伏期≥10年。

③经物理学、甲状腺细针抽吸细胞学和临床化验检查综合判定为良性结节。出现外周血淋巴细胞染色体畸变率增高对诊断有参考意义。

4)放射性甲状腺癌:应同时符合下述四项:

①有明确的全身或甲状腺受照史。

②潜伏期≥4年。

③临床确诊甲状腺癌。

④按《职业性放射性肿瘤判断规范》(GBZ 97—2017)做放射性甲状腺癌病因概率(PC)计算,95% 可信限上限的 PC≥50%。

2.鉴别诊断　慢性放射性甲状腺炎需与原发性慢性淋巴细胞性甲状腺炎、单纯性甲状腺肿、甲状腺癌相鉴别;放射性甲状腺功能减退症应与碘缺乏性甲状腺功能减退症、其他因素引起的甲状腺功能减退症、低 T_3、T_4 综合征相鉴别;放射性甲状腺良性结节应与缺碘性甲状腺结节、其他因素引起的甲状腺结节、甲状腺癌相鉴别。根据有无射线接触史及甲状腺累积剂量、症状体征、甲状腺功能及甲状腺抗体检测等实验室检查结果,结合超声、核素扫描和细针穿刺细胞学检查等病理结果,综合分析进行鉴别。

(五)治疗

1.慢性放射性甲状腺炎　脱离射线,限制碘摄入量在安全范围可能有助于甲状腺自身免疫的破坏;无甲状腺功能低下表现,甲状腺轻度肿大,无压迫症状,甲状腺功能正常者,可不用药物治疗;注意随访,观察甲状腺肿大及甲状腺功能变化,若出现甲状腺功能低下症状者,用甲状腺激素进行替代治疗;甲状腺迅速肿大,伴局部疼痛或压迫症状时,可给予糖皮质激素治疗。

2.放射性甲状腺功能减退症　对亚临床型甲状腺功能减退症要密切观察病情,TSH 及血脂持续升高者给予甲状腺激素替代治疗;临床型甲状腺功能减退症可采用甲状腺激素进行替代治疗。首选左甲状腺素钠(L-T_4),每天晨间服药 1 次,即可维持较稳定的血药浓度。一般初始计量为 25～50μg/d,每 1～2 周增加 50μg/d,直达到最佳疗效。长期替代治疗维持量约 100～150μg/d。根据 TSH 水平确定其最佳替代治疗量。

3.放射性甲状腺良性结节　密切观察,有压迫症状或临床高度疑似癌变者需手术治疗。

4. 放射性甲状腺癌　手术治疗、术后放射性 ^{131}I（RAI）治疗和甲状腺激素抑制 TSH 治疗。

（六）预防

加强对放射工作人员放射防护知识的培训；重视个人防护，按要求佩戴个人防护用品，严格遵守操作过程；严禁在开放型放射工作场所进食、饮水、吸烟、存放食物；建立消除放射性核素沾染制度等；做好工作场所和设备的辐射监测工作；做好放射工作人员职业健康检查和个人剂量监测工作。

核事故情况下，采取适当的防护措施可减少人员受照剂量。事故发生后尽早服用稳定碘、采取隐蔽、撤离、控制出入、人员体表去污、更换衣服及穿防护服等紧急防护措施；事故后可采取临时性避迁、永久性重新定居、控制食品和饮用水、建筑物和地表消除污染等长期防护措施。

九、放射性性腺疾病

放射性性腺疾病是指电离辐射所致的性腺疾病。包括放射性不孕症及放射性闭经。

放射性不孕症是指性腺受一定剂量电离辐射照射后所致的不孕，分为暂时不孕和永久不孕。

放射性闭经是指电离辐射所致卵巢功能损伤或合并子宫内膜破坏、萎缩、停经 6 个月或 3 个月经周期（专指月经稀发患者）以上。

（一）职业接触

职业照射群体中，在全身受到超剂量照射的同时，对卵巢或睾丸可引起放射性性腺损伤。核爆炸、核反应堆事故和辐射事故时，在全身受到照射的同时，性腺也接受了较大剂量的照射，从而引起放射性性腺损伤。

（二）病理及发病机制

睾丸和卵巢是对电离辐射敏感的器官，睾丸的照射剂量大于 0.46Gy 时将影响生精上皮的生精能力，卵巢受到 0.65Gy 照射后可发生暂时性不孕，剂量越大，产生的生物学效应越严重。电离辐射通过多种途径对精子细胞有杀伤作用，一般认为，睾丸间质细胞有一定的辐射抗性，但睾丸的生精上皮对照射非常敏感。电离辐射可以直接作用于睾丸，引起睾丸生精上皮微环境、代谢和生化的改变，使生精细胞退化变性、脱落、凋亡增加，精子产生受到抑制，精子质量和活动能力下降。也可以直接或间接地作用于附属性腺附睾等，使精子失去成熟的机会，从而进一步影响精子的受精能力，导致不育的发生。另一方面，电离辐射通过直接或间接作用活化产生氧自由基，而氧自由基通过过氧化作用损害精子细胞膜，改变精子细胞膜的流动性，使得精子的活动能力丧失。同时，可使精子线粒体内外膜上的不饱和脂肪酸发生脂质过氧化反应，导致膜上的脂层排列松散，内膜峰减少，ATP 合成减少，进而影响精子的活动能力。电离辐射也可作用于精子细胞，破坏精子细胞核 DNA 中的氢键结构，引起局部单、双链断裂及碱基等，从而引起精子的凋亡。精子发生的辐射反应表现为逆分割效应，总剂量相同的情况下，小剂量分割照射造成的损害大于单次总剂量照射。

卵巢受到一定剂量的外照射时可引起卵巢卵泡丧失，间质纤维化及玻璃样变，卵巢血管硬化，导致暂时或永久性闭经。据报道，卵巢受到 0.65Gy 照射后可发生暂时性不孕，受 2.5～6.0Gy 照射后可引起永久性不孕症。若直接照射剂量超过 8.0Gy，几乎所有年龄段女性的卵巢将发生不可逆的损害，出现月经周期紊乱、放射性闭经和放射性不孕症，且导致不孕的有效照射剂量随女性年龄的增加而减少。

（三）临床表现

1. 症状及体征　放射性不孕指夫妇同居 1 年以上未怀孕。男性受到大剂量的照射晚期引起睾丸萎缩、变软，但第二性征及性欲一般无改变，少数或有性欲减退。女性受照射后可使子宫、输卵管、阴道和乳房萎缩变小，致不孕的同时引起闭经，出现类似更年期综合征的表现。出现典型临床表现的时间长短不一，与受照剂量密切相关。放射性闭经分为暂时性闭经及永久性闭经（绝经），表现为月经停止，长期闭经可合并生殖器萎缩及第二性征改变。

2. 实验室检查

（1）精液检查：急性受照后应及时进行精液常规检查作为患者精液的本底值，照后 1～2 个月复查。

慢性照射可根据诊断需要随时检查。由于精液检查存在波动性，一般对于患者的评价应至少进行 3 次精液检查，每次检查间隔时间不应少于 1 周。在收集精液时，应注意收集前的 3～5 天避免房事，将精液直接收集于清洁和干燥的玻璃瓶内，保持和体温一致，并在 1 小时内送检。具备下述三项中一项者可诊断为精液检查异常。

1）3 次精液检查中有 2 次精子数 $< 15 \times 10^9/L$。

2）3 次精液检查中有 2 次活精子百分率 $< 58\%$。

3）3 次精液检查中有 2 次正常形态的精子百分率 $< 4\%$。

（2）卵巢功能检查：通过以下检查了解卵巢有无排卵和黄体功能情况。当卵巢功能严重减退，多为不孕症原因。

1）基础体温测定：基础体温是测量机体静息状态下的体温，要求经 6 小时以上的充足睡眠，醒后未做任何活动之前测量。正常女性排卵后血清中孕酮（P）可刺激下丘脑的体温调节中枢，使基础体温升高 $0.2～0.5℃$，黄体期体温较卵泡期升高，成为双相型体温，高温相持续 11～14 天。采用体温表动态测量和记录一个月经周期的基础体温，双相体温变化提示该周期排卵可能发生。卵巢受照射后基础体温测定为单相。

2）阴道脱落细胞检查：正常生育年龄妇女的阴道脱落细胞主要为表层细胞，中层细胞极少，看不到底层细胞。卵巢受照射后阴道脱落细胞中底层细胞占 20% 以上。

3）子宫颈黏液结晶检查：正常妇女排卵期在雌激素的影响下，宫颈黏液含水量多，清澈透明，质稀薄似鸡蛋清，延展性高，黏液拉丝长度可达 10cm。涂片检查出现典型羊齿状结晶。当卵巢受照射后卵巢功能减退，雌激素水平低落，宫颈黏液减少而且黏稠，并无结晶形成或仅有不典型结晶。

（3）内分泌激素测定：垂体分泌的促性腺激素包括垂体促卵泡激素（FSH）和垂体促黄体激素（LH），它们不仅对女性性腺功能有促进作用，对雄性性腺、睾丸的生精以及生精过程中所需的雄激素的产生，都是必不可少的调节因素。辐射致不孕的同时需要做垂体内分泌激素测定，包括垂体促卵泡激素、垂体促黄体激素、睾酮、雌激素和孕激素。

1）垂体促卵泡激素（FSH）：在性腺受照射后，垂体促卵泡激素（FSH）水平随精子减少或卵巢功能降低而明显升高。

2）垂体促黄体激素（LH）：受照射后变化规律同 FSH，但较 FSH 对性腺激素反馈调控反应弱，敏感性差。

3）睾酮（T）：男性受照后睾酮含量可能减少。

4）雌激素（E）及孕激素（P）：女性受照后可出现 E 及 P 水平降低。

（4）睾丸活组织病理检查：睾丸活检是男性生殖病理研究的重要检测手段，是男性生精功能障碍临床诊断与分类、病因分析和预后判断的主要参考指标。当受照射患者精子计数低 $25 \times 10^9/L$，有条件时可行睾丸活组织病理检查，对受照剂量的确定及不孕症预后的判断有一定参考价值。

（5）超声检查：B 型超声扫描可检查卵巢、子宫和睾丸等大小、形态的改变。盆腔超声可观察子宫形态、内膜厚度、卵巢大小以及储备。

（四）诊断及鉴别诊断

1. 诊断

（1）诊断原则：根据职业受照射史、受照剂量（有个人剂量监测档案、工作场所监测资料）、临床表现和辅助检查结果等进行综合分析，排除其他因素和疾病，依据《职业性放射性性腺疾病诊断》（GBZ 107—2015）标准做出诊断。

（2）诊断依据

1）阈剂量：机体受到一次急性或长期慢性外照射，按照《外照射慢性放射病剂量估算规范》（GB/T 16149—2012）估算性腺受照剂量达到或超过表 11-2-8 中放射性不孕症阈剂量值。

2）临床表现及辅助检查：符合放射性不孕症和放射性闭经的临床症状和实验室等辅助检查结果。

表 11-2-8 放射性不孕症阈剂量值

照射类型	受照器官	阈剂量值	
		暂时性	永久性
急性照射 /Gy	睾丸	0.15	3.5～6.0
	卵巢	0.65	2.5～6.0
慢性照射 /（Gy/a）	睾丸	0.40	2.0
	卵巢	>0.20	

2. 鉴别诊断

（1）放射性不孕症：男性受照射后出现不孕症应与先天性睾丸发育不全、精索静脉曲张、腮腺炎后引起的睾丸炎、全身消耗性疾病、输精管阻塞、前列腺炎、阳痿、早泄及免疫性不孕症等鉴别。

女性受照后出现不孕症应与输卵管阻塞、子宫畸形、子宫内膜炎症、子宫肿瘤、子宫颈炎症、子宫颈息肉、肿物、阴道病变、卵巢肿瘤、全身性疾病及其他影响卵巢正常功能而导致不孕的疾病相鉴别。

（2）放射性闭经：放射性闭经应与精神神经因素、先天性子宫卵巢发育不良、脑垂体肿瘤、卵巢肿瘤、慢性炎症及全身消耗性疾病等引起的闭经相鉴别。

（五）治疗

1. 放射性不孕症 暂时性放射性不孕症可暂时脱离射线接触，积极治疗全身性放射损伤，加强营养，每年复查，各项检查正常后可逐渐恢复射线工作。男性受照射后，在精子检查结果未恢复正常前，应采取避孕措施。

永久性放射性不孕症目前无特殊有效的治疗方法，应脱离射线，加强营养，采用中西医结合治疗，并根据患者的临床症状，予以对症、支持治疗及心理疏导。定期医学随访，每 1～2 年复查一次，包括常规项目的复查、内分泌激测定、精液检查、外周血淋巴细胞染色体及精子染色体畸变分析等遗传效应的观察。

2. 放射性闭经 脱离或暂时脱离射线接触，加强营养，提高机体抵抗力，进行中西医结合治疗。根据患者的临床症状予以对症和支持治疗，同时进行适当的心理治疗，消除紧张和焦虑情绪。远后效应医学随访参照放射性不孕症。

（六）预防

加强对放射工作人员放射防护知识的培训；放射工作人员应严格遵守操作规程，防止辐射事故发生；重视个人防护，按要求佩戴个人防护用品；做好工作场所和设备的辐射监测工作；做好放射工作人员职业健康检查和个人剂量监测工作。同时，男性应注意保护自己的生育力，如忌烟，少饮酒，远离各种有害的化学物质，不要洗桑拿、波浪式盆浴或热水盆浴等。

有文献报道，采用鞘氨醇磷酸盐（sphingosine-1-phosphate，SIP）照前 1～2 小时注入雄性小鼠睾丸内，0.5Gy 照射后 21 天，睾丸内精原细胞和初级精母细胞比对照组明显增加，说明 SIP 对睾丸精细胞有防护作用，可作为放射性性腺损伤预防用药的研究方向。

十、放射复合伤

放射复合伤是指同时存在放射损伤和非放射损伤。放射复合伤是在核恐怖事件及核事故等条件下发生的主要的、特殊的伤类之一。根据复合杀伤因素的不同，放射复合伤一般分为放烧复合伤和放冲复合伤。放冲复合伤是指人体同时或相继发生的以放射损伤为主，复合冲击伤的一类复合伤；放烧复合伤是指人体同时或相继发生的以放射损伤为主，复合烧伤的一类复合伤。通常情况下，放射复合伤主要以放烧复合伤多见。

（一）职业接触

放射复合伤是战时核爆炸与平时核事故等条件下发生的特殊伤类之一。爆炸事故中，常发生烧伤和冲击伤、创伤的复合伤。在核事故、核恐怖事件中常可并发烧伤，多表现为放射损伤与烧伤的复合伤，造成放烧复合伤。1986年前苏联切尔诺贝利核电站事故中，重度以上放射病患者多合并有热烧伤，部分患者同时有β射线和γ射线皮肤损伤。复合伤具有"复合效应"和"加重效应"，反映在整体效应的结局上，复合伤的死亡率常大于两单伤之和。

（二）病理及发病机制

放射复合伤的病理变化及发病机制与单纯放射病基本相似。但放射复合伤又不同于单纯放射病，由于复合效应和加重效应的存在，其所需的阈剂量更低，病情进展更快，程度更重。

1. 造血系统损害加重　放射复合伤造血系统的变化以放射损伤的变化规律为主导。但放射复合伤后，骨髓造血组织损伤明显加重，造血细胞减少，造血组织几乎全为脂肪组织所代替，骨髓发生空虚的时间较相应剂量的单纯放射病提前。粒系造血抑制主要是粒系幼稚细胞受到抑制，造成白细胞数减少和功能降低，且单核吞噬系统吞噬功能也受到抑制，导致血清杀菌力下降，特异性和非特异性免疫功能减弱，造成全身抵抗力降低，感染发生率高，且出现早、程度重。放射复合伤的贫血是大细胞低色素性的，骨髓幼稚红细胞受到明显抑制，红系造血祖细胞受抑制。除红系造血抑制外，体内内环境可加速红细胞破坏，使红细胞的半生存期缩短，贫血出现早、恢复迟。放射复合伤时，血小板数下降比单纯放射病更快、也更低。在血小板数下降的同时，可见毛细血管脆性增加和凝血障碍逐渐明显。放射复合伤时，除造血实质细胞受累外，造血微环境也受到明显影响。主要表现为充血、出血和水肿，偶有血栓形成。肠型放射复合伤剂量大，存活时间较短，造血组织出现凋亡坏死清除和空虚两种类型，其特点是残留期不明显，再生尚未出现。脑型放射复合伤因照射剂量极大，存活时间极短，全部在当日死亡，故造血组织处于凋亡坏死和清除阶段。

2. 出血综合征加重　放射复合伤时，临床出血综合征一般也比单纯放射病提早出现，且更为严重。胃肠出血严重，胃肠黏膜常发生斑片状出血，出血处黏膜常发生坏死，在此基础上更易发生肠道感染。

3. 休克发生率增加　在单纯放射损伤时，早期休克较少见，而在放射复合伤时，休克发生率增加，程度加重。主要因素有：受到致死剂量以上射线作用后，机体内出现一系列容易引起休克的改变，如中枢神经系统功能失调、血管反应性的改变、毛细血管的渗透性增加、机体代谢紊乱等；在复合其他损伤后，损伤之间相互加重，使休克易于发生；烧伤、冲击伤时的疼痛、失血、失液等能引起中枢神经系统功能失调、血液浓缩、循环障碍、组织乏氧及电解质平衡失调，成为导致休克的重要因素；严重烧伤时，组织蛋白质凝固产生的毒性物质能作用于心血管使血压下降，也是促使休克发生的因素；复合伤时感染加重，特别在极期常发生败血症，细菌毒素可引起中毒性休克。

4. 延缓烧伤和创伤的愈合　中度以上特别是重度以上放射病时，烧伤和创伤局部炎症反应减弱、出血和感染加重、再生修复抑制、伤口愈合延迟。上述影响贯穿整个放射复合伤的整个病程，以极期最为显著。放射复合伤时，烧伤和创伤局部炎症反应减弱，局部白细胞浸润减少，甚至呈"乏炎细胞性炎症"，外观表现创面渗出减少、干燥、色暗、伤口收缩不良、坏死组织脱落迟缓，组织坏死严重，甚至发生创面溃烂。坏死组织中可有大量细菌繁殖，创面易并发感染，特别是痂下感染，常发生厌氧菌感染以至真菌感染。由于全身和局部病情恶化，尤其创面严重感染和溃烂化脓后，愈合延缓更为明显。研究表明，在放射复合伤时，创面的愈合比单纯烧伤时延长2～3周。

5. 辐射影响骨折愈合　射线直接抑制细胞生长、繁殖和分化，导致细胞缺乏活力，特别是成骨细胞活性减低，抑制了成骨细胞分化为骨细胞的过程；血液循环严重障碍，血液供应减少影响骨折愈合；骨折合并辐射损伤后，导致骨内碱性磷酸酶、淀粉酶的活性降低，钙化作用降低或受阻，粘多糖的合成发生障碍，机体的组织蛋白等物质代谢过程发生障碍，所有这些都对组织再生和骨痂生长有不良影响；骨形成蛋白表达减少等因素对骨折愈合产生不良影响。骨折时愈合延迟表现为骨痂形成慢，甚至骨痂不长。

（三）临床表现

1. 症状和体征

（1）放射复合伤：放射复合伤的伤情是以单一损伤为基础，并参照各种损伤之间的相互影响和加重作用分为轻度、中度、重度、极重。以放射损伤为主的复合伤，其病程与单纯急性放射病的特点相同，有明显的阶段性,可分为四期:初期、假愈期、极期、恢复期。主要临床表现为胃肠功能紊乱,造血障碍,感染和出血,病变严重程度主要取决于辐射剂量。

1)轻度放射复合伤:各种损伤均为轻度。受照剂量一般在 1Gy 以上,合并轻度烧伤或机械伤,伤情互相加重不明显。伤后数天内可出现疲乏、头晕、失眠、恶心和食欲减退等一般症状,个别患者在伤后 3~4 周可见体表皮肤出血点,烧伤创面早期可发生感染,伴有一过性发热,通常在数天内将至正常。

2)中度放射复合伤:各损伤中有一种达到中度。受照剂量一般在 2Gy 以上,合并轻度烧伤与机械伤。临床经过呈阶段性,初期主要表现疲乏、头晕、失眠、恶心和食欲减退等一般症状。感染发热比单纯放射病出现早,持续时间可超过一周,极期可发生呕吐、腹泻、皮肤黏膜出血。

3)重度放射复合伤:各损伤中有一种达到重度或均为中度。受照剂量一般在 3Gy 以上,合并中度以上烧伤与机械伤。病程具有阶段性,有明显加重作用,发展快、假愈期缩短,极期提前并延长,发热开始早,持续时间长,厌食、恶心、呕吐等胃肠症状更为严重。皮肤和黏膜出血,便血,比同剂量单纯放射病出现早而重。白细胞降至最低值时间早,值更低。全身感染如肺炎、败血症等容易发生,水电解质、酸碱平衡失调,代谢紊乱等更明显。

4)极重度放射复合伤:各损伤中有一种达到极重度,或两种均为重度,或重度放射损伤复合中度烧伤或冲击伤。受照剂量一般在 4Gy 以上,合并中度以上烧伤与机械伤,病情极重,发展极快,无明显假愈期。出现厌食、呕吐、腹泻等消化道症状,平均伤后 2 天开始发热,牙龈、扁桃体很快发生感染。脑型和肠型的放射复合伤,由于射线剂量极大,病程短暂,患者很快进入极重阶段以致死亡。

(2)放烧复合伤:其受照剂量超过 1Gy,放烧复合伤的伤情分度标准是在分别确定单伤伤情程度的基础上,参照两单伤均达中度以上时可有加重效应的特点,作出放烧复合伤伤情的诊断。放射损伤的分型分度诊断参考本节外照射急性放射病,详见本章第二节一。烧伤多为皮肤烧伤,也可同时发生呼吸道烧伤及眼烧伤。根据以下条件进行烧伤的诊断。

1)烧伤深度估算:按照三度四分法,即Ⅰ度、Ⅱ度(浅Ⅱ度、深Ⅱ度)和Ⅲ度,通常将Ⅰ度和浅Ⅱ度烧伤合称为浅度烧伤,深Ⅱ度和Ⅲ度烧伤合称为深度烧伤。

①Ⅰ度(红斑性烧伤):表皮完整,创面呈红斑状,有烧灼感,无渗出及水疱,局部肿胀轻微。3~5 天后脱屑愈合,不留瘢痕,短期内有色素沉着。

②浅Ⅱ度(水疱性烧伤):局部红肿,创面有较大水疱,创基潮红,见脉络状或颗粒状毛细血管网,质软,痛觉敏感,无感染情况下 10~12 天愈合,不留瘢痕,多有色素沉着。

③深Ⅱ度:局部肿胀明显,表皮苍白或蜡黄,创面有小水疱,创基微湿、红白相间,可见扩张或栓塞的小血管支,质韧,痛觉迟钝,皮温较低。无感染时 20 天自愈,留瘢痕。

④Ⅲ度(焦痂性烧伤):创面干燥,呈苍白或蜡黄炭化状,见粗大树枝状栓塞血管网,质地呈皮革样,痛觉消失,皮温低。

2)烧伤面积估算:烧伤面积是指皮肤烧伤区域占全身体表面积的百分数,可按照中国九分法和手掌法估算烧伤面积。

3)烧伤伤情判定:可分为轻度、中度、重度、特重度四度。

①轻度:Ⅱ度烧伤面积占全身体表面积 10% 以下者(不含脸、手、脚、会阴)。

②中度:Ⅱ度烧伤面积占全身体表面积 11%~30% 者,或Ⅲ度烧伤面积 <9% 者(不含脸、手、脚、会阴)。

③重度:Ⅱ度烧伤面积占全身体表面积 31%~50% 者,或Ⅲ度烧伤面积占全身体表面积 10%~19% 者,或有脸、手、脚、会阴烧伤,或伴有休克、复合伤(严重创伤、冲击伤、放射或化学伤),或伴有中、重度呼吸道烧伤。

④特重度:Ⅱ度烧伤面积 >50%,或Ⅲ度烧伤面积 >20% 者。

(3)放冲复合伤:其受照剂量超过 1Gy,放冲复合伤的伤情分度标准同放烧复合伤伤情的分度标准。放射损伤的分型分度诊断参考本节外照射急性放射病(详见本章第二节一)。放冲复合伤病情的特点是伤情外轻内重,发展迅速。根据爆炸现场的爆炸方式、伤员距爆炸中心的距离、冲击波压力值和屏蔽条件,以及周围物体破坏情况,推断冲击伤伤情,分为轻度、中度、重度、极重度。病程一般可经休克期、局部感染期、极期及恢复期四个阶段。

1) 轻度冲击伤:可造成轻度脑震荡,听器损伤,内脏出血点、擦皮伤,出现一过性神志恍惚、头痛、头昏、耳鸣、听力减退、鼓膜充血或破裂,一般无明显全身症状。

2) 中度冲击伤:可造成脑震荡,严重听器损伤,内脏多处斑点状出血、肺轻度出血、水肿,组织挫伤、单纯脱臼,出现局部创伤、一过性意识丧失、头痛、头晕、耳痛、耳鸣、听力减退、鼓膜破裂、胸痛、胸闷、咳嗽、痰中带血,肺部听诊偶可闻及啰音,伤部肿、痛,活动障碍。

3) 重度冲击伤:可造成明显的肺出血、水肿,肝、脾、胃肠、膀胱破裂,股骨、肋骨、脊柱以及颅底骨折等,出现胸痛、呼吸困难、咳血性痰,胸部可叩到浊音区,肺部听诊闻及水泡音,腹部有压痛、反跳痛、腹肌紧张等腹膜炎体征,可有不同程度休克或昏迷征象及骨折部位相应的症状体征。

4) 极重度冲击伤:可造成严重肺出血、水肿,肝、脾破裂,严重颅脑损伤,出现呼吸困难、发绀、躁动不安、抽搐,喷出血性泡沫样液体,胸部叩到浊音区,肺部听诊闻及干、湿性啰音,急腹症体征,处于严重的休克或昏迷状态。

2. 实验室检查

(1) 血液学检查:出现红细胞、白细胞、血小板等血细胞的减少。根据白细胞的变化可为伤类、伤情的判断提供依据。如以放射损伤为主的复合伤,白细胞数有不同程度的下降,受照剂量越大,白细胞数下降越快、越低;而以烧伤为主的复合伤,白细胞数一般呈增高反应,伤情危重者也可出现白细胞下降,但中性粒细胞一般不减少。

(2) 生化指标:血清谷丙转氨酶和谷草转氨酶活性用于诊断肝破裂和心肌损伤。

(3) 免疫功能:以放射损伤为主的复合伤可出现细胞免疫功能下降,T细胞亚群 CD4/CD8 比值降低。

(4) 生殖功能:以放射损伤为主的复合伤可出现生殖功能改变。男性受照者显示睾酮含量减少,女性受照者显示雌激素水平降低;男性轻者精子计数及活动度减少,重者出现精子缺如,造成终生不育,照后 6～10 个月精子数下降到顶峰,1～2 年后才能恢复。女性出现放射性闭经和放射性不孕症。

(5) 水电解质、酸碱平衡紊乱。

(6) 细胞遗传学检查:外周血淋巴细胞染色体畸变率及外周血淋巴细胞微核率显著升高。染色体畸变率和微核率升高的程度与照射剂量有关,剂量越大升高越明显。

(7) X 射线检查:诊断肺冲击伤、颅脑伤、胃肠破裂或穿孔和玻片伤等。

(8) 心电图:判断心、肺损伤和观察病情的发展过程。

(9) 脑电图、脑血流图:诊断颅脑损伤等。

(10) 超声检查:诊断腹部损伤。

(11) CT 和磁共振检查:诊断胸部、腹部、脊柱及颅脑冲击伤等。

(四) 诊断及鉴别诊断

1. 诊断

(1) 诊断原则:必须依据受伤史和个人受照剂量,根据伤情、临床表现和实验室检查结果,结合健康档案进行综合分析,依据《职业性外照射急性放射病诊断》(GBZ 104—2017)和《放冲复合伤诊断标准》(GBZ 102—2007)或《放烧复合伤诊断标准》(GBZ 103—2007)做出放射复合伤的临床分度诊断。

(2) 早期分类诊断:早期分类的主要任务是迅速正确地区分伤类,判断伤情,为救治后送提供依据。依据以下几点:

1) 判定受照剂量和污染水平:据受照人员的具体情况(如辐射源情况、所处位置、活动范围和时间等)、事故现场辐射检测情况、个人剂量仪读数、体表测量结果,判断受照剂量和放射性核素污染水平。

2) 从早期症状和体征判断伤类、伤情:严重烧伤或冲击伤而无明显放射病初期症状如恶心、呕吐、腹泻等,可能是以烧伤或冲击伤为主的放射复合伤或单纯烧伤或冲击;伤后有明显恶心、呕吐、腹泻,同时有烧伤或冲击伤,可能是放射损伤为主的复合伤,但要根据患者临床表现进行综合分析。

3) 根据白细胞数的变化进一步判断伤类、伤情:白细胞数增加、淋巴细胞减少者,可能是以烧伤为主的放射复合伤；白细胞数、淋巴细胞数均减少，中性粒细胞也减少者，可能是以放射损伤为主的复合伤。

（3）临床诊断

1）放烧复合伤：对于合并烧伤的复合伤，需根据烧伤的面积、烧伤的深度判定烧伤严重程度，结合放射损伤的分型分度做出放烧复合伤的分度诊断。

2）放冲复合伤：对于合并冲击伤的复合伤，根据冲击伤的分度诊断，结合放射损伤的分型分度做出放冲复合伤的分度诊断。诊断重点是有无冲击波所致的内脏损伤或是否合并放射损伤及其严重程度。有多处伤时，应确定主要损伤及其伤势的程度。

2. 鉴别诊断　放射复合伤在放射损伤的基础上可分别或同时复合有烧伤、冲击伤、挤压伤等。烧伤、冲击伤、创伤等损伤大多有体表现和（或）内部脏器损伤的临床表现，比较容易察觉诊断，鉴别诊断的重点是明确有无放射损伤及其程度。对放射损伤的鉴别诊断详见本章第二节中外照射急性放射病、内照射放射病和放射性皮肤疾病。

（五）治疗

1. 治疗原则　放射复合伤救治的首要任务是积极抢救危及伤员生命的主要损伤，如休克、出血等。以急性放射病治疗原则为基础，结合复合伤的特点，积极有效地进行综合治疗。一般来说，治疗急性放射病的方案和药物同样适用于放射复合伤，根据伤情和病期不同，采取综合救治措施。根据复合伤的特点，在治疗主要损伤的同时，必须兼顾次要损伤；局部处理必须注意全身情况和病程阶段，使两方面相辅相成，不同时期的治疗各有侧重。

2. 现场急救

（1）放烧复合伤：需迅速扑灭衣服上的火焰，可能时用清洁冷水冲洗伤部。包扎创面，不挑破水疱。面积较大的烧伤，可用三角巾或较清洁的衣服、被单等覆盖。呼吸道烧伤有窒息危险时，立即行气管插管或气管造口，尽早给氧。对休克患者，迅速建立静脉通道，快速输注平衡盐液，尽快纠正休克。对躁动伤员应首先纠正休克和缺氧，再注射吗啡或哌替啶（合并颅脑伤或呼吸障碍者禁用）。给予抗感染药物，常规注射破伤风抗毒素。烧伤面积大于 15% 者，应积极争取静脉补液。无休克症状的伤员，可适当口服烧伤饮料或含盐饮料。同时注意对放射损伤的处置。

（2）放冲复合伤：无明显外伤而处于休克状态，应积极抗休克，胸部伤时注意控制输液速度，适当限制输液量。胸部疼痛可用肋间神经封闭镇痛，禁止用吗啡或哌替啶类药物。伴有头颅损伤、胸痛、腹痛、呼吸困难、烦躁不安、血尿或咯血的伤员，抗休克后尽快处置内脏损伤。防治外伤性窒息，鼓励清醒的伤员咳嗽排痰，对严重呼吸困难的伤员，应及时气管插管或作气管造口术，清除气管内分泌物，吸氧，保持呼吸道通畅，禁止挤压胸部。对鼓膜破裂，口鼻出血或咳出血性泡沫痰的重伤员用头高卧位后送，切勿搀扶伤员步行。给予抗感染药物，常规注射破伤风抗毒素。同时注意对放射损伤的处置。

（3）放射损伤：疑有外照射放射性损伤和放射性核素沾染的伤员，现场采集血、尿、鼻拭子等生物样品，进行血常规、外周血淋巴细胞染色体畸变率分析和放射性核素分析等检查。疑有放射性核素严重沾染时，应进行放射性核素沾染检查，脱去沾染的衣物，对放射性核素体表污染人员进行局部洗消除沾染。中度以上放射性损伤的伤员及时使用抗放药物，对放射性内污染伤员必要时使用促排药和阻吸收剂。对危重伤员现场处置后尽快后送。抢救人员应做好防护措施。

3. 早期治疗

（1）放烧复合伤：继续使用抗感染药物。有休克症状者，积极抗休克治疗，纠正水电解质紊乱、酸碱失衡，注意防止呕吐物误吸入呼吸道。对重度以上放烧复合伤，病情稳定后尽快后送到专科医院。必要时，在积极复苏补液及医护人员监护下及时后送。有中、重度呼吸道烧伤者，呼吸道阻塞严重的伤员要给予氧气并及早施行气管插管或气管造口术。兼顾放射损伤的救治。

（2）放冲复合伤：持续给氧，对昏迷、排痰困难或有窒息的伤员行气管插管或气管造口术。脑水肿者行降颅压、头部降温等治疗。鼓膜穿孔、鼓室出血时清除外耳道分泌物，保持干燥，用棉花疏松填塞，禁止冲洗和滴药。重度以上放冲复合伤伤员，经早期治疗处置后迅速后送。兼顾放射损伤的救治。

（3）放射损伤：继续留取血、尿等生物样品，对体表有放射性核素沾染并超过允许水平的伤员，现场救治未洗消去污的伤员，在不危及生命救治的条件下进行放射性核素洗消去污。有放射性核素体内污染的伤员，应及时给予催吐、洗胃，服用吸附剂、缓泻剂，根据核素种类应用相应的促排药物。对中度以上未服用抗放药物的伤员使用抗放药，初期应用止吐、改善微循环等对症治疗。

4. 专科治疗

（1）放烧复合伤：防治烧伤并发症。注意创面变化，定期作创面培养和血培养，及时调整抗感染药物，大面积创面发生感染者，全身有针对性地应用抗生素。对环形烧伤，定时翻身，尽早清创。对深度烧伤创面行削痂术或切痂植皮术，争取短期封闭或缩小创面。对感染的深度烧伤创面可作切痂、剥痂或蚕食脱痂，以异体皮、自体皮、异种皮或人工皮覆盖。注意恢复功能和外貌。对视网膜烧伤应迅速止血，积极抗炎症反应，同时处理视网膜脱离和玻璃体增殖。放射损伤重者，给予造血刺激因子或输血，必要时尽早进行造血干细胞移植。恢复期后做器官修复和整形手术，尽早做主动或被动运动锻炼。深度烧伤愈合后，宜用弹性绷带压迫瘢痕。同时积极治疗放射损伤。

（2）放冲复合伤：对血胸伤员行胸腔穿刺排血，进行性大量出血的伤员，可行剖胸探查和处理。疑有腹腔脏器伤时，及时剖腹探查。轻度放冲复合伤者，给予对症治疗，加强营养，注意休息。极重度放冲复合伤，特别注意尽早采取抗感染、抗出血、纠正水、电解质酸碱平衡紊乱，防治创伤并发症。恢复期后加强营养，促进康复，作器官修复和整形手术。同时积极治疗放射损伤。

（3）放射损伤：对严重体表沾染者，需进行彻底洗消，对体内放射性核素污染的伤员，根据不同的核素种类，应用相关促排药物或阻吸收剂。中、重度伤员初期用止吐、镇静药物和尽早使用抗放药。假愈期重视预防感染、出血、早期应用造血刺激因子，保护造血功能。极期在加大抗感染、抗出血治疗的同时，注意维持水、电解质酸碱平衡。伤情重者输注新鲜全血、成分血，必要时尽早行造血干细胞移植。详见本章第二节外照射急性放射病和内照射放射病的治疗。

（六）预防

对新建核设施的选址和设计科学论证，对核设施的运行维护严格管理，加强核设施工作人员的素质培训，提高技能水平，加强核安全、辐射防护和核事故应急知识的专门教育，从而避免核事故的发生。对核武器损伤的预防，采用军事手段摧毁敌人的核力量，构筑防护工事，研制和使用防护装备和措施，采取医学手段防止或减轻核武器损伤。

（余善法　赵凤玲　谷桂珍　许雪春　郭　伟　王慧娟）

第十二章 职业性传染病

第一节 概　　述

生物是指自然界中具有生命的物体,包括植物、动物和微生物三大类。生产原料和生产环境中存在的有害职业人群健康的致病微生物、寄生虫及动植物、昆虫等及其所产生的生物活性物质统称为生物性有害因素。例如,附着于动物皮毛上的炭疽杆菌、布鲁斯杆菌、森林脑炎病毒、支原体、衣原体、钩端螺旋体;滋生于霉变蔗渣和草尖上的真菌或真菌孢子等致病微生物及其毒性产物;某些动物、植物产生的刺激性、毒性、或变态反应性生物活性物质,如鳞片、粉末、毛发、粪便、毒性分泌物,霉或蛋白质和花粉等。

劳动者在职业活动中,由于生物因素危害而导致的职业病被称为生物因素所致职业病。在特殊工作场所因感染细菌或病毒而患的传染病,多为人畜共患传染病,也被称为职业性传染病。目前,我国2013年版职业病分类和目录规定的职业性传染病有:炭疽、森林脑炎、布鲁氏菌病、艾滋病(限于医疗卫生人员及人民警察)、莱姆病。

职业性传染病主要由生物性病源微生物引起的,其最主要的特点是流行病学特征及传染源均与职业因素有关,是在生产过程中接触病源而发病的。

我国新版布《职业性传染病诊断标准》(GBZ 227—2017)诊断依据主要原则为:确切的病原生物(病原体)职业接触史,具有相应的临床表现及特异性实验室阳性检查结果,结合职业卫生学调查及流行病学调查资料,进行综合分析,排除其他原因所致的类似疾病后,方可诊断。

由于工农业科学技术的进步和经济体制改革的深入,畜牧业、养殖业、食品加工业、酿造业以及第三产业将有更大发展,职业性和非职业性接触生物性有害因素的机会越来越多,接触人数将进一步增加。而且,21世纪是生命科学的时代,生物基因工程技术的发展在为人类创造巨大财富的同时,基因重组和基因突变可能产生新的生物致病原的潜在危害。基因产品对人类安全性问题也值得关注。因此,生物性有害因素对职业人群的健康损害不容忽视。虽然职业性传染病的接触行业范围较有限,但由于病情特殊,应重视对接触工人进行个人卫生防护及病源传播知识教育,保护工人健康。

第二节　职业性传染病

一、炭疽

炭疽(anthrax)是炭疽杆菌(bacillus anthracis)引起的人畜共患的急性传染病。职业性炭疽是指劳动者在生产劳动及各种职业活动中,接触患炭疽的牲畜或被污染的皮、毛、肉等感染而发生的疾病,是国家法定职业病。皮革及皮毛加工业、屠宰等多个行业的劳动者可以罹患本病。

(一)职业接触

动物炭疽遍布全球,主要见于牧区,常呈地方性流行。近30年来由于毛皮加工业高度集中,炭疽亦常暴发于城市,成为现代重要的职业病病种之一。

1. 传染源　主要为患病的牛、马、羊、骆驼等草食动物,病人的病灶分泌物等也具有传染性。

2. 传播途径

(1) 接触传播最为多见。如直接接触病畜、病人而受染,亦可因接触污染的皮毛、病畜的产品、土壤等而间接受染。

(2) 呼吸道感染,常见于皮毛加工厂。吸入受污染的尘土也可受染。

(3) 消化道感染,可因食入病畜肉类、奶类及被污染的食物而受染。

(4) 吸血昆虫刺咬感染,较少见。如牛虻、硬壳虫(寄生于皮毛上)的叮咬等。

3. 易感人群　普遍易感,感染后有较持久的免疫力。

本病主要见于牧民、饲养员、屠宰人员、剥食病畜或死畜者、皮毛加工工人、兽医、医务人员及其他与病畜、病人及皮毛有接触的行业或工种。

(二) 发病机制

炭疽杆菌,长 4~8μm,宽 1~1.5μm,菌体两端平削呈竹节状长链排列,无鞭毛,不运动,革兰染色阳性,为人类致病菌中最大者。在人及动物体内有荚膜形成,有荚膜的炭疽杆菌有较强的致病性,无毒菌株不产生荚膜。炭疽杆菌属需氧芽胞杆菌,在人工培养基或外界环境中易形成芽胞,其抵抗力很强。

在一般培养基上生长良好,pH 7.0~7.4,37℃生长最为合适。繁殖体的抵抗力不强,56℃ 2 小时、60℃ 15 分钟、75℃ 1 分钟,即可杀灭,常用浓度的消毒剂也有很好的灭菌效果。但在干燥的血液中能生存一个月以上。芽胞的抵抗力很强。在自然条件下能存活数十年,在皮毛上也能存活数年,在清水或畜厩粪水中、腐败的血液和泥土中均能长期生存。而且在经常有残余有机物加入的土壤中在适宜的条件下(温度及含水量),芽胞的数量能不断增加,这可能是炭疽在炎热多雨季节高发的原因之一。芽胞于下列条件下可以被杀死:直接日光曝晒 100 小时、煮沸 10~15 分钟、110℃高压蒸气 5~10 分钟、干热 120~140℃ 3 小时、10% 福尔马林 15 分钟、5% 石炭酸 24 小时、2%~5% 高锰酸钾 24 小时、新配的石灰乳和20% 漂白粉 24~48 小时。

炭疽杆菌有四种抗原:①荚膜抗原:为一种多肽,能抑制调理作用,使细菌不被吞噬。②菌体抗原:为一种耐热多糖,有种属特异性。③保护性抗原:为一种蛋白质,有很强的免疫原性,注射动物可产生免疫力。④芽胞抗原:也有免疫原性。

炭疽杆菌繁殖体能分泌三种外毒素成分:第 I 因子(水肿因子、EF)、第 II 因子(保护性抗原,PA)及第 III 因子(致死因子,LF)。三种因子分别单一注射动物均无毒性,I 因子加 II 因子时才产生皮肤坏死及水肿,II 因子加 III 因子才能使动物致死。三种混合则产生炭疽典型的临床表现。

(三) 临床表现

潜伏期 1~5 天(12 小时至 12 天),短的数小时,长的可达 10 余天,随感染途径而异。根据病原菌入侵的部位不同,临床可分为 4 型:皮肤炭疽、肠炭疽、肺炭疽、炭疽杆菌脑膜炎。

1. 症状及体征

(1) 皮肤炭疽:最多见,约占 98%。病变多见于面、颈、肩、手和脚等裸露部位皮肤。初为皮肤出现丘疹或斑疹;第二日出现水疱,内含淡黄色液体,周围组织肿胀而硬;第三、四日中心呈现出血性坏死而下陷,周围有成群的小水疱,水肿范围继续扩大;第五、六日坏死处破溃成浅表溃疡,血样分泌物结成黑色似炭的干痂,其下有肉芽组织形成(即炭疽痈)。黑痂坏死区的范围自 1~2cm 至 5~6cm 不等,水肿区可达 5~20cm。本病变的最大特点是无明显疼痛,不化脓。以后随水肿消退,黑痂于 1~2 周内脱落,再过 1~2 周即愈合成疤。发病一、二日后即出现全身症状:发热、头痛、全身不适、局部淋巴结肿大及脾肿大等。

少数病例,特别在病变位于组织松弛处(眼睑、颈、大腿、手等)时,局部可无黑痂而呈大块状水肿(即恶性水肿),全身毒血症状严重,如不及时治疗,可因循环衰竭而死亡。

(2) 肠炭疽:潜伏期常较短(12~18 小时)。可表现为急性胃肠炎型或急腹症型。前者与一般急性胃肠炎类似,预后较好,多数患者可于数日内恢复;后者全身中毒症状严重,多有持续呕吐及腹泻,排血水样便,腹胀,腹痛,有压痛或腹膜炎征。常并发败血症或感染性休克而死亡。

（3）肺炭疽：多由吸入本菌芽胞引起，偶可继发于皮肤炭疽。起病急骤，2～4天后出现明显肺部感染症状，主要表现为寒战、高热、呼吸急促、喘鸣、发绀、咳嗽、咯血样痰、胸痛等。有时颈、胸部出现水肿。肺部常仅可闻散在的细小湿啰音或有胸腔积液。X线检查可见纵隔增宽、胸水或肺部炎症。肺炭疽病情重笃，常并发败血症、感染性休克或脑膜炎而迅速死亡。

（4）脑膜炎型炭疽：大多继发于伴有败血症的各型炭疽，偶可原发。临床表现与其他严重的急性化脓性脑膜炎类似，但脑脊液常呈血性，涂片易找到竹节状大杆菌，病情凶险，患者可于起病后2～4天内死亡。

（5）败血症型炭疽：多继发于肺炭疽和严重的肠炭疽，患者有高热、头痛、出血、呕吐，易并发毒血症、感染性休克、弥散性血管内凝血而导致死亡。

2．实验室检查

（1）涂片及培养查病原菌：取水疱内容物、创口分泌物、痰、呕吐物、血、粪便及脑脊液直接涂片或进行培养，检查炭疽杆菌。

（2）动物接种：取检验标本接种于豚鼠或小鼠皮下，动物于2～3天内死亡，注射局部有胶冻样水肿和出血为阳性；其肝、脾和血液镜检可见典型的竹节状粗大杆菌。

（3）血清学检查：用酶联反应吸附试验检测血清特异性抗体为阳性（菌苗接种者除外）。

（四）诊断

我国颁布的《职业性传染病诊断标准》（GBZ 227—2017），规定了诊断的原则：从事密切接触炭疽杆菌的相关职业，如皮毛加工、屠宰、兽医、畜牧、肉食品加工、疫苗和诊断制品生产及从事炭疽防治的工作人员等；具备某一病型炭疽（如皮肤炭疽、肠炭疽、肺炭疽、脑膜炎型炭疽、败血症型炭疽）的临床表现；显微镜检查，发现皮肤溃疡的分泌物、痰、呕吐物、排泄物、血液、脑脊液等标本中大量两端平齐呈串联状排列的革兰阳性大杆菌，同时细菌分离培养获炭疽芽胞杆菌或血清抗炭疽特异性抗体滴度出现4倍或4倍以上升高。

实验室检查中最主要的是从病灶分泌物、痰液、脑脊液、呕吐物或粪便的涂片中发现典型竹节状革兰阳性大杆菌。必要时亦可进行免疫荧光法检测病原菌，亦可进行培养及动物试验。后者可取分泌物、组织液或纯培养物接种于小白鼠或豚鼠等动物的皮下，2小时时局部可出现典型水肿、出血，为阳性反应。动物多于36～42小时死亡，其内脏及血液中含有大量炭疽杆菌。细菌检测阴性时亦可以用酶联免疫吸附法、间接血凝法等检查特异性抗原。对已腐败或干涸的标本，作细菌检查有困难时可用Ascoli沉淀试验：将标本煮沸或高压，提出抗原，与炭疽沉淀素血清作环状沉淀试验。但灵敏性和特异性均不够高。血象：白细胞大多明显升高，核左移。

（五）治疗

1．病人需严格隔离、休息，加强营养和对症支持治疗；其分泌物及排泄物需严格消毒处理。

2．抗菌治疗首选青霉素，尚未发现有耐药者。皮肤炭疽可用青霉素G 160万～400万U/d，分3～4次肌注。疗程7～10日。对其他类型炭疽，如内脏炭疽或并发败血症者需1800万～2400万U/d，静滴。同时合用链霉素（1～2g/d）或庆大霉素（16万～24万U/d）或卡那霉素（1～1.5g/d），疗程2～3周或更长。四环素（1.5～2g/d）、强力霉素（300～500mg/d）或红霉素（1.5～2g/d）口服或静滴对皮肤炭疽亦有效。毒血症严重者亦可同时应用抗炭疽血清治疗；第1天80ml，第2、3天各20～50ml，肌注或静注。特别是恶性水肿型皮肤炭疽可每日静滴氢化可的松100～200mg。对控制局部水肿发展、减轻中毒症状有一定疗效。

3．使用大剂量抗生素灭杀大量细菌时，因有大量毒素释出，常可因毒血症而突然死亡，故应同时给予抗炭疽血清注射，每日80～160ml，用至体温恢复2～3天后停止。

4．皮肤病灶可局部用1∶2000高锰酸钾液洗涤，并敷以无刺激性的抗生素软膏，如5%磺胺软膏，切忌挤压及切开以免病灶扩散。

（六）预防

1．消灭传染源和病原体　病尸及死畜应焚毁。应加强乳、肉类卫生管理，严禁剥食或出售炭疽病畜的乳、肉及皮毛等。对可疑皮毛、骨等样品可用 Ascoli 试验检测，阳性者可用甲醛消毒（0.8kg/m³，密闭 24 小时）。

2. 隔离治疗病人　病人和病畜均应隔离治疗，其分泌物及排泄物按芽胞的消毒方法处理。病人应隔离至痂皮脱落或症状消失、分泌物和排泄物培养两次阴性（相隔 5 日）。

3. 免疫接种　经常发生炭疽地区的畜群可用无毒芽胞菌苗接种，高危人群亦可每年接种无毒活菌苗一次，至少连续 5 年。

二、森林脑炎

森林脑炎（forest encephalitis），又名蜱传脑炎脑炎（tick-bone encephalitis，TBE），其病原体为森林脑炎病毒（forest encephalitis virus），亦称森林脑病毒。劳动者在森林地区从事职业活动中，因蜱叮咬而感染的森林脑炎，即职业性森林脑炎（occupational forest encephalitis）。

（一）职业接触

森林脑炎主要分布于前苏联远东地区，其亚型（中欧型脑炎）则主要见于欧洲。在我国主要分布于黑龙江和吉林两省的林区。此外，四川、河北、新疆、云南等地也有发生。

1. 传染源　主要是带病毒的蜱类，及病毒感染的宿主动物，人类多由蜱叮咬后经皮肤、黏膜感染，少数可因饮用污染的牛奶经消化系统感染，病人作为传染源的意义不大。

2. 传播途径　主要是通过硬蜱吸血传播。病毒进入蜱体内后可在体内繁殖达 1000 倍，其中以唾液腺中浓度最大，再吸血时即可感染动物或人。卵巢及卵中病毒的浓度也相当高，故可越冬经卵传代，因此硬蜱既是传播媒介又是储存宿主。这对维持本病自然疫源地具有极为重要的意义。病毒亦可在羊体内繁殖后从奶汁排出，人饮用后亦可受染。

3. 易感人群　人类普遍易感。患病后可获得稳固持久的免疫力。

4. 流行特征　本病主要借蜱叮咬传播，故感染主要见于与林区有关的人群，如林业工人、勘探人员、猎户、进驻林区的部队等。此外，近年来由于旅游事业的兴起，非职业性感染也日益增多。本病多发生于春夏季 5 月下旬至 8 月，这主要与蜱类活动季节有关。患者的年龄、性别主要与林区接触多少而定。由于隐性感染较多，故新接触林区者发病率较高。

（二）发病机制

森林脑炎病毒为 RNA 病毒，属于虫媒病毒组披盖病毒科黄病毒属，是蜱传脑炎病毒中的一个型，直径 30~40nm，呈正 20 面体，内含单股 RNA。病毒颗粒中含有 8 个抗原决定簇，分别对血凝抑制试验、中和试验等有不同反应，提示在制备疫苗时应选择合适的抗原决定簇。本病毒的抵抗力不强，对热及一般消毒剂均较敏感。经甲醛灭活的病毒仍保有抗原性。本病毒能在多种组织培养中生长，但对细胞的致病作用不稳定，只对猪肾细胞产生稳定的细胞病变。由自然界分离得的森林脑炎病毒株的毒力差别很大，原因尚不明。

病毒侵入人体后先在网状内皮系统繁殖，然后进入血流形成病毒血症，大多数情况下病毒被清除，形成隐性感染。少数病人病毒侵入中枢神经系统引起脑炎症状。

病变与乙型脑炎类似，但脊髓，特别是颈段病变较重，从而形成与乙型脑炎不同的弛缓性麻痹的临床表现。

（三）临床表现

潜伏期平均为 7~14 日（1~30 日或更长）。除少数病人有 1~3 日的全身不适、头晕、关节酸痛等前驱期症状外，大多数病人均急性起病。

1. 症状及体征　主要表现有：

（1）发热及全身中毒症状：发热 2~3 日后体温即可高达 39~40℃，持续 3~10 日。以稽留热型多见，少数可呈双峰热或弛张热型。同时可出现头痛、面颈部潮红、结膜充血、恶心、呕吐等全身中毒症状，部分病人可出现心肌炎表现。

（2）神经系统症状：以意识障碍、脑膜刺激征和瘫痪为主。意识障碍约见于半数以上的病人。早期常表现为表情淡漠和昏睡,以后可进入昏迷。亦可表现为狂躁不安、惊厥和精神错乱等。脑膜刺激征出现最早也最常见,如剧烈头痛、呕吐,颈强直、凯尔尼格征及布鲁津斯基征阳性等。一般持续 5～10 日。瘫痪多发生在颈部、肩胛肌和上肢肌群,其次为偏瘫及下肢肌瘫痪,脑神经瘫痪少见。瘫痪与乙型脑炎引起者不同,多呈弛缓性,常发生于病程的 2～5 日。颈部和肩胛肌瘫痪时可出现头部下垂;上肢肌瘫痪时,手臂常呈摇摆无依状态。部分病人也可出现锥体外束受损征,如震颤、不自主运动等。约半数病例可出现肌肉萎缩。偶可出现语言障碍、咽下困难等。

本病病程 2～4 周。但极少数病人可留有后遗症状而进入慢性期,主要表现为弛缓性瘫痪、意识障碍、阵发性痉挛、癫痫等,可迁延数月至 1～2 年之久,预后较差。

根据病情轻重可将本病分为四型:

1)普通型:最常见。表现为高热、头痛、呕吐及脑膜刺激征。伴有不同程度肌肉瘫痪,多于 7～10 日体温恢复正常。

2)重型:除高热,头痛,迅速出现脑膜刺激征及瘫痪外,主要还有昏迷等脑实质损害表现,或发病短期内出现上行性麻痹者。

3)轻型:主要表现为中度发热(38～39℃)、脑膜刺激征,无瘫痪及意识障碍,病程短,约一周左右体征开始下降,2～3 日正常。无后遗症。

4)顿挫型:主要表现为轻度发热(38℃左右)、轻度头痛、恶心、呕吐。体温常于 1～3 日恢复正常。

2. 实验室检查

(1)血象:急性发热期病人血白细胞总数升高,约 $(10\sim20)\times10^9/L$,中性粒细胞可高达 90%。

(2)脑脊液:压力升高,细胞数增多,其中白细胞数 $(10\sim300)\times10^6/L$ $(10\sim300/mm^3)$,以淋巴细胞为主,糖及氯化物正常,蛋白质正常或略高。

(3)血清学检查:急性期和恢复期双份血清抗体效价有明显升高时,对诊断有重要意义。一般血凝抑制抗体效价增长 4 倍以上,而且最高效价达 1:160 以上可确诊。单份血清抗体 1:320 以上时也可诊断。补体结合抗体效价增加 4 倍以上,且最高达 8 倍以上时可确诊。单份血清效价达 1:16 时也可诊断。中和试验操作复杂,临床一般不用。近年有报告,用酶联免疫吸附试验检测特异性 IgM 抗体,对早期诊断有重要价值,检查如见恢复期血清抗体较急性期增长 4 倍以上者,或单份血清效价 1:320 以上者,是为阳性。

(4)病毒分离:病毒血症早期可将血液接种于鸡胚、猪肾细胞培养或小白鼠脑内以分离病毒,但此法临床较少应用。

(四)诊断及鉴别诊断

我国已颁布《职业性森林脑炎诊断标准》(GBZ 88—2002),诊断原则是:根据职业人群春夏季在森林地区工作且有蜱的叮咬史、突然发热、典型急性中枢神经系统损伤的临床表现、特异性血清学检查阳性,参考现场森林脑炎流行病学调查结果,综合分析,并排除其他病因所致的类似疾病方可诊断。诊断及分级标准如下:

1. 轻度 突然起病、发热、伴头痛、恶心、呕吐等症状,体温多在一周内回复正常,血清特异性抗体 IgM 或 IgG 阳性。

2. 中度 前述表现加重,并出现颈强直及 Kernig 征、Brudzinski 征等脑膜刺激征。

3. 重度 在上述表现的基础上,并具有下列情况之一者:

(1)颈肩部或肢体肌肉迟缓性瘫痪。

(2)吞咽困难。

(3)语言障碍。

(4)意识障碍。

(5)呼吸衰竭。

本病需与流行性乙型脑炎、脊髓灰质炎和急性多发性神经根炎等疾病鉴别。

（五）治疗

治疗原则：

1．轻度患者采用一般的对症支持治疗，如降温、保持水电解质平衡等；

2．中度和重度患者应积极防治脑水肿、保持呼吸道畅通，必要时可使用抗病毒药、抗生素等治疗。

3．其他治疗 早期使用高效价丙种球蛋白可获得较好的疗效，必要时可配伍干扰素等使用。

4．恢复期治疗 理疗、中药、功能锻炼等。

（六）预防

1．接种疫苗 凡去林区工作者均应接种森林脑炎灭活疫苗。常用者为地鼠肾细胞培养的灭活疫苗。成人初种者第一次 2ml，7～10 日后再接种 3ml 即可。如在一个月内再接种 3ml，效果更好。以后每年加强接种一次 3ml。可有效降低发病率和病死率。

2．加强个人防护 进入林区工作时应使用驱蜱剂，应穿防护服，建立互检自检站，随时做好营地附近灭蜱，灭鼠工作。

3．对未接种疫苗已被蜱叮咬者 可注射恢复期血清 30ml 或高价免疫马血清 10～15ml。

三、布鲁氏菌病

布鲁氏菌病（brucellosis，简称布病）是由布鲁氏菌属（Brucella）的细菌（简称布氏菌）侵入机体，引起传染 - 变态反应性的人畜共患的传染病。职业布鲁氏菌病是人在职业活动中感染布氏杆菌而引起的布病，是国家法定职业病，养殖业、食品加工业等多个行业的劳动者可以罹患本病。随着我国牲畜养殖业的发展，职业性布氏杆菌病的发病有增加趋势。

（一）职业接触

本病流行于世界许多国家。我国也曾广泛流行于牧区及一些农区，新中国成立后发病率已明显下降，但随着近年来畜牧业的发展，病畜的流动，布氏菌病发病人数逐年增加，如 2006 年全国共报告发病 19 013 例，由此本病的预防工作仍值得十分重视。

1．传染源 主要是病畜。国内以羊为主，牛次之，猪仅见于个别地区。其他动物，如鹿、马、骆驼、狗、猫以及许多野生动物也均可受染，但一般作为传染源的意义不大，病人也是这样。

2．传播途径 病畜流产或死胎以及羊水、胎盘、产后阴道分泌物中含有大量的布氏杆菌，接触后极易通过皮肤而受染，这是最主要的传播途径。含菌物质也可污染皮毛、土壤及水源而间接感染人畜。病畜的肌肉、内脏、乳汁中也均含有大量病菌，亦可通过消化道感染。其余也可通过呼吸道（吸入染菌尘埃或颗粒）、眼结膜、性器官黏膜等而受染。

3．易感性 人群普遍易感。病后有一定免疫力，但不同种的布氏菌病菌种之间有交叉免疫。

4．流行特点 本病感染率高低主要取决于与病畜及其产品接触机会的多寡。

（二）发病机制

布氏杆菌为不活动、微小、革兰阴性的多形性球状杆菌。可分 6 个种，19 个生物型：羊种（生物型 1～3）、牛种（生物型 1～7，9）、猪种（生物型 1～5）、森林鼠种、绵羊副睾种和犬种，其中以羊布氏菌致病性最强。本菌生物型较多的原因，可能是由于同一菌种可在不同宿主体内繁殖，从而发生遗传变异较多的缘故。如某一混放牧区从羊体内曾分离出牛$_1$、牛$_2$、牛$_6$、牛$_7$和牛$_9$。6 种中羊种的致病力最强，牛型最弱，猪型居中。其余三种对人的危害性不大。本菌在外界生活力较强，故可通过多种途径传播。对光、热和常用化学消毒剂抵抗力较弱，故常用的消毒方法均有效。

本病急性期的发病主要由细菌及其毒素引起；慢性期主要由变态反应引起。本菌主要寄生于吞噬细胞内，抗菌药物不易进入细胞，故较难根治。

本病病变极为广泛，几乎所有器官组织均可受侵，故临床表现多样。无干酪样坏死的肉芽肿乃本病的特殊病变。

（三）临床表现

本病潜伏期一般为 5～21 天，少数可达数月甚至一年。临床表现十分复杂，有的仅表现为局部脓肿,有的则可能累及几个器官系统;羊型和猪型布氏菌病症状较重,而牛型的症状较轻,一般可分为急性期和慢性期。

1. 症状及体征

(1)急性期:潜伏期约2周(7～60日,少数可达数月或一年以上)。发病多缓,主要表现有:

1)发热:以弛张热最为多见,以波状热(5%～20%)最有诊断意义。多数病例仅有2～3个波,偶可多达10个以上。也可有不规则热、持续低热等。发热期常伴多汗。

2)多汗:也是本病的突出症状之一,体温下降时大汗淋漓,还可有盗汗,有的病人不发热时也有盗汗。

3)关节痛:常较剧烈,类似风湿热,1个或数个大关节,呈游走性。有时有红肿,偶可化脓。其余尚可有滑囊炎、腱鞘炎、关节周围炎等。两侧大腿和臀部肌肉亦可发生疼痛或痉挛性疼痛。

4)睾丸肿痛:是本病特征性症状之一,可占男性病例的20%～40%,乃睾丸炎及附睾炎所致。睾丸肿大多为单侧性,个别病例伴鞘膜腔积液。女性患者可有卵巢炎、输卵管炎。

5)肝、脾肿大:约占10%～20%,亦可有神经痛、淋巴结肿大、皮疹等。

6)其他并发症:常见有心肌炎、心内膜炎、血栓性静脉炎、脑膜炎、脑膜脑炎、脊椎炎、胸膜炎、支气管肺炎、肝脾脓肿等。

(2)慢性期:可由急性期发展而来,也可直接表现为慢性。如同时伴有发热等急性期症状者称为活动型;如无,称为稳定型。其表现基本上可分两种:

1)无器质性损伤型:主要表现为疲乏、关节痛、失眠、全身不适、低热等,类似神经官能症,多见于牛型布氏菌病。

2)有器质性损伤型:包括几乎所有的器官和系统。其中以骨骼一肌肉系统最常见,如大关节炎、滑囊炎、腱鞘炎、脊椎病变等。神经系统也常受侵,如神经痛、神经炎、神经根炎、神经根神经炎、神经丛神经炎等。泌尿生殖系统病变也可见到,如睾丸炎、附睾炎、精索炎、卵巢炎、输卵管炎、子宫内膜炎等。心肌炎、血栓静脉炎也偶见。肝脾肿大(轻度)较常见。

本病近年来有逐渐减轻趋势。可能与流行区预防接种及抗生素的广泛应用有关。

2. 实验室检查

(1)血象:白细胞计数正常或稍低,淋巴细胞相对增加。

(2)细菌培养:血、骨髓、尿、脑脊液、脓液均可进行培养,培养时间应较长,2～4周无细菌生长者才判为阴性。可使用鸡卵黄培养,即把标本接种于鸡蛋的卵黄中,37℃5日后,将卵黄液转种培养基,认为可提高阳性率,特别适用于慢性布氏菌病,因为慢性期普通培养的阳性率很低,而急性期血培养即可达80%阳性。或接种豚鼠以分离布氏杆菌。

(3)血清学试验:方法很多,主要有:

1)血清凝集试验:效价1:100及以上或效价增加4倍以上为阳性,常用试管法(Wright试验)及平板法。前者多用于临床诊断。后者多用于筛检,其中以虎红缓冲液玻片凝集试验(RBPT)效果较好。

2)补体结合试验:1:16以上为阳性,急、慢性病人阳性率均较高。特异性也强。

3)抗人球蛋白试验(Coomb's test):1:160(++)为阳性。急、慢性期阳性率均较高,特异性也较强,但操作较复杂,故仅用于凝集反应阴性者。

4)酶联免疫吸附试验:1:320为阳性,灵敏性更高。特异性也好,可用于急、慢性期病人。

5)其他:如被动血凝、琼脂扩散、免疫电泳、间接免疫荧光等均可应用。

(4)皮内试验:一旦阳性持续时间很长,故阳性只能说明受过感染,而不能区别为既往感染和现症病人。

(四)诊断及鉴别诊断

我国已颁布《布鲁氏菌病诊断标准》(WS 269—2007),诊断原则是:布鲁氏菌病的发生、发展和转归比较复杂,其临床表现多种多样,很难以一种症状来确定诊断。对人布鲁氏菌病的诊断,应是综合性的。即结合病人流行病学接触史,临床表现和实验室检查。

1. 疑似病例　应同时符合以下中任一项者：

(1) 流行病学史：发病前病人与家畜或畜产品、布鲁氏菌培养物有密切接触史，或生活在疫区，或与疫苗生产、使用和研究有密切关系。

(2) 临床表现

1) 出现持续数日乃至数周发热（包括低热），多汗，乏力，肌肉和关节疼痛等。

2) 多数患者淋巴结、肝、脾和睾丸肿大，少数患者可出现各种各样的充血性皮疹和黄疸；慢性期患者多表现为骨关节系统损害。

(3) 实验室初筛：

1) 平板凝集试验（PAT）或虎红平板凝集试验（RBPT）结果为阳性或可疑。

2) 皮肤过敏试验后 24 小时、48 小时分别观察 1 次，皮肤红肿浸润范围有一次在 2.0cm×2.0cm 及以上（或 4.0cm^2 以上）。

2. 确诊病例　疑似病例同时符合以下任一条件：

(1) 血清学检查

1) 试管凝集试验（SAT）滴度为 1:100^{++} 及以上，过 2～4 周后应再检查，滴度升高 4 倍及以上。

2) 补体结合试验（CFT）滴度 1:10^{++} 及以上。

3) 抗人免疫球蛋白试验（Coomb's）滴度 1:400^{++} 及以上。

(2) 分离细菌：从病人血液、骨髓、其他体液及排泄物等任一种培养物中分离到布鲁氏菌。

3. 隐性感染　符合流行病学史和血清学检查或分离细菌检查结果，但没有临床表现者。

流行病学资料对诊断有重要意义，如经详细调查确无感染本病可能者，几乎可除外本病；如确有受染本病的历史，临床表现典型（波状热、关节痛等），诊断基本可以成立，确诊则必须根据血清学和病原学资料。慢性布病诊断比较困难，特别是神经官能症类型者，更必须根据实验室材料综合分析。

主要应与风湿热、伤寒、副伤寒、肺结核、风湿性关节炎等做出鉴别诊断。

（五）治疗

1. 急性期治疗

(1) 以抗菌药物为主：为提高疗效、防止耐药，现多主要联合疗法。联合疗法大体上可分为两类。一类是利福平配合其他药物：利福平为脂溶性，可透过细胞膜，抗菌谱广，单独应用即有较好的疗效。1986 年世界卫生组织（WHO），推荐利福平（每日 15mg/kg）加强力霉素（100mg 每日两次）治疗本病，疗程 6 周。亦可利福平合用喹诺酮类药物。另一类是链霉素配合其他药物，效果亦较好。最近有人报告，链霉素（1g/d，60 岁以上 750mg/d，肌注 15 日）加强力霉素（100mg，每日两次，45 日），认为疗效与 WHO 所推荐的方案相似，也有人认为可能更好一些。亦可链霉素合用四环素。

(2) 肾上腺皮质激素：能减轻严重毒血症、睾丸病变严重、全血细胞减少症等患者的症状，可短期使用。

2. 慢性期治疗

(1) 特异性抗原疗法：静注布氏菌菌苗，对症状严重的慢性病例有较好的疗效，亦可合用抗菌疗法，机制是使敏感性增高的机体脱敏，减少变态反应发生。中医中药（根据不同情况可采取祛风胜湿、扶正固本、活血化瘀、蠲痹活络等治则，亦可采用单味中草药如穿山龙等）也有一定疗效。局部病损可采取针灸、理疗等。

(2) 根据症状给予解热、镇痛、镇静等治疗，充分休息，加强营养等。

3. 并发症治疗　布氏杆菌脑膜炎可试用氯霉素合用链霉素或利福平合用羟羧氧酰胺菌素（moxalactam）。心内膜炎以瓣膜置换合用链霉素、四环素、利福平为好。

（六）预防

1. 控制传染源　可采取"屠宰病畜"、"病、健畜分群放牧"、"菌苗免疫"等方法，其中菌苗免疫效果最好，应作为预防的主导措施。病人需隔离治疗，排泄物应消毒处理。

2. 切断传播途径　加强卫生宣传，加强水、粪管理，加强畜产品的卫生监督。

3. 保护易感人群　以做好个人防护为主。对高危人群可进行菌苗接种。

四、艾滋病（限于医疗卫生人员及人民警察）

艾滋病，即获得性免疫缺陷综合征（acquired immunodeficiency syndrome，AIDS），其病原体为人类免疫缺陷病毒（human immunodeficiency virus，HIV），亦称艾滋病病毒。

（一）职业接触

艾滋病（限于医疗卫生人员及人民警察）是指医疗卫生人员及人民警察在职业活动或者执行公务中，被艾滋病病毒感染者或病人的血液、体液，或携带艾滋病病毒的生物样本，或废弃物污染了皮肤或者黏膜，或者被含有艾滋病病毒的血液、体液污染了的医疗器械或其他锐器刺破皮肤感染的艾滋病。

（二）发病机制

HIV 为单链 RNA 病毒，属于反转录病毒科，慢病毒属中的人类慢病毒组。HIV 为直径约 100～120nm 的球形颗粒，由核心和包膜两部分组成，核心包括两条正链 RNA，病毒复制所需的酶类主要有反转录酶（RT，P51/P66），整合酶（INT，P32）和蛋白酶（P1，P10），RNA 酶 H，互补 DNA（cDNA）、病毒蛋白 R（virion protein R，VPR）。核心蛋白 P24、蛋白 P6 及 P9 等将上述成分包裹其中，膜与核心之间的基质蛋白 P17 组成。病毒的最外层为类脂包膜，其中嵌有 gp120（外膜糖蛋白）和 gp41（跨膜糖蛋白），还包含多种寄宿主蛋白，其中 MHC Ⅱ类抗原和跨膜蛋白 gp41 与 HIV 感染进入宿主细胞密切相关。根据 HIV 基因的差异，目前可将 HIV 分为 HIV-1 型和 HIV-2 型。包括我国在内，全球流行的主要毒株是 HIV-1。

HIV 主要侵犯人体免疫系统，包括 $CD4^+T$ 淋巴细胞、巨噬细胞和树突状细胞，主要表现为 $CD4^+T$ 淋巴细胞数量不断减少，导致免疫功能缺陷。引起各种机会性感染和肿瘤的发生。

1. 病毒动力学　HIV 进入人体后，24～48 小时内到达局部淋巴结，5 天左右在外周血中可以检测到病毒成分。继而产生病毒血症，导致以 $CD4^+T$ 淋巴细胞数量短期内一过性迅速减少为特征的急性感染。大多数感染者未经特殊治疗 $CD4^+T$ 淋巴细胞可自行恢复至正常或接近正常水平。但病毒并未被清除，形成慢性感染。慢性感染包括无症状感染期和有症状感染期。无症状感染期持续时间变化较大，从数月到数十年不等。

2. HIV 感染与复制　HIV 需借助于易感细胞表面的受体进入细胞，HIV-1 的 gp120 首先与第一受体 CD4 结合，然后与第二受体（嗜淋巴细胞受体 CXCR4 和趋化因子受体 CCR5）结合，根据 HIV 与第二受体结合的特性，HIV 可分为 R5 和 X4 毒株。R5 毒株只利用 CCR5 受体，而 X4 毒株可同时利用 CCR5、CXCR4 和 CCR3 受体。HIV 和受体结合后，gp120 构象改变与 gp41 分离，与宿主细胞膜融合进入细胞。在反转录酶作用下，HIV RNA 链反转录成负链 DNA。在胞核内 DNAP 作用下复制成双链 DNA。后者部分存留于胞质，部分作为前病毒。新形成的双链 DNA 整合于宿主染色体。潜伏 2～10 年后，前病毒可被激活，转录和翻译成新 HIV RNA 和病毒蛋白质，在细胞膜装配成新 HIV 后芽生释出。HIV 感染宿主免疫细胞后以每天产生 10^9～10^{10} 颗粒的速度繁殖，并直接使 $CD4^+T$ 淋巴细胞破坏。病毒复制产生的中间产物及 gp120、vpr 等可诱导细胞凋亡。芽生释放后可再感染并破坏其他细胞。

3. $CD4^+T$ 淋巴细胞数量减少和功能障碍

（1）HIV 病毒对受感染细胞溶解破坏和诱导细胞凋亡直接损伤；gp120 与未感染 HIV 的 $CD4^+T$ 细胞结合成为靶细胞被 $CD8^+$ 细胞毒性 T 细胞（CTL）介导的细胞毒作用及抗体依赖性细胞毒（ADCC）作用攻击而造成免疫损伤破坏，致 $CD4^+$ 细胞减少；HIV 可感染骨髓干细胞，使 $CD4^+T$ 细胞产生减少。

（2）$CD4^+T$ 淋巴细胞的极化群 Th1/Th2 失衡：Th2 呈极化优势，而抗病毒免疫应答弱化，抗原呈递功能受损、IL-2 产生减少和对抗原反应活化能力丧失，使 HIV/AIDS 易发生各种感染。

4. 单核-吞噬细胞（MP）功能异常　MP 表面也有 CD4 分子，也可被 HIV 感染。吞噬细胞有对抗 HIV 感染所致细胞病变作用，但部分 MP 功能异常，抗 HIV 和其他病原体感染能力下降。HIV 感染后，诱导产生一种与 NF-κB 核因子抗原性相结合因子，防止细胞凋亡，使 HIV 在 MP 中持续复制而成为病毒贮存场所，并可携带 HIV 透过血脑脊液屏障，引起中枢神经系统感染。

5. B 细胞功能异常　B 淋巴细胞表面低水平 CD4 分子表达，可被 HIV 感染。感染 HIV 的 B 细胞功能异常,出现多克隆化,循环免疫复合物和外周血 B 淋巴细胞增高,对新抗原刺激反应降低等。

6. 自然杀伤细胞(NK 细胞)　异常 HIV 感染者早期即 NK 细胞数量减少。可因细胞因子产生障碍或 HIV 通过 gp41 直接抑制 NK 细胞的监视功能,使 HIV 感染者易出现肿瘤细胞。

7. 异常免疫激活　HIV 感染后,免疫系统可出现异常激活 CD4$^+$、CD8$^+$ 细胞表达 CD69、CD38 和 HLA-DR 等免疫激活标记物水平的异常升高,且与 HIV 血浆病毒载量有良好的相关性,随着疾病的进展,细胞激活水平也不断升高。

(三)临床表现

1. 症状及体征　艾滋病潜伏期平均 9 年,可短至数月,长达 15 年。从初始感染 HIV 到终末期,是一个较为漫长的复杂过程,在全程的不同阶段,与 HIV 相关的临床表现呈多种多样,根据我国有关艾滋病的诊疗标准和指南,将艾滋病分为急性期、无症状期和艾滋病期。

(1)急性期:通常发生在初次感染 HIV 病毒 2～4 周左右,部分感染者出现 HIV 病毒血症和免疫系统急性损伤所产生的临床症状。大多数患者临床症状轻微,持续 1～3 周后缓解。临床表现以发热最为常见,可伴有全身不适、头痛、盗汗、恶心、呕吐、腹泻、咽痛、肌痛、关节痛、皮疹、淋巴结肿大以及神经系统症状等。此期血清可检出 HIV RNA 及 P24 抗原。而 HIV 抗体则在感染后数周才出现。CD4$^+$T 淋巴细胞计数一过性减少,同时 CD4/CD8 比例倒置,部分患者可有轻度白细胞和(或)血小板减少及肝功能异常。

(2)无症状期:可从急性期进入此期,或无明显的急性期症状而直接进入此期。此期持续时间一般为 6～8 年,其时间长短与感染病毒的数量、病毒型别、感染途径、机体免疫状况的个体差异、营养、卫生条件及生活习惯等因素有关。此期由于 HIV 在感染者体内不断复制,免疫系统受损,CD4$^+$T 淋巴细胞计数逐渐下降,此期具有传染性。

(3)艾滋病期:为感染后的最终阶段。患者 CD4$^+$T 淋巴细胞计数明显下降,常少于 200/mm^3,HIV 血浆病毒载量明显升高。此期主要的临床表现为艾滋病相关症状、各种机会型感染及肿瘤。

1)HIV 相关症状:主要表现为持续 1 个月以上的发热、盗汗、腹泻;体重减轻 10% 以上。部分患者表现为神经精神症状,如记忆力减退、精神淡漠、性格改变、头痛、癫痫及痴呆等。另外可出现持续性全身淋巴结肿大,其特点为:

①出腹股沟以外有两个或两个以上部位的淋巴结中大。

②淋巴结直径＞1cm,无压痛,无粘连。

③持续时间 3 个月以上。

④各种机会性感染及肿瘤。

2)各种机会性感染及肿瘤

①呼吸系统:人肺孢子菌引起的肺孢子菌肺炎,表现为慢性咳嗽、发热、发绀、血氧分压降低,少有肺部啰音。胸部 X 线显示间质性肺炎。六甲烯四胺银染色印片或改良亚甲蓝对痰或器官灌洗液染色可快速检出孢子菌。巨细胞病毒、结核分枝杆菌、鸟复合分枝杆菌、念株菌及隐球菌等常引起肺结核、复发性细菌、真菌性肺炎。卡波西肉瘤也常侵犯肺部。

②中枢神经系统:新隐球菌脑膜炎、结核性脑膜炎、弓形虫脑病、各种病毒性脑膜炎。

③消化系统:白色念珠菌食管炎、巨细胞病毒性食管炎、肠炎,沙门菌、痢疾杆菌、空肠弯曲菌及隐孢子虫性肠炎;表现为鹅口疮、食管炎或溃疡,吞咽疼痛、胸骨后烧灼痛、腹泻、体重减轻,感染性肛周炎、直肠炎,粪检和内镜检查有助诊断;因孢子虫、肝炎病毒及巨细胞病毒感染致血清转氨酶升高。偶可有胆囊机会性感染和肿瘤等。

④口腔:鹅口疮、舌毛状白斑、复发性口腔溃疡、牙龈炎等。

⑤皮肤:带状疱疹,传染性软疣、尖锐湿疣、真菌性皮炎和甲癣。

⑥眼部:巨细胞病毒视网膜脉络膜炎和弓形虫性视网膜炎,表现为眼底絮状白斑。眼睑、眼板腺、泪腺、结膜及虹膜等常受卡波西肉瘤侵犯。

⑦肿瘤:恶性淋巴瘤、卡波西肉瘤等。卡波西肉瘤侵犯下肢皮肤和口腔黏膜,可出现紫红色或深蓝

色浸润斑或结节,任何成片,表明溃疡并向四周扩散。这种恶性病变可出现于淋巴结和内脏。

2. **实验室检查** HIV/AIDS 的实验室检测主要包括 HIV 抗体检测、HIV 核酸定性和定量检测、CD4$^+$T 淋巴细胞计数、HIV 基因型耐药检测等。HIV-1/2 抗体检测是 HIV 感染诊断的金标准;HIV 核酸定量(病毒载量)和 CD4$^+$T 淋巴细胞计数是判断疾病进展、临床用药、疗效和预后的两项重要指标;HIV 基因型耐药检测可为高效抗反转录病毒治疗方案的选择和更换提供指导。

(1)HIV-1/2 抗体检测:包括筛查试验和补充试验。HIV-1/2 抗体筛查方法包括酶联免疫吸附试验(ELISA)、化学发光或免疫荧光试验、快速检测(斑点 ELISA 和斑点免疫胶体金或胶体硒快速试验、明胶颗粒凝集试验、免疫层析试验)等。补充试验常用的方法是免疫印迹法。

筛查试验呈阴性反应可出具 HIV-1/2 抗体阴性报告,见于未被 HIV 感染的个体,但处于窗口期的新近感染者筛查试验也可呈阴性反应。若呈阳性反应,应用原有试剂和另外一种不同原理或不同厂家的试剂进行重复检测,或另外两种不同原理或不同厂家的试剂进行重复检测,如两种试剂复测均呈阴性反应,则为 HIV 抗体阴性;如有一种或两种试剂呈阳性反应,需进行 HIV 抗体补充试验。补充试验无 HIV 特异性条带产生,报告 HIV-1/2 抗体阴性。补充试验出现 HIV-1/2 抗体特异带,但不足以判定阳性,报告 HIV-1/2 抗体不确定,可在 4 周后随访;如带型没有进展或呈阴性反应,则报告阴性;如随访期间发生带型进展,符合 HIV 抗体阳性判定标准则为 HIV 抗体阳性,如带型仍不满足阳性标准,继续随访到 8 周。如带型没有进展或呈阴性反应则报告阴性;满足 HIV 阳性诊断标准则报告阳性,不满足阳性标准可视情况决定是否继续随访。经补充试验 HIV-1/2 抗体阳性者,出具 HIV-1/2 抗体阳性确认报告,并按规定做好咨询、保密和报告工作。对于有明确 HIV 职业接触史且筛查试验阳性,补充试验不确定者可尽早行 HIV 核酸定量检测以帮助确诊。

(2)CD4$^+$T 淋巴细胞检测:CD4$^+$T 淋巴细胞是 HIV 感染最主要的靶细胞,HIV 感染人体后,CD4$^+$T 淋巴细胞进行性减少,CD4$^+$/CD8$^+$ 比例倒置。采用流式细胞术检测 CD4$^+$T 淋巴细胞绝对数量,可以了解 HIV 感染者机体免疫状况和病情进展,确定疾病分期和治疗时机,判断治疗效果和临床并发症。

(3)HIV 基因型耐药检测:HIV 耐药检测结果可为艾滋病治疗方案的制订和调整提供重要参考,耐药检测方法有基因型和表型检测,目前国外及国内多用基因型。

(4)其他检查:主要各种机会性感染、卡波西肉瘤或淋巴瘤等的检查。

(四)诊断及鉴别诊断

1. **诊断** 依据 HIV 职业接触史、临床表现和实验室检查等进行综合分析慎重作出诊断。医疗卫生人员及人民警察有明确的 HIV 职业暴露史,符合下列一项者即可诊断:① HIV 抗体筛查试验阳性和 HIV 补充试验阳性(抗体补充试验阳性或核酸定性检测阳性或核酸定量大于 5000 拷贝/ml);②分离出 HIV。

(1)艾滋病病毒职业暴露感染认定标准:

1)有完整的"HIV 职业暴露个案登记表",暴露当日 HIV 抗体检测阴性、随访检测期内(暴露后 6 个月内,最长不超过 1 年)HIV 抗体转为阳性,有争议时,进行 HIV 基因亚型测定和核酸序列分析,暴露源和暴露人体内的病毒应基因亚型相同、核酸序列同源。

2)没有"HIV 职业暴露个案登记表",但有确凿证据证明曾发生职业暴露事件,且能找到暴露源,暴露源和暴露人体内的病毒基因亚型相同、核酸序列同源的。

3)发生暴露当日采集暴露当事人血样,检测 HIV 抗体。如 HIV 抗体阳性,则视为暴露前感染,不再进行随访检测。若 HIV 抗体阴性,需要在暴露后第 4 周、8 周、12 周、6 个月定期随访检测 HIV 抗体,发生 HIV 抗体转为阳性,可申请职业暴露感染认定。

4)当暴露 6 个月后 HIV 抗体仍为阴性时,表示未感染。暴露当事人存在基础疾患或免疫功能差等可使抗体产生延迟等特殊情况下,根据专家组评估后随访检测期可延长到 1 年。

(2)艾滋病期的诊断标准:有职业接触史,实验室检查 HIV 抗体阳性即可诊断,加之以下各项中的任何一项,即可诊断为艾滋病。或者 HIV 抗体阳性,而 CD4$^+$T 淋巴细胞数 <200 个/μl,也可诊断为艾滋病。

1）原因不明的持续不规则发热 1 个月以上，体温高于 38℃。

2）慢性腹泻 1 个月以上，次数 >3 次 / 天。

3）6 个月内体重下降 10% 以上。

4）反复发作的口腔白念珠菌感染。

5）反复发作的单纯疱疹病毒感染或带状疱疹感染。

6）肺孢子菌肺炎。

7）反复发生的细菌性肺炎。

8）活动性结核或非结核分枝杆菌病。

9）深部真菌感染。

10）中枢神经系统病变。

11）中青年人出现痴呆。

12）活动性巨细胞病毒感染。

13）弓形虫脑病。

14）青霉菌感染。

15）反复发生的败血症。

16）皮肤黏膜或内脏的卡波西肉瘤、淋巴瘤。

2．鉴别诊断

（1）原发性 CD4+ 淋巴细胞减少症：主要通过职业接触史以及 HIV 病原学检测阴性与艾滋病区别。

（2）继发性 CD4+ 淋巴细胞减少症：多见于肿瘤及自身免疫性疾病经化学或免疫抑制治疗后，根据病史可区别。

（五）治疗

1．HIV 职业暴露处理原则

（1）用肥皂液和流动的清水清洗被污染局部。

（2）污染眼部等黏膜时，应用大量等渗氯化钠溶液反复对黏膜进行冲洗。

（3）存在伤口时，应轻柔挤压伤处，尽可能挤出损伤处的血液，再用肥皂液和流动的清水冲洗伤口。

（4）用 75% 的酒精或 0.5% 碘伏对伤口局部进行消毒、包扎处理。

2．HIV 职业暴露后预防性抗反转录病毒治疗　在发生 HIV 暴露后尽可能在最短的时间内（尽可能在 2 小时内）进行预防性用药，最好不超过 24 小时，但即使超过 24 小时，也建议实施预防性用药。推荐方案为：TDF＋FTC（3TC）＋LPV/r 或 RAL。用药方案的疗程为连续服用 28 天。当 HIV 感染状态不明或暴露源不明时，一级暴露后通常不进行预防用药。HIV 感染状态不明时，二级或三级暴露后通常不进行预防；暴露源不明时，通常不进行预防。如暴露源来源于 HIV 高危者则采取预防用药；对于有可能暴露于 HIV 感染者时采取预防用药。发生 HIV 暴露后立即、4 周、8 周、12 周和 6 月后检测 HIV 抗体。一般不推荐进行 HIV P24 抗原和 HIV RNA 测定。

3．诊断后治疗

（1）高效抗反转录病毒治疗：抗反转录病毒治疗是针对病原体的特异性治疗，目标是最大限度的抑制病毒复制，重建或维持免疫功能。目前国际上共有六大类 30 多种药物（含复合制剂），分为核苷类反转录酶抑制剂（NRTIs）、非核苷类反转录酶抑制剂（NNRTIs）、蛋白酶抑制剂（PIs）、整合酶抑制剂、融合抑制剂（FIs）及 CCR5 抑制剂。国内的抗反转录病毒治疗（ARV）药物有 NNRTIs、NRTIs、PIs 和整合酶抑制剂四类，共 18 种（含复合制剂）。初治患者推荐方案为 2 种 NRTIs＋1 种 NNRTIs 或 2 种 NRTIs＋1 种增强型 Pis（含利托那韦）。

对于基线 CD4+T 淋巴细胞 >250 个 /μl 的患者要尽量避免使用含 NVP 的治疗方案，合并 HCV 感染的避免使用含 NVP 的方案。RPV 仅用于病毒载量小于 10^5 拷贝 /ml 的患者。治疗方案见表 12-2-1。

（2）免疫重建：通过抗病毒治疗及其他医疗手段是 HIV 感染者受损的免疫功能恢复或接近正常称为免疫重建，这是 HIV/AIDS 治疗的重要目标之一。在免疫重建的过程中，患者可能会出现一组临床综合征,表现为发热、潜伏感染的出现或原有感染的加重或恶化,称为免疫重建炎症反应综合征(IRSI)。多种潜伏或活动的机会性感染在抗病毒治疗后均可发生 IRIS。IRIS 出现后应继续进行抗病毒治疗,根据情况对出现的潜伏性感染进行针对性的病原治疗,症状严重者可短期使用糖皮质激素。

表 12-2-1　推荐初治患者抗反转录病毒治疗方案

一线治疗推荐方案:	
TDF(ABC)+3TC(FTC)	+基于 NNRTI: EFV 或基于 PI: LPV/r 或 ATV 或其他: RAL
替代方案: ATZ+3TC	+EFV 或 NVP 或 RPV

注:TDF. 替诺福韦;ABC. 阿巴卡韦;3TC. 拉米夫定;FTC. 恩曲他滨;AZT. 齐多夫定;NNRTL. 非核苷类反转录酶抑制剂;EFV. 依非韦伦;PI. 蛋白酶抑制剂;LPV/r. 洛匹那韦/利托那韦;ATV. 阿扎那韦;RAL. 拉替拉韦;NVP. 奈韦拉平;RPV. 利匹韦林。

(六)预防

1. 医务人员预防 HIV 职业性暴露措施

(1)进行可能接触患者血液、体液的诊疗和护理工作时,必须佩戴手套,操作完毕脱去手套后,应立即洗手。

(2)在进行有可能发生血液、体液飞溅的诊疗和护理操作过程中,医务人员除需佩戴手套和口罩外,还应带防护眼镜;当有可能发生血液、体液大面积飞溅,有污染操作者身体的可能时,还应穿上具有防渗透性能的隔离服。

(3)医务人员在进行接触患者血液、体液的诊疗和护理操作时,若手部皮肤存在破损时,必须戴双层手套。

(4)使用后的锐器应当直接放入不能刺穿的利器盒内进行安全处置;抽血时建议使用真空采血器,并应用蝶型采血针;禁止对使用后的一次性针头复帽;禁止用手直接接触使用过的针头、刀片等锐器。

2. 警察预防 HIV 职业性暴露措施

(1)制定安全操作规程,如如何安全处置锐利器具、对被血液等污染的警械、器具等严格消毒、安全处置废弃物、严格按规范要求洗手等。

(2)配备基本防护装备,如乳胶手套、口罩、防护眼镜、隔离衣等。

(3)建立与当地疾控中心的联系制度,保证民警在发生职业暴露后能够第一时间得到有效救治、检测。

五、莱姆病

莱姆病(Lyme disease)是由伯氏疏螺旋体所致的自然疫源性疾病,又称莱姆疏螺旋体病(Lyme borreliosis)。

(一)职业接触

莱姆病亦称莱姆疏螺旋体病,是由若干种的伯氏螺旋体引起的人兽共患病,以原发性皮肤病灶、慢性游走性红斑、神经症状和关节炎等为临床特征的自然疫源性疾病。

1. 传染源　大型宿主动物包括鼠、兔、蜥蜴、狼、鸟以及狗、牛、马等家畜。在中国,血清学证明牛、羊,马、狗、鼠存在莱姆病的感染。北方林区以狗为主要的宿主动物。小型宿主动物主要为啮齿类如白足鼠、花鼠、田鼠、金花鼠等。

2. 传播途径　媒介生物传播:通过硬蜱属类中的某种蜱的叮咬而感染动物和人。主要有肩板硬蜱和全沟硬蜱,幼虫、若虫和成虫三个阶段均需叮咬吸血完成。非媒介生物传播:可通过尿液、体液进行接触传播,也经血传播。

3. 易感性　普遍易感,青壮年居多,林区、室外工作工作人员较为易感。病后可重复感染。

4.流行特征　在全球 20 多个国家均有分布，全年均可发病，其中以 6 月与 10 月为发病高峰，6 月更为显著。

5.职业分布　主要与森林有关的人员。如林业工人、山林地区的居民及旅游的人们。

（二）发病机制

莱姆病的病原体在 1982 年由 Burgdorferi 和 Barbour 等首先证实是一种新种疏螺旋体，称为伯氏包柔螺旋体（B.Burgdorferi），简称伯氏疏螺旋体。伯氏疏螺旋体是一种单细胞疏松盘绕的左旋螺旋体，长 10～40μm，宽 0.2～0.3μm，两端稍尖，是包柔螺旋体属中菌体最长而直径最窄的一种。运动活泼，可有扭转、抖动等多种方式。呈革兰染色阴性，电镜下可见外膜和鞭毛（7～12 根不等），鞭毛位于外膜与原生质之间，故又称内鞭毛，与运动有关。在微需氧条件下，30～34℃在培养基中生长良好，生长缓慢，一般需 2～5 周才可在暗视野显微镜下查到。可在人体多种组织和脏器中存在，并可在皮肤、脾脏存活达 2～4 年。在潮湿、低温情况下抵抗力较强，对热、干燥和一般的消毒剂比较敏感。

伯氏疏螺旋体主要存在于蜱的中肠憩室部位，当蜱叮咬人时，可从涎腺内或中肠所含螺旋体通过反流至吸食腔，然后侵入人体皮肤的微血管，经血流至全身各器官组织。然而该病原体引发菌血症期较短，血液中螺旋体量也不多，但可引起如此多器官及多系统的损害，其致病机制可能是多因素综合的结果。1998 年已发现该螺旋体有两种黏附素（adhesion），即 DbpA（decorin binding protein A）和 DbpB，通过黏附素使螺旋体结合到皮肤和其他器官组织细胞的胶原蛋白相关的细胞外基质蛋白多糖上，使细胞发生病变。伯氏疏螺旋体细胞壁中有脂多糖（LPS）组分，具有类似内毒素的生物学活性；及其外膜表面蛋白 Osp A，Osp B，Osp C 具有重要的致病力和侵袭力。螺旋体又可诱导宿主细胞释放细胞因子，这些细胞因子可以加重病变组织的炎症。

螺旋体进入皮肤约数日后，即引起第一期的局部皮肤原发性损害，受损皮肤的浅层及深层血管周围有浆细胞和淋巴细胞浸润，表现为慢性游走性红斑（ECM），螺旋体的 LPS 成分会使患者出现全身症状及肝脾肿大等。ECM 组织切片上可见上皮增厚，轻度角化伴单核细胞浸润，表皮层水肿，无化脓性及肉芽肿性反应。当螺旋体经血循环感染各组织器官后，进入第二期（播散病变期），以中枢神经系统（特别为脑神经）和心脏受损为主的病变。在大脑皮质血管周围及脑神经尤其面神经、动眼神经及展神经，心脏组织中有单核细胞浸润等。发病持续数月以上，则进入第三期（持续感染期），以关节、皮肤病变及晚期神经损害为主。可见关节呈增生性侵蚀性滑膜炎，伴血管增生，滑膜绒毛肥大，纤维蛋白沉着，单核细胞浸润。骨与软骨也有不同程度的侵蚀性破坏。皮肤萎缩、脱色或出现胶原纤维组织束增粗，排列紧密，类似硬皮病损害及萎缩性肢皮炎。神经系统主要为进行性脑脊髓炎和轴索性脱髓鞘病变，血管周围有淋巴细胞浸润，血管壁增厚，胶原纤维增生。

（三）临床表现

潜伏期 3～32 天，平均 7 天左右。临床症状可分早期和晚期感染。

1.症状及体征

（1）早期感染

一期：主要表现为皮肤的慢性游走性红斑，见于大多数病例。病初常伴有乏力、畏寒发热、头痛、恶心、呕吐、关节和肌肉疼痛等症状，亦可出现脑膜刺激征。局部和全身淋巴结可肿大。偶有脾肿大、肝炎、咽炎、结膜炎、虹膜炎或睾丸肿胀。常为首发症状，特征性表现为慢性游走性红斑，初起为红色斑疹或丘疹，逐渐扩大成环状损害。一般出现在蜱叮咬后 3～32 天，好发于躯干、大腿、腹股沟、腋下等处。

二期：发病后数周或数月，15% 和 8% 的患者分别出现明显的神经系统症状和心脏受累的征象。见于 8% 左右的患者，于皮损出现 3 周后发生房室传导阻滞、心肌炎、心包炎或全心炎等。

（2）晚期感染

三期：感染后数周至 2 年内，约 80% 左右的患者出现程度不等的关节症状如关节疼痛、关节炎或慢性侵袭性滑膜炎。以膝、肘、髋等大关节多发，小关节周围组织亦可受累。主要症状为关节疼痛及肿胀，膝关节可有少量积液。常反复发作。约见于 60% 的患者，多累及大关节，尤其是膝关节，反复发作肿胀、疼痛，10% 的患者可转变为慢性关节炎。

（3）其他表现

1）神经系统病变：约见于15%的患者，与皮疹同时或消退后1～6周出现。表现为脑膜炎、脑神经炎、舞蹈症、小脑共济失调，出现脑膜刺激征、昏迷、面瘫或三叉神经痛等。

2）结膜炎、虹膜炎、淋巴结及肝脾大等。

2. 实验室检查

（1）血象：外周血象多在正常范围，偶有白细胞增多伴核左移现象，血沉常增快。

（2）病原学检查

1）直接或染色找病原体：取患者的皮肤、滑膜、淋巴结等组织及脑脊液等标本，用暗视野显微镜或银染色检查伯氏疏螺旋体，可快速作出病原学诊断，但检出率低。

2）病原体分离：从患者皮肤、淋巴结、血液、脑脊液、关节滑液、皮肤灌洗液等标本分离病原体，其中病变周围皮肤阳性率较高（86%）。分离方法有：①取标本接种于含6ml BSK-Ⅱ培养基管内，置33℃培养，检查1次/周。②将标本接种于金黄地鼠（体重50g），1～1.5ml/只，接种后7～14天，无菌解剖，取脾和肾组织研碎，分别接种于BSK-Ⅱ培养基中培养。

3）PCR技术：依据伯氏疏螺旋体独特的5S～23SrRNA基因结构，设计引物，检测患者血、尿、脑脊液及皮肤标本等莱姆病螺旋体DNA（Bb-DNA），其敏感水平最高达2×10^{-4}Pg（1个Bb约含2×10^{-3}pg DNA），并同时可测出所感染菌株的基因型。

（3）血清学检测：目前用于莱姆病特异性抗体检测的血清试验，其诊断试剂及检测程序尚缺乏标准化，存在一定的假阴性与假阳性；抗体检测的假阴性也见于在感染后3～4周内的"窗口期"或已用抗生素治疗后的患者，因而必须结合病人的临床表现作出解释。

1）荧光方法：间接免疫荧光方法IFA和直接免疫荧光方法DFA，IFA是利用阳性血清检测样本的抗原性，判断样本的感染情况。DFA则是利用已知抗原检测样品血清的抗体滴度。

2）酶联免疫方法ELISA：该方法具有灵敏度高的特点，但非特异性强容易误诊。

3）免疫印迹法：由于本法特异性较高，得到一定的应用。

目前美国疾病控制中心和国家公众健康研究指导委员会推荐ELISA和Western Blotting结合的方法进行莱姆病血清学诊断，他们认为Western Blotting可以在保持检测灵敏度的基础上提高ELISA的特异性，是目前最可靠的血清学检测方法。

（4）血液及体液其他检测：血清冷沉淀球蛋白总量常增加100mg/L以上（正常值为<80mg/L）。血清免疫球蛋白及补体都有不同程度的增加。伴有心肌或肝脏受累者可同时有ALT及AST增高。神经系统受累者，脑脊液白细胞可增加，以淋巴细胞为主，糖及蛋白变化不大，但免疫球蛋白稍增高。

（5）其他辅助检查：组织病理：为血管周围和间质的混合细胞浸润，可见淋巴细胞、浆细胞和嗜酸性细胞。Walthin-Starry染色在真皮上部可见螺旋体。

（四）诊断

目前，我国相应的诊断标准正在制定中，根据流行病学资料、发病史、临床表现及相关检查可确诊。

目前采用的主要方法可分为病原检测方法和血清学检查方法。

对病原的检测一般采用分离培养和聚合酶链式反应（PCR）方法。分离培养法，缺点是分离率低、耗时较长，敏感性较差，优点是不出现假阳性。PCR方法主要特点是灵敏度高，检测迅速便捷，需要样本量少，尤其对早期感染患者有一定的应用价值，但可能出现假阳性。

（五）治疗

在对症和支持治疗的基础上，应用抗生素抗螺旋体治疗是最主要的治疗措施，且早应用抗生素治疗最敏感。

（1）病原治疗：早期及时给予口服抗生素治疗，既可使典型的游走形红斑迅速消失，也可防止后期的主要并发症（心肌炎、脑膜炎、或复发性关节炎）出现。

1）第一期：成人常采用多西环素0.1g，2次/天，口服，或红霉素0.25g，4次/天，口服。疗程为10～21天，治疗中需注意赫氏反应。

2）第二期：无论是否伴有其他神经系统病变，患者出现脑膜炎就应静脉给予青霉素 G，2000 万 U 以上 /d，疗程 10 天。一般头痛和颈项强直在治疗后第 2 天开始缓解，7～10 天消失。

3）第三期：晚期又严重心脏、神经或关节损害者，可应用青霉素，每天 2000 万 U 静滴，也可应用头孢曲松钠 2g，1 次 / 天，疗程 14～21 天。

（2）对症治疗：患者应卧床休息，注意补充足够液体，对有发热、皮损、关节痛者可适当应用解热镇痛剂，高热及全身症状重者，可给糖皮质激素，但对有关节损伤者，应避免关节腔内注射，患者伴有心肌炎，出现完全性房室传导阻滞时，可暂时应用起搏器至症状及心律改善。

（六）预防

进入林区、草地时，应穿长袖衣服和长裤，着长袜和高帮旅游鞋，最好将袖口、裤口扎紧；宜快走而勿停留，不要坐或躺在林区草地上休息，也不要把衣服放在草地上；若发现身上有蜱叮咬的伤痕或红斑，应及时去医院诊治。

（陈青松　张丹英）

第十三章 职业性肿瘤

第一节 概 述

职业性肿瘤是在工作环境中接触致癌因素，经过一定时间的潜伏期而患上的某种特定性肿瘤。职业性致癌因素包括化学性、物理性和生物性因素。目前，国际癌症研究机构（IARC）确认的与工农业生产有关的化学致癌物有 40 多种，其中最常见的为化学因素。

一、职业性肿瘤研究的发展历史

伴随着欧洲近代资本主义工业的发展，新的化学物质广泛应用，这在造福人类的同时，也给人类和环境带来巨大的威胁。特别是产业工人被迫长期在恶劣的环境中劳动，在没有任何防护措施的条件下遭受着许多化学毒物和致癌物危害，以至于不少工人得了职业肿瘤仍浑然不知。早在 1531 年，德国 Paracelsus 发现在矿工中有一种"致死性肺病"流行，但是当时此病未被作为癌症被人们所认识。1755 年，英国外科医生 Pott 发现童年、少年时期曾从事扫烟囱工作接触煤烟的工人，成年时阴囊癌的发病率高于一般人，首次提出了化学物与癌症及职业与癌症的关系。1895 年，德国外科医生 Rehn 首次报告染料工人中发现职业性膀胱癌。之后陆续有报道发现砷及其化学物、煤焦油工人与肺癌，X 射线、紫外线与皮肤癌，苯与白血病之间的关系。20 世纪初，日本学者通过使用煤焦油在兔耳上成功诱发了皮肤癌，从此开辟使用动物进行实验肿瘤的先例，对职业性肿瘤的研究起到了很大的推动作用。20 世纪 30 年代，英国化学家 Keneway 和 Look 从沥青中分离提纯出致癌物 3，4-苯并[a]芘，这是一项划时代意义的成就。同时，由于各种不同职业性肿瘤陆续的被发现，人们开始对不同职业人群的肿瘤发病情况进行统计、分析、比较，逐渐地了解到肿瘤发病较高的职业以及相关的职业性致癌因素。第二次世界大战后，随着人们对职业性肿瘤的认识逐渐加深，人们通过流行病学的调查研究以及动物实验，逐步推动了化学致癌物致癌原理和环境致癌方面的研究发展。

二、职业性肿瘤的研究方法

（一）从临床肿瘤病例中寻找病因线索

许多职业性肿瘤的发现首先是从临床观察开始的。例如最早在 1775 年 Pott 发现很多患有阴囊癌的成年人在童年或少年时期都曾从事扫烟囱的工作，由此发现了职业接触与肿瘤之间的因果关系；1964 年英国耳鼻喉科医生 Hadifield 发现老年家具制作工中多发鼻窦癌，怀疑与职业有关；接触煤焦油的工人易患皮肤癌等。临床医师作为最早接触职业性肿瘤的人，能够从聚集性的肿瘤发病病例及死亡病例中寻找出与职业相关的病因线索，为职业性肿瘤发病机制的研究提供了一个方向。

（二）从实验研究中提出病因假设

用可疑致癌物作动物诱癌实验，观察能否诱发与人类相似的肿瘤，是证明职业因素致癌的重要依据之一。例如，氯乙烯和氯甲甲醚所致的职业性肿瘤都是经过动物实验得出了肯定的结果，再通过接触人群的流行病学调查得到证实。由于动物与人的种属差异，实验条件与生产环境的不同，因此对致癌作用的反应也可能有很大的不同。例如 DDT 可诱发实验小动物的肿瘤，但在大量接触 DDT 的职业人群中,至今未见有与之相关的肿瘤病例报告,反之,苯及砷等目前已有流行病学证实对人致癌,但未获得完全成功的实验动物诱发肿瘤试验。从动物实验的大剂量接触外推到人的低剂量接触问题也有待解决,不能单凭动物实验结果草率地作出对人有无致癌作用的结论,但动物实验的阳性结果可作为依据,提出相应的病因假设。

(三)从流行病学调查中验证病因假设

要确定某种职业性致癌因素对人的致癌性,必须通过流行病学调查,在人群中得到确切证据,关键是在错综复杂的因素中要确定职业因素跟某种肿瘤发病之间是否存在因果关系,应用分析性流行病学方法,进行队列研究与病例-对照研究等,这是探索因果关系的有效途径。如流行病学调查结果说明两者有联系,还应注意该联系是否具备如下特点:

1. 病因联系强度足够大　即接触组与对照组比较,前者的相对危险度要大得多,例如,在一定范围内的职业人群中肿瘤的发病率增加,出现所谓异常集群病例。譬如我国云南某锡矿井下矿工肺癌发病率达 250.19/10 万,为非井下作业人群的 13.58 倍,提示肺癌发病与井下作业有关。通常,联系的强度越大,作为病因的可能性也就越大。例如,接触氯乙烯单体的工人中多发肝血管肉瘤,接触青石棉工人中易患间皮细胞瘤等,这说明某一职业人群中出现罕见或发病率甚低的肿瘤高发现象,提示与职业性致癌因素有关。

2. 接触后果呈一致性　多数肿瘤患者均有与某种可疑物质或因素的接触史,特别是不同厂矿接触同一物质或因素的人群均见某种肿瘤发病率增高,这可为确定肿瘤病例的职业病因提供有力证据。有学者为研究职业性砷接触的致癌问题,在 1948—1975 年期间先后进行了 13 个厂及居民区的流行病学调查,包括 8 个冶炼厂,3 个含砷农药厂,1 个含砷农药应用现场和 1 批冶炼厂周围居民。从调查中发现共同的因子是无机砷,并发现肺癌死亡率都有明显上升,从而证明砷是致癌物。

3. 存在接触水平-反应关系　如癌症发病率的高低随人群中可疑物质或因素的水平而不同,这提示很可能存在接触水平-反应关系,对病因的分析很有帮助。例如上海市关于氯甲醚作业工人的肺癌调查,发现肺癌发病率随接触年限的增加而增加,支持了氯甲醚为肺癌病因的推断。职业性肿瘤中由于长期的剂量资料不易获得,如空气浓度变化较小,而测定资料又不多,暂可采用接触年限长短,来估算接触剂量进行分析。

4. 有其他佐证资料　例如,癌症高发年龄提前,可能与工人和致癌物接触较早或某些致癌物的致癌作用较强有关,其职业性肿瘤发病年龄比非职业性同类肿瘤早。如芳香胺引起的泌尿系统病变,发病年龄以 40～50 岁最多见,较非职业性的早 10～15 年。例如,肿瘤发病的性别比例异常,一般情况下,常见的肿瘤如肺、胃、肝、食管癌等的发病率都是男性显著多于女性。但职业肿瘤的性别比例有趋于相等的倾向。调查发现,某市五年间橡胶行业男性肿瘤发病率为 151/10 万,女性为 140/10 万,而对照组相应为 102/10 万及 40/10 万。

另外研究的结果应符合生物学的合理性,同时注意时间的逻辑关系,作为原因的"接触"必须先发生在作为结果的"效应"之前。

综上,从临床上发现可疑的职业肿瘤病例后,须进一步掌握流行病学证据,尤其要在接触某种可疑致癌物的人群中,发现足够数量的具有共同特征的肿瘤病例,才能确定其与职业接触的联系。

三、职业性肿瘤的名单

2002 年,原卫生部联合原劳动保障部发布了《职业病目录》,职业病分为 10 类 115 种,2013 年 12 月 23 日,国家卫生计生委、人力资源社会保障部、安全监管总局、全国总工会 4 部门联合印发《职业病分类和目录》。修订后的《职业病分类和目录》仍然将职业病分为 10 类,由原来的 115 种职业病调整为 132 种(含 4 项开放性条款),其中新增 18 种,对 2 项开放性条款进行了整合。另外,对 16 种职业病的名称进行了调整。其中职业性肿瘤分类中增加 3 种。目前《职业病分类和目录》中第九类职业性肿瘤共有 11 种,分别是石棉所致肺癌、间皮瘤,联苯胺所致膀胱癌,苯所致白血病,氯甲醚、双氯甲醚所致肺癌,砷及其化合物所致肺癌、皮肤癌,氯乙烯所致肝血管肉瘤,焦炉逸散物所致肺癌,六价铬化合物所致肺癌,毛沸石所致肺癌、胸膜间皮瘤，煤焦油、煤焦油沥青、石油沥青所致皮肤癌，β-萘胺所致膀胱癌。

四、职业性肿瘤的特点

1. 潜伏期　一般肿瘤的病因大多尚未阐明，而职业性肿瘤则有明确的病因，与接触的职业性致癌因素有密切关系。劳动者在首次接触职业性致癌物肿瘤到肿瘤发生有一个明显的间隔期，而不同的致癌物有不同的潜伏期。对人类而言，潜伏期最短为 4～6 个月，如苯致白血病；最长达 40 年以上，如石棉诱发间皮瘤。但是大多数的职业性肿瘤的潜伏期较长，约为 12～25 年。由于职业性致癌因素接触程度比一般的非职业性接触程度强，所以职业性肿瘤的发病时间比非职业性同类肿瘤短。

2. 剂量-反应关系　一般来说，大多数化学毒物的毒性作用存在阈值或者阈剂量，超过这个阈值或者阈剂量才会引起相应的健康损害。关于职业性致癌物是否存在阈值，对此尚存在有争论。但是大量研究证明，大多数职业致癌物都明显存在剂量-反应关系，在职业暴露人群中，接触剂量大的比接触剂量小的肿瘤发病率和死亡率都高，动物和流行病学研究都支持这一研究结果。

3. 肿瘤好发部位　职业性肿瘤通常有比较固定的好发部位或范围，一般易在致癌因素作用最强烈、最经常的部位发生。由于皮肤和肺是致癌物进入机体的主要途径和直接作用的器官，故职业性肿瘤也多见于皮肤和呼吸系统。例如石棉致癌部位为肺，砷及砷化物致癌部位为皮肤、肺、肝（血管肉瘤），煤焦油和沥青致癌部位为皮肤、肺、膀胱。

4. 肿瘤病理类型　职业性肿瘤往往由于致癌物不同而具体有不同的病理类型。职业性肺癌以鳞状上皮癌和小细胞癌较多见。例如铀矿工肺癌大部分为未分化小细胞癌，氯甲甲醚所致肺癌以小细胞癌多见，铬酸盐所致肺癌以鳞状上皮癌多见，而焦炉工人肺癌病以腺癌多见。一般认为，接触强致癌物以及高浓度接触所致癌多为未分化小细胞癌，但是职业性肿瘤的病理类型不是绝对的。

五、职业性肿瘤近年发病情况

根据原卫生部每年向社会公布的全国职业病发病数据来看，2007—2013 年期间全国职业性肿瘤发病数存在两个数据平台期，2010 年之前职业性肿瘤发病数波动在 39～63 例之间，之后 4 年增长到每年 80 例以上（80～95 例），尤其以苯所致白血病增加最明显，2007—2009 年 16～23 例，2010—2013 年 41～53 例，7 年间苯所致白血病占了职业性肿瘤一半（49.5%），其他依次为焦炉工人肺癌、石棉所致肺癌和间皮瘤、其他职业病。

苯作为一种被广泛使用的化工原料和环境污染物，对人类健康有严重危害。国内外的一些研究资料表明，苯是一种典型的致突变剂，可引起人与动物的遗传物质损伤。就广东省苯所致白血病有关研究表明，近十年来有以下几个发病特征：①在 2001—2012 年期间发病人数快速增长，总体呈波浪式上升趋势。②发病人数以男性为主，发病年龄呈年轻化趋势，以青壮年为主，其平均发病年龄（34.2±9.1）岁。③发病工龄较短，发病时累计苯作业平均工龄为 4 年。④行业分布以轻工业为主，工种分布以接触和使用含苯化学品的操作工见多。

焦炉逸散物以及煤焦油是焦化厂工作环境的重要污染物，焦炉作业工人在作业过程中，接触的焦炉逸散物中主要成分为多环芳烃，其中含有苯并（a）芘、苯并荧蒽、苯并蒽等多种确认致癌物，以苯并（a）芘为典型代表。有研究显示，焦炉工人肺癌发病特征有如下几点：①焦炉工人肺癌的潜伏期大多在 9～23 年之间。②焦炉工人肺癌病例多发生在炉顶工段，炉侧次之，炉底最低。③焦炉工人肺癌的发病人数有随工作区毒物浓度的升高而增加的趋势。④长期接触高浓度的苯并（a）芘的焦炉工人肺癌进展较快，预后较差，生存期较一般肺癌短。

石棉作为一种天然纤维状矿物质，在各行业中应用广泛，在工作中接触石棉的工人有很多，尤其以石棉矿开采和加工的工人职业接触最为严重。根据有关河北保定区石棉所致肺癌研究显示，其发病人群主要有以下特征：①石棉接尘工人肺癌随工龄延长死亡率增高。②石棉所致肺癌人群中工种分布不同，死亡率不同，其中选矿岗位肺癌死亡率最高，辅工次之，采矿位居第三。③吸烟对石棉接尘工人肺癌发病有协同作用。④石棉纤维所诱发的癌症以肺癌、胸膜和腹膜的间皮瘤最为常见。

六、职业性肿瘤的诊断

2002 年国家卫计委颁布了《职业性肿瘤诊断标准》(GBZ 94—2002)，规定了职业性肿瘤的诊断总则以及各特定职业性肿瘤的诊断细则。2017 年 5 月 18 日，国家卫计委修订发布了《职业性肿瘤的诊断》(GBZ 94—2017)，诊断原则是有明确的致癌物长期接触史，出现原发性肿瘤病变，结合实验室检测指标和现场职业卫生学调查，经综合分析，原发性肿瘤的发生应符合工作场所致癌物的累计接触年限要求，肿瘤的发生部位与所接触致癌物的特定靶器官一致并符合职业性肿瘤发生、发展的潜隐期要求，方可诊断。

七、职业性肿瘤的预防

职业性肿瘤不同于普通肿瘤，主要发生在职业人群中，患者有明确的职业接触史，且病因明确，因此应按三级预防原则加以预防和控制，尽可能控制和降低职业人群的发病率。

（一）加强对职业性致癌因素的控制和管理

在工业生产中，应当改革工艺、淘汰落后的生产技术，尽可能禁止或者避免使用致癌物，或用其他低毒化学物替代，对于无法替代的致癌物，应该根据致癌物的分类，制定严格的职业卫生管理制度，通过加强职业防护措施，定期检测致癌因素浓度，严格控制劳动者的接触水平。

（二）建立健全职业健康监护制度

《中华人民共和国职业病防治法》第三章第二十条中明确要求用人单位"建立、健全职业卫生档案和劳动者健康监护档案"，对接触职业性致癌物的劳动者要建立定期的健康监护制度，通过对接触职业致癌因素人员的健康状况进行系统的分析和检查，采取易行、敏感的肿瘤早期筛选方法，尽可能检出职业性肿瘤前期的异常改变或在早期阶段的肿瘤。通过上岗前体检，对某种癌症相关代谢酶的检测，筛查出与家族或个体差异有关的多态缺陷型肿瘤易感者，对此进行人为干预，避免接触致癌因素，这也是当前值得推行的一项职业健康监护措施。

（三）加强职业健康教育，提高自我保护意识

通过职业安全卫生知识培训，普及常见的职业性致癌因素及职业性肿瘤的防治知识，提高劳动者对职业性肿瘤危害的知晓率，提高自我防护意识，严格执行岗位职业卫生安全操作规程，促使劳动者主动地改善职业卫生行为习惯，自觉采取个体防护措施，减少接触职业性致癌因素的机会或降低接触频率。同时应注意平衡膳食，增强锻炼，保持心情愉快。

（麦秋苑　王　致）

第二节　职业性肿瘤

一、石棉所致肺癌及胸膜间皮瘤

石棉属于天然硅酸盐，具有可纺性、绝缘性、耐热、抗张力、抗酸碱而广泛运用于工业中各方面，包括：水泥制造、纺织、防火材料、纸张、石棉瓦、汽车刹车片等，成为工业中重要的战略物资。19 世纪人类开始大规模开采并使用石棉，1900—2003 年间，全球开采了近 1.82 亿吨石棉，随着石棉材料的广泛使用，石棉引起的癌症问题逐渐引起重视，其中最主要的是肺癌和恶性胸膜间皮瘤；国外报道石棉肺患者约 10%～20% 并发肺癌，Antti 研究发现，每消耗 170 吨石棉将会引起 1 例恶性胸膜间皮瘤患者的死亡。国内也有类似报道，在青石棉污染区肺癌发病率是普通居民的 6.6 倍，肺癌死亡率是一般居民的 9 倍；间皮瘤死亡率是一般居民的 16 倍。

（一）理化性质

不同种类的石棉，物理性质和化学性质不同。石棉纤维长度一般为 3～50mm，结构水含量 10%～15%。加热至 600～700℃(温升 10℃/分)时，石棉纤维的结构水析出，纤维结构破坏、变脆，揉搓后易

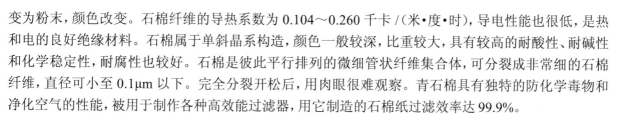

变为粉末,颜色改变。石棉纤维的导热系数为 0.104～0.260 千卡/(米·度·时),导电性能也很低,是热和电的良好绝缘材料。石棉属于单斜晶系构造,颜色一般较深,比重较大,具有较高的耐酸性、耐碱性和化学稳定性,耐腐性也较好。石棉是彼此平行排列的微细管状纤维集合体,可分裂成非常细的石棉纤维,直径可小至 0.1μm 以下。完全分裂开松后,用肉眼很难观察。青石棉具有独特的防化学毒物和净化空气的性能,被用于制作各种高效能过滤器,用它制造的石棉纸过滤效率达 99.9%。

(二)职业接触

石棉按照矿物化学成分不同分为:温石棉(chrysotile)、闪石类(amphiboles)石棉两大类,其中闪石类石棉又称角闪石石棉,是闪石类矿物总称,其中包括:青石棉(crocidolite),铁石棉(amosite)、直闪石石棉(anthophylite)、透闪石石棉(tremolite)、阳起石石棉(actinolite)。

石棉有致癌性,但不同化学成分的石棉,对人体和动物的致癌性差异很大,青石棉含有镁、铁、镍、钴等成分,其致癌性最强。其中的镁和铁可能是构成青石棉致癌的主要因素,实验研究当石棉中的镁被去除 95% 以上时,其致癌性由 75.5% 下降致 6.3%;采用铁离子络合剂去铁胺处理石棉后,可抑制石棉诱导 DNA 链断裂,如果在上述石棉中再次加入氯化亚铁溶液浸泡后,该石棉可再次引起 DNA 断裂。温石棉化学成分与闪石石棉不同,铁含量低(Si 41.688%,Fe 4.499%),致肺癌和胸膜间皮瘤的危害性小于青石棉,因此《鹿特丹公约》第十次会议将闪石类石棉(青石棉、铁石棉、阳起石、直闪石、透闪石)列为危险化学品清单,并于 2004 年 2 月 24 日生效,温石棉没有列入,在同年 2004 年 9 月 19 日日内瓦会议中温石棉也没有列入危险化学品清单,说明温石棉危害性低,但是不能否认其致癌性,国内王治明等研究温石棉与肺癌的关系并追踪 27 年,发现单纯暴露于温石棉工人肺癌显著超高,温石棉组肺癌标化死亡比(SMR)652,对照组为(SMR)34。

(三)病理及发病机制

1. 病理特点

(1)石棉肺自身病理特点:石棉肺病理特征是肺纤维化伴肺内石棉沉着。病理特点:

1)肺间质广泛纤维化:由于石棉纤维的大量沉积,大体上肺组织叶间裂结构不清,肺组织萎缩,表面呈灰白色,质地较硬,部分呈蜂窝状而失去功能。镜下显示:肺泡大小不等,肺泡壁明显增厚,间质内大量增生的纤维组织,以胶原纤维为主,伴网状纤维和平滑肌增生。

2)胸膜斑:以胸壁、膈肌、心包膜多见,大小、形状、厚度不同。显微镜下为层状排列的胶原纤维,其内可见玻璃样变性。

3)石棉小体:肺泡腔内或者纤维灶中出现石棉小体,是石棉吸入的证据,在 5μm 厚的常规切片中,石棉小体数若 >2 个/cm²,同时伴有特定类型纤维化就可以确诊石棉肺。

(2)石棉并发肺癌的病理特点:石棉肺并发肺癌同时具有石棉肺的病理特征和肺癌的病理特征,按肿瘤生长部位分型:

1)中央型:中央型肺癌指癌肿发生在段以上的大支气管,即发生在主气管、左右主支气管、叶支气管的肺癌。早期呈结节、息肉、乳头状突出管腔,表面糜烂、出血、坏死;后期瘤体逐渐增大、破坏气管壁、侵犯周围肺组织并出现淋巴结肿大而形成局部巨大块状结构,支气管包埋于巨大的肿块中,一般以鳞癌、小细胞癌、大细胞癌、类癌多见。

2)周围型:指起源于段及段以下支气管上皮,肿块呈球形。以腺癌、大细胞癌多见。部位以两上肺好发,特别是石棉引起的上肺广泛纤维化,局部瘢痕化,在局部纤维细胞不断增殖过程中出现细胞恶变。

3)弥漫浸润型:在肺内任何部位均可发生,沿终末细支气管、肺泡管、肺泡爬行,在局部形成片状浸润,类似于肺炎改变,但容易并发胸腔积液,以细支气管肺泡癌多见。

(3)石棉并发胸膜间皮瘤的病理特征:

1)外观:患侧胸膜弥漫性增厚,表面厚薄不均,伴有大小不等的结节,尸检发现增厚的胸膜呈铠甲状,其内的肺组织呈蜂窝状、萎缩、伴有大量胸腔积液。

2）镜下改变：WHO（2004 年）将恶性胸膜间皮瘤分为：

　　a. 上皮样，最多见，约占 60%，预后较好。

　　b. 肉瘤样，约占 7%～12%，预后最差。

　　c. 结缔组织增生型，最少见，仅占 2%。

　　d. 混合型，约占 30%。

　　2. 石棉致肺癌及胸膜间皮瘤的发病机制　　大多数对人类有致癌作用的石棉纤维直径小于 1.5μm，长度大于 8μm；当石棉随呼吸道进入机体后，未能随呼吸道黏液纤毛运动系统排出体外，缓慢渗入肺间质触发肺纤维化，不能在局部被消化而透入脏层胸膜，在局部形成石棉小体，通过对细胞的机械和化学刺激，最终触发了癌症的进程。

　　（1）石棉纤维损伤细胞 DNA 导致染色体的畸变：石棉纤维进入机体后，机体不能清除，致含有 Si、Fe、Mg 的毒性纤维在细胞内部畅通无阻，当其进入到核周区，可干扰染色体的分离、出现染色体畸变，癌基因激活并表达，触发了细胞癌变。Barrett 认为石棉致癌不需要其他促癌机制，通过石棉本身的物理特性而致癌，是完全致癌物。

　　石棉纤维的化学成分在触发染色体 DNA 链断裂中也具有作用，其中石棉含有的铁在致细胞 DNA 损伤中起重要作用。

　　（2）基因突变：包括癌基因激活和抑癌基因的失活；在间皮瘤动物模型中发现石棉促使 c-fos 和 c-jun 基因 mRNA 上调并持久表达，呈剂量 - 效应关系。SV40 是一种恒河猴内源性 DNA 肿瘤病毒，可通过感染脊髓灰质炎疫苗而传播给人类，近年来，发现 SV40 和石棉在人的间皮细胞恶性转化过程中起协同作用，SV40 通过与抑癌基因（TP53）结合使其失去活性，诱导生长因子释放，激活信号通路。

　　（3）石棉诱导了细胞因子爆发：石棉粉尘进入肺泡，诱发了中性粒细胞、巨噬细胞激活和吞噬作用，同时可以进入肺泡上皮细胞，触发了肺泡炎，在石棉纤维和机体细胞较量过程中，由于石棉不能降解，导致大量吞噬细胞的死亡，释放大量氧自由基、羟自由基和超氧阴离子，而这些因子导致细胞损伤；由于石棉纤维进入机体是不可能排出的，所以体内长期处于炎症因子爆发状态，对靶细胞形成反复刺激而致细胞癌变。

（四）临床表现

石棉肺合并肺癌和胸膜间皮瘤的临床特征首先是患者具有石棉肺的临床表现，在此基础上叠加了肺癌或者胸膜间皮瘤的特征性改变；其次，肺癌和胸膜间皮瘤各自还有不同的临床特征，分而述之：

　　1. 石棉肺合并肺癌的症状及体征

　　（1）支气管 - 肺症状及体征

　　1）咳嗽、咳痰：这是石棉肺最常见的症状，同时也是最早出现的症状。多数患者接触石棉数年后即不知不觉出现了咳嗽，开始并未咳痰，阵发性刺激性咳嗽，咳嗽剧烈时伴喘鸣，休息可缓解，易感疲乏，容易感冒，不易缓解；随着石棉肺不断进展，患者逐渐出现咳痰，一般表现为持续、剧烈咳嗽伴喘息，持续数分钟后咳出白色黏痰，咳出后患者倍感舒爽，咳嗽停止；由于石棉吸入，破坏了气道表面的黏液纤毛运送系统，使得假复层纤毛柱状上皮表面的黏液毯损伤，上皮开始脱落，暴露出上皮下的迷走神经末梢，当这些神经纤维收到环境冷刺激、或者病毒感染就会触发咳嗽反射，而导致咳嗽不止，甚至出现痉挛性咳嗽。当石棉肺并发肺癌时，气道表面上皮细胞被癌细胞替代，气道结构彻底改变，局部出现大量的炎症因子，导致咳嗽一经出现，非强烈的镇咳药不能停止，此时咳嗽咳痰不能用石棉肺、肺炎、支气管扩张等疾病来解释，就要想到患者是否并发了肺癌。

　　2）咯血：咯血分为痰中带血丝和整口咯血，其意义不同，痰中血丝表明气管支气管黏膜表面毛细血管破裂，血液渗出与痰液混合而成；整口咯血则表面气道表面完整性已经破坏，黏膜下的支气管动脉暴露并破裂，或者支气管扩张，其管腔内毛细血管团因咳嗽而破裂，均会出现大量咳血，而且会反复发作，不易止血；以上两种情况在石棉肺均可出现，当并发肺癌时更加频繁。痰血是肺癌的特征性表现之一，临床中当患者在慢性咳嗽咳痰基础上出现痰中带血丝，特别是有粉尘接触史、年龄 40 岁以上、有抽烟史的患者更应当引起医生的警觉，必须考虑患者是否合并了肺癌。当石棉肺合并肺癌出现了大咯血，表明癌组织侵袭了支气管动脉、或者支气管局部癌组织坏死脱落，必须紧急抢救，鼓励患者咳出血块，同时药物止血、气管镜下或者胸腔镜下止血，甚至外科手术止血都是备选止血方案。

3）胸痛：石棉肺后期皆有胸痛，呈刺痛、胀痛、闷痛，深呼吸或者咳嗽时加重；患者常诉胸痛不适，部位不确定，但是主要在右侧胸部或者背部多见，与气候有关，当阴雨天气将要来临时，患者即感疼痛。镇痛药物可以缓解，但是会反复发作而不能治愈。当石棉肺患者出现胸痛加剧、出现胸闷、胸部饱胀感，口服镇痛药不能缓解，需要考虑患者是否合并肺癌，或者胸闷间皮瘤。

4）发热：石棉肺患者抵抗力差，容易合并呼吸道感染而发热，经过抗炎治疗后热退；当石棉肺合并肺癌者易出现长期低热，体重减轻、恶液质等表现。

（2）肺外侵袭性表现：石棉肺并发肺癌，癌组织向周围外向扩展生长，可侵犯胸壁、纵隔、腹腔或者周围的神经组织引起相应症状。约 5% 患者出现声嘶和上腔静脉阻塞综合征；声嘶主要是癌组织、或者转移的淋巴结压迫了喉返神经，引起单侧声带麻痹，多见于左侧；上腔静脉综合征是肺癌特征性表现之一，因上腔静脉位于纵隔内气管支气管前方，向下与下腔静脉汇合入右心房。行程中伴随多组纵隔淋巴结（气管旁淋巴结和右主支气管淋巴结），当并发肺癌时，转移的肿大淋巴结压迫上腔静脉，导致患者出现面部浮肿、结膜充血、颈部和前胸部静脉曲张，上肢静脉回流受阻。当腔静脉内癌栓形成或者右上肺肺癌巨大也可形成上腔静脉综合征改变，约 40% 肺癌伴有此综合征。

Pancoast 综合征：该综合征是肺癌位于肺尖部，即肺上沟处，肿瘤侵犯局部胸壁、交感神经节以及周围胸椎椎体，引起病侧眼睑下垂、瞳孔缩小、病侧胸壁无汗，有时伴有臂丛神经受累，引起同侧上肢内侧烧灼样疼痛，这种疼痛难以控制。也称 Horner 综合征。

（3）胸外转移表现：石棉肺并发肺癌后几乎可以向每个脏器转移，最常见的是神经系统、骨骼、脊柱、肝脏的转移。多数病理诊断为小细胞肺癌的患者，约 40%～50% 已经发生了转移，而非小细胞肺癌转移相对少见。神经系统转移主要表现是颅内压增高，头疼、无征兆的呕吐，如果颅内压显著增高则会出现喷射性呕吐。部分患者出现神经定位体征：如感觉障碍、偏瘫、失语等表现。如转移至脑膜或者脊髓，则有颅神经麻痹或者马尾综合征表现。骨骼转移多见于椎骨、肋骨、四肢长骨等，占 20%～30%，出现骨痛、局部红肿甚至有病理性骨折。肝脏转移较为常见，尸检发现肝转移占 60%，表现为肝区疼痛、进行性黄疸、恶液质，可伴有腹水。

（4）伴癌综合征：伴癌综合征也叫副癌综合征，多发生于小细胞肺癌，临床表现不特异，癌组织异位生成生物活性肽、细胞因子或者抗体；约 2% 肺癌患者是因这些生物活性物质产生的全身症状而就诊。这种异位内分泌变化影响机体多个系统，主要见于以下几方面。

1）高钙血症：肺癌患者高钙血症常见，多见于鳞癌，约占肺癌的 12.5%。其原因是癌细胞分泌了甲状旁腺激素，促使骨破坏增加和肾脏远曲小管对钙的重新收而导致高钙血症。表现为骨质软化、成骨减少，出现恶心呕吐、疲劳、烦渴多尿，严重者出现肾功能不全。切除肿瘤后血钙水平可恢复正常。

2）库欣综合征：最常见，约占小细胞肺癌 2%～5%，也可见于支气管类癌。出现躯干肥胖、满月脸、高血压、多毛等类似皮质醇增多症表现，这些激素虽然有自主生理作用，但是不同于正常激素，地塞米松不能抑制 ACTH 在尿中代谢产物 17-羟皮质类固醇（17-OHCS）。除以上表现外尚可引起消瘦、高血压、水肿、低钾血症，随着癌肿的切除所有这些症状均可消失。

3）抗利尿激素异常分泌综合征：主要表现为抗利尿激素持续分泌造成低钠血症，精氨酸加压素作用于肾远曲小管，促进游离水的吸收导致低钠血症，随着血钠下降，患者逐渐出现恶心、乏力、头痛、嗜睡直至昏迷，当血钠小于 115mmol/L，易引起脑水肿和颅高压症状。

4）神经肌肉表现：有近 30% 的小细胞肺癌并发肌无力综合征，表现为近端肌无力伴肌肉疼痛和僵硬、自主神经功能失常，口干、便秘、感觉异常。

2. 石棉肺合并胸膜间皮瘤临床特征　石棉肺合并间皮瘤临床最显著的特征是持续性胸痛，没有明确的痛点，多表现为右侧胸部、背部片状区域疼痛，呈钝痛，消炎镇痛药物往往不能缓解，完全镇痛需要阿片类镇痛药。50%～70% 伴呼吸困难，呈进行性加重，消瘦、发热和贫血，和石棉肺本身就存在的咳嗽咳痰。约 95% 患者伴有胸前积液，右侧多于左侧，积液多为血性，少数为草黄色渗出液，因富含透明质酸而呈黏稠状，抽液后再生很快，多于24小时内积液恢复到抽液前水平。胸痛不随胸积液增加而缓解。

恶性胸膜间皮瘤侵犯邻近的组织器官，如食管、肋骨、椎体、上腔静脉而出现相应的症状，如吞咽困难、椎体疼痛、脊髓压迫症状、上腔静脉压迫综合征。患者可出现胸积液和胸膜增厚体征，如肋间隙增宽、患侧胸部饱满、呼吸动度下降，随着时间的延长，出现肋间隙变窄，叩诊浊音，听诊呼吸音减弱。由于胸膜增厚，癌细胞沿着胸膜爬行而侵犯横膈、纵隔胸膜，癌变胸膜紧紧包裹着肺脏使呼吸困难加剧，形成所谓的"冰冻胸"。

恶性胸膜间皮瘤会沿着胸腔穿刺路径，甚至胸腔镜检查的创口局部转移。

3. 影像学表现

（1）X线检查

1）石棉肺合并肺癌的X线表现：石棉肺的X线表现极具特征性，呈广泛肺纤维化、胸膜斑形成、蓬发心等，合并了肺癌后根据癌肿发生部位，可分为中央型肺癌和周围型肺癌，其X线特征如下：

①中央型肺癌：

a. 肺门肿块，这是肺癌局部生长并侵犯局部淋巴结和周围组织，肺门结构紊乱，密度增高，肺门角变钝或消失，由于石棉肺的广泛纤维化，常常使肺门呈团块状整体向上移位。

b. 肺不张，肺癌细胞沿管壁生长逐渐阻塞支气管，或局部肿大癌性淋巴结压迫支气管，导致支气管远端肺组织气体吸收而实变。表现为相应肺叶肺段肺纹理消失、气管心脏纵隔向不张侧移位，肋间隙变窄，可伴有胸积液。

c. 阻塞性肺炎，特征是片状密度增高影，但是密度不均，其内隐约可见结节，随着抗生素的使用，炎症消退而其内肿块组织显现，呈分叶、细毛刺状。

②周围型肺癌：呈结节状、团块状或者球形阴影，以腺癌、大细胞癌多见，X线表现有以下特征：

a. 肺部孤立阴影，早期呈斑片状阴影，随着病程进展逐渐阴影增浓、增大，发展成球形孤立性病灶。特征为单发的类圆形团块、肿块有分叶、有切迹、肿块边缘有细毛刺（体层片更显著）、病灶密度不均（其内可见小的空泡）、部分病灶有空洞形成（偏心，其内有结节）、胸膜凹陷征。

b. 肺部浸润，癌细胞沿着细支气管爬行，铺满了受累的肺叶或者肺段，类似肺部炎症改变，但抗炎治疗无效，病灶不断增大并逐渐出现胸积液的X线表现。

③肺上沟瘤：也属于周围型肺癌的一种，其X线表现为一侧肺尖密度增高影或大片状阴影、并逐渐增大，周围可见肋骨或椎体的缺损。该病灶早期表现不典型，易于和肺结核混淆，当出现骨质破坏即可明确诊断。当早期疑诊为肺癌时，可行局部CT引导下穿刺而明确诊断。

2）石棉肺合并恶性胸膜间皮瘤的X线表现：石棉肺合并恶性胸膜间皮瘤其临床特征是广泛性胸膜增厚，伴有胸腔积液改变、胸廓塌陷，多数患者伴有胸膜钙化，其X线特征：

①胸膜结节性增厚，一般厚度可达5～15mm左右。

②叶间胸膜增厚，后前位片可见右侧水平裂、左侧斜裂增厚。

③患侧胸腔容量缩小，纵隔向患侧异位，但是如果后期出现该侧胸积液，则可抵消这一表现。

④胸积液，多数患者晚期均会出现胸积液，表现为：气管纵隔患侧移位、抽液后胸积液增长迅速、胸积液如果发生在叶间可以包裹，否则不包裹，并进行性增多。

⑤胸膜斑，这是石棉肺的基础X线变化，多出现在侧胸壁、横膈、心包，可钙化。

⑥冰冻纵隔，指纵隔位置不因胸积液而移位。

（2）胸部CT检查

1）合并肺癌CT改变：中央型肺癌：其直接征象是肺门块影，CT纵隔窗显示密度不均，有小结节影，有肿大的淋巴结，边缘细毛刺。间接征象包括阻塞性肺炎、肺不张、局灶性肺气肿、同侧胸积液。当肿块增大超过5cm时，可见肺门呈团块状，其内可见大血管受侵犯并且血管壁破坏。

周围型肺癌：周围型肺癌其CT最具有特征性改变：

①形态呈圆形类圆形，大小不等，密度不均。

②边缘细毛刺，实质是毛细淋巴管。

③血管支气管聚拢征，癌组织内含大量的淋巴液，刺激大量纤维形成，牵引导致其周围血管支气管向病灶靠拢。

④胸膜凹陷征：癌组织通过局部淋巴管和胸膜连接，牵引所致。

⑤癌性空洞，当病灶直径＞5cm，多数出现空洞，呈偏心，洞壁厚薄不均，可呈多个生发中心，分叶状生长。

2）合并恶性胸膜间皮瘤胸部 CT 改变：CT 在胸膜间皮瘤检查中敏感性和特异性均高，且还可以在 CT 引导下穿刺获得确诊。恶性胸膜间皮瘤的 CT 特征性变化是胸膜不规则增厚、大量胸腔积液、胸膜多发性强化结节。恶性间皮瘤的大量胸积液一般纵隔不移位甚至向患侧移位，这点和其他疾病的胸积液不同。

（3）B 超：胸部超声检查在恶性胸膜间皮瘤诊断中具有重要的价值，少量积液即可发现，且可在超声引导下穿刺抽液，在肿瘤的较早期即可获得确诊。优点是操作简单、安全、经济。

（4）核医学检查：一些亲肿瘤的核素，如 ^{67}镓 - 枸盐酸、^{169}镱 - 枸盐酸、^{57}钴 - 博来霉素、^{99m}锝 - 博来霉素，在正常组织和肿瘤组织分布不同，对鉴别肿瘤的良恶性有一定的价值，但是特异性差，近年来逐渐被正电子发射计算机体层扫描（PET）取代，其敏感性和特异性均达到 90% 以上，有作者提议用 PET 检查结果作为肺癌分期、评价疗效的依据，但是其缺点就是价格太贵，暂时难以在基层医院推广。

4. 实验室检查

（1）细胞学检查：细胞学检查是病理学一个部分，是诊断肿瘤良恶性的金标准，根据细胞采集的方式不同，临床价值差异很大。

1）痰液脱落细胞学检查：这是最古老、也是最常用的肺癌细胞学检查方法。国外报道，肺癌痰细胞学阳性率60%～70%，我国上海和北京报道的细胞学阳性率分别为83.2%、81.6%。痰细胞学阳性率与痰检次数密切相关，一般认为送检 4～6 次即可获得诊断；与咳痰技巧也高度相关，建议清晨清洁口腔后，患者深吸气、然后连续用力咳嗽，如果实在没有痰液，建议生理盐水雾化后咳痰，立即送检。

2）经气管镜采集细胞学标本：目前已经成为常规的肺癌细胞学收集方法。包括活检、刷检、支气管肺泡灌洗、针吸。由于气管镜以及检查技术的普及，一般基层医院均有该项检查。

①刷检和活检：目前气管镜可以窥视 1～4 级支气管表面肿瘤的清晰影像，发现异常组织即可活检、刷检，送病理而获得确诊。

②支气管肺泡灌洗（BAL）：对于气管镜下不能窥视的、CT 或者 X 线影像学已经发现的异常阴影，均可采用支气管肺泡灌洗术发现肿瘤组织。

③针吸：采用带超声探头的气管镜，进入目标支气管或者定位目标淋巴结（气管腔外的淋巴结），打开超声探头，发现异常组织或者淋巴结，固定、然后插入活检针，抽取细胞液送检。对于气管壁外侧肿瘤组织以及淋巴结在超声引导下均可获得不错的阳性率。

3）CT 或者 B 超引导下经皮活检：对石棉肺并发胸膜间皮瘤、发生于肺外周的肺癌，经皮活检具有很大的价值，多数可以在 CT 或者 B 超引导下活检，阳性率均较高，部分患者可获得早期诊断。

4）经胸腔镜肺活检或者胸膜活检：对于胸膜间皮瘤、肺外周的肺癌、纵隔的肺癌淋巴结转移的诊断具有很大的价值，对于以往需要开胸才能获得满意组织块的手术，现在只需要在胸壁开孔，插入胸腔镜即可完成，而且创伤较小。使得难以获取的标本均可满意获得，患者获得确诊。

5）胸腔积液的脱落细胞学检查：对于胸膜间皮瘤伴有胸水，以及发生于外周的肺癌伴有胸积液者，可提供较好的细胞学获取途径，多半恶性胸腔积液的确诊是通过简单的胸穿而获得。

（2）血清标志物检查：目前较多用于诊断恶性胸膜间皮瘤的血清标志物是可溶性间皮相关蛋白（SMRP）和骨桥蛋白（osteopontin, OPN）。其中可溶性间皮相关蛋白位于间皮细胞表面，与细胞黏附和细胞间信号传导有关，恶性胸膜间皮瘤血清中 SMRP 显著增高，与病灶的范围、大小有关。骨桥蛋白也是诊断恶性胸膜间皮瘤的指标，可以将胸膜间皮瘤和石棉肺区别开来，但是特异性较低。

（3）肺功能检查：肺功能测定是评价呼吸生理功能质和量的客观指标，包括肺容量测定、通气功能、弥散功能、通气 / 血流比例和血液气体分析。石棉肺合并肺癌和恶性胸膜间皮瘤主要表现为限制性肺通气功能障碍，有部分合并肺癌的患者因肿瘤阻塞了支气管、或者合并阻塞性肺炎而导致阻塞性肺通气功能障碍，或者表现为混合型通气功能障碍，肺功能检查主要作用体现在：

1）手术前风险评估，通过检测肺和心脏功能储备，界定肺癌手术的风险。

2）通过血气分析监测病情严重程度，为晚期肿瘤患者提供呼吸机支持的时机。

（五）诊断及鉴别诊断

1. 诊断　参照《职业性肿瘤的诊断》（GBZ 94—2017）进行诊断。

2. 肺癌　石棉肺合并肺癌患者，应诊断为石棉所致肺癌。不合并石棉肺的肺癌患者，在诊断时应同时满足以下三个条件：

（1）原发性肺癌诊断明确。

（2）有明确的石棉粉尘职业接触史，累计接触年限 1 年以上（含 1 年）。

（3）潜隐期 15 年以上（含 15 年）。

3. 间皮瘤　石棉肺合并间皮瘤者，应诊断为石棉所致间皮瘤。不合并石棉肺的间皮瘤患者，在诊断时应同时满足以下三个条件：

（1）间皮瘤诊断明确。

（2）有明确的石棉粉尘职业接触史，累计接触年限 1 年以上（含 1 年）。

（3）潜隐期 15 年以上（含 15 年）。

4. 鉴别诊断

（1）肺结核

1）肺结核球：与周围型肺癌鉴别，有肺结核史，特点是多见于年轻患者、有结核好发部位如上叶尖后段、下叶背段，边界清楚、密度高多有钙化，其大小多年不变。

2）肺门淋巴结核：多见于儿童、青少年，有结核毒性症状：低热、盗汗、部分患者有咯血，抗结核治疗有效；需与中央型肺癌鉴别。

3）粟粒性肺结核：通常发病年龄轻、有发热盗汗、咯血症状；X 线表现为沿支气管分布的细小、分布均匀病灶，往往这类患者有老结核病灶；需与支气管肺泡细胞癌鉴别。

（2）结核性胸膜炎：结核性胸膜炎发病年龄轻、有结核中毒症状、有胸痛症状但是不剧烈，胸水呈草黄色、增长速度不快，基本上一次抽液后经过有效抗结核治疗的胸积液能够快速清除。恶性间皮瘤的胸积液呈血性、增长速度非常快，通常 24 小时即可恢复到抽液前水平，胸痛剧烈，患者有消瘦、恶液质表现。

（3）肺良性肿瘤：最常见的肺良性肿瘤为支气管腺瘤和肺错构瘤，支气管腺瘤生长缓慢，其症状取决于阻塞支气管腔程度，部分阻塞者远端发生感染，治疗后感染消失而腺瘤显现；完全阻塞则并发肺不张、肺脓肿。CT 可清晰显示瘤体和周围肺组织的关系，有无分叶、毛刺、空洞形成。

（4）肺炎、肺脓肿：肺炎需与支气管肺泡细胞癌鉴别，肺炎有特征性的寒颤发热、咳嗽咳浓痰，经过有效抗炎治疗后影像学完全消失。肺脓肿需与癌性空洞继发感染区别，表现为寒颤高热、大量浓痰 X 线表现为大片炎症影，洞壁规则、厚，如果脓液排出则会出现液平，有效治疗炎症影很快缩小，厚壁空洞逐渐吸收、纤维化而痊愈。而癌性空洞抗炎后病灶显现并会逐渐增大。

（5）结节病：表现为双侧肺门和纵隔淋巴结肿大，发展缓慢，早期无症状或者轻咳、白色痰，当发展至纤维化时有呼吸困难。需与肺癌鉴别，结节病抗原试验、血管紧张素转换酶测定有助于鉴别诊断。

（6）转移性肺癌：X 线表现为多发性球形影，密度均匀，由淡薄逐渐变浓密，分叶少见、无毛刺，空洞少见，两下肺多见。当发生多于两个的球形病灶首先要想到转移瘤的可能，积极寻找原发灶。

（六）治疗

石棉肺合并肺癌和恶性胸膜间皮瘤临床上具有不同的发病机制，其治疗方案的选择有很大的差异，分述如下。

1. 石棉肺合并肺癌的治疗　肺癌治疗方案的选择主要依据肿瘤的组织学分类、临床分期、和患者对治疗的耐受性。以手术为主的多学科的综合治疗（手术＋化疗＋放疗＋靶向药物＋生物治疗）是当今肺癌治疗学的首选和最有效的方法。

（1）手术治疗：适应证的选择：主要适用于①非小细胞肺癌（NSCLC）的Ⅰ期、Ⅱ、ⅢA期；②小细胞肺癌纵隔淋巴结阴性的Ⅰ期、Ⅱ期病变。手术治疗应该力争达到：①切除所有的已知病灶；②手术切缘镜检阴性；③纵隔淋巴结清扫并远处淋巴结镜检阴性。

手术方式：以肺叶切除加淋巴结清扫术为基础。包括了肺叶切除术、支气管袖状切除术、支气管和肺动脉联合袖状肺叶切除术、隆嵴切除重建术、肺段切除或肺楔形切除术、胸内淋巴结清扫术、电视胸腔镜辅助手术、全肺切除术。

（2）化学治疗：化学治疗开启了肺癌治疗的新纪元，小细胞肺癌未经治疗的中位生存期仅约6～17周，联合化学治疗可大幅提高小细胞肺癌的中位生存期至40～70周。非小细胞肺癌Ⅲb期新辅助化疗5年生存率能够从7%提高到17%。因此，对于小细胞肺癌、不能手术的非小细胞肺癌、能够手术的非小细胞肺癌手术后的补充化疗均可获益。

化疗方案的构成主要基于以下考虑：

1）单药有效率，目前单药有效率较高的药物有：环磷酰胺、异环磷酰胺、长春新碱、卡铂等，单药初治有效率在30%以上，但是这些药物用于复治有效率则明显降低。

2）药物耐药问题，造成上述单药有效率降低的问题主要是药物耐药形成，随着快速分裂的细胞数增加，耐药克隆也会相应增加。为了克服药物耐药，需要不断更换化疗方案的药物成分，交替使用对等的无交叉耐药的联合治疗方案，可能会产生较高的治愈率。

3）联合用药，联合使用作用细胞分裂周期不同时点的药物组成化疗方案，能够达到延缓耐药的发生，同时可以减少单药剂量。

4）患者的耐受性，理论上足量的多药联合化疗可以杀死所有肿瘤细胞，但是会产生严重的骨髓抑制而危及患者的生命，所以不可能同时使用所有有效药物。而只能根据细胞类型、初治复治、药物作用靶点、设计化疗方案的预期科学选择化疗药物，达到治疗目的。

（3）放疗：小细胞肺癌对放疗治疗较敏感，有明确颅内转移者应给予全脑高剂量放疗。对于非小细胞肺癌Ⅲ期、或者不能耐受手术的Ⅰ、Ⅱ期患者均可考虑根治性放疗，剂量为55～60Gy。对于NSCLC有远处转移、或者累及心脏、恶性胸腔积液者一般不予根治性放疗。

（4）靶向治疗：靶向治疗是通过以肿瘤组织中特异性分子为靶点、设计靶向药物，将药物结合在单克隆抗体（载体）上，通过载体将药物带入特定的肿瘤细胞而阻断该靶点，达到杀死肿瘤细胞的目的。

（5）免疫治疗：免疫治疗是基于肿瘤特异性移植抗原被发现，采用针对肿瘤抗原的免疫调整剂试用于临床，如卡介苗、短小棒状杆菌、胸腺素等在临床取得一定的临床疗效，但是由于肿瘤抗原性弱、部分肿瘤细胞表面抗原在化疗后变异，使得肿瘤免疫治疗尚不成熟，需要进一步研究。

（6）综合治疗：临床研究发现单纯化疗、放疗、手术往往难以获得满意的治疗效果，因此综合细胞学类型、分期、初治复治情况设计出综合治疗方案，对于改善患者的预后具有价值。比如小细胞肺癌的同步放化疗方案、非小细胞肺癌的根治性综合治疗（手术＋放化疗）均能够提高生存率。

2. 石棉肺合并恶性胸膜间皮瘤的治疗　石棉肺合并恶性胸膜间皮瘤以手术治疗为主，联合放化疗以及辅助治疗。通常对于早期病例应该手术切除，术后辅助放疗和化疗；中期首选放疗，等待肿瘤缩小后再考虑手术切除或辅助化疗；而晚期则应以化疗为主的综合性治疗，辅助性放疗和手术，以提高生活质量。

（1）手术治疗：手术是目前唯一可能获得根治性疗效的手段。但是多数患者发现时已是中晚期、易于复发，手术效果不尽如人意，只有少数病人通过手术获得根治。手术方式主要是全肺切除术和胸膜切除术。手术的目的是尽可能切除肿瘤、减轻肿瘤负荷、缓解呼吸困难、增加辅助治疗措施的疗效。

（2）放射治疗：恶性胸膜间皮瘤对放射线敏感，其指征为：①肺切除术后、胸膜切除术后的患者；②不能手术但是患者疼痛严重者；③全身化疗后的后续治疗。

（3）化疗：恶性胸膜间皮瘤细胞对化疗不敏感，但是多数患者临床确诊即是中晚期，失去了手术机会，化疗是唯一备选方案。常选择以铂类药物（顺铂、卡铂）联合阿霉素、长春瑞滨、或者联合培美曲赛，总的临床效果不好，有待于进一步探索。

（七）预防

1. 加强石棉矿的环境粉尘监测，减少石棉暴露。

2. 工艺改革与粉尘治理以减少石棉吸入量。

3. 医学监护定期体检，及时发现肺癌和恶性胸膜间皮瘤的早期征象，及时诊断、及时治疗。加强个人防护及卫生宣教，减少石棉进入机体的速度和量。

（蒋文中　王　致）

二、联苯胺所致膀胱癌

联苯胺（benzidine，又称 4，4′- 二氨基联苯，4，4′-diaminobiphenyl），化学式为（$C_6H_4NH_2$）$_2$，是联苯的衍生物之一，为 IARC 第一类致癌物，有强烈的致癌作用，是染料合成的中间体，在染色的棉纺织品中容易超标，对健康和环境危害显著。

（一）理化性质

联苯胺是一种白色或淡红色的粉状或片状晶体，可燃，露置于空气中光线照射时颜色加深。联苯胺密度为 $1.25g/cm^3$，难溶于冷水，微溶于热水、乙醚，易溶于乙酸、稀盐酸和沸乙醇。

（二）职业接触

现已证实职业性接触联苯胺是导致膀胱癌的一个重要的致病危险因素，长期接触联苯胺者，患膀胱癌的概率增加，职业因素所致的膀胱癌患者约占膀胱癌患者总数的 25%。

联苯胺盐酸盐和硫酸盐均为染料的重要中间体，从它可以合成超过 300 种染料，广泛用于纺织、油漆、油墨、造纸和医药领域，同时它还是实验室常用的一种试剂。但由于它的毒性很强，现已改用其他无毒或低毒的中间体。

联苯胺可经呼吸道、消化道、皮肤进入人体。联苯胺及其盐类都是有毒且会致癌的物质，固体及蒸汽都很容易通过皮肤或呼吸进入体内，引起接触性皮炎，刺激黏膜，损害肝和肾脏，且会造成胰腺癌或膀胱癌。

（三）病理及发病机制

膀胱癌的发生是复杂的、多因素、多步骤的病理变化过程，既有内在的遗传因素，又有外在的环境因素。在我国，男性膀胱癌发病率位居全身恶性肿瘤的第七位，女性排在第十位以后。而无论男女性，在各年龄段中膀胱癌的发病率均为城市高于农村。

流行病学研究表明，职业接触联苯胺及其衍生物已成为较明确的致病危险因素。联苯胺及其衍生物经尿液排至膀胱，继而诱导膀胱癌相关的原癌基因突变，导致膀胱上皮细胞恶变。实验研究表明，与膀胱癌相关的癌基因包括 HER-2、H-Ras、Bcl-2、FGFR3、C-myc 等。另外，抑癌基因如 p53、Rb 等的突变或失活也与膀胱癌侵袭力及预后密切相关。近年来，膀胱癌相关基因的甲基化研究和受体研究等，均为阐明膀胱癌的发生发展机制作出了重要的补充。

（四）临床表现

1. 症状及体征　大约有 90% 以上的膀胱癌患者最初的临床表现是血尿，通常表现为无痛性、间歇性、肉眼全程血尿，有时也可为镜下血尿。血尿出现的时间及出血量和肿瘤恶性程度、分期、大小、数目、形态并不一致。血尿可能仅出现 1 次或持续 1 天至数天，可自行减轻或停止，有时患者服药后与血尿自止的巧合往往给患者"病愈"的错觉。对于 40 岁以上出现无痛性肉眼血尿，应考虑到泌尿系肿瘤的可能性，特别是膀胱癌。医生要综合患者既往史、家族史，结合症状和查体做出初步判断，并进一步进行相关检查。

有部分膀胱癌患者可出现膀胱刺激症状，表现为尿频、尿急、尿痛，常与弥漫性原位癌或浸润性膀胱癌有关，而 T_a、T_1 期肿瘤常无此类症状。

2. 影像学检查　膀胱肿瘤影像学检查包括膀胱镜、超声检查、泌尿系统平片和静脉尿路造影(KUB＋IVU)、盆腔 CT 或(和)盆腔 MRI 等。其中,膀胱镜检查和活检是诊断膀胱癌的最主要方法。

传统白光膀胱镜对尿路上皮的直接观察依然是膀胱癌诊断的金标准。近年来,荧光膀胱镜检被广泛用于临床研究,能够发现普通膀胱镜难以发现的小肿瘤和原位癌,提高了肿瘤的检出率。

超声、CT 和 MRI 检查是目前诊断膀胱癌及术前分期最常用的影像学检查方法,对于发现膀胱内占位性病变的敏感性均较高。

膀胱癌超声分期采用国际 TNM 法分为四期,T_1 期:肿瘤有蒂或基底狭窄,向膀胱腔内突出,肿瘤基底仅限于黏膜层,肌层未受侵犯,黏膜层高回声带连续。T_2 期:肿瘤基底较宽,基底部与膀胱壁分界模糊,浅肌层受累,但肌层的低回声带连续未中断。T_3 期:肿瘤基底部侵及深肌层,肌层的低回声带中断,不连续,但浆膜层高回声带连续性好。T_4 期:肿瘤基底宽,膀胱壁全层受侵犯,连续性中断,向膀胱周围组织浸润和(或)盆腔淋巴结肿大。

3. 实验室检查　检查方法包括尿常规检查、尿脱落细胞学检查、尿肿瘤标志物检测、荧光原位杂交(FISH)检测等。

尿细胞学检查依然扮演着重要角色。尿细胞学检查具有极高的特异性和较高的敏感性,尤其对低分级肿瘤,不足之处是也会受到观察者主观因素的影响。尿脱落细胞病理学诊断标准采用巴氏(PaP)Ⅴ级分类法:Pap Ⅰ、Ⅱ级为阴性(有轻度不典型增生细胞);PaP Ⅲ级可疑(找到可疑癌细胞);Pap Ⅳ、Ⅴ级为阳性(找到癌细胞)。

(五)诊断及鉴别诊断

1. 诊断　参照《职业性肿瘤的诊断》(GBZ 94—2017)。诊断时应同时满足以下三个条件:

(1)原发性膀胱癌诊断明确。

(2)有明确的联苯胺职业接触史,累计接触年限 1 年以上(含 1 年)。

(3)潜隐期 10 年以上(含 10 年)。

2. 鉴别诊断　膀胱癌的主要表现为血尿,但引起血尿的原因非常多,除泌尿系统与邻近脏器外,全身多种疾病及药物均可引起血尿,包括肾输尿管肿瘤、前列腺癌、前列腺增生、泌尿系结核、腺性膀胱炎、尿石症等。因此除了需要了解清楚血尿的性质外,还要根据实际情况综合考虑影像学和实验室检查的结果以进行鉴别诊断。

(六)治疗

膀胱癌可分为非肌层浸润性(表浅性)膀胱癌(NMIBC)、肌层浸润性膀胱癌(MIBC)和转移性膀胱癌,NMIBC 约占初发膀胱肿瘤的 70%,而 MIBC 约占新发病例的 20%～30%。MIBC 的治疗以根治性膀胱切除、盆腔淋巴结清扫为主,术后复发率高达 30%～45%,5 年生存率为 45%～66%。而其中部分患者,特别是老年患者,伴有严重的心肺疾患,以及有些患者因畏惧根治性膀胱全切术后生活质量下降,拒绝行根治性膀胱全切术。MIBC 仅手术治疗效果不理想,因此进行手术辅助治疗是预防复发的关键。

1. 非肌层浸润性(表浅性)膀胱癌的治疗　NMIBC 的肿瘤局限于黏膜层(T_a 和 CIS 期)或侵及固有膜层而未侵及肌层(T_1 期)。影响 NMIBC 复发和进展的危险因素包括肿瘤的数量、大小、分期、分级、复发的频率以及是否存在原位癌(CIS)。根据复发风险和预后的不同,NMIBC 可分为低危、中危、高危三级(分级条件见表 13-2-1)。T_a 期 NMIBC,尤其低分级 T_a 期肿瘤,随时间发生进展的风险很低,大多数患者的治疗仅限于肿瘤的切除和随访观察。

经尿道膀胱肿瘤切除术(TURBT)是 NMIBC 的重要诊断方法和主要的治疗手段。其目的一是切除肉眼可见的全部肿瘤,二是切除组织进行病理分级和分期。值得注意是,尽管 T_1 期肿瘤也属于表浅性肿瘤,但它随时间发生进展的风险相当高。因此,有学者建议对高风险的 T_1 期膀胱癌,如果切除标本未包含肌层,应该进行二次 TUR,这样可以降低术后肿瘤复发率和进展率,并可获得更准确的肿瘤病理分期。

表 13-2-1　非肌层浸润性膀胱癌的危险度分级

分级	条件
低危	（同时具备）原发、单发、T_aG_1（低级别尿路上皮癌）、直径 <3cm，没有 CIS
中危	所有不包含在低危和高危分类中的 NMIBC
高危	（以下任何一项）①T_1 期肿瘤；②G_3（或高级别尿路上皮癌）；③CIS；④同时满足：多发、复发核直径 >3cm 的 $T_aG_1G_2$（或低级别尿路上皮癌）

由于原位癌单纯的 TURBT 手术并不能解决所有术后高复发率和疾病进展的问题。因此在最新的美国泌尿外科协会（AUA）指南中，推荐所有的 NMIBC 患者进行术后即刻进行辅助性膀胱灌注治疗，这包括膀胱灌注化疗和膀胱灌注免疫治疗。丝裂霉素 C（Mitomycin C，MMC）和卡介苗（BCG）为膀胱腔内常用的治疗药物，其中 BCG 在高危非肌层浸润性疾病最常用的腔内治疗药物，但由于 BCG 维持灌注所累计的局部毒性，很多患者不能耐受 2～3 年的完整灌注方案。

2. 肌层浸润性膀胱癌的治疗　根治性膀胱切除术加双侧盆腔淋巴结清扫仍然是 MIBC 的标准治疗，能增加患者的无复发生存率。切除术的最佳时机宜在 3 个月内进行。越来越多的医生开始尝试微创手术，如常规腹腔镜手术和机器人辅助腹腔镜手术，以达到以减少失血量，降低输血率，缩短住院时间，加快肠道功能恢复的目的。但微创手术需要更长的随访对手术效果进行评估。膀胱被切除的患者要同时做尿路分流术，也就是让尿液改道，不再经过膀胱。

对 MIBC 进行新辅助化疗和辅助化疗的目的在于改善高危浸润性膀胱癌的治疗效果和提高患者的生存率。确定局部治疗之前给予的化疗称为新辅助化疗，可以了解肿瘤对化疗的敏感性，且化疗可使无法手术的肿瘤降期。辅助化疗可以使病理分期明确、有转移证据的患者受益于系统化疗，减少局部复发或远处转移复发的可能性。

传统的标准新辅助化疗方案为以顺铂为基础的 MVAC 方案（甲氨蝶呤 + 长春新碱 + 阿霉素 + 顺铂）。临床应用研究中表明此方案敏感且疗效确定，但因相当术后患者由于不能耐受其毒副反应而减少化疗剂量，使方案疗效受到影响。目前 MVAC 的优化方案 DD-MVAC（高剂量强度 MVAC），同时给予粒细胞集落刺激因子以降低毒副作用和缩短给药时间，另外一种 GC（吉西他滨 + 顺铂）方案与 MVAC 方案疗效相当且毒副作用更小。两种方案均代替 MVAC 方案成为一线的化疗方案。

3. 转移性膀胱癌的治疗　转移性膀胱癌以化疗为主，适宜采用 DD-MVAC 附粒细胞集落刺激因子方案和 GC 方案治疗。但以顺铂为基础的化疗方案不适用于肾功能不全（肌酐清除率 <60ml/min）、身体状态差和高龄的患者。对这些患者，若改为以卡铂为基础的化疗方案虽因毒副作用较少也可作临床应用，但是疗效可能会差一些。

4. 膀胱癌的治疗　除了以上所述，也需根据实际情况进行治疗，如保留膀胱的综合治疗，或手术合并使用放射治疗或全身性化学治疗。

5. 术后监测和随访　使用膀胱镜检查是膀胱癌术后随访的重要检查。NMIBC 典型随访方案是每 3 个月进行 1 次膀胱镜检查。近期一项研究，利用膀胱镜每 6 个月对 NMIBC 低分级肿瘤电灼 1 次，取得了较理想的长期肿瘤控制结果。

若接受了根治性膀胱切除术和尿流改道术的患者必须进行长期随访，重点观察肿瘤复发和与尿道改道相关的并发症。有学者推荐，pT_1 期肿瘤患者每年进行 1 次检查，pT_2 期肿瘤患者 6 个月进行 1 次检查。对于 pT_3 期肿瘤患者 3 个月进行 1 次检查，还应该每半年进行一次盆腔 CT 检查。

（七）预防

针对预防联苯胺所致膀胱癌，主要着重提高劳动者的防护意识，做好职业性的防护，脱离或减少联苯胺的暴露，同时对劳动者做好职业性应急救援的指导和培训。劳动者自身也要养成良好的生活习惯和饮食习惯。

1. 职业防护　生产企业的负责人应对联苯胺等有毒有害化学物质进行集中存放，张贴警示标识或告知卡，提示劳动者穿戴相应的防护用品。生产企业必须对劳动者进行职业性的岗前体检和岗前培训，教晓劳动者在作业过程中接触的职业病危害因素及其致病后果，做好合同告知，并针对相应的职业病危害因素配备有效的防护用品。

在作业过程中，如染料的配制，需佩戴防毒面具对呼吸系统进行防护。如遇紧急事态抢救或逃生时，应该佩戴自给式呼吸器。为防止有毒有害物质飞溅入眼或接触皮肤，劳动者需在作业时戴好安全防护眼镜，穿紧袖工作服、传统胶鞋、戴橡皮手套。此外，工作现场禁止吸烟、进食和饮水。及时换洗工作服。

2. 应急救援处理　对于受有毒有害物质污染的区域应周围设警告标志，应急处理人员戴好防毒面具，穿化学防护服。不要直接接触污染物，将污染物置于袋中转移至安全场所或按致癌物处理。

如联苯胺及其衍生物接触到皮肤，应立即脱去污染的衣着，用肥皂水及清水彻底冲洗。如接触到眼睛，应立即提起眼睑，用大量流动清水或生理盐水冲洗。若吸入过量的气体，应迅速脱离现场至空气新鲜处。呼吸困难时给输氧。呼吸停止时，立即进行人工呼吸及就医。若误服，则给患者漱口，饮水，洗胃后口服活性炭，再给以导泻和就医。

3. 生活习惯和饮食习惯　劳动者应养成良好的生活习惯，戒烟限酒。应规律生活、劳逸结合，保持良好的精神状态，加强体育锻炼，增强体质，加强自身的免疫力，这样有利于降低患膀胱癌的风险。

（张晋蔚　王　致）

三、苯所致白血病

（一）理化性质

苯在常温下为一种无色、有甜味的透明液体，其密度小于水，具有强烈的芳香气味。苯的沸点为80.1℃，熔点为5.5℃。苯比水密度低，密度为0.88g/ml，但其分子质量比水重。苯难溶于水，1升水中最多溶解1.7g苯。苯是一种良好的有机溶剂，溶解有机分子和一些非极性的无机分子的能力很强，除甘油，乙二醇等多元醇外能与大多数有机溶剂混溶，除碘和硫稍溶解外，无机物在苯中不溶解。

（二）职业接触

苯在工农业生产中被广泛使用，在苯的生产、使用、运输、储藏等过程中，作业人员都较易接触苯。

1. 作为有机化学合成的原料　在合成橡胶、塑料、染料、炸药、洗涤剂，制造药物、农药、苯酚、苯乙烯中经常用到。

2. 作为溶剂、萃取剂和稀释剂使用　用于油墨、树脂、粘胶、油漆和人造革等的制造，以及用于生药的浸渍、提取、重结晶等。

3. 用于苯的制造　用于焦炉气、煤焦油的分馏，石油的裂化重整和乙炔合成苯。

4. 作为燃料　在工业中使用的汽油，含苯量往往高达10%以上。

（三）病理及发病机制

苯是国际癌症研究机构（IARC）确认的人类致癌物，可以引起白血病。但是，苯导致白血病的机制目前还不清楚。目前，苯致白血病发病机制主要有几点：

1. 苯代谢产物引起　目前认为，引起苯毒性的主要是苯的多羟基化合物（HQ，CAT，BT），而不是苯酚。苯多羟基化合物经MPO或其他超氧化物氧化成醌类或半醌类物质。这些醌类或半醌类物质可以与生物大分子物质直接结合或通过氧化还原反应产生活性氧自由基（ROS）。已有充分证据说明，醌类物质以及ROS在毒性和致癌性中发挥关键作用。活性中间产物反、反-黏糠醛是遗传毒性物质，与BQ结构相似。研究显示，反、反-黏糠醛与BQ的混合物具有高毒性。越来越多的研究证明，多种苯代谢产物间的相互作用是产生苯毒性的重要因素。苯氧化物可与血红蛋白和血清白蛋白中的半胱氨酸结合形成蛋白质加合物。苯致白血病并不是DNA加合物引起的，而是与结构蛋白或酶改变所引起的染色体断裂有关。醌类代谢产物如HQ可以参与骨髓中的氧化还原反应产生超氧阴离子自由基、过氧化氢和羟自由基等活性氧类自由基，造成生物大分子物质如蛋白质和DNA氧化损伤。

2. 代谢酶基因多态性　代谢酶基因多态性是造成苯毒性和致癌性遗传易感性差异的重要因素。苯代谢过程中重要的酶包括CYP2EI，MPO，NQ01和GST。快型（高活力）CYME1和MPO、慢型（低活力）GST 和 NQ01 可以增加苯中毒的风险；相反，慢型 CYP2EI 和 MPO、快型 GST 和 NQ01 则可以降低苯中毒的风险。

3. 生物大分子的损伤　醌类代谢产物与蛋白质或 DNA 的共价结合可以造成蛋白质或 DNA 的损伤。导致骨髓细胞 DNA 损伤的途径可能有两种：一种是苯的活性代谢产物与 DNA 共价结合导致 DNA 烷基化；另一种是代谢过程中产生的 ROS 导致 DNA 氧化损伤。DNA 损伤产生突变或染色体畸变，引发白血病。

4. 染色体畸变　染色体畸变可表现为染色体数目异常和结构畸变。目前已知 3 种染色体畸变与肿瘤发生有关，即染色体易位、倒位及小片段丢失。

5. 癌基因和肿瘤抑制基因　研究显示，苯代谢产物可以激活 N-RAS 基因和 C-FMS 基因，使 p53 基因、RB 基因和 C-MYC 基因失活，从而导致基因不表达或表达水平改变。

6. 苯致白血病的过程　苯在肝脏被代谢成初期活性代谢产物进入骨髓产生毒性。酚类代谢产物（BQ，HQ，CAT 和 BT）被 MPO 氧化成毒性更大的最终毒性代谢产物半醌类自由基和醌。醌类物质氧化还原过程中形成的 ROS 也是最终毒性代谢产物。这些最终毒性代谢产物的主要靶分子是组织蛋白、微管蛋白、TopoⅡ和其他 DNA 连接蛋白质，导致 DNA 链断裂、染色体易位和缺失、非整倍体形成。如果上述事件发生在骨髓造血干细胞或早期祖细胞，可形成融合基因，激活原癌基因，或使抑癌基因失活，启动致癌过程，形成白血病细胞克隆。苯代谢产物对骨髓基质或干细胞的非遗传效应有助于白血病细胞克隆的形成。

（四）临床表现

1. 症状及体征

（1）症状：苯所致白血病病例类型多样，以急性白血病病例为主，占 71.4%。急性白血病首发症状是突然高热，类似"感冒"，也可以是严重的出血。而缓慢发展者往往是脸色苍白、皮肤紫癜。慢性白血病患者常以脾大为最显著症状，常由于脾大而自觉左上腹坠胀感。

1）头痛、恶心、呕吐、偏瘫、意识丧失、体重下降等症状。

2）贫血：常常为白血病的首发症状，主要表现为脸色苍白，自觉虚弱乏力、多汗，不论在活动或是在休息时，都觉得气促、心跳加快。随着时间的推移逐步加重。

3）出血：白血病以出血为早期表现者近 40%。出血可发生在全身各个部位，常见与皮肤不明原因的瘀斑、口腔、鼻腔、牙龈出血、月经过多等。视网膜模糊往往提示患者有眼底出血；剧烈的头痛伴恶心、呕吐往往提示患者有颅内出血。

4）发热：半数以上的患者以发热为早期表现，可为 38℃ 以下的低热或 39℃ 甚至 40℃ 以上的高热。多数为反复不规则的发热，发热时往往有鼻塞、流涕、咳嗽等呼吸道感染的症状或尿频、尿急等泌尿感染症状。

（2）体征

1）淋巴结和肝、脾大：白血病患者常常淋巴结和肝脾大，淋巴结肿大常以 ALL 较多见，白血病患者可有轻至中度肝脾大

2）骨骼和关节：胸骨下段局部压痛是白血病患者的常见体征。可出现关节、骨骼压痛，在儿童患者中多见。发生骨髓坏死时，常可引起骨骼剧烈疼痛。

3）眼部：在粒细胞白血病病例中，形成的绿色瘤或粒细胞肉瘤，常常累及骨膜，以眼眶部位最常见，可引起眼球突出、复视，眼底出血失明。

4）口腔和皮肤：急性白血病中，由于白血病细胞浸润可使牙龈增生、肿胀。皮肤会出现蓝灰色斑丘疹，局部皮肤隆起、变硬，呈紫蓝色结节。

5）中枢神经系统白血病：可发生在疾病的各个时期，但常发生在治疗后缓解期。在临床上为脑膜炎表现，轻者表现为头痛、头晕，重者为呕吐、颈项强直，甚至会抽搐、昏迷。

6）睾丸：睾丸可出现无痛性肿大，多为一侧性。

此外，白血病也可浸润其他组织器官。肺、心、消化道、泌尿生殖系统等均可受累。

2. 实验室检查

（1）血象：大多数患者白细胞增多，血涂片分类检查可见数量不等的原始和（或）幼稚细胞，但白细胞不增多型病例的血片上很难找到原始细胞，患者常有不同程度的正常细胞性贫血，少数患者血片上红细胞大小不等，可找到幼红细胞。

（2）骨髓象：骨髓象是诊断苯所致白血病的主要依据和必做检查。

（3）细胞化学：主要用于协助形态学鉴别各类不同的白血病。

（4）免疫学检查：根据白血病细胞表达的系列相关抗原，确定其系列来源，如淋巴系 T/B、粒 - 单系、红系、巨核系，后三者统称为髓系。

（5）染色体和基因改变：白血病常伴有特异的染色体和基因异常改变。

（五）诊断及鉴别诊断

1. 诊断　参照《职业性肿瘤的诊断》（GBZ 94—2017）。慢性苯中毒病史者所患白血病，应诊断为苯所致白血病。无慢性苯中毒病史者所患白血病，在诊断时应同时满足以下三个条件：

（1）白血病诊断明确。

（2）有明确的过量苯职业接触史，累计接触年限 6 个月以上（含 6 个月）。

（3）潜隐期 2 年以上（含 2 年）。

2. 鉴别诊断　根据工作场所评价检测资料检测结果、临床表现、血象和骨髓象特点，诊断苯所致白血病不难。在临床上需与以下几种疾病鉴别：

（1）骨髓增生异常综合征：该病的 RAEB 及 RAEB-t 型除病态造血外，外周血中有原始和幼稚细胞，全血细胞减少和染色体异常，易与白血病相混淆。

（2）某些感染引起的白细胞异常：如传染性单核细胞增多症，血象中出现异形淋巴细胞，但形态与原始细胞不同，血清中嗜异性抗体效价逐步上升，病程短，可自愈。百日咳、传染性淋巴细胞增多症、风疹等病毒感染时，血象中淋巴细胞增多，但淋巴细胞形态正常，骨髓象原始幼稚细胞均不增多。

（3）巨幼细胞贫血：巨幼细胞贫血可与红白血病混淆。但前者骨髓中原始细胞不增多，幼红细胞 PAS 反应常为阴性。

（4）急性粒细胞缺乏症恢复期：在药物或某些感染引起的粒细胞缺乏症的恢复期，骨髓中原、幼粒细胞增多。但该症多有明确的病因，血小板正常，原、幼粒细胞中无 Auer 小体及染色体异常，短期内骨髓成熟粒细胞恢复正常。

（六）治疗

当苯所致白血病确诊后，医生应尊重患者的知情权，并兼顾保护性医疗制度。根据患方意愿、经济能力和疾病特点，选择并设计最佳、完整、系统的方案治疗。由于苯所致白血病分型和预后分层复杂，因此没有统一的治疗方法，需要结合细胞的分型和预后分层制订治疗方案。目前主要有下列几类治疗方法：化学治疗、放射治疗、靶向治疗、免疫治疗、干细胞移植等。通过合理的综合性治疗，苯所致白血病预后得到极大的改观，相当多的患者可以获得治愈或者长期稳定。

1. AML 治疗（非 M3）　首先通常需要进行"诱导化疗"，常用 DA（3＋7）方案。诱导治疗后，如果获得缓解，进一步可以根据预后分层安排继续强化巩固化疗或者进入干细胞移植程序。巩固治疗后，可以停药观察，定期随诊。

2. M3 治疗　由于靶向治疗和诱导凋亡治疗的成功，PML-RARα 阳性急性早幼粒细胞白血病（M3）成为整个 AML 中预后最好的类型。

3. ALL 治疗　通常先进行诱导化疗，缓解后需要坚持巩固和维持治疗，高危患者有条件可以做干细胞移植。合并 Ph1 染色体阳性的患者推荐联合酪氨酸激酶抑制剂进行治疗。

4. 慢性粒细胞白血病治疗　慢性期首选酪氨酸激酶抑制剂（如伊马替尼）治疗，建议尽早且足量治疗，延迟使用和使用不规范容易导致耐药。因此，如果决定使用伊马替尼，首先不要拖延，其次一定要坚持长期服用（接近终生），而且服用期间千万不要擅自减量或者停服，否则容易导致耐药。加速期、急变期通常需要先进行靶向治疗（伊马替尼加量或者使用二代药物），然后选择机会尽早安排异体移植。

5. 慢性淋巴细胞白血病治疗　早期无症状患者通常无需治疗，晚期则可选用多种化疗方案，例如氟达拉滨、环磷酰胺联合美罗华等化疗。新药苯达莫司汀、抗 CD52 单抗等也有效。近年来发现 BCR 通路抑制剂的靶向治疗可能有显著效果。

6. 中枢神经系统白血病的治疗　虽然 ALL、AML 中的 M4、M5 等类型常见合并 CNSL，但是其他急性白血病也都可以出现。由于常用药物难以透过血脑屏障，因此这些患者通常需要做腰穿鞘注预防和治疗 CNSL。

7. 干细胞移植　除了少数特殊患者可能会从自体移植中受益，绝大多数苯所致白血病患者应该做异体移植。随着移植技术的进步，供者选择、移植风险及远期预后等方面都已经有显著进步，因此，异体移植目前是各种中高危苯所致白血病重要的根治性手段。

（七）预防

苯在国际上是肯定的人类致癌物，在苯的应用方面均应予以严格管理，做到原生级预防。预防措施主要有：

1. 改革生产工艺，定时通风排毒　生产过程应实现密闭化、自动化和程序化；同时安装局部抽风排毒设备，定期监测维修。

2. 寻找苯的替代物在某些行业　如在油漆及制鞋工业中，以乙醇等作为有机溶剂或萃取剂，以甲苯、二甲苯、汽油、环己烷、二乙醇缩甲醛作为稀薄剂或胶粘剂。

3. 做好卫生保健措施　在工作场所方面，定期对苯作业场所进行劳动卫生学调查，监测空气中苯的浓度，使空气中苯的浓度低于国家标准。在个人防护方面，作业场所工人应加强个人防护，戴防苯口罩或使用送风式面罩。加强上岗前、在岗期间的职业健康检查。在职业禁忌证的处理上，血象低于或接近正常值下限者，各种血液病，严重的全身性皮肤病，月经过多或功能性子宫出血，女工怀孕期及哺乳期必须调离苯作业。

（郭静宜　王　致）

四、氯甲醚、双氯甲醚所致肺癌

（一）理化性质

氯甲醚又名氯甲甲醚、氯甲基甲醚，分子式 C_2H_5ClO；$ClCH_2OCH_3$，无色或微黄色液体，带有刺激性气味，分子量 80.51，饱和蒸气压 25.3kPa（20℃），闪点：15.5℃，熔点 -103.5℃，沸点：59.5℃，溶于乙醇、乙醚等多数有机溶剂，相对密度（水＝1）1.06，稳定性：稳定。

双氯甲醚又名二氯甲醚、二氯甲基醚、双 -（氯甲基）醚。无色液体，遇水分解成氯化氢及甲醛。化学式 $C_2H_4Cl_2O$，分子量 114.96，熔点 -41.5℃，沸点 104～105℃，溶于乙醚和醇，密度 1.315（20/4℃）外观：无色液体。闪点 75℃。

（二）职业接触

氯甲醚工业成品中常混有双氯甲醚。氯甲醚是无色透明液体，易挥发，对眼、口、鼻、呼吸道黏膜及皮肤有较强的刺激性，并具有催泪作用。在水中不稳定，易分解，遇潮气、水分分解出甲醛和氯化氢。氯甲醚是活泼的有机中间体、氯甲基化剂，是重要的工业化合物和实验用试剂。主要用作甲基化原料，制造离子交换树脂、防水剂及纺织品处理剂，还用于生产磺胺嘧啶药物等，氯甲醚是除草剂甲草胺的中间体。在有甲醛和氯离子存在的作业场所，也有可能形成氯甲醚。

双氯甲醚是维生素 B_2 生产中制造二甲基胺过程的中间产物，也是药物消瘤芥、八氮二丙醚、双解磷的中间体。凡在生产过程中有甲醛、盐酸及水蒸气共存时，则可能产生双氯甲醚。双氯甲醚的毒性作用与氯甲醚类似，对呼吸道黏膜有强烈的刺激性。

许多研究资料表明氯甲醚、双氯甲醚对动物和人均具有强致癌性，长期吸入高浓度可致肺癌。IARC 已将氯甲醚及双氯甲醚列为人类肯定的致癌物。氯甲醚具强致癌性，其导致的肺癌具有发病潜伏期短、患者年龄低的特点。许多国家都已将氯甲醚生产工人的肺癌列入职业病名单。

（三）病理及发病机制

氯甲醚及双氯甲醚均对呼吸道黏膜及皮肤有强烈的刺激作用，大剂量吸入可致化学性支气管炎、肺炎和肺水肿。其急性毒作用可能与其遇呼吸道的水分解释放出甲醛和氯化氢有关。氯甲醚是一种烷化剂，能够改变蛋白质、核酸分子及酶的催化过程，通过与 DNA 共价结合引起突变而致癌。氯甲醚属直接致癌剂，在体内不需代谢活化即可致癌。双氯甲醚是更强的烷化剂，有研究表明，双氯甲醚主要通过与 DNA 的腺嘌呤和鸟嘌呤结合而引起细胞突变。因氯甲醚及双氯甲醚遇水即迅速水解，故主要引起直接作用部位的肿瘤。

（四）临床表现

1. 症状及体征　氯甲醚及双氯甲醚致癌性强、致癌潜伏期短，其引起的原发性肺癌患者发病年龄往往较低。氯甲醚及双氯甲醚所致肺癌的病例类型以小细胞未分化癌占大多数，其恶性程度高，在其发生的早期多已转移到肺门和纵隔淋巴结，并易侵犯血管，造成肺外转移，故预后差、病程短、病死率高。临床表现包括：

（1）原发肿瘤引起的症状体征：咳嗽、血痰或咯血、气短或喘鸣、发热及消瘦。

（2）肺外胸内扩展引起的症状体征：包括胸痛、声音嘶哑、吞咽困难、胸腔积液及上腔静脉阻塞综合征表现为头面部和上半身淤血水肿，胸壁可见扩张的静脉侧支循环。

（3）胸外转移引起的症状和体征：如中枢神经系统转移导致的颅压增高：头痛、呕吐及精神异常；转移至骨骼引起骨痛和病理性骨折，腹部转移可表现为胰腺炎或阻塞性黄疸，锁骨上淋巴结是肺癌转移的常见部位，症状可不明显，肿大的淋巴结固定且坚硬，逐渐增大增多，融合，多无痛感。

2. 影像学检查　胸部影像学检查是发现原发性肺癌的最重要方法之一，通过胸片和胸部 CT 可发现肺部阴影。MRI 在明确肿瘤与大血管之间的关系上有优越性，但在发现小病灶方面则不如 CT 敏感。单光子发射计算机断层显像（SPECT）利用肿瘤细胞摄取放射性核素与正常细胞之间的差异，进行肿瘤定位、定性和骨转移的诊断。正电子发射计算机体层显像（PET）可用于肺癌及淋巴结转移的定性诊断，对骨转移的诊断价值高于 SPECT。

3. 实验室检查　痰脱落细胞学检查是肺癌早期诊断的重要方法之一，方法简便易行，患者无痛苦，适用于肺癌高危人群的普查。胸腔积液细胞学检查亦是较简便的检查方法。纤维支气管镜和电子支气管镜检查对诊断及确定病变范围有重要的价值，纤支镜刷检或活检可大幅提高肺癌的诊断率。针吸活组织细胞学检查包括浅表淋巴结针吸、经纤支镜针吸、经皮针吸细胞学检查。肿瘤标志物检查如 CEA、CA-50、CA-125、CA-199、NSE 对肺癌的诊断有一定帮助，但分析结果时应注意其特异性，肿瘤标志物检查对某些肺癌的病情监测有一定的参考价值。

（五）诊断

参照《职业性肿瘤的诊断》（GBZ 94—2017）。诊断时应同时满足以下三个条件：

1. 原发性肺癌诊断明确；

2. 有明确的氯甲醚或双氯甲醚职业接触史，累计接触年限 1 年以上（含 1 年）；

3. 潜隐期 4 年以上（含 4 年）。

（六）治疗

处理原则包括脱离致癌物的接触。按原发性肺癌的治疗原则积极治疗，定期复查，氯甲醚、双氯甲醚所致肺癌的常见病理类型为小细胞未分化癌，发现时多已有转移，只有少数纵隔淋巴结阴性且无转移者有通过手术根治的机会。多数病例推荐以化疗为主的综合治疗，延长患者生存期，对于局限期及情况良好的患者可在化疗的基础上增加放疗。

（七）预防

氯甲醚是直接致癌物，目前我国尚没有准确测定空气中氯甲醚浓度的方法，故生产经营单位应尽可能避免生产和使用工业品氯甲醚。寻找氯甲醚的替代品是最好的预防措施。在氯甲醚的生产和使用过程中应通过严格的工程技术，采用严格密闭、隔离措施。碱性湿化可以帮助破坏逸出的氯甲醚，也可以起到防护作用。二氯甲醚是一些化工、医药制造过程中的中间产物，其产生往往隐匿，凡在生产过程中甲醛、盐酸及水蒸气共存时，有可能产生双氯甲醚。在建设项目职业病危害预评价和控制效果评价阶段，应对生产过程中可能产生的双氯甲醚提高警惕，及时识别。应提高职业卫生技术服务机构建设项目职业病危害评价的业务能力和技术水平，并对其加强监督管理。

氯甲醚、双氯甲醚暴露者应加强个体防护，包括呼吸道及皮肤的防护。严格按《职业健康技术规范》（GBZ 188）进行职业健康监护体检，应强调离岗后医学随访，随访期限为 10 年，随访周期 2 年 1 次。重点询问咳嗽、咳痰、咯血、胸痛等呼吸系统症状，胸部 X 线射线检查，以便早期发现原发性肺癌。必要时（如影像学可疑阴影等）缩短胸片等检查周期，痰脱落细胞学检查等，以期早期发现、早期诊断氯甲醚、双氯甲醚所致肺癌。

（杨志前　王　致）

五、砷及其化合物所致肺癌、皮肤癌

（一）理化性质

原子序数为 33，原子量为 74.9216。单质砷的三种同素异形体是灰砷、黄砷和黑砷，其中以灰砷最为常见。黄砷的密度为 $1.97g/cm^3$。单质砷熔点 817℃（28 大气压），加热到 613℃，便可不经液态，直接升华，成为蒸气，砷蒸气具有一股难闻的大蒜臭味。砷的化合价 +3 和 +5。第一电离能 9.81 电子伏特。如果使砷蒸气在 360℃ 以上晶析时，可得到六方晶型 α-砷（灰色金属状，相对密度 5.72）；在 300℃ 以下蒸镀时，就得到玻璃状 β-砷（灰或黑色，相对密度 4.73）。将砷蒸气骤冷可得到正方晶形 γ 砷（黄色，相对密度 2.03）。γ-砷可溶于二硫化碳。

砷在化学元素周期表的位置正好位于磷的下方，正是由于两者化学习性相近，所以砷很容易被细胞吸收导致中毒。砷可区分为有机砷及无机砷，有机砷化合物绝大多数有毒，有些还有剧毒。另外有机砷及无机砷中又分别分为三价砷（As_2O_3）及五价砷（$NaAsO_3$），在生物体内砷价数可互相转变。砷与汞类似，被吸收后容易跟硫化氢根（sulfhydryl）或双硫根（disulfide）结合而影响细胞呼吸及酶素作用；甚至使染色体发生断裂。最常见的化合物为砷的氢化物或称胂、五氧化二砷和三氧化二砷，及其对应的水化物 - 砷酸和亚砷酸。砒霜分子式是 As_2O_3，为三价砷，亚砷的氧化物。

（二）职业接触

砷及其化合物在自然界广泛存在，主要以硫化物的形式存在，如雄黄（As_2S_2）、雌黄（As_2S_3），并常以混合物的形式分布于各种金属矿石中。工农业生产特别是冶金工业，冶炼和熔烧雄黄矿石或其他夹杂砷化物的金属矿石（如钨、锑、铅、锌、铜等矿石）时，可接触到所生成的三氧化二砷（As_2O_3），俗称砒霜。在这些冶炼炉的烟道灰或矿渣中，也存在一定量的 As_2O_3 粉尘。As_2O_3 还常用作外用中药、杀鼠药、杀虫剂、消毒防腐剂，在生产和使用过程中，均有接触机会。在工农业生产中，接触砷及其化合物的行业及所接触砷的种类见表 13-2-2。

表 13-2-2　接触砷及其化合物的行业及所接触砷的种类表

接触砷的行业	砷及其化合物种类
矿石冶炼业	三氧化二砷、砷化氢
杀虫剂生产	砷酸钙、砷酸铅、亚砷酸铅、亚砷酸钙
杀菌剂生产	五氧化二砷
木材防腐剂生产	砷酸
有机砷农药生产	甲基砷酸锌、甲基砷酸钙、甲基砷酸铁胺、砷酸铅、砷酸钙、三氧化二砷
含砷颜料生产	焦亚砷酸铜、亚砷酸氢铜
半导体生产	高纯砷、砷化镓
化工原料生产	三氯化砷、砷与铜铅制成的合金

存在砷危害的行业与工种众多,但有色金属行业更为普遍。在铜、铅、锌、锑、锡、钼、钴等有色金属冶炼开采过程中,砷污染对作业人员健康危害最为突出。因此,金属冶炼行业应特别重视对砷的防控。

（三）病理及发病机制

生产条件下主要吸入含砷化物的粉尘以及皮肤污染侵入。谋杀、自杀用毒药,食物中毒或因环境中的水污染而引起的中毒病例,则以经口摄入为主。

无机砷化合物被摄入消化道以后,其吸收程度取决于它的溶解度和物理状态。可溶性的三价无机砷化物在消化道中的吸收率大于80%。三氧化二砷等水溶性较差的砷化合物在消化道的吸收取决于其颗粒的大小,胃液的pH等。砷酸盐在肠道中的吸收方式与磷酸盐相似。有机砷化合物的吸收主要通过肠壁黏膜的简单扩散方式进行,其吸收速率与浓度成正相关。

实验表明,小鼠、豚鼠、家兔以及猴一次吸入或经口摄入的无机砷化合物很快进入血液。在血液中与蛋白质和氨基酸结合,形成巯基化合物。分布到肝、肾、肺、肠、脾、肌肉和一些神经组织。1~2天后仅有1%留在血液中。大鼠例外,进入血液的砷有相当一部分与红细胞结合,砷在血液中的半减期长达70天。长期摄入无机砷化合物会导致砷在皮肤、毛发、附睾、甲状腺、晶状体以及骨骼等蓄积。

1. 致畸　国内外的研究表明,砷可引起染毒动物的精子畸形率,早期精细胞微核率增高。Chaineau等采用体外全胚胎培养技术研究了砷对小鼠早期器官发育的毒性作用。结果发现,亚砷酸和砷酸均有明显的致畸作用,其中前者的作用是后者的10倍。两种砷化物的致畸作用表现为胚胎的颅臀长度、头径和卵巢直径减小,前脑缺损,心包积水,体节异常,胚芽发育障碍等。

还有整体致畸试验表明,砷可引起大鼠、小鼠吸收胎和死胎发生率,骨骼畸形率增高等。将砷酸钠20mg/kg通过静脉注射给孕期的金黄田鼠,如果是在受精后第8天注射,子代可发生露脑畸形;如果在胚胎发生关键期的后期注射,则可发生泌尿生殖系统畸形、腭裂、唇裂、无眼畸形以及耳畸形等,表明砷的致畸作用与不同孕期给药时间有关。

2. 致突变　大多数研究表明,无机砷在Ames沙门氏菌和微粒体酶试验中呈阴性,不能诱发基因突变。无机砷也不能诱发大肠杆菌色氨酸缺陷型菌株发生突变。砷对人和哺乳动物细胞也没有致突变性。

Rossman等用亚砷酸钠处理大肠杆菌WP2(野生型),DNA修复突变型[WP2-uvrA,WP6(PolyA)和WP10(recA)]。然后用紫外线照射,分析全部试验菌株的存活率,发现仅rec-A缺陷突变型菌株存活率下降,表明亚砷酸钠可抑制紫外线照射大肠杆菌WP10(recA)依赖的修复途径。还有研究发现,亚砷酸钠还可抑制WP2和WP6突变菌株DNA单链断裂形成。进一步-研究发现,处理WP2细胞中ATP水平下降,亚砷酸钠可能通过降低紫外线照射细胞ATP水平,抑制DNA单链断裂形成。

还有研究显示,亚砷酸可促进紫外线照射和烷化剂处理哺乳动物细胞的染色体断裂和致突变作用,表明三价砷化合物具有辅助致突变作用。

尽管砷的致突变作用不很明显,但大量的研究一致表明,砷是强力的细胞染色体断裂剂,可引起人和哺乳动物细胞染色体畸变、姊妹染色单体交换以及微核频率增高。用亚砷酸钠10~50μmol处理人培养淋巴细胞,可诱发人淋巴细胞染色体重排和断裂。亚砷酸钠或亚砷酸氢钠可致培养的人白细胞和成纤维细胞染色体畸变率升高。

一般认为,无机砷对DNA没有直接的损伤作用,而对于细胞DNA损伤的修复过程有抑制作用。与五价无机砷相比,三价无机砷对DNA修复的抑制作用较强,可能与其能和DNA修复酶的巯基结合,抑制酶活性有关。

有研究指出,砷化物可引起细胞中某些耐药基因、癌基因的扩增。由于砷不是特异的致突变剂,因此推测砷诱发的基因扩增不是通过损伤DNA中的嘌呤和嘧啶所致。

3. 致癌　用新生大鼠肝病灶试验发现,亚砷酸盐(As^{3+})而并非砷酸盐(As^{5+})具有致癌性,并且未发现任何化学起动剂用这种试验起动癌症发生。因为,砷对动物缺乏致癌模型。体外细胞转化试验证实,无论砷酸盐还是亚砷酸盐均能使叙利亚田鼠胚胎细胞发生形态转化,且三价砷(As^{3+})化合物比五价砷（As^{5+}）化合物强 10 倍。这种病灶试验还证实砷不能诱发基因突变，但可诱发染色体畸变和姊妹染色体交换，推测可能与砷可与 DNA 修复酶的巯基结合，影响 DNA 修复功能有关。

Ishinishi 等（1983 年）将三氧化二砷通过气管内滴入给予 8 周龄叙利亚金黄田鼠，每周一次，连续 15 周，砷的给药总量为 5.25mg，结果发现，10 只仓鼠中有 3 只发生肺腺癌，而对照中无一例发生。Pershagen 等（1985 年）采用同样的方法将三氧化二砷给予仓鼠，结果观察到 6.4% 的动物出现喉头癌、气管癌支气管癌和肺癌。在另一项研究中，将三硫化二砷或砷酸钙通过气管内滴入给予仓鼠，每周一次，连续 15 周，结果发现 3g/kg 组动物的 3.6%，4g/kg 组动物的 11.4% 发生肺腺癌。最近的研究发现，在给予致癌起动剂后，二甲基砷酸可明显促进大鼠膀胱、肝脏、肾脏以及甲状腺癌的发生，而单独给予二甲基砷酸组却未观察到肿瘤的发生。提示二甲基砷酸可能为促癌剂，具有促癌作用。但是，绝大多数使用大鼠、小鼠、狗、猴的长期致癌实验都未能证明砷的致癌性。

国际癌症组织（IARC），1980 年和 1987 年将砷和砷化合物列为 I 类，确定的人类致癌物。1922 年以后大量的流行病学资料证实砷除致皮肤癌之外，还致肺癌。砷肺癌以鳞状上皮细胞癌最多，其次为未分化癌、腺癌和混合癌。发病部位以中心型居多，外周型次之。动物实验病理早期可观察到肺泡上皮化生现象，肺泡细胞增生活跃、层次增多，排列整齐，胞浆丰富，细胞呈多角型或扁平型，腺样化生细胞呈方型或柱状，有的鳞状化生集团使部分肺泡突变，在肺泡土皮增生化生的基础上发展为癌前病变。表现为细胞排列紊乱、大小不一、界限不清，核大而深染，可见异型鳞状化生及腺样化生同时存在。砷致肺癌的机理尚未完全清楚。砷是一种强烈的致染色体畸变物，进而诱发肿瘤。砷也可能是在某种原发性致癌物造成脱氧核糖核酸（DNA）损伤的情况下，妨碍修复，因此，砷是一种辅助致癌物。

（四）临床表现

砷已经被公认为人的致癌物，我国已将砷所致的职业性肿瘤列为法定职业病，近年已有许多研究表明接触砷的人群中皮肤癌、肝癌、肺癌等发病率明显增高。

1. 肺癌　砷及其化合物经呼吸道进入人体所引起的恶性肺部肿瘤。

肺癌在早期并没有什么特殊症状，仅为一般呼吸系统疾病所共有的症状，如咳嗽、痰血、低热、胸痛、气闷等，很容易忽略。

（1）肺癌早期常见症状的具体表现：

1）咳嗽：肺癌因长在支气管肺组织上，通常会产生呼吸道刺激症状而发生刺激性咳嗽。

2）低热：肿瘤堵住支气管后往往有阻塞性肺叶存在，程度不一，轻者仅有低热，重者则有高热，用药后可暂时好转，但很快又会复发。

3）胸部胀痛：肺癌早期胸痛较轻，主要表现为闷痛、隐痛、部位不一定，与呼吸的关系也不确定。如胀痛持续发生则说明癌症有累及胸膜的可能。

4）痰血：肿瘤炎症致坏死、毛细血管破损时会有少量出血，往往与痰混合在一起，呈间歇或断续出现。很多肺癌病人就是因痰血而就诊的。

（2）肺癌晚期症状

1）面、颈部水肿：在纵隔右侧有上腔静脉，它将来自上肢及头颈部的静脉血输回心脏。若肿瘤侵及纵隔右侧压迫上腔静脉，最初会使颈静脉因回流不畅而怒张，最后还会导致面、颈部水肿，这需要得以及时诊断和处理；

2）声嘶是最常见症状：控制左侧发声功能的喉返神经由颈部下行至胸部，绕过心脏的大血管返行向上至喉，从而支配发音器官的左侧。

3）气促：发生区域性扩散的肺癌患者几乎都有不同程度的气促。由肺和心肌产生的正常组织液由胸正中的淋巴结回液。若这些淋巴结被肿瘤阻塞，这些组织液将积聚在心包内形成心包积液或积聚在胸腔内形成胸腔积液。以上两种情况均可导致气促。然而，因许多吸烟患者合并不同程度的慢性肺病，这给气促的鉴别带来一定困难。此外，由于一部分肺组织因长有肿瘤而丧失呼吸功能，从而使整个呼吸功能受损而产生呼吸不适，这种不适感起初只在运动时产生，最终连休息时也可感觉到。

（3）广泛转移肺癌之症状：因为肺癌极易在早期发生远处转移，因而与远处转移有关的症状往往是医生或患者发现的首发症状。若病灶转移到脑，则可产生持续性头痛、视朦。继续发展可能导致意识模糊甚至癫痫。这种头痛的性质与普通的紧张性头痛无明显差别，因此极易被人们忽视。

然而，最常见的远处转移或全身转移症状是乏力、消瘦。发生远处转移的患者都有不明原因的消瘦，这往往发生于食欲下降之前，且即使增加食欲也无济于事。

1）局限性哮鸣音为局限性哮鸣音。多为吸气阶段出现，咳嗽后并不消失。

2）声音嘶哑。淋巴结转移压迫或侵犯喉返神经时出现。

3）上腔静脉综合征。肿瘤压迫或侵犯上腔静脉，静脉回流受阻，产生头面、颈、上肢水肿，上胸部静脉曲张并水肿，伴头晕、胸闷、气急等症状。

4）Horner's 综合征。肺尖癌压迫或侵犯颈交感神经节时，出现患侧眼球凹陷，上睑下垂、瞳孔缩小、眼裂狭窄、患侧上半胸部皮肤温度升高、无汗等。

5）肩臂疼痛。肺尖癌压迫或侵犯臂丛神经时，出现该侧肩部及上肢放射状灼热疼痛。

6）膈神经麻痹。膈神经受侵时出现气急胸闷。

7）吞咽困难。纵隔淋巴结肿大压迫食管所致，压迫气管可致呼吸困难。

8）心包受侵。心包受侵时出现心包积液，气急，心律失常，心功能不全等。

9）胸膜转移。可见胸痛，癌性胸水等。

10）肺癌转移。肺癌的血行转移常见部位依次是骨、肝、脑、肾、肾上腺、皮下组织等，另外肺癌内转移也较常见。临床随转移部位不同而有相应的症状、体征。

2.皮肤癌　长期在砷污染的环境中作业或生活，或长期服用或皮肤使用含砷药物，饮用含砷的水源及酒类，使用含高砷的煤源，均可引起慢性中毒。慢性中毒最突出的临床表现为皮肤损害，皮损主要有色素脱失或沉着、角化过度及疣状增生，三者常同时存在。色素沉着以非暴露部位如胸背、臀部等处为多，呈小点或花斑状，并可融合。角化过度以手掌和足底为著，手掌尺侧外缘、手指根部，可分布有许多直径为 0.4～1cm 角样或谷粒状角化隆起，俗称"砒疔"或"砷疔"，也可联合成较大的疣状物，继发感染，形成经久不愈的溃疡；有的则转化为皮肤癌，呈现菜花样溃疡灶。皮肤直接接触砷化物可使局部发生皮炎、湿疹、斑丘疹、水疱，甚至溃疡，此种溃疡呈锅底状，边缘整齐，溃疡面常有坏死组织及分泌物，不易愈合，疼痛甚剧。

3.影像学检查　X 线检查是诊断肺癌最常用的重要手段。通过 X 线检查可以了解肺癌的部位和大小。早期肺癌病例 X 线检查虽尚未能显现肿块，但可能看到由于支气管阻塞引起的局部肺气肿、肺不张或病灶邻近部位的浸润性病变或肺部炎变。

4.实验室检查　急性砷中毒后 2～3 周还可见贫血、粒细胞减少、血小板减少或全血细胞减少，但可恢复，预后较好。急性接触砷后，血砷可立即升高，但半减期仅 1～2 天，故使临床治疗受到限制。尿砷在急性接触后 6～12 小时即见增加，如尿砷 >0.2mg/L，可考虑有过量砷接触；停止接触后 2 周，还可测出峰值的 35%，故为较好的近期接触指标。砷可长期积存于毛发与指甲中，急性砷中毒初期发砷含量增高，对诊断有一定参考价值。

（五）诊断及鉴别诊断

1.诊断　参照《职业性肿瘤的诊断》（GBZ 94—2017）。

（1）肺癌：砷及其化合物所致肺癌在诊断时应同时满足以下三个条件：

1）原发性肺癌诊断明确。

2）有明确的砷及其化合物职业接触史，累计接触年限 3 年以上（含 3 年）。

3）潜隐期 6 年以上（含 6 年）。

（2）皮肤癌：慢性砷中毒病史者所患皮肤癌应诊断为砷所致皮肤癌。无慢性砷中毒病史者所患皮肤癌在诊断时应同时满足以下三个条件：

1）原发性皮肤癌诊断明确。

2）有明确的砷及其化合物职业接触史，累计接触年限 5 年以上（含 5 年）。

3）潜隐期5年以上（含5年）。

2．鉴别诊断　无机砷的职业暴露所致肺癌、皮肤癌，除常见于含砷采矿业和冶炼业外，亦可见于农药砷暴露工人。故对于农药砷暴露的工人所患职业性肺癌的诊断可参照本标准。研究表明职业暴露于砷所致肺癌的主要组织类型表现为患腺癌的危险性高于其他肺癌组织类型，亦有发现燕麦细胞癌有所增加，因此在进行砷所致职业性肺癌鉴别诊断时，肺癌的组织类型可作为确诊的辅助证据。

（六）治疗

1．肺癌的治疗　砷肺癌治疗方法同肺癌基本一样，手术、放疗、化疗、中药治疗、生物免疫治疗等。

（1）手术治疗：砷肺癌的治疗方法中除Ⅲb及Ⅳ期外应以手术治疗或争取手术治疗为主，依据不同期别和病理组织类型酌加放射治疗、化学治疗和免疫治疗的综合治疗。

关于肺癌手术术后的生存期，国内有报道三年生存率约为40%～60%；五年生存率约为22%～44%；手术死亡率在3%以下。

（2）放射治疗：放疗全称"放射线治疗"，是用各种不同能量的射线照射肿瘤，破坏癌细胞的DNA组织，以抑制和杀灭癌细胞的一种治疗方法。放疗可单独使用，也可与手术、化疗等配合，作为综合治疗的一部分，以提高癌症的治愈率。在手术前先作一段放疗使肿瘤体积缩小些，便可使原来不能手术的患者争取到手术的机会。对晚期癌症则可通过姑息性放疗达到缓解压迫、止痛等效果。

目前国内的放疗技术不断的发展，从之前的普通放疗逐渐变为现在的精准放疗（射波刀治疗为主），不管是在治疗效果上还是在治疗精准度上都有很高的提升，使患者放疗的副作用更小，治疗效果更好。

（3）化学治疗：化学治疗简称"化疗"，即用化学合成药物治疗疾病的方法。化疗是目前治疗肿瘤及某些自身免疫性疾病的主要手段之一，但在治疗中，患者普遍有明显的恶心呕吐等副作用，给患者带来不适感。化疗是指应用药物治疗癌症。这些特殊的药物可杀灭肿瘤细胞，有时称为细胞毒药物。许多化疗药物来源于自然，如：植物，其他是人工合成。目前已超过50种化疗药物，如常用的有：表阿霉素、阿霉素、柔红霉素、丝裂霉素、氟脲嘧啶脱氧核苷酸等。这些药物经常以不同的强度联合应用。

（4）生物治疗：涉及一切应用生物大分子进行治疗的方法，种类十分繁多。如果从操作模式上来分非细胞治疗和细胞治疗。生物治疗是继手术、放疗和化疗后发展的第四类癌症治疗方法，系利用和激发机体的免疫反应来对抗、抑制和杀灭癌细胞。

2．皮肤癌的治疗

（1）手术治疗：手术治疗作为皮肤癌首选的治疗方法，适当的手术切除治疗，治治愈率达90%～100%。切除时，应距离肿瘤0.5～2cm作皮肤切口，并需要足够的深度，尽可能作广泛的切除。头皮、躯干和四肢的鳞状细胞癌切除应适当增加至2～5cm。对于已证实的区域淋巴结转移者，应行淋巴结清扫术，但不必作预防性的清扫术。当骨或主要血管和神经受累时，则需要截肢。电刀切除优于单纯手术切除，因为干燥对开放伤口有利。化学外科治疗效果较好，但费时，代价较高。对切除范围较大者应切除的实施植皮术。

（2）放射治疗：皮肤癌位置表浅，边界清楚，直视下照射定位精确。一般鳞状细胞癌对放射线中度敏感，基底细胞癌对放射线特别敏感，而且皮肤耐受性较高。因此，发生于暴露部位的病灶，手术切除后易致瘢痕形成，影响美容和功能。老年体弱，有手术禁忌证（有糖尿病、肾脏、心脏疾患等）者，均可选用放射治疗。但对瘢痕组织上的病灶（烧伤瘢痕）、以前放疗区、血供不佳或肿瘤累及骨和软骨，如头皮、手指、鼻、耳等处都不适宜于放疗。放射源首选电子线，其次为接触X线或浅层X线，照射野边缘应超过肿瘤0.5～1cm，肿瘤边界不清者，则将边缘扩3～4cm。根据病变大小采用垂直、切线或多野照射。一般肿瘤剂量60～70Gy/6～8周，基底细胞癌所需剂量稍小，治疗中应根据肿瘤退缩情况调整射野及剂量。肿瘤直径小于1cm，可用X线接触治疗，总量60～70Gy，每次20～30Gy，间隔3天，共照2～3次，应注意保护周围组织。

（3）化学治疗：主要适用于不宜作手术切除或放疗的晚期病例；手术和（或）放疗后怀怀疑有残留

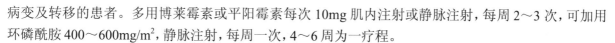

病变及转移的患者。多用博莱霉素或平阳霉素每次 10mg 肌内注射或静脉注射，每周 2～3 次，可加用环磷酰胺 400～600mg/m²，静脉注射，每周一次，4～6 周为一疗程。

（4）诱导分化治疗：维 A 酸类能阻断癌基因表型的表达，可抑制多种动物和人的恶性细胞类型的生长，诱导细胞分化。Isotretinoin（B- 顺式维甲酸）每日注射 1.5mg/kg，可预防基底细胞癌患者发生新的病变。亦有以 0.1% 或 0.3% 的 Tretinoin（B- 全反式维甲酸）局部治疗而获得效者。

（七）预防

预防砷及其化合物中毒的措施，包括改革工艺、教育培训、加强个人防护、开展工作场所职业病危害因素检测、定期开展职业健康检查等。

1．改革工艺 通过改善工艺条件，提高生产自动化、机械化、密闭化，使作业环境符合劳动卫生要求。在使用砷化合物生产及可发生砷烟雾的作业场所，要加强全面通风与局部通风，及时有效地将砷烟排出，达到保护作业工人的目的。

2．教育培训 对作业工人进行上岗前及在岗期间的培训，加强对职业卫生知识的宣传教育，增强作业工人的职业健康观念，提高工人的防护意识。

3．个人防护 采取一定措施仍不能将工作场所粉尘、毒物浓度降至国家标准以下，或防尘防毒措施出现故障时，接尘工人应佩戴个人防护用品，必要时佩戴含碘的活性炭口罩或防毒面具。接触砷及其化合物的作业工人在操作岗位不得吸烟和吃零食，以免毒物直接进入消化系统，引发中毒。工作完毕要用肥皂彻底洗手，漱口、洗澡，更换衣服、勤洗工作服。

4．工作场所职业病危害因素检测 定期对存在砷及其化合物的工作场所进行职业病危害因素检测，确保作业场所空气中的砷不超过职业接触限值。

5．职业健康检查 接触砷及其化合物的工人，应做好上岗前、在岗及离岗的职业健康检查。患有口腔溃疡、牙龈炎、牙槽脓肿、肝或肾功能异常、贫血、中枢神经系统器质性病变、精神病、慢性结肠炎等病症者，以及怀孕期妇女、哺乳期妇女、有内分泌疾病者，不宜从事接触砷的工作。

（麦诗琪 王 致）

六、氯乙烯所致肝血管肉瘤

氯乙烯（chloroethylene）又名乙烯基氯（vinyl chloride），分子式为 C_2H_3Cl，无色无味，略呈芳香气味，是一种应用于高分子化工的重要单体，可由乙烯或乙炔制得。它易与空气形成爆炸混合物，爆炸极限 4%～22%（体积）。微溶于水，可溶于乙醇、乙醚、四氯化碳、二氧乙炔和轻汽油。

氯乙烯是有毒物质，肝癌与长期吸入和接触氯乙烯有关，现已证实职业性接触氯乙烯是肝血管肉瘤的一个重要的致病危险因素。氯乙烯所致肝血管肉瘤又称血管内皮细胞肉瘤或恶性血管内皮瘤，是由肝窦细胞异形增生所形成的原发性恶性肿瘤。它是血管源性恶性肿瘤中最常见的一种，但与其他肝脏肿瘤相比，仍然是少见的。

（一）理化性质

氯乙烯（vinyl chloride）是一种应用于高分子化工的重要的单体，可由乙烯或乙炔制得。为无色、易液化气体，沸点 -13.9℃，临界温度 142℃，临界压力 5.22MPa，熔点（℃）-159.7，相对密度（水 = 1）0.91，相对蒸气密度（空气 = 1）2.15，饱和蒸气压（kPa）346.53（25℃）。

（二）职业接触

氯乙烯主要用于制造 PVC 塑料，也可与醋酸乙烯或丙烯腈生成共聚物，用作绝缘材料、粘合剂、涂料、仿制合成纤维等；还可作为化学中间体或溶剂。在生产和使用过程中，操作工或设备维修工都有接触机会，其中清釜工接触最多。氯乙烯主要以气体形式经呼吸道进入人体，也可经皮肤进入。人在 $30g/m^3$ 浓度下有头晕、羞明、恶心、呕吐；$180g/m^3$ 浓度时，可出现麻醉症状。长期接触氯乙烯可引起神经衰弱、肝脾肿大、雷诺氏征、肢端溶骨症及硬皮样改变等，被称为氯乙烯病或氯乙烯综合征。1987 年国家肿瘤研究机构将氯乙烯确定为人类致癌物。

（三）病理及发病机制

目前氯乙烯单体确切的致癌机制尚不明确，根据有关研究显示氯乙烯在肝内经微粒体混合功能氧化酶作用，在还原型辅酶Ⅱ参与下进行环氧化反应，直接氧化为氧化氯乙烯，再重组成氯乙醛，氧化氯乙烯和氯乙醛为强氧化剂，是具有致癌和致突变作用的代谢产物，二者再与 DNA 共价结合产生 DNA 加合物。长期暴露于氯乙烯导致 DNA 加合物在体内蓄积，而 DNA 修复酶系统对其不易识别，导致核苷酸的替代、缺失和染色体的重排。

肝血管肉瘤的演变过程可能有下列 5 个主要途径：①肝小叶窦内皮细胞从非典型增生到间变细胞增生；②肝细胞初期增生随之萎缩和消失；③窦周间隙纤维组织增生；④进行性窦扩张到血肿形成；⑤窦壁细胞和汇管区毛细血管内皮细转化为肉瘤细胞。

（四）临床表现

1. 症状及体征　最初主要症状是腹部疼痛或不适，其他常见的主诉有腹胀、迅速进展的肝衰竭、衰弱、食欲不振、体重减轻，25% 的病例合并肝硬化。起病方式主要有以下几种：

（1）半数以上为不明原因的肝大，伴有一些消化道症状，以肝大、腹痛、腹部不适、乏力、恶心、食欲差、体重减轻、偶尔呕吐和发热等为主要症状。病程进展较快，晚期可有黄疸、腹水，腹水呈淡血性。

（2）肿瘤破裂导致血腹引起急腹症的症状和体征。

（3）少数患者可有脾肿大，伴或不伴全血细胞减少。

（4）常有肝外转移，多为血行播散，可有转移至肺、胰、脾、肾和肾上腺或骨骼等的症状和体征，以肺转移最为常见。症状持续 1 周至 6 个月，有的持续 2 年。肝脏肿大，表面有结节，在部分患者肝脏表面可触及肿块，多数有触痛。肝脏表面有时可闻及动脉杂音。脾可肿大。腹水少见，但可呈血性腹水，病人往往伴有黄疸。

2. 影像学检查

（1）X 线检查：部分患者胸部 X 线片可示横膈抬高或其他一些少见征象，如右侧胸腔积液、肺不张或胸膜肿块，腹部平片可发现不透光的肝、脾和腹腔淋巴结阴影。

（2）CT 扫描：大部分病例肝脏 CT 扫描结果有异常。可发现不匀质低密度占位病变及肿瘤破裂影像，增强明显可见钙化。

（3）肝血管造影：发现异常血管形态，肿瘤周边部持续染色和中央放射状透光区，高度提示肝血管肉瘤。

（4）核素扫描 70% 患者可见缺损。

3. 实验室检查

（1）血象检查：可有贫血、微血管病性溶血性贫血，白细胞增多（65%）或白细胞减少（25%）、血小板减少（62%）。

（2）肝功能检查：约 2/3 的病人有肝功能异常，一组病例磺溴酞钠潴留试验（BSP）阳性者占 100%，ALP 升高占 85%，高胆红素血症 60%，部分病人有 ALT 升高。约 50% 患者伴有轻中度的转氨酶升高。

（3）弥漫性血管内凝血为本病少见的并发症。凝血酶原时间延长占 72%。

（4）p53 基因：Smith 报道，对长期接触氯乙烯发生肝血管肉瘤 225 例患者血清中可检出 p53 抑癌基因产物的突变，由此提出 p53 基因可作为肝血管肉瘤高危人群的监控指标之一。

（五）诊断及鉴别诊断

1. 诊断　参照《职业性肿瘤的诊断》（GBZ 94—2017）。诊断时应同时满足以下三个条件：

（1）原发性肝血管肉瘤诊断明确。

（2）有明确的氯乙烯单体职业接触史，累计接触年限 1 年以上（含 1 年）。

（3）潜隐期 1 年以上（含 1 年）。

2. 鉴别诊断　临床上肝血管肉瘤易与肝弥漫性毛细血管瘤相混淆，也很难与肝母细胞瘤相鉴别，在成年人肝血管肉瘤须与未分化肝细胞癌鉴别，前者如瘤细胞质呈嗜酸性，后者呈嗜碱性，而且异质明显。多处取材可见癌细胞带有肝细胞性状，可资鉴别。

（1）肝血管瘤：是肝脏最常见的良性肿瘤，可发生于任何年龄，但常在成人出现症状，女性多见，肿瘤可位于肝脏任何部位，常位于包膜下；多为单发（约 10% 为多发），肿瘤直径多小于 5cm，但亦可小至数毫米，也有个别大至 30cm 者，肿瘤直径小于 5cm 者多无症状，5cm 以上者近半数有腹部不适、肝大、食欲不振、消化不良等症状。肝功能一般正常，超声波检查呈典型的边缘清晰的回声增强区，内部可见管道通入，大的肝血管瘤可见网状回声不均，有时可见钙化。CT 造影剂增强或延迟扫描具特征性，主要表现先有肿瘤周边过度增强，逐渐向中心充填呈等密度。MRI 扫描在 SE 序列 T1 加权像上，瘤灶呈边界清楚的类圆形低信号区，在 T2 加权像上瘤灶信号明显增强且均匀升高，而正常肝实质信号强度明显衰减，瘤／肝信号强度比明显增加。放射性核素肝血池扫描呈明显填充现象。由于肝血管瘤为良性病变，因此病人临床症状及体征均不明显，预后良好。

（2）原发性肝癌：是我国常见恶性肿瘤之一，本病患者大多数有慢性肝炎、肝硬化病史。临床症状有肝区疼痛、乏力、纳差、消瘦等。肝脏呈进行性肿大，质地坚硬，表面及边缘不规则，常呈结节状。脾多肿大，腹水呈黄色或血性，黄疸可为肝细胞性或梗阻性，肝区可闻及血管杂音。部分病人可有转移灶的相应体征，如锁骨上淋巴结肿大，胸膜转移时出现胸腔积液或血胸。出现骨转移时可见骨骼表面向外突出，有时可出现病理性骨折，出现脊髓受压时可表现截瘫，颅内转移可出现偏瘫等病理性神经体征。实验室检查 AFP 增高是当前诊断肝细胞癌相对特异的标志物，借此可与肝恶性血管瘤鉴别，其他如影像学检查也可与肝恶性血管瘤鉴别。

（六）治疗

1. 局限性结节不伴有肝硬化者，争取早期发现，早期手术切除；不能切除的肿瘤，可采用化疗药物氟尿嘧啶、长春新碱、环磷酰胺、多柔比星（阿霉素）、表柔比星（表阿霉素）和（或）放疗，可延长患者生存期。

2. 饮食上需多加注意：忌烟、酒；忌暴饮暴食、油腻食物，忌盐腌、烟熏、火烤和油炸的食物，特别是烤糊焦化了的食物；忌葱、蒜、花椒、辣椒、桂皮等辛辣刺激性食物；忌霉变、腌醋食物，如霉花生、霉黄豆、咸鱼、腌菜等；忌多骨刺、粗糙坚硬、黏滞不易消化及含粗纤维食物；忌味重、过酸、过甜、过咸、过冷食物。

3. 养成良好的生活作息，要保持心态平和、情绪稳定，平时注意锻炼身体，但避免过度劳累和剧烈运动，尤其避免肝区受外力碰撞。最重要的是定期复查。

（七）预防

1. 设备密闭　氯乙烯制造和聚氯乙烯制造过程中，都必须做好管道的密闭。注意设备的维修和保养，杜绝跑、冒、滴、漏。

2. 清釜技改　以往聚合釜人工清釜，一釜一清，清釜工要接触大量氯乙烯。技术改造后，聚合釜壁涂防结剂，几十釜甚至上百釜清一次。清釜用高压水（10MPa）清洗或采用机械清洗法，避免了工人直接接触氯乙烯。

3. 抽取单体　从聚氯乙烯树脂成品中经冷却真空抽取氯乙烯单体，使成品中的氯乙烯单体含量由原来的 1% 左右，降到 10ppm 以下。这样使聚氯乙烯成品的热加工中，释放氯乙烯单体的量极大减少，减少了污染和危害。

4. 做好个体防护　进入聚合釜操作或检修时，必须戴空气呼吸器，严密防护，并加强换班，缩写缩短接触。

5. 定期检测　氯乙烯作业环境的空气中氯乙烯浓度要定期检测。国家职业接触限值 PC-TWA 为 $10mg/m^3$。

6. 做好职业性体检　对氯乙烯作业工人应认真进行就业前和定期性（每年一次）体检。如见腹内有积块、身体消瘦、倦怠乏力等症状应早期检查，及时治疗。

7. 职业禁忌征　患有精神神经系统疾患、肝脏病、肾脏病、慢性湿疹等，不宜从事氯乙烯的生产。发现有溶骨病变时也须调离。

（朱少芳　王　致）

七、焦炉逸散物所致肺癌

焦炉逸散物（coke oven emissions，COE）是指从焦炉中逸散出来的蒸汽、烟、雾和尘的总称，是煤焦化工业中生产煤焦油、焦炭和炼焦煤气时的重要副产物。煤焦油及其衍生物作为煤化学工业的重要原料，被广泛用于塑料、沥青、橡胶、医药、耐高温材料、染料、合成纤维等制造之中。炼焦煤气经过分离和净化后成为煤气和苯，用于居民供能和化工生产等领域。焦炭可被用于高炉冶炼、铸造和气化。

大量的流行病学研究表明，长期暴露于 COE 与肺癌发病有明显的因果关系，焦炉工人肺癌于 1988 年便进入我国法定的职业性肿瘤目录。焦炉逸散物（COE）已被世界卫生组织国际癌症研究署（International Agency for Research on Cancer，IARC）划分为"确认致癌物"，即流行病学调查及动物实验都有明确证据表明对人有致癌性的理化物质或生产过程。COE 中含有大量致癌性强的多环芳烃（polycyclic aromatic hydrocarbons，PAHs），是引起焦炉工人肺癌高发的主要原因。

（一）职业接触

在钢铁生产、煤气生产、煤焦油炼制等涉及煤焦化的行业中，原料煤在高温缺氧的焦炉炭化室内干馏时，可产生大量的蒸汽、烟和尘，这些气体可从焦炉中逸散出来，并在装煤、出焦、漏气、熄焦和筛焦等过程中逸散到周围环境之中，对劳动者的职业环境，甚至周围居民的生活环境造成污染。工作岗位位于煤焦炉附近的工人，例如装煤工、出焦工、熄焦工、筛焦工、焦炉清扫工等，尤其是工作岗位位于炉顶工段的工人，是焦炉逸散物的主要职业接触人群。目前认为，焦炉工人往往在接触焦炉逸散物十年以上后，开始出现肺癌高发。

（二）病理及发病机制

煤在焦化过程中产生的焦炉逸散物中含有大量多环芳烃（polycyclic aromatic hydricarbon，PAHs），大量流行病学和实验研究表明，PAHs 具有致突变性和致癌性，是引起焦炉作业工人肺癌的主要原因。

目前认为，氧化应激和遗传损伤是 PAHs 诱发肺癌的重要机制。

1. 氧化应激　焦炉逸散物中的 PAHs 通过呼吸道进入人体，在代谢过程中产生大量的活性自由基（reactive oxygen species，ROS）。ROS 是一类化学反应活性高的电子缺乏物质，会以抢夺电子的形式攻击人体中的蛋白质、核酸、脂类等大分子物质，失去电子的大分子物质又将抢夺邻近分子的电子，导致人体细胞组织出现损伤，出现大量受损伤细胞的聚集，从而诱发肿瘤。

2. 遗传损伤　PAHs 进入人体后，经过混合功能氧化酶（主要为细胞色素 P450s）的代谢后，生成致癌性较强的亲电子环氧化物，如二羟基环氧化物，这些环氧化物可与 DNA 分子共价结合形成 PAHs-DNA 加合物，从而出现 DNA 链断裂、染色体损伤、基因组不稳定，进而诱导基因突变，引起原癌基因和抑癌基因的改变，甚至诱发恶性肿瘤。

（三）临床表现

1. 症状及体征　患者具有可靠的焦炉逸散物接触职业史，工龄较长（10 年以上），患者以中老年男性为主。为原发性肿瘤，临床表现与肿瘤的大小、所在部位、进展阶段和有无转移有关。患者常出现持续性的无痰或少痰的刺激性干咳，当肿瘤压迫支气管时，咳嗽会加重，常表现为刺激性呛咳或高调金属音性咳嗽；中心型肺癌患者常出现血痰或咯血；肿瘤向支气管内生长时，患者会出现气短和喘鸣；当肿瘤压迫到喉返神经时，患者常出现声音嘶哑；肿瘤侵犯或压迫食管时，可引起咽下困难；晚期患者常伴有消瘦和恶病质；多数焦炉逸散物所致肺癌患者伴有肿瘤转移。

2. 影像学检查　是发现肺癌最重要的手段之一，X 线检查和 CT 较为常用。焦炉工人肺癌多以周围型肺癌为主，发生在肺门者较少。焦炉逸散物所致肺癌的影像学检查结果与其他因素导致的肺癌基本一致。

（1）周围型肺癌：早期表现为局限性小斑片状阴影，边缘不清，密度较淡，随着肿瘤的增大，阴影也逐渐增大，呈现为圆形或者类圆形，密度也随之增高，边缘常呈分叶状，可伴有脐凹或细毛刺。

（2）中心型肺癌：常因肿瘤向管腔内生长引起支气管阻塞征象。不完全阻塞时表现为段、叶局限性气肿,阻塞完全时呈现为段、叶肺不张。此外,磁共振显像(MRI)、正电子发射计算机体层显像(PET)和单电子发射计算机断层显像(SPECT)也为诊断肺癌的影像学辅助手段。

3.实验室检查

(1)病理学检查:焦炉逸散物所致肺癌病理类型中低分化的腺癌较多,小细胞癌和鳞状上皮癌较少。

(2)纤维支气管镜和电子支气管镜检查:对于直径较大(大于4cm)的肿物诊断率较高,有助于提高周围型肺癌的诊断率,纤支镜检查时的刷检物和灌洗物的细胞学检查也可为肿瘤的诊断提供辅助。

(3)痰脱落细胞检查:3次以上标准收集的系列痰标本对提高肺癌诊断率有积极的意义,可使中央型和周围性肺癌的诊断率分别达到80%和50%。

(4)针吸细胞学检查:可在纤支镜、超声波、X线或CT的引导下开展针吸细胞学检查,可将中央型肺癌的诊断率提高到95%,该方法常见的并发症为气胸,发生率约为25%~30%。

(5)其他:包括胸腔镜检查、纵隔镜检查、开胸肺活检和肿瘤标志物检查等,对诊断焦炉逸散物所致肺癌也有一定的辅助作用。

(四)诊断及鉴别诊断

1.诊断 参照《职业性肿瘤的诊断》(GBZ 94—2017)。诊断时应同时满足以下三个条件:

(1)原发性肺癌临床诊断明确。

(2)有明确的焦炉逸散物职业接触史,累计接触年限1年以上(含1年)。

(3)潜隐期10年以上(含10年)。

2.鉴别诊断

(1)肺炎:慢性肺炎病情迁延时,易形成团块状的炎性假瘤,容易和肺癌混淆。需要注意的是,炎性假瘤边缘不齐,形态不整,且核心密度较高。若患者抗生素治疗肺部阴影吸收缓慢,或出现同一部位反复发生肺炎时,应考虑肺癌。

(2)肺脓肿:肺脓肿患者往往起病较急,并伴有严重的中毒症状,如寒战、高热咳嗽、咳脓臭痰等。X线胸片结果呈现为大片均匀的炎性阴影,血常规检查常提示白细胞和中性粒细胞数量升高。

(3)肺结核:多伴有长期低热、盗汗等结核中毒症状,结核菌素实验呈阳性,抗结核治疗往往有效。纤支镜、痰脱落细胞或其他组织病理学和检查手段有助于其与焦炉逸散物所致肺癌的鉴别诊断。

(五)治疗

焦炉逸散物所致肺癌与其他原发性肺癌一样,治疗方案需要根据肿瘤的组织学特征确定。通常,局限性的非小细胞癌多可通过外科手术或放疗来根治,小细胞癌大多合并转移,难以采用外科手术来根治,在临床上多采用放化疗相结合的综合治疗法开展治疗。生物反应调节剂对于提高非小细胞癌患者机体对放化疗的耐受性,提高综合治疗疗效有积极的意义。此外,中医药治疗对于减少放化疗不良反应,巩固疗效、促进机体功能恢复也有较好的辅助作用。

(六)预防

职业性肿瘤一旦发病,预后较差,故大力开展职业性肿瘤的预防,对于保护劳动者的职业健康有着十分重要的意义。

1.一级预防

(1)减少接触机会和降低接触强度

1)大力开展工程学研究,促进工艺改革,尽量减少焦炉逸散物暴露强度高的工作场所的岗位设置,对于职业病危害暴露严重的工段和岗位,要大力推进"机械化换人、机器人作业、自动化减人"工程。

2)加强岗位通风,定期维护、评价通风设施效果,职业性暴露于焦炉逸散物的工人应正确佩戴、定期更换防护效果合格的口罩,以降低接触强度。

(2)加强用人单位负责人和劳动者的健康教育,明确用人单位职业病防治的主体责任,确保用人单位负责人和劳动者了解工作场所中存在的职业病危害因素及其可能导致的健康损害,保障劳动者个体防护用品的定期发放和正确使用。

（3）定期开展工作场所职业病危害因素检测和劳动者职业健康检查。用人单位应全面掌握工作场所焦炉逸散物的分布和浓度，对于焦炉逸散物浓度较高的工段和岗位，应加强通风，督促劳动者正确使用个体防护用品。对于职业健康检查发现禁忌证者（慢性阻塞性肺病），应及时调离岗位。

2．二级预防　提高临床医师对职业性肿瘤的诊断敏感性，怀疑患者为焦炉逸散物所致肺癌时应详细询问其职业史，正确运用并结合影像学检查和实验室检查手段，做到早期发现、早期诊断、早期治疗；对于在职业健康检查中发现的疑似病例，应尽早前往职业病诊治专科医院就诊。

3．三级预防　尽可能防止或减轻病残的发生，使病人最大限度恢复心理和社会功能，尽量减少后遗症及并发症。提高职业病患者工伤保险待遇的落实比例，帮助职业病患者创造良好的治疗和康复环境。

（荣　幸　王　致）

八、六价铬化合物所致肺癌

自然界中以三价铬和六价铬存在居多，在生物组织中多以三价铬存在。二价铬在液体中是强还原剂，能迅速氧化为三价铬，后者的稳定性较稳定。四价铬和五价铬是六价铬在还原为三价铬的过程中生产的不稳定中间产物。六价铬化合物是强氧化剂，在工业中具有重要用途，常见的六价铬化合物有铬酸酐、铬酸、铬酸盐和重铬酸盐。铬酸盐包括铬酸钠、铬酸钾等；重铬酸盐包括重铬酸钠、重铬酸钾、重铬酸铵等。不可溶性铬酸盐显著强于可溶性铬酸盐，且其接触浓度与肿瘤恶性度正相关。

（一）职业接触

铬在自然界中分布广，在冶金和电镀等工业中有着重要用途，多见于从事金属铬开采、冶炼、镀铬、颜料、染料、油漆、鞣皮、橡胶、陶瓷、照相和印刷业。其主要职业接触机会为：

1．铬铁矿生产　主要用于冶炼金属铬，矿渣可用于制造砌筑工业炉用的耐火材料，还可以用来制造铬砖、铬镁砖和其他特殊耐火材料，铬铁矿石加碱还可用于生产铬酸钠和重铬酸钠，从而生成其他铬化合物，用于颜料、纺织、电镀、制革等工业，还可制作催化剂和触媒剂等。

2．冶炼工业　在冶金工业上，铬铁矿主要用来生产铬铁合金和金属铬。铬铁合金作为钢的添加料生产多种高强度、抗腐蚀、耐磨、耐高温、耐氧化的特种钢，金属铬主要用于与钴、镍、钨等元素冶炼特种合金。这些特种钢和特种合金是航空、宇航、汽车、造船，以及国防工业生产枪炮、导弹、火箭、舰艇等不可缺少的材料。

3．电镀工业　主要使用铬酸镀铬，电镀时产生的气雾含有铬酸。

4．颜料和感光工业　铬酸盐多用于制作颜料、油漆；铬酸铵用作照相感光剂。

5．其他　铬酸盐化工是我国重点发展的产业，六价铬接触人数众多。重铬酸盐常作为强氧化剂用于鞣皮，铬矾用作皮毛的媒染剂、固色剂等。

（二）病理及发病机制

1．病理　六价铬化合物所致肺癌的病理细胞类型和发病部位各文献报道不一。目前较多的文献资料显示，以小细胞肺癌、鳞状细胞癌多见。

研究发现，六价铬引起的细胞损伤是一种程序性死亡过程。六价铬化合物通过对肺细胞超微结构的影响，从而介导细胞凋亡。人肺上皮细胞（HSAE）细胞经铬酸钠处理后，出现了超微结构的改变，如出现染色质聚集，细胞质密度升高，胞膜出现小泡，而且出现具有完整包膜的凋亡小体。重铬酸钾对人胚肺细胞（HEL）染毒，随着染毒剂量增加以及染毒时间延长，细胞逐渐出现超微结构的病理改变。如细胞出现质膜扭曲，伪足形成及小泡产生，细胞核出现畸形，切迹加深，有核突，甚至成分叶状，中间仅有核桥相连，核内膜异染色质聚集，最终染色质凝聚成团，染色质分解，核内染色质稀少。染毒后，多可观察到核仁肥大、多核仁、核仁边集等现象。胞浆内线粒体肥大、增生，出现灶性絮状物致密化改变。粗面内质网出现扩张、囊泡化，并随着细胞损伤加重而出现脱颗粒及解聚现象，溶酶体产生明显增多，并可观察到大量的次级溶酶体。畸形核的出现是细胞已趋于恶性化的表现，核仁肥大、边集表明细胞正处于非正常增殖的活跃状态。这些是凋亡所具有的典型的形态学特征。

2．发病机制　六价铬化合物的致癌机制至今仍未阐明，普遍认为与六价铬化合物介导细胞分化异常和相关基因调控有关。

（1）六价铬诱导肺细胞凋亡：研究表明，六价铬化合物致肺细胞表明凋亡是细胞死亡的主要方式，用六价铬化合物处理肺细胞，可引起细胞发生凋亡，存活率下降。如用铬酸钠和铬酸铅处理人肺上皮细胞（HSAE）细胞，毒物浓度与染毒细胞的凋亡数目呈剂量-反应关系。用铬酸钠对 HSAE 细胞分别进行急性和慢性染毒，结果显示低剂量组引起细胞凋亡比平均凋亡率高，高剂量组引起细胞凋亡比平均凋亡率增加了大约四倍，随染毒剂量增加，凋亡率升高，存活率下降，呈时间-效应关系。用铬酸铅，铬酸钠染毒人支气管纤维原细胞（PHBFs）细胞 24 小时，细胞的存活数均出现浓度-反应关系，即随着两种化合物浓度的升高，PHBFs 细胞存活率随之下降。

（2）六价铬引起染色体损伤：用 $PbCrO_4$ 和 Na_2CrO_4 处理原代人支气管纤维原细胞（PHBFs），染毒 24 小时，染色体畸形数量随着毒物浓度升高而升高。而且两种六价铬化合物处理 PHBFs 细胞出现了染色单体损害，等臂染色单体损害等，进一步说明六价铬对肺细胞具有损害作用。

（3）六价铬导致细胞内相关基因改变

1）抑癌基因失活：p53 是一种抑癌基因。p53 诱导细胞凋亡是其作为肿瘤抑制基因的机制之一。六价铬导致肺细胞凋亡，主要是依赖 p53 基因的存在。p53 可被六价铬激活，激活 p53 被认为是六价铬导致细胞凋亡的重要因素之一。其中最强有力的证据是：正常型小鼠和 p53 基因缺乏小鼠同时进行染毒实验，正常小鼠纤维原细胞凋亡数比 p53 基因缺乏小鼠要高 2～3 倍。用重铬酸钾腹腔注射染毒大鼠，提取肺组织基因组 DNA，检测结果显示重铬酸钾可引起大鼠肺 p53 基因外显子的 DNA 损伤，而且有两个损伤位点，这两个位点的 DNA 损伤可能是重铬酸钾致癌的原因之一。用重铬酸钾处理人胚肺细胞，提取细胞总 RNA，用 Northern 杂交结果显示：六价铬对 p53 表达的影响呈双相作用，在较低浓度，重铬酸钾可抑制 p53 的表达，而随着重铬酸钾浓度的增加 p53 表达呈升高趋势。

2）原癌基因激活：原癌基因 Bcl-2 基因是抑制凋亡的主要基因。用六价铬染毒 HLF 细胞，发现某些抑制凋亡基因如 Bcl-w 和 Bcl-xL 水平升高。用六价铬处理肺细胞可以观察到细胞凋亡，Bcl-x 基因至少增高了两倍。重铬酸钾在低浓度可以抑制人胚肺细胞中 p21 的表达，且随着重铬酸钾浓度的增加，p21 表达有升高趋势。最近也有研究发现六价铬可导致 HLF 细胞中抑癌基因 p21 和 p15 水平升高。六价铬化合物暴露引起肺细胞数量、形态、染色体、DNA 及基因表达水平的改变，可能是其导致肺癌的发生的原因。

3）抑癌基因 p16 启动子区 DNA 甲基化：职业接触六价铬可致暴露人群基因 p16 启动子区 DNA 甲基化率高于对照人群，可溶性和不溶性六价铬化合物均可致人 B 淋巴母细胞系和 A549 细胞系发生 G1 期细胞周期阻滞，且其可能和 p16 基因表达上调、CDK4/6 基因表达下调及 DNA 总甲基化水平降低有关。

4）DNA 修复基因功能受损：DNA 修复基因对维持基因的稳定性和基因组的完整性是很重要的，修复功能丧失或发生缺陷将导致癌变的危险。早期在大肠埃希菌的实验表明六价铬可引起 SOS 相关基因的表达。六价铬暴露能大大增强多环芳烃的致突变性和细胞毒性，原因可能是通过抑制细胞的核苷酸切除修复途径。用重铬酸钠处理培养的 A549 人肺上皮细胞在一定范围内 RT-PCR 和核糖核酸酶保护测定的结果都显示 8-氧-鸟嘌呤 DNA 转葡萄糖基酶 L（hOGGl）mRNA 水平浓度依赖性下降。从而推断 8-氧-脱氧鸟嘌呤（8-oxo-dG）水平的升高，与修复内生的和六价铬引起的 8-oxo-dG 的核酸内切酶水平的下调有关。

（三）临床表现

1．症状及体征　六价铬化合物所致肺癌与其他原因所致肺癌的临床表现大致相同。主要表现在以下几个方面：

（1）原发肿瘤引起的症状

1）咳嗽：为常见的早期症状，肿瘤在气管内可有刺激性干咳或少量黏液痰。肺泡癌可有大量黏液痰。肿瘤引起远端支气管狭窄，咳嗽加重，多为持续性，且呈高音调金属音，是一种特征性的阻塞性咳嗽。当有继发感染时,痰量增高,且呈黏液脓性。

2)咯血:由于癌肿组织血管丰富常引起咯血。以中央型肺癌多见,多为痰中带血或间断血痰,常不易引起患者重视而延误早期诊断。如侵蚀大血管,可引起大咯血。

3)喘鸣:由于肿瘤引起支气管部分阻塞,约有2%的患者,可引起局限性喘鸣音。

4)胸闷、气急:肿瘤引起支气管狭窄,特别是中央型肺癌,或肿瘤转移到肺门淋巴结。肿大的淋巴结压迫主支气管或隆突,或转移至胸膜,发生大量胸腔积液,或转移至心包发生心包积液,或有上腔静脉阻塞以及肺部广泛受累,均可影响肺功能,发生胸闷、气急,如果原有慢性阻塞性肺病,或合并有自发性气胸,胸闷、气急更为严重。

5)消瘦:为肿瘤的常见症状之一。肿瘤发展到晚期,由于肿瘤毒素和能量消耗的原因,并有感染、疼痛所致的食欲减退,晚期可表现为消瘦或恶液质。

6)发热:一般肿瘤可因坏死引起发热,多数发热的原因是由于肿瘤引起的继发性肺炎所致,抗生素药物治疗疗效不佳。

(2)肿瘤局部扩展引起的症状

1)胸痛:约有30%的肿瘤直接侵犯胸膜、肋骨和胸壁,可引起不同程度的胸痛。若肿瘤位于胸膜附近时,则产生不规则的钝痛或隐痛,疼痛于呼吸、咳嗽时加重。肋骨、脊柱受侵犯时,则有压痛点,而与呼吸、咳嗽无关。肿瘤压迫肋间神经,胸痛可累及其分布区。

2)呼吸困难:肿瘤压迫大气道.可出现吸气性呼吸困难。

3)咽下困难:癌肿侵犯或压迫食管可引起咽下困难,尚可引起支气管-食管瘘,导致肺部感染。

4)声音嘶哑:癌肿直接压迫或转移至纵隔淋巴结肿大后压迫喉返神经(多见左侧),可发生声音嘶哑。

5)上腔静脉阻塞综合征:癌肿侵犯纵隔,压迫上腔静脉时,上腔静脉回流受阻,产生头面部、颈部和上肢水肿以及胸前部淤血和静脉曲张,可引起头痛或头昏。

6)Hornor综合征:位于肺尖部的肺癌称上沟癌(Pancoast癌),可压迫颈部交感神经,引起病侧眼睑下垂、瞳孔缩小、眼球内陷,同侧额部与胸壁无汗或少汗,也常有肿瘤压迫臂神经造成以下腋下为主、向上肢内侧放射的火灼样疼痛,在夜间尤甚。

(3)癌肿远处转移引起的症状

1)肺癌转移至胸、中枢神经系统时,可发生头痛、呕吐、眩晕、复视、共济失调、脑神经麻痹、一侧肢体无力甚至半身不遂等神经系统症状。严重时可出现颅内高压的症状。

2)转移至骨骼,特别是肋骨、脊椎骨、骨盆时,则有局部疼痛和压痛。

3)转移至肝脏时,可有厌食、肝区疼痛,肝肿大、黄疸和腹水等。

4)肺癌转移至淋巴结,锁骨上淋巴结常是肺癌转移的部位,可以毫无症状,病人自己发现而来就诊。典型的多位于前斜角肌区,固定而坚硬,逐渐增大、增多。

(4)胸外表现:副癌综合征,指肺癌非转移性胸外表现。可为局部或全身病变,如杵状指、分泌抗利尿激素等。

1)肥大性肺性骨关节病变,多侵犯上下肢长骨远端,发生杵状指(趾)和肥大)性骨关节病变,如膝关节肿大、疼痛。可伴有指端疼痛、甲床周围环绕红晕的特点,多见于肺鳞癌,易误诊为类风湿性关节炎。

2)可分泌促肾上腺皮质激素样物,表现为肌力减弱、浮肿、高血压、尿糖增高等。

3)分泌抗利尿激素引起稀释性低钠血症,表现为食欲不佳、恶心、呕吐、乏力、嗜睡、定向障碍等水中毒症状,称抗利尿激素分泌不当综合征。

4)神经肌肉综合征:包括小脑皮质变性、脊髓小脑变性、周围神经病变、重症肌无力和肌病等。发生原因不明确,这些症状与肿瘤的部位和有无转移无关。可发生于肿瘤出现前数年,也可作为症状与肿瘤同时发生;在手术切除后尚可发生,或原有的症状无改变。它可发生于各型肺癌,但多见于小细胞未分化癌。

5）高血钙症：肺癌可因转移而致骨骼破坏，或由异生性甲状旁腺样激素引起。高血钙可与呕吐、恶心、嗜睡、烦渴、多尿和精神紊乱等症状同时发生，多见于鳞癌。肺癌手术切除后，血钙可恢复正常，肿瘤复发又可引起血钙增高。

6）类癌综合征：燕麦细胞癌和腺癌因 5- 羟色胺分泌导致气管痉挛、心动过速、腹泻、皮肤潮红，皮肤炎、栓塞性心内膜炎等类癌综合征表现。

2. 影像学检查 肺癌的影像学检查方法有胸片、胸部 CT、磁共振成像（MRI）、血管造影以及核素扫描等。

（1）胸部 X 线检查：X 线是临床上发现肺癌的重要手段，它简单经济、空间分辨率高，提供诊断信息量大，同时也积累了丰富的临床经验。肺癌的胸片表现为在肺门或肺叶存在结节或团块影，其中直径小于等于 3cm 的肿块称为结节，大于 3cm 时称为团块。同时也可能存在肺部的浸润胸膜渗出、肺不张或膈肌升高等。根据肿块所处的位置将肺癌还分为中央型和周围型肺癌，其中中央型肺癌系起自三级支气管以内的肺癌，病理组织分型多数为鳞癌，也可为未分化癌，腺癌比较少见。临床上患者可表现有咳嗽，其中以刺激性干咳多见，咯血以及胸痛低热等，胸片上的直接征象有肺门肿块、支气管狭窄以及间接征象中阻塞性肺气肿、阻塞性肺炎、肺不张等。

（2）电子计算机体层显像（CT）：CT 目前也广泛应用于临床，它的分辨率和定性诊断准确率大大高于一般的 X 线机，胸部 CT 与胸片比图像没有重叠，能够发现肺内隐蔽部位的病变，如脊髓纵隔旁、心脏后方以及心膈角等处的病变，同时还能发现肿块内的坏死、脂肪组织以及钙化等。另外通过强化扫描可观察肿块的强化程度，观察病变血供，并通过高分辨力扫描可以显示肿块边缘的细微改变及其与周围肺组织的关系，从而综合判断恶性病变的可能。胸片尤其是正位胸片有一些隐蔽区，如肺尖或心影后、肺门等部位的小结节影，可能被漏诊，胸部 CT 可明显减低漏诊的可能。

（3）正电子发射计算机断层摄影术（PET）：PET 扫描的优势在于它的分辨率可达 5～7mm，灵敏度高，为无创性检查，可以发现早期病灶，PET 显像基本属代谢和功能性显像。全身扫描可以将原发病灶的良恶性鉴别与肿瘤分期联合进行。因为 PET 反映的是人体内生化的代谢过程，它不能反映人体的解剖形态学变化，所以把 CT 跟 PET 结合起来作为同机扫描，形成一个同机的融合图像，这样使 PET 所反映的生命活动更加准确，定位更加精确就形成了 PET-C。它结合 PET 与 CT 的优缺点准确地对 PET 检测到的异常进行空间定位，FDG-PET/CT 可明确用于肺癌分期，并且较传统影像提供更多的信息，其阳性淋巴结还可以通过纵隔镜或超声引导内镜进行活检，同时它还可以对原发或复发肿瘤提示预后。

（4）磁共振成像技术（MRI）：磁共振成像技术在肺癌中既往主要用于明确肿瘤与邻近大血管之间的关系，尤其是在肺上沟癌中判定肿瘤是否侵入血管和神经组织以及能否手术非常重要。但是近年来随着磁共振成像技术的进行，该技术在肺癌的诊断和分级中也逐渐受到重视。

3. 实验室检查

（1）细胞学检查：多数原发性肺癌病人在痰液中可找到脱落的癌细胞，并可判定癌细胞的组织学类型。因此痰细胞学检查是肺癌普查和诊断的一种简便有效的方法。中央型肺癌痰细胞学检查的阳性率可达 70～90%，周围型肺癌痰检的阳性率则仅约 50% 左右，因此痰细胞学检查阴性者不能排除肺癌的可能性。

（2）尿铬：由于饮食中含铬量不同，尿铬水平波动甚大，其正常值为 10～40nmol/d（0.5～2.0μg/d），平均为 20nmol/d（1μg/d）。

（3）血铬：血清铬为 20～30ug/L，主要为 Cr^{3+}，因 Cr^{3+} 不能跨过红细胞膜；还可测定红细胞铬则可反映近期 Cr^{6+} 的接触情况。

（四）诊断及鉴别诊断

1. 诊断 参照《职业性肿瘤的诊断》（GBZ 94—2017）。诊断时应同时满足以下三个条件：

（1）原发性肺癌临床诊断明确。

（2）有明确的六价铬化合物职业接触史，累计接触年限 1 年以上（含 1 年）。

（3）潜隐期4年以上（含4年）。

2．鉴别诊断

（1）原发性肺癌：六价铬所致的肺癌与原发性肺癌临床表现大致相同，鉴别重点在于六价铬化合物的接触史。对40岁以上人员，对中年人久咳不愈或出现血痰或X线检查发现肺部块影者，应考虑原发性肺癌的可能。

（2）结核性病变：肺部疾病中较常见也是最容易与肺癌相混淆的病变。临床上容易误诊误治或延误治疗。对于临床上难于鉴别的病变，应反复做痰液检查、纤维支气管镜检查及其他辅助检查，直至开胸探查。在明确病理或细胞学诊断前禁忌行放化疗，但可进行诊断性抗结核治疗及密切随访。

（3）肺部炎症

1）支气管肺炎：早期肺癌引起的阻塞性肺炎易被误诊为支气管肺炎。支气管肺炎发病较急，感染症状比较重，全身感染症状明显。X线片上表现为边界模糊的片状或斑点状阴影，密度不均匀，且不局限于一个肺段或肺叶。经抗感染治疗后症状迅速消失，肺部病变吸收也较快。

2）肺脓肿：肺癌中央部分坏死液化形成空洞时X线片上表现易与肺脓肿混淆。肺脓肿在急性期有明显感染症状，痰量较多、呈脓性，X线片上空洞壁较薄，内壁光滑，常有液平面，脓肿周围的肺组织常有浸润，胸膜有炎性变。

（4）肺部良性肿瘤：常见的有肺错构瘤、支气管肺囊肿、巨大淋巴结增生、炎性肌母细胞瘤、硬化性血管瘤、动静脉瘘和肺隔离症等。这些良性肿瘤的病变在影像检查上，均各有其特点，若与恶性肿瘤不易区别时，应考虑手术。

（五）治疗

治疗原则与原发性肺癌相同，临床上应采取综合治疗的原则。即根据病人的机体状况，肿瘤的细胞学、病理学类型，侵犯范围（病期）和发展趋向，有计划地、合理地应用现有的治疗手段，以期最大幅度地根治、控制肿瘤，提高治愈率，改善病人的生活质量。对拟行放、化疗的病人目前肺癌的治疗仍以手术治疗、放射治疗和化学治疗为主。

（六）预防

预防六价铬所致肺癌应特别强调预防工作，改善设备和操作条件，减少职业工作中六价铬的暴露，尽可能使之自动化，减少人工接触；加强个人劳动防护，劳动者必须穿上工作服，并戴防毒口罩（口罩纱布至少在六层以上，口罩内置入粒状苏打石灰，以中和铬酸，也可戴吸附性强的泡沫口罩），严禁工作中吸烟，工作完毕后及时洗澡、换衣，定期职业健康检查，及时发现铬的损害。

（林毓嫱　王　致）

九、毛沸石所致肺癌、胸膜间皮瘤

毛沸石是一种人类致癌物，被国际癌症研究机构（IARC）列为了1类已知致癌物，认为暴露于毛沸石可以导致肺癌、恶性间皮瘤（主要是胸膜间皮瘤）的发生。毛沸石的致癌性之所以被认识，是源于土耳其卡安纳托利亚和帕多西亚地区很高的恶性间皮瘤发生率，引起了医生们和研究者们的注意。土耳其这些地区的人们从出生开始便暴露于空气中的毛沸石纤维。后来科学家们对土耳其地区开展了多项研究，包括现况研究、回顾性研究、个案研究，均发现土耳其长期暴露于毛沸石纤维的居民有较高的恶性间皮瘤发生率。后期多个动物实验也充分证实了其对动物致癌：大鼠或小鼠在吸入或注射毛沸石之后几乎都患上了间皮瘤。

我国之前从未将其列入职业病目录中，2013年国家卫计委发布的新版《职业病分类和目录》中将"毛沸石所致肺癌、胸膜间皮瘤"新增列入职业性肿瘤范畴中。

（一）理化性质

毛沸石是一种较为罕见的天然纤维状钠钾钙铝硅酸盐矿物，属于沸石类。它一般以毛状易碎纤维存在于因气候变化或地下水的作用而风化的火山灰岩石空隙中，故得名毛沸石。毛沸石的化学成分可大概表示为$(Na_2, K_2, Ca)2Al_4Si_{14}O_{36}15H_2O$的分子式——基于其中含量最丰富的金属元素，能被进一步细分为钠毛沸石、钾毛沸石和钙毛沸石。它具有着类似于菱沸石的由四面体框架连接而成的六方笼状结构。在水中它能够吸取最多其体积 20% 的水分；它还具有高选择性（由吸附的分子大小决定）的气体吸收、离子交换和催化剂的作用。同其他沸石一样，毛沸石具有良好的热稳定性和吸收水蒸气能力。毛沸石的许多性质与石棉相似。

（二）职业接触

毛沸石的矿床还多存在于土耳其、美国亚利桑那州、内华达州、俄勒冈州和犹他州。这些矿床最多可达 15 尺厚并有可能存在于地表。在内华达州的路面粉尘中曾发现过毛沸石的纤维。目前关于毛沸石致癌性的研究多针对土耳其村庄的毛沸石环境暴露，涉及毛沸石职业暴露的鲜有研究，而国内研究更为空白。2011 年 Ryan, P.H 对美国北达科他州的不同职业的居民进行毛沸石纤维空气暴露浓度的调查时，发现当地砂砾路修路工人相较于其他职业人群，他们肺间质和胸膜的良性改变（如弥漫性胸膜增厚、胸膜斑、肺间质改变等）发生率更高。当地砂砾路形成的粉尘中含有一定量的毛沸石纤维，砂砾路修路工人长期暴露于这种环境中。

在过去，对毛沸石的职业接触主要来自于它的采集和生产过程；现在则主要来自于其他沸石的采集和生产。毛沸石还曾被发现于十分常用的商品沸石中，因此日常生活或工业生产中使用沸石时也可能接触到毛沸石。在亚利桑那州的一个沸石矿中，毛沸石的总接触量可达 $0.01 \sim 13.7mg/m^3$；可吸入的毛沸石尘则为 $0.01 \sim 1.4mg/m^3$。

（三）病理及发病机制

1. 病理　与石棉类似，毛沸石可导致弥散性肺间质纤维化（沸石肺）、胸膜钙化和胸膜斑，形成铁小体，铁小体的形态和典型的石棉小体类似。铁小体的核心可检测到毛沸石纤维的存在，在以往研究中，毛沸石暴露着的支气管肺泡灌洗液中亦可发现裸露的毛沸石纤维。此外，和石棉相比，毛沸石所致胸膜间皮瘤的病情进展更快，中位生存期平均为 10 个月。

2. 发病机制　虽然毛沸石已经被确认为人类致癌物，但至今国内外很少有通过分析毛沸石固体颗粒和纤维来探索毛沸石致病机理的研究。

（四）临床表现

毛沸石所致肺癌、胸膜间皮瘤与其他原因所致肺癌的临床表现大致相同。肺癌和胸膜间皮瘤的临床症状不同，分而述之：

1. 症状及体征

（1）肺癌：主要表现在以下几个方面：

肺癌在早期并没有什么特殊症状，仅为一般呼吸系统疾病所共有的症状，如咳嗽、痰血、低热、胸痛、气闷等，很容易忽略。

1）肺癌早期常见症状的具体表现：

①咳嗽：肺癌因长在支气管肺组织上，通常会产生呼吸道刺激症状而发生刺激性咳嗽。

②低热：肿瘤堵住支气管后往往有阻塞性肺叶存在，程度不一，轻者仅有低热，重者则有高热，用药后可暂时好转，但很快又会复发。

③胸部胀痛：肺癌早期胸痛较轻，主要表现为闷痛、隐痛、部位不一定，与呼吸的关系也不确定。如胀痛持续发生则说明癌症有累及胸膜的可能。

④痰血：肿瘤炎症致坏死、毛细血管破损时有少量出血，往往与痰混合在一起，呈间歇或断续出现。很多肺癌病人就是因痰血而就诊的。

2）肺癌晚期症状：

①面、颈部水肿：在纵隔右侧有上腔静脉，它将来自上肢及头颈部的静脉血输回心脏。若肿瘤侵及纵隔右侧压迫上腔静脉，最初会使颈静脉因回流不畅而怒张，最后还会导致面、颈部水肿，这需要得以及时诊断和处理。

②声嘶是最常见症状：控制左侧发声功能的喉返神经由颈部下行至胸部，绕过心脏的大血管返行向上至喉，从而支配发音器官的左侧。

③气促：发生区域性扩散的肺癌患者几乎都有不同程度的气促。由肺和心肌产生的正常组织液由胸正中的淋巴结回液。若这些淋巴结被肿瘤阻塞，这些组织液将积聚在心包内形成心包积液或积聚在胸腔内形成胸腔积液。以上两种情况均可导致气促。然而，因许多吸烟患者合并不同程度的慢性肺病，这给气促的鉴别带来一定困难。此外，由于一部分肺组织因长有肿瘤而丧失呼吸功能，从而使整个呼吸功能受损而产生呼吸不适，这种不适感起初只在运动时产生，最终连休息时也可感觉到。

3）广泛转移肺癌之症状：因为肺癌极易在早期发生远处转移，因而与远处转移有关的症状往往是医生或患者发现的首发症状。若病灶转移到脑，则可产生持续性头痛、视矇。继续发展可能导致意识模糊甚至癫痫。这种头痛的性质与普通的紧张性头痛无明显差别，因此极易被人们忽视。视力模糊主要表现为读报或看电视感到困难。

然而，最常见的远处转移或全身转移症状是乏力、消瘦。发生远处转移的患者都有不明原因的消瘦，这往往发生于食欲下降之前，且即使增加食欲也无济于事。

①局限性哮鸣音为局限性哮鸣音：多为吸气阶段出现，咳嗽后并不消失。

②声音嘶哑：淋巴结转移压迫或侵犯喉返神经时出现。

③上腔静脉综合征：肿瘤压迫或侵犯上腔静脉，静脉回流受阻，产生头面、颈、上肢水肿，上胸部静脉曲张并水肿，伴头晕、胸闷、气急等症状。

④Horner's 综合征：肺尖癌压迫或侵犯颈交感神经节时，出现患侧眼球凹陷，上睑下垂、瞳孔缩小、眼裂狭窄、患侧上半胸部皮肤温度升高、无汗等。

⑤肩臂疼痛：肺尖癌压迫或侵犯臂丛神经时，出现该侧肩部及上肢放射状灼热疼痛。

⑥膈神经麻痹：膈神经受侵时出现气急胸闷。

⑦吞咽困难：纵隔淋巴结肿大压迫食管所致，压迫气管可致呼吸困难。

⑧心包受侵：心包受侵时出现心包积液，气急，心律失常，心功能不全等。

⑨胸膜转移：可见胸痛，癌性胸水等。

⑩肺癌转移：肺癌的血行转移常见部位依次是骨、肝、脑、肾、肾上腺、皮下组织等，另外肺癌内转移也较常见。临床随转移部位不同而有相应的症状、体征。

（2）胸膜间皮瘤：最显著的特征就是持续性胸痛，没有明确的痛点，多表现为右侧胸部、背部片状区域疼痛，呈钝痛，消炎镇痛药物类往往不能缓解，完全镇痛需要阿片类镇痛药。50%～70% 伴呼吸困难，呈进行性加重，消瘦、发热和贫血，和石棉肺本身就存在的咳嗽咳痰。约 95% 患者伴有胸前积液，右侧多于左侧，积液多为血性，少数为草黄色渗出液，因富含透明质酸而呈黏稠状，抽液后再生很快，多于 24 小时内积液恢复到抽液前水平。胸痛不随胸积液增加而缓解。

恶性胸膜间皮瘤侵犯邻近的组织器官，如食管、肋骨、椎体、上腔静脉而出现相应的症状，如吞咽困难、椎体疼痛、脊髓压迫症状、上腔静脉压迫综合征。患者可出现胸积液和胸膜增厚体征，如肋间隙增宽、患侧胸部饱满、呼吸动度下降，随着时间的延长，出现肋间隙变窄，叩诊浊音，听诊呼吸音减弱。由于胸膜增厚，癌细胞沿着胸膜爬行而侵犯横膈、纵隔胸膜，癌变胸膜紧紧包裹着肺脏使呼吸困难加剧，形成所谓的"冰冻胸"。

恶性胸膜间皮瘤会沿着胸腔穿刺路径，甚至胸腔镜检查的创口局部转移，其发生率约占 2%～51%。

2. 影像学检查

（1）肺癌 CT 改变：

1）中央型肺癌：其直接征象是肺门块影，CT 纵隔窗显示密度不均，有小结节影，有肿大的淋巴结，边缘细毛刺。间接征象包括阻塞性肺炎、肺不张、局灶性肺气肿、同侧胸积液。当肿块增大超过 5cm 时，可见肺门呈团块状，其内可见大血管受侵犯并且血管壁破坏。

2）周围型肺癌：周围型肺癌其 CT 最具有特征性改变：

①形态呈圆形类圆形，大小不等，密度不均；

②边缘细毛刺，实质是毛细淋巴管引流；

③血管支气管聚拢征,癌组织内含大量的淋巴液,刺激大量纤维形成,牵引导致其周围血管支气管向病灶靠拢。

④胸膜凹陷征:癌组织通过局部淋巴管和胸膜连接,牵引所致。

⑤癌性空洞,当病灶直径 >5cm,多数出现空洞,呈偏心,洞壁厚薄不均,可呈多个生发中心,分叶状生长。

(2)胸膜间皮瘤胸部 CT 改变:CT 在胸膜间皮瘤检查中是应用最广泛的技术,敏感性和特异性均高,且还可以在 CT 引导下穿刺获得确诊。恶性胸膜间皮瘤的 CT 特征性变化是胸膜不规则增厚、大量胸腔积液、胸膜多发性强化结节。恶性间皮瘤的大量胸积液一般纵隔不移位甚至向患侧移位,这点和其他疾病的胸积液不同。

(3)B 超:胸部超声检查在恶性胸膜间皮瘤诊断中具有重要的价值,少量积液即可发现,且可在超声引导下穿刺抽液,在肿瘤的较早期即可获得确诊。优点是操作简单、安全、经济。

3. 实验室检查

(1)支气管镜检查:Dumortier 的回顾性研究,以及另一个前瞻性研究分别对在存在暴露因素的村子出生并长大的土耳其居民进行支气管肺泡灌洗,然后通过光或电子显微镜查找毛沸石。

(2)腹腔内镜检查:Emri 对 40 个病人开展的前瞻性研究,对其中 30 位病人采用胸腔内镜检查,另外 10 名病人采用电视辅助胸腔镜检查,接着用流式细胞 DNA 分析仪进行 DNA 分析,结果在所有病人身上都可以发现非转移性癌细胞。

(3)胸膜活组织检查:国外两个对 202 个病人开展的回顾性研究,采用胸膜活组织检查方法作为诊断 E-MPM 诱发的胸膜斑块(钙化斑)的主要工具,辅助以胸廓切开术和胸腔内镜检查。

(五)诊断及鉴别诊断

1. 诊断　参照《职业性肿瘤的诊断》(GBZ 94—2017)进行诊断。

(1)肺癌:诊断时应同时满足以下三个条件:

1)原发性肺癌诊断明确。

2)有明确的毛沸石粉尘职业接触史,累计接触年限 1 年以上(含 1 年)。

3)潜隐期 10 年以上(含 10 年)。

(2)胸膜间皮瘤:诊断时应同时满足以下三个条件:

1)胸膜间皮瘤诊断明确。

2)有明确的毛沸石粉尘职业接触史,累计接触年限 1 年以上(含 1 年)。

3)潜隐期 10 年以上(含 10 年)。

2. 鉴别诊断　临床诊断时要参考患者既往致癌物职业性暴露状况(监测记录、或企业原材料、产品、工艺记录,或同期同类企业监测资料等),排除其他可能的非职业性暴露途径为致癌主因,结合实验室检测指标和现场职业卫生学检查,综合分析,方可诊断。

(六)治疗

毛沸石所致肺癌和恶性胸膜间皮瘤的治疗方案有很大的差异,分述如下。

1. 毛沸石所致肺癌的治疗　肺癌治疗方案的选择主要依据肿瘤的组织学分类、临床分期、和患者对治疗的耐受性。以手术为主的多学科的综合治疗(手术 + 化疗 + 放疗 + 靶向药物 + 生物治疗)是当今肺癌治疗学的首选和最有效的方法。

(1)手术治疗:适应证的选择:主要适用于:①非小细胞肺癌(NSCLC)的Ⅰ、Ⅱ、ⅢA 期;②小细胞肺癌纵隔淋巴结阴性的Ⅰ期、Ⅱ期病变。

手术治疗应该力争达到:①切除所有的已知病灶;②手术切缘镜检阴性;③纵隔淋巴结清扫并远处淋巴结镜检阴性。

手术方式:以肺叶切除加淋巴结清扫术为基础。包括了肺叶切除术、支气管袖状切除术、支气管和肺动脉联合袖状肺叶切除术、隆嵴切除重建术、肺段切除或肺楔形切除术、胸内淋巴结清扫术、电视胸腔镜辅助手术、全肺切除术。

（2）化学治疗：化学治疗开启了肺癌治疗的新纪元，小细胞肺癌未经治疗的中位生存期仅约 6～17 周，联合化学治疗可大幅提高小细胞肺癌的中位生存期至 40～70 周。非小细胞肺癌Ⅲb 期新辅助化疗 5 年生存率能够从 7% 提高到 17%。因此，对于小细胞肺癌、不能手术的非小细胞肺癌、能够手术的非小细胞肺癌手术后的补充化疗均可获益。

化疗方案的构成主要基于以下考虑：

1）单药有效率，目前单药有效率较高的药物有：环磷酰胺、异环磷酰胺、长春新碱、卡铂等，单药初治有效率在 30% 以上，但是这些药物用于复治有效率则明显降低。

2）药物耐药问题，造成上述单药有效率降低的问题主要是药物耐药形成，随着快速分裂的细胞数增加，耐药克隆也会相应增加。为了克服药物耐药，需要不断更换化疗方案的药物成分，交替使用对等的无交叉耐药的联合治疗方案，可能会产生较高的治愈率。

3）联合用药，联合使用作用细胞分裂周期不同时点的药物组成化疗方案，能够达到延缓耐药的发生，同时可以减少单药剂量。

4）患者的耐受性，理论上足量的多药联合化疗可以杀死整个肿瘤细胞，但是会产生严重的骨髓抑制而危及患者的生命，所以不可能同时使用所有有效药物。而只能根据细胞类型、初治复治、药物作用靶点、设计化疗方案的预期科学选择化疗药物，达到治疗目的。

（3）放疗：小细胞肺癌对放疗治疗较敏感，有明确颅内转移者应给予全脑高剂量放疗，对达到完全患者的患者可予预防性颅脑照射（PCI），可显著降低颅脑转移率。对于非小细胞肺癌Ⅲ期、或者不能耐受手术的Ⅰ、Ⅱ期患者均可考虑根治性放疗，剂量为 55～60Gy。对于 NSCLC 有远处转移、或者累及心脏、恶性胸腔积液者一般不予根治性放疗。放疗主要并发症是放射性肺炎、放射性食管炎、心包炎，激素治疗可能有效。

（4）靶向治疗：靶向治疗是通过以肿瘤组织中特异性分子为靶点、设计靶向药物，将药物结合在单克隆抗体（载体）上，通过载体将药物带入特定的肿瘤细胞而阻断该靶点，达到杀死肿瘤细胞的目的。有部分药物已经从实验室走入临床，其中以表皮生长因子受体为靶向的药物，如吉非替尼（gefitinib）、厄洛替尼（erlotinib）已经成为一些指南的二线用药。以肿瘤血管生成为靶向的药物，如贝伐单抗（bevacizumab）在非小细胞肺癌的联合治疗中有一定作用，临床发现可延长肿瘤的中位生存期，改善预后。

（5）免疫治疗：免疫治疗是基于肿瘤特异性移植抗原被发现，采用针对肿瘤抗原的免疫调整剂试用于临床，如卡介苗、短小棒状杆菌、胸腺素等在临床取得一定的临床疗效，但是由于肿瘤抗原性弱、部分肿瘤细胞表面抗原在化疗后变异，使得肿瘤免疫治疗尚不成熟，需要进一步研究。

（6）综合治疗：临床研究发现单纯化疗、放疗、手术往往难以获得满意的治疗效果，因此综合细胞学类型、分期、初治复治情况设计出综合治疗方案，对于改善患者的预后具有价值。比如小细胞肺癌的同步放化疗方案、非小细胞肺癌的根治性综合治疗（手术 + 联合放化疗）均能够改善提高生存率。

2. 毛沸石所致胸膜间皮瘤的治疗　胸膜间皮瘤以手术治疗为主，联合放化疗以及辅助治疗。

通常对于早期病例应该手术切除，术后辅助放疗和化疗；中期首选放疗，等待肿瘤缩小后再考虑手术切除或辅助化疗；而晚期则应以化疗为主的综合性治疗，辅助性放疗和手术，以提高生活质量。

（1）手术治疗：手术是目前唯一可能获得根治性疗效的手段。但是多数患者发现时已是中晚期、易于复发，手术效果不尽如人意，只有少数病人通过手术获得根治。手术方式主要是胸膜外全肺切除术和胸膜切除术。手术的目的是尽可能切除肿瘤、减轻肿瘤负荷、缓解呼吸困难、增加辅助治疗措施的疗效。

（2）放射治疗：恶性胸膜间皮瘤对放射性敏感，其指征为：胸膜外肺切除术后、胸膜切除术后的患者；不能手术但是患者疼痛严重者；全身化疗后的后续治疗。

（3）分子靶向治疗：目前恶性间皮瘤的靶向治疗主要针对血管内皮生长因子（VEGF）和表皮生长因子受体（EGFR），其中 VEGF 能够促进肿瘤血管的生成，在间皮瘤的侵袭性生长和转移中发挥重要作用。恶性胸膜间皮瘤常常过度表达 EGFR，但是临床有研究发现作用不大甚至无作用，需要进一步获得大数据以明确治疗效果。

（4）化疗：恶性胸膜间皮瘤细胞对化疗不敏感，但是多数患者临床确诊即是中晚期，失去了手术机会，化疗是唯一备选方案。常选择以铂类药物（顺铂、卡铂）联合阿霉素、长春瑞滨、或者联合培美曲赛，总的临床效果不好，有待于进一步探索。

（七）预防

1. 一级预防

（1）识别国内存在毛沸石的地区与工种：关于毛沸石的研究在国外开展得比较多，而国内相对来说仍是空白。早期在美国开展的一些研究也发现美国矿工及砂砾路工人接触毛沸石导致较高胸膜间皮瘤发生率，这一发现引起美国学者的高度重视。Bradley S. 综合早期学者对美国地区毛沸石的研究，通过对毛沸石的性质、类型、地区分布，识别美国存在毛沸石的高危地区，了解毛沸石在美国的分布。我国应进一步加强对国内毛沸石的研究，掌握毛沸石在国内的分布情况。

（2）减少接触机会和降低接触强度：

1）大力开展工程学研究，促进工艺改革，尽量减少毛沸石暴露强度高的工作场所的岗位设置，对于职业病危害暴露严重的工段和岗位，要大力推进"机械化换人、机器人作业、自动化减人"工程。

2）加强岗位通风，定期维护、评价通风设施效果，职业性暴露于焦炉逸散物的工人应正确佩戴、定期更换防护效果合格的口罩，以降低接触强度。

（3）加强用人单位负责人和劳动者的健康教育，明确用人单位职业病防治的主体责任，确保用人单位负责人和劳动者了解工作场所中存在的职业病危害因素及其可能导致的健康损害，保障劳动者个体防护用品的定期发放和正确使用。

（4）定期开展工作场所职业病危害因素检测和劳动者职业健康检查。用人单位应全面掌握工作场所焦炉逸散物的分布和浓度，对于焦炉逸散物浓度较高的工段和岗位，应加强通风，督促劳动者正确使用个体防护用品。对于职业健康检查发现禁忌证者（慢性阻塞性肺病），应及时调离岗位。

2. 二级预防 提高临床医师对职业性肿瘤的诊断敏感性，怀疑患者为毛沸石所致肺癌或胸膜间皮瘤时应详细询问其职业史，正确运用并结合影像学检查和实验室检查手段，做到早期发现、早期诊断、早期治疗；对于在职业健康检查中发现的疑似病例，应尽早前往职业病诊治专科医院就诊。

3. 三级预防 尽可能防止或减轻病残的发生，使病人最大限度恢复心理和社会功能，尽量减少后遗症及并发症。提高职业病患者工伤保险待遇的落实比例，帮助职业病患者创造良好的治疗和康复环境。

（麦诗琪 王 致）

十、煤焦油、煤焦油沥青、石油沥青所致皮肤癌

（一）职业接触

煤焦油又称煤膏、煤馏油、煤焦油溶液，是煤焦化过程中得到的一种黑色或黑褐色黏稠状液体，比重大于水，具有一定溶性和特殊的臭味，可燃并有腐蚀性，煤焦油是煤化学工业的主要原料，其成分达上万种，主要含有苯、甲苯、二甲苯、萘、蒽等芳烃，以及芳香族含氧化合物（如苯酚等酚类化合物），含氮、含硫的杂环化合物等多种有机物，可采用分馏的方法把煤焦油分割成不同沸点范围的馏分。煤焦油是生产塑料、合成纤维、染料、橡胶、医药、耐高温材料等的重要原料，可以用来合成杀虫剂、糖精、染料、药品、炸药等多种工业品。

煤焦油沥青是煤焦油蒸馏提取馏分后的残留物，常温下为黑色固体，无固定的熔点，呈玻璃相，受热后软化继而溶化。用于铺筑路面，制造涂料、电极、沥青焦及油毛毡等，也用作煤砖胶粘剂和木材防腐剂等。

石油沥青是原油加工过程的一种产品，在常温下是黑色或黑褐色的黏稠的液体、半固体或固体，主要含有可溶于三氯乙烯的烃类及非烃类衍生物，其性质和组成随原油来源和生产方法的不同而变化。

煤焦油、煤焦油沥青及石油沥青中含有的多环芳烃类化合物多通过呼吸道及皮肤接触对人体产生危害，因其可产生强烈的光敏作用，对接触者的皮肤产生极大的危害。

（二）病理及发病机制

皮肤癌包括基底细胞癌、鳞状细胞癌、恶性黑色素瘤、恶性淋巴瘤、特发性出血性肉瘤（Kaposi肉瘤）、汗腺癌、隆突性皮肤纤维肉瘤、血管肉瘤等，其中以基底细胞癌和鳞状细胞癌最为常见，约占皮肤癌的90%。在皮肤癌中以基底细胞癌最多见，占60%以上。皮肤癌常见有鳞状细胞癌和基底细胞癌：

1. 鳞状细胞癌　恶性程度较高，多发于头颈、四肢、躯干等部位的皮肤、黏膜及皮肤黏膜交界处，早期即可形成溃疡，生长呈浸润性，浸入深部组织时，常伴有化脓性感染和淋巴结转移。易在色素性干皮病、老年性角化病基础上演变而来。

2. 基底细胞癌　多见于40岁以上的患者，好发于额面、眼眶、眼睑、鼻侧、耳周围等处，恶性程度较低，生长甚为缓慢，病程超过10~20年者极为常见，初起时多为一增厚的小块，逐渐呈隆起向周围浸润，很少转移。鳞状细胞癌多见于50岁以上的患者。皮肤癌在我国约占全部恶性肿瘤的1.5%，南方发病率比北方高。一般认为手掌及脚底不发生基底细胞癌和鳞状细胞癌。

目前煤焦油、煤焦油沥青致癌机制尚未完全明确。许多研究表明煤焦油、煤焦油沥青所含的蒽、菲及芘等大分子量的多环芳烃类化合物是皮肤的主要致癌物。多环芳烃进入体内后可形成亲电子环氧化物，其与靶细胞DNA结合形成加合物，可造成染色体损伤甚至癌变。有研究表明染色体的不稳定性是煤焦油沥青导致细胞发生恶性转化的重要机制。近年来有研究表明外周血淋巴细胞DNA损伤与多环芳烃的致突变性和致癌性关系密切。也有研究指出在相同的多环芳烃水平暴露下个体的DNA损伤水平存在较大差异，提示个体遗传易感性或许在多环芳烃的致癌过程中起到重要作用。纺锤体检测点功能异常可能也是其中一个重要原因。

（三）临床表现

1. 症状及体征

（1）鳞状细胞癌：生长较快，早期即形成溃疡。有的呈结节样、乳状或菜花状，向深部侵犯较小，基底可移动，有的呈蝶状，向深部浸润较明显，破坏性大，常累及骨骼。鳞状细胞癌合并感染有黏稠脓液，伴恶臭、疼痛。鳞状细胞癌的恶性度较高，较易转移，多见区域性淋巴结转移。

（2）基底细胞癌：起病时常无症状，初期多为基底较硬斑块状丘疹，有的呈疣状隆起，而后破溃为溃疡灶改变，不规则，边缘隆起，底部凹凸不平，生长缓慢，多单个发生，好发于面颊部、鼻梁及鼻两旁，该肿瘤不疼不痒，常无自觉不适，基底细胞癌虽然是恶性的，但转移者极少，先发生边缘半透明结节隆起浅在溃疡，继之渐扩大，可侵袭周边组织及器官，成为侵袭性溃疡。根据其形态和病理变化，可将基底细胞癌分为4型，即结节溃疡型、色素型、硬瘢状或纤维化型和浅表型。

（3）恶性黑色素瘤：是恶性度很高、转移很快的皮肤癌。多发于指甲、甲床、脚心、手心或身体其他部位，多表现为黑色斑，短期内明显扩大，并容易破溃。

2. 实验室检查　活组织病理检查对皮肤恶性肿瘤的分类以及治疗方法选择极其重要。

（四）诊断及鉴别诊断

1. 诊断　参照《职业性肿瘤的诊断》（GBZ 94—2017）。诊断时应同时满足以下三个条件：

（1）原发性皮肤癌诊断明确。

（2）有明确的煤焦油、煤焦油沥青、石油沥青职业接触史，累计接触年限6个月以上（含6个月）。

（3）潜隐期15年以上（含15年）。

2. 鉴别诊断　应与慢性肉芽肿、特异性和非特异性溃疡、光照性角化症等相鉴别。

（五）治疗

皮肤恶性肿瘤部位浅表，治疗方法较多，如手术切除、放射疗法、冷冻疗法、激光疗法，局部药物物理腐蚀疗法和化学疗法等。化学疗法是适用于和其他治疗合并应用的辅助治疗和晚期姑息疗法。可依据癌瘤的部位、大小、患者全身情况、癌肿的程度等选择应用。治疗原则是去除肿瘤，最大化地保留功能，减少外貌损伤。

1. 手术疗法　适用于各期皮肤癌，可采用外科手术将肿瘤全部切除。

2. 淋巴结清扫 鳞癌手术切除后的选择性区域淋巴清扫术很难决定。预防性清扫不是最必需的选择，而应依据患者的年龄、癌的发生部位、浸润程度和癌细胞分化程度作出最佳决策。

3. 放射疗法 皮肤恶性肿瘤，特别是基底细胞癌，对放射线十分敏感，对鳞癌中度敏感。本法也适用于已有或可能有淋巴转移的部位，作为手术前后的辅助治疗。

4. 化学疗法 是作为治疗皮肤恶性肿瘤的一种全身性辅助治疗。当禁忌或不可进行外科手术及放疗时，5- 氟尿嘧啶、咪喹莫特（Imiquimod）等可用于低危险性、表浅型基底细胞癌和低危险性的原位鳞状细胞癌（鲍文病）。

5. 物理疗法 是应用电凝、电灼、冷冻、光动力疗法或激光来烧灼癌瘤，使之坏死脱落或气化。

6. 腐蚀疗法 应用有效浓缩的腐蚀性较强的化学药物作为局部烧灼或涂抹。

（六）预防

1. 做好上岗前体检工作 岗前体检时，若发现有明显的皮脂溢出或者严重痤疮患者，应避免从事接触煤焦油、煤焦油沥青、石油沥青及石油分馏产品的相关工作。

2. 定期进行在岗体检工作 体检时应注意有无皮肤病发生，如发现目标疾病应积极治疗，并调离原工作岗位。

3. 生产企业应不断优化生产过程，积极改善生产环境和劳动条件，加强作业场所的通风，尽量使生产过程密闭化、管道化，定期进行工作场所劳动环境检测。控制煤焦油沥青生产时的温度，减少有害物质的挥发。

4. 劳动者应重视个人防护，工作时应主动穿防护工作服，戴防护眼镜、口罩、手套、帽子等防护工具，减少皮肤暴露范围。工作班后应立即洗手、淋浴，更换清洁衣物。

（王紫嫣 王 致）

十一、β- 萘胺所致膀胱癌

β- 萘胺又名乙萘胺和 2- 萘胺，白色至淡红色有光泽的片状晶体，能随水蒸气挥发。对人体有害，有致癌作用，国际癌症研究所（IARC）将联苯胺、2- 萘胺及 4- 氨基联苯列为人类致癌物（证据充分），应特别小心使用。

（一）理化性质

相对密度 1.0614（98/4℃），熔点 111～113℃，沸点 306℃。不溶于冷水，但溶于热水，可溶于乙醇、乙醚和苯等。水溶液有蓝色荧光。能被硝酸银的热氨溶液还原。由 2- 萘酚与氨水和亚硫酸铵在高压下作用而制得。

（二）职业接触

β- 萘胺是一种重要的染料中间体，可用于制造偶氮染料、酞菁染料、活性染料等。也用作有机分析试剂和荧光指示剂。还可作为有机合成的原料。本品可经呼吸道、胃肠道和皮肤进入。长期接触 β- 萘胺能引起膀胱癌变。

目前世界多个地方有接触 β- 萘胺引起膀胱癌的病例报道。

（三）病理及发病机制

膀胱癌的病理与肿瘤的组织类型、细胞分化程度、生长方式、浸润深度有关。

1. 组织类型 膀胱肿瘤可以分为上皮性肿瘤和非上皮性肿瘤。上皮性肿瘤占膀胱肿瘤的 95% 以上，以尿路上皮移行细胞乳头状癌为主，占 90% 以上，其次为鳞癌和腺癌，分别占 2%～3%。1%～5% 为非上皮性肿瘤，多数为肉瘤如横纹肌肌肉瘤。

2. 分化程度 根据膀胱肿瘤细胞的分化程度分为乳头状瘤、乳头状低度恶性倾向的尿路上皮肿瘤、低级别乳头状尿路上皮癌、高级别乳头状尿路上皮癌。

3. 生长方式 分为原位癌、乳头状癌、浸润性癌。

4. 浸润程度 根据 TNM 分期标准，分为：Tis 原位癌；Ta 无浸润的乳头状癌；T1 浸润黏膜固有层；T2 浸润肌层；T3 浸润膀胱周围脂肪组织；T4 浸润前列腺、子宫、阴道及盆壁等邻近器官。

膀胱癌发病机制目前尚不清楚,目前有研究认为膀胱癌的发生发展与多种基因的突变和表达异常有关。

(四)临床表现

1. 症状及体征

(1)血尿:血尿为膀胱癌最常见的首发症状,85%的患者表现为间歇性肉眼血尿。出血量可多可少,可自行减轻或停止。有时仅为显微镜下血尿。出血量多少与肿瘤大小、数目及恶性程度并不一致。非上皮性肿瘤血尿一般较轻。

(2)膀胱刺激症状:尿频、尿急、尿痛亦是常见症状,多为膀胱肿瘤的晚期表现,常因癌肿本身的浸润,癌组织溃疡,坏死及感染和淤血块等均可成为是刺激因素使膀胱肌肉收缩所致。少数广泛原位癌或浸润性癌起始即有膀胱刺激症状,预后不良。

(3)排尿困难:癌组织脱落或肿瘤本身以及血块阻塞膀胱内口处,导致排尿困难,甚至出现尿潴留。小儿横纹肌肉瘤常在症状出现前肿瘤体积已很大,造成排尿困难和尿潴留,有时尿中排出肿瘤组织碎屑。

(4)尿路阻塞症状:癌肿侵及输尿管口,阻塞输尿管可致肾积水、肾功能不全,甚至感染,而引起不同程度的腰酸、腰痛、发热等。如双侧输尿管口受侵,可发生急性肾衰竭症状。

(5)下腹部包块:浸润癌晚期,在下腹部耻骨上区可触及肿块,坚硬,排尿后不消退。

(6)全身症状:食欲不振、消瘦、贫血、体重下降、衰弱等。

2. 影像学检查

(1)B型超声波检查:经腹部B型超声波检查能发现直径0.5cm以上的肿瘤,可作为病人的最初筛选。

(2)静脉肾盂造影:对较大的肿瘤可显示为充盈缺损,并可了解肾盂、输尿管有无肿瘤以及膀胱肿瘤对上尿路影响,如有患侧肾积水或肾显影不良,常提示肿瘤已侵及肌层。

(3)CT及MR检查:多用于浸润性癌,可以发现肿瘤浸润膀胱壁深度,能够了解膀胱与周围脏器的关系,肿瘤的外侵和程度,远隔器官是否有转移,有助于TNM分期,对制订治疗计划很有帮助。

(4)放射性核素检查:可了解有无骨转移。

3. 膀胱镜检查　是易患膀胱癌年龄范围出现血尿病人的重要检查手段,在膀胱肿瘤诊断中占有极重要的地位,它可在直视下观察到肿瘤的数目、位置、大小、形态和输尿管口的关系等,同时可做活组织检查以明确诊断,又是制订治疗计划必不可少的重要依据。

4. 实验室检查

(1)尿常规检查:在新鲜尿液中,易发现脱落的肿瘤细胞,故尿细胞学检查可作为血尿的初步筛选。特别是对于接触致癌物质的人群,可在膀胱镜检查发现肿瘤前数月,通过尿液细胞检查可发现可疑细胞。

(2)肿瘤标志物测定:尿液检查端粒末端转移酶活性、膀胱肿瘤抗原、核基质蛋白以及原位荧光杂交等有助于提高膀胱癌的检出率。

(五)诊断

参照《职业性肿瘤的诊断》(GBZ 94—2017)。诊断时应同时满足以下三个条件:

1. 原发性膀胱癌诊断明确。

2. 有明确的β-萘胺职业接触史,累计接触年限1年以上(含1年)。

3. 潜隐期10年以上(含10年)。

(六)治疗

以手术治疗为主。根据肿瘤的临床分期、病理并结合病人全身状况,选择合适的手术方式。原则上Ta、T1及局限的分化较好的T2期肿瘤,可采用保留膀胱的手术。较大、多发、反复发作及分化不良的T2期和T3期肿瘤以及浸润性鳞癌和腺癌,应行膀胱全切除术。

1. 非肌层浸润性膀胱癌(Tis、Ta、T1)　原位癌位于膀胱黏膜层内,可单独存在或在膀胱癌旁。部分细胞分化良好,长期无发展,可行化疗药物或卡介苗膀胱灌注治疗,同时应密切随访。原位癌细胞分化不良,癌旁原位癌或已有浸润并出现明显膀胱刺激症状时,应及早行膀胱全切除术。

Ta、T1 期肿瘤，以经尿道膀胱肿瘤电切术为主要治疗方法。表浅肿瘤亦可用内镜激光或光动力学治疗。为预防肿瘤复发，术后 24 小时内应行膀胱灌注化疗和维持膀胱灌注治疗。常用药物有丝裂霉素、多柔比星及 BCG 等。

保留膀胱的各种手术治疗，约有 50% 在 2 年内肿瘤复发，且常不在原来部位，实际上为新生肿瘤。约 10%～15% 的复发肿瘤恶性程度有增加趋势，对复发肿瘤治疗及时仍有可能治愈。

2. 肌层浸润性膀胱癌（T2、T3、T4 期）　T2 期低级别、局限的肿瘤可经尿道切除或行膀胱部分切除术。T3 期低级别、单个局限、如病人不能耐受膀胱全切术者可采用膀胱部分切除术。T3 期肌层浸润性癌膀胱全切术之前配合短程放射治疗，可以改善肿瘤的局部控制。化学治疗多用于有转移的晚期病例，作为术前新辅助治疗和术后辅助治疗，药物可选用甲氨蝶呤、长春碱、多柔比星、顺铂等。T4 期肌层浸润性癌常失去根治性手术机会，平均生存 10 个月，采用姑息性放射治疗或化学治疗可减轻症状，延长生存时间。

（七）预防

减少环境和职业暴露可能会降低发生膀胱癌的危险。对保留膀胱的手术后病人，膀胱灌注化疗药物及 BCG，可以预防或推迟肿瘤的复发。

（袁丽玲　王　致）

第十四章　其他职业病

第一节　概　　述

随着经济的快速发展,新技术、新材料、新工艺的广泛应用,以及新的职业、工种和劳动方式的不断产生,劳动者接触的职业病危害因素更为多样、复杂,由此产生的职业病也有了新的变化。

2013 年 12 月 23 日新修改的《职业病分类和目录》(国卫疾控发〔2013〕48 号)将职业病归类为十大类即:职业性尘肺病及其他呼吸系统疾病、职业性皮肤病、职业性眼病、职业性耳鼻喉口腔疾病、职业性化学中毒、物理因素所致职业病、职业性放射性疾病、职业性传染病、职业性肿瘤、其他职业病。其中"其他职业病"包括:金属烟热,滑囊炎(限于井下工人),股静脉血栓综合征、股动脉闭塞症或淋巴管闭塞症(限于刮研作业人员)。

新修改的《职业病分类和目录》中的"其他职业病"内容较 2002 年的《职业病目录》(卫法监发〔2002〕108 号)有所调整。2002 年的《职业病目录》中"其他职业病"指:金属烟热、职业性哮喘、职业性变态反应性肺泡炎、棉尘病、煤矿井下工人滑囊炎。新修改的职业病目录将"职业性哮喘、职业性变态反应性肺泡炎、棉尘病"与"尘肺"合并作为一类"职业性尘肺病及其他呼吸系统疾病";同时将"煤矿井下工人滑囊炎"修改为"滑囊炎(限于井下工人)",扩大了职业人群的范围。另外,手工刮研作业在机床生产、精密加工和维修中十分普遍,具有一定暴露人群;由于刮研作业长期压迫,一些劳动者出现股静脉血栓、股动脉闭塞或淋巴管闭塞的症状。经深入调研和反复研究论证,新的《职业病分类和目录》将刮研作业局部压迫所致股静脉血栓综合征、股动脉闭塞症或淋巴管闭塞症列入其中。

第二节　其他职业病

一、金属烟热

金属烟热是因吸入新生的金属氧化物烟所引起的典型性骤起体温升高和血液白细胞数增多等为主要表现的全身性疾病。

(一)职业接触

人体吸入各种重金属烟雾均可产生金属烟热,最常见的是锌、铜、镁,其他如铬、锑、砷、镉、钴、铁、铅、锰、汞、镍、锡、银、铍等,也可引起,但较少见。可引起金属烟热最常见的职业岗位为金属加热作业(如熔炼、铸造、锻造、喷金、电镀等)和金属焊接和切割作业,尤以焊接作业发病人数较多,但总的发病率未见确切的流行病学报告。在通风不良环境中从事上述作业,更易吸入多量金属烟雾(metal smoke),引起金属烟热,有报告甚至清扫用铜做催化剂的化学反应炉也可引起此病。我国的金属烟热的职业病诊断标准适用于锌冶炼、锌合金铸造、锌白的制造,镀锌、喷锌、锌焊等锌作业工的金属烟热,亦适用于铜、银、铁、镉、铅、砷等矿物在冶炼和铸造过程中产生的金属氧化物烟所致金属烟热。

(二)发病机制

目前尚未完全阐明,有致热源说、免疫复合物及补体说、巨噬细胞反应说、细胞因子炎症说等。引起发热反应主要是因为：吸入微小的金属粒子可破坏细支气管黏膜和肺泡的细胞，使致脱落、蛋白质变性，形成变态反应性致热原，引起人体发热反应；进入呼吸道的金属微粒可直接穿透肺泡，在体内被中性分叶核粒细胞吞噬，使粒细胞变性、崩解，释放出内源性致热原，引起发热反应。

（三）临床表现

1. 症状及体征　吸入金属烟尘后4～8小时内发病，因此通常症状出现在下午和下班后，受凉、劳累往往是诱因。表现为全身无力不适，头痛、头晕、口干、胸闷、干咳、气短、口中金属味，并有发热、畏寒，体温可达38～40℃，如流感样症状；部分人可有恶心、呕吐、腹痛、肌肉关节疼痛等。发热持续3～8小时，随即出汗，体温下降，次晨症状几乎完全消失，并能上班。本病可自动缓解，并有耐受性，即发病后如继续接触，反应可渐减轻升值完全不发热，但当休息1～2天后再次接触金属烟尘则又可再发，有人认为这种现象为"快速脱敏"（tachydesensitization）。体检除体温升高外，仅见眼结膜和咽部充血，心率增快，肺部可闻及干鸣音。反覆发病患者易继发呼吸道或其他慢性感染。

2. 实验室检查　可有白细胞总数和中性比例可增高、红细胞沉降率增快、血和尿中致病金属含量增高、偶有一过性蛋白尿和糖尿等，但与症状无平行关系；血中心肌酶（LDH、CK-MM和CK-MB等）可见增高，可能与肌肉、心肌损伤有关。

（四）诊断及鉴别诊断

我国已颁布《金属烟热诊断标准》（GBZ 48—2002），其诊断原则是：根据金属氧化物烟的职业接触史、典型骤起以发热为主的临床症状、特殊的体温变化及白细胞数增多表现，参考作业环境，综合分析，排除类似疾病后，即可作出诊断。

诊断时须注意与流感、其他疾病鉴别，如聚合物烟热（polymer fume fever）、有机粉尘毒性综合征（organic dust toxic syndrome，ODTS）等；其发病机制及临床表现均与金属烟热相似，只是病因不同，前者分别由接触高分子聚合物烟雾以及高浓度有机粉尘（如真菌孢子或细胞毒素）所致。本病应与上呼吸道感染和疟疾等发热病相鉴别。

（五）治疗

一般不需特殊药物治疗，较重者，根据病情给予对症治疗。早期可大量饮水或热茶、姜汤等；发热时应卧床休息，适当给予解热镇痛药或感冒冲剂。经适当休息，痊愈后可继续从事原工作，定期复查。

（六）预防

冶炼、铸造等作业应尽量采用密闭、通风设施，防止金属烟尘逸出；注意顺风向作业；在通风不良的场所进行焊接时，应加强个体防护，戴送风面罩或防尘面罩，适当缩短工作时间。

二、滑囊炎（限于井下工人）

滑囊（mucous bursa）是一种封闭的结缔组织小囊，扁平而壁薄，内含小量滑液，多分布于全身各关节肌腱与骨面相接触之处，具有促进润滑、减少摩擦，增加运动灵活性。根据滑囊存在的部位不同，又分为皮下滑囊、肌腱下滑囊、肌肉下滑囊、筋膜下滑囊、韧带间滑囊、关节滑囊等。当存在外伤、压迫、反复摩擦等因素时，可引起滑囊壁充血、水肿、渗出、增生、肥厚、滑囊扩大，最终形成囊肿，称为滑囊炎（bursitis）。井下工人滑囊炎（underground coal miner bursitis，UCMB）是指井下工人（如煤矿、矿山开采、隧道开凿等井下作业工人）在特殊的劳动条件下，致使滑囊急性外伤或长期摩擦、受压等机械因素所引起的无菌性炎症改变。

（一）职业接触

井下工人，尤其是乡镇煤矿井下，因机械化程度低，劳动卫生条件差，工人劳动强度大，因工作环境所迫，井下工人得爬行进出工作面，采掘出来的煤和煤石等也靠煤拖运至地面，井下工人多呈跪位、爬行、侧卧、肩扛状，致使肘、膝、肩、髋、踝等处长期受压或反复摩擦，导致滑囊炎症损伤；其他金属和化学矿山开采或隧道开凿等工人，也可发生滑囊炎，但煤矿井下工人劳动姿势更为特殊，特别是在劳动环境较差的情况下，本病尤为常见。

长期从事下跪爬行操作时的膝关节较容易受损，常发生髌前滑囊炎，常称之为"矿工膝"；侧卧爬行时,膝、肘关节较易受损,膝外侧滑囊炎和鹰嘴滑囊炎多见,也称之为"矿工肘";有些煤矿井下靠绳索系在双肩爬行,并拖拉铁斗等进行运输,使工人双肩长期受压或摩擦致使肩周滑囊受损,此时易发生肩峰下滑囊炎。

(二)发病机制

滑囊壁分为两层,外层为薄而致密的纤维结缔组织;内层为滑囊内皮细胞,有分泌滑液的功能,囊腔为裂隙状,内含少量滑液,使滑囊有减少摩擦、减轻压力、促进运动灵活等功能。急性滑囊炎可于外伤后发生,或在慢性基础上损伤后急性发作,此时滑囊腔积液常是血性。直接的压迫摩擦则是慢性滑囊炎主要的致病原因,此时可见囊壁水肿、肥厚或纤维化,滑囊增生呈绒毛状,有大量纤维蛋白凝集物附着;滑液内血浆蛋白、大分子蛋白含量明显增加,并含丰富的水解蛋白酶和炎性介质,另可见蛋白多糖合成代谢紊乱和胶原构架组织分解;有的囊底或肌腱内尚有钙质沉着,从而影响关节功能。

(三)临床表现

1. 症状及体征　滑囊炎分为急性和慢性,以慢性滑囊炎为多见。急性期主要表现为关节周围形成圆形、椭圆形或不规则形之囊性肿物,自觉疼痛,活动受限,压之有轻痛及波动感,部分肿物张力高,较硬。囊性肿物大小不等,最大者可达 10cm×5cm,穿刺囊液为血性渗出物。慢性滑囊炎一般系急性滑囊炎治疗无效或反复发作而致,可分为慢性增殖期和慢性萎缩退化期,慢性增殖期其临床经过时间长且反复发作,囊性肿物依然存在,除走路或受压迫有微痛外,多无明显不适,可扪及清楚之囊肿边界,穿刺液呈淡黄色透明黏液。慢性萎缩退化期是局部持续不断地反复受磨压损伤和多次穿刺及药物注射治疗的结果,滑囊逐渐萎缩退化,同时伴有局部皮肤过度角化,呈胼胝样变,患者自觉皱瘪,压迫时疼痛,走路时局部有踩雪音,当合并细菌感染时,可有急性炎症及局部红、肿、热、痛及关节功能障碍。

井下工人滑囊炎的好发部位多为肩、肘、膝关节周围,与其部位相应的肩峰下滑囊炎、鹰嘴滑囊炎、髌前滑囊炎等多见:

(1)肩峰下滑囊炎:位于肩峰、喙肩韧带和三角肌上半部的下方,肱骨大结节的上方。损伤数日开始出现肩部疼痛,夜间疼痛较白天重,运动受限,特别是外展时加重,局部有压痛;晚期可见肩带肌萎缩;X线检查有时可见冈上肌有钙盐沉积。

(2)鹰嘴滑囊炎:鹰嘴部滑囊有两个,一个位于鹰嘴突与皮肤之间,另一个位于肱三头肌腱与鹰嘴上端的骨面之间,鹰嘴滑囊炎多发生于前者。发病原因以创伤为多见,常因撞击或经常摩擦所致。煤矿工人在矿井中运煤时,用肘支撑着匍匐爬行,长期碰撞、挤压和摩擦鹰嘴滑囊,导致发炎者甚多,故也称"矿工肘"。主要表现为鹰嘴部皮下囊性肿物,直径约 2~4cm,可有轻度压痛,一般无疼痛及功能障碍。

(3)髌前滑囊炎:位于髌骨前方,有髌前皮下滑囊(在皮下与深筋膜之间)、髌前筋膜下滑囊(在阔筋膜预与肱四头肌腱之间)和髌前肌腱下滑囊(在肱四头肌与髌骨之间)。井下煤矿工人中以髌前皮下滑囊炎最常见,主要表现为髌前局限性肿块,触之有波动感、柔软、界限清楚、有轻度疼痛或无痛,膝关节功能不受限。

(4)髌下深滑囊炎:位于胫骨结节与髌韧带之间,多因创伤所致;局部肿胀疼痛,膝关节屈伸活动受限;检查时可见髌韧带两侧生理凹陷消失并显凸起,局部有压痛。

2. 实验室检查　主要检查有滑液分析、超声波检查、影像学检查:

(1)滑液分析:肿胀滑囊穿刺,抽取滑液,急性外伤性者呈血性渗出液;合并细菌感染时则混浊,细菌培养阳性。

(2)超声波检查:为无创性检查,已广泛应用于肌肉骨骼系统,适用于判断软组织结构,特别是含水分的软组织;常能准确描绘出囊肿的构成及毗邻关系,作出定位诊断,对临床治疗及手术入路的选择有重要意义。

(3)影像学检查:X线检查可作为一辅助指标,对鉴别诊断有一定价值。计算机体层摄影(CT)及磁共振成像(MRI)可显示病理性软组织,骨关节改变,尤其是 MRI 更为敏感,但检查费用昂贵,主要用于手术入路选择等情况。

（四）诊断及鉴别诊断

有煤矿、矿山等井下工作的职业史，患部有长期、反复摩压或急性外伤史，临床上除具备局部肿块或局部皮肤粗糙、瘙痒及皱襞感外，还应具备患部酸胀痛、不适感，受压时痛、关节运动疼痛，活动时局部有踩雪音感，急性炎症反应等 4 项症状。体征有囊性肿物，形状不一、大小不等，肿物部位固定，表面光滑，界限清楚，局部压痛，有波动感，捻发音；局部皮肤增厚呈胼胝样改变。继发感染时，有红、肿、热、痛及关节活动障碍。再结合 X 线表现、病理组织学改变和穿刺液性质的观察一般可予确诊。

我国颁布的《煤矿井下工人滑囊炎诊断标准》（GBZ 82—2002），将煤矿井下工人滑囊炎分为急性、亚急性和慢性三期：

（1）急性滑囊炎：有急性外伤史，或在关节局部受摩擦、压迫的初期关节周围出现有部位固定、表面光滑、有波动感、界限清楚、压之疼痛的囊性肿物，穿刺液为血性渗出液。

（2）亚急性滑囊炎：关节局部有受反复摩擦、压迫史，或急性滑囊炎史，局部有不适感，压之疼痛较轻，见有边界清晰的囊肿，常反复发作，穿刺液为淡黄色透明黏膜。

（3）慢性滑囊炎：关节有长期反复摩擦、压迫史，或亚急性滑囊炎经多次穿刺及药物注射后，局部皮肤有瘙痒、皱襞感，粗糙和胼胝样变，穿刺液为少量淡黄色黏膜。

由于煤矿井下工人皮肤粗糙，煤灰嵌顿于皮肤皱褶内，不易清洗干净，容易被错断为胼胝样变；同时由于滑囊炎易累及相邻关节，因此有时被误诊为骨关节炎；更容易将关节部位的实质性肿块误诊为滑囊炎；其他还有要注意区别的如纤维瘤、脂肪瘤、脂肪垫、滑膜瘤、腘窝滑囊炎和 Baker 氏囊肿和腱鞘囊肿等；所以在滑囊炎的诊断时主要依据其职业史、临床症状和体征，再辅助以囊液检验、X 线平片检查、滑囊造影及病理组织学的观察作鉴别诊断；必要时可以结合生化和免疫方面的检查如类风湿因子、抗环瓜氨酸肽抗体、抗角蛋白抗体、其他自身抗体方面的检查与骨关节炎、类风湿关节炎等进行鉴别。

（五）治疗

急性滑囊炎一般病程 10～14 天，可自愈；患者以休息为主，暂时脱离井下作业，以避免继续摩擦和压迫，尤应注意防止感染。

亚急性滑囊炎一般病程约 1～3 个月。治疗上可进行穿刺抽液，囊内注入肾上腺糖皮质激素并加压包扎，非手术治疗无效时行滑囊切除术。

慢性滑囊炎以理疗（保守治疗）为主，对于非手术治疗无效，长期肿胀积液，或反复发作者应手术切除滑囊；但皮肤胼胝样变者不宜行滑囊切除术。

急性、亚急性滑囊炎患者治愈后可恢复原工作，亚急性滑囊炎患者久治不愈或反复发作者以及慢性滑囊炎患者应调离原工作岗位。

（六）预防

提高作业机械化程度，减少人工的使用，从根源上减少工人作业时间；加强对煤矿井下工人的防护知识宣传教育工作，让煤矿工人了解滑囊炎的临床症状、预防方法；做好劳动保护，易受挤压的、摩擦的部位应佩戴护膝、护肘、护肩；对于职业性滑囊炎做好早预防、早发现、早诊断、早治疗工作。

（陈金茹）

三、股静脉血栓综合征、股动脉闭塞症或淋巴管闭塞症（限于刮研作业人员）

2013 年新修订的《职业病分类和目录》，将股静脉血栓综合征、股动脉闭塞症或淋巴管闭塞症（限于刮研作业人员）定为国家法定职业病。之前相关部门和机构做了大量的调研工作，其中之一就是由国家卫生计生委、人力资源与社会保障部、国家安全生产监督管理总局、全国总工会等部门和中国疾病预防控制中心职业卫生与中毒控制所专家组成的刮研作业职业病危害调研组，先后赴北京、辽宁沈阳和大连等地进行现场调查，对刮研作业有关职业病危害、健康损害及防护问题进行深入研究。

调研之一：北京某企业，具有 50 余年机床生产历史，为国民经济各行业提供各种类型的升降铣床、床身式铣床、圆工作台铣床、数控镗铣钻机床、立卧式加工中心、数控钻削中心以及重型、超重型的数控龙门镗铣床、龙门加工中心、装配生产线专用机床汽车部装配线和地质工程钻机等机械设备，具有广泛的刮研作业现场和一定数量的刮研工人。刮研是指用刮刀以人工方法修整工件表面形状、粗糙度等，通常机床的导轨、拖板，滑动轴承的轴瓦都是用刮研的方法作精加工而成的。钳工在刮研操作时，将平面刮刀刀柄顶住腹股沟部位，双手握住刀具，使平面刮刀与被刮表面形成一定的切削角度并对刀头施加压力，使平面刮刀刀刃吃紧平面。据作业人员反映，由于刮研工用自己的髂骨和腰部给刀柄以推力，刮研作业是一个需要耐力的具有较高强度的体力劳动，老工人反映，刮研作业是技术工种，需要多年学习如何用力和刮研。调研发现该企业刮研刀把有木质和软棉包裹，后者可以有效减轻刮研工具对身体的损伤。调查中，工人普遍反映长期从事刮研工作容易导致腰肌劳损、椎间盘突出。该企业被调查人员认为，刮研作业作为一个重要的工种，在机床生产、精密加工和维修中具有不可代替的位置，刮研作业人员约占行业一线工人人数的5%～6%，企业管理人员粗略估计全国目前仍有10万余从业人员，有关的职业病危害主要包括肌肉骨骼系统疾病、有机溶剂等化学物质呼吸系统刺激性危害等。

调研之二：沈阳某企业，主要进行机械设备制造、机床制造、机械加工、进出口贸易及相关业务，不但为沈阳各大机床厂配套生产机床齿轮，同时为国内400多家机床厂、印刷机厂、电梯厂、减速机厂、风力发电厂等制造齿轮。目前该企业一线工人约1万余人，工人年轻化，其中专职或兼职从事刮研作业的工人约400人，其中每天不足1小时的3～4人，1～2小时的14人，3小时的211人，3小时以上的170人。该企业刮研作业劳动强度大，个别工人曾经出现腰椎间盘突出、下肢静脉曲张等病例。在对该企业刮研作业现场调查时发现，工人所用刮研刀把为钢头，直接抵在工人腹股沟处，没有外接木质把或绑接软质材料，钢头被磨得铮亮发光。工人普遍反映腹股沟被磨损处有异样，皮肤发暗，少数工人自己能摸到多个小疙瘩，但一般不影响腿部功能，工人视同手茧，认为是刮研作业的正常反应。经刮研作业工人自愿同意，调研组现场检查了两名30岁左右刮研工腹股沟处，情况完全属实。调查还发现，曾有一例男性刮研工人被诊断为左股动脉闭塞症的工伤病例。

调研之三：大连某企业，该企业主导产品为组合机床、加工中心及由它们组成的自动线或柔性加工线，主要用于汽车、农机、压缩机、缝纫机等行业的零部件加工。现有员工600多人。刮研作业作为钳工的一种基本技能，并没有单独的刮研工，100多名一线工人包括钳工和装配工都会刮研作业，工龄长的有30年。现场调研发现，刮研作业时工人将刮研刀的刀把用面纱和棉布包裹，以保护腹股沟。

本次调研的主要目的是了解刮研作业的历史和现状、具体操作过程、存在的主要职业病危害等，为刮研作业是否可致工伤和职业病提供切实的证据，为刮研作业所致局部压迫性下肢静脉、淋巴管损伤后综合征是否应纳入职业病目录提供直接的参考意见。通过调研，得出结论如下：

1．手工刮研作业在机床生产、精密加工和维修中具有不可代替的位置，从事手工刮研作业工人约占行业一线工人的5%以上。

2．刮研作业具有较高的劳动强度，长期作业易导致腰肌劳损或椎间盘突出，调查企业曾发现1例因20年刮研作业导致左股动脉急性闭塞症的工伤病例；在不注意防护的情况下，刮研工人腹股沟处皮肤和皮下组织会有增厚等一般异常性改变。

3．刮研工具加用木质刀柄或用软棉包裹，可以有效减轻和延缓刮研工具对工人腹股沟处的顿挫力所导致的身体损伤。在防护较好的两家企业中未发现刮研作业导致腹股沟或腿部的机械损害。

4．目前手工刮研作业外包和转包现象突出，且主要为女工刮研，有关职业病危害问题在部分地区的外来务工人员可能较为严重。

5．建议将刮研作业局部压迫所致单侧的股静脉血栓综合征、股动脉和（或）淋巴管闭塞症作为职业病，从刮研工作年限、强度和损害情况等几方面制定该职业病的诊断原则。

该调研同时提示我们必须加强对股静脉血栓综合征、股动脉闭塞症或淋巴管闭塞症（限于刮研作业人员）职业病危害的认识，做好防治工作。

刮研是利用刮刀、基准表面、测量工具和显示剂，以手工操作的方式，边研点边测量，边刮研加工，使工件达到工艺上规定的尺寸、几何形状、表面粗糙度和密合性等要求的一项精加工工序。由于使用的工具简单，通用性比较强，加工余量少，而达到的精度非常高，因此广泛地应用在机器和工具的制造及机械设备的修理工作中。通常机床的导轨、拖板，滑动轴承的轴瓦都是用刮研的方法作精加工而成的。手工刮研作业在机床生产、精密加工和维修中十分普遍，具有一定暴露人群。由于刮研作业长期压迫，一些劳动者出现股静脉血栓、股动脉闭塞或淋巴管闭塞的症状，主要表现为：下肢高度水肿、疼痛、无法正常站立行走等。治疗方法同临床，对症治疗。预防措施有：提高作业机械化程度，减少人工的使用，从根源上减少工人作业时间；易受挤压的、摩擦的部位应做好劳动保护。

（陈金茹　王焕强　李智民）

附　录

附录一　中华人民共和国职业病防治法
（2016 年修订版）

根据 2011 年 12 月 31 日第十一届全国人民代表大会常务委员会第二十四次会议《关于修改〈中华人民共和国职业病防治法〉的决定》第一次修正；根据 2016 年 7 月 2 日第十二届全国人民代表大会常务委员会第二十一次会议《关于修改〈中华人民共和国节约能源法〉等六部法律的决定》第二次修正。

第一章　总　则

第一条　为了预防、控制和消除职业病危害，防治职业病，保护劳动者健康及其相关权益，促进经济社会发展，根据宪法，制定本法。

第二条　本法适用于中华人民共和国领域内的职业病防治活动。

本法所称职业病，是指企业、事业单位和个体经济组织等用人单位的劳动者在职业活动中，因接触粉尘、放射性物质和其他有毒、有害因素而引起的疾病。

职业病的分类和目录由国务院卫生行政部门会同国务院安全生产监督管理部门、劳动保障行政部门制定、调整并公布。

第三条　职业病防治工作坚持预防为主、防治结合的方针，建立用人单位负责、行政机关监管、行业自律、职工参与和社会监督的机制，实行分类管理、综合治理。

第四条　劳动者依法享有职业卫生保护的权利。

用人单位应当为劳动者创造符合国家职业卫生标准和卫生要求的工作环境和条件，并采取措施保障劳动者获得职业卫生保护。

工会组织依法对职业病防治工作进行监督，维护劳动者的合法权益。用人单位制定或者修改有关职业病防治的规章制度，应当听取工会组织的意见。

第五条　用人单位应当建立、健全职业病防治责任制，加强对职业病防治的管理，提高职业病防治水平，对本单位产生的职业病危害承担责任。

第六条　用人单位的主要负责人对本单位的职业病防治工作全面负责。

第七条　用人单位必须依法参加工伤保险。

国务院和县级以上地方人民政府劳动保障行政部门应当加强对工伤保险的监督管理，确保劳动者依法享受工伤保险待遇。

第八条　国家鼓励和支持研制、开发、推广、应用有利于职业病防治和保护劳动者健康的新技术、新工艺、新设备、新材料，加强对职业病的机理和发生规律的基础研究，提高职业病防治科学技术水平；积极采用有效的职业病防治技术、工艺、设备、材料；限制使用或者淘汰职业病危害严重的技术、工艺、设备、材料。

国家鼓励和支持职业病医疗康复机构的建设。

第九条　国家实行职业卫生监督制度。

国务院安全生产监督管理部门、卫生行政部门、劳动保障行政部门依照本法和国务院确定的职责，负责全国职业病防治的监督管理工作。国务院有关部门在各自的职责范围内负责职业病防治的有关监督管理工作。

县级以上地方人民政府安全生产监督管理部门、卫生行政部门、劳动保障行政部门依据各自职责，负责本行政区域内职业病防治的监督管理工作。县级以上地方人民政府有关部门在各自的职责范围内负责职业病防治的有关监督管理工作。

县级以上人民政府安全生产监督管理部门、卫生行政部门、劳动保障行政部门（以下统称职业卫生监督管理部门）应当加强沟通，密切配合，按照各自职责分工，依法行使职权，承担责任。

第十条　国务院和县级以上地方人民政府应当制定职业病防治规划，将其纳入国民经济和社会发展计划，并组织实施。

县级以上地方人民政府统一负责、领导、组织、协调本行政区域的职业病防治工作，建立健全职业病防治工作体制、机制，统一领导、指挥职业卫生突发事件应对工作；加强职业病防治能力建设和服务体系建设，完善、落实职业病防治工作责任制。

乡、民族乡、镇的人民政府应当认真执行本法，支持职业卫生监督管理部门依法履行职责。

第十一条　县级以上人民政府职业卫生监督管理部门应当加强对职业病防治的宣传教育，普及职业病防治的知识，增强用人单位的职业病防治观念，提高劳动者的职业健康意识、自我保护意识和行使职业卫生保护权利的能力。

第十二条　有关防治职业病的国家职业卫生标准，由国务院卫生行政部门组织制定并公布。

国务院卫生行政部门应当组织开展重点职业病监测和专项调查，对职业健康风险进行评估，为制定职业卫生标准和职业病防治政策提供科学依据。

县级以上地方人民政府卫生行政部门应当定期对本行政区域的职业病防治情况进行统计和调查分析。

第十三条　任何单位和个人有权对违反本法的行为进行检举和控告。有关部门收到相关的检举和控告后，应当及时处理。

对防治职业病成绩显著的单位和个人，给予奖励。

<h2 style="text-align:center">第二章　前期预防</h2>

第十四条　用人单位应当依照法律、法规要求，严格遵守国家职业卫生标准，落实职业病预防措施，从源头上控制和消除职业病危害。

第十五条　产生职业病危害的用人单位的设立除应当符合法律、行政法规规定的设立条件外，其工作场所还应当符合下列职业卫生要求：

（一）职业病危害因素的强度或者浓度符合国家职业卫生标准；

（二）有与职业病危害防护相适应的设施；

（三）生产布局合理，符合有害与无害作业分开的原则；

（四）有配套的更衣间、洗浴间、孕妇休息间等卫生设施；

（五）设备、工具、用具等设施符合保护劳动者生理、心理健康的要求；

（六）法律、行政法规和国务院卫生行政部门、安全生产监督管理部门关于保护劳动者健康的其他要求。

第十六条　国家建立职业病危害项目申报制度。

用人单位工作场所存在职业病目录所列职业病的危害因素的，应当及时、如实向所在地安全生产监督管理部门申报危害项目，接受监督。

职业病危害因素分类目录由国务院卫生行政部门会同国务院安全生产监督管理部门制定、调整并公布。职业病危害项目申报的具体办法由国务院安全生产监督管理部门制定。

第十七条　新建、扩建、改建建设项目和技术改造、技术引进项目（以下统称建设项目）可能产生职业病危害的，建设单位在可行性论证阶段应当进行职业病危害预评价。

医疗机构建设项目可能产生放射性职业病危害的,建设单位应当向卫生行政部门提交放射性职业病危害预评价报告。卫生行政部门应当自收到预评价报告之日起三十日内,作出审核决定并书面通知建设单位。未提交预评价报告或者预评价报告未经卫生行政部门审核同意的,不得开工建设。

职业病危害预评价报告应当对建设项目可能产生的职业病危害因素及其对工作场所和劳动者健康的影响作出评价,确定危害类别和职业病防护措施。

建设项目职业病危害分类管理办法由国务院安全生产监督管理部门制定。

第十八条　建设项目的职业病防护设施所需费用应当纳入建设项目工程预算,并与主体工程同时设计,同时施工,同时投入生产和使用。

建设项目的职业病防护设施设计应当符合国家职业卫生标准和卫生要求;其中,医疗机构放射性职业病危害严重的建设项目的防护设施设计,应当经卫生行政部门审查同意后,方可施工。

建设项目在竣工验收前,建设单位应当进行职业病危害控制效果评价。

医疗机构可能产生放射性职业病危害的建设项目竣工验收时,其放射性职业病防护设施经卫生行政部门验收合格后,方可投入使用;其他建设项目的职业病防护设施应当由建设单位负责依法组织验收,验收合格后,方可投入生产和使用。安全生产监督管理部门应当加强对建设单位组织的验收活动和验收结果的监督核查。

第十九条　国家对从事放射性、高毒、高危粉尘等作业实行特殊管理。具体管理办法由国务院制定。

第三章　劳动过程中的防护与管理

第二十条　用人单位应当采取下列职业病防治管理措施:

(一)设置或者指定职业卫生管理机构或者组织,配备专职或者兼职的职业卫生管理人员,负责本单位的职业病防治工作;

(二)制定职业病防治计划和实施方案;

(三)建立、健全职业卫生管理制度和操作规程;

(四)建立、健全职业卫生档案和劳动者健康监护档案;

(五)建立、健全工作场所职业病危害因素监测及评价制度;

(六)建立、健全职业病危害事故应急救援预案。

第二十一条　用人单位应当保障职业病防治所需的资金投入,不得挤占、挪用,并对因资金投入不足导致的后果承担责任。

第二十二条　用人单位必须采用有效的职业病防护设施,并为劳动者提供个人使用的职业病防护用品。

用人单位为劳动者个人提供的职业病防护用品必须符合防治职业病的要求;不符合要求的,不得使用。

第二十三条　用人单位应当优先采用有利于防治职业病和保护劳动者健康的新技术、新工艺、新设备、新材料,逐步替代职业病危害严重的技术、工艺、设备、材料。

第二十四条　产生职业病危害的用人单位,应当在醒目位置设置公告栏,公布有关职业病防治的规章制度、操作规程、职业病危害事故应急救援措施和工作场所职业病危害因素检测结果。

对产生严重职业病危害的作业岗位,应当在其醒目位置,设置警示标识和中文警示说明。警示说明应当载明产生职业病危害的种类、后果、预防以及应急救治措施等内容。

第二十五条　对可能发生急性职业损伤的有毒、有害工作场所,用人单位应当设置报警装置,配置现场急救用品、冲洗设备、应急撤离通道和必要的泄险区。

对放射工作场所和放射性同位素的运输、贮存,用人单位必须配置防护设备和报警装置,保证接触放射线的工作人员佩戴个人剂量计。

对职业病防护设备、应急救援设施和个人使用的职业病防护用品,用人单位应当进行经常性的维护、检修,定期检测其性能和效果,确保其处于正常状态,不得擅自拆除或者停止使用。

第二十六条　用人单位应当实施由专人负责的职业病危害因素日常监测,并确保监测系统处于正常运行状态。

用人单位应当按照国务院安全生产监督管理部门的规定,定期对工作场所进行职业病危害因素检测、评价。检测、评价结果存入用人单位职业卫生档案,定期向所在地安全生产监督管理部门报告并向劳动者公布。

职业病危害因素检测、评价由依法设立的取得国务院安全生产监督管理部门或者设区的市级以上地方人民政府安全生产监督管理部门按照职责分工给予资质认可的职业卫生技术服务机构进行。职业卫生技术服务机构所作检测、评价应当客观、真实。

发现工作场所职业病危害因素不符合国家职业卫生标准和卫生要求时,用人单位应当立即采取相应治理措施,仍然达不到国家职业卫生标准和卫生要求的,必须停止存在职业病危害因素的作业;职业病危害因素经治理后,符合国家职业卫生标准和卫生要求的,方可重新作业。

第二十七条　职业卫生技术服务机构依法从事职业病危害因素检测、评价工作,接受安全生产监督管理部门的监督检查。安全生产监督管理部门应当依法履行监督职责。

第二十八条　向用人单位提供可能产生职业病危害的设备的,应当提供中文说明书,并在设备的醒目位置设置警示标识和中文警示说明。警示说明应当载明设备性能、可能产生的职业病危害、安全操作和维护注意事项、职业病防护以及应急救治措施等内容。

第二十九条　向用人单位提供可能产生职业病危害的化学品、放射性同位素和含有放射性物质的材料的,应当提供中文说明书。说明书应当载明产品特性、主要成份、存在的有害因素、可能产生的危害后果、安全使用注意事项、职业病防护以及应急救治措施等内容。产品包装应当有醒目的警示标识和中文警示说明。贮存上述材料的场所应当在规定的部位设置危险物品标识或者放射性警示标识。

国内首次使用或者首次进口与职业病危害有关的化学材料,使用单位或者进口单位按照国家规定经国务院有关部门批准后,应当向国务院卫生行政部门、安全生产监督管理部门报送该化学材料的毒性鉴定以及经有关部门登记注册或者批准进口的文件等资料。

进口放射性同位素、射线装置和含有放射性物质的物品的,按照国家有关规定办理。

第三十条　任何单位和个人不得生产、经营、进口和使用国家明令禁止使用的可能产生职业病危害的设备或者材料。

第三十一条　任何单位和个人不得将产生职业病危害的作业转移给不具备职业病防护条件的单位和个人。不具备职业病防护条件的单位和个人不得接受产生职业病危害的作业。

第三十二条　用人单位对采用的技术、工艺、设备、材料,应当知悉其产生的职业病危害,对有职业病危害的技术、工艺、设备、材料隐瞒其危害而采用的,对所造成的职业病危害后果承担责任。

第三十三条　用人单位与劳动者订立劳动合同(含聘用合同,下同)时,应当将工作过程中可能产生的职业病危害及其后果、职业病防护措施和待遇等如实告知劳动者,并在劳动合同中写明,不得隐瞒或者欺骗。

劳动者在已订立劳动合同期间因工作岗位或者工作内容变更,从事与所订立劳动合同中未告知的存在职业病危害的作业时,用人单位应当依照前款规定,向劳动者履行如实告知的义务,并协商变更原劳动合同相关条款。

用人单位违反前两款规定的,劳动者有权拒绝从事存在职业病危害的作业,用人单位不得因此解除与劳动者所订立的劳动合同。

第三十四条　用人单位的主要负责人和职业卫生管理人员应当接受职业卫生培训,遵守职业病防治法律、法规,依法组织本单位的职业病防治工作。

用人单位应当对劳动者进行上岗前的职业卫生培训和在岗期间的定期职业卫生培训,普及职业卫生知识,督促劳动者遵守职业病防治法律、法规、规章和操作规程,指导劳动者正确使用职业病防护设备和个人使用的职业病防护用品。

劳动者应当学习和掌握相关的职业卫生知识,增强职业病防范意识,遵守职业病防治法律、法规、规章和操作规程,正确使用、维护职业病防护设备和个人使用的职业病防护用品,发现职业病危害事故隐患应当及时报告。

劳动者不履行前款规定义务的,用人单位应当对其进行教育。

第三十五条　对从事接触职业病危害的作业的劳动者,用人单位应当按照国务院安全生产监督管理部门、卫生行政部门的规定组织上岗前、在岗期间和离岗时的职业健康检查,并将检查结果书面告知劳动者。职业健康检查费用由用人单位承担。

用人单位不得安排未经上岗前职业健康检查的劳动者从事接触职业病危害的作业;不得安排有职业禁忌的劳动者从事其所禁忌的作业;对在职业健康检查中发现有与所从事的职业相关的健康损害的劳动者,应当调离原工作岗位,并妥善安置;对未进行离岗前职业健康检查的劳动者不得解除或者终止与其订立的劳动合同。

职业健康检查应当由省级以上人民政府卫生行政部门批准的医疗卫生机构承担。

第三十六条　用人单位应当为劳动者建立职业健康监护档案,并按照规定的期限妥善保存。

职业健康监护档案应当包括劳动者的职业史、职业病危害接触史、职业健康检查结果和职业病诊疗等有关个人健康资料。

劳动者离开用人单位时,有权索取本人职业健康监护档案复印件,用人单位应当如实、无偿提供,并在所提供的复印件上签章。

第三十七条　发生或者可能发生急性职业病危害事故时,用人单位应当立即采取应急救援和控制措施,并及时报告所在地安全生产监督管理部门和有关部门。安全生产监督管理部门接到报告后,应当及时会同有关部门组织调查处理;必要时,可以采取临时控制措施。卫生行政部门应当组织做好医疗救治工作。

对遭受或者可能遭受急性职业病危害的劳动者,用人单位应当及时组织救治、进行健康检查和医学观察,所需费用由用人单位承担。

第三十八条　用人单位不得安排未成年工从事接触职业病危害的作业;不得安排孕期、哺乳期的女职工从事对本人和胎儿、婴儿有危害的作业。

第三十九条　劳动者享有下列职业卫生保护权利:

(一)获得职业卫生教育、培训;

(二)获得职业健康检查、职业病诊疗、康复等职业病防治服务;

(三)了解工作场所产生或者可能产生的职业病危害因素、危害后果和应当采取的职业病防护措施;

(四)要求用人单位提供符合防治职业病要求的职业病防护设施和个人使用的职业病防护用品,改善工作条件;

(五)对违反职业病防治法律、法规以及危及生命健康的行为提出批评、检举和控告;

(六)拒绝违章指挥和强令进行没有职业病防护措施的作业;

(七)参与用人单位职业卫生工作的民主管理,对职业病防治工作提出意见和建议。

用人单位应当保障劳动者行使前款所列权利。因劳动者依法行使正当权利而降低其工资、福利等待遇或者解除、终止与其订立的劳动合同的,其行为无效。

第四十条　工会组织应当督促并协助用人单位开展职业卫生宣传教育和培训,有权对用人单位的职业病防治工作提出意见和建议,依法代表劳动者与用人单位签订劳动安全卫生专项集体合同,与用人单位就劳动者反映的有关职业病防治的问题进行协调并督促解决。

工会组织对用人单位违反职业病防治法律、法规,侵犯劳动者合法权益的行为,有权要求纠正;产生严重职业病危害时,有权要求采取防护措施,或者向政府有关部门建议采取强制性措施;发生职业病危害事故时,有权参与事故调查处理;发现危及劳动者生命健康的情形时,有权向用人单位建议组织劳动者撤离危险现场,用人单位应当立即作出处理。

第四十一条　用人单位按照职业病防治要求,用于预防和治理职业病危害、工作场所卫生检测、健康监护和职业卫生培训等费用,按照国家有关规定,在生产成本中据实列支。

第四十二条　职业卫生监督管理部门应当按照职责分工,加强对用人单位落实职业病防护管理措施情况的监督检查,依法行使职权,承担责任。

第四章　职业病诊断与职业病病人保障

第四十三条　医疗卫生机构承担职业病诊断,应当经省、自治区、直辖市人民政府卫生行政部门批准。省、自治区、直辖市人民政府卫生行政部门应当向社会公布本行政区域内承担职业病诊断的医疗卫生机构的名单。

承担职业病诊断的医疗卫生机构应当具备下列条件:

(一)持有《医疗机构执业许可证》;

(二)具有与开展职业病诊断相适应的医疗卫生技术人员;

(三)具有与开展职业病诊断相适应的仪器、设备;

(四)具有健全的职业病诊断质量管理制度。

承担职业病诊断的医疗卫生机构不得拒绝劳动者进行职业病诊断的要求。

第四十四条　劳动者可以在用人单位所在地、本人户籍所在地或者经常居住地依法承担职业病诊断的医疗卫生机构进行职业病诊断。

第四十五条　职业病诊断标准和职业病诊断、鉴定办法由国务院卫生行政部门制定。职业病伤残等级的鉴定办法由国务院劳动保障行政部门会同国务院卫生行政部门制定。

第四十六条　职业病诊断,应当综合分析下列因素:

(一)病人的职业史;

(二)职业病危害接触史和工作场所职业病危害因素情况;

(三)临床表现以及辅助检查结果等。

没有证据否定职业病危害因素与病人临床表现之间的必然联系的,应当诊断为职业病。

承担职业病诊断的医疗卫生机构在进行职业病诊断时,应当组织三名以上取得职业病诊断资格的执业医师集体诊断。

职业病诊断证明书应当由参与诊断的医师共同签署,并经承担职业病诊断的医疗卫生机构审核盖章。

第四十七条　用人单位应当如实提供职业病诊断、鉴定所需的劳动者职业史和职业病危害接触史、工作场所职业病危害因素检测结果等资料;安全生产监督管理部门应当监督检查和督促用人单位提供上述资料;劳动者和有关机构也应当提供与职业病诊断、鉴定有关的资料。

职业病诊断、鉴定机构需要了解工作场所职业病危害因素情况时,可以对工作场所进行现场调查,也可以向安全生产监督管理部门提出,安全生产监督管理部门应当在十日内组织现场调查。用人单位不得拒绝、阻挠。

第四十八条　职业病诊断、鉴定过程中,用人单位不提供工作场所职业病危害因素检测结果等资料的,诊断、鉴定机构应当结合劳动者的临床表现、辅助检查结果和劳动者的职业史、职业病危害接触史,并参考劳动者的自述、安全生产监督管理部门提供的日常监督检查信息等,作出职业病诊断、鉴定结论。

劳动者对用人单位提供的工作场所职业病危害因素检测结果等资料有异议,或者因劳动者的用人单位解散、破产,无用人单位提供上述资料的,诊断、鉴定机构应当提请安全生产监督管理部门进行调查,安全生产监督管理部门应当自接到申请之日起三十日内对存在异议的资料或者工作场所职业病危害因素情况作出判定;有关部门应当配合。

第四十九条　职业病诊断、鉴定过程中,在确认劳动者职业史、职业病危害接触史时,当事人对劳动关系、工种、工作岗位或者在岗时间有争议的,可以向当地的劳动人事争议仲裁委员会申请仲裁;接到申请的劳动人事争议仲裁委员会应当受理,并在三十日内作出裁决。

当事人在仲裁过程中对自己提出的主张,有责任提供证据。劳动者无法提供由用人单位掌握管理的与仲裁主张有关的证据的,仲裁庭应当要求用人单位在指定期限内提供;用人单位在指定期限内不提供的,应当承担不利后果。

劳动者对仲裁裁决不服的,可以依法向人民法院提起诉讼。

用人单位对仲裁裁决不服的,可以在职业病诊断、鉴定程序结束之日起十五日内依法向人民法院提起诉讼;诉讼期间,劳动者的治疗费用按照职业病待遇规定的途径支付。

第五十条　用人单位和医疗卫生机构发现职业病病人或者疑似职业病病人时,应当及时向所在地卫生行政部门和安全生产监督管理部门报告。确诊为职业病的,用人单位还应当向所在地劳动保障行政部门报告。接到报告的部门应当依法作出处理。

第五十一条　县级以上地方人民政府卫生行政部门负责本行政区域内的职业病统计报告的管理工作,并按照规定上报。

第五十二条　当事人对职业病诊断有异议的,可以向作出诊断的医疗卫生机构所在地地方人民政府卫生行政部门申请鉴定。

职业病诊断争议由设区的市级以上地方人民政府卫生行政部门根据当事人的申请,组织职业病诊断鉴定委员会进行鉴定。

当事人对设区的市级职业病诊断鉴定委员会的鉴定结论不服的,可以向省、自治区、直辖市人民政府卫生行政部门申请再鉴定。

第五十三条　职业病诊断鉴定委员会由相关专业的专家组成。

省、自治区、直辖市人民政府卫生行政部门应当设立相关的专家库,需要对职业病争议作出诊断鉴定时,由当事人或者当事人委托有关卫生行政部门从专家库中以随机抽取的方式确定参加诊断鉴定委员会的专家。

职业病诊断鉴定委员会应当按照国务院卫生行政部门颁布的职业病诊断标准和职业病诊断、鉴定办法进行职业病诊断鉴定,向当事人出具职业病诊断鉴定书。职业病诊断、鉴定费用由用人单位承担。

第五十四条　职业病诊断鉴定委员会组成人员应当遵守职业道德,客观、公正地进行诊断鉴定,并承担相应的责任。职业病诊断鉴定委员会组成人员不得私下接触当事人,不得收受当事人的财物或者其他好处,与当事人有利害关系的,应当回避。

人民法院受理有关案件需要进行职业病鉴定时,应当从省、自治区、直辖市人民政府卫生行政部门依法设立的相关的专家库中选取参加鉴定的专家。

第五十五条　医疗卫生机构发现疑似职业病病人时,应当告知劳动者本人并及时通知用人单位。

用人单位应当及时安排对疑似职业病病人进行诊断;在疑似职业病病人诊断或者医学观察期间,不得解除或者终止与其订立的劳动合同。

疑似职业病病人在诊断、医学观察期间的费用,由用人单位承担。

第五十六条　用人单位应当保障职业病病人依法享受国家规定的职业病待遇。

用人单位应当按照国家有关规定,安排职业病病人进行治疗、康复和定期检查。

用人单位对不适宜继续从事原工作的职业病病人,应当调离原岗位,并妥善安置。

用人单位对从事接触职业病危害的作业的劳动者,应当给予适当岗位津贴。

第五十七条　职业病病人的诊疗、康复费用,伤残以及丧失劳动能力的职业病病人的社会保障,按照国家有关工伤保险的规定执行。

第五十八条　职业病病人除依法享有工伤保险外,依照有关民事法律,尚有获得赔偿的权利的,有权向用人单位提出赔偿要求。

第五十九条　劳动者被诊断患有职业病,但用人单位没有依法参加工伤保险的,其医疗和生活保障由该用人单位承担。

第六十条　职业病病人变动工作单位,其依法享有的待遇不变。

用人单位在发生分立、合并、解散、破产等情形时,应当对从事接触职业病危害的作业的劳动者进行健康检查,并按照国家有关规定妥善安置职业病病人。

第六十一条　用人单位已经不存在或者无法确认劳动关系的职业病病人,可以向地方人民政府民政部门申请医疗救助和生活等方面的救助。

地方各级人民政府应当根据本地区的实际情况，采取其他措施，使前款规定的职业病病人获得医疗救治。

第五章　监督检查

第六十二条　县级以上人民政府职业卫生监督管理部门依照职业病防治法律、法规、国家职业卫生标准和卫生要求，依据职责划分，对职业病防治工作进行监督检查。

第六十三条　安全生产监督管理部门履行监督检查职责时，有权采取下列措施：

（一）进入被检查单位和职业病危害现场，了解情况，调查取证；

（二）查阅或者复制与违反职业病防治法律、法规的行为有关的资料和采集样品；

（三）责令违反职业病防治法律、法规的单位和个人停止违法行为。

第六十四条　发生职业病危害事故或者有证据证明危害状态可能导致职业病危害事故发生时，安全生产监督管理部门可以采取下列临时控制措施：

（一）责令暂停导致职业病危害事故的作业；

（二）封存造成职业病危害事故或者可能导致职业病危害事故发生的材料和设备；

（三）组织控制职业病危害事故现场。

在职业病危害事故或者危害状态得到有效控制后，安全生产监督管理部门应当及时解除控制措施。

第六十五条　职业卫生监督执法人员依法执行职务时，应当出示监督执法证件。

职业卫生监督执法人员应当忠于职守，秉公执法，严格遵守执法规范；涉及用人单位的秘密的，应当为其保密。

第六十六条　职业卫生监督执法人员依法执行职务时，被检查单位应当接受检查并予以支持配合，不得拒绝和阻碍。

第六十七条　卫生行政部门、安全生产监督管理部门及其职业卫生监督执法人员履行职责时，不得有下列行为：

（一）对不符合法定条件的，发给建设项目有关证明文件、资质证明文件或者予以批准；

（二）对已经取得有关证明文件的，不履行监督检查职责；

（三）发现用人单位存在职业病危害的，可能造成职业病危害事故，不及时依法采取控制措施；

（四）其他违反本法的行为。

第六十八条　职业卫生监督执法人员应当依法经过资格认定。

职业卫生监督管理部门应当加强队伍建设，提高职业卫生监督执法人员的政治、业务素质，依照本法和其他有关法律、法规的规定，建立、健全内部监督制度，对其工作人员执行法律、法规和遵守纪律的情况，进行监督检查。

第六章　法律责任

第六十九条　建设单位违反本法规定，有下列行为之一的，由安全生产监督管理部门和卫生行政部门依据职责分工给予警告，责令限期改正；逾期不改正的，处十万元以上五十万元以下的罚款；情节严重的，责令停止产生职业病危害的作业，或者提请有关人民政府按照国务院规定的权限责令停建、关闭：

（一）未按照规定进行职业病危害预评价的；

（二）医疗机构可能产生放射性职业病危害的建设项目未按照规定提交放射性职业病危害预评价报告，或者放射性职业病危害预评价报告未经卫生行政部门审核同意，开工建设的；

（三）建设项目的职业病防护设施未按照规定与主体工程同时设计、同时施工、同时投入生产和使用的；

（四）建设项目的职业病防护设施设计不符合国家职业卫生标准和卫生要求，或者医疗机构放射性职业病危害严重的建设项目的防护设施设计未经卫生行政部门审查同意擅自施工的；

（五）未按照规定对职业病防护设施进行职业病危害控制效果评价的；

（六）建设项目竣工投入生产和使用前，职业病防护设施未按照规定验收合格的。

第七十条　　违反本法规定,有下列行为之一的,由安全生产监督管理部门给予警告,责令限期改正;逾期不改正的,处十万元以下的罚款:

(一)工作场所职业病危害因素检测、评价结果没有存档、上报、公布的;

(二)未采取本法第二十一条规定的职业病防治管理措施的;

(三)未按照规定公布有关职业病防治的规章制度、操作规程、职业病危害事故应急救援措施的;

(四)未按照规定组织劳动者进行职业卫生培训,或者未对劳动者个人职业病防护采取指导、督促措施的;

(五)国内首次使用或者首次进口与职业病危害有关的化学材料,未按照规定报送毒性鉴定资料以及经有关部门登记注册或者批准进口的文件的。

第七十一条　　用人单位违反本法规定,有下列行为之一的,由安全生产监督管理部门责令限期改正,给予警告,可以并处五万元以上十万元以下的罚款:

(一)未按照规定及时、如实向安全生产监督管理部门申报产生职业病危害的项目的;

(二)未实施由专人负责的职业病危害因素日常监测,或者监测系统不能正常监测的;

(三)订立或者变更劳动合同时,未告知劳动者职业病危害真实情况的;

(四)未按照规定组织职业健康检查、建立职业健康监护档案或者未将检查结果书面告知劳动者的;

(五)未依照本法规定在劳动者离开用人单位时提供职业健康监护档案复印件的。

第七十二条　　用人单位违反本法规定,有下列行为之一的,由安全生产监督管理部门给予警告,责令限期改正,逾期不改正的,处五万元以上二十万元以下的罚款;情节严重的,责令停止产生职业病危害的作业,或者提请有关人民政府按照国务院规定的权限责令关闭:

(一)工作场所职业病危害因素的强度或者浓度超过国家职业卫生标准的;

(二)未提供职业病防护设施和个人使用的职业病防护用品,或者提供的职业病防护设施和个人使用的职业病防护用品不符合国家职业卫生标准和卫生要求的;

(三)对职业病防护设备、应急救援设施和个人使用的职业病防护用品未按照规定进行维护、检修、检测,或者不能保持正常运行、使用状态的;

(四)未按照规定对工作场所职业病危害因素进行检测、评价的;

(五)工作场所职业病危害因素经治理仍然达不到国家职业卫生标准和卫生要求时,未停止存在职业病危害因素的作业的;

(六)未按照规定安排职业病病人、疑似职业病病人进行诊治的;

(七)发生或者可能发生急性职业病危害事故时,未立即采取应急救援和控制措施或者未按照规定及时报告的;

(八)未按照规定在产生严重职业病危害的作业岗位醒目位置设置警示标识和中文警示说明的;

(九)拒绝职业卫生监督管理部门监督检查的;

(十)隐瞒、伪造、篡改、毁损职业健康监护档案、工作场所职业病危害因素检测评价结果等相关资料,或者拒不提供职业病诊断、鉴定所需资料的;

(十一)未按照规定承担职业病诊断、鉴定费用和职业病病人的医疗、生活保障费用的。

第七十三条　　向用人单位提供可能产生职业病危害的设备、材料,未按照规定提供中文说明书或者设置警示标识和中文警示说明的,由安全生产监督管理部门责令限期改正,给予警告,并处五万元以上二十万元以下的罚款。

第七十四条　　用人单位和医疗卫生机构未按照规定报告职业病、疑似职业病的,由有关主管部门依据职责分工责令限期改正,给予警告,可以并处一万元以下的罚款;弄虚作假的,并处二万元以上五万元以下的罚款;对直接负责的主管人员和其他直接责任人员,可以依法给予降级或者撤职的处分。

第七十五条　　违反本法规定,有下列情形之一的,由安全生产监督管理部门责令限期治理,并处五万元以上三十万元以下的罚款;情节严重的,责令停止产生职业病危害的作业,或者提请有关人民政府按照国务院规定的权限责令关闭:

（一）隐瞒技术、工艺、设备、材料所产生的职业病危害而采用的；

（二）隐瞒本单位职业卫生真实情况的；

（三）可能发生急性职业损伤的有毒、有害工作场所、放射工作场所或者放射性同位素的运输、贮存不符合本法第二十六条规定的；

（四）使用国家明令禁止使用的可能产生职业病危害的设备或者材料的；

（五）将产生职业病危害的作业转移给没有职业病防护条件的单位和个人，或者没有职业病防护条件的单位和个人接受产生职业病危害的作业的；

（六）擅自拆除、停止使用职业病防护设备或者应急救援设施的；

（七）安排未经职业健康检查的劳动者、有职业禁忌的劳动者、未成年工或者孕期、哺乳期女职工从事接触职业病危害的作业或者禁忌作业的；

（八）违章指挥和强令劳动者进行没有职业病防护措施的作业的。

第七十六条　生产、经营或者进口国家明令禁止使用的可能产生职业病危害的设备或者材料的，依照有关法律、行政法规的规定给予处罚。

第七十七条　用人单位违反本法规定，已经对劳动者生命健康造成严重损害的，由安全生产监督管理部门责令停止产生职业病危害的作业，或者提请有关人民政府按照国务院规定的权限责令关闭，并处十万元以上五十万元以下的罚款。

第七十八条　用人单位违反本法规定，造成重大职业病危害事故或者其他严重后果，构成犯罪的，对直接负责的主管人员和其他直接责任人员，依法追究刑事责任。

第七十九条　未取得职业卫生技术服务资质认可擅自从事职业卫生技术服务的，或者医疗卫生机构未经批准擅自从事职业健康检查、职业病诊断的，由安全生产监督管理部门和卫生行政部门依据职责分工责令立即停止违法行为，没收违法所得；违法所得五千元以上的，并处违法所得二倍以上十倍以下的罚款；没有违法所得或者违法所得不足五千元的，并处五千元以上五万元以下的罚款；情节严重的，对直接负责的主管人员和其他直接责任人员，依法给予降级、撤职或者开除的处分。

第八十条　从事职业卫生技术服务的机构和承担职业健康检查、职业病诊断的医疗卫生机构违反本法规定，有下列行为之一的，由安全生产监督管理部门和卫生行政部门依据职责分工责令立即停止违法行为，给予警告，没收违法所得；违法所得五千元以上的，并处违法所得二倍以上五倍以下的罚款；没有违法所得或者违法所得不足五千元的，并处五千元以上二万元以下的罚款；情节严重的，由原认可或者批准机关取消其相应的资格；对直接负责的主管人员和其他直接责任人员，依法给予降级、撤职或者开除的处分；构成犯罪的，依法追究刑事责任：

（一）超出资质认可或者批准范围从事职业卫生技术服务或者职业健康检查、职业病诊断的；

（二）不按照本法规定履行法定职责的；

（三）出具虚假证明文件的。

第八十一条　职业病诊断鉴定委员会组成人员收受职业病诊断争议当事人的财物或者其他好处的，给予警告，没收收受的财物，可以并处三千元以上五万元以下的罚款，取消其担任职业病诊断鉴定委员会组成人员的资格，并从省、自治区、直辖市人民政府卫生行政部门设立的专家库中予以除名。

第八十二条　卫生行政部门、安全生产监督管理部门不按照规定报告职业病和职业病危害事故的，由上一级行政部门责令改正，通报批评，给予警告；虚报、瞒报的，对单位负责人、直接负责的主管人员和其他直接责任人员依法给予降级、撤职或者开除的处分。

第八十三条　县级以上地方人民政府在职业病防治工作中未依照本法履行职责，本行政区域出现重大职业病危害事故、造成严重社会影响的，依法对直接负责的主管人员和其他直接责任人员给予记大过直至开除的处分。

县级以上人民政府职业卫生监督管理部门不履行本法规定的职责，滥用职权、玩忽职守、徇私舞弊，依法对直接负责的主管人员和其他直接责任人员给予记大过或者降级的处分；造成职业病危害事故或者其他严重后果的，依法给予撤职或者开除的处分。

第八十四条　违反本法规定,构成犯罪的,依法追究刑事责任。

第七章　附　则

第八十五条　本法下列用语的含义:

职业病危害,是指对从事职业活动的劳动者可能导致职业病的各种危害。职业病危害因素包括:职业活动中存在的各种有害的化学、物理、生物因素以及在作业过程中产生的其他职业有害因素。

职业禁忌,是指劳动者从事特定职业或者接触特定职业病危害因素时,比一般职业人群更易于遭受职业病危害和罹患职业病或者可能导致原有自身疾病病情加重,或者在从事作业过程中诱发可能导致对他人生命健康构成危险的疾病的个人特殊生理或者病理状态。

第八十六条　本法第二条规定的用人单位以外的单位,产生职业病危害的,其职业病防治活动可以参照本法执行。

劳务派遣用工单位应当履行本法规定的用人单位的义务。

中国人民解放军参照执行本法的办法,由国务院、中央军事委员会制定。

第八十七条　对医疗机构放射性职业病危害控制的监督管理,由卫生行政部门依照本法的规定实施。

第八十八条　本法自2002年5月1日起施行。

附录二　职业病危害因素分类目录
摘自（国卫疾控发〔2015〕92 号）

一、粉尘

序号	名称	CAS 号
1	矽尘（游离 SiO_2 含量≥10%）	14808-60-7
2	煤尘	
3	石墨粉尘	7782-42-5
4	炭黑粉尘	1333-86-4
5	石棉粉尘	1332-21-4
6	滑石粉尘	14807-96-6
7	水泥粉尘	
8	云母粉尘	12001-26-2
9	陶土粉尘	
10	铝尘	7429-90-5
11	电焊烟尘	
12	铸造粉尘	
13	白炭黑粉尘	112926-00-8
14	白云石粉尘	
15	玻璃钢粉尘	
16	玻璃棉粉尘	65997-17-3
17	茶尘	
18	大理石粉尘	1317-65-3
19	二氧化钛粉尘	13463-67-7
20	沸石粉尘	
21	谷物粉尘（游离 SiO_2 含量＜10%）	
22	硅灰石粉尘	13983-17-0
23	硅藻土粉尘（游离 SiO_2 含量＜10%）	61790-53-2
24	活性炭粉尘	64365-11-3
25	聚丙烯粉尘	9003-07-0
26	聚丙烯腈纤维粉尘	
27	聚氯乙烯粉尘	9002-86-2
28	聚乙烯粉尘	9002-88-4
29	矿渣棉粉尘	
30	麻尘（亚麻、黄麻和苎麻）（游离 SiO_2 含量＜10%）	
31	棉尘	
32	木粉尘	
33	膨润土粉尘	1302-78-9
34	皮毛粉尘	
35	桑蚕丝尘	
36	砂轮磨尘	
37	石膏粉尘（硫酸钙）	10101-41-4
38	石灰石粉尘	1317-65-3
39	碳化硅粉尘	409-21-2
40	碳纤维粉尘	
41	稀土粉尘（游离 SiO_2 含量＜10%）	

序号	名称	CAS 号
42	烟草尘	
43	岩棉粉尘	
44	萤石混合性粉尘	
45	珍珠岩粉尘	93763-70-3
46	蛭石粉尘	
47	重晶石粉尘（硫酸钡）	7727-43-7
48	锡及其化合物粉尘	7440-31-5（锡）
49	铁及其化合物粉尘	7439-89-6（铁）
50	锑及其化合物粉尘	7440-36-0（锑）
51	硬质合金粉尘	
52	以上未提及的可导致职业病的其他粉尘	

二、化学因素

序号	名称	CAS 号
1	铅及其化合物（不包括四乙基铅）	7439-92-1（铅）
2	汞及其化合物	7439-97-6（汞）
3	锰及其化合物	7439-96-5（锰）
4	镉及其化合物	7440-43-9（镉）
5	铍及其化合物	7440-41-7（铍）
6	铊及其化合物	7440-28-0（铊）
7	钡及其化合物	7440-39-3（钡）
8	钒及其化合物	7440-62-6（钒）
9	磷及其化合物（磷化氢、磷化锌、磷化铝、有机磷单列）	7723-14-0（磷）
10	砷及其化合物（砷化氢单列）	7440-38-2（砷）
11	铀及其化合物	7440-61-1（铀）
12	砷化氢	7784-42-1
13	氯气	7782-50-5
14	二氧化硫	7446-9-5
15	光气（碳酰氯）	75-44-5
16	氨	7664-41-7
17	偏二甲基肼（1,1-二甲基肼）	57-14-7
18	氮氧化合物	
19	一氧化碳	630-08-0
20	二硫化碳	75-15-0
21	硫化氢	7783-6-4
22	磷化氢、磷化锌、磷化铝	7803-51-2、1314-84-7、20859-73-8
23	氟及其无机化合物	7782-41-4（氟）
24	氰及其腈类化合物	460-19-5（氰）
25	四乙基铅	78-00-2
26	有机锡	
27	羰基镍	13463-39-3
28	苯	71-43-2
29	甲苯	108-88-3
30	二甲苯	1330-20-7

序号	名称	CAS 号
31	正己烷	110-54-3
32	汽油	
33	一甲胺	74-89-5
34	有机氟聚合物单体及其热裂解物	
35	二氯乙烷	1300-21-6
36	四氯化碳	56-23-5
37	氯乙烯	1975-1-4
38	三氯乙烯	1979-1-6
39	氯丙烯	107-05-1
40	氯丁二烯	126-99-8
41	苯的氨基及硝基化合物（不含三硝基甲苯）	
42	三硝基甲苯	118-96-7
43	甲醇	67-56-1
44	酚	108-95-2
45	五氯酚及其钠盐	87-86-5（五氯酚）
46	甲醛	50-00-0
47	硫酸二甲酯	77-78-1
48	丙烯酰胺	1979-6-1
49	二甲基甲酰胺	1968-12-2
50	有机磷	
51	氨基甲酸酯类	
52	杀虫脒	19750-95-9
53	溴甲烷	74-83-9
54	拟除虫菊酯	
55	铟及其化合物	7440-74-6（铟）
56	溴丙烷（1-溴丙烷；2-溴丙烷）	106-94-5；75-26-3
57	碘甲烷	74-88-4
58	氯乙酸	1979-11-8
59	环氧乙烷	75-21-8
60	氨基磺酸铵	7773-06-0
61	氯化铵烟	12125-02-9（氯化铵）
62	氯磺酸	7790-94-5
63	氢氧化铵	1336-21-6
64	碳酸铵	506-87-6
65	α-氯乙酰苯	532-27-4
66	对特丁基甲苯	98-51-1
67	二乙烯基苯	1321-74-0
68	过氧化苯甲酰	94-36-0
69	乙苯	100-41-4
70	碲化铋	1304-82-1
71	铂化物	
72	1，3-丁二烯	106-99-0
73	苯乙烯	100-42-5
74	丁烯	25167-67-3
75	二聚环戊二烯	77-73-6
76	邻氯苯乙烯（氯乙烯苯）	2039-87-4

序号	名称	CAS 号
77	乙炔	74-86-2
78	1,1-二甲基-4,4'-联吡啶鎓盐二氯化物（百草枯）	1910-42-5
79	2-N-二丁氨基乙醇	102-81-8
80	2-二乙氨基乙醇	100-37-8
81	乙醇胺（氨基乙醇）	141-43-5
82	异丙醇胺（1-氨基-2-二丙醇）	78-96-6
83	1,3-二氯-2-丙醇	96-23-1
84	苯乙醇	60-12-18
85	丙醇	71-23-8
86	丙烯醇	107-18-6
87	丁醇	71-36-3
88	环己醇	108-93-0
89	己二醇	107-41-5
90	糠醇	98-00-0
91	氯乙醇	107-07-3
92	乙二醇	107-21-1
93	异丙醇	67-63-0
94	正戊醇	71-41-0
95	重氮甲烷	334-88-3
96	多氯萘	70776-03-3
97	蒽	120-12-7
98	六氯萘	1335-87-1
99	氯萘	90-13-1
100	萘	91-20-3
101	萘烷	91-17-8
102	硝基萘	86-57-7
103	蒽醌及其染料	84-65-1（蒽醌）
104	二苯胍	102-06-7
105	对苯二胺	106-50-3
106	对溴苯胺	106-40-1
107	卤化水杨酰苯胺（N-水杨酰苯胺）	
108	硝基萘胺	776-34-1
109	对苯二甲酸二甲酯	120-61-6
110	邻苯二甲酸二丁酯	84-74-2
111	邻苯二甲酸二甲酯	131-11-3
112	磷酸二丁基苯酯	2528-36-1
113	磷酸三邻甲苯酯	78-30-8
114	三甲苯磷酸酯	1330-78-5
115	1,2,3-苯三酚（焦棓酚）	87-66-1
116	4,6-二硝基邻苯甲酚	534-52-1
117	N,N-二甲基-3-氨基苯酚	99-07-0
118	对氨基酚	123-30-8
119	多氯酚	
120	二甲苯酚	108-68-9
121	二氯酚	120-83-2
122	二硝基苯酚	51-28-5

序号	名称	CAS号
123	甲酚	1319-77-3
124	甲基氨基酚	55-55-0
125	间苯二酚	108-46-3
126	邻仲丁基苯酚	89-72-5
127	萘酚	1321-67-1
128	氢醌(对苯二酚)	123-31-9
129	三硝基酚(苦味酸)	88-89-1
130	氰氨化钙	156-62-7
131	碳酸钙	471-34-1
132	氧化钙	1305-78-8
133	锆及其化合物	7440-67-7(锆)
134	铬及其化合物	7440-47-3(铬)
135	钴及其氧化物	7440-48-4
136	二甲基二氯硅烷	75-78-5
137	三氯氢硅	10025-78-2
138	四氯化硅	10026-04-7
139	环氧丙烷	75-56-9
140	环氧氯丙烷	106-89-8
141	柴油	
142	焦炉逸散物	
143	煤焦油	8007-45-2
144	煤焦油沥青	65996-93-2
145	木馏油(焦油)	8001-58-9
146	石蜡烟	
147	石油沥青	8052-42-4
148	苯肼	100-63-0
149	甲基肼	60-34-4
150	肼	302-01-2
151	聚氯乙烯热解物	7647-01-0
152	锂及其化合物	7439-93-2(锂)
153	联苯胺(4,4'-二氨基联苯)	92-87-5
154	3,3-二甲基联苯胺	119-93-7
155	多氯联苯	1336-36-3
156	多溴联苯	59536-65-1
157	联苯	92-52-4
158	氯联苯(54%氯)	11097-69-1
159	甲硫醇	74-93-1
160	乙硫醇	75-08-1
161	正丁基硫醇	109-79-5
162	二甲基亚砜	67-68-5
163	二氯化砜(磺酰氯)	7791-25-5
164	过硫酸盐(过硫酸钾、过硫酸钠、过硫酸铵等)	
165	硫酸及三氧化硫	7664-93-9
166	六氟化硫	2551-62-4
167	亚硫酸钠	7757-83-7
168	2-溴乙氧基苯	589-10-6

续表

序号	名称	CAS 号
169	苄基氯	100-44-7
170	苄基溴（溴甲苯）	100-39-0
171	多氯苯	
172	二氯苯	106-46-7
173	氯苯	108-90-7
174	溴苯	108-86-1
175	1，1- 二氯乙烯	75-35-4
176	1，2- 二氯乙烯（顺式）	540-59-0
177	1，3- 二氯丙烯	542-75-6
178	二氯乙炔	7572-29-4
179	六氯丁二烯	87-68-3
180	六氯环戊二烯	77-47-4
181	四氯乙烯	127-18-4
182	1，1，1- 三氯乙烷	71-55-6
183	1，2，3- 三氯丙烷	96-18-4
184	1，2- 二氯丙烷	78-87-5
185	1，3- 二氯丙烷	142-28-9
186	二氯二氟甲烷	75-71-8
187	二氯甲烷	75-09-2
188	二溴氯丙烷	35407
189	六氯乙烷	67-72-1
190	氯仿（三氯甲烷）	67-66-3
191	氯甲烷	74-87-3
192	氯乙烷	75-00-3
193	氯乙酰氯	79-40-9
194	三氯一氟甲烷	75-69-4
195	四氯乙烷	79-34-5
196	四溴化碳	558-13-4
197	五氟氯乙烷	76-15-3
198	溴乙烷	74-96-4
199	铝酸钠	1302-42-7
200	二氧化氯	10049-04-4
201	氯化氢及盐酸	7647-01-0
202	氯酸钾	3811-04-9
203	氯酸钠	7775-09-9
204	三氟化氯	7790-91-2
205	氯甲醚	107-30-2
206	苯基醚（二苯醚）	101-84-8
207	二丙二醇甲醚	34590-94-8
208	二氯乙醚	111-44-4
209	二缩水甘油醚	
210	邻茴香胺	90-04-0
211	双氯甲醚	542-88-1
212	乙醚	60-29-7
213	正丁基缩水甘油醚	2426-08-6

序号	名称	CAS 号
214	钼酸	13462-95-8
215	钼酸铵	13106-76-8
216	钼酸钠	7631-95-0
217	三氧化钼	1313-27-5
218	氢氧化钠	1310-73-2
219	碳酸钠(纯碱)	3313-92-6
220	镍及其化合物(羰基镍单列)	
221	癸硼烷	17702-41-9
222	硼烷	
223	三氟化硼	7637-07-2
224	三氯化硼	10294-34-5
225	乙硼烷	19287-45-7
226	2-氯苯基羟胺	10468-16-3
227	3-氯苯基羟胺	10468-17-4
228	4-氯苯基羟胺	823-86-9
229	苯基羟胺(苯胲)	100-65-2
230	巴豆醛(丁烯醛)	4170-30-3
231	丙酮醛(甲基乙二醛)	78-98-8
232	丙烯醛	107-02-8
233	丁醛	123-72-8
234	糠醛	98-01-1
235	氯乙醛	107-20-0
236	羟基香茅醛	107-75-5
237	三氯乙醛	75-87-6
238	乙醛	75-07-0
239	氢氧化铯	21351-79-1
240	氯化苄烷胺(洁尔灭)	8001-54-5
241	双-(二甲基硫代氨基甲酰基)二硫化物(秋兰姆、福美双)	137-26-8
242	α-萘硫脲(安妥)	86-88-4
243	3-(1-丙酮基苄基)-4-羟基香豆素(杀鼠灵)	81-81-2
244	酚醛树脂	9003-35-4
245	环氧树脂	38891-59-7
246	脲醛树脂	25104-55-6
247	三聚氰胺甲醛树脂	9003-08-1
248	1,2,4-苯三酸酐	552-30-7
249	邻苯二甲酸酐	85-44-9
250	马来酸酐	108-31-6
251	乙酸酐	108-24-7
252	丙酸	79-09-4
253	对苯二甲酸	100-21-0
254	氟乙酸钠	62-74-8
255	甲基丙烯酸	79-41-4
256	甲酸	64-18-6
257	羟基乙酸	79-14-1
258	巯基乙酸	68-11-1

序号	名称	CAS 号
259	三甲基己二酸	3937-59-5
260	三氯乙酸	76-03-9
261	乙酸	64-19-7
262	正香草酸（高香草酸）	306-08-1
263	四氯化钛	7550-45-0
264	钽及其化合物	7440-25-7（钽）
265	锑及其化合物	7440-36-0（锑）
266	五羰基铁	13463-40-6
267	2- 己酮	591-78-6
268	3，5，5- 三甲基 -2- 环己烯 -1- 酮（异佛尔酮）	78-59-1
269	丙酮	67-64-1
270	丁酮	78-93-3
271	二乙基甲酮	96-22-0
272	二异丁基甲酮	108-83-8
273	环己酮	108-94-1
274	环戊酮	120-92-3
275	六氟丙酮	684-16-2
276	氯丙酮	78-95-5
277	双丙酮醇	123-42-2
278	乙基另戊基甲酮（5- 甲基 -3- 庚酮）	541-85-5
279	乙基戊基甲酮	106-68-3
280	乙烯酮	463-51-4
281	异亚丙基丙酮	141-79-7
282	铜及其化合物	
283	丙烷	74-98-6
284	环己烷	110-82-7
285	甲烷	74-82-8
286	壬烷	111-84-2
287	辛烷	111-65-9
288	正庚烷	142-82-5
289	正戊烷	109-66-0
290	2- 乙氧基乙醇	110-80-5
291	甲氧基乙醇	109-86-4
292	围涎树碱	
293	二硫化硒	56093-45-9
294	硒化氢	7783-07-5
295	钨及其不溶性化合物	7740-33-7（钨）
296	硒及其化合物（六氟化硒、硒化氢单列）	7782-49-2（硒）
297	二氧化锡	1332-29-2
298	N，N- 二甲基乙酰胺	127-19-5
299	N-3，4 二氯苯基丙酰胺（敌稗）	709-98-8
300	氟乙酰胺	640-19-7
301	己内酰胺	105-60-2
302	环四次甲基四硝胺（奥克托今）	2691-41-0
303	环三次甲基三硝胺（黑索今）	121-82-4

序号	名称	CAS 号
304	硝化甘油	55-63-0
305	氯化锌烟	7646-85-7（氯化锌）
306	氧化锌	1314-13-2
307	氢溴酸（溴化氢）	10035-10-6
308	臭氧	10028-15-6
309	过氧化氢	7722-84-1
310	钾盐镁矾	
311	丙烯基芥子油	
312	多次甲基多苯基异氰酸酯	57029-46-6
313	二苯基甲烷二异氰酸酯	101-68-8
314	甲苯 -2, 4- 二异氰酸酯（TDI）	584-84-9
315	六亚甲基二异氰酸酯（HDI）（1, 6- 己二异氰酸酯）	822-06-0
316	萘二异氰酸酯	3173-72-6
317	异佛尔酮二异氰酸酯	4098-71-9
318	异氰酸甲酯	624-83-9
319	氧化银	20667-12-3
320	甲氧氯	72-43-5
321	2- 氨基吡啶	504-29-0
322	N- 乙基吗啉	100-74-3
323	吖啶	260-94-6
324	苯绕蒽酮	82-05-3
325	吡啶	110-86-1
326	二噁烷	123-91-1
327	呋喃	110-00-9
328	吗啉	110-91-8
329	四氢呋喃	109-99-9
330	茚	95-13-6
331	四氢化锗	7782-65-2
332	二乙烯二胺（哌嗪）	110-85-0
333	1, 6- 己二胺	124-09-4
334	二甲胺	124-40-3
335	二乙烯三胺	111-40-0
336	二异丙胺基氯乙烷	96-79-7
337	环己胺	108-91-8
338	氯乙基胺	689-98-5
339	三乙烯四胺	112-24-3
340	烯丙胺	107-11-9
341	乙胺	75-04-7
342	乙二胺	107-15-3
343	异丙胺	75-31-0
344	正丁胺	109-73-9
345	1, 1- 二氯 -1- 硝基乙烷	594-72-9
346	硝基丙烷	25322-01-4
347	三氯硝基甲烷（氯化苦）	76-06-2
348	硝基甲烷	75-52-5

序号	名称	CAS 号
349	硝基乙烷	79-24-3
350	1，3-二甲基丁基乙酸酯（乙酸仲己酯）	108-84-9
351	2-甲氧基乙基乙酸酯	110-49-6
352	2-乙氧基乙基乙酸酯	111-15-9
353	n-乳酸正丁酯	138-22-7
354	丙烯酸甲酯	96-33-3
355	丙烯酸正丁酯	141-32-2
356	甲基丙烯酸甲酯（异丁烯酸甲酯）	80-62-6
357	甲基丙烯酸缩水甘油酯	106-91-2
358	甲酸丁酯	592-84-7
359	甲酸甲酯	107-31-3
360	甲酸乙酯	109-94-4
361	氯甲酸甲酯	79-22-1
362	氯甲酸三氯甲酯（双光气）	503-38-8
363	三氟甲基次氟酸酯	
364	亚硝酸乙酯	109-95-5
365	乙二醇二硝酸酯	628-96-6
366	乙基硫代磺酸乙酯	682-91-7
367	乙酸苄酯	140-11-4
368	乙酸丙酯	109-60-4
369	乙酸丁酯	123-86-4
370	乙酸甲酯	79-20-9
371	乙酸戊酯	628-63-7
372	乙酸乙烯酯	108-05-4
373	乙酸乙酯	141-78-6
374	乙酸异丙酯	108-21-4
375	以上未提及的可导致职业病的其他化学因素	

三、物理因素

序号	名称
1	噪声
2	高温
3	低气压
4	高气压
5	高原低氧
6	振动
7	激光
8	低温
9	微波
10	紫外线
11	红外线
12	工频电磁场
13	高频电磁场
14	超高频电磁场
15	以上未提及的可导致职业病的其他物理因素

四、放射性因素

序号	名称	备注
1	密封放射源产生的电离辐射	主要产生γ、中子等射线
2	非密封放射性物质	可产生α、β、γ射线或中子
3	X射线装置（含CT机）产生的电离辐射	X射线
4	加速器产生的电离辐射	可产生电子射线、X射线、质子、重离子、中子以及感生放射性等
5	中子发生器产生的电离辐射	主要是中子、γ射线等
6	氡及其短寿命子体	限于矿工高氡暴露
7	铀及其化合物	
8	以上未提及的可导致职业病的其他放射性因素	

五、生物因素

序号	名称	备注
1	艾滋病病毒	限于医疗卫生人员及人民警察
2	布鲁氏菌	
3	伯氏疏螺旋体	
4	森林脑炎病毒	
5	炭疽芽孢杆菌	
6	以上未提及的可导致职业病的其他生物因素	

六、其他因素

序号	名称	备注
1	金属烟	
2	井下不良作业条件	限于井下工人
3	刮研作业	限于手工刮研作业人员

附录三　高毒物品目录

摘自（卫法监发〔2003〕142号）

序号	毒物名称 CAS No.	别名	英文名称	MAC（mg/m³）	PC-TWA（mg/m³）	PC-STEL（mg/m³）
1	N- 甲基苯胺 100-61-8		N-Methyl aniline	—	2	5
2	N- 异丙基苯胺 768-52-5		N-Isopropylaniline		10	25
3	氨 7664-41-7	阿摩尼亚	Ammonia		20	30
4	苯 71-43-2		Benzene		6	10
5	苯胺 62-53-3		Aniline		3	7.5
6	丙烯酰胺 79-06-1		Acrylamide		0.3	0.9
7	丙烯腈 107-13-1		Acrylonitrile		1	2
8	对硝基苯胺 100-01-6		p-Nitroaniline		3	7.5
9	对硝基氯苯 / 二硝基氯苯 100-00-5/25567-67-3		p-Nitrochlorobenzene/ Dinitrochlorobenzene		0.6	1.8
10	二苯胺 122-39-4		Diphenylamine		10	25
11	二甲基苯胺 121-69-7		Dimethylanilne		5	10
12	二硫化碳 75-15-0		Carbon disulfide		5	10
13	二氯代乙炔 7572-29-4		Dichloroacetylene	0.4		
14	二硝基苯（全部异构体）582-29-0/ 99-65-0/100-25-4		Dinitrobenzene（all isomers）		1	2.5
15	二硝基（甲）苯 25321-14-6		Dinitrotoluene		0.2	0.6
16	二氧化（一）氮 10102-44-0		Nitrogen dioxide		5	10
17	甲苯 -2，4- 二异氰酸酯（TDI） 584-84-9		Toluene-2，4-diisocyanate（TDI）		0.1	0.2
18	氟化氢 7664-39-3	氢氟酸	Hydrogen fluoride	2		
19	氟及其化合物（不含氟化氢）		Fluorides（except HF），as F		2	5
20	镉及其化合物 7440-43-9		Cadmium and compounds		0.01	0.02
21	铬及其化合物 305-03-3		Chromic and compounds	0.05	0.15	
22	汞 7439-97-6	水银	Mercury		0.02	0.04
23	碳酰氯 75-44-5	光气	Phosgene		0.5	
24	黄磷 7723-14-0		Yellow phosphorus		0.05	0.1
25	甲（基）肼 60-34-4		Methyl hydrazine	0.08		
26	甲醛 50-00-0	福尔马林	Formaldehyde	0.5		
27	焦炉逸散物		Coke oven emissions		0.1	0.3
28	肼；联氨 302-01-2		Hydrazine		0.06	0.13
29	可溶性镍化物 7440-02-0		Nickel soluble compounds		0.5	1.5
30	磷化氢；膦 7803-51-2		Phosphine	0.3		
31	硫化氢 7783-06-4		Hydrogen sulfide	10		
32	硫酸二甲酯 77-78-1		Dimethyl sulfate		0.5	1.5
33	氯化汞 7487-94-7	升汞	Mercuric chloride		0.025	0.025
34	氯化萘 90-13-1		Chlorinated naphthalene		0.5	1.5
35	氯甲基醚 107-30-2		Chloromethyl methyl ether	0.005		
36	氯；氯气 7782-50-5		Chlorine	1		
37	氯乙烯；乙烯基氯 75-01-4		Vinyl chloride		10	25
38	锰化合物（锰尘、锰烟）7439-96-5		Manganese and compounds		0.15	0.45

续表

序号	毒物名称 CAS No.	别名	英文名称	MAC （mg/m³）	PC-TWA （mg/m³）	PC-STEL （mg/m³）
39	镍与难溶性镍化物 7440-02-0		Nichel and insoluble compounds		1	2.5
40	铍及其化合物 7440-41-7		Beryllium and compounds		0.0005	0.001
41	偏二甲基肼 57-14-7		Unsymmetric dimethylhydrazine		0.5	1.5
42	铅：尘／烟 7439-92-1/7439-92-1		Lead dust	0.05		
			Lead fume	0.03		
43	氰化氢（按 CN 计）460-19-5		Hydrogen cyanide, as CN	1		
44	氰化物（按 CN 计）143-33-9		Cyanides, as CN	1		
45	三硝基甲苯 118-96-7		TNT Trinitrotoluene		0.2	0.5
46	砷化（三）氢；胂 7784-42-1		Arsine	0.03		
47	砷及其无机化合物 7440-38-2		Arenic and inorganic compounds		0.01	0.02
48	石棉总尘／纤维 1332-21-4		Asbestos		0.8 0.8f/ml	1.5 1.5f/ml
49	铊及其可溶化合物 7440-28-0		Thallium and soluble compounds		0.05	0.1
50	（四）羰基镍 13463-39-3		Nickel carbonyl	0.002		
51	锑及其化合物 7440-36-0		Antimony and compounds		0.5	1.5
52	五氧化二钒烟尘 7440-62-6		Vanadium pentoside fume and dust		0.05	0.15
53	硝基苯 98-95-3		Nitrobenzene（skin）		2	5
54	一氧化碳（非高原）630-08-0		Carbon monoxide not in high altitude area		20	30

备注：

CAS 为化学文摘号

MAC 为工作场所空气中有毒物质最高容许浓度

PC-TWA 为工作场所空气中有毒物质时间加权平均容许浓度

PC-STEL 为工作场所空气中有毒物质短时间接触容许浓度

附录四　职业病分类和目录

摘自（国卫疾控发〔2013〕48号）

一、职业性尘肺病及其他呼吸系统疾病

（一）尘肺病

1. 矽肺
2. 煤工尘肺
3. 石墨尘肺
4. 碳黑尘肺
5. 石棉肺
6. 滑石尘肺
7. 水泥尘肺
8. 云母尘肺
9. 陶工尘肺
10. 铝尘肺
11. 电焊工尘肺
12. 铸工尘肺
13. 根据《尘肺病诊断标准》和《尘肺病理诊断标准》可以诊断的其他尘肺病

（二）其他呼吸系统疾病

1. 过敏性肺炎
2. 棉尘病
3. 哮喘
4. 金属及其化合物粉尘肺沉着病（锡、铁、锑、钡及其化合物等）
5. 刺激性化学物所致慢性阻塞性肺疾病
6. 硬金属肺病

二、职业性皮肤病

1. 接触性皮炎
2. 光接触性皮炎
3. 电光性皮炎
4. 黑变病
5. 痤疮
6. 溃疡
7. 化学性皮肤灼伤
8. 白斑
9. 根据《职业性皮肤病的诊断总则》可以诊断的其他职业性皮肤病

三、职业性眼病

1. 化学性眼部灼伤
2. 电光性眼炎
3. 白内障（含辐射性白内障、三硝基甲苯白内障）

四、职业性耳鼻喉口腔疾病

1. 噪声聋
2. 铬鼻病
3. 牙酸蚀病
4. 爆震聋

五、职业性化学中毒

1. 铅及其化合物中毒（不包括四乙基铅）
2. 汞及其化合物中毒
3. 锰及其化合物中毒
4. 镉及其化合物中毒
5. 铍病
6. 铊及其化合物中毒
7. 钡及其化合物中毒
8. 钒及其化合物中毒
9. 磷及其化合物中毒
10. 砷及其化合物中毒
11. 铀及其化合物中毒
12. 砷化氢中毒
13. 氯气中毒
14. 二氧化硫中毒
15. 光气中毒
16. 氨中毒
17. 偏二甲基肼中毒
18. 氮氧化物中毒
19. 一氧化碳中毒
20. 二硫化碳中毒
21. 硫化氢中毒
22. 磷化氢、磷化锌、磷化铝中毒
23. 氟及其无机化合物中毒
24. 氰及腈类化合物中毒
25. 四乙基铅中毒
26. 有机锡中毒
27. 羰基镍中毒
28. 苯中毒
29. 甲苯中毒
30. 二甲苯中毒
31. 正己烷中毒
32. 汽油中毒
33. 一甲胺中毒
34. 有机氟聚合物单体及其热裂解物中毒
35. 二氯乙烷中毒
36. 四氯化碳中毒

37. 氯乙烯中毒

38. 三氯乙烯中毒

39. 氯丙烯中毒

40. 氯丁二烯中毒

41. 苯的氨基及硝基化合物（不包括三硝基甲苯）中毒

42. 三硝基甲苯中毒

43. 甲醇中毒

44. 酚中毒

45. 五氯酚（钠）中毒

46. 甲醛中毒

47. 硫酸二甲酯中毒

48. 丙烯酰胺中毒

49. 二甲基甲酰胺中毒

50. 有机磷中毒

51. 氨基甲酸酯类中毒

52. 杀虫脒中毒

53. 溴甲烷中毒

54. 拟除虫菊酯类中毒

55. 铟及其化合物中毒

56. 溴丙烷中毒

57. 碘甲烷中毒

58. 氯乙酸中毒

59. 环氧乙烷中毒

60. 上述条目未提及的与职业有害因素接触之间存在直接因果联系的其他化学中毒

六、物理因素所致职业病

1. 中暑

2. 减压病

3. 高原病

4. 航空病

5. 手臂振动病

6. 激光所致眼（角膜、晶状体、视网膜）损伤

7. 冻伤

七、职业性放射性疾病

1. 外照射急性放射病

2. 外照射亚急性放射病

3. 外照射慢性放射病

4. 内照射放射病

5. 放射性皮肤疾病

6. 放射性肿瘤（含矿工高氡暴露所致肺癌）

7. 放射性骨损伤

8. 放射性甲状腺疾病

9. 放射性性腺疾病

10. 放射复合伤

11. 根据《职业性放射性疾病诊断标准（总则）》可以诊断的其他放射性损伤

八、职业性传染病

1. 炭疽

2. 森林脑炎

3. 布鲁氏菌病

4. 艾滋病（限于医疗卫生人员及人民警察）

5. 莱姆病

九、职业性肿瘤

1. 石棉所致肺癌、间皮瘤

2. 联苯胺所致膀胱癌

3. 苯所致白血病

4. 氯甲醚、双氯甲醚所致肺癌

5. 砷及其化合物所致肺癌、皮肤癌

6. 氯乙烯所致肝血管肉瘤

7. 焦炉逸散物所致肺癌

8. 六价铬化合物所致肺癌

9. 毛沸石所致肺癌、胸膜间皮瘤

10. 煤焦油、煤焦油沥青、石油沥青所致皮肤癌

11. β- 萘胺所致膀胱癌

十、其他职业病

1. 金属烟热

2. 滑囊炎（限于井下工人）

3. 股静脉血栓综合征、股动脉闭塞症或淋巴管闭塞症（限于刮研作业人员）

附录五　职业病诊断标准目录

标准号	标准名
GBZ 3—2006	《职业性慢性锰中毒诊断标准》
GBZ 4—2002	《职业性慢性二硫化碳中毒诊断标准》
GBZ 5—2016	《职业性氟及其无机化合物中毒的诊断》
GBZ 6—2002	《职业性慢性氯丙烯中毒诊断标准》
GBZ 7—2014	《职业性手臂振动病的诊断》
GBZ 8—2002	《职业性急性有机磷杀虫剂中毒诊断标准》
GBZ 9—2002	《职业性急性电光性眼炎（紫外线角膜结膜炎）诊断标准》
GBZ 10—2002	《职业性急性溴甲烷中毒诊断标准》
GBZ 11—2014	《职业性急性磷化氢终中毒的诊断》
GBZ 12—2014	《职业性铬鼻病的诊断》
GBZ 13—2016	《职业性急性丙烯腈中毒的诊断》
GBZ 14—2015	《职业性急性氨中毒的诊断》
GBZ 15—2015	《职业性急性氮氧化物中毒诊断标准》
GBZ 16—2014	《职业性急性甲苯中毒的诊断》
GBZ 17—2015	《职业性镉中毒的诊断》
GBZ 18—2013	《职业性皮肤病的诊断总则》
GBZ 19—2002	《职业性电光性皮炎诊断标准》
GBZ 20—2002	《职业性接触性皮炎诊断标准》
GBZ 21—2006	《职业性光接触性皮炎诊断标准》
GBZ 22—2002	《职业性黑变病诊断标准》
GBZ 23—2002	《职业性急性一氧化碳中毒诊断标准》
GBZ 24—2017	《职业性减压病的诊断》
GBZ 25—2014	《职业性尘肺病的病理诊断》
GBZ 26—2007	《职业性急性三烷基锡中毒诊断标准》
GBZ 27—2002	《职业性溶剂汽油中毒诊断标准》
GBZ 28—2010	《职业性急性羰基镍中毒诊断标准》
GBZ 29—2011	《急性光气中毒诊断》
GBZ 30—2015	《职业性急性苯的氨基、硝基化合物中毒的诊断》
GBZ 31—2002	《职业性急性硫化氢中毒诊断标准》
GBZ 32—2015	《职业性氯丁二烯中毒的诊断》
GBZ 33—2002	《职业性急性甲醛中毒诊断标准》
GBZ 34—2002	《职业性急性五氯酚中毒诊断标准》
GBZ 35—2010	《职业性白内障诊断标准》
GBZ 36—2015	《职业性急性四乙基铅中毒的诊断》
GBZ 37—2015	《职业性慢性铅中毒的诊断》
GBZ 38—2006	《职业性三氯乙烯中毒诊断标准》
GBZ 39—2016	《职业性急性 1，2-二氯乙烷中毒的诊断》
GBZ 40—2002	《职业性急性硫酸二甲酯中毒诊断标准》
GBZ 41—2002	《职业性中暑诊断标准》
GBZ 42—2002	《职业性急性四氯化碳中毒诊断标准》
GBZ 43—2002	《职业性急性拟除虫菊酯中毒诊断标准》
GBZ 44—2016	《职业性急性砷化氢中毒的诊断》
GBZ 45—2010	《职业性三硝基甲苯白内障诊断标准》

标准号	标准名
GBZ 46—2002	《职业性急性杀虫脒中毒诊断标准》
GBZ 47—2016	《职业性急性钒中毒的诊断》
GBZ 48—2002	《金属烟热诊断标准》
GBZ 49—2014	《职业性噪声聋的诊断》
GBZ 50—2015	《职业性丙烯酰胺中毒的诊断》
GBZ 51—2009	《职业性化学皮肤灼伤诊断标准》
GBZ 52—2002	《职业性急性氨基甲酸酯杀虫剂中毒诊断标准》
GBZ 53—2017	《职业性急性甲醇中毒的诊断》
GBZ 54—2017	《职业性化学性眼灼的诊断》
GBZ 55—2002	《职业性痤疮诊断标准》
GBZ 56—2016	《职业性棉尘病的诊断》
GBZ 57—2008	《职业性哮喘诊断标准》
GBZ 58—2014	《职业性急性二氧化硫中毒的诊断》
GBZ 59—2010	《职业性中毒性肝病诊断标准》
GBZ 60—2014	《职业性过敏性肺炎的诊断》
GBZ 61—2015	《职业性牙酸蚀病的诊断》
GBZ 62—2002	《职业性皮肤溃疡诊断标准》
GBZ 63—2017	《职业性急性钡及其化合物中毒的诊断》
GBZ 65—2002	《职业性急性氯气中毒诊断标准》
GBZ 66—2002	《职业性急性有机氟中毒诊断标准》
GBZ 67—2015	《职业性铍病的诊断》
GBZ 70—2015	《职业性尘肺病的诊断》
GBZ 71—2013	《职业性急性化学物中毒的诊断总则》
GBZ 72—2002	《职业性急性隐匿式化学中毒的诊断规则》
GBZ 73—2009	《职业性急性化学物中毒性呼吸系统疾病诊断标准》
GBZ 74—2009	《职业性急性化学物中毒性心脏病诊断标准》
GBZ 75—2010	《职业性急性化学物中毒性血液系统疾病诊断标准》
GBZ 76—2002	《职业性急性化学物中毒性神经系统疾病诊断标准》
GBZ 77—2002	《职业性急性化学物中毒性多器官功能障碍综合征诊断标准》
GBZ 78—2010	《职业性急性化学源性猝死诊断标准》
GBZ 79—2013	《职业性急性中毒性肾病的诊断》
GBZ 80—2002	《职业性急性一甲胺中毒诊断标准》
GBZ 81—2002	《职业性磷中毒诊断标准》
GBZ 82—2002	《煤矿井下工人滑囊炎诊断标准》
GBZ 83—2013	《职业性砷中毒的诊断》
GBZ 84—2017	《职业性慢性正己烷中毒的诊断》
GBZ 85—2014	《职业性急性二甲基甲酰胺中毒的诊断》
GBZ 86—2002	《职业性急性偏二甲基肼中毒诊断标准》
GBZ 88—2002	《职业性森林脑炎诊断标准》
GBZ 89—2007	《职业性汞中毒诊断标准》
GBZ 90—2017	《职业性氯乙烯中毒的诊断》
GBZ 91—2008	《职业性急性酚中毒诊断标准》
GBZ 92—2008	《职业性高原病诊断标准》
GBZ 93—2010	《职业性航空病诊断标准》
GBZ 94—2017	《职业性肿瘤的诊断》
GBZ 95—2014	《职业性放射性白内障的诊断》

标准号	标准名
GBZ 96—2011	《内照射放射病诊断标准》
GBZ 97—2017	《职业性放射性肿瘤判断规范》
GBZ 99—2002	《外照射亚急性放射病诊断标准》
GBZ 100—2010	《外照射放射性骨损伤诊断》
GBZ 101—2011	《放射性甲状腺疾病诊断标准》
GBZ 102—2007	《放冲复合伤诊断标准》
GBZ 103—2007	《放烧复合伤诊断标准》
GBZ 104—2017	《职业性外照射急性放射病诊断标准》
GBZ 105—2017	《职业性外照射慢性放射病诊断标准》
GBZ 106—2016	《职业性放射性皮肤损伤诊断》
GBZ 107—2015	《职业性放射性性腺疾病诊断》
GBZ 108—2002	《急性铀中毒诊断标准》
GBZ 109—2002	《放射性膀胱疾病诊断标准》
GBZ 110—2002	《急性放射性肺炎诊断标准》
GBZ 111—2002	《放射性直肠炎诊断标准》
GBZ 112—2017	《职业性放射性疾病诊断总则》
GBZ/T 157—2009	《职业病诊断名词术语》
GBZ 162—2004	《放射性口腔炎诊断标准》
GBZ 185—2006	《职业性三氯乙烯药疹样皮炎诊断标准》
GBZ 190—2007	《放射性食管疾病诊断标准》
GBZ 191—2007	《放射性疾病诊断名词术语》
GBZ 209—2008	《职业性急性氰化物中毒诊断标准》
GBZ 214—2009	《放射性神经系统疾病诊断标准》
GBZ 219—2009	《放射性皮肤癌诊断标准》
GBZ 226—2010	《职业性铊中毒诊断标准》
GBZ 227—2017	《职业性传染病的诊断》
GBZ/T 228—2010	《职业性急性化学物中毒后遗症诊断标准》
GBZ 236—2011	《职业性白斑的诊断》
GBZ/T 237—2011	《职业性刺激性化学物致慢性阻塞性肺疾病的诊断》
GBZ/T 238—2011	《职业性爆震聋的诊断》
GBZ 239—2011	《职业性急性氯乙酸中毒的诊断》
GBZ 241—2012	《放射性心脏损伤诊断》
GBZ 245—2013	《职业性急性环氧乙烷中毒的诊断》
GBZ 242—2013	《放射性肝病诊断》
GBZ 246—2013	《职业性急性百草枯中毒的诊断》
GBZ/T 247—2013	《职业性慢性化学物中毒性周围神经病的诊断》
GBZ 258—2014	《职业性急性碘甲烷中毒的诊断》
GBZ/T 265—2014	《职业病诊断通则》
GBZ/T 267—2015	《职业病诊断文书书写规范》
GBZ 278—2016	《职业性冻伤的诊断》
GBZ 288—2017	《职业性激光所致眼(角膜、晶状体、视网膜)损伤的诊断》
GBZ 289—2017	《职业性溴丙烷中毒的诊断》
GBZ 290—2017	《职业性硬金属肺病的诊断》
GBZ 291—2017	《职业性股静脉血栓综合征、股动脉闭塞症或淋巴管闭塞症的诊断》
GBZ 292—2017	《职业性金属及其化合物粉尘(锡、铁、锑、钡及其化合物等)肺沉着病的诊断》
GBZ 294—2017	《职业性铟及其化合物中毒的诊断》

附录六　职业病诊断通则

摘自（GBZ/T 265—2014）

1　范围

本标准规定了职业病诊断的基本原则和通用要求。

本标准适用于指导国家公布的《职业病分类和目录》中职业病（包括开放性条款）的诊断。本标准不适用于职业性放射性疾病的诊断。

2　职业病诊断的基本原则

职业病诊断应根据劳动者的职业病危害因素接触史和工作场所职业病危害因素情况，以其临床表现及相应的辅助检查结果为主要依据，按照循证医学的要求进行综合分析，并排除其他类似疾病，做出诊断结论。

职业病诊断的实质是确定疾病与接触职业病危害因素之间的因果关系。判定疾病与接触职业病危害因素之间的因果关系，需要可靠的职业病危害因素接触资料、毒理学资料及疾病的临床资料。

3　职业病诊断通用要求

3.1　疾病认定原则

3.1.1　疾病是指在病因作用下机体出现自稳调节紊乱，并引发一系列代谢、功能或结构变化的异常状态，其临床表现和相应的辅助检查是判定有无疾病及其严重程度的主要依据。

3.1.2　应遵照循证医学的要求做好诊断与鉴别诊断。

3.2　职业病危害因素判定原则

3.2.1　根据生产工艺、工作场所职业病危害因素检测等资料，判定工作场所是否存在职业病危害因素及其种类和名称。

3.2.2　依据劳动者接触工作场所职业病危害因素的时间和方式、职业病危害因素的浓度（强度），参考工作场所工程防护和个人防护等情况，判断劳动者可能的累积接触水平。

3.2.3　应将工作场所职业病危害因素检测结果或生物监测结果与工作场所有害因素职业接触限值进行比较，并估计机体接触职业病危害因素的程度。

3.3　因果关系判定原则

3.3.1　时序性原则

职业病一定是发生在接触职业病危害因素之后，并符合致病因素所致疾病的生物学潜伏期和潜隐期的客观规律。

3.3.2　生物学合理性原则

职业病危害因素与职业病的发生存在生物学上的合理性，即职业病危害因素的理化特性、毒理学资料或其他特性能证实该因素可导致相应疾病，且疾病的表现与该因素的健康效应一致。

3.3.3　生物学特异性原则

职业病危害因素与职业病的发生存在生物学上的特异性，即特定的职业病危害因素通过引起特定靶器官的病理损害而致病，多累及一个靶器官或以一个靶器官为主。

3.3.4　生物学梯度原则

多数职业病与职业病危害因素接触之间存在剂量-效应和（或）剂量-反应关系，即接触的职业病危害因素应达到一定水平才可能引起疾病的发生；接触水平越高、接触时间越长，疾病的发病率越高或病情越严重。职业病危害因素对疾病的发生、发展影响越大，疾病与接触之间因果关系的可能性就越大。

3.3.5　可干预性原则

对接触的职业病危害因素采取干预措施，可有效地防止职业病的发生、延缓疾病的进展或使疾病向着好的方向转归。如消除或减少工作场所或职业活动中的职业病危害因素，可预防和控制相应疾病的发生或降低发病率，许多职业病在脱离原工作场所后，经积极治疗，疾病可好转、减轻甚至消失。

4　正确使用本标准的说明

参见附录A。

附录 A
（资料性附录）
正确使用本标准的说明

A.1　对不同系统或靶器官的疾病认定时，可会同相应的临床（专科）医生做出诊断，以保证疾病临床诊断的科学性和正确性。

A.2　个体累积接触量分为外累积接触量和内累积接触量。外累积接触量主要决定于工作场所职业病危害因素的浓度（强度）和接触时间。内累积接触量是指有害物质进入人体的累积剂量，是在外剂量的基础上考虑有害物质进入人体的途径、吸收系数及代谢等因素。工作场所职业病危害因素可能是一种，也可能是几种混合存在，在考虑累积接触量时，应考虑混合接触的交互作用。

A.3　职业病危害因素能否引起职业病决定于劳动者的接触水平，只有达到一定接触水平才可能引起疾病的发生，尤其是化学毒物。对于致敏物，个体一旦致敏，只要发生接触就可能引起过敏性疾病。

A.4　迟发性职业病是指脱离职业病危害因素接触后仍可能发生的职业病。多数情况下，脱离接触职业病危害因素后不再发生职业病，但一些具有慢性毒性的化学物质，其健康损害效应是个累积的过程，故脱离接触若干时间后仍可能发病，如矿物性无机粉尘、镉、铍等所致职业病。

A.5　流行病学在职业医学中主要用于研究职业接触和疾病之间的因果关系，识别新的职业病危害因素、研究职业病及职业相关疾病的发生和分布规律、研究职业病危害因素和疾病之间的剂量效应关系，故职业流行病学资料对个体职业病的识别和判定也具有重要参考价值。

A.6　职业健康监护是通过定期或不定期的医学健康检查和健康相关资料的收集，连续性地监测劳动者的健康状况，分析劳动者健康变化与所接触的职业病危害因素的关系。连续性的职业健康监护资料可为疾病的发生、发展、转归和因果关系的判定提供科学的基础资料。

A.7　根据循证医学的原理，鉴别诊断是任何临床疾病诊断的基本程序。为提高职业病诊断的正确性，应根据循证医学的原理做好鉴别诊断，其主要内容包括：

a）不同病因的鉴别。同一种疾病可能会由多种病因引起，而职业病危害因素仅是其中之一。在职业病诊断时应针对具体个体分析究竟是哪种病因引起。至少应依据职业病危害因素接触情况，按照职业病诊断的基本原则，明确该病是否由职业接触引起；

b）许多疾病的病因是不完全明确的，而职业病危害因素可能是引起该疾病的病因之一。在这种情况下，应根据职业病危害因素判定原则和因果关系判定原则，主要是生物学梯度原则和职业病诊断标准的要求，明确该病是否由于接触职业病危害因素所致。不是职业接触引起的、病因不明的疾病不是职业病；

c）职业病应与环境污染或其他非职业性接触因素所引起的疾病相鉴别。

附录七　职业卫生标准目录

标准号	标准名称
GBZ 1—2010	《工业企业设计卫生标准》
GBZ 2.1—2007	《工作场所有害因素职业接触限值　第1部分：化学有害因素》
GBZ 2.2—2007	《工作场所有害因素职业接触限值　第2部分：物理因素》
GBZ 113—2006	《核与放射事故干预及医学处理原则》
GBZ 114—2006	《密封放射源及密封γ放射源容器的放射卫生防护标准》
GBZ 115—2002	《X射线衍射仪和荧光分析仪卫生防护标准》
GBZ 116—2002	《地下建筑氡及其子体控制标准》
GBZ 117—2015	《工业X射线探伤放射防护要求》
GBZ 118—2002	《油（气）田非密封型放射源测井卫生防护标准》
GBZ 119—2006	《放射性发光涂料卫生防护标准》
GBZ 120—2006	《临床核医学放射卫生防护标准》
GBZ 121—2017	《后装γ源近距离治疗放射防护要求》
GBZ 122—2006	《离子感烟火灾探测器放射防护标准》
GBZ 123—2006	《汽车纱罩生产放射卫生防护标准》
GBZ 124—2002	《地热水应用中放射卫生防护标准》
GBZ 125—2009	《含密封源仪表的放射卫生防护要求》
GBZ 126—2011	《电子加速器放射治疗放射防护要求》
GBZ 127—2002	《X射线行李包检查系统卫生防护标准》
GBZ 128—2016	《职业性外照射个人监测规范》
GBZ 129—2016	《职业性内照射个人监测规范》
GBZ 130—2013	《医用X射线诊断放射防护要求》
GBZ 131—2017	《医用X射线治疗放射防护要求》
GBZ 132—2008	《工业γ射线探伤放射防护标准》
GBZ 133—2009	《医用放射性废物的卫生防护管理》
GBZ 134—2002	《放射性核素敷贴治疗卫生防护标准》
GBZ 135—2002	《密封γ放射源容器卫生防护标准》
GBZ 136—2002	《生产和使用放射免疫分析试剂（盒）卫生防护标准》
GBZ 137—2002	《含密封源仪表的卫生防护监测规范》
GBZ 138—2002	《医用X线诊断卫生防护监测规范》
GBZ 139—2002	《稀土生产场所中放射卫生防护标准》
GBZ 140—2002	《空勤人员宇宙辐射控制标准》
GBZ 141—2002	《γ射线和电子束辐照装置防护检测规范》
GBZ 142—2002	《油（气）田测井用密封型放射源卫生防护标准》
GBZ 143—2015	《货物/车辆辐射检查系统的放射防护要求》
GBZ/T 144—2002	《用于光子外照射放射防护的剂量转换系数》
GBZ/T 146—2002	《医疗照射放射防护名词术语》
GBZ/T 147—2002	《X射线防护材料衰减性能的测定》
GBZ/T 148—2002	《用于中子测井的CR39中子剂量计的个人剂量监测方法》
GBZ/T 149—2015	《医学放射工作人员放射防护培训规范》
GBZ/T 150—2002	《工业X线探伤卫生防护监测规范》
GBZ/T 151—2002	《放射事故个人外照射剂量估算原则》
GBZ/T 152—2002	《γ远距治疗室设计防护要求》

标准号	标准名称
GBZ/T 153—2002	《放射性碘污染事故时碘化钾的使用导则》
GBZ/T 154—2006	《两种粒度放射性气溶胶年摄入量限值》
GBZ/T 154—2002	《不同粒度放射性气溶胶年摄入量限值导则》
GBZ/T 155—2002	《空气中氡浓度的闪烁瓶测定方法》
GBZ 156—2013	《职业性放射性疾病报告格式与内容》
GBZ/T 157—2009	《职业病诊断名词术语》
GBZ 158—2003	《工作场所职业病危害警示标识》
GBZ 159—2004	《工作场所空气中有害物质监测的采样规范》
GBZ 160.1～85—2004/2007	《工作场所空气有毒物质测定》
GBZ 161—2004	《医用γ射束远距治疗防护与安全标准》
GBZ/T 163—2004	《外照射急性放射病的远期效应医学随访规范》
GBZ/T 164—2004	《核电厂操纵员的健康标准和医学监督规范》
GBZ 165—2012	《X射线计算机断层摄影放射防护要求》
GBZ 166—2005	《职业性皮肤放射性污染个人监测规范》
GBZ 168—2005	《X、γ射线头部立体定向外科治疗放射卫生防护标准》
GBZ 169—2006	《职业性放射性疾病诊断程序和要求》
GBZ/T 170—2006	《核事故场外医学应急计划与准备》
GBZ/T 171—2006	《核事故场内医学应急计划与准备》
GBZ/T 172—2006	《牙釉质电子顺磁共振剂量重建方法》
GBZ/T 173—2006	《职业卫生生物监测质量保证规范》
GBZ 174—2006	《含发光涂料仪表放射卫生防护标准》
GBZ 175—2006	《γ射线工业CT放射卫生防护标准》
GBZ 176—2006	《医用诊断X射线个人防护材料及用品标准》
GBZ 177—2006	《便携式X射线检查系统放射卫生防护标准》
GBZ 178—2017	《粒籽源永久性植入治疗放射防护要求》
GBZ 179—2006	《医疗照射放射防护基本要求》
GBZ/T 180—2006	《医用X射线CT机房的辐射屏蔽规范》
GBZ/T 181—2006	《建设项目职业病危害放射防护评价报告编制规范》
GBZ/T 182—2006	《室内氡及其衰变产物测量规范》
GBZ/T 184—2006	《医用诊断X射线防护玻璃析标准》
GBZ 186—2007	《乳腺X射线摄影质量控制检测规范》
GBZ 187—2007	《计算机X射线摄影(CR)质量控制检测规范》
GBZ 188—2014	《职业健康监护技术规范》
GBZ/T 189.1—2007	《工作场所物理因素测量 第1部分：超高频辐射》
GBZ/T 189.2—2007	《工业场所物理因素测量 第2部分：高频电磁场》
GBZ/T 189.3—2007	《工作场所物理因素测量 第3部分：工频电场》
GBZ/T 189.4—2007	《工作场所物理因素测量 第4部分：激光辐射》
GBZ/T 189.5—2007	《工作场所物理因素测量 第5部分：微波辐射》
GBZ/T 189.6—2007	《工作场所物理因素测量 第6部分：紫外辐射》
GBZ/T 189.7—2007	《工作场所物理因素测量 第7部分：高温》
GBZ/T 189.8—2007	《工作场所物理因素测量 第8部分：噪声》
GBZ/T 189.9—2007	《工作场所物理因素测量 第9部分：手传振动》
GBZ/T 189.10—2007	《工作场所物理因素测量 第10部分：体力劳动强度分级》
GBZ/T 189.11—2007	《工作场所物理因素测量 第11部分：体力劳动时的心率》

标准号	标准名称
GBZ/T 192.1—2007	《工作场所空气中粉尘测定 第1部分：总粉尘浓度》
GBZ/T 192.2—2007	《工作场所空气中粉尘测定 第2部分：呼吸性粉尘浓度》
GBZ/T 192.3—2007	《工作场所空气中粉尘测定 第3部分：粉尘分散度》
GBZ/T 192.4—2007	《工作场所空气中粉尘测定 第4部分：游离二氧化硅含量》
GBZ/T 192.5—2007	《工作场所空气中粉尘测定 第5部分：石棉纤维浓度》
GBZ/T 193—2007	《石棉作业职业卫生管理规范》
GBZ/T 194—2007	《工作场所防止职业中毒卫生工程防护措施规范》
GBZ/T 195—2007	《有机溶剂作业场所个人职业病防护用品使用规范》
GBZ/T 196—2007	《建设项目职业病危害预评价技术导则》
GBZ/T 197—2007	《建设项目职业病危害控制效果评价技术导则》
GBZ/T 198—2007	《使用人造矿物纤维绝热棉职业病危害防护规程》
GBZ/T 199—2007	《服装干洗业职业卫生管理规范》
GBZ/T 200.1—2007	《辐射防护用参考人 第1部分：体格参数》
GBZ/T 200.2—2007	《辐射防护用参考人 第2部分：主要组织器官质量》
GBZ/T 200.3—2014	《辐射防护用参考人 第3部分：主要生理学参数》
GBZ/T 200.4—2009	《辐射防护用参考人 第4部分：膳食组成和元素摄入量》
GBZ/T 200.5—2014	《辐射防护用参考人 第5部分：人体的元素组成和主要组织器官的元素含量》
GBZ/T 201.1—2007	《放射治疗机房的辐射屏蔽规范 第1部分：一般原则》
GBZ/T 201.2—2011	《放射治疗机房的辐射屏蔽规范 第2部分：电子直线加速器放射治疗机房》
GBZ/T 201.3—2014	《放射治疗机房的辐射屏蔽规范 第3部分：γ射线源放射治疗机房》
GBZ/T 201.4—2015	《放射治疗机房的辐射屏蔽规范 第4部分：锎—252中子后装放射治疗机房》
GBZ/T 201.5—2015	《放射治疗机房的辐射屏蔽规范 第5部分：质子加速器放射治疗机房》
GBZ/T 202—2007	《用于中子外照射放射防护的剂量转换系数》
GBZ/T 203—2007	《高毒物品作业岗位职业病危害告知规范》
GBZ/T 204—2007	《高毒物品作业岗位职业病危害信息指南》
GBZ/T 205—2007	《密闭空间作业职业病危害防护规范》
GBZ/T 206—2007	《密闭空间直读式仪器气体检测规范》
GBZ 207—2016	《外照射个人剂量系统性能检验规范》
GBZ/T 208—2008	《基于危险指数的放射源分类》
GBZ/T 210.1—2008	《职业卫生标准制定指南 第1部分：工作场所化学物质职业接触限值》
GBZ/T 210.2—2008	《职业卫生标准制定指南 第2部分：工作场所粉尘职业接触限值》
GBZ/T 210.3—2008	《职业卫生标准制定指南 第3部分：工作场所物理因素职业接触限值》
GBZ/T 210.4—2008	《职业卫生标准制定指南 第4部分：工作场所空气中化学物质测定方法》
GBZ/T 210.5—2008	《职业卫生标准制定指南 第5部分：生物材料中化学物质测定方法》
GBZ/T 211—2008	《建筑行业职业病危害预防控制规范》
GBZ/T 212—2008	《纺织印染业职业病危害预防控制指南》
GBZ/T 213—2008	《血源性病原体职业接触防护导则》
GBZ 215—2009	《过量照射人员医学检查与处理原则》
GBZ/T 216—2009	《人体体表放射性核素污染处理规范》
GBZ/T 217—2009	《外照射急性放射病护理规范》
GBZ/T 218—2009	《职业病诊断标准编写指南》
GBZ/T 220.1—2014	《建设项目职业病危害放射防护评价规范 第1部分：核电厂》
GBZ/T 220.2—2009	《建设项目职业病危害放射防护评价规范 第2部分：放射治疗装置》
GBZ/T 220.3—2015	《建设项目职业病危害放射防护评价规范 第3部分：γ辐照加工装置、中高能加速器》

标准号	标准名称
GBZ 221—2009	《消防员职业健康标准》
GBZ/T 222—2009	《密闭空间直读式气体检测仪选用指南》
GBZ/T 223—2009	《工作场所有毒气体检测报警装置设置规范》
GBZ/T 224—2010	《职业卫生名词术语》
GBZ/T 225—2010	《用人单位职业病防治指南》
GBZ/T 229.1—2010	《工作场所职业病危害作业分级　第1部分：生产性粉尘》
GBZ/T 229.2—2010	《工作场所职业病危害作业分级　第2部分：化学物》
GBZ/T 229.3—2010	《工业场所职业病危害作业分级　第3部分：高温》
GBZ/T 229.4—2012	《工作场所职业病危害作业分级　第4部分：噪声》
GBZ/T 230—2010	《职业性接触毒物危害程度分级》
GBZ/T 231—2010	《黑色金属冶炼及压延加工业职业卫生防护技术规范》
GBZ/T 232—2010	《核电厂职业照射监测规范》
GBZ/T 233—2010	《锡矿山工作场所放射卫生防护标准》
GBZ/T 234—2010	《核事故场内医学应急响应程序》
GBZ 235—2011	《放射工作人员职业健康监护技术规范》
GBZ/T 240.1—2011	《化学品毒理学评价程序和试验方法　第1部分总则》
GBZ/T 240.2—2011	《化学品毒理学评价程序和实验方法　第2部分：急性经口毒性试验》
GBZ/T 240.3—2011	《化学品毒理学评价程序和实验方法　第3部分：急性经皮毒性试验》
GBZ/T 240.4—2011	《化学品毒理学评价程序和实验方法　第4部分：急性吸入毒性试验》
GBZ/T 240.5—2011	《化学品毒理学评价程序和实验方法　第5部分：急性眼刺激性腐蚀性试验》
GBZ/T 240.6—2011	《化学品毒理学评价程序和实验方法　第6部分：急性皮肤刺激性腐蚀性试验》
GBZ/T 240.7—2011	《化学品毒理学评价程序和实验方法　第7部分：皮肤致敏试验》
GBZ/T 240.8—2011	《化学品毒理学评价程序和试验方法　第8部分：鼠伤寒沙门氏菌回复突》
GBZ/T 240.9—2011	《化学品毒理学评价程序和实验方法　第9部分：体外哺乳动物细胞染色体畸变试验》
GBZ/T 240.10—2011	《化学品毒理学评价程序和实验方法　第10部分：体外哺乳动物细胞基因突变试验》
GBZ/T 240.11—2011	《化学品毒理学评价程序和试验方法　第11部分：体内哺乳动物骨髓嗜多染红细胞微核试验》
GBZ/T 240.12—2011	《化学品毒理学评价程序和实验方法　第12部分：体内哺乳动物骨髓细胞染色体畸变试验》
GBZ/T 240.13—2011	《化学品毒理学评价程序和试验方法　第13部分：哺乳动物精原细胞/初级精母细胞染色体畸变试验》
GBZ/T 240.14—2011	《化学品毒理学评价程序和实验方法　第14部分：啮齿类动物显性致死试验》
GBZ/T 240.15—2011	《化学品毒理学评价程序和试验方法　第15部分：亚急性经口毒性试验》
GBZ/T 240.16—2011	《化学品毒理学评价程序和试验方法　第16部分：亚急性经皮毒性试验》
GBZ/T 240.17—2011	《化学品毒理学评价程序和试验方法　第17部分：亚急性吸入毒性试验》
GBZ/T 240.18—2011	《化学品毒理学评价程序和实验方法　第18部分：亚慢性经口毒性试验》
GBZ/T 240.19—2011	《化学品毒理学评价程序和实验方法　第19部分：亚慢性经皮毒性试验》
GBZ/T 240.20—2011	《化学品毒理学评价程序和实验方法　第20部分：亚慢性吸入毒性试验》
GBZ/T 240.21—2011	《化学品毒理学评价程序和实验方法　第21部分：致畸试验》
GBZ/T 240.22—2011	《化学品毒理学评价程序和实验方法　第22部分：两代繁殖毒性试验》
GBZ/T 240.23—2011	《化学品毒理学评价程序和实验方法　第23部分：迟发性神经毒性试验》
GBZ/T 240.24—2011	《化学品毒理学评价程序和实验方法　第24部分：慢性经口毒性试验》
GBZ/T 240.25—2011	《化学品毒理学评价程序和实验方法　第25部分：慢性经皮毒性试验》
GBZ/T 240.26—2011	《化学品毒理学评价程序和实验方法　第26部分：慢性吸入毒性试验》

标准号	标准名称
GBZ/T 240.27—2011	《化学品毒理学评价程序和实验方法 第27部分：致癌试验》
GBZ/T 240.28—2011	《化学品毒理学评价程序和实验方法 第28部分：慢性毒性致癌性联合试验》
GBZ/T 240.29—2011	《化学品毒理学评价程序和实验方法 第29部分：毒物代谢动力学试验》
GBZ/T 243—2013	《单细胞凝胶电泳用于受照人员剂量估算技术规范》
GBZ/T 244—2013	《β射线所致皮肤剂量估算规范》
GBZ/T 248—2014	《放射工作人员职业健康检查外周血淋巴细胞染色体畸变检测与评价》
GBZ/T 249—2014	《荧光原位杂交分析染色体易位估算辐射生物剂量技术方法》
GBZ/T 250—2014	《工业X射线探伤室辐射屏蔽规范》
GBZ/T 251—2014	《汽车铸造作业职业病危害预防控制指南》
GBZ/T 252—2014	《中小箱包加工企业职业病危害预防控制指南》
GBZ/T 253—2014	《造纸业职业病危害预防控制指南》
GBZ/T 254—2014	《尿中苯巯基尿酸的高效液相色谱测定方法》
GBZ/T 255—2014	《核和辐射事故伤员分类方法和标识》
GBZ/T 256—2014	《非铀矿山开采中氡的放射防护要求》
GBZ/T 257—2014	《移动式电子加速器术中放射治疗的放射防护要求》
GBZ/T 259—2014	《硫化氢职业病危害防护导则》
GBZ/T 260—2014	《职业禁忌证界定导则》
GBZ/T 261—2015	《外照射辐射事故中受照人员器官剂量重建规范》
GBZ/T 262—2014	《核和辐射突发事件心理救助导则》
GBZ 264—2015	《车载式医用X射线诊断系统的放射防护要求》
GBZ/T 269—2016	《尿样中总α和总β放射性检测规范》
GBZ/T 270—2016	《矿工氡子体个人累积暴露量估算规范》
GBZ/T 271—2016	《核或辐射应急准备与响应通用准则》
GBZ/T 272—2016	《中小制鞋企业职业病危害预防控制指南》
GBZ/T 275—2016	《氯气职业病危害防护导则》
GBZ/T 276—2016	《自吸过滤式呼吸防护用品适合性检验颜面分栏》
GBZ/T 277—2016	《职业病危害评价通则》
GBZ/T 279—2017	《核和辐射事故医学应急处理导则》
GBZ/T 280—2017	《火力发电企业职业病危害预防控制指南》
GBZ/T 284—2016	《正己烷职业病危害防护导则》
GBZ/T 285—2016	《珠宝玉石加工行业职业病危害预防控制指南》
GBZ/T 286—2016	《血中1，2-二氯乙烷的气相色谱-质谱测定方法》
GBZ/T 287—2017	《木材加工企业职业病危害预防控制指南》
GBZ/T 295—2017	《职业人群生物监测方法总则》
GBZ/T 296—2017	《职业健康促进名词术语》
GBZ/T 297—2017	《职业健康促进技术导则》
GBZ/T 298—2017	《工作场所化学有害因素职业健康风险评估技术导则》
GBZ/T 299.2—2017	《电池制造业职业病危害预防控制指南 第2部分 硅太阳能电池》

附录八　工作场所空气有毒物质测定标准

摘自（国卫通〔2017〕24 号）

	编号	标准名称	代替标准
1	GBZ/T 300.1—2017	工作场所空气有毒物质测定　第 1 部分：总则	
2	GBZ/T 300.2—2017	工作场所空气有毒物质测定　第 2 部分：锑及其化合物	GBZ/T 160.1—2004
3	GBZ/T 300.3—2017	工作场所空气有毒物质测定　第 3 部分：钡及其化合物	GBZ/T 160.2—2004
4	GBZ/T 300.4—2017	工作场所空气有毒物质测定　第 4 部分：铍及其化合物	GBZ/T 160.3—2004
5	GBZ/T 300.5—2017	工作场所空气有毒物质测定　第 5 部分：铋及其化合物	GBZ/T 160.4—2004
6	GBZ/T 300.6—2017	工作场所空气有毒物质测定　第 6 部分：镉及其化合物	GBZ/T 160.5—2004
7	GBZ/T 300.7—2017	工作场所空气有毒物质测定　第 7 部分：钙及其化合物	GBZ/T 160.6—2004
8	GBZ/T 300.8—2017	工作场所空气有毒物质测定　第 8 部分：铯及其化合物	
9	GBZ/T 300.9—2017	工作场所空气有毒物质测定　第 9 部分：铬及其化合物	GBZ/T 160.7—2004
10	GBZ/T 300.10—2017	工作场所空气有毒物质测定　第 10 部分：钴及其化合物	GBZ/T 160.8—2004
11	GBZ/T 300.11—2017	工作场所空气有毒物质测定　第 11 部分：铜及其化合物	GBZ/T 160.9—2004
12	GBZ/T 300.13—2017	工作场所空气有毒物质测定　第 13 部分：铟及其化合物	GBZ/T 160.83—2007
13	GBZ/T 300.15—2017	工作场所空气有毒物质测定　第 15 部分：铅及其化合物	GBZ/T 160.10—2004
14	GBZ/T 300.16—2017	工作场所空气有毒物质测定　第 16 部分：镁及其化合物	GBZ/T 160.12—2004
15	GBZ/T 300.17—2017	工作场所空气有毒物质测定　第 17 部分：锰及其化合物	GBZ/T 160.13—2004
16	GBZ/T 300.18—2017	工作场所空气有毒物质测定　第 18 部分：汞及其化合物	GBZ/T 160.14—2004
17	GBZ/T 300.19—2017	工作场所空气有毒物质测定　第 19 部分：钼及其化合物	GBZ/T 160.15—2004
18	GBZ/T 300.21—2017	工作场所空气有毒物质测定　第 21 部分：钾及其化合物	GBZ/T 160.17—2004
19	GBZ/T 300.22—2017	工作场所空气有毒物质测定　第 22 部分：钠及其化合物	GBZ/T 160.18—2004
20	GBZ/T 300.23—2017	工作场所空气有毒物质测定　第 23 部分：锶及其化合物	GBZ/T 160.19—2004
21	GBZ/T 300.24—2017	工作场所空气有毒物质测定　第 24 部分：钽及其化合物	GBZ/T 160.20—2004
22	GBZ/T 300.25—2017	工作场所空气有毒物质测定　第 25 部分：铊及其化合物	GBZ/T 160.21—2004
23	GBZ/T 300.26—2017	工作场所空气有毒物质测定　第 26 部分：锡及其无机化合物	GBZ/T 160.22—2004
24	GBZ/T 300.27—2017	工作场所空气有毒物质测定　第 27 部分：二月桂酸二丁基锡、三甲基氯化锡和三乙基氯化锡	
25	GBZ/T 300.28—2017	工作场所空气有毒物质测定　第 28 部分：钨及其化合物	GBZ/T 160.23—2004
26	GBZ/T 300.29—2017	工作场所空气有毒物质测定　第 29 部分：钒及其化合物	GBZ/T 160.24—2004
27	GBZ/T 300.30—2017	工作场所空气有毒物质测定　第 30 部分：钇及其化合物	GBZ/T 160.84—2007
28	GBZ/T 300.31—2017	工作场所空气有毒物质测定　第 31 部分：锌及其化合物	GBZ/T 160.25—2004
29	GBZ/T 300.32—2017	工作场所空气有毒物质测定　第 32 部分：锆及其化合物	GBZ/T 160.26—2004
30	GBZ/T 300.33—2017	工作场所空气有毒物质测定　第 33 部分：金属及其化合物	
31	GBZ/T 300.34—2017	工作场所空气有毒物质测定　第 34 部分：稀土金属及其化合物	
32	GBZ/T 300.35—2017	工作场所空气有毒物质测定　第 35 部分：三氟化硼	GBZ/T 160.27—2004
33	GBZ/T 300.37—2017	工作场所空气有毒物质测定　第 37 部分：一氧化碳和二氧化碳	GBZ/T 160.28—2004
34	GBZ/T 300.38—2017	工作场所空气有毒物质测定　第 38 部分：二硫化碳	GBZ/T 160.33—2004
35	GBZ/T 300.43—2017	工作场所空气有毒物质测定　第 43 部分：叠氮酸和叠氮化钠	GBZ/T 160.29—2004
36	GBZ/T 300.45—2017	工作场所空气有毒物质测定　第 45 部分：五氧化二磷和五硫化二磷	GBZ/T 160.30—2004
37	GBZ/T 300.46—2017	工作场所空气有毒物质测定　第 46 部分：三氯化磷和三氯硫磷	
38	GBZ/T 300.47—2017	工作场所空气有毒物质测定　第 47 部分：砷及其无机化合物	GBZ/T 160.31—2004
39	GBZ/T 300.48—2017	工作场所空气有毒物质测定　第 48 部分：臭氧和过氧化氢	GBZ/T 160.32—2004
40	GBZ/T 300.51—2017	工作场所空气有毒物质测定　第 51 部分：六氟化硫	GBZ/T 160.33—2004
41	GBZ/T 300.52—2017	工作场所空气有毒物质测定　第 52 部分：氯化亚砜	

	编号	标准名称	代替标准
42	GBZ/T 300.53—2017	工作场所空气有毒物质测定　第53部分：硒及其化合物	GBZ/T 160.34—2004
43	GBZ/T 300.54—2017	工作场所空气有毒物质测定　第54部分：碲及其化合物	GBZ/T 160.35—2004
44	GBZ/T 300.58—2017	工作场所空气有毒物质测定　第58部分：碘及其化合物	GBZ/T 160.85—2007
45	GBZ/T 300.59—2017	工作场所空气有毒物质测定　第59部分：挥发性有机化合物	
46	GBZ/T 300.60—2017	工作场所空气有毒物质测定　第60部分：戊烷、己烷、庚烷、辛烷和壬烷	GBZ/T 160.38—2007
47	GBZ/T 300.61—2017	工作场所空气有毒物质测定　第61部分：丁烯、1, 3-丁二烯和二聚环戊二烯	GBZ/T 160.39—2007
48	GBZ/T 300.62—2017	工作场所空气有毒物质测定　第62部分：溶剂汽油、液化石油气、抽余油和松节油	GBZ/T 160.40—2004
49	GBZ/T 300.64—2017	工作场所空气有毒物质测定　第64部分：石蜡烟	
50	GBZ/T 300.65—2017	工作场所空气有毒物质测定　第65部分：环己烷和甲基环己烷	GBZ/T 160.41—2004
51	GBZ/T 300.66—2017	工作场所空气有毒物质测定　第66部分：苯、甲苯、二甲苯和乙苯	GBZ/T 160.42—2007
52	GBZ/T 300.68—2017	工作场所空气有毒物质测定　第68部分：苯乙烯、甲基苯乙烯和二乙烯基苯	
53	GBZ/T 300.69—2017	工作场所空气有毒物质测定　第69部分：联苯和氢化三联苯	GBZ/T 160.43—2004
54	GBZ/T 300.73—2017	工作场所空气有毒物质测定　第73部分：氯甲烷、二氯甲烷、三氯甲烷和四氯化碳	GBZ/T 160.45—2007
55	GBZ/T 300.77—2017	工作场所空气有毒物质测定　第77部分：四氟乙烯和六氟丙烯	
56	GBZ/T 300.78—2017	工作场所空气有毒物质测定　第78部分：氯乙烯、二氯乙烯、三氯乙烯和四氯乙烯	GBZ/T 160.46—2004
57	GBZ/T 300.80—2017	工作场所空气有毒物质测定　第80部分：氯丙烯和二氯丙烯	
58	GBZ/T 300.81—2017	工作场所空气有毒物质测定　第81部分：氯苯、二氯苯和三氯苯	GBZ/T 160.47—2004
59	GBZ/T 300.82—2017	工作场所空气有毒物质测定　第82部分：苄基氯和对氯甲苯	
60	GBZ/T 300.83—2017	工作场所空气有毒物质测定　第83部分：溴苯	
61	GBZ/T 300.84—2017	工作场所空气有毒物质测定　第84部分：甲醇、丙醇和辛醇	GBZ/T 160.48—2004
62	GBZ/T 300.85—2017	工作场所空气有毒物质测定　第85部分：丁醇、戊醇和丙烯醇	
63	GBZ/T 300.86—2017	工作场所空气有毒物质测定　第86部分：乙二醇	
64	GBZ/T 300.88—2017	工作场所空气有毒物质测定　第88部分：氯乙醇和1, 3-二氯丙醇	
65	GBZ/T 300.93—2017	工作场所空气有毒物质测定　第93部分：五氯酚和五氯酚钠	GBZ/T 160.51—2007
66	GBZ/T 300.97—2017	工作场所空气有毒物质测定　第97部分：二丙二醇甲醚和1-甲氧基-2-丙醇	GBZ/T 160.82—2007
67	GBZ/T 300.99—2017	工作场所空气有毒物质测定　第99部分：甲醛、乙醛和丁醛	GBZ/T 160.54—2007
68	GBZ/T 300.101—2017	工作场所空气有毒物质测定　第101部分：三氯乙醛	
69	GBZ/T 300.103—2017	工作场所空气有毒物质测定　第103部分：丙酮、丁酮和甲基异丁基甲酮	GBZ/T 160.55—2007
70	GBZ/T 300.104—2017	工作场所空气有毒物质测定　第104部分：二乙基甲酮、2-己酮和二异丁基甲酮	
71	GBZ/T 300.110—2017	工作场所空气有毒物质测定　第110部分：氢醌和间苯二酚	GBZ/T 160.57—2004 部分代替GBZ/T 160.51—2007
72	GBZ/T 300.112—2017	工作场所空气有毒物质测定　第112部分：甲酸和乙酸	GBZ/T 160.59—2004
73	GBZ/T 300.114—2017	工作场所空气有毒物质测定　第114部分：草酸和对苯二甲酸	
74	GBZ/T 300.115—2017	工作场所空气有毒物质测定　第115部分：氯乙酸	
75	GBZ/T 300.118—2017	工作场所空气有毒物质测定　第118部分：乙酸酐、马来酸酐和邻苯二甲酸酐	GBZ/T 160.60—2004

	编号	标准名称	代替标准
76	GBZ/T 300.122—2017	工作场所空气有毒物质测定　第122部分：甲酸甲酯和甲酸乙酯	GBZ/T 160.63—2007
77	GBZ/T 300.126—2017	工作场所空气有毒物质测定　第126部分：硫酸二甲酯和三甲苯磷酸酯	
78	GBZ/T 300.127—2017	工作场所空气有毒物质测定　第127部分：丙烯酸酯类	GBZ/T 160.64—2004
79	GBZ/T 300.129—2017	工作场所空气有毒物质测定　第129部分：氯乙酸甲酯和氯乙酸乙酯	GBZ/T 160.65—2004
80	GBZ/T 300.130—2017	工作场所空气有毒物质测定　第130部分：邻苯二甲酸二丁酯和邻苯二甲酸二辛酯	GBZ/T 160.66—2004
81	GBZ/T 300.132—2017	工作场所空气有毒物质测定　第132部分：甲苯二异氰酸酯、二苯基甲烷二异氰酸酯和异佛尔酮二异氰酸酯	GBZ/T 160.67—2004
82	GBZ/T 300.133—2017	工作场所空气有毒物质测定　第133部分：乙腈、丙烯腈和甲基丙烯腈	GBZ/T 160.68—2007
83	GBZ/T 300.134—2017	工作场所空气有毒物质测定　第134部分：丙酮氰醇和苄基氰	
84	GBZ/T 300.136—2017	工作场所空气有毒物质测定　第136部分：三甲胺、二乙胺和三乙胺	GBZ/T 160.69—2004
85	GBZ/T 300.137—2017	工作场所空气有毒物质测定　第137部分：乙胺、乙二胺和环己胺	
86	GBZ/T 300.139—2017	工作场所空气有毒物质测定　第139部分：乙醇胺	GBZ/T 160.70—2004
87	GBZ/T 300.140—2017	工作场所空气有毒物质测定　第140部分：肼、甲基肼和偏二甲基肼	GBZ/T 160.71—2004
88	GBZ/T 300.142—2017	工作场所空气有毒物质测定　第142部分：三氯苯胺	GBZ/T 160.72—2004
89	GBZ/T 300.143—2017	工作场所空气有毒物质测定　第143部分：对硝基苯胺	
90	GBZ/T 300.146—2017	工作场所空气有毒物质测定　第146部分：硝基苯、硝基甲苯和硝基氯苯	GBZ/T 160.74—2004
91	GBZ/T 300.149—2017	工作场所空气有毒物质测定　第149部分：杀螟松、倍硫磷、亚胺硫磷和甲基对硫磷	GBZ/T 160.76—2004
92	GBZ/T 300.150—2017	工作场所空气有毒物质测定　第150部分：敌敌畏、甲拌磷、和对硫磷	
93	GBZ/T 300.151—2017	工作场所空气有毒物质测定　第151部分：久效磷、氧乐果和异稻瘟净	
94	GBZ/T 300.153—2017	工作场所空气有毒物质测定　第153部分：磷胺、内吸磷、甲基内吸磷和马拉硫磷	
95	GBZ/T 300.159—2017	工作场所空气有毒物质测定　第159部分：硝化甘油、硝基胍、奥克托今和黑索金	GBZ/T 160.80—2004
96	GBZ/T 300.160—2017	工作场所空气有毒物质测定　第160部分：洗衣粉酶	GBZ/T 160.81—2004

附录九　工业企业设计卫生标准

摘自（GBZ 1—2010）

1　范围

本标准规定了工业企业选址与总体布局、工作场所、辅助用室以及应急救援的基本卫生学要求。

本标准适用于工业企业新建、改建、扩建和技术改造、技术引进项目（以下统称建设项目）的卫生设计及职业病危害评价。

事业单位和其他经济组织建设项目的卫生设计及职业病危害评价、建设项目施工期持续数年或施工规模较大、因各种特殊原因需要的临时性工业企业设计，以及工业园区的总体布局等可参照本标准执行。

2　规范性引用文件

下列文件中的条款通过本标准的引用而成为本标准的条款。凡是注日期的引用文件，其随后所有的修改单（不包括勘误的内容）或修订版均不适用于本标准，然而，鼓励根据本标准达成协议的各方研究是否可使用这些文件的最新版本。凡是不注日期的引用文件，其最新版本适用于本标准。

GBZ 2.1 工作场所有害因素职业接触限值　第1部分：化学有害因素

GBZ 2.2 工作场所有害因素职业接触限值　第2部分：物理因素

GBZ 158 工作场所职业病危害警示标识

GBZ/T 194 工作场所防止职业中毒卫生工程防护措施规范

GBZ/T 195 有机溶剂作业场所个人职业病防护用品使用规范

GBZ/T 223 工作场所有毒气体检测报警装置设置规范

GB 3095 环境空气质量标准

GB 16297 大气污染物综合排放标准

GB/T 16758 排风罩的分类及技术条件

GB 18083 以噪声污染为主的工业企业卫生防护距离标准

GB/T 18664 呼吸防护用品的选择、使用与维护

GB 18871 电离辐射防护与辐射源安全基本标准

GB 50019 采暖通风与空气调节设计规范

GB/T 50033 建筑采光设计标准

GB 50034 建筑照明设计标准

GB 50073 洁净厂房设计规范

GB 50187 工业企业总平面设计规范

GBJ 87 工业企业噪声控制设计规范

3　术语、定义和缩略语

下列术语和定义适用本标准：

3.1　卫生标准 health standards

为实施国家卫生法律法规和有关卫生政策，保护人体健康，在预防医学和临床医学研究与实践的基础上，对涉及人体健康和医疗卫生服务事项制定的各类技术规定。

3.2　工作场所 workplace

劳动者进行职业活动、并由用人单位直接或间接控制的所有工作地点。

3.3　工作地点 work site

劳动者从事职业活动或进行生产管理而经常或定时停留的岗位或作业地点。

3.4　职业性有害因素 occupational hazards

又称职业病危害因素，在职业活动中产生和（或）存在的、可能对职业人群健康、安全和作业能力造成不良影响的因素或条件，包括化学、物理、生物等因素。

3.5 职业接触限值 occupational exposure limits，OELs

劳动者在职业活动过程中长期反复接触，对绝大多数接触者的健康不引起有害作用的容许接触水平，是职业性有害因素的接触限制量值。化学有害因素的职业接触限值包括时间加权平均容许浓度、短时间接触容许浓度和最高容许浓度三类。物理因素职业接触限值包括时间加权平均容许限值和最高容许限值。

3.6 自然疫源地 natural infectious focus

某些传染病的病原体在自然界的野生动物中长期存在并造成动物间流行的地区。

3.7 卫生防护距离 hygienic buffer zone

从产生职业性有害因素的生产单元（生产区、车间或工段）的边界至居住区边界的最小距离。即在正常生产条件下，无组织排放的有害气体（大气污染物）自生产单元边界到居住区的范围内，能够满足国家居住区容许浓度限值相关标准规定的所需的最小距离。

3.8 全年（夏季）最小频率风向 annual（summer）minimum frequency of wind direction

全年（或夏季）各风向中频率出现最少的风向。

3.9 夏季主导风向 summer prevailing wind direction

累年夏季各风向中最高频率的风向。

3.10 粉尘 dust

能够较长时间悬浮于空气中的固体微粒。

3.11 生产性粉尘 industrial dust

在生产过程中形成的粉尘。按粉尘的性质分为：无机粉尘（inorganic dust，含矿物性粉尘、金属性粉尘、人工合成的无机粉尘）；有机粉尘（organic dust，含动物性粉尘、植物性粉尘、人工合成有机粉尘）；混合性粉尘（mixed dust，混合存在的各类粉尘）。

3.12 毒物 toxicant[toxic substance（s）]

在一定条件下，较低剂量能引起机体功能性或器质性损伤的外源性化学物质。

3.13 生产性毒物 industrial toxicant（toxic substance）

生产过程中产生或存在于工作场所空气中的各种毒物。

3.14 高温作业 work（job）under heat stress

在高气温、或有强烈的热辐射、或伴有高气湿相结合的异常气象条件下，WBGT 指数超过规定限值的作业。

3.15 寒冷环境 cold environment

环境温度、湿度、风速等负荷联合作用于人体，引起人体更多散热，导致人体发生冷应激反应的环境状态。

3.16 低温作业 work（job）under cold stress

平均气温≤5℃的作业。

3.17 噪声 noise

一切有损听力、有害健康或有其他危害的声响。

3.18 生产性噪声 industrial noise

在生产过程中产生的噪声。按噪声的时间分布分为连续声（continuous noise）和间断声（intermittent noise）；声级波动<3dB（A）的噪声为稳态噪声（steady noise），声级波动≥3dB（A）的噪声为非稳态噪声（nonsteady noise）；持续时间≤0.5s，间隔时间>1s，声压有效值变化≥40dB（A）的噪声为脉冲噪声（impulsive noise）。

3.19 振动 vibration

一个质点或物体在外力作用下沿直线或弧线围绕平衡位置来回重复的运动。

3.20 手传振动 hand-transmitted vibration

又称手臂振动（hand-arm vibration）或局部振动（segmental vibration），指生产中使用振动工具或接触受振动工件时，直接作用或传递到人手臂的机械振动或冲击。

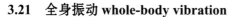

3.21　全身振动 whole-body vibration

人体足部或臀部接触并通过下肢或躯干传导到全身的振动。

3.22　电离辐射 ionizing radiation

能使受作用物质发生电离现象的辐射,即波长<100nm的电磁辐射。

3.23　非电离辐射 non-ionizing radiation

波长>100nm不足以引起生物体电离的电磁辐射。

3.24　辅助用室 work-related welfare facilities

为保障生产经营正常运行、劳动者生活和健康而设置的非生产用房。

3.25　工效学 ergonomics

以人为中心,研究人、机器设备和工作环境之间的相互关系,实现人在生产劳动及其他活动中的健康、安全、舒适和高效的一门学科。

4　总则

4.1　工业企业建设项目的设计应贯彻《中华人民共和国职业病防治法》,坚持“预防为主,防治结合”的卫生工作方针,落实职业病危害“前期预防”控制制度,保证工业企业建设项目的设计符合卫生要求。

4.2　工业企业建设项目的设计应优先采用有利于保护劳动者健康的新技术、新工艺、新材料、新设备,限制使用或者淘汰职业病危害严重的工艺、技术、材料;对于生产过程中尚不能完全消除的生产性粉尘、生产性毒物、生产性噪声以及高温等职业性有害因素,应采取综合控制措施,使工作场所职业性有害因素符合国家职业卫生标准要求,防止职业性有害因素对劳动者的健康损害。

4.3　承担工业企业卫生设计的设计人员应了解职业卫生相关法律、法规、标准以及职业病防治知识,掌握建设项目使用和存在的职业性有害因素、危害的分布、毒作用特点和有关的预防控制技术。

4.4　可能产生职业病危害的建设项目,其职业病危害防护设施应与主体工程同时设计,同时施工,同时投入生产使用。在可行性论证阶段编制的可行性论证报告应包括职业卫生相关内容,并进行职业病危害预评价;在设计阶段编制的初步设计应包括职业卫生专篇,职业病危害严重的建设项目还应编制职业病危害防护设施设计专篇。

4.5　应根据工业企业生产性质和规模、职业病危害程度(强度)及劳动者人数等,兼顾工效学原理设计职业卫生管理组织机构及人员编制。人员编制可参考附录A表A.1。

4.6　项目预算设计应包括职业病防治经费。

5　选址、总体布局与厂房设计

5.1　选址

5.1.1　工业企业选址应依据我国现行的卫生、安全生产和环境保护等法律法规、标准和拟建工业企业建设项目生产过程的卫生特征及其对环境的要求、职业性有害因素的危害状况,结合建设地点现状与当地政府的整体规划,以及水文、地质、气象等因素,进行综合分析而确定。

5.1.2　工业企业选址宜避开自然疫源地;对于因建设工程需要等原因不能避开的,应设计具体的疫情综合预防控制措施。

5.1.3　工业企业选址宜避开可能产生或存在危害健康的场所和设施,如垃圾填埋场、污水处理厂、气体输送管道,以及水、土壤可能已被原工业企业污染的地区;建设工程需要难以避开的,应首先进行卫生学评估,并根据评估结果采取必要的控制措施。设计单位应明确要求施工单位和建设单位制定施工期间和投产运行后突发公共卫生事件应急救援预案。

5.1.4　向大气排放有害物质的工业企业应设在当地夏季最小频率风向被保护对象的上风侧,并应符合国家规定的卫生防护距离要求(参照附录B),以避免与周边地区产生相互影响。对于目前国家尚未规定卫生防护距离要求的,宜进行健康影响评估,并根据实际评估结果作出判定。

5.1.5　在同一工业区内布置不同卫生特征的工业企业时,宜避免不同有害因素产生交叉污染和联合作用。

5.2　总体布局

5.2.1　平面布置

5.2.1.1　工业企业厂区总平面布置应明确功能分区，可分为生产区、非生产区、辅助生产区。其工程用地应根据卫生要求，结合工业企业性质、规模、生产流程、交通运输、场地自然条件、技术经济条件等合理布局。

5.2.1.2　工业企业总平面布置，包括建（构）筑物现状、拟建建筑物位置、道路、卫生防护、绿化等应符合 GB 50187 等国家相关标准要求。

5.2.1.3　工业企业厂区总平面功能分区原则应遵循：分期建设项目宜一次整体规划，使各单体建筑均在其功能区内有序合理，避免分期建设时破坏原功能分区；行政办公用房应设置在非生产区；生产车间及与生产有关的辅助用室应布置在生产区内；产生有害物质的建筑（部位）与环境质量较高要求的有较高洁净要求的建筑（部位）应有适当的间距或分隔。

5.2.1.4　生产区宜选在大气污染物扩散条件好的地段，布置在当地全年最小频率风向的上风侧；产生并散发化学和生物等有害物质的车间，宜位于相邻车间当地全年最小频率风向的上风侧；非生产区布置在当地全年最小频率风向的下风侧；辅助生产区布置在两者之间。

5.2.1.5　工业企业的总平面布置，在满足主体工程需要的前提下，宜将可能产生严重职业性有害因素的设施远离产生一般职业性有害因素的其他设施，应将车间按有无危害、危害的类型及其危害浓度（强度）分开；在产生职业性有害因素的车间与其他车间及生活区之间宜设一定的卫生防护绿化带。

5.2.1.6　存在或可能产生职业病危害的生产车间、设备应按照 GBZ 158 设置职业病危害警示标识。

5.2.1.7　可能发生急性职业病危害的有毒、有害的生产车间的布置应设置与相应事故防范和应急救援相配套的设施及设备，并留有应急通道。

5.2.1.8　高温车间的纵轴宜与当地夏季主导风向相垂直。当受条件限制时，其夹角不得＜45°。

5.2.1.9　高温热源应尽可能地布置在车间外当地夏季主导风向的下风侧；不能布置在车间外的高温热源应布置在天窗下方或靠近车间下风侧的外墙侧窗附近。

5.2.2　竖向布置

5.2.2.1　放散大量热量或有害气体的厂房宜采用单层建筑。当厂房是多层建筑物时，放散热和有害气体的生产过程宜布置在建筑物的高层。如必须布置在下层时，应采取有效措施防止污染上层工作环境。

5.2.2.2　噪声与振动较大的生产设备宜安装在单层厂房内。当设计需要将这些生产设备安置在多层厂房内时，宜将其安装在底层，并采取有效的隔声和减振措施。

5.2.2.3　含有挥发性气体、蒸气的各类管道不宜从仪表控制室和劳动者经常停留或通过的辅助用室的空中和地下通过；若需通过时，应严格密闭，并应具备抗压、耐腐蚀等性能，以防止有害气体或蒸气逸散至室内。

5.3　厂房设计

5.3.1　厂房建筑方位应能使室内有良好的自然通风和自然采光，相邻两建筑物的间距一般不宜小于二者中较高建筑物的高度；

5.3.2　以自然通风为主的厂房，车间天窗设计应满足卫生要求：阻力系数小，通风量大，便于开启，适应不同季节要求，天窗排气口的面积应略大于进风窗口及进风门的面积之和。热加工厂房应设置天窗挡风板，厂房侧窗下缘距地面不宜高于 1.2m。

5.3.3　高温、热加工、有特殊要求和人员较多的建筑物应避免西晒。厂房侧窗上方宜设置遮阳、遮雨的固定板（棚），避免阳光直射，方便雨天通风。

5.3.4　产生噪声、振动的厂房设计和设备布局应采取降噪和减振措施。

5.3.5　车间办公室宜靠近厂房布置，但不宜与处理危险、有毒物质的场所相邻。应满足采光、照明、通风、隔声等要求。

5.3.6　空调厂房及洁净厂房的设计按 GB 50073 等有关现行国家标准执行。

6　工作场所基本卫生要求

6.1　防尘、防毒

6.1.1　优先采用先进的生产工艺、技术和无毒（害）或低毒（害）的原材料，消除或减少尘、毒职业性有害因素；对于工艺、技术和原材料达不到要求的，应根据生产工艺和粉尘、毒物特性，参照 GBZ/T 194 的规定设计相应的防尘、防毒通风控制措施，使劳动者活动的工作场所有害物质浓度符合 GBZ 2.1 要求；如预期劳动者接触浓度不符合要求的，应根据实际接触情况，参考 GBZ/T 195、GB/T 18664 的要求同时设计有效的个人防护措施。

6.1.1.1　原材料选择应遵循无毒物质代替有毒物质，低毒物质代替高毒物质的原则。

6.1.1.2　对产生粉尘、毒物的生产过程和设备（含露天作业的工艺设备），应优先采用机械化和自动化，避免直接人工操作。为防止物料跑、冒、滴、漏，其设备和管道应采取有效的密闭措施，密闭形式应根据工艺流程、设备特点、生产工艺、安全要求及便于操作、维修等因素确定，并应结合生产工艺采取通风和净化措施。对移动的扬尘和逸散毒物的作业，应与主体工程同时设计移动式轻便防尘和排毒设备。

6.1.1.3　对于逸散粉尘的生产过程，应对产尘设备采取密闭措施；设置适宜的局部排风除尘设施对尘源进行控制；生产工艺和粉尘性质可采取湿式作业的，应采取湿法抑尘。当湿式作业仍不能满足卫生要求时，应采用其他通风、除尘方式。

6.1.2　产生或可能存在毒物或酸碱等强腐蚀性物质的工作场所应设冲洗设施；高毒物质工作场所墙壁、顶棚和地面等内部结构和表面应采用耐腐蚀、不吸收、不吸附毒物的材料，必要时加设保护层；车间地面应平整防滑，易于冲洗清扫；可能产生积液的地面应做防渗透处理，并采用坡向排水系统，其废水纳入工业废水处理系统。

6.1.3　贮存酸、碱及高危液体物质贮罐区周围应设置泄险沟（堰）。

6.1.4　工作场所粉尘、毒物的发生源应布置在工作地点的自然通风或进风口的下风侧；放散不同有毒物质的生产过程所涉及的设施布置在同一建筑物内时，使用或产生高毒物质的工作场所应与其他工作场所隔离。

6.1.5　防尘和防毒设施应依据车间自然通风风向、扬尘和逸散毒物的性质、作业点的位置和数量及作业方式等进行设计。经常有人来往的通道（地道、通廊），应有自然通风或机械通风，并不宜敷设有毒液体或有毒气体的管道。

6.1.5.1　通风、除尘、排毒设计应遵循相应的防尘、防毒技术规范和规程的要求。

a）当数种溶剂（苯及其同系物、醇类或醋酸酯类）蒸气或数种刺激性气体同时放散于空气中时，应按各种气体分别稀释至规定的接触限值所需要的空气量的总和计算全面通风换气量。除上述有害气体及蒸气外，其他有害物质同时放散于空气中时，通风量仅按需要空气量最大的有害物质计算。

b）通风系统的组成及其布置应合理，能满足防尘、防毒的要求。容易凝结蒸气和聚积粉尘的通风管道、几种物质混合能引起爆炸、燃烧或形成危害更大的物质的通风管道，应设单独通风系统，不得相互连通。

c）采用热风采暖、空气调节和机械通风装置的车间，其进风口应设置在室外空气清洁区并低于排风口，对有防火防爆要求的通风系统，其进风口应设在不可能有火花溅落的安全地点，排风口应在室外安全处。相邻工作场所的进气和排气装置，应合理布置，避免气流短路。

d）进风口的风量，应按防止粉尘或有害气体逸散至室内的原则通过计算确定。有条件时，应在投入运行前以实测数据或经验数值进行实际调整。

e）供给工作场所的空气一般直接送至工作地点。放散气体的排出应根据工作场所的具体条件及气体密度合理设置排出区域及排风量。

f）确定密闭罩进风口的位置、结构和风速时，应使罩内负压均匀，防止粉尘外逸并不致把物料带走。

g）下列三种情况不宜采用循环空气：

——空气中含有燃烧或爆炸危险的粉尘、纤维，含尘浓度大于或等于其爆炸下限的 25% 时；

——对于局部通风除尘、排毒系统,在排风经净化后,循环空气中粉尘、有害气体浓度大于或等于其职业接触限值的30%时;

——空气中含有病原体、恶臭物质及有害物质浓度可能突然增高的工作场所。

h) 局部机械排风系统各类型排气罩应参照 GB/T 16758 的要求,遵循形式适宜、位置正确、风量适中、强度足够、检修方便的设计原则,罩口风速或控制点风速应足以将发生源产生的尘、毒吸入罩内,确保达到高捕集效率。局部排风罩不能采用密闭形式时,应根据不同的工艺操作要求和技术经济条件选择适宜的伞形排风装置。

i) 输送含尘气体的风管宜垂直或倾斜敷设,倾斜敷设时,与水平面的夹角应 >45°。如必须设置水平管道时,管道不应过长,并应在适当位置设置清扫孔,方便清除积尘,防止管道堵塞。

j) 按照粉尘类别不同,通风管道内应保证达到最低经济流速。为便于除尘系统的测试,设计时应在除尘器的进出口处设可开闭式的测试孔,测试孔的位置应选在气流稳定的直管段,测试孔在不测试时应可以关闭。在有爆炸性粉尘及有毒有害气体净化系统中,宜设置连续自动检测装置。

k) 为减少对厂区及周边地区人员的危害及环境污染,散发有毒有害气体的设备所排出的尾气以及由局部排气装置排出的浓度较高的有害气体应通过净化处理设备后排出;直接排入大气的,应根据排放气体的落地浓度确定引出高度,使工作场所劳动者接触的落点浓度符合 GBZ 2.1 的要求,还应符合 GB 16297 和 GB 3095 等相应环保标准的规定。

l) 含有剧毒、高毒物质或难闻气味物质的局部排风系统,或含有较高浓度的爆炸危险性物质的局部排风系统所排出的气体,应排至建筑物外空气动力阴影区和正压区之外。

6.1.5.2　在生产中可能突然逸出大量有害物质或易造成急性中毒或易燃易爆的化学物质的室内作业场所,应设置事故通风装置及与事故排风系统相连锁的泄漏报警装置。

a) 事故通风宜由经常使用的通风系统和事故通风系统共同保证,但在发生事故时,必须保证能提供足够的通风量。事故通风的风量宜根据工艺设计要求通过计算确定,但换气次数不宜 <12 次/小时。

b) 事故通风通风机的控制开关应分别设置在室内、室外便于操作的地点。

c) 事故排风的进风口,应设在有害气体或有爆炸危险的物质放散量可能最大或聚集最多的地点。对事故排风的死角处,应采取导流措施。

d) 事故排风装置排风口的设置应尽可能避免对人员的影响:

——事故排风装置的排风口应设在安全处,远离门、窗及进风口和人员经常停留或经常通行的地点;

——排风口不得朝向室外空气动力阴影区和正压区。

6.1.5.3　在放散有爆炸危险的可燃气体、粉尘或气溶胶等物质的工作场所,应设置防爆通风系统或事故排风系统。

6.1.6　应结合生产工艺和毒物特性,在有可能发生急性职业中毒的工作场所,根据自动报警装置技术发展水平设计自动报警或检测装置。

6.1.6.1　检测报警点应根据 GBZ/T XX 的要求,设在存在、生产或使用有毒气体的工作地点,包括可能释放高毒、剧毒气体的作业场所,可能大量释放或容易聚集的其他有毒气体的工作地点也应设置检测报警点。

6.1.6.2　应设置有毒气体检测报警仪的工作地点,宜采用固定式,当不具备设置固定式的条件时,应配置便携式检测报警仪。

6.1.6.3　毒物报警值应根据有毒气体毒性和现场实际情况至少设警报值和高报值。预报值为 MAC 或 PC-STEL 的1/2,无 PC-STEL 的化学物质,预报值可设在相应超限倍数值的1/2;警报值为 MAC 或 PC-STEL 值,无 PC-STEL 的化学物质,警报值可设在相应的超限倍数值;高报值应综合考虑有毒气体毒性、作业人员情况、事故后果、工艺设备等各种因素后设定。

6.1.7　可能存在或产生有毒物质的工作场所应根据有毒物质的理化特性和危害特点配备现场急救用品,设置冲洗喷淋设备、应急撤离通道、必要的泄险区以及风向标。泄险区应低位设置且有防透水层,泄漏物质和冲洗水应集中纳入工业废水处理系统。

6.2　防暑、防寒

6.2 1　防暑

6.2.1.1　应优先采用先进的生产工艺、技术和原材料,工艺流程的设计宜使操作人员远离热源,同时根据其具体条件采取必要的隔热、通风、降温等措施,消除高温职业病危害。

6.2.1.2　对于工艺、技术和原材料达不到要求的,应根据生产工艺、技术、原材料特性以及自然条件,通过采取工程控制措施和必要的组织措施,如减少生产过程中的热和水蒸气释放,屏蔽热辐射源,加强通风,减少劳动时间,改善作业方式等,使室内和露天作业地点 WBGT 指数符合 GBZ 2.2 的要求。对于劳动者室内和露天作业 WBGT 指数不符合标准要求的,应根据实际接触情况采取有效的个人防护措施。

6.2.1.3　应根据夏季主导风向设计高温作业厂房的朝向,使厂房能形成穿堂风或能增加自然通风的风压。高温作业厂房平面布置呈"L"型、"Ⅱ"型或"Ⅲ"型的,其开口部分宜位于夏季主导风向的迎风面。

6.2.1.4　高温作业厂房宜设有避风的天窗,天窗和侧窗宜便于开关和清扫。

6.2.1.5　夏季自然通风用的进气窗的下端距地面不宜 >1.2m,以便空气直接吹向工作地点;冬季需要自然通风时,应对通风设计方案进行技术经济比较,并根据热平衡的原则合理确定热风补偿系统容量,进气窗下端一般不宜 <4m;若 <4m 时,宜采取防止冷风吹向工作地点的有效措施。

6.2.1.6　以自然通风为主的高温作业厂房应有足够的进、排风面积。产生大量热、湿气、有害气体的单层厂房的附属建筑物占用该厂房外墙的长度不得超过外墙全长的30%,且不宜设在厂房的迎风面。

6.2.1.7　产生大量热或逸出有害物质的车间,在平面布置上应以其最长边作为外墙。若四周均为内墙时,应采取向室内送入清洁空气的措施。

6.2.1.8　热源应尽量布置在车间外面;采用热压为主的自然通风时,热源应尽量布置在天窗的下方;采用穿堂风为主的自然通风时,热源应尽量布置在夏季主导风向的下风侧;热源布置应便于采用各种有效的隔热及降温措施。

6.2.1.9　车间内发热设备设置应按车间气流具体情况确定,一般宜在操作岗位夏季主导风向的下风侧、车间天窗下方的部位。

6.2.1.10　高温、强热辐射作业,应根据工艺、供水和室内微小气候等条件采用有效的隔热措施,如水幕、隔热水箱或隔热屏等。工作人员经常停留或靠近的高温地面或高温壁板,其表面平均温度不应 >40℃,瞬间最高温度也不宜 >60℃。

6.2.1.11　当高温作业时间较长,工作地点的热环境参数达不到卫生要求时,应采取降温措施。

a）采用局部送风降温措施时,气流达到工作地点的风速控制设计应符合以下要求:

——带有水雾的气流风速为 3～5m/s,雾滴直径应 <100μm;

——不带水雾的气流风速,劳动强度Ⅰ级的应控制在 2～3m/s,Ⅱ级的控制在 3～5m/s,Ⅲ级的控制在 4～6m/s。

b）设置系统式局部送风时,工作地点的温度和平均风速应符合表1的规定:

表1　工作地点的温度和平均风速

热辐射强度	冬季		夏季	
（W/m²）	温度（℃）	风速（m/s）	温度（℃）	风速（m/s）
350～700	20～25	1～2	26～31	1.5～3
701～1400	20～25	1～3	26～30	2～4
1401～2100	18～22	2～3	25～29	3～5
2101～2800	18～22	3～4	24～28	4～6

注1:轻度强度作业时,温度宜采用表中较高值,风速宜采用较低值;重强度作业时,温度宜采用较低值,风速宜采用较高值;中度强度作业时其数据可按插入法确定。

注2:对于夏热冬冷(或冬暖)地区,表中夏季工作地点的温度,可提高2℃。

注3:当局部送风系统的空气需要冷却或加热处理时,其室外计算参数,夏季应采用通风室外计算温度及相对湿度;冬季应采用采暖室外计算温度。

6.2.1.12　工艺上以湿度为主要要求的空气调节车间,除工艺有特殊要求或已有规定者外,不同湿度条件下的空气温度应符合表2的规定。

表2　空气调节厂房内不同湿度下的温度要求(上限值)

相对湿度(%)	<55	<65	<75	<85	≥85
温度(℃)	30	29	28	27	26

6.2.1.13　高温作业车间应设有工间休息室。休息室应远离热源,采取通风、降温、隔热等措施,使温度≤30℃;设有空气调节的休息室室内气温应保持在24～28℃。对于可以脱离高温作业点的,可设观察(休息)室。

6.2.1.14　特殊高温作业,如高温车间桥式起重机驾驶室、车间内的监控室、操作室、炼焦车间拦焦车驾驶室等应有良好的隔热措施,热辐射强度应<700W/m²,室内气温不应>28℃。

6.2.1.15　当作业地点日最高气温≥35℃时,应采取局部降温和综合防暑措施,并应减少高温作业时间。

6.2.2　防寒

6.2.2.1　凡近十年每年最冷月平均气温≤8℃的月数≥3个月的地区应设集中采暖设施,<2个月的地区应设局部采暖设施。当工作地点不固定,需要持续低温作业时,应在工作场所附近设置取暖室。

6.2.2.2　冬季寒冷环境工作地点采暖温度应符合表3要求。

表3　冬季工作地点的采暖温度(干球温度)

体力劳动强度级别	采暖温度(℃)
Ⅰ	≥18
Ⅱ	≥16
Ⅲ	≥14
Ⅳ	≥12

注1：体力劳动强度分级见GBZ 2.2,其中Ⅰ级代表轻劳动,Ⅱ级代表中等劳动,Ⅲ级代表重劳动,Ⅳ级代表极重劳动。

注2：当作业地点劳动者人均占用较大面积(50～100m²)、劳动强度Ⅰ级时,其冬季工作地点采暖温度可低至10℃,Ⅱ级时可低至7℃,Ⅲ级时可低至5℃。

注3：当室内散热量<23W/m³时,风速不宜>0.3m/s;当室内散热N≥23W/m³时,风速不宜≥0.5m/s。

6.2.2.3　采暖地区的生产辅助用室冬季室温宜符合表4中的规定。

表4　生产辅助用室的冬季温度

辅助用室名称	气温(℃)
办公室、休息室、就餐场所	≥18
浴室、更衣室、妇女卫生室	≥25
厕所、盥洗室	≥14

注：工业企业辅助建筑,风速不宜>0.3m/s。

6.2.2.4　工业建筑采暖的设置、采暖方式的选择应按照 GB 50019,根据建筑物规模、所在地区气象条件、能源状况、能源及环保政策等要求,采用技术可行、经济合理的原则确定。

6.2.2.5　冬季采暖室外计算温度≤-20℃的地区,为防止车间大门长时间或频繁开放而受冷空气的侵袭,应根据具体情况设置门斗、外室或热空气幕。

6.2.2.6　设计热风采暖时,应防止强烈气流直接对人产生不良影响,送风的最高温度不得超过70℃,送风宜避免直接面向人,室内气流一般应为0.1～0.3m/s。

6.2.2.7　产生较多或大量湿气的车间,应设计必要的除湿排水防潮设施。

6.2.2.8　车间围护结构应防止雨水渗透,冬季需要采暖的车间,围护结构内表面(不包括门窗)应防止凝结水气,特殊潮湿车间工艺上允许在墙上凝结水汽的除外。

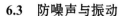

6.3　防噪声与振动

6.3.1　防噪声

6.3.1.1　工业企业噪声控制应按 GBJ 87 设计，对生产工艺、操作维修、降噪效果进行综合分析，采用行之有效的新技术、新材料、新工艺、新方法。对于生产过程和设备产生的噪声，应首先从声源上进行控制，使噪声作业劳动者接触噪声声级符合 GBZ 2.2 的要求。采用工程控制技术措施仍达不到 GBZ 2.2 要求的，应根据实际情况合理设计劳动作息时间，并采取适宜的个人防护措施。

6.3.1.2　产生噪声的车间与非噪声作业车间、高噪声车间与低噪声车间应分开布置。

6.3.1.3　工业企业设计中的设备选择，宜选用噪声较低的设备。

6.3.1.4　在满足工艺流程要求的前提下，宜将高噪声设备相对集中，并采取相应的隔声、吸声、消声、减振等控制措施。

6.3.1.5　为减少噪声的传播，宜设置隔声室。隔声室的天棚、墙体、门窗均应符合隔声、吸声的要求。

6.3.1.6　产生噪声的车间，应在控制噪声发生源的基础上，对厂房的建筑设计采取减轻噪声影响的措施，注意增加隔声、吸声措施。

6.3.1.7　非噪声工作地点的噪声声级的设计要求应符合表 5 的规定设计要求：

表 5　非噪声工作地点噪声声级设计要求

地点名称	噪声声级 dB（A）	工效限值 dB（A）
噪声车间观察（值班）室	≤75	
非噪声车间办公室、会议室	≤60	≤55
主控室、精密加工室	≤70	

6.3.2　防振动

6.3.2.1　采用新技术、新工艺、新方法避免振动对健康的影响，应首先控制振动源，使手传振动接振强度符合 GBZ 2.2 的要求，全身振动强度不超过表 6 规定的卫生限值。采用工程控制技术措施仍达不到要求的，应根据实际情况合理设计劳动作息时间，并采取适宜的个人防护措施。

表 6　全身振动强度卫生限值

工作日接触时间（t，h）	卫生限值（m/s²）
4＜t≤8	0.62
2.5＜t≤4	1.10
1.0＜t≤2.5	1.40
0.5＜t≤1.0	2.40
t≤0.5	3.60

6.3.2.2　工业企业设计中振动设备的选择，宜选用振动较小的设备。

6.3.2.3　产生振动的车间，应在控制振动发生源的基础上，对厂房的建筑设计采取减轻振动影响的措施。对产生强烈振动的车间应采取相应的减振措施，对振幅、功率大的设备应设计减振基础。

6.3.2.4　受振动（1～80Hz）影响的辅助用室（如办公室、会议室、计算机房、电话室、精密仪器室等），其垂直或水平振动强度不应超过表 7 中规定的设计要求。

表 7　辅助用室垂直或水平振动强度卫生限值

接触时间（t，h）	卫生限值（m/s²）	工效限值（m/s²）
4＜t≤8	0.31	0.098
2.5＜t≤4	0.53	0.17
1.0＜t≤2.5	0.71	0.23
0.5＜t≤1.0	1.12	0.37
t≤0.5	1.8	0.57

6.4　防非电离辐射与电离辐射

6.4.1　产生工频电磁场的设备安装地址（位置）的选择应与居住区、学校、医院、幼儿园等保持一定的距离，使上述区域电场强度最高容许接触水平控制在 4kV/m 以下。

6.4.2　对有可能危及电力设施安全的建筑物、构筑物进行设计时，应遵循国家有关法律、法规要求。

6.4.3　在选择极低频电磁场发射源和电力设备时，应综合考虑安全性、可靠性以及经济社会效益；新建电力设施时，应在不影响健康、社会效益以及技术经济可行的前提下，采取合理、有效的措施以降低极低频电磁场的接触水平。

6.4.4　对于在生产过程中有可能产生非电离辐射的设备，应制定非电离辐射防护规划，采取有效的屏蔽、接地、吸收等工程技术措施及自动化或半自动化远距离操作，如预期不能屏蔽的应设计反射性隔离或吸收性隔离措施，使劳动者非电离辐射作业的接触水平符合 GBZ 2.2 的要求。

6.4.5　设计劳动定员时应考虑电磁辐射环境对装有心脏起搏器病人等特殊人群的健康影响。

6.4.6　电离辐射防护应按 GB 18871 及相关国家标准执行。

6.5　采光和照明

6.5.1　工作场所采光设计按 GB/T 50033 执行。

6.5.2　工作场所照明设计按 GB 50034 执行。

6.5.3　照明设计宜避免眩光，充分利用自然光，选择适合目视工作的背景，光源位置选择宜避免产生阴影。

6.5.3.1　照明设计宜采取相应措施减少来自窗户眩光，如工作台方向设计宜使劳动者侧对或背对窗户，采用百叶窗、窗帘、遮盖布或树木，或半透明窗户等。

6.5.3.2　应减少裸光照射或使用深颜色灯罩，以完全遮蔽眩光或确保眩光在视野之外，避免来自灯泡眩光的影响。

6.5.3.3　应采取避免间接眩光（反射眩光）的措施，如合理设置光源位置，降低光源亮度，调整工作场所背景颜色。

6.5.3.4　在流水线从事关键技术工作岗位间的隔板不应影响光线或照明。

6.5.3.5　应使设备和照明配套，避免孤立的亮光光区，提高能见度及适宜光线方向。

6.5.4　应根据工作场所的环境条件，选用适宜的符合现行节能标准的灯具。

6.5.4.1　在潮湿的工作场所，宜采用防水灯具或带防水灯头的开敞式灯具。

6.5.4.2　在有腐蚀性气体或蒸气的工作场所，宜采用防腐蚀密闭式灯具。若采用开敞式灯具，各部分应有防腐蚀或防水措施。

6.5.4.3　在高温工作场所，宜采用散热性能好、耐高温的灯具。

6.5.4.4　在粉尘工作场所，应按粉尘性质和生产特点选择防水、防高温、防尘、防爆炸的适宜灯具。

6.5.4.5　在装有锻锤、大型桥式吊车等振动、摆动较大的工作场所使用的灯具，应有防振和防脱落措施。

6.5.4.6　在需防止紫外线照射的工作场所，应采用隔紫灯具或无紫光源。

6.5.4.7　在含有可燃易爆气体及粉尘的工作场所，应采用防爆灯具和防爆开关。

6.6　工作场所微小气候

6.6.1　工作场所的新风应来自室外，新风口应设置在空气清洁区，新风量应满足下列要求：非空调工作场所人均占用容积 $<20m^3$ 的车间，应保证人均新风量 $>30m^3/h$；如所占容积 $>20m^3$ 时，应保证人均新风量 $\geqslant20m^3/h$。采用空气调节的车间，应保证人均新风量 $\geqslant30m^3/h$。洁净室的人均新风量应 $\geqslant40m^3/h$。

6.6.2　封闭式车间人均新风量宜设计为 $30\sim50m^3/h$。微小气候的设计宜符合表 8 的要求。

表 8　封闭式车间微小气候设计要求

参数	冬季	夏季
温度（℃）	20～24	25～28
风速（m/s）	≤0.2	≤0.3
相对湿度（%）	30～60	40～60

注：过渡季节微小气候计算参数取冬季、夏季插值

7　辅助用室基本卫生要求

7.1　一般规定

7.1.1　应根据工业企业生产特点、实际需要和使用方便的原则设置辅助用室，包括车间卫生用室（浴室、更 / 存衣室、盥洗室以及在特殊作业、工种或岗位设置的洗衣室）、生活室（休息室、就餐场所、厕所）、妇女卫生室，并应符合相应的卫生标准要求。

7.1.2　辅助用室应避开有害物质、病原体、高温等职业性有害因素的影响。建筑物内部构造应易于清扫，卫生设备便于使用。

7.1.3　浴室、盥洗室、厕所的设计，一般按劳动者最多的班组人数进行设计。存衣室设计计算人数应按车间劳动者实际总数计算。

7.1.4　工业园区内企业共用辅助用室的，应统筹考虑园区内各企业的特点。

7.2　车间卫生用室

7.2.1　应根据车间的卫生特征设置浴室、更 / 存衣室、盥洗室，其卫生特征分级见表9。

表 9　车间卫生特征分级

卫生特征	1 级	2 级	3 级	4 级
有毒物质	易经皮肤吸收引起中毒的剧毒物质（如有机磷农药、三硝基甲苯、四乙基铅等）	易经皮肤吸收或有恶臭的物质，或高毒物质（如丙烯腈、吡啶、苯酚等）	其他毒物	不接触有害物质或粉尘，不污染或轻度污染身体（如仪表、金属冷加工、机械加工等）
粉尘		严重污染全身或对皮肤有刺激的粉尘（如碳黑、玻璃棉等）	一般粉尘（棉尘）	
其他	处理传染性材料、动物原料（如皮毛等）	高温作业、井下作业	体力劳动强度Ⅲ级或Ⅳ级	

注：虽易经皮肤吸收，但易挥发的有毒物质（如苯等）可按 3 级确定。

7.2.2　浴室

7.2.2.1　车间卫生特征 1 级、2 级的车间应设浴室；3 级的车间宜在车间附近或厂区设置集中浴室；4 级的车间可在厂区或居住区设置集中浴室。浴室可由更衣间、洗浴间和管理间组成。

7.2.2.2　浴室内一般按 4～6 个淋浴器设一具盥洗器。淋浴器的数量，可根据设计计算人数按表 10 计算。

表 10　每个淋浴器设计使用人数（上限值）

车间卫生特征	1 级	2 级	3 级	4 级
人数	3	6	9	12

注：需每天洗浴的炎热地区，每个淋浴使用人数可适当减少。

7.2.2.3　女浴室和卫生特征 1 级、2 级的车间浴室不得设浴池。

7.2.2.4　体力劳动强度Ⅲ级或Ⅳ级者可设部分浴池，浴池面积一般可按 1 个淋浴器相当于 $2m^2$ 面积进行换算，但浴池面积不宜 $<5m^2$。

7.2.3　更 / 存衣室

7.2.3.1　车间卫生特征 1 级的更 / 存衣室应分便服室和工作服室。工作服室应有良好的通风。

7.2.3.2　车间卫生特征 2 级的更 / 存衣室,便服室、工作服室可按照同室分柜存放的原则设计,以避免工作服污染便服。

7.2.3.3　车间卫生特征 3 级的更 / 存衣室,便服室、工作服室可按照同柜分层存放的原则设计。更衣室与休息室可合并设置。

7.2.3.4　车间卫生特征 4 级的更 / 存衣柜可设在休息室内或车间内适当地点。

7.2.4　盥洗设施

7.2.4.1　车间内应设盥洗室或盥洗设备。接触油污的车间,应供给热水。盥洗水龙头的数量应根据设计计算人数按表 11 计算。

表 11　盥洗水龙头设计数量

车间卫生特征级别	每个水龙头的使用人数(人)
1、2	20～30
3、4	31～40

7.2.4.2　盥洗设施宜分区集中设置。厂房内的盥洗室应做好地面排水,厂房外的盥洗设施还宜设置雨篷并应防冻。

7.2.5　应根据职业接触特征,对易沾染病原体或易经皮肤吸收的剧毒或高毒物质的特殊工种和污染严重的工作场所设置洗消室、消毒室及专用洗衣房等。

7.2.6　低温高湿的重负荷作业如冷库和地下作业等,应设工作服干燥室。

7.3　生活用室

7.3.1　生活用室的配置应与产生有害物质或有特殊要求的车间隔开,应尽量布置在生产劳动者相对集中、自然采光和通风良好的地方。

7.3.2　应根据生产特点和实际需要设置休息室或休息区。休息室内应设置清洁饮水设施。女工较多的企业,应在车间附近清洁安静处设置孕妇休息室或休息区。

7.3.3　就餐场所的位置不宜距车间过远,但不能与存在职业性有害因素的工作场所相邻设置,并应根据就餐人数设置足够数量的洗手设施。就餐场所及所提供的食品应符合相关的卫生要求。

7.3.4　厕所不宜距工作地点过远,并应有排臭、防蝇措施。车间内的厕所,一般应为水冲式,同时应设洗手池、洗污池。寒冷地区宜设在室内。除有特殊需要,厕所的蹲位数应按使用人数设计。

7.3.4.1　男厕所:劳动定员男职工人数 <100 人的工作场所可按 25 人设 1 个蹲位; >100 人的工作场所每增 50 人增设 1 个蹲位。小便器的数量与蹲位的数量相同。

7.3.4.2　女厕所:劳动定员女职工人数 <100 人的工作场所可按 15 人设 1～2 个蹲位; >100 人的工作场所,每增 30 人,增设 1 个蹲位。

7.4　妇女卫生室

7.4.1　人数最多班组女工 >100 人的工业企业,应设妇女卫生室。

7.4.2　妇女卫生室由等候间和处理间组成。等候间应设洗手设备及洗涤池。处理间内应设温水箱及冲洗器。冲洗器的数量应根据设计计算人数确定。人数最多班组女工人数为 100～200 人时,应设 1 具冲洗器, >200 人时,每增加 200 人增设 1 个。

7.4.3　人数最多班组女工人数为 40～100 人的工业企业,可设置简易的温水箱及冲洗器。

8　应急救援

8.1　生产或使用有毒物质的、有可能发生急性职业病危害的工业企业的劳动定员设计应包括应急救援组织机构(站)编制和人员定员。

8.1.1　应急救援机构(站)可设在厂区内的医务所或卫生所内,设在厂区外的应考虑应急救援机构(站)与工业企业的距离及最佳响应时间。

8.1.2　应急救援组织机构急救人员的人数宜根据工作场所的规模、职业性有害因素的特点、劳动者人数，按照 0.1%～5% 的比例配备，并对急救人员进行相关知识和技能的培训。有条件的企业，每个工作班宜至少安排 1 名急救人员。

8.2　生产或使用剧毒或高毒物质的高风险工业企业应设置紧急救援站或有毒气体防护站。

8.2.1　紧急救援站或有毒气体防护站使用面积可参考附录 A 表 A.2。

8.2.2　有毒气体防护站的装备应根据职业病危害性质、企业规模和实际需要确定，并可参考附录 A 表 A.3 配置。

8.2.3　应根据车间（岗位）毒害情况配备防毒器具，设置防毒器具存放柜。防毒器具在专用存放柜内铅封存放，设置明显标识，并定期维护与检查，确保应急使用需要。

8.2.4　站内采暖、通风、空调、给水排水、电器、照明等配套设备应按相应国家标准、规范配置。

8.3　有可能发生化学性灼伤及经皮肤黏膜吸收引起急性中毒的工作地点或车间，应根据可能产生或存在的职业性有害因素及其危害特点，在工作地点就近设置现场应急处理设施。急救设施应包括：不断水的冲淋、洗眼设施；气体防护柜；个人防护用品；急救包或急救箱以及急救药品；转运病人的担架和装置；急救处理的设施以及应急救援通讯设备等。

8.3.1　应急救援设施应有清晰的标识，并按照相关规定定期保养维护以确保其正常运行。

8.3.2　冲淋、洗眼设施应靠近可能发生相应事故的工作地点。

8.3.3　急救箱应当设置在便于劳动者取用的地点，配备内容可根据实际需要参照附录 A 表 A.4 确定，并由专人负责定期检查和更新。

8.4　工业园区内设置的应急救援机构（站）应统筹考虑园区内各企业的特点，满足各企业应急救援的需要。

8.5　对于生产或使用有毒物质的、且有可能发生急性职业病危害的工业企业的卫生设计应制定应对突发职业中毒的应急救援预案。

附录 A
（规范性附录）
正确使用说明

A.1　工业企业建设项目卫生设计的目的是贯彻《中华人民共和国职业病防治法》，坚持"预防为主，防治结合"的卫生工作方针，落实职业病危害源头控制的"前期预防"制度，保证工业企业建设项目的设计符合卫生要求。

A.2　本标准规定的适用范围涵盖了职业病防治法规定的所有用人单位，既包括企业，也包括事业单位和个体经济组织。施工期持续数年或施工规模较大，存在多种职业病危害及危害较大的建设项目或因施工等特殊需要的临时性工业企业设计，或工业园区的总体布局等可参照本标准执行。

A.3　工业企业建设项目卫生设计应遵循职业病危害的预防控制对策。职业病危害的预防控制对策包括对职业病危害发生源、传播途径、接触者三个方面的控制。发生源的控制原则及优先措施是：替代、改变工艺、密闭、隔离、湿式作业、局部通风及维护管理；传播途径的控制对策及优先措施是：清理、全面通风、密闭、自动化远距离操作、监测及维护管理；接触者的控制原则及优先措施是：培训教育、劳动组织管理、个体医学监护、配备个人防护用品以及维护管理等。

A.4　工业企业卫生设计人员应通过各种方式学习、熟悉职业卫生相关法律、法规、标准，了解职业病防治知识，根据职业病危害评价结果进行工业企业的卫生设计。

A.5　对本标准条文执行严格程度的用词，采用以下写法：

A.5.1　表示很严格，非这样做不可的用词：正面词一般采用"应"，反面词一般采用"不应"或"不得"。

A.5.2　表示一般情况下均应这样做，但硬性规定这样做有困难的用词：采用"应尽量"或"尽可能"。

A.5.3　表示允许有选择，在一定条件下，可以这样做的，采用"可"。

A.5.4　表示允许稍有选择。在条件许可时，首先应这样做的用词：正面词一般采用"宜"或"一般"反面词一般采用"不宜"。

A.5.5　条文中必须按指定的标准、规范或其他有关规定执行的写法为"按……执行"或"符合……要求"，非必须按所指定的标准、规范或其他规定执行的写法为"参照……"

A.6　职业卫生管理组织机构和职业卫生管理人员设置或配备原则可参考表 A.1。

表 A.1　职业卫生管理组织机构和职业卫生管理人员设置或配备参考原则

职业病危害分类	劳动者人数	职业卫生管理组织机构及管理人员
严重	>1000 人	设置机构，配备专职人员 >2 人
	300～1000 人	设置机构或配备专职人员 ≥2 人
	<300 人	设置机构或配备专职人员
一般危害	>300 人	配备专职人员
	<300 人	配备专职或兼职人员
轻微		可配备兼职人员

A.7　为区别于环境卫生选址要求，本标准的选址与总体布局卫生学要求突出了工业企业周边环境对劳动者健康的影响以及工业企业之间的相互影响，有关环境评价选址要求参见相关标准。

A.8　有关工作场所职业病危害因素强度（浓度）的卫生学要求分别在 GBZ 2.1、GBZ 2.2 和本标准中给出，GBZ 2.1、GBZ 2.2 给出的工作场所职业病危害因素强度（浓度）限值称为工作场所职业接触限值，本标准暂时保留的部分物理因素强度暂称为卫生限值，并将在适当时机纳入 GBZ 2.1 或 GBZ 2.2。

A.9　规定产生工频电磁场设备安装地址（位置）周边居住区、学校、医院、幼儿园等区域的电场强度 <4kV/m 是指该区域的最高容许接触水平，长期慢性的健康影响特别是致癌效应尚有待于进一步研究。

A.10　紧急救援站或有毒气体防护站使用面积可参见表 A.2。

表A.2　紧急救援站或有毒气体防护站使用面积

职工人数（人）	最小使用面积（m²）
＜300	20
300～1000	30
1001～2000	60
2001～3500	100
3501～10 000	120
＞10 000	200

A.11　有毒气体防护站的装备可参考表A.3配置。

表A.3　有毒气体防护站装备参考配置表

装备名称	数量	备注
万能校验器	2～3台	
空气或氧气充装泵	1～2台	
天平	1～2台	
采样器、胶管	按需要配备	
快速检测分析仪器（包括测爆仪、测氧仪和毒气监测仪）	按需要配备	
器材维修工具（包括台钳、钳工工具）	1套	
电话	2部	
录音电话	1部	
生产调度电话	1部	
对讲机	2对	
事故警铃	1只	
气体防护作业（救护）车	1～2辆	设有声光报警器，各有空气呼吸器、苏生器、安全帽、安全带、全身防毒衣、防酸碱胶皮衣裤、绝缘棒、绝缘靴、手套、被褥、担架、防爆照明等抢救用的器具
空气呼吸器	根据技术防护人员及驾驶员人数确定	
过滤式防毒面具	每人1套	

A.12　急救箱配备内容可根据工业企业趣模、职业病危害性质、接触人数等实际需要参照表A.4确定。

表A.4　急救箱配置参考清单

药品名称	储存数量	用途	保质（使用）期限
医用酒精	1瓶	消毒伤口	
新洁而灭酊	1瓶	消毒伤口	
过氧化氢溶液	1瓶	清洗伤口	
0.9%的生理盐水	1瓶	清洗伤口	
2%碳酸氢钠	1瓶	处置酸灼伤	
2%醋酸或3%硼酸	1瓶	处置碱灼伤	
解毒药品	按实际需要	职业中毒处置	有效期内
脱脂棉花、棉签	2包、5包	清洗伤口	
脱脂棉签	5包	清洗伤口	

药品名称	储存数量	用途	保质(使用)期限
中号胶布	2卷	粘贴绷带	
绷带	2卷	包扎伤口	
剪刀	1个	急救	
镊子	1个	急救	
医用手套、口罩	按实际需要	防止施救者被感染	
烫伤软膏	2支	消肿 / 烫伤	
保鲜纸	2包	包裹烧伤、烫伤部位	
创可贴	8个	止血护创	
伤湿止痛膏	2个	淤伤、扭伤	
冰袋	1个	淤伤、肌肉拉伤或关节扭伤	
止血带	2个	止血	
三角巾	2包	受伤的上肢、固定敷料或骨折处等	
高分子急救夹板	1个	骨折处理	
眼药膏	2支	处理眼睛	有效期内
洗眼液	2支	处理眼睛	有效期内
防暑降温药品	5盒	夏季防暑降温	有效期内
体温计	2支	测体温	
急救、呼吸气囊	1个	人工呼吸	
雾化吸入器	1个	应急处置	
急救毯	1个	急救	
手电筒	2个	急救	
急救使用说明	1个		

附录 B

（规范性附录）

工业企业卫生防护距离标准

B.1　为方便参阅工业企业卫生防护距离标准，本标准收集并汇总了国家相关标准要求。考虑到这些标准今后可能修订，本附录给出标准发布日期。

B.2　表中注日期的引用文件，其随后所有的修改单（不包括勘误的内容）或修订版均不适用于本标准。

B.3　卫生防护距离按所在地区近五年平均风速规定。

B.4　以噪声污染为主的工业企业卫生防护距离按标准 GB 18083 执行。

表 B.1　工业企业卫生防护距离标准（m）

企业类型		规模	风速（m/s）			标准
			<2	2~4	>4	
氯丁橡胶厂			2000	1600	1200	GB 11655—89
盐酸造纸厂			1000	800	600	GB 11654—89
黄磷厂			1000	800	600	GB 11656—89
铜冶炼厂（密闭鼓风炉型）			1000	800	600	GB 11657—89
聚氯乙烯树脂厂		<10 000t/a	1000	800	600	GB 11658—89
		≥10 000t/a	1200	1000	800	
铅蓄电池厂		<10 000kVA	600	400	300	GB 11659—89
		≥10 000kVA	800	500	400	
炼铁厂			1400	1200	1000	GB 11660—89
焦化厂			1400	1000	800	GB 11661—89
烧结厂			600	500	400	GB 11662—89
硫酸厂			600	600	400	GB 11663—89
钙镁磷肥厂			1000	800	600	GB 11664—89
普通过磷酸钙厂			800	600	600	GB 11665—89
小型氮肥厂	合成氨（万吨率）	<25 000t/a	1200	800	600	GB 11666—89
		≥25 000t/a	1600	1000	800	
水泥厂	年产水泥，×10⁴t	≥50×10⁴t/a	600	500	400	GB 18068—2000
		<50×10⁴t/a	500	400	300	
硫化碱厂			600	500	400	GB 18069—2000
油漆厂			700	600	500	GB 18070—2000
氯碱厂	生产规模	<10 000t/a	800	600	400	GB 18071—2000
		≥10 000t/a	1000	800	600	
塑料厂	生产规模	<1000t/a	100	100	100	GB 18072—2000
炭素厂	年产石墨电极	>10 000t/a	1000	800	600	GB 18073—2000
		≤10 000t/a	800	600	500	
内燃机厂			400	300	200	GB 18074—2000
汽车制造厂			500	400	300	GB 18075—2000
石灰厂			300	200	100	GB 18076—2000
石棉制品厂			300	300	200	GB 18077—2000
制胶厂	生产规模	<1500t/a	600	300	200	GB 18079—2000
		≥1500t/a	700	500	400	

企业类型		规模	风速（m/s）			标准
			<2	2~4	>4	
缫丝厂	缫丝规模	<1500绪	200	150	100	GB 18080—2000
		≥1500绪	250	200	150	
火葬场	年焚尸量	>4000具	500	400	300	GB 18081—2000
		≤4000具	700	600	500	
皮革厂	年制革	<20万张	500	400	300	GB 18082—2000
		≥20万张	600	500	400	
肉类联合加工厂	班屠宰量	<2000头	700	500	400	GB 18078—2000
		≥2000头	800	600	500	
炼油厂	原油含硫量（%）	年加工原油≥250万吨 ≥0.5	1500	1300	1000	GB 8195—87
		年加工原油≥250万吨 <0.5	1300	1000	800	
		年加工原油<250万吨 ≥0.5	1300	1000	800	
		年加工原油<250万吨 <0.5	1000	800	800	
煤制气厂	煤气储存量	<100t/d	2000			DB/T 17222—1998
		100~300t/d	3000			
		>300t/d	4000			

注1：随后所有的修改单（不包括勘误的内容）或修订版均适用于本标准。

注2：卫生防护距离按所在地近5年平均风速规定。

注3："t/a"为"吨/年"，"t/d"为"吨/天"。

附录十 工作场所有害因素职业接触限值

第1部分:化学有害因素
摘自(GBZ 2.1—2007)

1 范围

本部分规定了工作场所化学有害因素的职业接触限值。

本部分适用于工业企业卫生设计及存在或产生化学有害因素的各类工作场所。适用于工作场所卫生状况、劳动条件、劳动者接触化学因素的程度、生产装置泄漏、防护措施效果的监测、评价、管理及职业卫生监督检查等。

本部分不适用于非职业性接触。

2 规范性引用文件

下列文件中的条款通过本部分的引用而成为本部分的条款。凡是注明日期的引用文件,其随后所有的修改单(不包括勘误的内容)或修订版均不适用本标准,然而,鼓励根据本标准达成协议的各方研究是否可使用这些文件的最新版本。凡是不注明日期的引用文件,其最新版本适用于本部分。

GBZ 1 工业企业设计卫生标准

GBZ 159 工作场所空气中有害物质监测的采样规范

GBZZ/T 160 工作场所空气有毒物质测定

3 术语、定义和缩略语

下列术语和定义适用本标准:

3.1 职业接触限值 occupationalexposurelimits,OELs

职业性有害因素的接触限制量值。指劳动者在职业活动过程中长期反复接触,对绝大多数接触者的健康不引起有害作用的容许接触水平。化学有害因素的职业接触限值包括时间加权平均容许浓度、短时间接触容许浓度和最高容许浓度三类。

3.1.1 时间加权平均容许浓度 permissibleconcentration-timeweightedaverage,PC-TWA

以时间为权数规定的 8h 工作日、40h 工作周的平均容许接触浓度。

3.1.2 短时间接触容许浓度 permissibleconcentration-shorttermexposurelimit,PC-STEL

在遵守 PC-TWA 前提下容许短时间(15min)接触的浓度。

3.1.3 最高容许浓度 maximumallowableconcentration,MAC

工作地点、在一个工作日内、任何时间有毒化学物质均不应超过的浓度。

3.2 超限倍数 excursionlimits

对未制定 PC-STEL 的化学有害因素,在符合 8h 时间加权平均容许浓度的情况下,任何一次短时间(15min)接触的浓度均不应超过的 PC-TWA 的倍数值。

3.3 工作场所 workplace

劳动者进行职业活动的所有地点。

3.4 工作地点 worksite

劳动者从事职业活动或进行生产管理而经常或定时停留的岗位作业地点。

3.5 化学有害因素 chemicalhazardsagents

本标准所指化学有害因素除包括化学物质、粉尘外,还包括生物因素。

3.6 总粉尘 totaldust

可进入整个呼吸道(鼻、咽和喉、胸腔支气管、细支气管和肺泡)的粉尘,简称总尘。技术上系用总粉尘采样器按标准方法在呼吸带测得的所有粉尘。

3.7 空气动力学直径 aerodynamicdiameter,d_{ae}

某颗粒物(任何形状和密度)与相对密度为 1 的球体在静止或层流空气中若沉降速率相等,则球体的直径视作该颗粒物的空气动力学直径。

3.8　呼吸性粉尘 respirabledust

按呼吸性粉尘标准测定方法所采集的可进入肺泡的粉尘粒子，其空气动力学直径均在 7.07μm 以下，空气动力学直径 5μm 粉尘粒子的采样效率为 50%，简称呼尘。

4　卫生要求

4.1　工作场所空气中化学物质容许浓度

工作场所空气中化学物质容许浓度见表1。

表1　工作场所空气中化学物质容许浓度

序号	中文名	英文名	化学文摘号 （CAS No.）	OELs（ mg/m³ ） MAC	PC-TWA	PC-STEL	备注
1	安妥	Antu	86-88-4	—	0.3	—	—
2	氨	Ammonia	7664-41-7	—	20	30	—
3	2-氨基吡啶	2-Aminopyridine	504-29-0	—	2	—	皮
4	氨基磺酸铵	Ammonium sulfamate	7773-06-0	—	6	—	—
5	氨基氰	Cyanamide	420-04-2	—	2	—	—
6	奥克托今	Octogen	2691-41-0	—	2	4	—
7	巴豆醛	Crotonaldehyde	4170-30-3	12	—	—	—
8	百草枯	Paraquat	4685-14-7	—	0.5	—	—
9	百菌清	Chlorothalonil	1897-45-6	1	—	—	G2B[c]
10	钡及其可溶性化合物（按 Ba 计）	Barium and soluble compounds, as Ba	7440-39-3（Ba）	—	0.5	1.5	—
11	倍硫磷	Fenthion	55-38-9	—	0.2	0.3	皮
12	苯	Benzene	71-43-2	—	6	10	皮，G1
13	苯胺	Aniline	62-53-3	—	3	—	皮
14	苯基醚（二苯醚）	Phenyl ether	101-84-8	—	7	14	—
15	苯硫磷	EPN	2104-64-5	—	0.5	—	皮
16	苯乙烯	Styrene	100-42-5	—	50	100	皮，G2B
17	吡啶	Pyridine	110-86-1	—	4	—	—
18	苄基氯	Benzyl chloride	100-44-7	5	—	—	G2A
19	丙醇	Propyl alcohol	71-23-8	—	200	300	—
20	丙酸	Propionic acid	1979-9-4	—	30	—	—
21	丙酮	Acetone	67-64-1	—	300	450	—
22	丙酮氰醇（按 CN 计）	Acetone cyanohydrin, as CN	75-86-5	3	—	—	皮
23	丙烯醇	Allyl alcohol	107-18-6	—	2	3	皮
24	丙烯腈	Acrylonitrile	107-13-1	—	1	2	皮，G2B
25	丙烯醛	Acrolein	107-02-8	0.3	—	—	皮
26	丙烯酸	Acrylic acid	1979-10-7	—	6	—	皮
27	丙烯酸甲酯	Methyl acrylate	96-33-3	—	20	—	皮，敏
28	丙烯酸正丁酯	n-Butyl acrylate	141-32-2	—	25	—	敏
29	丙烯酰胺	Acrylamide	1979-6-1	—	0.3	—	皮，G2A
30	草酸	Oxalic acid	144-62-7	—	1	2	—
31	抽余油（60～220℃）	Raffinate（60～220℃）		—	300	—	—
32	臭氧	Ozone	10028-15-6	0.3	—	—	—
33	滴滴涕（DDT）	Dichlorodiphenyltrichloroethane（DDT）	50-29-3	—	0.2	—	G2B

续表

序号	中文名	英文名	化学文摘号（CAS No.）	OELs（mg/m³）			备注
				MAC	PC-TWA	PC-STEL	
34	敌百虫	Trichlorfon	52-68-6	—	0.5	1	—
35	敌草隆	Diuron	330-54-1	—	10	—	—
36	碲化铋（按 Bi₂Te₃ 计）	Bismuth telluride，as Bi₂Te₃	1304-82-1	—	5	—	—
37	碘	Iodine	7553-56-2	1	—	—	—
38	碘仿	Iodoform	75-47-8	—	10	—	—
39	碘甲烷	Methyl iodide	74-88-4	—	10	—	皮
40	叠氮酸蒸气	Hydrazoic acid vapor	7782-79-8	0.2	—	—	—
41	叠氮化钠	Sodium azide	26628-22-8	0.3	—	—	—
42	丁醇	Butyl alcohol	71-36-3	—	100	—	—
43	1，3-丁二烯	1，3-Butadiene	106-99-0	—	5	—	G2A—
44	丁醛	Butylaldehyde	123-72-8	—	5	10	—
45	丁酮	Methyl ethyl ketone	78-93-3	—	300	600	—
46	丁烯	Butylene	25167-67-3	—	100	—	—
47	毒死蜱	Chlorpyrifos	2921-88-2	—	0.2	—	皮
48	对苯二甲酸	Terephthalic acid	100-21-0	—	8	15	—
49	对二氯苯	*p*-Dichlorobenzene	106-46-7	—	30	60	G2B
50	对茴香胺	*p*-Anisidine	104-94-9	—	0.5	—	皮
51	对硫磷	Parathion	56-38-2	—	0.05	0.1	皮
52	对特丁基甲苯	*p*-Tert-butyltoluene	98-51-1	—	6	—	—
53	对硝基苯胺	*p*-Nitroaniline	100-01-6	—	3	—	皮
54	对硝基氯苯	*p*-Nitrochlorobenzene	100-00-5	—	0.6	—	皮
55	多次甲基多苯基多异氰酸酯	Polymetyhlene polyphenyl isocyanate（PMPPI）	57029-46-6	—	0.3	0.5	—
56	二苯胺	Diphenylamine	122-39-4	—	10	—	—
57	二苯基甲烷二异氰酸酯	Diphenylmethane diisocyanate	101-68-8	—	0.05	0.1	—
58	二丙二醇甲醚	Dipropylene glycol methyl ether	34590-94-8	—	600	900	皮
59	2-N-二丁氨基乙醇	2-N-Dibutylaminoethanol	102-81-8	—	4	—	皮
60	二噁烷	1，4-Dioxane	123-91-1	—	70	—	皮，G2B
61	二氟氯甲烷	Chlorodifluoromethane	75-45-6	—	3500	—	—
62	二甲胺	Dimethylamine	124-40-3	—	5	10	—
63	二甲苯（全部异构体）	Xylene（all isomers）	1330-20-7；95-47-6；108-38-3	—	50	100	—
64	二甲基苯胺	Dimethylanilne	121-69-7	—	5	10	皮
65	1，3-二甲基丁基乙酸酯（乙酸仲己酯）	1，3-Dimethylbutyl acetate（sec-hexylacetate）	108-84-9	—	300	—	—
66	二甲基二氯硅烷	Dimethyl dichlorosilane	75-78-5	2	—	—	—
67	二甲基甲酰胺	Dimethylformamide（DMF）	1968-12-2	—	20	—	皮
68	3，3-二甲基联苯胺	3，3-Dimethylbenzidine	119-93-7	0.02	—	—	皮，G2B

续表

序号	中文名	英文名	化学文摘号（CAS No.）	OELs（mg/m³） MAC	PC-TWA	PC-STEL	备注
69	N，N-二甲基乙酰胺	Dimethyl acetamide	127-19-5	—	20	—	皮
70	二聚环戊二烯	Dicyclopentadiene	77-73-6	—	25	—	—
71	二硫化碳	Carbon disulfide	75-15-0	—	5	10	皮
72	1，1-二氯-1-硝基乙烷	1，1-Dichloro-1-nitroethane	594-72-9	—	12	—	—
73	1，3-二氯丙醇	1，3-Dichloropropanol	96-23-1	—	5	—	皮
74	1，2-二氯丙烷	1，2-Dichloropropane	78-87-5	—	350	500	—
75	1，3-二氯丙烯	1，3-Dichloropropene	542-75-6	—	4	—	皮，G2B
76	二氯二氟甲烷	Dichlorodifluoromethane	75-71-8	—	5000	—	—
77	二氯甲烷	Dichloromethane	1975-9-2	—	200	—	G2B
78	二氯乙炔	Dichloroacetylene	7572-29-4	0.4	—	—	—
79	1，2-二氯乙烷	1，2-Dichloroethane	107-06-2	—	7	15	G2B
80	1，2-二氯乙烯	1，2-Dichloroethylene	540-59-0	—	800	—	—
81	二缩水甘油醚	Diglycidyl ether	2238-7-5	—	0.5	—	—
82	二硝基苯（全部异构体）	Dinitrobenzene（all isomers）	528-29-0；99-65-0；100-25-4	—	1	—	皮
83	二硝基甲苯	Dinitrotoluene	25321-14-6	—	0.2	—	皮，G2B（2，4-二硝基甲苯；2，6-二硝基甲苯）
84	4，6-二硝基邻苯甲酚	4，6-Dinitro-o-cresol	534-52-1	—	0.2	—	皮
85	二硝基氯苯	Dinitrochlorobenzene	25567-67-3	—	0.6	—	皮
86	二氧化氮	Nitrogen dioxide	10102-44-0	—	5	10	—
87	二氧化硫	Sulfur dioxide	7446-9-5	—	5	10	—
88	二氧化氯	Chlorine dioxide	10049-04-4	—	0.3	0.8	—
89	二氧化碳	Carbon dioxide	124-38-9	—	9000	18 000	—
90	二氧化锡（按 Sn 计）	Tin dioxide，as Sn	1332-29-2	—	2	—	—
91	2-二乙氨基乙醇	2-Diethylaminoethanol	100-37-8	—	50	—	皮
92	二亚乙基三胺	Diethylene triamine	111-40-0	—	4	—	皮
93	二乙基甲酮	Diethyl ketone	96-22-0	—	700	900	—
94	二乙烯基苯	Divinyl benzene	1321-74-0	—	50	—	—
95	二异丁基甲酮	Diisobutyl ketone	108-83-8	—	145	—	—
96	二异氰酸甲苯酯（TDI）	Toluene-2，4 -diisocyanate（TDI）	584-84-9	—	0.1	0.2	敏，G2B
97	二月桂酸二丁基锡	Dibutyltin dilaurate	77-58-7	—	0.1	0.2	皮
98	钒及其化合物（按 V 计）	Vanadium and compounds，as V	7440-62-6（V）				
	五氧化二钒烟尘	Vanadium pentoxide fume、dust		—	0.05	—	—
	钒铁合金尘	Ferrovanadium alloy dust		—	1	—	—
99	酚	Phenol	108-95-2	—	10	—	皮
100	呋喃	Furan	110-00-9	—	0.5	—	G2B

续表

序号	中文名	英文名	化学文摘号（CAS No.）	OELs（mg/m³）			备注
				MAC	PC-TWA	PC-STEL	
101	氟化氢（按 F 计）	Hydrogen fluoride, as F	7664-39-3	2	—	—	—
102	氟化物（不含氟化氢）（按 F 计）	Fluorides（except HF）, as F		—	2	—	—
103	锆及其化合物（按 Zr 计）	Zirconium and compounds, as Zr	7440-67-7（Zr）	—	5	10	—
104	镉及其化合物（按 Cd 计）	Cadmium and compounds, as Cd	7440-43-9（Cd）	—	0.01	0.02	G1
105	汞 - 金属汞（蒸气）	Mercury metal（vapor）	7439-97-6	—	0.02	0.04	皮
106	汞 - 有机汞化合物（按 Hg 计）	Mercury organic compounds, as Hg		—	0.01	0.03	皮
107	钴及其氧化物（按 Co 计）	Cobalt and oxides, as Co	7440-48-4（Co）	—	0.05	0.1	G2B
108	光气	Phosgene	75-44-5	0.5	—	—	—
109	癸硼烷	Decaborane	17702-41-9	—	0.25	0.75	皮
110	过氧化苯甲酰	Benzoyl peroxide	94-36-0	—	5	—	—
111	过氧化氢	Hydrogen peroxide	7722-84-1	—	1.5	—	—
112	环己胺	Cyclohexylamine	108-91-8	—	10	20	—
113	环己醇	Cyclohexanol	108-93-0	—	100	—	皮
114	环己酮	Cyclohexanone	108-94-1	—	50	—	皮
115	环己烷	Cyclohexane	110-82-7	—	250	—	—
116	环氧丙烷	Propylene Oxide	75-56-9	—	5	—	敏，G2B
117	环氧氯丙烷	Epichlorohydrin	106-89-8	—	1	2	皮，G2A
118	环氧乙烷	Ethylene oxide	75-21-8	—	2	—	G1
119	黄磷	Yellow phosphorus	7723-14-0	—	0.05	0.1	—
120	己二醇	Hexylene glycol	107-41-5	100	—	—	—
121	1，6- 己二异氰酸酯	Hexamethylene diisocyanate	822-06-0	—	0.03	—	—
122	己内酰胺	Caprolactam	105-60-2	—	5	—	—
123	2- 己酮	2-Hexanone	591-78-6	—	20	40	皮
124	甲拌磷	Thimet	298-02-2	0.01	—	—	皮
125	甲苯	Toluene	108-88-3	—	50	100	皮
126	N- 甲苯胺	N-Methyl aniline	100-61-8	—	2	—	皮
127	甲醇	Methanol	67-56-1	—	25	50	皮
128	甲酚（全部异构体）	Cresol（all isomers）	1319-77-3；95-48-7；108-39-4；106-44-5	—	10	—	皮
129	甲基丙烯腈	Methylacrylonitrile	126-98-7	—	3	—	皮
130	甲基丙烯酸	Methacrylic acid	79-41-4	—	70	—	—
131	甲基丙烯酸甲酯	Methyl methacrylate	80-62-6	—	100	—	敏
132	甲基丙烯酸缩水甘油酯	Glycidyl methacrylate	106-91-2	5	—	—	—
133	甲基肼	Methyl hydrazine	60-34-4	0.08	—	—	皮
134	甲基内吸磷	Methyl demeton	8022-00-2	—	0.2	—	皮

序号	中文名	英文名	化学文摘号（CAS No.）	OELs（mg/m³）			备注
				MAC	PC-TWA	PC-STEL	
135	18-甲基炔诺酮（炔诺孕酮）	18-Methyl norgestrel	6533-00-2	—	0.5	2	—
136	甲硫醇	Methyl mercaptan	74-93-1	—	1	—	—
137	甲醛	Formaldehyde	50-00-0	0.5	—	—	敏，G1
138	甲酸	Formic acid	64-18-6	—	10	20	—
139	甲氧基乙醇	2-Methoxyethanol	109-86-4	—	15	—	皮
140	甲氧氯	Methoxychlor	72-43-5	—	10		
141	间苯二酚	Resorcinol	108-46-3	—	20	—	
142	焦炉逸散物（按苯溶物计）	Coke oven emissions, as benzene soluble matter		—	0.1	—	G1
143	肼	Hydrazine	302-01-2	—	0.06	0.13	皮，G2B
144	久效磷	Monocrotophos	6923-22-4	—	0.1		皮
145	糠醇	Furfuryl alcohol	98-00-0	—	40	60	皮
146	糠醛	Furfural	1998-1-1	—	5	—	皮
147	可的松	Cortisone	1953-6-5	—	1		
148	苦味酸	Picric acid	88-89-1	—	0.1		
149	乐果	Rogor	60-51-5	—	1		皮
150	联苯	Biphenyl	92-52-4	—	1.5		
151	邻苯二甲酸二丁酯	Dibutyl phthalate	84-74-2	—	2.5	—	
152	邻苯二甲酸酐	Phthalic anhydride	85-44-9	1	—	—	敏
153	邻二氯苯	o-Dichlorobenzene	95-50-1	—	50	100	
154	邻茴香胺	o-Anisidine	90-04-0	—	0.5	—	皮，G2B
155	邻氯苯乙烯	o-Chlorostyrene	2038-87-47	—	250	400	—
156	邻氯苄叉丙二腈	o-Chlorobenzylidene malononitrile	2698-41-1	0.4	—	—	皮
157	邻仲丁基苯酚	o-sec-Butylphenol	89-72-5	—	30	—	皮
158	磷胺	Phosphamidon	13171-21-6	—	0.02	—	皮
159	磷化氢	Phosphine	7803-51-2	0.3	—	—	—
160	磷酸	Phosphoric acid	7664-38-2	—	1	3	—
161	磷酸二丁基苯酯	Dibutyl phenyl phosphate	2528-36-1	—	3.5	—	皮
162	硫化氢	Hydrogen sulfide	7783-6-4	10	—	—	—
163	硫酸钡（按Ba计）	Barium sulfate, as Ba	7727-43-7	—	10		
164	硫酸二甲酯	Dimethyl sulfate	77-78-1	—	0.5	—	皮，G2A
165	硫酸及三氧化硫	Sulfuric acid and sulfur trioxide	7664-93-9	—	1	2	G1
166	硫酰氟	Sulfuryl fluoride	2699-79-8	—	20	40	—
167	六氟丙酮	Hexafluoroacetone	684-16-2	—	0.5	—	皮
168	六氟丙烯	Hexafluoropropylene	116-15-4	—	4	—	—
169	六氟化硫	Sulfur hexafluoride	2551-62-4	—	6 000	—	—
170	六六六	Hexachlorocyclohexane	608-73-1	—	0.3	0.5	G2B
171	γ-六六六	γ-Hexachlorocyclohexane	58-89-9	—	0.05	0.1	皮，G2B
172	六氯丁二烯	Hexachlorobutadine	87-68-3	—	0.2	—	皮
173	六氯环戊二烯	Hexachlorocyclopentadiene	77-47-4	—	0.1	—	—
174	六氯萘	Hexachloronaphthalene	1335-87-1	—	0.2	—	皮

续表

序号	中文名	英文名	化学文摘号（CAS No.）	OELs（mg/m³） MAC	PC-TWA	PC-STEL	备注
175	六氯乙烷	Hexachloroethane	67-72-1	—	10	—	皮，G2B
176	氯	Chlorine	7782-50-5	1	—	—	—
177	氯苯	Chlorobenzene	108-90-7	—	50	—	—
178	氯丙酮	Chloroacetone	78-95-5	4	—	—	皮
179	氯丙烯	Allyl chloride	107-05-1	—	2	4	—
180	β-氯丁二烯	Chloroprene	126-99-8	—	4	—	皮，G2B
181	氯化铵烟	Ammonium chloride fume	12125-02-9	—	10	20	—
182	氯化苦	Chloropicrin	1976-6-2	1	—	—	—
183	氯化氢及盐酸	Hydrogen chloride and chlorhydric acid	7647-01-0	7.5	—	—	
184	氯化氰	Cyanogen chloride	506-77-4	0.75	—	—	—
185	氯化锌烟	Zinc chloride fume	7646-85-7	—	1	2	—
186	氯甲甲醚	Chloromethyl methyl ether	107-30-2	0.005	—	—	G1
187	氯甲烷	Methyl chloride	74-87-3	—	60	120	皮
188	氯联苯（54%氯）	Chlorodiphenyl（54%Cl）	11097-69-1	—	0.5	—	皮，G2A
189	氯萘	Chloronaphthalene	90-13-1	—	0.5	—	皮
190	氯乙醇	Ethylene chlorohydrin	107-07-3	2	—	—	皮
191	氯乙醛	Chloroacetaldehyde	107-20-0	3	—	—	—
192	氯乙酸	Chloroacetic acid	1979-11-8	2	—	—	皮
193	氯乙烯	Vinyl chloride	1975-1-4	—	10	—	G1
194	a-氯乙酰苯	a-Chloroacetophenone	532-27-4	—	0.3	—	—
195	氯乙酰氯	Chloroacetyl chloride	1979-4-9	—	0.2	0.6	皮
196	马拉硫磷	Malathion	121-75-5	—	2	—	皮
197	马来酸酐	Maleic anhydride	108-31-6	—	1	2	敏
198	吗啉	Morpholine	110-91-8	—	60	—	皮
199	煤焦油沥青挥发物（按苯溶物计）	Coal tar pitch volatiles，as Benzene soluble matters	65996-93-2	—	0.2	—	G1
200	锰及其无机化合物（按 MnO_2 计）	Manganese and inorganic compounds，as MnO_2	7439-96-5（Mn）	—	0.15	—	—
201	钼及其化合物（按 Mo 计）	Molybdeum and compounds，as Mo	7439-98-7（Mo）				
	钼，不溶性化合物	Molybdeum and insoluble compounds		—	6	—	—
	可溶性化合物	soluble compounds		—	4	—	—
202	内吸磷	Demeton	8065-48-3	—	0.05	—	皮
203	萘	Naphthalene	91-20-3	—	50	75	皮，G2B
204	2-萘酚	2-Naphthol	2814-77-9	—	0.25	0.5	—
205	萘烷	Decalin	91-17-8	—	60	—	—
206	尿素	Urea	57-13-6	—	5	10	—
207	镍及其无机化合物（按 Ni 计）	Nickel and inorganic compounds，as Ni					G1（镍化合物）
	金属镍与难溶性镍化合物	Nickel metal and insoluble compounds	7440-02-0（Ni）	—	1	—	G2B（金属和镍合金）
	可溶性镍化合物	Soluble nickel compounds		—	0.5	—	

序号	中文名	英文名	化学文摘号（CAS No.）	OELs（mg/m³）			备注
				MAC	PC-TWA	PC-STEL	
208	铍及其化合物（按 Be 计）	Beryllium and compounds, as Be	7440-41-7（Be）	—	0.0005	0.001	G1
209	偏二甲基肼	Unsymmetric dimethylhydrazine	57-14-7	—	0.5	—	皮，G2B
210	铅及其无机化合物（按 Pb 计）	Lead and inorganic Compounds, as Pb	7439-92-1（Pb）				G2B（铅），G2A（铅的无机化合物）
	铅尘	Lead dust		—	0.05	—	
	铅烟	Lead fume		—	0.03	—	
211	氢化锂	Lithium hydride	7580-67-8	—	0.025	0.05	—
212	氢醌	Hydroquinone	123-31-9	—	1	2	—
213	氢氧化钾	Potassium hydroxide	1310-58-3	2	—	—	—
214	氢氧化钠	Sodium hydroxide	1310-73-2	2	—	—	—
215	氢氧化铯	Cesium hydroxide	21351-79-1		2	—	—
216	氰氨化钙	Calcium cyanamide	156-62-7	—	1	3	—
217	氰化氢（按 CN 计）	Hydrogen cyanide, as CN	74-90-8	1	—	—	皮
218	氰化物（按 CN 计）	Cyanides, as CN	460-19-5（CN）	1	—	—	皮
219	氰戊菊酯	Fenvalerate	51630-58-1	—	0.05	—	皮
220	全氟异丁烯	Perfluoroisobutylene	382-21-8	0.08	—	—	—
221	壬烷	Nonane	111-84-2	—	500	—	—
222	溶剂汽油	Solvent gasolines		—	300	—	—
223	乳酸正丁酯	n-Butyl lactate	138-22-7		25		—
224	三次甲基三硝基胺（黑索今）	Cyclonite（RDX）	121-82-4	—	1.5	—	皮
225	三氟化氯	Chlorine trifluoride	7790-91-2	0.4	—	—	—
226	三氟化硼	Boron trifluoride	7637-7-2	3	—	—	—
227	三氟甲基次氟酸酯	Trifluoromethyl hypofluorite		0.2	—	—	—
228	三甲苯磷酸酯	Tricresyl phosphate	1330-78-5	—	0.3	—	皮
229	1，2，3-三氯丙烷	1，2，3-Trichloropropane	96-18-4	—	60	—	皮，G2A
230	三氯化磷	Phosphorus trichloride	7719-12-2	—	1	2	—
231	三氯甲烷	Trichloromethane	67-66-3	—	20	—	G2B
232	三氯硫磷	Phosphorous thiochloride	3982-91-0	0.5	—	—	—
233	三氯氢硅	Trichlorosilane	10025-28-2	3	—	—	—
234	三氯氧磷	Phosphorus oxychloride	10025-87-3	—	0.3	0.6	—
235	三氯乙醛	Trichloroacetaldehyde	75-87-6	3	—	—	—
236	1，1，1-三氯乙烷	1，1，1-trichloroethane	71-55-6		900	—	—
237	三氯乙烯	Trichloroethylene	1979-1-6	—	30	—	G2A
238	三硝基甲苯	Trinitrotoluene	118-96-7	—	0.2	0.5	皮
239	三氧化铬、铬酸盐、重铬酸盐（按 Cr 计）	Chromium trioxide、chromate、dichromate, as Cr	7440-47-3（Cr）	—	0.05	—	G1
240	三乙基氯化锡	Triethyltin chloride	994-31-0	—	0.05	0.1	皮
241	杀螟松	Sumithion	122-14-5	—	1	2	皮

序号	中文名	英文名	化学文摘号（CAS No.）	OELs（mg/m³）			备注
				MAC	PC-TWA	PC-STEL	
242	砷化氢（胂）	Arsine	7784-42-1	0.03	—	—	G1
243	砷及其无机化合物（按 As 计）	Arsenic and inorganic compounds，as As	7440-38-2（As）	—	0.01	0.02	G1
244	升汞（氯化汞）	Mercuric chloride	7487-94-7	—	0.025	—	—
245	石腊烟	Paraffin wax fume	8002-74-2	—	2	4	—
246	石油沥青烟（按苯溶物计）	Asphalt（petroleum）fume，as benzene soluble matter	8052-42-4	—	5	—	G2B
247	双（巯基乙酸）二辛基锡	Bis（marcaptoacetate）dioctyltin	26401-97-8	—	0.1	0.2	—
248	双丙酮醇	Diacetone alcohol	123-42-2	—	240	—	—
249	双硫醒	Disulfiram	97-77-8	—	2	—	—
250	双氯甲醚	Bis（chloromethyl）ether	542-88-1	0.005	—	—	G1
251	四氯化碳	Carbon tetrachloride	56-23-5	—	15	25	皮，G2B
252	四氯乙烯	Tetrachloroethylene	127-18-4	—	200	—	G2A
253	四氢呋喃	Tetrahydrofuran	109-99-9	—	300	—	—
254	四氢化锗	Germanium tetrahydride	7782-65-2	—	0.6	—	—
255	四溴化碳	Carbon tetrabromide	558-13-4	—	1.5	4	—
256	四乙基铅（按 Pb 计）	Tetraethyl lead，as Pb	78-00-2	—	0.02	—	皮
257	松节油	Turpentine	8006-64-2	—	300	—	—
258	铊及其可溶性化合物（按 Tl 计）	Thallium and soluble compounds，as Tl	7440-28-0（Tl）	—	0.05	0.1	皮
259	钽及其氧化物（按 Ta 计）	Tantalum and oxide，as Ta	7440-25-7（Ta）	—	5	—	—
260	碳酸钠（纯碱）	Sodium carbonate	3313-92-6	—	3	6	—
261	羰基氟	Carbonyl fluoride	353-50-4	—	5	10	—
262	羰基镍（按 Ni 计）	Nickel carbonyl，as Ni	13463-39-3	0.002	—	—	G1
263	锑及其化合物（按 Sb 计）	Antimony and compounds，as Sb	7440-36-0（Sb）	—	0.5		—
264	铜（按 Cu 计）	Copper，as Cu					
	铜尘	Copper dust	7440-50-8	—	1	—	—
	铜烟	Copper fume		—	0.2	—	—
265	钨及其不溶性化合物（按 W 计）	Tungsten and insoluble compounds，as W	7440-33-7（W）	—	5	10	—
266	五氟氯乙烷	Chloropentafluoroethane	76-15-3	—	5000	—	—
267	五硫化二磷	Phosphorus pentasulfide	1314-80-3	—	1	3	—
268	五氯酚及其钠盐	Pentachlorophenol and sodium salts	87-86-5	—	0.3	—	皮
269	五羰基铁（按 Fe 计）	Iron pentacarbonyl，as Fe	13463-40-6	—	0.25	0.5	—
270	五氧化二磷	Phosphorus pentoxide	1314-56-3	1	—	—	—
271	戊醇	Amyl alcohol	71-41-0	—	100	—	—
272	戊烷（全部异构体）	Pentane（all isomers）	78-78-4；109-66-0；463-82-1	—	500	1000	—

续表

序号	中文名	英文名	化学文摘号（CAS No.）	OELs（mg/m³）			备注
				MAC	PC-TWA	PC-STEL	
273	硒化氢（按Se计）	Hydrogen selenide，as Se	7783-7-5	—	0.15	0.3	—
274	硒及其化合物（按Se计）（不包括六氟化硒、硒化氢）	Selenium and compounds，as Se（except hexafluoride，hydrogen selenide）	7782-49-2（Se）	—	0.1	—	—
275	纤维素	Cellulose	9004-34-6	—	10	—	—
276	硝化甘油	Nitroglycerine	55-63-0	1	—	—	皮
277	硝基苯	Nitrobenzene	98-95-3	—	2	—	皮，G2B
278	1-硝基丙烷	1-Nitropropane	108-03-2	—	90	—	—
279	2-硝基丙烷	2-Nitropropane	79-46-9	—	30	—	G2B
280	硝基甲苯（全部异构体）	Nitrotoluene（all isomers）	88-72-2；99-08-1；99-99-0	—	10	—	皮
281	硝基甲烷	Nitromethane	75-52-5	—	50	—	G2B
282	硝基乙烷	Nitroethane	79-24-3	—	300	—	—
283	辛烷	Octane	111-65-9	—	500	—	—
284	溴	Bromine	7726-95-6	—	0.6	2	—
285	溴化氢	Hydrogen bromide	10035-10-6	10	—	—	—
286	溴甲烷	Methyl bromide	74-83-9	—	2	—	皮
287	溴氰菊酯	Deltamethrin	52918-63-5	—	0.03	—	—
288	氧化钙	Calcium oxide	1305-78-8	—	2	—	—
289	氧化镁烟	Magnesium oxide fume	1309-48-4	—	10	—	—
290	氧化锌	Zinc oxide	1314-13-2	—	3	5	—
291	氧乐果	Omethoate	1113-02-6	—	0.15	—	皮
292	液化石油气	Liquified petroleum gas（L.P.G.）	68476-85-7	—	1000	1500	—
293	一甲胺	Monomethylamine	74-89-5	—	5	10	—
294	一氧化氮	Nitric oxide（Nitrogen monoxide）	10102-43-9	—	15	—	—
295	一氧化碳	Carbon monoxide	630-08-0				
	非高原	not in high altitude area		—	20	30	—
	高原	In high altitude area					
	海拔2000～3000m	2000～3000m		20	—	—	—
	海拔＞3000m	＞3000m		15	—	—	—
296	乙胺	Ethylamine	1975-4-7	—	9	18	皮
297	乙苯	Ethyl benzene	100-41-4	—	100	150	G2B
298	乙醇胺	Ethanolamine	141-43-5	—	8	15	—
299	乙二胺	Ethylenediamine	107-15-3	—	4	10	皮
300	乙二醇	Ethylene glycol	107-21-1	—	20	40	—
301	乙二醇二硝酸酯	Ethylene glycol dinitrate	628-96-6	—	0.3	—	皮
302	乙酐	Acetic anhydride	108-24-7	—	16	—	—
303	N-乙基吗啉	N-Ethylmorpholine	100-74-3	—	25	—	皮
304	乙基戊基甲酮	Ethyl amyl ketone	541-85-5	—	130	—	—
305	乙腈	Acetonitrile	1975-5-8	—	30	—	皮
306	乙硫醇	Ethyl mercaptan	1975-8-1	—	1	—	—
307	乙醚	Ethyl ether	60-29-7	—	300	500	—
308	乙硼烷	Diborane	19287-45-7	—	0.1	—	—

续表

序号	中文名	英文名	化学文摘号 （CAS No.）	OELs（mg/m³）			备注
				MAC	PC-TWA	PC-STEL	
309	乙醛	Acetaldehyde	75-07-0	45	—	—	G2B
310	乙酸	Acetic acid	64-19-7	—	10	20	—
311	2-甲氧基乙基乙酸酯	2-Methoxyethyl acetate	110-49-6	—	20	—	皮
312	乙酸丙酯	Propyl acetate	109-60-4	—	200	300	—
313	乙酸丁酯	Butyl acetate	123-86-4	—	200	300	—
314	乙酸甲酯	Methyl acetate	79-20-9	—	200	500	—
315	乙酸戊酯（全部异构体）	Amyl acetate（all isomers）	628-63-7	—	100	200	—
316	乙酸乙烯酯	Vinyl acetate	108-05-4	—	10	15	G2B
317	乙酸乙酯	Ethyl acetate	141-78-6	—	200	300	—
318	乙烯酮	Ketene	463-51-4	—	0.8	2.5	—
319	乙酰甲胺磷	Acephate	30560-19-1	—	0.3	—	皮
320	乙酰水杨酸（阿司匹林）	Acetylsalicylic acid（aspirin）	50-78-2	—	5	—	—
321	2-乙氧基乙醇	2-Ethoxyethanol	110-80-5	—	18	36	皮
322	2-乙氧基乙基乙酸酯	2-Ethoxyethyl acetate	111-15-9	—	30	—	皮
323	钇及其化合物（按Y计）	Yttrium and compounds（as Y）	7440-65-5	—	1	—	—
324	异丙胺	Isopropylamine	75-31-0	—	12	24	—
325	异丙醇	Isopropyl alcohol（IPA）	67-63-0	—	350	700	—
326	N-异丙基苯胺	N-Isopropylaniline	768-52-5	—	10	—	皮
327	异稻瘟净	Kitazin o-p	26087-47-8	—	2	5	皮
328	异佛尔酮	Isophorone	78-59-1	30	—	—	—
329	异佛尔酮二异氰酸酯	Isophorone diisocyanate（IPDI）	4098-71-9	—	0.05	0.1	—
330	异氰酸甲酯	Methyl isocyanate	624-83-9	—	0.05	0.08	皮
331	异亚丙基丙酮	Mesityl oxide	141-79-7	—	60	100	—
332	铟及其化合物（按In计）	Indium and compounds，as In	7440-74-6（In）	—	0.1	0.3	—
333	茚	Indene	95-13-6	—	50	—	—
334	正丁胺	*n*-butylamine	109-73-9	15	—	—	皮
335	正丁基硫醇	*n*-butyl mercaptan	109-79-5	—	2	—	—
336	正丁基缩水甘油醚	*n*-butyl glycidyl ether	2426-8-6	—	60	—	—
337	正庚烷	*n*-Heptane	142-82-5	—	500	1000	—
338	正己烷	*n*-Hexane	110-54-3	—	100	180	皮
339	重氮甲烷	Diazomethane	334-88-3	—	0.35	0.7	—

注：1. 备注中（皮）的说明详见附录 A 的 A.7；2. 备注中（敏）的说明详见附录 A 的 A.8；3. 备注中的（G1）、（G2A）、（G2B）的说明详见附录 A 的 A.9。

4.2　工作场所空气中粉尘容许浓度

工作场所空气中粉尘容许浓度见表 2。

表 2　工作场所空气中粉尘容许浓度

序号	中文名	英文名	化学文摘号（CASNo.）	PC-TWA（mg/m³） 总尘	呼尘	备注
1	白云石粉尘	Dolomitedust		8	4	—
2	玻璃钢粉尘	Fiberglassreinforcedplasticdust		3	—	—
3	茶尘	Teadust		2	—	—
4	沉淀 SiO₂（白炭黑）	Precipitatedsilicadust	112926-00-8	5	—	—
5	大理石粉尘	Marbledust	1317-65-3	8	4	—
6	电焊烟尘	Weldingfume		4	—	G2B
7	二氧化钛粉尘	Titaniumdioxidedust	13463-67-7	8	—	—
8	沸石粉尘	Zeolitedust		5	—	—
9	酚醛树酯粉尘	Phenolicaldehyderesindust		6	—	—
10	谷物粉尘（游离 SiO₂ 含量＜10%）	Graindust（free SiO₂＜10%）		4	—	—
11	硅灰石粉尘	Wollastonitedust	13983-17-0	5	—	—
12	硅藻土粉尘（游离 SiO₂ 含量＜10%）	Diatomitedust（free SiO₂＜10%）	61790-53-2	6	—	—
13	滑石粉尘（游离 SiO₂ 含量＜10%）	Talcdust（free SiO₂＜10%）	14807-96-6	3	1	—
14	活性炭粉尘	Activecarbondust	64365-11-3	5	—	—
15	聚丙烯粉尘	Polypropylenedust		5	—	—
16	聚丙烯腈纤维粉尘	Polyacrylonitrilefiberdust		2	—	—
17	聚氯乙烯粉尘	Polyvinylchloride（PVC）dust	9002-86-2	5	—	—
18	聚乙烯粉尘	Polyethylenedust	9002-88-4	5	—	—
19	铝尘	Aluminumdust	7429-90-5			
	铝金属、铝合金粉尘	Metal & alloysdust		3	—	—
	氧化铝粉尘	Aluminiumoxidedust		4	—	—
20	麻尘（游离 SiO₂ 含量＜10%）	Flax，juteandramiedusts（free SiO₂＜10%）				
	亚麻	Flax		1.5	—	—
	黄麻	Jute		2	—	—
	苎麻	Ramie		3	—	—
21	煤尘（游离 SiO₂ 含量＜10%）	Coaldust（free SiO₂＜10%）		4	2.5	—
22	棉尘	Cottondust		1	—	—
23	木粉尘	Wooddust		3	—	G1
24	凝聚 SiO₂ 粉尘	Condensedsilicadust		1.5	0.5	—
25	膨润土粉尘	Bentonitedust	1302-78-9	6	—	—
26	皮毛粉尘	Furdust		8	—	—
27	人造玻璃质纤维	Man-madevitreousfiber				
	玻璃棉粉尘	Fibrousglassdust		3	—	—
	矿渣棉粉尘	Slagwooldust		3	—	—
	岩棉粉尘	Rockwooldust		3	—	—
28	桑蚕丝尘	Mulberrysilkdust		8	—	—
29	砂轮磨尘	Grindingwheeldust		8	—	—
30	石膏粉尘	Gypsumdust	10101-41-4	8	4	—
31	石灰石粉尘	Limestonedust	1317-65-3	8	4	—
32	石棉（石棉含量＞10%）	Asbestos（Asbestos＞10%）	1332-21-4			
	粉尘	dust		0.8	—	G1
	纤维	Asbestosfibre		0.8f/ml		
33	石墨粉尘	Graphitedust	7782-42-5	4	2	—
34	水泥粉尘（游离 SiO₂ 含量＜10%）	Cementdust（free SiO₂＜10%）		4	1.5	—

序号	中文名	英文名	化学文摘号 （CASNo.）	PC-TWA（mg/m³）		备注
				总尘	呼尘	
35	炭黑粉尘	Carbonblackdust	1333-86-4	4	—	G2B
36	碳化硅粉尘	Siliconcarbidedust	409-21-2	8	4	—
37	碳纤维粉尘	Carbonfiberdust		3	—	—
38	矽尘	Silicadust	14808-60-7			G1（结晶型）
	10%≤游离 SiO₂ 含量≤50%	10%≤free SiO₂≤50%		1	0.7	
	50%＜游离 SiO₂ 含量≤80%	50%＜ free SiO₂≤80%		0.7	0.3	
	游离 SiO₂ 含量＞80%	free SiO₂＞80%		0.5	0.2	
39	稀土粉尘（游离 SiO₂ 含量＜10%）	Rare-earthdust（free SiO₂＜10%）		2.5	—	—
40	洗衣粉混合尘	Detergentmixeddust		1	—	—
41	烟草尘	Tobaccodust		2	—	—
42	萤石混合性粉尘	Fluorsparmixeddust		1	0.7	—
43	云母粉尘	Micadust	12001-26-2	2	1.5	—
44	珍珠岩粉尘	Perlitedust	93763-70-3	8	4	—
45	蛭石粉尘	Vermiculitedust		3	—	—
46	重晶石粉尘	Baritedust	7727-43-7	5	—	—
47	其他粉尘 [a]	Particlesnototherwiseregulated		8	—	—

a：指游离 SiO_2 低于 10%，不含石棉和有毒物质，而尚未制定容许浓度的粉尘。表中列出的各种粉尘（石棉纤维尘除外），凡游离 SiO_2 高于 10% 者，均按矽尘容许浓度对待。

注：备注中的（G1）、（G2B）的说明详见附录 A 的 A.9。

4.3　工作场所空气中生物因素容许浓度

工作场所空气中生物因素容许浓度见表 3。

表3　工作场所空气中生物因素容许浓度

序号	中文名	英文名	化学文摘号 （CASNo.）	OELs			备注
				MAC	PC-TWA	PC-STEL	
1	白僵蚕孢子	Beauveriabassiana		6×10⁷ （孢子数/m³）	—	—	—
2	枯草杆菌蛋白酶	Subtilisins	1395-21-7；9014-01-1	—	15ng/m³	30ng/m³	敏

注：备注中的（敏）的说明详见附录 A 的 A.8。

5　超限倍数

对粉尘和未制定 PC-STEL 的化学物质，采用超限倍数控制其短时间接触水平的过高波动。在符合 PC-TWA 的前提下，粉尘的超限倍数是 PC-TWA 的 2 倍；化学物质的超限倍数见表 4。

表4　化学物质超限倍数与 PC-TWA 的关系

PC-TWA（mg/m³）	最大超限倍数
PC-TWA＜1	3
1≤PC-TWA＜100	2.5
10≤PC-TWA＜100	2
PC-TWA≥100	1.5

6　监测检验方法

工作场所有害物质的测定按 GBZ 159《工作场所空气中有害物质监测的采样规范》和 GBZ/T 160《工作场所空气有毒物质测定》进行检测，在无上述规定时，也可用国内外公认的测定方法执行。

附录 A
（规范性附录）
正确使用说明

A.1　工作场所化学有害因素职业接触限值是用人单位监测工作场所环境污染情况，评价工作场所卫生状况和劳动条件以及劳动者接触化学有害因素的程度的重要技术依据，也可用于评估生产装置泄漏情况，评价防护措施效果等。工作场所有化学有害因素职业接触限值也是职业卫生监督管理部门实施职业卫生监督检查、职业卫生技术服务机构开展职业病危害评价的重要技术法规依据。

A.2　在实施职业卫生监督检查，评价工作场所职业卫生状况或个人接触状况时，应正确运用时间加权平均容许浓度、短时间接触容许浓度或最高容许浓度的职业接触限值，并按照有关标准的规定，进行空气采样、监测，以期正确地评价工作场所有害因素的污染状况和劳动者接触水平。

A.3　PC-TWA 的应用：8h 时间加权平均容许浓度（PC-TWA）是评价工作场所环境卫生状况和劳动者接触水平的主要指标。职业病危害控制效果评价，如建设项目竣工验收、定期危害评价、系统接触评估、因生产工艺、原材料、设备等发生改变需要对工作环境影响重新进行评价时，尤应着重进行 TWA 的检测、评价。个体检测是测定 TWA 比较理想的方法，尤其适用于评价劳动者实际接触状况，是工作场所化学有害因素职业接触限值的主体性限值。定点检测也是测定 TWA 的一种方法，要求采集一个工作日内某一工作地点，各时段的样品，按各时段的持续接触时间与其相应浓度乘积之和除以 8，得出 8h 工作日的时间加权平均浓度（TWA）。定点检测除了反映个体接触水平，也适用评价工作场所环境的卫生状况。

定点检测可按下式计算出时间加权平均浓度：

$$C_{TWA} = (C_1 T_1 + C_2 T_2 + \cdots\cdots + C_n T_n)/8 \tag{A.1}$$

式中：C_{TWA}—8h 工作日接触化学有害因素的时间加权平均浓度（mg/m³）

8—每个工作日的工作时间（h），工作时间不足 8h 者，仍以 8h 计。

C_1，C_2……C_n—T_1，T_2……T_n 时间段接触的相应浓度；

T_1，T_2……T_n—C_1，C_2……C_n 浓度下相应的持续接触时间。

[例 1]　乙酸乙酯的 PC-TWA 为 200mg/m³，劳动者接触状况为：400mg/m³，接触 3 小时；160mg/m³，接触 2 小时；120mg/m³，接触 3 小时。代入上述公式，$C_{TWA} = (400 \times 3 + 160 \times 2 + 120 \times 3) \div 8 = 235$mg/m³。此结果＞200mg/m³，超过该物质的 PC-TWA。

[例 2]　同样是乙酸乙酯，若劳动者接触状况为：300mg/m³，接触 2h；200mg/m³，接触 2 小时；180mg/m³，接触 2 小时；不接触，2 小时。代入上述公式，$C_{TWA} = (300 \times 2 + 200 \times 2 + 180 \times 2 + 0 \times 2) \div 8 = 170$mg/m³，结果＜200mg/m³，则未超过该物质的 PC-TWA。

A.4　PC-STEL 的应用

A.4.1　PC-STEL 是与 PC-TWA 相配套的短时间接触限值，可视为对 PC-TWA 的补充。只用于短时间接触较高浓度可导致刺激、窒息、中枢神经抑制等急性作用，及其慢性不可逆性组织损伤的化学物质。

A.4.2　在遵守 PC-TWA 的前提下，PC-STEL 水平的短时间接触不引起：1）刺激作用；2）慢性或不可逆性损伤；3）存在剂量 - 接触次数依赖关系的毒性效应；4）麻醉程度足以导致事故率升高、影响逃生和降低工作效率。即使当日的 TWA 符合要求时，短时间接触浓度也不应超过 PC-STEL。当接触浓度超过 PC-TWA，达到 PC-STEL 水平时，一次持续接触时间不应超过 15min，每个工作日接触次数不应超过 4 次，相继接触的间隔时间不应短于 60min。

A.4.3　对制定有 PC-STEL 的化学物质进行监测和评价时，应了解现场浓度波动情况，在浓度最高的时段按采样规范和标准检测方法进行采样和检测。

A.5　MAC 的应用：MAC 主要是针对具有明显刺激、窒息或中枢神经系统抑制作用，可导致严重急性损害的化学物质而制定的不应超过的最高容许接触限值，即任何情况都不容许超过的限值。最高浓度的检测应在了解生产工艺过程的基础上，根据不同工种和操作地点采集能够代表最高瞬间浓度的空气样品再进行检测。

A.6　超限倍数的应用：许多有 PC-TWA 的物质尚未制定 PC-STEL。对于粉尘和未制定 PC-STEL 的化学物质，即使其 8 小时 TWA 没有超过 PC-TWA，也应控制其漂移上限。因此，可采用超限倍数控制其短时间接触水平的过高波动。超限倍数所对应的浓度是短时间接触浓度，采样和检测方法同 PC-STEL。

［举例］

1）三氯乙烯的 PC-TWA 为 30mg/m³，查表 4，其超限倍数为 2。测得短时间（15min）接触浓度为 100mg/m³，是 PC-TWA 的 3.3 倍，>2，不符合超限倍数要求。

2）己内酰胺的 PC-TWA 为 5mg/m³，查表 4，其超限倍数为 2.5。测得短时间（15min）接触浓度为 12mg/m³，是 PC-TWA 的 2.4 倍，<2.5，符合超限倍数要求。

3）石墨粉尘的 PC-TWA 为 4mg/m³（总尘）和 2mg/m³（呼尘），其超限倍数为 2。测得总尘和呼尘的短时间（15min）接触浓度分别为 19mg/m³ 和 9mg/m³，分别是 PC-TWA 的 2.375 倍和 2.25 倍，均 >2，不符合超限倍数要求。

4）煤尘的 PC-TWA 为 4mg/m³（总尘）和 2.5mg/m³（呼尘），其超限倍数为 2。测得总尘和呼尘的短时间（15min）接触浓度分别为 8mg/m³ 和 5mg/m³。分别是相应 PC-TWA 的 2 倍，均≤2 倍的 PC-TWA，符合超限倍数要求。

A.7　在备注栏内标有（皮）的物质（如有机磷酸酯类化合物，芳香胺，苯的硝基、氨基化合物等），表示可因皮肤、黏膜和眼睛直接接触蒸气、液体和固体，通过完整的皮肤吸收引起全身效应。使用（皮）的标识旨在提示即使空气中化学物质浓度等于或低于 PC-TWA 时，通过皮肤接触也可引起过量接触。对于那些标注有（皮）标识并有低 OELs 的物质，在接触高浓度，特别是在皮肤大面积、长时间接触的情况下，需采取特殊预防措施减少或避免皮肤的直接接触。当难以准确定量其接触程度时，也必须采取措施预防皮肤的大量吸收。对化学物质标识（皮）并未考虑该化学物质引起刺激、皮炎和致敏作用的特性，对那些可引起刺激或腐蚀效应但没有全身毒性的化学物质也未标以（皮）的标识。患有皮肤病时可明显影响皮肤吸收。

A.8　在备注栏内标（敏），是指已被人或动物资料证实该物质可能有致敏作用，并不表示致敏作用是制定 PC-TWA 所依据的关键效应，也不表示致敏效应是制定 PC-TWA 的唯一依据。使用（敏）的标识不能明显区分所致敏的器官系统，未标注（敏）标识的物质并不表示该物质没有致敏能力，只反映目前尚缺乏科学证据或尚未定论。使用（敏）的标识旨在保护劳动者避免诱发致敏效应，但不保护那些已经致敏的劳动者。减少对致敏物及其结构类似物的接触，可减少个体过敏反应的发生率。对某些敏感的个体，防止其特异性免疫反应的唯一方法是完全避免接触致敏物及其结构类似物。应通过工程控制措施和个人防护用品以有效地减少或消除接触。对工作中接触已知致敏物的劳动者，必须进行教育和培训（如检查潜在的健康效应、安全操作规程及应急知识）。应通过上岗前体检和定期健康监护，尽早发现特异易感者，及时调离接触。

A.9　致癌性标识按国际癌症组织（IARC）分级，在备注栏内有（G1）、（G2A）、（G2B）标识，作为参考性资料。化学物质的致癌性证据来自于流行病学、毒理学和机理研究。国际癌症研究中心（IARC）将潜在化学致癌性物质分类为：G1：确认人类致癌物（carcinogenictohumans）；G2A：可能人类致癌物（probablycarcinogenictohumans）；G2B：可疑人类致癌物（possiblycarcinogenictohumans）；G3：对人及动物致癌性证据不足（notclassifiableastocarcinogenicitytohumans）和 G4：未列为人类致癌物（probablynotcarcinogenictohumans）。本标准引用国际癌症组织（IARC）的致癌性分级标识 G1、G2A、G2B，作为职业病危害预防控制的参考。对于标有致癌性标识的化学物质，应采取技术措施与个人防护，减少接触机会，尽可能保持最低接触水平。

A.10　对分别制定了总粉尘和呼吸性粉尘 PC-TWA 的粉尘，应同时测定总粉尘和呼吸性粉尘的时间加权平均浓度。按照 BMRC（BritishMedicalResearchCouncil，BMRC）分离曲线要求，呼尘的 d_{ae} 应在 7.07μm 以下，其中 d_{ae} 5μm 粉尘颗粒的采集率为 50%。

A.11　当工作场所中存在两种或两种以上化学物质时，若缺乏联合作用的毒理学资料，应分别测定各化学物质的浓度，并按各个物质的职业接触限值进行评价。

A.12　当两种或两种以上有毒物质共同作用于同一器官、系统或具有相似的毒性作用（如刺激作用等），或已知这些物质可产生相加作用时，则应按下列公式计算结果，进行评价：

$$C_1/L_1 + C_2/L_2 + \cdots\cdots + C_n/L_n = 1 \tag{A.2}$$

式中：C_1，C_2……C_n—各化学物质所测得的浓度；

L_1，L_2……L_n—各化学物质相应的容许浓度限值。

据此算出的比值≤1时，表示未超过接触限值，符合卫生要求；反之，当比值＞1时，表示超过接触限值，则不符合卫生要求。

A.13　本标准应由受过职业卫生专业训练的专业人员使用。本标准不适用于非职业性接触。

A.14　有害因素职业接触限值是基于科学性和可行性制定的，所规定的限值不能理解为安全与危险程度的精确界限，也不能简单地用以判断化学物质毒性等级。

附录十一　工作场所有害因素职业接触限值
第2部分：物理因素
摘自（GBZ 2.2—2007）

1　范围

本部分规定了工作场所物理因素职业接触限值。

本部分适用于存在或产生物理因素的各类工作场所。适用于工作场所卫生状况、劳动条件、劳动者接触物理因素的程度、生产装置泄漏、防护措施效果的监测、评价、管理、工业企业卫生设计及职业卫生监督检查等。

本部分不适用于非职业性接触。

2　规范性引用文件

下列文件中的条款通过本部分的引用而成为本部分的条款。凡是注明日期的引用文件，其随后所有的修改单（不包括勘误的内容）或修订版均不适用于本部分，然而，鼓励根据本部分达成协议的各方研究是否可使用这些文件的最新版本。凡是不注明日期的引用文件，其最新版本适用于本部分。

GBZ 1 工业企业设计卫生标准

GBZ 2.1 工作场所有害因素职业接触限值　化学有害因素

GB/T 3947 声学名词术语

GBZ/T 189.1 工作场所物理因素测量　超高频辐射

GBZ/T 189.2 工作场所物理因素测量　高频电磁场

GBZ/T 189.3 工作场所物理因素测量　工频电场

GBZ/T 189.4 工作场所物理因素测量　激光辐射

GBZ/T 189.5 工作场所物理因素测量　微波辐射

GBZ/T 189.6 工作场所物理因素测量　紫外辐射

GBZ/T 189.7 工作场所物理因素测量　高温

GBZ/T 189.8 工作场所物理因素测量　噪声

GBZ/T 189.9 工作场所物理因素测量　手传振动

GBZ/T 189.10 工作场所物理因素测量　体力劳动强度分级

GBZ/T 189.11 工作场所物理因素测量　体力劳动时的心率

3　术语和定义

GBZ 2.1 中 3.1，3.3，3.4 确定的术语和定义适用于本部分。

4　超高频辐射职业接触限值 occupational exposure limits for ultra high frequency radiation in the workplace

4.1　术语和定义

4.1.1　超高频辐射 ultra high frequency radiation

又称超短波，指频率为 30～300MHz 或波长为 10～1m 的电磁辐射，包括脉冲波和连续波。

4.1.2　脉冲波 pulse wave

以脉冲调制所产生的超高频辐射。

4.1.3　连续波 continuous wave

以连续振荡所产生的超高频辐射。

4.1.4　功率密度 power density

单位面积上的辐射功率，以 P 表示，单位为 mW/cm^2。

4.2　卫生要求

一个工作日内超高频辐射职业接触限值见表1。

表1　工作场所超高频辐射职业接触限值

接触时间	连续波		脉冲波	
	功率密度（mW/cm²）	电场强度（V/m）	功率密度（mW/cm²）	电场强度（V/m）
8h	0.05	14	0.025	10
4h	0.1	19	0.05	14

4.3　测量方法

按 GBZ/T 189.1 规定的方法测量。

5　高频电磁场职业接触限值 occupational exposure limits for high frequency electromagnetic field

5.1　术语和定义

高频电磁场 high frequency electromagnetic field

频率为 100kHz～30MHz，相应波长为 3km～10m 范围的电磁场。

5.2　卫生要求

8h 工作场所高频电磁场职业接触限值见表2。

表2　工作场所高频电磁场职业接触限值

频率（MHz）	电场强度（V/m）	磁场强度（A/m）
0.1≤f≤3.0	50	5
3.0＜f≤30	25	—

5.3　测量方法

按 GBZ/T 189.2 规定的方法测量。

6　工频电场职业接触限值 occupational exposure limits for power frequency electric field in the workplace

6.1　术语和定义

工频电场 power frequency electric field

频率为 50Hz 的极低频电场。

6.2　卫生要求

8h 工作场所工频电场职业接触限值见表3。

表3　工作场所工频电场职业接触限值

频率（Hz）	电场强度（kV/m）
50	5

6.3　测定方法

按 GBZ/T 189.3 规定的方法测量。

7　激光辐射职业接触限值 occupational exposure limits for laser radiation in the workplace

7.1　术语和定义

7.1.1　激光 laser

波长为 200nm～1mm 之间的相干光辐射。

7.1.2　照射量 radiant

受照面积上光能的面密度，单位为 J/cm²。

7.1.3　辐照度 irradiance

单位面积照射的辐射通量，单位为 W/cm²。

7.1.4 校正因子（C_A 和 C_B）correction factors

激光生物学作用是波长的函数，为评判等价效应而引进的数学因子。C_A 和 C_B 分别为红外和可见光波段的校正因子。

7.2 卫生要求

7.2.1 8h眼直视激光束的职业接触限值（见表4）

表4 眼直视激光束的职业接触限值

光谱范围	波长（nm）	照射时间（s）	照射量（J/cm²）	辐照度（W/cm²）
紫外线	200～308	$1 \times 10^{-9} \sim 3 \times 10^4$	3×10^{-3}	
	309～314	$1 \times 10^{-9} \sim 3 \times 10^4$	6.3×10^{-2}	
	315～400	$1 \times 10^{-9} \sim 10$	$0.56t^{1/4}$	
	315～400	$1 \times 10 \sim 10^3$	1.0	
	315～400	$1 \times 10^3 \sim 3 \times 10^4$		1×10^{-3}
可见光	400～700	$1 \times 10^{-9} \sim 1.2 \times 10^{-5}$	5×10^{-7}	
	400～700	$1.2 \times 10^{-5} \sim 10$	$2.5t^{3/4} \times 10^{-3}$	
	400～700	$10 \sim 10^4$	$1.4C_B \times 10^{-2}$	
	400～700	$1 \times 10^4 \sim 3 \times 10^4$		$1.4C_B \times 10^{-6}$
红外线	700～1050	$1 \times 10^{-9} \sim 1.2 \times 10^{-5}$	$5C_A \times 10^{-7}$	
	700～1050	$1.2 \times 10^{-5} \sim 10^3$	$2.5C_A t^{3/4} \times 10^{-3}$	
	1050～1400	$1 \times 10^{-9} \sim 3 \times 10^{-5}$	5×10^{-6}	
	1050～1400	$3 \times 10^{-5} \sim 10^3$	$12.5t^{3/4} \times 10^{-3}$	
	700～1400	$1 \times 10^4 \sim 3 \times 10^4$		$4.44C_A \times 10^{-4}$
远红外线	1400～10^6	$1 \times 10^{-9} \sim 10^{-7}$	0.01	
	1400～10^6	$1 \times 10^{-7} \sim 10$	$0.56t^{1/4}$	
	1400～10^6	>10		0.1

注：t为照射时间。

7.2.2 8h激光照射皮肤的职业接触限值（见表5）

表5 激光照射皮肤的职业接触限值

光谱范围	波长（nm）	照射时间（s）	照射量（J/cm²）	辐照度（W/cm²）
紫外线	200～400	$1 \times 10^{-9} \sim 3 \times 10^4$	同表4	
可见光与红外线	400～1400	$1 \times 10^{-9} \sim 3 \times 10^{-7}$	$2C_A \times 10^{-2}$	
		$1 \times 10^{-7} \sim 10$	$1.1C_A t^{1/4}$	
		$10 \sim 3 \times 10^4$		$0.2C_A$
远红外线	1400～1×10^6	$1 \times 10^{-9} \sim 3 \times 10^4$	同表4	

注：t为照射时间。

7.2.3 波长（λ）与校正因子的关系为：波长 400～700nm，$C_A=1$；波长 700～1050nm，$C_A=10^{0.002(\lambda-700)}$；波长 1050～1400nm，$C_A=5$；波长 400～550nm，$C_B=1$；波长 550～700nm，$C_B=10^{0.015(\lambda-550)}$

7.3 测量方法

按 GBZ/T 189.4 规定的方法测量。

8 微波辐射职业接触限值 occupational exposure limits for microwave radiation in the workplace

8.1 术语和定义

8.1.1 微波 microwave 频率为 300MHz～300GHz、波长为 1m～1mm 范围内的电磁波，包括脉冲微波和连续微波。

8.1.2　脉冲微波与连续微波 pulse microwave & continuous microwave

脉冲微波指以脉冲调制的微波。

连续微波指不用脉冲调制的连续振荡的微波。

8.1.3　固定微波辐射与非固定微波辐射 fixed microwave radiation & nonfixed microwave radiation

固定微波辐射是指固定天线（波束）的辐射；或运转天线的 $t_0/T > 0.1$ 的辐射。

非固定微波辐射是指运转天线的 $t_0/T < 0.1$ 的辐射。

式中 t_0 指接触者被测位所受辐射大于或等于主波束最大平均功率密度 50% 的强度时的时间，T 指天线运转一周时间。

8.1.4　肢体局部微波辐射与全身微波辐射 partial-body microwave radiation & whole-body microwave radiation

肢体局部微波辐射指微波设备操作过程中，仅手或脚部受辐射。

全身微波辐射指除肢体局部外的其他部位，包括头、胸、腹等一处或几处受辐射。

8.1.5　平均功率密度及日剂量 average power density & daily dose

平均功率密度表示单位面积上一个工作日内的平均辐射功率。

日剂量表示一日接受辐射的总能量，等于平均功率密度与受辐射时间（按照 8h 计算）的乘积，单位为 $\mu W \cdot h/cm^2$ 或 $mW \cdot h/cm^2$。

8.2　卫生要求

工作场所微波辐射职业接触限值见表6。

表6　工作场所微波职业接触限值

类型		日剂量（$\mu W \cdot h/cm^2$）	8h平均功率密度（$\mu W/cm^2$）	非8h平均功率密度（$\mu W/cm^2$）	短时间接触功率密度（mW/cm^2）
全身辐射	连续微波	400	50	400/t	5
	脉冲微波	200	25	200/t	5
肢体局部辐射	连续微波或脉冲微波	4000	500	4000/t	5

注：t为受辐射时间，单位为 h。

8.3　测量方法

按 GBZ/T 189.5 规定的方法测量。

9　紫外辐射职业接触限值 occupational exposure limits for ultraviolet radiation in the workplace

9.1　术语和定义

紫外辐射 ultraviolet radiation

又称紫外线（ultraviolet light），指波长为 100～400nm 的电磁辐射。

9.2　卫生要求

8h 工作场所紫外辐射职业接触限值见表7。

表7　工作场所紫外辐射职业接触限值

紫外光谱分类	8h职业接触限值	
	辐照度（$\mu W/cm^2$）	照射量（mJ/cm^2）
中波紫外线（280nm≤λ<315nm）	0.26	3.7
短波紫外线（100nm≤λ<280nm）	0.13	1.8
电焊弧光	0.24	3.5

9.3　测量方法

按 GBZ/T 189.6 规定的方法测量。

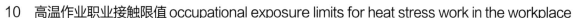

10　高温作业职业接触限值 occupational exposure limits for heat stress work in the workplace

10.1　术语和定义

10.1.1　高温作业 heat stress work

在生产劳动过程中，工作地点平均 WBGT 指数≥25℃的作业。

10.1.2　WBGT 指数 wet bulb globe temperature index

又称湿球黑球温度，是综合评价人体接触作业环境热负荷的一个基本参量，单位为℃。

10.1.3　接触时间率 exposure time rate

劳动者在一个工作日内实际接触高温作业的累计时间与 8h 的比率。

10.1.4　本地区室外通风设计温度 local outside ventilation design temperature

近十年本地区气象台正式记录每年最热月的每日 13～14 时的气温平均值。

10.2　卫生要求

10.2.1　接触时间率 100%，体力劳动强度为Ⅳ级，WBGT 指数限值为 25℃；劳动强度分级每下降一级，WBGT 指数限值增加 1～2℃；接触时间率每减少 25%，WBGT 限值指数增加 1～2℃，见表 8。

10.2.2　本地区室外通风设计温度≥30℃的地区，表 8 中规定的 WBGT 指数相应增加 1℃。

表 8　工作场所不同体力劳动强度 WBGT 限值（℃）

接触时间率	体力劳动强度			
	Ⅰ	Ⅱ	Ⅲ	Ⅳ
100%	30	28	26	25
75%	31	29	28	26
50%	32	30	29	28
25%	33	32	31	30

注：体力劳动强度分级按本标准第 14 章执行，实际工作中可参考附录 B。

10.3　测量方法

按 GBZ/T 189.7 规定的方法测量。

11　噪声职业接触限值 occupational exposure limits for noise in the workplace

11.1　术语和定义

11.1.1　生产性噪声 industrial noise

在生产过程中产生的一切声音。

11.1.2　稳态噪声 steady noise

在观察时间内，采用声级计"慢挡"动态特性测量时，声级波动 <3dB（A）的噪声。

11.1.3　非稳态噪声 nonsteady noise

在观察时间内，采用声级计"慢挡"动态特性测量时，声级波动≥3dB（A）的噪声。

11.1.4　脉冲噪声 impulsive noise

噪声突然爆发又很快消失，持续时间 <0.5s，间隔时间 >1s，声压有效值变化≥40dB（A）的噪声。

11.1.5　A 计权声压级（A 声级）A-weighted sound pressure level，L_{pA}，L_A

用 A 计权网络测得的声压级。

11.1.6　等效连续 A 计权声压级（等效声级）equivalent continuous A-weighted sound pressure level，$L_{Aeq,T}$，L_{Aeq}

在规定的时间内，某一连续稳态噪声的 A 计权声压，具有与时变的噪声相同的均方 A 计权声压，则这一连续稳态声的声级就是此时变噪声的等效声级，单位用 dB（A）表示。

11.1.7　按额定 8h 工作日规格化的等效连续 A 计权声压级（8h 等效声级）normalization of equivalent continuous A-weighted sound pressure level to a nominal 8h working day，$L_{EX,8h}$

将一天实际工作时间内接触的噪声强度等效为工作 8h 的等效声级。

11.1.8　按额定每周工作 40h 规格化的等效连续 A 计权声压级（每周 40h 等效声级）normalization of equivalent continuous A-weighted sound pressure level to a nominal 40h working week，$L_{EX,w}$

非每周 5d 工作制的特殊工作场所接触的噪声声级等效为每周工作 40h 的等效声级。

11.2　卫生要求

11.2.1　噪声职业接触限值

每周工作 5d，每天工作 8h，稳态噪声限值为 85dB（A），非稳态噪声等效声级的限值为 85dB（A）；每周工作 5d，每天工作时间不等于 8h，需计算 8h 等效声级，限值为 85dB（A）；每周工作不是 5d，需计算 40h 等效声级，限值为 85dB（A），见表 9。

表 9　工作场所噪声职业接触限值

接触时间	接触限值［dB（A）］	备注
5d/w，＝8h/d	85	非稳态噪声计算 8h 等效声级
5d/w，≠8h/d	85	计算 8h 等效声级
≠5d/w	85	计算 40h 等效声级

11.2.2　脉冲噪声工作场所，噪声声压级峰值和脉冲次数不应超过表 10 的规定。

表 10　工作场所脉冲噪声职业接触限值

工作日接触脉冲次数	声压级峰值［dB（A）］
n≤100	140
100＜n≤1000	130
1000＜n≤10000	120

11.3　测量方法

按 GBZ/T 189.8 规定的方法测量。

12　手传振动职业接触限值 occupational exposure limits for hand-transmitted vibration in the workplace

12.1　术语和定义

12.1.1　手传振动 hand-transmitted vibration

生产中使用手持振动工具或接触受振工件时，直接作用或传递到人的手臂的机械振动或冲击。

12.1.2　日接振时间 daily exposure duration to vibration

工作日中使用手持振动工具或接触受振工件的累积接振时间，单位为 h。

12.1.3　频率计权振动加速度 frequency-weighted acceleration to vibration

按不同频率振动的人体生理效应规律计权后的振动加速度，单位为 m/s^2。

12.1.4　4h 等能量频率计权振动加速度 4 hours energy equivalent frequency-weighted acceleration to vibration

在日接振时间不足或超过 4h 时，将其换算为相当于接振 4h 的频率计权振动加速度值。

12.2　卫生要求

手传振动 4h 等能量频率计权振动加速度限值见表 11。

表 11　工作场所手传振动职业接触限值

接触时间	等能量频率计权振动加速度（m/s^2）
4h	5

12.3　测量方法

按 GBZ/T 189.9 规定的方法测量。

13　煤矿井下采掘工作场所气象条件 meteorological requirements in the underground workplace of coal mine

13.1　卫生要求

13.1.1　井下采掘工作场所气象条件应符合表12的规定。

表12　井下采掘工作场所气象条件

干球温度(℃)	相对湿度(%)	风速(m/s)	备注
不高于28	不规定	0.5<v≤1.0	上限
不高于26	不规定	0.3<v≤0.5	—
不低于18	不规定	v≤0.3	增加工作服保暖量

13.1.2　本标准规定的风速如与生产工艺或防爆要求相抵触时可不受此限制。

13.1.3　井下作业环境气温较低时服装保暖量应适当增加。

13.2　测量方法

工作场所温湿度的测定应用通风温湿度计，风速的测定可应用热球式或叶状风速仪。

14　体力劳动强度分级 classification of physical workload

14.1　术语和定义

14.1.1　能量代谢率 energy metabolic rate

从事某工种的劳动者在工作日内各类活动（包括休息）的能量消耗的平均值，以单位时间（每分钟）内每平方米体表面积的能量消耗值表示，单位是kJ/min·m²。

14.1.2　劳动时间率 working time rate

劳动者在一个工作日内实际工作时间与日工作时间（8h）的比率，以百分率表示。

14.1.3　体力劳动性别系数 sex-based coefficient of physical work

相同体力强度引起的男女不同生理反应的系数。在计算体力劳动强度指数时，男性系数为1，女性系数为1.3。

14.1.4　体力劳动方式系数 pattern coefficient of physical work

在相同体力强度下，不同劳动方式引起的生理反应的系数。在计算体力劳动强度指数时，"搬"的方式系数为1，"扛"的方式系数为0.40、"推/拉"的方式系数为0.05。

14.1.5　体力劳动强度指数 intensity index of physical work

区分体力劳动强度等级的指数。指数大，反映体力劳动强度大；指数小，反映体力劳动强度小。

14.2　体力劳动强度分级

体力劳动强度分为四级，见表13。

表13　体力劳动强度分级表

体力劳动强度级别	劳动强度指数
Ⅰ	n≤15
Ⅱ	15<n≤20
Ⅲ	20<n≤25
Ⅳ	n>25

14.3　测量方法

按GBZ/T 189.10规定的方法测量。

14.4　实际工作中体力劳动强度分级的职业描述可参考附录B。

15　体力工作时心率和能量消耗的生理限值 physiological limits on heart rate and energy consumption during physical work

15.1　术语和定义

能量消耗 energy consumption

人体为维持生理功能和各种活动所消耗的能量，单位为 kJ。

15.2　卫生要求

15.2.1　工作日内从事任何单项体力工作时，最大心率值不应超过 150 次 /min；各单项作业时最大心率值平均不应超过 120 次 /min。

15.2.2　人工作日（8h）总能量消耗不应超过 6276kJ/d（或 7.824kJ/min·m^{-2}）。

15.3　测量方法

15.3.1　工作场所体力劳动时心率的测量方法

按 GBZ/T 189.11 规定的方法测量。

15.3.2　工作场所体力劳动时人工作日（8h）总能量消耗的测量方法

按 GBZ/T 189.10 规定的方法测量。

附录 A

（规范性附录）

正确使用说明

A.1　工作场所物理因素职业接触限值，是用于监督、监测工作场所及工作人员物理因素职业病危害状况、生产装置泄漏情况，评价工作场所卫生状况的重要依据。目的在于保护劳动者免受物理性职业性有害因素危害，预防职业病。

A.2　在实施职业卫生监督管理、评价工作场所物理因素职业病危害或个人接触状况时，应正确运用接触限值，并按照国家颁布的相关测量方法进行测量和分析。

A.3　本标准规定的接触限值为上限值。

A.4　电磁辐射的功率密度用于表示超高频、微波和激光的辐射强度。

A.5　超高频辐射

A.5.1　在远区场，功率密度与电场强度 E(V/m) 之间的关系如下：

$$P = \frac{E^2}{3770} \tag{A.1}$$

式中：P—功率密度，mW/cm^2；

　　　E—电场强度，V/m。

A.5.2　测量时，可选择功率密度或电场强度。

A.6　高频电磁场

A.6.1　工作场所高频电磁场接触限值适用于接触高频电磁辐射的各类作业，但不适用于环境照射及作为医疗或诊断为目的的照射。

A.6.2　频率在 3MHz 以下的高频电磁场，可选择电场强度或磁场强度。

A.7　工频电场

A.7.1　工频电场职业接触限值适用于交流输电系统中接触电磁场的电力工作人员及带电工作人员。

A.7.2　因工作需要必须进入超过接触限值的工频电场地点或延长接触时间时，应采取有效防护措施；带电作业人员应该处在"全封闭式"的屏蔽装置中操作，或应穿包括面部的屏蔽服。

A.8　微波辐射

A.8.1　工作场所微波辐射接触限值适用于接触微波辐射的各类作业，不包括居民所受环境辐射及接受微波诊断或治疗的辐射。

A.8.2　脉冲微波固定辐射和非固定辐射的平均功率密度限值相同。

A.8.3　肢体局部辐射不区分连续微波和脉冲微波。

A.8.4　短时间暴露功率密度 >$1mW/cm^2$ 时，除控制暴露时间（按日剂量接触限值计算）外，还需使用个人防护。

A.9　紫外辐射

A.9.1　本限值适用于人工紫外辐射。

A.9.2　紫外线混合光源包括各段波长紫外线的光源，如电焊弧光。

A.9.3　测量时，可选择辐照度或照射量。

A.10　工作场所手传振动接触限值适用于生产中使用手持振动工具或手接触受振工件的作业。

在日接振时间不足或超过 4 小时时，要将其换算为相当于接振 4 小时的频率计权振动加速度值，可用式（A.2 计算：

$$a_{hw(4)} = \sqrt{\frac{T}{4}} \, a_{hw(T)} \tag{A.2}$$

式中：$a_{hw}(T)$—频率计权振动加速度；

　　　T—日接振时间，h/d。

A.11　煤矿井下采掘作业地点气象条件

A.11.1　煤矿井下采掘作业地点气象条件适用于煤矿井下采掘作业,也适用于其他矿井下的采掘作业。

A.11.2　表12中的上限及下限值均不是舒适限值。在上限条件下,劳动者仍有一定的闷热感;在下限的条件下,部分人尚有"稍冷"感。但在此标准范围内可保证劳动者不发生中暑,并能防止常见病、多发病的高发。

附录 B

（资料性附录）

常见职业体力劳动强度分级

表 B.1　常见职业体力劳动强度分级表

体力劳动强度分级	职业描述
Ⅰ（轻劳动）	坐姿：手工作业或腿的轻度活动（正常情况下，如打字、缝纫、脚踏开关等）；立姿：操作仪器，控制、查看设备，上臂用力为主的装配工作
Ⅱ（中等劳动）	手和臂持续动作（如锯木头等）；臂和腿的工作（如卡车、拖拉机或建筑设备等运输操作等）；臂和躯干的工作（如锻造、风动工具操作、粉刷、间断搬运中等重物、除草、锄田、摘水果和蔬菜等）
Ⅲ（重劳动）	臂和躯干负荷工作（如搬重物、铲、锤锻、锯刨或凿硬木、割草、挖掘等）
Ⅳ（极重劳动）	大强度的挖掘、搬运，快到极限节律的极强活动

附录十二　个人防护标准目录

1	GB/T 12903—2008《个体防护装备术语》
2	GB/T 29510—2013《个体防护装备配备基本要求》
3	GB/T 11651—2008《个体防护装备选用规范》
4	GB/T 18664—2002《呼吸防护用品的选择、使用与维护》
5	GB/T 24536—2009《防护服装 化学防护服的选择、使用和维护》
6	GB/T 23466—2009《护听器的选择指南》
7	GB/T 29512—2013《手部防护 防护手套的选择、使用和维护指南》
8	GB/T 28409—2012《个体防护装备 足部防护鞋（靴）的选择、使用和维护指南》
9	GB/T 30041—2013《头部防护 安全帽选用规范》
10	GBZ/T 195—2007《有机溶剂作业场所个人职业病防护用品使用规范》
11	GB/T 20097—2006《防护服一般要求》
12	GB 24539—2009《防护服装 化学防护服通用技术要求》
13	GB 8965.1—2009《防护服装 阻燃防护 第1部分：阻燃服》
14	GB 8965.2—2009《防护服装 阻燃防护 第2部分：焊接服》
15	GB/T 23463—2009《防护服装 微波辐射防护服》
16	GB 24540—2009《防护服装 酸碱类化学品防护服》
17	GB/T 2668—2008《单服、套装规格》
18	GB/T 13640—2008《劳动防护服号型》
19	GB/T 1335.1—2008《服装号型 男子》
20	GB/T 1335.2—2008《服装号型 女子》
21	GB 19082—2009《医用一次性防护服技术要求》
22	GB 12014—2009《防静电服》
23	GB/T 6568—2008《带电作业用屏蔽服装》
24	GB/T 18136—2008《交流高压静电防护服装及试验方法》
25	GB 20653—2006《职业用高可视性警示服》
26	GB/T 9953—1999《浸水保温服》
27	GB 2890—2009《呼吸防护 自吸过滤式防毒面具》
28	GB 2626—2006《呼吸防护用品 自吸过滤式防颗粒物呼吸器》
29	GB 30864—2014《呼吸防护 动力送风过滤式呼吸器》
30	GB 6220—2009《呼吸防护 长管呼吸器》
31	GB/T 16556—2007《自给开路式压缩空气呼吸器》
32	GB 23394—2009《自给闭路式压缩氧气呼吸器》
33	GB 28053—2011《呼吸器用复合气瓶》
34	GB 24161—2009《呼吸器用复合气瓶定期检验与评定》
35	GB/T 23465—2009《呼吸防护用品 实用性能评价》
36	GBZ/T 276—2016《自吸过滤式呼吸防护用品适合性检验颜面分栏》
37	GB 19083—2010《医用防护口罩技术要求》
38	GB/T 30042—2013《个体防护装备眼面部防护名词术语》
39	GB 14866—2006《个人用眼护具技术要求》
40	GB 32166.1—2016《个体防护装备 眼面部防护 职业眼面部防护具 第1部分：要求》
41	GB/T 32166.2—2015《个体防护装备 眼面部防护 职业眼面部防护具 第2部分：测量方法》
42	GB/T 3609.1—2008《职业眼面部防护 焊接防护 第1部分：焊接防护具》
43	GB/T 3609.2—2009《职业眼面部防护 焊接防护 第2部分：自动变光焊接滤光镜》

44	GB/T 17736—1999《激光防护镜主要参数测试方法》
45	GB 12011—2009《足部防护　电绝缘鞋》
46	GB 21146—2007《个体防护装备　职业鞋》
47	GB 21147—2007《个体防护装备　防护鞋》
48	GB 21148—2007《个体防护装备　安全鞋》
49	GB/T 20991—2007《个体防护装备　鞋的测试方法》
50	GB 20265—2006《耐化学品的工业用模压塑料靴》
51	GB 20266—2006《耐化学品的工业用橡胶靴》
52	GB/T 12624—2006《劳动防护手套通用技术条件》
53	GB/T 17622—2008《带电作业用绝缘手套》
54	GB/T 18843—2002《浸塑手套》
55	GB/T 22845—2009《防静电手套》
56	GB 24541—2009《手部防护机械危害防护手套》
57	GB/T 13641—2006《劳动护肤剂通用技术条件》
58	GB/T 23468—2009《坠落防护装备安全使用规范》
59	GB 5725—2009《安全网》
60	GB 6095—2009《安全带》
61	GB 4303—2008《船用救生衣》
62	AQ 6101—2007《橡胶耐油手套》
63	AQ 6102—2007《耐酸（碱）手套》
64	AQ 6103—2007《焊工防护手套》
65	AQ 6104—2007《防 X 线手套》
66	AQ 1053—2008《隔绝式负压氧气呼吸器》
67	AQ 1054—2008《隔绝式压缩氧气自救器》
68	AQ 1051—2008《煤矿职业安全卫生个体防护用品配备标准》
69	AQ 6105—2008《足部防护　矿工安全靴》
70	AQ 6106—2008《足部防护　食品和医药工业防护靴》
71	AQ/T 6107—2008《化学防护服的选择、使用和维护》
72	AQ/T 6108—2008《安全鞋、防护鞋和职业鞋的选择、使用和维护》
73	AQ/T 6110—2012《工业空气呼吸器安全使用维护管理规范》
74	AQ/T 3048—2013《化工企业劳动防护用品选用及配备》
75	AQ/T 1105—2014《矿山救援防护服装》
76	AQ 1114—2014《煤矿用自吸过滤式防尘口罩》
77	GJB 1762—93《激光防护眼镜生理卫生防护要求》

附录十三　工作场所职业病危害警示标识
摘自（GBZ 158—2003）

1　范围

本标准规定了在工作场所设置的可以使劳动者对职业病危害产生警觉，并采取相应防护措施的图形标识、警示线、警示语句和文字。

本标准适用于可产生职业病危害的工作场所、设备及产品。根据工作场所实际情况，组合使用各类警示标识。

2　规范性引用文件

下列文件中的条款，通过本标准的引用而成为本标准的条款。凡是注日期的引用文件，其随后所有的修改单（不包括勘误的内容）或修订版均不适用于本标准，然而，鼓励根据本标准达成协议的各方研究是否可使用这些文件的最新版本。凡是不注日期的引用文件，其最新版本适用于本标准。

GB 2893 安全色

GB 16179 安全标志使用导则

ISO 3864—1 工作场所和公共场所安全标识的设计原则

3　图形标识

图形标识分为禁止标识、警告标识、指令标识和提示标识。见附录 A 和 B。

禁止标识——禁止不安全行为的图形，如"禁止入内"标识。

警告标识——提醒对周围环境需要注意，以避免可能发生危险的图形，如"当心中毒"标识。

指令标识——强制做出某种动作或采用防范措施的图形，如"戴防毒面具"标识。

提示标识——提供相关安全信息的图形，如"救援电话"标识。

图形标识可与相应的警示语句配合使用，见附录 B 和 C。图形、警示语句和文字设置在作业场所入口处或作业场所的显著位置。

4　警示线

警示线是界定和分隔危险区域的标识线，分为红包、黄色和绿色三种。见附录 B。按照需要，警示线可喷涂在地面或制成色带设置。

5　警示语句

警示语句是一组表示禁止、警告、指令、提示或描述工作场所职业病危害的词语。警示语句可单独使用，也可与图形标识组合使用。基本警示语句见附录 C。

6　有毒物品作业岗位职业病危害告知卡

根据实际需要，由各类图形标识和文字组合成《有毒物品作业岗位职业病危害告知卡》（以下简称告知卡）。参见附录 D。《告知卡》是针对某一职业病危害因素，告知劳动者危害后果及其防护措施的提示卡。

《告知卡》设置在使用有毒物品作业岗位的醒目位置。

7　使用有毒物品作业场所警示标识的设置

在使用有毒物品作业场所入口或作业场所的显著位置，根据需要，设置"当心中毒"或者"当心有毒气体"警告标识，"戴防毒面具"、"穿防护服"，"注意通风"等指令标识和"紧急出口"、"救援电话"等提示标识。

依据《高毒物品目录》，在使用高毒物品作业岗位醒目位置设置《告知卡》。

在高毒物品作业场所，设置红色警示线。在一般有毒物品作业场所，设置黄色警示线。警示线设在使用有毒作业场所外缘不少于 30cm 处。

在高毒物品作业场所应急撤离通道设置紧急出口提示标识。在泄险区启用时，设置"禁止入内"、"禁止停留"警示标识，并加注必要的警示语句。

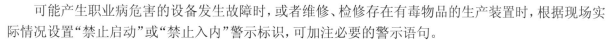

可能产生职业病危害的设备发生故障时,或者维修、检修存在有毒物品的生产装置时,根据现场实际情况设置"禁止启动"或"禁止入内"警示标识,可加注必要的警示语句。

8　其他职业病危害工作场所警示标识的设置

在产生粉尘的作业场所设置"注意防尘"警告标识和"戴防尘口罩"指令标识。

在可能产生职业性灼伤和腐蚀的作业场所,设置"当心腐蚀"警告标识和"穿防护服"、"戴防护手套"、"穿防护鞋"等指令标识。

在产生噪声的作业场所,设置"噪声有害"警告标识和"戴护耳器"指令标识。

在高温作业场所,设置"注意高温"警告标识。

在可引起电光性眼炎的作业场所,设置"当心弧光"警告标识和"戴防护镜"指令标识。

存在生物性职业病危害因素的作业场所,设置"当心感染"警告标识和相应的指令标识。

存在放射性同位素和使用放射性装置的作业场所,设置"当心电离辐射"警告标识和相应的指令标识。

9　设备警示标识的设置

在可能产生职业病危害的设备上或其前方醒目位置设置相应的警示标识。

10　产品包装警示标识的设置

可能产生职业病危害的化学品、放射性同位素和含放射性物质的材料的,产品包装要设置醒目的相应的警示标识和简明中文警示说明。警示说明载明产品特性、存在的有害因素、可能产生的危害后果,安全使用注意事项以及应急救治措施内容。

11　贮存场所警示标识的设置

贮存可能产生职业病危害的化学品、放射性同位素和含有放射性物质材料的场所,在入口处和存放处设置相应的警示标识以及简明中文警示说明。

12　职业病危害事故现场警示线的设置

在职业病危害事故现场,根据实际情况,设置临时警示线,划分出不同功能区。

红色警示线设在紧邻事故危害源周边。将危害源与其他的区域分隔开来,限佩戴相应防护用具的专业人员可以进入此区域。

黄色警示线设在危害区域的周边,其内外分别是危害区和洁净区,此区域内的人员要佩戴适当的防护用具,出入此区域的人员必须进行洗消处理。

绿色警示线设在救援区域的周边,将救援人员与公众隔离开来。患者的抢救治疗、指挥机构设在此区内。

附录 A
（规范性附录）
警示图形标准规格及设置

A.1　式样及颜色

A.1.1　基本几何图形式样、颜色及含义见（ISO 3864—1）。

基本几何图形式样、颜色及含义见表 A.1

表 A.1　基本几何图形式样、颜色及含义

图形	含义	安全色	背景色	标识图色
圆环加斜线	禁止	红色	白色	黑色
圆	指令	蓝色	白色	白色
等边三角形	警告	黄色	黑色	黑色
正方形和长方形	提示	绿色	白色	白色
正方形和长方形	组合框或附加提示信息	白色或标识的颜色	黑色或标识对应的对比色	标识的颜色

A.1.2　安全色

红色——表示禁止和阻止的意思。

蓝色——表示指令，要求人们必须遵守的规定。

黄色——表示提醒人们注意。

绿色——表示给人们提供允许、安全的信息。

A.2　制作

A.2.1　禁止标识

禁止标识按下列格式进行设计，如图 A.1 所示。

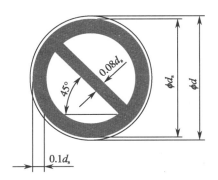

背景：白色

圆圈带和斜杠：红色

标识图：黑色

外圈：白色

安全色至少应覆盖总面积的35%

图 A.1　禁止标识的基本形式

A.2.2　指令标识

指令标识按下列模式进行设计，如图 A.2 所示。

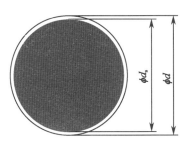

背景：蓝色

标识图：白色

外圈：白色

安全色至少应覆盖总面积的50%

图 A.2　指令标识的基本形式

A.2.3　警告标识

警告标识的基本形式是等边三角形边框，按下列格式进行设计，如图 A.3 所示。

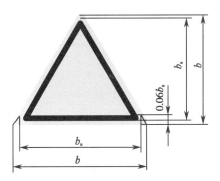

背景：黄色

三角形内带：黑色

标识图：黑色

三角形外圈：黄或白色

安全色至少应覆盖总面积的50%

图 A.3　警告标识的基本形式

A.2.4　提示标识

提示标识按下列格式进行设计，如图 A.4 所示。

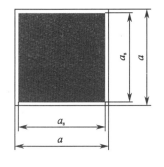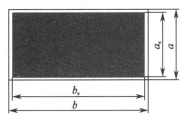

背景：绿色

标识图：白色

外圈：白色

安全色（绿色）至少应覆盖总面积的50%

图 A.4　提示标识的基本形式

A.2.5　附加提示标识

附加提示标识如图 A.5 所示。

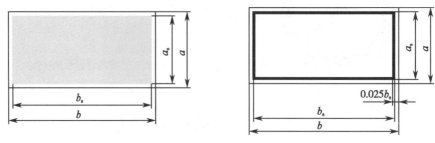

图 A.5　附加提示标识的基本形式

A.2.6　组合标识的编排

组合标识的编排按以下位置设立，如图 A.6 所示。

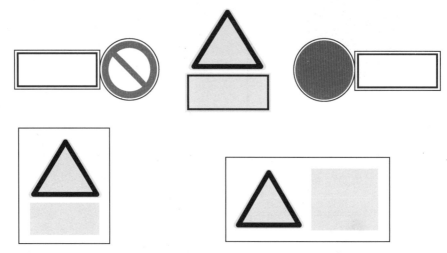

图 A.6　组合框标识的编排

A.2.7　多重标识

多重标识的基本形式如图 A.7 所示。

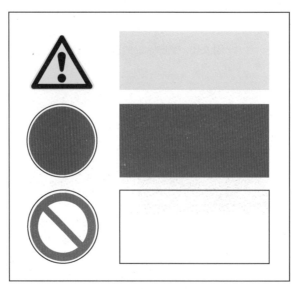

图 A.7　多重标识的排列

A.2.8　提示标识、方向标识和文字组合

提示标识、方向标识和文字组合按以下方式设立,方向提示标识在说明方向时应设附加提示标识。"出口"字体用楷体。如图 A.8 所示。

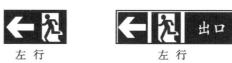

左行方向指示组合标识

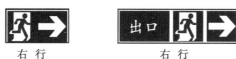

右行方向指示组合标识

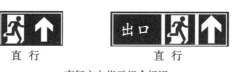

直行方向指示组合标识

图 A.8　方向组合标识

A.2.9　警示线

警示线分为黄色警示线、红色警示线和绿色警示线,如图 A.9 所示。

图 A.9　警示线

A.3　警示标识设置和使用

警示标识设置和使用见 GB 16179。

A.3.1　警示标识和设置高度

除警示线外,警示标识设置的高度,尽量与人眼的视线高度相一致,悬挂式和柱式的环境信息警示标识的下缘距地面的高度不宜小于 2m;局部信息警示标识的设置高度以视具体情况确定。

A.3.2　使用警示标识的要求

A.3.2.1　警示标识设在与职业病危险工作场所有关的醒目位置,并有足够的时间来注意它所表示的内容。

A.3.2.2　警示标识不设在门、窗等可移动的物体上。警示标识前不得放置妨碍认读的障碍物。

A.3.2.3　警示标识(不包括警示线)的平面与视线夹角应接近 90° 角,观察者位于最大观察距离时,最小夹角不低于 75° 角,如图 A.10 所示。

A.3.2.4　警示标识设置的位置应具有良好的照明条件。

A.3.2.5　警示标识(不包括警示线)的固定方式分附着式、悬挂式和柱式三种。悬挂式和附着式的固定要稳固不倾斜,柱式的警示标识和支架应牢固地连接在一起。

A.3.3　警示标识的其他要求

警示标识(不包括警示线)要有衬边。除警告标识边框用黄色勾边外,其余全部用白色将边框勾一窄边,即为警示标识的衬边。衬边宽度为标识边长或直径的 0.025 倍。

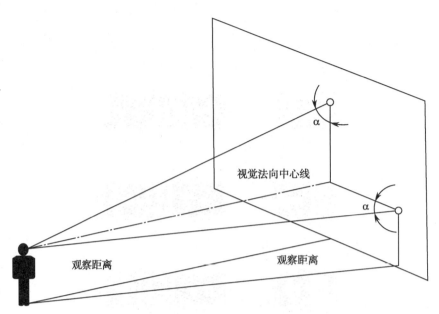

视觉法向中心线

α

α

观察距离　　　　　　　　　观察距离

图 A.10　警示标识平面与视线夹角 α 不低于 75° 角

A.3.3.1　警示识标的材质

警示标识（不包括警示线）采用坚固耐用的材料制作，一般不宜使用易变形、变质或易燃的材料。有触电危险的作业场所使用绝缘材料。

可能产生职业病危害的设备、化学品、放射性同位素和含放射性物质的材料产品包装上，可直接粘贴、印刷或者喷涂警示标识。

A.3.3.2　警示标识（不包括警示线）表面质量

除上述要求外，标识牌图形要清楚，光滑、无孔洞和影响使用的任何缺陷。

A.3.3.3　警示标识牌（不包括警示线）的尺寸，见表 A.2。

表 A.2　警示标识牌的尺寸

型号	观察距离	圆形标识的外直径	三角形标识外边长	正方形标识外边长	长方形附加提示标识（长×宽）
1	0～2.5	0.070	0.088	0.063	0.126×0.063
2	～4.0	0.110	0.140	0.100	0.200×0.100
3	～6.3	0.175	0.220	0.160	0.320×0.160
4	～10.0	0.280	0.350	0.250	0.500×0.250
5	～16.0	0.450	0.560	0.400	0.800×0.400
6	～25	0.700	0.880	0.630	1.260×0.630
7	～40.0	1.110	1.400	1.000	2.000×1.000

注 1：允许有 ±3% 的误差。

注 2：在特殊情况下，警示标识牌的尺寸可适当调整。

A.3.3.4　设在固定场所的警示线宽度为 10cm，警示线可用涂料制作。临时警示线宽度为 10cm，可用纤维等材料制作。

A.4　颜色

警示标识所用的颜色要符合 GB 2893 规定的颜色。

A.5　检查与维修

警示标识每半年至少检查一次，如发现有破损、变形、褪色等不符合要求时要及时修整或更换，见 GB 16179。

附录 B
（规范性附录）
图形标识的分类及使用范围

B.1　根据图形标识的设置位置，可将其分为：

B.1.1　环境信息标识（H）：所提供的信息涉及较大区域的图形标识。

B.1.2　局部信息标识（J）：所提供的信息只涉及某地点，甚至某个设备或邮件的图形标识。

B.2　图形标识的分类

根据图形标识所表达的意思分为禁止标识、警告标识、指令标识、提示标识和警示线。

B.2.1　禁止标识

禁止标识见表 B.1。

表 B.1　禁止标识

编号	名称及图形符号	标识种类	设置范围和地点
1	禁止入内	H	可能引起职业病危害的工作场所入口处或泄险区周边，如：高毒物品作业场所、放射工作场所等；或可能产生职业病危害的设备发生故障时；或维护、检修存在有毒物品的生产装置时，根据现场实际情况设置
2	禁止停留	H	在特殊情况下，对劳动者具有直接危害的作业场所
3	禁止启动	J	可能引起职业病危害的设备暂停使用或维修时，如设备检修、更换零件等，设置在该设备附近

B.2.2　警告标识

警告标识见表 B.2。

表 B.2　警告标识

编号	名称及图形符号	标识种类	设置范围和地点
4	当心中毒	H, J	使用有毒物品作业场所
5	当心腐蚀	H, J	存在腐蚀物质的作业场所

编号	名称及图形符号	标识种类	设置范围和地点
6	当心感染	H，J	存在生物性职业病危害因素的作业场所
7	当心弧光	H，J	引起电光性眼炎的作业场所
8	当心电离辐射	H，J	产生电离辐射危害的作业场所
9	注意防尘	H，J	产生粉尘的作业场所
10	注意高温	H，J	高温作业场所
11	当心有毒气体	H，J	存在有毒气体的作业场所
12	噪声有害	H，J	产生噪声的作业场所

B.2.3　指令标识

指令标识见表 B.3。

表 B.3　指令标识

序号	名称及图形符号	标识种类	设置范围和地点
13	戴防护镜	H, J	对眼睛有危害的作业场所
14	戴防毒面具	H, J	可能产生职业中毒的作业场所
15	戴防尘口罩	H, J	粉尘浓度超过国家标准的作业场所
16	戴护耳器	H, J	噪声超过国家标准的作业场所
17	戴防护手套	H, J	需对手部进行保护的作业场所
18	穿防护鞋	H, J	需对脚部进行保护的作业场所
19	穿防护服	H, J	具有放射、高温及其他需穿防护服的作业场所
20	注意通风	H, J	存在有毒物品和粉尘等需要进行通风处理的作业场所

B.2.4 提示标识

提示标识见表 B.4。

表 B.4 提示标识

编号	名称及图形符号	标识种类	设置范围和地点
21	左行紧急出口	H, J	安全疏散的紧急出口处, 通向紧急出口的通道处
22	右行紧急出口	H, J	安全疏散的紧急出口处, 紧急出口的通道处
23	直行紧急出口	H, J	安全疏散的紧急出口处, 紧急出口的通道处
24	急救站	H	用人单位设立的紧急医学救助场所
25	救援电话	H, J	救援电话附近

B.2.5 警示线

警示线见表 B.5。

表 B.5 警示线

编号	名称及图形符号	设置范围和地点
26	红色警示线	高毒物品作业场所、放射作业场所、紧邻事故危害源周边
27	黄色警示线	一般有毒物品作业场所、紧邻事故危害区域的周边
28	绿色警示线	事故现场救援区域的周边

附录 C
（规范性附录）
基本警示语句

C.1　基本警示语句见表 C.1

表 C.1　基本警示语句

编号	语句内容	编号	语句内容
1	禁止入内	29	刺激皮肤
2	禁止停留	30	腐蚀性
3	禁止启动	31	遇湿具有腐蚀性
4	当心中毒	32	窒息性
5	当心腐蚀	33	剧毒
6	当心感染	34	高毒
7	当心弧光	35	有毒
8	当心辐射	36	有毒有害
9	注意防尘	37	遇湿分解放出有毒气体
10	注意高温	38	当心有毒气体
11	有毒气体	39	接触可引起伤害
12	噪声有害	40	皮肤接触可对健康产生危害
13	戴防护镜	41	对健康有害
14	戴防毒面具	42	接触可引起伤害和死亡
15	戴防尘口罩	43	麻醉作用
16	戴护耳器	44	当心眼损伤
17	戴防护手套	45	当心灼伤
18	穿防护鞋	46	强氧化性
19	穿防护服	47	当心中暑
20	注意通风	48	佩戴呼吸防护器
21	左行紧急出口	49	戴防护面具
22	右行紧急出口	50	戴防溅面具
23	直行紧急出口	51	佩戴射线防护用品
24	急救站	52	未经许可,不许入内
25	救援电话	53	不得靠近
26	刺激眼睛	54	不得超过此线
27	遇湿具有刺激性	55	泄险区
28	刺激性	56	不得触摸

C.2　根据工作场所职业病危险的实际状况进行选用。除以上基本警示语句外,在特殊情况下,可自行编制适当的警示语句。警示语句既可单独使用,又可组合使用,也可构成完整的句子。

附录D

（规范性附录）

有毒物品作业岗位职业病危害告知卡

D.1　内容与说明

《告知卡》是设置在使用高毒物品作业岗位醒目位置上的一种警示，它以简洁的图形和文字，将作业岗位上所接触到的有毒物品的危害性告知劳动者，并提醒劳动者采取相应的预防和处理措施。《告知卡》包括有毒物品的通用提示栏、有毒物品名称、健康危害、警告标识、指令标识、应急处理和理化特性等内容。

D.1.1　通用提示栏

在《告知卡》的最上边一栏用红底白字标明"有毒物品，对人体有害，请注意防护"等作为通用提示。

D.1.2　有毒物品名称

用中文标明有毒物品的名称。名称要醒目清晰，位于《告知卡》的左上方，可能时应提供英文名称。

D.1.3　健康危害

简要表述职业病危害因素对人体健康的危害后果，包括急、慢性危害和特殊危害。此项目位于《告知卡》的中上部位。

D.1.4　警告标识

在名称的正下方，设置相应的警示语句或警告标识，有多种危害时，可设置多重警告标识或警示语句。

D.1.5　应急处理

简要表述发生急性中毒时的应急救治与预防措施。

D.1.6　指令标识

用警示语句或指令标识表示要采取的职业病危害防护措施。

D.1.7　理化特性

简要表述有毒物品理化、燃烧和爆炸危险等特性。

D.1.8　救援电话

设立用于在发生意外泄漏或者其他可能引起职业病危险情况下的紧急求助电话，便于组织相应力量进行救援工作。

D.1.9　职业卫生咨询电话

为劳动者设立的提供职业病危害防范知识和建议的咨询电话。

D.2　有毒物品作业岗位职业病危害告知卡示例。

附录十四　工作场所空气中有害物质监测的采样规范
摘自（GBZ 159—2004）

1　范围

本标准规定了工作场所空气中有害物质（有毒物质和粉尘）监测的采样方法和技术要求。

本标准适用于工作场所空气中有害物质（有毒物质和粉尘）的空气样品采集。

2　规范性引用文件

下列文件中的条款，通过本标准的引用而成为本标准的条款。凡是注日期的引用文件，其随后所有的修改单（不包括勘误的内容）或修订版均不适用于本标准，然而，鼓励根据本标准达成协议的各方研究是否可使用这些文件的最新版本。凡是不注日期的引用文件，其最新版本适用于本标准。

GBZ 2　工作场所有害因素职业接触限值

GB/T 17061　作业场所空气采样仪器的技术规范

3　术语

本标准采用下列术语：

3.1　工作场所（work place）指劳动者进行职业活动的全部地点。

3.2　工作地点（work site）指劳动者从事职业活动或进行生产管理过程中经常或定时停留的地点。

3.3　采样点（sampled site）指根据监测需要和工作场所状况，选定具有代表性的、用于空气样品采集的工作地点。

3.4　空气收集器（air collector）指用于采集空气中气态、蒸气态和气溶胶态有害物质的器具，如大注射器、采气袋、各类气体吸收管及吸收液、固体吸附剂管、无泵型采样器、滤料及采样夹和采样头等。

3.5　空气采样器（air sampler）指以一定的流量采集空气样品的仪器，通常由抽气动力和流量调节装置等组成。

3.6　无泵型采样器（passive sampler）指利用有毒物质分子扩散、渗透作用为原理设计制作的、不需要抽气动力的空气采样器。

3.7　个体采样（personal sampling）指将空气收集器佩带在采样对象的前胸上部，其进气口尽量接近呼吸带所进行的采样。

3.8　采样对象（monitored person）指选定为具有代表性的、进行个体采样的劳动者。

3.9　定点采样（area sampling）指将空气收集器放置在选定的采样点、劳动者的呼吸带进行采样。

3.10　采样时段（sampling period）指在一个监测周期（如工作日、周或年）中，选定的采样时刻。

3.11　采样时间（sampling duration）指每次采样从开始到结束所持续的时间。

3.12　短时间采样（short time sampling）指采样时间一般不超过 15min 的采样。

3.13　长时间采样（long time sampling）指采样时间一般在 1h 以上的采样。

3.14　采样流量（sampling flow）指在采集空气样品时，每分钟通过空气收集器的空气体积。

3.15　标准采样体积（standard sample volume）指在气温为 20℃，大气压为 101.3kPa（760mmHg）下，采集空气样品的体积，以 L 表示。

换算公式为

$$V_0 = V_t \times \frac{293}{273+t} \times \frac{P}{101.3} \tag{1}$$

式中：V_0—标准采样体积，L；

V_t—在温度为 t℃，大气压为 P 时的采样体积，L；

　t—采样点的气温，℃；

　P—采样点的大气压，kPa。

4　采集空气样品的基本要求

4.1　应满足工作场所有害物质职业接触限值对采样的要求。

4.2　应满足职业卫生评价对采样的要求。

4.3　应满足工作场所环境条件对采样的要求。

4.4　在采样的同时应作对照试验，即将空气收集器带至采样点，除不连接空气采样器采集空气样品外，其余操作同样品，作为样品的空白对照。

4.5　采样时应避免有害物质直接飞溅入空气收集器内；空气收集器的进气口应避免被衣物等阻隔。用无泵型采样器采样时应避免风扇等直吹。

4.6　在易燃、易爆工作场所采样时，应采用防爆型空气采样器。

4.7　采样过程中应保持采样流量稳定。长时间采样时应记录采样前后的流量，计算时用流量均值。

4.8　工作场所空气样品的采样体积，在采样点温度低于 5℃和高于 35℃、大气压低于 98.8kPa 和高于 103.4kPa 时，应按式（1）将采样体积换算成标准采样体积。

4.9　在样品的采集、运输和保存的过程中，应注意防止样品的污染。

4.10　采样时，采样人员应注意个体防护。

4.11　采样时，应在专用的采样记录表上，边采样边记录；专用采样记录表见附录 A 和 B。

5　空气监测的类型及其采样要求

5.1　评价监测　适用于建设项目职业病危害因素预评价、建设项目职业病危害因素控制效果评价和职业病危害因素现状评价等。

5.1.1　在评价职业接触限值为时间加权平均容许浓度时，应选定有代表性的采样点，连续采样 3 个工作日，其中应包括空气中有害物质浓度最高的工作日。

5.1.2　在评价职业接触限值为短时间接触容许浓度或最高容许浓度时，应选定具有代表性的采样点，在一个工作日内空气中有害物质浓度最高的时段进行采样，连续采样 3 个工作日。

5.2　日常监测　适用于对工作场所空气中有害物质浓度进行的日常的定期监测。

5.2.1　在评价职业接触限值为时间加权平均容许浓度时，应选定有代表性的采样点，在空气中有害物质浓度最高的工作日采样 1 个工作班。

5.2.2　在评价职业接触限值为短时间接触容许浓度或最高容许浓度时，应选定具有代表性的采样点，在一个工作班内空气中有害物质浓度最高的时段进行采样。

5.3　监督监测　适用于职业卫生监督部门对用人单位进行监督时，对工作场所空气中有害物质浓度进行的监测。

5.3.1　在评价职业接触限值为时间加权平均容许浓度时，应选定具有代表性的工作日和采样点进行采样。

5.3.2　在评价职业接触限值为短时间接触容许浓度或最高容许浓度时，应选定具有代表性的采样点，在一个工作班内空气中有害物质浓度最高的时段进行采样。

5.4　事故性监测　适用于对工作场所发生职业病危害事故时，进行的紧急采样监测。

根据现场情况确定采样点。监测至空气中有害物质浓度低于短时间接触容许浓度或最高容许浓度为止。

6　采样前的准备

6.1　现场调查

为正确选择采样点、采样对象、采样方法和采样时机等，必须在采样前对工作场所进行现场调查。必要时可进行预采样。调查内容主要包括

6.1.1　工作过程中使用的原料、辅助材料，生产的产品、副产品和中间产物等的种类、数量、纯度、杂质及其理化性质等。

6.1.2　工作流程包括原料投入方式、生产工艺、加热温度和时间、生产方式和生产设备的完好程度等。

6.1.3　劳动者的工作状况，包括劳动者数、在工作地点停留时间、工作方式、接触有害物质的程度、

频度及持续时间等。

6.1.4　工作地点空气中有害物质的产生和扩散规律、存在状态、估计浓度等。

6.1.5　工作地点的卫生状况和环境条件、卫生防护设施及其使用情况、个人防护设施及使用状况等。

6.2　采样仪器的准备

6.2.1　检查所用的空气收集器和空气采样器的性能和规格，应符合 GB/T 17061 要求。

6.2.2　检查所用的空气收集器的空白、采样效率和解吸效率或洗脱效率。

6.2.3　校正空气采样器的采样流量。在校正时，必须串联与采样相同的空气收集器。

6.2.4　使用定时装置控制采样时间的采样，应校正定时装置。

7　定点采样

7.1　采样点的选择原则

7.1.1　选择有代表性的工作地点，其中应包括空气中有害物质浓度最高、劳动者接触时间最长的工作地点。

7.1.2　在不影响劳动者工作的情况下，采样点尽可能靠近劳动者；空气收集器应尽量接近劳动者工作时的呼吸带。

7.1.3　在评价工作场所防护设备或措施的防护效果时，应根据设备的情况选定采样点，在工作地点劳动者工作时的呼吸带进行采样。

7.1.4　采样点应设在工作地点的下风向，应远离排气口和可能产生涡流的地点。

7.2　采样点数目的确定

7.2.1　工作场所按产品的生产工艺流程，凡逸散或存在有害物质的工作地点，至少应设置 1 个采样点。

7.2.2　一个有代表性的工作场所内有多台同类生产设备时，1～3 台设置 1 个采样点；4～10 台设置 2 个采样点；10 台以上，至少设置 3 个采样点。

7.2.3　一个有代表性的工作场所内，有 2 台以上不同类型的生产设备，逸散同一种有害物质时，采样点应设置在逸散有害物质浓度大的设备附近的工作地点；逸散不同种有害物质时，将采样点设置在逸散待测有害物质设备的工作地点，采样点的数目参照 7.2.2 确定。

7.2.4　劳动者在多个工作地点工作时，在每个工作地点设置 1 个采样点。

7.2.5　劳动者工作是流动的时，在流动的范围内，一般每 10 米设置 1 个采样点。

7.2.6　仪表控制室和劳动者休息室，至少设置 1 个采样点。

7.3　采样时段的选择

7.3.1　采样必须在正常工作状态和环境下进行，避免人为因素的影响。

7.3.2　空气中有害物质浓度随季节发生变化的工作场所，应将空气中有害物质浓度最高的季节选择为重点采样季节。

7.3.3　在工作周内，应将空气中有害物质浓度最高的工作日选择为重点采样日。

7.3.4　在工作日内，应将空气中有害物质浓度最高的时段选择为重点采样时段。

8　个体采样

8.1　采样对象的选定

8.1.1　要在现场调查的基础上，根据检测的目的和要求，选择采样对象。

8.1.2　在工作过程中，凡接触和可能接触有害物质的劳动者都列为采样对象范围。

8.1.3　采样对象中必须包括不同工作岗位的、接触有害物质浓度最高和接触时间最长的劳动者，其余的采样对象应随机选择。

8.2　采样对象数量的确定

8.2.1　在采样对象范围内，能够确定接触有害物质浓度最高和接触时间最长的劳动者时，每种工作岗位按下表选定采样对象的数量，其中应包括接触有害物质浓度最高和接触时间最长的劳动者。每种工作岗位劳动者数不足 3 名时，全部选为采样对象。

劳动者数	采样对象数
3～5	2
6～10	3
>10	4

8.2.2　在采样对象范围内，不能确定接触有害物质浓度最高和接触时间最长的劳动者时，每种工作岗位按下表选定采样对象的数量。每种工作岗位劳动者数不足 6 名时，全部选为采样对象。

劳动者数	采样对象数
6	5
7～9	6
10～14	7
15～26	8
27～50	9
50～	11

9　职业接触限值为最高容许浓度的有害物质的采样

9.1　用定点的、短时间采样方法进行采样；

9.2　选定有代表性的、空气中有害物质浓度最高的工作地点作为重点采样点；

9.3　将空气收集器的进气口尽量安装在劳动者工作时的呼吸带；

9.4　在空气中有害物质浓度最高的时段进行采样；

9.5　采样时间一般不超过 15 分钟；当劳动者实际接触时间不足 15 分钟时，按实际接触时间进行采样；

9.6　空气中有害物质浓度按式（2）计算：

$$C_{MAC} = \frac{c \cdot v}{F \cdot t} \tag{2}$$

式中：C—空气中有害物质的浓度，mg/m^3；

　　　c—测得样品溶液中有害物质的浓度，$\mu g/ml$；

　　　v—样品溶液体积，ml；

　　　F—采样流量，L/min；

　　　t—采样时间，min。

10　职业接触限值为短时间接触容许浓度的有害物质的采样

10.1　用定点的、短时间采样方法进行采样；

10.2　选定有代表性的、空气中有害物质浓度最高的工作地点作为重点采样点；

10.3　将空气收集器的进气口尽量安装在劳动者工作时的呼吸带；

10.4　在空气中有害物质浓度最高的时段进行采样；

10.5　采样时间一般为 15 分钟；采样时间不足 15 分钟时，可进行 1 次以上的采样；

10.6　空气中有害物质 15 分钟时间加权平均浓度的计算

10.6.1　采样时间为 15 分钟时，按式（3）计算：

$$STEL = \frac{c \cdot v}{F \cdot 15} \tag{3}$$

式中：STEL—短时间接触浓度，mg/m^3；

　　　c—测得样品溶液中有害物质的浓度，$\mu g/ml$；

　　　v—样品溶液体积，ml；

　　　F—采样流量，L/min；

　　　15—采样时间，min。

10.6.2　采样时间不足 15 分钟，进行 1 次以上采样时，按 15 分钟时间加权平均浓度计算。

$$STEL = \frac{C_1T_1 + C_2T_2 + \cdots + C_nT_n}{15} \tag{4}$$

式中：STEL—短时间接触浓度，mg/m³；

C_1、C_2、C_n—测得空气中有害物质浓度，mg/m³；

T_1、T_2、T_n—劳动者在相应的有害物质浓度下的工作时间，min；

15—短时间接触容许浓度规定的 15min。

10.6.3　劳动者接触时间不足 15 分钟，按 15 分钟时间加权平均浓度计算。

$$STEL = \frac{C \cdot T}{15} \tag{5}$$

式中：STEL—短时间接触浓度，mg/m³；

C—测得空气中有害物质浓度，mg/m³；

T—劳动者在相应的有害物质浓度下的工作时间，min；

15—短时间接触容许浓度规定的 15min。

11　职业接触限值为时间加权平均容许浓度的有害物质的采样

根据工作场所空气中有害物质浓度的存在状况，或采样仪器的操作性能，可选择个体采样或定点采样，长时间采样或短时间采样方法。以个体采样和长时间采样为主。

11.1　采用个体采样方法的采样

11.1.1　一般采用长时间采样方法。

11.1.2　选择有代表性的、接触空气中有害物质浓度最高的劳动者作为重点采样对象。

11.1.3　按照 8.2 项确定采样对象的数目。

11.1.4　将个体采样仪器的空气收集器佩戴在采样对象的前胸上部，进气口尽量接近呼吸带。

11.1.5　采样仪器能够满足全工作日连续一次性采样时，空气中有害物质 8 小时时间加权平均浓度按式（6）计算：

$$TWA = \frac{c \cdot v}{F \cdot 480} \times 1000 \tag{6}$$

式中：TWA—空气中有害物质 8 小时时间加权平均浓度，mg/m³；

c—测得的样品溶液中有害物质的浓度，mg/ml；

v—样品溶液的总体积，ml；

F—采样流量，ml/min；

480—为时间加权平均容许浓度规定的以 8 小时计，min。

11.1.6　采样仪器不能满足全工作日连续一次性采样时，可根据采样仪器的操作时间，在全工作日内进行 2 次或 2 次以上的采样。空气中有害物质 8 小时时间加权平均浓度按式（7）计算：

$$TWA = \frac{C_1T_1 + C_2T_2 + \cdots + C_nT_n}{8} \tag{7}$$

式中：TWA—空气中有害物质 8h 时间加权平均浓度，mg/m³；

C_1、C_2、C_n—测得空气中有害物质浓度，mg/m³；

T_1、T_2、T_n—劳动者在相应的有害物质浓度下的工作时间，h；

8—时间加权平均容许浓度规定的 8 小时。

11.2　采用定点采样方法的采样

11.2.1　劳动者在一个工作地点工作时采样

可采用长时间采样方法或短时间采样方法采样。

11.2.1.1　用长时间采样方法的采样：选定有代表性的、空气中有害物质浓度最高的工作地点作为重点采样点；将空气收集器的进气口尽量安装在劳动者工作时的呼吸带；采样仪器能够满足全工作日连续一次性采样时,空气中有害物质 8 小时时间加权平均浓度按式(6)计算;采样仪器不能满足全工作日连续一次性采样时,可根据采样仪器的操作时间,在全工作日内进行 2 次或 2 次以上的采样,空气中有害物质 8 小时时间加权平均浓度按式(7)计算。

11.2.1.2　用短时间采样方法的采样:选定有代表性的、空气中有害物质浓度最高的工作地点作为重点采样点;将空气收集器的进气口尽量安装在劳动者工作时的呼吸带;在空气中有害物质不同浓度的时段分别进行采样;并记录每个时段劳动者的工作时间;每次采样时间一般为 15 分钟;空气中有害物质 8 小时时间加权平均浓度按式(7)计算。

11.2.2　劳动者在一个以上工作地点工作或移动工作时采样

11.2.2.1　在劳动者的每个工作地点或移动范围内设立采样点,分别进行采样;并记录每个采样点劳动者的工作时间;

11.2.2.2　在每个采样点,应在劳动者工作时,空气中有害物质浓度最高的时段进行采样;

11.2.2.3　将空气收集器的进气口尽量安装在劳动者工作时的呼吸带;

11.2.2.4　每次采样时间一般为 15 分钟;

11.2.2.5　空气中有害物质 8 小时时间加权平均浓度按式(7)计算。

附录十五　工作场所职业病危害作业分级

第1部分：生产性粉尘

摘自（GBZ/T 229.1—2010）

1　范围

工作场所职业病危害作业分级：生产性粉尘

本部分规定了工作场所生产性粉尘作业的分级及其管理原则。本部分适用于各类存在生产性粉尘作业的分级管理。本部分不适用于放射性粉尘。

2　规范性引用文件

下列文件对于本文件的应用是必不可少的。凡是注日期的引用文件，仅注日期的版本适用于本文件。凡是不注日期的引用文件，其最新版本（包括所有的修改单）适用于本文件。

GBZ 2.1 工作场所有害因素职业接触限值　第1部分：化学有害因素 GBZ 2.2 工作场所有害因素职业接触限值　第2部分：物理因素 GBZ 159 工作场所空气中有害物质监测的采样规范

GBZ/T 189.10 工作场所物理因素测量　第10部分：体力劳动强度分级 GBZ/T 192.1 工作场所空气中粉尘测定　第1部分：总粉尘浓度 GBZ/T 192.2 工作场所空气中粉尘测定　第2部分：呼吸性粉尘浓度 GBZ/T 192.4 工作场所空气中粉尘测定　第4部分：游离二氧化硅含量 GBZ/T 192.5 工作场所空气中粉尘测定　第5部分：石棉纤维浓度

3　术语和定义

下列术语和定义适用于本文件。

3.1　生产性粉尘 industrialdust

在生产过程中形成的粉尘。按粉尘的性质分为：无机粉尘（inorganic dust. 含矿物性粉尘、金属性粉尘、人工合成的无机粉尘）；有机粉尘（organic dust，含动物性粉尘、植物性粉尘、人工合成的有机粉尘）；混合性粉尘（mixed dust，混合存在的各类粉尘）。

3.2　生产性粉尘作业 occupational exposure to industrial dust at workplace 劳动者在劳动过程中可能接触到生产性粉尘的作业。

3.3　游离二氧化硅（SiO_2）含量 content of free SiO_2 生产性粉尘中结晶型游离二氧化硅的含量。

3.4　职业接触比值 occupational exposure ratio

工作场所劳动者接触某种职业性有害因素的实际测量值与相应职业接触限值的比值。

3.5　呼吸性粉尘 respirable dust

可达到肺泡区（无纤毛呼吸性细支气管、肺泡管、肺泡囊）的粉尘。亦即用呼吸性粉尘采样器，按标准测定方法，从空气中采集的粉尘。

3.6　石棉与石棉纤维 asbestos and asbestos fibers

石棉是一种具有纤维状结构的硅酸盐矿物，分两大类：蛇纹石类（温石棉）；闪石类[青石棉（蓝石棉）、铁石棉、直闪石、透闪石、阳起石、角闪石]。石棉纤维是指直径<3μm，长度>5μm 且长度与直径比>3：1的纤维。

4　分级

4.1　分级原则与基本要求

4.1.1　分级基础

分级应在综合评估生产性粉尘的健康危害、劳动者接触程度等的基础上进行。

劳动者接触粉尘的程度应根据工作场所空气中粉尘的浓度、劳动者接触粉尘的作业时间和劳动者的劳动强度综合判定。

生产工艺及原料无改变，连续3次监测（每次间隔1个月以上），测定粉尘浓度未超过职业接触限值且无尘肺病人报告的作业可以直接确定为相对无害作业。

4.1.2　分级前的准备

应确定作业是否需要进行分级。可根据现场巡查,工作场所生产性粉尘的性质和产生过程、分布范围辨识,以及采取的控制和防护措施,结合对既往尘肺发病和事故资料的分析后确定。作业分级应与日常监测相结合。

4.1.3　分级结果和效果评估

应定期对作业分级结果和预防控制措施的效果进行评估,连续三次定期监测发现劳动者接触浓度有变化,提示可能与原分级结果不一致的,或因生产工艺、原材料、设备等发生改变时应重新进行分级,并提出新的预防控制措施和建议。

4.1.4　分级资料管理

4.1.4.1　分级完成后应编制工作场所职业病危害作业分级报告书,报告书的内容应包括分级依据、方法、结果以及分级管理建议和应告知的对象。

4.1.4.2　分级结果应告知用人单位负责人、管理者和相关劳动者。

4.1.4.3　分级过程的全部资料应归档保存。

4.2　分级依据

生产性粉尘作业分级的依据包括粉尘中游离二氧化硅含量、工作场所空气中粉尘的职业接触比值和劳动者的体力劳动强度等要素的权重数。

4.2.1　生产性粉尘中游离二氧化硅含量(M)的分级和权重数(WM)取值列于表1。

表1　游离二氧化硅含量的分级和取值

游离 SiO_2 含量(M), %	权重数(W_M)
M<10	1
10≤M≤50	2
50<M≤80	4
M>80	6

4.2.2　工作场所空气中粉尘的职业接触比值(B)分级和权重数(WB)取值列于表2。

表2　生产性粉尘职业接触比值的分级和取值

接触比值(B)	权重数(W_B)
B<1	0
1≤B≤2	1
B>2	B

4.2.3　劳动者的体力劳动强度分级和权重数(WL)取值列于表3。

表3　体力劳动强度的分级和取值

体力劳动强度级别	权重数(W_L)
Ⅰ(轻)	1.0
Ⅱ(中)	1.5
Ⅲ(重)	2.0
Ⅳ(极重)	2.5

4.3　分级级别

生产性粉尘作业按危害程度分为四级:相对无害作业(0级)、轻度危害作业(Ⅰ级)、中度危害作业(Ⅱ级)和高度危害作业(Ⅲ级)。

4.4　分级方法和计算

4.4.1　分级指数 G 按式(1)计算:

$$G = WM \times WB \times WL \tag{1}$$

式（1）中：G—分级指数；

WM—粉尘中游离二氧化硅含量的权重数；

WB—工作场所空气中粉尘职业接触比值的权重数；

WL—劳动者体力劳动强度的权重数。

4.4.2　根据分级指数 G，将生产性粉尘作业分为如下四级，见表 4。

表 4　生产性粉尘作业分级

分级指数（G）	作业级别
0	0 级（相对无害作业）
0 < G ≤ 6	Ⅰ级（轻度危害作业）
6 < G ≤ 16	Ⅱ级（中度危害作业）
> 16	Ⅲ级（高度危害作业）

4.4.3　测得生产性粉尘中游离二氧化硅含量、工作场所空气中粉尘的职业接触比值和体力劳动强度分级后，也可直接查阅表 5 进行生产性粉尘作业分级。

5　分级管理原则

应根据分级结果对生产性粉尘作业采取适当的控制措施。一旦作业方式或防护效果发生变化，应重新分级。

5.1　0 级（相对无害作业）：在目前的作业条件下，对劳动者健康不会产生明显影响，应继续保持目前的作业方式和防护措施。

5.2　Ⅰ级（轻度危害作业）：在目前的作业条件下，可能对劳动者的健康存在不良影响。应改善工作环境，降低劳动者实际粉尘接触水平，并设置粉尘危害及防护标识，对劳动者进行职业卫生培训，采取职业健康监护、定期作业场所监测等行动。

5.3　Ⅱ级（中度危害作业）：在目前的作业条件下，很可能引起劳动者的健康危害。应在采取上述措施的同时，及时采取纠正和管理行动，降低劳动者实际粉尘接触水平。

5.4　Ⅲ级（重度危害作业）：在目前的作业条件下，极有可能造成劳动者严重健康损害的作业。应立即采取整改措施，作业点设置粉尘危害和防护的明确标识，劳动者应使用个人防护用品，使劳动者实际接触水平达到职业卫生标准的要求。对劳动者及时进行健康体检。整改完成后，应重新对作业场所进行职业卫生评价。

附录 A

（规范性附录）

正确使用说明

A.1　本部分的目的在于评价工作场所生产性粉尘作业的卫生状况，区分该作业对接触者危害程度的大小，实施职业卫生监督管理时应与生产性粉尘控制和作业分级管理办法配套使用。

A.2　生产性粉尘作业分级应综合生产性粉尘的健康危害、劳动者接触浓度和劳动强度等因素进行，对粉尘接触时间加权平均浓度不超过职业接触限值的作业，还应注意短时间接触水平不超过职业接触限值的 2 倍。

A.3　工作场所空气中粉尘监测采样点和采样对象的选择按 GBZ 159 执行。测定生产性粉尘浓度时，对于 GBZ 2.1 中规定有呼吸性粉尘容许浓度的粉尘，应测定呼吸性粉尘的时间加权平均浓度，并以此计算生产性粉尘的接触比值。粉尘浓度的测定根据粉尘类别分别按 GBZ/T 192.1、GBZ/T 192.2 和 GBZ/T 192.5 执行。当生产性粉尘浓度接近该粉尘的职业接触限值时，应增加测定频次。

A.4　粉尘中游离二氧化硅含量的测定按 GBZ/T 192.4 执行；

A.5　体力劳动强度级别判定按 GBZ 2.2 和 GBZ/T 189.10 执行。

A.6　石棉与石棉纤维、木尘等 GBZ 2.1 标识为人类致癌物（G1）的粉尘，WM 取值列入游离二氧化硅 >80% 一类。

A.7　接触比值 B 按式（2）计算：

$$B = \frac{C_{TWA}}{PC\text{-}TWA} \times 100\% \tag{2}$$

式（2）中：B—生产性粉尘的接触比值；

　　　　CTWA—工作场所空气中生产性粉尘 8h 时间加权平均浓度的实测值，单位为毫克每立方米（mg/m³）；多次检测得到的 CTWA 不一致时，以最大值计算接触比值；

　　　　PC-TWA—工作场所空气中该种粉尘的时间加权平均容许浓度，单位为毫克每立方米（mg/m³）。

A.8　工作场所存在两种以上粉尘时，参照 GBZ 2.1 标准中附录 A.12 进行粉尘浓度计算，游离二氧化硅权重数取各种粉尘中最大者。

附录十六　工作场所职业病危害作业分级

第2部分：化学物

摘自（GBZ/T 229.2—2010）

1　范围

本部分规定了从事有毒作业危害条件分级的技术规则。

本部分适用于用人单位职业性接触毒物作业的危害分级以及有毒作业场所的职业卫生监督。

2　规范性引用文件

下列文件对于本文件的应用是必不可少的。凡是注日期的引用文件，仅所注日期的版本适用于本文件。凡是不注日期的引用文件，其最新版本（包括所有的修改单）适用于本文件。GBZ 2.1 工业场所有害因素职业接触限值　第1部分：化学有害因素 GBZ 159 工作场所空气中有害物质监测的采样规范

GBZ/T 189.10 工作场所物理因素测量　第10部分：体力劳动强度分级 GBZ 230 职业性接触毒物危害程度分级

3　术语和定义

下列术语和定义适用于本文件。

3.1　有毒作业 exposure to industrial toxicant

劳动者在劳动过程中可能接触到各种化学性有害因素的作业。

3.2　职业接触比值 occupational exposure ratio

工作场所劳动者接触某种职业性有害因素的实际测量值与相应职业接触限值的比值。

4　分级

4.1　分级原则与基本要求

4.1.1　应在全面掌握化学物的毒性资料及毒性分级、劳动者接触生产性毒物水平和工作场所职业防护效果等要素的基础上进行分级，同时应考虑技术的可行性和分级管理的差异性。劳动者接触生产性毒物的水平由工作场所空气中毒物浓度、劳动者接触生产性毒物的时间和劳动者的劳动强度决定。

4.1.2　分级前应确定需要进行分级的作业。应通过系统调查识别作业场所生产性毒物的产生过程、分布范围和采取的控制防护措施，收集工人既往的健康监护资料和事故资料（如有），全面进行职业接触评估后确定。

4.1.3　应定期对分级结果、预防控制措施的建议及其效果进行评估确认。如发现有关参数变动时应重新进行分级，并提出新的预防控制措施和建议。

4.1.4　分级完成后应编制工作场所职业病危害作业分级报告书，报告书的内容应包括分级依据、方法、结果以及分级管理建议和应告知的对象。

4.1.5　分级结果应告知用人单位负责人、管理者和相关劳动者。

4.1.6　分级过程的全部资料应归档并妥善保存。

4.2　职业性接触毒物作业危害的分级依据

4.2.1　有毒作业分级的依据包括化学物的危害程度、化学物的职业接触比值和劳动者的体力劳动强度三个要素的权数。

4.2.2　应根据化学物的毒作用类型进行分级。以慢性毒性作用为主同时具有急性毒性作用的物质，应根据时间加权平均浓度、短时间接触容许浓度进行分级，只有急性毒性作用的物质可根据最高容许浓度进行分级。

4.2.3　化学物的危害程度级别的权重数（WD）取值列于表1。

4.2.4　化学物的职业接触比值（B）的权重数（WB）取值列于表2。

表1　化学物的危害程度级别的权重数（WD）的取值

化学物的危害程度级别	权重数（W_D）
轻度危害	1
中度危害	2
重度危害	4
极度危害	8

注1：化学物危害程度级别按GBZ 230《职业性接触毒物危害程度分级》执行。
注2：《高毒物品目录》和《剧毒化学品目录》列入的化学物，其危害程度级别权重系数按8计算。
注3：以上不同分级指标所得的毒物危害程度分级结果有差异时，以最严重的高等级计算。
注4：工作场所同时接触多个毒物时，毒物危害程度级别取最严重的一种毒物计算

表2　化学物的职业接触比值（B）的权重数（WB）取值

职业接触比值（B）	权重数（W_B）
B≤1	0
B＞1	B

4.2.5 工作场所空气中化学物职业接触比值（B）的计算

化学物职业接触比值（B），可按式（1）～式（3）计算：

4.2.5.1 职业接触限值以PC-TWA表示的：

$$B = \frac{C_{TWA}}{PC\text{-}TWA} \tag{1}$$

式中：B—化学物职业接触比值；

CTWA—现场测量的工作场所空气中化学物时间加权平均浓度；

PC-TWA—时间加权平均容许浓度，其取值按GBZ 2.1执行。

4.2.5.2 职业接触限值以PC-STEL表示的：

$$B = \frac{C_{STEL}}{PC\text{-}STEL} \tag{2}$$

式中：B—化学物职业接触比值；

CSTEL—现场测量的工作场所空气中化学物短时间加权平均浓度；

PC-STEL—短时间接触容许浓度，其取值按GBZ 2.1执行。

4.2.5.3 职业接触限值以最高容许浓度表示的：

$$B = \frac{C_{MAC}}{MAC} \tag{3}$$

式中：B—化学物职业接触比值；

CMAC—现场测量的工作场所空气中化学物瞬（短）时浓度；

MAC—最高容许浓度，其取值按GBZ 2.1执行。

4.2.6 劳动者体力劳动强度的权重效（WL）取值列于表3。

表3　劳动者体力劳动强度的权重数（WL）的取值

体力劳动强度级别	权重数（W_L）
Ⅰ（轻）	1.0
Ⅱ（中）	1.5
Ⅲ（重）	2.0
Ⅳ（极重）	2.5

注：体力劳动强度级别按GBZ/T 189.10执行

4.3　分级及分级方法

4.3.1　有毒作业按危害程度分为四级：相对无害作业（0级）、轻度危害作业（工级）、中度危害作业（Ⅱ级）和重度危害作业（Ⅲ级）。

4.3.2　有毒作业的分级基础是计算分级指数G，见表4。分级指数G按式（4）计算：

$$G = W_D \times W_B \times W_L \tag{4}$$

式中：G—分级指数；

W_D—化学物的危害程度级别的权重数；

W_B—工作场所空气中化学物职业接触比值的权重数；

W_L—劳动者体力劳动强度的权重数。

4.3.3　根据分级指数G，有毒作业分为四级，见表4。

表4　有毒作业分级

分级指数（G）	作业级别
≤1	0级（相对无害作业）
1<G≤6	Ⅰ级（轻度危害作业）
6<G≤24	Ⅱ级（中度危害作业）
>24	Ⅲ级（重度危害作业）

5　分级管理原则

对于有毒作业，应根据分级采取相应的控制措施。

5.1　0级（相对无害作业）：在目前的作业条件下，对劳动者健康不会产生明显影响，应继续保持目前的作业方式和防护措施。一旦作业方式或防护效果发生变化，应重新分级。

5.2　Ⅰ级（轻度危害作业）：在目前的作业条件下，可能对劳动者的健康存在不良影响。应改善工作环境，降低劳动者实际接触水平，设置警告及防护标识，强化劳动者的安全操作及职业卫生培训，采取定期作业场所监测、职业健康监护等行动。

5.3　Ⅱ级（中度危害作业）：在目前的作业条件下，很可能引起劳动者的健康损害。应及时采取纠正和管理行动，限期完成整改措施。劳动者必须使用个人防护用品，使劳动者实际接触水平达到职业卫生标准的要求。

5.4　Ⅲ级（重度危害作业）：在目前的作业条件下，极有可能引起劳动者严重的健康损害的作业。应在作业点明确标识，立即采取整改措施，劳动者必须使用个人防护用品，保证劳动者实际接触水平达到职业卫生标准的要求。对劳动者进行健康体检。整改完成后，应重新对作业场所进行职业卫生评价。

附录 A

（规范性附录）

正确使用说明

A.1　本部分的目的在于评价工作场所生产性毒物作业的卫生状况，区分该作业对接触者危害程度的大小，在综合评估生产性毒物的健康危害程度、劳动者接触水平等基础上实施职业卫生监督管理时，应与生产性毒物控制和作业分级管理办法配套使用。

A.2　作业分级的重要指标是职业接触水平。分级时，应考虑毒作用类型不同的化学物的接触水平。

A.2.1　在对那些以慢性毒性作用为主同时具有急性毒性作用，即同时具有 PC-TWA 和 PC-STEL 两种类型职业接触限值的化学物进行分级时，应注意考虑短时间接触对健康的影响。在依据 PC-TWA 接触比值进行分级的基础上，还应根据 PC-STEL 接触比值对短时间接触程度进行分级。

A.2.2　对于只有 PC-TWA 而没有 PC-STEL 的化学物，化学物接触的时间加权平均浓度未超过 PC-TWA 的作业，还应注意任何时间接触水平的波动不得超过超限倍数。如果超出超限倍数，可参考依据 PC-STEL 接触比值进行的分级。

A.2.3　对于只有急性毒性作用的物质，即化学物只有 MAC 一种限值时，则只计算 MAC 接触比值并进行分级即可。

A.2.4　当工作场所同时存在多种化学物时，B 值为各化学物职业接触比值之和，即：

$$B = B_1 + B_2 \cdots\cdots + B_n$$

A.3　如果多次检测所得数据不一致时，应以最大值计算职业接触比值。

A.4　应严格按照 GBZ 159 工作场所空气中有害物质监测的采样规范要求进行检测，采样工人数量及样品数必须符合标准的最低要求。否则不能开展对该作业的评估。

附录十七　工作场所职业病危害作业分级

第3部分：高温

摘自（GBZ/T 299.3—2010）

1　范围

本部分规定了工作场所高温作业的分级及其管理原则。

本部分适用于各类存在高温作业的分级管理。

本部分不适用于每个劳动日累计高温暴露不足1小时的作业。

2　规范性引用文件

下列文件对于本文件的应用是必不可少的。凡是注日期的引用文件，仅注日期的版本适用于本文件。凡是不注日期的引用文件，其最新版本（包括所有的修改单）适用于本文件。

GBZ 2.2 工作场所有害因素职业接触限值　第2部分：物理因素

GBZ/T 189.7 工作场所物理因素测量　第7部分：高温

GBZ/T 189.10 工作场所物理因素测量　第10部分：体力劳动强度分级

3　术语和定义

下列术语和定义适用于本文件。

3.1　热应激反应 heat strain

由热应激引起的全身性生理反应。

3.2　热平衡 heat balance

机体通过调节产热率和散热率，使机体的产热量等于散热量，而保持机体体温处于平衡的状态。

3.3　热适应 heat adaptation

机体对于长期热环境刺激产生的耐热性提高的生理性适应过程。

3.4　热习服 heat acclimatization

个体耐受热强度能力渐进性增强的生理性适应过程。

3.5　湿球黑球温度指数 wet-bulb globe temperature index

又称WBGT指数，指综合评价人体接触作业环境热负荷的一个基本参量。

室外 WBGT - 自然湿球温度（℃）×0.7＋黑球温度（℃）×0.2＋干球温度（℃）×0.1

室内 WBGT - 自然湿球温度（℃）×0.7＋黑球温度（℃）×0.3

3.6　环境热强度 environment heat intensity

环境温度、湿度、风速、热辐射影响人体热散发的强度以WBGT指数表示。

3.7　服装的阻热性 clothing thermal insulation

生产劳动过程中，劳动者所着的服装影响人体热散发的性能，单位为Clo。

3.8　高温作业劳动 - 休息制度 work-rest regimen

为防止热损伤而制定的高温作业单位时间内（小时）劳动休息制度。

4　高温作业分级

4.1　分级原则与基本要求

4.1.1　应对高温作业的健康危害、环境热强度、接触高温时间、劳动强度和工作服装阻热性能等全面评价基础上进行分级。

4.1.2　分级前，通过现场巡查，识别工作场所高温的产生过程、分布范围和采取的控制和防护措施，收集既往热损伤发生和事故资料，确定需要进行分级的作业。作业分级应与日常监测相结合。

4.1.3　对作业分级结果和预防控制措施的效果要定期进行评估，评估结果提示可能与原分级结果不一致的，或因生产工艺、原材料、设备等发生改变时应重新进行分级，并提出新的预防控制措施和建议。

4.1.4　分级结果以分级报告书形式表示，报告书内容包括分级依据、分级结果、预防控制措施和建议、效果评价的方法和应告知的对象。

4.1.5　分级报告书应告知用人单位负责人、管理者和相关劳动者。

4.1.6　分级资料应归档保存。

4.2　分级依据及方法

高温作业分级的依据包括劳动强度、接触高温作业时间、WBGT 指数和服装的阻热性。

4.2.1　高温作业分级时,需确定体力劳动强度分级,体力劳动强度分级按 GBZ/T 189.10 执行。

4.2.2　高温作业分级时,需确定接触高温作业时间,接触高温作业时间以每个工作日累计接触高温作业时间计,单位为分钟(min)。

4.2.3　高温作业分级时,需确定作业环境热强度,即 WBGT 指数。WBGT 指数的测定按 GBZ/T 189.7 执行。

4.2.4　高温作业分级时,需确定劳动者穿着服装的阻热性。长袖衬衫和长裤工作服及纺织材料连裤工作服的绝热系数为 0.6Clo。

4.2.5　根据以上测定评价结果,对照表 1 内容进行分级。

4.3　分级

高温作业按危害程度分为 4 级,即轻度危害作业(Ⅰ级)、中度危害作业(Ⅱ级)、重度危害作业(Ⅲ级)和极重度危害作业(Ⅳ级)(表 1)。

表 1　高温作业分级

劳动强度	接触高温作业时间(min)	WBGT 指数(℃)						
		29～30 (28～29)	31～32 (30～31)	33～34 (32～33)	35～36 (34～35)	37～38 (36～37)	39～40 (38～39)	41～ (40～)
Ⅰ (轻劳动)	60～120	Ⅰ	Ⅰ	Ⅱ	Ⅱ	Ⅲ	Ⅲ	Ⅳ
	121～240	Ⅰ	Ⅱ	Ⅱ	Ⅲ	Ⅲ	Ⅳ	Ⅳ
	241～360	Ⅱ	Ⅱ	Ⅲ	Ⅲ	Ⅳ	Ⅳ	Ⅳ
	361～	Ⅱ	Ⅲ	Ⅲ	Ⅳ	Ⅳ	Ⅳ	Ⅳ
Ⅱ (中劳动)	60～120	Ⅰ	Ⅱ	Ⅱ	Ⅲ	Ⅲ	Ⅳ	Ⅳ
	121～240	Ⅱ	Ⅱ	Ⅲ	Ⅲ	Ⅳ	Ⅳ	Ⅳ
	241～360	Ⅱ	Ⅲ	Ⅲ	Ⅳ	Ⅳ	Ⅳ	Ⅳ
	361～	Ⅲ	Ⅲ	Ⅳ	Ⅳ	Ⅳ	Ⅳ	Ⅳ
Ⅲ (重劳动)	60～120	Ⅱ	Ⅱ	Ⅲ	Ⅲ	Ⅳ	Ⅳ	Ⅳ
	121～240	Ⅱ	Ⅲ	Ⅲ	Ⅳ	Ⅳ	Ⅳ	Ⅳ
	241～360	Ⅲ	Ⅲ	Ⅳ	Ⅳ	Ⅳ	Ⅳ	Ⅳ
	361～	Ⅲ	Ⅳ	Ⅳ	Ⅳ	Ⅳ	Ⅳ	Ⅳ
Ⅳ (极重劳动)	60～120	Ⅱ	Ⅲ	Ⅲ	Ⅳ	Ⅳ	Ⅳ	Ⅳ
	121～240	Ⅲ	Ⅲ	Ⅳ	Ⅳ	Ⅳ	Ⅳ	Ⅳ
	241～360	Ⅲ	Ⅳ	Ⅳ	Ⅳ	Ⅳ	Ⅳ	Ⅳ
	361～	Ⅳ	Ⅳ	Ⅳ	Ⅳ	Ⅳ	Ⅳ	Ⅳ

注:括号内 WBGT 指数值适用于未产生热适应和热习服的劳动者。

5　分级管理原则

5.1　根据不同等级的高温作业进行不同的卫生学监督和管理。分级越高,发生热相关疾病的危险度越高。

5.2　轻度危害作业(Ⅰ级):在目前的劳动条件下,可能对劳动者的健康产生不良影响。应改善工作环境,对劳动者进行职业卫生培训,采取职业健康监护和防暑降温防护措施,保持劳动者的热平衡。

5.3　中度危害作业(Ⅱ级):在目前的劳动条件下,可能引起劳动者的健康危害。在采取上述措施的同时,强化职业健康监护和防暑降温等防护措施,调整高温作业劳动—休息制度,降低劳动者热应激反应及接触热环境的单位时间比率。

5.4　重度危害作业（Ⅲ级）：在目前的劳动条件下，很可能引起劳动者的健康危害，产生热损伤。在采取上述措施的同时，强调进行热应激监测，通过调整高温作业劳动 - 休息制度，进一步降低劳动者接触热环境的单位时间比率。

5.5　极重度危害作业（Ⅳ级）：在目前的劳动条件下，极有可能引起劳动者的健康危害，产生严重的热损伤。在采取上述措施的同时，严格进行热应激监测和热损伤防护措施，通过调整高温作业劳动 - 休息制度，严格限制劳动者接触热环境的时间比率。

附录 A

（规范性附录）

正确使用说明

A.1　本部分适用于对热环境产生习服并着绝热系数为 0.6Clo 服装的劳动者（长袖衬衫和长裤工作服，纺织材料连裤工作服）。

A.2　如果由于劳动需要穿着特种防护服装，应根据服装隔热性能对分级的等级进行调整。

附录十八　工作场所职业病危害作业分级

第4部分：噪声

摘自（GBZ 229.4—2010）

1　范围

GBZ/T 229 的本部分规定了工作场所生产性噪声作业的分级原则、分级方法。本部分适用于各类存在生产性噪声作业的分级管理。

2　规范性引用文件

下列文件对于本文件的应用是必不可少的。凡是注日期的引用文件，仅注日期的版本适用于本文件。凡是不注日期的引用文件，其最新版本（包括所有的修改单）适用于本文件。GBZ 2.2—2007 工作场所有害因素职业接触限值 第2部分：物理因素 GBZ/T 189.8—2007 工作场所物理因素测量 第8部分：噪声

3　术语和定义

下列术语和定义适用于本文件。

3.1　生产性噪声 industrial noise 在生产过程中产生的噪声。

3.2　稳态噪声 steady noise A计权声级波动 <3dB 的噪声。

3.3　非稳态噪声 non-steady noise A计权声级波动 ≥3dB 的噪声。

3.4　脉冲噪声 impulsive noise

持续时间≤0.5s，间隔时间 >1s，A声级声压有效值变化 ≥40dB 的噪声。

3.5　噪声作业 work（job）exposed to noise 存在有损听力、有害健康或有其他危害的声音，且 8h/d 或 40h/ 周噪声暴露 A 等效声级≥80dB 的作业。

3.6　A计权声压级 A-weighted sound pressure levelI，LpA，LA A声级用A计权网络测得的声压级。

3.7　等效连续A计权级 equivalent continuousA-weighted sound pressure level，LAeq.T，LAeq 等效A声级在规定的时间内，某一连续稳态噪声的A计权声压，具有与时变的噪声相同的均方A汁权声压，则这一连续稳态噪声的声级就是此时变噪声的等效声级，单位用 dB 表示。

3.8　按额定8h工作日规格化的等效连续A声级 normalization of equivalent continuous A-weighted sound pressure level to a normal 8h working day，LEX，8h 8h 等效声级将一天实际工作时间内接触的噪声强度等效为工作 8h 的等效声级。

3.9　按额定周工作40小时规格化的等效连续A声级 normalization of equivalent continuous A-weighted sound pressure level to a normal 40h working week，LEX，W 40 小时等效声级　非每周 5 天工作制的特殊工作所接触的噪声声级等效为每周工作 40 小时的等效声级。

4　分级

4.1　分级原则与基本要求

4.1.1　分级基础噪声分级以国家职业卫生标准接触限值及测量方法为基础进行分级。

4.1.2　分级前的准备　应通过现场巡查，识别工作场所生产性噪声的来源、分布范围、工人接触噪声情况及采取的控制措施，收集既往的听力损伤资料，确定需要进行分级的作业。

4.1.3　分级控制效果评估　按照职业病危害因素评价监测的要求对工作场所噪声定期监测，监测接触噪声强度有变化，提示可能与原分级结果不一致的，或因生产工艺、原材料、设备等发生变化时，应重新进行分级，并提出新的预防控制措施和建议。

4.1.4　分级资料管理

4.1.4.1　分级完成后应编制工作场所噪声分级报告书，报告书的内容应包括分级依据、方法、结果以及分级管理建议和应告知的对象。

4.1.4.2　分级结果应告知用人单位相关管理者、劳动者和政府相关部门。

4.1.4.3　分级过程的全部资料应归档保存。

4.2　分级依据

根据劳动者接触噪声水平和接触时间对噪声作业进行分级。正确使用本标准的说明参见附录A。

4.3　分级方法

4.3.1　稳态和非稳态连续噪声

按照 GBZ/T 189.8—2007 的要求进行噪声作业测量,依据噪声暴露情况计算 LEX,8 小时或 LEX,周后,根据表1确定噪声作业级别,共分四级,分级示例见附录B。

表 1　噪声作业分级

分级	等效声级 LEX,8h dB	危害程度
I	85≤LEX,8h<90	轻度危害
II	90<LEX,8h<94	中度危害
III	95<LEX,8h<100	重度危害
IV	LEX,8h≥100	极重危害

注:表中等效声级 LEX,8h 与 LEX,等效使用

4.3.2　脉冲噪声

按照 GBZ/T 189.8—2007 的要求测量脉冲噪声声压级峰值(dB)和工作日内脉冲次数 n,根据表 2 确定脉冲噪声作业级别,共分四级。

表 2　脉冲噪声作业分级

分级	声压峰值 dB			危害程度
	n≤100	100<n≤1000	1000<n≤10 000	
I	140.0≤n<142.5	130.0≤n<132.5	120.0≤n<122.5	轻度危害
II	142.5≤n<145	132.5≤n<135.0	122.5≤n<125.0	中度危害
III	145≤n<147.5	135.0≤n<137.5	125.0≤n<127.5	重度危害
IV	n≥147.5	n≥137.5	n≥127.5	极重危害

注:n 为每日脉冲次数

5　分级管理原则

5.1　对于 8h/d 或 40h/周噪声暴露等效声级≥80dB 但<85dB 的作业人员,在目前的作业方式和防护措施不变的情况下,应进行健康监护,一旦作业方式或控制效果发生变化,应重新分级。

5.2　轻度危害(I级):在目前的作业条件下,可能对劳动者的听力产生不良影响。应改善工作环境,降低劳动者实际接触水平,设置噪声危害及防护标识,佩戴噪声防护用品,对劳动者进行职业卫生培训,采取职业健康监护、定期作业场所监测等措施。

5.3　中度危害(II级):在目前的作业条件下,很可能对劳动者的听力产生不良影响。针对企业特点,在采取上述措施的同时,采取纠正和管理行动,降低劳动者实际接触水平。

5.4　重度危害(III级):在目前的作业条件下,会对劳动者的健康产生不良影响。除了上述措施外,应尽可能采取工程技术措施,进行相应的整改,整改完成后,重新对作业场所进行职业卫生评价及噪声分级。

5.5　极重危害(IV级):目前作业条件下,会对劳动者的健康产生不良影响,除了上述措施外,及时采取相应的工程技术措施进行整改。整改完成后,对控制及防护效果进行卫生评价及噪声分级。

附录 A

（规范性附录）

正确使用说明

A.1　噪声作业分级是对噪声暴露危害程度的评价，也是为控制噪声危害及进行量化管理、风险评估提供重要依据。在进行噪声作业分级时，应正确使用与本部分相关的国家职业卫生接触限值及测量方法标准。

A.2　当生产工艺、劳动过程及噪声控制措施发生改变时，应重新进行分级。

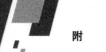

附录 B

（资料性附录）
分级应用举例

　　某纺织厂外购棉条生产纺织品，一线生产工人及管理人员共 242 人，其中 90% 为女工，实行三班倒工作制度，每班 8 小时、每周工作 5 天。噪声是该企业的主要职业病危害因素。在进行生产及噪声控制、防护情况调查后，进行劳动写实记录，结合现场噪声测量结果汇总并进行分级，结果见表 B.1。

　　在出具噪声作业分级报告时，应对噪声危害控制措施、防护情况等进行描述和提出管理建议 . 将噪声作业分级结果参照表 B.1 的形式报告。

表 B.1　某纺织厂噪声作业危害程度分级

序号	工种	人数	等效声级 L_{EX}, 8h dB	分级	危害程度
1	织布挡车	98	103	Ⅳ	极度
2	细纱挡车	120	96	Ⅲ	重度
3	上料	15	100	Ⅳ	极度
4	机修	9	98	Ⅲ	重度

附录十九　职业性接触毒物危害程度分级
摘自（GBZ 230—2010）

1　范围

本标准规定了职业性接触毒物危害程度分级的依据。

本标准适用于职业性接触毒物危害程度的分级。

本标准也是工作场所职业病危害分级以及建设项目职业病危害评价的依据之一。

2　规范性引用文件

下列文件对于本文件的应用是必不可少的。凡是注日期的引用文件，仅注日期的版本适用于本文件。凡是不注日期的引用文件，其最新版本（包括所有的修改单）适用于本文件。

GB/T 21604—2008 化学品　急性皮肤刺激 / 腐蚀性试验方法

GB/T 21609—2008 化学品　急性眼睛刺激 / 腐蚀性试验方法

3　术语和定义

下列术语和定义适用于本文件。

3.1　职业性接触毒物 occupational exposure to toxicant

劳动者在职业活动中接触的以原料、成品、半成品、中间体、反应副产物和杂质等形式存在，并可经呼吸道、经皮肤或经口进入人体而对劳动者健康产生危害的物质。

3.2　危害 hazard

职业性接触毒物可能导致的劳动者的健康损害和不良健康影响。

3.3　毒物危害指数 toxicant hazardous index，THI

综合反映职业性接触毒物对劳动者健康危害程度的量值。

4　分级原则

4.1　职业性接触毒物危害程度分级，是以毒物的急性毒性、扩散性、蓄积性、致癌性、生殖毒性、致敏性、刺激与腐蚀性、实际危害后果与预后等 9 项指标为基础的定级标准。

4.2　分级原则是依据急性毒性、影响毒性作用的因素、毒性效应、实际危害后果等 4 大类 9 项分级指标进行综合分析、计算毒物危害指数确定。每项指标均按照危害程度分 5 个等级并赋予相应分值（轻微危害：0 分；轻度危害：1 分；中度危害：2 分；高度危害：3 分；极度危害：4 分）；同时根据各项指标对职业病危害影响作用的大小赋予相应的权重系数。依据各项指标加权分值的总和，即毒物危害指数确定职业性接触毒物危害程度的级别。

4.3　我国的产业政策明令禁止的物质或限制使用（含贸易限制）的物质，依据产业政策，结合毒物危害指数划分危害程度。

5　分级依据

5.1　毒性效应指标

5.1.1　急性毒性：包括急性吸入半数致死浓度 LC_{50}、急性经皮半数致死量 LD_{50}。

5.1.2　刺激与腐蚀性：根据毒物对眼睛、皮肤或黏膜刺激作用的强弱划分评分等级。

5.1.3　致敏性：根据对人致敏报告及动物实验数据划分评分等级。

5.1.4　生殖毒性：根据对人生殖毒性的报告及动物实验数据划分评分等级。

5.1.5　致癌性：根据 IARC 致癌性分类划分评分等级；属于明确人类致癌物的，直接列为极度危害。

5.2　影响毒物作用的因素指标

5.2.1　扩散性：以毒物常温下或工业中使用时状态及其挥发性（固体为扩散性）作为评分指标。

5.2.2　蓄积性：以毒物的蓄积性强度或在体内的代谢速度作为评分指标，根据蓄积系数或生物半减期划分评分等级。

5.3　实际危害后果指标

根据中毒病死率和危害预后情况划分评分等级。

5.4　产业政策指标

将我国政府已经列入禁止使用名单的物质直接列为极度危害。列入限制使用(含贸易限制)名单的物质，毒物危害指数低于高度危害分级的，直接列为高度危害；毒物危害指数在极度或高度危害范围内的，依据毒物危害指数进行分级。

6　危害程度等级划分和毒物危害指数计算

6.1　危害程度分级

职业接触毒物危害程度分为轻度危害(Ⅳ级)、中度危害(Ⅲ级)、高度危害(Ⅱ级)和极度危害(Ⅰ级)4个等级。

6.2　职业性接触毒物分项指标危害程度分级和评分按表1的规定，毒物危害指数计算公式：

$$THI = \sum_{i=1}^{n} k_i \cdot F_i \tag{1}$$

式中：THI—毒物危害指数；

　　　　k—分项指标权重系数；

　　　　F—分项指标积分值。

6.3　危害程度的分级范围

轻度危害(Ⅳ级)：THI<35；

中度危害(Ⅲ级)：THI≥35～<50；

高度危害(Ⅱ级)：THI≥50～<65；

极度危害(Ⅰ级)：THI≥65。

表1 职业性接触毒物危害程度分级和评分依据

分项指标		极度危害	高度危害	中度危害	轻度危害	轻微危害	权重系数
积分值		4	3	2	1	0	
急性吸入 LC_{50}	气体 (cm³/m³)	<100	100~<500	500~<2500	2500~<20000	≥20000	5
	蒸气 (mg/m³)	<500	500~<2000	2000~<10000	10000~<20000	≥20000	
	粉尘和烟雾 (mg/m³)	<50	50~<500	500~<1000	1000~<5000	≥5000	
急性经口 LD_{50} (mg/kg)		<5	5~<50	50~<300	300~<2000	≥2000	1
急性经皮 LD_{50} (mg/kg)		<50	50~<200	200~<1000	1000~<2000	≥2000	
刺激与腐蚀性		pH≤2 或 pH≥11.5；腐蚀作用或不可逆损伤作用	强刺激作用	中等刺激作用	轻刺激作用	无刺激作用	2
致敏性		有证据表明该物质能引起人类特定的呼吸系统致敏或重要脏器的变态反应性损伤	有证据表明该物质能引起人类过敏性皮肤反应	动物试验证据能证明该物质能导致人类皮肤过敏，但无人类相关证据	现有动物试验证据不能对该物质的致敏性做出结论	无致敏性	2
生殖毒性		明确的人类生殖毒性：动物试验和人类资料均证实对人类的生殖能力或发育造成有害效应的毒物，人类母体接触后可引起子代先天性缺陷	推定的人类生殖毒性：动物试验生殖毒性明确，但对人类关系尚未确定因果关系，推定对人的生殖有害或产生有害影响	可疑的人类生殖毒性：动物试验生殖毒性明确，但无人类生殖毒性资料	人类生殖毒性未定论：现有证据或资料不足以对该毒物的生殖毒性作出结论	无人类生殖毒性：动物试验证明，人群调查结果未发现生殖毒性	3
致癌性		I组，人类致癌物	IIA组，近似人类致癌物	IIB组，可能人类致癌物	III组，未归入人类致癌物	IV组，非人类致癌物	4
实际危害后果与预后		职业中毒病死率≥10%	职业中毒病死率<10%；或致残（不可逆损害）	器质性损害（可逆性损害，脱离接触后可治愈），脱离接触后可治愈	仅有接触反应	无危害后果	5
扩散性（常温或工业使用时状态）		气态	液态，挥发性高（沸点<50℃）；固态，扩散性极高（使用时形成烟或烟尘）	液态，挥发性中（沸点50~<150℃）；固态，扩散性高（细微而轻的粉末，使用时可见生尘雾形成，并在空气中停留数分钟以上）	液态，挥发性低（沸点≥150℃）；固态，扩散性中，使用时能见到粉尘下落，使用后粉尘留在表面	固态，扩散性低（不会破碎的固体小块（块），使用时几乎不产生粉尘）	3
蓄积性（或生物半减期）		蓄积系数（动物实验，下同）<1；生物半减期≥4000h	蓄积系数1~<3；生物半减期≥400h~<4000h	蓄积系数≥3~<5；生物半减期≥40h~<400h	蓄积系数>5；生物半减期≥4h~<40h	生物半减期<4h	1

注1：急性毒性分级指标以急性吸入毒性和急性经皮毒性为分级依据。无急性吸入毒性数据的物质，参照急性经口毒性分级。无急性经皮毒性数据，但可经皮肤吸收的物质，按经皮毒性分级。无急性经皮毒性数据，且不经皮肤吸收的物质，按经皮微危害赋分。

注2：强、中、轻和无刺激作用参照分级依据GBZ/T 21604和GB/T 21609。

注3：缺乏蓄积性、致癌性、致敏性、生殖毒性分级有关数据的物质，该分项指标暂按极度危害赋分。

注4：工业使用在5年内的新化学品，无实际危害后果资料的，该分项指标暂按极度危害赋分。工业使用在5年以上的物质，无实际危害后果资料的，该分项指标暂按轻微危害赋分。

注5：一般液态物质的吸入毒性按蒸气类划分。

a：1cm³/m³=1ppm，ppm与mg/m³在气温为20℃，大气压为101.3kPa（760mmHg）的条件下的换算公式为：
1ppm=24.04/M_r mg/m³，其中M_r为该气体的相对分子质量。

附录 A

（规范性附录）

正确使用本标准说明

A.1　职业性接触毒物危害程度分级标准是职业性接触毒物危害程度分级的技术依据，也是工作场所职业病危害分级—有毒作业分级和建设项目职业病危害分类管理的重要技术依据。本标准适用于常见职业性接触毒物的分级，也是职业卫生监督管理部门实施职业卫生分类管理、职业卫生技术服务机构开展职业病危害评价的重要技术法规依据。

A.2　各项指标分级的依据是可获得的可靠的科学数据，数据应用的优先顺序依次为：国家技术标准、国际组织正式颁布的文件（数据）、区域组织或其他国家的官方数据、教科书、文献资料。

A.3　急性毒性指标按 GHS 规定分级、赋分。经口或吸入毒性依据首选动物试验为大鼠，急性皮肤毒性依据首选动物试验为大鼠或兔子。如果缺乏首选试验物种的急性毒性数据，而有多个其他动物物种的急性毒性试验数据，则应科学判断，在有效、良好规范的试验中选出最适当的急性毒性数据。

A.4　急性吸入毒性以 4 小时暴露试验为基础，根据 1 小时暴露试验获得的现有吸入毒性数据的转换，对于气体和蒸气，应除以因子 2；对于粉尘和烟雾，应除以因子 4。根据 2 小时暴露或 3 小时暴露试验获得的吸入毒性数据的转换，参照 th 暴露试验数据转换方法处理。

A.5　本标准分级依据的部分指标是动物试验数据，如果所获得的数据不一致时，应以可赋予较高分值的数据为准。例如：某毒物的 LC_{50} 有两个数据，一个是 $450mg/m^3$，另一个是 $550mg/m^3$，按分级标准，前者应划分为极度危害，赋 4 分；后者应划分为高度危害，赋 3 分。因此，应以前者为准，采用 $450mg/m^3$ 这一数据。

A.6　蓄积性包括物质蓄积和功能蓄积。蓄积性一般用蓄积系数表示，但生物半减期也反映物质的蓄积性。本标准把蓄积系数和生物半减期两个指标均作为分级依据。当有蓄积系数数据可用时，按蓄积系数分级；没有蓄积系数数据可用时，按生物半减期分级；如果毒物的毒性作用由其代谢产物引起的，则按该代谢产物的生物半减期分级。

A.7　毒物危害指数是影响毒物危害程度各项指标的综合加权积分值，综合反映职业性接触毒物对劳动者健康危害程度的可能性，不能理解为职业性接触毒物的实际危害程度。毒物危害指数计算举例见表 A.1、A.2。

A.8　职业性接触毒物危害程度分级标准是基于科学性和可行性制定的，是综合分析各种影响毒物危害程度的指标得出的分级标准，它所规定的界值不能理解为职业病危害程度分级的精确界限。

A.9　本标准各项指标的分级标准是依据现有可获得数据、资料制定的，这些依据也将随着科学研究的深入而发生变化，因此，应用本标准时应注意最新的科学研究成果。

A.10　本标准不适用于非职业性接触毒物的分级。

A.11　本标准应由受过职业卫生专业训练的专业人员使用。

表A.1　职业性接触丙酮危害指数计算举例

积分指标		文献资料数据	危害分值（F）	权重系数（k）
急性吸入 LC$_{50}$	气体 /（cm³/m³）			5
	蒸气 /（mg/m³）	50 100（8h，大鼠吸入）	0	
	粉尘和烟雾 /（mg/m³）			
急性经口 LD$_{50}$/（mg/kg）		5800（大鼠）	0	
急性经皮 LD$_{50}$/（mg/kg）		＞15 700（兔）	0	1
刺激与腐蚀性		强刺激性	3	2
致敏性		无致敏性	0	2
生殖毒性		生殖毒性资料不足	1	3
致癌性		非人类致癌物	0	4
实际危害后果与预后		可引起不可逆损害	3	5
扩散性（常温或工业使用时状态）		无色易挥发液体	2	3
蓄积性（或生物半减期）		生物半减期19～31小时	1	1
毒物危害指数				
职业病危害程度分级		轻度危害（Ⅳ级）		

表A.2　职业性接触三氯乙烯危害指数计算举例

积分指标		文献资料数据	危害分值（F）	权重系数（k）
急性吸入 LC$_{50}$	气体（cm³/m³）			5
	蒸气 /（mg/m³）	137 752，1小时（大鼠吸入）；（换算为4小时大鼠吸入值为68 876）	0	
	粉尘和烟雾 /（mg/m³）			
急性经口 LD$_{50}$/（mg/kg）		4920（大鼠）	0	
急性经皮 LD$_{50}$/（mg/kg）		无资料	—	1
刺激与腐蚀性		强刺激作用	3	2
致敏性		强致敏性	4	2
生殖毒性		动物生殖毒性明确但无人类生殖毒性资料	2	3
致癌性		ⅡA（IARC）	3	4
实际危害后果与预后		职业中毒病死率为33%（1999.1～至今）	4	5
扩散性（常温或工业使用时状态）		无色、透明、易挥发，具有芳香味液体；沸点87℃	2	3
蓄积性（或生物半减期）		尿中三氯乙酸（TCA）排出较慢，一次接触后大部分2～3天后排除，每日接触则持续上升，可达第一天的7～12倍，至周末达最高浓度。	2	1
毒物危害指数				
职业病危害程度分级		高度危害（Ⅱ级）（注：三氯乙烯为贸易严格限制物质。）		

附录二十　职业卫生名词术语

摘自（GBZ/T 224—2010）

1　范围

本标准规定了职业卫生术语的分类和定义或含义。

本标准适用于职业卫生工作,特别是职业卫生标准的编写和实施。

2　总则

2.1　职业卫生 occupational health

是对工作场所内产生或存在的职业性有害因素及其健康损害进行识别、评估、预测和控制的一门科学,其目的是预防和保护劳动者免受职业性有害因素所致的健康影响和危险,使工作适应劳动者,促进和保障劳动者在职业活动中的身心健康和社会福利。

2.2　卫生标准 health standards

为实施国家卫生法律法规和有关卫生政策,保护人体健康,在预防医学和临床医学研究与实践的基础上,对涉及人体健康和医疗卫生服务事项制定的各类技术规定。

2.3　职业卫生标准 occupational health standards

为实施职业病防治法律法规和有关政策,保护劳动者健康,预防、控制和消除职业病危害,防治职业病,由法律授权部门制定的、在全国范围内统一实施的技术要求。

2.4　职业医学 occupational medicine

研究职业性有害因素所致的人体健康损害,包括工作有关疾病、职业病和伤害等的诊断、治疗、康复和劳动能力鉴定的一门临床医学,也是研究预防控制职业性有害因素所引起的人体健康损害的预防医学。

2.5　职业病危害 occupational hazard

对从事职业活动的劳动者可能导致的工作有关疾病、职业病和伤害。

2.6　职业性有害因素 occupational hazards

又称职业病危害因素,在职业活动中产生和（或）存在的、可能对职业人群健康、安全和作业能力造成不良影响的因素或条件,包括化学、物理、生物等因素。

2.7　职业病 occupational diseases

企业、事业单位和个体经济组织的劳动者在职业活动中,因接触粉尘、放射性物质和其他有毒、有害物质等因素而引起的疾病。

2.8　职业禁忌证 occupational contraindication

劳动者从事特定职业或者接触特定职业性有害因素时,比一般职业人群更易于遭受职业病危害和罹患职业病或者可能导致原有自身疾病病情加重,或者在从事作业过程中诱发可能导致对劳动者生命健康构成危险的疾病的个人特殊生理或者病理状态。

2.9　工作有关疾病 work-related disease

是与多因素相关的疾病,在职业活动中,由于职业性有害因素等多种因素的作用,导致劳动者罹患某种疾病或潜在疾病显露或原有疾病加重。

2.10　职业性伤害 occupational injury

职业活动中所发生的伤害。

2.11　职业性肿瘤 occupational tumor

又称职业癌（occupational cancer）,指在工作环境中接触致癌因素,经过较长的潜隐期而患的某种特定肿瘤。

2.12　一级预防 primary prevention

又称病因预防,采用有利于职业病防治的工艺、技术和材料,合理利用职业病防护设施及个人职业病防护用品,减少劳动者职业接触的机会和程度,预防和控制职业病危害的发生。

2.13　二级预防 secondary prevention

又称发病预防，通过对劳动者进行职业健康监护，结合环境中职业性有害因素监测，以早期发现劳动者所遭受的职业病危害。

2.14　三级预防 tertiary prevention

对患有职业病和遭受职业伤害的劳动者进行合理的治疗和康复。

2.15　高危人群 high-risk population

在职业活动中易遭受工作有关疾病、职业病和伤害的人群和（或）接触高浓度（高强度）职业性有害因素的职业人群。

2.16　危险度 risk

又称风险，指发生不良健康影响的可能性及其后果。

2.17　危险度评估 risk assessment

危险度评估是指识别、评价对劳动者产生不良健康影响的可能性和严重程度，并将风险划分出等级，以决定控制和管理的优先顺序。

2.18　危险度管理 risk management

根据危险度评估结果综合考虑社会发展的实际需要、经济和技术水平，对危险度进行利弊权衡和决策分析，提出可接受水平和相应的控制、管理措施，并评估其有效性及影响。

2.19　有害效应 adverse effect

机体因接触有毒有害物质而产生或出现的不良健康效应或毒作用效应。

2.20　接触 - 反应关系 exposure-response relationship

群体接触某一定量有毒有害物质与群体中产生某种程度效应者的百分率的关系。

2.21　接触 - 效应关系 exposure-effect relationship

个体或群体接触某一定量有毒有害物质与一定程度健康效应之间的关系。

2.22　接触水平 exposure level

职业活动中劳动者接触某种或多种职业性有害因素的浓度（强度）和接触时间。

2.23　行动水平 action level

工作场所职业性有害因素浓度达到该水平时，用人单位应采取包括监测、健康监护、职业卫生培训、职业病危害告知等控制措施，一般是职业接触限值的一半。

2.24　工作场所 workplace

劳动者进行职业活动、并由用人单位直接或间接控制的所有工作地点。

2.25　工作地点 work site

劳动者从事职业活动或进行生产管理而经常或定时停留的岗位和作业地点。

2.26　密闭空间 confined space

与外界相对隔离，进出口受限，自然通风不良，足够容纳一人进入并从事非常规、非连续作业的有限空间[如炉、塔、釜、罐、槽车以及管道、烟道、隧道、下水道、沟、坑、井、池、涵洞、船舱（船舶燃油舱、燃油柜、锅炉内部、主机扫气道、罐体、容器等封闭空间和大舱）、地下仓库、储藏室、地窖、谷仓等]，分为无需准入密闭空间和需要准入密闭空间。

2.27　能量代谢率 energy metabolic rate

从事某工种的劳动者在工作日内各类活动（包括休息）的能量消耗的平均值，以单位时间内（每分钟）每平方米体表面积的能量消耗值表示。

2.28　缺氧与富氧

2.28.1　缺氧环境 oxygen-deficient environment

空气中氧的体积分数 <19.5% 的环境。

2.28.2　富氧环境 oxygen-rich environment

空气中氧的体积分数 >23.5% 的环境。

2.29　最小氧含量 minimal oxygen content

在海平面（19.7kPa 氧气，干燥空气）所要求的空气中氧含量的最低值，在此浓度下，可为大多数作业提供足够的氧气，并考虑了安全系数。

2.30　物质安全数据说明书 material safety data sheet，MSDS

又称化学品安全技术说明书（safety data sheet for chemical products，SDS），是化学品的供应商向下游用户传递化学品基本危害信息（包括运输、操作处置、储存和应急行动信息）的一种载体。同时化学品安全技术说明书还可以向公共机构、服务机构和其他涉及到该化学品的相关方传递这些信息。

3　职业性有害因素

3.1　蒸气与气溶胶

3.1.1　蒸气 vapor

液态物质气化或固态物质升华而形成的气态物质。

3.1.2　气溶胶 aerosol

以液体或固体为分散相，分散在气体介质中的溶胶物质，如粉尘、雾或烟。

3.1.2.1　粉尘 dust

能够较长时间悬浮于空气中的固体微粒。

3.1.2.2　烟 fume

分散在空气中的直径 <0.1μm 的固体微粒。

3.1.2.3　雾 mist

分散在空气中的液体微滴，多由蒸气冷凝或液体喷散形成。

3.2　生产性粉尘 industrial dust

在生产过程中形成的粉尘。按粉尘的性质分为：无机粉尘（inorganic dust，含矿物性粉尘、金属性粉尘、人工合成的无机粉尘）；有机粉尘（organic dust，含动物性粉尘、植物性粉尘、人工合成有机粉尘）；混合性粉尘（mixed dust，混合存在的各类粉尘）。

3.3　生产性毒物 industrial toxicant（toxic substance）

生产过程中产生或存在于工作场所空气中的各种毒物。

3.4　职业性致癌物 occupational carcinogen

能引起职业性肿瘤的致病因素。

3.4.1　确定的人类致癌物 confirmed（established）human carcinogen

对人类致癌性证据充分的物质。

3.4.2　可能的人类致癌物 probable human carcinogen

对人类致癌性证据有限，对实验动物致癌性证据充分的物质。

3.4.3　可疑致癌物 possible（suspected/potential）human carcinogen

对人类致癌性证据有限，对实验动物致癌性证据并不充分；或指对人类致癌性证据不足，对实验动物致癌性证据充分的物质。

3.5　声学

3.5.1　生产性噪声 industrial noise

在生产过程中产生的噪声。按噪声的时间分布分为连续声（continuous noise）和间断声（intermittent noise）；声级波动 <3dB（A）的噪声为稳态噪声（steady noise），声级波动≥3dB（A）的噪声为非稳态噪声；持续时间≤0.5s，间隔时间 >1s，声压有效值变化≥40dB（A）的噪声为脉冲噪声（impulsive noise）。

3.5.2　噪声作业 work（job）exposed to noise

存在有损听力、有害健康或有其他危害的声音，且 8h/d 或 40h/w 噪声暴露等效声级≥80dB（A）的作业。

3.5.3　听阈 hearing threshold

正常人耳刚能引起音响感觉的声音强度。

3.5.4　声强 sound intensity

声强指单位时间内垂直于传播方向的单位面积上通过的声波能量。用对数量(级)来表示的声强大小即声强级(sound intensity level)。

3.5.5　声压 sound pressure

声压指声波振动对介质(空气)产生的压力,即垂直于声波传播方向上单位面积所承受的压力。

3.5.5.1　声压级 sound pressure level,SPL

用对数量(级)来表示的声压大小。

3.5.5.2　声级 sound level

又称计权声压级(weighted sound pressure level),指通过滤波器经频率计权后测得的声压级。用A计权网络测得的声级为A声级[dB(A)];用B计权网络测得的声级为B声级[dB(B)];用C计权网络测得的声级为C声级[dB(C)];用D计权网络测得的声级为D声级[dB(D)]。

3.5.6　响度级 loudness level

根据人耳对声压和频率的感觉特性划定的主观感觉量。

3.5.7　等响曲线 equal loudness curves

将各个频率相同响度的数值所连接的曲线。

3.6　振动 vibration

一个质点或物体在外力作用下沿直线或弧线围绕平衡位置来回重复的运动。

3.6.1　手传振动 hand-transmitted vibration

又称手臂振动(hand-arm vibration)或局部振动(segmental vibraiion),指生产中使用振动工具或接触受振动工件时,直接作用或传递到人手臂的机械振动或冲击。

3.6.2　全身振动 whole-body vibration

人体足部或臀部接触并通过下肢或躯干传导到全身的振动。

3.6.3　日接振时间 duration(hours)of daily exposure to vibration

工作日中使用手持振动工具或接触受振工件的累积接振时间。

3.6.4　加速度级 acceleration level

以振动加速度与基准加速度之比的常用对数乘以20所获得的数值。

3.6.5　频率计权加速度级 frequency-weighted acceleration level

用对数形式表示的频率计权加速度。

3.6.6　频率计权振动加速度 frequency-weighted vibrating acceleration

按不同频率振动的人体生理效应规律计权后的振动加速度。

3.6.7　振动感觉阈 vibration-perception threshold

刚能引起人有振动感觉的最小值。

3.7　高温与低温

3.7.1　高温

3.7.1.1　热应激 heat stress

综合考虑劳动者的代谢热、气象条件(即气温、湿度、气流和热辐射)以及防护服要求的所接触的热负荷净值。

3.7.1.2　热应激反应 heat strain

由热应激引起的全身性生理反应。

3.7.1.3　热习服 acclimatization

个体耐受热强度能力渐进性增强的生理性适应过程。

3.7.1.4　高温作业 work(job)under heat stress

有高气温、或有强烈的热辐射、或伴有高气湿相结合的异常气象条件、WBGT指数超过规定限值的作业。

3.7.1.5　湿球黑球温度指数 wet-bulb globe temperature index

又称 WBGT 指数,指综合评价人体接触作业环境热负荷的一个基本参量。

室外 WBGT = 自然湿球温度（℃）×0.7 + 黑球温度（℃）×0.2 + 干球温度（℃）×0.1

室内 WBGT = 自然湿球温度（℃）×0.7 + 黑球温度（℃）×0.3

3.7.2　低温

3.7.2.1　冷应激 cold stress

综合考虑劳动者的代谢热、气象条件（即气温、湿度、气流和冷辐射）以及防护服要求的所接触的冷负荷净值。

3.7.2.2　冷应激反应 cold strain

由冷应激引起的全身性生理反应。

3.7.2.3　低温作业 work（job）under cold stress

平均气温≤5℃的作业。

3.7.2.4　等效寒温 equivalent chill temperature

又称风冷（wind chill）效应或风冷等感温度,指在低温环境下,裸露、无风状态为基准,风冷等感温度因风速所增加的冷感相当于无风状态下产生同等冷感的环境温度。

3.7.2.5　风冷指数 wind-chill index

采用空气温度和风速评价气候寒冷程度的指标。

3.7.2.6　寒风冷却率 wind-chill cooling rate

身体单位体表面积的热量损失,是身体接触的气温和风速的函数。

3.7.2.7　中心温度 core temperature

又称人体深部体温或核心温度,指下丘脑灌流血液的温度,但一般以直肠温度表示,身体力求维持的中心温度在 37℃±2℃范围。

3.7.2.8　低体温 hypothermia

中心温度≤35℃的体温,分为轻微低体温（≤35℃,>32℃）,中等低体温（≤32℃,>28℃）及严重低体温（≤28℃）。

3.7.2.9　浸泡性低体温 soaked hypothermia

人体落入冷水中所发生的低体温。

3.8　电磁辐射

3.8.1　非电离辐射 non-ionizing radiation

波长>100nm 不足以引起生物体电离的电磁辐射。

3.8.1.1　亚射频辐射 sub-radiofrequency radiation,sub-RF

频率≤30kHz 的辐射,可分为极低频辐射（extremely-low-frequency radiation,ELF,1Hz～300Hz）、声频（voice frequency,VF,300Hz～3kHz）和甚低频辐射（very-low-frequency radiation,VLF,3kHz～30kHz）。其中,频率为 50Hz 的电磁辐射为工频电磁辐射（power frequency electromagnetic radiation）。

3.8.1.2　射频辐射 radiofrequency radiation

频率在 30kHz～300MHz 的电磁辐射,其中,频率在 100kHz～30MHz 的辐射为高频辐射（highfrequency radiation）,频率在 30MHz～300MHz 的辐射为超高频辐射（ultra-high-frequency radiation）。

3.8.1.3　微波 microwave

频率为 300MHz 至 300GHz 的电磁辐射,包括脉冲微波和连续微波。连续微波（continuous microwave）不用脉冲调制的连续振荡的微波;脉冲微波（pulse microwave）以脉冲调制的微波。

3.8.1.4　可见光 visible light

波长为 400～760nm 的电磁辐射。

3.8.1.5　红外辐射 infrared radiation

波长为 760nm 至 1mm 的电磁辐射。可分为长波红外线（波长为 3μm 至 1mm）、中波红外线（波长为 1.4～3μm）及短波红外线（波长为 760nm 至 1.4μm）。

3.8.1.6　紫外辐射 ultraviolet radiation

又称紫外线［ultraviolet light（rays）］，波长为 100～400nm 的电磁辐射。

3.8.1.7　激光 laser

波长为 200nm 至 1mm 的相干光辐射。

3.8.2　电离辐射 ionizing radiation

能使受作用物质发生电离现象的辐射，即波长＜100nm 的电磁辐射。

3.8.3　电磁场 electromagnetic field

由四个相互有关的矢量确定的，与电流密度和体电荷密度一起表征介质或真空中的电和磁状态的场。

3.8.4　电场 electric field

由电场强度与电通密度表征的电磁场的组成部分。

3.8.4.1　静电场 electrostatic field

随时间的变化可以忽略不计的电场。

3.8.4.2　工频电场 power frequency electric field

频率为 50Hz 的电场。输电电压范围在 35～220kV 的称为高压（high voltage）；330～750（765）kV 的称为超高压（extra-high voltage）；1000kV 及以上的称为特高压（ultra-high voltage）。

3.8.4.3　电场强度 electric-field strength

矢量场量 E，其作用在静止的带电粒子上的力 F 等于 E 与粒子电荷 Q 的乘积：$F=QE$。

3.8.4.4　电通量密度 electric-flux density

单位面积上通过的电通量大小。

3.8.5　磁场 magnetic field

由磁场强度与磁通密度表征的电磁场的组成部分。

3.8.5.1　静磁场 magnetrostatic field

磁场的方向与强度不随时间发生变化的磁场。

3.8.5.2　磁场强度 magnetic-field strength

矢量场量 H，在给定点，等于磁感应强度除以磁常数，并减去磁化强度。

3.8.5.3　磁通密度 magnetic-flux density

单位面积上通过的磁通大小。

3.8.6　电磁波 electromagnetic wave

介质或真空状态的变化，由时变电磁场表征，且在每一点和每一方向上都以由介质性质决定的速度运动。

3.8.6.1　连续电磁波 continuous electromagnetic wave

连续振荡所产生的电磁波。

3.8.6.2　脉冲电磁波 pulse electromagnetic wave

脉冲调制的电磁波。

3.8.7　功率密度 power density，S

穿过与电磁波的能量传播方向垂直的面元的功率除以该面元的面积。

3.8.8　感应电流 induced current

由于感应电压使载流子移动产生的电流。

3.8.9　比吸收能 specific energy absorption，SA

生物体单位质量所吸收的电磁场能量。

3.8.10　比吸收率 specific absorption rate，SAR

又称特异吸收率，指生物体每单位质量所吸收的电磁辐射功率。

3.8.11　辐照度 irradiance

单位面积照射的辐射通量。

3.8.12　照射量 radiant

受照面积上光能的面密度。

3.9　照明与采光

3.9.1　照明 illumination

在无天然光或天然光不足时采用人工光源满足所需照度的措施。

3.9.1.1　一般照明 general illumination

为照亮整个场所而设置的均匀照明。

3.9.1.2　局部照明 local illumination

用于特定视觉工作、为照亮某个局部而设置的照明。

3.9.1.3　混合照明 mixed illumination

由一般照明与局部照明组成的照明。

3.9.1.4　特殊照明 special illumination

用于特殊需要,且有特殊效果的各种照明方式。

3.9.1.5　光通量 luminous flux

一个光源在单位时间放射出的光能。

3.9.1.6　光照量 amount(level)of illumination

受照面积上光能的面密度。

3.9.1.7　照度 illuminance

单位面积的光通量。

3.9.1.8　照度均匀度 illumination uniformity

规定表面上的最小照度与平均照度之比。

3.9.1.9　光强(度)light intensity

光线不均匀分布的光源在某一方向上的光通量。

3.9.2　采光

3.9.2.1　采光系数 lighting coefficient

室内工作面一点的照度与同时开阔天空散色光(全阴天,见不到太阳的位置)的水平照度的比值。

3.9.2.2　视觉敏感度 visual acuity,VA

在视野范围内,对物体细节方面的鉴别能力。

3.9.2.3　眩光 glare

由于视野中的亮度分布或亮度范围的不适宜,或存在极端的对比,以致引起不舒适的感觉或降低观察细部或目标的能力的视觉现象。

3.9.2.4　频闪效应 stroboscopic effect

在以一定频率变化的光照射下,观察到物体运动呈现出不同于其实际运动的现象。

3.10　气象条件

3.10.1　微小气候 microclimate

室内或其他特定空间的空气温度和湿度、气流速度及热辐射等因素的综合。

3.10.2　气流速度 air-flow velocity

单位时间内空气在某个方向上流过的距离。

3.10.3　空气湿度 air humidity

空气中的含湿量。空气湿度常用相对湿度(relative humidity,RH)表示,即一定空气温度时的水蒸气分压力与同一温度下的饱和水蒸气分压力之比。

3.10.4　高气湿 relatively-high humidity

相对湿度≥80% RH。

3.10.5　低气湿 relatively-low humidity

相对湿度≤30% RH。

3.10.6　气压

3.10.6.1　低气压 low pressure

在同一高度上,中心气压低于其四周的大尺度和中尺度的涡旋称为低压。

3.10.6.2　高气压 high pressure

在同一高度上,中心气压高于四周的大气旋涡称为高气压。

3.10.7　夏季通风室外计算温度 outdoor ventilation design temperature for the summer

按近十年本地区气象台正式记录的最热月 14 时的月平均温度的平均值确定的,用于夏季通风设计的室外空气计算参数。

3.10.8　冬季空气调节室外计算温度 outdoor air-conditioning design temperature for the winter

以日平均温度为基础,按历年平均不保证 1 天,通过统计气象资料确定的用于冬季空气调节设计的室外空气计算参数。

4　工效学

4.1　工效学 ergonomics

以人为中心,研究人、机器设备和工作环境之间的相互关系,实现人在生产劳动及其他活动中的健康、安全、舒适和高效的一门学科。

4.2　劳动强度 intensity of work(work intensity)

劳动的繁重和紧张程度的总和。

4.2.1　中等强度作业 moderate-intensity work(job)

氧需不超过最大摄氧量状态下进行的作业。

4.2.2　大强度作业 high-intensity work(job)

氧需超过了最大摄氧量状态下进行的作业。

4.2.3　极大强度作业 extremely-high intensity work(job)

几乎在无氧状态下进行的作业,此时的氧债约≥氧需。

4.2.4　劳动时间率 working time rate

劳动者在一个工作日内实际工作时间与日工作时间(8 小时)的比率,以百分率表示。

4.3　氧需 oxygen demand

劳动 1min 所需要的氧量。

4.4　氧债 oxygen debt

氧需超过最大摄氧量时,氧需与实际供氧的差。

4.5　动力单元 kinetic element

包括关节在内的某些解剖结构结合在一起以完成关节为轴的运动。

4.6　动力链 kinetic chain

两个以上的动力单元的组合。

4.7　静态作业 static(sedentary)work

主要依靠肌肉等长性收缩来维持体位,使躯体和四肢关节保持不动所进行的作业。

4.8　动态作业 dynamic work

在保持肌张力不变的情况下,经肌肉交替收缩和舒张,使关节活动来进行的作业。

4.9　静态测量 static measurement

被测者在相对静止状态下进行的测量。

4.10　动态测量 dynamic measurement

被测者在规定的运动状态下进行的测量。

4.11　人机系统 man-machine system

人和机器（包括设备和工具）为共同完成生产任务所组成的整体。

4.12　人机界面 man-machine interface

在人机系统中，人和机器之间完成信息传递的界面。

4.13　体段 body segment

人体的各个部分。

4.14　姿势负荷 posture load

人体保持某种姿势所产生的负荷。

4.15　工作有关的骨骼肌肉功能疾患 work-related musculoskeletal disorder，WRMSD

重复用力、快速移动、大力度、接触压力、异常姿势、振动／低温所引起的慢性肌肉、肌腱、骨骼及神经损伤。

4.16　颈肩腕综合征 neck-shoulder-wrist syndrome

又称颈肩腕障碍或颈肩腕损伤，由重复性运动、外力作用、不良姿势引起的颈部、肩部及腕部的慢性肌肉骨骼损伤。

4.17　下背痛 low-back pain，LBP

重复性运动、外力作用、不良姿势所致的背部疼痛症状使腰部活动受限和不适。

4.18　腕管综合征 carpal tunnel syndrome，CTS

由于腕部重复性运动、外力作用、不良姿势引起腕管内正中神经受到压迫后，其所支配范围的感觉、运动和自主神经功能紊乱的综合征。

4.19　肱骨外上髁综合征 condylus lateralis humeri(humeral lateral condyle)syndrome

又称网球肘，指由于重复性运动、外力作用、不良姿势引起的肘外侧疼痛为主要表现的综合征。

5　职业卫生标准

5.1　职业接触限值 occupational exposure limits，OELs

劳动者在职业活动过程中长期反复接触，对绝大多数接触者的健康不引起有害作用的容许接触水平，是职业性有害因素的接触限制量值。化学有害因素的职业接触限值包括时间加权平均容许浓度、短时间接触容许浓度和最高容许浓度三类。物理因素职业接触限值包括时间加权平均容许限值和最高容许限值。

5.2　最高容许浓度 maximum allowable concentration，MAC

在一个工作日内、任何时间和任何工作地点有毒化学物质均不应超过的浓度。

5.3　短时间接触容许浓度 permissible concentration-short term exposure limit，PC-STEL

在遵守 PC-TWA 前提下容许短时间（15min）接触的浓度。

5.4　时间加权平均容许浓度 permissible concentration-time weighted average，PC-TWA

以时间为权数规定的 8h 工作日、40h 工作周的平均容许接触浓度。

5.5　漂移限值 excursion limits，EL

又称超限倍数。对未制定 PC-STEL 的化学有害因素，在符合 8h 时间加权平均容许浓度的情况下，任何一次短时间（15min）接触的浓度均不应超过的 PC-TWA 的倍数值。

5.6　噪声职业接触限值 noise occupational exposure limit

几乎所有劳动者反复接触不引起听力或正常语言理解力有害效应的噪声声压级和接触持续时间。

5.7　手臂（局部）振动职业接触限值 hand-transmitted(segmental/local)vibration occupational exposure limit

劳动者反复接触振动工具后不可能发展为振动性白指或职业性雷诺现象的振动接触水平。

5.8　全身振动职业接触限值 whole-body vibration occupational exposure limits

几乎所有劳动者反复接触所引起背痛、背部不良健康效应以及不能正常地驾驶车辆的风险最小的振动接触水平。

5.9 生物接触限值 biological exposure limit，BEL

又称生物接触指数（biological exposure indices，BEIs）或职业接触生物限值（biological limit value，BLV），对接触者生物材料中有毒物质或其代谢、效应产物等规定的最高容许量。

5.10 体力劳动方式系数 pattern coefficient of physical work

在相同体力强度下，不同劳动方式引起的生理反应的系数。在计算体力劳动强度指数时，"搬"的方式系数为1，"扛"的方式系数为0.40，"推／拉"的方式系数为0.05。

5.11 体力劳动强度指数 intensity index of physical work

区分体力劳动强度等级的指数。

5.12 体力劳动性别系数 gender-specific coefficient of physical work

相同体力强度引起的男女不同生理反应的系数。在计算体力劳动强度指数时，男性系数为1，女性系数为1.3。

5.13 不确定系数 uncertainty factor，UF

又称安全系数（safety factor）、外推系数（extrapolation factor）或转换系数（transfer factor），在以动物试验数据外推到人，或以小范围人群调查结果判断所评价的化学品对大范围人群的有害作用时，为排除所涉及的不确定因素而设定的系数，用于制定化学品控制标准，以保证接触人群的安全。

5.14 立即威胁生命或健康的浓度 immediately dangerous to life or health concentration，IDLH

在此条件下对生命立即或延迟产生威胁，或能导致永久性健康损害，或影响准入者在无助情况下从密闭空间逃生。某些物质对人产生一过性的短时影响，甚至很严重，受害者未经医疗救治而感觉正常，但在接触这些物质后12～72h可能突然产生致命后果，如氟烃类化合物。

6 职业卫生监测

6.1 有害物质监测

6.1.1 空气监测 air monitoring

在一段时期内，通过定期（有计划）地检测工作场所空气中有害物质的浓度，以评价工作场所的职业卫生状况和劳动者接触有害物质的程度及可能的健康影响。

6.1.2 生物监测 biological monitoring

在一段时期内，通过定期（有计划）地检测人体生物材料中有害物质或其代谢物的含量（浓度）或由它们所致的生物效应水平，以评价劳动者接触有害物质的程度及可能的健康影响。

6.1.3 检测对象 person sampled（monitored）

根据检测的需要，选定为具有代表性的、进行采样和检测的劳动者。

6.1.4 采样时段 sampling period

在一个监测周期（如工作日、周或年）中，选定的有代表性的进行采样的时间段，应包括空气中有害物质浓度最高的时间段。

6.1.5 样品稳定性 sample stability

采样后，样品中的待测物保持不变的时间，以待测物在样品中的下降率≤10%的天数为稳定时间。下降率按式（1）计算：

$$下降率（\%）=\frac{当天测定均值-保存天测定均值}{当天测定均值}\times100\% \tag{1}$$

6.1.6 检出限 detection limit

测定方法在给定的概率 $P=95\%$（显著水准为5%）时能够定性检出样品中待测物的最低浓度或含量。

6.1.7 定量下限 lower limit of quantitation

测定方法能够定量检测样品中待测物的最低浓度或含量。

6.1.8 最低检出浓度 minimum detection concentration

在采集一定量（体积）的样品时，检测方法能够定性检出样品中待测物的最低浓度。

6.1.9　最低定量浓度 minimum quantitation concentration

在采集一定量（体积）的样品时，检测方法能够定量检测样品中待测物的最低浓度。

6.2　空气监测

6.2.1　空气检测 air determination

工作场所空气中有害物质的采集和测定。

6.2.2　采样点 sampling spot(s)

根据监测需要和工作场所状况，选定具有代表性的、用于空气样品采集的工作地点。

6.2.3　呼吸带 breathing zone

距离人的鼻孔 30cm 所包含的空气带。

6.2.4　定点采样 area sampling

将空气收集器放置在选定的采样点进行的采样。

6.2.5　个体采样 personal sampling

将空气收集器佩戴在检测对象的呼吸带部位所进行的采样。

6.2.6　采样时间 sampling duration

每次采样从开始到结束所持续的时间。

6.2.7　长时间采样 long-time sampling

采样时间在 1 小时以上的采样。

6.2.8　短时间采样 short-time sampling

采样时间≤15 分钟的采样。

6.2.9　采样流量 sampling airflow

在采集空气样品时，每分钟通过空气收集器的空气体积。

6.2.10　标准采样体积 standard sampling volume

在气温为 20℃，大气压为 101.3kPa 下，采集空气样品的体积，换算公式为

$$V_0 = V_t \times \frac{293}{273+t} \times \frac{P}{101.3} \tag{2}$$

式（2）中：V_0—标准采样体积的数值，单位为升（L）；

　　　　　V_t—在温度为 t℃，大气压为 P 时的采样体积的数值，单位为升（L）；

　　　　　t—采样点温度数值，单位为摄氏度（℃）；

　　　　　P—采样点的大气压力数值，单位为千帕（kPa）。

6.2.11　最小采样体积 minimum sampling volume

工作场所空气收集器在采集空气样品时，为了满足职业卫生容许浓度检测的需要，要求采集的最小空气体积。

6.2.12　空气采样器 air sampler

以一定的流量采集空气样品的仪器，通常由抽气动力和流量调节装置等组成。

6.2.13　无泵型采样器 passive sampler

又称扩散式采样器，指利用有毒物质分子扩散作用为原理设计制作的、不需要抽气动力的空气采样器。

6.2.14　空气收集器 air collector

用于采集空气中气态、蒸气态和气溶胶态有害物质的器具，如大注射器、采气袋、各类气体吸收管、固体吸附剂管、无泵型采样器和滤料采样夹等。

6.2.15　空气收集器空白 background concentration(blank) of air collector

空气收集器自身含有待测物的量。

6.2.16　空气收集器收集容量 volume of air collector

空气收集器在采集空气样品时，容许采集待测物的量。

6.2.17　采样效率 sampling efficiency

空气收集器在采样过程中能够采集到的待测物量占通过该空气收集器的空气中待测物总量的百分数。

6.2.18　样品空白 blank sample

在采集空气样品的同时制备空白样品，其制备过程除不采集工作场所空气外，其余操作与空气样品完全相同。

6.2.19　穿透 penetration

在室温和相对湿度 >80% 的条件下，固体吸附剂管以一定的采样流量采样，当通过管的空气中待测物的浓度达到原空气中浓度的 5% 时，表示固体吸附剂管开始穿透。

6.2.20　穿透容量 penetration capacity

在采集空气样品过程中，固体吸附剂管发生穿透时所吸附待测物的量。

6.2.21　穿透时间 penetration time

在采集空气样品过程中，固体吸附剂管从开始采集到发生穿透的时间。

6.2.22　穿透体积 penetration volume

在采集空气样品过程中，固体吸附剂管发生穿透时所采集的空气体积。

6.2.23　解吸 desorption

将固体吸附剂吸附的待测物通过加热释放（热解吸）或溶剂溶出（溶剂解吸）的过程。

6.2.24　解吸效率 desorption efficiency

解吸方法解吸待测物的量占固体吸附剂上该物质总量的百分数。

6.2.25　洗脱 elution

将滤料上采集的待测物用溶剂洗提下来的过程。

6.2.26　洗脱效率 elution efficiency

洗脱方法洗脱待测物的量占滤料上该物质总量的百分数。

6.3　粉尘监测

6.3.1　总粉尘 total dust

可进入整个呼吸道（鼻、咽、喉、气管、支气管、细支气管、呼吸性细支气管、肺泡）的粉尘。亦即用总粉尘采样器，按标准测定方法，从空气中采集的粉尘。

6.3.2　呼吸性粉尘 respirable dust

可达到肺泡区（无纤毛呼吸性细支气管、肺泡管、肺泡囊）的粉尘。亦即用呼吸性粉尘采样器，按标准测定方法，从空气中采集的粉尘。

6.3.3　可吸入性粉尘 inhalable dust

通过口鼻吸入呼吸道的粉尘。

6.3.4　石棉与石棉纤维 asbestos and asbestos fibers

石棉是一种具有纤维状结构的硅酸盐矿物，分两大类：蛇纹石类（温石棉）；闪石类 [青石棉（兰石棉）、铁石棉、直闪石、透闪石、阳起石、角闪石]。石棉纤维是指直径 <3μm，长度 >5μm 且长度与直径比 >3∶1 的纤维。

6.3.5　分散度 dispersity（dispersiveness/dispersion）

粉尘的粒度分布或粉尘粒径的频率分布，称为粉尘的分散度。分散度可按粒径大小分组的质量百分数或数量百分数表示，前者称为质量分散度，后者称为数量分散度。分散度高、表示小粒径的粉尘占的比例大，分散度低、表示小粒径的粉尘占的比例小。在职业卫生监测中，常用的粉尘分散度测定方法，是用显微镜直接观察测得的投影粒径，计算的数量分散度。

6.3.6　空气动力学直径 aerodynamic diameter

某种粉尘粒子，无论其直径大小、密度及几何形状如何、在静止或层流空气中、其沉降速度若与一种密度为 1 的球形粒子相同时，则该球形粒子的直径即为某种粉尘粒子的空气动力学直径（μmA）。

6.4 物理因素监测

6.4.1 等效连续 A 声级 equivalent continuous A sound level

又称等效连续 A 计权声压级（equivalent continuous A-weighted sound pressure level，LAeq，T，LAeq），指在规定的时间内，某一连续稳态噪声的 A 计权声压，具有与时变的噪声相同的均方 A 计权声压，则这一连续稳态噪声的声级就是此时变噪声的等效声级，单位用 dB（A）表示。

6.4.1.1 8h 等效声级 normalized continuous A-weighted sound pressure level equivalent to an 8h-working-day，LEX，8h

又称按额定 8h 工作日规格化的等效连续 A 计权声压级，指将一天实际工作时间内接触的噪声强度等效为工作 8 小时的等效声级标准。

6.4.1.2 40h 等效声级 normalized continuous A-weighted sound pressure level equivalent to a 40h-working-week，LEX，w

又称按额定每周工作 40 小时规格化的等效连续 A 计权声压级，指非每周 5d 工作制的特殊工作场所接触的噪声声级等效为每周工作 40 小时的等效声级。

6.4.2 频谱 frequency spectrum

把组成复合音的各种频率由低到高进行排列而形成的连续频率谱。

6.4.3 倍频程 octave band

按照频率之间的倍比关系将声频划分的若干频段。

6.4.4 频谱分析 frequency spectrum analysis

对声源所发出的声音进行频率组成及其声级大小的分析。

6.4.5 通风干湿球温度计 hygrometer

是测定气温、气湿的一种仪器。由两支相同的普通温度计组成，一支称干球温度计，用于测定气温，即干球温度；另一支称湿球温度计，用于测定湿球温度。

6.4.6 平均辐射温度 mean radiation temperature

是指环境四周表面对人体辐射作用的平均温度。其数值可由各表面温度及人与表面位置关系的角系数确定或用黑球温度计算得到。

6.4.6.1 黑球温度计 black globe thermometer

用于测定工作场所的辐射热。在表面涂黑的直径 15cm 的空心薄壁铜球的球心处安装温度计或温度传感器，测得的温度即为黑球温度。

6.4.6.2 黑球温度 black globe temperature

黑球温度包括了周围的气温、热辐射等综合因素，间接地表示了人体对周围环境所感受辐射热的状况。通过计算可以得到平均辐射温度。

6.4.7 接触时间率 exposure time rate

劳动者在 1 个工作日内实际接触高温作业的累计时间与 8h 的比率。

6.4.8 4h 等能量频率计权振动加速度 4-hour energy-equivalent frequency-weighted vibrating acceleration

在日接振时间不足或超过 4 小时时，将其换算为相当于接振 4 小时的频率计权振动加速度值。

6.4.9 4h 等能量频率计权加速度有效值 4-hour energy-equivalent frequency-weighted acceleration，ahw（4）

人体接振强度的定量指标。在频率计权和固定接振时间的原则下，计算加速度有效值。

6.5 生物监测

6.5.1 生物样品 biological sample（specimen）

根据生物监测需要采集的、具有代表性的、作为检测样品的人体生物材料。

6.5.2 生物材料检测 determination of biological material（s）

生物样品的采集以及生物监测指标的测定。

6.5.3　生物监测指标 indicator（s）of biological monitoring

职业接触有害物质后，机体内存在的并可用于生物监测的有害物质及其代谢物，或由它们所致的效应指标。

6.5.4　生物标志物 biomarker

又称生物学标记或生物标志，指反映生物体系与外源化学物、物理和生物因素之间相互作用的任何可测定的指标，包括化学、生化、生理、行为或其他的改变。它可分为接触生物标志物、效应生物标志物和易感性生物标志物。

6.5.5　混合呼出气 mixed-exhaled air

尽力吸气后，尽可能呼出的全部呼出气。

6.5.6　末端呼出气（肺泡气）end-exhaled air

先尽力吸气并平和呼气后，再用最大力量呼出的呼出气。

6.5.7　班前 prior to work-shift

进人工作岗位之前 1 小时。

6.5.8　班中 during work-shift

开始工作后 2 小时至下班前 1 小时。

6.5.9　班末 end of a work-shift

下班前 1 小时之内。

6.5.10　班后 post-work-shift

下班后 1 小时之内。

7　卫生学评价

7.1　评价单元 occupational health assessment unit

根据建设项目的特点和评价的要求，将生产工艺、设备布置或工作场所划分成若干相对独立的部分或区域。

7.2　接触评价 exposure assessment

确定人体通过不同的途径接触外源化学物的量及接触条件，得出总的接触量。

7.3　自然疫源地 natural focus of infectious disease

某些传染病的病原体在自然界的野生动物中长期存在并造成动物间流行的地区。

7.4　大气污染物本底浓度 natural background concentration of atmospheric pollutants

某地区大气中自然存在的污染物浓度水平。

7.5　建设项目职业病危害预评价 preliminary assessment of occupational hazard（s）in construction project

对可能产生职业病危害的建设项目，在可行性论证阶段，对可能产生的职业病危害因素、危害程度、对劳动者健康影响、防护措施等进行预测性卫生学分析与评价，确定建设项目的职业病危害类别及防治方面的可行性，为职业病危害分类管理提供科学依据。

7.6　建设项目职业病防护设施设计卫生审查 examination of design of the protective facilities for occupational disease in construction project

卫生行政部门对可能产生严重职业病危害的建设项目的职业病防护设施设计所进行的卫生审查。

7.7　建设项目职业病危害控制效果评价 effect assessment of occupational hazard（s）control in construction project

建设项目在竣工验收前，对工作场所职业病危害因素、职业病危害程度、职业病防护措施及效果、健康影响等做出的综合评价。

7.8　主导风向

7.8.1　全年主导风向 annual prevailing wind direction

累年全年各风向中最高频率的风向。

7.8.2　夏季主导风向 summer prevailing wind direction

累年夏季各风向中最高频率的风向。

7.9　最小风频

7.9.1　夏季最小风频 summer minimum wind frequency

夏季平均各风向频率中的最小值及其相应的风向。

7.9.2　全年最小风频 annual minimum wind frequency

全年平均各风向频率中的最小值及其相应的风向。

8　卫生工程防护

8.1　通风 ventilation

采用自然或机械的方法,对某一空间进行换气,以创造卫生、安全等适宜空气环境的技术。

8.2　工业通风 industrial ventilation

对生产过程的余热、余湿、粉尘和有害气体等进行控制和治理而进行的通风。

8.2.1　自然通风 natural ventilation

依靠室外风力造成的风压和室内外空气温度差所造成的热压使空气流动的通风方式。

8.2.2　机械通风 mechanical ventilation

依靠风机造成的压力使空气流动的通风方式。

8.2.3　全面通风 general ventilation

对整个房间进行通风的方式。

8.2.4　局部通风 local ventilation

为改善室内局部空间的空气环境,向该空间送入或从该空间排出空气的通风方式。

8.2.4.1　局部排风 local-exhaust ventilation

捕集和排出局部地点有毒有害物质的通风方式。

8.2.4.2　局部送风 local-dilution ventilation

以一定速度将空气直接送到指定地点的通风方式。

8.2.5　事故通风 accident ventilation

用于排除或稀释生产房间内发生事故时突然散发的大量有害物质、有爆炸危险的气体或蒸气的通风方式。

8.3　排风罩 exhaust hood

设置在工作场所有毒有害物源处,捕集和控制有毒有害物的通风部件。

8.3.1　控制点 capture point

距排风罩罩口最远的有害物放散点。

8.3.2　控制风速 capture velocity

将控制点处的有害物吸入罩内所需的最小风速。

8.4　气流组织 air distribution

合理布置送、排风口位置,分配风量以及选用风口形式,对室内空气的流动形态和分布进行合理优化的组织,以便用最小的通风量达到最佳的通风效果,以满足工作场所空气质量的要求。

8.5　新风量 fresh air rate

是指单位时间进入室内的新鲜空气的总量。

8.6　换气次数 air changes

单位时间内室内空气的更换次数,即新风量与通风房间体积的比值。

8.7　卫生防护距离 protective distance(hygienic buffer zone)

从产生职业性有害因素的生产单元(生产区、车间或工段)的边界至居住区边界的最小距离。即在正常生产条件下,无组织排放的有害气体(大气污染物)自生产单元边界到居住区的范围内,能够满足国家居住区容许浓度限值相关标准规定的所需的最小距离。

8.8　隔离 isolation

通过封闭、切断等措施，完全阻止有毒有害物质和能源（水、电、气）进入工作场所。

8.9　警示标识 warning signs

通过采取图形标识、警示线、警示语句或组合使用，对工作场所存在的各种职业病危害进行标识，以提醒劳动者或行人注意周围环境，避免危险发生。

9　个人防护用品

9.1　个人防护用品 personal protective equipment

又称个人职业病防护用品，指劳动者在劳动中为防御物理、化学、生物等外界因素伤害而穿戴、配备以及涂抹、使用的各种物品的总称。

9.2　防护性能 protective properties[specification(s)]

个人防护用品防御各种危险和有害因素，保护劳动者安全与健康的性能。

9.3　透过率 penetration rate

在规定条件下，有害物质透过护品后的浓度（或剂量或强度）与护品使用环境的有害物质的浓度（或剂量或强度）的百分比值。

9.4　舒适性能 comfortability

护品使劳动者在生理上和心理上感到适宜的性能。

9.5　防护时间 protective time(length of protection)

在规定条件下，测试介质混合气开始通入过滤件至透过测试介质，其浓度达到限定值所需要的时间。

9.6　防护服 protective clothing(s)

防御物理、化学和生物等外界因素伤害人体的工作服。

9.7　眼面部防护用品 eye and face protective equipment

防御非电离辐射、化学物质等职业性有害因素伤害眼面部的个人职业病防护用品。

9.8　呼吸防护用品 respiratory protective equipment

防御缺氧空气和尘毒等有害物质吸入呼吸道的防护用品。

9.8.1　指定防护因数 assigned protective factor，APF

一种或一类适宜功能的呼吸防护用品，在适合使用者佩戴且正确使用的前提下，预期能将空气污染物浓度降低的倍数。

9.8.2　密合型面罩 tight-fitting face-piece

能罩住鼻、口与面部密合的面罩，或能罩住眼、鼻和口与头面部密合的面罩。密合型面罩分半面罩和全面罩。

9.8.3　开放型面罩 loose-fitting face-piece

应用于正压式呼吸防护用品的送气导入装置，只罩住眼、鼻和口，与面部形成部分密合。

9.8.4　送气头罩 hood

应用于正压式呼吸防护用品的送气导入装置，能完全罩住头、眼、鼻、口至颈部，也可罩住部分肩或与防护服联用。

9.8.5　过滤式呼吸防护用品 air-purifying respiratory protective equipment

能把吸入的作业环境空气通过净化部件的吸附、吸收、催化或过滤等作用，除去其中有害物质后作为气源的呼吸防护用品。

9.8.5.1　自吸过滤式呼吸防护用品 self-inhalation air-purifying respiratory protective equipment

靠佩戴者呼吸克服部件阻力的过滤式呼吸防护用品。常见有自吸过滤式防尘口罩（self-inhalation filter-type dust respirator）和过滤式防毒面具（filter-type protective gas mask）。

9.8.5.2　送风过滤式呼吸防护用品 powered air-purifying respiratory protective equipment

靠动力（电动风机或手动风机）克服部件阻力的过滤式呼吸防护用品。

9.8.6　隔绝式呼吸防护用品 atmosphere-supplying respiratory protective equipment
能使佩戴者呼吸器官与作业环境隔绝,靠本身携带的气源或者依靠导气管引入作业环境以外的洁净气源的呼吸防护用品。

9.8.6.1　供气式呼吸防护用品 air-supplied respiratory protective equipment
佩戴者靠呼吸或借助机械力通过导气管引入清洁空气的隔绝式呼吸防护用品。

9.8.6.2　携气式呼吸防护用品 self-contained breathing apparatus,SCBA
佩戴者携带空气瓶、氧气瓶或生氧器等作为气源的隔绝式呼吸防护用品。

9.8.7　正压式呼吸防护用品 positive-pressure respiratory protective equipment
使用者任一呼吸循环过程,面罩内压力均大于环境压力的呼吸防护用品。

9.8.8　负压式呼吸防护用品 negative-pressure respiratory protective equipment
使用者任一呼吸循环过程,面罩内压力均小于环境压力的呼吸防护用品。

9.8.9　逃生型呼吸防护用品 escape-type respiratory protective equipment
只用于在紧急情况下从有害环境逃生的呼吸防护用品。

9.9　听力防护用品

9.9.1　耳塞 ear-plug(s)
插入外耳道内或置于外耳道口处的防噪声护品。

9.9.2　耳罩 ear-muff(s)
由压紧耳廓或围住耳廓的壳体封住耳道,降低噪声刺激的护品。

9.9.3　声衰减 sound-attenuation
在给定的测试信号下,所有受试者在戴与不戴听力防护用品时,两者听阈之差的平均分贝值。

9.10　防护手套 protective gloves
防御劳动中物理、化学和生物等外界因素伤害劳动者手部的护品。

9.11　防护鞋 protective shoes(boots/foot-ware)
防御劳动中物理、化学和生物等外界因素伤害劳动者的足及胫部的护品。

9.12　劳动护肤用品 skin protective product(s)for worker
防御物理、化学、生物等有害因素损伤劳动者皮肤或经皮肤引起疾病的用品。

10　职业卫生服务与职业健康促进

10.1　职业卫生服务 occupational health service
一个具有预防职能的服务机构,负责向用人单位、劳动者及其代表提出建议,帮助用人单位为劳动者创造一个安全与健康的工作环境,以促进劳动者的体力与脑力健康,使工作适合于劳动者的生理特点。

10.2　基本职业卫生服务 basic occupational health service,BOHS
以预防和控制职业病、保护和促进劳动者健康和工作能力为目的,采用科学合理和社会可接受的方法,通过初级卫生保健方式为所有劳动者所提供的必要的职业卫生技术服务。

10.3　职业健康监护 occupational health(medical)surveillance
以预防为目的,根据劳动者的职业接触史,通过定期或不定期的医学健康检查和健康相关资料的收集,连续地监测劳动者的健康状况,分析劳动者健康变化与所接触的职业病危害因素的关系,并及时将健康检查和资料分析结果报告给用人单位和劳动者本人,以便适时采取干预措施,保护劳动者健康。职业健康监护主要包括职业健康检查和职业健康监护档案管理等内容。

10.4　职业健康促进 occupational health promotion
采取综合干预措施,以改善作业条件,改变劳动者不健康生活方式和行为,控制健康危险因素,预防职业病,减少工作有关疾病的发生,促进和提高劳动者健康和生命质量的活动。

10.5　职业病筛检 screening for occupational disease
在接触职业性有害因素的人群中所进行的健康检查,可以是全面普查,也可以在一定范围内进行。

10.6　平均病程期限 average length of diseases course

某时期内某病患者由确诊至死亡的时间（年、月）总和与该时期死于该病病例数的比值。

10.7　平均发病工龄 average length of employment at disease onset

劳动者从事某种作业开始至确诊为患与该作业有关的职业病时所经历的时间的平均值。

10.8　潜伏期 incubation period

从开始接触职业性有害因素（致病因子）至出现相应疾病的最早临床表现之间间隔的时间。

10.9　潜隐期 latent period（latency）

指从接触已确认的致癌物到确诊肿瘤之间间隔的时间。

11　工业毒理

11.1　毒物

11.1.1　化学物质 chemical

工业用和民用的化学原料、中间体、产品等单分子化合物、聚合物以及不同化学物质组成的混合剂与产品。

11.1.2　外源性化学物质 xenobiotic

由外环境进入体内、非机体内部产生，在一定条件下具有生物活性的物质。

11.1.3　类似物 analog

结构或性质上相似的化学物质。

11.1.4　毒物 toxicant［toxic substance（s）］

在一定条件下，较低剂量能引起机体功能性或器质性损伤的外源性化学物质。

11.1.5　高毒物质 highly-toxic substance

纳入国家高毒物品目录，需要进行特殊管理的物质。

11.1.6　剧毒物质 extremely-toxic substance

小剂量 / 少量侵入机体，短时间内即能致人、畜死亡或严重中毒的物质。

11.1.7　致畸物 teratogen

又称致畸原，能使发育中的胎儿产生永久性结构异常的物质。

11.1.8　致突变物 mutagen

又称致突变原或诱变物，能引起遗传物质突变的化学物质或物理因素。

11.1.9　致敏物 allergen

又称变应原或过敏原（anaphylactogen），指能引起变态反应的抗原，包括完全抗原和半抗原。

11.1.10　刺激物 irritant material（s）

可致眼、皮肤或呼吸道黏膜发生可逆性炎性反应的物质。

11.1.11　腐蚀物 corrosive material（s）

可致眼、皮肤或呼吸道发生不可逆性组织损伤的物质。

11.2　毒性 toxicity

化学物质能够造成机体损害的能力。

11.2.1　短期毒性 short-term toxicity

短时间内一次或多次染毒，化学物质对机体产生健康损害的能力。

11.2.2　长期毒性 long-term toxicity

给实验动物染毒化学物质的期限超过 6 个月所致的中毒效应，如慢性毒性。

11.2.3　急性毒性 acute toxicity

一次或 24h 内多次给实验动物染毒化学物质所致的中毒效应。

11.2.4　亚急性毒性 subacute toxicity

实验动物在 14d 或 28d 内，连续或反复给实验动物染毒化学物质所致的中毒效应。

11.2.5　亚慢性毒性 subchronic toxicity

实验动物在其部分生存期(不超过 10% 的生命周期)内,一般为 30～90 天,连续或反复给实验动物染毒化学物质所致的中毒效应。

11.2.6　慢性毒性 chronic toxicity

实验动物在其正常生命期的大部分时间内连续或反复给实验动物染毒化学物质所致的中毒效应。

11.2.7　蓄积毒性 accumulative toxicity

给实验动物反复染毒或接触化学物质后,吸收量大于排泄量,或毒性作用多次累加所致功能性或结构性损害。

11.2.8　选择毒性 selective toxicity

化学物质只对某种生物或组织器官产生损害作用,而对其他生物或组织器官无害的现象。

11.2.9　迟发毒性 delayed toxicity

接触某些毒物,当时不引起明显病变,或者在急性中毒后临床上可暂时恢复,但经过一段时间后又出现一些明显的病损和明显的临床中毒表现。

11.2.10　遗传毒性 genotoxicity

环境理化因素造成生物细胞基因组损害的能力。

11.2.11　致突变性 mutagenicity

环境理化因素导致生物体遗传物质结构和(或)数量的改变。

11.2.12　全身毒性 systemic toxicity

化学物质对机体所产生的毒效应不仅发生在开始接触的部位,而且影响到机体的主要系统、器官和组织。

11.2.13　器官毒性 organ toxicity

化学物质引起器官的生理、生化或形态学的异常改变。

11.2.14　生殖毒性 reproductive toxicity

化学物质损害正常生殖系统或正常生殖器官功能的能力。

11.2.14.1　母体毒性 maternal toxicity

化学物质引起亲代妊娠动物健康损害的能力。

11.2.14.2　胚胎毒性 embryotoxicity

化学物质所致的孕体着床前后直到器官形成期结束的所有损害。

11.2.14.3　发育毒性 developmental toxicity

属生殖毒性,指子代在出生前、围产期和出生以后所显现出的生长迟缓、结构畸形、功能异常或死亡。

11.3　效应 effect

生物机体因接触化学物质而发生的生物学改变。

11.3.1　毒效应 toxic effect

又称毒性效应、毒性作用或毒作用,指毒物或药物对机体所致的、有害的生物学改变。

11.3.2　致敏作用 sensitization

变应原进入机体刺激免疫系统所引起的机体组织损害或生理功能障碍。

11.3.3　致畸作用 teratogenesis

干扰子宫内胚胎或胎儿的正常发育,使新生儿异常率明显增高的特殊毒性作用。

11.3.4　致突变作用 mutagenesis

又称诱变作用,环境理化因素引起遗传物质发生改变的效应,此种改变可随细胞分裂过程传递。

11.3.5　致癌作用 carcinogenesis

致癌物引起或诱导正常细胞发生恶性转化并发展成为肿瘤的过程。

11.3.6　联合作用 combined effect

两种或两种以上毒物同时或先后作用于机体所产生的毒作用。

11.3.7　独立作用 independent effect

两种或两种以上毒物同时或先后作用于机体时所产生的毒作用互不影响,彼此独立。

11.3.8　加强作用 potentiating effect

指一种化学物质对某器官或系统无毒性或毒性较低,但与另一种化学物质同时或先后暴露时使其毒性效应增强。

11.3.9　交互作用 interaction

两种或两种以上化学物质造成比预期的相加作用更强的(协同、增强)或更弱的(拮抗)联合作用。

11.3.10　拮抗作用 antagonistic effect

两种或两种以上毒物同时或先后作用于机体所产生的毒作用低于各个化学物质单独毒性效应的总和。

11.3.11　协同作用 synergistic effect

两种或两种以上毒物同时或先后作用于机体所产生的毒作用大于各个化学物质单独对机体的毒性效应的总和。

11.3.12　相加作用 additive effect

两种或两种以上毒物同时或先后作用于机体所产生的毒作用相当于各个物质单独所致效应的算术总和。

11.4　毒作用指标

11.4.1　剂量 dose

按单位体重所给予实验动物化学物质的质量。

11.4.2　中毒剂量 toxic dose

引起机体发生中毒而未致死的剂量。

11.4.3　有效剂量 effective dose,ED

在动物组织和细胞培养系统中,或在生化作用部位引起某种生物学效应的化学物质的剂量。

11.4.4　耐受剂量(浓度)tolerance dose(concentration)

生物机体能够忍受且无有害效应的化学物质的最高剂量(浓度)。

11.4.5　最大耐受剂量(浓度)maximum tolerance dose(concentration)

化学物质不引起受试对象出现死亡的最高剂量(浓度)。

11.4.6　阈剂量(浓度)threshold dose(concentration)

又称最小有作用剂量(浓度),化学物质引起受试对象中的少数个体出现某种最轻微的异常改变所需要的最低剂量(浓度)。

11.4.7　实际安全剂量 visual safe dose,VSD

某化学物质终身暴露所致的危险度在 10^{-6} 或以下所对应的剂量水平。

11.4.8　参考剂量 reference dose,Rfd

人群(包括敏感亚群)在终生接触某剂量水平化学物质的条件下,预期发生非致癌或非致突变有害效应的危险度可低至不能检出的程度。

11.4.9　基准剂量 benchmark dose,BMD

又称基线剂量,指与本底相比概率为 1%、5% 或 10% 的受试个体出现效应剂量的 95% 可信限下限。

11.4.10　致死剂量(浓度)lethal dose(concentration),LD(LC)

在特定染毒条件下,化学物质导致一定百分率生物体死亡的剂量(浓度)。

11.4.11　半数致死剂量(浓度)median lethal dose(concentration),LD_{50}(LC_{50})

在一定实验条件下,引起受试动物发生死亡概率为 50% 的化学物质剂量(浓度)。

11.4.12　无可见作用水平 no observed effect level,NOEL

化学物质不引起生物系统或生态系统出现可观察到的有害效应的最高剂量或浓度。

11.4.13　无可见有害作用水平 no observed adverse effect level，NOAEL

在规定的试验条件下，用现有的技术手段或检测指标未观察到任何与受试样品有关的有害效应的最大染毒剂量或浓度。

11.4.14　可见最小有害作用水平 lowest observed adverse effect level，LOAEL

在规定的试验条件下，化学物质引起实验动物可观察到的形态、功能、生长发育等有害效应的最低染毒剂量或浓度。

11.4.15　急性毒作用带 acute toxic effect zone

半数致死剂量与急性阈剂量的比值。

11.4.16　慢性毒作用带 chronic toxic effect zone

急性阈剂量与慢性阈剂量的比值。

11.4.17　靶器官 target organ

化学物质在体内呈现毒作用，并引起典型病变的主要器官。

11.4.18　剂量 - 反应关系 dose-response relationship

化学物质的剂量与暴露群体当中某种效应的发生率之间的关系。

11.4.19　剂量 - 效应关系 dose-effect relationship

化学物质的剂量与所致生物学改变的程度之间的关系。

11.5　染毒 exposure

又称接触、暴露，外源性化学物质经口、皮肤或呼吸道等途径进入（或接触）生物体的过程。

11.5.1　染毒途径 exposure route

将一定剂量化学物质给予实验动物的方式。

11.5.2　吸入染毒 inhalation exposure

经呼吸道吸入受试物的染毒方式。

11.6　毒性试验 toxieity test

按不同的目的和途径，测定化学物质对生物体产生不同毒性程度所设计的试验。

11.7　毒物代谢动力学 toxicokinetics

定量研究毒物在体内吸收、分布、生物转化、排泄等过程随时间变化的动态规律的学科。

11.8　毒理学安全性评价 toxicological safety evaluation

根据规定的毒理学程序与方法，通过动物试验和对人群的观察，阐明化学物质毒性及潜在的危害，决定其能否进入市场或阐明安全使用的条件，以达到最大限度地减小其危害作用，保护人体健康的目的。

11.8.1　安全性 safety

外源性化学物质在规定的使用方式和用量条件下，对人体健康不产生任何损害，也不对接触者及其后代产生潜在危害。

11.8.2　外推 extrapolation

由动物的实验资料来预测化学物质对人的毒性效应的过程。

11.9　急性毒性分级 acute toxicity rating

根据动物经口、经皮半数致死量（LD_{50}）、吸入半数致死浓度（LC_{50}）进行的分级。

12　应急救援

12.1　应急救援设施 first-aid facility

指在工作场所设置的报警装置、现场急救用品、洗眼器、喷淋装置等冲洗设备和强制通风设备，以及应急救援使用的通讯、运输设备等。

12.2　事故应急救援设施 rescuing measure(s)for emergency

在工作场所或运输过程中设置的、为避免有毒有害物质大量逸出或泄漏而发生急性职业病危害或控制事故危害程度而设的防护设施。

12.3　吊救装备 retrieval system

为抢救受害人员所采用的绳索、胸部或全身的套具、腕套、升降设施等。

12.4　防护区 guarding(protective)zone(area)

可以使事故下风向的人们失能并且没有能力采取保护行动，并/或遭受严重或不可逆健康损害效应的区域。

12.5　防护行动 protective action

发生危险品泄漏事故期间所采取的保护紧急救援人员和公众健康与安全的步骤。

12.6　后方区 cold zone

又称冷区、清洁区、绿色区、支持区或安全区，控制事故所设置的区域，是用于指挥和维持救援任务所必需的区域。

12.7　缓冲区 warm zone

又称温区，指在禁区（热区）和安全区（冷区）之间，能让人员和设施去除污染，并为禁区提供保障以减少污染扩散的区域，包括通道控制点。

12.8　控制区 control zone

危险事故中根据安全和危害程度所指定的区域。

12.9　限制入内区 restricted zone

又称禁区（exclusion zone）、红区或热区（hot zone），指邻接危险品事故点的区域，该区域的范围足够大（广），在此区域外，足以防止泄漏物对身体产生有害作用。

12.10　最初隔离和防护距离 initial isolation and protective distances

为了保护人们免受因化学危险品泄漏导致的吸入毒性危害（toxic inhalation hazard, TIH）所提出的建议距离。

12.11　首次隔离区 first isolation area

在事故周围人们可能接触危险的（上风向）和威胁生命的（下风向）危险品浓度的区域。

12.12　遇水反应的危险物质 dangerous water reactive material

遇水反应时产生明显有毒气体的物质。

附录二十一　职业病诊断名词术语

摘自（GBZ/T 157—2009）

1　范围

本标准规定了职业病诊断基本术语的定义或含义。

本标准适用于职业病诊断标准的编写和实施。

2　一般名词术语

2.1　职业病 occupational disease

企业、事业单位和个体经济组织的劳动者在职业活动中，因接触粉尘、放射性物质和其他有毒、有害物质等职业病危害因素而引起的疾病。

2.2　职业病报告 notification of occupational disease

职业病诊断机构、用人单位及接诊急性职业病的医疗卫生机构等依据国家有关法规，按照规定的内容、时限和程序，向卫生行政部门及法律法规规定需要报告的其他部门，及时、准确地报告法定需要报告的职业病的新发生病例和死亡病例的相关信息。

2.3　职业禁忌证 occupational contraindication

劳动者从事特定职业或者接触特定职业病危害因素时，比一般职业人群更易于遭受职业病危害和罹患职业病或者可能导致原有自身疾病病情加重，或者在从事作业过程中诱发可能导致对他人生命健康构成危险的疾病的个人特殊生理或者病理状态。

2.4　职业病危害因素 occupational hazard factor

职业活动中存在的各种有害的化学、物理、生物因素以及在作业过程中产生的其他职业病危害因素。

2.5　职业史 occupational history；employment history

按时间先后顺序列出的全部职业经历。主要指接触职业病危害因素的职业经历，内容包括接触职业病危害因素起止时间、工种、岗位、操作过程、所接触的职业病危害因素的品种及其浓度（强度）、实际接触时间、防护设施、个人防护等情况。

2.6　现场职业卫生调查 worksite survey of occupational health

深入工作场所或事故现场，巡视、询问、查阅职业卫生资料，检测职业病危害因素浓度或强度，了解既往职业健康检查情况和职业病患病情况，旨在进一步了解职业病危害因素的品种、性质、来源、职业病危害防护设施及个人防护情况、同工种人群的接触情况与健康状况等。

2.7　痊愈 recovery

疾病相关的临床表现消退和实验室异常指标恢复正常。

2.8　劳动能力鉴定 appraisal of work capacity

劳动能力鉴定机构对劳动者在职业活动中因工负伤或患职业病后，根据国家工伤保险法规规定，在评定伤残等级时通过医学检查对劳动功能障碍程度（伤残程度）和生活自理障碍程度做出的判定结论。

3　工作场所职业病危害接触术语

3.1　工作场所 workplace

劳动者进行职业活动、并由用人单位直接或间接控制的所有地点。

3.2　工作地点 work site

劳动者从事职业活动或进行生产管理经常或定时停留的岗位和作业地点。

3.3　粉尘 dust

可较长时间悬浮于空气中的固体微粒。在生产环境空气中粉尘的粒径多为 $0.1 \sim 10\mu m$。

3.4　毒物 toxic substance

能够对机体产生有害作用的天然或人工合成的任何化学物质。一般只是将较小剂量即可引起机体功能性或器质性损害，甚至危及生命的化学物称为毒物。

3.5　气体 gas
常温、常压下没有固定的形状和体积，能自发充满任何容器的物质。

3.6　蒸气 vapour
液态物质气化或固态物质升华而形成的气态物质。

3.7　气溶胶 aerosol
以液体或固体为分散相，分散在气体介质中的溶胶物质，如雾或烟。

3.8　烟 fume
直径小于 $0.1\mu m$ 的固体微粒分散在空气中的气溶胶。

3.9　雾 mist
液体微滴分散在空气中冷却、凝结或液体喷散形成的气溶胶。

3.10　无机化合物 inorganic compound
通常指不含碳元素的化合物，大致可分为氧化物、酸、碱、盐等。少数简单含碳化合物，如一氧化碳、二氧化碳、碳酸盐、氰化物等也属于无机化合物。

3.11　有机化合物 organic compound
通常指含碳元素的化合物或碳氢化合物及其衍生物的总称。

3.12　单体 monomer
能自身聚合或与其他类似的化合物共聚而生成聚合物的简单化合物。一般是不饱和的或含有两个以上官能团的低分子有机化合物。

3.13　聚合体 polymer
一种或几种单体聚合或聚缩而成的、分子量达数千至数百万的化合物。

3.14　神经毒物 neurotoxic agent
以神经系统为主要靶器官引起健康损害的化学毒物。

3.15　肝脏毒物 hepatotoxicant；hepatotoxic agent
以肝脏为主要靶器官引起健康损害的化学毒物。

3.16　肾脏毒物 nephrotoxicant；nephrotoxic agent
以肾脏为主要靶器官引起健康损害的化学毒物。

3.17　血液毒物 hemotoxic agent
选择性地损害血液和（或）造血组织或者以血液或造血系统为主要靶器官的化学毒物。

3.18　变应原 allergen
引起超敏反应的抗原称为变应原，也称过敏原。变应原包括完全抗原和半抗原。完全抗原如异种动物血清，半抗原如抗菌素等。

3.19　吸入 inhalation
危害物质通过呼吸由呼吸道进入人体的过程。

3.20　吸收 absorption
危害物质自接触部位透过生物屏障进入机体循环（主要是血液和淋巴液）的过程。

3.21　短期接触 short-term exposure
短时间（数秒钟至数周）内一次或反复接触职业病危害因素。

3.22　长期接触 long-term exposure
一般是指数月以上的时间内反复接触职业病危害因素。

3.23　密切接触 close exposure
近距离直接接触职业病危害因素，或在事故现场的核心区域接触职业病危害因素。

3.24　职业接触限值 occupational exposure limit，OELs
职业病危害因素的接触限制量值。指劳动者在职业活动过程中长期反复接触，对绝大多数接触者的健康不引起有害作用的容许接触水平。有害物质的职业接触限值一般以卫生标准形式予以颁布。

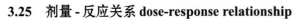

3.25　剂量 - 反应关系 dose-response relationship

指接触剂量与群体中出现某种特定反应的发生率之间的关系。即生物体在特定的染毒或接触（毒物）条件下，剂量（接触量）与特定反应的发生率或其程度之间呈某种相关关系。剂量是指外剂量或内剂量，反应是指可测得的（毒性）效应。

3.26　接触 - 效应关系 exposure-effect relationship

指生物体在特定的环境条件下，接触有害物质的量与机体产生的有害效应强度之间的关系。它广泛用于环境中有害物质（因素）的危险度评定。

4　职业健康监护术语

4.1　职业健康监护 occupational health surveillance

以预防职业病为目的，根据劳动者的职业史，通过定期或不定期的健康检查和健康相关资料的收集，连续性地监测劳动者的健康状况，分析劳动者健康变化与所接触的职业病危害因素的关系，并及时地将健康检查资料和分析结果报告给用人单位和劳动者本人．以便及时采取干预措施，保护劳动者健康。职业健康监护主要包括职业健康检查和职业健康监护档案管理等内容。

4.2　职业健康检查 occupational medical examination

根据国家相关法规的规定，医疗机构对接触职业病危害因素的劳动者进行的医学检查，目的是尽早发现个体与职业病危害因素接触有关的健康损害、职业病或职业禁忌证，以便及时采取防治措施。

4.3　生物监测 biological monitoring

测定接触有害物质个体生物材料中的物质及其代谢物或其生化变化。即系统地收集人体材料如血、尿、粪便、毛发、指甲、唾液、呼出气、乳汁、脐带血、胎盘、尸体或手术取出的组织，测定暴露物的原形态、代谢中间产物、最终产物的含量，特异酶的活性。用于评价个体的总摄入量、吸收和各器官系统暴露水平。

4.4　生物标志物 biological marker；biomarker

反映生物系统与环境中化学、物理或生物因素之间相互作用的任何测定指标。其可视为接触外源性物质与健康损害之间关系的一种重要手段。

它利用人体内各种生物材料，检查机体接触外源性物质或其代谢产物的含量、外源性物质引起的生物效应以及机体对接触外源性物质产生反应的能力等。

4.5　接触标志物 biomarker of exposure

反映机体生物材料中外源性物质或其代谢产物或外源性物质与某些靶细胞或靶分子相互作用产物含量的指标。

4.6　效应标志物 biomarker of effect

指机体中可测出的生化、生理、行为或其他改变的指标。

4.7　易感性标志物 biomarker of susceptibility

反映机体先天具有或后天获得的对接触外源性物质产生反应能力的指标。其既可与遗传有关，又可由环境因素诱发。

5　职业病诊断与处理术语

5.1　职业病诊断 diagnosis of occupational disease

具有职业病诊断资质的医疗卫生机构，根据《职业病防治法》、《职业病诊断与鉴定管理办法》和相关职业病诊断标准，以劳动者的职业病危害因素接触史、临床表现和医学检查结果为主要依据，结合既往病史、工作场所职业病危害因素检测情况等资料，综合分析其疾病的特征和发展变化是否符合相应的职业病特征、发生发展规律和流行病学规律，对接触职业病危害因素的劳动者作出是否患有职业病的诊断结论。

5.2　职业病诊断证明书 certificate of diagnosis for occupational disease

职业病诊断机构依据国家有关法规，向劳动者、用人单位出具的职业病诊断证明文件。

5.3　职业病诊断鉴定 appraisal of diagnosis for occupational disease

劳动者或用人单位对职业病诊断结论有异议时，在接到职业病诊断证明书之日起三十日内，可以向作出诊断结论的诊断机构所在地设区的市级卫生行政部门申请鉴定。设区的市级卫生行政部门组织的职业病诊断鉴定委员会负责职业病诊断争议的首次鉴定。

劳动者或用人单位对设区的市级职业病诊断鉴定委员会的鉴定结论不服的，在接到职业病诊断鉴定书之日起十五日内，可以向原鉴定机构所在地省级卫生行政部门申请再鉴定。省级职业病诊断鉴定委员会的鉴定为最终鉴定。

5.4　职业病诊断鉴定书 appraisal certificate of occupational disease

职业病诊断鉴定委员会依据国家有关法规向申请职业病鉴定的当事人出具的职业病鉴定结果证明文件。

5.5　职业病诊断标准 diagnostic criteria of occupational disease

国家卫生部颁发的具有法规意义的职业病诊断技术标准。

5.6　职业病诊断分级标准 diagnostic gradation criteria of occupational disease

职业病诊断标准中，作为反映疾病严重程度分级的临床及实验室指标。

5.7　职业病诊断指标 diagnostic indicator of occupational disease

职业病诊断标准中，作为职业病诊断依据的症状、体征和实验室检查的特异或非特异性指标。

5.8　特异诊断指标 specific diagnostic indicator

能作为某种职业病诊断依据的典型临床症状、体征和特有的实验室检查项目，具有特异性和一定的敏感性。

5.9　接触指标 exposure indicator

反映机体接触危害因素的指标，可分为环境接触指标和生物接触指标。

5.10　吸收指标 absorption indicator

反映危害因素进入机体的指标，亦可作为危害因素的接触指标。

5.11　敏感指标 sensitive indicator

机体接触危害因素后出现的早期效应指标，一般与接触的危害因素浓度（强度）和接触时间成正相关，呈现明显的剂量 - 效应关系。

5.12　特异性免疫指标 specific immunity indicator

机体对抗原物特异性识别而产生的免疫应答指标。

5.13　分级指标 indicator for gradation

临床上用以划分疾病严重程度的指标，包括症状、体征、实验室检测和其他特殊检查指标。

5.14　潜伏期 latent period

机体自接触职业病危害因素至出现相应被确证的健康危害效应（最早临床表现）所需的时间。

5.15　潜隐期 latency

接触已确认的致癌物到确证该致癌物所致的职业性肿瘤时的间隔时间。

5.16　假愈期 pseudo-recovery period

在某些职业病的病程中出现的一段症状缓解期。此时，临床表现似已好转，但病变仍在继续发展，随后又出现明显的相应临床表现。

5.17　一过性症状 transient symptom

病程中短暂出现并不再重复出现的临床症状。

5.18　迟发性疾病 delayed disease

某些毒物急性中毒时出现明显的临床表现，经一段时间平稳、好转后，出现新的与原病症不同的症状、体征；或在脱离接触毒物若干时间后，才出现中毒的临床表现，如慢性铍病。

5.19　神经症 neurosis

旧称"神经官能症"。是一组主要表现为焦虑、抑郁、恐惧、强迫、疑病症状或神经衰弱症状的精神障碍。其特征为：①患者有易患素质和个性特征；②发病受社会心理因素影响；③无器质性病变为基础；④自觉症状明显但无体征，自知力完整或基本完整；⑤病程大多持续迁延。

5.20　神经症样症状 neurotic symptoms

由明显的客观致病因素（如中毒等）所引起的与神经症类似的症状。

5.21　神经衰弱 neurasthenia

一种以脑和躯体功能衰弱为主的神经症。以精神易兴奋却又易疲劳为特征，常伴有紧张、烦恼、易激惹等情感症状及肌肉紧张性疼痛、睡眠障碍等生理功能紊乱症状，这些症状不是继发于躯体或脑的器质疾病，也不是其他任何精神障碍的一部分。

5.22　神经衰弱样症状 neurasthenic symptoms

由明显的客观致病因素（如中毒等）所引起的，类似神经衰弱的一组症状。

5.23　癔症 hysteria

癔症指一种以解离症状（部分或完全丧失对自我身份识别和对过去的记忆）和转换症状（在遭遇无法解决的问题和冲突时产生的不快心情，以转化成躯体症状的方式出现）为主的精神障碍，这些症状没有可证实的器质性病变基础。

本障碍由明显的心理因素作用于某些易感个体引起，症状呈现尽情发泄和表演特点。发病个体具有做作、夸大或富有情感色彩等特点，有时可由暗示而消失，有反复发作的倾向。临床表现可分为癔症性精神障碍（又称分离症状）和癔症性躯体障碍（又称转换症状）两大类症状。

5.24　癔症样症状 hysteric symptoms

职业性中毒时，可出现与癔症类似的症状，称为癔症样症状。

5.25　意识障碍 disturbance of consciousness

意识障碍系指人们对自身和外界环境的感知发生障碍，或人们赖以感知环境的精神活动发生障碍的一种状态。

5.25.1　轻度意识障碍

a）意识模糊 cloudiness

意识清晰度降低，注意力不集中，定向力部分发生障碍，多伴有情绪反应。

b）嗜睡状态 somnolent state

处在病理性睡眠状态，给予较强刺激后可以清醒，基本上可以正确对答，但注意力不集中，停止刺激后又陷入睡眠状态。

c）朦胧状态 twilight state

对外界精细的刺激不能感知，仅能感知外界大的刺激并作出相应的反应，定向力常有障碍，可有违拗行为、梦游或神游。

5.25.2　中度意识障碍

a）谵妄状态 delirium state

意识严重不清晰，注意力及定向力障碍。自身确认尚好，但对疾病自知力不佳。有明显的视错觉及幻视，可出现片断的迫害妄想和精神运动性兴奋。中毒性谵妄状态可以持续数日至数周，有时幻觉存在可长达数月。

b）混浊状态或精神错乱状态 confusion state or psycho-derangement

意识严重不清晰，定向力和自知力均差。思维凌乱，有片断的幻觉和妄想。神情紧张、恐惧、有时尖叫。症状时轻时重，波动性较大，持续时间较长。

5.25.3　重度意识障碍

a）浅昏迷 slight coma

意识丧失，但对强烈的疼痛刺激仍有防御反应，各种反射均存在，可以出现病理反射。大小便失禁或潴留。呼吸、血压、脉搏一般无明显改变。

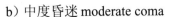

b）中度昏迷 moderate coma

意识丧失，对强烈刺激有痛苦表情，瞳孔对光反应及角膜反射迟钝，喷嚏和吞咽反射可消失，腱反射迟钝，出现病理反射。大小便失禁或潴留。呼吸、血压和脉搏可有改变。

c）深昏迷 deep coma

意识丧失，对外界刺激无任何反应。各种反射包括瞳孔对光反应、角膜反射、吞咽反射均消失，病理反射亦消失。大小便失禁，可伴有呼吸循环衰竭。

d）植物状态 vegetative state

患者可以睁眼，睡眠—醒觉周期存在，但无意识，表现不语、不动、不主动进食或大小便，呼之不应，推之不动，并有肌张力增高。

5.26 毒蕈碱样表现 muscarinic manifestation

由于毒物（如有机磷杀虫剂）抑制胆碱酯酶引起乙酰胆碱蓄积和毒物直接作用于毒蕈碱样受体，引起副交感神经兴奋，出现腺体分泌增加和平滑肌痉挛等。表现为食欲减退、恶心、呕吐、腹痛、腹泻、流涎、多汗、视物模糊、瞳孔缩小、呼吸道分泌物增加、支气管痉挛、呼吸困难、肺水肿等。

5.27 烟碱样表现 nicotinic manifestation

由于毒物（如有机磷杀虫剂）抑制胆碱酯酶引起乙酰胆碱蓄积和毒物直接作用于烟碱样受体，引起骨骼肌兴奋和血压改变等。表现为肌束震颤、肌力减退、肌痉挛、肌麻痹（包括呼吸肌麻痹）等。

5.28 多器官功能障碍综合征 multiple organ dysfunction syndrome，MODS

由于严重感染、创伤、中毒等致病因素导致人体两个或两个以上器官功能同时或相继发生损害以至于衰竭的临床综合征，它严重危及患者生命。

5.29 肺区 lung zone

在 X 线胸片上将肺尖至膈顶的垂直距离等分为三．用等分点的水平线将每侧肺野各分为上、中、下三个肺区。

5.30 小阴影 small opacity

在 X 线胸片上，肺野内直径或宽度不超过 10mm 的阴影。可分为圆形小阴影及不规则形小阴影。

5.31 小阴影密集度 profusion of small opacity

指在 X 线胸片上，一定范围内小阴影的数量。密集度的判定以标准片为准。

5.32 小阴影聚集 aggregation of small opacity

指在 X 线胸片上，局部小阴影明显增多聚集，但尚未形成大阴影。

5.33 大阴影 large opacity

在 X 线胸片上，肺野内直径或宽度大于 10mm 的阴影。

5.34 胸膜斑 pleural plaques

在 X 线胸片上，除肺尖和肋膈角区以外的、厚度大于 5mm 的局限性胸膜增厚，或局限性钙化胸膜斑块。

5.35 尘肺结节 pneumoconiosis nodule

描述尘肺病理改变的术语。眼观：病灶呈类圆形、境界清楚、色灰黑、触摸有坚实感。镜检：或为矽结节，即具有胶原纤维核心的粉尘病灶；或为混合尘结节，即胶原纤维与粉尘相间杂，但胶原纤维成分占 50% 以上的病灶；或为矽结核结节，即矽结节或混合尘结节与结核性病变混合形成的结节。

5.36 尘性弥漫性纤维化 diffuse coniofibrosis

一种尘肺病理改变。呼吸细支气管、肺泡、小叶间隔、小支气管和小血管周围、胸膜下区因粉尘沉积所致的弥漫性胶原纤维增生。

5.37 尘斑 dust macula

一种尘肺病理改变。眼观：病灶暗黑色，质软，境界不清，灶周伴有直径 1.5mm 以上扩大的气腔（灶周肺气肿）。镜检：病灶中网织纤维、胶原纤维与粉尘相间杂，胶原纤维成分不足 50%。病灶与纤维化肺间质相连呈星芒状，伴灶周肺气肿。

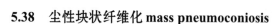

5.38　尘性块状纤维化 mass pneumoconiosis

一种尘肺病理改变。眼观：病变为 20mm×20mm×20mm 以上的灰黑色或黑色、质地坚韧的纤维性团块。镜检：或为尘肺结节融合成为大片尘性胶原纤维化，或为各种尘肺病变混杂交织所组成。

5.39　斑贴试验 patch test

一种常用的鉴定变应原方法。通过在皮肤表面直接敷贴可疑变应原不产生刺激的最高浓度，检测机体对某些化学物接触的敏感性，以便找出主要的致敏原。常选择前臂内侧或背部的正常皮肤处为斑贴部位。

5.40　光斑贴试验 photo-patch test

通过在皮肤表面直接敷贴，揭下敷贴物后，接受一定剂量适当波长紫外线照射，检测光毒性与光变应性皮炎的光敏剂以及机体对某些光敏剂的光毒性或光变应性反应的一种皮肤试验。

5.41　变应原皮肤试验 allergen skin test

通过皮肤斑贴、皮内、点刺、划痕等方法，检测皮肤对暴露的可疑变应原的敏感性的一种皮肤试验。

5.42　变应原支气管激发试验 allergen-bronchial provocation test

吸入变应原诱发支气管哮喘反应的一种方法，为一种特异性支气管激发试验。利用实验室内吸入一定浓度的变应原诱发哮喘反应的方法，称室内变应原支气管激发试验；利用劳动者工作现场诱发哮喘反应的方法，称职业型（现场）变应原支气管激发试验。

5.43　光变态反应（光变应性反应）photoallergy

在光能参与下，由光变应原物质引起的一种抗原抗体反应，属迟发型超敏反应。致病光谱主要是长波紫外线，也可由中波紫外线和可见光引起，主要表现为光变应性皮炎。

5.44　致敏作用 sensitization

当抗原进入机体后，诱发机体产生 IgE 抗体，IgE 抗体以其 Fc 片段与靶细胞（肥大细胞、嗜碱性粒细胞）表面的 Fc 受体结合，靶细胞即可排出颗粒，释放出多种生物活性物质（组胺、激肽等），从而引起一系列反应，这种反应过程称致敏作用（又称变态反应、超敏反应）。

5.45　接触反应 exposure reaction

接触较高浓度化学性职业病危害因素所引起的短暂的或一过性的全身或局部的临床表现，但尚未达到诊断为急性职业中毒的程度。

5.46　观察对象 subject under medical surveillance

长期接触致病潜伏期较长的职业病危害因素后，其临床表现和（或）实验室及特殊检查异常改变的性质和程度需要进一步临床观察或复查者。如血、尿中化学毒物含量超过可接受上限值或正常参考值，但无明显临床表现，或仅有轻度症状而未能确诊慢性职业病者。

5.47　职业中毒 occupational poisoning

劳动者在职业活动中组织器官受到工作场所毒物的毒作用而引起的功能性和（或）器质性疾病。

5.48　急性职业中毒 acute occupational poisoning

劳动者在职业活动中，短时间内吸收大剂量毒物所引起的中毒，一般指接触毒物数小时内发病。

5.49　慢性职业中毒 chronic occupational poisoning

劳动者在职业活动中，长期吸收较小剂量毒物所引起的中毒，一般指接触毒物 3 个月以上时间发病。

5.50　亚急性职业中毒 subacute occupational poisoning

一般指劳动者在职业活动中，接触毒物数天至 3 个月而引起机体功能和（或）器质性损害。

5.51　尘肺 pneumoconiosis

在职业活动中长期吸入生产性粉尘并在肺内潴留而引起的以肺组织弥漫性纤维化为主的全身性疾病。

5.52　高铁血红蛋白血症 methemoglobinemia；MHb

由化学毒物致血液中高铁血红蛋白浓度升高（>10%），可伴有发绀、缺氧和意识障碍等临床表现。

5.53　碳氧血红蛋白血症 carboxyhemoglobinemia

一氧化碳与血红蛋白亲和力比氧与血红蛋白的亲和力大 200～300 倍。急性一氧化碳中毒时，血液中含有大量的碳氧血红蛋白（一般指＞10% 以上），称为碳氧血红蛋白血症。

5.54　特效解毒剂 specific antidote

能针对病因或中毒发病机制，具有高效的排毒或（和）解毒作用的药物，主要用于治疗某些急性和慢性职业性中毒。

5.55　金属络合剂 metal complexing agent；金属螯合剂 metal chelating agent

一种特效解毒剂，能在机体内与多种金属离子结合成稳定的无毒或低毒的水溶性络合物排出体外，达到解毒、排毒的目的。

附录 A
（资料性附录）
正确使用本标准的说明

A.1　本标准的应用范围及方法

在职业病诊断标准制订及职业病诊断实践中，适用本标准中的名词术语时应加以引用。引用时不必重复该概念的定义。

A.2　本标准的专一性

不应在各职业病诊断标准中为在本标准中已定义的概念提出一个与之不同的术语，即另提一个同义词。

A.3　本标准中术语的定义或涵义应用范围

本标准中术语的定义或涵义仅限于职业诊断标准的应用范围内。

附录 B
（资料性附录）
索引

附　录

B.2　英文索引

参考文献

1. 牛侨,张勤丽,田琳. 职业卫生与职业医学. 第3版. 北京:中国协和医科大学出版社,2015.

2. 金泰廙. 职业卫生与职业医学. 上海:复旦大学出版社,2015.

3. 张文昌,夏昭林. 职业卫生与职业医学案例版. 北京:科学出版社,2008.

4. 牛侨,职业卫生与职业医学. 预防医学专业类用. 第2版. 北京:中国协和医科大学出版社,2007.

5. 王营通. 预防医学问答. 劳动卫生与职业病分册. 北京:人民卫生出版社,1986.

6. 梁友信. 劳动卫生与职业病学. 北京:人民卫生出版社,1981.

7. 刘世杰. 中国医学百科全书劳动卫生与职业病学. 上海:上海科学技术出版社,1988.

8. 傅梅绮,张良军. 职业卫生. 北京:化学工业出版社,2008.

9. 吴强,任国友. 职业卫生基础. 北京:中国矿业大学出版社,2012.

10. 何华刚. 职业卫生概论. 北京:中国地质大学出版社有限责任公司,2012.

11. 王志. 职业卫生概论. 北京:国防工业出版社,2012.

12. 陈沅江,吴超,吴桂香. 职业卫生与防护. 北京:机械工业出版社,2009.

13. 任在鸣. 中华职业卫生大词典. 重庆:重庆出版社,2003.

14. 山西医学院. 劳动卫生与职业病学. 北京:人民卫生出版社,1981.

15. 张敏,李涛. 我国职业卫生标准体系研究. 中国卫生监督杂志,2009,16(3):225-231.

16. 孙贵范. 职业卫生与职业医学. 第7版. 北京:人民卫生出版社,2012.

17. 全国人大常委会法制工作委员会,全国人大教科文卫委员会,中华人民共和国卫生部. 中华人民共和国职业病防治法条文释义. 北京:人民卫生出版社,2002.

18. National Institute for Occupational Safety and Health(NIOSH). Current intelligence bulletin 57, violence in the workplace: risk factors and prevention strategies. Washington: DHHS(NIOSH)publication, 1996: 96-100.

19. 薛汉麟. 工作引起的疾病及工作有关疾病与职业病. 中华劳动卫生职业病杂志,2000,18(5):297.

20. 王焕强,李涛. 加紧研究职业健康监护与职业病诊断制度的现实意义. 工业卫生与职业病,2012,38(4):193-196.

21. Svilar D, Goellner EM, Almeida KH and Sobol RW. Base excision repair and lesion-dependent subpathways for repair of oxidative DNA damage. Antioxidants & redox signaling, 2011, 14: 2491-2507.

22. Barnes DE and Lindahl T. Repair and genetic consequences of endogenous DNA base damage in mammalian cells. Annual review of genetics, 2004, 38: 445-476.

23. Bjelland S and Seeberg E. Mutagenicity, toxicity and repair of DNA base damage induced by oxidation. Mutat Res, 2003, 531: 37-80.

24. Dizdaroglu M, Jaruga P, Birincioglu M and Rodriguez H. Free radical-induced damage to DNA: mechanisms and measurement. Free Radic Biol Med, 2002, 32: 1102-1115.

25. Hegde ML, Mantha AK, Hazra TK, Bhakat KK, Mitra S and Szczesny B. Oxidative genome damage and its repair: Implications in aging and neurodegenerative diseases. Mechanisms of ageing and development, 2012, 133: 157-168.

26. 余善法. 我国职业心理与应激研究的挑战与今后的方向-第二届工作中的社会心理国际会议介绍. 中华劳动卫生职业病杂志,2005,23(6):482-483.

27. 余善法. 加强职业应激干预促进劳动者身心健康. 中华劳动卫生职业病杂志 2008,26(9):513.

28. 李健,余善法. 第29届国际职业卫生大会(ICOH)报道(续篇)—职业紧张及其相关内容侧记. 环境与职业医学,2009,26(3):222-223.

29. 余善法. 迎接挑战抓住重点积极推进职业应激研究. 中华劳动卫生职业病杂志, 2011, 29 (12): 881.

30. 余善法. 充分认识职业紧张危害加强职业紧张预防与管理. 中华劳动卫生职业病杂志, 2014, 32 (2): 81-82.

31. 余善法. 加强职业紧张研究促进职业人群身心健康. 中华预防医学杂志, 2014, 48 (4): 248-251.

32. 李霜, 张巧耘. 工作场所健康促进理论与实践. 南京: 东南大学出版社, 2016.

33. 刘志坚. 工效学及其在管理中的应用. 北京: 科学出版社, 2002.

34. PamelaMcCauleyBush, 布什, 陈善广. 工效学基本原理、应用及技术. 北京: 国防工业出版社, 2016.

35. 黄河. 设计人类工效学. 北京: 清华大学出版社, 2016.

36. Salvendy G. Handbook of human factors and ergonomics. New Jersey: John Wiley & Sons, 1997.

37. Bridger R S. Introduction to Ergonomics. Abingdon: Taylor & Francis, 2003.

38. Dickinson C. Guide to methodology in ergonomics: designing for human use, second edition. Ergonomics, 2015, 58 (6): 1058.

39. Kumar S. Biomechanics in Ergonomics, Second Edition. Florida: CRC Press, Inc. 2007.

40. 杨磊, VH. Hildebrandt, 余善法. 肌肉骨骼疾患调查表介绍附调查表. 工业卫生与职业病, 2009 (1): 25-31.

41. 袁志伟, 唐仕川, 王生. 工效学负荷评价方法研究进展. 环境与职业医学, 2015, 32 (9): 887-891.

42. 陈建武, 毕春波, 廖海江. 作业疲劳测量方法对比研究. 中国安全生产科学技术, 2011, 07 (5): 63-66.

43. Radjiyev A, Qiu H, Xiong S, et al. Ergonomics and sustainable development in the past two decades (1992-2011): Research trends and how ergonomics can contribute to sustainable development. Applied Ergonomics, 2015, 46 (3): 67-75.

44. Wilson J R. Fundamentals of systems ergonomics/human factors. Applied Ergonomics, 2014, 45 (1): 5.

45. Firmansyah R. What is Ergonomics? . Applied Ergonomics, 2016.

46. Hignett S, Carayon P, Buckle P, et al. State of science: human factors and ergonomics in healthcare. Ergonomics, 2013, 56 (10): 1491-503.

47. Wilson J R, Carayon P. Systems ergonomics: Looking into the future - Editorial for special issue onsystems ergonomics/human factors. Applied Ergonomics, 2014, 45 (1): 3-4.

48. 詹思延. 流行病学. 第 7 版. 北京: 人民卫生出版社, 2012.

49. 陈镜琼. 职业流行病学. 北京: 人民卫生出版社, 1993.

50. 罗家洪, 李健. 流行病学. 北京: 科学出版社, 2010.

51. 董德甫, 王忠旭. 职业流行病学研究方法与研究报告. 北京: 冶金工业出版社, 1999.

52. 陈思东. 流行病学. 北京: 高等教育出版社, 2010.

53. 姜庆五, 陈启明. 流行病学方法与模型. 上海: 复旦大学出版社, 2007.

54. 陈清. 流行病学. 北京: 北京大学医学出版社, 2013.

55. 何丽华, 苏艳, 曹磊. 石油钻井行业工人肌肉骨骼疾患及影响因素分析. 中华劳动卫生职业病杂志, 2011, 29 (3): 163-166.

56. 张维森, 江朝强, Lam TH. 职业接触粉尘与死亡相关的前瞻性队列研究. 中国工业医学杂志, 2004, 17 (4): 215-219.

57. 李智文, 刘建蒙, 任爱国. 妇女怀孕前后被动吸烟与神经管畸形关系的病例对照研究. 中华流行病学杂志, 2008, 29 (5): 417-420.

58. 乔蓉, 王绵珍, 王治明. 煤矿工人死亡率的健康工人效应控制方法初探. 中华劳动卫生职业病杂志, 1996, 14 (1): 27-29.

59. 金泰廙, 王生, 邬堂春, 等. 现代职业卫生与职业医学. 北京: 人民卫生出版社, 2011.

60. 刘宝龙. 职业卫生评价与检测. 北京: 煤炭工业出版社, 2013.

61. 杨乐华. 建设项目职业病危害识别. 北京: 化学工业出版社, 2006.

62. 吴世达, 仲伟鉴. 建设项目卫生学评价. 北京: 化学工业出版社, 2009.

63. 邹学贤. 分析化学. 北京: 人民卫生出版社, 2006.

64. 孙承业. 中毒事件处置. 北京: 人民卫生出版社, 2013.

65. 郭爱民, 杜晓燕. 卫生化学. 北京: 人民卫生出版社, 2012.

66. 刘移民. 职业病防治理论与实践. 北京: 化学工业出版社, 2010.

67. 杜欢永. 职业卫生评价与检测 - 职业病危害因素检测. 北京: 煤炭工业出版社, 2013.

68. 武汉大学. 分析化学 - 下册. 北京: 高等教育出版社, 2007.

69. 皮德荣, 杨志辉. 环境监测数据异常数据处理研究. 科技论文与案例交流, 2016, 183 (12): 190.

70. 叶付勇. 有关环境监测数据的处理和分析. 能源环境, 2012, 45 (2): 101, 103.

71. 李志明. 环境监测数据审核及异常数据的处理. 新疆环境保护, 2013, 35 (2): 41-44.

72. 贾光, 郑玉新. 发展生物监测技术进一步提高职业人群健康监护水平. 中华预防医学杂志, 2010, 44 (01): 9-10.

73. 沈惠麒, 贾光. 国内职业医学生物监测现况. 中国职业学, 2005, 32 (06): 47-48.

74. 徐伯洪, 闫慧芳. 工作场所有害物质监测方法. 北京: 中国人民公安大学出版社, 2003: 302-304.

75. 张志虎, 耿晓, 门金龙, 等. 职业接触生物限值研究现状. 中华劳动卫生与职业病杂志, 2013, 31 (12): 955-960.

76. 石银涛, 王俊伟, 郭璟琦, 郭浩, 宋胜利, 郑经. 血液中 18 种常见毒物的气相色谱 - 质谱同时检测. 分析试验室, 2016, (04): 443-447.

77. 沈敏, 向平, 沈保华, 马栋, 严慧, 王萌烨. LC-MS/MS 多反应监测筛选分析血液中 132 种毒药物. 中国司法鉴定, 2006, (01): 14-20.

78. 陈清光. 有害物质职业接触值的发展历史和种类综述. 职业卫生与应急救援志, 2007, 25 (6): 303-307.

79. 顾祖维. 关于我国化学毒物的职业卫生标准制定的若干意见. 毒理学杂志, 2005, 9 (3): 327-328.

80. 张敏, 王丹, 杜燮炜, 等. ACGIH 及其 TLVs 和 BEIs 的制定政策和程序. 国外医学卫生学分册, 2007, 34 (1): 1-4.

81. 孙一坚, 沈恒根. 工业通风. 第 4 版. 北京: 中国建筑工业出版社, 2010.

82. 刘宝龙. 工业企业防尘防毒通风技术. 北京: 煤炭工业出版社, 2014.

83. 赵容. 工业防毒实用技术. 第 2 版. 北京: 中国劳动社会保障出版社, 2015.

84. 刘宝龙, 等. 企业职业卫生管理人员培训教材. 北京: 煤炭工业出版社, 2014.

85. 田娟荣. 通风与空调工程. 北京: 机械工业出版社, 2015.

86. 赵继洪. 空气调节技术与应用. 北京: 机械工业出版社, 2015.

87. 付小平. 空调技术. 第 2 版. 北京: 机械工业出版社, 2015.

88. 赵荣义, 范存养, 薛殿华, 钱以明. 空气调节. 第 3 版. 北京: 中国建筑工业出版社, 2004.

89. 魏志勇. 工业噪声与振动控制技术. 北京: 中国劳动社会保障出版社, 2010.

90. 国家安全生产监督管理总局职业安全健康监督管理司与中国安全生产科学研究院组织编写. 建设项目职业病危害评价. 北京: 煤炭工业出版社, 2013.

91. 国家安全生产监督管理总局职业安全健康监督管理司与中国安全生产科学研究院组织编写. 职业卫生基础知识. 北京: 煤炭工业出版社, 2013.

92. 周宗灿, 李涛. 基因与环境的交互作用: 健康危险评定与预警, 上海: 上海世纪出版股份有限公司, 上海科学技术出版社, 2009.

93. 李涛, 张敏, 缪剑影. 化学品职业危害分类控制技术. 北京: 化学工业出版社, 2006

94. William H. Bullock, et al. Occupational Exposure: A Strategy for Assessing and Managing. AIHA Press, 2006

95. 蔡朋枝, 黄彬芳. 职业卫生—危害评估. 陈秀玲. 健康危害风险评估. 台湾台中市: 中国医药大学, 2015: 331-358.

96. 李涛, 王焕强. 我国职业健康监护体系的历史和发展. 工业卫生与职业病, 2012, 38 (6): 321-326.

97. 张兰, 陈敏, 蔡文娟. 职业病危害现状及职业健康监护的发展. 职业与健康, 2011, 27 (16): 1900-1902.

98. 李德鸿. 职业健康监护指南. 第 2 版. 上海: 东华大学出版社, 2012.

99. 陈灏珠, 林果为, 王吉耀. 实用内科学. 第 14 版. 北京: 人民卫生出版社, 2013.

100. 万学红, 卢雪峰. 诊断学. 第 8 版. 北京: 人民卫生出版社, 2013.

101. 李朝林. WHO 健康工作场所框架与模式. 北京: 中国人口出版社, 2015.

102. 吕姿之. 健康教育与健康促进. 第 2 版. 北京: 医科大学出版社, 2002.

103. 傅华. 现代健康促进理论与实践. 上海: 复旦大学出版社, 2006.

104. 田向阳. 健康教育与健康促进基本理论与实践. 北京: 人民卫生出版社, 2016.

105. Symre P. Women and World Development Series . Women and Health, 1992.

106. 白璐, 俞文兰, 王建新, 等. 女工职业健康现况概述. 职业卫生与应急救援, 2009, 27 (2): 83-85.

107. 金佳纯, 陈青松, 林健, 等. 广东省女工职业病发病特点和对策探讨. 中国工业医学杂志, 2015, 28 (6): 451-453.

108. 邢再玲, 俞文兰. 14614 名女职工生殖健康状况调查与分析. 中国职业医学, 2016, 43 (4): 447-455.

109. 李秀芝, 解中本, 孙韶岩, 等. 某市职业病危害因素对女工生殖机能的影响. 疾病预防控制通报, 2014, 29 (4): 53-54.

110. 李成橙. 母源性有机氯农药暴露对子代健康影响的研究进展. 卫生研究, 2011, 40 (2): 260-262.

111. 俞文兰, 李彦琴, 周安寿. 流动女工的职业危害分析与控制. 中国工业医学杂志, 2009, 22 (2): 141-143.

112. 于飞, 俞文兰, 周安寿. 职业女性健康知识读本. 青岛: 中国海洋大学出版社, 2006: 1-80.

113. 杨延忠, 黄丽, 吴贞一. 中文健康问卷在中国大陆人群心理障碍筛选的适宜性研究. 中华流行病学杂志, 2003, 24 (9): 769-773.

114. 张银华, 任小红, 刘敬伟. 发展中国家女性的主要疾病与健康问题. 国外医学. 社会医学分册, 2004, 21 (3): 110-115.

115. 陈嘉斌,梁顺华. 172 名外来女工职业病患者患病状况分析. 中国职业医学,2005,32(3):58-59.

116. 张灵敏. 中国大陆流动女工健康研究述评. 妇女研究论丛. 2014:104-112.

117. 顾力刚,韩福荣. VDT 作业管理研究. 工业工程,2003,6(2):10-14.

118. 耿辉,苏文君,张强,等. 视频显示终端综合征的危害及防治进展. 世界复合医学,2015,1(3):203-206.

119. Saito T,Aoki S,Matsu no A,et al. Quantitative analysis of eye movement during VDT work .Nippon Ganske Gekas Zasshi,1992,96:1047-1054.

120. 余青,陈丹,明小燕,等. 视频显示终端作业对视觉系统的影响及其预防. 中国工业医学杂志,2012,25(5):361-372.

121. 明小燕,王棠. 视觉显示终端(VDT)致视觉疲劳影响 Meta 分析,中国公共卫生管理,2016,32(5):643-651.

122. 岳荣喜,朱卉,常乐,等. 视屏终端接触时间与视疲劳的关系. 实用医药杂志,2013,30(4):329-330.

123. 余惜金,黄中宁,黄杜茹,等. 视屏显示终端对视觉系统影响的研究. 中国职业医学,2007,34(5):392-394.

124. 周金鹏,张方方,黄红英,等. 视屏显示终端作业人员的职业心理健康调查. 职业与健康,2014,30(20):2889-2892.

125. 国际劳工局. 国际劳工组织职业安全卫生系列丛书第 74 号. 职业病的鉴别和认定将疾病列入国际劳工组织职业病目录的标准. 北京:中国科学技术出版社,2012.

126. 李涛,王焕强,李德鸿.《职业病分类和目录》修订概况. 中华劳动卫生职业病杂志,2014,32(10):798-800.

127. 赵金垣. 临床职业病学. 第 2 版. 北京:北京大学医学出版社,2010.

128. Muetterties M,O'hallorran Schwarz L,Wang R. Sandblasters. Occupational,industrial,and environmental toxicology. Philadelphia,PA:Mosby,2003.

129. K.N. 莫洛卡洛夫. 矽肺及其他尘肺 X 线诊断基础. 周远树,译. 北京:中国防涝协会总会出版,1958.

130. 鲍含诚,范雪云. 尘肺病. 北京:煤炭工业出版社,2010.

131. Dodson J,Li X Q,Sun N,et al. Use of coal in the Bronze Age in China. Holocene,2014,24(5):525-530.

132. Arthur M,Ronald J. Miners' lung:a history of dust disease in British coal mining. Aldershot:Routledge,2007:59-62.

133. Makellar A. An investigation into the nature of black phthisis:or ulceration induced by carbonaceous accumulation in the lungs of coal miners. Edinburgh:Nabu Press,2010.

134. Arlidge J T. The hygiene diseases and mortality of occupations. London:Percival,1892:265.

135. Castleman B I. Asbestos:medical and legal aspects. NJ:Aspen Publishers,1996:1-3.

136. Ministry of Industry. Report of the chief inspector of factories for England and wales for 1898. London:Her Majesty's Stationery Office,1898.

137. Pancoast H K,Miller T G,Landris H R M. A roentgenologic study of the effects of dust inhalation of the lung. Trans Assoc Am Physicians,1917,32:97-108.

138. Departmental Committee on Compensation for Industrial Disease. Report and minutes of evidence. London:Her Majesty's Stationery Office,1907.

139. Cooke W E. Fibrosis of the lungs due to the inhalation of asbestos dust. Br Med J,1924,2(3317):147.

140. Cooke W E. Pulmonary asbestosis. Br Med J,1927,2(3491):1024-1025.

141. Middleton E L. Silicosis and other pneumoconiosis. Brit med Bull,1950,7(1/2):47-52.

142. 傅慰祖. 关于尘肺法的修订意见日本工业卫生学会尘肺法审查委员会. 国外医学参考资料(卫生学分册):1978(5):320-321.

143. 沈本权. 英国尘肺诊断及劳动能力鉴定方法介绍. 劳动医学,1987,4:50.

144. Health and Safety Executive. Silicosis and coal workers pneumoconiosis 2016.

145. Gardner L U,Middleton E L,Orenstein A J. Record of international conference. Int. Lab. Off. Series F,no. 13,Johannesburg,1930:3-27.

146. R194 - List of occupational diseases recommendation,2002(194):recommendation concerning the list of occupational diseases and the recording and notification of occupational accidents and diseases. Geneva,90th ILC session,2002. Kim E A,Kang S K. Historical review of the list of occupational diseases recommended by the international labour organization (ILO). Ann Occup Environ Med,2013,25(1):14.

147. 李涛,李德鸿,王焕强. 我国职业病目录的历史沿革以及对存在问题的探讨. 中华劳动卫生职业病杂志,2012,30(10):721-724.

148. 李涛. 中外职业健康监护与职业病诊断鉴定制度研究. 北京:人民卫生出版社,2013:177-202.

149. 薛汉麟. 关于尘肺几个问题的探讨. 中华劳动卫生职业病杂志,1989,7(5):306-307.

150. 王簃兰,刚葆琪. 现代劳动卫生学. 北京,人民卫生出版社,1994:61.

151. 李德鸿. 尘肺病. 北京：化学工业出版社，2010：35-41.

152. Peters，Susan，Reid，etc. Long-term effects of aluminium dust inhalation. Occup Environ Med，70（12）：864-868.

153. C.I.Levene. Possibilities for the therapeutic control of fibrosis. British Journal of Dermatology，1985，112：363-371.

154. 丁茂柏. 矽肺治疗研究的进展. 中国工业医学杂志，1990，3（4）：32-39.

155. Spruit MA. Singh SJ，Garvey C，et al. An official American Thoracic Society/European Respiratory Society statement：key concepts and advances in pulmonary rehabilitation. Am J Respir Crit Care Med，2013，188：13-64.

156. Wijkstra PJ，Guyatt GH，Amrosino N，et al. Internatiional approaches to the prescription of long-term oxygen therapy. Eur Respir J，2001，18：909-913.

157. Alalawi R，Whelan T，Bajwa RS. Lung transplantation and interstitial lung disease. Curr Opin Pulm Med. 2005，11：461-466.

158. 李玉瑞，符绍昌，丁茂柏，等. 四十年来我国尘肺防治与科研的成就. 中华劳动卫生职业病杂志. 1989，7（5）：268-271.

159. 夏来顺，汤永勇. 我国尘肺治疗的历史回顾. 职业与健康杂志，1995，60（4）：22-24.

160. 顾荣生. 矽肺药物研究的发展与展望. 中华劳动卫生职业病杂志，1996，14（3）：129.

161. 王焕强，李涛. 我国尘肺病治疗药物的临床疗效研究分析. 中华劳动卫生职业病杂志，2016，34（7）：510-51.

162. Steenland K，Burnett C，Lalich N，Ward E，Hurrell J. Dying for work：The magnitude of US mortality from selected causes of death associated with occupation. Am J Ind Med 43（5）：461-82.

163. Takada T，Moriyama H. Hard metal lung disease/Huang Y-CT，Chio AJ，Maier LA. A clinical guide to occupational and environmental lung diseases. New York：Springer，2012：217-230.

164. 王焕强. 职业性慢阻肺的防治. 现代职业安全，2015：112-113.

165. 李志辉，王焕强，李涛. 硬金属肺病临床分析. 中国职业医学，2016，43（1）：52-56.

166. 陈邵义. 煤矿尘肺. 北京：煤炭工业出版社，1984.

167. 沈国安. 职业性肺病. 北京：中国医药科技出版社，1999.

168. 鲍含诚，李庆海. 矿山粉尘与相关疾病. 北京：煤炭工业出版社，2004.

169. 马尚权，吴珊珊. 中美煤矿尘肺病控制现状对比. 华北科技学院学报，2015，12（5）：42-46.

170. Centers for disease Control and Prevention（CDC）. Silicosis mortality，prevention，and control UnitedFStates，1968-2002. Morbidity and mortality weekly report，2005，54（16）：401-405.

171. Whitaker P J. Coal workers' pneumoconiosis and the compensation dilemma. J Occup Med，1981，23（6）：422-426

172. Scott D F，Grayson R L，Metz E A. Disease and illness in U.S. mining，1983-2001.J Occup Environ Med，2004，46（12）：1272-1277

173. Goodwin S，Attfield M. Temporal trends in coal workers' pneumoconiosis prevalence. Validating the National Coal Study results. J Occup Environ Med，1998，40（12）：1065-1071

174. COLLINS E L，GILCHRIST J C. Effects of dust upon coal trimmers. J Ind Hyg，1928，10：101-110.

175. 李智民，刘璐，张健杰. 尘肺病的护理与康复. 北京：人民卫生出版社. 2016.

176. 贺咏平，冯喜增，王焕强，尹建新. 尘肺病影像诊断图谱. 北京：中医古籍出版社. 2015.

177. 柳涛，蔡柏蔷. 慢性阻塞性肺疾病诊断、处理和预防全球策略介绍. 中国呼吸与危重监护杂志，2012，11（1）：1-12.

178. 中华医学会呼吸病学分会慢性阻塞性肺病学组. 慢性阻塞性肺病诊治指南（2013 年修订版）. 中华结核和呼吸杂志，2013，36（4）：255-264.

179. 闫永建. 《职业性刺激性化学物致慢性阻塞性肺疾病的诊断》标准解读. 中国卫生标准管理，2011（03）：20-23.

180. 周玉民，王辰，姚婉贞等. 职业接触粉尘和烟雾对慢性阻塞性肺疾病及呼吸道症状的影响. 中国呼吸与危重监护杂志，2009，8（1）：6-11.

181. Jong K，Boezen HM，Kromhout H et al. Occupational exposure to vapors，gases，dusts，and fumes is associated with small airways obstruction. Am J Respir Crit Care Med. 2014，189（4）：487-90.

182. Blanc PD. Occupation and COPD：a brief review. J Asthma. 2012，49（1）：2-4.

183. Omland O，Würtz ET，Aasen TB et al. Occupational chronic obstructive pulmonary disease：a systematic literature review. Scand J Work Environ Health. 2014，40（1）：19-35.

184. Fishwick D，Barber CM，Darby AC. Chronic Obstructive Pulmonary Disease and the workplace. Chron Respir Dis. 2010；7（2）：113-22.

185. Kruis AL，Boland MR，Assendelft WJ，et al. Effectiveness of integrated disease management for primary care chronic obstructive pulmonary disease patients：results of cluster randomized trial. BMJ，2014，349：5392.

186. Global strategy for the diagnosis，management，and prevention of chronic obstructive pulmonary disease，2015.

187. Global strategy for the diagnosis，management，and prevention of COPD，Global Initiative for Chronic Obstructive Lung Disease，2016.

188. Global strategy for the diagnosis，management，and prevention of COPD，Global Initiative for Chronic Obstructive Lung Disease Inc，2017.

189. 闫永建，李西西，陈艳霞，等.《职业性硬金属肺病的诊断》标准的研制. 中华劳动卫生职业病杂志，2016，34（3）：222-224.

190. National Institute for Occupational Safety and Health. Occupational Health Guideline for Cobalt Metal Fume and Dust. NIOSH，1978：1-5.

191. European Commission. Information notices on occupational diseases：a guide to diagnosis. Luxembourg：European Communities，2009：184-186.

192. 中华人民共和国卫生部. GBZ/T 160.23—2004，工作场所空气中钨及其化合物的测定方法. 北京：中国标准出版社，2004.

193. 李西西，陈艳霞，闫永建，等. 硬金属肺病的临床特点. 中华劳动卫生职业病杂志，2015，33（5）：387-391.

194. 罗英男，李西西，闫永建. 国内硬金属肺病 11 例病例报道. 中国职业医学，2015（6）：629-632.

195. Montero M，de Gracia J，Morell F. Hard Metal Interstitial Lung Disease. Archivos de Bronconeumologia. 2010，46（9）：489-491.

196. Enriquez L S，Mohammed T，Johnson G L，et al. Hard metal pneumoconiosis：a case of giant-cell interstitial pneumonitis in a machinist. Respiratory care，2007，52（2）：196.

197. Okuno K，Kobayashi K，Kotani Y，et al. A case of hard metal lung disease resembling a hypersensitive pneumonia in radiological images. Internal medicine（Japan），2009，49（12）：1185-1189.

198. Kaneko Y，Kikuchi N，Ishii Y，et al. Upper Lobe-Dominant Pulmonary Fibrosis Showing Deposits of Hard Metal Component in the Fibrotic Lesions. Internal Medicine，2010，49（19）：2143-2145.

199. Nakamura Y，Nishizaka Y，Ariyasu R，et al. Hard metal lung disease diagnosed on a transbronchial lung biopsy following recurrent contact dermatitis. Internal medicine（Japan），2013，53（2）：139-143.

200. 孟凡青，蔡后荣，樊祥山，等. 巨细胞间质性肺炎 2 例临床病理分析. 临床与实验病理学杂志，2011，27（2）：163-167.

201. Mizutani RF，Terra-Filho M，Lima E，Freitas CS，Chate RC，Kairalla RA，Carvalho-Oliveira R，Santos UP. Hard metal lung disease：a case series. J Bras Pneumol，2016，42（6）：447-452.

202. Khoor A，Roden AC，Colby TV，Roggli VL，Elrefaei M，Alvarez F，Erasmus DB，Mallea JM，Murray DL，Keller CA. Giant cell interstitial pneumonia in patients without hard metal exposure：analysis of 3 cases and review of the literature. Hum Pathol，2016，50：176-82.

203. Armstead AL，Li B. Nanotoxicity：emerging concerns regarding nanomaterial safety and occupational hard metal（WC-Co）nanoparticle exposure. Int J Nanomedicine，2016，11：6421-6433.

204. MEREWETHER E R A，PRICE C W. Report on the effects of asbestos dust on the lungs and dust suppression in the asbestos industry. London：Her Majesty's Stationery Office，1930.

205. Mills R.G. Pulmonary asbestosis. Report of a case. Minn Med 1930；13：495-499.

206. 马藻骅，王仁元，肖国兵，等. 蔺草染土粉尘的特性及职业危害. 工业卫生与职业病，2002，28（3）：133-136.

207. 张青，金盛辉，金焱，等. 蔺草工尘肺影像学特点分析. 中国职业医学，2010，37（4）：308-310.

208. 陆传勤，谢显桐. 蔺草染土尘肺的 X 线胸片特征. 中华劳动卫生职业病杂志，2004，22（4）：272.

209. 刘静，韩磊，张锋，等. 含锡粉尘对肺组织损伤的研究进展. 中华劳动卫生职业病杂志，2016，34（1）：66-68.

210. 周莉芳，张美辨. 铁及其化合物粉尘职业暴露于呼吸系统损害. 浙江预防医学，2016，28（2）：145-151.

211. 孙治平，李宝平，高丽妮. 金属及其化合物粉尘肺沉着病的研究进展. 中华劳动卫生职业病杂志，2015，33（3）：233-235.

212. 葛宪民，李小萍，王力珩，等. 三氧化二锑包装工肺活检组织光镜和电镜分析. 中国职业医学，2007，34（4）：298-300.

213. 高宏生，常秀丽. 职业卫生与职业医学. 上海：复旦大学出版社，2015.

214. 邵敬党，孙鹏子. 棉纺厂棉尘危害的分析探讨. 人类工效学，1998，4（4）：66-68.

215. Rylander R，Bake B，Fisher JJ，et al. Pulmonary function and symptoms after inhalation endotoxin. Am Rev Respir Dis，1989，140：981.

216. 吴逸明. 劳动卫生与职业病学. 第 4 版. 北京：人民卫生出版社，2000.

217. 石晶，Christiani DC，戴和莲等. 棉纺织工人棉尘及内毒素暴露对肺功能慢性影响的研究. 环境与健康杂志，2011，28（2）：114-117.

218. 黄丽蓉，杨丽文，郑洁萍. 94例棉尘作业女工肺通气功能测定分析. 中国职业医学，2000，27（3）：53.

219. 林潮，景国宝，葛毅荣，等. 涤纶、棉花混纺作业女工肺通气功能改变的探讨. 中国工业医学杂志，1997，10（1）：22-23.

220. 贾力，杨宪普，光在省. 棉尘对纺织女工肺通气功能的影响. 职业与健康，2000，16（9）：10-11.

221. 王可仁，季维辉，董茂森，等. 亚麻纺织工X线胸片改变因素分析. 黑龙江医药科学，1999，22（3）：96-97.

222. 葛俊波，徐永健. 内科学. 第8版. 北京：人民卫生出版社，2013.

223. Bernstein IL. Asthma in the workplace: and related conditions. Taylor & Francis，2006：5.

224. Toren K，Blanc PD. Asthma caused by occupational exposures is common-A systematic analysis of estimates of the population-attributable fraction. BMC Pulm Med，2009，9（1）：1-10.

225. 周安寿. 其他职业病及诊断鉴定管理. 北京：化学工业出版社. 2010.

226. 李凝，许以平，吴祖群，等. 乳胶致小鼠气道炎症的研究. 中国免疫学杂志，2003，19（11）：787-791.

227. Tarlo SM，Joho B，Ronald B，et al. Diagnosis and management of work-related asthma: American College Of Chest Physicians Consensus Statement. Chest，2008，134（Suppl 3）1S-41S.

228. 张静波，杜勒惠，孙道远. 与职业有关的刺激性哮喘. 中华劳动卫生职业病杂志，2017，35（5）：63-66.

229. 中华医学会呼吸病学分会哮喘学组. 支气管哮喘防治指南（2016版）. 中华结核和呼吸杂志，2016，39（9）：675-697.

230. 张静波，孙道远. 职业性哮喘珍及研究进展. 中华劳动卫生职业病杂志，2016，34（5）：396-400.

231. 王晓丽，王彦平，张婷婷. 噪声作业职业健康监护中的问题及对策探讨. 中国职业医学，2011，38（1）：68-69.

232. Bedi R. Evaluation of occupational environment in two textile plants in Northern India with specific reference to noise. Ind Health，2006，44（1）：112-116.

233. Ocho S，Wasaki S. A new model for investigating hair cell degeneration in the guinea pig following damage of the stria vas cularis using a photo chemical reaction. Eur Arch 0torhinolaryngol，2000，257（4）：182-187.

234. SykaJ. Plastic changes in the central auditory system after hearing loss，restoration of function，and during learning. PhysiolRev，2002，82（3）：601-636.

235. 周彬，杜波，徐平，等. 噪声暴露致大鼠耳蜗Caspase-9及Caspase-3的动态表达. 中国耳鼻咽喉头颈外科，2007，14（1）：69-70.

236. 刘玉梅. 职业性噪声聋发病特点与防治措施研究. 预防医学，2016，10（6）：34.

237. 冉文婧，王永义. 职业性铬鼻病. 中国工业医学杂志，2013，26（5）：357-359.

238. 张秋玲. 职业性牙酸蚀病的预防. 职业卫生，2011，2：98-99.

239. 王建新. 瞬间的职业损伤-《职业性爆震聋的诊断》解读. 中国卫生标准管理，2011，2（3）：24-27.

240. 中华人民共和国国家卫生部. GBZ 71—2013职业性急性化学物中毒诊断（总则）. 北京：人民卫生出版社，2015.

241. 中国医师协会急诊医师分会，中国毒理学会中毒与救治专业委员会. 急性中毒诊断与治疗中国专家共识. 中华急诊医学杂志. 2016，（11）：1361-1375.

242. Lu J，Jin T，Nordberg G，et al. Metallothionein gene expression in peripheral lymphocytes from cadmium exposed works. Cell Stress Chaperones，2001，6：97-104.

243. 黎敏，宋维. 国外急性中毒治疗的研究进展. 中华灾害救援医学 2015，（5）：348-350.

244. 王汉斌，邱泽武，刘素刚. 我国急性化学中毒的特点及临床诊治进展. 灾害医学与救援，2012，2（1）：54-56.

245. 黎俊，黄永平，颜崇淮. 抗氧化药物治疗铅中毒的研究进展. 中国药理学与毒理学杂志，2015（29）4：333-335.

246. 夏丽华，程樱，刘莉莉. 职业性慢性镉中毒临床诊断治疗研究进展. 中国职业医学，2016，43（1）：97-100.

247. 赖燕，曾碧霞，袁娟，等. 职业性慢性轻度铅中毒诊疗中应用规范化医疗护理模式的研究. 中华劳动卫生与职业病杂志，2016，34（6）：452-454.

248. Shaik AP，Sultana SA，Alsaeed AH，et al. Lead exposure: a summary of global studies and the need for new studies from Saudi Arabia. Dis Markers，2014：415160.

249. Kianoush S，Sadeghi M，Balali-Mood M. Recent Advances in the clinica-l management oflead poisoning. Acta Med Iran，2015，53（6）：327-336.

250. 吴学文，王风君，孙虹. 铅对听觉系统毒性作用的研究进展，中华耳鼻喉头颈外科杂志，2015（50）9：790-793.

251. 刘云忠，毕树雄，卫小春. 铅对骨骼的损伤机制及其生物学标志物，医学综述，2011，（17）：97-99

252. 张鹏，邱泽武. 金属汞中毒脏器功能损伤研究进展. 临床急诊杂志，2016，17（11）：918-922.

253. 张书娥，董会台，蔡莉萍，等. 107 例汞中毒临床诊治体会. 工业卫生与职业病杂志，40（6）：417.

254. US Environmental Protection Agency. Mercury: health effects. W ashington, DC: US Environmental Protection Agency, 2014.

255. Katsuma A, Hinoshita F, Masumoto S, et al. Acute renal failure following exposure to metallic mercury. Clin Nephrol, 2014, 82（1）：73-76

256. Roth J, Li Z, Sridhar S, et al. The effect of manganese on dopamine toxicity and dopamine transporter（DAT）in control and dat transfected hek cells. Neurotoxicology, 2013, 35（3）：121-128.

257. 陈康成，邹云锋，杨晓波. 锰暴露对机体神经认知功能损伤的研究进展. 中华劳动卫生职业病杂志，2013，31（12）：941-943.

258. 高明静，常桂玲，李秀云. 慢性锰中毒 132 例临床分析及护理. 中国工业医学杂志，2011，24（1）：78-79.

259. 丁宏伟，李岩. 锰的神经毒性机制研究进展实用预防医学，2016，23（8）：1022-1024.

260. 陈海滨，王芳，姜岳明. 锰中毒性帕金森综合征的研究进展. 环境与职业医学，2008，25（12）：598-600.

261. 中华人民共和国卫生部. GBZ17-2015 职业性镉中毒诊断标准. 北京：人民卫生出版社，2015.

262. 袁娟，赖燕，张云花，等. 职业性慢性镉中毒肾功能预后分析. 工业卫生与职业病杂志，2016，42（6）：452-454.

263. Akerstrom M, Barregard L, Lundh T, et al. The relationship between cadmium in kidney and cadmium in urine and blood in an environmentally exposed population. Toxicol Appl Pharmacol, 2013, 268（3）：286-293.

264. Mendez-armenta M. Histopathological alterations in the brain regions of rats after rinatal combined treatment with cadmium and dexamethasone . Toxicology, 2001, 161（3）：189-199.

265. Antonio MT, Corredor L, Leret ML. Study of the activity of several brain enzymes like markers of the neurotoxicity induced by perinatal exposure to lead and/or cadmium. Toxicol lett, 2003, 143（3）：331-340.

266. Nishimura Y, Yamaguchi JY, Kanada A, et al. Increase in intracellular Ca^{2+} concentration of rat cerebellar granule neurons incubated with cadmium chloride: cadmium cytotoxicity under external Ca^{2+}-free condition. Toxicol In Vitro, 2006, 20（2）：211-216.

267. 唐小江，黄汉林，佘志刚，等. 一种新型螯合剂的合成及其驱镉作用. 毒理学杂志，2005，19（3）：268-269.

268. 李侠等. 职业性肺部疾病. 山东：山东科学技术出版社，2010.

269. Sgalla G, Biffi A, Richeldi L. Idiopathic pulmonary fibrosis: Diagnosis, epidemiology and natural history. Respirology, 2016, 21（3）：427-437.

270. Ribeiro M, Fritscher LG, Al-Musaed AM, et al. Search for chronic beryllium disease among sarcoidosis patients in Ontario, Canada. Lung, 2011, 1989（3）：233-241.

271. 刘海滨，姚剑君. 慢性铍病 81 例追踪观察报告. 工业卫生与职业病，1998，24（3）：152-155.

272. 中华人民共和国国家卫生和计划生育委员会. GBZ/T247 职业性慢性化学物中毒性周围神经病的诊断. 北京：人民卫生出版社，2015.

273. 吕传真，周良辅. 实用神经病学. 上海：上海科学技术出版社，2014.

274. Belowitz R, O'Donnell MJ. Ion-selective microelectrode measurements of Tl+ and K+ transport by the gut and associated epithelia in Chironomus riparius. Aquat Toxicol, 2013, 138-139：70-80.

275. Korotkov SM, Brailovskaya IV, Kormilitsyn BN, et al. Tl（+）showed negligible interaction with inner membrane sulfhydryl groups of rat liver mitochondria, but formed complexes with matrix proteins. J Biochem Mol Toxicol, 2014, 28（4）：149-156.

276. 梁启荣，李航天，陆柳. 急性铊中毒 6 例临床分析. 现代医药卫生，2013，29（8）：1278-1279.

277. 中华人民共和国国家卫生和计划生育委员会. GBZ 63—2017 职业性急性钡及其化合物中毒的诊断. 北京：人民卫生出版社，2017.

278. 张文武. 急诊内科学. 北京：人民卫生出版社. 2000：562.

279. Ananda S, Shaohua Z, Liang L. Fatal barium chloride poisoning: four cases report and literature review .Am J Forensic Med Pathol, 2013, 34（2）：115-118.

280. 张九成，张智明，张社教. 急性氯化钡中毒致低钾麻痹 112 例临床分析. 河南实用神经疾病杂志，2000，3（4）：25-27.

281. 郭瑞娣，吉钟山，朱醇. 钡中毒事件相关样品中钡的检测. 环境与健康杂志，2008，25（12）：1104-1105.

282. 林杰，刘培泽，袁中文. 急性钒中毒 10 例临床观察. 工业卫生与职业病，1998，24（3）：166.

283. 陈慧，田英平，佟飞，等. 急性五氧化二钒中毒 11 例临床分析. 中国急救医学，2006，26（8）：573.

284. 杨新荣，王正银，王明华，等. 37 例黄磷中毒临床分析. 工业卫生与职业病，2014，40（1）：52-53.

285. 龙仕平, 冯轶. 急性黄磷中毒的临床诊治分析. 实用心脑肺血管病杂志, 2013, 21 (5): 129-130.

286. 王民生, 马文军. 消化系统毒理学. 北京: 北京大学医学出版社, 2011.

287. Lindberg AL, Sohel N, Rahman M, et al. Impact of smoking and chewing tobacco on arsenic-induced skin lesion. Environ Health Perspect, 2010, 118 (4): 533-538.

288. Hall MN, Gamble MV. Nutritional manipulation of one-carbon metabolism: effects on arsenic methylation and toxicity. Journal of Toxicology, 2012: 1-11.

289. Howe CG, Niedzwiecki MM, Hall MN, et al. Folate and cobalamin modify associations between S-adenosyl methionine and methylated arsenic metabolites in arsenic-exposed Bangladeshi adults. The Journal of Nutrition, 2014, 144 (5): 690-697.

290. Polimanti R, Piacentini S, De Angelisa F, et al. Human GST loci as markers of evolutionary forces: GSTO1*E155del and GSTO1*E208K polymorphisms may be under natural selection induced by environmental arsenic. Dis Makers, 2011, 31 (4): 231-239.

291. Pachauri V, Srivastava P, Yadav A, et al. Mi ADMSA protects arsenic-induced oxidative stress in human keratinocyte HaCaT cells. Biol Trace Elem Res, 2013, 153 (1-3): 396-402.

292. Agusa T, Iwata H, Fujihara J, et al. Genetic polymorphisms in glutathione S-transferase (GST) superfamily and arsenic metabolismin residents of the Red River Delta, Vietnam. Toxicol Appl Pharmacol, 2010, 242 (3): 352-362.

293. 赖燕, 肖雄斌, 李海霞, 等. 94 例职业性慢性砷中毒病例临床特征分析; 中国职业医学, 2010, 25 (03): 235-237.

294. 何凤生, 王世俊, 任引津. 中华职业医学, 北京: 人民卫生出版社, 1999.

295. Bao YZ, Wang D, Li ZM, et al. Efficacy of a novel chelator BPCBG for removing uranium and protecting against uranium-in-duced renal cell damage in rats and HK-2 cells. Toxicologyand Applied Pharmacology, 2013, 269: 17-24.

296. 刘玉龙, 李明华, 孙晓亮, 等. 贫铀的毒性及解毒促排药物研究进展. 解放军药学学报, 2014, 30 (5): 454-456.

297. 中华人民共和国国家卫生和计划生育委员会. GBZ36-2015 职业性急性四乙基铅中毒的诊断. 北京: 人民卫生出版社, 2015.

298. 朱钧, 郝凤桐. 14 例急性四乙基铅中毒临床分析. 中国工业医学杂志, 2011, 24 (3): 181-182.

299. 张静波, 孙道远. 急性四乙基铅中毒 145 例临床特点分析. 职业卫生与应急救援. 2015, 33 (5): 322-324.

300. 朱华, 张兴国, 邵华. 70 例急性四乙基铅中毒临床分析. 中国工业医学杂志. 2016, 29 (4): 294-295.

301. 李智民, 李涛, 王焕强. 铟及其化合物中毒与防治. 北京: 人民卫生出版社, 2016.

302. Wills BK, Christensen J, Mazzoncini J. Severe neurotoxicity following ingestion of tetraethyl lead. Med Toxicol, 2010, 6: 31-34.

303. Audesirk T, Shugarts D, Cabell-Kluch L, Wardle K. The effects of triethyl lead on the development of hippocampal neurons in culture. Cell BiolToxicol. 1995, 11 (1): 1-10.

304. Gong Z, Little AR Jr, el-Fawal H, Evans HL. Trimethyl lead neurotoxicity in the rat: changes in glial fibrillary acidic protein (GFAP). Arh Hig Rada Toksikol. 1995 Dec; 46 (4): 381-90.

305. Haga S, Haga C, Aizawa T, et al. Neuronal degeneration and glinl cell-responses following trinethyl tin intoxication in the rat. Acta Neuropathol, 2002, 103 (6): 575-582.

306. 唐小江, 夏丽华, 赖关朝, 等. 10 起三甲基氯化锡中毒事故及 56 例患者的血钾分析. 中国职业医学, 2004, 31 (1): 11-14.

307. 彭彪, 林伟华, 廖江宁, 等. 急性三甲基氯化锡中毒 123 例临床分析. 中华劳动卫生职业病杂志, 2000, 18 (2): 104-105.

308. 唐小江, 黄明, 李斌, 等. 国内外三甲基氯化锡中毒事故分析. 中国工业医学杂志, 2010, 23 (5): 352-354.

309. 王宁, 程宁, 闫铭峰, 等. 大鼠急性羰基镍中毒各脏器谷胱甘肽过氧化物酶水平动态观察. 中国职业医学, 2012, 39: 293-296.

310. Bai YN, Ma L, Wang QY, et al. The mechanism of acute lung injury induced by nickel carbonyl in rats. Biomed Environ Sci 2013, 7 (26): 625-628.

311. 王宁, 程宁, 王秋英, 等. DDC 等药物对急性羰基镍中毒大鼠肝脏 SOD 活力及 Cu-Zn SOD 基因表达影响. 实用预防医学, 2015, 22 (1): 110-113.

312. 金盛辉, 张青, 王健, 等. 急性羰基镍中毒肺损伤的高分辨率 CT 表现. 中华劳动卫生职业病杂志, 2016, (11): 841-843.

313. 任桂花, 刘红丽, 窦少华, 等. 11 例氯气中毒的临床分析. 中原医刊, 2005, 32 (21): 61.

314. 朱玉华, 田月秋, 娄菊妹. 低浓度氯气对作业工人健康慢性影响. 中国公共卫生, 2006, 22 (2): 203.

315. 潘鑫, 郭薇, 孙义萍, 等. 56 例急性氯气中毒事件紧急救治分析. 中国急救复苏与灾害医学杂志, 2011, 6 (12): 1096-1097.

316. 葛树科，王宁宁，赵若欣，等．短程大剂量地塞米松联合山莨菪碱冲击治疗急性氯气中毒致化学性肺损伤的疗效观察．中国医药指南，2017，15（4）：84.

317. 季玉玲，张迎秋，王涛，等．急性氯气中毒眼部并发症的临床研究．湖北中医杂志，2014，36（8）：45-46.

318. Mohan A，Kumar SN，Rao MH，et al. Acute accidental exposure to chlorine gas: clinical presentation，pulmonary functions and outcomes. Indian J Chest Dis Allied Sci，2010，52（3）：149-152.

319. 于中锴，邹宪宝，孙宝泉，等．重度二氧化硫气体中毒2例临床分析．灾害医学与救援（电子版），2016，5（2）：107-108.

320. 苏凤华．急性二氧化硫中毒的急救与护理．中国当代医药，2014，21（10）：149-150.

321. 张利远，李政，陈静，等．大批量二氧化硫中毒临床救治分析．中国急救复苏与灾害医学杂志，2015，10（2）：134-136.

322. 刘玉香．SO_2的危害及其流行病学与毒理学研究．生态毒理学报，2009，2（2）：225-231.

323. 王有福．二氧化硫的毒性及中毒急救方法．中国工业医学杂志，2012，10（2）：162-164

324. 何岱昆，申捷，张琳，等．地塞米松对大鼠光气急性肺损伤血管生成素-1、2的影响．中华急诊医学杂志，2016，25（3）：294-300.

325. Grainge C，Rice P. Management of phosgene—induced acute lung injury. Clin Toxicol（Phila），2010，48（6）：497-508. DOI: 10.3109/15563650.2010.506877.

326. 龙子，孔德钦，海春旭，等．光气中毒致肺泡上皮细胞线粒体结构和功能损伤的研究．癌变•畸变•突变，2015，27（1）：54-58.

327. 张琳琳，周树生，刘宝，等．重度光气中毒致急性呼吸窘迫综合征患者的临床特点及救治策略．中国危重病急救医学，2012，24（2）：116-119.

328. 赵建，杜先林．化学战剂等剧毒物导致急性化学中毒的早期临床处理．职业卫生与应急救援，2015，33（1）：63-66.

329. 王志红，李思惠．急性光气中毒92例临床分析．工业卫生与职业病，2016，42（4）：306-309.

330. 刘静，寿勇明，张叶，等．近30年我国急性光气中毒与接触反应1132例分析．职业卫生与应急救援，2013（02）：68-70.

331. 孟航，张晓东，杨宇雷．重度氨中毒经临床治疗半月后死亡的法医学鉴定1例．中国法医学杂志，2016，31（6）：644.

332. 李雄，曾伟华，贺建林，等．急性氨中毒的肺部X线、CT分析（附11例报道）．实用预防医学，2010，17（6）：1178-1180.

333. 卢杨，王爱华，王安潮．急性氨中毒的肺功能改变．实用全科医学，2005，3（1）：28-29.

334. 何为，李思惠．急性氨吸入损伤发病特征及救治要点临床研究．中国职业医学，2012，39（5）：396-400.

335. 刘红．职业性急性氨中毒临床特征及救治现状．职业卫生与应急救援，2015，33（4）：260-263.

336. 薛长江，郝凤桐．1例急性重度氨气中毒患者的3年随访临床分析．中国工业医学杂志，2013，26（5）：340-341.

337. 曹巧玲，毛彦杰，王中民，等．偏二甲基肼和四氧化二氮的毒性及其中毒的急救措施．职业与健康，2011，27（12）：1419-1420.

338. 关勇彪，郭巧珍，张宝真．偏二甲基肼在小鼠体内的毒物动力学及分布特征．中华航空航天医学杂志，2005，16（1）：17-21.

339. 刘松，俞森洋，刘庆辉，等．丹参对偏二甲基肼和四氧化二氮吸入性肺损伤的作用．中华急诊医学杂志，2006，15（2）：136-139.

340. 徐晓霞，蔡艳芳，罗永军．一起偏二甲基肼急性中毒的调查报告．职业卫生与应急救援，2008，26（6）：328-329.

341. 孙世明，胡金发．群体性急性氮氧化物中毒的胸部CT表现．中国冶金工业医学杂志，2016，33（3）：331-332.

342. 张琴．1例ECMO救治急性氮氧化物中毒的心得体会．世界最新医学信息文摘，2016，16（52）：205-206.

343. 李亚平，陈翠萍，张慧颖．氮氧化物致急性化学中毒性肺水肿6例临床救治．中国急救医学，2008，28（3）：285-286.

344. 左建荣，王国霞．1例急性重度氮氧化物中毒报告．工业卫生与职业病，2014，40（2）：153.

345. 翁雪梅，李思惠．167例急性氮氧化物中毒临床特征及救治要点．中国职业医学，2012，39（2）：127-129.

346. LUO Wen-Ying，LIN Zhe-Xuan，LI Hui et al. Chronic toxicity of methylamine on cardiovascular endothelium of rabbits. 中国药理学与毒理学杂志，2008，22（1）：24-30.

347. 占凌峰．无创通气治疗化学气体中毒性肺水肿的疗效观察．浙江中医药大学学报2011，35（1）：26.

348. 贾允山．急性一甲胺中毒四例分析．湖北预防医学杂志，2004，15（2）：34.

349. 冯雅娴．四氯化碳干洗剂的安全隐患．微量元素与健康研究．2012，29（3）：33-34.

350. 朱伟，孔玉林，刘杰．43例急性四氯化碳中毒性肝病患者临床及胃镜下表现．实用肝脏病杂志，2013，16（6）：530-531.

351. Cheshchevik VT，Lapshina EA，Dremza IK，et al. Rat liver mito-chondrial damage under acute or chronic carbon tetrachlorideinduced intoxication: protection by melatonin and cranberry flavonoids. Toxicol Appl Pharmacol，2012，261（3）：271-279.

352. 宁芬，何炳欣，江国光，等. 急性四氯化碳中毒者肝声像及血流动力学改变的研究. 现代医药卫生，2012，28（22）：3392-3393.

353. Domitrovi R, Jakovac H, Marchesi VV, et al. Preventive and therapeutic effects of oleuropein against carbon tetrachloride - induced liver damage in mice. Pharmacol Res, 2012, 65（4）：451-464.

354. 周瑜，朱建全，徐琪，等. 职业性慢性甲醛中毒性阻塞性肺病 1 例分析. 中国职业医学，2013，40（2）：124-125.

355. 崔颖，耿立坚. 甲醇、甲醛、甲酸中毒救治. 中国药师，2013，16（1）：136-137.

356. 翁玮，秦景香，刘武忠. 一起油漆工群体性甲醛中毒及眼化学灼伤事件调查. 职业卫生与应急救援，2012，30（5）：267-268.

357. 陈文镇，张宏生. 误服甲醛致中毒死亡法医学鉴定 1 例. 中国法医学杂志，2017，32（1）：100-102.

358. 华明，廖日洪，仲崇翔，等. 吸入甲醛中毒 10 例急诊救治分析. 现代医药卫生，2012，28（3）：395-396.

359. 刘伯飞. 重度硫酸二甲酯吸入性中毒 4 例报道并文献复习. 中外医学研究，2016，14（35）：138-140.

360. 董宁，张京. 硫酸二甲酯泄漏事故应急处置的难点分析和对策探讨. 职业卫生与应急救援，2014，32（1）：42-44.

361. 闻建范，王洁，翁雪梅. 硫酸二甲酯灼伤 26 例治疗体会. 职业卫生与应急救援，2011，29（4）：216-217.

362. 苏首勋，王全锋，张艳玲，等. 7 例硫酸二甲酯急性中毒事故分析. 中国职业医学，2011，38（5）：449-450.

363. 黄振芬. 硫酸二甲酯致眼损伤的临床特点及治疗. 临床眼科杂志 2013，21（5）：473.

364. 刘员，隋涛，谷春红，等. 急性溴甲烷中毒 1 例脑电图报告. 职业卫生与病伤，2013，28（2）：123-124.

365. 李大庆，邢军，王丽娜，等. 急性溴甲烷中毒 2 例报告. 吉林医学，2011，32（36）：7871.

366. 薛长江，郝凤桐. 急性溴甲烷中毒 1 例报告. 中国工业医学杂志，2009，22（6）：429-430.

367. 杜成，姜荣明，童智敏. 一起职业性急性溴甲烷中毒事故调查. 职业卫生与应急救援，2009，27（5）：273-274.

368. 巫丽萍，苏月南，张奕威，等. 急性一氧化碳中毒规范化救治分析. 河北医科大学学报，2016，37（1）：18-20.

369. 刘北. 不同时间窗高压氧治疗一氧化碳中毒临床疗效观察. 山东医药，2013，53（37）：84-85.

370. 唐庆，李颖，王永义，等. 糖皮质激素联合高压氧防治急性一氧化碳中毒迟发性脑病疗效与安全性 Meta 分析. 第三军医大学学报，2016，38（2）：207-214.

371. 周磊，范茂丹，郑成刚，等. 代谢组学在一氧化碳中毒研究的应用和展望. 现代生物医学进展，2017，17（3）572-575.

372. 郑全乐，付娜，周顺义，等. 急性一氧化碳中毒迟发性脑病的诊疗进展. 中华神经创伤外科电子杂志，2017，3（1）：48-50.

373. 李砚屏，刘青乐，郑成刚，等. 高压氧对急性一氧化碳中毒迟发性脑病大鼠学习记忆能力及脑组织髓鞘碱性蛋白的影响. 中华物理医学与康复杂志，2014，36（1）：12-15.

374. 魏钢，孙学斌，桑玉婷，等. 急性一氧化碳中毒患者超敏 C- 反应蛋白变化与预后关系研究. 宁夏医学杂志，201739（2）：170-172.

375. 吴娜，王涤新. 硫化氢中毒机制及治疗研究进展. 中国工业医学杂志，2010，23（6）：434-436.

376. 葛赟，卢中秋. 硫化氢吸入性肺损伤机制和治疗的研究进展. 中华急诊医学杂志，2012，21（1）：101-103.

377. 苏成磊，张华忠，陈俊杰，等. 硫化氢中毒对大鼠肺钠水主动转运功能的影响. 南京医科大学学报（自然科学版），2014，34（3）：297-302.

378. 杨志辉，许永明，江晓勇，等. 急性硫化氢中毒致化学性肺炎的胸部 CT 表现. 临床放射学杂志，2015，34（7）：1075-1079.

379. 周觉，连洁，李海啸，等. 急性硫化氢中毒大鼠脑损伤机制及乌司他丁的干预. 中华劳动卫生职业病杂志，2016，34（3）：166-172.

380. 范发才，惠萍，宋天云. 5 例中重度急性硫化氢中毒致多器官损害分析. 中国急救医学，2012，32（2）：181-183.

381. 何平. 群体硫化氢中毒的急救及职业防护. 临床合理用药，2015，8（6A）：152-153.

382. 闫永建，宋平平，张凤林，等. 102 例急性苯的氨基、硝基化合物中毒临床分析. 中国职业医学，2014，41（3）：297-300.

383. 宋平平，李西西，闫永建. 急性苯的氨基硝基化合物中毒病例的文献分析. 中华劳动卫生与职业病杂志，2014，42（5）：366-369.

384. 李西西，牟志春，宋平平，闫永建. 苯的氨基硝基化合物生物标志物研究进展. 中国职业医学，2014，41（4）：462-464.

385. International Programme on Chemical Safety（IPCS）. Nitrobenzene Environmental Health Criteria 230. Geneva: WHO; 2003.

386. Skold A, Cosco DL, Klein R. Methemoglobinemia: pathogenesis, diagnosis, and management. Southern Med J, 2011, 104（11）：757-761.

387. 汤岩，黄桂花. 三硝基甲苯所致白内障患病情况调查. 环境与职业学. 2014，31（10）：806-808.

388. 曹景鑫，田辉. 职业性三硝基甲苯白内障 62 例调查分析. 职业卫生与应急救援，2012，30（6）：297-299.

389. 林大伟, 菅向东, 杨晨芸, 彭延洁. 急性三硝基甲苯烟雾中毒四例. 中华劳动卫生职业病杂志, 2007, 25 (4): 252-252.

390. Zhou AS. A clinical study of trinitrotoluene cataract. Pol J Occup Med, 1990, 3 (2): 171-175.

391. Liu YY, Yao M, Fang JL, et al. Monitoring human risk and exposure to trinitro-toluene (TNT) using haemoglobin adducts as biomarkers. Toxicol Lett, 1995, 77 (1-3): 281-287.

392. Naderi M, Ghanei M, Shohrati M, et al. Systemic complications of trinitrotoluene (TNT) in exposed workers. J. Cutan Ocul Toxicol. 2013, 32 (1): 31-34

393. 卡沙瑞特•道尔. 毒理学: 毒物的基础科学. 北京: 人民卫生出版社, 2005.

394. 崔泽, 王冬玉. 职业中毒应急处理与防控. 北京: 人民军医出版社, 2014.

395. 黄先青, 张艳芳. 化学中毒与检验. 北京: 人民卫生出版社, 2016.

396. 李德鸿, 江朝强, 王祖兵. 职业健康监护指南. 上海: 东华大学出版社, 2007.

397. 许忠杰, 朱宝立, 张巧耘, 等. 溴丙烷职业危害研究进展. 职业卫生与应急救援, 2016, 34 (1): 25-27.

398. 谢植伟, 李宏玲, 宋向荣, 等. 1-溴丙烷毒性效应及中毒治疗研究进展. 中国职业医学, 2016, 43 (3): 387-389.

399. 李婷, 张静波, 杜勤惠, 等. 1-溴丙烷中毒的临床特点及研究概况. 中国工业医学杂志, 2014, 27 (5): 389-392.

400. 张毅南, 王福祥, 张国辉, 等. 碘甲烷急性中毒研究进展. 中国职业医学, 2013, 40 (5): 461-463.

401. 张毅南, 王玲安, 徐雯, 等. 11 例职业性急性碘甲烷中毒临床分析. 中国职业医学, 2013, 40 (2) 112-114.

402. 李琦, 吴捷, 王爱莲. 碘甲烷中毒病例分析. 中国辐射卫生, 2004, 13 (3): 237.

403. 吕沈亮, 邬春华, 常秀丽, 等. 1-溴丙烷神经毒性的研究进展. 职业卫生与应急救援, 2014, 32 (2): 77-80.

404. 孙道远, 杨惠祖. 对急性五氯酚钠中毒临床诊治的认识. 中国职业医学, 2003, 30 (3): 50-52.

405. 王孟查. 急性氯甲烷中毒的诊断与治疗体会. 职业与健康, 2008, 24 (22): 2401.

406. 朱秋鸿, 黄金祥, 孟聪申. 急性氯乙酸中毒研究进展. 中国工业医学杂志, 2009, 22 (4): 275-277.

407. 胡莲波, 张楠, 黄卫东. 急性砷化氢中毒治疗进展. 中华危重症医学杂志 (电子版), 2010, 3 (5): 342-344.

408. 汤冬梅, 张颖, 周华. 氯丙烯导致慢性职业性轻度中毒报道. 职业卫生与应急救援, 2010, 28 (1): 55-57.

409. 周黎旸. 三氟碘甲烷应用进展. 化工生产与技术, 2009, 16 (4): 5-7.

410. 任引津. 实用急性中毒全书. 北京: 人民卫生出版社, 2003.

411. 张毅南, 徐春茹, 张国辉, 等. 急性环氧乙烷中毒研究进展. 中国职业医学, 2010 (5): 413-415.

412. 顾月芝. 急性环氧乙烷中毒的临床特点. 中华劳动卫生职业病杂志, 2001, 19 (3): 230-1.

413. 张琳. 关于"南京'12•1'特大环氧乙烷泄露事故"的应急救援报告. 职业卫生与应急救援, 2000, 18 (4): 207.

414. Fujishiro K, Mori K, Inoue N. A survey of ethylene oxide sterilization in a hospital. J UOEH, 1991, 13 (3): 257-260.

415. Delelxhe A, Balsat A, Laurent C. Acute ethylene oxide poisoning. Apropos of 5 cases. Arch Belg, 1986, 44 (11/12): 478-488.

416. 王玲安, 包丹巴, 邢军. 急性重度环氧乙烷中毒致多脏器损害临床分析. 中华劳动卫生职业病杂志, 2005, 23 (6): 473.

417. 朱玮, 冯建良, 浦静霞. 急性环氧乙烷中毒并发迟发性脑病一例报告. 职业卫生与应急救援, 2003, 21 (4): 221-2.

418. 王敬钦, 孙长胜, 周鸣等. 急性环氧乙烷中毒诊断标准的探讨 (附 45 例临床分析). 劳动医学, 1998, 15 (4): 230-1.

419. 杨奇伟. 23 例急性环氧乙烷中毒临床分析. 中国工业医学杂志, 1992, 15 (4): 223-224.

420. 陈卫杰, 孙道远, 严蓉. 接触环氧乙烷致周围神经病 3 例临床分析. 中国职业医学, 2011, 38 (4): 318-319.

421. Gerard M. H. Swaen, Carol Burns, Jane M. Teta, Kenneth Bodner, Dave Keenan, Catherine M. Bodnar. Mortality Study Update of Ethylene Oxide Workers in Chemical Manufacturing: A 15 Year Update. JOEM, 2009, 51 (6): 714-723.

422. Peter J. Boogaard, Mathieu J. P. van Puijvelde, Jan H. UrbanusBiological monitoring to assess dermal exposure to ethylene oxide vapours during an incidental release. Toxicology Letters 2014, 231: 387-390.

423. 医学名词审定委员会, 放射医学与防护名词审定分委员会. 放射医学与防护名词. 北京: 科学出版社, 2014.

424. 姜恩海, 王桂林, 龚守良. 放射性疾病诊疗手册. 北京: 原子能出版社, 2012.

425. 国际放射防护委员会. 2007 年建议书. 潘自强, 周永增, 周平坤, 等译. 北京: 原子能出版社, 2008.

426. 毛秉智, 陈家佩. 急性放射病基础与临床. 北京: 军事医学科学出版社, 2001.

427. 刘本俶, 叶根耀. 上海 "6•25" 60Co 源辐射事故病人诊断与救治文集. 北京: 北京科学技术出版社, 1994.

428. 曾桂英. 放射损伤防治学. 西安: 第四军医大学出版社, 2004.

429. 刘强, 李峰生, 高玲, 等译. 关于组织反应的声明及正常组织器官的早期和晚期辐射效应: 辐射防护中的组织反应阈剂量. 北京: 中国原子能出版社, 2014.

430. 杨径, 李智民. 职业病诊断实践与案例评析. 北京: 人民卫生出版社, 2012.

431. 杨占山, 涂彧. 放射医学教程. 北京: 原子能出版社, 2008.

432. 中华人民共和国卫生部. GBZ 104-2002 外照射急性放射病诊断标准. 北京：法律出版社，2002.

433. 傅宝华，吕玉民，赵凤玲，等. 河南"4·26"^{60}Co 源辐射事故患者早期分类诊断及医学处理. 中华放射医学与防护杂志，2001，21（3）：165-167.

434. 姜恩海，江波，陈子齐，等. 河南"4·26"^{60}Co 源辐射事故 3 例中重度骨髓型急性放射病临床报告. 中华放射医学与防护杂志，2001，21（3）：168-171.

435. 艾辉胜，余长林，乔建辉，等. 山东济宁^{60}Co 辐射事故受照人员的临床救治. 中华放射医学与防护杂志，2007，27（1）：1-5.

436. 中华人民共和国卫生部. GBZ 99—2002 外照射亚急性放射病诊断标准. 北京：法律出版社，2002.

437. 卫生部卫生标准委员会. 放射性疾病诊断标准应用指南. 北京：中国标准出版社，2013：39-47.

438. 黄士敏，叶根耀，梁德明，等. 三例亚急性放射病临床报告. 中华放射医学与防护杂志，1989，9（2）：82-86.

439. 蒋本荣，叶根耀，黄士敏，等. 亚急性放射病的临床特点. 中华放射医学与防护杂志，1991，11（4）：246-249.

440. 李国民，杨奕静. 亚急性放射病死亡病例的病理解剖学报告. 中华放射医学与防护杂志，1990，10（6）：395-397.

441. 乔建辉，邹跃，乔均晓，等. 亚急性放射病 2 例临床报告. 中华放射医学与防护杂志，2007，27（5）：486-488.

442. 姚波，蒋本荣，邱立娟，等. 一例亚急性放射病患者的生物剂量估算及细胞遗传学随访观察. 中华放射医学与防护杂志，2007，27（2）：154-157.

443. 王桂林，孟淑贤，黄士敏，等. 一例亚急性放射病人演变成急性白血病的医学观察. 中华放射医学与防护杂志，1996，16（1）：49-50.

444. 中华人民共和国卫生部. GBZ105—2002 外照射慢性放射病诊断标准. 北京：法律出版社，2002.

445. 白光. 慢性放射病的回顾与思考. 中华放射医学与防护，1999，19（4）：230-232.

446. 刘强，王彦，吴莹，等. 外照射慢性放射病患者的随访观察. 中华劳动卫生职业病杂志，2004，22（6）：456-457.

447. 白玉书. 细胞遗传学指标在慢性放射损伤诊断中的意义. 中华放射医学与防护，2000，20（6）：444-446.

448. 中华人民共和国卫生部. GBZ 96—2011 内照射放射病诊断标准. 北京：人民卫生出版社，2011.

449. 苏旭. 核与辐射突发事件处置. 北京：人民卫生出版社，2013.

450. Scott BR. Health risk evaluations for ingestion exposure of humans to polonium-210.Dose Response. 2007，5（2）：94-122.

451. Jefferson RD, Goans RE, Blain PG, Thomas SH. L. Diagnosis and treatment of polonium poisoning. Clinical Toxicology. 2009，47：379-392.

452. 刘丽波，罗云霄，王剑峰，等.《放射性甲状腺疾病诊断标准》解读. 国际放射医学核医学杂志，2012，36（4）：204.

453. 中华人民共和国卫生部. GBZ 101—2011 放射性甲状腺疾病诊断标准. 北京：人民卫生出版社，2011.

454. 杨志祥，王芳新，杨文峰，等. 6 例放射性皮肤恶性肿瘤的临床特征及其治疗. 中华放射医学与防护，1996，16（6）：425-426.

455. 杨志祥. 放射性皮肤癌研究进展. 中华放射医学与防护，1996，16（4）：281-282.

456. 中华人民共和国国家卫生和计划生育委员会. GBZ 106—2016 职业性放射性皮肤损伤诊断. 北京：人民卫生出版社，2016.

457. 中华人民共和国卫生部. GBZ 219—2009 放射性皮肤癌诊断标准. 北京：人民卫生出版社，2009.

458. 卞华慧，刘玉龙，王优优，等. 南京"5·7"^{192}Ir 源放射事故患者局部组织的改变. 中华放射医学与防护，2016，36（5）：331-335.

459. 杨志祥，姜恩海，傅宝华. 放射性皮肤疾病图谱. 北京：人民军医出版社，2013.

460. 中华人民共和国卫生部. GBZ 100—2010 外照射放射性骨损伤诊断. 北京：中国标准出版社，2010.

461. 杨志祥. 第 6 讲放射性骨损伤. 人民军医，2000，43（11）：628-629.

462. 李建福，程天民，冉新泽，等. 胫骨放射性损伤病理学改变的实验研究. 中华放射医学与防护杂志，2002，22（6）：426-428.

463. 中华人民共和国国家卫生和计划生育委员会. GBZ 107—2015 职业性放射性性腺疾病诊断. 北京：人民卫生出版社，2015.

464. 赵凤玲，傅宝华，吴艳延，等. 辐射事故受照者照后 5 年生殖系统的医学观察. 中国辐射卫生，2009，18（1）：60.

465. 赵凤玲，吴艳延，吕玉民，等. 河南"4·26"^{60}Co 源辐射事故受照者性腺损伤分析. 中国工业医学杂志，2009，22（5）：344-345.

466. 国际放射防护委员第 41 号出版物，电离辐射非随机效应. 北京：原子能出版社，1988：34-37.

467. 国际放射防护委员会第 60 号出版物，国际放射防护委员会 1990 年建议书. 北京：原子能出版社，1993：135.

468. Otala M, Suomalainen L, Pentikainen MO, et al. Protection from radiation induced male germ cell loss by Sphingosine-1-phosphate. Biol Reprod. 2004：70（3）：759-767.

469. 中华人民共和国卫生部. GBZ 102—2007 放冲复合伤诊断标准. 北京：人民卫生出版社，2007.

470. 中华人民共和国卫生部. GBZ 103—2007 放烧复合伤诊断标准. 北京：人民卫生出版社，2007.

471. 彭开良，杨磊. 物理因素危害与控制. 北京：化学工业出版社，2006.

472. 李兰娟，任红. 传染病学. 第8版. 北京：人民卫生出版社，2013.

473. NIOSH. 2016-106 Criteria for a Recommended Standard Occupational Exposure to Heat and Hot Environments.

474. 程荔，贾莉. 职业性慢性高原病两例. 中华劳动卫生职业病杂志，2008，26（9）：571-571.

475. 刘海峰，高光煌，徐贵道. 22例激光意外眼损伤事故调查. 眼外伤职业眼病杂志（附眼科手术），1987，3：8.

476. 殷东辰，郑晓惠，刘晓鹏. 低压舱检查致高空减压病1例. 东南国防医药，2011，13（5）：427-427.

477. 薛长江，夏玉静，刘嘉瀛. 冷损伤临床研究进展. 中国职业医学，2015，42（3）：338-340.

478. 中华医学会感染病学分会艾滋病血组. 艾滋病诊疗指南第三版（2015年版）. 中华临床感染病杂志，2015，08（05）：385-401.

479. 中华人民共和国卫生部. GBZ/T 213—2008 血源性病原体职业接触防护导则. 北京：人民卫生出版社，2009.

480. 王宏斌. 非肌层浸润性膀胱癌患者分期进展因子的预测. 大连医科大学，2013.

481. 王艳龙，黄灶明，关升，等. 膀胱癌临床与病理分期差异的研究进展. 临床泌尿外科杂志，2012（12）：956-960.

482. 于鸿颖，张盼盼，傅旭瑛. 停止接触联苯胺35年后作业人员尿脱落细胞学3年监护结果分析. 职业卫生与应急救援，2015，33（6）：429-430.

483. 张涛，陈如，马锋. 肌层浸润性膀胱癌化疗研究进展. 山东医药，2013，53（40）：88-90.

484. 徐长庚，张杰. 肌层浸润性膀胱癌药物治疗进展. 世界临床药物，2012，33（11）：646-648.

485. 贡震，韩从辉. 浅表性膀胱癌灌注治疗研究进展. 东南大学学报（医学版），2008，27（5）：387-391.

486. 毕长富，张克荣，董浩，等. 膀胱癌诊断治疗的新进展. 河北中医，2011，33（12）：1899-1901.

487. 白云金，李金洪，魏强，等. 肌层浸润性膀胱癌新辅助化疗研究进展. 现代泌尿外科杂志，2014，19（4）：273-276.

488. 叶细标，傅华. 苯致白血病机制研究的进展. 中华劳动卫生职业病杂志，2005，23：392-395.

489. Snyder R. Recent developments in the understanding of benzene toxicity and leukemogenesis. Drug Chem Toxicol，2000，23：13-25.

490. Zhang L, Rothman N, Wang Y, et al. Interphase cytogenetics of workers exposed to benzene. Environ Health Perspect，1996，104（Suppl 6）：1325-1329.

491. Smith MT. The mechanism of benzene-induced leukemia: a hypothesisand speculations on the causes of leukemia. Enviorn Health Perspect，1996，104（Suppl 6）：1219-1225.

492. 叶任高，陆再英等. 内科学. 北京：人民卫生出版社，1984.

493. 郭宝科. 职业接触二氯甲醚致肺癌2例报告. 中国工业医学杂志，2006，19（4）：208.

494. 刘江风，王永义，唐玉樵. 某制药厂二氯甲醚致肺癌调查. 中国工业医学杂志，2011，24（3）：214-215.

495. 马起腾，曹春燕，洪秀娟. 二氯甲醚致职业性肺癌5例诊断的思考. 中华劳动卫生职业病杂志，2014，32（1）：60.

496. 韩伟. 氯乙烯危害的研究（综述）. 中国城乡企业卫生，2004，2（1）：17-18.

497. 张倩，黄德寅，刘茂. 氯乙烯职业暴露致肝血管肉瘤的健康风险评价. 中国：中国职业安全健康协会，2013，520-530.

498. 缪文彬，王威，夏昭林. 氯乙烯致癌机制研究进展. 中国职业医学，2007，34（5）：420-422.

499. 王爱红. 接触氯乙烯的生物标志物. 国外医学卫生学分册，2003，30（2）：87-90.

500. 王民生，蒋晓红，常元勋. 氯乙烯致癌作用与危险度评价. 江苏预防医学，2012，23（2）：39-42.

501. 刘晓明. 天津市职业接触氯乙烯工人肿瘤流行病学调查研究. 职业与健康，2002，18（6）：20-22.

502. 吴汇川，胡祥林，赵云呈等. 接触氯乙烯工人肿瘤流行病学调查. 中国慢性病预防与控制，1996，4（4）：163-164，176.

503. 马俊香. 焦炉逸散物致癌的早期生物标志物及细胞恶性转化的机制研究. 中国疾病预防控制中心，2012.

504. 万才珍，崔彩岩，刘克俭. 某焦化厂焦炉工人肺癌的发病特征. 职业与健康，2010，26（19）：2175-2177.

505. 丁焱焱. 36例焦炉工人肺癌报告. 中国职业医学，2000，27（1）：32-33.

506. 寇琰，于素芳. 六价铬化合物对肺细胞的毒作用表现. 预防医学论坛，2004，10（6）：718-720.

507. 易超，于素芳. 六价铬化合物致肺癌机制的研究进展. 预防医学论坛，2006，22（4）：497-498.

508. 苏倍娣，赵晓蓉，邹志方等. 职业性铬（Ⅵ）接触与肺癌死亡率关系的Meta分析. 医药前沿，2012（3）：55-57.

509. 张轩. 职业性六价铬盐所致DNA损伤及其遗传易感性研究. 浙江：浙江大学，2011.

510. 董豪杰. 重铬酸钾对人肺上皮细胞hOGG1及hMTH1基因表达的影响. 郑州：郑州大学，2007.

511. 刘培成，江瑞康，帕提古丽·乃吉米丁等. 铬酸盐制造业工人肺癌一例. 中华劳动卫生与职业病杂志，2016，34（7）：543-544.

512. Ersin D，Christain F，Mohamed O et al. Clinical and prognostic features of erionite-induced malignant mesothelioma. Yousei Med J，2015，56（2）：311-323.

513. Van Gosen B S，Blitz T A，Plumlee G S，et al. Geologic occurrences of erionite in the United States：an emerging national public health concern for respiratory disease. Environ Geochem Health，2013，35（4）：419-430.

514. Baris I，Simonato L，Artvinli M，et al. Epidemiological and environmental evidence of the health effects of exposure to erionite fibres：a four-year study in the Cappadocian region of Turkey. Int J Cancer，1987，39（1）：10-17.

515. Metintas M，Hillerdal G，Metintas S. Malignant mesothelioma due to environmental exposure to erionite：follow-up of a Turkish emigrant cohort. Eur Respir J，1999，13（3）：523-526.

516. Dumortier P，Coplu L，Broucke I，et al. Erionite bodies and fibres in bronchoalveolar lavage fluid（BALF）of residents from Tuzkoy，Cappadocia，Turkey. Occup Environ Med，2001，58（4）：261-266.

517. Emri S，Demir A U. Malignant pleural masothelioma in Turkey，2000-2002. Lung Cancer，2004，45 Suppl 1：S17-S20.

518. Holger Georg. Bladder tumors and aromatic amines - historical milestones from Ludwig Rehn to Wilhelm Hueper. Frontiers in bioscience，2012，4：279-288.

519. C A，Veys. Bladder tumours in rubber workers：a factory study 1946-1995. Occupational medicine（Oxford，England），2004，54（5）：322-329.

520. M，Miyakawa. Re-evaluation of the latent period of bladder cancer in dyestuff-plant workers in Japan. International journal of urology：official journal of the Japanese Urological Association，2001，8（8）：423-430.

521. M A，Bulbulyan. Cancer incidence and mortality among beta-naphthylamine and benzidine dye workers in Moscow. International journal of epidemiology，1995，24（2）：266-275.

522. 胡少华，赵振理. 膀胱移行细胞癌差异基因的克隆. 中国药物与临床，2016，16（5）：648-650.

523. T J，Mason. New opportunities for screening and early detection of bladder cancer. Journal of cellular biochemistry，1992，16（I）：13-22.

524. 张浪，张学花. 膀胱肉瘤样癌1例并文献复习体会. 中国临床医学影像杂志，2016，27（8）：606-607.

525. 曹纯霞. 膀胱癌192例超声诊断价值分析观察. 医药前沿，2017，7（05）：165-166.

526. 郑宇朋. CT尿路成像和静脉肾盂造影在泌尿系统疾病诊断中的比较研究. 现代泌尿外科杂志，2016，21（08）：610-613.

527. 石思雅. 膀胱癌盆腔淋巴结转移的影像学诊断. 岭南现代临床外科，2017，17（01）：113-118，127.

528. 桂海燕. 不同MRI序列检查在诊断膀胱癌肌层浸润的价值. 医药前沿，2016，6（24）：97-98.

529. 薛红. 放射性核素全身骨显像诊断骨转移的临床价值. 青海医药杂志，2011，41（05）：67-68.

530. 金亿里. 窄带光成像膀胱镜对非肌层浸润性膀胱癌的诊断价值. 浙江医学，2017，39（01）：60-61.

531. 丁丽丽. 尿膀胱肿瘤抗原在膀胱癌中的表达及意义. 中国现代医学杂志，2017，27（06）：106-109.

532. 张晓光. 膀胱癌生物标记物的研究进展. 国际泌尿系统杂志，2016，36（6）：912-915.

533. 李伟. 非肌层浸润性膀胱癌灌注治疗现状及进展. 中国临床新医学，2016，9（04）：354-358.

534. 郝瀚. 非肌层浸润性膀胱癌行膀胱根治性切除. 北京大学学报（医学版），2016，48（04）：627-631.

535. 梁怀远. 非肌层浸润性膀胱癌不同术式临床疗效探讨. 临床医学，2017，37（03）：95-96.

536. 张龙波. 不同药物行膀胱灌注预防浅表性膀胱肿瘤术后复发效果的临床研究. 实用临床医药杂志，2017，21（03）：168-169，172.

537. 李刚. 膀胱部分切除术与根治性膀胱切除术治疗T2 M0 N0期膀胱癌的疗效比较. 蚌埠医学院学报，2016，41（03）：305-307.

538. 范欣荣. 保留器官的综合治疗-膀胱癌治疗的新模式（附107例报告）. 中华泌尿外科杂志，2016，02：131-134.